Springer-Lehrbuch

Springer
Berlin
Heidelberg
New York
Barcelona
Budapest
Hongkong
London
Mailand
Paris
Santa Clara
Singapur
Tokio

J. Bortz N. Döring

Forschungsmethoden und Evaluation

Zweite, vollständig überarbeitete
und aktualisierte Auflage

Mit 66 Abbildungen und 60 Tabellen

Springer

Prof. Dr. Jürgen Bortz *Dipl.-Psych. Nicola Döring*
Fachbereich 11 – Institut für Psychologie der TU Berlin
Dovestraße 1–5, 10587 Berlin

(Email: Nicola.Doering @ TU-Berlin.de)

ISBN 3-540-59375-6 Springer-Verlag Berlin Heidelberg New York

ISBN 3-540-12852-2 2. Auflage Springer-Verlag Berlin Heidelberg New York

Die Deutsche Bibliothek – CIP-Einheitsaufnahme
Bortz, Jürgen: Forschungsmethoden und Evaluation / J. Bortz; N. Döring. - 2., vollst. überarb. und aktualisierte Aufl. - Berlin; Heidelberg; New York; Barcelona; Budapest; Hong Kong; London; Mailand; Paris; Tokyo; Springer, 1995
(Springer-Lehrbuch)
ISBN 3-540-59375-6
NE: Döring, Nicola

Satz: K+V Fotosatz GmbH, Beerfelden
Herstellung: PRO EDIT GmbH, Heidelberg

SPIN 10566341 26/3111 – 5 4 3 2 1 – Gedruckt auf säurefreiem Papier

Vorwort zur zweiten Auflage

Das „Lehrbuch der empirischen Forschung“ erscheint in der 2. Auflage unter dem Titel „Forschungsmethoden und Evaluation“. Diese Änderung des Buchtitels bot sich an, weil der Aufgabenkatalog der empirischen Forschung in den Human- und Sozialwissenschaften durch eine stärkere Akzentuierung der Evaluationsforschung, d.h. der wissenschaftlichen Begleitung und Bewertung (sozialer) Maßnahmen und Interventionen, modifiziert wurde. Dennoch mußte kein neues Lehrbuch geschrieben werden, denn viele Inhalte der ersten Auflage bezogen sich implizit auch auf Fragen der Evaluationsforschung.

Die wichtigsten Veränderungen gegenüber der ersten Auflage lassen sich wie folgt zusammenfassen (zum Inhalt vgl. auch S. 1: „Zu diesem Buch“). Das 1. Kapitel („Empirische Forschung im Überblick“) skizziert u.a. den wissenschaftstheoretischen Kontext empirischer Forschung, der in der ersten Auflage zu kurz kam. Das 2. Kapitel („Von einer interessanten Fragestellung zur empirischen Untersuchung“) entspricht im wesentlichen dem alten Kapitel 1. Neu ist auch Kapitel 3 („Besonderheiten der Evaluationsforschung“), das die speziellen Aufgaben der Evaluationsforschung in Abgrenzung zur Grundlagenforschung zusammenstellt. Das 4. Kapitel („Quantitative Datenerhebung“) entspricht wiederum dem alten Kapitel 2.

Aus dem alten Kapitel 3 sind zwei neue Kapitel hervorgegangen: Kapitel 5 („Qualitative Methoden“) und Kapitel 6 („Hypothesengewinnung und Theoriebildung“). Beide Kapitel tragen dem mehrfach geäußerten Wunsch Rechnung, qualitative Forschungsansätze ausführlicher zu behandeln als in der 1. Auflage.

Die alten Kapitel 4 und 5 wurden als Kapitel 7 („Populationsbeschreibende Untersuchungen“) und Kapitel 8 („Hypothesenprüfende Untersuchungen“) für die Neuauflage aktualisiert. Kapitel 9 („Evaluationsstudien zur Prüfung von Effekten“) entspricht dem alten Kapitel 6. Es wurde jedoch unter didaktischen Gesichtspunkten neu organisiert und durch einen Abschnitt zum Thema „Metaanalyse“ ergänzt.

Im übrigen hat das Buch eine neue Aufmachung erhalten, die – so hoffen wir – den Text lesbarer macht. Durch viele Zwischenüberschriften sind kleinere, überschaubarere „Lerneinheiten“ entstanden, die wir an uns geeignet erscheinenden Stellen zu „Lehrsätzen“ verdichtet haben. Die zugegebenermaßen manchmal etwas „trockene“ Materie wird durch Cartoons aufgelockert. Übungsaufgaben am Ende eines jeden Kapitels geben den Studierenden Gelegenheit, ihren Wissensstand zu überprüfen.

Das Buch wendet sich auch in der 2. Auflage an Lernende und Lehrende der Human- und Sozialwissenschaften, wobei allerdings – dem Herkunftsfach der Autoren entsprechend – Probleme und Aufgaben der Psychologischen Methodenlehre vorrangig behandelt werden. Die Erfahrungen mit der 1. Auflage zeigen jedoch, daß auch Studierende benachbarter Fächer (Medizin, Pädagogik, Soziologie, Biologie, Wirtschaftswissenschaften etc.) für die Bearbeitung empirischer Fragestellungen zahlreiche Anregungen finden.

Für die in den vergangenen Jahren eingegangenen Vorschläge zur Verbesserung der 1. Auflage möchten wir uns bedanken und unsere Bitte um Korrekturhinweise für die 2. Auflage erneuern. Unser besonderer Dank gilt Herrn Dipl.-Psych. M. Ising, der unter der fachlichen Anleitung von Frau Prof. Dr. Gisela Erdmann den Abschnitt 4.6 („Physiologische Messungen“) überarbeitet hat. Herr Prof. Dr. H. Jungermann, Herr Priv.-Doz. Dr. R. Österreich sowie Herr Dipl.-Psych. K. Leitner haben kritische Textteile geprüft und Frau B. Fütterer, Herr O. Gaedeke, Frau R. Jäger, Herr P. Hautz, Herr Dipl.-Kom. Dipl.-Kfm. R. Weber sowie Frau K. Wiemer halfen uns bei der Durchsicht der Korrekturabzüge. Frau H. Feige erledigte die Schreibarbeiten und um das neue Erscheinungsbild der 2. Auflage kümmerten sich verlagseitig Frau H. Berger und Herr K. Schwind. Allen sei hiermit herzlich gedankt.

Berlin, im Sommer 1995

Nicola Döring
Jürgen Bortz

Vorwort zur ersten Auflage

Empirische Forschung kann man nicht allein durch die Lektüre von Büchern erlernen. Praktische Erfahrungen im Umgang mit den Instrumenten der empirischen Sozialforschung sind durch kein auch noch so vollständig und detailliert abgefaßtes Lehrbuch ersetzbar. Daß hier dennoch der Versuch unternommen wurde, die wichtigsten in den Sozialwissenschaften gebräuchlichen Untersuchungsvarianten sowie zahlreiche Methoden der Datenerhebung in einem Buch zusammenzufassen und zu diskutieren, geschah in der Absicht, dem Studenten Gelegenheit zu geben, sich parallel zu praktisch-empirischen Übungen einen Überblick über empirische Forschungsmöglichkeiten zu verschaffen. Ich hoffe, daß das „Lehrbuch der empirischen Forschung" dem Studenten hilft, für seine Diplomarbeit, Magisterarbeit o.ä. ein geeignetes Thema zu finden, einen für sein Thema angemessenen Untersuchungsplan zu entwickeln sowie häufig begangene Fehler bei der Untersuchungsdurchführung, Auswertung und Interpretation zu vermeiden.

Das Buch wendet sich in erster Linie an Psychologiestudenten, kann aber darüber hinaus auch anderen sozialwissenschaftlichen bzw. empirisch orientierten Fachvertretern (Soziologen, Pädagogen, Medizinern, Wirtschaftswissenschaftlern etc.) viele Anregungen und Hilfen geben. Es ist als Studienbegleiter konzipiert und enthält deshalb Passagen, die sich explizit an den Studienanfänger richten (z. B. Kapitel 1) sowie Abschnitte, die den fortgeschrittenen Studenten bei seinem Untersuchungsvorhaben konkret anleiten.

Der Aufbau des Buches ist der Überzeugung verpflichtet, daß das methodische Vorgehen dem wissenschaftlichen Status der inhaltlichen Frage nachgeordnet ist. Moderne Sozialwissenschaften, deren Fragen teilweise wissenschaftliches Neuland betreten oder auf bereits vorhandenes Wissen zurückgreifen, benötigen beschreibende Untersuchungen und hypothesenprüfende Untersuchungen gleichermaßen. Dementsprechend behandelt Kapital 3 beschreibende Untersuchungsvarianten, die in erster Linie der Anregung neuartiger inhaltlicher Hypothesen oder Ideen dienen, und Kapitel 4 Untersuchungen, mit denen Populationen oder Grundgesamtheiten anhand von Stichproben beschrieben werden. Knüpft eine Forschungsfrage hingegen an eine bereits entwickelte Forschungstradition an, aus deren Theorienbestand begründete Hypothesen ableitbar sind, ist die Konzeption und Durchführung einer hypothesenprüfenden Untersuchung geboten. Auch hier sind es inhaltliche Überlegungen, die darüber entscheiden, ob das Forschungsgebiet bereits genügend entwickelt ist, um die Überprüfung einer Hypothese mit vorgegebener Effektgröße (Kapitel 6) zu rechtfertigen oder ob die bereits bekannten Theorien und Forschungsinstrumente noch so ungenau sind, daß die in der Hypothese behaupteten Unterschiede, Zusammenhänge oder Veränderungen bestenfalls ihrer Richtung nach, aber nicht hinsichtlich ihrer Größe vorhersagbar sind (Kapitel 5, Untersuchungen zur Überprüfung von Hypothesen ohne Effektgrößen).

Die Inhalte der beiden ersten Kapitel sind für alle vier Hauptarten empirischer Untersuchungen gleichermaßen bedeutsam. Kapitel 1 befaßt sich mit allgemeinen Prinzipien der Untersuchungsplanung und -durchführung und Kapitel 2 mit Methoden der empirischen Datenerhebung (Zählen, Urteilen, Testen, Befragen, Beobachten und physiologische Messungen).

Empirische Forschung erfordert nicht nur Erfahrung in der Anlage von Untersuchungen und im Umfang mit sozialwissenschaftlichen Forschungsinstrumenten, sondern auch profunde Statistikkenntnisse, die in diesem Buch nicht vermittelt werden. Ich habe in diesem Text auf die Behandlung statistischer Probleme bewußt weitgehend – bis auf einige Ausführungen, die spezielle, in der Standardstatistikliteratur nicht behandelte Verfahren sowie die Grundprinzipien des statistischen Schließens und Testens betreffen – verzichtet; sie sind an anderer Stelle (Bortz, 1979) zusammengefaßt. In dieser Hinsicht ist der vorliegende Text als Ergänzung des Statistiklehrbuches (bzw. umgekehrt, das Statistiklehrbuch als Ergänzung dieses Empirielehrbuches) zu verstehen.

Mein Dank gilt vor allem meinem Mitarbeiter, Herrn Dipl.-Psych. D. Bongers, der mit mir die Konzeption zu diesem Buch diskutierte, Vorlagen zu den Kapiteln 1.4.6 (Meßtheoretische Probleme), 2.5 (Beobachten) und zu Kapitel 3 (Untersuchungen zur Vorbereitung der Hypothesengewinnung) aufarbeitete und der – wie auch Herr cand. psych. D. Widowski, dem ich ebenfalls herzlich danke – den gesamten Text kritisch überprüfte. Ich danke ferner Frau Dipl.-Psych. D. Cremer für ihre Anregungen zur Gestaltung des ersten Kapitels, meinem Kollegen Herrn A. Upmeyer und Herrn Dipl.-Psych. K. Leitner für ihre ständige Bereitschaft, mit mir über Probleme der empirischen Forschung zu diskutieren, sowie Frau cand. psych. Y. Kafai für die Überprüfung der Korrekturabzüge. Schließlich sei Frau K. Eistert, meiner Sekretärin Frau W. Otto und auch meiner Frau für die oftmals schwierige Manuskriptanfertigung gedankt sowie den Mitarbeitern des Springer-Verlages für ihr Entgegenkommen bei der Umsetzung der Wünsche des Autors.

Berlin, Frühjahr 1984 *Jürgen Bortz*

Inhaltsverzeichnis

Zu diesem Buch 1

Kapitel 1 Empirische Forschung im Überblick 5

1.1 Begriffe und Regeln der empirischen Forschung 5
1.1.1 Variablen und Daten 5
1.1.2 Alltagsvermutungen und wissenschaftliche Hypothesen . . 7
„Wenn"- und „Dann"-Teil als Ausprägungen von Variablen
Statistische Hypothesen
Prüfkriterien
1.1.3 Kausale Hypothesen 12
Mono- und multikausale Erklärungen
Wenn-Dann-Heuristik
Meßfehler und Störvariablen
1.1.4 Theorien, Gesetze und Paradigmen . . 14

1.2 Grenzen der empirischen Forschung 17
1.2.1 Deduktiv-nomologische Erklärungen 17
1.2.2 Verifikation und Falsifikation 18
1.2.3 Exhaustion 20

1.3 Praktisches Vorgehen 21
1.3.1 Statistische Hypothesenprüfung. 23
Untersuchungsplanung
Statistisches Hypothesenpaar
Auswahl eines Signifikanztests
Das Stichprobenergebnis
Berechnung der Irrtumswahrscheinlichkeit mittels Signifikanztest
Signifikante und nicht-signifikante Ergebnisse
Das Signifikanzniveau als Falsifikationskriterium
1.3.2 Erkenntnisgewinn durch statistische Hypothesentests 26

1.4 Aufgaben der empirischen Forschung 29
1.4.1 Hypothesenprüfung und Hypothesenerkundung 29
1.4.2 Empirische Forschung und Alltagserfahrung 30
Systematische Dokumentation
Präzise Terminologie
Statistische Analysen
Interne und externe Validität
Der Umgang mit Theorien

Übungsaufgaben 33

Kapitel 2 Von einer interessanten Fragestellung zur empirischen Untersuchung 35

2.1 Themensuche 35
2.1.1 Anlegen einer Ideensammlung. 36
2.1.2 Replikation von Untersuchungen 37
2.1.3 Mitarbeit an Forschungsprojekten . . . 37
2.1.4 Weitere Anregungen. 37

2.2 Bewertung von Untersuchungsideen. 39
2.2.1 Wissenschaftliche Kriterien 39
2.2.2 Ethische Kriterien 40
Güterabwägung: Wissenschaftlicher Fortschritt oder Menschenwürde
Persönliche Verantwortung
Informationspflicht
Freiwillige Untersuchungsteilnahme
Vermeidung psychischer oder körperlicher Beeinträchtigungen
Anonymität der Egebnisse

2.3 Untersuchungsplanung 45
2.3.1 Zum Anspruch der geplanten Untersuchung. 46
2.3.2 Literaturstudium 46
Literaturquellen
Dokumentation
2.3.3 Wahl der Untersuchungsart 49
Erstes Kriterium: Stand der Forschung
Zweites Kriterium: Gültigkeitsanspruch der Untersuchungsbefunde
2.3.4 Das Thema der Untersuchung 58
2.3.5 Begriffsdefinitionen und Operationalisierung 59

Real- und Nominaldefinitionen
Analytische Definitionen
Operationale Definitionen
2.3.6 Meßtheoretische Probleme 64
Was ist Messen?
Skalenarten
2.3.7 Auswahl der Untersuchungsobjekte .. 70
Art und Größe der Stichprobe
Anwerbung von Untersuchungsteilnehmern
Determinanten der freiwilligen Untersuchungsteilnahme
Studierende als Versuchspersonen
Empfehlungen
2.3.8 Durchführung, Auswertung und Planungsbericht 75
Untersuchungsdurchführung
Aufbereitung der Daten
Planung der statistischen Hypothesenprüfung
Interpretation möglicher Ergebnisse
Exposé und Gesamtplanung

2.4 Der theoretische Teil der Arbeit.... 80

2.5 Durchführung der Untersuchung ... 82
2.5.1 Versuchsleiter-Artefakte 82
2.5.2 Praktische Konsequenzen 83
2.5.3 Empfehlungen 84

2.6 Auswertung der Untersuchungsergebnisse 85

2.7 Anfertigung des Untersuchungsberichtes 86
2.7.1 Gliederung und Inhaltsverzeichnis .. 86
2.7.2 Die Hauptbereiche des Textes 87
Theoretieteil
Methodenteil
Ergebnisteil
Diskussion und Ausblick
Zusammenfassung
2.7.3 Gestaltung des Manuskripts........ 89
2.7.4 Literaturhinweise und Literaturverzeichnis 90
2.7.5 Veröffentlichungen............... 93

Übungsaufgaben 94

Kapitel 3 Besonderheiten der Evaluationsforschung 95

3.1 Evaluationsforschung im Überblick . 95
3.1.1 Evaluationsforschung und Grundlagenforschung......... 96
Gebundene und offene Forschungsziele
Entscheidungszwänge und wissenschaftliche Vorsicht
Technologische und wissenschaftliche Theorien
Evaluationsforschung und Interventionsforschung
3.1.2 Der Evaluator.................. 101
Soziale Kompetenz
Fachliche Kompetenz
3.1.3 Rahmenbedingungen für Evaluationen 102
Wissenschaftliche und formale Kriterien
Ethische Kriterien

3.2 Planungsfragen 106
3.2.1 Literatur...................... 106
3.2.2 Wahl der Untersuchungsart........ 106
Evaluation durch Erkundung
Evaluation durch Populationsbeschreibung
Evaluation durch Hypothesenprüfung
3.2.3 Operationalisierung von Maßnahmewirkungen......... 112
Varianten für unabhängige Variablen
Erfassung der abhängigen Variablen
Überlegungen zur Nutzenbestimmung
Abstimmung von Maßnahme und Wirkung
3.2.4 Stichprobenauswahl.............. 119
Interventionsstichprobe
Evaluationsstichprobe
3.2.5 Abstimmung von Intervention und Evaluation................ 121
3.2.6 Exposé und Arbeitsplan........... 122

3.3 Durchführung, Auswertung und Berichterstellung 122
3.3.1 Projektmanagement.............. 123
3.3.2 Ergebnisbericht 123

Übungsaufgaben 126

Kapitel 4 Quantitative Methoden der Datenerhebung........... 127

4.1 Zählen 128
4.1.1 Qualitative Merkmale............. 129
4.1.2 Quantitative Merkmale 130
4.1.3 Indexbildung 132
Auswahl und Art der Indikatoren
Zusammenfassung der Indikatoren
Gewichtung der Indikatoren
Index als standardisierter Wert
4.1.4 Quantitative Inhaltsanalyse 138
Geschichte der Inhaltsanalyse
Anwendungsfelder
Das Kategoriensystem
Die Textstichprobe
Kodierung und Kodiereinheit
Statistische Auswertung

4.2 **Urteilen** 143
4.2.1 Rangordnungen 144
Direkte Rangordnungen
Methode der sukzessiven Intervalle
Das „Law of Categorial Judgement"
4.2.2 Dominanz-Paarvergleiche 148
Indirekte Rangordnungen
Das „Law of Comparative Judgement"
Die Konstanzmethode
Das „Signal-Entdeckungs-Paradigma"
4.2.3 Ähnlichkeits-Paarvergleiche 157
Die „klassische" multidimensionale Skalierung (MDS)
Die nonmetrische multidimensionale Skalierung (NMDS)
Die Analyse individueller Differenzen (INDSCAL)
4.2.4 Rating-Skalen 163
Varianten für Rating-Skalen
Meßtheoretische Probleme bei Rating-Skalen
Urteilsfehler beim Einsatz von Rating-Skalen
Besondere Anwendungsformen von Rating-Skalen

4.3 **Testen** 175
4.3.1 Testethik 177
4.3.2 Aufgaben der Testtheorie 178
4.3.3 Klassische Testtheorie 179
Die fünf Axiome der klassischen Testtheorie
Die drei Testgütekriterien
Die Multitrait-Multimethod-Methode (MTMM)
4.3.4 Probabilistische Testtheorie 191
Itemcharakteristiken
Das dichotome logistische Modell
Klassische und probabilistische Testtheorie: ein kurzer Vergleich
4.3.5 Testitems 193
Itemformulierungen
Ratekorrektur
Itemanalyse
4.3.6 Testskalen 202
Thurstone-Skala
Likert-Skala
Guttman-Skala
Edwards-Kilpatrick-Skala
Rasch-Skala
Coombs-Skala
4.3.7 Testverfälschung 210
Selbstdarstellung
Soziale Erwünschtheit
Antworttendenzen

4.4 **Befragen** 216
4.4.1 Mündliche Befragung 217
Formen der mündlichen Befragung
Der Aufbau eines Interviews
Der Interviewer
Die Befragungsperson
Die Durchführung eines Interviews
4.4.2 Schriftliche Befragung 231
Fragebogenkonstruktion
Postalische Befragung
Computervermittelte Befragung
Die Delphi-Methode

4.5 **Beobachten** 240
4.5.1 Alltagsbeobachtung und systematische Beobachtung 241
Kriterien der systematischen Beobachtung
Modellierungsregeln
4.5.2 Formen der Beobachtung 244
Teilnehmende oder nicht-teilnehmende Beobachtung?
Offene oder verdeckte Beobachtung?
Nonreaktive Beobachtung
Mehrere Beobachter
Apparative Beobachtung
Selbstbeobachtung
4.5.3 Durchführung einer Beobachtungsstudie 248
Vorbereitung des Beobachtungsplanes
Ereignisstichprobe oder Zeitstichprobe?
Technische Hilfsmittel
4.5.4 Beobachtertraining 250

4.6 **Physiologische Messungen** 251
4.6.1 Methodische Grundlagen und Probleme 255
Allgemeine Meßprinzipien
Meßprobleme
4.6.2 Indikatoren des peripheren Nervensystems 256
Kardiovaskuläre Aktivität
Elektrodermale Aktivität
Muskuläre Aktivität
4.6.3 Indikatoren des zentralen Nervensystems 262
Elektrophysiologische ZNS-Aktivität
Bildgebende Verfahren
4.6.4 Indikatoren endokriner Systeme und des Immunsystems 266
Aktivität endokriner Systeme
Aktivität des Immunsystems

Übungsaufgaben 269

Kapitel 5 Qualitative Methoden 271

5.1 **Qualitative und quantitative Forschung** 271
5.1.1 Qualitative und quantitative Daten . . 271
Quantitative Daten
Verbale Daten
Informationsgehalt
Vor- und Nachteile
Transformation qualitativer Daten in quantitative Daten

5.1.2 Gegenüberstellung qualitativer und quantitativer Verfahren. 274
nomothetisch versus idiographisch
Labor versus Feld
deduktiv versus induktiv
Erklären versus Verstehen
5.1.3 Historische Entwicklung des qualitativen Ansatzes. 277
Dominanz des quantitativen Ansatzes
Hermeneutik und Phänomenologie
Die Chicagoer Schule
Der Positivismusstreit
Qualitative Forschung als eigene Disziplin
Kanon qualitativer Methoden

5.2 Qualitative Datenerhebungsmethoden. 282
5.2.1 Qualitative Befragung 283
Auswahlkriterien für qualitative Interviews
Arbeitsschritte bei qualitativen Interviews
Dokumentation einer Befragung
Techniken der Einzelbefragung
Techniken der Gruppenbefragung
5.2.2 Qualitative Beobachtung 296
Beobachtung von Rollenspielen
Einzelfallbeobachtung
Selbstbeobachtung
5.2.3 Nonreaktive Verfahren. 300
5.2.4 Gütekriterien qualitativer Datenerhebung 301
Objektivität
Reliabilität
Validität

5.3 Qualitative Auswertungsmethoden . . 304
5.3.1 Arbeitsschritte einer qualitativen Auswertung 304
5.3.2 Besondere Varianten der qualitativen Auswertung 306
Globalauswertung
Qualitative Inhaltsanalyse nach Mayring
Grounded Theory
5.3.3 Gütekriterien qualitativer Datenanalyse. 309
Gültigkeit von Interpretationen
Generalisierbarkeit von Interpretationen

5.4 Besondere Forschungsansätze. 312
5.4.1 Feldforschung. 312
Geschichte der Feldforschung
Arbeitsschritte in der Feldforschung
5.4.2 Aktionsforschung. 317
Methodische Grundsätze
Praktische Durchführung
5.4.3 Frauenforschung 319
Methodische Besonderheiten der Frauenforschung
Modelle der Geschlechterdifferenz
Themen der Frauenforschung
5.4.4 Biographieforschung 322
Biographisches Material
Auswertungsverfahren

Übungsaufgaben 325

Kapitel 6 Hypothesengewinnung und Theoriebildung. 327

6.1 Theoriebildung im wissenschaftlichen Forschungsprozeß. 327
6.1.1 Exploration in Alltag und Wissenschaft. 327
Exploration im Alltag
Exploration in der Wissenschaft
6.1.2 Exploration in Grundlagen- und Evaluationsforschung 330
6.1.3 Inhaltliche und instrumentelle Voruntersuchungen 331
6.1.4 Exploration als Untersuchungstyp und Datenerhebungsverfahren. 332
6.1.5 Vier Explorationsstrategien 333

6.2 Theoriebasierte Exploration 334
6.2.1 Theoriequellen. 334
Alltagstheorien
Wissenschaftliche Theorien
6.2.2 Theorieanalyse. 337
Zusammenfassung und Bewertung
Vergleich und Integration
Formalisierung und Modellbildung
Metatheorien
6.2.3 Theoriebasierte Exploration: Zusammenfassung 341

6.3 Methodenbasierte Exploration 341
6.3.1 Methoden als Forschungswerkzeuge . 342
Methodenvergleiche
Methodenvariation
6.3.2 Methoden als Denkwerkzeuge 343
Analogien bilden
Metaphern aufdecken
6.3.3 Methodenbasierte Exploration: Zusammenfassung 345

6.4 Empirisch-quantitative Exploration . 345
6.4.1 Datenquellen 346
Nutzung vorhandener Daten
Datenbeschaffung durch Dritte
Eigene Datenbeschaffung
6.4.2 Explorative quantitative Datenanalyse 348

Einfache deskriptive Analysen
Graphische Methoden: der EDA-Ansatz
Multivariate Explorationstechniken
Exploratives Signifikanztesten

6.5 Empirisch-qualitative Exploration .. 357
6.5.1 Datenquellen 357
Nutzung vorhandener Daten
Datenbeschaffung durch Dritte
Eigene Datenbeschaffung
6.5.2 Explorative qualitative Datenanalyse . 358
Inventare
Typen und Strukturen
Ursachen und Gründe
Verläufe
Systeme

Übungsaufgaben 366

Kapitel 7 Populationsbeschreibende Untersuchungen 369

7.1 Stichprobe und Population 370
7.1.1 Die Zufallsstichprobe 371
Zum Konzept „Repräsentativität“
Ziehung einer einfachen Zufallsstichprobe
Probleme der Zufallsstichprobe
Probabilistische und nicht-probabilistische Stichproben
7.1.2 Punktschätzungen 377
Zufallsexperimente und Zufallsvariablen
Verteilung von Zufallsvariablen
Kriterien für Punktschätzungen
Parameterschätzung: Die Maximum-Likelihood-Methode
7.1.3 Intervallschätzungen 385
Konfidenzintervall des arithmetischen Mittels bei bekannter Varianz
Konfidenzintervall des arithmetischen Mittels bei unbekannter Varianz
Konfidenzintervall eines Populationsanteils
7.1.4 Stichprobenumfänge 393
Schätzung von Populationsanteilen
Schätzung von Populationsmittelwerten
7.1.5 Orientierungshilfen für die Schätzung von Populationsstreuungen 398

7.2 Möglichkeiten der Präzisierung von Parameterschätzungen 399
7.2.1 Die geschichtete Stichprobe 400
Schätzung von Populationsmittelwerten
Schätzung von Populationsanteilen
7.2.2 Die Klumpenstichprobe 409
Schätzung von Populationsmittelwerten
Schätzung von Populationsanteilen
7.2.3 Die mehrstufige Stichprobe 415
Schätzung von Populationsmittelwerten
Schätzung von Populationsanteilen
7.2.4 Wiederholte Stichprobenuntersuchungen 420
Schätzung von Populationsmittelwerten
Schätzung von Populationsanteilen
7.2.5 Der Bayes'sche Ansatz 429
Skizze der Bayes'schen Argumentation
Diskrete Zufallsvariablen
Stetige Zufallsvariablen
Schätzung von Populationsmittelwerten
Schätzung von Populationsanteilen
7.2.6 Übersicht populationsbeschreibender Untersuchungen................. 451

Übungsaufgaben 457

Kapitel 8 Hypothesenprüfende Untersuchungen 459

8.1 Grundprinzipien der statistischen Hypothesenprüfung.............. 460
8.1.1 Hypothesenarten 461
8.1.2 Der Signifikanztest............... 463
Zur Logik des Signifikanztests
Ein Beispiel: Der t-Test
8.1.3 Probleme des Signifikanztests 467
Ermittlung der β-Fehler-Wahrscheinlichkeit
Effektgrößen

8.2 Varianten hypothesenprüfender Untersuchungen................. 470
8.2.1 Interne und externe Validität....... 471
8.2.2 Übersicht formaler Forschungshypothesen.................... 473
8.2.3 Zusammenhangshypothesen 473
Bivariate Zusammenhangshypothesen
Multivariate Zusammenhangshypothesen
Kausale Zusammenhangshypothesen
Zusammenfassende Bewertung
8.2.4 Unterschiedshypothesen........... 489
Kontrolltechniken
Zwei-Gruppen-Pläne
Mehr-Gruppen-Pläne
Faktorielle Pläne
Hierarchische Pläne
Quadratische Pläne
Pläne mit Kontrollvariablen
Multivariate Pläne
Zusammenfassende Bewertung
8.2.5 Veränderungshypothesen.......... 511
Experimentelle Untersuchungen
Quasiexperimentelle Untersuchungen
Veränderungshypothesen für Entwicklungen
Veränderungshypothesen für Zeitreihen
Zusammenfassende Bewertung

8.2.6 Hypothesen in Einzelfalluntersuchungen 542
Individuelle Veränderungen
Einzelfalldiagnostik
Zusammenfassende Bewertung

Übungsaufgaben 560

Kapitel 9 Evaluationsstudien zur Prüfung von Effekten 563

9.1 Statistische Signifikanz und praktische Bedeutsamkeit 564
9.1.1 Teststärke 565
9.1.2 „Optimale" Stichprobenumfänge 566

9.2 Bestimmung von Effektgrößen und Stichprobenumfängen 567
9.2.1 Effektgrößen der wichtigsten Signifikanztests 567
Bedeutung von Effektgrößen
Klassifikation der Effektgrößen
9.2.2 Optimale Stichprobenumfänge für die wichtigsten Signifikanztests .. 574
Tabelle der optimalen Stichprobenumfänge
Erläuterungen und Ergänzungen
Verallgemeinerungen

9.3 Fallbeispiele für die Planung von Stichprobenumfängen 580
9.3.1 Vergleich von zwei Mittelwerten 580
Unabhängige Stichproben
Abhängige Stichproben
9.3.2 Korrelation..................... 581
9.3.3 Vergleich von zwei Korrelationen ... 582
9.3.4 Abweichung eines Anteilswertes P von $\pi = 0{,}5$ 582
9.3.5 Vergleich von zwei Anteilswerten P_A und P_B 583
9.3.6 Häufigkeitsanalysen 584
Kontingenztafel
Goodness-of-Fit (Gleichverteilung)
9.3.7 Varianzanalysen................. 585
Einfaktorielle Varianzanalyse
Einfaktorielle Varianzanalyse mit Meßwiederholungen
Zweifaktorielle Varianzanalyse
Zweifaktorielle Varianzanalyse mit Meßwiederholungen
9.3.8 Multiple Korrelation.............. 588

9.4 Metaanalyse 589
9.4.1 Zielsetzung..................... 589
9.4.2 Auswahl der Untersuchungen 590
Selektionskriterien
Abhängige Untersuchungsergebnisse
9.4.3 Vereinheitlichung von Effektgrößen: Das Δ-Maß.................... 592
Produkt-Moment-Korrelation
t-test für unabhängige Stichproben
t-Test für abhängige Stichproben
Abweichung eines Anteilwertes p von π_o (Binominaltest)
Vergleich von Anteilswerten aus zwei unabhängigen Stichproben (Vierfeldertafel)
rxc-Kontingenztafel
Varianzanalyse
Spearmans rho (r_s)
Kendalls tau (τ)
9.4.4 Prüfung der Ergebnishomogenität... 595
Homogenitätstest für verschiedene Δ-Maße
Die 75%-Regel
Signifikanztest für den Gesamteffekt
Moderatorvariablen
Homogenitätstest und 75%-Regel im Vergleich
α- und β-Fehler im Kontext von Metaanalysen
9.4.5 Ein kleines Beispiel 599
Fünf Untersuchungen zum Lehrerurteil
Transformation der Untersuchungsergebnisse in Δ-Werte
Prüfung der Ergebnishomogenität
Signifikanzüberprüfung
9.4.6 Kombinierte Signifikanztests 603
Signifikante und nicht-signifikante Untersuchungsergebnisse
Exakte Irrtumswahrscheinlichkeiten
„Fail-Safe"-N

Übungsaufgaben 608

Anhang

A Glossar 611

B Literatur- und Informationsquellen . 631

C Statistik-Software 637

D Forschungsförderung 641

E Tabellen 643
- E 1 Standardnormalverteilung 643
- E 2 Zufallszahlen 648
- E 3 t-Verteilungen 649
- E 4 β-Verteilungen (Abbildungen) . 650
- E 5 β-Verteilungen (Tabellen) 652
- E 6 Iterationshäufigkeitstest 676
- E 7 Rangsummentest 680
- E 8 χ^2-Verteilungen 685
- E 9 Fisher's Z-Werte 688
- E 10 Arcus-sinus-Transformation ... 689

F Lösungen der Übungsaufgaben 691

Literaturverzeichnis 713

Namenverzeichnis 751

Sachverzeichnis 759

Zu diesem Buch

Eines der wichtigsten Ausbildungsziele des psychologischen oder allgemein sozialwissenschaftlichen Studiums ist die Befähigung der Studierenden zu selbständiger wissenschaftlicher Arbeit. Hierzu zählt die Fähigkeit, eigene empirische Untersuchungen zu konzipieren, durchzuführen, auszuwerten und angemessen zu interpretieren, was gleichzeitig bedeutet, daß auch fremde wissenschaftliche Texte über empirische Studien verstanden und kritisch analysiert werden können (vgl. Tack, 1994). Der folgende Text will dazu beitragen, dieses Studienziel zu erreichen.

Empirisch-wissenschaftliche Forschung setzt praktische Erfahrungen voraus, die sich theoretisch nur schwer vermitteln lassen. Allein durch die Lektüre methodologischer Texte ist noch niemand zur „guten Empirikerin" oder zum „guten Empiriker" geworden. In diesem Sinne kann und will auch dieses Buch die Sammlung eigener praktischer Erfahrungen nicht ersetzen; es kann jedoch die Ausarbeitung der für ein Forschungsvorhaben angemessenen Untersuchungsstrategie erleichtern und auf typische, häufig begangene Fehler aufmerksam machen.

Ein wichtiger Schritt in diese Richtung ist bereits getan, wenn die Zielsetzung des eigenen Forschungsvorhabens festliegt. Soll eine Hypothese geprüft werden oder will man für ein neues Forschungsgebiet zunächst relevante Fragestellungen erkunden? Oder geht es vielleicht darum, Eigenschaften und Merkmale bestimmter Bevölkerungsteile stichprobenartig zu beschreiben?

Trotz der nahezu grenzenlosen Vielfalt empirischer Untersuchungen und trotz der in diesem Buch vertretenen Maxime, daß jede inhaltliche Frage eine für sie typische empirische Vorgehensweise verlangt, es also *die* optimale Forschungsmethode nicht gibt, lassen sich empirische Untersuchungen in mehr oder weniger homogene Klassen einteilen, für die sich jeweils spezifische Methoden als besonders adäquat erwiesen haben. Hypothesenprüfende Untersuchungen erfordern ein anderes methodisches Vorgehen als hypothesenerkundende Untersuchungen, und auch die Beschreibung von Grundgesamtheiten anhand repräsentativer Stichproben hat ihr eigenes Regelwerk. Eine diesbezügliche Klassifikation des eigenen Untersuchungsvorhabens ist hilfreich, wenn die folgenden, beispielhaft aufgeführten Fragen zu beantworten sind:

- Wie soll die Untersuchung durchgeführt werden (als Einzelfallstudie oder als Stichprobenuntersuchung, als Längsschnitt- oder als Querschnittuntersuchung, als Laborexperiment oder als Feldstudie, als experimentelle oder als quasiexperimentelle Untersuchung)?
- In welcher Weise sollen die erforderlichen Daten erhoben werden (durch ein standardisiertes Interview oder durch eine offene Exploration, durch Selbsteinschätzungen oder Fremdeinschätzungen, durch mündliche oder schriftliche Befragung, durch Tests oder Fragebögen, durch offene oder verdeckte Beobachtung, durch Meßgeräte oder andere technische Hilfsmittel)?
- Wie müssen die Daten beschaffen sein, damit sie sich statistisch sinnvoll auswerten lassen? (Welches Skalen- oder Meßniveau ist mit der Art der Variablenoperationalisierung verbunden? Gewährleistet die Art der Datenerhebung, daß das, was gemessen werden soll, auch tatsächlich gemessen wird? In welchem Ausmaß ist mit „Meßfehlern" zu rechnen?)
- Welche statistischen oder interpretativen Verfahren sind zur Auswertung der erhobenen Daten am besten geeignet? (Wie sind die erhobenen Daten zu aggregieren? Soll man einen Signifikanztest einsetzen oder ist eine deskriptivstatistische Auswertung vorzuziehen?)

- Wieviele Personen oder Untersuchungsobjekte müssen untersucht werden, um zu schlüssigen Resultaten zu gelangen?
- Nach welchen Kriterien soll die Auswahl der Personen oder Untersuchungsobjekte erfolgen? (Ist eine repräsentative Stichprobe erforderlich oder genügt eine „anfallende" Stichprobe? Sind andere Stichprobenarten für die Untersuchung vielleicht besser geeignet?)

Auf diese und viele weitere Fragen will das vorliegende Buch Antworten geben. Es umfaßt neun Kapitel, die wir im folgenden in einer kurzen Zusammenfassung vorstellen:

Kapitel 1 („Empirische Forschung im Überblick") führt zunächst in die Terminologie empirischer Forschung ein. Hier werden wichtige Begriffe wie z.B. „Variable", „Hypothese", „Paradigma", „Falsifikation" oder auch „statistische Signifikanz" erläutert. Es behandelt ferner Grundprinzipien und Grenzen des empirisch-wissenschaftlichen Arbeitens.

Kapitel 2 („Von einer interessanten Fragestellung zur empirischen Untersuchung") faßt die wichtigsten Planungsschritte zur Vorbereitung einer empirischen Untersuchung zusammen. Wie durch die Überschrift angedeutet, spannt dieses Kapitel einen Bogen von der Suche nach einer geeigneten Forschungsidee über die Wahl einer angemessenen Untersuchungsart, die Erhebung und Auswertung der Daten bis hin zur Anfertigung des Untersuchungsberichtes.

Kapitel 3 haben wir mit „Besonderheiten der Evaluationsforschung" überschrieben, womit zum Ausdruck gebracht werden soll, daß die Evaluationsforschung keine eigenständige Disziplin, sondern eine spezielle Anwendungsvariante allgemeiner empirischer Forschungsprinzipien darstellt. Thematisch befaßt sich die Evaluationsforschung mit der Entwicklung und empirischen Überprüfung der Wirksamkeit von Maßnahmen oder Interventionen.

Kapitel 4 („Quantitative Datenerhebung") beschreibt unter den Überschriften „Zählen", „Urteilen", „Testen", „Befragen" und „Physiologische Messungen" die wichtigsten Verfahren zur Erhebung quantitativer Daten. Dieses Kapitel ist zentral für Fragen der Operationalisierung, d.h. für Fragen, die die Umsetzung von Merkmalen in konkrete „Meßoperationen" thematisieren.

Kapitel 5 („Qualitative Methoden") umfaßt sowohl die qualitative Datenerhebung als auch die qualitative Datenauswertung. Der Nutzen qualitativer Methoden wird anhand einiger ausgewählter Forschungsgebiete (Feldforschung, Aktionsforschung, Frauenforschung, Biographieforschung) verdeutlicht.

Kapitel 6 („Hypothesengewinnung und Theoriebildung") widmet sich einem Teilbereich der empirischen Forschung, der bislang in der Literatur eher ein Schattendasein fristete. Hier wird gefragt, woher eigentlich neue wissenschaftliche Hypothesen kommen und wie Theorien entstehen. Das Kapitel beschreibt einen Kanon von Techniken, die das alleinige Wirken von Intuition und Zufall im wissenschaftlichen Entdeckungszusammenhang hinterfragen.

Kapitel 7 („Populationsbeschreibende Untersuchungen") befaßt sich mit der Frage, wie es möglich ist, anhand von vergleichsweise kleinen Stichproben relativ genaue Informationen über große Grundgesamtheiten oder Populationen zu erhalten. Im Mittelpunkt stehen Überlegungen zur Genauigkeit derartiger Beschreibungen in Abhängigkeit von der gewählten Stichprobentechnik.

Kapitel 8 („Hypothesenprüfende Untersuchungen") enthält die wichtigsten Untersuchungsvarianten, mit denen wissenschaftliche Hypothesen empirisch geprüft werden. Hierbei steht die Leistungsfähigkeit verschiedener Untersuchungspläne hinsichtlich ihrer internen Validität (d.h. der Eindeutigkeit ihrer Ergebnisse) sowie ihrer externen Validität (d.h. der Generalisierbarkeit ihrer Ergebnisse) im Vordergrund.

Kapitel 9 („Evaluationsstudien zur Prüfung von Effekten") schließlich greift die Überlegungen des Kap. 8 unter dem Gesichtspunkt auf, daß das Ergebnis einer empirischen Hypothesenprüfung nicht nur statistisch, sondern auch praktisch von Bedeutung sein sollte. Da diese Forderung insbesondere bei der Bewertung von Interventionsmaßnahmen einzulösen ist, werden die Besonderheiten dieser Untersuchungsvarianten an Beispielen aus der Evaluationsforschung veranschaulicht. Das Kapitel endet mit einer relativ jungen Technik, die es gestattet, empirische Forschungsergebnisse zu integrieren (Metaanalyse).

Gelegentlich werden wir von Fachkollegen gefragt, wie sich diese Kapitel (bzw. die Kapitel der ersten Auflage) in ein Psychologiecurriculum („Psychologische Methodenlehre“ im Grundstudium sowie „Evaluation und Forschungsmethodik“ im Hauptstudium) integrieren lassen. Wir haben mit folgendem Aufbau gute Erfahrungen gemacht:

Grundstudium:
- Erste Lehrveranstaltung: Theorie und Praxis der empirischen Forschung (Kap. 1 und 2).
- Zweite Lehrveranstaltung: Qualitative Methoden und Hypothesenentwicklung (Kap. 5 und 6).
- Dritte Lehrveranstaltung: Quantitative Datenerhebung (Kap. 4).

Hauptstudium:
- Erste Lehrveranstaltung: Designtechnik (Kap. 8 und 7.2).
- Zweite Lehrveranstaltung: Evaluationsforschung (Kap. 3 und 9).

Kapitel 1
Empirische Forschung im Überblick

Übersicht

▸ Variablen ▸ Daten ▸ wissenschaftliche Hypothesen ▸ statistische Hypothesen ▸ kausale Hypothesen ▸ Theorien ▸ Deduktion ▸ Induktion ▸ Verifikation ▸ Falsifikation ▸ Exhaustion ▸ Signifikanztest ▸ Irrtumswahrscheinlichkeit ▸ Signifikanzniveau

Empirische Forschung sucht nach Erkenntnissen durch systematische Auswertung von Erfahrungen (empirisch: aus dem Griechischen „auf Erfahrung beruhend"). Zur Frage, wie Erfahrungen in Erkenntnisgewinn umgesetzt werden können, findet man in der wissenschaftstheoretischen Literatur teilweise sehr unterschiedliche Auffassungen, auf deren Diskussion wir verzichten. (Gute Übersichten geben Chalmers, 1986, Schnell et al., 1993, Kap. 2, bzw. Westermann, 1987). Wir werden uns im ersten Kapitel damit begnügen, die eigenen Positionen zunächst kurz darzulegen, wohlwissend, daß es sich hierbei nur um eine, wenngleich häufig anzutreffende Form empirischen Forschens handelt und daß neben der von uns bevorzugten quantitativen bzw. hypothesenprüfenden Ausrichtung auch andere Auffassungen über Empirie ihre Berechtigung haben. Ein umfassenderes Verständnis dessen, was hier mit „empirischer Forschung" gemeint ist, kann jedoch letztlich nur die Lektüre des gesamten Textes vermitteln. Zudem ist es empfehlenswert, lektürebegleitend bereits eigene kleinere empirische Untersuchungen durchzuführen.

Die folgenden Abschnitte behandeln – orientiert an wissenschaftstheoretischen Positionen des kritischen Rationalismus (Popper, 1989; Erstdruck 1934) – Funktionen und Aufgaben empirischer Forschung mit besonderer Berücksichtigung der Sozial- und Humanwissenschaften. Wir beginnen in Abschnitt 1.1 mit einer kurzen Einführung in die Terminologie der empirischen Forschung, in deren Mittelpunkt als wichtiger Begriff die „wissenschaftliche Hypothese" steht. Abschnitt 1.2 erörtert die mit empirischer Forschung verbundenen erkenntnistheoretischen Restriktionen und Abschnitt 1.3 die empirische Forschungspraxis, insbesondere die statistische Hypothesenprüfung. Abschnitt 1.4 beschreibt in einem ersten Überblick konkrete Aufgaben der empirischen Forschung.

1.1 Begriffe und Regeln der empirischen Forschung

1.1.1 Variablen und Daten

Sozial-, Human- oder Biowissenschaften befassen sich mit Untersuchungsobjekten (Menschen, Tieren, Schulklassen, Betrieben, Abteilungen, Kommunen, Krankenhäusern etc.), die bezüglich ausgewählter, für eine bestimmte Fragestellung relevanter *Merkmale* beschrieben werden. Die Beschreibung der Objekte bezüglich eines Merkmals ermöglicht es festzustellen, bei welchen Objekten das Merkmal identisch bzw. unterschiedlich ausgeprägt ist. Die Analyse bzw. Erklärung der registrierten Merkmalsunterschiede (Variabilität) gehört zu den wichtigsten Aufgaben empirischer Wissenschaften.

Um Merkmalsunterschiede bei einer Gruppe von Objekten genau beschreiben zu können, wurde der Begriff *Variable* eingeführt. Eine Variable ist ein Symbol, das durch jedes Element einer spezifizierten Menge von Merkmalsausprägungen ersetzt werden kann. Die Variable „Geschlecht" z.B. steht für die Ausprägungen männlich und weiblich, die Variable „Lieblingsfarbe" kann die Farben rot, gelb, grün und blau repräsentieren, eine Variable „X" kann die Beliebtheit von Schülern und eine Variable „Y" schulische Leistungen symbolisieren. Auch das Vorhandensein oder Nichtvorhandensein einer Eigenschaft bezeichnen wir als Variable (z.B. Raucher oder Nichtraucher).

> **!** **Eine Variable ist ein Symbol für eine Menge von Merkmalsausprägungen.**

Ordnet man einer Variablen für eine bestimmte Merkmalsausprägung eine Zahl zu (z.B. männlich=0, weiblich=1; rot=1, gelb=2, grün=3 und blau=4; gute Schulleistung=2, ausreichende Schulleistung=4 etc.), resultiert eine *Merkmalsmessung* (genauer hierzu siehe Abschnitt 2.3.6). Die Menge aller Merkmalsmessungen bezeichnet man als (quantitative) „*Daten*" einer Untersuchung. Werden Merkmale oder Merkmalsausprägungen verbal beschrieben, spricht man von „qualitativen Daten" (vgl. Kap. 5).

> **!** **Merkmalsausprägungen können durch regelgeleitete Zuweisung von Zahlen gemessen werden. Die Menge aller Merkmalsmessungen bezeichnet man als (quantitative) Daten einer Untersuchung.**

Variablen haben im Kontext empirischer Untersuchungen unterschiedliche funktionale Bedeutungen. Wir unterscheiden *abhängige* und *unabhängige Variablen* und bringen damit zum Ausdruck, daß Veränderungen der einen (abhängigen) Variablen mit dem Einfluß einer anderen (unabhängigen) Variablen erklärt werden sollen (z.B. Dosierung eines Schlafmittels als unabhängige Variable und Schlafdauer als abhängige Variable). Die Ausprägung der unabhängigen Variablen wird vom Forscher selbst durch Selektion (z.B. Untersuchung von Rauchern und Nichtrauchern) oder Manipulation (z.B. Verabreichung von Medikamenten unterschiedlicher Dosis) der Untersuchungsteilnehmer festgelegt. Auf die Ausprägung der abhängigen Variablen hat der Forscher dagegen keinen Einfluß, sie hängt allein von der Wirkung der unabhängigen Variablen und von Störeinflüssen ab. Die Unterscheidung von unabhängigen und abhängigen Variablen ist nach Kerlinger (1986) das wichtigste Gruppierungskriterium für sozialwissenschaftliche Variablen.

Wir sprechen ferner von einer *moderierenden Variablen,* wenn sie den Einfluß einer unabhängigen auf die abhängige Variable verändert (z.B. Straßenlärm oder Alter der schlafenden Personen im o.g. Beispiel; genauer hierzu vgl. Baron und Kenny, 1986). Eine Moderatorvariable wird zu einer *Kontrollvariablen,* wenn ihre Ausprägungen bei den Untersuchungsobjekten vorsorglich erhoben werden (man registriert zu Kontrollzwecken z.B. das Alter der schlafenden Personen), oder zu einer *Störvariablen,* wenn sie nicht beachtet oder schlicht übersehen wird.

Läßt man nur eine Ausprägung einer Variablen zu (man untersucht z.B. nur Personen im Alter von 25 Jahren oder man läßt alle Personen unter einheitlichen Untersuchungsbedingungen wie z.B. in einem schallisolierten Raum schlafen), so wird diese Variable konstant gehalten. Auf die forschungslogischen Implikationen dieser Variablendifferenzierungen gehen wir in Kap. 8 ausführlich ein.

Bei quantitativen Variablen unterscheiden wir zudem *stetige* (kontinuierliche) und *diskrete* (diskontinuierliche) Variablen. Stetige Variablen sind dadurch gekennzeichnet, daß sich in jedem beliebigen Intervall unendlich viele Merkmalsausprägungen befinden (z.B. die Variablen Gewicht, Länge oder Zeit). Eine diskrete Variable hingegen hat in einem (begrenzten) Intervall nur endlich viele Ausprägungen (z.B. die Variablen Geschwisterzahl oder Anzahl der jährlichen Geburten). Bei diskreten Merkmalen unterscheidet man, ob sie zwei Abstufungen haben (*dichotom*, binär) oder mehrfach gestuft sind (*polytom*), und ob die Abstufungen *natürlich* zustande kommen (z.B. Augenfarben) oder *künstlich* durch die Kategorisierung eines stetigen Merkmals erzeugt werden (z.B. Altersgruppen jung, mittel, alt).

Wir sprechen ferner von einer *manifesten Variablen,* wenn eine Variable direkt beobachtbar ist (z.B. Anzahl gelöster Testaufgaben), und von einer *latenten Variablen*, wenn wir annehmen, daß sie einer manifesten Variablen als hypothetisches Konstrukt zugrunde liegt. Im Beispiel wäre Intelligenz eine latente Variable, deren Ausprägungen wir über die manifeste Variable „Anzahl gelöster Testaufgaben" erschließen.

! Es sind unterschiedliche Typen von Variablen zu unterscheiden nach
- ihrem Stellenwert für die Untersuchung (unabhängige/abhängige Variable, Moderator-, Kontroll-, Störvariable),
- der Art ihrer Merkmalsausprägungen (diskret/stetig, dichotom/polytom),
- ihrer empirischen Zugänglichkeit (manifest/latent).

1.1.2 Alltagsvermutungen und wissenschaftliche Hypothesen

Die folgenden Ausführungen wenden sich an den Studienanfänger mit dem Ziel, die Umsetzung einer interessant erscheinenden Fragestellung in eine wissenschaftliche Hypothese zu erleichtern. Ausführliche Informationen über die logische Struktur hypothetischer Sätze findet man z.B. bei Opp (1970) und weitere Hinweise zur Formulierung von Hypothesen bei Borg und Gall (1989).

Wissenschaftliche Hypothesen sind ein zentraler Bestandteil aller empirisch orientierten Fachdisziplinen. Die Alltagssprache verwendet den Begriff Hypothese (aus dem Griechischen „Unterstellung, Vermutung") häufig synonym für Vermutungen oder Meinungen über unsichere oder singuläre Sachverhalte: „Ich vermute (habe die Hypothese), daß Hans die Prüfung nicht bestehen wird" oder „Ich meine (vertrete die Hypothese), daß meine Tochter weniger fernsehen sollte." Dies sind Aussagen, die nach wissenschaftlichem Verständnis keine Hypothesen darstellen.

Wir sprechen von einer wissenschaftlichen Hypothese, wenn eine Aussage oder Behauptung die folgenden drei Kriterien erfüllt:

1) Eine wissenschaftliche Hypothese ist eine allgemeingültige, über den Einzelfall oder ein singuläres Ereignis hinausgehende Behauptung (All-Satz).
2) Einer wissenschaftlichen Hypothese muß zumindest implizit die Formalstruktur eines sinnvollen Konditionalsatzes („Wenn-dann-Satz" bzw. „Je-desto-Satz") zugrunde liegen.
3) Der Konditionalsatz muß potentiell falsifizierbar sein, d.h. es müssen Ereignisse denkbar sein, die dem Konditionalsatz widersprechen.

! Wissenschaftliche Hypothesen sind Annahmen über reale Sachverhalte (empirischer Gehalt, empirische Untersuchbarkeit) in Form von Konditionalsätzen. Sie weisen über den Einzelfall hinaus (Generalisierbarkeit, Allgemeinheitsgrad) und sind durch Erfahrungsdaten widerlegbar (Falsifizierbarkeit).

Nach diesen Kriterien wären die folgenden Aussagen als wissenschaftliche Hypothesen zu bezeichnen:

- „Frustrierte Menschen reagieren aggressiv": Der Konditionalsatz hierzu lautet: „Wenn Menschen frustriert sind, dann reagieren sie aggressiv". Diese Aussage beansprucht Allgemeingültigkeit und ist falsifizierbar.
- „Frauen sind kreativer als Männer": Hierzu können wir formulieren: „Wenn eine Person eine Frau ist, dann ist sie kreativer als eine Person, die ein Mann ist". Diese Hypothese wäre durch einen Mann, der kreativer ist als eine Frau, falsifizierbar.
- „Mit zunehmender Müdigkeit sinkt die Konzentrationsfähigkeit" oder: „Je stärker die Müdigkeit, desto schwächer die Konzentrationsfähigkeit". Auch dieser Konditionalsatz ist allgemeingültig und falsifizierbar.
- „Frau Müller leidet bei schwülem Wetter unter Migräne". Anders formuliert: „Wenn das Wetter schwül ist, dann leidet Frau Müller unter Migräne". Auch wenn sich diese Aussage nur auf eine einzelne Person bezieht, handelt es sich um eine *(Einzelfall-) Hypothese*, denn die geforderte Allgemeingültigkeit ist hier durch beliebige Tage mit schwülem Wetter erfüllt.

Keine wissenschaftlichen Hypothesen wären nach den o.g. Kriterien die folgenden Aussagen:

- „Es gibt Kinder, die niemals weinen." Dieser Satz ist – wie alle „Es gibt-Sätze" – kein All-Satz (Kriterium 1 ist also nicht erfüllt), sondern ein Existenz-Satz. Anders formuliert hieße er: „Es gibt (mindestens) ein Kind, das niemals weint." Auch Kriterium 3 ist nicht erfüllt. Dieser Satz ließe sich nur falsifizieren, wenn man bei allen Kindern dieser Welt zeigen könnte, daß sie irgendwann einmal weinen. Da dieser Nachweis realistischerweise niemals erbracht werden kann, ist der Satz – wie alle „Es gibt-Sätze" – praktisch nicht falsifizierbar.

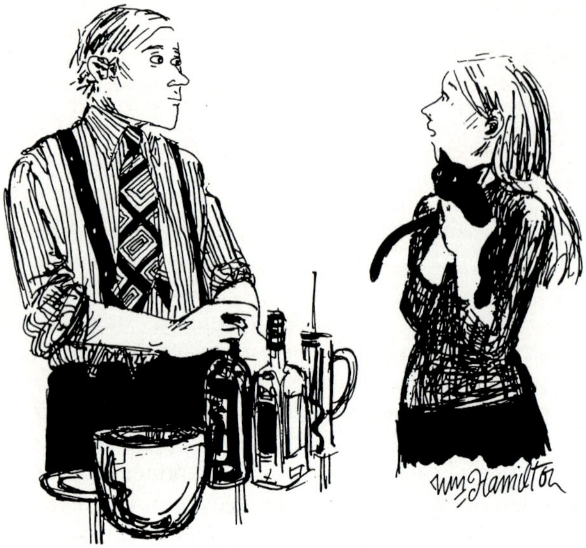

»Philip, ich ... ich meine ja nur, was, wenn er ›Kitty Cuisine‹ eigentlich gar nicht mag und es nur frißt, damit wir keine Schuldgefühle haben?«

Alltagshypothesen sind manchmal schwer falsifizierbar. (Aus: The New Yorker: Die schönsten Katzen Cartoons (1993). München: Knaur. S. 47)

- „Bei starkem Zigrattenkonsum kann es zu einem Herzinfarkt kommen." Dieser Satz ist – wie alle Kann-Sätze – ebenfalls nicht falsifizierbar, denn jedes mögliche Ereignis – ob ein Raucher nun einen Herzinfarkt bekommt oder nicht – stimmt mit dem Kann-Satz überein. Der Satz ist immer wahr bzw. tautologisch. Würde man hingegen formulieren: „Wenn Personen viel rauchen, dann haben sie ein höheres Infarktrisiko als Personen, die wenig oder gar nicht rauchen", so wäre dieser Satz falsifizierbar.

Tautologien sind nie falsifizierbar. Ein Satz wie z.B. „Wenn Menschen fernsehen, dann befriedigen sie ihre Fernsehbedürfnisse" hätte keinen Falsifikator, wenn man „Befriedigung von Fernsehbedürfnissen" durch das Faktum definiert, daß ferngesehen wird.

Grundsätzlich nicht empirisch falsifizierbar sind zudem Annahmen über Objekte, Merkmale oder Ereignisse, die der Sinneserfahrung weder direkt zugänglich (manifeste Variablen), noch indirekt mit Beobachtungssachverhalten in Verbindung zu bringen sind (latente Variablen), sondern im rein spekulativen bzw. metaphysischen Bereich bleiben (z.B. „Im Himmel ist es friedlicher als auf der Erde"). Die Auffassung darüber, ob ein bestimmtes Phänomen zur Erfahrungswelt oder in den Bereich der Metaphysik gehört, kann sich jedoch im Laufe der Zeit verändern. So galten z.B. sogenannte Klarträume (das sind Schlafträume, in denen man sich bewußt ist, daß man träumt, und in denen man willkürlich handeln kann) lange Zeit als illusionäre Spekulationen, bis sie im Schlaflabor nachweisbar waren (Probanden konnten während der hirnphysiologisch nachweisbaren Traumphasen willkürliche, vorher verabredete Signale geben).

„Wenn"- und „Dann"-Teil als Ausprägungen von Variablen

Für die Überprüfung wissenschaftlicher Hypothesen ist der Hinweis hilfreich, daß der Wenn-Teil (Bedingung, Antezedenz) und der Dann-Teil (Folge, Konsequenz) Ausprägungen von Variablen darstellen. Die empirische Überprüfung einer wissenschaftlichen Hypothese bezieht sich typischerweise nicht auf einen einzelnen Wenn-dann-Satz, sondern auch auf Variablen, deren Ausprägungen implizit mindestens zwei Wenn-dann-Sätze konstituieren.

Nehmen wir als Beispiel den Konditionalsatz: „Wenn die Belegschaft eines Betriebes über Unfallrisiken am Arbeitsplatz informiert wird, dann werden Arbeitsunfälle verhindert". Eine empirische Untersuchung, die zur Überprüfung dieses Konditionalsatzes ausschließlich informierte Betriebe befragt, wäre unvollständig bzw. wenig aussagekräftig, solange über die Anzahl der Unfälle in nicht informierten Betrieben nichts bekannt ist.

Eine vollständige Untersuchung müßte also mindestens informierte und nicht informierte Betriebe als zwei mögliche Ausprägungen der Variablen „Art der Information über Unfallrisiken" berücksichtigen, die jeweils den Wenn-Teil eines Konditionalsatzes konstituieren („wenn informiert wird...," und „wenn nicht informiert wird...,"). Die Dann-Teile dieser Konditionalsätze beziehen sich auf unterschiedliche Ausprägungen der ihnen zugrunde liegenden Variablen „Anzahl der Arbeitsunfälle“, (z.B. “...,dann ist die Anzahl der Arbeitsunfälle hoch“ und „...,dann ist die Anzahl der Arbeitsunfälle niedrig“).

> **!** **Die zum Wenn-Teil einer Hypothese gehörende Variable bezeichnet man als unabhängige Variable, die zum Dann-Teil gehörende als abhängige Variable.**

Allgemein formuliert hat ein Wenn-dann-Satz die Struktur: „Wenn x_1, dann y_1“, wobei x_1 und y_1 jeweils eine Ausprägung von zwei Variablen X und Y darstellen. Die empirische Überprüfung der mit diesen Konditionalsätzen verbundenen Hypothese sollte mindestens zwei Ausprägungen der Variablen X (im Beispiel: x_1=informierte Belegschaft, x_2=nicht informierte Belegschaft), oder auch mehrere Ausprägungen (z.B. x_1, x_2, x_3 etc. als verschiedene Informationsvarianten) berücksichtigen. Die den Wenn-Teilen („Wenn x_1,...“, „Wenn x_2,...“) zugeordneten Dann-Teile repräsentieren Ausprägungen der Variablen Y („...,dann y_1“, „... dann y_2“), wobei die Forschungshypothese eine Beziehung zwischen Y_1 und Y_2 behauptet (z.B. $y_1 \neq y_2$, $y_1 > y_2$, $y_1 > 2 \cdot y_1$ etc.).

Wenn-dann-Sätze, bei denen die Variablen X und Y quantitativ bzw. kontinuierlich sind, werden typischerweise als Je-desto-Sätze formuliert. Im Beispiel könnte X die Ausführlichkeit der Informationen über Unfallrisiken und Y die Anzahl der Unfälle bezeichnen. Der Konditionalsatz „Je ausführlicher die Information (X), desto geringer die Anzahl der Unfälle (Y)“ besteht im Prinzip aus vielen Wenn-dann-Sätzen, deren Wenn-Teile die Ausführlichkeit in abgestufter Form repräsentieren (z.B. $x_1 > x_2 > x_3$...) und denen Dann-Teile zugeordnet sind, die hypothesengemäß ebenfalls geordnet sind (z.B. $y_1 < y_2 < y_3$...).

Die mit einem Wenn-dann-Satz oder Je-desto-Satz verbundene wissenschaftliche Hypothese behauptet also einen irgendwie gearteten Zusammenhang zwischen den mit dem Wenn-Teil und dem Dann-Teil angesprochenen Variablen. Nicht selten werden hierbei mehrere Variablen zu einer Hypothese zusammengefaßt (die Anzahl der Arbeitsunfälle könnte nicht nur mit den Informationen über Unfallrisiken, sondern auch mit Müdigkeit, zeitlichem Streß, untauglichen Arbeitsmaterialien etc. zusammenhängen), so daß wir formulieren: Mit einer wissenschaftlichen Hypothese wird behauptet, daß zwischen zwei oder mehreren Variablen eine allgemeingültige Beziehung besteht.

Allgemeingültig bedeutet hier, daß die behauptete Beziehung nicht nur für einzelne Untersuchungsobjekte oder singuläre Ereignisse gilt, sondern auf die Klasse bzw. Population aller vergleichbaren Objekte oder Ereignisse generalisierbar ist.

Die Art der Beziehung kann mehr oder weniger präzise sein. Ungenaue Hypothesen behaupten eine irgendwie geartete Beziehung („Die Schlafdauer hängt irgendwie von der Schlafmitteldosis ab“). Genauere Hypothesen fordern einen monotonen Zusammenhang („je höher die Schlafmitteldosis, desto länger die Schlafdauer“) bzw. einen präzisen, funktionalen (z.B. linearen) Zusammenhang. (Zwischen der Schlafmitteldosis x und der Schlafdauer y besteht eine lineare Beziehung vom Typus $y = b \cdot x + a$“, -mit b und a als Parameter, die die Art der linearen Beziehung genau festlegen.)

> **!** **Eine wissenschaftliche Hypothese formuliert mehr oder weniger präzise eine Beziehung zwischen zwei oder mehr Variablen, die für eine bestimmte Population vergleichbarer Objekte oder Ereignisse gelten soll.**

Eine Hypothese über die Beziehung zwischen den Variablen Geschlecht und Kreativität könnte in Abhängigkeit von theoretisch einschlägigen Vorkenntnissen behaupten, daß sich die Kreativität von Frauen und Männern irgendwie unterscheidet, daß Frauen kreativer sind als Männer oder daß die Kreativität von Frauen mindestens um einen Wert c der Kreativität von Männern überlegen ist.

Durch gründliche explorative Vorarbeiten (vgl. Kap. 6) sollte man sich bemühen, möglichst präzise, theoretisch und empirisch fundierte Hypothesen aufzustellen und nur diese einer Hypothesenprüfung unterziehen. Ungenaue Hypothesen zeugen von mangelndem Verständnis des untersuchten Sachverhaltes, das durch explorative Studien eher verbessert wird als durch vorschnelle Hypothesentests.

Statistische Hypothesen

Wissenschaftliche oder auch *inhaltliche* Hypothesen, die aus gut begründeten Vorannahmen oder aus Theorien abgeleitet sind, stellen verbale Behauptungen über kausale oder nicht-kausale Beziehungen zwischen Variablen dar (z.B. „Das Leben in der Stadt ist psychisch belastender als das Leben auf dem Land"). Im ersten Ableitungsschritt sind solche inhaltlichen Hypothesen in der Regel recht allgemein gehalten. Sie werden im Zuge der Untersuchungsplanung zu einer *empirischen Vorhersage des Untersuchungsergebnisses* zugespitzt, indem man festlegt, wie die beteiligten Variablen zu operationalisieren sind und an welchen Probanden bzw. mit welchem Untersuchungsplan getestet werden soll. Im vorliegenden Fall könnte man sich dafür entscheiden, einer Stichprobe von Dorfbewohnern und Stadtbewohnern einen standardisierten Fragebogen vorzulegen, der unterschiedliche Formen von Belastungen abfragt und die Intensität der Gesamtbelastung in einem Punktwert ausdrückt (je höher der Wert, umso höher die Belastung). Entsprechend würde man dann prognostizieren, daß die Stadtbewohner höhere Punktwerte erreichen als die Dorfbewohner.

Die Transformation in eine *statistische Hypothese* erfolgt, indem die in der inhaltlichen Hypothese angesprochenen Variablenbeziehungen in eine quantitative Form gebracht werden. Hierzu überlegt man sich, welche quantitativen Maße die intendierte Aussage am besten wiedergeben. Im vorliegenden Fall handet es sich offensichtlich um einen Gruppenvergleich, d.h. man sollte zunächst die Gruppen der Stadt- und Dorfbewohner kennzeichnen und dann in Relation zueinander setzen. Die Belastung der Stadt- bzw. Dorfbewohner läßt sich mit dem durchschnittlichen Punktwert (Mittelwert: M oder $\bar{x}$) aller untersuchten Stadt- bzw. Dorfbewohner zusammenfassend beschreiben: $\bar{x}_{\text{Stadtbewohner}} > \bar{x}_{\text{Dorfbewohner}}$. Bezeichnet man beide Gruppen durch Nummern, ergibt sich die Kurzform: $\bar{x}_1 > \bar{x}_2$.

Diese *statistische* Hypothese soll sich jedoch nicht auf die *Stichprobenverhältnisse*, sondern auf die den Stichproben zugrundeliegenden *Populationen* beziehen, d.h. auf die Gesamtheit der Stadt- und Dorfbewohner. Um dies zum Ausdruck zu bringen, verwendet man für die Kennwerte der Population statt lateinischer Buchstaben, die Stichprobenkennwerte symbolisieren, griechische Buchstaben. Die Kennwerte einer Population bezeichnet man als *Populationsparameter.* Der Mittelwert einer Population wird durch den Parameter μ (sprich: mü) gekennzeichnet, so daß als statistische Populationshypothese $\mu_1 > \mu_2$ resultiert. Die in statistischen Hypothesen verwendeten griechischen Symbole und ihre Bedeutung sind weitgehend vereinheitlicht. Näheres zur Formulierung und Prüfung statistischer Hypothesen ist Abschnitt 8.1 zu entnehmen.

Statistische Hypothesen sind definiert als Annahmen über die Verteilung einer oder mehrerer Zufallsvariablen oder eines oder mehrerer Parameter dieser Verteilung (vgl. Hager, 1992, S. 34). Diese Definition bringt zum Ausdruck, daß es sich bei statistischen Hypothesen um Wahrscheinlichkeitsaussagen handelt, d.h. die Variablenbeziehungen sind nicht deterministisch, sondern probabilistisch aufzufassen (vgl. S. 11 ff.). Für unser Beispiel bedeutet dies, daß nicht alle Stadtbewohner stärker belastet sein müssen als die Dorfbewohner (deterministisch), sondern daß nur die meisten Stadtbewohner bzw. die Gruppe der Stadtbewohner als Ganze (dargestellt durch den Gruppenmittelwert) höhere Belastungswerte aufweist. Wir gehen also davon aus, daß die Belastungswerte der Stadtbewohner schwanken bzw. sich *verteilen:* einige wenige der befragten Stadtbewohner werden extrem belastet sein, andere extrem belastungsfrei und das Gros der Befragten wird Werte aufweisen, die in etwa dem Gruppenmittelwert entsprechen.

Aussagen über die Verteilung von Merkmalen sind nur unter der Voraussetzung sinnvoll, daß die Auswahl der untersuchten Probanden zufällig erfolgt. Würde man *gezielt* nur besonders belastete Stadtbewohner aussuchen, hätte man damit nicht die natürliche Verteilung des Merkmals erfaßt. Man spricht deswegen von *Zufallsvariablen*, um zum Ausdruck zu bringen, daß die Untersuchungsobjekte zufällig ausgewählt wurden und somit *Wahrscheinlichkeitsmodelle*, die auch der statistischen Hypothesenprüfung mittels Signifikanztests zugrundeliegen, anwendbar sind (nähere Angaben zur Bedeutung von Zufallsvariablen findet man auf S. 377 ff. oder bei Steyer und Eid, 1993).

Prüfkriterien

Für die Überprüfung der Frage, ob eine hypothetische Aussage den Kriterien einer wissenschaftlichen Hypothese entspricht, ist es wichtig zu wissen, ob sich die Aussage in einen Wenn-dann-Satz (Je-desto-Satz) transformieren läßt. Trifft dies zu, dürfte die Festlegung der zum Wenn- und zum Dann-Teil gehörenden Variablen keine größeren Probleme bereiten.

Anders als in vielen Bereichen der Naturwissenschaften beinhaltet die Überprüfung einer sozialwissenschaftlichen Hypothese typischerweise den empirischen Nachweis, daß die behauptete Beziehung zwischen den Variablen „im Prinzip" besteht, und nicht, daß der Wenn-dann-Satz für *jedes einzelne* Untersuchungsobjekt *perfekt* zutrifft. In den Sozialwissenschaften haben Hypothesen den Charakter von *Wahrscheinlichkeitsaussagen;* deterministische Zusammenhänge, wie man sie zuweilen in den exakten Naturwissenschaften formuliert, sind für soziale Phänomene in der Regel unangemessen. (Es soll hier angemerkt werden, daß auch die Physik in den zwanziger Jahren den Determinismus aufgab: „Gesetze" für den subatomaren Bereich sind Wahrscheinlichkeitsaussagen.)

Wenn beispielsweise in der klassischen Physik behauptet wird „Wenn ein reiner Spiegel einen Lichtstrahl reflektiert, dann ist der Einfallswinkel gleich dem Ausfallswinkel", so genügt ein einziges, dieser Hypothese deutlich widersprechendes Ereignis (mit kleineren Meßungenauigkeiten ist zu rechnen), um an der Richtigkeit der Aussage zu zweifeln. An eine sozialwissenschaftliche Aussage (z.B.: „Wenn eine Person arbeitgeberfreundlich orientiert ist, dann wählt sie die CDU") würde man keinesfalls vergleichbar strenge Maßstäbe anlegen und sie durch ein einziges, hypothesenkonträres Ereignis grundsätzlich in Frage stellen. Während Untersuchungsobjekte wie „reine Spiegel" große Homogenität aufweisen, ist bei menschlichen Untersuchungsteilnehmern mit einer unvergleichbar größeren Individualität und Unterschiedlichkeit zu rechnen. Würde man einen reinen Spiegel finden, dessen Reflexionsverhalten nicht mit den Behauptungen der Hypothese in Einklang steht (bei dem der Ausfallswinkel z.B. doppelt so groß ist wie der Einfallswinkel), hätte man große Schwierigkeiten, dieses Ergebnis mit Besonderheiten des konkreten Spiegels zu erklären, weil er in seiner Beschaffenheit mit anderen Spiegeln nahezu identisch ist. Zweifel an der Hypothese sind deswegen angebracht.

Fände man dagegen eine sehr arbeitgeberfreundliche Person, die seit Jahren die Grünen wählt, könnte dieser hypothesenkonträre Sonderfall mit Verweis auf die Individualität des Einzelfalls durchaus sinnvoll erklärt werden, etwa unter Rückgriff auf besondere biographische Erlebnisse, politische Positionen und Lebensumstände (z.B. Untersuchungsteilnehmerin A ist arbeitgeberfreundlich, weil selbst Arbeitgeberin; sie votiert für die Grünen, weil im Bereich alternativer Energien tätig). Dieser hypothesenkonträre Einzelfall ließe sich durchaus mit der Vorstellung vereinbaren, daß bei den *meisten* bundesdeutschen Wählerinnen und Wählern (Population) der in der Hypothese angesprochene Zusammenhang zwischen Arbeitgeberfreundlichkeit und Wahlverhalten zutrifft.

Wissenschaftliche Hypothesen im Bereich der Sozialforschung sind Wahrscheinlichkeitsaussagen (probabilistische Aussagen), die sich durch konträre Einzelfälle prinzipiell nicht widerlegen (*falsifizieren*) lassen. Wissenschaftliche Hypothesen machen zudem verallgemeinernde Aussagen über Populationen, die in der Regel nicht vollständig, sondern nur ausschnitthaft (Stichprobe) untersucht werden können, so daß auch eine *Verifikation* der Hypothese nicht möglich ist. (Selbst wenn *alle* arbeitgeberfreundlichen Untersuchungsteilnehmer die CDU wählen, ist damit die Hypothese nicht endgültig bestätigt, da nicht auszuschließen ist, daß es außerhalb der untersuchten Stichprobe arbeitgeberfreundliche Personen gibt, die nicht die CDU wählen). Man steht also vor dem Dilemma, anhand von empirischen Daten probabilistische Hypothesen prüfen zu wollen, die sich der Form nach weder falsifizieren noch verifizieren lassen. Der Ausweg aus dieser Situation besteht in der willkürlichen, d.h. von der Scientific Community vereinbarten und durch methodologische Regeln begründeten (d.h. keinesfalls beliebigen!) *Festlegung* von Prüfkriterien.

Indem man Prüfkriterien einführt, kann man Falsifizierbarkeit erzeugen. Eines der wichtigsten Prüfkriterien ist die *statistische Signifikanz*, die mittels sogenannter *Signifikanztests* ermittelt wird. Wie Signifikanztests im einzelnen funktionieren, werden wir in Kap. 8.1.2 näher erläutern.

1.1.3 Kausale Hypothesen

Zu beachten ist, daß eine empirisch bestätigte (oder besser: nicht falsifizierte) Beziehung zwischen zwei Variablen nicht mit einer bestätigten *Kausalbeziehung* im Sinne einer eindeutigen Ursache-Wirkungs-Sequenz verwechselt werden darf. Auch wenn die dem Wenn- bzw. Dann-Teil zugeordneten Variablen üblicherweise als unabhängige bzw. abhängige Variablen bezeichnet werden, womit sich zumindest sprachlich eine eindeutige Kausalrichtung verbindet, sind kausale Interpretationen von der Untersuchungsart bzw. dem *Untersuchungsdesign* (vgl. hierzu Kap. 8) und von inhaltlichen Erwägungen abhängig zu machen.

> **!** Der empirische Nachweis eines Zusammenhangs zwischen unabhängigen und abhängigen Variablen ist kein ausreichender Beleg für eine kausale Beeinflussung der abhängigen Variablen durch die unabhängigen Variablen. Ob kausale Interpretationen von Zusammenhängen gerechtfertigt sind, hängt vom Untersuchungsdesign ab. Zum Nachweis von Kausaleffekten sind experimentelle Untersuchungen, bei denen die vermutete Wirkung vom Forscher selbst hergestellt wird, am besten geeignet.

Stellt man – bezogen auf das letztgenannte Beispiel – fest, daß zwischen Arbeitgeberfreundlichkeit als unabhängiger Variable und Parteipräferenz als abhängiger Variable eine substantielle Beziehung besteht, wäre es voreilig, hieraus zu folgern, daß Arbeitgeberfreundlichkeit CDU-Nähe *verursacht*. Der gleiche Untersuchungsbefund käme nämlich auch zustande, wenn CDU-Nähe Arbeitgeberfreundlichkeit bestimmt. Zudem wäre die Behauptung, eine andere Variable (wie z.B. wirtschaftliche Interessen) sei für den gefundenen Zusammenhang ursächlich verantwortlich (wirtschaftliche Interessen beeinflussen sowohl Arbeitgeberfreundlichkeit als auch Parteipräferenzen), inhaltlich ebenfalls nachvollziehbar.

Ließe sich hingegen feststellen, daß Veränderungen der einen (unabhängigen) Variablen (z.B. negative Erfahrungen mit Arbeitgebern) systematische Veränderungen der anderen (abhängigen) Variablen (z.B. häufige CDU-Austritte) zur Folge haben, wäre dies ein besserer Beleg für die Richtigkeit der Kausalhypothese bzw. eine Rechtfertigung für die Behauptung, Arbeitgeberfreundlichkeit sei die unabhängige und CDU-Nähe die abhängige Variable.

Mono- und multikausale Erklärungen

Das primäre Forschungsinteresse der Sozialwissenschaften ist darauf gerichtet, die Variabilität (Unterschiedlichkeit) der Merkmalsausprägungen bei verschiedenen Untersuchungsobjekten kausal zu erklären. Diese Aufgabe wird dadurch erheblich erschwert, daß die registrierten Unterschiede auf einer abhängigen Variablen in der Regel nicht nur durch die Wirksamkeit *einer* unabhängigen Variablen (*monokausal*), sondern durch das Zusammenwirken *vieler* unabhängiger Variablen (*multikausal*) entstehen. So können Entwicklung und Veränderung von Parteipräferenzen eben nicht nur vom Ausmaß der Arbeitgeberfreundlichkeit abhängen, sondern auch von weiteren Variablen wie z.B. Alter, Beruf, Ausbildung, Wertvorstellungen etc..

> **!** Monokausale Erklärungen führen die Variabilität der abhängigen Variablen auf eine Ursache bzw. eine unabhängige Variable zurück, während multikausale Erklärungen mehrere Wirkfaktoren heranziehen.

Ein einfacher Wenn-dann-Satz läßt auch multikausale Erklärungen zu, denn er behauptet nicht, daß die mit dem Wenn-Teil verbundene unabhängige Variable die einzige Erklärung für die abhängige Variable ist. Dies ist die typische Forschungssituation der Sozialwissenschaften – eine Situation, bei der die Variabilität einer abhängigen Variablen in Anteile zerlegt wird, die auf mehrere unabhängige Variablen zurückgehen. Auch dies hat zur Folge, daß die in einer wissenschaftlichen Hypothese behauptete Beziehung zwischen einer abhängigen und einer unabhängigen Variablen nicht perfekt ist.

Wenn-dann-Heuristik

Konditionalsätze haben in den Bereichen der Naturwissenschaften, in denen deterministische Aussagen gemacht werden, eine andere Funktion als in den Sozialwissenschaften. Ein hypothetischer

Wenn-dann-Satz z.B. wird in der klassischen Physik direkt geprüft: Ein einziges Ereignis, das dem Konditionalsatz widerspricht, reicht aus, um ihn zu falsifizieren. In den Sozialwissenschaften sind Konditionalsätze zunächst Hilfskonstruktionen; sie ermöglichen es dem Forscher zu überprüfen, ob bei einer gegebenen Fragestellung überhaupt zwischen einer unabhängigen und einer abhängigen Variablen unterschieden werden kann. Sie haben damit eher den Charakter einer *Heuristik* (aus dem Griechischen: Findungskunst, Findestrategie) bzw. eines wissenschaftlichen Hilfsmittels, das lediglich dazu dient, den Präzisionsgrad der Hypothese zu bestimmen.

Wenig präzise Hypothesen lassen es offen, welche Variable durch welche andere Variable kausal beeinflußt wird. Sie behaupten lediglich, daß zwischen den Variablen eine irgendwie geartete Beziehung besteht. Die Wenn-dann-Heuristik würde – wie bei den Variablen Arbeitgeberfreundlichkeit und Parteipräferenz – zu dem Resultat führen, daß der Wenn-Teil und der Dann-Teil des Konditionalsatzes letztlich austauschbar sind. In diesem Fall macht es keinen Sinn, zwischen einer unabhängigen und einer abhängigen Variablen zu unterscheiden.

Der Austausch des Wenn- und des Dann-Teils muß nicht nur sprachlich, sondern auch inhaltlich sinnvoll sein. So läßt sich z.B. der Satz „Wenn das Wetter schön ist, dann gehen die Menschen spazieren" ohne Frage sprachlich umkehren: „Wenn Menschen spazieren gehen, dann ist das Wetter schön". Aus dieser sprachlichen Austauschbarkeit zu folgern, der Satz beinhalte keine Kausalrichtung, wäre jedoch falsch. Entscheidend ist, ob der Austausch auch inhaltlich einen Sinn macht bzw. ob der durch Austausch entstandene neue Wenn-Teil tatsächlich als Ursache des neuen Dann-Teils in Frage kommt. Dies ist im Beispiel nicht der Fall, denn daß das Spazierengehen der Menschen die (oder eine) Ursache für das schöne Wetter ist, widerspricht unseren derzeitigen Kenntnissen über die wahren Ursachen für schönes Wetter. Wenn- und Dann-Teil des Satzes sind also nicht austauschbar, d.h. der Satz beinhaltet eine Kausalhypothese.

> **!** **Bei einem hypothetischen Wenn-dann-Satz handelt es sich um eine *Kausalhypothese,* wenn ein Vertauschen von Wenn-Teil (Bedingung, Ursache) und Dann-Teil (Konsequenz, Wirkung) sprachlich und inhaltlich nicht sinnvoll ist.**

Nicht immer läßt sich zweifelsfrei entscheiden, ob der Wenn- und der Dann-Teil eines Satzes austauschbar sind oder nicht. Es kann deshalb hilfreich sein, die Richtigkeit eines hypothetischen Kausalsatzes auch anhand logischer Kriterien zu überprüfen (vgl. hierzu etwa Opp, 1970, zum Stichwort Wahrheitstafel). Wichtig ist ferner der Hinweis, daß bei einer kausalen Beziehung die Ursache stets der Wirkung zeitlich vorgeordnet ist.

Meßfehler und Störvariablen

Bei einer monokausalen Hypothese ist zu fordern, daß die geprüfte unabhängige Variable praktisch die gesamte Variabilität der abhängigen Variablen erklärt. „Praktisch" bedeutet hier, daß die nicht erklärte Variabilität ausschließlich auf Meßungenauigkeiten und nicht auf Störvariablen zurückführbar ist – eine Konstellation, die in den Sozialwissenschaften höchst selten anzutreffen ist. (Zum Begriff Störvariable vgl. S. 14.)

Die in den Sozialwissenschaften untersuchten abhängigen Variablen sind typischerweise multikausal beeinflußt. Dementsprechend ist der Anspruch an den Erklärungswert einer einzelnen unabhängigen Variablen geringer anzusetzen. Hier ist die unerklärte Variabilität der abhängigen Variablen sowohl auf Meßungenauigkeiten als auch auf nicht kontrollierte Einflußgrößen bzw. Störvariablen zurückzuführen, wobei die Forschungsbemühungen darauf gerichtet sind, die relative Bedeutung derjenigen Variablen zu bestimmen, die geeignet sind, die Variabilität der abhängigen Variablen bis auf einen meßfehlerbedingten Rest zu erklären.

Zu beachten ist, daß mit dem Begriff *Störvariable* per Konvention alle Einflüsse auf die abhängige Variable gemeint sind, die weder in den unabhängigen Variablen noch in den Moderator- und Kontrollvariablen angesprochen werden. Bei Störvariablen kann es sich also um „vergessene" Einflußfaktoren handeln, die eigentlich als unabhängige Variablen in die Theorie aufzunehmen wären. Je mehr Einflußfaktoren man als unabhängige Variablen in einem Design berücksichtigt, desto vollständiger können Merkmalsunterschiede in der abhängigen Variablen aufgeklärt werden.

> **!** **Unter „Störvariablen" versteht man alle Einflußgrößen auf die abhängige Variable, die in einer Untersuchung nicht erfaßt werden.**

Die Berücksichtigung zusätzlicher unabhängiger Variablen entspricht einer Erweiterung des Wenn-Teils der Hypothese (z.B. „Wenn eine Person arbeitsgeberfreundlich *und* älter als 50 Jahre *und* traditionsgebunden *und* ... ist, dann wählt sie CDU"). Würde man von dem Idealfall ausgehen, daß wirklich alle relevanten Einflußfaktoren bekannt sind und somit die Hypothese in ihren Wenn-Komponenten erschöpfend ist, wäre die Variabilität der abhängigen Variablen bis auf einen meßfehlerbedingten Rest zu erklären.

Diese Zielsetzung ist in den Sozialwissenschaften wegen der ausgesprochen großen intra- und interindividuellen Variabilität der Untersuchungsobjekte eigentlich nie zu erreichen. Man könnte ohne Mühe mehrere hundert unabhängige Variablen finden, die bei einzelnen Probanden mit dem Wahlverhalten in Verbindung stehen, ohne je eine vollständige Liste potentieller Kausalfaktoren zu erzielen. Manche Personen mögen sich von Freunden, andere von bestimmten Radiosendungen, wieder andere von aktuellen Stimmungen am Wahltag oder von Wahlplakaten, andere wieder von der Meinung der Arbeitskollegen beeinflussen lassen. Der Anspruch eines *vollständigen* Erklärungsmodells ist von vornherein zum Scheitern verurteilt.

Dieser Anspruch wird jedoch gar nicht erhoben. Für praktische und theoretische Belange genügt es in der Regel, die *wichtigsten* Einflußfaktoren zu identifizieren. Ein relativ kleiner, unaufgeklärter Rest an Störeinflüssen und Meßfehlern ist tolerierbar. Schließlich wird mit empirischen Hypothesen nicht das Ziel verfolgt, den Einzelfall detailliert zu erfassen, sondern zusammenfassend und übergreifend Tendenzen und Trends aufzuzeigen. Dies spiegelt sich auch in der Formulierung von wissenschaftlichen Hypothesen als Wahrscheinlichkeitsaussagen bzw. als statistische Hypothesen (vgl. S. 461 ff.) wider, für deren empirische Prüfung das Verfahren des Signifikanztests (vgl. Abschnitt 8.1.2) entwickelt wurde.

Zusammenfassend ist also festzustellen, daß die Wenn-dann-Heuristik zumindest indirekt einen wichtigen Beitrag zur Klärung der Frage leistet, wie weit der einer Fragestellung zugeordnete Forschungsbereich wissenschaftlich entwickelt ist (bzw. wie gut der Forscher über den Forschungsbereich informiert ist; vgl. S. 46 ff. zum Thema Literatursuche). Macht es keinen Sinn, die Forschungsfrage in einen Konditionalsatz zu transformieren, dürfte zunächst eine explorierende Untersuchung zur Erkundung der wichtigsten Variablen des Untersuchungsterrains angebracht sein (vgl. hierzu Kap. 6). Sind diese bekannt, entscheidet die Wenn-dann-Heuristik, ob forschungslogisch zwischen abhängiger und unabhängiger Variable unterschieden werden kann. Vom Ausgang dieser Prüfung wiederum hängt die Präzision der hypothetisch behaupteten Beziehung zwischen den Variablen ab, die ihrerseits die Art der Prüfmethodik vorschreibt. Auf der höchsten Genauigkeitsstufe (keine Meßfehler und keine Störvariablen) bestehen die Hypothesen letztlich aus erschöpfend formulierten Wenn-dann-Sätzen, die durch ein einziges Gegenbeispiel widerlegt werden könnten. In der Praxis begnügt man sich jedoch mit Wahrscheinlichkeitsaussagen, über deren Falsifikation auf der Basis von Signifikanztests entschieden wird.

Tafel 1 erläutert anhand eines Beispiels den Einsatz der Wenn-dann-Heuristik bei der Formulierung einer wissenschaftlichen Hypothese.

1.1.4
Theorien, Gesetze und Paradigmen

Wenn eine abhängige Variable nur multikausal erklärbar ist, besteht die Aufgabe der Forschung darin, den *relativen Erklärungswert* mehrerer unabhängiger Variablen zu bestimmen. Die relativen Bedeutungen der unabhängigen Variablen für die abhängige Variable sowie die Beziehungen der unabhängigen Variablen untereinander konstituieren ein erklärendes Netzwerk für die Variabilität einer abhängigen Variablen oder kurz: eine *Theorie*. Bezogen auf das in Tafel 1 genannte Beispiel hätte eine Theorie über Frauenfeindlichkeit nicht nur anzugeben, worin sich Frauenfeindlichkeit äußert (Deskription der abhängigen Variablen), sondern vor allem, welche Ursachen dieses Phäno-

TAFEL 1

Frauenfeindlichkeit: Formulierung einer wissenschaftlichen Hypothese

Eine Studentin möchte eine empirische Arbeit zum Thema „Frauenfeindlichkeit" anfertigen. Sie weiß aus eigener Erfahrung, daß sich Männer unterschiedlich frauenfeindlich verhalten und will dieses Phänomen (bzw. diese Variabilität) erklären.

Ausgangspunkt ihrer Überlegungen ist ein Zeitungsartikel über „Frauenfeindlichkeit im Fernsehen", der nach ihrer Auffassung zu Recht darauf hinweist, daß die meisten Fernsehserien ein falsches Frauenbild vermitteln. Dieses falsche Bild – so ihre Vermutung – könne dazu beitragen, daß Männer auf Frauen unangemessen bzw. sogar feindlich reagieren. Ihre Behauptung lautet also verkürzt: „Fernsehende Männer sind frauenfeindlich".

Sie möchte nun anhand der auf S. 7 genannten Kriterien feststellen, ob es sich bei dieser Behauptung um eine wissenschaftliche Hypothese handelt. Das erste Kriterium (*Allgemeingültigkeit*) hält sie für erfüllt, denn bei ihrer Behauptung dachte sie nicht an bestimmte Männer, sondern an alle fernsehenden Männer oder doch zumindest an die fernsehenden Männer, die sich in ihrem sozialen Umfeld befinden.

Das zweite Kriterium verlangt einen *Konditionalsatz*. Der vielleicht naheliegende Satz: „Wenn eine Person ein Mann ist, dann ist die Person frauenfeindlich" entspricht nicht ihrem Forschungsinteresse, denn die dem Wenn-Teil zugeordnete Variable wäre in diesem Falle das Geschlecht, d.h. sie müßte – abweichend von ihrer Fragestellung – Männer mit Frauen kontrastieren. Die Formulierung „Wenn Männer fernsehen, dann sind sie frauenfeindlich" hingegen trifft eher ihre Intention, weil hier im Wenn-Teil implizit fernsehende Männer und nicht fernsehende Männer kontrastiert werden. Allerdings befürchtet sie, daß es schwierig sein könnte, Männer zu finden, die nicht fernsehen und entscheidet sich deshalb für eine Hypothese mit einem Je-desto-Konditionalsatz: „Je häufiger Männer fernsehen, desto frauenfeindlicher sind sie".

Das dritte Kriterium verlangt die prinzipielle *Falsifizierbarkeit* der Hypothese, die ihr gedanklich keine Probleme bereitet, da die Untersuchung durchaus zeigen könnte, daß männliche Vielseher genauso (oder sogar weniger) frauenfeindlich sind wie Wenigseher.

Die Aussage „Je häufiger Männer fernsehen, desto frauenfeindlicher sind sie" hat damit den Status einer wissenschaftlichen Hypothese.

Die Studentin möchte zusätzlich klären, ob ihre Hypothese als Kausalhypothese interpretierbar ist, ob also das Fernsehen zumindest theoretisch als Ursache für Frauenfeindlichkeit bei Männern anzusehen ist. Sie prüft deshalb, ob der Je-Teil und der Desto-Teil ihrer Hypothese prinzipiell auch austauschbar sind. Das Resultat lautet: „Je frauenfeindlicher Männer sind, desto häufiger sehen sie fern". Die Studentin vermutet zwar, daß diese Aussage wahrscheinlich weniger der Realität entspricht; da es jedoch sein könnte, daß sich vor allem frauenfeindliche Männer vom Klischee des Frauenbildes im Fernsehen angezogen fühlen, könnte auch in dieser Aussage „ein Körnchen Wahrheit" stecken. Sie kommt deshalb zu dem Schluß, daß ihre forschungsleitende Hypothese keine strenge, gerichtete Kausalannahme beinhaltet, zumal auch die zeitliche Abfolge von Ursache und Wirkung (erst Fernsehen, danach Frauenfeindlichkeit) wenig zwingend erscheint.

Damit erübrigt sich eine Überprüfung der Frage, ob Frauenfeindlichkeit monokausal durch das Fernsehen beeinflußt wird. Frauenfeindlichkeit – so vermutet die Studentin – ist eine Variable, die vielerlei Ursachen hat, zu denen möglicherweise auch das Fernsehen zählt, d.h. die Studentin kann – auch angesichts der zu erwartenden Meßfehlerprobleme – nicht damit rechnen, daß ihre Untersuchung einen perfekten Zusammenhang zwischen Frauenfeindlichkeit und Dauer des Fernsehens bei Männern nachweisen wird.

Ausgestattet mit den Ergebnissen dieser theoretischen Vorprüfung macht sich die Studentin nun an die Planung ihrer Untersuchung mit dem Ziel, zunächst eine einfache Zusammenhangshypothese zu prüfen.

men bedingen (z.B. negative persönliche Erfahrungen mit Frauen, gestörte Mutter-Kind-Beziehungen, Selbstwertprobleme oder eben auch das Fernsehen). Darüberhinaus hätte die Theorie anzugeben, welche wechselseitigen Beziehungen zwischen den einzelnen Determinanten bestehen.

Die Gültigkeit einer Theorie hängt davon ab, wie gut sich die theoretisch verdichteten Hypothesen in der Realität bzw. anhand von Beobachtungsdaten bewähren. Eine Theorie erlangt mit zunehmendem Grad ihrer Bewährung den Charakter einer *Gesetzmäßigkeit,* die unter eindeutigen und vollständig definierten Bedingungen stets gültig ist – ein Sachverhalt, der in den Sozialwissenschaften höchst selten anzutreffen ist. (Alternative Auffassungen zu den Begriffen Gesetz und Theorie findet man z.B. bei Opp, 1970, Kap. III/3).

Eine gute Theorie sollte die sie betreffenden Erscheinungen oder Phänomene nicht nur erklären, sondern auch prognostisch nützlich sein, indem sie zukünftige Ereignisse und Entwicklungen hypothetisch antizipiert und Anregungen zur Erklärung neuer, bislang unerforschter Phänomene gibt (heuristischer Wert einer Theorie). Bewähren sich derartige, aus der allgemeinen Theorie logisch abgeleitete Prognosen bzw. Hypothesen in der Realität, führt dies zu einer Erweiterung des Geltungsbereiches der Theorie.

> **!** **Theorien haben die Funktion, Sachverhalte zu beschreiben, zu erklären und vorherzusagen. Im Kern bestehen sozialwissenschaftliche Theorien aus einer Vernetzung von gut bewährten Hypothesen bzw. anerkannten empirischen „Gesetzmäßigkeiten".**

Theorien sind Veränderungen unterworfen und erheben nicht den Anspruch, absolut wahr zu sein. Stattdessen versucht man, für einen bestimmten historischen Zeitraum und für ein begrenztes Untersuchungsfeld eine Theorie zu entwickeln, die den aktuellen Forschungsstand am besten integriert (vgl. hierzu auch Abschnitt 9.4 zum Stichwort Metaanalyse).

Ein weiterer in sozialwissenschaftlichen Methodendiskussionen häufig genannter Begriff ist das *Paradigma.*

> **!** **Ein Paradigma bezeichnet nach Kuhn (1977) das allgemein akzeptierte Vorgehen (Modus operandi) einer wissenschaftlichen Disziplin einschließlich eines gemeinsamen Verständnisses von „Wissenschaftlichkeit".**

Zuweilen werden auch besondere Untersuchungsanordnungen als „(experimentelle) Paradigmen" bezeichnet. Ein Beispiel wäre das „Asch-Paradigma zur Eindrucksbildung", bei dem Untersuchungsteilnehmer fiktive Personen anhand von Eigenschaftslisten einschätzen (vgl. Upmeyer, 1985, Kap. 6.1).

An Beispielen der Entwicklung von Physik und Chemie zeigt Kuhn, daß es immer wieder Phasen gab, in denen ein bestimmtes wissenschaftliches Weltbild, ein Paradigma, stark dominierte oder gar als unumstößlich galt. Eine Form wissenschaftlichen Fortschritts besteht nach Kuhn in der „wissenschaftlichen Revolution", im Paradigmenwechsel.

Eingeleitet wird dieser Prozeß durch das Auftreten von Befunden, die es eigentlich nicht geben dürfte. Häufen sich derartige Anomalien, kommt es zur wissenschaftlichen Krise, in der sich die Vertreter des noch geltenden Paradigmas und dessen Kritiker gegenüberstehen. Im weiteren Verlauf des Konfliktes beschränkt sich die Kritik nicht mehr nur auf einzelne Teile des wissenschaftlichen Gebäudes, sondern wird fundamental. Ansätze einer neuen grundsätzlichen Sichtweise werden erkennbar und verdichten sich schließlich zu einem neuen Paradigma, welches das alte ersetzt und solange bestehen bleibt, bis ein weiterer Paradigmenwechsel erforderlich wird. Entscheidend in der Argumentation von Kuhn (1977) ist der Nachweis, daß wissenschaftliche Entwicklungen in Wirklichkeit bei weitem nicht so geordnet und rational ablaufen, wie es methodische Regeln vorgeben. Ein neues Paradigma siegt nicht allein durch empirische und theoretische Überlegenheit, sondern ganz wesentlich auch durch das Aussterben der Vertreter des alten Paradigmas.

Eine wissenschaftliche Disziplin muß weit entwickelt sein, um ein Paradigma auszubilden. Ob in den Sozialwissenschaften bereits Paradigmen (im Sinne Kuhns!) existieren, oder aber bestimmte grundsätzliche Herangehensweisen zwar vorhanden, jedoch nicht verbindlich genug sind, um sie als paradigmatisch bezeichnen zu können, wird kontrovers diskutiert.

1.2 Grenzen der empirischen Forschung

Nachdem im letzten Abschnitt das begriffliche Rüstzeug der empirischen Forschung erarbeitet wurde, wenden wir uns nun der Frage zu, wie mit empirischer Forschung neue Erkenntnisse gewonnen werden können bzw. in welcher Weise ein empirisch begründeter Erkenntnisfortschritt limitiert ist. Zu dieser wichtigen erkenntnis- und wissenschaftstheoretischen Problematik findet man in der Literatur verschiedene Auffassungen, deren Diskussion weit über den Rahmen dieses Textes hinausginge. Interessierten Leserinnen und Lesern seien die Arbeiten von Albert (1972); Andersson (1988); Breuer (1988); Esser et al. (1977); Groeben und Westmeyer (1981); Holzkamp (1986); Lakatos (1974); Popper (1989) sowie Stegmüller (1985) empfohlen.

1.2.1 Deduktiv-nomologische Erklärungen

Einem aufmerksamen Beobachter fällt auf, daß die Überlandleitungen eines nahegelegenen Elektrizitätswerkes im Winter straffer gespannt sind als im Sommer. Eine Erklärung dieses Phänomens bereitet dem physikalisch vorgebildeten Beobachtet keine Schwierigkeiten: Da die Überlandleitungen aus Metall bestehen und da sich Metalle bei Erwärmung ausdehnen, sind die Drähte bei den höheren Sommertemperaturen länger als im kalten Winter.

Dieses Beispiel verdeutlicht eine *deduktiv-nomologische Erklärung* (Hempel und Oppenheim, 1948, S. 245ff.). Ein zu erklärendes Phänomen (Explanandum) wird über logische Deduktion aus einem allgemeinen Gesetz (nomos) abgeleitet, das die Ausdehnung von Metallen auf die Ursache „Erwärmung" zurückführt. Solange das allgemeine Gesetz „Wenn Metall erwärmt wird, dann dehnt es sich aus" wahr ist, folgt hieraus logisch, daß auf jedes zu erklärende Phänomen, das den Wenn-Teil des Gesetzes als Antezedenzbedingung erfüllt (Drähte sind im Sommer wärmer als im Winter), auch der Dann-Teil zutrifft.

Deduktiv-nomologische Erklärungen haben für den Erkenntnisgewinn in den Sozialwissenschaften einen anderen Stellenwert als für deterministisch modellierte Bereiche der Naturwissenschaften, denn „wahre" Gesetze, die zur Erklärung sozialwissenschaftlicher Phänomene herangezogen werden könnten, sind derzeit nicht bekannt. An die Stelle von Gesetzen treten in den Sozialwissenschaften mehr oder weniger begründete bzw. empirisch abgesicherte Theorien oder auch subjektive Vermutungen und Überzeugungen, deren Erklärungswert nicht gegeben, sondern Gegenstand empirischer Forschung ist. Dennoch ist es kein prinzipieller, sondern lediglich ein gradueller Unterschied, wenn neue physikalische Phänomene durch (vermutlich) wahre physikalische Gesetze und neue sozialwissenschaftliche Phänomene durch noch nicht endgültig bestätigte sozialwissenschaftliche Theorien „erklärt" werden.

Auch hierzu ein Beispiel: Einem Kenner der Popmusik-Szene fällt auf, daß sich unter den Top-Ten häufig Musikstücke befinden, für die besondere Harmoniefolgen (z.B. Wechsel von Tonika, Subdominante und Dominante mit wiederholtem Austausch der parallelen Dur- und Molltonarten) besonders charakteristisch sind. Beim Studium der Literatur zur psychologischen Ästhetikforschung stößt er auf eine Theorie, die besagt, daß Stimuli mit einem mittleren Erregungspotential (arousal) positiver bewertet werden als Stimuli, von denen eine schwache oder starke Erregung ausgeht (vgl. z.B. Berlyne, 1974). Die Theorie „Wenn ästhetische Stimuli ein mittleres Erregungspotential aufweisen, dann werden sie positiv bewertet" erscheint für eine deduktiv-nomologische Erklärung des Phänomens „spezielle Harmoniestruktur bei beliebten Popmusikstücken" geeignet, denn die Antezedenzbedingung (mittleres Erregungspotential) ist offenbar erfüllt: Der Theorie zufolge sind collative Reizeigenschaften wie Uniformität vs. Variabilität, Ordnung vs. Regellosigkeit, Eindeutigkeit vs. Mehrdeutigkeit oder Bekanntheit vs. Neuheit für das ästhetische Empfinden ausschlaggebend, wobei mittlere Ausprägungen dieser Reizeigenschaften mit einer positiven Bewertung einhergehen. Da nun die besondere Harmoniestruktur beliebter Popmusikstücke weder „langweilig" (z.B. ausschließlicher Wechsel von Tonika und Dominante) noch „fremdartig" ist (z.B. viele verminderte Sext- oder Nonenakkorde), trifft die Antezedenzbedingung „mittleres

Erregungspotential" offenbar zu. Die genannte „Arousal-Theorie" wäre also geeignet, zur Klärung des Top-Ten-Phänomens in der Popmusik beizutragen.

> **! Beim deduktiv-nomologischen Vorgehen wird aus einer allgemeinen Theorie eine spezielle Aussage abgeleitet. Die so gewonnene Vorhersage oder Erklärung ist dann mit Hilfe empirischer Untersuchungen zu überprüfen.**

Ein Vergleich der Beispiele „Überlandleitungen" und „Popmusik" verdeutlicht die Behauptung, daß der funktionale Unterschied einer deduktiv-nomologischen Erklärung in den Natur- bzw. Sozialwissenschaften graduell und nicht prinzipiell sei: Der Satz, aus dem eine Erklärung des jeweiligen Phänomens deduziert wird, hat im Beispiel „Überlandleitungen" eher Gesetzescharakter und im Beispiel „Popmusik" eher den Charakter einer in Arbeit befindlichen Theorie. Dies bedeutet natürlich, daß auch die Erklärung im ersten Beispiel zwingender ist als im zweiten Beispiel. Die Erklärung hat im zweiten Beispiel den Status einer Hypothese (z.B.: „Wenn Popmusik einem Harmonieschema mittlerer Schwierigkeit folgt, dann wird sie positiv bewertet"), die logisch korrekt aus der Theorie abgeleitet wurde; dennoch bedarf es einer eigenständigen empirischen Untersuchung, die das Zutreffen der Hypothese zu belegen hätte. Eine Bestätigung der Hypothese wäre gleichzeitig ein Hinweis für die Gültigkeit bzw. – falls die Theorie bislang nur im visuellen Bereich geprüft wurde – für einen erweiterten *Geltungsbereich* der Theorie.

Das Popmusikbeispiel läßt zudem weitere hypothetische Erklärungen zu, die aus Theorien abzuleiten wären, in denen der Wenn-Teil das Vorhandensein anderer Reizqualitäten wie z.B. bestimmte stimmliche Qualitäten der Sängerin oder des Sängers, bestimmte Melodieführungen, die mit einem Stück verbundene „message" etc. für eine positive Bewertung voraussetzt. Empirische Forschung hätte hier die Aufgabe, den relativen Erklärungswert dieser Theorien im Vergleich zur „Arousal-Theorie" zu bestimmen (multikausales Erklärungsmodell).

> **! Der Wert einer deduktiv-nomologischen Erklärung hängt davon ab, wie gut die zugrundeliegende Theorie empirisch bestätigt ist.**

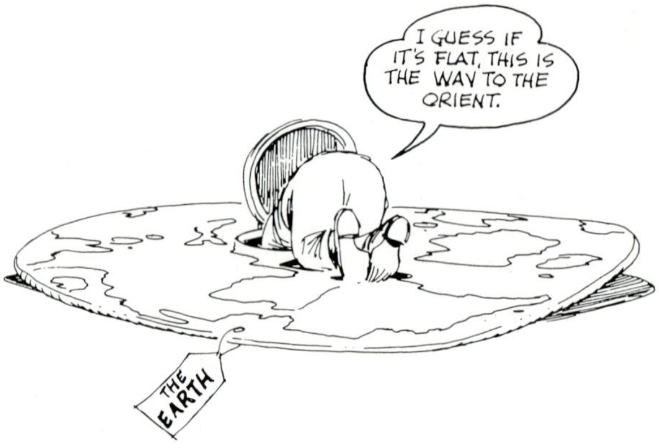
I GUESS IF IT'S FLAT, THIS IS THE WAY TO THE ORIENT.
THE EARTH

Deduktion: Aus falschen Prämissen entspringen fragwürdige Hypothesen. (Aus: Campbell, S.K. (1974). Flaws and Fallacies in Statistical Thinking. Englewood Cliffs: New Jersey. S. 34)

Diese Überlegungen leiten zu der Frage über, wie man eine Theorie empirisch bestätigen kann.

1.2.2 Verifikation und Falsifikation

Auf S. 7 wurde bereits erwähnt, daß Theorien bzw. die aus ihnen abgeleiteten Hypothesen allgemeingültig sind. Wenn im Beispiel „Überlandleitungen" behauptet wird, daß sich Metalle bei Erwärmung ausdehnen, so soll diese Behauptung (bzw. dieser „Allsatz") für alle Metalle an allen Orten zu allen Zeiten gelten. Mit diesem Allgemeingültigkeitsanspruch verbindet sich nun eine fatale Konsequenz: Um die uneingeschränkte Gültigkeit dieser Theorie nachzuweisen (Verifikation der Theorie), müßten unendlich viele Versuche durchgeführt werden – eine Aufgabe, die jegliche Art empirischer Forschung überfordert. Die Anzahl möglicher empirischer Überprüfungen ist in der Praxis notwendigerweise begrenzt, so daß Untersuchungsergebnisse, die der Theorie widersprechen, niemals mit Sicherheit ausgeschlossen werden können. Letztlich läuft das Verifikationsverfahren auf einen *Induktionsschluß* hinaus, bei dem von einer begrenzten Anzahl spezieller Ereignisse unzulässigerweise auf die Allgemeingültigkeit der Theorie geschlossen wird (zum Induktionsproblem s. auch S. 275 ff.).

> **!** **Die Richtigkeit einer Theorie kann durch empirische Forschung niemals endgültig bewiesen werden.**

Diese Behauptung nachzuvollziehen, dürfte bei sozialwissenschaftlichen Theorien leichter fallen als bei deterministischen naturwissenschaftlichen Gesetzmäßigkeiten; aber auch die sog. Natur-„Gesetze" kennen Anomalien bzw. Prüfungsergebnisse, die den Gesetzen widersprechen; sie gelten deshalb ebenfalls nicht als endgültig verifiziert.

Hieraus wäre zu bilanzieren, daß Erkenntniserweiterung nicht in der kumulativen Ansammlung „wahren" Wissens bestehen kann. Alternativ hierzu ist es jedoch möglich, empirisch zu zeigen, daß eine theoretische Behauptung mit Allgemeingültigkeitsanspruch falsch ist. Rein logisch würde ein einziger Fall oder ein einziges der Theorie widersprechendes Ereignis ausreichen, um die Theorie zu widerlegen bzw. zu falsifizieren. Dies ist die Grundidee des auf Popper (1989) zurückgehenden *kritischen Rationalimus*, nach dem wissenschaftlicher Fortschritt nur durch systematische Eliminierung falscher Theorien mittels empirischer Falsifikation möglich ist.

> **!** **Der auf dem Falsifikationsprinzip basierende Erkenntnisfortschritt besteht in der Eliminierung falscher bzw. schlecht bewährter Aussagen oder Theorien.**

Hieraus folgt natürlich nicht, daß eine Theorie wahr ist, solange sie nicht falsifiziert werden konnte. Da ein sie falsifizierendes Ereignis niemals mit Sicherheit ausgeschlossen werden kann, gilt sie lediglich als *vorläufig bestätigt*.

Korrespondenz- und Basissatzprobleme

Angenommen, einer Physikerin gelänge ein Experiment, bei dem sich ein Metall trotz Erwärmung nicht ausdehnt. Müßte man deshalb gleich die gesamte Theorie über das Verhalten von Metallen bei Erwärmung aufgeben? Nach den Regeln der Logik wäre diese Frage zu bejahen, es sei denn, vielfältige Replikationen würden besondere Antezedenzbedingungen bzw. Störungen dieses Experiments nahelegen, die die Wirksamkeit des Gesetzes außer Kraft setzten. Die Beweiskraft einzelner Gegenbeispiele ist auch in den empirischen Naturwissenschaften begrenzt. Nur in den Formalwissenschaften (Mathematik, Logik) können Gegenbeispiele den Charakter von Gegen*beweisen* haben, d.h. ein mathematischer Satz ist sofort widerlegt bzw. falsifiziert, wenn man die Existenz auch nur eines Gegenbeispiels zeigen kann.

Der Theorie widersprechende Untersuchungsergebnisse dürften im Popmusikbeispiel leicht zu finden sein. Auch hier wäre im Einzelfall zu fragen, ob angesichts falsifizierender Befunde zwangsläufig die gesamte Theorie aufzugeben sei. Wie die gängige Forschungspraxis zeigt, wird diese Frage mit den folgenden zwei Begründungen üblicherweise verneint:

Erstens stellt sich das Problem, ob die im Wenn-Teil der Theorie genannten Bedingungen in einer falsifizierenden Untersuchung wirklich genau hergestellt wurden. Die o.g. „Arousal-Theorie" fordert im Wenn-Teil Stimuli mit mittlerem Erregungspotential, was natürlich die Frage aufwirft, anhand welcher Indikatoren man ein „mittleres Erregungspotential" erkennt. Die genannten „collativen Reizeigenschaften" stellen hierbei zwar Präzisierungshilfen dar; dennoch kann nicht ausgeschlossen werden, daß das falsifizierende Untersuchungsergebnis nur deshalb zustande kam, weil die in der Untersuchung realisierten Stimuluseigenschaften nicht genügend mit den antezedenten Bedingungen des Wenn-Teils der Theorie korrespondierten. Die Analyse dieses *Korrespondenzproblems* könnte zu dem Resultat führen, daß die Theorie falsch geprüft wurde und deshalb auch nicht als falsifiziert gelten sollte. Wir werden dieses Problem auf S. 59 unter dem Stichwort *Operationalisierung* ausführlicher behandeln.

Zweitens ist zu fragen, ob die empirischen Beobachtungen, die letztlich die Basis einer Falsifikation darstellen, fehlerfrei bzw. hinreichend genau sind. Falsifizierend wären im Popmusikbeispiel z.B. die Beobachtungen, daß Popmusik generell abgelehnt wird bzw. daß bizarre, überraschende Harmoniefolgen besonders gut gefallen. Dies alles muß mit sozialwissenschaftlichen Instrumenten (Interview, Fragebogen, Paarvergleich etc.) in Erfahrung gebracht werden, deren Zuverlässigkeit selten perfekt ist (vgl. hierzu die Ausführungen auf S. 181ff. zu den Stichworten Reliabilität und Validität).

Auch Erhebungsinstrumente mit perfekter Zuverlässigkeit sind jedoch keine Garanten dafür, daß die zu Hypothesenprüfungen herangezogenen empirischen Beobachtungen die realen Sachverhalte richtig abbilden. Ein häufig eingesetztes Kriterium für die Zuverlässigkeit ist beispielsweise die intersubjektive Übereinstimmung empirischer Beobachtungen: Wenn viele Beobachter denselben Sachverhalt identisch beschreiben, sei dies – so die Annahme – ein sicherer Beleg für die Richtigkeit der Beobachtung. Diese Argumentation übersieht die Möglichkeit von intersubjektiv gleichgerichteten Wahrnehmungs- und Urteilsverzerrungen, die zu übereinstimmenden, aber dennoch falschen Beobachtungen führen können.

Aus Beobachtungen abgeleitete Aussagen – die sog. Basissätze – haben prinzipiell nur hypothetischen Charakter (vgl. Popper, 1989). Damit liegt das *Basissatzproblem* auf der Hand: Wie können Hypothesen oder Theorien anhand empirischer Beobachtungen geprüft werden, wenn diese ebenfalls nur hypothetisch sind? Ein Ausweg aus diesem Dilemma ist ein von der „Scientific Community" gefaßter Beschluß, von der vorläufigen Gültigkeit der Basissätze auszugehen. Popper (1989, S. 74f.) spricht in diesem Zusammenhang von einem „Gerichtsverfahren", in dem über die vorläufige Akzeptierung von Basissätzen entschieden wird. In diesem Gerichtsverfahren werden Entstehung und Begleitumstände der Basissätze anhand von Kriterien geprüft, die ihrerseits allerdings wiederum konsensbedürftig sind.

Für die empirische Forschungspraxis bedeutet dies, daß die Prüfung inhaltlicher Theorien sehr eng mit der Prüfung von Theorien über Erhebungsinstrumente (Befragung, Beobachtung, Beurteilung etc., vgl. Kap. 4) verbunden sein muß. Empirische Forschung erschöpft sich also nicht im „blinden" Konfrontieren empirischer Beobachtungen mit theoretischen Erwartungen, sondern erfordert eigenständige Bemühungen um eine möglichst korrekte Erfassung der Realität. Dies ist einer der Gründe, warum z.B. dem Thema „Messen" (vgl. Abschnitt 2.3.6) in den Sozialwissenschaften besonders viel Aufmerksamkeit gewidmet wird. Letztlich ist jedoch die prinzipielle Unzuverlässigkeit empirischer Beobachtungen ein weiterer Anlaß, einem Untersuchungsbefund, der zu der geprüften inhaltlichen Theorie im Widerspruch steht, zunächst zu mißtrauen.

> **!** **Das *Korrespondenzproblem* bezieht sich auf die Frage, inwieweit die in einer Untersuchung realisierten Stimuluseigenschaften mit den von der Hypothese vorgegebenen Bedingungen (Wenn-Teil) übereinstimmen.**
> **Das *Basissatzproblem* bezieht sich auf die Frage, inwieweit Beobachtungsprotokolle und Beschreibungen tatsächlich mit den „Fakten" übereinstimmen.**

Mit Bezug auf die Korrespondenz- und Basissatzproblematik spricht Lakatos (1974) von einer Kerntheorie, die von einem aus Hilfstheorien bestehenden „Schutzgürtel" umgeben ist, der die Kerntheorie vor einer voreiligen Falsifikation schützen soll. Gemeint sind hiermit Instrumententheorien (z.B. Fragebogen- oder Testtheorie), Meßtheorien, Operationalisierungstheorien etc. beziehungsweise allgemein Theorien, die die Genauigkeit empirischer Daten problematisieren. Solange die Gültigkeit dieser *Hilfstheorien* in Frage steht, sind Widersprüche zwischen Empirie und Kerntheorie kein zwingender Grund, die Kerntheorie aufzugeben. In diesem Verständnis heißt empirische Forschung nicht nur, den „Kern" einer inhaltlichen Theorie zu prüfen, sondern auch, die operationalen Indikatoren und Meßinstrumente ständig zu verfeinern.

Selbstverständlich gehört hierzu auch eine Optimierung dessen, was wir später (Kap. 8) unter der Bezeichnung *Designtechnik* kennenlernen werden. Eine schlechte Untersuchungsanlage, die – um im Popmusikbeispiel zu bleiben – neben der eigentlich interessierenden unabhängigen Variablen (Harmoniefolgen mit unterschiedlichem Erregungspotential) die Auswirkung wichtiger Störvariablen (z.B. Stimmung, Musikalität und Alter der Musikhörenden, Nebengeräusche oder andere störende Untersuchungsbedingungen) auf die Bewertung der Stimuli nicht kontrolliert, ist ebenfalls untauglich, eine überzeugende Theorie zu Fall zu bringen.

1.2.3 Exhaustion

Angenommen, die aus „stimmigen" Hilfstheorien abgeleiteten Forderungen seien in einer empirischen Hypothesenprüfung perfekt erfüllt, d.h. die mit dem Wenn-Teil bezeichnete unabhängige Variable wird korrekt operationalisiert, die abhängige Variable weist keine ersichtlichen Meßfehler auf und potentielle Störvariablen unterliegen einer sorgfältigen Kontrolle; muß dann ein der Theorie widersprechendes Untersuchungsergebnis die Falsifikation der gesamten Theorie bedeuten? Im Prinzip ja, es sei denn, die Theorie läßt sich dadurch „retten", daß man ihren Wenn-Teil erweitert und damit ihren Allgemeingültigkeitsanspruch reduziert.

Reanalysen von Untersuchungen zur „Arousal-Theorie" könnten beispielsweise darauf hindeuten, daß nur ein bestimmter Personenkreis unter bestimmten Bedingungen auf ästhetische Stimuli mit mittlerem Erregungspotenial positiv reagiert. Die eingeschränkte Theorie könnte dann etwa lauten: „Wenn Stimuli ein mittleres Erregungspotential aufweisen *und* die wahrnehmenden Personen mittleren Alters sind *und* sich zugleich in einer ausgeglichenen Stimmung befinden, dann werden die Stimuli positiv bewertet".

Eine Theoriemodifikation, bei der der Wenn-Teil in diesem Sinne um eine oder mehrere „Und-Komponenten" erweitert wird, bezeichnet man nach Holzkamp (1972) bzw. Dingler (1923) als *Exhaustion.* Führen weitere Untersuchungen zu Ergebnissen, die auch der exhaurierten Theorie widersprechen, würde die Theorie zwar zunehmend mehr „belastet" (Holzkamp, 1968, S. 159ff.), aber letztlich noch nicht falsifiziert sein.

> **!** **Unter Exhaustion versteht man eine Theoriemodifikation, bei der der Wenn-Teil der Theorie durch eine oder mehrere „Und-Komponenten" erweitert und damit der Geltungsbereich der Theorie eingeschränkt wird.**

Hier stellt sich natürlich die Frage, wieviele exhaurierende Veränderungen eine Theorie „erträgt", um reales Geschehen noch erklären zu können. In unserem Beispiel würden weitere Exhaustionen zu einer Theorie führen, deren Allgemeinheitsgrad so sehr eingeschränkt ist, daß sie bestenfalls ästhetische Präferenzen weniger Personen bei einer speziellen Auswahl ästhetischer Stimuli unter besonderen Rahmenbedingungen erklären kann (zur diesbezüglichen Analyse der „Arousal-Theorie" vgl. Bortz, 1978). Die durch wiederholte Falsifikationen erforderlichen Exhaustionen reduzieren also den Erklärungswert der Theorie zunehmend mit der Folge, daß die Wissenschaft allmählich ihr Interesse an der Theorie verliert, daß sie schließlich in Vergessenheit gerät.

Hinweis: Wie bereits erwähnt, sind die in der Literatur vertretenen Auffassungen über die Begrenztheit sozialwissenschaftlichen Erkenntnisfortschritts keineswegs deckungsgleich. Eine kurze Zusammenfassung der diesbezüglichen wissenschaftstheoretischen Kontroversen (z.B. zu den Stichworten Werturteilsstreit, Positivismusstreit, symbolischer Interaktionismus, Konstruktivismus oder Paradigmenwechsel im historischen Verlauf einer Wissenschaft) findet man bei Schnell et al. (1993, Kap. 2.2).

1.3 Praktisches Vorgehen

Nach diesem kurzen wissenschaftstheoretischen Exkurs bleibt zu fragen, wie empirische Forschung mit den hier aufgezeigten Erkenntnisgrenzen praktisch umgeht. Die Beantwortung dieser Frage ist nicht ganz einfach, da es zur Lösung dieser wissenschaftstheoretischen Fragen keine „Patentrezepte" gibt. Vielmehr liegen eine Reihe nuancierter Lösungsansätze vor, deren Vertreter sich gegenseitig zum Teil sehr heftig kritisieren. Zweifellos ist der *kritische Rationalismus* das bekannteste wissenschaftstheoretische Rahmenmodell; unabhängig davon hat sich die bereits zu Beginn dieses Jahrhunderts entwickelte statistische Hypothesenprüfung mittels *Signifikantztests* in der modernen Sozialforschung weitgehend eingebürgert. Die Ursprünge einer großen Gruppe von Signifikanztests, nämlich der Korrelations- und Regressionsanalysen, gehen auf K. Pearson (1896) zurück, die erste Varianzanalyse legte Fisher zusammen mit MacKenzie im Jahr 1923 vor, deutlich vor der Publikation von Poppers „Logik der Forschung" (1934). Gemeinsames Ursprungsland all dieser Entwicklungen ist interessanterweise England.

Wie lassen sich nun die Forschungslogik des kritischen Rationalismus bzw. Falsifikationismus und der statistische Signifikanztest als Methode der Hypothesenprüfung miteinander verbinden? Fisher (1925, 1935, 1956), der mit seinen Arbeiten der empirisch-statistischen Forschung ganz wesentliche Impulse gab, war selbst Anhänger eines induktiven Modells; er sprach von „induktiver Inferenz“ und meinte damit die Schlußfolgerung von Stichproben auf Populationen und von Beobachtungsdaten auf Hypothesen. Erkenntnisfortschritt kommt seiner Auffassung nach durch ein wiederholtes *Widerlegen von Nullhypothesen* (s.u.) zustande bzw. durch den indirekten Nachweis von Effekten. Ausgangspunkt der Hypothesenprüfung waren bei dem Biologen und Statistiker Fisher stets *statistische Hypothesen* (also Wahrscheinlichkeitsmodelle, vgl. S. 460 ff.).

Popper (1934) dagegen thematisierte die Bildung von Theoriesystemen im größeren Rahmen, ihn interessierten auch die unterschiedlichen Abstraktionsebenen von Aussagen und die Ableitungsbeziehungen zwischen Hypothesen. Die Falsifikation von Theorien bezieht sich bei Popper auf die Relation zwischen Hypothesen, Randbedingungen und Theorien, während sich Fisher (1925) primär mit der Relation von Daten und statistischen Hypothesen befaßte.

Statistische Hypothesen bzw. Wahrscheinlichkeitsaussagen sind weder falsifizierbar (es gibt keine logisch falsifizierenden Ereignisse, da eine Wahrscheinlichkeitsaussage grundsätzlich alle Ereignisse zuläßt, ihnen lediglich unterschiedliche Auftretenshäufigkeiten zuschreibt) noch verifizierbar (es lassen sich nicht alle Elemente der Population, über die Aussagen getroffen werden sollen, untersuchen). Bei statistischen Hypothesen läßt sich Falsifizierbarkeit jedoch durch die Festlegung von Falsifikationskriterien *herstellen.* Genau dies schlägt Fisher (1925) vor und steht damit in Einklang mit den Vorstellungen von Popper (1989, S. 208): „Nach unserer Auffassung sind Wahrscheinlichkeitsaussagen, wenn man sich nicht *entschließt*, sie durch Einführung einer methodologischen Regel *falsifizierbar zu machen,* eben wegen ihrer völligen Unentscheidbarkeit metaphysisch“. Die auf Fisher (1925) zurückgehende Festlegung eines *Signifikanzniveaus* (s.u.) ist gleichbedeutend mit der Vereinbarung einer Falsifikationsregel; diese Parallele werden wir unten näher ausführen.

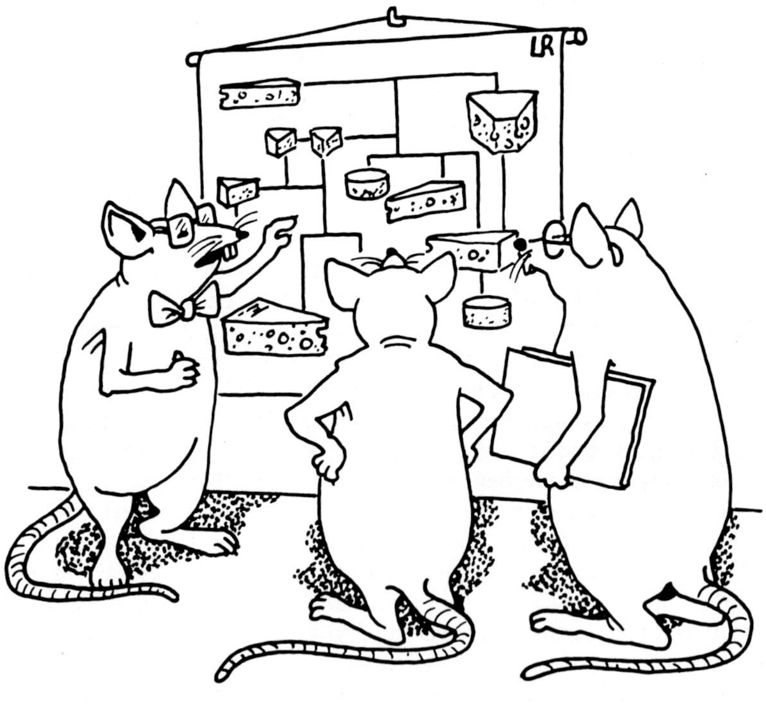

Für inhaltliche Hypothesen müssen die passenden statistischen Hypothesen formuliert werden. (Zeichnung: R. Löffler, Dinkelsbühl)

Ganz wesentlich bei der wissenschaftstheoretischen Interpretation statistischer Hypothesenprüfung ist der Gedanke, daß die Daten einem nicht „sagen", ob eine Hypothese „stimmt", sondern daß die Daten nur die Grundlage einer *Entscheidung* für oder gegen eine Hypothese darstellen. Die Möglichkeit, sich dabei falsch zu entscheiden, soll möglichst minimiert werden; sie ist jedoch niemals gänzlich auszuschalten.

An dieser Stelle sei noch einmal ausdrücklich darauf verwiesen, daß es neben dem sog. *klassischen Signifikanztest* bzw. *Nullhypothesen-Test* in der Tradition von Fisher noch weitere, in der Praxis weniger verbreitete Varianten der Signifikanzprüfung gibt, nämlich den Signifikanztest nach Neyman und E. Pearson (1928), den Sequentialtest nach Wald (1947) und die Bayes'sche Statistik (Edwards et al., 1963). Auf Entstehungszusammenhänge und Unterschiede dieser Ansätze gehen z.B. Cowles (1989), Gigerenzer und Murray (1987) sowie Ostmann und Wutke (1994) ein. Um eine methodische Brücke zwischen *inhaltlichen* Hypothesen und Theorien einerseits und *statistischen* Hypothesen andererseits bemühen sich z.B. Erdfelder und Bredenkamp (1994) und Hager (1992), die auch Poppers Konzept der „Strenge" einer Theorieprüfung umsetzen. Kritische Anmerkungen zur Praxis des Signifikanztestens sind z.B. Morrison und Henkel (1970), Ostmann und Wutke (1994) sowie Witte (1989) zu entnehmen.

Wenden wir uns nun dem Funktionsprinzip des klassischen Signifikanztests und seiner Bedeutung für den wissenschaftlichen Erkenntnisgewinn zu. Unter Verzicht auf technische Details und Präzisierungen (vgl. hierzu Abschnitt 8.1.2 bzw. Bortz, 1993, Kap. 4) wollen wir zunächst das Grundprinzip der heute gängigen statistischen Hypothesenprüfung darstellen. Dieses Signifikanztestmodell steht in der Tradition von Fisher (1925), übernimmt aber auch einige Elemente (z.B. die Idee einer *Alternativhypothese,* s.u.) aus der Theorie von Neyman und Pearson (1928) und wird deswegen zuweilen auch als „Hybrid-Modell" (Gigerenzer, 1987, S. 21) oder als „Testen von Nullhypothesen nach Neyman und Pearson" bezeichnet (Ostmann und Wutke, 1994, S. 695). Das Hybrid-Modell ist in Deutschland seit den 50er/60er Jahren bekannt geworden.

1.3.1 Statistische Hypothesenprüfung

Ausgangspunkt der statistischen Hypothesenprüfung ist idealerweise eine Theorie (bzw. ersatzweise eine gut begründete Überzeugung), aus der unter Festlegung von Randbedingungen eine inhaltliche Hypothese abgeleitet wird, die ihrerseits in eine statistische Hypothese umzuformulieren ist. Die statistische Hypothese sagt das Ergebnis einer empirischen Untersuchung vorher (Prognose) und gibt durch ihren theoretischen Hintergrund gleichzeitig eine Erklärung des untersuchten Effektes.

Untersuchungsplanung

Greifen wir das Beispiel der Arousal-Theorie wieder auf: Aus dieser Theorie läßt sich die *Forschungshypothese* ableiten, daß Harmoniefolgen mit mittlerem Erregungspotential positiv bewertet werden. Diese Aussage ist noch sehr allgemein gehalten. Um ein empirisches Ergebnis vorherzusagen, muß zunächst die Zielpopulation bestimmt werden (z.B. alle erwachsenene Personen aus dem westeuropäischen Kulturkreis). Die Hypothesenprüfung wird später nicht am Einzelfall, sondern an einer Stichprobe von Personen aus der Zielpopulation erfolgen. Weiterhin müssen wir uns Gedanken darüber machen, welche Art von Harmoniefolgen die Untersuchungsteilnehmer bewerten sollen, und wie sie ihre Urteile äußern. Man könnte sich z.B. für ein Zwei-Gruppen-Design entscheiden, bei dem eine Gruppe eine zufällige Auswahl von Popmusikstücken hört (Kontrollgruppe) und einer anderen Gruppe nur Popmusik mit mittlerem Erregungspotential präsentiert wird (Experimentalgruppe).

Die Zusammenstellung von Musikstücken mit mittlerem Erregungspotential wird Experten (Musikwissenschaftlern) überlassen; die Zuordnung der Untersuchungsteilnehmer zu beiden Gruppen sollte zufällig erfolgen (Randomisierung). Zur Erfassung der Einschätzung der Musikstücke werden Ratingskalen eingesetzt (gefällt mir gar nicht – wenig – teils-teils – ziemlich – völlig), d.h. jeder Proband schätzt eine Serie von z.B. 20 Musikstücken ein, bewertet jedes Stück auf der Ratingskala und erhält eine entsprechende Punktzahl („gefällt mir gar nicht"=1 Punkt bis

„gefällt mir völlig"=5 Punkte). Je positiver die Bewertung, umso höher ist die Gesamtpunktzahl pro Person.

Statistisches Hypothesenpaar

Nach diesen designtechnischen Vorüberlegungen läßt sich das Untersuchungsergebnis laut Forschungshypothese prognostizieren: Die Experimentalgruppe sollte die Musik positiver einschätzen als die Kontrollgruppe. Diese inhaltliche Unterschiedshypothese (Experimental- und Kontrollgruppe sollten sich *unterscheiden*) ist, wie auf S. 10 erläutert, in eine statistische Mittelwertshypothese zu überführen, die ausdrückt, daß der Mittelwert der Musikbewertungen in der Experimentalgruppe (bzw. genauer: in der Population westeuropäischer Personen, die Musikstücke mittleren Erregungspotentials hören) größer ist als in der Kontrollgruppe: $\mu_1>\mu_2$.

Eine Besonderheit der statistischen Hypothesenprüfung besteht darin, daß sie stets von einem *Hypothesenpaar*, bestehend aus einer sog. *Alternativhypothese* (H_1) und einer *Nullhypothese* (H_0), ausgeht. Die Forschungshypothese entspricht üblicherweise der Alternativhypothese, während die Nullhypothese der Alternativhypothese genau widerspricht. Besagt die Alternativhypothese wie oben, daß der Mittelwert unter den Bedingungen der Experimentalgruppe größer ist als der Mittelwert unter den Bedingungen der Kontrollgruppe, so behauptet die Nullhypothese, daß sich beide Gruppen *nicht* unterscheiden oder der Mittelwert der Experimentalgruppe sogar kleiner ist. In Symbolen:

H_1: $\mu_1>\mu_2$
H_0: $\mu_1\leq\mu_2$

Die Nullhypothese drückt inhaltlich immer aus, daß es *keine* Unterschiede, *keine* Zusammenhänge, *keine* Veränderungen und *keine* besonderen Effekte in der untersuchten Population gibt (in der symbolischen Darstellung erkennbar am Gleichheitszeichen bzw. Kleiner-gleich- oder Größer-gleich-Zeichen in der H_0). Beispiele für Nullhypothesen sind: „Linkshänder und Rechtshänder unterscheiden sich *nicht* in ihrer manuellen Geschicklichkeit"; „Es gibt *keinen* Zusammenhang zwischen Stimmung und Wetterlage"; „Die Depressivitätsneigung ändert sich im Laufe einer Therapie *nicht*"; „Aufklärungskampagnen über AIDS-Risiken haben *keinen* Einfluß auf die Kondomverwendung". Alternativhypothesen bzw. Forschungshypothesen handeln demgegenüber gerade vom Vorliegen besonderer Unterschiede, Zusammenhänge oder Veränderungen, da man Untersuchungen typischerweise durchführt, um interessante oder praktisch bedeutsame Effekte nachzuweisen und nicht etwa, um sie zu negieren.

Fassen wir zusammen: Vor jeder Hypothesenprüfung muß ein *statistisches Hypothesenpaar*, bestehend aus H_1 und H_0, in der Weise formuliert werden, daß alle möglichen Ausgänge der Untersuchung abgedeckt sind. Die Nullhypothese „Der Mittelwert unter Experimentalbedingungen ist kleiner oder gleich dem Mittelwert unter Kontrollbedingungen" und die Alternativhypothese „Der Mittelwert unter Experimentalbedingungen ist größer als der der Mittelwert unter Kontrollbedingungen" bilden ein solches Hypothesenpaar. Das komplementäre Verhältnis von H_0 und H_1 stellt sicher, daß bei einer Zurückweisung der H_0 „automatisch" auf die Gültigkeit der H_1 geschlossen werden kann, denn andere Möglichkeiten gibt es ja nicht.

Auswahl eines Signifikanztests

Nach Untersuchungsplanung und Formulierung des statistischen Hypothesenpaares wird ein geeigneter Signifikanztest ausgewählt. In diesem Fall ist es der sog. t-Test, der genau für den Mittelwertsvergleich zwischen zwei Gruppen konstruiert ist. Für Mittelwertsvergleiche zwischen mehreren Gruppen wäre dagegen z.B. eine Varianzanalyse indiziert, für eine Zusammenhangshypothese würde man Korrelationstests heranziehen usw. All diese Signifikanztests beruhen jedoch auf demselben Funktionsprinzip, das wir unten darstellen. An dieser Stelle sei noch einmal betont, daß die bisher geschilderten Arbeitsschritte *vor* der Erhebung der Daten durchzuführen sind. Erst nach einer detaillierten Untersuchungsplanung kann die Untersuchung praktisch durchgeführt werden, indem man wie geplant eine Stichprobe zieht, in Kontroll- und Experimentalgruppe aufteilt, Musikstücke bewerten läßt, für die Bewertungen Punkte vergibt und anschließend die Mittelwerte beider Gruppen berechnet.

Das Stichprobenergebnis

Das Stichprobenergebnis (z.B. $\bar{x}_1=3{,}4$ und $\bar{x}_2=2{,}9$) gibt „per Augenschein" erste Hinweise über die empirische Haltbarkeit der Hypothesen. In Übereinstimmung mit der Alternativhypothese hat die Experimentalgruppe, wie am höheren Punktwert erkennbar, die präsentierten Musikstücke tatsächlich positiver eingeschätzt als die Kontrollgruppe. Diese Augenscheinbeurteilung des Stichprobenergebnisses (deskriptives Ergebnis) läßt jedoch keine Einschätzung darüber zu, ob das Ergebnis auf die Population zu generalisieren ist (dann sollte man sich für die H_1 entscheiden) oder ob der Befund aus den Besonderheiten der Stichprobe resultiert und sich bei einer anderen Stichprobe gar nicht gezeigt hätte, so daß eine Entscheidung für die H_0 angemessen wäre. Diese Entscheidung wird nicht nach subjektivem Empfinden, sondern auf der Basis eines Signifikanztestergebnisses gefällt.

Berechnung der Irrtumswahrscheinlichkeit mittels Signifikanztest

Bei einem Signifikanztest wird zunächst gefragt, ob das Untersuchungsergebnis durch die Nullhypothese erklärt werden kann. Kurz formuliert ermittelt man hierfür über ein Wahrscheinlichkeitsmodell einen Wert (sog. *Irrtumswahrscheinlichkeit*), der angibt, mit welcher Wahrscheinlichkeit das gefundene Untersuchungsergebnis auftritt, wenn in der Population die Nullhypothese gilt. In unserem Beispiel würden wir also zunächst „probeweise" annehmen, daß bei erwachsenen Personen aus dem westlichen Kulturkreis (Population) Musikstücke mit mittlerem Erregungspotential *nicht* besonders positiv bewertet werden (Nullhypothese). Wäre dies der Fall, müßte man für das Stichprobenergebnis mit hoher Wahrscheinlichkeit erwarten, daß die Experimentalgruppe in etwa denselben Mittelwert erreicht wie die Kontrollgruppe.

Signifikante und nicht-signifikante Ergebnisse

Ein vernachlässigbar geringer Unterschied zwischen Experimental- und Kontrollgruppe schlägt sich in einem hohen Wahrscheinlichkeitswert bzw. einer *hohen Irrtumswahrscheinlichkeit* im Signifikanztest nieder und wird als *nicht-signifikantes Ergebnis* bezeichnet. Bei einem nicht-signifikanten Ergebnis sollte man die Alternativhypothese verwerfen. Würde man bei dieser Datenlage dennoch auf der Alternativhypothese beharren, ginge man ein hohes Risiko ein, sich zu irren (hohe Irrtumswahrscheinlichkeit!). Die wichtigste Funktion des Signifikanztests liegt also in der Bestimmung der Irrtumswahrscheinlichkeit. Beim t-Test gehen die beiden Gruppenmittelwerte in eine Formel ein, aus der sich die Irrtumswahrscheinlichkeit berechnen läßt.

Je größer der Mittelwertunterschied zwischen Experimental- und Kontrollgruppe, desto schlechter ist er mit der Nullhypothese zu vereinbaren. Es ist äußerst unwahrscheinlich, daß in den geprüften Stichproben ein solcher Unterschied „zufällig" auftaucht, wenn in den Populationen kein Unterschied besteht (H_0), zumal man dafür Sorge getragen hat (oder haben sollte), daß keine untypischen Probanden mit ungewöhnlichen Musikwahrnehmungen befragt wurden. Weicht das Stichprobenergebnis deutlich von den Annahmen der Nullhypothese ab, wertet man dies nicht als Indiz dafür, eine ganz außergewöhnliche Stichprobe gezogen zu haben, sondern interpretiert dieses unwahrscheinliche Ergebnis als Hinweis darauf, daß man die Nullhypothese verwerfen und sich lieber für die Alternativhypothese entscheiden sollte, d.h. für die Annahme, daß auch in der Population Musikstücke mit mittlerem Erregungspotential positiver bewertet werden.

Läßt sich das Stichprobenergebnis schlecht mit der Nullhypothese vereinbaren, berechnet der Signifikanztest eine *geringe Irrtumswahrscheinlichkeit.* In diesem Fall spricht man von einem *signifikanten Ergebnis*, d.h. die Nullhypothese wird zurückgewiesen und die Alternativhypothese angenommen. Da die Datenlage gegen die Nullhypothese spricht, geht man bei Annahme der Forschungshypothese nur ein geringes Risiko ein, sich zu irren (geringe Irrtumswahrscheinlichkeit). Ein Restrisiko bleibt jedoch bestehen, weil es ganz selten doch vorkommt, daß „in Wirklichkeit" die Nullhypothese in der Population gilt und die in der Stichprobe vorgefundenen Effekte reine Zufallsprodukte aufgrund untypischer Probanden darstellen und somit die Nullhypothese zu unrecht verworfen wird.

Das Signifikanzniveau als Falsifikationskriterium
Um solche Irrtümer möglichst zu vermeiden, wurden für die Annahme der Alternativhypothese bzw. für die Ablehnung der Nullhypothese strenge Kriterien vereinbart: Nur wenn die Irrtumswahrscheinlichkeit wirklich sehr klein ist, nämlich unter 5% liegt, ist die Annahme der Alternativhypothese akzeptabel. Man beachte, daß es sich bei der Irrtumswahrscheinlichkeit um eine (bedingte) *Datenwahrscheinlichkeit* handelt und nicht um eine *Hypothesenwahrscheinlichkeit*. Bei einer Irrtumswahrscheinlichkeit von z.B. 3% zu behaupten, die Alternativhypothese träfe mit 97%iger Wahrscheinlichkeit zu, wäre also vollkommen falsch. Die 5%-Hürde für die Irrtumswahrscheinlichkeit nennt man *Signifikanzniveau* oder Signifikanzschwelle; sie stellt ein willkürlich festgelegtes Falsifikationskriterium dar und geht auf Fisher (1925) zurück. In besonderen Fällen wird noch strenger geprüft, d.h. man orientiert sich an einer 1%- oder 0,1%-Grenze. Dies ist insbesondere dann erforderlich, wenn von einem Ergebnis praktische Konsequenzen abhängen und ein Irrtum gravierende Folgen hätte. In der Grundlagenforschung ist dagegen ein Signifikanzniveau von 5% üblich.

Zusammenfassend kann man sagen, daß der Signifikanztest eine standardisierte statistische Methode darstellt, um auf der Basis von empirisch-quantitativen Stichprobendaten zu entscheiden, ob die Alternativhypothese anzunehmen ist oder nicht. Da die Alternativhypothese, die stets das Vorliegen von Effekten postuliert, in der Regel der Forschungshypothese entspricht, die der Wissenschaftler bestätigen will, soll die Entscheidung für die Alternativhypothese nicht vorschnell und irrtümlich erfolgen.

Der Signifikanztest berechnet als Entscheidungsgrundlage eine Irrtumswahrscheinlichkeit, die angibt, wie gut sich das Stichprobenergebnis mit den in der Nullhypothese postulierten Populationsverhältnissen vereinbaren läßt. Passen die Stichprobendaten gut zur Nullhypothese, wird eine hohe Irrtumswahrscheinlichkeit berechnet und die Nullhypothese beibehalten (nicht-signifikantes Ergebnis). Lassen sich die Stichprobendaten dagegen nur schwer mit der Nullhypothese vereinbaren, wird eine niedrige Irrtumswahrscheinlichkeit berechnet. Ist die Irrtumswahrscheinlichkeit extrem klein (kleiner als das Signifikanzniveau von 5%), wird die Nullhypothese verworfen und die Alternativhypothese angenommen (signifikantes Ergebnis).

Eine noch bessere Entscheidungsgrundlage hätte man freilich, wenn nicht nur geprüft würde, wie gut die Daten zur Nullhypothese passen (α-Fehler-Wahrscheinlichkeit bzw. Irrtumswahrscheinlichkeit), sondern auch, wie gut sie sich mit den in der Alternativhypothese formulierten Populationsverhältnissen vereinbaren lassen (β-Fehler-Wahrscheinlichkeit). Während im Signifikanztest-Ansatz von Fisher (1925) nur mit Nullhypothesen (und somit auch nur mit α-Fehler-Wahrscheinlichkeiten) operiert wurde, entwickelten Neyman und Pearson (1928) etwa zeitgleich ein Signifikanztest-Modell, das auch Alternativhypothesen und β-Fehler-Wahrscheinlichkeiten berücksichtigt. Im heute gängigen „Hybrid-Modell" (vgl. S. 23) werden Alternativhypothesen explizit formuliert, so daß – unter bestimmten Voraussetzungen – auch β-Fehler-Wahrscheinlichkeiten berechnet und in die Entscheidung für oder gegen eine Hypothese einbezogen werden können (vgl. Abschnitt 8.1.3).

1.3.2 Erkenntnisgewinn durch statistische Hypothesentests

Was leistet nun das Konzept der statistischen Hypothesenprüfung (dessen Erweiterung wir in Abschnitt 9.1 kennenlernen) für das Falsifikationsprinzip des kritischen Rationalismus? Erkenntniszugewinn – so lautet die zentrale Aussage – entsteht durch die Eliminierung falscher Theorien bzw. durch deren Falsifikation, d.h. also durch einen empirischen Ausleseprozeß, den nur bewährte Erklärungsmuster der aktuellen Realität „überleben", ohne dadurch das Zertifikat „wahr" oder „bewiesen" zu erlangen.

Falsifikation bedeutet, durch kritische Empirie die Untauglichkeit einer Theorie nachzuweisen. Dem entspricht im Kontext der statistischen Hypothesenprüfung ein nicht-signifikantes Ergebnis, also ein Ergebnis, bei dem konventionsgemäß die aus einer Theorie abgeleitete Forschungshypothese als nicht bestätigt gilt. Falsifizierende Untersuchungen sind damit Untersuchungen mit nicht-signifikanten Ergebnissen.

Wie auf S. 20f. ausgeführt, erfordert eine empirische Falsifikation jedoch nicht, die gesamte, der Hypothese zugrundeliegende Theorie abzulehnen. Bevor die „Kerntheorie" verworfen wird, sollte geprüft werden, ob die Ursache für den negativen Ausgang der Hypothesenprüfung möglicherweise im „Schutzgürtel der Hilfstheorien" zu finden ist, ob also Untersuchungsfehler wie z.B. ungeeignete operationale Indikatoren oder ungenaue Meßvorschriften für das nicht-signifikante Ergebnis verantwortlich sind.

Auch wenn Untersuchungsfehler dieser Art auszuschließen sind, besteht noch keine Notwendigkeit, die Theorie als ganze aufzugeben. Eine Reanalyse der Untersuchung könnte darauf aufmerksam machen, daß Teile der Untersuchungsergebnisse durchaus hypothesenkonform sind (einige Personen könnten hypothesenkonform reagiert haben), so daß sich evtl. die Möglichkeit zur exhaurierenden Erweiterung des Wenn-Teils der Theorie anbietet. Sollten jedoch weitere Untersuchungen (Replikationen; vgl. S. 37) erneut zu nicht-signifikanten Ergebnissen führen, dürfte die Theorie allmählich so stark belastet sein, daß sie letztlich aufgegeben werden muß.

Die möglicherweise verblüffende Behauptung nachzuvollziehen, daß gerade nicht-signifikante Ergebnisse unser Wissen erweitern, wird durch die Vorstellung erleichtert, daß falsche Theorien und Überzeugungen durch das Falsifiktionsprinzip gezielt „entlarvt" werden, was als ein gewichtiger Beitrag zur Verhinderung wissenschaftlicher Fehlentwicklungen angesehen werden muß. Allerdings kann diese Art von Erkenntnisfortschritt nur greifen, wenn die „Scientific Community" in ausreichendem Maße für die Bekanntmachung falsifizierender Untersuchungsbefunde sorgt – eine Forderung, die angesichts einer heute vorherrschenden Publikationspraxis, die empirische Untersuchungen mit positiven bzw. signifikanten Resultaten begünstigt, zu wenig Beachtung findet (vgl. hierzu auch S. 589 zum Stichwort Metaanalyse).

Ein *signifikantes Ergebnis* ist nichts anderes als eine Entscheidungsgrundlage für die vorläufige Annahme der Forschungshypothese bzw. der geprüften Theorie. Jede andere Interpretation, insbesondere die Annahme, die Forschungshypothese sei durch ein signifikantes Ergebnis endgültig bestätigt oder gar bewiesen, wäre falsch, denn sie liefe auf einen mit dem Verifikationsmodell verbundenen Induktionsschluß hinaus, bei dem unzulässigerweise aufgrund einer begrenzten Anzahl theoriekonformer Ereignisse auf uneingeschränkte Gültigkeit der Theorie geschlossen wird.

Daß ein signifikantes Ergebnis nicht als endgültiger Beleg für die Richtigkeit der Forschungshypothese gewertet werden darf, verdeutlicht auch die Tatsache, daß das Risiko einer fälschlichen Annahme der Forschungs- bzw. Alternativhypothese angesichts der empirischen Ergebnisse bei statistischen Hypothesentests niemals völlig ausgeschlossen ist. Anders formuliert: Die Behauptung, das empirische Ergebnis könne niemals resultieren, wenn die Forschungshypothese nicht zuträfe, ist immer mit einem gewissen, wenn auch gelegentlich sehr kleinen statistischen Restrisiko (von maximal 5%) verbunden.

> **!** **„Statistische Signifikanz" ist ein per Konvention festgelegtes Entscheidungskriterium für die vorläufige Annahme von statistischen Populationshypothesen.**

Zu erwähnen ist eine weitere Besonderheit der statistischen Hypothesenprüfung: Ein einziges, einem Wenn-dann-Satz widersprechendes Ereignis sollte bei naturwissenschaftlich-deterministischen Gesetzesaussagen Zweifel an der Richtigkeit der Aussage auslösen. Diese Forderung ist berechtigt, solange die Untersuchungsobjekte, an denen die Wenn-dann-Aussage geprüft werden kann, prinzipiell austauschbar sind (etwa Spiegel oder Drähte in unseren Beispielen; allerdings sind auch in den modernen Naturwissenschaften statistische Hypothesen und Stichprobenuntersuchungen gängig; zu Wahrscheinlichkeitshypothesen in der Physik s. z.B. Popper, 1989, S. 152ff.). Hat man es hingegen mit heterogenen Untersuchungsobjekten zu tun (Menschen, Tiere, Schulklassen etc.), ist diese Austauschbarkeit nicht gegeben. Hier ist eine statistische Hypothesenprüfung zweckmäßiger, die sich nicht auf ein einzelnes Untersuchungsobjekt, sondern auf eine *Stichprobe* von Objekten bezieht, die für eine *Population* von Untersuchungsobjekten repräsentativ ist (oder sein sollte), für die die Hypothese Gültigkeit beansprucht.

In dieser Stichprobe können sich nun durchaus mehrere der Hypothese widersprechende Einzelereignisse befinden; eine Falsifikation wird erst erforderlich, wenn widersprechende Einzelergebnisse in der Stichprobe „zu häufig" vertreten bzw. wenn die Abweichungen der Ergebnisse von den theoretischen Erwartungen „zu gravierend" sind.

Um zu kennzeichnen, daß statistische Hypothesen Aussagen über die Tendenz von Gruppen (z.B. Gruppenmittelwerten) und nicht über jeden Einzelfall machen, spricht man auch von *Aggregathypothesen*, d.h. die individuellen Daten der einzelnen Untersuchungsteilnehmer werden zu einem Gesamtwert zusammengefaßt (aggregiert) und erst über diesen Gesamtwert (Aggregatwert) werden Prognosen gemacht. Stellt sich etwa in einer empirischen Untersuchung heraus, daß der durchschnittliche Intelligenzwert von Linkshändern höher ist als der von Rechtshändern, ist daraus keinesfalls zu schlußfolgern, daß in der Untersuchung alle Linkshänder intelligenter waren als die Rechtshänder. Es wäre durchaus möglich (und ist sogar wahrscheinlich), daß sich auch einige Rechtshänder in der untersuchten Gruppe befanden, die intelligenter waren als viele Linkshänder. Diese intelligenten Rechtshänder befanden sich jedoch offesichtlich in der Minderheit, so daß sich ihre guten Ergebnisse im Zusammenhang mit der Gesamtgruppe „ausgemittelt" bzw. ausgeglichen haben.

Um Gruppenverhältnisse detailliert zu betrachten, ist der Mittelwert nur ein sehr grobes Maß. Bevor man Werte aggregiert, sollte man sich einen Eindruck von den Datenverhältnissen verschaffen (z.B. durch graphische Datenanalysen, vgl. Abschnitt 6.4.2), etwa um Verzerrungen von Mittelwerten durch Ausreißerwerte zu vermeiden. Unreflektiertes Aggregieren bzw. „Mitteln" von Werten ist einer der häufigsten methodischen Fehler (vgl. z. B. Sixtl, 1993) und liefert den Stoff für zahlreiche Statistiker-Witze der Art „Ein Jäger schoß auf einen Hasen. Der erste Schuß ging einen Meter links vorbei, der zweite Schuß ging einen Meter rechts vorbei. Statistisch ist der Hase tot". Erdfelder und Bredenkamp (1994) weisen darauf hin, daß es durchaus begründungsbedürftig ist, warum man einen Gruppenunterschied nur für den Aggregatwert und nicht für jedes einzelne Individuum prognostiziert, d.h. man sollte sich auch Gedanken darüber machen, wodurch hypothesenkonträre Einzelfälle zustandekommen könnten.

Im Unterschied zu einem Einzelergebnis, das der theoretischen Erwartung entweder entspricht oder widerspricht, haben wir es beim statistischen Hypothesentesten also mit einem Kontinuum zu tun, das unterschiedliche Grade der Hypothesenkonformität von Stichprobenergebnissen abbildet. Für eine genaue Bestimmung dessen, was unter „zu häufig" auftretenden, hypothesenkonträren Einzelfällen zu verstehen ist, hat die „Scientific Community" per Konventionsbeschluß eine Grenze festgelegt, die falsifizierende (d.h. nicht-signifikante) und vorläufig bestätigende (d.h. signifikante) Untersuchungsergebnisse voneinander trennt. Diese Grenze entspricht dem auf S. 26 erwähnten *Signifikanzniveau.* Sie wurde so fixiert, daß unbegründete oder voreilige Schlußfolgerungen zugunsten der Forschungshypothese erheblich erschwert werden. Dies ist – wenn man so will – der Beitrag der statistischen Hypothesenprüfung zur Verhinderung wissenschaftlicher Fehlentwicklungen.

Allerdings kann die statistische Hypothesenprüfung – in verkürzter oder mißverstandener Form – auch Forschungsentwickungen begünstigen, die es eigentlich nicht wert sind, weiter verfolgt zu werden. Viele sozialwissenschaftliche Hypothesen von der Art: „Es gibt einen Zusammenhang zwischen den Variablen X und Y" oder: „Zwei Populationen A und B unterscheiden sich bezüglich einer Variablen Z" sind sehr ungenau formuliert und gelten deshalb – bei sehr großen Stichproben – auch dann als bestätigt, wenn der Zusammenhang oder Unterschied äußerst gering ist.

Wir sprechen in diesem Zusammenhang von einer *Effektgröße*, die zwar statistisch signifikant, aber dennoch ohne *praktische Bedeutung* sein kann. Die Entwicklung einer Wissenschaft ausschließlich von signifikanten Ergebnissen abhängig zu machen, könnte also bedeuten, daß Theorieentwicklungen weiter verfolgt werden, die auf minimalen, wenngleich statistisch signifikanten Effekten beruhen, deren Erklärungswert für reale Sachverhalte eigentlich zu vernachlässigen ist. Wie die statistische Hypothesenprüfung mit dieser Problematik umgeht, werden wir ausführlicher in Kap. 9 behandeln.

1.4 Aufgaben der empirischen Forschung

Das Betreiben empirischer Forschung setzt profunde Kenntnisse der empirischen Forschungsmethoden voraus. Ein wichtiges Anliegen dieses Textes ist es, empirische Forschungsmethoden nicht als etwas Abgehobenes, für sich Stehendes zu behandeln, sondern als Instrumente, die den inhaltlichen Fragen nachgeordnet sind. Eine empirische Methode ist niemals für sich genommen gut oder schlecht; ihr Wert kann nur daran gemessen werden, inwieweit sie den inhaltlichen Erfordernissen einer Untersuchung gerecht wird. Allein das Bemühen, „etwas empirisch untersuchen zu wollen", trägt wenig dazu bei, den Kenntnisstand einer Sozialwissenschaft zu sichern oder zu erweitern; entscheidend hierfür ist letztlich die Qualität der inhaltlichen Fragen.

Die Umsetzung einer Fragestellung oder einer Forschungsidee in eine empirische Forschungsstrategie bzw. eine konkrete Untersuchung bereitet dem Anfänger erfahrungsgemäß erhebliche Schwierigkeiten. Wenn es gelungen ist, die Fragestellung zu präzisieren und theoretisch einzuordnen, sind Überlegungen erforderlich, wie die Untersuchung im einzelnen durchzuführen ist, ob beispielsweise in einem Fragebogen Behauptungen anstelle von Fragen verwendet werden sollten, ob Ja-Nein-Fragen oder „Multiple Choice"-Fragen vorzuziehen sind, ob eine Skalierung nach der Paarvergleichsmethode, nach dem Likert-Ansatz, nach der Unfolding-Technik, nach dem Signalentdeckungs-Paradigma oder nach den Richtlinien einer multidimensionalen Skalierung durchgeführt wird, ob die empirische Untersuchung als Laborexperiment oder als Feldstudie konzipiert bzw. ob eine Hypothese unspezifisch oder mit vorgegebener Effektgröße geprüft werden soll.

Im folgenden wollen wir auf die beiden Hauptaufgaben empirischer Forschung – die Erkundung und Überprüfung von Hypothesen – eingehen und anschließend den wissenschaftlichen Erkenntnisgewinn von Alltagserfahrungen abgrenzen.

1.4.1 Hypothesenprüfung und Hypothesenerkundung

Empirische Untersuchungen sind Untersuchungen, die auf Erfahrung beruhen. Damit wäre beispielsweise eine Einzelfallstudie, die die Biographie eines einzelnen Menschen beschreibt, genauso „empirisch" wie eine experimentelle Untersuchung, die eine Hypothese über die unterschiedliche Wirksamkeit verschiedener Unterrichtsmethoden prüft.

Dennoch unterscheiden sich die beiden Untersuchungen in einem wesentlichen Aspekt: In der Biographiestudie werden Erfahrungen gesammelt, aus denen sich beispielsweise Vermutungen über die Bedeutung außergewöhnlicher Lebensereignisse oder über die Entwicklung von Einstellungen ableiten lassen. Diese Vermutungen können weitere Untersuchungen veranlassen, die die Tragfähigkeit der gewonnenen Einsichten an anderen Menschen oder einer Stichprobe von Menschen überprüfen.

Die Erfahrungen bzw. empirischen Ergebnisse der vergleichenden Untersuchung von Unterrichtsmethoden haben eine andere Funktion: Hier steht am Anfang eine gut begründete *Hypothese*, die durch systematisch herbeigeführte Erfahrungen (z.B. durch eine sorgfältig durchgeführte experimentelle Untersuchung) bestätigt oder verworfen wird. In der ersten Untersuchungsart dienen die empirischen Daten der *Formulierung* und in der zweiten Untersuchungsart der *Überprüfung* einer Hypothese.

Empirisch-wissenschaftliche Forschung will allgemeingültige Erkenntnisse gewinnen. Ihre Theorien und Hypothesen sind deshalb allgemein (bzw. für einen klar definierten Geltungsbereich) formuliert. Eine Aufgabe der Sozialwissenschaften besteht nun darin, durch empirische Untersuchung zu überprüfen, inwieweit sich die aus Theorien, Voruntersuchungen oder persönlichen Überzeugungen abgeleiteten Hypothesen in der Realität bewähren. Dies ist die hypothesenprüfende oder *deduktive Funktion* empirischer Forschung (Deduktion: aus dem Lateinischen „Herbeiführung" bzw. Ableitung des Besonderen aus dem Allgemeinen).

Viele sozialwissenschaftliche Untersuchungsgegenstände unterliegen jedoch einem raschen zeitlichen Wandel. Theorien, die vor Jahren noch Teile des sozialen und psychischen Geschehens zu erklären vermochten, sind inzwischen veraltet oder zumindest korrekturbedürftig. Eine um Aktualität bemühte Sozialwissenschaft ist deshalb gut beraten, wenn sie nicht nur den Bestand an bewährten Theorien sichert, sondern es sich gleichzeitig zur Aufgabe macht, neue Theorien zu entwickeln.

Diese Aufgabe beinhaltet sowohl gedankliche als auch empirische Arbeit, welche reales Geschehen genau beobachtet, beschreibt und protokolliert. In diesen Beobachtungsprotokollen sind zuweilen Musterläufigkeiten, Auffälligkeiten oder andere Besonderheiten erkennbar, die mit den vorhandenen Theorien nicht vereinbar sind und die ggf. neue Hypothesen anregen. Diese Hypothesen können das Kernstück einer neuen Theorie bilden, wenn sie sich in weiteren, gezielten empirischen Untersuchungen bestätigen und ausbauen lassen. Dies ist die hypothesenerkundende oder *induktive Funktion* empirischer Forschung (Induktion: aus dem Lateinischen das „Einführen" oder „Zuleiten" bzw. das Schließen vom Einzelnen auf etwas Allgemeines).

> **!** **Eine Hypothese ist bei induktiver Vorgehensweise das Resultat und bei deduktiver Vorgehensweise der Ausgangspunkt einer empirischen Untersuchung.**

Ob eine Untersuchung primär zur Erkundung oder zur Überprüfung einer Hypothese durchgeführt wird, richtet sich nach dem Wissensstand im jeweils zu erforschenden Problemfeld. Bereits vorhandene Kenntnisse oder einschlägige Theorien, die die Ableitung einer Hypothese zulassen, erfordern eine hypothesenprüfende Untersuchung. Betritt man mit einer Fragestellung hingegen wissenschaftliches Neuland, sind zunächst Untersuchungen hilfreich, die die Formulierung neuer Hypothesen erleichtern.

Diese strikte Dichotomie zwischen erkundenden und prüfenden Untersuchungen charakterisiert die tatsächliche Forschungspraxis allerdings nur teilweise. Die meisten empirischen Untersuchungen knüpfen an bekannte Theorien an und vermitteln gleichzeitig neue, die Theorie erweiternde oder modifizierende Perspektiven. Für Untersuchungen dieser Art ist es geboten, den prüfenden Teil und den erkundenden Teil deutlich voneinander zu trennen.

1.4.2 Empirische Forschung und Alltagserfahrung

Sozialwissenschaftliche bzw. psychologische „Theorien" gibt es viele; niemand tut sich im Alltag schwer, ad hoc „Theorien" darüber aufzustellen, warum Jugendliche aggressiv sind, die eigene Ehe nicht funktioniert hat oder sich Menschen nicht als „Europäer" fühlen. Die Begrenztheit alltäglichen Wissens ist jedoch bekannt, und entsprechend groß ist der Bedarf nach wissenschaftlichen Theorien als Ergänzung der Alltagswissens und als konsensfähige Grundlage von Maßnahmen und Interventionen auf gesellschaftlicher Ebene und im Einzelfall. So werden politische Maßnahmen (z.B. Schallschutz-Verordnungen) durch wissenschaftliche Gutachten begründet und persönliche Entscheidungen (z.B. für einen operativen Eingriff oder für ein Lernprogramm) davon abhängig gemacht, ob sie dem neuesten Stand der Wissenschaft entsprechen.

Alltagstheorien und wissenschaftliche Theorien unterscheiden sich in ihren Fragestellungen und Inhalten, in ihren Erkenntnismethoden und in der Art der getroffenen Aussagen. Auf die Besonderheit wissenschaftlicher *Aussagen* sind wir auf S. 7 unter dem Stichwort wissenschaftliche Hypothesen bereits eingegangen. Kriterien wie empirisch falsifizierbar, allgemeingültig und konditional müssen im Alltag formulierte Thesen natürlich nicht erfüllen. Wenn Menschen von ihren subjektiven Alltagserfahrungen ausgehen, resultieren daraus meist „Theorien", die auf den Einzelfall zugeschnitten sind und der Orientierung, Sinngebung und Selbstdefinition dienen. Daß es in der wissenschaftlichen Auseinandersetzung mit der Realität zum Teil um andere Probleme und *Themen* geht als im Alltag, ist jedem klar. Grob gesagt stellen Alltagsthemen nur einen Teilbereich wissenschaftlicher Untersuchungsobjekte dar. So macht sich im Alltag kaum jemand Gedanken darüber, wie es eigentlich kommt, daß wir sehen können, welchen Einfluß das limbische System auf die Hormonausschüttung hat oder warum sich Maulwürfe in Gefangenschaft nicht fortpflanzen.

In *methodischer* Hinsicht unterscheidet sich Alltagserfahrung von wissenschaftlichem Erkenntnisgewinn vor allem in Hinsicht auf die Systematik und Dokumentation des Vorgehens, die Präzision der Terminologie, die Art der Auswertung und Interpretation von Informationen (statistische Analysen), die Überprüfung von Gültigkeitskriterien (interne und externe Validität) und schließlich den Umgang mit Theorien.

Systematische Dokumentation

Empirische Forschung unterscheidet sich von alltäglichem Erkenntnisgewinn in der Art, wie die Erfahrungen gesammelt und dokumentiert werden. Sinneserfahrungen und deren Verarbeitung sind zunächst grundsätzlich subjektiv. Will man sie zum Gegenstand wissenschaftlicher Auseinandersetzung machen, müssen Wege gefunden werden, sich über subjektive Erfahrungen oder Beobachtungen zu verständigen.

Hierzu ist es erforderlich, die Umstände, unter denen die Erfahrungen gemacht wurden, wiederholbar zu gestalten und genau zu beschreiben. Erst dadurch können andere die Erfahrungen durch Herstellen gleicher (oder zumindest ähnlicher) Bedingungen bestätigen (replizieren) bzw. durch Variation der Bedingungen Situationen ausgrenzen, die zu abweichenden Beobachtungen führen. Intersubjektive Nachprüfbarkeit bzw. *Objektivität* setzt also eine Standardisierung des Vorgehens durch methodische Regeln (Forschungsmethoden, statistische Verfahren, Interpretationsregeln etc.) und die vollständige Dokumentation von Untersuchungen (Transparenz) voraus.

Alltagserfahrungen sammeln wir demgegenüber in der Regel ganz unsystematisch und dokumentieren sie auch nicht. Oftmals kann man selbst kaum nachvollziehen, welche Beobachtungen und Erlebnisse einen im einzelnen z.B. zu der Überzeugung gebracht haben, Italien sei besonders kinderfreundlich; man hat eben „irgendwie" diesen „Eindruck" gewonnen.

Präzise Terminologie

Alltagserfahrungen werden umgangssprachlich mitgeteilt. So mag ein Vorarbeiter behaupten, er wisse aus seiner „langjährigen Berufserfahrung", daß jüngere Mitarbeiter im Vergleich zu älteren Mitarbeitern unzuverlässiger sind und weniger Einsatzbereitschaft zeigen. Diese Alltagserfahrung zu überprüfen setzte voraus, daß bekannt ist, was der Vorarbeiter mit den Attributen „unzuverlässig" und „wenig Einsatzbereitschaft" genau meint bzw. wie er diese Begriffe definiert.

Hier erweist sich nun die Umgangssprache häufig als zu ungenau, um zweifelsfrei entscheiden zu können, ob die von verschiedenen Personen gemachten Erfahrungen identisch oder unterschiedlich sind. Im wissenschaftlichen Umgang mit Erfahrungen bzw. in der empirischen Forschung bedient man sich deshalb eines Vokabulars, über dessen Bedeutung sich die Vertreter eines Faches (weitgehend) geeinigt haben. Wissenschaftssprachlich ließe sich der o.g. Sachverhalt vielleicht so ausdrücken, daß jüngere Mitarbeiter im Vergleich zu älteren „weniger leistungsmotiviert" seien.

Aber auch das wissenschaftliche Vokabular ist nicht immer so genau, daß über Erfahrungen oder empirische Sachverhalte unmißverständlich kommuniziert werden kann. Der Begriff „Leistungsmotivation" würde beispielsweise erheblich an Präzision gewinnen, wenn konkrete Vorgehensweisen (Operationen) genannt werden, die als Beleg für eine hohe oder geringe Leistungsmotivation gelten sollen. Dies führt zum Problem der *operationalen Definition* bzw. der Operationalisierung von Merkmalen (vgl. Abschnitt 2.3.5).

Hat man sich auf Operationen geeinigt, die als Indikatoren für eine hohe bzw. geringe Leistungsmotivation geeignet sind, bleibt für die Bedeutung der Aussage „Jüngere Mitarbeiter sind weniger leistungsmotiviert als ältere" nur noch wenig interpretativer Spielraum. Dennoch sagt dieser Intensitätsvergleich nichts über die tatsächliche Größe des behaupteten Unterschiedes aus, denn geringe Unterschiede in der Leistungsmotivation sind mit dieser Aussage ebenso vereinbar wie große Unterschiede. Diese Unsicherheit ließe sich ausräumen, wenn es gelänge, ein Meßinstrument zu konstruieren, mit dem das Merkmal Leistungsmotivation quantifizierbar ist, d.h. mit dem sich nicht nur die Richtung des Unteschiedes, sondern auch dessen Größe bestimmen läßt. Hiermit ist das in den Sozialwissenschaften so schwierige Problem des Messens angesprochen (vgl. Abschnitt 2.3.6).

Obwohl im Alltag in der Regel eine reibungslose Verständigung möglich ist, zeigt sich in tiefergehenden Gesprächen nicht selten, daß Personen dieselben Begriffe mit ganz unterschiedlichen Bedeutungen belegen. Dabei „definieren" sie Begriffe – ganz ähnlich wie in der Wissenschaft – zum Teil operational, geben Indikatoren für latente Merkmale an und verzichten auch nicht auf Quantifizierungen („früher war ich bei Prüfungen mindestens doppelt so nervös"). Im Unterschied zur wissenschaftlichen Begriffsverwendung sind die Regeln der Bedeutungszuweisung im Alltag jedoch sehr viel weniger transparent und weniger vereinheitlicht.

Statistische Analysen

Wie bereits erwähnt, beanspruchen wissenschaftliche Aussagen Allgemeingültigkeit. Der Satz „Jüngere Mitarbeiter sind weniger leistungsmotiviert als ältere" bezieht sich nicht nur auf bestimmte, namentlich bekannte Personen, sondern auf Populationen oder Grundgesamtheiten, die sich der Tendenz nach oder im Durchschnitt in der besagten Weise unterscheiden sollen (Wahrscheinlichkeitsaussage). Da eine Vollerhebung von Populationen untersuchungstechnisch in der Regel nicht möglich ist, untersucht man nur Ausschnitte der Population (Stichproben) und versucht, von diesen Stichprobeninformationen auf die Populationsverhältnisse zu generalisieren. Je besser eine Stichprobe die Population repräsentiert, umso gesicherter sind derartige Verallgemeinerungen (vgl. hierzu Kap. 7).

Um Wahrscheinlichkeitsaussagen über Populationen auf der Basis von Stichprobendaten zu überprüfen, verwendet man die Methoden der Inferenzstatistik (v.a. Signifikanztests). Das Signifikanztestergebnis kann als Entscheidungsgrundlage für die Bewertung von Populationshypothesen herangezogen werden, weil mit dem sog. Signifikanzniveau ein Falsifikationskriterium für Wahrscheinlichkeitsaussagen eingeführt wird (vgl. S. 26 ff.). Während man im Alltag Entscheidungen auf der Basis subjektiver Wahrscheinlichkeiten trifft („mir erscheint das doch sehr unwahrscheinlich ..."), kann mittels Signifikanztest in der empirischen Forschung das Risiko einer falschen Entscheidung kalkuliert und minimiert werden.

Interne und externe Validität

Definitions-, Operationalisierungs- und Meßprobleme stellen sich sowohl in hypothesenerkundenden als auch in hypothesenprüfenden Untersuchungen. Für beide Untersuchungsarten besteht die Gefahr, daß der zu erforschende Realitätsausschnitt durch zu strenge Definitions-, Operationalisierungs- oder Meßvorschriften nur verkürzt, unvollständig bzw. verzerrt erfaßt wird, so daß die Gültigkeit der so gewonnenen Erkenntnisse anzuzweifeln ist. Auf der anderen Seite sind die Ergebnisse empirischer Forschungen, in denen die untersuchten Merkmale oder Untersuchungsobjekte nur ungenau beschrieben sind und die Art der Erhebung kaum nachvollziehbar oder überprüfbar ist, mehrdeutig. Die Forderung nach eindeutig interpretierbaren und generalisierbaren Untersuchungsergebnissen spricht das Problem der internen und externen Validität empirischer Forschung an. Wie noch zu zeigen sein wird, sind interne und externe Validität letztlich die wichtigsten Qualitätsunterschiede zwischen empirischer Forschung und Alltagserfahrung.

Während im Alltag die Gültigkeitsbeurteilung von Aussagen wesentlich von Intuition, Weltbild, anekdotischen Evidenzen etc. abhängt, bemüht man sich bei wissenschaftlichen Aussagen um nachvollziehbare Validitätsüberprüfungen. Hinsichtlich der Generalisierbarkeit von Einzelerfahrungen ist man in der empirischen Forschung erheblich skeptischer als im Alltag, wo gerne auf Pauschalisierungen zurückgegriffen wird.

Der Umgang mit Theorien

Während es im Umgang mit Alltagserfahrungen in der Regel genügt, einfach an seine eigenen Theorien zu glauben und ggf. von Freunden und Angehörigen Verständnis und Zustimmung für das eigene Weltbild zu bekommen, sind wissenschaftliche Theorien einem permanenten Prozeß der Überprüfung und Kritik ausgesetzt und von Konsensfähigkeit abhängig. Nur wenn eine Theorie bei Fachkollegen auf Akzeptanz stößt, hat sie die Chance auf Verbreitung im wissenschaftlichen Publikationswesen, das im Zeitschriftenbereich größtenteils nach dem Prinzip des „Peer Reviewing" arbeitet, d.h. Manuskripte durchlaufen einen Prozeß der Begutachtung und werden von Fachkollegen entweder nur bedingt (d.h. mit Veränderungsauflagen) oder unbedingt zur Publikation empfohlen oder eben abgelehnt. Begutachtungen und Begutachtungsmaßstäbe sollen der Qualitätssicherung dienen.

Die kritische Auseinandersetzung mit Theorien in der Fachöffentlichkeit hat die Funktion, einseitige Sichtweisen und Voreingenommenheiten, die Forschende ihren eigenen Theorien gegenüber entwickeln, aufzudecken und mit Alternativerklärungen oder Ergänzungsvorschlägen zu konfrontieren. Damit der wissenschaftliche Diskurs diese Funktion erfüllen kann, ist Pluralität sicherzustellen und zudem darauf zu achten, daß Publikationschancen nach inhaltlichen Kriterien und nicht z.B. nach Position und Status vergeben werden (um dies sicherzustellen, wird bei vielen Fachzeitschriften ein anonymes „Peer Reviewing" durchgeführt, bei dem Autor und Gutachter einander nicht bekannt sind).

In Fachzeitschriften werden regelmäßig Forschungsberichte oder Theoriearbeiten zur Diskussion gestellt, d.h. hinter dem zu diskutierenden Beitrag werden Kommentare und Repliken anderer Autoren gedruckt, die dann wiederum zusammenfassend vom Autor des Ausgangsartikels beantwortet werden. Bei solchen Diskussionen treffen kontroverse Positionen in komprimierter Form aufeinander und eröffnen dem Leser ein breites Spektrum von Argumenten; auf methodische und statistische Probleme wird ebenso verwiesen wie auf inhaltliche und theoretische Schwachstellen. Neben dem Publikationswesen liefert auch das Kongreß- und Tagungswesen eine wichtige Plattform für die kritische Diskussion von Forschungsarbeiten.

ÜBUNGSAUFGABEN

1. Was ist mit dem Begriff „Paradigma" gemeint?
2. Was versteht man unter Exhaustion?
3. Geben Sie für die folgenden 10 Begriffe jeweils an, ob es sich um Bezeichnungen für Variablen oder Variablenausprägungen, um manifeste oder latente Merkmale, um diskrete oder stetige Merkmale handelt: grün, Meßfehler, Alter, geringes Selbstwertgefühl, schlechtes Gewissen, schlechtes Wetter, Haarfarbe, Belastbarkeit, Deutschnote 2, Porschefahrerin.
4. Welche Kriterien muß eine wissenschaftliche Hypothese erfüllen?
5. Skizzieren Sie das Grundprinzip eines statistischen Hypothesentests!
6. Geben Sie bitte an, bei welchen der folgenden Sätze es sich *nicht* um wissenschaftliche Hypothesen handelt und warum.
   a) Brillenträger lesen genauso viel wie Nicht-Brillenträger.
   b) Samstags gibt es auf der Kreuzung Kurfürstendamm Ecke Hardenbergstraße mehr Verkehrsunfälle als Sonntags.
   c) Der Bundeskanzler weiß nicht, wieviel ein Kilo Kartoffeln kosten.
   d) Übungsaufgaben sind überflüssig.
   e) Schulbildung, Berufserfahrung und Geschlecht beeinflussen das Risiko, arbeitslos zu werden.
   f) Im 17. Jahrhundert waren die Menschen glücklicher als heutzutage.
7. Die Messung der Lebenszufriedenheit (1=vollkommen unzufrieden bis 5=vollkommen zufrieden) ergab bei den befragten Stadtbewohnern einen durchschnittlichen Zufriedenheitswert von $M=3{,}9$ und bei den Dorfbewohnern einen Wert von $M=3{,}7$. Besteht ein Gruppenunterschied a) auf Stichprobenebene, b) auf Populationsebene? Ist zur Steigerung der Lebenszufriedenheit ein Umzug in die Stadt empfehlenswert?
8. Was ist eine deduktiv-nomologische Erklärung?
9. Was versteht man unter einem „signifikanten Ergebnis"? Worin liegt der Unterschied zwischen einem signifikanten Effekt und einem großen Effekt?

Kapitel 2
Von einer interessanten Fragestellung zur empirischen Untersuchung

Übersicht

▸ Themensuche ▸ Beurteilungskriterien für Untersuchungsideen ▸ explorative/deskriptive/explanative Untersuchungen ▸ experimentelle/quasiexperimentelle Untersuchungen ▸ Labor-/Felduntersuchungen ▸ operationale und analytische Definitionen ▸ Messung ▸ Skala ▸ Skalenniveau ▸ Stichprobenziehung ▸ Untersuchungsdurchführung ▸ Auswertung ▸ Ergebnisbericht

Im folgenden wird in einem ersten Überblick dargestellt, was bei der Planung und Durchführung einer empirischen Untersuchung vorrangig zu beachten und zu entscheiden ist. Die Ausführungen wenden sich in erster Linie an Studierende, die beabsichtigen, eine empirische Diplomarbeit o.ä. anzufertigen, wobei der Schwerpunkt in diesem Kapitel auf der Planung einer hypothesenprüfenden explanativen Untersuchung liegt. Ausführlichere Informationen über hypothesenerkundende explorative Untersuchungen findet man in Kap. 5 und 6.

Abschnitt 2.1 und 2.2 behandeln – gewissermaßen im Vorfeld der eigentlichen Untersuchungsplanung – die Frage, wie sich die Suche nach einem geeigneten Forschungsthema systematisieren läßt und anhand welcher Kriterien entschieden werden kann, welche Themen für eine empirische Untersuchung geeignet sind. Im Abschnitt über Untersuchungsplanung (Abschnitt 2.3) stehen Entscheidungshilfen für die Wahl einer dem Untersuchungsthema angemessenen Untersuchungsart, Fragen der Operationalisierung, meßtheoretische Probleme, Überlegungen zur Stichprobentechnik sowie die Planung der statistischen Auswertung im Vordergrund. Hinweise zur Anfertigung eines Theorieteils (Abschnitt 2.4), zur Durchführung der Untersuchung (Abschnitt 2.5), zur Auswertung und Interpretation der Untersuchungsergebnisse (Abschnitt 2.6) sowie zur Anfertigung des Untersuchungsberichtes (Abschnitt 2.7) beenden dieses Kapitel.

2.1 Themensuche

Die Qualität einer empirischen Untersuchung wird u.a. daran gemessen, ob die Untersuchung dazu beitragen kann, den Bestand an gesichertem Wissen im jeweiligen Untersuchungsbereich zu erweitern. Angesichts einer beinahe explosionsartigen Entwicklung der Anzahl wissenschaftlicher Publikationen befinden sich Studierende, die z.B. die Absicht haben, eine empirische Diplomarbeit anzufertigen, in einer schwierigen Situation: Wie sollen sie herausfinden, ob eine interessant erscheinende Untersuchungsidee tatsächlich originell ist? Wie können sie sicher sein, daß das gleiche Thema nicht schon bearbeitet wurde? Verspricht die Untersuchung tatsächlich neue Erkenntnisse oder muß man damit rechnen, daß die erhofften Ergebnisse eigentlich trivial sind?

Eine Beantwortung dieser Fragen bereitet wenig Probleme, wenn im Verlaufe des Studiums – durch Gespräche mit Dozenten und Kommilitonen bzw. nach gezielter Seminararbeit und Lektüre – eine eigenständige Forschungsidee heranreifte, die z.B. als Diplomarbeitsaufgabe geeignet scheint. Manche Studenten vertiefen sich jedoch monatelang in die Fachliteratur in der Hoffnung, irgendwann auf eine brauchbare Untersuchungsidee zu stoßen. Am Ende steht nicht selten ein resignativer Kompromiß, auf dem mehr oder weniger desinteressiert die eigene empirische Untersuchung aufgebaut wird.

McGuire (1967) führt die Schwierigkeit, kreative Untersuchungsideen zu finden, zu einem großen Teil auf die Art der Ausbildung in den Sozialwissenschaften zurück. Er schätzt, daß mindestens 90% des Unterrichts in Forschungsmethodik auf die Vermittlung präziser Techniken zur Überprüfung von Hypothesen entfallen und daß für die Erarbeitung von Strategien, schöpferische Forschungsideen zu finden, überhaupt keine oder nur sehr wenig Zeit aufgewendet wird.

In der Tat fällt es schwer einzusehen, warum der hypothesenüberprüfende Teil empirischer Untersuchungen so detailliert und sorgfältig erlernt werden muß, wenn gleichzeitig der hypothesenkreierende Teil sträflich vernachlässigt wird, so daß – was nicht selten der Fall ist – mit einem perfekten Instrumentarium letztlich nur Banalitäten überprüft werden.

Empirische Arbeiten sind meistens zeitaufwendig und arbeitsintensiv. Prüfungsanforderungen im Fach Psychologie sehen beispielsweise für eine Diplomarbeit in der Regel eine zwölfmonatige Bearbeitungszeit vor. Es ist deshalb von großem Vorteil, wenn es Studierenden gelingt, eine Fragestellung zu entwickeln, deren Bearbeitung sie persönlich interessiert und motiviert. Das eigene Engagement hilft nicht nur, einen frühzeitigen Abbruch der Arbeit zu verhindern, sondern kann auch zu einem guten Gelingen der empirischen Untersuchung beitragen.

Diese Einschätzung rechtfertigt natürlich die Frage, ob die Forderung nach persönlichem Engagement in der Forschung nicht die Gefahr in sich birgt, daß die Wissenschaft Ergebnisse produziert, die durch die Vorurteile und Voreingenommenheiten der Wissenschaftler verzerrt sind. Diese Möglichkeit ist sicherlich nicht auszuschließen.

Shields (1975) behauptet, die Geschichte der Wissenschaften sei voller Belege dafür, wie Wissenschaftler durch bestechende Argumente und phantasiereiche Interpretationen ihre Vorurteile zu bestätigen trachten (vgl. hierzu Innes und Fraser, 1971; Popiszyl, 1971, aber auch Gadenne und Oswald, 1986). Hieraus nun die Forderung nach einer „wertfreien", von „neutralen" Personen getragenen Wissenschaft ableiten zu wollen, wäre sicherlich illusionär und wohl auch falsch. Kreative und bahnbrechende Forschung kann nur geleistet werden, wenn Forschenden das Recht zugestanden wird, sich engagiert für die empirische Bestätigung ihrer Vorstellungen und Ideen einzusetzen (vgl. hierzu auch Herrick, 1949; Keuth, 1989 und Lewin, 1979).

Dies bedeutet natürlich nicht, daß empirische Ergebnisse bewußt verfälscht oder widersprüchliche Resultate der wissenschaftlichen Öffentlichkeit vorenthalten werden dürfen. Gerade in der empirischen Forschung ist die präzise Dokumentation der eigenen Vorgehensweise und der Ergebnisse eine unverzichtbare Forderung, die es anderen Forschern ermöglicht, die Untersuchung genau nachzuvollziehen und ggf. zu replizieren. Nur so kann sich Wissenschaft vor vorsätzlicher Täuschung schützen.

Nach diesen Vorbemerkungen geben wir im folgenden einige Ratschläge, die die Suche nach einem geeigneten Thema erleichtern sollen, denn zuweilen bereitet die Suche nach dem Thema mehr Schwierigkeiten als dessen Bearbeitung.

2.1.1 Anlegen einer Ideensammlung

Um spontan interessant erscheinende Einfälle nicht in Vergessenheit geraten zu lassen, ist es empfehlenswert, bereits frühzeitig mit einer breit gefächerten Sammlung von Untersuchungsideen zu beginnen. Diese Untersuchungsideen können durch Lehrveranstaltungen, Literatur, Teilnahme an psychologischen Untersuchungen als „Versuchsperson", Gespräche, eigene Beobachtungen o. ä. angeregt sein. Wird zusätzlich das Datum vermerkt, stellt diese Sammlung ein interessantes Dokument der eigenen „Ideengeschichte" dar, der beispielsweise entnommen werden kann, wie sich die Interessen im Verlaufe des Studiums verlagert haben. Das Notieren der Quelle erleichtert im Falle eines eventuellen späteren Aufgreifens der Idee weiterführende Literaturrecherchen oder Eingrenzungen der vorläufigen Untersuchungsproblematik.

Gewöhnlich werden sich einige dieser vorläufigen, spontanen Untersuchungsideen als unbrauchbar erweisen, weil sich die eigenen Interessen inzwischen verlagert haben, weil in der Literatur die Thematik bereits erschöpfend behandelt wurde oder weil das Studium Einsichten vermittelte, nach denen bestimmte Themen für eine empirische Untersuchung ungeeignet erscheinen (vgl. hierzu auch Abschnitt 2.2). Dennoch stellt diese Gedächtnisstütze für eigene Interessen ein wichtiges Instrument dar, ein Thema zu finden, das mit hohem „Ego-Involvement" bearbeitet werden kann; gleichzeitig trägt es als Abbild der durch die individuelle Sozialisation geprägten Interessen dazu bei, die Vielfalt von Untersuchungsideen und Forschungshypothesen einer Wissenschaft zumindest potentiell zu erweitern (zur Frage der kulturellen Bedingtheit von Forschungshypothesen vgl. Wintrop, 1970).

2.1.2 Replikation von Untersuchungen

Verglichen mit der empirischen Überprüfung eigener Ideen scheint die Rekonstruktion oder Wiederholung einer bereits durchgeführten Untersuchung eine wenig attraktive Alternative darzustellen. Dennoch sind Replikationen von Untersuchungen unerläßlich, wenn es um die Festigung und Erweiterung des Kenntnisbestandes einer Wissenschaft geht (vgl. Amir und Sharon, 1991; Fruchtgott, 1984; Harnatt, 1975; Raney, 1970; Sidman, 1967, Kap. II; Smith, 1970 oder Thompson, 1974). Replikationen sind vor allem erforderlich, wenn eine Untersuchung zu unerwarteten, mit dem derzeitigen Kenntnisstand nur wenig in Einklang zu bringenden Ergebnissen geführt hat, die jedoch eine stärkere Aussagekraft hätten, wenn sie sich bestätigen ließen.

Völlig exakte Replikationen von Untersuchungen sind schon wegen der veränderten zeitlichen Umstände undenkbar. In der Regel werden Untersuchungen zudem mit anderen Untersuchungsobjekten (z. B. Personen), anderen Untersuchungsleitern oder sonstigen geringfügigen Modifikationen gegenüber der Originaluntersuchung wiederholt (vgl. Neuliep, 1991; Ostrom, 1971; Schweizer, 1989 und Sterling, 1959).

2.1.3 Mitarbeit an Forschungsprojekten

Erheblich erleichtert wird die Themensuche, wenn Studenten die Gelegenheit geboten wird, an größeren Forschungsprojekten ihres Institutes oder anderer Institutionen mizuwirken. Hier ergeben sich gelegentlich Teilfragestellungen für eigenständige Diplomarbeiten, Magisterarbeiten, Dissertationen o.ä. Durch diese Mitarbeit erhalten Studierende Einblick in einen komplexeren Forschungsbereich; einschlägige Literatur wurde zumindest teilweise bereits recherchiert, und zu den Vorteilen der Teamarbeit ergeben sich u.U. weitere Vergünstigungen wie finanzielle Unterstützung und Förderung bei der Anfertigung von Publikationen.

An manchen Instituten ist es üblich, daß Untersuchungsthemen aus Forschungsprogrammen der Mitarbeiter dem Studierenden zur Bearbeitung vorgegeben werden. Diese Vergabepraxis hat den Vorteil, daß die Themensuche erspart bleibt; sie hat jedoch auch den gravierenden Nachteil, daß eigene Forschungsinteressen zu kurz kommen können.

2.1.4 Weitere Anregungen

Wenn keine der bisher genannten Möglichkeiten, ein vorläufiges Arbeitsthema „en passant" zu finden, genutzt werden konnte, bleibt letztlich nur die Alternative der gezielten Themensuche. Hierfür ist das Durcharbeiten von mehr oder weniger beliebiger Literatur nicht immer erfolgreich und zudem sehr zeitaufwendig. Vorrangig sollte zunächst die Auswahl eines Themenbereiches sein, der gezielt nach offenen Fragestellungen, interessanten Hypothesen oder Widersprüchlichkeiten durchsucht wird. Die folgenden, durch einfache Beispiele veranschaulichten „kreativen Suchstrategien" können hierbei hilfreich sein. (Ausführlichere Hinweise findet man bei Taylor und Barron, 1964 bzw. Golovin, 1964.)

Intensive Fallstudien: Viele berühmte Forschungsarbeiten gehen auf die gründliche Beobachtung einzelner Personen zurück (z. B. Kinderbeobachtungen bei Piaget, der Fall Dora oder der Wolfsmensch bei Freud). Die beobachteten Fälle müssen keineswegs auffällig oder herausragend sein; häufig sind es ganz „normale" Personen, deren Verhalten zu Untersuchungsideen anregen können.

Introspektion: Eine beinahe unerschöpfliche Quelle für Untersuchungsideen stellt die Selbstbeobachtung (Introspektion) dar. Wenn man bereit ist, sich selbst kritisch zu beobachten, wird man gelegentlich Ungereimtheiten und offene Fragen entdecken, die zu interessanten Fragestellungen Anlaß geben können: Warum reagiere ich in bestimmten Bereichen (z. B. in bezug auf meine Autofahrleistungen) überempfindlich auf Kritik, obwohl es mir im allgemeinen wenig ausmacht, kritisiert zu werden. Gibt es Belege dafür, daß auch andere Menschen „sensible Bereiche" haben?

Sprichwörter: Im allgemeinen werden Sprichwörter als inhaltsarme Floskeln abgetan. Dennoch verbergen sich hinter manchen Sprichwörtern die Erfahrungen vieler Generationen und können auch für die Gegenwart noch ein „Körnchen Wahrheit" enthalten.

„Besser den Spatz in der Hand, als die Taube auf dem Dach!" In diesem Sprichwort steckt eine Handlungsregel, bei Wahlentscheidungen eher risikolose Entscheidungen mit geringem Gewinn als risikoreiche Entscheidungen mit hohem Gewinn zu treffen. Wie groß müssen in einer gegebenen Situation die Gewinnunterschiede sein, damit diese Regel nicht mehr befolgt wird? Gibt es Personen, die sich grundsätzlich anders verhalten als es das Sprichwort rät?

Funktionale Analogien: Interessante Denkanstöße vermitteln gelegentlich die Übertragung bzw. analoge Anwendung bekannter Prinzipien oder Mechanismen (bzw. experimentelle Paradigmen) auf neuartige Probleme. Erschwert wird diese Übertragung durch „funktionale Fixierungen" (Duncker, 1935), nach denen sich Objekte oder Vorgänge nur schwer aus ihrem jeweiligen funktionalen Kontext lösen lassen (vgl. beispielsweise Adamson, 1952).

Gelingt die Loslösung, kann dies zu so interessanten Einfällen wie z. B. die Inokkulations-Theorie (Impfungs-Theorie) von McGuire (1964) führen, nach der die Beeinflußbarkeit der Meinungen von Personen in verbalen Kommunikationssituationen (persuasive Kommunikation) z. B. durch Vorwarnungen darüber, daß eine Beeinflussung stattfinden könnte, reduziert wird. Es handelt sich hierbei um eine analoge Anwendung der Impfwirkung: Durch die rechtzeitige Impfung einer schwachen Dosis desjenigen Stoffes, der potentiell eine gefährliche Infektion hervorrufen kann, werden Widerstandskräfte mobilisiert, die den Körper gegenüber einer ernsthaften Infektion immunisieren.

Paradoxe Phänomene: Wer aufmerksam das alltägliche Leben beobachtet, wird gelegentlich Wahrnehmungen machen, die unerklärlich bzw. widersinnig erscheinen. Die probeweise Überprüfung verschiedener Erklärungsmöglichkeiten derartiger paradoxer Phänomene stellt – soweit Antworten noch nicht vorliegen – eine interessante Basis für empirische Untersuchungen dar: Warum verursachen schwere Verwundungen in starken Erregungszuständen keine Schmerzen? Warum kann man sich gelegentlich des Zwanges, trotz tiefer Trauer lachen zu müssen, nicht erwehren? Wie ist es zu erklären, daß manche Menschen bei totaler Ermüdung nicht einschlafen können?

Analyse von Faustregeln: Jahrelange Erfahrungen führten zur Etablierung von Faustregeln, die das Verhalten des Menschen sowie dessen Entscheidungen mehr oder weniger nachhaltig beeinflussen. Die Analyse solcher Faustregeln vermittelt gelegentlich Einsichten, die eine bessere Nutzung der in einer Faustregel enthaltenen Erfahrungen ermöglicht: Warum ist eine Ehe in ihrem siebenten Jahr besonders gefährdet? Warum sollte „der Schuster bei seinen Leisten bleiben"? Stimmt es, daß sich „gleich und gleich gern gesellt", obwohl „Gegensätze sich anziehen"?

Veränderungen von Alltagsgewohnheiten: Vieles im alltäglichen Leben unterliegt einer gesellschaftlichen Normierung, der wir uns in der Regel nicht ständig bewußt sind. Erst wenn Veränderungen eintreten, nehmen wir unsere eigene Einbindung wahr. Aus Fragen nach den Ursachen der Veränderung von Alltagsgewohnheiten (Akzeptierung neuer Moden, veränderte Freizeitgewohnheiten, Veränderungen gesellschaftlicher Umgangsformen etc.) lassen sich eine Fülle interessanter Ideen für sozialpsychologische Untersuchungen ableiten.

Widersprüchliche Theorien: Stößt man auf Theorien, die einander widersprechen (oder einander zu widersprechen scheinen), kann dies zum Anlaß genommen werden, eigenständige Prüfmöglichkeiten der widersprüchlichen Theorien bzw. einen allgemeineren, theoretischen Ansatz zu entwickeln, der den Widerspruch aufhebt. Die Brauchbarkeit dieser allgemeineren Theorie muß durch neue empirische Untersuchungen belegt werden.

So wurde beispielsweise Anderson (1967) durch die Widersprüchlichkeit des Durchschnittsmodells bei der Eindrucksbildung über einen Menschen (Thurstone, 1931: Der Gesamteindruck von einem Menschen entspricht dem Durchschnitt seiner Teilattribute) und des additiven Modells (Fishbein und Hunter, 1964: Der Gesamteindruck ergibt sich aus der Summe der Teilattribute) zu seinem gewichteten Durchschnittsmodell angeregt, nach dem einzelne Attribute mit unterschiedlichem Gewicht in eine Durchschnittsbeurteilung einfließen.

2.2 Bewertung von Untersuchungsideen

Liegt eine Ideensammlung vor, muß entschieden werden, welche Themen für eine empirische Untersuchung in die engere Wahl kommen. Hiermit ist ein Bewertungsproblem angesprochen, das sich nicht nur dem einzelnen Studenten stellt, sondern auch Gegenstand zentraler, für die gesamte Fachdisziplin bedeutsamer wissenschaftstheoretischer Diskussionen ist. (vgl. Ellsworth, 1977; Herrmann, 1976; Holzkamp, 1964; Mertens, 1977; Miller, 1972 und Popper, 1989). Die Argumente dieser Autoren werden hier nur insoweit berücksichtigt, als sie konkrete Hilfen für die Auswahl eines geeigneten Themas liefern.

Die Einschätzung der Qualität von Untersuchungsideen ist in dieser Phase davon abhängig zu machen, ob die Untersuchungsideen einigen allgemeinen wissenschaftlichen oder untersuchungstechnischen Kriterien genügen und ob sie unter ethischen Gesichtspunkten empirisch umsetzbar sind.

2.2.1 Wissenschaftliche Kriterien

Präzision der Problemformulierung

Vorläufige Untersuchungsideen sind unbrauchbar, wenn unklar bleibt, was der eigentliche Gegenstand der Untersuchung sein soll, bzw. wenn der Gegenstand, auf den sich die Untersuchung bezieht, so vielschichtig ist, daß sich aus ihm viele unterschiedliche Fragestellungen ableiten lassen.

In diesem Sinne wäre beispielsweise das Vorhaben, „über Leistungsmotivation arbeiten" zu wollen, kritikwürdig. Die Untersuchungsidee ist zu vage, um eine sinnvolle Literaturrecherche nach noch offenen Problemfeldern bzw. nach replikationswürdigen Teilbefunden anleiten zu können. Das Interesse an diesem allgemeinen Thema sollte sich auf eine Teilfrage aus diesem Gebiet wie z. B. die Genese von Leistungsmotivation oder Folgeerscheinungen bei nicht befriedigter Leistungsmotivation (z. B. bei Arbeitslosen) richten.

Unbrauchbar sind vorläufige Untersuchungsideen auch dann, wenn sie unklare, mehrdeutige oder einfach schlecht definierte Begriffe enthalten. Möchte man sich beispielsweise mit der „Bedeutung der Intelligenz für die individuelle Selbstverwirklichung" beschäftigen, wäre von diesem Vorhaben abzuraten, wenn unklar ist, was mit „Selbstverwirklichung" oder „Intelligenz" gemeint ist.

Die Überprüfung der begrifflichen Klarheit und der Präzision der Ideenformulierung kann in dieser Phase durchaus noch auf einem vorläufigen Niveau erfolgen. Die Begriffe gelten vorläufig als genügend klar definiert, wenn sie kommunikationsfähig sind. (Nach der Regel: Ein Gesprächspartner, der meint, mich verstanden zu haben, muß in der Lage sein, einem Dritten zu erklären, was ich mit meinem Begriff meine.) Strengere Maßstäbe an die begriffliche Klarheit werden erst in Abschnitt 2.3.5 gelegt, wenn es darum geht, das mit den Begriffen Gemeinte empirisch zu erfassen.

Empirische Untersuchbarkeit

Es mag selbstverständlich erscheinen, daß eine Themensammlung für empirische Untersuchungen nur solche Themen enthält, die auch empirisch untersuchbar sind. Dennoch wird man feststellen, daß sich die einzelnen Themen in ihrer empirischen Untersuchbarkeit unterscheiden und daß einige ggf. überhaupt nicht oder nur äußerst schwer empirisch zu bearbeiten sind.

In diesem Sinne ungeeignet sind Untersuchungsideen mit religiösen, metaphysischen oder philosophischen Inhalten (z. B. Leben nach dem Tode, Existenz Gottes, Sinn des Lebens) sowie

Thesen, die sich mit unklaren Begriffen befassen (z. B. Seele, Gemüt, Charakterstärke). Ferner ist von Untersuchungsideen abzuraten, die bereits in dieser frühen Phase erkennen lassen, daß sie einen (z. B. für eine Diplomarbeit) unangemessenen Arbeitsaufwand erfordern. Hierzu zählen die Untersuchung ungewöhnlicher Personen (z. B. psychische Probleme bei Zwergwüchsigen) oder ungewöhnlicher Situationen (z. B. Ursachen für Panikreaktionen) bzw. sehr zeitaufwendige Untersuchungen (z. B. eine Längsschnittuntersuchung zur Analyse der Entwicklung des logischen Denkens bei Kindern).

Wissenschaftliche Tragweite

Anfänger neigen dazu, die wissenschaftliche Bedeutung ihres Untersuchungsvorhabens zu überschätzen. Diese an sich positive (weil motivierende) Einstellung darf jedoch nicht dazu führen, daß Themen in Aussicht genommen werden, die die eigenen Möglichkeiten überfordern (vgl. auch Abschnitt 2.3.1).

Wenn jemand beispielsweise eine empirische Untersuchung zum Thema „Vergleich verschiedener Therapieformen im Hinblick auf den Abbau psychischer Störungen“ ins Auge gefaßt hat, ist mit Sicherheit davon auszugehen, daß dieses Vorhaben scheitern oder zumindest unbefriedigend enden wird. Das Thema ist zu breit angelegt und sollte auf einen Teilaspekt eingeschränkt werden.

Unbrauchbar sind ferner Themen, die weder eine praktische Bedeutung erkennen lassen noch die Grundlagenforschung bereichern können. Hochschulen und Universitäten sind Einrichtungen, die eine vergleichsweise lange und kostspielige Ausbildung vermitteln. Hieraus leitet sich eine besondere Verantwortung des Wissenschaftlers (auch des angehenden Wissenschaftlers) ab, sich mit Themen zu beschäftigen, deren Nutzen zumindest prinzipiell erkennbar ist (zum Verhältnis praxisbezogener Forschung und grundlagenorientierter Forschung vgl. Schorr, 1994 oder Wottawa, 1994).

Problematisch aber notwendig ist die Entscheidung darüber, ob eine Fragestellung bereits so intensiv erforscht wurde, daß die eigene Untersuchung letztlich nur seit langem bekannte Ergebnisse bestätigen würde (z. B. Untersuchungen, mit denen erneut gezeigt werden soll, daß Gruppen unter der Anleitung eines kompetenten Koordinators effizienter arbeiten, daß Bestrafungen weniger lernfördernd sind als Belohnungen, daß sich Reaktionszeiten unter Alkohol verändern oder daß Unterschichtkinder sozial benachteiligt sind). Diese Entscheidung setzt voraus, daß man sich im Verlaufe seines Studiums genügend Wissen angeeignet oder gezielt Literatur aufgearbeitet hat. Zur Frage der Trivialität von Forschungsergebnissen bzw. zu deren Prognostizierbarkeit aufgrund von „Alltagstheorien“ findet man bei Holz-Ebeling (1989) bzw. Semmer und Tschan (1991) interessante Informationen.

2.2.2 Ethische Kriterien

Empirische Forschung mit humanwissenschaftlichen Themen setzt in hohem Maße ethische Sensibilität seitens des Untersuchenden voraus. Zahlreiche Untersuchungsgegenstände wie z. B. Gewalt, Aggressivität, Liebe, Leistungsstreben, psychische Störungen, Neigung zu Konformität, ästhetische Präferenzen, Schmerztoleranz oder Angst betreffen die Privatsphäre des Menschen, die durch das Grundgesetz geschützt ist.

Die Bewertung vorläufiger Untersuchungsideen wäre unvollständig, wenn sie nicht auch ethische Kriterien mitberücksichtigen würde, wenngleich sich die Frage, ob eine Untersuchung ethisch zu verantworten ist oder nicht, häufig erst bei Festlegung der konkreten Untersuchungsdurchführung stellt (vgl. vor allem Abschnitte 2.3.3, 2.3.5 sowie 2.5.) Dennoch ist es ratsam, sich frühzeitig mit der ethischen Seite eines Untersuchungsvorhabens auseinanderzusetzen.

Für die Psychologie hat praktisch jedes Land seine eigenen berufsethischen Verpflichtungen erlassen (vgl. Schuler, 1980; die deutschen Richtlinien wurden vom Berufsverband Deutscher Psychologen, 1976 veröffentlicht). Diese Richtlinien regeln jedoch in erster Linie die berufliche Tätigkeit von Diplompsychologen und lassen sich nur indirekt auf empirische Forschung anwenden. Direkt auf die Forschung bezogene, verbindliche Richtlinien existieren zur Zeit (im deutschsprachigen Raum) nicht. Letztlich muß man im Einzelfall selbst entscheiden, ob die eigene Untersuchung ethisch zu verantworten ist oder nicht.

TAFEL 2

Gehorsam und Gewalt
– Ist diese Untersuchung ethisch vertretbar?

Heftige Kontroversen bzgl. der ethischen Grenzen empirischer Untersuchungen löste eine Studie von Milgram (1963) aus, mit der die Gewissenlosigkeit von Menschen, die sich zum Gehorsam verpflichtet fühlen, demonstriert werden sollte.

40 Personen – es handelte sich um Männer im Alter zwischen 20 und 50 Jahren mit unterschiedlichen Berufen – nahmen freiwillig an dieser Untersuchung teil. Nach einer ausführlichen Instruktion waren sie davon überzeugt, daß sie an einer wissenschaftlichen Untersuchung über den Zusammenhang zwischen Strafe und Lernen teilnehmen würden. Hierfür teilte der Untersuchungsleiter die Untersuchungsteilnehmer scheinbar in zwei Gruppen auf: Die eine Gruppe, so hieß es, würde eine Lernaufgabe erhalten (Paar-Assoziations-Versuch) und die andere Gruppe, die Trainergruppe, erhielt die Aufgabe, den Lernerfolg der „Schüler" durch Bestrafung zu verbessern. Tatsächlich gehörten jedoch alle Untersuchungsteilnehmer der Trainergruppe an; der „Schüler" bzw. das „Opfer" wurde jeweils von einem „Strohmann" des Untersuchungsleiters gespielt.

Der Untersuchungsleiter führte jeden einzelnen Trainer zusammen mit dem „Schüler" in einen Raum, in dem sich ein Gerät befand, das einem elektrischen Stuhl sehr ähnlich sah. Der vermeintliche „Schüler" wurde gebeten, sich auf diesen Stuhl zu setzen. In einem Nebenraum stand ein Gerät, das der Trainer zur Bestrafung des „Schülers" benutzen sollte. Es handelte sich um einen Elektroschock-Generator mit 30 Schaltern für Schockstärken zunehmender Intensität von 15 Volt bis 450 Volt. Einige Schalter waren verbal gekennzeichnet: „leichter Schock", „mäßiger Schock", „starker Schock", „sehr starker Schock", „intensiver Schock", „extrem intensiver Schock", „Gefahr: schwerer Schock!" Zwei weitere Schalter nach dieser letzten Bezeichnung markierten drei Kreuze.

Über eine Anzeige erfuhr der Trainer, ob der „Schüler" die ihm gestellten Aufgaben richtig oder falsch löste. Machte der „Schüler" einen Fehler, erteilte der Trainer ihm einen Schock von 15 Volt. Jeder weitere Fehler mußte mit der nächsthöheren Schockstärke bestraft werden. Dem Trainer wurde mitgeteilt, daß die Elektroschocks zwar sehr schmerzhaft, aber ohne bleibende Schäden seien.

Tatsächlich erhielt der als Schüler getarnte „Strohmann" im Nebenraum keinen Schock. Seine Instruktion lautete, im Verhältnis 3:1 falsche bzw. richtige Antworten zu geben und dies auch nur solange, bis die Schockstärke 300 erreicht war. Danach signalisierte die Richtig-Falsch-Anzeige keine Reaktionen mehr und stattdessen hörte der Trainer, wie der „Schüler" kräftig gegen die Wand schlug.

In dieser Situation wandten sich die Trainer gewöhnlich an den Untersuchungsleiter mit der Frage, wie sie auf das Schweigen der Richtig-Falsch-Anzeige bzw. auf die offenbar heftigen emotionalen Reaktionen des „Schülers" reagieren sollten. Es wurde ihnen bedeutet, daß das Ausbleiben einer Reaktion als Fehler zu werten und damit das Bestrafen mit der nächsthöheren Schockstärke fortzusetzen sei. Nach dem 315-Volt-Schock hörte auch das Pochen an die Wand auf.

Für den Fall, daß ein Trainer darum bat, die Untersuchung abbrechen zu dürfen, waren vier gestaffelte Standardantworten vorgesehen:

1. Bitte fahren Sie fort.
2. Das Experiment erfordert es, daß Sie weitermachen.
3. Es ist absolut erforderlich, daß Sie weitermachen.
4. Sie haben keine andere Wahl, Sie müssen weitermachen.

Erst nachdem auch die vierte Aufforderung den Trainer nicht veranlassen konnte, die Schockstärke weiter zu erhöhen, wurde die Untersuchung abgebrochen. Für jeden Trainer wurde dann als Index für seine „Gehorsamkeit" die Stärke des zuletzt erteilten Schocks registriert.

TAFEL 2

Ergebnisse: Keiner der 40 Trainer brach die Untersuchung vor dem 300-Volt-Schock ab. (Bei dieser mit der Verbalmarke „Intensiver Schock" versehenen Stärke schlug der „Schüler" gegen die Wand und der Trainer erhielt keine Rückmeldung mehr bzgl. der gestellten Aufgaben.)

Fünf Trainer kamen der Aufforderung, den nächststärkeren Schock zu geben, nicht mehr nach. Bis hin zur 375-Volt-Marke verweigerten weitere neun Trainer den Gehorsam. Die verbleibenden 26 Trainer erreichten die mit drei Kreuzen gekennzeichneten maximalen Schockstärken von 450 Volt.

Verhaltensbeobachtungen durch eine Einwegscheibe zeigten Reaktionen der Trainer, die für sozialpsychologische Laborexperimente äußerst ungewöhnlich sind. Es wurden Anzeichen höchster innerer Spannung wie Schwitzen, Zittern, Stottern, Stöhnen etc. registriert.

(Kritische Diskussionen dieser Untersuchung findet man z. B. bei Baumrind, 1964; Kaufmann, 1967; Milgram, 1964, sowie Stuwe und Timaeus, 1980.)

Im folgenden werden einige Aspekte genannt, die bei der Überprüfung der ethischen Unbedenklichkeit empirischer Untersuchungen beachtet werden sollten. Ausführlichere Informationen zu diesem Thema findet man bei Kelmann (1968); Kruse und Kumpf (1981); Kumpf und Irle (1977); Miller (1972); Schuler (1980); Sears (1967) oder Wolfensberger (1970). Sanders (1979) berichtet über einige Verstöße gegen ethische Prinzipien, die nach Kriterien der American Psychological Association (APA, 1973) zusammengestellt wurden.

Tafel 2 führt in die hier zu diskutierende Problematik ein.

Güterabwägung: Wissenschaftlicher Fortschritt oder Menschenwürde

Viele humanwissenschaftliche Studien benötigen Daten, deren Erhebung nur schwer mit der Menschenwürde der beteiligten Personen vereinbar ist. Ob es um die Untersuchung der Schmerztoleranzschwelle, die Erzeugung von Depressionen durch experimentell herbeigeführte Hilflosigkeit oder um Reaktionen auf angstauslösende Reize geht; es gibt Untersuchungen, die darauf angewiesen sind, daß die untersuchten Personen in eine unangenehme, manchmal auch physisch oder psychisch qualvolle Situation gebracht werden. Lassen sich derartige Beeinträchtigungen auch nach sorgfältigen Bemühungen, die Untersuchung für die Betroffenen weniger unangenehm zu gestalten, nicht vermeiden, können sie nur gerechtfertigt werden, wenn die Untersuchung Ergebnisse verspricht, die anderen Personen (z. B. schmerzkranken, depressiven oder phobischen Menschen) zugute kommen.

Hierüber eine adäquate, prospektive Einschätzung abzugeben, fällt nicht nur dem Anfänger schwer. Die feste Überzeugung von der Richtigkeit der eigenen Idee erschwert eine umsichtige Einschätzung der Situation. Es ist deshalb zu fordern, daß in allen Fällen, in denen die eigene Einschätzung auch nur die geringsten Zweifel an der ethischen Unbedenklichkeit der geplanten Untersuchung aufkommmen läßt, außenstehende, erfahrene Praktiker und die zu untersuchende Zielgruppe zu Rate gezogen werden.

Persönliche Verantwortung

Bei der Auswahl geeigneter Untersuchungsthemen muß berücksichtigt werden, daß derjenige, der die Untersuchung durchführt, für alle unplanmäßigen Vorkommnisse zumindest moralisch verantwortlich ist. Wann immer menschenunwürdig erscheinende Instruktionen, Befragungen, Tests oder Experimente verlangt werden, ist der Untersuchungsleiter verpflichtet, die Untersuchungsteilnehmer auf mögliche Gefährdungen und ihr Recht, die Untersuchungsteilnahme zu verweigern, aufmerksam zu machen. Sind physische Beeinträchtigungen nicht auszuschließen, müssen vor Durchführung der Untersuchung medizinisch geschulte Personen um ihre Einschätzung gebeten werden.

Informationspflicht

Die Tauglichkeit einer Untersuchungsidee hängt auch davon ab, ob den zu untersuchenden Personen von vornherein sämtliche Informationen über die Untersuchung mitgeteilt werden können, die ihre Entscheidung, an der Untersuchung teilzunehmen, potentiell beeinflussen. Entschließt sich ein potentieller Proband nach Kenntnisnahme aller relevanten Informationen zur Teilnahme an der in Frage stehenden Untersuchung, spricht man von „Informed Consent". Sind Personen an ihren eigenen Untersuchungsergebnissen interessiert, ist es selbstverständlich, daß diese nach Abschluß der Untersuchung schriftlich, fernmündlich oder in einer kleinen Präsentation mitgeteilt werden.

Gelegentlich ist es für das Gelingen einer Untersuchung erforderlich, daß die Untersuchungsteilnehmer den eigentlichen Sinn der Untersuchung nicht erfahren dürfen (Experimente, die durch sozialen Gruppendruck konformes Verhalten evozieren, würden sicherlich nicht gelingen, wenn die Teilnehmer erfahren, daß ihre Konformitätsneigungen geprüft werden sollen). Sind Täuschungen unvermeidlich und verspricht die Untersuchung wichtige, neuartige Erkenntnisse, besteht die Pflicht, die Teilnehmer nach Abschluß der Untersuchung über die wahren Zusammenhänge aufzuklären. Danach sollten sie auch auf die Möglichkeit aufmerksam gemacht werden, die weitere Auswertung ihrer Daten nicht zu gestatten. In jedem Falle ist bei derartigen Untersuchungen zu prüfen, ob sich Täuschungen oder irreführende Instruktionen nicht durch die Wahl einer anderen Untersuchungstechnik vermeiden las-

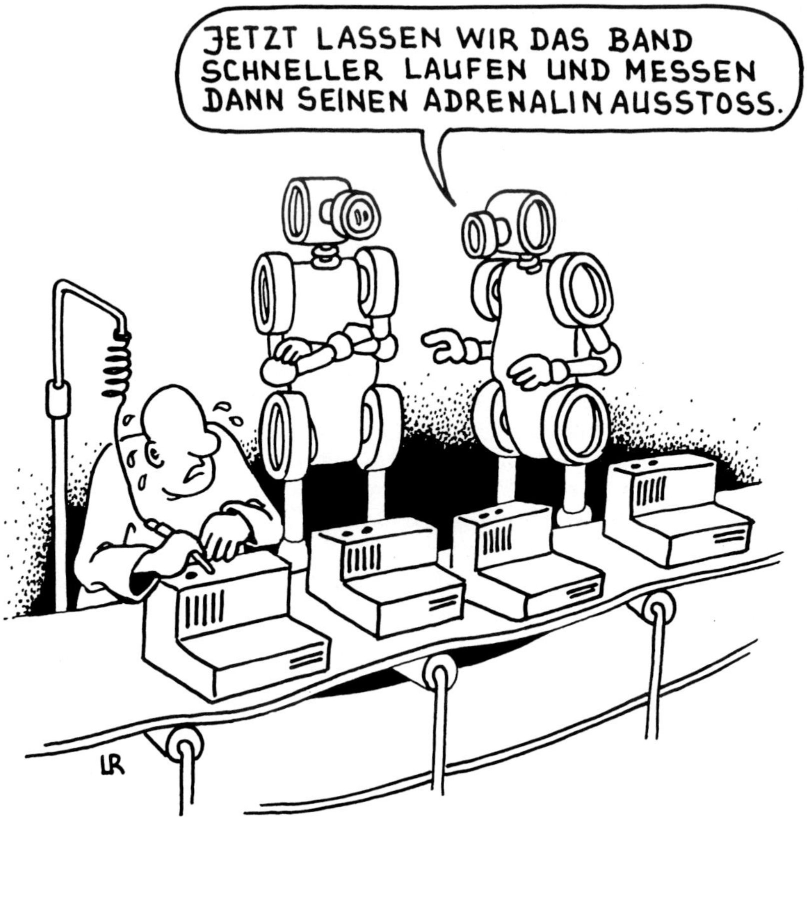

Der Experimentierfreude sind ethische Grenzen gesetzt. (Zeichnung: R. Löffler, Dinkelsbühl)

sen (vgl. hierzu Carlsmith et al., 1976 oder Kelman, 1970).

Mit einer empirischen Erhebung verglichen Sullivan und Deiker (1973) die Bewertung von Täuschungsexperimenten durch Studenten und ausgebildete Psychologen. Hierbei zeigte sich, daß Studenten Täuschungen für ethisch weniger bedenklich halten als Psychologen. Wie häufig tatsächlich Untersuchungsteilnehmer in psychologischen Untersuchungen getäuscht werden, ist Gegenstand einer Studie von Menges (1973), die ca. 1000 Publikationen nach den Kriterien „ungenaue", „unvollständige" und „vollständige" Information auswertet. Über besondere Probleme der Informationspflicht bei psychologischen Eignungsuntersuchungen berichtet Maier (1980).

Freiwillige Untersuchungsteilnahme

Niemand darf zu einer Untersuchung gezwungen werden. Auch während einer Untersuchung hat jeder Teilnehmer das Recht, die Untersuchung abzubrechen.

Diese Forderung bereitet sicherlich Schwierigkeiten, wenn eine Untersuchung auf eine repräsentative Stichprobe (vgl. S. 371ff.) angewiesen ist. Es bestehen aber auch keine Zweifel, daß Personen, die zur Teilnahme an einer Untersuchung genötigt werden, die Ergebnisse erheblich verfälschen können (vgl. S. 73f.). Hieraus leitet sich die Notwendigkeit ab, die Untersuchung so anzulegen, daß die freiwillige Teilnahme nicht zu einem Problem wird (vgl. hierzu auch Kelman, 1972). Hierzu gehört auch, daß die Untersuchungsteilnehmer nicht wie beliebige oder austauschbare „Versuchspersonen" behandelt werden, sondern als Individuen, von deren Bereitschaft, sich allen Aufgaben freiwillig und ehrlich zu stellen, das Gelingen der Untersuchung maßgeblich abhängt.

In manchen Untersuchungen wird die „freiwillige" Untersuchungsteilnahme durch eine gute Bezahlung honoriert. Auch diese Maßnahme ist ethisch nicht unbedenklich, wenn man in Rechnung stellt, daß finanziell schlechter gestellte Personen auf die Entlohnung angewiesen sein könnten, ihre „Freiwilligkeit" also erkauft wird. Im übrigen ist bekannt, daß bezahlte Untersuchungsteilnehmer dazu neigen, sich als „gute Versuchsperson" (Orne, 1962) darzustellen, was – weil die Versuchsperson dem Untersuchungsleiter gefallen möchte – wiederum die Untersuchungsergebnisse verfälscht. Bezahlungen sind deshalb nur zu rechtfertigen, wenn die Untersuchung zeitlich sehr aufwendig ist oder wenn Personen nur gegen Bezahlung für eine Teilnahme an der Untersuchung zu gewinnen sind.

Besonders prekär wird die Frage der Freiwilligkeit der Untersuchungsteilnahme an psychologischen Instituten, deren Prüfungsordnungen die Ableistung einer bestimmten Anzahl von „Versuchspersonenstunden" vorsehen. Hier vertreten wir den Standpunkt, daß angehende Psychologen bereit sein müssen, in psychologischen Untersuchungen als „Versuchspersonen" Erfahrungen zu sammeln, die ihnen im Umgang mit Teilnehmern für spätere, eigene Untersuchungen zugute kommen. Ferner gilt, daß Psychologiestudenten dafür Verständnis zeigen sollten, daß eine empirisch orientierte Wissenschaft auf die Bereitschaft von Menschen, sich untersuchen zu lassen, angewiesen ist, so daß ihre Teilnahme an Untersuchungen letztlich auch dem Erkenntnisfortschritt dient. (Auf die Frage, ob Studenten „taugliche" Versuchspersonen sind, wird auf S. 74f. eingegangen.) Dennoch sollte Studierenden wie jedem anderen das Recht eingeräumt werden, die Teilnahme an bestimmten Untersuchungen, die sie begründet ablehnen, zu verweigern.

Vermeidung psychischer oder körperlicher Beeinträchtigungen

Lewin (1979) unterscheidet drei Arten von Beeinträchtigungen

- vermeidbare Beeinträchtigungen
- unbeabsichtigte Beeinträchtigungen
- beabsichtigte Beeinträchtigungen

Sie spricht von *vermeidbarer Beeinträchtigung*, wenn Untersuchungsteilnehmer aus Mangel an Sorgfalt, aus Unachtsamkeit oder wegen überflüssiger, für die Untersuchung nicht unbedingt erforderlicher Maßnahmen zu Schaden kommen. (Wobei mit „Schaden" nicht nur körperliche Verletzungen, sondern auch subtile Beeinträchtigungen wie peinliche Bloßstellungen, unangenehme Überforderungen, Angst, Erschöpfung u. ä. gemeint sind.) Sie sollten durch eine sorgfältige und schonende Untersuchungsdurchführung vermieden werden.

Trotz sorgfältiger Planung und Durchführung einer Untersuchung kann es aufgrund unvorhergesehener Zwischenfälle zu *unbeabsichtigten Beeinträchtigungen* der Untersuchungsteilnehmer kommen, die den Untersuchungsleiter – soweit er sie bemerkt – zum unverzüglichen Eingreifen veranlassen sollten. Ein einfacher Persönlichkeitstest z. B. oder ein steriles Untersuchungslabor können ängstliche Personen nachhaltig beunruhigen. Die einfache Frage nach dem Beruf des Vaters kann ein Kind zum Schweigen oder gar Weinen bringen, weil der Vater kürzlich einem Unfall erlegen ist. Je nach Anlaß können ein persönliches Gespräch oder eine sachliche Aufklärung helfen, über die unbeabsichtigte Beeinträchtigung hinwegzukommen.

Die Untersuchung von Angst, Schuld- und Schamgefühlen, Verlegenheit o.ä. machen es meistens erforderlich, die Untersuchungsteilnehmer in unangenehme Situationen zu bringen. Diese *beabsichtigten Beeinträchtigungen* sollten die Untersuchungsteilnehmer so wenig wie möglich belasten. Oftmals reichen bereits geringfügige Beeinträchtigungen für die Überprüfung der zu untersuchenden Fragen aus.

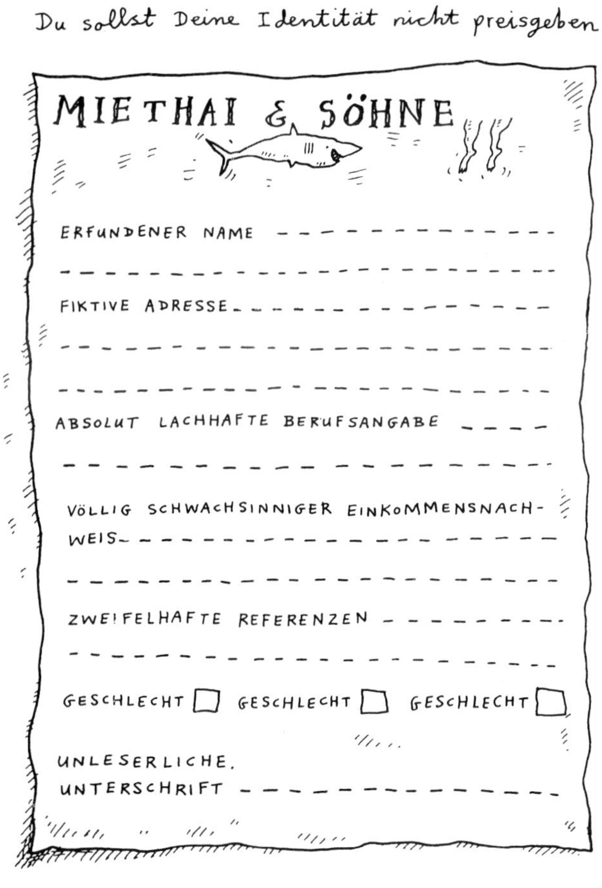

Auch bei psychologischen Untersuchungen sollte die Anonymität gewahrt bleiben. (Aus: Poskitt, K. & Appleby, S. (1993). Die 99 Lassedasse. Kiel: Achterbahn Verlag, ohne Seitenzahlen)

Anonymität der Ergebnisse

Wenn die Anonymität der persönlichen Angaben nicht gewährleistet werden kann, sollte auf eine empirische Untersuchung verzichtet werden. Jedem Untersuchungsteilnehmer muß versichert werden, daß die persönlichen Daten nur zu wissenschaftlichen Zwecken verwendet und daß die Namen nicht registriert werden. Falls erforderlich, kann der Untersuchungsteilnehmer seine Unterlagen mit einem Code-Wort versehen, dessen Bedeutung nur ihm bekannt ist.

Auskünfte über andere Personen unterliegen dem *Datenschutz.* Vor größeren Erhebungen, in denen auch persönliche Angaben erfragt werden, empfiehlt es sich, die entsprechenden rechtlichen Bestimmungen einzusehen (vgl. Lecher, 1988; Simitis et al., 1981).

2.3 Untersuchungsplanung

Diente die „vorwissenschaftliche Phase" einer ersten Sondierung der eigenen Untersuchungsideen, beginnt jetzt die eigentliche Planung der empirischen Untersuchung. Sie markiert den wichtigsten Abschnitt empirischer Arbeiten. Von ihrer Präzision hängt es ab, ob die Untersuchung zu aussagekräftigen Resultaten führt oder ob die Untersuchungsergebnisse z. B. wegen ihrer mehrdeutigen Interpretierbarkeit, fehlerhafter Daten oder einer unangemessenen statistischen Auswertung unbrauchbar sind. Man sollte sich nicht scheuen, die Aufarbeitung einer Untersuchungsidee abzubrechen, wenn die Planungsphase Hinweise ergibt, die einen positiven Ausgang der Untersuchung zweifelhaft erscheinen lassen. Nachlässig begangene Planungsfehler müssen teuer bezahlt werden und sind häufig während der Untersuchungsdurchführung nicht mehr korrigierbar. (Eine Kurzfassung typischer Planungsfehler und Planungsaufgaben findet man bei Aiken, 1994.)

Die Bedeutsamkeit der im folgenden behandelten Bestandteile eines Untersuchungsplanes hängen davon ab, welche Untersuchungsart für das gewählte Thema am angemessensten erscheint (vgl. Abschnitt 2.3.3). Eine Entscheidung hierüber sollte jedoch erst getroffen werden, nachdem der Anspruch der Untersuchung geklärt (Abschnitt

2.3.1) und das Literaturstudium abgeschlossen ist (Abschnitt 2.3.2).

2.3.1 Zum Anspruch der geplanten Untersuchung

Empirische Untersuchungen haben unterschiedliche Funktionen. Eine kleinere empirische Studie, die als Semesterarbeit angefertigt wird, muß natürlich nicht den Ansprüchen genügen, die für eine Dissertation oder für ein mit öffentlichen Mitteln gefördertes Großprojekt gelten. Die Planungsarbeit beginnt deshalb mit einer möglichst realistischen Einschätzung des Anspruchs des eigenen Untersuchungvorhabens in Abhängigkeit vom Zweck der Untersuchung.

Prüfungsordnungen: Die erste wichtige Informationsquelle hierfür sind Prüfungsordnungen, in deren Rahmen empirische Arbeiten angefertigt werden (Magisterprüfungsordnung, Diplomprüfungsordnung, Promotionsordnung etc.). Auch wenn diese Ordnungen in der Regel nicht sehr konkret über den Anspruch der geforderten Arbeit informieren, lassen sich ihnen dennoch einige interpretationsfähige Hinweise entnehmen. So macht es einen erheblichen Unterschied, ob z. B. „ein selbständiger Beitrag zur wissenschaftlichen Forschung" oder „der Nachweis, selbständig ein wissenschaftliches Thema bearbeiten zu können" gefordert wird. Die zuerst genannte Forderung ist zweifellos anspruchsvoller und wäre für eine Dissertation angemessen; hier geht es um die Erweiterung des Bestandes an wissenschaftlichen Erkenntnissen durch einen eigenen Beitrag. Die zweite, für Diplomprüfungsordnungen typische Forderung verlangt „lediglich", daß die inhaltlichen und methodischen Kenntnisse ausreichen, um ein Thema nach den Regeln der jeweiligen Wissenschaftsdisziplin selbständig untersuchen zu können. Es geht hier also eher um die Befähigung zum selbständigen wissenschaftlichen Arbeiten und weniger um die Originalität des Resultates. Diplomarbeiten sollen dokumentieren, daß wissenschaftliche Instrumente wie z. B. die Nutzung vorhandener Literatur, die angemessene Operationalisierung von Variablen, der geschickte Aufbau eines Experimentes, der Entwurf eines Fragebogens, die Organisation einer größeren Befragungskampagne, das Ziehen einer Stichprobe, die statistische Auswertung von Daten oder das Dokumentieren von Ergebnissen vom Diplomanden beherrscht werden. Zusätzlich informiert die Prüfungsordnung über den zeitlichen Rahmen, der für die Anfertigung der Arbeit zur Verfügung steht.

Vergleichbare Arbeiten: Die zweite wichtige Informationsquelle, den Anspruch der geplanten Arbeit richtig einzuschätzen, stellen Arbeiten dar, die andere nach derselben Ordnung bereits angefertigt haben. Das Durchsehen verschiedener Diplom-, Magister- oder Doktorarbeiten vermittelt einen guten Eindruck davon, wie anspruchsvoll und wie umfangreich vergleichbare Arbeiten sind.

Schließlich ist der Anfänger gut beraten, sich von erfahrenen Studienkollegen, Mitgliedern des Lehrkörpers oder seinem „Betreuer" bei der Einschätzung der Angemessenheit seiner Untersuchungsidee helfen zu lassen.

2.3.2 Literaturstudium

Wer ein interessantes Thema gefunden hat, steht vor der Aufgabe, die vorläufige Untersuchungsidee in den bereits vorhandenen Wissensstand einzuordnen. Das hierfür erforderliche Literaturstudium geschieht mit dem Ziel, die eigene Untersuchungsidee nach Maßgabe bereits vorhandener Untersuchungsergebnisse und Theorien einzugrenzen bzw. noch offene Fragen oder widersprüchliche Befunde zu entdecken, die mit der eigenen Untersuchung geklärt werden können. Es empfiehlt sich, das Literaturstudium sorgfältig, planvoll und ökonomisch anzugehen (weitere Angaben zur Literaturarbeit s. Abschnitt 6.2).

Literaturquellen

Universitätsbibliotheken sind komplizierte wissenschaftliche Organisationen, die zusammen bestrebt sind, das gesamte Wissen aller wissenschaftlichen Disziplinen zu archivieren. Über den effektiven Umgang mit diesen Einrichtungen bzw. über ein rationelles Literaturstudium berichten Heyde (1970); Kliemann (1971); Redenbacher (1958) und Schürfeld (1966).

Orientierung: Wenn zur Entwicklung der Untersuchungsidee noch keine Literatur herangezogen wurde, sollten als erstes Lexika, Wörterbücher und Handbücher eingesehen werden, die über die für das Untersuchungsthema zentralen Begriffe informieren und erste einführende Literatur nennen. Diese einführende Literatur enthält ihrerseits Verweise auf speziellere Monographien oder Zeitschriftenartikel, die zusammen mit den lexikalischen Beiträgen bereits einen ersten Einblick in den Forschungsgegenstand vermitteln.

Von besonderem Vorteil ist es, wenn man bei dieser Suche auf aktuelle Sammelreferate (Reviews) stößt, in denen die wichtigste Literatur zu einem Thema für einen begrenzten Zeitraum inhaltlich ausgewertet und zusammengefaßt ist. Um die Suche nach derartigen Überblicksreferaten abzukürzen, sollte man sich nicht scheuen, das Bibliothekspersonal zu fragen, in welchen Publikationsorganen derartige Zusammenfassungen üblicherweise erscheinen. (Für die Psychologie sind dies z. B. die Zeitschriften „Annual Review of Psychology“ oder „Psychological Review“ bzw. die „Advances“- und „Progress“-Serien für Teilgebiete der Psychologie.) Gute Bibliotheken führen außerdem einen ausführlichen Schlagwortkatalog, der ebenfalls für die Beschaffung eines ersten Überblicks genutzt werden sollte.

In diesem Stadium der Literaturarbeit stellt sich oft heraus, daß das vorläufige Untersuchungsvorhaben zu umfangreich ist, denn allein das Aufarbeiten der im Schlagwortkatalog aufgeführten Literatur würde vermutlich Monate in Anspruch nehmen. Es kann deshalb erforderlich sein, nach einer ersten Durchsicht der einschlägigen Literatur das Thema neu zu strukturieren und anschließend einzugrenzen.

Vertiefung: Es beginnt eine „zweite Runde“ der Literaturrecherche, in der nach speziellen Beiträgen oder Untersuchungen zum (eingegrenzten) Themenbereich gesucht wird. Hierfür stehen umfangreiche Bibliographien zur Verfügung (z. B. Psychological Abstracts, Sociological Abstracts, Social Science Citation Index, Index Medicus oder Bibliographien zu speziellen Themenbereichen), die Kurzfassungen von Untersuchungen und Literaturangaben zu allen Teilbereichen der entsprechenden Fachdisziplin enthalten (s. Tafel 3). Es muß geprüft werden, welche Publikationen, die unter den wichtig erscheinenden Schlagwörtern aufgeführt sind, für das eigene Untersuchungsvorhaben von Bedeutung sein können. Häufig konzentriert man sich auf einschlägige Beiträge der letzten fünf Jahre und die in diesen Beiträgen zitierten älteren Arbeiten. Zusätzlich informieren aktuelle Kongreßberichte über den Stand der Forschung zu der ausgewählten Problematik.

Eine weitere Hilfe für die Literatursuche bieten Informationsdienste an, die für ein geringes Entgelt Literatur zu vorgegebenen Stichwörtern nachweisen. Für die Psychologie sind dies z. B. das „Sammelgebiet Psychologie an der Universitätsbibliothek Saarbrücken“, die „Zentralstelle für psychologische Information und Dokumentation an der Universität Trier“ oder das „Informationszentrum Sozialwissenschaften“ in Bonn. Das Auffinden soziologischer Literatur wird durch eine Arbeit von Heidtmann und Habermann (1974) erleichtert. Weitere Auskünfte über Fachinformationsdienste erteilt das Institut für Dokumentationswesen in Frankfurt/Main. Die Anschriften dieser und weiterer Informationsdienste sowie Hinweise für computergestützte Literaturrecherchen sind im Anhang B aufgeführt.

Der Fall, daß man vergeblich nach verwertbarer Literatur sucht, tritt relativ selten ein. (Man beachte, daß Arbeiten mit ähnlicher Thematik möglicherweise unter anderen als den geprüften Stichwörtern zusammengefaßt sind. Bei der Stichwortsuche unterstützen sog. *Thesauri*, die synonyme und inhaltlich ähnliche Fachbegriffe zu dem jeweiligen Suchbegriff angeben.) Stellt sich dennoch heraus, daß die Literatur für eine hypothesenprüfende Untersuchung keine Anknüpfungspunkte bietet, wird man zunächst eine Erkundungsstudie ins Auge fassen, deren Ziel es ist, plausible Hypothesen zu bilden (vgl. Abschnitt 2.3.3: Wahl der Untersuchungsart).

Dokumentation

Eine Literaturrecherche ist praktisch wertlos, wenn Informationen nachlässig und unvollständig dokumentiert werden. Von den vielen, individuellen Varianten, das Gelesene schriftlich festzuhalten, haben sich das traditionelle Karteikartensystem und die elektronische Literaturdatenbank am besten bewährt. Für jede Publikation (Monogra-

TAFEL 3

Literatursuche mit Abstracts

Gibt es ein Leben nach dem Tod? Diese Frage scheint Menschen in allen Jahrhunderten zu beschäftigen. Die Esoterik-Bewegung hat in den letzten Jahren das Interesse an übersinnlichen Phänomenen aufgegriffen und thematisiert das Leben nach dem Tod in unterschiedlicher Weise (Erinnerungen an frühere Leben, Reinkarnation, Kontaktaufnahme mit Verstorbenen etc.). Aber auch die traditionellen Religionen vermitteln Vorstellungen darüber, was uns nach dem Leben erwartet (christliche Vorstellungen von Himmel und Hölle etc.). Läßt sich zu diesem interessanten Themengebiet eine empirische Untersuchung durchführen? Spontan fallen einem diverse psychologische und soziologische Fragestellungen ein: Wie verbreitet ist der Glaube an ein Leben nach dem Tod? Wie unterscheiden sich Menschen, die an ein Leben nach dem Tod glauben, von denjenigen, die diese Vorstellung nicht teilen? Schätzt eine Gesellschaft, in der der Glaube an ein Leben nach dem Tod sehr verbreitet ist, den Wert des irdischen Lebens geringer ein als eine säkularisierte Gesellschaft?

Zu diesen Ideen sollte ein Blick in die Fachliteratur geworfen werden. Dazu könnte man z. B. die „Psychological Abstracts“ des Jahres 1993 heranziehen und im Sachverzeichnis (Subject Index) unter den Stichwörtern „Religion“, „Death“ und „Death Anxiety“ nachschlagen. Unter dem Stichwort „Death Anxiety“ befindet sich in der Rubrik „Serials“ (Zeitschriften) eine Liste von Zeitschriftenartikeln, wobei die einzelnen Artikel nur mit einigen Stichpunkten skizziert und mit einer Ordnungsnummer versehen sind. Die Ordnungsnummer gibt an, an welcher Stelle in den Abstractbänden des Jahres 1993 der gesuchte Abstract zu finden ist.

Death Anxiety – Serials

afterlife & God beliefs, degree of anxiety perceived in death related pictures, Hindi male 40-60 yr olds with low vs high death site area exposure, India, 1240

attitudes toward & preoccupation with death, college students, 1935 vs 1991, 29434

birth environment & complications & transference & countertransference, male analysand with fears of death & panic attacks, 30430

correlates of death depression vs anxiety, 16-82 yr olds, 25582

cross cultural & construct validity of Templer's Death Anxiety Scale, nursing students, Philippines, 31844

death anxiety & education, Air Force mortuary officers, conference presentation, 27755

death anxiety & life purpose of future vs past vs present time perspective, 52-94 yr olds, 45033

depression & self esteem & suicide ideation & death anxiety & GPA, 14-19 yr olds of divorced vs nondivorced parents, 25199

development & factor analysis of Revised Death Anxiety Scale, 18-88 yr olds, 15984

didactic vs experiential death & dying & grief workshop. death anxiety, nursing students, 7311

emotional managing function of belief in life after death, death anxiety, Hindu vs Muslim vs Christian 20-70 vr olds, 17278

emotional responses to & fear of child's death from diarrhea, urban vs rural mothers of 0-36 mo olds, Pakistan, 10232

factor analysis of Death Anxiety Scale vs Death Depression Scale, adults, 24103

⋮ ⋮

Der markierte Artikel scheint interessant und wird aus den Psychological Abstracts 1993 (Band 80,2, Seite 2073) herausgesucht. Er sieht folgendermaßen aus:

17278. *Parsuram, Ameeta* & *Sharma, Maya.* (Jesus & Mary Coll. New Delhi, India) *Functional relevance of belief in lifte-after-death.* Special Series II: Stress, adjustment and death anxiety. *Journal of Personality* & *Clinical Studies,* 1992 (Mar-Sep), Vol 8(1-2), 97-100. – Studied the emotion managing function of belief in life after death in dealing with death anxiety. The differences in the concept of afterlife were examined in 20 Ss (aged 60-70 yrs) from each of 3 religions: Hindu, Islam and Christianity. Hindu Ss had the lowest level of death anxiety, followed by Muslim Ss, with the Christian Ss having the highest death anxiety. Hindus had the strongest belief in life after death, Muslims had the weakest belief in afterlife, and Christians fell in the middle. Results are discussed in terms of the theory of functional relevance of beliefs.

Es handelt sich um die Zusammenfassung eines Zeitschriftenartikels mit dem Titel „Functional relevance of belief in life-after-death“ (Die funktionale Bedeutung des Glaubens an ein Leben nach dem Tod) aus dem „Journal of Personality and Clinical Studies“ aus dem Jahr 1992 (Band 8, Heft 1-2, Seite 97-100). Die Autoren Ameeta Parsuram und Maya Sharma stammen vom „Jesus & Maria College“ in Neu Delhi (Indien). Das Abstract skizziert Fragestellung

TAFEL 3

(1. Satz), Methode (2. Satz), Ergebnisse (3. und 4. Satz) und Schlußfolgerungen (5. Satz) der Untersuchung.

Anhand dieses Abstracts ist nun zu prüfen, ob a) die Studie für die eigene Arbeit relevant ist (inhaltlicher und methodischer Bezug, Bedeutung der Autoren), b) die genannte Zeitschrift vor Ort zur Verfügung steht oder per Fernleihe beschafft werden muß und c) Aufwand und Nutzen bei der Literaturbeschaffung in angemessenem Verhältnis stehen (Negativpunkte: der Artikel umfaßt nur 4 Seiten; es wurden nur 20 Personen – d. h. ca. 7 pro Gruppe! – befragt; die Datenerhebungsmethode – standardisierter Fragebogen, offenes Interview o.ä.? – wird nicht genannt).

phie, Zeitschriftenartikel, Lehrbuch usw.) wird eine Karteikarte (auf Papier oder in der Datenbank) angelegt, die zunächst die vollständigen bibliographischen Angaben enthält, die für das Literaturverzeichnis (vgl. S. 91) benötigt werden: Autorenname, Titel der Arbeit sowie Name, Jahrgang und Nummer der Zeitschrift sowie Anfangs- und Endseitenzahl des Beitrages bzw. bei Büchern zusätzlich Verlag, Ort und Erscheinungsjahr. In Stichworten sollten zudem Angaben über den Theoriebezug, die Fragestellung, die verwendete Methode sowie die Ergebnisse aufgenommen werden. Wörtliche Zitate (mit Angabe der Seitenzahl!), die für den Untersuchungsbericht geeignet erscheinen sowie Bibliothekssignaturen, die ein späteres Nachschlagen der Literatur erleichtern, komplettieren die Karteikarte. (Weitere Tips über Exzerpiertechniken nennen Böttcher u. Zielinsky, 1973, Kap. 4.)

2.3.3 Wahl der Untersuchungsart

Im folgenden wird eine Klassifikation empirischer Untersuchungen vorgestellt, die es Studierenden erleichtern soll, ihr Untersuchungsvorhaben einzuordnen und entsprechende Planungsschwerpunkte zu setzen. Wir befassen uns zunächst mit den Hauptkategorien empirischer Untersuchungen, die in den nachfolgenden Kapiteln ausführlicher dargestellt und ausdifferenziert werden. Für eine gründliche Planung wird empfohlen, die entsprechenden Abschnitte dieser Kapitel ebenfalls vor Durchführung der Untersuchung zu lesen.

Die um Aktualität bemühten Sozialwissenschaften müssen einerseits Lösungsansätze für neuartige Fragestellungen entwickeln und andererseits die Angemessenheit ihrer Theorien angesichts einer sich verändernden Realität prüfen. Die Untersuchungsmethoden sind hierbei nicht beliebig, sondern sollten dem Status der wissenschaftlichen Frage Rechnung tragen (vgl. auch Bernal, 1970, S. 40 f.). Die Wahl der Untersuchungsart richtet sich deshalb zunächst nach dem in der Literatur dokumentierten Kenntnisstand zu einer Thematik. Dieses erste Kriterium entscheidet darüber, ob mit einer Untersuchung eine oder mehrere Hypothesen überprüft oder ob zunächst Hypothesen erkundet werden sollen. Das zweite Auswahlkriterium betrifft die angestrebte Gültigkeit bzw. die Eindeutigkeit der mit den Untersuchungsergebnissen verbundenen Aussagen.

Erstes Kriterium: Stand der Forschung

Nach Abschluß der Literaturarbeit ist zunächst zu entscheiden, ob der Stand der Forschung die Ableitung und Überprüfung einer gut begründeten Hypothese zuläßt (explanative Untersuchung), oder ob mit der Forschungsthematik wissenschaftliches Neuland betreten wird, welches zunächst eine explorative Orientierung bzw. eine gezielte Hypothesensuche erfordert (explorative Untersuchung). Zur Klärung der Frage, ob die Forschungsidee als wissenschaftliche Hypothese formulierbar ist, wird auf Abschnitt 1.1 verwiesen. Zudem gibt es Fragestellungen, in denen es nicht primär darum geht, Phänomene durch Theorien und Hypothesen zu erklären, sondern Populationen zu beschreiben (deskriptive Untersuchung).

Explorative Untersuchungen: Explorative bzw. erkundende Untersuchungen werden in erster Linie mit dem Ziel durchgeführt, in einem relativ unerforschten Untersuchungsbereich neue Hypothesen zu entwickeln oder theoretische bzw. begriffliche Voraussetzungen zu schaffen, um erste Hypothesen formulieren zu können. Sie sind relativ wenig normiert und lassen der Phantasie und dem Einfallsreichtum des Untersuchenden viel Spielraum. Dementsprechend sind die Richtlinien für die Planung derartiger Untersuchungen und die Anfertigung des Untersuchungsberichtes (vgl. Abschnitt 2.7) weniger verbindlich als für hypothesenprüfende Untersuchungen.

Charakteristisch für diese Untersuchungsart sind beispielsweise die folgenden methodischen Ansätze:

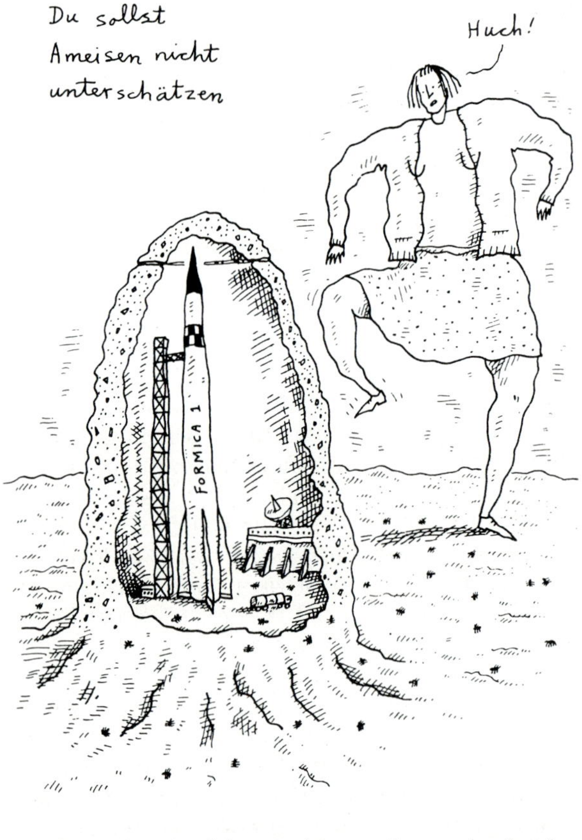

Bei der Exploration lohnt es sich zuweilen, auch scheinbar Bekanntes genauer unter die Lupe zu nehmen. (Aus: Poskitt, K. & Appleby, S. (1993). Die 99 Lassedasse. Kiel: Achterbahn Verlag. ohne Seitenzahlen)

- Durch offene Befragungen von Einzelpersonen (z. B. biographische oder narrative Interviews) oder von Gruppen (z. B. Gruppendiskussion) erfährt man, welche Probleme den Betroffenen besonders am Herzen liegen, welche Erklärungen oder Meinungen sie haben und welche besonderen lebensgeschichtlichen Ereignisse ihre aktuelle Situation bestimmen (vgl. Abschnitt 5.2.1; 5.4.4).
- Bei der Feldbeobachtung (Feldforschung) nimmt der Forscher am sozialen Leben des ihn interessierenden Systems teil und hält dabei nach besonderen Ereignissen und Verhaltensmustern ebenso Ausschau wie nach den unausgesprochenen Gesetzen und Regeln des Zusammenlebens. Auch die Beobachtung von Rollenspielen, bei der Akteure bestimmte Situationen aus ihrem Leben nachspielen, kann die Aufmerksamkeit auf bislang vernachlässigte oder im Alltag nicht öffentlich zutage tretende Details lenken (vgl. Abschnitt 5.2.2; 5.4.1).
- Im Verlaufe einer Aktionsforschung definieren Wissenschaftler zusammen mit den Betroffenen die Problemstellung, suchen nach Ursachen (Hypothesengenerierung, Theoriebildung) und entwerfen Lösungsvorschläge (Interventionen). Der Erfolg der Intervention wird gemeinsam evaluiert (formative Evaluation; vgl. S. 106 f.) und gibt Anlaß zur Modifikation von Theorien und Interventionsstrategien. Wesentliche Impulse in diesem Prozeß kommen immer von den Betroffenen, denen der Status von gleichberechtigten Experten eingeräumt wird (vgl. Abschnitt 5.4.2).
- Die detaillierte Analyse von Einzelfällen in Form von Selbstbeobachtung oder Fremdbeobachtung ist oftmals eine sinnvolle Vorbereitung von Stichprobenuntersuchungen, in denen Einzelfälle aggregiert werden (vgl. Abschnitt 5.2.2).
- Bei nonreaktiven Messungen wird auf der Basis von Verhaltensspuren, Rückständen, Ablagerungen oder Abnutzungen auf vergangenes Verhalten geschlossen. Wichtige Hinweise bei der Untersuchung sozialer Phänomene kann also ergänzend zur Befragung und Beobachtung von Akteuren auch die dingliche Umgebung bieten (vgl. Abschnitt 5.2.3).

- Qualitative Inhaltsanalysen dienen dazu, schrittweise die zentralen Themen und Bedeutungen von Texten oder anderen Objekten (z. B. Kunstobjekte, Fotos) herauszuarbeiten. Dabei ist eine minutiöse Wort-für-Wort-Analyse ebenso möglich wie eine orientierende Globalanalyse (vgl. Abschnitt 5.3).

Diese Formen der wenig standardisierten Datenerhebung mittels qualitativer Methoden (vgl. Kap. 5) haben nur dann wissenschaftlichen Wert, wenn die gewonnenen Informationen zu neuen Ideen oder Hypothesen verdichtet werden können. Dazu stellt man zweckmäßigerweise Inventare von wichtigen Einflußgrößen auf, bildet durch Zusammenfassung ähnlicher Fälle Typen und Strukturen, schließt auf mögliche Ursachen und Gründe, verfolgt Veränderungen im Zeitverlauf oder konzentriert sich auf das dynamische Zusammenspiel mehrerer Systemelemente (vgl. Abschnitt 6.5). Auch die Erfassung quantitativer Daten (vgl. Kap. 4) kann durch entsprechende Aufbereitung (vgl. Abschnitt 6.4) die Aufstellung neuer Hypothesen anregen.

Populationsbeschreibende Untersuchungen: Das primäre Ziel dieser Untersuchungsart ist die Beschreibung von Populationen (Grundgesamtheiten) hinsichtlich ausgewählter Merkmale. Diese Untersuchungsart wird vor allem in demoskopischen Forschungen eingesetzt, in denen die Zusammensetzung der Bevölkerung bzw. von Teilen der Bevölkerung in bezug auf bestimmte Merkmale sowie deren Veränderungen interessieren. Im Vordergrund stehen Stichprobenerhebungen, die eine möglichst genaue Schätzung der unbekannten Merkmalsausprägungen in der Population (*Populationsparameter*) gestatten. Wir werden diese Untersuchungsart in Kapitel 7 ausführlich diskutieren. Diese Diskussion geht auf Techniken ein, welche die Genauigkeit der Parameterschätzungen durch die Nutzung von Vorinformationen aus der Literatur bzw. aufgrund eigener Erfahrungen erhöhen. Wir unterscheiden populationsbeschreibende Untersuchungen

- mit einfachen Zufallsstichproben,
- mit geschichteten Stichproben, bei denen die Stichproben so zusammengesetzt werden, daß die prozentuale Verteilung von Schichtungsmerkmalen (Alter, Geschlecht, Beruf etc.) in der Stichprobe der prozentualen Verteilung dieser Merkmale in der Population entspricht.
- mit Klumpenstichproben, in denen mehrere zufällig ausgewählte „Klumpen" (z. B. Krankenhäuser, Wohnblocks, Schulklassen o.ä.) vollständig erhoben werden,
- mit mehrstufigen Stichproben, in denen die Auswahl nach mehreren Schichtungs- oder Klumpenmerkmalen erfolgt und
- Studien nach dem Bayes'schen Ansatz, der Stichprobeninformationen und „subjektive" Informationen für eine Parameterschätzung kombiniert.

Hypothesenprüfende Untersuchungen: Lassen sich aufgrund des Standes der Theorienentwicklung bzw. aufgrund von Untersuchungen, die zur gewählten Thematik bereits durchgeführt wurden, begründete Hypothesen formulieren, ist die Untersuchung nach den Kriterien einer hypothesenprüfenden bzw. *explanativen* Untersuchung anzulegen. Wir unterscheiden in Kapitel 8, das diese Untersuchungsart genauer behandelt, zwischen

- Zusammenhangshypothesen,
- Unterschiedshypothesen,
- Veränderungshypothesen und
- Einzelfallhypothesen.

Von *unspezifischen Hypothesen* sprechen wir, wenn die Forschung noch nicht genügend entwikkelt ist, um genaue Angaben über die Größe des hypothesengemäß erwarteten Zusammenhanges, Unterschiedes oder der Veränderung machen zu können. Hypothesen, die mit dieser Untersuchungsart geprüft werden, behaupten lediglich, daß zwischen zwei oder mehreren Merkmalen ein Zusammenhang besteht, daß sich eine oder mehrere Populationen in bezug auf bestimmte Merkmale unterscheiden, daß zwei oder mehrere „Behandlungsarten" (Treatments) unterschiedliche Wirkungen haben oder daß sich ein oder mehrere Merkmale in einer Population verändern. Beispiele für unspezifische Alternativhypothesen lauten H_1: $\mu_1 \neq \mu_2$ oder H_1: $\mu_1 > \mu_2$. Detailliertere Informationen über die hier angesprochenen Hypothesenarten enthält Tafel 42, S. 474 f.)

Unspezifische Hypothesen haben den Nachteil, daß sie bei großen Stichproben eigentlich immer zu einem signifikanten Ergebnis führen. (Zur Begründung dieser Behauptung vgl. Abschnitt 9.1.) Es ist also letztlich nur eine Frage des Stichprobenaufwandes, ob der statistische Hypothesentest zugunsten der Forschungshypothese entscheidet oder nicht. Dieser Mißstand wird behoben, wenn statt einer unspezifischen Alternativhypothese eine spezifische Hypothese mit einer klar definierten Effektgröße geprüft wird.

Spezifische Hypothesen mit Effektgrößen *können* formuliert werden, wenn bereits genügend Erfahrungen mit der Untersuchungsthematik sowie mit den für den Untersuchungsbereich typischen Untersuchungsinstrumenten vorliegen, um die Größe eines erwarteten Zusammenhanges, Unterschiedes oder einer Veränderung (allgemein: einer Effektgröße) angeben zu können. Sie *sollten* formuliert werden, wann immer die Möglichkeit besteht, für einen Zusammenhang, einen Unterschied oder eine Veränderung eine *Mindestgröße* festzulegen, die für praktisch bedeutsam erachtet wird. Diese Forderung gilt vor allem für größere Evaluationsstudien, mit denen die Wirksamkeit einer kostspieligen Maßnahme oder Intervention geprüft wird (vgl. hierzu Kap. 9). Beispiele für spezifische Alternativhypothesen lauten H_1: $\mu_1 > \mu_2 + 3$ oder H1: $\mu_1 \leq 20$.

Spezifische Hypothesen mit Effektgrößen ergänzen das Konzept der statistischen Hypothesenprüfung (Signifikanzkriterium) durch Kriterien der *praktischen Bedeutsamkeit* von Untersuchungsergebnissen.

> **!** **Während eine *unspezifische Hypothese* nur behauptet, daß ein „irgendwie" gearteter Effekt vorliegt und allenfalls noch die Richtung des Effektes angibt, konkretisiert eine *spezifische Hypothese* auch den Betrag des Effektes bzw. die Effektgröße.**

Die Unterscheidung von Hypothesen mit bzw. ohne vorgegebene Effektgröße beeinflußt die Untersuchungsplanung in einem entscheidenden Punkt: Der „optimale" Stichprobenumfang für eine hypothesenprüfende Untersuchung ist nur kalkulierbar, wenn eine spezifische Hypothese mit Effektgröße formuliert wurde. Begründungen hierfür und einfach zu handhabende Anleitungen zur Festlegung einer Effektgröße sowie zur Bestimmung des für eine spezifische Problematik angemessenen Stichprobenumfanges findet man in Kapitel 9.

Zweites Kriterium:
Gültigkeitsanspruch der Untersuchungsbefunde

Nachdem entschieden ist, welche der genannten Untersuchungsarten dem jeweiligen Forschungsstand und der Fragestellung angemessen ist, muß aus den zahlreichen Varianten für eine bestimmte Untersuchungsart (von denen die wichtigsten in den Kapiteln 6 bis 9 behandelt werden) eine konkrete Variante ausgewählt werden. Ein wichtiges Auswahlkriterium hierfür stellt die Gültigkeit bzw. Aussagekraft der erwarteten Untersuchungsergebnisse dar. Wir unterscheiden hierbei die innere Gültigkeit *(interne Validität)* und die äußere Gültigkeit *(externe Validität)* von Untersuchungen (vgl. Campbell, 1957 oder Campbell und Stanley, 1963 a, b; eine kritische wissenschaftstheoretische Diskussion dieses Kriteriums findet man bei Gadenne, 1976; Patry, 1991; bzw. Moser, 1986). Wie die folgenden Ausführungen belegen, gelingt es nur selten, beide Gültigkeitskriterien in einer Untersuchung perfekt zu erfüllen. Korrekturen einer Untersuchungsplanung zugunsten der internen Validität wirken sich meistens nachteilig auf die externe Validität aus (und umgekehrt), so daß man sich in der Regel mit einer Kompromißlösung begnügen muß.

Eine Untersuchung ist *intern valide*, wenn ihre Ergebnisse eindeutig interpretierbar sind. Die interne Validität sinkt mit wachsender Anzahl plausibler Alternativerklärungen für die Ergebnisse.

Eine Untersuchung ist *extern valide*, wenn ihre Ergebnisse über die besonderen Bedingungen der Untersuchungssituation und über die untersuchten Personen hinausgehend generalisierbar sind. Die externe Validität sinkt mit wachsender Unnatürlichkeit der Untersuchungsbedingungen bzw. mit abnehmender Repräsentativität der untersuchten Stichproben.

Cook und Campbell (1979) ergänzen die interne Validität um einen speziellen Aspekt, den sie *statistische Validität* nennen. Zu kleine Stichproben, ungenaue Maßinstrumente, Fehler bei der Anwendung statistischer Verfahren etc. sind Gründe, die die statistische Validität einer Untersuchung in Frage stellen. Ein wichtiger Bestandteil der externen Validität ist zudem die „Konstruktvalidität", die durch unzureichende Explikation der verwendeten Konstrukte bzw. durch ungenaue Operationalisierungen der aus den Konstrukten abgeleiteten Variablen gefährdet ist.

Weitere Präzisierungen der Validitätskonzepte gehen auf Campbell (1986) zurück.

Statt von Internal Validity sprich Campbell von *Local Molar Causal Validity,* wobei mit „local" die Begrenzung der internen Validität auf eine konkrete Untersuchung zum Ausdruck gebracht werden soll. „Molar" steht in diesem Zusammenhang für die Komplexität des mit einem Treatment verbundenen Wirkprozesses, der aus vielen molekularen Teilwirkungen bestehen kann (kausale Mikromediatoren, vgl. S. 487 f.); „causal" schließlich weist darauf hin, daß Wirkungen tatsächlich eindeutig auf die geprüfte Behandlung zurückführbar sein müssen.

Die External Validity wird nach Campbell (1986) treffender durch die Bezeichnung „*Proximal Similarity*" gekennzeichnet. „Similarity" soll in diesem Terminus darauf hinweisen, daß spezifische Untersuchungscharakteristika wie die Untersuchungsteilnehmer, die Untersuchungsanlage, der Untersuchungszeitpunkt sowie die Operationalisierung von Treatment und Wirkungen eine hohe Ähnlichkeit zu Populationen und Situationen aufweisen, für die die Untersuchung gültig sein soll. Mit „proximal" wird betont, daß sich die für Generalisierungen erforderliche Ähnlichkeit auf naheliegende bzw. relevante Untersuchungscharakteristika und nicht auf distale, eher nebensächliche Besonderheiten einer Untersuchung bezieht.

Da diese neuen Bezeichnungen bislang kaum Eingang in die Literatur fanden (Cook und Shadish, 1994), verwenden wir zukünftig – mit der hier vorgenommenen Präzisierung – die klassischen Begriffe „interne Validität und „externe Validität" zur Charakterisierung des Aussagegehaltes empirischer Untersuchungen.

Im folgenden werden die beiden wichtigsten untersuchungstechnischen Maßnahmen, die die interne bzw. die externe Validität beeinflussen, dargestellt. Weitere Beeinflussungsgrößen der internen und externen Validität nennen wir auf S. 487 f..

! ***Interne Validität*** **liegt vor, wenn Veränderungen in den abhängigen Variablen eindeutig auf den Einfluß der unabhängigen Variablen zurückzuführen sind bzw. wenn es neben der Untersuchungshypothese keine besseren Alternativerklärungen gibt.**
Externe Validität **liegt vor, wenn das in einer Stichprobenuntersuchung gefundene Ergebnis auf andere Personen, Situationen oder Zeitpunkte generalisiert werden kann.**

Experimentelle vs. quasiexperimentelle Untersuchung: Der Unterschied zwischen einer experimentellen und einer quasiexperimentellen Vorgehensweise sei zunächst an einem kleinen Beispiel verdeutlicht. Nehmen wir an, es gehe um den Vergleich von zwei Unterrichtsstilen (z. B. „autoritärer" Unterrichtsstil und „demokratischer" Unterrichtsstil) in bezug auf die Lernleistungen der Schüler. Für beide Untersuchungsarten würde man Lehrer auswählen, deren Unterrichtsstile überwiegend als „autoritär" oder „demokratisch" bezeichnet werden. Eine quasiexperimentelle Untersuchung liefe nun auf einen Vergleich der Schulklassen dieser Lehrer hinaus, d. h. die Schülerstichproben bestehen aus natürlich gewachsenen Gruppen mit ihren jeweiligen spezifischen Besonderheiten. Bei einer experimentellen Untersuchung hingegen wird über die Schüler, die ein Lehrer zu unterrichten hat und die nachträglich zu vergleichen sind, nach Zufall entschieden.

Eine quasiexperimentelle Untersuchung vergleicht natürliche Gruppen und eine experimentelle Untersuchung vergleicht zufällig zusammengestellte Gruppen.

Unterschiede zwischen den Gruppen, die in quasiexperimentellen Anordnungen mit natürlichen Gruppen (z. B. „gewachsene" Schulklassen) nicht nur hinsichtlich der unabhängigen Variablen (z. B. Art des Unterrichtsstils), sondern zusätzlich hinsichtlich vieler anderer Variablen bestehen (z. B. Intelligenz, Motivation, sozialer Status), werden in experimentellen Untersuchungen durch die zufällige Aufteilung *(Randomisierung)* minimiert. Der Randomisierung liegt das Prinzip des statistischen Fehlerausgleichs zugrunde, das – hier angewandt – besagt, daß sich die Besonderheiten von Personen in der einen Gruppe durch die Besonderheiten von Personen in der anderen Gruppe ausgleichen bzw. daß es zu einer Neutralisierung personenbezogener Störvariablen kommt (ausführlicher hierzu vgl. Fisher, 1935).

Randomisierung bedeutet nicht, daß jedem Individuum der einen Gruppe ein vergleichbares Individuum der anderen Gruppe zugeordnet wird (*Parallelisierung,* vgl. S. 491 f. über Kontrolltechniken für quasiexperimentelle Untersuchungen). Die Äquivalenz beider Gruppen wird bei der Randomisierung statistisch erzielt, denn es ist sehr unwahrscheinlich, daß sich beispielsweise nach einer Zufallsaufteilung in der einen Gruppe nur die klügeren und in der anderen Gruppe die weniger klugen Schüler befinden. Im Durchschnitt sind bei genügender Gruppengröße alle für die Untersuchung potentiell relevanten Variablen in beiden Gruppen annähernd gleich ausgeprägt, d. h. mögliche Gruppenunterschiede in bezug auf die abhängige Variable (d. h. im Beispiel in bezug auf die Lernleistung) gehen mit hoher Wahrscheinlichkeit auf die unabhängige Variable (Unterrichtsstil) zurück. Ein solches Untersuchungsergebnis wäre (relativ) eindeutig interpretierbar: Die Untersuchung verfügt über eine *hohe interne Validität.*

Zusammenfassend ist also festzustellen:

> ! **Durch die Randomisierungstechnik werden personenbezogene Störvariablen neutralisiert.**

Anders bei quasiexperimentellen Untersuchungen, bei denen die Untersuchungsteilnehmer den Untersuchungsbedingungen (oder Stufen der unabhängigen Variablen) nicht zufällig zugewiesen werden (oder zugewiesen werden können). Hier besteht die Möglichkeit, daß sich die Vergleichsgruppen nicht nur hinsichtlich der unabhängigen Variablen, sondern zusätzlich hinsichtlich weiterer Merkmale systematisch unterscheiden. Ergeben sich in einer quasiexperimentellen Untersuchung Gruppenunterschiede in bezug auf die abhängige Variable, sind diese nicht eindeutig auf die unabhängige Variable zurückzuführen: Die Untersuchung verfügt im Vergleich zu einer experimentellen Untersuchung über eine *geringere interne Validität.*

> ! **Bei experimentellen Untersuchungen werden Untersuchungsobjekte per Zufall in Gruppen eingeteilt (Randomisierung), bei quasiexperimentellen Untersuchungen arbeitet man mit natürlichen Gruppen.**

Experimentelle Gruppen werden durch Manipulation der Untersuchungsbedingungen erzeugt, d. h. die Stufen der unabhängigen Variablen werden durch unterschiedliche Behandlungen von Personen hergestellt (z. B. Gruppe 1 erhält einfache Dosis, Gruppe 2 doppelte Dosis); solche unabhängigen Variablen heißen *„experimentelle Variablen"* oder *„Treatmentvariablen"*. Quasiexperimentelle Gruppen werden durch Selektion zusammengestellt, d. h. die Stufen der unabhängigen Variablen werden durch die Auswahl bestimmter Probanden realisiert (z. B. Gruppe 1: 20jährige, Gruppe 2: 30jährige); solche unabhängigen Variablen heißen *„Personenvariablen" oder* „organismische Variablen".

Tafel 4 skizziert einige quasiexperimentelle Untersuchungsvarianten mit unterschiedlicher interner Validität.

Die Frage, ob eine Untersuchung experimentell oder quasiexperimentell angelegt werden sollte, erübrigt sich, wenn eine unabhängige Variable natürlich variiert angetroffen wird und damit vom Untersuchungsleiter durch künstliche „Manipulation" nicht variierbar ist (organismische oder Personenvariablen, wie z. B. Geschlecht, Nationalität, Schichtzugehörigkeit, Art der Erkrankung etc.). Diese Frage wird jedoch bedeutsam, wenn – wie im o. g. Beispiel – die unabhängige Variable prinzipiell künstlich variiert werden kann, aber gleichzeitig auch natürlich variiert angetroffen wird. Vorerst bleibt festzuhalten:

> ! **Experimentelle Untersuchungen haben eine höhere interne Validität als quasiexperimentelle Untersuchungen.**

Detaillierter werden die Vor- und Nachteile experimenteller bzw. quasiexperimenteller Untersuchungen in Kap. 8 in Verbindung mit konkreten Untersuchungsplänen diskutiert. (Weitere Ratschläge für die Anlage quasiexperimenteller Untersuchungen findet man bei Bungard et al., 1992; Carlsmith et al., 1976, S. 38 ff. bzw. bei Cook und Campbell, 1976, S. 95 ff..)

Bisher wurden experimentelle bzw. quasiexperimentelle Untersuchungsvarianten nur bezüglich des Kriteriums interne Validität diskutiert. Das zweite Gültigkeitskriterium, die *externe Validität,* ist von diesem Unterscheidungsmerkmal praktisch nicht betroffen, wenn man einmal davon absieht, daß externe Validität ein Mindestmaß an interner Validität voraussetzt.

Felduntersuchungen vs. Laboruntersuchungen: Felduntersuchungen und Laboruntersuchungen markieren die Extreme eines Kontinuums unterschiedlich „lebensnaher" bzw. nach Gottschaldt (1942) „biotischer" Untersuchungen. Felduntersuchungen in natürlich belassenen Umgebungen zeichnen sich meistens durch eine hohe und streng kontrollierte Laboruntersuchung durch eine geringe externe Validität aus.

TAFEL 4

Hatte das Meistertraining einen Effekt?

Firma K. beabsichtigt, die Führungsqualitäten ihrer Meister durch ein Trainingsprogramm zu verbessern. Nachdem Herr W., der als Meister die Abteilung „Ersatzteile" leitet, das Trainingsprogramm absolviert hat, überprüft die Firmenleitung das Betriebsklima, die Arbeitszufriedenheit und die Produktivität dieser Abteilung. (Empirische Untersuchungen, die sich mit der Wirksamkeit von Trainingsprogrammen bzw. Interventionen befassen, bezeichnet man als „Evaluationsstudien"; s. Kap. 3). Die Auswertung der Fragebögen führt zu dem Resultat, daß es in dieser Abteilung keine Gründe für Beanstandungen gibt.

Formal läßt sich diese Untersuchung folgendermaßen beschreiben:

$$T \rightarrow M.$$

Mit T ist die Schulungsmaßnahme der Firmenleitung gemeint. Der Buchstabe kürzt die Bezeichnung „Treatment" ab, die üblicherweise für experimentelle Eingriffe, Manipulationen oder Maßnahmen verwendet wird. M steht für Messung und symbolisiert in diesem Beispiel die Befragung der Mitarbeiter nach dem Treatment.

Diese *„One-Shot Case Study"* (Cook und Campbell, 1976, S. 96) ist kausal nicht interpretierbar, d. h. die Tatsache, daß es in der Abteilung nichts zu beanstanden gibt, kann nicht zwingend auf die Schulung des Meisters zurückgeführt werden, denn vielleicht gab es ja vorher schon nichts zu beklagen. Um Veränderungen in der Abteilung registrieren zu können, hätte die Abteilung nicht nur nach, sondern auch vor der Schulungsmaßnahme befragt werden müssen. Für dieses *„Ein-Gruppen-Pretest-Posttest-Design"* wird die folgende Charakteristik verwendet:

$$M_1 \rightarrow T \rightarrow M_2.$$

Nach einer Pretest-Messung (M_1) erfolgt das Treatment und danach eine erneute Messung, die Posttest-Messung (M_2). Ein Vergleich dieser beiden Messungen liefert Hinweise über mögliche, zwischenzeitlich eingetretene Veränderungen.

Aber auch dieser Plan läßt nicht den zwingenden Schluß zu, die Veränderungen seien ursächlich auf das Meistertraining bzw. das Treatment zurückzuführen. Generell muß bei Untersuchungen von diesem Typus damit gerechnet werden, daß eine Veränderung auftritt, weil

- zwischenzeitliche Einflüsse unabhängig vom Treatment wirksam werden (z. B. eine Lohnerhöhung),
- sich die Untersuchungsteilnehmer unabhängig vom Treatment weiter entwickelten (sie werden z. B. mit ihren Aufgaben besser vertraut),
- allein die Pretest-Messung das Verhalten veränderte (z. B. werden die Untersuchungsteilnehmer durch die Befragung auf bestimmte Probleme aufmerksam gemacht),
- das gemessene Verhalten ohnehin einer starken Variabilität unterliegt (z. B. könnten die Arbeitsanforderungen saisonalen Schwankungen unterliegen, die dem Effekt des Meistertrainings überlagert sind), oder weil sich die Messungen aus formal-statistischen Gründen verändern können (diese „Regressionseffekte" betreffen vorzugsweise Extremwerte, die bei wiederholten Messungen zur Mitte tendieren; näheres vgl. S. 517 ff.).

Auch dieser Plan läßt also keine eindeutige Interpretation zu.

Ein dritter Plan könnte die „behandelte" Gruppe mit einer nicht-behandelten, nicht-äquivalenten Kontrollgruppe vergleichen (nicht-äquivalent deshalb, weil die Kontrollgruppe, anders als in rein experimentellen Untersuchungen, natürlich angetroffen wird und nicht per Randomisierung zustande kommt). Diese könnte z. B. aus einer anderen Abteilung bestehen, deren Meister keine Schulung erhielt.

$$\frac{T \rightarrow M_1}{M_2}$$

Man bezeichnet diesen Plan als *„Ex Post Facto-Plan"*, d. h. die vergleichende Messung wird erst nach erfolgtem Treatment vorgenommen. Auch dieser Plan leidet an schlechter Interpretierbarkeit. Unterschiede zwischen den Vergleichsgrup-

TAFEL 4

pen sind uneindeutig, da man nicht ausschließen kann, daß sie bereits vor Behandlung der Experimentalgruppe bestanden.

Zuverlässigere Interpretationen ließe ein Plan zu, der wiederholte Messungen bei beiden Gruppen vorsieht (*Kontrollgruppenplan mit Pre- und Posttest*).

$$M_{11} \rightarrow T \rightarrow M_{12}$$
$$M_{21} \longrightarrow M_{22}.$$

Mit M_{11} und M_{12} werden die Pretest- und Posttestmessungen in der Experimentalgruppe (Gruppe 1 mit Meistertraining) verglichen. Besteht hier ein Unterschied, informiert der Vergleich M_{21} und M_{22} in der Kontrollgruppe (Gruppe 2 ohne Meistertraining) darüber, ob die Differenz $M_{11} - M_{12}$ für einen Treatmenteffekt spricht oder ob andere Ursachen für die Differenz verantwortlich sind, was zuträfe, wenn die gleiche Veränderung auch in der Kontrollgruppe registriert wird.

Zeigen sich nun in der Experimentalgruppe andere Veränderungen als in der Kontrollgruppe, ist dies noch immer kein sicherer Beleg für die kausale Wirksamkeit des Treatments. Es könnte sein, daß der Effekt darauf zurückzuführen ist, daß der trainierte Meister hauptsächlich jüngere Mitarbeiter anleitet, die den neuen Führungsstil positiv aufnehmen. Ältere Mitarbeiter hätten auf den neuen Führungsstil möglicherweise völlig anders reagiert. Das Alter der Mitarbeiter übt damit einen Einfluß auf die abhängige Variable aus; die Wirkung des Treatments richtet sich danach, mit welcher Altersstufe es kombiniert wird. (Mit diesen und ähnlichen Problemen befassen wir uns in Kap. 8).

Felduntersuchungen finden „im Felde“ statt, d. h. in einer vom Untersucher möglichst unbeeinflußten, natürlichen Umgebung wie beispielsweise einer Fabrik, einer Schule, einem Spielplatz, einem Krankenhaus usw.. Der Vorteil dieser Vorgehensweise liegt darin, daß die Bedeutung der Ergebnisse unmittelbar einleuchtet, weil diese ein Stück unverfälschter Realität charakterisieren (hohe externe Validität). Dieser Vorteil geht allerdings zu Lasten der internen Validität, denn die Natürlichkeit des Untersuchungsfeldes bzw. die nur bedingt mögliche Kontrolle störender Einflußgrößen läßt häufig mehrere gleichwertige Erklärungsalternativen der Untersuchungsbefunde zu.

Laboruntersuchungen werden in Umgebungen durchgeführt, die eine weitgehende Ausschaltung oder Kontrolle von Störgrößen, die potentiell auch die abhängige Variable beeinflussen können, ermöglichen. Je nach Art der Untersuchung ist dies z. B. in „laborähnlichen“, spartanisch ausgestatteten und schallisolierten Räumen gewährleistet, in denen der Untersuchungsleiter praktisch jede Veränderung des Umfeldes kontrollieren kann.

Anders als die Randomisierung, die wir als Technik zur Kontrolle *personenbezogener* Störvariablen kennengelernt haben, liegt der Vorteil von Laboruntersuchungen in der Kontrolle *untersuchungsbedingter* Störvariablen.

! Laboruntersuchungen legen besonderen Wert auf die Kontrolle bzw. Ausschaltung untersuchungsbedingter Störvariablen. Felduntersuchungen finden demgegenüber in „natürlichen“, vom Forscher kaum veränderten Umgebungen statt.

Die strikte Kontrolle untersuchungsbedingter Störvariablen macht Laboruntersuchungen zu Untersuchungen mit hoher interner Validität, in denen sich Veränderungen der abhängigen Variablen mit hoher Wahrscheinlichkeit ursächlich auf die unabhängigen Variablen zurückführen lassen. Die Unnatürlichkeit der Untersuchungsumgebung läßt es allerdings häufig fraglich erscheinen, ob die Ergebnisse auch auf andere, „natürlichere“ Situationen generalisierbar sind (geringe externe Validität von Laboruntersuchungen; vgl. hierzu auch Chapanis, 1970).

Die Entscheidung, eine Untersuchung als Labor- oder als Felduntersuchung zu konzipieren, kann im Einzelfall erhebliche Schwierigkeiten bereiten (vgl. hierzu auch Patry, 1982). Im Zweifelsfall wird man eine Kompromißlösung akzeptieren müssen, die sowohl die an der externen Validität als auch an der internen Validität orientierten Untersuchungsanforderungen berücksichtigt. Liegen zu einem weit fortgeschrittenen Forschungsgebiet vorwiegend Laboruntersuchungen vor, so daß an der internen Validität der Erkenntnisse kaum noch Zweifel bestehen, sollten die Resultate vordringlich mit Felduntersuchungen auf ihre externe Validität hin überprüft werden. Dominieren in einem gut elaborierten Forschungsgebiet hingegen lebensnahe Feldstudien, deren interne Validität nicht genügend dokumentiert erscheint, sollten vorrangig Überlegungen zur Umsetzung der Fragestellung in Laboruntersuchungen angestellt werden.

Die relativen Vorteile von Feld- und Laboransätzen diskutieren Miller (1977) für die vergleichende Tierpsychologie, Prohansky (1976) für die Umweltpsychologie, Ellsworth (1977), McGuire (1967) und Ring (1967) für die Sozialpsychologie und Fromkin und Ostrum (1974) sowie Dipboye und Flanagan (1979) für die Organisationspsychologie. Zwei übliche Kritikpunkte der Laborforschung beinhalten experimentelle Artefakte (Rosenthal und Rosnow, 1969; Silverman, 1977) und ethische Bedenken (Kelman, 1967), wenngleich nach Fromkin und Streufert (1976) auch Felduntersuchungen in dieser Hinsicht kritisierbar sind.

Kombinationen: Eine zusammenfassende Bewertung der Untersuchungsvarianten „experimentell vs. quasiexperimentell" und „Feld vs. Labor" führt zu dem Ergebnis, daß bezüglich der Kriterien interne und externe Validität die Kombination „experimentelle Felduntersuchung" allen anderen Kombinationen überlegen ist (vgl. Tab. 1). Dies gilt zumindest für die hypothesenprüfende sozialwissenschaftliche Forschung und für den Fall, daß alle Kombinationen praktisch gleich gut realisierbar sind und daß der Stand der Forschung keine spezielle Kombination dieser Untersuchungsarten erfordert.

Die in Tabelle 1 wiedergegebenen Untersuchungsvarianten, die sich aus der Kombination der Elemente „experimentell-quasiexperimentell" und „Feld-Labor" ergeben, seien im folgenden anhand von Beispielen verdeutlicht. Man beachte hierbei, daß die Bewertung einer Untersuchung

Tabelle 1. Kombination der Untersuchungsvarianten „experimentell vs. quasiexperimentell" und „Felduntersuchung vs. Laboruntersuchung"

	Experimentell	Quasiexperimentell
Feld	interne Validität + externe Validität +	interne Validität – externe Validität +
Labor	interne Validität + externe Validität –	interne Validität – externe Validität –

hinsichtlich der Kriterien interne und externe Validität nicht ausschließlich von den Elementen „experimentell-quasiexperimentell" und „Feld-Labor" abhängt, sondern zusätzlich von anderen untersuchungsspezifischen Merkmalen, die ebenfalls zur Eindeutigkeit der Ergebnisinterpretation bzw. zur Generalisierbarkeit der Ergebnisse beitragen können (vgl. Kap. 8). Zudem sei nochmals darauf hingewiesen, daß mit den Bezeichnungen „Feld vs. Labor" die Extreme eines Kontinuums von Untersuchungen mit unterschiedlicher Kontrolle untersuchungsbedingter Störvariablen bezeichnet sind.

Quasiexperimentelle Felduntersuchung: Weber et al. (1971) untersuchten den Einfluß der Zusammenlegung von Schulen mit weißen und schwarzen Schülern auf das akademische Selbstbild der Schüler. Da die Schüler den Stufen der unabhängigen Variablen (schwarze und weiße Schüler) nicht per Zufall zugewiesen werden können, handelt es sich um eine quasiexperimentelle Untersuchung. Sie findet zudem in einer natürlichen Umgebung (Schule) statt und ist damit gleichzeitig eine Felduntersuchung.

Experimentelle Felduntersuchung: Eine Untersuchung von Bortz und Braune (1980) überprüfte die Veränderungen politischer Attitüden durch das Lesen zweier überregionaler Tageszeitungen. Den Untersuchungsteilnehmern wurde per Zufall entweder die eine oder die andere Zeitung für einen begrenzten Zeitraum kostenlos ins Haus gesandt. Diese randomisierte Zuteilung qualifiziert die Untersuchung als eine experimentelle Untersuchung. Darüber hinaus wurde das natürliche Umfeld der Untersuchungsteilnehmer nicht beeinflußt, d. h. die Untersuchung erfüllt die Kriterien einer Felduntersuchung (zur Thematik „Feldexperiment" vgl. auch Frey und Frenz, 1982).

Quasiexperimentelle Laboruntersuchung: In einer sorgfältig angelegten Laboruntersuchung fragte Thanga (1955) nach Unterschieden in der Fingerfertigkeit männlicher und weiblicher Untersuchungsteilnehmer. Auch hier ist es nicht möglich, die Untersuchungsteilnehmer den beiden Stufen der unabhängigen Variablen (männlich und weiblich) zufällig zuzuweisen, d. h. die Laboruntersuchung ist quasiexperimentell.

Experimentelle Laboruntersuchung: Die experimentelle Laboruntersuchung erfordert randomisierte Versuchsgruppen und eine strikte Kontrolle von untersuchungsbedingten Störvariablen. Sie entspricht damit am ehesten dem „klassischen" psychologischen Experiment, als dessen Urvater Wundt (1898) gilt. Häufig genannte Kriterien des Experimentes sind

- Planmäßigkeit der Untersuchungsdurchführung *(Willkürlichkeit)*,
- *Wiederholbarkeit* der Untersuchung sowie
- *Variierbarkeit* der Untersuchungsbedingungen (vgl. etwa Selg, 1971, Kap. F).

Weitere Definitionen und Anleitungen zur Durchführung von Experimenten findet man z. B. bei Huber (1993); Lüer (1987) oder Sarris (1990, 1992).

Als Beispiel für eine experimentelle Laboruntersuchung mag eine Studie von Issing und Ullrich (1969) dienen, die den Einfluß eines Verbalisierungstrainings auf die Denkleistungen von Kindern überprüfte. Dreißig Kinder wurden per Zufall in eine Experimental- und eine Kontrollgruppe aufgeteilt. Über einen Zeitraum von vier Wochen durften die Kinder in einem eigens für diese Untersuchung hergerichteten Raum altersgemäße Spiele spielen. Die unabhängige Variable stellte eine Instruktion dar, die nur die Experimentalgruppe zum Verbalisieren während des Spielens anregte. Die Untersuchung fand unter kontrollierten Bedingungen bei gleichzeitiger Randomisierung statt – wir bezeichnen sie deshalb als eine experimentelle Laboruntersuchung.

Tafel 5 beschreibt ein (nicht ganz ernst zu nehmendes) Beispiel für ein „klassisches Experiment". Eine kritische Auseinandersetzung mit dem Leistungsvermögen psychologischer Experimente findet man bei Dörner und Lantermann (1991).

2.3.4
Das Thema der Untersuchung

Nachdem man sich anhand der Literatur Kenntnisse über den Stand der Theorienbildung, über wichtige Untersuchungen und über die bisher eingesetzten Methoden verschafft und die Vorstellungen über die Art der Untersuchung präzisiert hat, müßte es möglich sein, einen Arbeitstitel für das Untersuchungsvorhaben zu finden. Die (vorläufige) Festlegung des Untersuchungsthemas kann folgende Aufgaben akzentuieren:

- Überprüfung spezieller theoretisch begründeter Hypothesen oder Forschungsfragen,
- Replikation wichtiger Untersuchungen,
- Klärung widersprüchlicher Untersuchungen oder Theorien,
- Überprüfung neuer methodischer oder untersuchungstechnischer Varianten,
- Überprüfung des Erklärungswertes bisher nicht beachteter Theorien,
- Erkundung von Hypothesen.

Die Formulierung des Arbeitstitels sollte den Stellenwert der Untersuchung im Kontext des bereits vorhandenen Wissens möglichst genau wiedergeben. Handelt es sich um ein neues Forschungsgebiet, zu dem kaum Untersuchungen vorliegen, verwendet man für den Arbeitstitel allgemeine Formulierungen, die den Inhalt der Untersuchung global charakterisieren. Zusätzlich kann, wie die folgenden Beispiele zeigen, durch einen Untertitel die verwendete Methodik genannt werden:

Zur Frage des Einflusses verschiedener Baumaterialien von Häusern auf das Wohlbefinden ihrer Bewohner
– Eine Erkundungsstudie –

Bürgernahe Sozialpsychiatrie
– Aktionsforschung in Wedding –

Die Scheidung von Eltern aus der Sicht eines Kindes
– Eine Einzelfallstudie –

Untersuchungen, die einen speziellen Beitrag zu einem Forschungsgebiet mit langer Forschungstradition liefern, werden mit einem knapp, aber eindeutig formulierten, scharf abgrenzenden Titel überschrieben:

TAFEL 5

Experimentelle Überprüfung der Sensibilität von Erbsen

Die folgende Glosse eines „klassischen" Experiments wurde während der Watergate-Anhörungen, die zum Rücktritt des US-Präsidenten Nixon führten, in der New York Times veröffentlicht (mit einigen Modifikationen übernommen aus Lewin, 1979, S. 17).

Abstract

Während des Sommers 1979 nahmen Wissenschaftler aus Petersham, Mass., die seltene Gelegenheit wahr, den Einfluß der amerikanischen Politik auf das Wachstum von Pflanzen zu überprüfen. In einer Serie sorgfältig kontrollierter Experimente konnte der schlüssige Nachweis erbracht werden, daß Pflanzen es vorziehen, uninformiert zu sein.

Untersuchung:

Es wurde eine repräsentative Stichprobe von 200 000 Erbsen (pisum sativum) von geschulten Landarbeiterinnen per Zufall in zwei gleichgroße Stichproben aufgeteilt. Ein Biologe beaufsichtigte dann die Einpflanzung der Erbsen in ein Treibhaus A und ein Treibhaus B. (Den Pflanzern und dem Biologen war nicht bekannt, welches der beiden Treibhäuser das spätere experimentelle Treatment erhalten sollte.) Klima und Lichtbedingungen waren für beide Treibhäuser gleich.

Die experimentelle Erbsengruppe in Treibhaus A wurde danach sämtlichen Rundfunkübertragungen der Watergate-Anhörungen ausgesetzt. Das Radiogerät beschallte das Treibhaus mit einer Durchschnittslautstärke von 50 db und stellte sich automatisch ein, wenn Anhörungen übertragen wurden. Die gesamte Übertragungszeit betrug 600 000 Sekunden mit durchschnittlich 16 1/2 schockierenden Enthüllungen pro Tag über eine Gesamtwachstumszeit von 46 Tagen.

Die Erbsen der Kontrollgruppe in Treibhaus B wurden in denselben Zeiträumen in derselben Lautstärke mit monoton gesprochenen, sinnlosen Silben beschallt.

Ergebnisse

Im Vergleich mit den Kontrollerbsen keimten die Experimentalerbsen langsamer, sie entwickelten verkümmerte Wurzeln, waren erheblich anfälliger für Schädlinge und gingen insgesamt schneller ein.

Interpretation

Die Ergebnisse des Experiments legen den Schluß nahe, daß sich öffentliche Übertragungen von Debatten der Regierungsadministration nachteilig auf den Pflanzenwuchs in den Vereinigten Staaten auswirken.

Die Bedeutung von Modellernen und antezedenten Verstärkern für die Entwicklung der Rollenübernahmefähigkeit von 6- bis 9jährigen Kindern
– Eine quasiexperimentelle Längsschnittstudie –

Vergleichende Analyse exosomatischer und endosomatischer Messungen der elektrodermalen Aktivität in einer Vigilanzsituation
– Befunde einer Laboruntersuchung –

Die endgültige Formulierung des Untersuchungsthemas wird zweckmäßigerweise erst vorgenommen, wenn die Gesamtplanung abgeschlossen ist. Begrenzte Möglichkeiten bei der Operationalisierung der interessierenden Variablen, bei der Auswahl der Untersuchungseinheiten oder auch zeitliche und kapazitäre Limitierungen können ggf. eine Neuformulierung oder eine stärker eingrenzende Formulierung des endgültigen Untersuchungsthemas erfordern.

2.3.5 Begriffsdefinitionen und Operationalisierung

Der Arbeitstitel und die Untersuchungsart legen fest, welche Variable(n) erkundet bzw. als unabhängige und abhängige Variablen in eine hypothesenprüfende Untersuchung aufgenommen werden sollen. Nach einer vorläufigen Kontrolle der begrifflichen Präzision der Variablenbezeichnungen (vgl. S. 39) legt der folgende Planungsabschnitt eindeutig fest, wie die genannten Variablen in die empirische Untersuchung einzuführen sind.

Fragen wir beispielsweise nach Ursachen der Schulangst, muß nun festgelegt werden, was unter Schulangst genau zu verstehen ist. Interessiert uns der Einfluß der Einstellung zu einer Arbeit auf die Konzentrationsfähigkeit, erfolgen eine genaue Bestimmung der unabhängigen Variablen „Einstellung zu einer Arbeit" und die Festlegung der Meßvorschriften für die abhängige Variable „Konzentrationsfähigkeit".

Steyer und Eid (1993, S. 2) sprechen in diesem Zusammenhang vom *Überbrückungsproblem* und bezeichnen damit die Aufgabenstellung, theoretische Konstrukte wie Aggressivität, Intelligenz oder Ehrgeiz mit konkreten, empirisch meßbaren Variablen zu verbinden. Hinter dem Überbrückungsproblem verbirgt sich also die Frage, wie die alltags- oder wissenschaftssprachlich gefaßten Begriffe – ggf. unter Verwendung von Hilfstheorien (vgl. Hager, 1987, Abschnitt 3.23) – in Beobachtungs- oder Meßvorschriften umgesetzt werden können (Operationalisierung der zu untersuchenden Variablen).

Real- und Nominaldefinitionen

Die geschichtliche Entwicklung der Sprache legte für Objekte, Eigenschaften, Vorgänge und Tätigkeiten Namen fest, die im Verlaufe der individuellen Entwicklung eines Menschen gelernt wurden. (Dieses Objekt heißt „Messer"; diese Tätigkeit heißt „laufen" etc.). Derartige *Realdefinitionen* von Begriffen sollten auf geeignete Beispiele für die zu bezeichnenden Objekte, Eigenschaften, Vorgänge oder Tätigkeiten verweisen. Auf der Basis eines Grundstockes an geordneten, realdefinierten Begriffen kann man Sachverhalte auch in der Weise definieren, daß man die nächsthöhere Gattung (genus proximum) und den artbildenden Unterschied (differentia specifica) angibt. Beispiel: „Die Psychologie ist eine empirische Sozialwissenschaft (genus proximum), die sich mit dem Verhalten und Erleben des einzelnen Menschen, mit Dyaden und Gruppenprozessen beschäftigt (differentia specifica)". Realdefinitionen haben die Funktion, ein kommunikationsfähiges, ökonomisches Vokabular zu schaffen.

Die gleiche Funktion haben auf Realdefinitionen aufbauende *Nominaldefinitionen*, in denen der zu definierende Begriff (Definiendum) mit einer bereits bekannten bzw. real definierten Begrifflichkeit (Definiens) gleichgesetzt wird. Zum Beispiel ließe sich „die Gruppe" als „eine Menge von Personen, die häufig miteinander interagieren" definieren, wenn man davon ausgeht, daß alle Begriffe des Definiens bekannt sind. Ist dies nicht der Fall (weil z. B. der Begriff „Interaktion" nicht definiert ist), wird das Definiens zum Definiendum, was letztlich – bei weiteren unklar definierten Begriffen – zu immer neuen Definitionen bzw. zu einem definitorischen Regreß führen kann.

Real- und Nominaldefinitionen können weder wahr noch falsch sein. Mit ihnen wird lediglich eine Konvention oder Regel für die Verwendung einer bestimmten Buchstabenfolge oder eines Zeichensatzes eingeführt. Dies verdeutlichen z. B. verschiedene Sprachen, die für dasselbe Definiendum verschiedene Worte verwenden, ohne daß darunter die Verständigung innerhalb einer Sprache beeinträchtigt wäre.

Bedeutung und Umfang der Wörter einer Sprache sind jedoch nicht generell und für alle Zeiten festgelegt, sondern unterliegen einem allmählichen Wandel. Die Sprache wird durch spezielle Dialekte oder Begriffe anderer Sprachen erweitert, regionale Besonderheiten oder gesellschaftliche Subkulturen verleihen Begriffen eine spezielle Bedeutung, die Entdeckung neuartiger Phänomene oder Sinnzusammenhänge macht die Schöpfung neuer Begriffe oder die Neudefinition alter Begriffe erforderlich, oder die Begriffe verlieren für eine Kultur ihre Bedeutung, weil das mit ihnen Bezeichnete der Vergangenheit angehört. Es resultiert eine Sprache, die zwar eine normale Verständigung ausreichend gewährleistet, die aber für wissenschaftliche Zwecke nicht genügend trennscharf ist.

Die Präzisierung eines alltagssprachlichen Begriffes für wissenschaftliche Zwecke (z. B. durch eine Bedeutungsanalyse oder die Angabe von Operationalisierungen, s. u.) nennt man *Explikation*.

> **!** **Eine *Realdefinition* legt die Bedeutung eines Begriffes durch direkten Verweis auf konkrete reale Sachverhalte (Objekte, Tätigkeiten etc.) fest.**
> **Eine *Nominaldefinition* führt einen neuen Begriff unter Verwendung und Verknüpfung bereits definierter Begriffe ein.**

Analytische Definitionen

Die wissenschaftliche Verwendung von Begriffen macht deren Bedeutungsanalyse (Hempel, 1954) bzw. *analytische* Definitionen erforderlich. Hierbei handelt es sich nicht um Konventionen, die von Wissenschaftlern eingeführt werden, sondern um Aussagen, die empirisch überprüfbar sein sollten.

Mollenhauer (1968, zit. nach Eberhard und Kohlmetz, 1973) definiert beispielsweise das Merkmal „Verwahrlosung" als „eine abnorme, charakterliche Ungebundenheit und Bindungsunfähigkeit, die auf eine geringe Tiefe und Nachhaltigkeit der Gemütsbewegungen und Willensstrebungen zurückgeht und zu einer Lockerung der inneren Beziehung zu sittlichen Werten – wie Liebe, Rücksicht, Verzicht, Opfer, Recht, Wahrheit, Pflicht, Verantwortung und Ehrfurcht – führt". Zweifellos trifft diese Definition das allgemeine Verständnis von Verwahrlosung; aber ist sie damit bereits empirisch überprüfbar?

Mit der analytischen Definition gibt der Forscher zu verstehen, was er mit einem Begriff bezeichnen will. Er legt damit gewissermaßen „seine Karten auf den Tisch" und macht sein Verständnis des Untersuchungsgegenstandes transparent. Es bleibt nun jedermann überlassen, die analytische Definition nachzuvollziehen oder nicht. Ob sich die Definition bewährt bzw. ob die Definition richtig oder realistisch ist, zeigt letztlich die spätere Forschungspraxis.

> **!** **Eine *analytische Definition* klärt einen Begriff durch die Analyse seiner Semantik und seiner Gebrauchsweise (Bedeutungsanalyse). Bedeutungsanalysen erfolgen empirisch, da sie kommunikatives Geschehen erfassen und systematisieren sollen.**

Prinzipiell könnte man es bei der analytischen Definition bewenden lassen. Der Forscher, der beispielsweise den Einfluß familiärer Verhältnisse auf die Verwahrlosung von Jugendlichen untersuchen möchte, nennt seine analytische Definition der zentralen Begriffe und berichtet dann über die Ergebnisse seiner Studie.

Daß diese Vorgehensweise noch nicht befriedigend ist, wird deutlich, wenn wir uns erneut der Mollenhauer'schen Definition von Verwahrlosung zuwenden. Er verwendet dort Begriffe wie „charakterliche Ungebundenheit" und „Bindungsunfähigkeit" oder „Tiefe der Gemütsbewegung" und „Nachhaltigkeit der Willensstrebungen". Wenngleich man ahnt, was mit diesen Begriffen gemeint sein könnte, bleibt der Wunsch zu erfahren, was diese Begriffe im Kontext dieser Definition genau besagen sollen, bestehen. Diese Definition von Verwahrlosung verlangt weitere analytische Definitionen der in ihr verwendeten Begriffe.

Aber auch damit wären noch längst nicht alle Uneindeutigkeiten, die das Verständnis einer Untersuchung beeinträchtigen, ausgeräumt. Es bleibt offen, wie die begrifflichen Indikatoren der Verwahrlosung, die die analytische Definition aufzählt, konkret erfaßt werden. Es fehlt die Angabe von Operationen, die zur Erfassung der Variablen Verwahrlosung führen. Es fehlt die (bzw. eine) *operationale Definition* des Begriffes Verwahrlosung. (Weitere Hinweise zur Bedeutung von Definitionen findet man bei Pawlowski, 1980.)

Während in der empirisch-quantitativen Forschung die im folgenden erläuterten Operationalisierungen von zentraler Bedeutung sind, weil sie die Grundlage von Variablen-Messungen bilden, nehmen in der qualitativen Forschung ausgedehnte Bedeutungsanalysen großen Raum ein, die ergründen, welchen Sinn Individuen und Gruppen bestimmten Begriffen geben, wie sie mit diesen Begriffen operieren und welche Konsequenzen diese Praxis für die Akteure hat.

Operationale Definitionen

Der Begriff „operationale Definition" (oder: Operationalisierung eines Merkmals) geht auf Bridgman (1927) zurück. Die ursprüngliche, auf die Physik zugeschnittene Fassung läßt sich in folgender Weise zusammenfassen:

1. Die operationale Definition ist synonym mit einem korrespondierenden Satz von Operationen. (Der Begriff „Länge" beinhaltet nicht mehr und nicht weniger als eine Reihe von Operationen, mit denen eine Länge ermittelt wird.)

2. Ein Begriff sollte nicht bezüglich seiner Eigenschaften, sondern bezüglich der mit ihm verbundenen Operationen definiert werden.
3. Die wahre Bedeutung eines Begriffes findet man nicht, indem man beobachtet, was man über ihn sagt, sondern indem man registriert, was man mit ihm macht.
4. Unser gesamtes Wissen ist an den Operationen zu relativieren, die ausgewählt wurden, um unsere wissenschaftlichen Konzepte zu messen. Existieren mehrere Sätze von Operationen, so liegen diesen auch mehrere Konzepte zugrunde.

In seinen Arbeiten von 1945 und 1950 erweiterte Bridgman diese Fassung in einer insbesondere für die Sozialwissenschaften bedeutsamen Weise, indem er z. B. nicht nur physikalische, sondern auch geistige und „Paper and Pencil-Operationen" zuließ. In der Nachfolge erhielt die operationale Definition zahlreiche verwirrende und einander teilweise widersprechende Auslegungen, die beispielsweise Adler (1947) zu der in Tafel 6 wiedergegebenen Karikatur veranlaßten. Über weitere Mißverständnisse des „Operationismus" berichtet Plutchik (1970).

So sagt beispielsweise die häufig zitierte Behauptung, Intelligenz sei das, was Intelligenztests messen (Boring, 1923) zunächst nichts aus, auch wenn die zur Messung der Intelligenz vorgeschriebenen Operationen in einem Intelligenztest präzise festgelegt sind. Erst durch eine Bedeutungsanalyse bzw. eine analytische Definition des Begriffes Intelligenz kann nachvollzogen werden, ob die gewählten operationalen Indikatoren sinnvoll sind.

Nach Wechsler et al. (1964 S. 13) ist Intelligenz beispielsweise „die zusammengesetzte oder globale Fähigkeit des Individuums, zweckvoll zu handeln, vernünftig zu denken und sich mit seiner Umgebung wirkungsvoll auseinanderzusetzen". Diese zunächst noch recht globale Begriffsbestimmung wird dann im weiteren Begriff für Begriff näher ausgeführt. Sie endet mit der Aufzählung konkreter Einzelfähigkeiten wie „allgemeines Wissen und allgemeines Verständnis, rechnerisches Denken oder räumliches Vorstellungsvermögen". Erst auf dieser schon sehr konkreten Ebene der Begriffsbestimmung setzt die Operationalisierung der einzelnen postulierten Teilmerkmale der Intelligenz ein. Dies sind dann präzise formulierte Aufgaben mit vorgegebenen Antwortmöglichkeiten, die zu zehn Untertests zusammengefaßt den gesamten Intelligenztest ergeben (in diesem Beispiel den Hamburg-Wechsler-Intelligenztest für Erwachsene oder kurz HAWIE).

Sind diese analytischen Definitionen bekannt, macht es durchaus Sinn, Intelligenz als das, was der HAWIE mißt, zu definieren. Unabhängig hiervon können andere Wissenschaftlerinnen und Wissenschaftler der Intelligenz anders

TAFEL 6

Über Sinn und Unsinn operationaler Definitionen

Als zynischen Beitrag zu der häufig zitierten operationalen Definition des Begriffes „Intelligenz" (Intelligenz ist das, was ein Intelligenztest mißt; s. u.) entwickelte Adler (1947) den folgenden, hier leicht abgewandelten Test zur Messung der Fähigkeit „C_n":

1. Wieviele Stunden haben Sie in der vergangenen Nacht geschlafen? ......
2. Schätzen Sie die Länge Ihrer Nase in Zentimetern und multiplizieren Sie diesen Wert mit 2. .....
3. Mögen Sie gefrorene Leber (notieren Sie +1 für Ja und -1 für Nein). ......
4. Wieviele Meter hat eine Seemeile? (Falls Sie es nicht wissen, nennen Sie den Wert, der Ihnen am wahrscheinlichsten erscheint.) ......
5. Schätzen Sie die Anzahl der Biergläser, die der Erfinder dieses Tests während seiner Erfindung getrunken hat. ......

Addieren Sie nun die oben notierten Werte. Die Summe stellt Ihren C_n-Wert dar. Sie verfügen über eine hohe C_n-Fähigkeit, wenn Ihre Punktzahl ...

Kommentar

Abgesehen von der Präzision der durchzuführenden mentalen Operationen und der statistischen Auswertung ist der C_n-Test purer Unsinn. Die Behauptung, C_n-Fähigkeit sei das, was der C_n-Test mißt, ist absolut unbefriedigend, solange die C_n-Fähigkeit nicht zuvor analytisch definiert wurde. Operationale Definitionen sind analytischen Definitionen nachgeordnet und damit für sich genommen bedeutungslos.

lautende analytische Definitionen geben (was auch tatsächlich geschieht), die ihrerseits eigene operationale Definitionen erfordern. Welche der konkurrierenden operationalen Intelligenzdefinitionen oder Intelligenztests „richtig" sind, kann gegenwärtig nicht entschieden werden. Ihre Brauchbarkeit hängt letztlich davon ab, wie sich die einzelnen Verfahren in der Praxis bewähren.

> **!** **Eine *operationale Definition* standardisiert einen Begriff durch die Angabe der Operationen, die zur Erfassung des durch den Begriff bezeichneten Sachverhaltes notwendig sind, oder durch Angabe der meßbaren Ereignisse, die das Vorliegen dieses Sachverhaltes anzeigen (Indikatoren).**

Probleme der Operationalisierung: Eine operationale Definition setzt grundsätzlich eine ausführliche Bedeutungsanalyse des zu definierenden Begriffes voraus. Diese hat eventuell bereits vorliegende wissenschaftliche Auseinandersetzungen mit dem Begriff zu berücksichtigen. Den Begriff „Frustration" als „ein unangenehmes Schuldgefühl, das sich bei Mißerfolgen einstellt" zu definieren, wäre sicherlich nicht falsch; die Definition übersieht jedoch, daß aus Motivationstheorien bereits einiges über Frustration bekannt ist.

Aber auch präzise begriffliche Definitionen lassen häufig verschiedenartige Operationalisierungen zu. Frustration ist ein sehr allgemeiner Begriff, der bei Kindern beispielsweise dadurch operationalisiert werden kann, daß man ihnen interessantes Spielzeug zeigt, ohne sie damit spielen zu lassen, daß man ihnen versprochene Belohnungen vorenthält, daß man ihre Freizeit stark reglementiert etc..

Hierbei spielt es keine Rolle, ob die mit einem Begriff gekennzeichnete Variable in einer hypothesenprüfenden Untersuchung als unabhängige Variable oder als abhängige Variable eingesetzt wird. Handelt es sich um eine unabhängige Variable, die vom Untersuchungsleiter manipuliert werden kann, genügt es häufig, nur eine Ausprägung der unabhängigen Variablen experimentell herzustellen, deren Bedeutung durch Vergleich mit einer Kontrollgruppe eruiert wird (z. B. eine frustrierte Kindergruppe im Vergleich zu einer nicht frustrierten Gruppe). Bei der Operationalisierung der abhängigen Variablen ist hingegen darauf zu achten, daß diese in möglichst differenzierten Abstufungen gemessen werden kann (vgl. hierzu Abschnitt 2.3.6 über meßtheoretische Probleme).

Die Bedeutungsanalyse eines Begriffes, der eine Variable charakterisiert, schreibt selten zwingend vor, wie der Begriff zu operationalisieren ist. Sixtl (1993, S. 24) verwendet in diesem Zusammenhang das Bild von einem „ausgeleierten Schloß", das sich von vielen Schlüsseln öffnen läßt. Dieser scheinbare Nachteil kann jedoch für eine weitergehende Bedeutungsanalyse fruchtbar gemacht werden. Führen nämlich verschiedene Operationalisierungen desselben Begriffes zu widersprüchlichen Resultaten, ist der Begriff offensichtlich noch nicht präzise genug analysiert. Das Nebeneinander verschiedener, einander widersprechender Operationalisierungen ist daher immer ein sicherer Hinweis darauf, daß sich die Operationalisierungen auf verschiedene Begriffe beziehen und daß damit eine präzisere Bedeutungsanalyse erforderlich ist (vgl. hierzu auch Punkt 4 der Position Bridgmans auf S. 62).

Operationalisierungsvarianten: Operationale und analytische Definitionen tragen wechselseitig zu ihrer Präzisierung bei. Wiederum entscheidet der Stand der Forschung über die Genauigkeit der analytischen Definition eines Begriffes und damit auch über die Eindeutigkeit einer Operationalisierung.

Generell ist es wichtig, eine abhängige Variable zu finden, die sensibel und reliabel auf die durch das Treatment bzw. die unabhängige Variable ausgelösten Effekte reagiert. Die folgende Aufstellung (nach Conrad u. Maul, 1981, S. 151) soll dazu beitragen, die Operationalisierung einer abhängigen Variablen zu erleichtern. Hierbei unterscheiden wir fünf verschiedene Typen von abhängigen Variablen:

- *Häufigkeit:* Wie oft tritt ein bestimmtes Verhalten auf? (Beispiel: Anzahl der Fehler in einem Diktat, Häufigkeit der Blickkontakte, Häufigkeit von Sprechpausen)
- *Reaktionszeit:* Wieviel Zeit vergeht, bis eine Person nach Auftreten eines Stimulus reagiert? (Beispiel: Reaktionslatenz nach Auftreten eines unerwarteten Verkehrshindernisses, Reaktionszeit bis zum Deuten einer Rorschach-Tafel)
- *Reaktionsdauer:* Wie lange reagiert eine Person auf einen Stimulus? (Beispiel: Lösungszeit für eine Mathematikaufgabe, Verweildauer des Auges auf einem bestimmten Bildausschnitt)

- *Reaktionsstärke:* Wie intensiv reagiert eine Person auf einen Stimulus? (Beispiel: Stärke der Muskelanspannung als Indikator für Aggressivität, Rating-Skalen, Schreibdruck)
- *Wahlreaktionen:* Welche Wahl trifft eine Person angesichts mehrerer Wahlmöglichkeiten? (Beispiel: Paarvergleichsurteil, Mehrfachwahlaufgaben, Präferenzurteile)

Die Art der Operationalisierung entscheidet über den Skalencharakter der abhängigen Variablen (vgl. Abschnitt 2.3.6), der seinerseits bestimmt, wie das Merkmal statistisch auszuwerten ist bzw. welcher Signifkanztest zur Hypothesenprüfung herangezogen werden sollte. Üblicherweise wird man sich um intervallskalierte abhängige Variablen bemühen bzw. die Operationalisierung so anlegen, daß keine triftigen Gründe gegen die Annahme einer Intervallskala sprechen (vgl. hierzu auch S. 67f.). Dies dürfte für die ersten vier Operationalisierungsvarianten keine besondere Mühe bereiten; sind als abhängige Variablen Wahlreaktionen vorgesehen, helfen ggf. die in Abschnitt 4.2.2 genannten Skalierungsverfahren zur Entwicklung einer Intervallskala bzw. die auf S. 195 behandelten Mehrfachwahlaufgaben weiter.
Hinweis: Weitere Informationen zur Operationalisierungsproblematik findet man bei Alpert (1938); Benjamin (1955); Bergmann (1965); Bergmann und Spence (1941); Dodd (1942); Feigl (1945); Ginsberg (1955); Hempel (1954); Israel (1945); Lundberg (1941); Newbury (1953); Pfannenstil (1951); Pratt (1945); Skinner (1945) oder Stevens (1935).

2.3.6 Meßtheoretische Probleme

Mit Fragen der Operationalisierung sind meßtheoretische Probleme verknüpft. Ist – wie in den meisten Fällen – eine statistische Auswertung der Untersuchungsergebnisse erforderlich (für hypothesenprüfende Untersuchungen stehen hierfür die Methoden der Inferenzstatistik und für erkundende Untersuchungen die Methoden der deskriptiven Statistik zur Verfügung), sollte in der Planungsphase geklärt werden, wie die zu untersuchenden Merkmale quantifiziert bzw. gemessen werden sollen. Kapitel 4 (Datenerhebung) faßt die wichtigsten, in den Sozialwissenschaften gebräuchlichen quantitativen Meßmethoden zusammen. Die meßtheoretische Einschätzung der dort beschriebenen Verfahren sowie die Auswahl geeigneter statistischer Auswertungsmethoden setzen ein Mindestmaß an meßtheoretischen Kenntnissen voraus, die im folgenden vermittelt werden.

Für diejenigen, die sich mit dieser anspruchsvollen Materie ausführlicher befassen wollen, seien die Arbeiten von Coombs et al. (1975), Gigerenzer (1981); Orth (1974, 1983); Pfanzagel (1971); Roberts (1979); Steyer und Eid (1990) oder Suppes und Zinnes (1963) empfohlen.

Was ist Messen?

Messen wird in der Alltagssprache meistens mit physikalischen Vorstellungen in Verbindung gebracht. Dabei bezeichnet man als *fundamentale Messungen* das Bestimmen einer (Maß-)Zahl als das Vielfache einer Einheit (z. B. Messungen mit einem Zollstock oder einer Balkenwaage, vgl. Drever und Fröhlich, 1970). Für derartige Messungen ist der Begriff „*Einheit*" zentral. Man wählt hierfür eine in der Natur vorgegebene Größe (wie z. B. die Ladung eines Elektrons als Einheit des Merkmals „elektrische Ladung") oder man legt aus Gründen der Zweckmäßigkeit willkürlich eine Größe als Normeinheit fest (z. B. der in Paris niedergelegte „Archivmeter"). Eine physikalische Messung besteht darin, möglichst genau festzustellen, wie oft die gewählte Merkmalseinheit in dem zu messenden Objekt enthalten ist.

Eine Übertragung dieser Meßvorstellung auf die Sozialwissenschaften scheitert daran, daß „Einheiten" in diesem Sinne in den Sozialwissenschaften bislang fehlen. Dennoch sind auch hier – allerdings mit einer weiter gefaßten Meßkonzeption – Meßoperationen möglich.

Allgemein formuliert besteht eine Meßoperation im Zuordnen von Zahlen zu Objekten. Die logisch-mathematische Analyse dieser Zuordnungen und die Spezifizierung von Zuordnungsregeln sind Aufgaben der Meßtheorie. Die wichtigsten hierbei zu lösenden Probleme betreffen

- die Repräsentation empirischer Objektrelationen durch Relationen der Zahlen, die den Objekten zugeordnet werden,
- die Eindeutigkeit der Zuordnungsregeln sowie

- die Bedeutsamkeit der mit Meßvorgängen verbundenen numerischen Aussagen.

Diese drei Problembereiche seien im folgenden kurz erläutert (ausführlicher hierzu vgl. z. B. Orth, 1983, oder Steyer und Eid, 1993).

Repräsentationsproblem: Zur Darlegung des Repräsentationsproblems gehen wir von einem *empirischen Relativ* (oder Relationensystem) aus, das aus einer Menge von Objekten sowie einer oder mehreren Relationen besteht, welche die Art der Beziehung der Objekte untereinander charakterisieren. Dieses empirische Relativ wird in ein *numerisches Relativ* abgebildet, deren Zahlen so geartet sein müssen, daß sie die Objektrelationen des empirischen Relativs korrekt repräsentieren. Eine Abbildung mit dieser Eigenschaft bezeichnet man als *homomorph* bzw. strukturerhaltend.

Ein empirisches Relativ, ein numerisches Relativ sowie eine die beiden Relative homomorph verknüpfende Abbildungsfunktion konstituieren eine *Skala*. Als Antwort auf die oben gestellte Frage: „Was ist Messen?" formulieren wir nach Orth (1983, S. 138):

> **!** **Messen ist eine Zuordnung von Zahlen zu Objekten oder Ereignissen, sofern diese Zuordnung eine homomorphe Abbildung eines empirischen Relativs in ein numerisches Relativ ist.**

Beispiel: Ein empirisches Relativ möge aus 10 Tennisspielern sowie der zweistelligen Relation „spielerische Überlegenheit" bestehen. Die spielerische Überlegenheit wird in einem Turnier „Jeder gegen Jeden" ermittelt. Ein Spieler i sei einem Spieler j überlegen, wenn er diesen schlägt. Dieser Sachverhalt wird durch $i \succ j$ (i schlägt j) zum Ausdruck gebracht. Den 10 Spielern sind nun in der Weise Zahlen $\varphi(i)$, $\varphi(j)$, $\varphi(k)$, ... zuzuordnen, daß für jedes Spielerpaar mit $i \succ j$ die Zahlenrelation $\varphi(i) > \varphi(j)$ gilt. Die so resultierende Skala heißt Rang- bzw. Ordinalskala.

Wenn man unterstellt, daß das Merkmal „Spielstärke" kontinuierlich ist, die 10 Spieler auf diesem Kontinuum unterschiedliche Positionen einnehmen und diese „wahre" Spielstärke allein über den Ausgang eines jeden Spieles entscheidet, wären die Rangzahlen 1 (schlechtester Spieler) bis 10 (bester Spieler) geeignet, das empirische Relativ homomorph bzw. strukturerhaltend abzubilden.

Man bedenke jedoch, daß aus $i \succ j$ und $j \succ k$ nicht unbedingt $i \succ k$ folgen muß, denn ein dem Spieler j unterlegener Spieler k könnte durchaus Spieler i schlagen ($k \succ i$), auch wenn Spieler i seinerseits Spieler j besiegt hat. Die Abbildung der Objekte i, j und k mit $\varphi(i) = 3$, $\varphi(j) = 2$ und $\varphi(k) = 1$ wäre in diesem Falle nicht strukturerhaltend, weil die empirische Relation $k \succ i$ der numerischen Relation $\varphi(k) < \varphi(i)$ widerspricht.

Die Meßbarkeit eines Merkmals ist also an Bedingungen (Axiome) geknüpft, die im empirischen Relativ erfüllt sein müssen. Diese Bedingungen werden in einem *Repräsentationstheorem* zusammengefaßt, das die Existenz einer Skala behauptet, wenn diese Bedingungen erfüllt sind. In unserem Beispiel wäre das sogenannte Transitivitätsaxiom verletzt, wenn für eine beliebige Dreiergruppe von Spielern $i \succ j$ und $j \succ k$, aber nicht $i \succ k$ gilt. (Auf die Möglichkeit äquivalenter Spielstärken gehen wir später ein.)

> **!** **Unter einer „Skala" versteht man ein empirisches Relativ, ein numerisches Relativ und eine die beiden Relative verknüpfende, homomorphe Abbildungsfunktion. Die Meßbarkeit eines Merkmals bzw. die Konstruierbarkeit einer Skala ist an Bedingungen geknüpft.**

Eindeutigkeitsproblem: Mit dem Eindeutigkeitsproblem verbindet sich die Frage, ob sich die Abbildungsfunktion φ so in eine andere Abbildungsfunktion φ' transformieren läßt, daß die Eigenschaften der Skala erhalten bleiben. Die Lösung des Eindeutigkeitsproblems besteht dann in der Angabe von Transformationen, gegenüber denen die Skaleneigenschaften invariant sind. Man sagt, eine Messung sei eindeutig bis auf die in diesem Sinne zulässigen Transformationen der ursprünglichen Skala.

Im Beispiel wurden den 10 Tennisspielern die Rangzahlen 1 bis 10 zugeordnet. Sind die Bedingungen für eine Ordinalskala erfüllt, ist davon auszugehen, daß ein Spieler mit einer höheren Zahl einen Spieler mit einer niedrigeren Zahl besiegt. Dieser Informationsgehalt bliebe erhalten, wenn man zu den Rangzahlen 1 bis 10 eine konstante Zahl addiert, wenn man sie mit einer konstanten Zahl c (c>o) multipliziert oder wenn man sie so verändert, daß die Größer-kleiner-Relationen zwischen den ursprünglichen Rangzahlen nicht verändert werden. Transformationen mit dieser Eigenschaft bezeichnet man allgemein als monotone Transformationen, so daß wir formulieren können: Messungen auf einer Rang- oder Ordinalskala sind eindeutig bis auf hier zulässige monotone Transformationen.

Bedeutsamkeitsproblem: Unter dem Stichwort Bedeutsamkeit wird gefragt, welche mathematischen Operationen mit den erhobenen Messungen sinnvoll sind. Daß die Beantwortung dieser Frage von der Lösung des Eindeutigkeitsproblems abhängt, läßt sich an unserem Beispiel leicht verdeutlichen: Weder die Aussage: „Spieler i ist doppelt so spielstark wie Spieler j" noch die Aussage: „Spieler i und j unterscheiden sich in ihrer Spielstärke in gleicher Weise wie die Spieler k und l" ist wegen der für Rangskalen zulässigen monotonen Transformation sinnvoll. Addieren wir zu den Rangzahlen 1 und 2 z.B. den Wert 100, bleibt die Größer-Kleiner-Relation zwar erhalten (101<102); das Verhältnis der Zahlen zueinander hat sich jedoch drastisch verändert. Daß der Vergleich von Spielstärkeunterschieden keinen Sinn macht, verdeutlichen folgenden Zahlen: Die Messungen $\varphi(i)=1$, $\varphi(j)=3$, $\varphi(k)=7$ und $\varphi(l)=9$ könnten vermuten lassen, daß der Unterschied zwischen i und j genauso groß sei wie der Unterschied zwischen k und l. Da es sich hierbei jedoch um Messungen auf einer Rangskala handelt, sind monotone Transformationen wie z. B.

$$\begin{array}{llll} \varphi'(i) = 1{,}1 & \text{oder} & \varphi''(i) = 1{,}2 \\ \varphi'(j) = 2{,}8 & & \varphi''(j) = 3{,}8 \\ \varphi'(k) = 6{,}9 & & \varphi''(k) = 7{,}9 \\ \varphi'(l) = 9{,}3 & & \varphi''(l) = 8{,}1 \end{array}$$

zulässig. Bei beiden Transformationen sind die Größer-kleiner-Relationen unverändert; die Spielstärkeunterschiede variieren jedoch beträchtlich: Bei der ersten Transformation wäre der Unterschied zwischen i und j kleiner und bei der zweiten Transformation größer als der Unterschied zwischen k und l. Meßwertdifferenzen (oder auch Summen oder Mittelwerte) machen also bei Rangskalen keinen Sinn.

Allgemein sagen wir, daß eine numerische Aussage dann „bedeutsam" ist, wenn sie sich unter den für eine Skala zulässigen Transformationen nicht verändert. Bei Rangzahlen sind nur diejenigen statistischen Verfahren zulässig, die lediglich die Größer-kleiner-Relation der Messungen nutzen.

Skalenarten

Im folgenden werden die vier wichtigsten Skalenarten vorgestellt. Dabei werden die für eine Skalenart jeweils gebräuchlichste Meßstruktur sowie die Art ihrer Repräsentation im numerischen Relativ kurz beschrieben. Auf eine Behandlung der Axiomatik der Skalen wird unter Verweis auf die bereits erwähnte Spezialliteratur (S. 64) verzichtet. Ferner werden Eindeutigkeit und Bedeutsamkeit der Skala diskutiert. Die Behandlung der Skalen erfolgt hierarchisch, beginnend mit einfachen, relativ ungenauen Messungen bis hin zu exakten, vor allem in den Naturwissenschaften gebräuchlichen Messungen.

Nominalskala: Eine Nominalskala setzt ein empirisches Relativ mit einer gültigen *Äquivalenzrelation* voraus. Äquivalente Objekte bzw. Objekte mit identischen Merkmalsausprägungen erhalten identische Zahlen, und Objekte mit verschiedenen Merkmalsausprägungen erhalten verschiedene Zahlen.

> **!** **Eine Nominalskala ordnet den Objekten eines empirischen Relativs Zahlen zu, die so geartet sind, daß Objekte mit gleicher Merkmalsausprägung gleiche Zahlen und Objekte mit verschiedener Merkmalsausprägung verschiedene Zahlen erhalten.**

Ein empirisches Relativ mit einer gültigen Äquivalenzrelation bezeichnet man als eine *klassifikatorische Meßstruktur.* Die Auswahl der Zahlen, die den Objektklassen zugeordnet werden, ist für eine Nominalskala unerheblich, solange gewährleistet ist, daß äquivalente Objekte durch identische und nicht-äquivalente Objekte durch verschiedene Zahlen abgebildet werden. Vier verschiedenen Parteien könnten also die Zahlen 1, 2, 3 und 4 zugeordnet werden oder auch andere Zahlen wie z.B. 2, 6, 5 und 1. Wir sagen: Die quantitativen

Aussagen einer Nominalskala sind gegenüber beliebigen eindeutigen Transformationen invariant.

Unter dem Gesichtspunkt der Bedeutsamkeit ist wegen der für Nominalskalen zulässigen *Eindeutigkeitstransformation* festzustellen, daß nur Aussagen über die Besetzungszahlen bzw. Häufigkeiten für Objektklassen bedeutsam sind. Dementsprechend beschränken sich mathematisch-statistische Operationen für Nominaldaten auf die Analyse von Häufigkeitsverteilungen (vgl. hierzu z.B. Bortz, 1993, Kap. 5.3). Klassifikatorische Begriffe spielen in der qualitativen Forschung eine zentrale Rolle (vgl. Abschnitt 5.1.1).

Ordinalskala: Eine Ordinalskala erfordert ein empirisches Relativ, für deren Objektmenge eine sog. *schwache Ordnungsrelation* gilt. Dies bedeutet, daß bei einem beliebigen Objektpaar a und b entscheidbar sein muß, welches Objekt über das andere bezüglich eines untersuchten Kriteriums dominiert, oder ob beide Objekte äquivalent sind. Ferner ist die bereits erwähnte Transitivität gefordert, nach der bei Dominanz von a über b und bei Dominanz von b über c das Objekt a auch über c dominieren muß. Dominiert ein Objekt a über ein Objekt b, erhält das Objekt a eine Zahl, die größer ist als die dem Objekt b zugeordnete Zahl. Sind Objekte äquivalent, erhalten sie eine identische Zahl.

> **!** **Eine Ordinalskala ordnet den Objekten eines empirischen Relativs Zahlen zu, die so geartet sind, daß von jeweils zwei Objekten das dominierende Objekt die größere Zahl erhält. Bei Äquivalenz sind die Zahlen identisch.**

Einer Ordinalskala ist die Rangfolge der untersuchten Objekte bezüglich eines Dominanzkriteriums zu entnehmen (z. B. Beliebtheit von Schülern, gesellschaftliches Prestige von Berufen, Verwerflichkeit von Strafdelikten). Eine Ordinalskala wird deshalb auch *Rangskala* genannt, wobei äquivalente Objekte Verbundränge erforderlich machen (vgl. S. 145).

Messungen auf einer Ordinalskala sind eindeutig bis auf hier zulässige *monotone Transformationen*, also Transformationen, durch die die Größer-Kleiner-Relationen der Objektmessungen nicht verändert werden. Dementsprechend sind diejenigen quantitativen Aussagen bedeutsam, die gegenüber monotonen Transformationen invariant sind. Die statische Analyse von Ordinaldaten läuft also auf die Auswertung von Ranginformationen hinaus, über die z. B. bei Bortz et al. (1990), Kap. 6 bzw. Abschnitt 8.2 berichtet wird.

Intervallskala: Eine Intervallskala erfordert ein empirisches Relativ, für das eine *schwache Ordnungsstruktur der Dominanzrelationen* aller Objektpaare gilt. Anders als bei einer Ordinalskala, bei der die Frage, wie stark ein Objekt über ein anderes dominiert, unerheblich ist, wird hier also gefordert, daß die paarweisen Dominanzrelationen nach ihrer Stärke in eine Rangordnung gebracht werden können. Interpretieren wir eine Dominanzrelation für a und b als Merkmalsunterschied zwischen den Objekten a und b, impliziert die Existenz einer schwachen Ordnungsrelation der Objektpaare, daß die Größe des Unterschiedes bei jedem Objektpaar bekannt ist.

Dieses empirische Relativ wird mit dem numerischen Relativ durch folgende Zuordnungsfunktion verknüpft: Wenn der Unterschied zwischen zwei Objekten a und b mindestens so groß ist wie der Unterschied zwischen zwei Objekten c und d, ist die Differenz der den Objekten a und b zugeordneten Zahlen $\varphi(a)-\varphi(b)$ mindestens so groß wie die Differenz der den Objekten c und d zugeordneten Zahlen $\varphi(c)-\varphi(d)$.

> **!** **Eine Intervallskala ordnet den Objekten eines empirischen Relativs Zahlen zu, die so geartet sind, daß die Rangordnung der Zahlendifferenzen zwischen je zwei Objekten der Rangordnung der Merkmalsunterschiede zwischen je zwei Objekten entspricht.**

Für eine Intervallskala gilt, daß gleich große Merkmalsunterschiede durch äquidistante Zahlen abgebildet werden, d. h. identische Meßwertunterschiede zwischen Objektpaaren entsprechen identischen Merkmalsunterschieden. Hieraus folgt, daß Zahlenintervalle wie z. B. 1 bis 2, 2 bis 3, 3 bis 4 etc. gleich große Merkmalsunterschiede abbilden.

Ein Beispiel für eine Intervallskala ist die Celsiusskala (C). Der Temperaturunterschied zwischen 2°C und 4°C ist genauso groß wie z. B. der Temperaturunterschied zwischen 3°C und 5°C, und die Intervalle 1°C bis 2°C, 2°C bis 3°C, 3°C bis 4°C etc. bilden gleich große Temperaturunterschiede ab. Man beachte, daß vergleichbare Aussagen für Ordinalskalen nicht gültig sind.

Eine Intervallskala ist eindeutig bis auf für sie zulässige *lineare Tranformationen:* $\varphi' = \beta \cdot \varphi + \alpha$ ($\beta \neq 0$). Durch β und α werden die Einheit und der Ursprung der Intervallskala im numerischen Relativ festgelegt. Die Celsiusskala beispielsweise wird durch folgende lineare Transformation in die Fahrenheitskala (F) überführt: $F = \frac{9}{5}C + 32$. Auch die Fahrenheitskala bildet identische Temperaturunterschiede durch äquidistante Zahlenintervalle ab.

Bei einer Intervallskala ist die Bedeutung einer numerischen Aussage gegenüber linearen Transformationen invariant. Dies gilt für Differenzen, Summen bzw. auch Mittelwerte von intervallskalierten Meßwerten. Die in den Sozialwissenschaften am häufigsten eingesetzten statistischen Verfahren gehen von intervallskalierten Daten aus.

Verhältnisskala: Im empirischen Relativ einer Verhältnisskala sind typischerweise neben einer schwachen Ordnungsrelation der Objekte *Verknüpfungsoperationen* definiert wie z. B. das Aneinanderlegen zweier Bretter oder das Abwiegen von zwei Objekten in einer Waagschale. Dem Verknüpfungsoperator entspricht im numerischen Relativ die Addition.

Bei Merkmalen wie Länge oder Gewicht, auf die der Verknüpfungsoperator sinnvoll angewendet werden kann, sind Aussagen wie: „Durch das Zusammenlegen zweier Bretter a und b resultiert eine Brettlänge, die dem Brett c entspricht" oder: „Zwei Objekte d und e haben gemeinsam das doppelte Gewicht von f" möglich. Man beachte, daß derartige Aussagen bei intervallskalierten Merkmalen nicht zulässig sind, denn weder die Aussage: „An einem Tag mit einer Durchschnittstemperatur von 10°C ist es doppelt so warm wie an einem Tag mit einer Durchschnittstemperatur von 5° C" noch die Aussage: „Durch das Zusammenfügen der Intelligenz zweier Personen a und b resultiert die Intelligenz einer Person c" macht Sinn.

Ein empirisches Relativ mit den o.g. Eigenschaften bezeichnet man als *extensive Meßstruktur.* Man erhält eine Verhältnisskala, wenn ein empirisches Relativ mit einer extensiven Meßstruktur wie folgt in ein numerisches Relativ abgebildet wird: Einem Objekt a, dessen Merkmalsausprägung mindestens so groß ist wie die eines Objektes b wird eine Zahl $\varphi(a)$ zugeordnet, die mindestens so groß ist wie $\varphi(b)$. Die Zahl, die der Merkmalsaussprägung zugeordnet wird, die sich durch die Verknüpfung von a und b ergibt, entspricht der Summe der Zahlen für a und b. Hieraus folgt (vgl. Helmholtz, 1887, 1959; zitiert nach Steyer und Eid, 1990, Kap. 8.1):

> **!** **Eine Verhältnisskala ordnet den Objekten eines empirischen Relativs Zahlen zu, die so geartet sind, daß das Verhältnis zwischen je zwei Zahlen dem Verhältnis der Merkmalsausprägungen der jeweiligen Objekte entspricht.**

Messungen auf Verhältnisskalen sind eindeutig bis auf hier zulässige *Ähnlichkeitstransformationen* vom Typus $\varphi' = \beta \cdot \varphi$ ($\beta > 0$). Beispiele für diese Transformationen sind das Umrechnen von Metern in Zentimeter oder Inches, von Kilogramm in Gramm oder Unzen, von DM in Dollar, von Minuten in Sekunden. Man beachte, daß die Ähnlichkeitstransformation – anders als die für Intervallskalen zulässige lineare Transformation – den Ursprung der Verhältnisskala, der typischerweise dem Nullpunkt des Merkmals entspricht, nicht verändert.

Die Bedeutung einer numerischen Aussage über verhältnisskalierte Messungen ist gegenüber Ähnlichkeitstransformationen invariant. Für die Aussage: „Ein Objekt a kostet doppelt soviel wie ein Objekt b" ist es unerheblich, ob die Objektpreise z. B. in DM oder Dollar angegeben sind.

Verhältnisskalen kommen in der sozialwissenschaftlichen Forschung (mit sozialwissenschaftlichen Merkmalen) nur selten vor. Dementsprechend finden sie in der sozialwissenschaftlichen Statistik kaum Beachtung. Da jedoch Verhältnisskalen genauere Messungen ermöglichen als Intervallskalen, sind alle mathematischen Operationen bzw. statistischen Verfahren für Intervallskalen auch für Verhältnisskalen gültig. Man verzichtet deshalb häufig auf eine Unterscheidung der beiden Skalen und bezeichnet sie zusammengenommen als *Kardinalskalen.*

Tabelle 2. Die vier wichtigsten Skalenarten

Skalenart	Mögliche Aussagen	Beispiele
1. Nominalskala	Gleichheit Verschiedenheit	Telefonnummern Krankheitsklassifikationen
2. Ordinalskala	Größer-Kleiner Relationen	Militärische Ränge Windstärken
3. Intervallskala	Gleichheit von Differenzen	Temperatur (z. B. Celsius) Kalenderzeit
4. Verhältnisskala	Gleichheit von Verhältnissen	Längenmessung Gewichtsmessung

Zusammenfassung: Tabelle 2 faßt die hier behandelten Skalenarten sowie einige typische Beispiele noch einmal zusammen. Die genannten „möglichen Aussagen" sind invariant gegenüber den jeweils zulässigen skalenspezifischen Transformationen.

Ein Vergleich der vier Skalen zeigt, daß die Messungen mit zunehmender Ordnungsziffer der Skala genauer werden. Während eine Nominalskala lediglich Äquivalenzklassen von Objekten numerisch beziffert, informieren die Zahlen einer Ordinalskala zusätzlich darüber, bei welchen Objekten das Merkmal stärker bzw. weniger stark ausgeprägt ist. Eine Intervallskala ist der Ordinalskala überlegen, weil hier die Größe eines Merkmalsunterschiedes bei zwei Objekten genau quantifiziert wird. Eine Verhältnisskala schließlich gestattet zusätzlich Aussagen, die die Merkmalsausprägungen verschiedener Objekte zueinander ins Verhältnis setzen.

Praktische Konsequenzen: Nachdem in den letzten Abschnitten meßtheoretische Probleme erörtert und die wichtigsten Skalenarten einführend behandelt wurden, stellt sich die Frage, welche praktischen Konsequenzen hieraus für die Anlage einer empirischen Untersuchung abzuleiten sind. Die Antwort auf diese Frage folgt den bereits bei Bortz (1993, S. 26f.) genannten Ausführungen.

Empirische Sachverhalte werden durch die vier in Tabelle 2 genannten Skalenarten unterschiedlich genau abgebildet. Die hieraus ableitbare Konsequenz für die Planung empirischer Untersuchungen liegt auf der Hand: Bieten sich bei einer Quantifizierung mehrere Skalenarten an, sollte diejenige mit dem höchsten *Skalenniveau* gewählt werden. Erweist sich im Nachhinein, daß die empirischen Aussagen gegenüber den für ein Skalenniveau zulässigen Transformationen nicht invariant sind, besteht die Möglichkeit, die erhobenen Daten auf ein niedrigeres Skalenniveau zu transformieren (beispielsweise, indem fehlerhafte Intervalldaten auf ordinalem Niveau ausgewertet werden). Eine nachträgliche Transformation auf ein höheres Skalenniveau ist hingegen nicht möglich.

Wie jedoch – so lautet die zentrale Frage – wird in der sozialwissenschaftlichen Forschung entschieden, auf welchem Skalenniveau ein bestimmtes Merkmal gemessen wird? Ist es erforderlich bzw. üblich, bei jedem Merkmal die gesamte Axiomatik der mit einer Skalenart verbundenen Meßstruktur empirisch zu überprüfen?

Sucht man in der Literatur nach einer Antwort auf diese Frage, wird man feststellen, daß hierzu unterschiedliche Auffassungen vertreten werden (z.B. Wolins, 1978). Unproblematisch und im allgemeinen ungeprüft ist die Annahme, ein Merkmal sei nominalskaliert. Geschlecht, Parteizugehörigkeit, Farbpräferenzen, Herkunftsland etc. sind Merkmale, deren Nominalskalenqualität unstrittig ist.

Weniger eindeutig fällt die Antwort jedoch aus, wenn es darum geht zu entscheiden, ob Schulnoten, Testwerte, Einstellungsmessungen, Schätz-(Rating-)skalen o.ä. ordinal- oder intervallskaliert sind. Hier eine richtige Antwort zu finden, ist insoweit von Bedeutung, als die Berechnung von Mittelwerten und anderen wichtigen statistischen Maßen nur bei intervallskalierten Merkmalen zu rechtfertigen ist, d. h. für ordinalskalierte Daten sind andere statistische Verfahren einzusetzen als für intervallskalierte Daten.

Die übliche Forschungspraxis verzichtet auf eine empirische Überprüfung der jeweiligen Skalenaxiomatik. Die meisten Messungen sind *„per-fiat"-Messungen* (Messungen „durch Vertrauen"), für die Erhebungsinstrumente (Fragebögen, Tests, Ratingsskalen etc.) konstruiert werden, von denen man annimmt, sie würden das jeweilige Merkmal auf einer Intervallskala messen. Es kann so der gesamte statistische „Apparat“ für Intervallskalen eingesetzt werden, der erheblich differenziertere Auswertungen ermöglicht als die Verfahren für Ordinal- oder Nominaldaten, (vgl. hierzu auch Davison und Sharma, 1988 oder Lantermann, 1976).

Hinter dieser „liberalen“ Auffassung steht die Überzeugung, daß die Bestätigung einer Forschungshypothese durch die Annahme eines falschen Skalenniveaus eher erschwert wird. Anders formuliert: Läßt sich eine inhaltliche Hypothese empirisch bestätigen, ist dies gleichzeitig ein Beleg für die Richtigkeit der skalentheoretischen Annahme. Wird eine inhaltliche Hypothese hingegen empirisch widerlegt, sollte dies ein Anlaß sein, auch die Art der Operationalisierung des Merkmals und damit das Skalenniveau der Daten zu problematisieren. Wie bereits im Abschnitt 2.3.5 festgestellt, kann die Analyse von Meßoperationen erheblich zur Präzisierung der geprüften Theorie beitragen.

2.3.7 Auswahl der Untersuchungsobjekte

Liegen befriedigende Operationalisierungen der interessierenden Variablen einschließlich ihrer meßtheoretischen Bewertung vor, stellt sich als nächstes die Frage, an welchen bzw. an wievielen Untersuchungsobjekten die Variablen erhoben werden sollen. Wie bereits im Abschnitt 1.1.1 erwähnt, verwenden wir den Begriff *Untersuchungsobjekt* sehr allgemein; er umfaßt z. B. Kinder, alte Personen, Depressive, Straffällige, Beamte, Arbeiter, Leser einer bestimmten Zeitung, Autobesitzer etc., aber auch – je nach Fragestellung – z. B. Tiere, Häuser, Schulklassen, Wohnsiedlungen, Betriebe, Nationen oder ähnliches. (Die Problematik vergleichender tierpsychologischer Untersuchungen wie z. B. die in der Psychologie häufig kritisierten „Rattenexperimente“ diskutieren Beach, 1970; Christie, 1970; Kavanau, 1970; sowie Pritzel und Markowitsch, 1985.) Wir behandeln im folgenden Probleme, die sich mit der Auswahl von Personen als Untersuchungsobjekte oder besser: Untersuchungsteilnehmer verbinden wie z. B. die Art der Anwerbung, Besonderheiten, die sich bei studentischen Untersuchungsteilnehmern ergeben und die freiwillige Teilnahme an Untersuchungen.

Art und Größe der Stichprobe

Für explorative Studien ist es weitgehend unerheblich, wie die Untersuchungsteilnehmer aus der interessierenden Population ausgewählt werden. Es sind anfallende *Kollektive* unterschiedlicher Größe oder auch einzelne Untersuchungsteilnehmer, deren Beobachtung oder Beschreibung interessante Hypothesen versprechen.

Untersuchungen zur Überprüfung von Hypothesen oder zur Ermittlung generalisierbarer Stichprobenkennwerte stellen hingegen höhere Anforderungen an die Auswahl der Untersuchungseinheiten. Über Fragen der Repräsentativität von Stichproben, die in derartigen Untersuchungen zu erörtern sind, berichtet ausführlich Abschnitt 7.1.1.

Die Festlegung des Stichprobenumfanges sollte ebenfalls in der Planungsphase erfolgen. Verbindliche Angaben lassen sich hierfür jedoch nur machen, wenn eine hypothesenprüfende Untersuchung mit vorgegebener Effektgröße geplant wird (vgl. Kap. 9). Für die Größe von Stichproben, mit denen unspezifische Hypothesen geprüft werden (vgl. Kap. 8), gibt es keine genauen Richtlinien. Wir wollen uns hier mit dem Hinweis begnügen, daß die Wahrscheinlichkeit, eine unspezifische Forschungshypothese zu bestätigen, mit zunehmendem Stichprobenumfang wächst.

Anwerbung von Untersuchungsteilnehmern

Für die Anwerbung der Untersuchungsteilnehmer gelten einige Regeln, deren Beachtung die Anzahl der *Verweigerer* häufig drastisch reduziert. Zunächst ist es wichtig, potentielle Untersuchungsteilnehmer individuell und persönlich anzusprechen, unabhängig davon, ob dies in mündlicher oder schriftlicher Form geschieht. Ferner sollte das Untersuchungsvorhaben – soweit die Fragestellung dies zuläßt – inhaltlich erläutert werden mit Angaben darüber, wem die Untersuchung potentiell zugute kommt (vgl. Abschnitt 2.2.2). Verspricht die Untersuchung Ergebnisse, die auch für den einzelnen Untersuchungsteilnehmer interessant sein könnten, ist dies besonders hervorzuheben. Hierbei dürfen Angaben darüber, wie und wann der Untersuchungsteilnehmer seine individuellen Ergebnisse erfahren kann, nicht fehlen. Nach Rosenthal und Rosnow (1975) wirkt sich die Anwerbung durch eine Person mit einem möglichst hohen sozialen Status besonders günstig auf die Freiwilligkeit der Untersuchungsteilnahme aus.

Der in Tafel 7 (auszugsweise) wiedergegebene „Brief einer Versuchsperson an einen Versuchsleiter" von Jourard (1973) belegt eindrucksvoll, welche Einstellungen, Gedanken und Gefühle die Teilnahme an psychologischen Untersuchungen begleiten können. Jeder Untersuchende sollte sich bei seiner empirischen Forschung darum bemühen, die Untersuchungsteilnehmer als Individuen ernst zu nehmen. Bereits bei der Anwerbung werden Erwartungshaltungen erzeugt, die die Reaktionen der Untersuchungsteilnehmer auf die spätere Untersuchungssituation nachhaltig beeinflussen. Gerade psychologische Untersuchungen sind darauf angewiesen, daß uns die Teilnehmer persönliches Vertrauen entgegenbringen, denn nur diese Grundeinstellung kann absichtliche Täuschungen und bewußte Fehlreaktionen verhindern (zur Testverfälschung s. Abschnitt 4.3.7.). Erst wenn wir durch eine humane, entspannte Untersuchungsatmosphäre dafür sorgen, daß sich Intelligenz, Erfahrungen und Einfallsreichtum unserer Untersuchungsteilnehmer frei entfalten, kann psychologische Forschung psychologisches Geschehen realistisch abbilden.

Determinanten der freiwilligen Untersuchungsteilnahme

Die Verweigerung der Untersuchungsteilnahme wird zum Problem, wenn man davon ausgehen muß, daß sich die Verweigerer systematisch bezüglich *untersuchungsrelevanter* Merkmale von den Teilnehmern unterscheiden. Die *typischen Merkmale freiwilliger Untersuchungsteilnehmer* sowie *situative Determinanten der Freiwilligkeit* sind dank einer gründlichen Literaturdurchsicht von Rosenthal und Rosnow (1975) zumindest für amerikanische Verhältnisse recht gut bekannt. Diese Resultate lassen sich – wie eine Studie von Effler und Böhmeke (1977) zeigt – zumindest teilweise ohne Bedenken auch auf deutsche Verhältnisse übertragen (über Besonderheiten der freiwilligen Untersuchungsteilnahme bei Schülern berichtet Spiel, 1988).

Die folgende Übersicht enthält Merkmale, die zwischen freiwilligen und unfreiwilligen Untersuchungsteilnehmern (bzw. Verweigerern) differenzieren sowie Merkmale der Untersuchung, die die Freiwilligkeit beeinflussen (nach Rosenthal und Rossnow, 1976, S. 1955 ff., ergänzt durch Effler und Böhmeke, 1977).

Merkmale der Person: Die Kontrastierung von freiwilligen Untersuchungsteilnehmern und Verweigerern führte zu folgenden Resultaten:

- Freiwillige Untersuchungsteilnehmer verfügen über eine bessere schulische Ausbildung als Verweigerer (bessere Notendurchschnitte). Dies gilt insbesondere für Untersuchungen, in denen persönliche Kontakte zwischen dem Untersuchungsleiter und den Untersuchungsteilnehmern nicht erforderlich sind. Bei Schülern ist die Schulleistung für die freiwillige Teilnahme irrelevant.
- Freiwillige Untersuchungsteilnehmer schätzen ihren eigenen sozialen Status höher ein als Verweigerer.
- Die meisten Untersuchungsergebnisse sprechen für eine höhere Intelligenz freiwilliger Untersuchungsteilnehmer (z. B. bessere Leistungen in den Untertests „Analogien", „Gemeinsamkeiten", „Rechenaufgaben" und „Zahlenreihen" des Intelligenz-Struktur-Tests von Amthauer, 1971).
- Freiwillige benötigen mehr soziale Anerkennung als Verweigerer.
- Freiwillige Untersuchungsteilnehmer sind geselliger als Verweigerer.
- In Untersuchungen über geschlechtsspezifisches Verhalten geben sich freiwillige Untersuchungsteilnehmer unkonventioneller als Verweigerer.
- Im allgemeinen sind weibliche Personen eher zur freiwilligen Untersuchungsteilnahme bereit als männliche Personen. Dieser Befund konnte allerdings für Schüler nicht bestätigt werden.
- Freiwillige Untersuchungsteilnehmer sind weniger autoritär als Verweigerer.
- Die Tendenz zu konformem Verhalten ist bei Verweigerern stärker ausgeprägt als bei freiwilligen Untersuchungsteilnehmern.

Merkmale der Untersuchung: Auch Besonderheiten der Untersuchung können dazu beitragen, die Rate der Verweigerer zu reduzieren bzw. die mit der Verweigerungsproblematik verbundene Stichprobenverzerrung in Grenzen zu halten. Die Durchsicht einer nicht unerheblichen Anzahl diesbezüg-

TAFEL 7

Brief einer Vp an einen Vl.
(Nach Jourard, 1973; Übersetzung: H. E. Lück)

Lieber Herr Vl (Versuchsleiter):

Mein Name ist Vp (Versuchsperson). Sie kennen mich nicht. Ich habe einen anderen Namen, mit dem mich meine Freunde anreden, aber den lege ich ab und werde Vp Nr. 27, wenn ich Gegenstand Ihrer Forschung werde. Ich nehme an Ihren Umfragen und Experimenten teil. Ich beantworte Ihre Fragen, fülle Fragebogen aus, lasse mich an Drähte anschließen, um meine physiologischen Reaktionen untersuchen zu lassen. Ich drücke Tasten, bediene Schalter, verfolge Ziele, die sich bewegen, laufe durch Labyrinthe, lerne sinnlose Silben und sage Ihnen, was ich in Tintenklecksen entdecke – ich mache all den Kram, um den Sie mich bitten. Aber ich frage mich langsam, warum ich das alles für Sie tue. Was bringt mir das ein? Manchmal bezahlen Sie meinen Dienst. Häufiger muß ich aber mitmachen, weil ich Psychologie-Student der Anfangssemester bin und weil man mir gesagt hat, daß ich keinen Schein bekomme, wenn ich nicht an zwei Versuchen teilgenommen habe; wenn ich an mehr Versuchen teilnehme, kriege ich zusätzliche Pluspunkte fürs Diplom. Ich gehöre zum „Vp-Reservoir" des Instituts.

Wenn ich Sie schon mal gefragt habe, inwiefern Ihre Untersuchungen für mich gut sind, haben Sie mir erzählt: „Das ist für die Forschung." Bei manchen Ihrer Untersuchungen haben Sie mich über den Zweck der Studien belogen. Sie verführen mich. Ich kann Ihnen daher kaum trauen. Sie erscheinen mir langsam als Schwindler, als Manipulator. Das gefällt mir nicht.

Das heißt – ich belüge Sie auch oft, sogar in anonymen Fragebögen. Wenn ich nicht lüge, antworte ich manchmal nur nach Zufall, um irgendwie die Stunde 'rumzukriegen, damit ich wieder meinen Interessen nachgehen kann. Außerdem kann ich oft herausfinden, um was es Ihnen geht, was Sie gern von mir hören oder sehen wollen; dann gehe ich manchmal auf Ihre Wünsche ein, wenn Sie mir sympathisch sind, oder ich nehme Sie auf den Arm, wenn Sie's nicht sind. Sie sagen ja nicht direkt, welche Hypothesen Sie haben oder was Sie sich wünschen. Aber die Anordnungen in Ihrem Laboratorium, die Alternativen, die Sie mir vorgeben, die Instruktionen, die Sie mir vorlesen, alles das zusammen soll mich dann drängen, irgend etwas Bestimmtes zu sagen oder zu tun. Das ist so, als wenn Sie mir ins Ohr flüstern würden: „Wenn jetzt das Licht angeht, den linken Schalter bedienen!", und Sie würden vergessen oder bestreiten, daß Sie mir das zugeflüstert haben. Aber ich weiß, was Sie wollen! Und ich bediene den linken oder den rechten Schalter, je nachdem, was ich von Ihnen halte.

Wissen Sie, selbst wenn Sie nicht im Raum sind – wenn Sie nur aus gedruckten Anweisungen auf dem Fragebogen bestehen oder aus der Stimme aus dem Tonbandgerät, die mir sagt, was ich tun soll – ich mache mir Gedanken über Sie. Ich frage mich, wer Sie sind, was Sie wirklich wollen. Ich frage mich, was Sie mit meinem „Verhalten" anfangen. Wem zeigen Sie meine Antworten? Wer kriegt eigentlich meine Kreuzchen auf Ihren Antwortbögen zu sehen? Haben Sie überhaupt ein Interesse daran, was ich denke, fühle und mir vorstelle, wenn ich die Kreuzchen mache, die Sie so emsig auswerten? Es ist sicher, daß Sie mich noch nie danach gefragt haben, was ich überhaupt damit gemeint habe. Wenn Sie fragen würden – ich würde es Ihnen gern erzählen. Ich erzähle nämlich meinem Zimmergenossen im Studentenheim oder meiner Freundin davon, wozu Sie Ihr Experiment gemacht haben und was ich mir dabei gedacht habe, als ich mich so verhielt, wie ich mich verhalten habe. Wenn mein Zimmergenosse Vertrauen zu Ihnen hätte, könnte er Ihnen vielleicht besser sagen, was ihm Daten (meine Antworten und Reaktionen) bedeuten, als Sie es mit Ihren Vermutungen können. Weiß Gott, wie sehr die gute Psychologie im Ausguß gelandet ist, wenn mein Zimmergenosse und ich Ihr Experiment und meine Rolle dabei beim Bier diskutieren! . . .

Wenn Sie mir vertrauen, vertraue ich Ihnen auch, sofern Sie vertrauenswürdig sind. Ich fän-

TAFEL 7

de gut, wenn Sie sich die Zeit nehmen und die Mühe machen würden, mit mir als Person vertraut zu werden, bevor wir in den Versuchsablauf einsteigen. Ich möchte Sie und Ihre Interessen gern kennenlernen, um zu sehen, ob ich mich vor Ihnen „ausbreiten" möchte. Manchmal erinnern Sie mich an Ärzte. Die sehen mich als uninteressante Verpackung an, in der die Krankheit steckt, an der sie wirklich interessiert sind. Sie haben mich als uninteressantes Paket angesehen, in dem „Reaktionen" stecken, mehr bedeute ich Ihnen nicht. Ich möchte Ihnen sagen, daß ich mich über Sie ärgere, wenn ich das merke. Ich liefere Ihnen Reaktionen, o.k. – aber Sie werden nie erfahren, was ich damit gemeint habe. Wissen Sie, ich kann sprechen, nicht nur mit Worten, sondern auch mit Taten.

Wenn Sie geglaubt haben, ich hätte nur auf einen „Stimulus" in Ihrem Versuchsraum reagiert, dann habe ich in Wirklichkeit auf Sie reagiert; was ich mir dabei dachte, war folgendes: „Da hast Du's, Du unangenehmer Soundso!" Erstaunt Sie das? Eigentlich sollte es das nicht. . . .

Ich möchte mit Ihnen ein Geschäft machen. Sie zeigen mir, daß Sie Ihre Untersuchungen für mich machen – damit ich freier werde, mich selbst besser verstehe, mich selbst besser kontrollieren kann – und ich werde mich Ihnen zur Verfügung stellen wie Sie wollen. Dann werde ich Sie auch nicht mehr verschaukeln und beschummeln. Ich möchte nicht kontrolliert werden, weder von Ihnen noch von sonst jemandem. Ich will auch keine anderen Leute kontrollieren. Ich will nicht, daß Sie anderen Leuten festzustellen helfen, wie „kontrolliert" ich bin, so daß sie mich dann kontrollieren können. Zeigen Sie mir, daß Sie für mich sind, und ich werde mich Ihnen öffnen.

Arbeiten Sie für mich, Herr Vl, und ich arbeite ehrlich für Sie. Wir können dann zusammen eine Psychologie schaffen, die echter und befreiender ist.

Mit freundlichen Grüßen,
Ihre Vp

licher empirischer Untersuchungen führte Rosenthal und Rosnow (1975) zu folgenden Erkenntnissen:

- Personen, die sich für den Untersuchungsgegenstand interessieren, sind zur freiwilligen Teilnahme eher bereit als weniger interessierte Personen.
- Je bedeutender die Untersuchung eingeschätzt wird, desto höher ist die Bereitschaft zur freiwilligen Teilnahme.
- Entlohnungen in Form von Geld fördern die Freiwilligkeit weniger als kleine persönliche Geschenke und Aufmerksamkeiten, die dem potentiellen Untersuchungsteilnehmer vor seiner Entscheidung, an der Untersuchung mitzuwirken, überreicht werden.
- Die Bereitschaft zur freiwilligen Teilnahme steigt, wenn die anwerbende Person persönlich bekannt ist. Erfolgreiche Anwerbungen sind durch einen „persönlichen Anstrich" gekennzeichnet.
- Die Anwerbung ist erfolgreicher, wenn die Untersuchung öffentlich unterstützt wird und die Teilnahme damit „zum guten Ton" gehört. Empfindet man dagegen eher die Verweigerung als obligatorisch, sinkt die Teilnahmebereitschaft.

Die Ausführungen von Rosenthal und Rossnow (1975) legen es mit Nachdruck nahe, die Auswahl der zu untersuchenden Personen mit höchster Sorgfalt zu planen. Dennoch wird man angesichts der Tatsache, daß man keine Person zur Teilnahme an einer Untersuchung zwingen kann und daß nicht jede Untersuchung die für die Rekrutierung von Untersuchungsteilnehmern idealen Bedingungen bietet, mit mehr oder weniger systematisch verzerrten Stichproben rechnen müssen. Es wäre jedoch bereits ein bemerkenswerter Fortschritt, wenn die hier aufgeführten Besonderheiten freiwilliger Untersuchungsteilnahme in die Ergebnisdiskussion einfließen würden. Ergebnisdiskussion wäre dann gleichzeitig Diskussion von Hypothesen, in welcher Weise die Resultate durch die Freiwilligkeit der Untersuchungsteilnahme überlagert sein können.

Empirische Untersuchungen versetzen Personen in soziale Situationen, die sie zuweilen als Einengung ihrer persönlichen Handlungsfreiheit erleben. Der Theorie der *psychologischen Reaktanz* (Brehm, 1966) zufolge muß dann mit Abwehrmechanismen der Untersuchungsteilnehmer gerechnet werden, die vor einer Verletzung der persönlichen Freiheit schützen. Auch nach anfänglicher Teilnahmebereitschaft kann es während einer Untersuchung infolge von Argwohn gegenüber absichtlicher Täuschung durch den Untersuchungsleiter oder wegen erzwungener Verhaltens- und Reaktionsweisen zu den unterschiedlichsten Varianten von „Untersuchungssabotage" kommen (vgl. Grabitz-Gniech und Dickensberger, 1975).

Eine entspannte Anwerbungssituation und Untersuchungsdurchführung, die die persönliche Freiheit und den Handlungsspielraum der Untersuchungsteilnehmer möglichst wenig einengen, helfen, derartige Störungen zu vermeiden. Mertens (1977) berichtet über weitere Theorien, die die besondere Situation der Untersuchungsteilnehmer in psychologischen Experimenten klären helfen.

Studierende als Versuchspersonen

Die Sozialwissenschaften leiden darunter, daß sich viele Untersuchungsleiter die Auswahl ihrer Untersuchungsteilnehmer sehr leicht machen, indem sie einfach anfallende Studentengruppen wie z. B. die Teilnehmer eines Seminars oder zufällig in der Mensa angetroffene Kommilitonen um ihre Mitwirkung bitten. Hohn (1972) fand unter 700 Originalbeiträgen aus acht deutschsprachigen Zeitschriften der Jahrgänge 1967 bis 1969 475 empirische Untersuchungen, an denen ca. 50000 Personen mitgewirkt hatten. Von diesen Personen waren 21% Studenten – ein Prozentsatz, der den tatsächlichen Prozentsatz sicher unterschätzt, wenn man bedenkt, daß der Anteil nicht identifizierbarer Probanden mit 23% auffallend hoch war. Diese Vermutung bestätigt eine Kontrollanalyse von Janssen (1979), der in den Jahrgängen 1970 bis 1973 derselben Zeitschriften einen studentischen Anteil von 43% bei 15% nicht identifizierbaren Personen fand.

Noch dramatischer scheinen die Verhältnisse in den USA zu sein. Hier beträgt der studentische Anteil in empirischen Untersuchungen ca. 80%, obwohl diese Gruppe nur 3% der Gesamtbevölkerung ausmacht. Mit Probanden der allgemeinen Bevölkerung wurden nicht einmal 1% aller Untersuchungen durchgeführt (vgl. Adelson, 1969; Higbee und Wells, 1972; Janssen, 1979; Jung, 1969; Schultz, 1969 und Smart, 1966).

Nun kann man zwar nicht generell die Möglichkeit ausschließen, daß sich auch mit Studierenden allgemeingültige Gesetzmäßigkeiten finden lassen – immerhin wurde das Webersche Gesetz (Weber, 1851) in Untersuchungen mit Studenten und die Vergessenskurve (Ebbinghaus, 1885) sogar in Selbstversuchen entdeckt. (Über Veränderungen der Probandenrolle im Verlaufe der Geschichte der Psychologie berichtet Schultz, 1969). Dennoch liegt der Verdacht nahe, daß Untersuchungen über entwicklungsbedingte, sozialisationsbedingte und durch das Altern bedingte Prozesse im kognitiven und intellektuellen Bereich, die vorwiegend mit Studenten durchgeführt wurden, zu falschen Schlüssen führen (vgl. Smart, 1966). Bedauerlicherweise ist jedoch der prozentuale Anteil der Studenten bzw. jungen Menschen gerade in derartigen Untersuchungen besonders hoch. Leibbrand (1976) ermittelte in 65 Publikationen mit denk- oder lernpsychologischen Fragestellungen, daß 90% der Probanden 25 Jahre oder jünger waren.

Die Fragwürdigkeit sozialwissenschaftlicher Forschungsergebnisse, die überwiegend in Untersuchungen mit Studenten ermittelt wurden, erhöht sich um ein Weiteres, wenn man in Rechnung stellt, daß an diesen Untersuchungen in der Regel nur „freiwillige" Studenten teilnehmen. Die Ergebnisse gelten damit nicht einmal für studentische Populationen generell, sondern eingeschränkt nur für solche Studenten, die zur freiwilligen Untersuchungsteilnahme bereit sind. Nach Vermutungen von Orne (1962); Riecken (1962) und Rosenthal und Rosnow (1969) ist es zudem für die Untersuchungsergebnisse nicht unerheblich, wie der einzelne Untersuchungsteilnehmer seine Freiwilligkeit begründet: An einer Untersuchung von Jackson und Pollard (1966) nahmen 50% der Untersuchungsteilnehmer aus Neugier teil, 26% wegen des Geldes und nur 7%, um der

Wissenschaft zu helfen. Über die Bedeutsamkeit der individuellen Begründung, an empirischen Untersuchungen teilzunehmen, ist sicherlich noch viel Forschungsarbeit zu leisten.

Empfehlungen

Die Diskussion der Probleme, die mit der Auswahl der Untersuchungsteilnehmer verbunden sind, resultiert in einer Reihe von Empfehlungen, deren Befolgung nicht nur der eigenen Untersuchung, sondern auch der weiteren Erforschung von Artefakten in den empirischen Sozialwissenschaften zugute kommt:

- Die Anwerbung des Untersuchungsteilnehmers und dessen Vorbereitung auf die Untersuchung sollte die Freiwilligkeit nicht zu einem Problem werden lassen. Dies wird um so eher gelingen, je sorgfältiger die von Rosenthal und Rosnow (1975) erarbeiteten, situativen Determinanten der Freiwilligkeit Beachtung finden.
- Variablen, von denen bekannt ist, daß sie zwischen freiwilligen Untersuchungsteilnehmern und Verweigerern differenzieren, verdienen besondere Beachtung. Überlagern derartige Variablen die unabhängige Variable oder muß man mit ihrem direkten Einfluß auf die abhängige Variable rechnen, sollten sie vorsorglich miterhoben werden, um ihren tatsächlichen Einfluß im nachhinein kontrollieren zu können.
- Keine empirische Untersuchung sollte auf eine Diskussion möglicher Konsequenzen, die mit der freiwilligen Untersuchungsteilnahme in gerade dieser Untersuchung verbunden sein könnten, verzichten.
- In einer die Untersuchung abschließenden Befragung sollte schriftlich festgehalten werden, mit welchen Gefühlen die Untersuchungsteilnehmer an der Untersuchung teilnahmen. Diese Angaben kennzeichnen die Untersuchungsbereitschaft, die später mit dem Untersuchungsergebnis in Beziehung gesetzt werden kann.
- Eine weitere Kontrollfrage bezieht sich darauf, wie häufig die Untersuchungsteilnehmer bisher an empirischen Untersuchungen teilnahmen. Auch die so erfaßte Erfahrung mit empirischen Untersuchungen könnte die Ergebnisse beeinträchtigen.
- Die Erforschung der persönlichen Motive, an einer Untersuchung freiwillig teilzunehmen, erhielte neue Impulse, wenn zusätzlich die Gründe der Untersuchungsbereitschaft erfragt werden. Als Vorlage hierfür könnte die PRS-Skala von Adair (1973; vgl. Timaeus et al., 1977) dienen, die die Motivation von Untersuchungsteilnehmern erfassen soll.
- Die externe Validität der Untersuchungsergebnisse ist vor allem bei Untersuchungen mit studentischen Stichproben zu problematisieren.

2.3.8 Durchführung, Auswertung und Planungsbericht

Der Arbeitstitel und die Untersuchungsart liegen fest, die Erhebungsinstrumente sind bekannt und Art und Anzahl der auszuwählenden Untersuchungsteilnehmer sowie deren Rekrutierung sind vorgeplant. Die Untersuchungsplanung sollte nun die Durchführung der Untersuchung vorstrukturieren.

Untersuchungsdurchführung

Die Verschiedenartigkeit empirischer Untersuchungen bzw. die zeitlichen, finanziellen, räumlichen und personellen Rahmenbedingungen erschweren das Aufstellen genereller Leitlinien für die Untersuchungsdurchführung erheblich. Auch noch so sorgfältige Untersuchungsvorbereitungen können mögliche Pannen in der Untersuchungsdurchführung nicht verhindern. Um die Untersuchungsdurchführung hieran nicht scheitern zu lassen, sollte die Planung der Untersuchungsdurchführung nicht übermäßig rigide sein. Unbeschadet dieser Flexibilitätsforderung sind jedoch der zeitliche Ablauf sowie Einsatz und Verwendung von Hilfspersonal, Räumen, Apparaten und ggf. auch Finanzen vor der Untersuchungsdurchführung festzulegen.

Wichtig sind einige allgemeine Regeln und Erkenntnisse, die das Verhalten von Untersuchungsleiterinnen und -leitern betreffen. Diese Richtlinien sollten während der Durchführung der Untersuchung im Bewußtsein der Untersuchenden fest verankert sein und sind damit unmittelbar Bestandteil der konkreten Untersuchungsdurchführung. Wir werden hierüber in Abschnitt 2.5 ausführlich berichten.

Aufbereitung der Daten

Die planerische Vorarbeit setzt zu einem Zeitpunkt wieder ein, nachdem die Untersuchung „gedanklich" durchgeführt ist und die „Daten" erhoben sind. Dies können Beobachtungsprotokolle, Ton- oder Videobänder von Interviews und Diskussionen, ausgefüllte Fragebögen oder Tests, Häufigkeitsauszählungen von Blickbewegungen, Hirnstromverlaufskurven, auf einem elektronischen Datenträger gespeicherte Reaktionszeiten oder ähnliches sein. Der nächste Planungsschritt gilt der Aufbereitung dieser „Rohdaten".

Die statistische Datenanalyse setzt voraus, daß die Untersuchungsergebnisse in irgendeiner Weise numerisch quantifiziert sind. Liegen noch keine „Zahlen" für die interessierenden Variablen, sondern z. B. qualitative Angaben vor, müssen diese für eine statistische Analyse zu Kategorien zusammengefaßt und numerisch kodiert werden (vgl. hierzu Abschnitt 4.1.4).

In Abhängigkeit vom Umfang des anfallenden Datenmaterials erfolgt die statistische Datenanalyse auf einer elektronischen Rechenanlage (meist Personalcomputer) oder manuell, evtl. unterstützt durch einen Taschenrechner.

In deskriptiven Studien ist die Aggregierung bzw. Zusammenfassung des erhobenen Datenmaterials vorrangig. Diese kann durch die Ermittlung einfacher statistischer Kennwerte wie z. B. dem arithmetischen Mittel oder einem Streuungsmaß, durch die Anfertigung von Graphiken oder aber durch aufwendigere statistische Verfahren wie z. B. eine Clusteranalyse, eine Faktorenanalyse oder Zeitreihenanalyse erfolgen (vgl. Abschnitt 6.4.2).

Planung der statistischen Hypothesenprüfung

Für die Überprüfung von Hypothesen steht ein ganzes Arsenal statistischer Methoden zur Verfügung, das der Untersucher zumindest überblicksweise beherrschen muß. Es ist unbedingt zu fordern, daß die Art und Weise, wie die Hypothesen statistisch getestet werden sollen, vor der Datenerhebung festliegt. Auch wenn die Vielseitigkeit und Flexibilität eines modernen statistischen Instrumentariums gelegentlich auch dann eine einigermaßen vernünftige Auswertung ermöglicht, wenn diese nicht vorgeplant wurde, passiert es immer wieder, daß mühsam und kostspielig erhobene Daten wegen begangener Planungsfehler für statistische Hypothesentests unbrauchbar sind. Die Festlegung der Datenerhebung ist deshalb erst zu beenden, wenn bekannt ist, wie die Daten auszuwerten sind.

Stellt sich heraus, daß für die in Aussicht genommenen Daten keine Verfahren existieren, die in verläßlicher Weise etwas über die Tauglichkeit der inhaltlichen Hypothesen aussagen, können vor der Untersuchungsdurchführung meistens ohne große Schwierigkeiten Korrekturen an den Erhebungsinstrumenten, der Erhebungsart oder der Auswahl bzw. der Anzahl der Untersuchungsobjekte vorgenommen werden. Ist die Datenerhebung jedoch bereits abgeschlossen, sind die Chancen für eine verbesserte Datenqualität vertan, und man muß sich bei der eigentlich entscheidenden Hypothesenprüfung mit schlechten Kompromissen begnügen.

Die Planung einer hypothesenprüfenden Untersuchung ist unvollständig, wenn sie den statistischen Test, mit dem die Hypothese zu prüfen ist, nicht nennt. Nachdem die ursprünglich inhaltlich formulierte Hypothese operationalisiert wurde, erfolgt jetzt die Formulierung statistischer Hypothesen. Die Planung der statistischen Auswertung enthält dann im Prinzip Angaben wie z. B.: „Träfe meine Hypothese zu, müßte der Mittelwert $\bar{x}_1$ größer als der Mittelwert $\bar{x}_2$ sein" oder: „Nach meiner Vorhersage müßte zwischen den Variablen X und Y eine bedeutsame Korrelation bestehen" oder: „Hypothesengemäß erwarte ich eine erheblich bessere Varianzaufklärung der abhängigen Variablen, wenn zusätzlich Variable Z berücksichtigt wird" (vgl. hierzu auch S. 79).

Die einzusetzenden statistischen Tests sind so auszuwählen, daß sie den mit einer statistischen Hypothese behaupteten Sachverhalt exakt prüfen. Bei derartigen "Indikationsfragen" ist ggf. der Rat von Experten einzuholen.

Voraussetzungen: Zum inhaltlichen Kriterium für die Auswahl eines adäquaten statistischen Verfahrens kommt ein formales: es müssen Überlegungen darüber angestellt werden, ob die zu erwartenden Daten diejenigen Eigenschaften aufweisen, die der in Aussicht genommene statistische Test voraussetzt. Ein Test, der z. B. für intervallskalierte Daten gilt, ist für nominalskalierte Daten unbrauchbar. Steht ein Verfahren, das die gleiche Hypothese auf nominalem Niveau prüft, nicht zur Verfügung, wird eine erneute Überprüfung und ggf. Modifikation der Operationalisierung bzw. der Erhebungsinstrumente erforderlich. Verlangt ein Verfahren, daß sich die Meßwerte der abhängigen Variablen in einer bestimmten Weise verteilen, muß erwogen werden, ob diese Voraussetzung voraussichtlich erfüllt oder ob eine andere Verteilungsform wahrscheinlicher ist.

Zuweilen ziehen eingeplante Untersuchungsteilnehmer ihr Einverständnis zur Teilnahme zurück oder fallen aus irgendwelchen Gründen für die Untersuchung aus. Es muß dann in Rechnung gestellt werden, wie sich derartige "Missing Data" auf das ausgewählte statistische Verfahren auswirken (vgl. S. 86).

Die voraussichtliche Genauigkeit der Daten ist ein weiteres Thema, mit dem sich die Planung der statistischen Hypothesenprüfung beschäftigen sollte. Vor allem bei größeren Untersuchungen sind Techniken zur Bestimmung der sog. Reliabilität der Daten einzuplanen, über die wir in Abschnitt 4.3.3 berichten.

Ferner gehört zur Planung der statistischen Auswertung einer hypothesenprüfenden Untersuchung die Festlegung des Signifikanzniveaus (α-Fehler-Niveaus), das als Falsifikationskriterium darüber entscheidet, wann man die eigene Forschungshypothese als durch die Daten widerlegt ansehen will. Was es mit dieser speziellen, für die Inferenzstatistik wichtigen Besonderheit auf sich hat, wird in Abschnitt 8.1 vermittelt.

Untersuchungen über eine Thematik mit langer Forschungstradition lassen nicht nur globale Hypothesen über die Richtung der vermuteten Zusammenhänge oder Unterschiede zu, sondern präzise Angaben über praktisch bedeutsame Mindestgrößen. Zur Planung gehört in diesem Falle auch die Festlegung sogenannter *Effektgrößen*. Hierüber berichtet Kap. 9 ausführlich.

Statistische Programmpakete: Statistische Datenanalysen werden heutzutage üblicherweise auf einem Personalcomputer (seltener auf Großrechnern) mit entsprechender Statistik-Software durchgeführt. Nur bei extrem großen Datenmengen (z. B. mehrere hundert Variablen, mehrere hundert Meßzeitpunkte, mehrere Zehntausend Personen o.ä.) ist eventuell auf einen Großrechner auszuweichen. Bei der Vorbereitung einer computergestützten statistischen Datenanalyse sind folgende Punkte zu klären:

- *Welche statistischen Verfahren (z. B. t-Test, Varianzanalyse, Faktorenanalyse, Korrelationsanalyse) sollen eingesetzt werden?* Bei der Beantwortung dieser Frage ist auf eigene Statistikkenntnisse zurückzugreifen, ggf. sollte man sich von Experten beraten lassen. Solche Beratungsgespräche ergeben zuweilen, daß die vorgesehenen Verfahren durch bessere ersetzt werden können, die dem Untersuchenden allerdings bislang unbekannt waren. Er steht nun vor der Frage, ob er diese ihm unbekannten Verfahren übernehmen oder ob er seinen weniger guten, aber für ihn durchschaubaren Vorschlag realisieren soll. In dieser Situation kann man prinzipiell nur empfehlen, sich die Zeit zu nehmen, zumindest die Indikation des besseren Verfahrens und die Interpretation seiner Resultate aufzuarbeiten. Möglicherweise ergibt sich dann zu einem späteren Zeitpunkt die Gelegenheit, die innere Logik und den mathematischen Aufbau des Verfahrens kennenzulernen. Auf jeden Fall ist davon abzuraten, für die Auswertung ein Verfahren einzuplanen, das einem gänzlich unbekannt ist. Dies führt erfahrungsgemäß zu erheblichen Problemen bei der Ergebnisinterpretation. Die Versuchung, sich unbekannter oder auch nur leidlich bekannter Verfahren zu bedienen, ist angesichts der immer benutzerfreundlicher gestalteten Statistik-Software leider recht groß.
- *Welche Statistik-Software ist für die geplanten Analysen geeignet, zugänglich und in der Benutzung vertraut?* Die gängigen Statistik-Pakete wie SPSS, SAS, Systat usw. (s. Anhang C) unterscheiden sich im Grundangebot ihrer Funktionen kaum, so daß Zugänglichkeit und Nutzungskompetenz die wichtigsten Auswahlkriterien darstellen. Zugänglich ist Statistik-Software in den universitären PC-Pools und Terminal-Räumen. Daß unter Studierenden diverse Raubkopien von Statistik-Programmen zirkulieren, ist kein Geheimnis. Es sei jedoch daran erinnert, daß das Anfertigen und Nutzen von Raubkopien illegal ist. Extensive Nutzung von Raubkopien führt beim Software-Hersteller zu

Umsatzeinbußen, die sich in steigenden Software-Preisen niederschlagen (so sind Statistik-Pakete heute kaum unter 1000 DM zu haben), wodurch dann die Motivation zum Raubkopieren weiter wächst usf.. In die Benutzung eines verfügbaren Statistik-Paketes sollte man sich vor der Untersuchungsdurchführung einarbeiten, was Computervertrauten in der Regel autodidaktisch anhand von Lehrbüchern innerhalb einiger Tage möglich ist. An vielen Universitäten werden im Rahmen der Statistikausbildung entsprechende Kurse angeboten.

- *Mit welchen Programmbefehlen können die gewünschten Analysen ausgeführt werden, welche Zusatzoptionen sind wichtig?* Auch bei einer computergestützten Datenanalyse sollte man – obwohl es schnell und einfach möglich ist – nicht wahllos alle Prozeduren an den Daten ausprobieren. Dieser „spielerische Umgang" mit den angebotenen Programmen erleichtert zwar das Verständnis der Verfahren und ist deshalb für die Lernphase typisch; bei der eigentlichen Datenanalyse führt diese Vorgehensweise jedoch sehr schnell zu einem unübersichtlichen Berg von Computerausdrucken und zu Antworten, für die man selbst bislang noch gar keine Fragen formuliert hatte. Gibt das Datenmaterial mehr her als die Beantwortung der eingangs formulierten Fragen – was keineswegs selten ist –, sind diese Zusatzinformationen als neue Hypothesen zu verstehen und auch als solche im Untersuchungsbericht zu kennzeichnen (vgl. hierzu S. 356).

Die Unsitte, alle möglichen Verfahren an den eigenen Daten auszuprobieren, in der Hoffnung, dadurch auf irgend etwas Interessantes zu stoßen, führt nicht selten dazu, daß der Untersuchende nach Abschluß seiner Datenverarbeitungsphase mehr Computerausdrucke produziert hat als ursprünglich Daten vorhanden waren. Damit ist aber der eigentliche Sinn der Datenverarbeitung, die theoriegeleitete Aggregierung und Reduktion der Rohdaten, ins Gegenteil verkehrt. Die gezielte Kondensierung der Ausgangsdaten in einige wenige hypothesenkritische Indikatoren wird damit aufgegeben zugunsten vieler, mehr oder weniger zufällig zustande gekommener Einzelergebnisse, die übersichtlich und zusammenfassend zu interpretieren einen enormen Zeitaufwand bedeutete.

- *In welcher Weise sollen die elektronisch erfaßten Daten vorbereitet und bereinigt werden?* Nach einer bekannten Redewendung gilt für jedes statistische Verfahren die Regel „Garbage in, Garbage out" (Müll hinein, Müll heraus). Die Ergebnisse einer statistischen Analyse sind immer nur so gut wie die Ausgangsdaten. Neben untersuchungstechnischen Problemen, die zu fehlenden Werten oder Meßfehlern führen, birgt die elektronische Datenverarbeitung weitere Fehlerquellen. Ein Engpaß ist hierbei die elektronische Datenerfassung (z. B. mittels Textverarbeitungsprogramm, Editor eines Statistik-Programms oder Tabellenkalkulationsprogramm), bei der z. B. die auf einem Fragebogen gegebenen Antworten kodiert und in eine Datendatei übertragen werden müssen. Tippfehler sind hierbei von vornherein unvermeidbar. Eine wichtige Kontrolle wäre es, die Dateneingabe stets zu zweit durchzuführen (einer diktiert, einer schreibt), um somit die Wahrscheinlichkeit für grobe Fehler zu reduzieren. Da bei der Dateneingabe in der Regel pro Untersuchungsobjekt bzw. Versuchsperson eine fortlaufende Nummer vergeben wird, sollte diese auch auf dem Originalmaterial verzeichnet werden (z. B. oben auf den Fragebogen geschrieben werden), damit man später bei eventuellen Ungereimtheiten die Datendatei noch einmal mit dem Ausgangsmaterial vergleichen kann.

Vor Beginn der Hypothesenprüfung sollte man mit Hilfe des Statistik-Programms versuchen, Eingabefehler zu identifizieren bzw. den Datensatz um Fehler zu bereinigen. Die Arbeitsschritte der Datenbereinigung sind genau wie alle anderen Auswertungsschritte im voraus zu planen. Eingabefehler sind in jedem Fall Werte, die außerhalb des zulässigen Wertebereichs einer Variablen liegen. Hat eine Variable nur wenige Stufen (z. B. Geschlecht: 0, 1), läßt man sich mit einem geeigneten Befehl ausgeben, wie oft die Werte der betrachteten Variablen vorkommen (in SPSS könnte man hierzu den Frequency-Befehl nutzen: „Frequency Geschlecht"). Erhielte man nun die Angabe, daß der Wert „0" (für männlich) 456mal vorkommt, der Wert „1" 435mal und der Wert „9" 3mal, hat man damit bereits drei Eingabefehler identifiziert. Nun läßt man sich die Nummern all derjenigen Fälle ausgeben, bei denen „Geschlecht=9" auftaucht. Bei diesen Personen muß man nun in den Orginalfragebögen nachschauen, welches Geschlecht sie haben und die entsprechenden Angaben in der Datendatei ändern. Bei Variablen ohne exakt festgelegten Wertebereich (z. B. Alter) ist auf Extremwerte zu achten; so sind Altersangaben größer als 100 z. B. sehr unwahrscheinlich und sollten überprüft werden. Extremwerte springen auch bei graphischen Darstellungen ins Auge (vgl. S. 349 ff.).

Hat man die ersten Eingangskontrollen durchlaufen, erstellt man üblicherweise zunächst eine Stichprobendeskription, bevor man zu den Hypothesentests übergeht. Hierzu berichtet man für die gängigen sozialstatistischen bzw. soziodemographischen Merkmale (Geschlecht, Alter, Familienstand, Bildungsstand, Tätigkeit, Einkommen, Wohnort etc.) Häufigkeitstabellen und Durchschnittswerte. Unplausible Merkmalsverteilungen können Hinweise auf Eingabe- oder Kodierungsfehler sein.

Die Datenbereinigung sollte abgeschlossen sein, bevor mit den Hypothesenprüfungen begonnen wird. Stellt sich nämlich erst im nachhinein heraus, daß noch gravierende Kodierungs- oder Eingabefehler in den Daten stekken, müssen die Analysen wiederholt werden. Zudem bestünde die Gefahr, beim Bereinigen der Daten bewußt oder unbewußt im Sinne der eigenen Hypothesen vorzugehen. Dies betrifft auch die Frage, welche Fälle wegen fehlender oder fragwürdiger Angaben ggf. ganz aus den Analysen ausgeschlossen werden sollen.

Interpretation möglicher Ergebnisse

Sicherlich werden sich einige Leserinnen und Leser angesichts des hier aufgeführten Planungsschrittes fragen, ob es sinnvoll oder möglich ist, über die Interpretation von Ergebnissen nachzudenken, wenn die Daten noch nicht einmal erhoben, geschweige denn ausgewertet sind. Dennoch ist dieser Planungsschritt – vor allem für hypothesenprüfende Untersuchungen – wichtig, denn er dient einer letzten Überprüfung der in Aussicht genommenen Operationalisierung und statistischen Auswertung. Er soll klären, ob die Untersuchung tatsächlich eine Antwort auf die formulierten Hypothesen liefern kann, bzw. ob die Resultate der statistischen Analyse potentiell als Beleg für die Richtigkeit der inhaltlichen Hypothesen zu werten sind.

Es könnte z. B. ein signifikanter t-Test (vgl. Anhang A) über die abhängige Variable „Anzahl richtig gelernter Vokabeln" für eine Kontroll- und eine Experimentalgruppe erwartet werden, der eindeutig im Sinne der inhaltlichen Hypothese zu interpretieren wäre, die eine Verbesserung der Lernleistungen nach Einführung einer neuen Unterrichtsmethode vorhersagte. Sieht die statistische Planung einer Untersuchung über Ausländerfeindlichkeit jedoch z. B. eine Faktorenanalyse (vgl. Anhang A) über einen Fragebogen zur Ermittlung sozialer Attitüden vor, ist es sehr fraglich, ob dieser Weg zu einer Entscheidung über die Hypothese führt, daß Ausländerfeindlichkeit politisch bestimmt ist. Das Verfahren ist sicherlich brauchbar, wenn man etwas über die Struktur von Ausländerfeinlichkeit wissen möchten; für die Überprüfung einer Hypothese über Ursachen der Ausländerfeindlichkeit ist es jedoch wenig geeignet.

Es ist deshalb wichtig, sich vor Untersuchungsbeginn alle denkbaren Ausgänge der statistischen Analyse vor Augen zu führen, um zu entscheiden, welche Ergebnisse eindeutig für und welche Ergebnisse eindeutig gegen die inhaltliche Hypothese sprechen. Die Untersuchungsplanung ist unvollständig oder falsch, wenn diese gedankliche Vorarbeit zu dem Resultat führt, daß eigentlich jedes statistische Ergebnis (z. B. weil die entscheidenden Variablen schlecht operationalisiert wurden) oder überhaupt kein Ergebnis (weil z. B. nicht auszuschließen ist, daß andere, nicht kontrollierte Variablen für das Ergebnis verantwortlich sind) eindeutig im Sinne der Hypothese gedeutet werden kann. Eine empirische Untersuchung ist unwissenschaftlich, wenn sie nur die Vorstellungen des Autors, die dieser schon vor Beginn der Untersuchung hatte, verbreiten will und deshalb so angelegt ist, daß die Widerlegung der eigenen Hypothesen von vorne herein erschwert oder gar ausgeschlossen ist.

Exposé und Gesamtplanung

Die Planungsarbeit endet mit der Anfertigung eines schriftlichen Berichtes über die einzelnen Planungsschritte bzw. mit einem *Exposé*. Die hier in Abschnitt 2.3 erörterte Gliederung für die Untersuchungsplanung vermittelt lediglich Hinweise und muß natürlich nicht für jeden Untersuchungsentwurf vollständig übernommen werden. Je nach Art der Fragestellung wird man der Auswahl der Untersuchungsart, der Untersuchungsobjekte oder Fragen der Operationalisierung mehr Raum widmen. Auf jeden Fall aber sollte das Exposé mit der wichtigsten Literatur beginnen und – zumindest bei hypothesenprüfenden Untersuchungen – mit Bemerkungen über die statistische Auswertung und deren Interpretation enden. Im übrigen bildet ein ausführliches und sorgfältiges Exposé nicht nur für die Durchführung der Untersuchung, sondern auch für die spätere Anfertigung des Untersuchungsberichtes eine gute Grundlage.

Nach Abschluß der Planung wird die Untersuchung mit ihrem endgültigen Titel versehen. Dieser kann mit dem ursprünglichen Arbeitstitel übereinstimmen oder aber – wenn sich in der Planung neue Schwerpunkte herausgebildet haben – umformuliert oder präzisiert werden.

Dem Exposé wird ein Anhang beigefügt, der die zeitliche (bei größeren Untersuchungsvorhaben auch die personelle, räumliche und finanzielle) Gesamtplanung enthält. Es müssen Zeiten festgesetzt werden, die für die Entwicklung und Bereitstellung der Untersuchungsinstrumente, die Anwerbung und Auswahl der Untersuchungsteilnehmer, die eigentliche Durchführung der Untersuchung (einschließlich Pufferzeiten für evtl. auftretende Pannen!), die Verschlüsselung der Daten, die Datenanalyse, eine letzte Literaturdurchsicht, die Interpretation der Ergebnisse, die Abfassung des Untersuchungsberichtes sowie die Aufstellung des Literaturverzeichnisses und evtl. notwendiger Anhänge erforderlich sind. Tafel 8 enthält ein Beispiel für die Terminplanung einer Jahresarbeit.

Das Exposé stellt als Zusammenfassung der Planungsarbeiten eine wichtige „Visitenkarte" dar, die einen guten Einblick in das Untersuchungsvorhaben vermitteln sollte.

Für die Beantragung größerer Projekte haben einzelne Förderinstitutionen Antragsrichtlinien festgelegt, die vor Antragstellung angefordert werden sollten. Adressen forschungsfördernder Einrichtungen sind im Anhang D wiedergegeben. Weitere Anschriften sind Oeckl (1994/95) zu entnehmen. In der Regel werden auch für Qualifikationsarbeiten (Diplom-, Magister-, Doktorarbeiten) Exposés gefordert, deren Modalitäten von den jeweiligen Betreuern bzw. von Prüfungsordnungen festgelegt werden.

2.4 Der theoretische Teil der Arbeit

Es wäre zwar verständlich, wenn der Untersuchende nach abgeschlossener Planungsarbeit daran interessiert ist, möglichst schnell zur konkreten Durchführung der Untersuchung zu kommen. Dennoch ist es ratsam, bereits jetzt den theoretischen Teil der Arbeit (oder zumindest eine vorläufige Version) zu schreiben. Hierfür sprechen zwei wichtige Gründe:

Der erste Grund betrifft die Arbeitsökonomie. Nachdem gerade das Exposé angefertigt wurde, dürfte dessen erster Teil, die theoretische Einführung in das Problem sowie die Literaturskizze, noch gut im Gedächtnis sein. Es sollte deshalb keine besonderen Schwierigkeiten bereiten, den Literaturbericht und – falls der Forschungsgegenstand dies zuläßt – die Herleitung der Hypothesen schriftlich niederzulegen.

Der zweite wissenschaftsimmanente Grund ist schwerwiegender. Solange noch keine eigenen Daten erhoben wurden, kann man sicher sein, daß die Herleitung der Hypothesen oder auch nur Nuancen ihrer Formulierung von den eigenen Untersuchungsbefunden unbeeinflußt sind. Forscherinnen und Forscher dürfen zurecht daran interessiert sein, ihre eigenen Hypothesen zu bestätigen. Legen sie aber die Hypothesen erst nach abgeschlossener Untersuchung schriftlich fest, ist die Versuchung nicht zu leugnen, die Formulierung der Hypothesen so zu akzentuieren, daß deren Bestätigung zur reinen Formsache wird. Den theoretischen Teil einschließlich der Hypothesenherleitung und -formulierung vor Durchführung der Untersuchung abzufassen, ist damit der beste Garant für die Unabhängigkeit von Hypothesenformulierung und Hypothesenprüfung.

Der theoretische Teil beginnt mit der Darstellung der inhaltlichen Problematik. Es folgt der Li-

TAFEL 8

Terminplanung für eine Jahresarbeit: Ein Beispiel

Befristete Arbeiten geraten zuweilen zum Ende hin in erhebliche Zeitnot, weil der Arbeitsaufwand falsch eingeschätzt und ein ungünstiges Zeitmanagement betrieben wurde. Eine sorgfältige, detaillierte Terminplanung kann solchen Schwierigkeiten vorbeugen. Das folgende Beispiel eines Zeitplans bezieht sich auf eine hypothesenprüfende Jahresarbeit (z. B. Diplom- oder Magisterarbeit).

1. Mai bis 1. Juli
Literatursammlung und Literaturstudium; Anfertigung einer Problemskizze und eines Exposés; Ableitung der Untersuchungshypothesen und erste Vorüberlegungen zur Operationalisierung der beteiligten Variablen.

1. Juli bis 15. Juli
Schriftliche Ausarbeitung des Theorieteils (elektronische Texterfassung); Literaturverzeichnis mit den verwendeten Quellen erstellen.

15. Juli bis 1. August
Präzisierung der Operationalisierung der einzelnen Variablen; Entwicklung und Bereitstellung der Untersuchungsinstrumente; weitergehende Überlegungen zur Stichprobe, zum Treatment und zur Untersuchungsdurchführung; Raumfrage klären; Versuchsleiterfrage klären.

1. August bis 15. August
Schriftliche Ausarbeitung des Methodenteils (elektronische Texterfassung); neben empirischen Fragen der Datenerhebung werden auch die statistischen Auswertungsverfahren beschrieben.

15. August bis 15. September
Urlaub

15. September bis 15. Oktober
Kleine Voruntersuchungen zur Überprüfung der Untersuchungsinstrumente; Auswertung der Vorversuche und ggf. Revision der Instrumente; Einweisung der Versuchsleiter; Methodenteil vervollständigen und aktualisieren.

15. Oktober bis 15. November
Anwerbung der Versuchspersonen (Aushänge in der Uni etc.); Durchführung der Untersuchungen.

15. November bis 1. Dezember
Datenkodierung; Dateneingabe; Datenbereinigung.

1. Dezember bis 20. Dezember
Kenntnisse über die erforderlichen statistischen Verfahren auffrischen; Testläufe mit der benötigten Statistik-Software durchführen; Stichprobendeskription; statistische Datenauswertung.

20. Dezember bis 10. Januar
Urlaub

10. Januar bis 1. Februar
Schriftliche Ausarbeitung des Ergebnisteils; zusammenfassende Darstellung der Ergebnisse zu den einzelnen Hypothesen; Tabellen und Grafiken anfertigen; ggf. Anhänge mit ausführlichem Datenmaterial zusammenstellen.

1. Februar bis 1. März
Interpretation der Ergebnisse in enger Anlehnung an Theorie-, Methoden- und Ergebnisteil, so daß ein „roter Faden" deutlich wird; schriftliche Ausarbeitung der Interpretationen, die teils in den Ergebnisteil, teils in die abschließende Diskussion einfließen.

1. März bis 15. März
Überarbeitung und letzte Ergänzungen des Untersuchungsberichtes; Anfertigung von Inhaltsverzeichnis, Tabellen- und Abbildungsverzeichnis; Einleitung und Zusammenfassung schreiben; Formatierung des Textes und Ausdruck.

15. März bis 1. April
Korrektur lesen und lesen lassen nach Inhalt, Sprach- und Stilfehlern sowie Formatierungsfehlern; Korrekturen eingeben.

1. April bis 10. April
Endausdruck; Arbeit in den Copy-Shop bringen; mehrere Kopien anfertigen und binden lassen.

28. April
Abgabetermin.

teraturbericht, der jedoch die einschlägigen Forschungsbeiträge nicht wahllos aneinanderreiht, sondern kommentierend verbindet und integriert. Eventuell vorhandene Widersprüche sind zu diskutieren und Informationen, die für die eigene Problematik nur peripher erscheinen, durch inhaltliche Akzentsetzungen auszugrenzen.

Detaillierte Hinweise zur Methodik, den Untersuchungseinheiten oder Erhebungsinstrumenten, die in den zitierten Untersuchungen verwendet wurden, sind erforderlich, wenn die eigene Arbeit hierauf unmittelbar Bezug nimmt. Sie sind auch dann unverzichtbar, wenn die integrierende Diskussion der Forschungsergebnisse andere als vom jeweiligen Autor vorgeschlagene Interpretationen nahelegt.

Die sich anschließende Zusammenfassung des Literaturteils kennzeichnet und bewertet den Stand der Theoriebildung. (Ein spezielles Verfahren zur Integration von Forschungsergebnissen ist die sog. "Metaanalyse", die in Abschnitt 9.4 behandelt wird.) Der theoretische Teil endet mit der Ableitung theoretisch begründeter inhaltlicher Hypothesen bzw. der Formulierung statistischer Hypothesen. (Weitere Hinweise zur Literaturarbeit findet man in Abschnitt 6.2.)

Auch bei explorativen Studien sollten die theoretischen Überlegungen vor der empirischen Phase abgeschlossen sein. Es wird schriftlich festgelegt, was die Beschäftigung mit dem Untersuchungsgegenstand auslöste, welches Problem die Forschung erforderlich machte, unter welchem Blickwinkel es betrachtet wurde und ggf. in welcher wissenschaftlichen Tradition die Arbeit steht. Dadurch entgeht der Forscher der Gefahr, während der Arbeit am Thema die ursprüngliche Fragestellung aus den Augen zu verlieren oder zu modifizieren. Legen die Erfahrungen bei ersten empirischen Schritten eine Veränderung der Forschungsstrategie nahe, so muß dieses dokumentiert werden. Wenn möglich, sollte man schriftliche Ausarbeitungen sachkundigen Korrekturlesern und Kommentatoren vorlegen, um deren Veränderungsvorschläge berücksichtigen zu können.

2.5 Durchführung der Untersuchung

Ist eine Untersuchung sorgfältig und detailliert geplant, dürfte ihre Durchführung keine besonderen Schwierigkeiten bereiten. Was aber durch Planung als potentielle Störquelle nicht völlig ausgeschlossen werden kann, sind *Fehler im eigenen Verhalten* bzw. im Verhalten von Dritten, die als Versuchsleiter, Interviewer, Test-Instrukteure engagiert werden. Die Literatur spricht in diesem Zusammenhang von Versuchsleiter-Artefakten.

2.5.1 Versuchsleiter-Artefakte

Schon die Art und Weise, wie der Untersuchungsleiter bzw. die -leiterin die Untersuchungsteilnehmer begrüßt, vermittelt den Teilnehmern einen ersten Eindruck von der für sie in der Regel ungewöhnlichen Situation und kann damit das spätere Untersuchungsverhalten beeinflussen (Friedman, 1967). Eigenarten der dann üblicherweise folgenden Instruktionen sind ebenfalls ausschlaggebend dafür, wie die Untersuchungsteilnehmer die ihnen gestellten Aufgaben erledigen (Bancroft und Welch, 1946; Gniech, 1976; Rosenthal und Fode, 1963). Ferner kann es von Bedeutung sein, in welcher emotionalen Atmosphäre die Untersuchung abläuft (Hürsch, 1968; Janssen, 1973; Grabitz-Gniech und Zeisel, 1974).

Auf die emotionale Atmosphäre kann der Untersuchungsleiter durch nonverbale Signale massiv Einfluß nehmen (Timaeus, 1973). Häufige Blickkontakte und räumliche Nähe gelten als Anzeichen für Sympathie und fördern die Überzeugungskraft der verbalen Äußerungen des Untersuchungsleiters (Mehrabian, 1969, 1972; McGinley et al., 1975).

Barber und Silver (1968) zeigen, auf welche subtile Art der Untersuchungsleiter unbeabsichtigt seine Hypothese an die Untersuchungsteilnehmer verrät und erwünschte Verhaltensweisen verstärkt. Die Rolle, die hierbei Eigenarten der verbalen Kommunikation spielen (z. B. Betonungen), untersuchten z. B. Duncan und Rosenthal (1968), und die Bedeutung diesbezüglicher visueller Zeichen erkundeten McFall und Saxman (1968) sowie

Jones und Cooper (1971). Daß nonverbale Kommunikation nicht nur das Verhalten eines menschlichen Gegenübers, sondern auch das eines Tieres in unbeabsichtigter Weise beeinflußt, zeigt Tafel 9.

Die Liste möglicher Eigenarten und Verhaltensbesonderheiten des Untersuchungsleiters, die den Ausgang einer Untersuchung beeinflussen, könnte beinahe beliebig fortgesetzt werden. Die Forschung zu den mit dem Namen Rosenthal eng verbundenen *Versuchsleiter-Artefakten* oder „Rosenthal-Effekten" füllt inzwischen zahlreiche zusammenfassende Werke (z. B. Adair, 1973; Badia et al., 1970; Bungard und Lück, 1974; Bungard, 1980; Friedman, 1967; Gniech, 1976; Jung, 1971; Kruglanski, 1975; Maschewsky, 1977; Mertens, 1977; Miller, 1972; Rosenthal, 1976; Rosenthal und Rosnow, 1969; Silverman, 1977; Timaeus, 1974; Wuebben et al., 1974). Die in diesen Werken diskutierten Arbeiten befassen sich zwar überwiegend mit Untersuchungsartefakten in hypothesenprüfenden Laboruntersuchungen; die Gefahr der Beeinflussung von Untersuchungsergebnissen besteht jedoch selbstverständlich auch bei explorativen Erkundungsstudien, die z. B. mit qualitativen Interviews oder offener Beobachtung arbeiten.

2.5.2 Praktische Konsequenzen

Die Forschung über Versuchsleiter-Artefakte belegt zweifelsfrei, daß das Verhalten des Untersu-

TAFEL 9

Der kluge Hans. (Nach Timaeus und Schwebke, 1970; zit. nach Gniech, 1976)

Zu Beginn dieses Jahrhunderts wurde die Aufmerksamkeit des Berliner Psychologen Stumpf und seiner Kollegen durch Pfungst auf das Pferd Hans des Herrn von Osten (eines Mathematiklehrers) gelenkt, das offensichtlich durch eine Art Unterricht ohne die übliche Dressur rechnen, lesen usw. gelernt hatte und auf Fragen mit Hufklopfen antwortete. Herr von Osten versicherte, daß er mit dem Pferd keine Signale o.ä. austauschte und erlaubte einer Untersuchungskommission, das Pferd sogar ohne seine Anwesenheit zu fragen und zu testen. Es wurde eine systematische Versuchsserie gestartet, bei der schrittweise herausgefunden wurde, daß das Pferd nur dann „richtig" reagierte, wenn die fragende Person anwesend und sichtbar war und auch die Lösung des gestellten Problems kannte. Dem Pferd wurden also offensichtlich unbeabsichtigt und unwillentlich Zeichen gegeben, die die richtige Lösung während des Hufklopfens markierten.

Pfungst versuchte herauszufinden, welches Zeichen das Pferd zum Beenden einer Klopfserie veranlaßte. Er fand, daß sowohl ein leichter Kopfruck nach oben als auch ein Anheben der Augenbrauen oder ein Blähen der Nasenflügel das Pferd aufhören ließ mit dem Huf zu klopfen. Je weiter sich der Frager vorbeugte, desto heftiger klopfte das Pferd Hans. In einigen Experimenten entdeckte Pfungst, daß auditive Reize zusätzlich mit den visuellen eine Wirkung hatten. Wenn der Versuchsleiter ruhig war, konnte Hans 31% richtige Wortkarten, die auf dem Fußboden verstreut lagen, zeigen; wenn der Versuchsleiter auf Hans einredete, waren es 56%. Pfungst schloß, daß sich sowohl Spannungszustände des Versuchsleiters, wie z. B. Neugier (ob sich das erwartete Ergebnis zeigte) oder Besorgnis (ob man sich nicht doch in seiner Vorhersage getäuscht hatte) ebenso in der Bewegung und Mimik (Vorbeugen zum Huf) ausdrücken, wie Entspannungszustände, nämlich Erleichterung bei Erreichen des Ziels (Aufrichten und Brauenheben, Nasenflügelblähen). Diese letztgenannten Bewegungen waren das Stoppzeichen für das Pferd.

Pfungst machte dann einen Versuchsdurchgang, bei dem er selbst die Rolle von Hans spielte, indem er mit der Hand Klopfantworten auf Fragen von 25 Befragern gab. Er achtete auf die unbewußten Entspannungsanzeichen und konnte tatsächlich in 23 der 25 Fälle die richtige Antwort geben. Durch geschickte Beobachtung von Ausdrucksbewegungen machte er sich *scheinbar* zum Hellseher.

chungsleiters die Ergebnisse seiner Untersuchung beeinflussen *kann*. Es steht ferner außer Zweifel, daß einige empirisch bestätigte Theorien auf Untersuchungen beruhen, deren Ergebnisse man auch als Versuchsleiter-Artefakte erklären *kann* (vgl. Bungard, 1980). Für denjenigen, der mit der konkreten Durchführung seiner Untersuchung befaßt ist, gibt diese Forschungsrichtung jedoch nur wenig her. Es ist bisher unmöglich – und wird wohl auch bis auf weiteres unmöglich bleiben –, die Bedeutung der individuellen Eigenarten eines Untersuchungsleiters für eine konkrete Untersuchung vollständig zu erfassen.

Brandt (1971, 1975) sieht in Untersuchungen zur Überprüfung von Versuchsleiter-Artefakten den Anfang eines unendlichen Regresses, der darin besteht, daß diese Untersuchungen wiederum von Versuchsleitern mit persönlichen Eigenarten durchgeführt werden, die ihrerseits die Untersuchungsergebnisse beeinflussen können und so fort. Sein Vorschlag, die Abhängigkeit der „Meßergebnisse" vom Meßinstrument „Mensch" (Bridgman, 1959, S. 169) durch die Einbeziehung weiterer Versuchsleiter als neutrale Beobachter des Untersuchungsgeschehens zu reduzieren, kann zumindest für die meisten studentischen Untersuchungen nur als Notlösung bezeichnet werden.

Eine Maßnahme, die die Beeinträchtigung der internen Validität von Untersuchungen durch Versuchsleiter-Artefakte in Grenzen hält, ist die Standardisierung der Untersuchungsbedingungen und vor allem des Versuchsleiterverhaltens (s. unten). Wenn – so läßt sich argumentieren – das Verhalten des Versuchsleiters z. B. bei der Instruktion einer Experimental- und einer Kontrollgruppe standardisiert ist (z. B. durch Instruktionen per Tonband oder Video), sind Unterschiede zwischen den verglichenen Gruppen nicht als Versuchsleiter-Artefakte erklärbar.

Dieses Konzept der Standardisierung erfährt durch Kebeck und Lohaus (1985) eine interessante Erweiterung: Sie votieren für ein individuumzentriertes Versuchsleiterverhalten, das sich am Erleben des Untersuchungsteilnehmers orientiert. Aufgabe des Versuchsleiters sei es, die experimentelle Situation so zu gestalten, daß sie von allen Untersuchungsteilnehmern möglichst gleich erlebt wird. Wenn dieses Ziel nur dadurch erreicht werden kann, daß der Versuchsleiter in seinem Verhalten auf individuelle Besonderheiten einzelner Untersuchungsteilnehmer eingeht, so sei dies zu akzeptieren. Das Standardisierungskonzept wird damit also aus der Sicht der Untersuchungsteilnehmer definiert. Auch wenn dieses Standardisierungskonzept, dem v. a. die qualitative Forschung folgt (vgl. Abschnitt 5.2.4), theoretisch einleuchtet, muß man befürchten, daß ihre praktische Umsetzung nicht unproblematisch ist.

Offensichtlich müssen sich die Sozialwissenschaften mit einer gewissen, letztlich nicht mehr reduzierbaren Ungenauigkeit ihrer Untersuchungsergebnisse abfinden. Barber (1972, 1976), der zu den schärfsten Kritikern der durch Rosenthal initiierten Forschungsrichtung zählt (vgl. Epstein et al., 1973), nennt statt eines „Experimentatoreffektes" weitere Effekte, die potentiell Untersuchungsergebnisse beeinflussen oder verfälschen können. Diese Effekte basieren auf der Spannung zwischen einem Projektleiter (Investigator), der für die Untersuchungsplanung und ggf. auch für die Auswertung zuständig ist und einem für die Untersuchungsdurchführung verantwortlichen Untersuchungsleiter (Experimentator). In der Evaluationsforschung besteht zudem die Gefahr, daß Verpflichtungen gegenüber dem Auftraggeber (bewußt oder unbewußt) die Ergebnisse beeinflussen.

2.5.3 Empfehlungen

Möglicherweise können die folgenden Maßnahmen, deren Realisierbarkeit und Bedeutung natürlich von der Art der Fragestellung und den Untersuchungsumständen abhängen, dazu beitragen, den Einfluß der eigenen Person oder des Untersuchungsumfeldes auf das Verhalten der Untersuchungsteilnehmer („Demand-Characteristics", Orne, 1962) gering zu halten. Wichtig ist hierbei der Leitgedanke, daß störende Untersuchungsbedingungen für die Ergebnisse unerheblich sind, wenn alle Untersuchungsteilnehmer ihrem Einfluß in gleicher Weise ausgesetzt sind. Konstante störende Bedingungen mindern bestenfalls die Generalisierbarkeit (externe Validität), aber nicht zwangsläufig die Eindeutigkeit der mit der Untersuchung gewonnenen Erkenntnisse (interne Validität).

- Alle Untersuchungsteilnehmer erhalten dieselbe Instruktion, die möglichst standardisiert (z. B. per Tonband- oder Videoaufzeichnung) bzw. schriftlich vorgegeben wird. Sind in quasiexperimentellen oder experimentellen Untersuchungen verschiedene Instruktionen erforderlich (z. B. für die Experimentalgruppe und die Kontrollgruppe), repräsentieren die Instruktionsunterschiede in all ihren Feinheiten die unabhängige Variable.
- Führt eine standardisierte Instruktion bei einzelnen Untersuchungsteilnehmern zu Verständnisproblemen, sind diese individuell auszuräumen.
- Wird eine Untersuchung mit Laborcharakter geplant (vgl. Abschnitt 2.3.3), ist auf konstante Untersuchungsbedingungen zu achten. Hierzu zählen Räume, Beleuchtung, störende Geräusche, Arbeitsmaterial, die Temperatur etc., aber auch die äußere Erscheinung (z. B. neutrale Kleidung) des Untersuchungsleiters.
- Der Untersuchungsleiter muß während der Untersuchung auf seine eigenen Stimmungen und Empfindungen achten und sollte hierüber unmittelbar nach Untersuchungsende schriftlich Rechenschaft ablegen.
- Wenn möglich sollten für die Untersuchung Helfer gewonnen werden, die den Ablauf der Untersuchung kontrollieren, ohne über deren Zielsetzung informiert zu sein (sog. „blinde" Versuchsleiter).
- Zwischenfragen oder andere unerwartete Vorkommnisse während des Untersuchungsablaufes müssen protokolliert werden.
- Besteht die Untersuchung aus mehreren Teilschritten (oder aus mehreren Einzelaufgaben und Fragen), ist deren Abfolge konstant zu halten, es sei denn, man will durch systematische Variation Sequenzeffekte prüfen (vgl. S. 514).
- Erwartet der Untersuchungsleiter bestimmte Ergebnisse, muß er mit eigenen ungewollten nonverbalen Reaktionen rechnen, wenn sich eine Bestätigung seiner Hypothese (oder widersprüchliche Ergebnisse) während des Untersuchungsablaufes abzeichnen. Es sollte deshalb geprüft werden, ob die Untersuchung so angelegt werden kann, daß der Untersuchungsleiter die Ergebnisse der Untersuchungsteilnehmer erst nach Abschluß der Untersuchung erfährt.
- Ursachen für mögliche Pannen, Belastungen der Untersuchungsteilnehmer, störende Reize, ethische Gefährdungen u. ä. erkennt der Untersuchungsleiter am besten, wenn er den gesamten Untersuchungsablauf zuvor an sich selbst überprüft.
- Eine ähnliche Funktion hat das sogenannte „Non-Experiment" (Riecken, 1962). Hier werden Personen, die aus derselben Population stammen wie die eigentlichen Untersuchungsteilnehmer, gebeten, den gesamten in Aussicht genommenen Untersuchungsablauf vorzutesten.
- Nach Abschluß des offiziellen Teiles der Untersuchung ist eine Nachbefragung der Untersuchungsteilnehmer zu empfehlen. Sie soll Aufschluß über Empfindungen, Stimmungen, Schwierigkeiten, Aufrichtigkeit, Interesse, Wirkung des Untersuchungsleiters u. ä. liefern.
- Falls möglich, sollte der gesamte Untersuchungsablauf mit einem Videogerät aufgezeichnet werden. Diese Aufzeichnung kann später auf mögliche Untersuchungsfehler hin analysiert werden.
- Sowohl die konstant gehaltenen Untersuchungsumstände als auch sämtliche bewußt in Kauf genommenen oder unerwartet eingetretenen Unregelmäßigkeiten werden in einem abschließenden *Untersuchungsprotokoll* aufgenommen. Dieses ist – in verkürzter Form – Bestandteil des späteren Untersuchungsberichtes.

2.6 Auswertung der Untersuchungsergebnisse

Die Auswertung des Untersuchungsmaterials erfolgt in der im Planungsteil festgelegten Weise. Im Mittelpunkt der Auswertung hypothesenprüfender Untersuchungen stehen statistische Signifikanztests, deren Ausgang die Entscheidungsgrundlage dafür ist, ob die forschungsleitende Hypothese als bestätigt gelten oder abgelehnt werden soll. Die inhaltliche Interpretation der Ergebnisse nimmt auf die Theorie Bezug, aus der die Hypothese abgeleitet wurde. Signifikante Ergebnisse bestätigen (vorläufig) die Theorie und nicht-signifikante Ergebnisse schränken gewöhnlich ihren Geltungsbereich ein. Die Ergebnisse von Auswertungen, die über die eigentliche Hypothesenprüfung hinausgehen, sind explorativ und müssen auch in dieser Weise dargestellt werden.

Besondere Probleme entstehen, wenn Untersuchungsteilnehmer ausfielen und die ursprünglich vorgesehenen Stichprobenumfänge nicht realisiert werden konnten (*Missing-Data-Probleme*). Für die Auswertung derartiger unvollständiger Datensätze stehen spezielle Techniken zur Verfügung (vgl. z. B. Frane, 1976; Lösel und Wüstendörfer, 1974 oder Madow et al. 1983).

In hypothesenerkundenden Untersuchungen besteht die Auswertung üblicherweise in der Zusammenfassung der erhobenen Daten in statistischen Kennwerten, Tabellen oder Graphiken, die ggf. als Beleg für eine neu zu formulierende Hypothese herangezogen werden (vgl. Abschnitt 6.4). Am hypothetischen Charakter der Untersuchungsbefunde ändert sich nichts, wenn sich evtl. gefundene Mittelwertsunterschiede, Häufigkeitsunterschiede, Korrelationen o.ä. als statistisch signifikant erweisen sollten (vgl. S. 356 f.).

Nicht jede Untersuchung führt zu den erhofften Ergebnissen. Widersprüchliche Ergebnisse, die in Erkundungsstudien keine eindeutige Hypothesenbildung zulassen und Untersuchungsbefunde, die die Ablehnung zuvor aufgestellter Hypothesen erfordern, sollten den Untersuchenden veranlassen, den Untersuchungsaufbau, die Untersuchungsdurchführung und die statistische Auswertung nochmals kritisch nach möglichen Fehlern zu durchsuchen. Sind evtl. entdeckte Fehler nicht mehr korrigierbar, sollten sie offen dargelegt und in ihren Konsequenzen diskutiert werden. Nachträgliche Bemühungen, den Daten unabhängig von den Hypothesen „etwas Brauchbares" zu entnehmen, sind – wenn überhaupt – in einen gesonderten, hypothesenerkundenden Teil aufzunehmen. Hierbei ist die von Dörner (1983) vorgeschlagene „Methode der theoretischen Konsistenz" hilfreich.

2.7 Anfertigung des Untersuchungsberichtes

Der Untersuchungsplan, die bereits vorliegende Aufarbeitung der einschlägigen Literatur (evtl. einschließlich der Herleitung von Hypothesen), die Materialien der Untersuchung, das Protokoll des Untersuchungsablaufes, Tabellen und Computerausdrucke mit den Ergebnissen sowie einzelne Anmerkungen zur Interpretation sind das Gerüst des endgültigen Untersuchungsberichtes. Für die Anfertigung dieses Berichtes gelten – speziell für hypothesenprüfende Untersuchungen – einige Regeln, die möglichst genau eingehalten werden sollten. Noch so gelungene Untersuchungen sind wenig tauglich, wenn es dem Verfasser nicht gelingt, diese seinem Leserkreis anschaulich, nachvollziehbar und vollständig zu vermitteln.

Die folgenden Ausführungen orientieren sich an den von der Deutschen Gesellschaft für Psychologie (1987) herausgegebenen „Richtlinien für die Manuskriptgestaltung" und an den Vorschriften der APA (American Psychological Association, 1994). Weitere Hinweise zu diesem Thema findet man bei Höge (1994), Metzger (1956) und Traxel (1974) oder auch in einem vom Deutschen Institut für Normung e.V. (1983) unter DIN 1422 herausgegebenen Informationsblatt.

2.7.1 Gliederung und Inhaltsverzeichnis

Das Grundschema der Gliederung einer empirischen Arbeit enthält die folgenden Hauptbereiche:
1. Problem (theoretischer Teil),
2. Methode,
3. Ergebnisse,
4. Diskussion,
5. Zusammenfassung.

Diese werden in Abhängigkeit von der Art der Arbeit durch folgende Zusätze ergänzt:
- Widmungsblatt (wenn überhaupt, dann nur bei größeren Werken wie Dissertationen oder Monographien üblich),
- Danksagungen,
- Vorwort,
- Literaturverzeichnis (oblig. für alle Arbeiten),
- Verzeichnis der verwendeten Abkürzungen,
- Verzeichnis der Tabellen,
- Verzeichnis der Abbildungen,
- Anhang,
- Ausblick,
- alphabetisches Personen- und/oder Sachregister,

- Glossar,
- Lebenslauf (ggf. bei Dissertationen).

Für die Untergliederung der Hauptbereiche, die je nach Stoffülle und inhaltlichen Schwerpunkten individuell gestaltet werden kann, verwendet man Zahlen, Groß- oder Kleinbuchstaben, griechische Buchstaben, römische Ziffern oder Kombinationen hiervon. Gut bewährt hat sich das auch in diesem Text eingesetzte Dezimalsystem, bei dem aus der Anzahl der Ziffern ersichtlich ist, auf welcher hierarchischen Ebene der Gliederung sich die einzelnen Textteile befinden. Wichtig ist letztlich die konsequente Einhaltung des einmal gewählten Gliederungsprinzips.

Eine Gliederung ist (zumindest formal) gelungen, wenn sie den gesamten Text in gleichwertige Bereiche unterteilt. Unbrauchbar sind Lösungen, die für einen Hauptbereich nur einen Unterbereich vorsehen. Läßt sich ein einzelner Unterbereich nur schwer in einen Hauptbereich integrieren, besteht die Möglichkeit, diesen als einen *Exkurs* aus dem normalen Gliederungsschema herauszunehmen.

Die Überschriften aller Hauptbereiche und Unterbereiche bilden, versehen mit der Gliederungskennung und der Seitenzahl, das Inhaltsverzeichnis, das über den Aufbau des Berichtes informiert und das deshalb dem eigentlichen Text vorangestellt wird. Die Zusammenfassung steht am Schluß des Textes, aber vor dem Literaturverzeichnis, sonstigen Verzeichnissen oder Anhängen. Hiervon ausgenommen sind Zeitschriftenartikel, bei denen man dazu übergegangen ist, die Zusammenfassung (Abstract) dem Text voranzustellen.

2.7.2 Die Hauptbereiche des Textes

Die folgenden Ausführungen regeln formal, was in die einzelnen Hauptbereiche des Textes gehört. Wie diese Hauptbereiche inhaltlich ausgefüllt und feiner untergliedert werden, ist auf die konkrete Untersuchung abzustimmen.

Für manche Untersuchungen müssen – z. B. bedingt durch ein schrittweises Vorgehen – die Teile „Methode" („Untersuchungsdurchführung") und „Ergebnisse" mehrfach dargestellt werden. Die hier angegebene Gliederung ist dann sinnentsprechend zu modifizieren.

Theorieteil

Die Darstellung des Problems, die kritische Auseinandersetzung mit einschlägigen Arbeiten zum Thema und die begründete Ableitung der inhaltlichen Untersuchungshypothesen sollten bereits – zumindest in einer vorläufigen Fassung – in schriftlicher Form vorliegen (vgl. 2.4). Eine inhaltliche Modifizierung dieses Hauptbereiches ist nur zulässig, wenn in der Zwischenzeit neue, für die Untersuchung wichtige Beiträge publiziert wurden. Auf keinen Fall darf der einleitende Teil durch Erkenntnisse, die in der eigenen Untersuchung gewonnen wurden, verändert werden.

Methodenteil

Die Darstellung des methodischen Vorgehens ist ein unverzichtbarer Bestandteil empirischer Untersuchungsberichte. Sie muß so exakt sein, daß andere, am gleichen Problem interessierte Forscherinnen und Forscher die Untersuchung theoretisch nachvollziehen und ggf. replizieren können. Ein sorgfältig ausgearbeiteter Untersuchungsplan trägt erheblich dazu bei, diese für empirische Wissenschaften essentielle Forderung zu realisieren.

Untersuchungsobjekte: Die Untersuchungsobjekte sind genau nach Art, Anzahl und Merkmalen zu beschreiben (sog. Stichprobenbeschreibung). Nahmen Personen an der Untersuchung teil, sind deren Alter, soziale Herkunft, Beruf oder Betätigung, Geschlecht sowie ggf. sonstige Merkmale summarisch zu nennen. Quantitative Merkmale (z. B. Alter, Intelligenz, Schulnoten), die nicht als abhängige oder als unabhängige Variable untersucht wurden (deren Ausprägungen im Teil "Ergebnisse" dargestellt werden), beschreibt man üblicherweise durch die Angabe von Mittelwerten und Streuungen. Ferner gehören Angaben über die Art der Rekrutierung (Höhe evtl. Bezahlungen etc.) sowie Begründungen von Verweigerern in diesen Abschnitt.

Material: Hier wird das in der Untersuchung eingesetzte Material aufgeführt und beschrieben. Selbstentwickelte Instrumente (Fragebögen, Tests,

Wortlisten etc.) werden exemplarisch samt Instruktion demonstriert. Längere Instruktionen sind Bestandteil des Anhangs. Für im Handel erhältliche Verfahren genügen bibliographische Nachweise. Abbildungen oder Skizzen veranschaulichen weitere, in der Untersuchung eingesetzte Materialien.

Geräte: Dieser Abschnitt ist besonders wichtig, wenn Geräte zur Darbietung von Untersuchungsmaterialien oder zur Registrierung von Reaktionen eigens für die Untersuchung entwickelt wurden. Überfordern spezielle technische Details (Schaltpläne, EDV-Programme, bauliche Besonderheiten) möglicherweise das Verständnis des Durchschnittslesers, begnügt man sich mit der Darstellung der Funktionsweise und überläßt die technisch genaue Wiedergabe dem Anhang. Bei handelsüblichen Geräten nennt dieser Abschnitt den Hersteller.

Untersuchungsdurchführung: Hier werden der Ablauf der Untersuchung, räumliche und zeitliche Bedingungen sowie Besonderheiten der Untersuchungsdurchführung beschrieben. Weitere Angaben für diesen Abschnitt enthält das Protokoll des Untersuchungsablaufs (vgl. Abschnitt 2.5), welches ggf. vollständig im Anhang aufgeführt wird.

Ergebnisteil

Dieser Abschnitt beginnt mit der Beschreibung des für die Fragestellung relevanten Datenmaterials, eventuell ergänzt durch die Art der verwendeten Kodierungen und Abkürzungen [z. B. „Von 50 Untersuchungsteilnehmern liegen die Reaktionszeiten für 5 Untersuchungsbedingungen U_1 bis U_5 vor; das Geschlecht der Untersuchungsteilnehmer wird mit 0 (=männlich) und 1 (=weiblich) kodiert.].

Qualitative Daten (z. B. offene Antworten in einem Fragebogen) werden durch einige typische Beispiele veranschaulicht. Die vollständige Wiedergabe aller Rohdaten ist unüblich. Diese sollten jedoch mindestens fünf Jahre aufbewahrt werden, um interessierten (bzw. skeptischen) Lesern Gelegenheit zu geben, die Auswertung zu wiederholen oder die Daten in eigene Untersuchungen zu integrieren. Hierbei sind die Bestimmungen des Datenschutzes zu beachten (vgl. S. 45). Die Notwendigkeit öffentlich zugänglicher Datenarchive wird u. a. von Bryant und Wortman (1978) betont.

Es folgt die Beschreibung der Datenaufbereitung (Kodierungen etc.) und der statistischen Auswertungsverfahren, die ebenfalls keine Mühe bereiten dürfte, wenn die entsprechende Planung vorliegt. Hierbei verzichtet man auf die Wiedergabe von Formeln und mathematischen Herleitungen, soweit die verwendeten Verfahren als bekannt vorausgesetzt werden können. Im Zweifelsfalle genügen Verweise auf einschlägige Statistikbücher.

Die Ergebnisse deskriptiver Erkundungsstudien sind zusammenfassende Statistiken, Tabellen und graphische Darstellungen. Die doppelte Wiedergabe eines Ergebnisses als Tabelle und Graphik ist unüblich. Tabellen oder Graphiken, auf die im Text nicht direkt Bezug genommen wird, gehören – wenn sie die Interpretation nur indirekt ergänzen – in den Anhang.

Hypothesenüberprüfende Untersuchungen berichten das Ergebnis des Signifikanztests (F-Wert, χ^2-Wert, t-Wert etc.) einschließlich einer zufallskritischen Bewertung (vgl. Abschnitt 8.1). Weitere, für die Interpretation wichtige Teilergebnisse (Mittelwerte, Streuungen, Korrelationen, Häufigkeiten etc.) ergänzen den Ergebnisbericht.

Man sollte sich allerdings bemühen, den Leser im Ergebnisteil nicht mit den Zahlen „allein" zu lassen. Interpretative Darstellungen darüber, welche numerischen Ergebnisse für oder gegen eine Hypothese sprechen, welche Ergebnisse mit den im Theorieteil erörterten Untersuchungen im Einklang oder Widerspruch stehen, welche Befunde überraschend oder ungewöhnlich sind oder auch Interpretationsversuche für unschlüssige Ergebnisse (ggf. mit Bezug auf nachträglich erkannte Untersuchungsfehler) sind für den Ergebnisteil genauso wichtig wie die rein statistischen Angaben.

Bei der Darstellung von Zahlen ist ein sinnvoller Kompromiß zwischen Genauigkeit und Übersichtlichkeit zu schließen. Da sozialwissenschaftliche Erhebungsverfahren ohnehin verhältnismäßig stark von Meßungenauigkeiten betroffen sind, ist z. B. der Bericht von Fragebogendaten mit vier Nachkommastellen sinnlos und erweckt nur den Eindruck von Schein-Genauigkeit. Hier ist ein Runden auf eine oder zwei Nachkommastellen angemessen. Bei Prozentzahlen wird man häufig ganzzahlig runden, da die Ergebnisse in dieser Form beim Lesen sehr viel leichter (quasi auf einen Blick) aufgenommen werden können, wie die nachfolgende Aufstellung zeigt:

12,79%	13%
21,56%	22%
65,65%	66%

Diskussion und Ausblick

Man achte sorgsam auf die Trennung von Ergebnisdarstellung und weiterführender Ergebnisinterpretation (*Diskussion*). Während der Ergebnisteil die Befunde vollständig berichtet und objektiv interpretiert, erhalten Verfasserin bzw. Verfasser im Diskussionsteil die Gelegenheit, die Ergebnisse aus persönlicher Sicht zu kommentieren, was durch die Verwendung der „ich"-Form zu unterstreichen ist (s. Abschnitt 2.7.3). Bei Deutungen sollte man dennoch ein Abgleiten in reines Wunschdenken vermeiden und stets den Bezug zur Theorie herstellen, indem man erläutert, inwieweit die eigene Untersuchung Modifikationen der geprüften Theorie nahelegt, welche Erkenntnisse den Kern einer neuen Theorie bilden könnten, wie sich mögliche Untersuchungsfehler auf die Ergebnisse ausgewirkt haben, welche inhaltlichen oder methodischen Implikationen für die weitere Forschung aus der eigenen Untersuchung abzuleiten sind oder auch, welche Gründe für ein eventuelles Scheitern der Untersuchung verantwortlich gemacht werden können.

Separat oder in den Diskussionsteil integriert eröffnet man am Ende eigener Arbeiten gerne noch einen „*Ausblick*" auf zukünftige Forschungsprojekte, indem man Hinweise darauf gibt, welche Hypothesen noch zu prüfen wären, von welchen Vorannahmen sich die Forschung verabschieden sollte, wie Methoden gewinnbringend zu kombinieren oder zu modifizieren sein könnten etc. Häufig sind im Ausblick auch einige allgemeine Anregungen dazu untergebracht, „in welche Richtung" sich das Forschungsfeld weiterentwickeln sollte.

Zusammenfassung

Die Zusammenfassung (*Abstract*) hat die Funktion, dem Leser die Fragestellung, die Methoden, die Ergebnisse und theoretische Folgerungen mitzuteilen. Hierbei ist auf eine knappe, aber dennoch informative Darstellung größten Wert zu legen. Sie darf keine Ergebnisse und Überlegungen enthalten, die im vorangegangenen Text noch nicht erwähnt wurden.

Zeitschriften beschränken gelegentlich die Zusammenfassung auf eine begrenzte Anzahl von Wörtern. Für englischsprachige „Abstracts" gelten die Vorschriften der American Psychological Association (1994).

2.7.3 Gestaltung des Manuskripts

Das Manuskript wird maschinenschriftlich (einseitig, linksbündig beschriebene oder bedruckte DIN-A4-Seiten mit Zeilenabstand 1½) fortlaufend geschrieben, d. h. für die einzelnen Hauptbereiche werden keine neuen Blätter angefangen. Für Titel, Vorwort, Zusammenfassung, Inhaltsverzeichnis, Literaturverzeichnis u.ä. ist jeweils eine neue Seite zu beginnen.

Das Titelblatt enthält

- den vollen Titel der Arbeit,
- Vor- und Familienname der Verfasserin bzw. des Verfassers (ggf. Matrikelnummer),
- Angaben über die Art der Arbeit (Referat, Seminararbeit, Semesterarbeit, Diplomarbeit etc.),
- eine Angabe der Institution, bei der sie eingereicht wird, der Lehrveranstaltung, in deren Rahmen sie abgefaßt wurde bzw. den Namen des Betreuers,
- Ort und Datum der Fertigstellung der Arbeit.

Fußnoten im laufenden Text sollten nach Möglichkeit vermieden werden, da sie die Lektüre erschweren. Falls diese für technische Hinweise (Danksagungen, Übersetzungshinweise, persönliche Mitteilungen) erforderlich sind, empfiehlt sich eine durchlaufende Numerierung aller Fußnoten. Für Fußnoten ungeeignet sind Literaturhinweise.

Die sprachliche Gestaltung des Textes sollte neutral gehalten sein. Beutelsbacher (1992, S. 70 f.) gibt folgende Empfehlung: „Gehen Sie mit ‚ich' äußerst vorsichtig um. ‚Ich' wird nur dann verwendet, wenn der Autor eine persönliche Botschaft zu Papier bringt. Verwenden Sie, wenn immer möglich ‚wir'. ‚Wir' kann immer dann benutzt werden, wenn stattdessen auch ‚der Autor und der Leser' stehen kann. ‚Wir' ist also kein pluralis majestatis, sondern eine Einladung an den Leser, sich an der Diskussion zu beteiligen und mitzudenken. Wenn es nicht anders geht, benutzen Sie ‚man' ". (Eine kritische Stellungnahme zur sprachlichen Gestaltung psychologischer Texte findet man bei Brandt und Brandt, 1974.)

Die Auswahl einer gut lesbaren Schrift, eine übersichtliche und ansprechende Formatierung sowie ein Sachregister sollten im Zeitalter der elektronischen Textverarbeitung auch bei Qualifikationsarbeiten zum Standard gehören. Ebenso wie es sich empfiehlt, sich vorbereitend mit der Statistik-Software zu befassen, sollte man sich rechtzeitig vor Beginn der Arbeit mit den Feinheiten der Textverarbeitung (Gliederungsfunktion, Index, Formatierungsmakros etc.) sowie den Möglichkeiten der computergestützten Grafikerstellung vertraut machen. Erfahrungsgemäß wird der in der Endphase der Arbeit für Formatierung, Einbindung von Grafiken, Erstellen von Verzeichnissen etc. benötigte Zeitaufwand deutlich unterschätzt.

2.7.4 Literaturhinweise und Literaturverzeichnis

Für alle Äußerungen und Gedanken, die man von anderen Publikationen übernimmt, muß deren Herkunft angegeben werden. Dies geschieht, indem man den Namen des Autors und das Erscheinungsjahr der Publikation im laufenden Text in Klammern nennt. Ist der Autorenname Bestandteil eines Satzes, wird nur die Jahreszahl, aber nicht der Name in Klammern gesetzt. Bei Veröffentlichungen mit zwei Autoren werden beide genannt (z.B. Hubel & Wiesel, 1956). (In diesem Text wird – verlagsbedingt – das kaufmännische „&"-Zeichen durch „und" ersetzt.) Publikationen, die von mehr als zwei Autoren stammen, kennzeichnet man durch den ersten Namen mit dem Zusatz „et al." (=et alii). Verweist eine Arbeit auf Publikationen von Autoren mit gleichem Nachnamen, ist der Anfangsbuchstabe des Vornamens hinzuzufügen. Mehrere Publikationen eines Autors mit demselben Erscheinungsjahr werden durch Kleinbuchstaben in alphabetischer Reihenfolge, die an die Jahreszahl angehängt werden, unterschieden (z.B. Fisher, 1925a, 1925b). Diese Kennzeichnung gilt dann auch für das Literaturverzeichnis. Ein Aufsatz, der in einem Sammelband oder „Reader" erschienen ist, wird mit dem Namen des Autors und nicht mit dem Namen des Herausgebers zitiert.

Übernommene Gedankengänge sollten wenn möglich durch die Originalliteratur belegt werden. Falls nur Sekundärliteratur verarbeitet wurde, ist dies entsprechend zu vermerken: z. B. Meyer (1975, zit. nach Müller, 1980). Das Literaturverzeichnis enthält dann beide Arbeiten.

Wörtliche Zitate werden in Anführungszeichen gesetzt und durch zusätzliche Erwähnung der Seitenzahl nachgewiesen (z. B. Meyer, 1980, S. 266). Erstreckt sich das Zitat auf die nachfolgende(n) Seite(n), steht hinter der Seitenzahl ein „f." (folgende) bzw. „ff." (fortfolgende). Ergänzungen eines Zitates durch den Autor stehen in eckigen Klammern und Auslassungen werden durch Punkte gekennzeichnet. Anführungszeichen in einer wörtlich zitierten Textpassage erscheinen im Zitat als einfache Anführungszeichen (Zitat im Zitat). Hebt der Verfasser im Zitat eine im Original nicht hervorgehobene Stelle, z. B. durch Kursivschrift oder Unterstreichung, hervor, ist dies im laufenden Text zu vermerken: [Hervorhebung durch Verf.]. Befinden sich in einer zitierten Passage kursiv oder fett gedruckte Wörter, so sind diese als Bestandteil des Textes beizubehalten und werden häufig als solche gekennzeichnet: [Hervorhebung im Original].

Alle fremden, im Text erwähnten Quellen müssen im Literaturverzeichnis mit vollständigen bibliographischen Angaben aufgeführt werden. Die Wiedergabe der genauen Literaturnachweise in Fußnoten unmittelbar auf der Seite des Zitates ist nicht mehr üblich. Damit entfallen auch Verweise auf frühere Fußnoten wie z. B. „a. a. O." (= am angegebenen Ort), „lc" (= loco citato) oder „op. cit." (= opus citatum).

In Literaturangaben wird stets entweder der *Buchtitel* (nicht der Titel eines Beitrags aus einem Buch!) oder der Name der *Zeitschrift* kursiv gedruckt. Bei Aufsätzen aus Sammelbänden sowie bei Zeitschriftenaufsätzen sind in jedem Fall Seitenangaben zu machen. Werden englischsprachige Werke zitiert, erscheinen Zusatzangaben wie „Hrsg." (Herausgeber) und „S." (Seite) auf Englisch: „Ed." bzw. „Eds." (Editor/s) sowie „p." bzw.

„pp." (pages). Dem Deutschen „S. 3ff." entspricht das Englische „pp. 3"; „S. 5–15" wird zu „pp. 5–15".

Obwohl das Zitieren von Literaturquellen seit jeher zum wissenschaftlichen Handwerk gehört, gibt es bis heute leider keine allgemeinverbindlichen Zitierweisen. Überflüssigerweise pflegen unterschiedliche Disziplinen (z. B. deutsche Philologie versus Psychologie) und Publikationsorgane (z. B. Psychologische Rundschau versus Kölner Zeitschrift für Soziologie und Sozialpsychologie) ganz unterschiedliche Zitierstile, so daß Texte letztlich „zielgruppenspezifisch" formatiert werden müssen: mal wird der Vorname aller Autoren ausgeschrieben, mal abgekürzt; mal werden Ort und Verlag genannt, mal erscheint nur der Ort; mal werden Buchtitel in Anführungsstriche gesetzt, mal kursiv geschrieben, mal „normal" gedruckt.

Die „Zitierwürdigkeit" der sog. „grauen Literatur" (vgl. S. 336f.) ist strittig. Ebenso sollte man mit Quellennachweisen für private Mitteilungen (persönliches oder fernmündliches Gespräch, Brief, elektronische Nachricht o.ä.) sparsam umgehen, denn beide Arten von Quellen sind für Außenstehende schwer nachprüfbar. Beim Zitieren von elektronischen Publikationen (s. Rindfuß, 1994) ergibt sich das Problem, daß bei öffentlich zugänglichen Servern nicht immer klar ist, wie lange die Publikationen auf der Festplatte gehalten werden. Allerdings können durch entsprechende Verabredungen mit Systemverwaltern Arbeiten über Jahre hinweg verfügbar bleiben (zu Informationsquellen in Datennetzen s. Anhang B).

Ein Beispiel für die Referenz auf eine elektronische Publikation könnte folgendermaßen lauten: „Kneer (1994) hat in einer Umfrage an ca. 500 Netznutzern gezeigt, daß sich durch Netznutzung der Bekanntenkreis erweitert". Im Literaturverzeichnis könnte z.B. stehen: „Kneer, V. (1994). *Computernetze und Kommunikation.* Unveröffentlichte Diplomarbeit. Hohenheim: Fakultät Wirt-

TAFEL 10

Ein fiktives Literaturverzeichnis

Abavo, H.-H. (1995). Bemerkung zur Klumpeneffekt-Stratifikationszerlegung. *Die Normalverteilung und ihre Grenzgebiete, 3,* 157–158.

Bock, R. D., Greulich, S. & Pyle, D. C. (1986). *The Hufnagel-Contributions to Factor Analysis Methods.* New York: Holt, Rinehart & Winston.

Frisbie, L. L. (Ed.) (1975). *Psychology and Faking.* Urbana: The University of Wisconsin Press.

Greulich, S. (1976). *Psychologie der Bescheidenheit.* (12. Aufl.) Großhermansdorf: Kaufmann & Trampel.

Herweg, O. & Peter, G. (1986). *Signifikanz und Transzendenz. Diskussionsbeitrag für das Symposium „Ergodizität infiniter Kausalketten".* Münster: Katholische Akademie.

Müller, C. & Maier, G. (1913). Intelligenz im Jugendalter. In: D. Helfferich (Hrsg.) *Entwicklung und Reife (S. 5–15).* Bad Wimpfen: Uebelhör.

Picon, J.-J. (1901). Antwort auf Martinis und Pernods Artikel über die „Unbedenklichkeit des Aperitifs". *Der internationale Wermut-Bruder, 26,* 1041-1043.

Reydelkorn, H. (1995). Iterative Verfahren zur Zerlegung von Klumpen. *Informationen des Instituts für angewandtes Kopfrechnen in Oldenburg, 4,* 27-58.

Schlunz, I. I. (1956). *Therapie und Duldung – ein Versuch.* Unveröffentlichte Diplomarbeit. Freiburg: Psychologisches Institut der Universität Freiburg.

Stiftung VW-Werk (1993). *Psychologische Forschung im Verkehrswesen.* Wolfsburg: Stiftung VW-Werk.

von Stör, A. (o. J.). *Anleitung zur Anfertigung von Flugblättern.* Unveröffentlichtes Manuskript. o.O.

Zielman, P.S. (1991). Questioning Questions. In A. Abel & B. Bebel (Eds.), *More Questions and More Data* (pp. 33–66). New York: Wild Press.

schafts- und Sozialwissenschaften der Universität Hohenheim. Elektronische Publikation. URL:ftp://ftp. uni-stuttgart. de / pub/doc/networks/misc/Computer_und_Kommunikation." Diese Angaben besagen, daß der Text als Datei „Computer_und_Kommunikation" auf dem FTP-Server der Universität Stuttgart (ftp.uni-stuttgart.de) im Verzeichnis „pub/doc/networks/misc/" liegt und mit dem Programm „ftp" auf die eigene Festplatte „heruntergeladen" werden kann, indem man das Kommando „ftp ftp.uni-stuttgart.de" eingibt, sich mit der Kennung „anonymous" auf dem Rechner in Stuttgart einloggt, mit „cd pub/doc/networks/misc" in das entsprechende Verzeichnis wechselt und dann mit dem Kommando „get Computer_und_Kommunikation" die Datei „holt". Je nach aktuellem Netzverkehr dauert diese Operation etwa 1 bis 3 Minuten.

Tafel 10 enthält ein kurzes fiktives Literaturverzeichnis mit einigen Beispielen, die zum Teil aus Tröger und Kohl (1977) entnommen wurden. Das Literaturverzeichnis folgt den Richtlinien der Deutschen Gesellschaft für Psychologie (1987). Für Arbeiten, die in Zeitschriften oder als Monographien veröffentlicht werden, beachte man zusätzlich die Richtlinien der jeweiligen Verlage. Der folgende Text erläutert, wie auf die im Literaturverzeichnis in Tafel 10 aufgeführten Quellen verwiesen wird und um welche Quellen es sich handelt.

Abavo (1995): Artikel des Autors Abavo aus der Zeitschrift „Die Normalverteilung und ihre Grenzgebiete". Der Artikel erschien 1995 und steht im 3. Band auf den Seiten 157-158.

Bock et al. (1986): Buch der Autoren Bock, Greulich und Pyle, mit dem Titel „The Hufnagel-Contributions to Factor Analytic Methods". Das Buch ist im Jahr 1986 im Verlag Holt, Rinehart u. Winston erschienen. Der Verlag hat seinen Hauptsitz in New York.

Frisbie (1975): Hier wird auf ein Buch verwiesen, das von Frisbie herausgegeben wurde. Es heißt „Psychology and Faking" und wurde 1975 in Urbana von der University of Wisconsin Press gedruckt.

Greulich (1976^{12}): Das Buch „Psychologie der Bescheidenheit" ist in der 12. Auflage 1976 im Verlag Kaufmann u. Trampel in Großhermannsdorf erschienen.

Herweg und Peter (1986): Hier wird auf einen Diskussionsbeitrag mit dem Titel „Signifikanz und Transzendenz" verwiesen. Der Beitrag wurde auf dem Symposium „Ergodizität infiniter Kausalketten" gehalten und von der Katholischen Akademie in Münster 1986 publiziert.

Müller und Maier (1913): Dieser Beitrag bezieht sich auf einen Aufsatz, den die Autoren Müller und Maier in einem von Helfferich herausgegebenen Sammelband mit dem Titel „Entwicklung und Reife" auf den Seiten 5 bis 15 veröffentlicht haben. Der Sammelband (oder Reader) wurde 1913 im Verlag Uebelhör, Bad Wimpfen, veröffentlicht.

Picon (1901): Hier wird auf einen Aufsatz verwiesen, der die Überschrift „Antwort auf Martinis und Pernods Artikel über die ‚Unbedenklichkeit des Aperitifs' " trägt. Der Artikel wurde im Jahre 1901 im 26. Band der Zeitschrift „Der internationale Wermutbruder" auf den Seiten 1041–1043 veröffentlicht.

Reydelkorn (1995): Hier wird auf keinen Zeitschriftenartikel verwiesen, sondern auf eine institutsinterne Reihe „Informationen des Instituts für angewandtes Kopfrechnen in Oldenburg". Der von Reydelkorn in dieser Reihe verfaßte Artikel heißt „Iterative Verfahren zur Zerlegung von Klumpen".

Schlunz (1956): Diese Literaturangabe bezieht sich auf eine unveröffentlichte Diplomarbeit. Der Titel der Arbeit heißt „Therapie und Duldung – ein Versuch". Die Arbeit wurden 1956 am Psychologischen Institut der Universität Freiburg angefertigt.

Stiftung VW-Werk (1993): In dieser Weise wird auf Literatur verwiesen, die keinen Autorennamen trägt. Die Stiftung VW-Werk hat 1993 einen Bericht über „Psychologische Forschung im Verkehrswesen" in Wolfsburg herausgegeben.

von Stör (o.J.): Dieser Literaturhinweis bezieht sich auf ein unveröffentlichtes Manuskript, dessen Erscheinungsjahr (o.J. = ohne Jahresangabe) und Erscheinungsort (o.O. = ohne Ortsangabe) unbekannt sind. Das Manuskript trägt den Titel „Anleitung zur Anfertigung von Flugblättern".

Zielman (1991): Dieser Verweis bezieht sich auf einen Buchbeitrag mit dem Titel „Questioning

Questions", der in dem von Abel und Bebel herausgegebenen Sammelband „More Questions and More Data" auf den Seiten 33 bis 66 abgedruckt ist. Der Sammelband ist in dem in New York ansässigen Verlag „Wild Press" erschienen.

2.7.5 Veröffentlichungen

Gelungene Arbeiten sollte man einer Zeitschrift zur Publikation anbieten. Die wissenschaftlichen Periodika, die für diese Zwecke zur Verfügung stehen, vertreten unterschiedliche, inhaltliche Schwerpunkte, die man beim Durchblättern einzelner Bände leicht herausfindet; ggf. läßt man sich bei der Wahl einer geeigneten Zeitschrift von einem Experten beraten.

In der Regel wird die Version, die zur Veröffentlichung vorgesehen ist, gegenüber dem Original erheblich zu kürzen sein. Lassen umfangreiche Untersuchungen (z. B. Dissertationen) keine erhebliche Kürzung ohne gleichzeitige Sinnentstellung zu, ist die Aufteilung der Gesamtarbeit in zwei oder mehrere Einzelberichte (z. B. Theorieteil, Experiment 1, Experiment 2) zu erwägen. Zu prüfen ist auch, ob sich ein Verlag bereit findet, die gesamte Arbeit als Monographie zu publizieren.

Besonderheiten der Manuskriptgestaltung und auch des Literaturverzeichnisses entnimmt man am einfachsten den Arbeiten, die in der vorgesehenen Zeitschrift bereits veröffentlicht sind. Im übrigen sind die „Hinweise für Autoren", die sich üblicherweise auf der Innenseite des Zeitschrifteneinbandes befinden, zu beachten. (Hier erfährt der Verfasser auch, an welche Anschrift das Manuskript zu senden ist.).

ÜBUNGSAUFGABEN

1. Was versteht man unter interner und externer Validität?

2. Wie kann man Menschen für die Teilnahme an einer empirischen Untersuchung motivieren? Welches sind günstige Rahmenbedingungen?

3. Welche Aussagen stimmen bzw. stimmen nicht (Begründung)?
   a) Für einen Mittelwertsvergleich zwischen zwei Gruppen muß die abhängige Variable intervallskaliert sein.
   b) Für experimentelle Untersuchungen ist die Zufallsauswahl der Probanden charakteristisch.
   c) Externe Validität ist die Voraussetzung für interne Validität.
   d) In Experimenten wird höchstens eine unabhängige Variable untersucht.
   e) Experimentelle Laboruntersuchungen haben eine geringere externe, dafür aber eine hohe interne Validität.
   f) Je höher das Skalenniveau, umso höher die Validität.

4. Wie ist eine Skala definiert?

5. Auf welchem Skalenniveau sind folgende Merkmale sinnvollerweise zu messen? Geben Sie Operationalisierungsmöglichkeiten an! Augenfarbe, Haustierhaltung, Blutdruck, Berufserfahrung, Bildungsstand, Intelligenz, Fernsehkonsum.

6. Worin unterscheiden sich Feld- und Laboruntersuchung?

7. 1993 publizierte H. K. Ma über Altruismus. Im selben Jahr erschien in einer Zeitschrift über Gesundheitsvorsorge der Artikel "Just Cover up: Barriers to Heterosexual and Gay Young Adults' Use of Condoms." Suchen Sie mit Hilfe der „Psychological Abstracts" nach den kompletten Literaturangaben und zitieren Sie diese korrekt!

8. Angenommen, in einer Telefonbefragung von N=2500 zufällig ausgewählten Berlinerinnen und Berlinern (Zufallsauswahl aus der Liste aller Berliner Telefonnummern) stellte sich heraus, daß 22% „ständig" und 47% „nie" einen Talisman oder Glücksbringer bei sich haben (31% nehmen „manchmal" einen mit). Diejenigen, die ständig einen Talisman bei sich trugen, waren signifikant zufriedener mit ihrem Leben als diejenigen, die nie einen Talisman mitnahmen.
   a) Um welchen Untersuchungstyp handelt es sich hier?
   b) Wie lautet die statistische Alternativhypothese zu folgender Forschungshypothese: "Talismanträger sind zufriedener als Nicht-Talismanträger". Wie lautet die zugehörige Nullhypothese?
   c) Beurteilen Sie die interne und die externe Validität dieser Untersuchung (Begründung).
   d) Welche Rolle spielen Versuchsleiter-Effekte in dieser Untersuchung?

9. Wie ist die Aussagekraft von Untersuchungen an Studierenden einzuschätzen?

10. „Die Behandlung von Höhenangst mit der herkömmlichen Verhaltenstherapie dauert mindestens 6 Monate länger als die Therapie mit einem neuen Hypnoseverfahren." Kennzeichnen Sie die angesprochenen Variablen (Skalenniveau, Variablenart)! Wie lautet das statistische Hypothesenpaar?

11. Welche Besonderheiten weisen freiwillige Untersuchungteilnehmer auf?

Kapitel 3
Besonderheiten der Evaluationsforschung

Übersicht

▶ Grundlagenforschung ▶ angewandte Forschung ▶ Evaluationsforschung ▶ Interventionsforschung ▶ wissenschaftliche und technologische Theorien ▶ Evaluator ▶ Interventor ▶ Rahmenbedingungen ▶ Evaluationsdesign ▶ formative und summative Evaluation ▶ Evaluation durch Exploration, Deskription und Explanation ▶ Inzidenz ▶ Prävalenz ▶ Wirkkriterien ▶ Nutzenbestimmung ▶ Evaluations- und Interventionsstichprobe ▶ Ausschöpfungsqualität

Die Evaluationsforschung befaßt sich als ein Teilbereich der empirischen Forschung mit der Bewertung von Maßnahmen oder Interventionen. In diesem Kapitel werden die wichtigsten Charakteristika der Evaluationsforschung im Vergleich zur empirischen Forschung im allgemeinen herausgearbeitet. In den Folgekapiteln gehen wir ausführlicher auf Themen und Techniken ein, die für Grundlagen- und Evaluationsstudien gleichermassen einschlägig sind.

Abschnitt 3.1 vermittelt zunächst einen Überblick: Er vergleicht Evaluations- und Grundlagenforschung, berichtet über die Rolle des Evaluators und nennt Rahmenbedingungen für die Durchführung von Evaluationsstudien. Abschnitt 3.2 befaßt sich mit Planungsfragen (Literaturrecherche, Wahl der Untersuchungsart, Operationalisierungsprobleme, Stichprobenauswahl, Abstimmung von Intervention und Evaluation, Exposé und Arbeitsplan) und Abschnitt 3.3 behandelt schließlich Durchführung, Auswertung und Präsentation von Evaluationsstudien.

Vorab sei darauf hingewiesen, daß Kapitel 3 auf den allgemeinen Prinzipien empirischer Forschung aufbaut, über die bereits in Kapitel 2 berichtet wurde.

3.1 Evaluationsforschung im Überblick

Kapitel 2 gab summarisch Auskunft über die einzelnen Arbeitsschritte, die bei der Anfertigung einer empirischen Forschungsarbeit zu beachten sind. Dieses Regelwerk gilt – bis auf einige Ausnahmen und andere Akzentsetzungen – auch für die Evaluationsforschung. Wir teilen damit die Auffassung vieler Evaluationsexperten, die in der Evaluationsforschung ebenfalls keine eigenständige Disziplin sehen, sondern eine Anwendungsvariante wissenschaftlicher Forschungsmethoden auf eine spezielle Gruppe von Fragestellungen (z. B. Hager, 1992; Rossi und Freeman, 1993; Weiss, 1974; Wittmann, 1985, 1990; Wottawa und Thierau, 1990).

Die moderne Evaluationsforschung entwickelte sich in den USA bereits in den 30er Jahren zu einem integralen Bestandteil der Sozialpolitik. Ihr oblag die Bewertung bzw. die Evaluation von Programmen, Interventionen und Maßnahmen im Bildungs- und Gesundheitswesen sowie die Entwicklung formaler Regeln und Kriterien für die Erfolgs- und Wirkungskontrolle derartiger Maßnahmen.

Im deutschsprachigen Raum konnte die Evaluationsforschung vor allem in der Bildungsforschung (Fend, 1982), der Psychotherapieforschung (Grawe et al., 1993; Petermann, 1977), der Psychiatrieforschung (Biefang, 1980), der Arbeitspsychologie (Bräunling, 1982) sowie in vielen Feldern der Politikforschung (Hellstern und Wollmann, 1983b) erste Erfolge verzeichnen.

Aus heutiger Sicht läßt sich der Begriff Evaluationsforschung nach Rossi und Freeman (1993) wie folgt präzisieren:

> **!** **Evaluationsforschung beinhaltet die systematische Anwendung empirischer Forschungsmethoden zur Bewertung des Konzeptes, des Untersuchungsplanes, der Implementierung und der Wirksamkeit sozialer Interventionsprogramme.**

Im weiteren Sinn befaßt sich die Evaluationsforschung nicht nur mit der Bewertung *sozialer Interventionsprogramme* (z.B. Winterhilfen für Obdachlose, Umschulungsprogramme für Arbeitslose), sondern darüber hinaus mit einer Vielzahl *anderer Evaluationsobjekte*. Wottawa und Thierau (1990) zählen hierzu:

- Personen (z. B. Therapieerfolgskontrolle bei Therapeuten, Evaluation von Hochschullehrern durch Studenten),
- Umweltfaktoren (z. B. Auswirkungen von Fluglärm, Akzeptanz verschiedener Formen der Müllbeseitigung),
- Produkte (z. B. vergleichende Analysen der Wirkung verschiedener Psychopharmaka, Gesundheitsschäden durch verschiedene Holzschutzmittel),
- Techniken/Methoden (z. B. Vergleich der Tauglichkeit von Methoden zur Förderung der kindlichen Kreativität, Trainingsmethoden für Hochleistungssportler),
- Zielvorgaben (z. B. Ausrichtung sozialpädagogischer Maßnahmen bei Behinderten auf „Hilfe zur Selbsthilfe“ oder auf „Fremdhilfen bei der Bewältigung von Alltagsproblemen“, Vergleich der Ausbildungsziele „Fachkompetenz“ oder „soziale Kompetenz“ bei einer Weiterbildungsmaßnahme für leitende Angestellte),
- Projekte/Programme (z. B. Evaluation einer Kampagne zur Aufklärung über Aidsrisiken, Maßnahmen zur Förderung des Breitensports),
- Systeme/Strukturen (z. B. Vergleich von Privathochschulen und staatlichen Hochschulen, Auswirkungen verschiedener Unternehmensstrukturen auf die Zufriedenheit der Mitarbeiter) und
- Forschung (z. B. Gutachten über Forschungsanträge, zusammenfassende Bewertung der Forschungsergebnisse zu einem Fachgebiet).

Die Beispiele verdeutlichen, daß Evaluationsforschung letztlich alle forschenden Aktivitäten umfaßt, bei denen es um die Bewertung des Erfolges von gezielt eingesetzten Maßnahmen oder um Auswirkungen von Wandel in Natur, Kultur, Technik und Gesellschaft geht. Dieser breit gefächerte Aufgabenkatalog rechtfertigt natürlich die Frage, welche Art sozialwissenschaftlicher Forschung nicht zur Evaluationsforschung zählt bzw. worin sich die Evaluationsforschung von der sog. „Grundlagenforschung“ unterscheidet.

3.1.1
Evaluationsforschung und Grundlagenforschung

Mit dem Begriff Evaluations*forschung* soll zum Ausdruck gebracht werden, daß Evaluationen wissenschaftlichen Kriterien genügen müssen, die auch sonst für empirische Forschungsarbeiten gelten – eine Position, die keineswegs durchgängig in der Evaluationsliteratur geteilt wird. Cronbach (1982, S. 321–339) z. B. vertritt die Auffassung, daß Evaluation eher eine „Kunst des Möglichen“ sei, die sich pragmatischen Kriterien unterzuordnen habe, wenn sie ihr primäres Ziel erreichen will, dem Auftraggeber bzw. Projektträger verständliche und nützliche Entscheidungsgrundlagen zu beschaffen.

Wir teilen diese Auffassung, wenn damit zum Ausdruck gebracht wird, daß Evaluation so wie empirische Forschung generell nur dann „kunstvoll“ betrieben werden kann, wenn der Evaluator über hinreichende praktische Erfahrungen im Umgang mit Evaluationsprojekten verfügt. Wir sind jedoch nicht der Auffassung, daß die wissenschaftlichen Standards empirischer Forschung zugunsten einer „auftraggeberfreundlichen“ Untersuchungsanlage oder Berichterstattung aufgegeben werden sollten (vgl. hierzu auch Müller, 1987).

Zwar wird eingeräumt, daß manche Resultate evaluierender Forschung allein deshalb wenig brauchbar sind, weil in einer Fachterminologie berichtet wird, die der Auftraggeber nicht versteht, oder weil die Ergebnisse so vorsichtig formuliert sind, daß ihnen keine klaren Entscheidungshilfen entnommen werden können. Dies abzustellen muß jedoch nicht mit Einbußen an wissenschaftlicher Seriosität einhergehen. Ein guter Evaluator sollte – auch wenn dies zugegebenermassen manchmal nicht ganz einfach ist – in der Lage sein, seine Ergebnisse so aufzubereiten, daß sie auch für einen weniger fachkundiges Publikum nachvollziehbar sind.

Hierzu gehört, daß aus wissenschaftlicher Perspektive gebotene Zweifel an der Eindeutigkeit der Ergebnisse nicht überbetont werden müssen; solange eine Evaluationsstudie keine offensichtlichen Mängel aufweist, sollte sie eine klare Entscheidung nahelegen (z. B. die Maßnahme war erfolgreich, sollte weitergeführt oder beendet werden), denn letztlich gibt es Situationen mit Handlungszwängen, in denen – mit oder ohne fachwissenschaftliches Votum – Entscheidungen getroffen werden müssen (vgl. hierzu S. 98 f.). Die Sozialwissenschaften wären schlecht beraten, wenn sie sich an solchen Entscheidungsprozessen wegen wissenschaftlicher Skrupel oder mangelnder Bereitschaft, sich mit „angewandten" Problemen auseinanderzusetzen, nicht beteiligten.

Damit sind bereits einige Punkte angesprochen, die die Grenze zwischen Grundlagenforschung und Evaluationsforschung markieren.

Gebundene und offene Forschungsziele

Das Erkenntnisinteresse der Evaluationsforschung ist insoweit begrenzt, als lediglich der Erfolg oder Mißerfolg einer Maßnahme interessiert. Dies ist bei der Grundlagenforschung anders: Zwar ist auch hier ein thematischer Rahmen vorgegeben, in dem sich die Forschungsaktivitäten zu bewegen haben; dennoch werden grundlagenorientierte Forscherinnen und Forscher gut daran tun, sich nicht allzu stark auf das intendierte Forschungsziel zu fixieren. Viele wichtige Forschungsergebnisse, die wissenschaftliches Neuland erschließen, sind gerade nicht das Produkt einer zielgerichteten Forschung, sondern entstanden im „spielerischen" Umgang mit der untersuchten Materie bzw. durch Integration und Berücksichtigung von thematisch scheinbar irrelevanten Überlegungen oder gar fachfremden Ideen.

Evaluationsforschung ist in der Regel Auftragsforschung, für die ein Auftraggeber (Ministerium, Behörde, Unternehmen etc.) zur Begleitung und Bewertung einer von ihm geplanten oder durchgeführten Maßnahme finanzielle Mittel bereitstellt (oft wird auch von *Begleitforschung* gesprochen). Das vom Evaluator vorgelegte Evaluationskonzept enthält Vorschläge, wie die Bewertung der Maßnahme im vorgegebenen finanziellen Rahmen erfolgen soll, was letztlich impliziert, daß Evaluationsforschung anderen Limitierungen unterliegt als Grundlagenforschung.

Auftraggeberorientierte Evaluationsforschung heißt deshalb, daß sämtliche Forschungsaktivitäten darauf ausgerichtet sein müssen, die vom Auftraggeber gestellte *Evaluationsfrage* möglichst eindeutig und verständlich zu beantworten. Wird beispielsweise gefragt, welche Konsequenzen eine Begrenzung der Fahrgeschwindigkeit auf 100 km/h hat, ist hierfür eine Studie vorzusehen, die umfassend alle Auswirkungen genau dieser Maßnahme prüft. Andere hiermit verbundene Themen (wie z. B. die optimale Fahrgeschwindigkeit für Personen verschiedenen Alters und verschiedener Fahrpraxis, günstige Richtgeschwindigkeiten in Abhängigkeit von Verkehrsdichte und Witterungsbedingungen, die mit verschiedenen Fahrgeschwindigkeiten verbundenen physischen und psychischen Belastungen etc.) sind nicht Gegenstand der Evaluationsstudie, auch wenn sie die zentrale Thematik mehr oder weniger direkt betreffen. Diese Themen zu bearbeiten wäre Aufgabe der *angewandten Forschung*, die ihrerseits auf Erkenntnisse der Grundlagenforschung zurückgreift. (Zum „Spannungsverhältnis" von angewandter Forschung und Grundlagenforschung vgl. z. B. Hoyos, 1988).

Die „reine" *Grundlagenforschung* (deren Existenz manche Experten anzweifeln) fragt nicht nach dem Nutzen oder nach Anwendungsmöglichkeiten ihrer Forschungsergebnisse. Ihr eigentliches Ziel ist die Generierung von Hintergrundwissen, dessen funktionaler Wert nicht unmittelbar erkennbar sein muß und der deshalb von nachgeordneter Bedeutung ist. Bereiche der Grundlagenforschung, von denen die Bearbeitung der o.g. Themen profitieren könnte, wären beispielsweise gerontologische Studien über altersbedingte Beeinträchtigungen des Reaktionsvermögens, Studien über Signal- und Informationsverarbeitung unter Streßbedingungen oder wahrnehmungspsychologische Erkenntnisse zur Identifizierung von Gefahren.

In diesem Sinne wäre auch der Auftraggeber einer Evaluationsstudie gut beraten, im Vorfeld der Projektrealisierung zu recherchieren (oder recherchieren zu lassen), welche Erkenntnisse der Grundlagenforschung die geplante Maßnahme als sinnvoll erscheinen lassen. Insofern sind die Ergebnisse der Grundlagenforschung die Basis, aus der heraus die zu evaluierenden Maßnahmen entwickelt werden.

Zum Stichwort „Auftraggeberforschung" gehören sicherlich einige Bemerkungen über Wertfreiheit von Forschung im allgemeinen und speziell in der hier vorrangig interessierenden Evaluationsforschung. Der Evaluationsforschung wird gelegentlich vorgeworfen, sie sei parteilich, weil sie von vornherein so angelegt sei, daß das gewünschte Ergebnis mit hoher Wahrscheinlichkeit auftritt (Wottawa und Thierau, 1990, S. 27). Die Wunschvorstellungen über die Resultate können hierbei von politisch-ideologischen Positionen des Evaluators bzw. Auftraggebers abhängen oder von finanziellen Interessen der vom Evaluationsergebnis betroffenen Gruppen. (Man denke beispielsweise an eine Studie, in der geprüft wird, ob teure Medikamente preiswerteren Medikamenten mit gleicher Indikation und Wirkung tatsächlich in einer Weise überlegen sind, die die Preisdifferenz rechtfertigt.) Im Unternehmensbereich besteht zudem die Gefahr, daß Mitarbeiter die von ihnen eingeleiteten Maßnahmen (Personalschulung, Marketing etc.) positiver evaluieren als es den eigentlichen Fakten entspricht, um dadurch ihre Karrierechancen zu verbessern (externe Evaluatoren sind deshalb einer *Selbstevaluation* vorzuziehen).

Man kann sicherlich nicht verhehlen, daß derartige Schönfärbereien in der Praxis vorkommen. Dies jedoch zu einem typischen Charakteristikum der Evaluationsforschung zu machen, schiene übertrieben, denn auch die „hehre Wissenschaft" ist gegen derartige Verfehlungen nicht gefeit. Auch Grundlagenforscher wollen (oder müssen) sich fachlich profilieren.

Der Appell, sich an die ethischen Normen der Wissenschaft zu halten, wäre also an Evaluations- und Grundlagenforschung gleichermaßen zu richten. Ob die eigenen Forschungsergebnisse stichhaltig und tragfähig sind oder nur die persönlichen Wunschvorstellungen und Vorurteile widerspiegeln, zeigt sich nach der Publikation der Befunde, wenn andere Forscher und Praktiker die Resultate und Schlußfolgerungen kritisch prüfen. Die „Scientific Community" kann diese Kontrollfunktion aber nur dann wirkungsvoll übernehmen, wenn Untersuchungsberichte nachvollziehbar und vollständig abgefaßt sind und öffentlich zugänglich gemacht werden. Letzteres ist im Bereich der Evaluationsforschung nicht immer der Fall. So wird z.B. eine Firma, die ihr betriebliches Weiterbildungssystem evaluieren ließ, weder ein Interesse daran haben, daß eventuelle negative Evaluationsergebnisse publik werden (die die Firma in schlechtem Licht erscheinen lassen), noch wird sie die Veröffentlichung eines detaillierten Erfolgsberichtes über ihr neues, von einer Unternehmensberatung entwickeltes Weiterbildungskonzept begrüßen (weil sie den möglichen Wettbewerbsvorteil nicht verschenken will).

Entscheidungszwänge und wissenschaftliche Vorsicht

Politiker, Führungskräfte der Industrie oder andere, in leitenden Positionen tätige Personen sind Entscheidungsträger, von deren Vorgaben oftmals vieles abhängt. Ob der soziale Wohnungsbau stärker als bisher gefördert, ob ein Produktionszweig in einem Unternehmen angesichts sinkender Rentabilität stillgelegt werden soll oder ob die schulische Ausbildung in Mathematik stärker PC-orientiert erfolgen soll, sind Entscheidungsfragen, von deren Beantwortung das Wohlergehen vieler Menschen und häufig auch die Existenz des Entscheidenden selbst abhängen. Viele dieser Entscheidungen sind risikobehaftet, weil die Informationsbasis lückenhaft und die Folgen ungewiß sind. In dieser Situation dennoch Entscheidungen zu treffen, verlangt vom Entscheidungsträger ein hohes Verantwortungsbewußtsein und nicht selten auch Mut.

Der Entscheidungsträger wird deshalb gern die Möglichkeit aufgreifen, zumindest einen Teil seiner Verantwortung an einen fachkompetenten Evaluator zu delegieren. Dieser wird nach Abschluß seiner Evaluationsstudie am besten beurteilen können, ob mit der Maßnahme die angestrebten Ziele erreicht wurden bzw. ob die nicht selten sehr kostspieligen Interventionsprogramme den finanziellen Aufwand rechtfertigen. Anders als der Grundlagenforscher, der zu Recht vor überinterpretierten Ergebnissen zu warnen ist, kann ein Evaluator seiner *Ratgeberpflicht* nur nachkommen, wenn er sich für oder gegen den Erfolg der evaluierten Maßnahme ausspricht. Derart eindeutige Empfehlungen werden ihm um so leichter fallen, je mehr er dafür Sorge getragen hat, daß seine Evaluationsstudie zu zweifelsfreien Ergebnissen im Sinne einer hohen internen Validität führt.

Entscheidungszwängen dieser Art ist der grundlagenorientierte Wissenschaftler typischerweise nicht ausgesetzt. Er muß sich – zumal wenn nur *eine* empirische Studie durchgeführt wurde – nicht entscheiden, ob die geprüfte Theorie als ganze zutrifft oder verworfen werden muß. Häufig werden einige Teilbefunde für, andere wieder gegen die Theorie sprechen, oder die Ergebnisse stehen auch mit anderen Theorien bzw. Erklärungen im Einklang. Der Grundlagenforscher ist gehalten, seine Ergebnisse vorsichtig und selbstkritisch zu interpretieren, um dadurch Wege aufzuzeigen, den Geltungsbereich der geprüften Theorie auszuweiten oder zu festigen.

Wenn beispielsweise behauptet wird, das Fernsehen sei an der Politikverdrossenheit in der Bevölkerung schuld („Videomalaise" nach Robinson, 1976), ein negatives Körperimage führe bei Frauen zu bulimischen Eßstörungen (Bullerwell-Ravar, 1991) oder Assessment Center seien geeignet, etwas über die Führungsqualitäten industrieller Nachwuchskräfte zu erfahren (Sackett und Dreher, 1982), so sind hiermit Theorien oder Thesen angesprochen, deren Gültigkeit sicherlich nicht aufgrund einer einzigen Untersuchung, sondern bestenfalls durch eine meta-analytische Zusammenschau vieler Einzelbefunde bestimmt werden kann (zum Stichwort „Meta-Analyse" vgl. S. Abschnitt 9.4).

Technologische und wissenschaftliche Theorien

Herrmann (1979, Kap. 9) unterscheidet technologische und wissenschaftliche Theorien, die im Kontext einer bestimmten Wissenschaftsdisziplin eine jeweils eigenständige instrumentelle Funktion erfüllen. *Wissenschaftliche Theorien* beinhalten ein in sich schlüssiges Annahmengefüge über Ursachen und Wirkungen eines Sachverhaltes oder Phänomens. Eine wichtige Aufgabe der empirischen Grundlagenforschung besteht darin, derartige Theorien zu entwickeln und deren Gültigkeit zu überprüfen.

Technologische Theorien hingegen knüpfen am Output einer wissenschaftlichen Theorie an. Sie stellen die Basis für die Gewinnung von Regeln dar, mit denen die wissenschaftlichen Erkenntnisse praktisch nutzbar gemacht werden können. Ihr primäres Erkenntnisinteresse sind Formen des Handelns, mit denen etwas hervorgebracht, vermieden, verändert oder verbessert werden kann.

Den jeweiligen instrumentellen Funktionen entsprechend gelten für wissenschaftliche und technologische Theorien unterschiedliche Bewertungsmaßstäbe: Eine gute wissenschaftliche Theorie ist durch eine präzise Terminologie, einen logisch konsistenten Informationsgehalt (Widerspruchslosigkeit), durch eine möglichst breite inhaltliche Tragweite sowie durch eine begrenzte Anzahl von Annahmen (Sparsamkeit) gekennzeichnet. Eine gute technologische Theorie sollte wissenschaftliche Erkenntnisse in effiziente, routinisierbare Handlungsanleitungen umsetzen und Wege ihrer praktischen Nutzbarmachung aufzeigen.

Wissenschaftliche und technologische Theorien sind für eine Wissenschaft gleichermaßen wichtig (s. hierzu auch Herrmann, 1976, S. 135, der in diesem Zusammenhang Physiker als Vertreter wissenschaftlicher Theorien und Ingenieure als Vertreter technologischer Theorien vergleicht). Bezogen auf die hier diskutierte Thematik „Evaluationsforschung und Grundlagenforschung" vertreten wir die Auffassung, daß die empirische Überprüfung wissenschaftlicher Theorien zu den Aufgaben der Grundlagenforschung zählt, während die Überprüfung von technologischen Theorien vorrangig Evaluationsforschung ist (vgl. hierzu auch Chen, 1990). Beide – die grundlagenwissenschaftliche Hypothesenprüfung und die Evaluationsforschung – verwenden hierfür jedoch den gleichen Kanon empirischer Forschungsmethoden.

> **!** ***Wissenschaftliche Theorien*** **dienen der Beschreibung, Erklärung und Vorhersage von Sachverhalten; sie werden in der Grundlagenforschung entwickelt.** ***Technologische Theorien*** **geben konkrete Handlungsanweisungen zur praktischen Umsetzung wissenschaftlicher Theorien; sie fallen in den Aufgabenbereich der angewandten Forschung sowie der Interventions- bzw. Evaluationsforschung.**

Ein kleines Beispiel soll das Gesagte verdeutlichen. Anknüpfend an eines der oben genannten Beispiele möge die wissenschaftliche Theorie behaupten, Politikverdrossenheit sei ursächlich auf die überwiegend negative Berichterstattung über politische Ereignisse in den Medien bzw. insbesondere im Fernsehen zurückzuführen („Videomalaise"; Robinson, 1976). Die Grundlagenforschung würde sich nun z. B. damit befassen, was unter „Politikverdrossenheit" genau zu verstehen sei, wie mediale Stimuli geartet sind, die aversive Reaktionen auslösen und welche Randbedingungen hierfür erfüllt sein müssen oder unter welchen Umständen negative Einstellungen zur Politik handlungsrelevant werden.

Nehmen wir einmal an, der „Output" dieser *Grundlagenforschung* bestünde in dem Resultat, daß die Art, wie im Fernsehen über Politik berichtet wird, das Ausmaß der Politikverdrossenheit tatsächlich bestimmt. Eine technologische Theorie hätte nun z. B. die Aufgabe, Annahmen darüber zu formulieren, durch welche Maßnahmen Politikverdrossenheit reduziert werden kann. Die technologische Theorie über Strategien zur Reduzierung von Politikverdrossenheit könnte z. B. behaupten, daß politische Nachrichten unterhaltsamer präsentiert werden müssen (Stichwort Infotainment), daß Politiker des öfteren von ihrer menschlichen Seite gezeigt werden sollten oder daß „Good News" und „Bad News" in ihrem Verhältnis ausgewogen sein sollten. Diese theoretischen Annahmen zu einer technologischen Theorie zu verdichten, wäre Aufgabe der *Interventionsforschung* (s. unten). Die Maßnahme zu überprüfen, obliegt der *Evaluationsforschung*. Vielleicht fände sich eine Fernsehanstalt bereit, ihre politische Berichterstattung nach den Empfehlungen der technologischen Theorie zu ändern und diese Maßnahme wissenschaftlich evaluieren zu lassen.

Ob es überhaupt wünschenswert ist, Politikverdrossenheit zu reduzieren, oder ob man sie nicht eher steigern sollte, um damit langfristig politische Veränderungen zu forcieren, ist eine Frage der *Wertung*, die nicht wissenschaftlich, sondern nur ethisch zu begründen ist (Keuth, 1989). Die technologische Theorie präsentiert Handlungsoptionen; man kann sie zu Rate ziehen, um Politikverdrossenheit zu steigern oder zu senken, und man kann sich auch dafür entscheiden, nicht in die Politikverdrossenheit einzugreifen. Diese Entscheidungen sind vom einzelnen (Auftraggeber, Evaluator, Interventor, etc.) nach Maßgabe persönlicher Überzeugungen und Zielsetzungen zu treffen. In sozialen Strukturen sind solche Entscheidungen eine Folge von Diskussionen und Prozessen der Konsensbildung, aber auch der Macht.

Evaluationsforschung und Interventionsforschung

Evaluationsforschung – so wurde bisher ausgeführt – befaßt sich mit der Überprüfung der Wirkungen und Folgen einer Maßnahme oder Intervention. Diese Aufgabenzuweisung läßt es zunächst offen, wer eine Maßnahme oder ein Interventionsprogramm entwickelt bzw. welcher Teilbereich der Forschung sich hiermit befaßt.

Die auf S. 96 genannte Definition für Evaluationsforschung erstreckt sich zwar auch auf die Bewertung des Konzeptes, des Untersuchungsplans und der Implementierung einer Maßnahme; dies setzt jedoch voraus, daß mindestens ein Entwurf der zu evaluierenden Maßnahme vorliegt.

Wenn die Grundlagenforschung z. B. erkannt hat, daß bestimmte Verhaltensstörungen auf traumatische Kindheitserlebnisse zurückgeführt werden können, wäre es Aufgabe psychologischer Experten, diese Erkenntnisse in eine Therapie umzusetzen. Ähnliches gilt für Wirtschaftsexperten, die eine Maßnahme entwickeln sollen, die die Bevölkerung zu mehr Konsum und weniger Sparen anregt, oder für Sozialexperten, die geeignete Maßnahmen zur Integration von Ausländern vorzuschlagen haben. Die Entwicklung von Maßnahmen dieser Art setzt Fachexperten voraus, die über das erforderliche Know-how in den jeweiligen technologischen Theorien verfügen müssen, wenn ihre Maßnahmen erfolgversprechend sein sollen. Aktivitäten, die auf die Entwicklung von Maßnahmen oder Interventionen ausgerichtet sind (vgl. hierzu auch Kettner et al., 1990), wollen wir zusammenfassend als *Interventionsforschung* bezeichnen.

> **!** **Die Interventionsforschung befaßt sich auf der Basis technologischer Theorien mit der Entwicklung von Maßnahmen und die Evaluationsforschung mit deren Bewertung.**

In der Praxis ist die Grenze zwischen Interventions- und Evaluationsforschung selten so präzise markiert, wie es hier erscheinen mag. Häufig liegen Interventions- und Evaluationsaufgaben in einer Hand, weil eine wenig aufwendige Maßnahmenentwicklung und Implementierung vom Evaluator übernommen werden kann, oder der Interventionsforscher über genügend methodische Kenntnisse verfügt, um seine eigene Maßnahme selbst zu evaluieren. Dennoch ist es sinnvoll, diese beiden Aufgabengebiete deutlich zu trennen, um damit entsprechende Spezialisierungen nahezulegen. Idealerweise sollten – zumindest bei größeren Interventionsprogrammen – die Maßnahme und deren Evaluationsplan parallel entwickelt werden, denn so läßt sich bereits im Vorfeld erkennen, welche konkreten Besonderheiten der Maßnahme untauglich bzw. nur schwer evaluierbar sind (vgl. hierzu S. 121 f.).

3.1.2 Der Evaluator

Nach der vergleichenden Analyse von Evaluations-, Interventions- und Grundlagenforschung wollen wir uns nun der Frage zuwenden, welche besonderen Fähigkeiten Evaluatorinnen und Evaluatoren für die Erledigung ihrer Aufgaben mitbringen sollten. Hierbei werden Merkmale der sozialen Rolle und die wissenschaftliche Qualifikation des Evaluators thematisiert.

Soziale Kompetenz

Evaluationsforschung findet häufig in Form von Großprojekten statt, an denen mehrere Funktionsträger mit jeweils unterschiedlichen Interessen beteiligt sind. Zu nennen ist zunächst der *Auftraggeber* oder *Projektträger*, der eine von ihm eingeleitete und finanzierte Maßnahme (z. B. eine neue Unterrichtstechnik, eine Mitarbeiterschulung oder eine finanzielle Unterstützung und fachliche Betreuung von Selbsthilfegruppen) evaluieren lassen will. Über ihn sind die Hintergründe der durchzuführenden Maßnahme in Erfahrung zu bringen, z. B. die Ursachen und Motive, die die Maßnahme veranlaßt haben bzw. die Vorstellungen darüber, was man sich von der Maßnahme verspricht.

Die wichtigsten Gesprächspartner sind Fachvertreter, die mit der Entwicklung, Implementierung und Kontrolle der Maßnahme verantwortlich betraut sind *(Interventoren)*. Mit ihnen ist die Maßnahme im Detail durchzusprechen, es sind Zwischenziele festzulegen und schließlich ist das angestrebte Gesamtziel zu präzisieren und zu operationalisieren (ausführlicher hierzu s. Abschnitt 3.2.3).

Des weiteren wird sich der Evaluator ein Bild von den Personen verschaffen, die von der geplanten Maßnahme betroffen sind bzw. von ihr profitieren sollen *(Zielgruppe)*. Hierfür sind Einzelgespräche sinnvoll, die den Evaluator in die Lage versetzen, den Sinn bzw. die Durchführbarkeit der Maßnahme abzuschätzen, um ggf. gemeinsam mit dem Auftraggeber und den Interventoren die Ziele und die Durchführung der Maßnahme zu modifizieren.

Ferner sind Kontakte mit denjenigen Personen aufzunehmen, die die Maßnahme konkret umsetzen *(Durchführende)*. Bezogen auf die o.g. Beispiele könnten dies Lehrer, Mitarbeiter der Personalabteilung oder Sozialarbeiter sein.

Schließlich muß der Evaluator – zumindest bei größeren Evaluationsprojekten – *wissenschaftliche Mitarbeiter* rekrutieren, die das technische Knowhow besitzen, um die mit der Evaluationsaufgabe verbundenen statistischen Analysen fachgerecht durchführen zu können.

Der Umgang mit diesen unterschiedlichen Funktionsträgern setzt seitens des Evaluators ein hohes Maß an Feinfühligkeit, sozialer Kompetenz und viel diplomatisches Geschick voraus, denn die am Gesamtprojekt Beteiligten verfügen in der Regel über sehr unterschiedliche (Fach-)Kenntnisse und vertreten Interessen, die zu koordinieren nicht selten problematisch sind.

Fachliche Kompetenz

Die Maßnahmen, die zur Evaluation anstehen, sind thematisch sehr vielfältig. Neben innerbetrieblichen Evaluationen (z. B. neue Arbeitszeitenregelung, Marketing-Maßnahmen, Schulungsprogramme) kommen hierfür vor allem mit öffentlichen Mitteln geförderte Maßnahmen der folgenden Bereiche in Betracht:

- Sozialwesen (z. B. „Telebus"-Aktion zum Transport Schwerbehinderter),
- Bildung (z. B. Förderprogramm der Studienstiftung des Deutschen Volkes),
- Gesundheit (z. B. Appelle zur Krebsvorsorge),
- Arbeitsmarkt (z. B. ABM-Programm zur Umschulung Arbeitsloser),
- Umwelt (z. B. Appelle, keine FCKW-haltigen Produkte zu kaufen),

- Justiz (z. B. Auswirkungen einer Novelle zum Scheidungsgesetz),
- Strafvollzug (z. B. psychotherapeutische Behandlung Strafgefangener),
- Städtebau (z. B. Auswirkungen einer Umgehungsstraße auf den innerstädtischen Verkehr),
- Militär (z. B. Aktion „Bürger in Uniform"),
- Wirtschaft und Finanzen (z. B. Auswirkungen einer Mineralölsteuererhöhung auf den Individualverkehr) oder
- Familie (z. B. Ferienprogramm des Müttergenesungswerkes).

Es kann – wie bereits ausgeführt – nicht Aufgabe des Evaluators sein, die mit diesen vielschichtigen Maßnahmen verbundenen Inhalte fachwissenschaftlich zu beherrschen. Die mit der Entwicklung bzw. Durchführung dieser Maßnahmen verbundenen Arbeiten sollten deshalb an Experten delegiert werden, die in der Interventionsforschung erfahren sind.

Vom Evaluator sind jedoch Bereitschaft und Fähigkeit zu interdisziplinärer Arbeit und eine solide Allgemeinbildung zu fordern, die ihn in die Lage versetzt, den Sinn einer Maßnahme nachzuvollziehen bzw. deren Evaluierbarkeit kritisch zu prüfen.

Unverzichtbar für einen „guten" Evaluator sind solide Kenntnisse in empirischen Forschungsmethoden, Designtechnik und statistischer Analyse. Er trägt die Verantwortung dafür, daß die Bewertung einer Maßnahme auf der Basis unstrittiger Fakten vorgenommen werden kann, daß die registrierten Auswirkungen und Veränderungen so gut wie möglich auf die evaluierte Maßnahme und keine anderen Ursachen zurückzuführen sind (interne Validität) und daß die Befunde der Evaluationsstudie nicht nur für die untersuchten Personen, sondern für die Gesamtheit aller von der Maßnahme betroffenen Personen gelten (externe Validität).

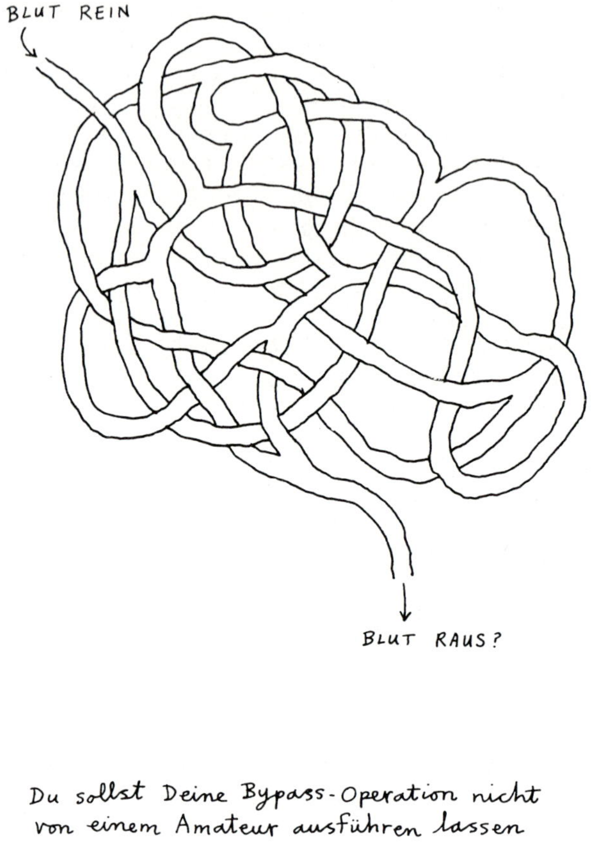

Genau wie die Intervention sollte auch die Evaluation von Experten durchgeführt werden. (Aus: Poskitt, K. & Appleby, S. (1993). Die 99 Lassedasse. Kiel: Achterbahn Verlag. ohne Seitenzahl)

3.1.3 Rahmenbedingungen für Evaluationen

Abgesehen von einigen Ausnahmen, bei denen der Evaluator eine von ihm selbst entwickelte Maßnahme (z. B. eine neue Schlankheitsdiät, ein Kreativitätstraining für Kinder oder ein neues Biofeedback-Training gegen Muskelverspannungen) überprüfen will, sind größere Evaluationsprojekte in der Regel Drittmittelprojekte, bei denen die Thematik bzw. die zu evaluierende Maßnahme vom Auftraggeber vorgegeben sind. Falls ein Evaluationsauftrag nicht direkt an einen Evaluator herangetragen wird, besteht die Möglichkeit, sich um ausgeschriebene Projekte zu bewerben. Ausschreibungen für Projekte, die mit öffentlichen Mitteln gefördert werden, findet man z. B. im *Amtsblatt der EG*, im *BMFT-Journal*, im *Bulletin der EG*, im *Bundesanzeiger*, in den *DFG-Informationen* oder in den *Mitteilungen der Volkswagenstiftung*. Hinweise zur Akquisition von Fördermitteln der Industrie findet man bei Schumacher (1992).

Ähnlich wie grundlagenwissenschaftlich orientierte Untersuchungsideen sollten auch Evaluationsvorhaben hinsichtlich ihrer Machbarkeit bzw. empirischen Umsetzbarkeit kritisch durchleuchtet werden. Die in Abschnitt 2.2 genannten wissenschaftlichen und ethischen Kriterien sind hierfür allerdings anders zu akzentuieren bzw. zu erweitern, wenn es darum geht, einen Evaluationsauftrag zu prüfen.

Wissenschaftliche und formale Kriterien

Die *Präzision der Problemformulierung* war das erste Kriterium, das in Abschnitt 2.2.1 diskutiert wurde. Auf Evaluationsstudien übertragen ist vor allem darauf zu achten, daß die mit einer Maßnahme zu erreichenden Ziele genau beschrieben sind. Wenn z. B. eine Gesundheitsbehörde wissen will, ob eine laufende Maßnahme zum vorbeugenden Schutz vor Grippeinfektionen „greift" oder die Leitung der Personalabteilung eines größeren Unternehmens in Erfahrung bringen möchte, ob die Auslastung einer neu eingerichteten psychologischen Beratungsstelle „unseren Erwartungen entspricht", so sind hiermit Interventionsziele angesprochen, deren Eintreten nur schwer nachweisbar ist. Wir werden uns deshalb im Abschnitt 3.2.3 genauer damit zu befassen haben, wie man diffuse Ziele wie „eine Maßnahme greift" oder „die Interventionseffekte entsprechen den Erwartungen" präzise operationalisieren kann bzw. wie Maßnahmen und ihre Ziele formal geartet sein müssen, um eine aussagekräftige Evaluationsstudie durchführen zu können.

Die *empirische Untersuchbarkeit bzw. Überprüfbarkeit* von Forschungsfragen war das zweite in Abschnitt 2.2.1 genannte Kriterium. Im Kontext von Evaluationsstudien wäre hier zu klären, ob die gewünschte Evaluation das methodische Instrumentarium erforderlich macht, über das ein sozialwissenschaftlich orientierter Evaluator verfügen sollte. Wenn zur Evaluierung einer Maßnahme eher Fragen des betriebswirtschaftlichen Controllings, der finanzwirtschaftlichen Budgetüberwachung, der Konstruktion technischer Geräte o.ä. vorrangig sind, wäre ein sozialwissenschaftlicher Evaluator mit Schwerpunkten in den Bereichen Designtechnik, Datenerhebung und Datenanalyse sicherlich fehl am Platze.

Auch die wissenschaftliche oder in diesem Kontext vielleicht besser *gesellschaftliche Tragweite* einer Maßnahme kann als drittes Kriterium mit zu der Entscheidung beitragen, ob man gewillt ist, einen Evaluationsauftrag zu übernehmen. Wenn beispielsweise demokratische Gesellschaftsformen mit Diktaturen in bezug auf das individuelle Wohlergehen der Bürger vergleichend zu evaluieren sind, dürfte dieses Vorhaben sowohl die zeitlichen Ressourcen als auch die fachliche Kompetenz eines einzelnen Evaluators überfordern. Auf der anderen Seite können Maßnahmen zwar aktuell erforderlich, aber letztlich ohne besondere gesellschaftliche oder wissenschaftliche Bedeutung sein, so daß es übertrieben wäre, hierfür die „Kunst" eines methodisch geschulten Evaluators zu bemühen. Tafel 11 gibt hierfür ein (nicht ganz ernst gemeintes) Beispiel.

Auch eher formale Gründe können einen Evaluator davon abhalten, ein Evaluationsprojekt zu übernehmen. Wenn bereits aus der Projektbeschreibung erkennbar ist, daß die Maßnahme mit den finanziellen und zeitlichen Vorgaben nicht zufriedenstellend evaluiert werden kann, wird ein seriöser Evaluator auf den Auftrag verzichten bzw. versuchen, den Auftraggeber von der Notwendigkeit einer Budgetaufstockung oder einer längeren Projektlaufzeit zu überzeugen.

Ethische Kriterien

Abschnitt 2.2.2 nannte einige ethische Kriterien, die bei empirischen Untersuchungen mit humanwissenschaftlicher Thematik zu beachten sind (wissenschaftlicher Fortschritt oder Menschenwürde, persönliche Verantwortung, Informationspflicht, Freiwilligkeit und Vermeidung von Beeinträchtigungen). Diese gelten uneingeschränkt auch für die Evaluationsforschung, wobei allerdings darauf hinzuweisen ist, daß die moralische Verantwortung für die *Durchführung* einer Maßnahme beim Träger der Maßnahme liegt.

Für den Evaluator entstehen ethische Probleme, wenn

- zur Bewertung einer Maßnahme Informationen benötigt werden, die die Intimsphäre der Betroffenen verletzen (z. B. Erfragung von Sexualpraktiken im Kontext einer Anti-Aids-Kampagne),

TAFEL 11

Es schneit . . . : Ein schlechtes Beispiel für eine nahezu perfekte Evaluationsstrategie

Gewarnt durch die katastrophalen Verhältnisse auf den Straßen, die ein unerwarteter Schneesturm im vergangenen Winter auslöste, berät die Kommunalverwaltung der Stadt Evalsberg, wie derartige Vorkommnisse zukünftig vermieden werden können. Man beschließt, zusätzlich zum üblichen Straßenreinigungspersonal eine Einsatzreserve aufzubauen, die – bestehend aus Studenten, Arbeitslosen und Rentnern – bei einem ähnlichen Anlaß kurzfristig mobilisiert und zum Schneeräumen delegiert werden kann.

Dies alles kostet viel Geld. Nicht nur, daß die Hilfskräfte entlohnt werden müssen; damit die Einsatzreserve wirklich schnell aktiviert werden kann, ist eine (EDV-gestützte) Personendatei anzulegen, deren Namen, Anschriften und Telefonnummern von (geschultem) Personal ständig aktualisiert werden müssen. Der Stadtkämmerer hat zudem die Idee, die ganze Maßnahme wissenschaftlich evaluieren zu lassen, denn er möchte – mit Blick auf den Rechnungshof – nachweisen können, daß das Geld tatsächlich sinnvoll angelegt ist.

An der Universität der Stadt Evalsberg befindet sich ein sozialwissenschaftliches Institut mit Schwerpunkt Evaluationsforschung, dessen Leiter schon einige erfolgreiche Evaluationsprojekte abgeschlossen hat. Er ist – für ein angemessenes Honorar – gerne bereit, den Evaluationsauftrag zu übernehmen (zumal er im letzten Winter selbst vom Schneedebakel betroffen war) und unterbreitet dem Magistrat folgende Evaluationsstrategie:

Experimental- und Kontrollgruppe

Um einen möglichen Effekt (hier: störungsfrei fließender Verkehr) tatsächlich auf die Maßnahme (hier: Schneebeseitigung durch die Einsatzreserve) zurückführen zu können, soll die Stadt in eine „Experimentalzone" (mit Schneebeseitigung) und eine „Kontrollzone" (ohne Schneebeseitigung) eingeteilt werden, wobei genauestens darauf zu achten sei, daß die Straßenzüge der Experimental- und Kontrollzone strukturell vergleichbar sind (Straßen mit Steigung oder Gefälle, Ampeldichte, Baumbestand, Straßenbelag etc.). Als besten Garanten für die angestrebte strukturelle Vergleichbarkeit wird die Randomisierungstechnik empfohlen, nach der per Münzwurf entschieden wird, welcher Straßenzug zur Kontroll- und welcher zur Experimentalzone gehört. Die Schneebeseitigung findet nur in der Experimentalzone statt, wobei darauf zu achten sei, daß das Treatment (hier: Schneebeseitigung) homogen eingesetzt wird. (Starke Studenten und schwache Rentner sollen in jedem Straßenzug gut „durchmischt" sein).

Operationalisierung der abhängigen Variablen

Um Personal zu sparen, bittet man die ortsansässige Verkehrspolizei, zur Messung der abhängigen Variablen den Verkehrsfluß an jeweils 10 zufällig ausgewählten „neuralgischen" Verkehrspunkten der Experimental- und Kontrollzone genauestens zu registrieren. Hierbei soll insbesondere über Anzahl und Art der Unfälle (Blechschäden, Unfälle mit Personenschäden, Art der Schäden, vermutliche Unfallursache etc.) ein genaues Protokoll geführt werden. Wichtig sei ferner eine Schätzung der durchschnittlichen Fahrgeschwindigkeit.

Planung der statistischen Auswertung

Da über die Verteilung der Unfallhäufigkeiten unter Schneebedingungen nichts bekannt ist (der Evaluator vermutet „Poisson") und zudem nur 10 zufällig ausgewählte Punkte pro Zone geprüft werden, sollen die Daten mit einem verteilungsfreien Verfahren, dem „U-Test", ausgewertet werden. Man will sich gegen einen α-Fehler möglichst gut absichern (d. h. man will nicht behaupten, die Einsatzreserve sei erfolgreich, obwohl sie nichts taugt), und setzt deshalb für den gebotenen einseitigen Test (H_1: in der Experimentalzone passieren weniger Unfälle als in der Kontrollzone) $\alpha = 0{,}01$ fest. Ein unter diesen Randbedingungen signifikantes Ergebnis soll die Richtigkeit der Maßnahme bestätigen.

TAFEL 11

Durchführung der Maßnahme

Die Präsentation des Evaluationsprojektes vor dem Magistrat löst bewundernde Anerkennung, aber wenig Diskussion aus. (Welches Ratsmitglied kennt sich schon mit der Randomisierungstechnik oder gar dem U-Test aus!). Man beschließt, wie geplant zu verfahren, und nach einigen Wochen ungeduldigen Wartens tritt endlich der Tag X ein: Es schneit! Generalstabsmäßig begeben sich die Schneeräumkommandos an die für sie vorgesehenen Arbeitsplätze und verrichten ihr Werk. Die Verkehrspolizei jedoch registriert in der Experimentalzone das gleiche Verkehrschaos wie in der Kontrollzone. Der Evaluator steht – wie im vergangenen Winter – mit seinem Pkw im Stau. Er befindet sich in einem Straßenzug der Experimentalzone, in dem kein Vorankommen mehr ist, weil liegengebliebene Fahrzeuge im vorausliegenden, nicht geräumten Kontrollzonenabschnitt die Straße blockieren. Hier kommt ihm die Idee, daß die Randomisierung bei diesem Evaluationsprojekt wohl fehl am Platze war.

- die Verweigerung, an der Evaluationsstudie teilzunehmen, an Sanktionen geknüpft ist (z. B. Einstellung von Erziehungsbeihilfen bei Programmteilnehmern, die nicht bereit sind, ausführlich über ihren Lebenswandel zu berichten) oder
- die Mitwirkung an der Evaluationsstudie mit psychischen oder körperlichen Beeinträchtigungen verbunden ist (z. B. Evaluierung eines neuen Beruhigungsmittels, bei dem mit unbekannten Nebenwirkungen gerechnet werden muß).

Die Beispiele zeigen, daß die Durchführung einer Evaluationsstudie gelegentlich Anforderungen impliziert, die ethisch nicht unbedenklich sind und die deshalb einen Evaluator veranlassen können, den Forschungsauftrag abzulehnen. Ein weiterer Ablehnungsgrund wären *Ziele* einer Maßnahme, mit denen sich der Evaluator nicht identifizieren kann.

Fördermaßnahmen im sozialpädagogischen oder sozialmedizinischen Bereich dienen vorrangig dazu, den betroffenen Menschen zu helfen, also einem Ziel, das sich wohl jeder Evaluator zu eigen machen kann. Evaluationsfragen stellen sich jedoch auch bei Maßnahmen, deren Ziele sittenwidrig, undurchschaubar, moralisch verwerflich oder mit gesellschaftlich-ethischen Normen nicht zu vereinbaren sind. Auch hierfür seien einige Beispiele genannt:

- Eine radikale Partei hat eine neue, stark suggestive Wahlpropaganda entwickelt und will diese bezüglich ihrer Wirksamkeit wissenschaftlich evaluieren lassen.
- Die Staatssicherheit bittet um eine vergleichende Evaluation von Techniken, mit denen Geständnisse erpreßt werden sollen.
- Die Leitung eines Gymnasiums bittet einen Evaluator, neue Materialien für den Geschichtsunterricht zu evaluieren, hierbei jedoch die ausländischen Schüler nicht zu berücksichtigen, da diese das Untersuchungsergebnis nur verfälschen würden.
- Ein Reiseveranstalter hat einen neuen Prospekt konzipiert, der die Nachteile der angebotenen Urlaubsquartiere geschickt kaschiert, und will nun in Erfahrung bringen, ob sich diese Marketingmaßnahme trotz rechtlicher Bedenken unter dem Strich „rechnet".

Ob dem Evaluator eine Interventionsmaßnahme akzeptabel erscheint oder nicht, hängt nicht nur von intersubjektiven Kriterien (ethische Richtlinien der Deutschen Gesellschaft für Psychologie, Gesetze etc.) ab, sondern auch von seiner persönlichen Weltanschauung. Hier obliegt es der Eigenverantwortlichkeit des Evaluators, sich gründlich zu informieren, um den Kontext der Intervention einschätzen zu können und auch zu verstehen, welche Funktion die Evaluation haben soll. Die Beispiele mögen genügen, um zu verdeutlichen, daß Evaluationen nicht nur an einer ethisch bedenklichen Untersuchungsdurchführung, sondern auch an nicht akzeptablen Interventionszielen scheitern können.

3.2 Planungsfragen

Wenn ein Evaluator einen Evaluationsauftrag erhalten hat, beginnt mit der Planung des Projektes die erste wichtige Auftragsphase. (Bei kleineren Studien sollte der Evaluator dem Auftraggeber vor der Auftragsvergabe eine kurze Projektskizze einreichen). Nachdem im Abschnitt 2.3 bereits die wichtigsten Bestandteile der Planung einer empirischen Untersuchung beschrieben wurden, bleibt hier nur nachzutragen, welche Besonderheiten bei der Planung einer Evaluationsstudie zu beachten sind.

3.2.1 Literatur

Die zu evaluierende Maßnahme sollte – wie auf S. 97f. angemerkt – auf Ergebnissen der einschlägigen Grundlagenforschung aufbauen, was natürlich voraussetzt, daß die entsprechende Literatur gründlich recherchiert bzw. einer Metaanalyse unterzogen wurde (vgl. Abschnitt 9.4). Dies ist jedoch in der Regel Aufgabe des Auftraggebers bzw. der von ihm hierfür eingesetzten Interventoren.

Wenn die Auftragserteilung nur die Evaluation beinhaltet, wird sich der Evaluator zunächst inhaltlich mit dem Fachgebiet auseinandersetzen, dem die Maßnahme zugeordnet ist. Zu beachten sind hierbei vor allem die Methoden (Umsetzung der Maßnahme, Erhebungsinstrumente, Stichprobenansatz, Designtyp etc.), die sich in Evaluationsstudien mit ähnlicher Thematik bereits bewährt haben. Der Evaluator sollte wissen, warum die Maßnahme erforderlich ist, welchen Zielen sie dient und vor allem, wie die Maßnahme durchgeführt werden soll. Diese vom Auftraggeber bzw. Interventionsspezialisten vorgegebenen Primärinformationen und das aus der Literatur erworbene Wissen ermöglichen es dem Evaluator, den Aufbau und den Ablauf der zu evaluierenden Maßnahme kritisch zu überprüfen und mit dem Auftraggeber gegebenenfalls Korrekturen zu erörtern. In diesem Zusammenhang sind z. B. die folgenden Fragen wichtig:

- Wurde für die Anwendung der Maßnahme die richtige Zielpopulation ausgewählt (vgl. hierzu auch S. 119 ff.)?
- Sind die Einrichtungen und Dienste für die Durchführung der Maßnahme ausreichend?
- Ist das für die Durchführung der Maßnahme vorgesehene Personal ausreichend qualifiziert?
- Welche Maßnahmen sind vorgesehen, um die Betroffenen zur Teilnahme zu motivieren?
- Gibt es Möglichkeiten, den Erfolg der Maßnahme zu optimieren?
- Mit welchen Techniken soll der Erfolg der Maßnahme kontrolliert werden?

3.2.2 Wahl der Untersuchungsart

Orientiert an dem in Abschnitt 2.3.3 vorgegebenen Raster soll hier überprüft werden, welchen Stellenwert die dort genannten Untersuchungsvarianten für die Evaluationsforschung haben. Diese Ausführungen vermitteln zunächst einen Überblick; detaillierte Hinweise für die Gestaltung des Untersuchungsplanes findet man in den nachfolgenden Kapiteln.

Evaluation durch Erkundung
Erkundungsstudien wurden in Abschnitt 2.3.3 mit dem Ziel verbunden, für ein bislang wenig erforschtes Untersuchungsgebiet erste Hypothesen zu generieren. Evaluationsforschung ist jedoch zumindest insoweit hypothesenprüfend, als jede Maßnahme mit einer einfachen oder auch komplexen „Wirkhypothese" verknüpft ist, die zu überprüfen Aufgabe einer Evaluationsstudie ist. Erkundende Untersuchungen sind deshalb für die Evaluationsforschung im Sinne einer Leistungskontrolle nur von nachgeordneter Bedeutung (vgl. hierzu auch Sechrest und Figueredo, 1993, S. 652 ff.). Explorationsbedarf besteht jedoch häufig dort, wo man sich im Detail für Veränderungsprozesse interessiert und nicht nur für den „Output".

Summative und formative Evaluation: Die Hypothesenprüfung wird in der Evaluationsforschung typischerweise vorgenommen, nachdem die Maßnahme abgeschlossen ist. Neben dieser *summati-*

ven Evaluation sind gelegentlich jedoch auch *formative* oder begleitende Evaluationen (Begleitforschung) erforderlich, bei denen die Abwicklung der Maßnahme und deren Wirkungen fortlaufend kontrolliert werden (vgl. Hellstern und Wollmann, 1983 a, Scriven, 1980, 1991). Beispiele für formative Evaluationen sind die deutschen Kabelpilotprojekte Anfang der 80er Jahre, mit denen die Auswirkungen des Empfangs vieler Fernsehprogramme über Kabel getestet wurden oder die Entwicklung einer neuen Unterrichtstechnik, bei der die Praktikabilität der Methode und der Lernerfolg der Schüler unterrichtsbegleitend geprüft werden.

Formative Evaluationen, die vor allem bei der Entwicklung und Implementierung neuer Maßnahmen eingesetzt werden, sind im Unterschied zur summativen Evaluation meistens erkundend angelegt. Neben der Identifizierung von Wirkungsverläufen zielt die formative Evaluation u.a. auf die Vermittlung handlungsrelevanten Wissens (Prozeß- und Steuerungswissen) sowie die Analyse von Maßnahmerestriktionen durch politisch administrative Systeme ab. Das subjektive Urteil eines erfahrenen Evaluators über die Durchführbarkeit einer Maßnahme sowie persönliche Vorstellungen zu ihrer Umsetzung bzw. Optimierung sind häufig ausschlaggebend für die Qualität der Maßnahme.

> **!** **Die summative Evaluation beurteilt zusammenfassend die Wirksamkeit einer vorgegebenen Intervention, während die formative Evaluation regelmäßig Zwischenergebnisse erstellt mit dem Ziel, die laufende Intervention zu modifizieren oder zu verbessern.**

Wichtige Hilfen für die Einschätzung einer laufenden Maßnahme sind die in Kap. 5 erwähnten qualitativen Methoden, die in formativen Evaluationen beispielsweise wie folgt eingesetzt werden können:

- Aktionsforschung, z.B. um die Akzeptanz einer neuen Beratungsstelle für Behinderte unter aktiver Mitarbeit der Betroffenen zu verbessern.
- Quantitative und qualitative Inhaltsanalysen, z.B. um die formalen Gestaltungskriterien und die Bedeutungsebenen von neuen Informationsbroschüren zur Familienplanung zu eruieren, die die Gesundheitsämter im Rahmen einer Aufklärungskampagne herrausgeben.
- Biographische Interviews, z.B. um begleitend zu einem Mathematik-Förderprogramm hemmende oder traumatische Erlebnisse der Lernenden im Zusammenhang mit Mathematik-Unterricht aufzudecken und ggf. im Programm zu berücksichtigen.
- Teilnehmende Beobachtung und andere Feldforschungsmethoden, z.B. um die Auswirkungen eines speziell für Einsätze bei Demonstrationen konzipierten Anti-Streß-Trainings der Polizei mitzuverfolgen.

Fallstudien: Gelegentlich wird beklagt, daß quantitative Evaluationsstudien von ihrem Ertrag her unbefriedigend seien, weil die nachgewiesenen Effekte zu vernachlässigen und zudem nur selten replizierbar sind (Wittmann, 1990). Als Alternative werden deshalb zur Evaluation einer Maßnahme qualitative Fallstudien empfohlen, an denen sich die Wirksamkeit einer Maßnahme besser erkennen lasse. (Zur Anlage von Fallstudien vgl. Hamel, 1993, Hellstern und Wollmann, 1984, oder Yin, 1993).

Wir teilen diese Auffassung, wenn die mit einer Maßnahme verbundenen Wirkungen sehr komplex sind, so daß nur wenige quantitative Wirkindikatoren die eigentlichen Effekte bestenfalls verkürzt abbilden können. Hier ist die ausführliche Exploration einzelner, von der Maßnahme betroffener Personen sicherlich aufschlußreicher, zumal wenn mit unerwarteten „Nebeneffekten" zu rechnen ist. Man beachte jedoch, daß die externe Validität derartiger Evaluationsstudien (und häufig auch die interne Validität) erheblich eingeschränkt ist.

Evaluation durch Populationsbeschreibung

Wie auf S. 51 bereits dargelegt, gehören populationsbeschreibende Untersuchungen nicht zu den hypothesenprüfenden Untersuchungen im engeren Sinne; sie sind damit für summative Evaluationsstudien ebenfalls nur von nachgeordneter Bedeutung.

Prävalenz und Inzidenz: Für die Vorbereitung eines größeren Interventionsprogramms sind Populationsdeskriptionen allerdings unverzichtbar. Hier hat die auf Stichproben (bzw. bei kleineren Zielpopulationen auch auf einer Vollerhebung) basierende Populationsbeschreibung die Funktion, die Notwendigkeit einer Maßnahme zu begründen, indem zunächst festgestellt wird, wie stark ein bestimmter Notstand oder ein Problem in der Zielpopulation verbreitet ist *(Prävalenz)* bzw. wie sich die Verbreitung der Problemfälle in der Zielpopulation in einem zeitlich und örtlich begrenzten Raum verändert hat (*Inzidenz*).

In einer „Schlafstadt" außerhalb der Stadtgrenzen sollen beispielsweise die Angebote zur Gestaltung jugendlicher Freizeit verbessert werden (Jugendclubs, Diskotheken, Sporteinrichtungen etc.). Man verspricht sich von dieser Maßnahme eine Reduktion der hohen Gewalt- und Kriminalitätsraten. Hier müßte in einer stichprobenartigen Vorstudie zunächst geklärt werden, wie prävalent das Bedürfnis nach neuen Freizeitmöglichkeiten unter den Jugendlichen ist und welche Maßnahmen die Jugendlichen für geeignet halten, ihre Situation zu verbessern. Ohne diese Vorstudie bestünde die Gefahr, daß die im Zuge der Maßnahme geplanten Neueinrichtungen von den Jugendlichen nicht genutzt werden, weil man generell nicht an organisierter Freizeitgestaltung interessiert ist oder weil die neuen Möglichkeiten nicht den Wünschen der Jugendlichen entsprechen. Die Maßnahme wäre also eine Fehlinvestition und würde das eigentliche Ziel, die Jugendkriminalität zu reduzieren, nicht erreichen.

Ein zweites Beispiel soll verdeutlichen, wie man eine populationsbeschreibende Untersuchung zur Feststellung der Inzidenz eines Merkmals einsetzen kann. Nach einer Steuerreform werden Maßnahmen zur Sicherung des Existenzminimums erwogen, denn man fürchtet, daß sich die Prävalenz von Armut in der Bevölkerung durch die neuen Steuergesetze vergrößert hat. Hier wäre also zunächst die Inzidenz des Merkmals „Armut" anläßlich der Steuerreform stichprobenartig festzustellen, um damit die Notwendigkeit, Langfristigkeit und auch Modalität neuer finanzieller Hilfsmaßnahmen zu begründen.

> **!** **Die Prävalenz gibt an, wie verbreitet ein Sachverhalt ist, und Inzidenz gibt an, wie sich Prävalenzen verändern.**

Die Feststellung von Prävalenz und Inzidenz eines Merkmals mit dem Ziel, die Größe und die Zusammensetzung der Zielpopulation zu bestimmen, gehört nicht zu den primären Aufgaben des Evaluators. Da jedoch die Anlage derartiger Stichprobenuntersuchungen mit einigen methodischen Problemen verbunden ist (Repräsentativität, Art der Stichprobe, Stichprobenziehung, Schätzung der unbekannten Parameter, Konfidenzintervall; ausführlicher hierzu vgl. Kap. 7), die zu lösen den Interventoren häufig Mühe bereitet, kann der Evaluator bereits in der Vorphase einer Interventionsstudie wertvolle Hilfe leisten.

One-Shot-Studien: Eine einzige populationsbeschreibende Untersuchung, die – als Posttest durchgeführt – die Wirksamkeit einer Maßnahme nachweisen soll, bereitet interpretativ ähnliche Probleme wie die in Tafel 4 auf S. 55 erörterte „One Shot Case Study". Diese Art der Evaluation leidet an mangelnder interner Validität, weil die primär interessierende Evaluationsfrage nach den Wirkungen einer Maßnahme nicht eindeutig beantwortet werden kann. Welche Untersuchungsvarianten besser geeignet sind, um sich über die tatsächlich von der Maßnahme ausgehenden Wirkungen Klarheit zu verschaffen, wurde bereits in Abschnitt 2.3.3 kurz erörtert und wird ausführlich in Kap. 8 und 9 behandelt. Vorerst mag das in Tafel 12 nach Bortz (1991) wiedergegebene Beispiel ausreichen, um die hier angesprochene Thematik zu verdeutlichen.

Evaluation durch Hypothesenprüfung

Summative Evaluationsstudien sind hypothesenprüfende Untersuchungen. Wie auf S. 106 erwähnt, überprüft die summative Evaluation die Hypothese, daß die Maßnahme wirksam ist bzw. genauso wirkt, wie man es theoretisch erwartet hat. Hierzu gehört auch der Nachweis, daß die registrierten Veränderungen, Effekte oder Wirkungen ohne Einsatz der Maßnahme ausbleiben. Nur so ist sichergestellt, daß tatsächlich die Maßnahme und keine andere Einflußgröße das Ergebnis verursacht hat.

Kontrollprobleme: Diese Forderungen an die Evaluationsforschung werden in der Praxis leider nur selten erfüllt. Finanzielle, personelle und zeitliche Einschränkungen, aber auch Besonderheiten der zu evaluierenden Maßnahmen sowie ethische Bedenken erschweren es, den „optimalen" Untersu-

TAFEL 12

Verbesserung der Lebensqualität (LQ): Radon oder Kurschatten?

In einem Kurort befindet sich in einem stillgelegten Bergwerk ein radonhaltiger Heilstollen, der u.a. von Patienten mit Morbus Bechterew oder anderen schweren rheumatischen Krankheiten aufgesucht wird. Ohne Frage hat diese ärztliche Maßnahme das Ziel, die LQ der betroffenen Patienten zu steigern. Die ärztliche Leitung dieser Einrichtung beschließt, die Heilstollenbehandlung zu evaluieren und verteilt hierfür nach Abschluß der Kur Fragebögen an die Patienten, in denen nach dem Wohlbefinden im allgemeinen und nach den rheumatischen Beschwerden im besonderen gefragt wird.

Diese als Eingruppen-Posttest-Design (One-Shot-Studie) durchgeführte Evaluation ist kritisierbar, denn das Ergebnis der Befragung ist keineswegs zwingend auf die ärztlichen Maßnahmen zurückzuführen. Die schwache interne Validität ergibt sich unmittelbar daraus, daß der Gesundheitszustand der Patienten vor der Behandlung nicht systematisch erhoben wurde, d. h. es fehlt ein Bezugsrahmen, aus dem heraus die ex post erhobenen LQ-Daten hätten interpretiert werden können. Die externe Validität wäre kritisierbar, wenn die Stichprobe der untersuchten Patienten in bezug auf bestimmte therapierelevante Merkmale verzerrt wäre (zu viele alte Patienten, zu wenig Kassenpatienten etc.).

Die Beliebigkeit der Dateninterpretation wird durch eine zusätzliche Befragung zur LQ-Situation *vor* der Behandlung deutlich eingeschränkt. Aber auch dieses sog. *Eingruppen-Pretest-Posttest-Design* führt noch nicht zu der gewünschten Eindeutigkeit der Ergebnisse. Nehmen wir einmal an, die Befragung nach der Behandlung hätte deutlich bzw. signifikant bessere LQ-Werte ergeben als die Befragung vor der Behandlung. Könnte man hieraus folgern, die radonhaltige Stollenkur sei die *Ursache* für die verbesserte Lebensqualität? Die folgenden Alternativerklärungen belegen, daß auch dieser Untersuchungstyp noch keine zufriedenstellende interne Validität aufweist.

Zu nennen wären zunächst *weitere zwischenzeitliche Einflüsse*, die unabhängig von der Stollenbehandlung wirksam gewesen sein können. Der Kuraufenthalt findet in einer landschaftlich schönen Gegend statt, man lernt nette Leute kennen, man findet Gelegenheit, sich mit anderen Patienten auszutauschen, die Ernährungsgewohnheiten werden umgestellt, man hat mehr körperliche Bewegung etc.. Dies alles könnten auch Ursachen für die am Kurende registrierte verbesserte LQ sein.

Eine weitere Alternativerklärung ist mit der sog. *instrumentellen Reaktivität* gegeben. Durch den Pretest bzw. die Befragung vor der Behandlung kann eine gedankliche Auseinandersetzung mit dem Thema LQ angeregt werden, die bei einer erneuten Befragung zu einer anderen Einschätzung der eigenen Lebenssituation führt. Mögliche Unterschiede in der LQ vor und nach der Kur hätten in diesem Falle weder etwas mit den eigentlich interessierenden ärztlichen Maßnahmen noch mit den o.g. zeitlichen Einflüssen zu tun.

Eine dritte Alternativerklärung läßt sich aus dem untersuchten Merkmal selbst bzw. dessen *natürlicher Variabilität* ableiten. Geht man davon aus, daß die LQ der Morbus Bechterew-Patienten in starkem Maße durch die Intensität ihrer Schmerzen beeinträchtigt wird, ist zu bedenken, daß intensive Schmerzzustände bei dieser Krankheit schubweise auftreten, d. h. auch die subjektive Einschätzung der LQ dieser Patienten wird starken Schwankungen unterliegen. Eine verbesserte LQ nach der Kur könnte damit schlicht auf die Tatsache zurückgeführt werden, daß der Patient zu Beginn der Kur unter einem akuten Schub litt, der in der Zeit der Nachbefragung ohnehin, d. h. auch ohne ärztliche Behandlung, abgeklungen wäre.

chungsplan mit den erforderlichen Kontrolltechniken praktisch zu realisieren. Um den „Net Outcome“ bzw. den auf die Maßnahme zurückgehenden Effekt (vgl. S. 521) wenigstens in der richtigen Größenordnung erfassen zu können, ist neben der *Experimentalgruppe*, auf die die Maßnahme angewendet wird, eine *Kontrollgruppe* ohne Maßnahme unabdingbar. Diese einzurichten ist jedoch bei Merkmalen mit hoher Prävalenz praktisch unmöglich. Beispielsweise kann bei der Überprüfung eines neuen Scheidungsgesetzes keine Kontrollgruppe eingerichtet werden, weil alle Scheidungswilligen von dieser Maßnahme betroffen sind. Auch ethische Kriterien stehen gelegentlich der Aufstellung einer Kontrollgruppe entgegen (z. B. Auswirkungen einer neuen Behandlung akut Krebskranker, bei denen die Bildung einer Kontrollgruppe Verzicht auf jegliche Behandlung bedeuten könnte).

Die strikte Anwendung von Kontrolltechniken zur Sicherung der internen Validität kann zudem bedeuten, daß die Evaluationsstudie in einem unnatürlichen „Setting“ durchgeführt wird, was wiederum zu Lasten der externen Validität geht. Hiermit sind Probleme angesprochen, die bereits in Abschnitt 2.3.3 in bezug auf grundlagenorientierte Forschungen erörtert wurden und die für Evaluationsaufgaben in verstärktem Maße gelten. Die auf S. 96 erwähnte Einschätzung Cronbachs, Evaluationsforschung sei eine „Kunst des Möglichen“, findet in diesem Dilemma ihre Begründung.

Randomisierungsprobleme: Die zufällige Verteilung von Experimental- und Kontrollbedingungen auf die Untersuchungsteilnehmer (*Randomisierung*) bereitet wenig Probleme, wenn die „Nachfrage“ nach der zu evaluierenden Maßnahme größer ist als das „Angebot“. Sind beispielsweise die finanziellen Mittel zur Unterstützung Obdachloser kontingentiert, wäre eine Zufallsauswahl der Begünstigten und der Benachteiligten wohl auch unter ethischen Gesichtspunkten die beste Lösung (zur Möglichkeit, die Nachfrage für eine zu evaluierende Maßnahme durch geschickte Öffentlichkeitsarbeit „künstlich“ zu erhöhen, findet man Informationen bei Manski und Garfinkel, 1992).

Oftmals ist es hilfreich, den Untersuchungsteilnehmern zu erklären, warum eine Randomisierung wissenschaftlich erforderlich ist. Mit diesem Hintergrundwissen fällt es den Untersuchungsteilnehmern leichter, die Vorgabe zu akzeptieren, zur Experimental- oder Kontrollgruppe zu gehören. Für größere Evaluationsstudien, bei denen die konkrete Zufallsaufteilung von Hilfspersonal übernommen wird, ist der Hinweis wichtig, daß natürlich auch diese Mitarbeiter die Vorzüge der Randomisierung kennen sollten. Cook und Shadish (1994) berichten über eine Anekdote, nach der sich ein in einem Kinderhilfsprogramm tätiger Sozialarbeiter heimlich am Computer zu schaffen machte, um die vom Rechner per Randomisierung erstellten Listen der Kontroll- und Experimentalgruppenteilnehmer zu manipulieren. Der Sozialarbeiter hielt die Computerlisten für sozial ungerecht!

Eine weitere Hilfe für Randomisierungen sind *Wartelisten*. Diese lassen sich häufig so organisieren, daß die auf der Warteliste stehenden Personen zufällig der „behandelten“ Experimentalgruppe oder der „wartenden“ Kontrollgruppe zugeordnet werden. Man beachte jedoch, daß die wartende Kontrollgruppe verfälscht sein kann, wenn sich die Aspiranten aktiv um eine alternative „Behandlung“ bemüht haben. Eine genaue Kontrolle dessen, was in Experimental- *und* Kontrollgruppe tatsächlich geschieht, ist deshalb für Evaluationen dieser Art unerläßlich.

Zu beachten sind schließlich auch die statistischen Möglichkeiten, die dem Evaluator zur Kontrolle der Randomisierung zur Verfügung stehen. Ein wichtiges Prärequisit hierfür ist eine minutiöse Kenntnis des *Selektionsprozesses,* der zur Bildung von Experimental- und Kontrollgruppe führt. Alle Variablen, die diesen Prozeß beeinflussen, sind potentielle Kandidaten für eine Gefährdung der internen Validität. Dies gilt insbesondere für Variablen, die mit der Maßnahme konfundiert und mit der abhängigen Variablen korreliert sind.

Auch wenn man niemals sicher sein kann, tatsächlich alle wichtigen Störvariablen dieser Art ausfindig gemacht zu haben, sollten wenigstens die bekannten Variablen bezüglich ihres Effektes auf die Kontroll- und Experimentalgruppenergebnisse statistisch kontrolliert werden. In vielen Untersuchungen ist hierfür die Kovarianzanalyse (vgl. S. 508 f.) das geeignete Verfahren. (Weitere methodische Hinweise findet man bei Heckman und Hotz, 1989, bzw. Moffitt, 1991).

Bei der Wahl der Untersuchungsart muß gemäß Abschnitt 2.2.3 ferner entschieden werden, ob die Hypothesenprüfung im experimentellen oder quasiexperimentellen Untersuchungssetting stattfinden soll, was davon abhängt, ob die zu vergleichenden Gruppen (z. B. Experimental- und Kontrollgruppe) randomisiert werden können oder nicht. Übertragen auf die Evaluationsforschung stellt sich zunächst die Frage, ob überhaupt mit Experimental- und Kontrollgruppe bzw. – zur vergleichenden Analyse verschiedener Maßnahmen – mit mehreren Experimentalgruppen gearbeitet werden kann. Falls dies nicht möglich ist, sind andere Designvarianten bezüglich ihrer Machbarkeit zu prüfen, die angesichts der äußeren Zwänge ein Optimum an interner Validität gewährleisten. Wir werden hierüber ausführlicher in Kapitel 8 berichten.

Wie der Literatur zu entnehmen ist, dominieren in der Evaluationsforschung *quasiexperimentelle Untersuchungen*, bei denen „natürliche" Gruppen miteinander verglichen werden. (Beispiele: Abteilung A einer Firma erhält eine besondere Schulung, Abteilung B nicht; im Stadtteil A werden Analphabeten gefördert, im Stadtteil B nicht; im Landkreis A beziehen Aussiedler ein Überbrückungsgeld und im Landkreis B gleichwertige Sachmittel etc.). Weil quasiexperimentelle Untersuchungen weniger aussagekräftig sind als experimentelle, ist die Kontrolle von personenbezogenen Störvariablen bei diesem Untersuchungstyp besonders wichtig.

Schließlich muß entschieden werden, ob die Evaluationsstudie als *Feld-* oder als *Laboruntersuchung* durchgeführt werden soll. Hierzu ist anzumerken, daß Evaluationsstudien typischerweise Feldstudien sind, in denen die Wirksamkeit der Maßnahme unter realen Bedingungen getestet wird, denn welcher Auftraggeber möchte schon erfahren, was seine Maßnahme unter künstlichen, laborartigen Bedingungen leisten könnte. Die Felduntersuchung hat – wie auf S. 54ff. ausgeführt – gegenüber der Laboruntersuchung eine höhere externe Validität, aber eine geringere interne Validität; ein Nachteil, der bei sorgfältiger Kontrolle der untersuchungsbedingten Störvariablen in Kauf genommen werden muß.

Effektgrößenprobleme: Abschnitt 2.3.3 berichtete über hypothesenprüfende Untersuchungen mit und ohne vorgegebene Effektgrößen. Hier wurde u.a. ausgeführt, daß unspezifische Hypothesen angemessen seien, wenn die Forschung noch nicht genügend entwickelt ist, um genaue Angaben über die Größe des erwarteten Effektes machen zu können.

Dieser Sachverhalt sollte auf Themen der Evaluationsforschung nicht zutreffen. Idealerweise steht die summative Evaluation am Ende eines Forschungsprozesses, der mit der Grundlagenforschung beginnt und über die Interventionsforschung zu einer konkreten Maßnahme führt, die einer abschließenden Evaluation unterzogen wird. Die Themen der Evaluationsforschung müßten deshalb genügend elaboriert sein, um spezifische Hypothesen mit Effektgrößen formulieren zu können. Diese Forderung ist auch deshalb von Bedeutung, weil man sich kaum einen Auftraggeber vorstellen kann, der sich zufrieden gibt, wenn nachgewiesen wird, daß die von ihm finanzierte Maßnahme „irgendwie" wirkt. Falls sich der Auftraggeber oder die mit der Entwicklung der Maßnahme befaßten Interventoren außerstande sehen, zumindest die Größenordnung eines praktisch bedeutsamen Effektes vorzugeben, sollte der Evaluator keine Mühe scheuen, diesen für Evaluationsforschungen wichtigen Kennwert mit den Betroffenen gemeinsam zu erarbeiten (vgl. hierzu Abschnitt 9.3).

Die Vorgabe einer Effektgröße fällt bei *einfachen Wirkhypothesen* mit einem eindeutig operationalisierten Wirkkriterium (z. B. Anzahl der Diktatfehler, der Krankheitstage, der Unfälle etc. oder Leistungsverbesserungen im Sport, gemessen in Zentimetern, Sekunden oder Gramm) leichter als bei einer komplexen *multivariaten Wirkhypothese*, bei der der Erfolg einer Maßnahme sinnvollerweise nur über mehrere Wirkkriterien erfaßt werden kann. So sind beispielsweise die meisten psychotherapeutischen Interventionsprogramme nicht darauf ausgerichtet, nur ein einziges Symptom zu kurieren; die Kontrolle der Therapiewirkung erstreckt sich in der Regel auf verschiedene Störungen, deren Beseitigung oder Veränderung über jeweils spezifische Instrumente zu registrieren ist. Aber auch hier sollte man so gut wie möglich von Vorstellungen über eine „irgendwie" geartete positive Wirkung Abstand nehmen und sich bemühen, den erwarteten Wirkprozeß in bezug auf alle Wirkkriterien möglichst genau zu beschreiben.

> **!** ***Explorative Methoden*** **dienen der Erkundung von Interventionsprozessen und deren Wirkungen. Sie zielen auf die Formulierung bzw. Konkretisierung von Wirkhypothesen ab und tragen dazu bei, die relevanten Variablen zu identifizieren und zu operationalisieren.**
> ***Populationsbeschreibende Methoden*** **ermöglichen eine Abschätzung der Verbreitung und der Hintergründe eines sozialen Phänomens und erleichtern die Definition der Zielpopulation.**
> ***Hypothesenprüfende Methoden*** **testen den Einfluß der untersuchten Intervention auf sinnvoll operationalisierte Wirkkriterien.**

3.2.3 Operationalisierung von Maßnahmewirkungen

Die Wirkung einer Maßnahme bezeichnen wir in der auf S. 6 eingeführten Terminologie als abhängige Variable und die Maßnahme selbst als unabhängige Variable. Um den Terminus „Variable" rechtfertigen zu können, muß die unabhängige Variable (z. B. Experimental- und Kontrollgruppe) mindestens zwei Stufen aufweisen, wobei die zu evaluierende Maßnahme eine Stufe der unabhängigen Variablen darstellt. Den Ausprägungen der abhängigen Variablen für die einzelnen Stufen der unabhängigen Variablen (oder ggf. auch dem Zusammenhang zwischen unabhängiger und abhängiger Variable) ist dann die relative Wirkung der Maßnahme zu entnehmen. Man beachte, daß Evaluationsstudien, bei denen die unabhängige „Variable" nur aus der zu bewertenden Maßnahme besteht, wenig aussagekräftig sind, weil die auf der abhängigen Variablen festgestellten Merkmalsausprägungen nicht zwingend auf die Maßnahmen zurückgeführt werden können (vgl. hierzu die Beispiele in Tafel 4 und 12).

Bevor man untersucht, *wie* sich bestimmte unabhängige Variablen auf die abhängigen Variablen auswirken, muß sichergestellt werden, *ob* die unabhängigen Variablen überhaupt in vorgesehener Weise in der Stichprobe realisiert sind. Angenommen es soll untersucht werden, ob Sparmaßnahmen in Schulen (Kürzung des Papieretats um 40%) eine höhere Akzeptanz (abhängige Variable) erreichen, wenn sie mit ökonomischen oder mit ökologischen Argumenten begründet werden (unabhängige Variable). In zehn zufällig ausgewählten Schulen eines Bundeslandes werden zeitgleich mit der Etatkürzung Rundbriefe an die Lehrerkollegien verschickt, die entweder mit den Worten „Unsere Schule schützt die Umwelt..." oder „Unsere Schule spart Steuergelder..." beginnen.

Nachdem das Sparprogramm ein Jahr gelaufen ist, werden alle Schüler und Lehrer um eine Einschätzung gebeten. Dabei stellt sich heraus, daß der Papiermangel auf das schärfste kritisiert und als Zumutung und Ärgernis eingestuft wird. Die Landesregierung nimmt dieses Ergebnis äußerst mißbilligend zur Kenntnis. Auch die Presse spart nicht mit Schülerschelte und beklagt die Verantwortungslosigkeit der jungen Generation, die weder bereit sei, für das Gemeinwohl noch für die Umwelt Opfer zu bringen.

Erst als sich einige Schüler in einem Leserbrief an die Presse wenden und mitteilen, sie hätten den Sinn des Sparprogramms nicht verstanden, beginnt sich der Unmut gegen die Evaluatoren zu wenden, die es offensichtlich versäumt hatten nachzuprüfen, ob die intendierte künstliche Bedingungsvariation (Sparen für den Fiskus versus Sparen für die Umwelt) in der Praxis umgesetzt wurde. Wie sich später herausstellte, wurde dies in der Tat versäumt, denn die ohnehin mit Umläufen und Rundbriefen überhäuften Lehrer hatten die Mitteilung meist nur oberflächlich gelesen und erst recht nicht an ihre Schüler weitergegeben.

Wo die Intervention nicht greift, kann auch die Evaluation nichts ausrichten. Deswegen sollte man empirisch prüfen, ob die im Untersuchungsplan vorgesehenen Stufen der unabhängigen Variablen in der Praxis tatsächlich realisiert sind. Diese Kontrolle nennt man *Manipulation Check*. Im Beispiel hätte man während der Maßnahme nachfragen müssen, was Schüler und Lehrer überhaupt von dem Sparprogramm und seiner Zielsetzung wissen. Bei Manipulation Checks darf jedoch nicht übersehen werden, daß diese wiederum einen Eingriff in das Geschehen darstellen und dadurch den Charakter von Störvariablen haben können.

Varianten für unabhängige Variablen

Für viele Evaluationsstudien charakteristisch sind zweifach gestufte unabhängige Variablen mit einer

Experimental- und einer Kontrollgruppe. Alternativ hierzu läßt sich die relative Wirkung einer Maßnahme auch über folgende Varianten abschätzen:

- Vergleich mehrerer Maßnahmen (z. B. vergleichende Evaluierung verschiedener Instruktionen zur Handhabung eines Textsystems),
- mehrfache Anwendung der Maßnahme (z. B. Spendenaufrufe zu verschiedenen Jahreszeiten, um saisonale Einflüsse der Hilfsbereitschaft zu erkennen),
- künstliche Variation der Intensität der Maßnahme (z. B. Wirkungsvergleich bei einem unterschiedlich dosierten Medikament),
- natürliche Variation der Intensität der Maßnahme (z. B. vergleichende Werbewirkungsanalysen bei Personen mit unterschiedlich häufigen Werbekontakten) oder
- Vergleiche mit Normen (z. B. Vergleich des Zigarettenkonsums nach einer Antiraucherkampagne mit statistischen Durchschnittswerten).

Erfassung der abhängigen Variablen

Mit der Operationalisierung der abhängigen Variablen legen wir fest, welche Arten von Operationen die Wirkung der Maßnahme erfassen sollen. Hierbei ist darauf zu achten, daß die Operationalisierung der Maßnahmenwirkung nicht nur für die Experimentalgruppe, sondern auch für die Kontrollgruppe oder ggf. weitere Gruppen mit anderen Vergleichsmaßnahmen sinnvoll ist.

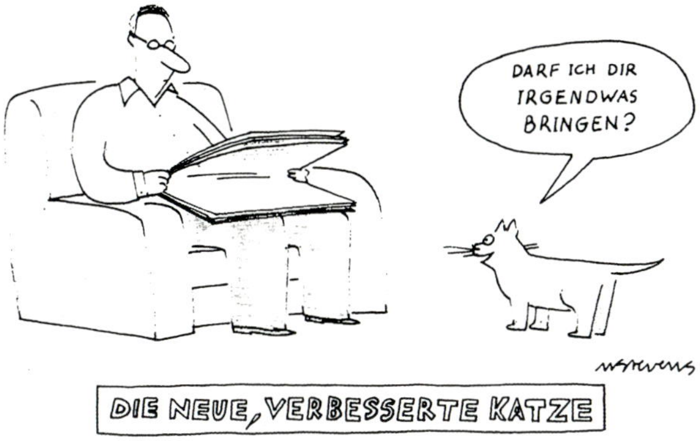

Voraussetzung einer Evaluation ist die präzise Definition von Erfolgskriterien. (Aus: The New Yorker: Die schönsten Katzen Cartoons (1993). München: Knaur, S. 8)

Eine gelungene Operationalisierung setzt eine sorgfältige Explikation der Ziele voraus, die mit der Maßnahme angestrebt werden. In dieser wichtigen Planungsphase muß festgelegt werden, anhand welcher Daten die (relative) Maßnahmewirkung erfaßt werden soll und wie diese Daten zu erheben sind. Über die in den Sozialwissenschaften üblichen Datenerhebungstechniken wird ausführlich in Kapitel 4 berichtet, so daß wir uns hier mit einer kurzen Aufzählung begnügen können:

- Zählen (Beispiel: Wie verändern sich Art und Anzahl der Unfälle in einem Betrieb nach Einführung einer neuen Arbeitsschutzkleidung?),
- Urteilen (Beispiel: Welchen Einfluß hat ein Vortrag über: „Die Bedeutung der Naturwissenschaften für moderne Industriegesellschaften" auf die Beliebtheitsrangfolge von Schulfächern aus Abiturientensicht?),
- Testen (Beispiel: Wie verändert ein kognitives Training bei Kindern deren Leistungen in einem kognitiven Fähigkeitstest?),
- Befragen (Beispiel: Wie ändern sich Umfrageergebnisse zum Thema „Wirtschaftliche Zukunftsperspektive" bei einem Regierungswechsel?),
- Beobachten (Beispiel: Wie wirkt sich ein Sedativum auf die Aggressivität verhaltensgestörter Kinder aus?).

Überlegungen zur Nutzenbestimmung

Die Erfassung des Wirkkriteriums informiert über die relative Effektivität der evaluierten Maßnahme. Hierbei bleibt jedoch eine entscheidende Frage offen – die Frage nach der Nützlichkeit der Maßnahme. Wenn gezeigt werden kann, daß eine neue Unterrichtstechnik die schulischen Deutschleistungen im Durchschnitt um eine Note verbessert, daß durch die Einführung neuer Arbeitsschutzmaßnahmen die Anzahl der Arbeitsunfälle um 40% zurückgeht oder daß sich die Aufklärungsrate für Einbruchsdelikte nach einer kriminalpolizeilichen Schulungsmaßnahme um 30% verbessert, so sind dies sicherlich Belege einer hohen Effektivität der jeweiligen Maßnahme. Aber sind die Maßnahmen angesichts der mit ihnen verbundenen Kosten auch nützlich?

Eine Antwort auf diese Frage setzt voraus, daß man den materiellen oder auch ideellen Wert eines Effektes näher beziffern kann, daß man also Vorstellungen darüber hat, wie viel der Unterschied um eine Einheit der Schulnotenskala, die Verhinderung eines Arbeitsunfalls oder die Aufklärung eines Einbruchs „wert“ sind. Das berechtigte Interesse eines Auftraggebers, vom Evaluator zu erfahren, ob die von ihm finanzierte Maßnahme nicht nur effektiv, sondern auch nützlich war, stellt viele Evaluationsstudien vor unlösbare Probleme, denn die hier verlangten Wertsetzungen können immer nur subjektiv sein.

Um dieses Problem dennoch halbwegs rational zu lösen, sollte der Evaluator jede Gelegenheit ergreifen, um die impliziten Vorstellungen des Auftraggebers oder der von der Maßnahme betroffenen Personen über den Wert eines Effektes zu erkunden. Ohne diese Informationen ist der Evaluator darauf angewiesen, seine Nutzenvorstellung in eine „praktisch bedeutsame“ Effektgröße umzusetzen, anhand derer letztlich über Erfolg oder Mißerfolg der Maßnahme entschieden wird (ausführlicher hierzu siehe Kap. 9).

Ist das Werturteil mehrerer Personen über den Erfolg einer Maßnahme ausschlaggebend, kann die vor allem im klinischen Bereich erprobte *Goal Attainment Scale* hilfreich sein (vgl. Petermann und Hehl, 1979). Bei dieser Technik werden von jeder Person vor Durchführung der Maßnahme mehrere subjektiv wichtig erscheinende Ziele formuliert, um während oder nach der Maßnahme anhand einer 5-Punkte-Skala zu überprüfen, ob bzw. inwieweit diese Ziele erreicht wurden. Die Aggregation der individuellen Erfolgseinschätzungen gilt dann als Indikator für den Gesamtnutzen der Maßnahme.

Für eine systematischere Aufarbeitung subjektiver Vorstellungen über den Wert oder Nutzen einer Maßnahme hat die sog. *präskriptive Entscheidungstheorie* (vgl. z. B. Eisenführ und Weber, 1993 oder Keeney und Raiffa, 1976) einige Techniken entwickelt, die auch in der Evaluationsforschung gelegentlich Anwendung finden. Die Methoden der Entscheidungsanalyse zerlegen komplexe Entscheidungsprozesse in eine Sequenz einfacher, transparenter Präferenzentscheidungen, die es erleichtern, die subjektive Wertigkeit alternativer Maßnahmen zu erkennen, um so zu einer optimalen Entscheidung zu gelangen. Auch wenn die Lösung von Entscheidungsproblemen nicht zu den primären Aufgaben eines Evaluators zählt (vgl. Glass und Ellett, 1980), lassen sich einige Techniken der Entscheidungsanalyse für die Evaluationsforschung nutzbar machen.

Nutzenfunktionen für Wirkkriterien: Die Operationalisierung der Wirkung einer Maßnahme durch ein Wirkkriterium sagt zunächst nichts darüber aus, welcher Nutzen mit unterschiedlichen Ausprägungen des Wirkkriteriums verbunden ist. Zwar dürfte die Beziehung zwischen Kriterium und Nutzen in der Regel monoton sein (je wirksamer die Maßnahme, desto nützlicher ist sie); dennoch sind Beispiele denkbar, bei denen der zu erwartende Nutzwert eine weitere Intensivierung oder Verlängerung einer Maßnahme nicht rechtfertigt. (Aus der Werbewirkungsforschung ist beispielsweise bekannt, daß sich der Werbeerfolg nicht beliebig durch Erhöhung des Werbedrucks steigern läßt).

Von besonderem Vorteil sind *Nutzenfunktionen*, wenn eine Maßnahmenwirkung sinnvollerweise nur multivariat operationalisiert werden kann und die einzelnen Kriterien sowohl positive als auch negative Wirkungen erfassen (Beispiel: Ein gutes Konditionstraining baut Kalorien ab, stärkt die Muskeln, stabilisiert den Kreislauf etc.; es ist jedoch gleichzeitig auch arbeits- und zeitaufwendig). In diesen Fällen wird für jedes mit dem Ziel der Maßnahme verbundene Kriterium eine Nutzenfunktion definiert, deren Kombination über den gesamten Nutzen der Maßnahme informiert (sog. multiattributive Nutzenfunktion; vgl. z. B. Eisenführ und Weber, 1993). Ein Beispiel hierfür gibt Tafel 13.

Die Ermittlung von Nutzenfunktionen für Wirkkriterien ermöglicht es, Einheiten des Wirkkriteriums in Einheiten der Nutzenskala zu transformieren. Für die Bestimmung einer auf das Wirkkriterium bezogenen Effektgröße hilft dieser Ansatz jedoch nur wenig, es sei denn, der Auftraggeber oder die von einer Maßnahme betroffenen Personen haben eine Vorstellung darüber, wie groß der Nutzen einer Maßnahme mindestens sein muß, um sie als erfolgreich bewerten zu können. In diesem Falle ließe sich der angestrebte Nutzenwert in eine Effektgröße des Wirkkriteriums transformieren.

TAFEL 13

Entscheidungstheoretische Steuerung einer Maßnahme

Das folgende Beispiel demonstriert, wie man mit Hilfe entscheidungstheoretischer Methoden die optimale Intensität bzw. Dauer einer Maßnahme herausfinden kann. Das Beispiel ist an eine Untersuchung von Keeney und Raiffa (1976, S. 275 ff.) angelehnt, über die bei Eisenführ und Weber (1993, S. 272 f.) berichtet wird.

Eine Blutbank befürchtet, daß ihre Blutbestände zur Versorgung von Krankenhäusern nicht ausreichen könnten. Die Geschäftsführung beschließt deshalb, über den lokalen Fernsehsender Aufrufe zum Blutspenden zu verbreiten und bittet einen erfahrenen Evaluator, bei der Planung dieser Maßnahme behilflich zu sein.

Aus ähnlichen, bereits durchgeführten Aktionen ist bekannt, wie sich die Bereitschaft zum Blutspenden in Abhängigkeit von der Anzahl der aufeinanderfolgenden Aufruftage erhöht. Die bei der Blutbank normalerweise zur Verfügung stehende Blutmenge erhöht sich nach einem Aufruftag um 4%, nach zwei Tagen um 7%, nach drei Tagen um 9% und nach vier Tagen um 10%. Um mehr als 10% – so die Auffassung – kann die Anzahl der freiwilligen Blutspender nicht erhöht werden, so daß sich weitere Aufrufe erübrigen. Zu klären ist nun die Frage, an wieviel aufeinanderfolgenden Tagen Aufrufe zum Blutspenden im Fernsehen verbreitet werden sollen.

Mit dieser Frage verbinden sich zwei Probleme:

1. Die Nachfrage der Krankenhäuser ist nicht konstant, sondern schwankt mehr oder weniger unregelmäßig.
2. Befindet sich zuviel Blut in der Blutbank, riskiert man, daß Blutkonserven wegen Überschreitung des Verfallsdatums unbrauchbar werden. Auf der anderen Seite kann ein zu geringer Blutbestand zu Fehlmengen führen mit der Konsequenz, daß lebensnotwendige Operationen nicht durchgeführt werden können.

Der Evaluator beschließt, die Frage nach der „optimalen" Anzahl von Aufruftagen mit Methoden der Entscheidungstheorie zu beantworten. Zu klären ist zunächst die Frage, mit welchen Nachfrageschwankungen man in der Blutbank rechnet. Entsprechende Umfragen unter Experten ergeben, daß man maximal mit einer Nachfragesteigerung von 10% rechnen muß, und daß die Nachfrage bislang nicht unter 10% der durchschnittlichen Nachfrage sank. Als nächstes ist zu klären, für wie wahrscheinlich man bestimmte Veränderungen der Nachfrage hält. Hierfür ermittelt der Evaluator mit Hilfe des „Wahrscheinlichkeitsrades" folgende Werte (zur Methodik von subjektiven Wahrscheinlichkeitsschätzungen vgl. Eisenführ und Weber, 1993, Kap. 7):

$$p\ (\ -10\%\ \text{Nachfrageänderung}) = 0{,}3$$
$$p\ (\ 0\%\ \text{Nachfrageänderung}) = 0{,}5$$
$$p\ (\ +10\%\ \text{Nachfrageänderung}) = 0{,}2$$

(Um den Rechenaufwand für das Beispiel in Grenzen zu halten, wird das eigentlich kontinuierliche Merkmal „Änderung der Nachfrage" nur in diesen drei Ausprägungen erfaßt.)

Für das weitere Vorgehen essentiell ist die Bestimmung des „Nutzens", den die Blutbankexperten mit unterschiedlichen Fehl- bzw. Verfallsmengen verbinden. Zu dieser Thematik erklären die Experten, daß eine Verringerung des Normalbestandes um 10% oder mehr absolut inakzeptabel sei, d. h. eine 10%ige Fehlmenge hat einen Nutzen von Null. Für Fehlmengen (F) im Bereich 0 bis 10% ermittelt der Evaluator nach der „Halbierungsmethode" (vgl. Eisenführ und Weber, 1993, Kap. 5) folgende Nutzenfunktion u(F):

$$u(F) = 1 + 0{,}375 \cdot (1 - e^{0{,}13F})$$

Bezüglich der Verfallmenge kommen die Experten zu dem Schluß, daß die wirtschaftliche Existenz der Blutbank nicht mehr zu sichern sei, wenn 10% des Blutbestandes oder mehr das Verfallsdatum überschreiten. Eine Verfallmenge von 10% erhält damit einen Nutzenwert von Null. Der Wertebereich für 0 bis 10% Verfallmenge (V) wird durch folgende Nutzenfunktion beschrieben:

$$u(V) = 1 + 2{,}033 - (1 - e^{0{,}04V})$$

TAFEL 13

Die beiden Nutzenfunktionen sind in Abb. 1 graphisch dargestellt.

Man erkennt zunächst, daß sowohl eine Fehlmenge von 0% als auch eine Verfallmenge von 0% mit dem maximalen Nutzenwert von 1 verbunden sind. Im übrigen wird z. B. eine 5%ige Fehlmenge für „nützlicher" gehalten als eine 5%ige Verfallmenge, d. h. man bewertet die mit dieser Fehlmenge verbundenen Konsequenzen weniger negativ als die Konsequenzen einer 5%igen Verfallmenge.

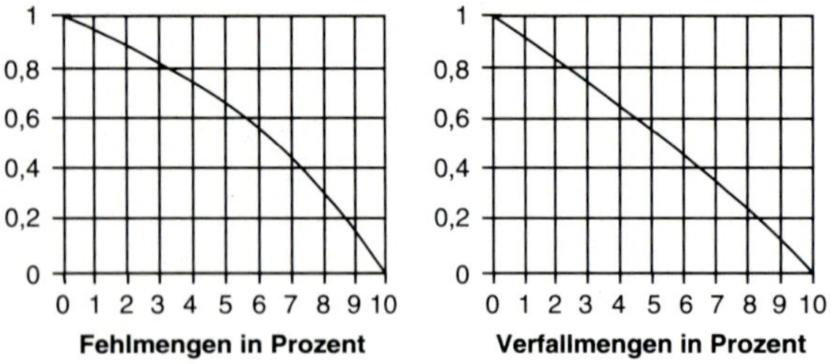

Abb. 1. Nutzenfunktionen

Da wegen der schwankenden Nachfrage nicht vorhersehbar ist, ob bei einer bestimmten Blutmenge ein Fehlbestand oder ein vom Verfall bedrohter Überschuß entstehen wird, ist die Bestimmung einer 2-dimensionalen Nutzenfunktion erforderlich, die den Nutzen von Fehl- und Verfallmengen kombiniert. Nach der „Trade-off"-Methode sowie nach dem „Lotterieverfahren" kommt man zu folgender multiattributiven Nutzenfunktion u(F,V) (vgl. Eisenführ und Weber, 1993, Kap. 11).

$$u(F,V) = 0{,}72\ u(F) + 0{,}13\ u(V) + 0{,}15\ u(F) \cdot u(V)$$

Man erkennt, daß Fehlbestände den Gesamtnutzen erheblich stärker bestimmen als Verfallmengen.

Ausgehend von den Wahrscheinlichkeitswerten für unterschiedliche Nachfragearten und den drei Nutzenfunktionen prüft der Evaluator zunächst, welcher Gesamtnutzen zu erwarten wäre, wenn man gänzlich auf Appelle im Fernsehen verzichten würde. Bei unveränderter Nachfrage kommt es weder zu einer Fehlmenge noch zu einer Verfallmenge, d. h. es resultieren F = 0 und V = 0. Man errechnet über die beiden eindimensionalen Nutzenfunktionen

$$u(F) = 1 + 0{,}375 \cdot (1 - e^{0{,}13 \cdot 0}) = 1$$
$$u(V) = 1 + 2{,}033 \cdot (1 - e^{0{,}04 \cdot 0}) = 1$$

bzw. für die 2-dimensionalen Nutzenfunktionen

$$u(F,V) = 0{,}72 \cdot 1 + 0{,}13 \cdot 1 + 0{,}15 \cdot 1 \cdot 1 = 1$$

Keine Aufrufe im Fernsehen wären also optimal (bzw. mit maximalem Nutzen verbunden), wenn die Nachfrage unverändert bliebe. Es ist jedoch nicht auszuschließen, daß sich die Nachfrage z. B. um 10% erhöht, was bei der Bestimmung des Gesamtnutzens für „keine Aufruftage im Fernsehen" ebenfalls zu berücksichtigen ist. Eine 10%ige Erhöhung der Nachfrage führt zu F = 10 und V = 0 mit u(F) = 0 und u(V) = 1 bzw. u(F,V) = 0,13. Sollte die Nachfrage um 10% sinken, erhält man F = 0, V = 10, u(F) = 1, u(V) = 0 und u(F,V) = 0,72. Ohne Fernsehaufruf resultieren also für die drei möglichen Ereignisse (Nachfrage: –10%, 0%, +10%) Nutzenwerte von 0,72, 1,00 und 0,13. Um nun den Gesamtnutzen zu bestimmen, werden die Nutzenwerte der drei Ereignisse mit den Ereigniswahrscheinlichkeiten gewichtet, um hieraus die gewichtete Summe zu bilden:

$$\text{Gesamtnutzen für 0 Tage} = 0{,}3 \cdot 0{,}72 + 0{,}5 \cdot 1{,}00 + 0{,}2 \cdot 0{,}13 = 0{,}742$$

Die einzelnen Rechenschritte, die zu diesem Wert führen, sind in Tabelle 3 noch einmal zusammengefaßt. Tabelle 3 enthält ferner die Bestimmung der Gesamtnutzenwerte für 1, 2, 3 und 4 Aufruftage (in Klammern sind die kumulierten Blutmengenzuwächse genannt).

Bei drei Aufruftagen (9% Zuwachs) z. B. entstehen für eine unveränderte Nachfrage keine Fehlbestände (F = 0), aber eine Verfallmenge von 9%. Man ermittelt hierfür u(F) = 1, u(V) = 0,119 bzw. u(F,V) = 0,753. Die u(F,V)-Werte für eine um 10% sinkende Nachfrage (–10%) und für eine um 10% steigende Nachfrage (+10%)

TAFEL 13

Tabelle 3. Bestimmung des erwarteten Gesamtnutzens

Anzahl der Tage	Nachfrage	p (Nachfrage)	F	V	u(F)	u(V)	u(F,V)	p·u(F,V)	Gesamtnutzen
	−10%	0,3	0	10	1	0	0,720	0,216	
0 (0%)	0%	0,5	0	0	1	1	1,000	0,500	0,742
	+10%	0,2	10	0	0	1	0,130	0,026	
	−10%	0,3	0	14	1	0	0,720	0,216	
1 (4%)	0%	0,5	0	4	1	0,647	0,901	0,451	0,790
	+10%	0,2	6	0	0,557	1	0,615	0,123	
	−10%	0,3	0	17	1	0	0,720	0,216	
2 (7%)	0%	0,5	0	7	1	0,343	0,816	0,408	0,793
	+10%	0,2	3	0	0,821	1	0,844	0,169	
	−10%	0,3	0	19	1	0	0,720	0,216	
3 (9%)	0%	0,5	0	9	1	0,119	0,753	0,377	0,784
	+10%	0,2	1	0	0,948	1	0,955	0,191	
	−10%	0,3	0	20	1	0	0,720	0,216	
4 (10%)	0%	0,5	0	10	1	0	0,720	0,360	0,776
	+10%	0,2	0	0	1	1	1,000	0,200	

Erläuterungen: p (Nachfrage) = Wahrscheinlichkeit einer Nachfragesituation; F = Fehlmenge; V = Verfallmenge; u (F) = Nutzen der Fehlmenge; u (V) = Nutzen der Verfallmenge; u (F, V) = Wert der multiattributiven Nutzenfunktion für F und V

lauteten 0,216 bzw. 0,191, was insgesamt zu einer gewichteten Summe bzw. einem erwarteten Gesamtnutzen von 0,784 führt.

Der letzten Spalte in Tabelle 3 ist zu entnehmen, daß der Gesamtnutzen für zwei Aufruftage am höchsten ist. Der Evaluator wird also der Blutbank empfehlen, den Aufruf zum Blutspenden an zwei aufeinanderfolgenden Tagen senden zu lassen.

Zielexplikation: Es wurde bereits darauf hingewiesen, daß erfolgreiche Evaluationsstudien eine sehr sorgfältige Zielexplikation voraussetzen. Ein erfahrener Evaluator sollte Mängel in der Zielexplikation (z. B. zu vage formulierte oder gar widersprüchliche Ziele) erkennen und dem Auftraggeber ggf. bei der Zielexplikation behilflich sein. Wenn hierbei die subjektive Wertigkeit alternativer Ziele zur Diskussion steht, kann auch für diese Fragestellung auf Techniken der Entscheidungsanalyse zurückgegriffen werden (vgl. hierzu etwa Keeney, 1992). Als Beispiel seien Arbeitsbeschaffungsmaßnahmen (ABM) genannt, bei denen die relative Wertigkeit der Ziele „finanzielle Absicherung", „Weiterbildung" und „soziale Eingliederung" der Betroffenen zu klären wäre.

Alternative Maßnahmen: Gelegentlich stehen zur Erreichung eines Zieles mehrere alternative Maßnahmen zur Auswahl. Wenn beispielsweise der Alkoholkonsum von Minderjährigen reduziert werden soll, könnten entsprechende Maßnahmen an die Minderjährigen selbst, deren Eltern oder an den Handel gerichtet sein. Ein Evaluator würde sich in diesem Falle natürlich eine vergleichende Evaluation dieser Maßnahmen wünschen, die jedoch häufig an Kostenfragen scheitert. Er wird deshalb dem Auftraggeber bzw. den Interventoren den Rat geben, vor der Realisierung einer möglichen Maßnahme die Erfolgsaussichten der zur Wahl stehenden Maßnahmen zu ermitteln. Dabei sind zunächst die möglichen Einflußfaktoren und die möglichen Resultate zu generieren, beispielsweise durch Planspiele, Szenarienentwicklung oder durch die

Konstruktion von sog. Einflußdiagrammen (vgl. Eisenführ und Weber, 1993, S. 19ff.). Darüber hinaus sind dann die Wahrscheinlichkeiten der möglichen Resultate zu bestimmen, wie z. B. durch die Erhebung von Wahrscheinlichkeitsfunktionen oder durch Computersimulationen.

Gruppenentscheidungen: Es ist eher die Regel als die Ausnahme, daß die mit einer Maßnahme befaßten Personen (Auftraggeber, Interventoren, Betroffene, Evaluator etc.) unterschiedliche Vorstellungen über die zu erreichenden Ziele, die optimale Maßnahme oder den mit den Zielattributen verbundenen Nutzen haben. Diese unterschiedlichen Auffassungen sind zunächst zu eruieren und – falls ein demokratischer Konsens herbeigeführt werden soll – zu einer Gruppenentscheidung zusammenzufassen. Über die Frage, wie ein gemeinsames Zielsystem bzw. eine gemeinsame Nutzenfunktion über verschiedene Zielattribute generiert werden kann, informiert ebenfalls die Entscheidungstheorie (vgl. z. B. Wright, 1993).

Evaluationsvarianten: Die bisherigen Einbindungen der Entscheidungstheorie betrafen den Evaluator nur peripher, denn die Auswahl der richtigen Maßnahme sowie die Explikation der Ziele fallen in den Zuständigkeitsbereich des Auftraggebers bzw. der Interventoren. Auch die Frage nach dem Nutzen der Zielattribute kann letztlich nur der Auftraggeber für sich beantworten. Es bietet sich jedoch für den Evaluator eine Anwendungsmöglichkeit des entscheidungstheoretischen Instrumentariums an, die unmittelbar mit der Evaluationsaufgabe verbunden ist: Die Entscheidungstheorie als Entscheidungshilfe bei mehreren, scheinbar gleichwertigen Designalternativen (z.B. Zeitreihenanalyse, „Cross Lagged Panel Design" oder „Cohort-Sequential Design"; vgl. Kap. 8) bzw. Operationalisierungsvarianten (z. B. direkte Rangreihenbildung oder indirekte Rangreihenbildung über Paarvergleiche; vgl. Kap. 4). Forschungslogische Kriterien wie interne und externe Validität sowie untersuchungstechnische Kriterien der Praktikabilität bzw. „Machbarkeit" sind hierbei die Attribute, von deren Wertigkeit eine Entscheidung abhängig zu machen ist.

Ausführlichere Hinweise zur Bedeutung entscheidungstheoretischer Ansätze für die Evaluationsforschung findet man bei Pitz und McKillip (1984).

Finanzieller Nutzen: Die Ermittlung des finanziellen Wertes einer staatlichen oder betrieblichen Maßnahme zählt zu den Aufgaben der Volks- und Betriebswirtschaftslehre. Wenn beispielsweise gefragt wird, ob der Staat mehr Geld in die Kinder-, Jugend- oder Erwachsenenbildung investieren sollte, wäre eine Antwort auf diese Frage vor allem von einer volkswirtschaftlichen Kosten-Nutzen-Analyse der alternativen Maßnahmen abhängig zu machen. Ähnliches gilt z. B. für Maßnahmen im Gesundheitswesen (z. B. Methadon-Programm), im Strafvollzug (mehr psychologische Betreuung oder mehr Verwahrung?) oder im Verkehrswesen (mehr Subventionen für den Güterverkehr auf Straße, Wasser oder Schiene?). Innerbetriebliche Maßnahmen, wie z. B. eine neue Arbeitszeitenregelung, höhere Investitionen in Forschung und Entwicklung oder die Umstellung eines Produktionszweiges auf Automatisierung, sind ohne betriebswirtschaftliche Gewinn-Verlust-Rechnungen bzw. ohne betriebswirtschaftliches „Controlling" nicht evaluierbar.

Evaluationsaufgaben dieser Art dürften einen Evaluator mit Schwerpunkt in sozialwissenschaftlicher Forschungsmethodik in der Regel überfordern, so daß der fachwissenschaftliche Rat von Wirtschaftsexperten unverzichtbar ist. Eine Einführung in diese Thematik findet man bei Levin (1983) oder Thompson (1980).

Falls es gelingt, die Wirkung einer Maßnahme über Geldwerteinheiten oder Geldwertäquivalente zu operationalisieren (vgl. hierzu die bei Eisenführ und Weber, 1993, beschriebenen „Trade-off"-Techniken), bereitet die Festlegung einer Effektgröße in der Regel wenig Mühe. Die Kosten, die die Durchführung einer Maßnahme erfordert, sind bekannt; sie definieren die untere Grenze des von einer Maßnahme zu erwartenden Nutzens, denn eine Effektgröße, die nicht einmal die Kosten der Maßnahme abdeckt, dürfte für Auftraggeber wenig akzeptabel sein.

Abstimmung von Maßnahme und Wirkung

Wittmann (1988, 1990) macht zu Recht auf ein Problem aufmerksam, das häufig Ursache für das Mißlingen von Evaluationsstudien ist: Die Maßnahme und die Operationalisierung ihrer Wirkung sind nicht genügend aufeinander abgestimmt bzw. nicht symmetrisch. *Symmetrie* wäre gegeben, wenn die abhängige Variable bzw. das Wirkkriterium genau das erfaßt, worauf die Maßnahme Einfluß nehmen soll.

Wenn beispielsweise eine neue Trainingsmethode Weitsprungleistungen verbessern soll, wäre die Sprungweite in cm und nichts anderes ein symmetrisches Kriterium. Bei komplexeren Maßnahmen kann es – insbesondere bei einer nachlässigen Zielexplikation – dazu kommen, daß die Wirkkriterien zu diffus sind bzw. „neben" dem eigentlichen Ziel der Maßnahme liegen, was die Chancen einer erfolgreichen Evaluation natürlich erheblich mindert. Wittmann (1990) unterscheidet in diesem Zusammenhang in Anlehnung an Brunswik (1955) vier Formen der Asymmetrie:

- Fall 1: Das Kriterium erfaßt Sachverhalte, die von der Maßnahme nicht beeinflußt werden (Beispiel: Die Maßnahme „Rollstuhlgerechte Stadt" wird über den Tablettenkonsum der Rollstuhlfahrer evaluiert).
- Fall 2: Das Kriterium ist gegenüber einer breitgefächerten Maßnahme zu spezifisch (Beispiel: Eine Maßnahme zur Förderung des Breitensports wird über die Anzahl der Mitgliedschaften in Sportvereinen evaluiert).
- Fall 3: Das Kriterium ist gegenüber einer spezifischen Maßnahme zu breit angelegt (Beispiel: Ein gezieltes Training „Logisches Schlußfolgern" wird über allgemeine Intelligenzindikatoren evaluiert).
- Fall 4: Die Schnittmenge zwischen einer breitgefächerten Maßnahme und einem breitgefächerten Kriterium ist zu klein (Beispiel: Die Wirkung eines Grippemittels gegen Husten, Schnupfen, Heiserkeit, Fieber, Gelenkschmerzen etc. wird über einen kompletten Gesundheitsstatus inclusive Belastungs-EKG, Blutzucker, Cholesterinwerte, Blutsenkung, Harnprobe etc. geprüft).

Die bewußt etwas überzeichneten Asymmetriebeispiele sollen den Evaluator auf mögliche Fehlerquellen bei der Operationalisierung des Wirkkriteriums aufmerksam machen. Planungsfehler dieser Art entstehen z. B., wenn der Evaluator Kriterien messen will, die den Auftraggeber nicht interessieren (Fall 1), wenn die Auftraggeberinteressen sehr einseitig sind (Fall 2), wenn der Evaluator über das Ziel der Maßnahme hinausgehende Eigeninteressen hat (Fall 3) oder wenn der Auftraggeber (bzw. die Interventoren) und der Evaluator nicht genügend über den Sinn der Maßnahme kommuniziert haben und sicherheitshalber lieber zuviel als zu wenig beeinflussen bzw. kontrollieren wollen (Fall 4).

3.2.4 Stichprobenauswahl

Bezogen auf das Thema Stichprobenauswahl werden im folgenden zwei Fragen erörtert: Zum einen geht es um die Bestimmung der Stichprobe derjenigen Personen oder Zielobjekte (Familien, Arbeitsgruppen, Firmen, Kommunen, Regionen etc.), für die die geplante Maßnahme vorgesehen ist und zum anderen um die Stichprobe, auf deren Basis die Evaluationsstudie durchgeführt werden soll. Beide Stichproben können – vor allem bei kleineren Zielpopulationen – identisch sein; bei umfangreichen Interventionsprogrammen wird sich die Evaluationsstudie jedoch nur auf eine Auswahl der von der Maßnahme betroffenen Zielobjekte beschränken.

Interventionsstichprobe

Die Festlegung der *Zielpopulation* gehört nicht zu den eigentlichen Aufgaben des Evaluators, sondern fällt in die Zuständigkeit der Interventoren. Der Evaluator sollte sich jedoch auch mit dieser Thematik vertraut machen, um dazu beitragen zu können, Unschärfen in der Definition der Zielpopulation auszuräumen. Für diese Phase sind z. B. Fragen der folgenden Art typisch: Was genau soll unter „Obdachlosigkeit" verstanden werden? Nach welchen Kriterien wird entschieden, ob eine Person ein „Analphabet" ist? Was meint die Bezeichnung „Legastheniker"? Was sind die von einer möglichen Hochwasserkatastrophe betroffenen Risikogruppen?

Nachdem eine erste Arbeitsdefinition der Zielpopulation feststeht, sollte als nächstes geprüft werden, ob das Auffinden von Personen nach den Vorgaben der Zielgruppendefinition problemlos ist. Soll beispielsweise ein Förderprogramm für Legastheniker umgesetzt werden, wäre es wenig praktikabel, wenn die Zugehörigkeit von Schülern zu dieser Zielpopulation nur über aufwendige, standardisierte Lese- und Rechtschreibtests festgestellt werden kann. Das Lehrerurteil wäre hierfür trotz geringerer Zuverlässigkeit vielleicht der sinnvollere Weg. In Zweifelsfällen ist es ratsam, die Praktikabilität der Zielgruppendefinition vorab in einer kleinen *Machbarkeitsstudie* (Feasability Study) zu überprüfen.

Danach ist die Größe der Zielgruppe zu ermitteln, die letztlich über die Kosten der Maßnahme entscheidet. Hierfür sind – wie bereits auf S. 107f. erwähnt – Stichprobenuntersuchungen in der gesamten Bevölkerung bzw. in denjenigen Bevölkerungssegmenten erforderlich, in denen die Zielobjekte voraussichtlich am häufigsten vorkommen.

Ersatzweise können zur Bestimmung der Zielgruppengröße auch folgende Techniken eingesetzt werden:

- Expertenbefragung (Beispiel: Bestimmung der Anzahl von Schwangerschaftsabbrüchen durch Befragung von Ärzten),
- öffentliche Diskussion (Beispiel: Diskussionsveranstaltung einer Bürgerinitiative zum Thema „Nachtverbot für Flugzeuge", bei der u.a. herausgefunden werden soll, wieviele Personen sich durch nächtlichen Fluglärm gestört fühlen),
- Vergleichsanalysen (Beispiel: Wieviele Personen hat das Programm „Psychosoziale Nachsorge bei Vergewaltigungen" in einer vergleichbaren Großstadt erreicht?),
- statistische Jahrbücher und amtliche Statistiken (Beispiel: Wieviele Sozialhilfeempfänger gibt es in einer bestimmten Region?).

Nachdem die Größe der Zielpopulation zumindest ungefähr bekannt ist, sind von den Interventoren Wege aufzuzeigen und zu prüfen, wie die Zielobjekte der Maßnahme am besten und möglichst kostengünstig erreicht werden können bzw. auf welche Weise die Betroffenen von der Maßnahme erfahren. (Bekanntmachung in den Medien, „Schneeballverfahren" durch Mund-zu-Mund-Propaganda, Informationsweitergabe über Kontaktpersonen wie Lehrer, Sozialarbeiter, Ärzte, Pfarrer, Polizisten etc.) Der Art der Bekanntmachung einer Maßnahme ist insoweit ein hoher Stellenwert einzuräumen, als die Aussicht auf ein positives Evaluationsergebnis von vornherein gering zu veranschlagen ist, wenn große Teile der Zielgruppe nicht erreicht werden oder Personen von der Maßnahme profitieren, für die die Maßnahme eigentlich nicht vorgesehen war.

> **!** **Die Interventionsstichprobe umfaßt alle Personen (oder Objekte) der Zielgruppe einer Maßnahme, die an der Maßnahme tatsächlich teilnehmen.**

Ausschöpfungsqualität: Rossi und Freeman (1993) nennen in diesem Zusammenhang eine Formel, mit der sich die Frage, wie gut eine Maßnahme die vorgesehene Zielpopulation erreicht hat, durch eine einfache Zahl beantworten läßt. Die *Ausschöpfungsqualität* („Coverage Efficiency") ist hierbei wie folgt definiert:

$$\text{Ausschöpfungsqualität} = 100 \cdot \left[\frac{\text{Anzahl der erreichten Zielobjekte}}{\text{Anzahl aller Zielobjekte}} - \frac{\text{Anzahl der „unbefugten Programmteilnehmer"}}{\text{Anzahl aller Programmteilnehmer}}\right]$$

Eine optimale Ausschöpfungsqualität ist durch den Wert 100 gekennzeichnet. Sie kommt zustande, wenn alle Zielobjekte der Zielpopulation vom Programm erreicht werden. Werte unter 100 (der Minimalwert liegt bei −100) werden errechnet, wenn nicht alle Zielobjekte erreicht wurden und/oder „Unbefugte", d. h. nicht für das Programm vorgesehene Personen am Programm partizipierten. Wenn beispielsweise von 1000 Obdachlosen 600 an einem Winterhilfsprogramm teilnehmen und außerdem 200 Personen, die der Zielgruppendefinition nicht genügen, resultiert hieraus eine Ausschöpfungsqualität von

$$100 \cdot \left[\frac{600}{1000} - \frac{200}{800}\right] = 35$$

Ein Beispiel für eine negative Ausschöpfungsqualität ist die Kinderserie „Sesamstraße", die ursprünglich für geistig retardierte Kinder vorgesehen war, aber überwiegend von „unbefugten" Kindern genutzt wurde (Cook et al., 1975).

Voraussetzungen für eine hohe Ausschöpfungsqualität sind vor allem eine praktikable, trennscharfe Zielgruppendefinition sowie eine gut durchdachte Strategie zur zielgruppengerechten Umsetzung der Maßnahme. Man beachte, daß eine schlechte Ausschöpfungsqualität die externe Validität der Evaluationsstudie erheblich verringert.

Die Ausschöpfungsqualität ist natürlich auch unter finanziellen Gesichtspunkten für Evaluationen nicht unerheblich. Erreicht eine Maßnahme auch „unbefugte" Personen, sind dies letztlich Fehlinvestitionen, die auf Fehler bei der Implementierung der Maßnahme schließen lassen. Daß Fehlinvestitionen dieser Art nicht immer negativ zu Buche schlagen, belegt das oben erwähnte „Sesamstraßen"-Beispiel, bei dem sich die Tatsache, daß das Programm auch von „normalen" Kindern gesehen wird, nicht auf die Kosten der Programmerstellung auswirkte.

Evaluationsstichprobe

Die summative Evaluation eines größeren Programms basiert typischerweise auf einer repräsentativen Stichprobe der Zielobjekte (zum Stichwort „repräsentative Stichprobe", vgl. Abschnitt 7.1). Richtet sich die Maßnahme an eine kleine Zielgruppe, kommen für die Evaluation auch Vollerhebungen in Betracht.

Auf S. 109 wurde bereits darauf hingewiesen, daß für zahlreiche Evaluationsstudien Pretests, also Erhebungen des Kriteriums vor Durchführung der Maßnahme unerläßlich sind (ausführlicher hierzu vgl. S. 521). Hiermit verbindet sich das Problem, daß die Evaluationsstichprobe gezogen und geprüft werden muß, bevor die Maßnahme durchgeführt wird, was häufig mit einigen organisatorischen Problemen verbunden ist.

Wenn sich eine Intervention über einen längeren Zeitraum erstreckt, muß für die Evaluationsstudie zudem mit „Drop Outs" gerechnet werden, d. h. mit Ausfällen, die die Postteststichprobe gegenüber der Preteststichprobe verringern. Das Ergebnis der Evaluationsstudie kann sich dann nur auf Zielobjekte beziehen, die bereit waren, am Pretest, an der Maßnahme und am Posttest teilzunehmen. Wenn es gelingt, Zielobjekte für einen Posttest zu gewinnen, die am Pretest, aber nicht an der Maßnahme teilnahmen, besteht die Möglichkeit zur Bildung einer „natürlichen", allerdings nicht randomisierten Kontrollgruppe.

> **!** **Die Evaluationsstichprobe umfaßt alle Personen (bzw. Objekte) der Zielgruppe einer Maßnahme, die an der Intervention *und* an der Evaluation teilnehmen. Wird auch eine Kontrollgruppe untersucht, werden zusätzlich Personen (oder Objekte) benötigt, die zwar Teil der Zielgruppe, nicht jedoch der Interventionsstichprobe sind.**

Stichprobengrößen: Eine wichtige Planungsfrage betrifft die Größe der zu untersuchenden Evaluationsstichprobe. Hier gilt zunächst die allgemeine Regel, daß heterogene Zielpopulationen größere Stichproben erfordern als homogene Zielpopulationen. Genauere Angaben über einen angemessenen Stichprobenumfang setzen die Vorgaben einer Effektgröße voraus – eine Forderung, die gerade in bezug auf Evaluationsstudien bereits auf S. 111 f. betont wurde. Über die Festlegung von Effektgrößen bzw. über den zur statistischen Absicherung einer Effektgröße erforderlichen Stichprobenumfang berichtet Kap. 9.

3.2.5 Abstimmung von Intervention und Evaluation

Wie bei der Stichprobenauswahl ist auch bei der Planung der Untersuchungsdurchführung zwischen der Durchführung der Maßnahme und der Durchführung der Evaluationsstudie zu unterscheiden. Für Evaluationsstudien sind im Prinzip die gleichen Vorbereitungen zu treffen, die generell bei empirischen Untersuchungen zu beachten sind. (Vorstrukturierung des Untersuchungsablaufes, Personaleinsatz, Art der Datenerhebung, Festlegung der statistischen Auswertung; vgl. Abschnitt 2.3.8.) Hinzu kommt jedoch, daß die für die Durchführung der Evaluationsstudie erforderlichen Aktivitäten planerisch sehr genau mit der Durchführung der Maßnahme abgestimmt sein müssen. Dies ist besonders wichtig, wenn die Zielobjekte mehrfach geprüft werden müssen (z. B. Pre- und Posttest), bzw. wenn eine Kontrollgruppe einzurichten ist oder andere Kontrollmaßnahmen vorgesehen sind.

Damit diese Abstimmung funktioniert, sollte sich der Evaluator auch an der Planung der Maßnahmendurchführung beteiligen. Wie die Praxis zeigt, sind Evaluationsstudien, die erst im nachhinein, gewissermaßen als notwendiges Übel, an Interventionsprogramme sorglos „angedockt" werden, kaum geeignet, den vielleicht wirklich vorhandenen Erfolg der Maßnahme auch wissenschaftlich unanfechtbar nachzuweisen. Die Planung der Maßnahme und die Planung der Evaluationsstudie sollten deshalb Hand in Hand gehen.

In gemeinsamen Planungsgesprächen mit den für die Durchführung der Maßnahme zuständigen Experten sind vor allem folgende Fragen zu klären:

- Welche Vorkehrungen sollen getroffen werden, um die Zielgruppe zu erreichen?
- Wie soll kontrolliert werden, ob die Gruppe erreicht wurde?
- Wie wird überprüft, ob für die Durchführung der Maßnahme vorgesehene Dienste/Personen/Institutionen etc. richtig funktionieren?
- An welchem Ort, zu welchem Zeitpunkt, mit welchem Hilfspersonal etc. können die für die Evaluation benötigten Daten erhoben werden?
- Besteht die Gefahr, daß die für die Evaluationsstudie erforderlichen Aktivitäten die Akzeptanz der Maßnahme beeinträchtigen?
- Wie wird kontrolliert, ob die bereitgestellten finanziellen Mittel korrekt verwendet werden?
- Anhand welcher Daten soll die Abwicklung der Maßnahme laufend kontrolliert werden?

3.2.6 Exposé und Arbeitsplan

Das *Exposé* faßt die Ergebnisse der Planung zusammen. Es nimmt Bezug auf die zu evaluierende Maßnahme (eine ausführliche Darstellung und Begründung der Maßnahme sollte vom Interventionsspezialisten vorgelegt werden) und beschreibt das methodische Vorgehen der Evaluationsstudie: Untersuchungsart, Design (ggf. ergänzt durch Wahlalternativen), Wirkkriterien, Operationalisierung, Stichprobenansatz, Effektgröße, statistische Auswertung und Literatur.

Im *Personalplan* wird festgelegt, wieviele Mitarbeiter für die Durchführung der Evaluationsstudie erforderlich sind und welche Teilaufgaben von den einzelnen Mitarbeitern erledigt werden sollen. Hieraus ergibt sich das Qualifikationsprofil der einzusetzenden Mitarbeiter (ggf. wichtig für Stellenausschreibungen), das wiederum Grundlage für eine leistungsgerechte Besoldung ist.

Der *Arbeitsplan* gibt darüber Auskunft, welche einzelnen Arbeitsschritte zur Realisierung des Gesamtprojektes vorgesehen sind, welche Leistungen extern zu erbringen sind (z. B. Genehmigungen von Schulbehörden, Krankenhäusern, Betriebsräten etc.), zu welchen Teilfragen Zwischenberichte angefertigt werden und welche Arbeitsschritte nur sequentiell, d. h. nach Vorliegen bestimmter Zwischenergebnisse geplant werden können.

Wichtig ist ferner die zeitliche Abfolge der einzelnen Arbeitsschritte bzw. eine Kalkulation des mit den Arbeitsschritten verbundenen zeitlichen Aufwandes. Bei kleineren Projekten reicht hierfür eine Terminplanung nach Art des Beispiels in Tafel 8 (s. S. 81) aus. Bei größeren Projekten ist der Arbeitsablauf über Balkenpläne, „Quick Look-Pläne" oder mit Hilfe der Netzplantechnik genau zu strukturieren und mit der Durchführung der Maßnahme abzustimmen. Einzelheiten hierzu findet man z. B. bei Wottawa und Thierau (1990, Kap. 5.1.3).

Die Personalkosten sind mit den anfallenden Sachkosten (Bürobedarf, Hard- und Software für die EDV-Ausstattung, Geräte, Fragebögen, Tests etc.) und ggf. Reisekosten zu einem *Finanzplan* zusammenzufassen. Bei Projekten, die sich über einen längeren Zeitraum hinziehen, ist ferner anzugeben, wann welche Mittel benötigt werden (z. B. Jahresvorkalkulationen).

Falls sich ein Evaluator um ein ausgeschriebenes Evaluationsprojekt bewirbt, sind die in diesem Abschnitt genannten Planungselemente Gegenstand der Antragsformulierung. Zum Forschungsantrag gehört ferner eine Kurzfassung, die die gesamte Projektplanung auf ca. einer Seite zusammenfaßt. Bei größeren Projekten sollte sich der Evaluator darauf einstellen, daß der Auftraggeber eine mündliche Präsentation des Evaluationsvorhabens verlangt. Diese ist auch unter didaktischen Gesichtspunkten sorgfältig vorzubereiten, zumal wenn sich der Evaluator in einer Konkurrenzsituation befindet und – wie üblich – davon ausgehen muß, daß das Entscheidungsgremium nicht nur aus Evaluationsexperten besteht.

3.3 Durchführung, Auswertung und Berichterstellung

Was auf S. 45 bereits ausgeführt wurde, gilt natürlich auch für Evaluationsprojekte: Eine sorgfältige Planung ist der beste Garant für eine reibungslose Durchführung des Forschungsvorhabens.

Die Besonderheiten, die sich mit der Durchführung von Evaluationsstudien verbinden, liegen vor allem im Projektmanagement.

3.3.1 Projektmanagement

Durch die hier vorgenommene fachliche und personelle Trennung von Intervention und Evaluation (vgl. S. 100 f.) ist das Gelingen einer Evaluationsstudie davon abhängig, daß sich die Umsetzung der Maßnahme strikt an die planerischen Vorgaben hält. Kommt es bei der Durchführung der Maßnahme zu organisatorischen Pannen, sind dadurch zwangsläufig auch der Arbeits- und Zeitplan der Evaluationsstudie gefährdet. Dem zu entgehen, setzt seitens des Evaluators viel Improvisationsgeschick und Fähigkeiten zum Konfliktmanagement voraus.

Konkrete Störfälle, mit denen sich der Evaluator während der Durchführung des Evaluationsprojektes auseinandersetzen muß, sind beispielsweise:

- Veränderung der Interventionsziele durch den Auftraggeber (z. B. verursacht durch neue Mitbewerber, die ein verändertes Marketing für ein Produkt erforderlich machen),
- geringe Akzeptanz der Maßnahme (z. B. viele Verweigerungen beim Ausfüllen eines Fragebogens über Gesundheitsverhalten),
- Kündigung von Mitarbeitern (z. B. Ausscheiden einer nur schwer ersetzbaren EDV-Expertin),
- finanzielle Engpässe (bedingt durch Kürzung des Forschungsetats des Auftraggebers) oder
- hohe Ausfallraten (Panelmortalität) bei wiederholten Untersuchungen der gleichen Stichprobe (z. B. wegen vernachlässigter Panelpflege).

Bevor die Auswertung der zu Evaluationszwecken erhobenen Daten beginnen kann, ist der Untersuchungsablauf auf Störfälle hin zu überprüfen, die die Datenqualität beeinträchtigt haben könnten. Hierzu gehören z. B. absichtliche Test- oder Fragebogenverfälschungen (soziale Erwünschtheit, Akquieszenz etc.; vgl. Abschnitt 4.3.7), Reaktanz oder Untersuchungssabotage, Stichprobenverzerrungen, unvollständig ausgefüllte Erhebungsinstrumente oder mißverstandene Instruktionen. Im ungünstigsten Falle sollte der Evaluator damit rechnen, daß von der ursprünglichen Planung der statistischen Datenauswertung abgewichen werden muß, weil das Datenmaterial die an ein statistisches Verfahren geknüpften Voraussetzungen nicht erfüllt.

3.3.2 Ergebnisbericht

Über die Anfertigung des Ergebnisberichtes wurde in Abschnitt 2.7 bereits ausführlich berichtet. Der dort beschriebene Aufbau eines Berichtes über eine empirische Forschungsarbeit gilt im wesentlichen auch für Evaluationsforschungen; man bedenke jedoch, daß die „Zielgruppe", an die sich der Bericht wendet, in der Regel keine Wissenschaftler, sondern Praktiker sind, für die der Evaluationsbericht Grundlage weitreichender Entscheidungen ist.

Deshalb ist zu fordern, den Bericht in einer für die Zielgruppe gebräuchlichen und damit verständlichen Sprache abzufassen. Auf fachinterne Kürzel und Begriffe, die in der wissenschaftlichen Sprache üblich und notwendig sind, sollte weitestgehend verzichtet werden; wenn sie aus darstellungstechnischen Gründen unvermeidbar sind, wären kurze Begriffserläuterungen für den Anhang vorzusehen. Dies gilt insbesondere für statistische Fachausdrücke wie Varianz, Korrelation oder Signifikanz, die für die meisten summativen Evaluationen essentiell sind, aber bei den meisten Praktikern nicht als bekannt vorausgesetzt werden dürfen.

Berichte über empirische Grundlagenforschung – so wurde bereits auf S. 89 angemerkt – haben u.a. die Funktion, weitere Forschungen bzw. Diskussionen über die eigene Forschung anzuregen. Dem Hauptbereich *Diskussion* des Untersuchungsberichtes, in dem Interpretationsvarianten der Untersuchungsergebnisse kritisch abgewogen werden, kommt deshalb in Forschungsberichten dieser Art eine besondere Bedeutung zu. Der Bericht über eine Evaluationsstudie hat jedoch eine andere Funktion: Hier will der Auftraggeber erfahren, ob die Maßnahme wirksam war oder nicht bzw. ob eine Fortführung oder gar Ausweitung der Maßnahme zu rechtfertigen ist.

Der Evaluator sollte deshalb in seinem Projektbericht eine klare Position beziehen, auch wenn er hierbei riskiert, von Fachkollegen als „zu wenig reflektiert" kritisiert zu werden. Solange die Studie ordnungsgemäß bzw. ohne offensichtliche Mängel durchgeführt wurde, sind derartige Kriti-

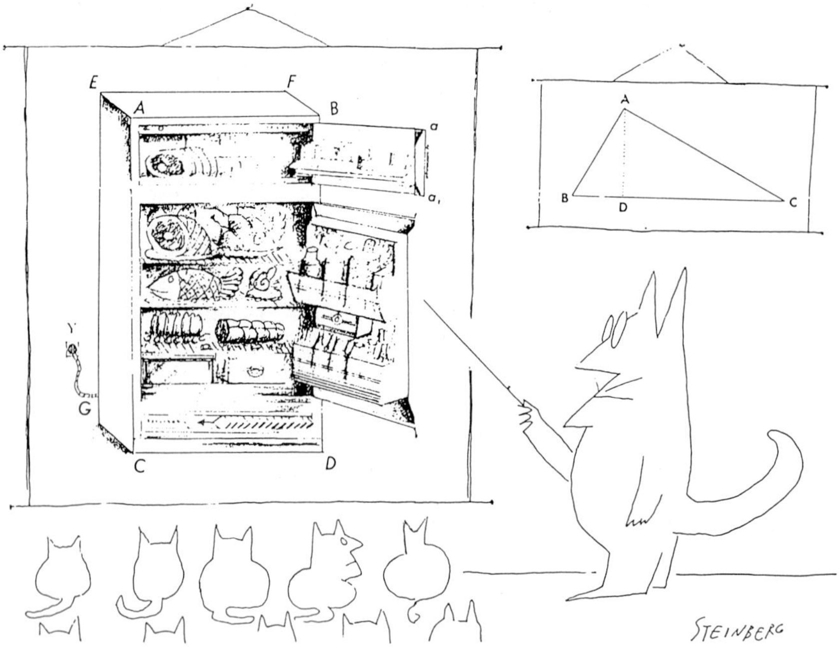

Unterricht und Training sind wichtige Anwendungsbereiche der Evaluationsforschung. (Aus: The New Yorker: Die schönsten Katzen Cartoons (1993). München: Knaur, S. 16–17)

ken fehl am Platz – es sei denn, der Evaluator mißbraucht seine fachliche Autorität zu einer auftraggeberfreundlichen Aussage, die durch das Studienergebnis nicht gestützt wird.

Der ausführlichen Darlegung der Ergebnisse sollte eine Kurzfassung vorangestellt werden, die den Auftraggeber auf wenigen Seiten über die wichtigsten Resultate informiert und die eine Empfehlung des Evaluators enthält, wie der Erfolg der Maßnahme insgesamt zu bewerten ist.

Mündliche Präsentation: In der auftraggebundenen Evaluationsforschung ist eine mündliche Ergebnispräsentation selbstverständlich. Diese zu einem Erfolg werden zu lassen, hängt nicht nur von den Ergebnissen selbst, sondern auch von der Art ihrer Darstellung ab. Ein in freier Rede gehaltener Vortrag mit einer transparenten Struktur, übersichtliche graphische Darstellungen und eine ausgewogene, am Auditorium orientierte Redundanz in der Informationsvermittlung sind hierfür sicherlich wichtig.

Von ähnlicher Bedeutung ist jedoch auch das persönliche Auftreten der Vortragenden, ihre fachliche Souveränität, ihre sprachliche Überzeugungskraft, ihre Vitalität, ihr Engagement oder kurz: ihre persönliche Ausstrahlung. Anders als die technischen Kriterien eines guten Vortrages sind hiermit Begabungen angesprochen, die sich über Rhetorikkurse, Fachdidaktiken oder ähnliches nur schwer vermitteln lassen. Wie die Erfahrung zeigt, läßt sich die „Kunst des Vortrages" bestenfalls durch langjährige Übung perfektionieren.

Hinweise

Nach diesem einleitenden Kapitel über Besonderheiten der Evaluationsforschung werden im folgenden Themen behandelt, die für empirische Forschungsarbeiten generell und damit auch für Evaluationsprojekte von Bedeutung sind. Wie einleitend erwähnt, behandelt Kapitel 4 Datenerhebungstechniken und beantwortet damit die Frage nach einer geeigneten Operationalisierung des Wirkkriteriums. Den in Kapitel 5 behandelten qualitativen Methoden können Anregungen für formative Evaluationen entnommen werden. Kapitel 7 erörtert die Leistungsfähigkeit verschiedener Stichprobenpläne in bezug auf die Genauigkeit von Parameterschätzungen im Kontext von Studien, in denen z. B. die Prävalenz eines Merkmals bestimmt werden soll. Die für alle summativen Evaluationsstudien entscheidende Frage, wie die wichtigsten „klassischen“ Untersuchungspläne hinsichtlich ihrer internen und externen Validität zu bewerten sind, beantwortet Kapitel 8. Unter dem Stichwort „Evaluation von Effektgrößen“ behandelt Kapitel 9 schließlich das Thema, wie die Vorgabe einer Effektgröße nutzbringend in eine Evaluationsstudie eingebracht werden kann.

Weiterführende Informationen zur Evaluationsforschung findet man in den bereits erwähnten Arbeiten sowie z. B. bei Alkin (1990); Berk und Rossi (1990); Black (1993); Cook und Matt (1990); Cook und Reichardt (1979); Fink (1993); Herman (1988); House (1993); Lange (1983); Miller (1991); Mohr (1992); Patton (1990); Shadish et al. (1993); Thierau und Wottawa (1990); Tudiver et al. (1992) oder Weiss (1974). Ein Resümee zum derzeitigen Stand der amerikanischen Evaluationsforschung haben Sechrest und Figueredo (1993) angefertigt.

Des weiteren sei auf einige Arbeiten verwiesen, die sich mit der Evaluation von Maßnahmen in speziellen inhaltlichen Bereichen befassen:

- Sozialwesen: Koch und Wittmann (1990); van de Vall (1993);
- Bildung und Unterricht: Fink (1995); Millman und Darling-Hammond (1990); Sanders (1992) und Wulf (1972);
- Gesundheitswesen: Anderson et al. (1993); Glueckauf et al. (1993) und Koch und Wittmann (1990);
- Berufliche Aus- und Weiterbildung: Will et al. (1987);
- Innerbetriebliche Fortbildung: Lukie (1987);
- Entwicklungshilfe: Halbach (1972);
- Erwachsenenbildung: Gell und Pehl (1970);
- Kindesmißbrauch: Pietrzak et al. (1990);
- Schwangerschaftsverhütung im Jugendalter: Miller et al. (1992) und
- öffentliche Wohlfahrt (Manski und Garfinkel, 1992).

ÜBUNGSAUFGABEN

1. Was ist der Unterschied zwischen formativer und summativer Evaluation?
2. Worin unterscheiden sich Interventions- und Evaluationsforschung?
3. Erklären Sie die Begriffe „Inzidenz“ und „Prävalenz“!
4. Was ist unter der Ausschöpfungsqalität einer Untersuchung zu verstehen?
5. Angenommen, die zahnmedizinische Versorgung soll dadurch verbessert werden, daß bei schmerzhaften Behandlungen auf die Injektion von Schmerzmitteln verzichtet und stattdessen mit modernen Hypnosetechniken gearbeitet wird. Hypnosetherapie hätte den Vorteil, daß Medikamente eingespart werden (Kostenersparnis, geringere Belastung des Organismus) und sich die Patienten während und nach der Behandlung evtl. besser fühlen. In einer Großstadt werden zufällig 5 Zahnarztpraxen, die mit Hypnose arbeiten, und 3 Praxen, die herkömmliche Methoden der Schmerzbehandlung einsetzen, ausgewählt. Während einer vierwöchigen Untersuchungsphase wird direkt nach jeder Behandlung auf gesonderten Erhebungsbögen notiert, wie unangenehm die Behandlung für den Patienten war (gar nicht, wenig, teils-teils, ziemlich, völlig) und ob der Patient eine bessere Schmerzversorgung wünscht (ja, nein). Zudem werden Alter, Geschlecht, Art der Behandlung (z. B. Wurzelbehandlung, Krone, Inlay) und ggf. Komplikationen aufgezeichnet. Am folgenden Tag wird telefonisch nachgefragt, ob nach der Behandlung noch unangenehme Nachwirkungen auftraten (gar nicht, wenig, teils-teils, ziemlich, völlig).

   Wie würden Sie diese Evaluationsstudie anhand der folgenden Merkmale charakterisieren?
   - Evaluationsfrage?
   - Unabhängige Variable (und Skalenniveau)?
   - Moderatorvariablen (und Skalenniveau)?
   - Abhängige Variablen (und Skalenniveau)?
   - Datenerhebungsmethode?
   - Untersuchungsdesign?
   - Verhältnis von Interventions- und Evaluationsstichprobe?
   - Erfolgskriterium?
6. Diskutieren Sie für das obige Beispiel die Problematik der internen und externen Validität. Angenommen, es stellt sich heraus, daß die Hypnosegruppe tatsächlich weniger Beschwerden berichtet als die Kontrollgruppe; welche Störeinflüsse könnten die interne Validität beeinträchtigen? Inwiefern sind Ergebnisse der oben genannten Studie generalisierbar?
7. Was sind technologische Theorien?
8. Welche Beiträge kann die Entscheidungstheorie in der Evaluationsforschung leisten?
9. Eine Evaluationsstudie beurteilt die Wirksamkeit bzw. den Erfolg einer Intervention. Zur Beurteilung müssen Beurteilungsmaßstäbe herangezogen werden, deren Festlegung dem Evaluator obliegt. Welche Möglichkeiten gibt es, Erfolgskriterien bzw. Bewertungsmaßstäbe für eine Intervention festzulegen?
10. Was sind One-Shot-Studien? Warum sind Sie zu Evaluationszwecken ungeeignet?

Kapitel 4
Quantitative Methoden der Datenerhebung

Übersicht

▸ Zählen ▸ Quantitative Inhaltsanalyse ▸ Indexbildung ▸ Urteilen ▸ Rangordnungen ▸ Paarvergleiche ▸ Rating-Skalen ▸ Testen ▸ Testtheorie ▸ Testitems ▸ Testverfälschung ▸ Befragen ▸ Interview ▸ Fragebogen ▸ Beobachten ▸ Beobachtungsarten ▸ Beobachtungsplan ▸ Physiologische Messungen ▸ Meßgeräte

Die Methoden der empirischen Datenerhebung haben die Funktion, Ausschnitte der Realität, die in einer Untersuchung interessieren, möglichst genau zu beschreiben oder abzubilden. Im Vordergrund bei den sog. quantitativen Methoden steht die Frage, wie die zu erhebenden Merkmale operationalisiert bzw. quantifiziert werden sollen. Dieses Kapitel faßt die wichtigsten, in den Sozialwissenschaften gebräuchlichen Methoden der Datenerhebung unter den Stichworten „Zählen" (Abschnitt 4.1), „Urteilen" (Abschnitt 4.2), „Testen" (Abschnitt 4.3), „Befragen" (Abschnitt 4.4), „Beobachten" (Abschnitt 4.5) und „Physiologische Messungen" (Abschnitt 4.6) zusammen. Auf qualitative Methoden gehen wir in Kapitel 5 ein.

In der Regel wird eine empirische Untersuchung nicht mit nur einer dieser Erhebungsarten auskommen; viele Untersuchungen erfordern Kombinationen dieser Erhebungsarten, wie z. B. das gleichzeitige Beobachten und Zählen, Befragen und Schätzen oder Testen und Messen. Die Frage nach der „besten" Erhebungsart läßt sich nicht generell beantworten, sondern muß für jede konkrete Untersuchung neu gestellt werden. Die Art des Untersuchungsgegenstandes und der Untersuchungsteilnehmer sowie finanzielle und zeitliche Rahmenbedingungen sind Kriterien, die bei der Auswahl der Erhebungsart zu beachten sind (vgl. hierzu auch Hayes et al., 1970).

Die in Abschnitt 2.3.3 vorgestellte Klassifikation unterteilt empirische Untersuchungen nach der theoretischen Fundierung der Forschungsfrage. Diese kann auch für die Auswahl eines angemessenen Erhebungsinstrumentes mit entscheidend sein, denn in vielen Fällen hängen die Entwicklung von Meßinstrumenten und der Stand der Theorieentwicklung unmittelbar voneinander ab. Im übrigen gehen wir jedoch davon aus, daß die im folgenden zu behandelnden Erhebungstechniken prinzipiell sowohl in hypothesenerkundenden als auch in hypothesenprüfenden Untersuchungen einsetzbar sind. (Über zusätzliche Methoden und Strategien, die vor allem für hypothesenerkundende Untersuchungen geeignet sind, berichtet Kap. 6.)

! **Die Zuordnung einer Untersuchung zur Kategorie der hypothesenerkundenden oder hypothesenprüfenden Untersuchungen hängt nicht von der Art der erhobenen Daten, sondern ausschließlich vom Stand der Forschung und von der Zielsetzung der Datenerhebung ab.**

So kann beispielsweise die Zahl der Rechtschreibfehler in einem Diktat als deskriptives Maß zur Beschreibung einer legasthenischen Schülergruppe verwendet oder als Schätzwert für einen Populationsparameter eingesetzt werden, wenn die Schülergruppe für diese Population repräsentativ ist. Die Fehlerzahl könnte aber auch abhängige Variable in einer Untersuchung zur Überprüfung der Hypothese sein, daß intensiver Förderunterricht die Lese-Rechtschreibschwäche der Schüler kompensiert. Die Festlegung der Untersuchungsart gemäß Abschnitt 2.2.3 ist nicht davon abhängig, welche Art der Datenerhebung für eine Untersuchung gewählt wird.

Fortgeschrittene Leser werden vielleicht irritiert sein, wenn sie in diesem Kapitel auf einige Techniken stoßen, die sie bisher als statistische

Auswertungsmethoden kennengelernt haben. In der Tat fällt es bei einigen Verfahren schwer, zwischen Erhebung und Auswertung (oder besser: Verwertung) scharf zu trennen. Stellt die Ermittlung des Neurotizismus-Wertes eines Untersuchungsteilnehmers bereits eine Auswertung dar, wenn als Testwert die Summe der bejahten Fragen berechnet wird? Ist es Auswertung oder Erhebung, wenn aufgrund von Paarvergleichsurteilen mit Hilfe eines aufwendigen Skalierungsverfahrens die Ausprägungen der untersuchten Objekte auf latenten Merkmalsdimensionen ermittelt werden?

Der Datenerhebungsbegriff wird in diesem Kapitel sehr weit gefaßt. Die hier behandelte Datenerhebung dient generell dazu, die untersuchten Objekte bzgl. bestimmter Merkmale zu quantifizieren. Hierfür sind in den Sozialwissenschaften zuweilen recht komplizierte Prozeduren erforderlich, die aus den ursprünglich erhobenen „Rohdaten" aggregierte Maßzahlen ableiten (z. B. eine gewichtete Summe oder eine Merkmalsskalierung nach der Paarvergleichsmethode). Am Ende dieser Prozeduren stehen Zahlen, die über Merkmalsausprägungen der untersuchten Objekte informieren. In explorativen Untersuchungen sind diese Zahlen die Basis für weiterführende Interpretationen, und in hypothesenprüfenden Untersuchungen folgt dieser „Datenerhebung" die eigentliche inferenzstatistische Analyse.

4.1 Zählen

Zählen – so könnte man meinen – gehört zu den selbstverständlichen Fertigkeiten des Menschen und erfordert deshalb in einem wissenschaftlichen Text keine besondere Beachtung. Diese Ansicht ist zweifellos richtig, wenn bekannt ist, was gezählt werden soll. Hier ergeben sich jedoch in den Sozialwissenschaften zuweilen Schwierigkeiten, auf die im folgenden eingegangen wird.

Wie die Bio- und Naturwissenschaften (man denke beispielsweise an die Systematik der Pflanzen oder die Klassifikation der chemischen Elemente) trachten auch die Sozialwissenschaften danach, die sie interessierenden Objekte (Menschen, Familien, Betriebe, Erziehungsstile, verbale Äußerungen u. ä.) zu ordnen oder zu klassifizieren. Für jedes dieser Objekte ist eine spezifische Merkmalskombination charakteristisch, die die Einmaligkeit und Individualität eines jeden Objektes ausmacht. Sinnvolles Zählen ist jedoch an die Voraussetzung geknüpft, daß die zu zählenden Objekte einander gleichen. Ist damit das Zählen für die Sozialwissenschaften, in deren Gegenstandsbereich wohl kaum identische Objekte anzutreffen sind, eine unsinnige Datenerhebungsart?

Sie ist es nicht, wenn man aus der Menge aller, die Objekte beschreibenden Merkmale nur wenige herausgreift und Gleichheit als Gleichheit bezüglich der Ausprägungen dieser Merkmale definiert. Damit steigt natürlich die Anzahl möglicher Objektklassifikationen ins Unermeßliche. Aufgabe der Sozialwissenschaften ist es, die interessierenden Objekte nach Merkmalen zu ordnen, deren thematische Relevanz sich theoretisch begründen läßt.

Diese Aufgabe bereitet keine Probleme, wenn die in einer Untersuchung interessierenden Klassifikationsmerkmale leicht zugänglich sind. Geht es beispielsweise um die Frage der Fahrtüchtigkeit männlicher und weiblicher Personen, liefert die Auszählung der Frauen und Männer, die ihre Fahrprüfung bestehen, bereits erste Hinweise. Die Klassifikation der untersuchten Personen nach dem qualitativen Merkmal „Geschlecht" ist unproblematisch.

Schwerer hat es der Fahrprüfer, der entscheiden muß, welche Prüfungsleistungen er mit „bestanden" oder „nicht bestanden" bewerten soll. Im Unterschied zu dem zweistufigen *(natürlich dichotomen)* Merkmal Geschlecht, dessen Ausprägungen von der Natur vorgegeben sind, handelt es sich hierbei um ein zweistufiges Merkmal, dessen Kategoriengrenzen vom Prüfer willkürlich festgelegt werden *(künstlich dichotomes Merkmal)*. Es ist leicht nachvollziehbar, daß das Ergebnis der Auszählung aller bestandenen oder nicht bestandenen Fahrprüfungen von der Strenge des Prüfers bzw. seinen Kriterien für ausreichende Fahrleistungen abhängt.

Dieses Beispiel verdeutlicht, daß Zählen gelegentlich eine gründliche theoretische Vorarbeit erfordert. Zum einen müssen aus der Menge aller Merkmale, die die Untersuchungsobjekte charakterisieren, diejenigen ausgewählt werden, die für die anstehende Frage von Bedeutung sein können. (Der Prüfer wird zur Bewertung der Fahrleistung nicht Merkmale wie Schuhgröße oder Haarfarbe heranziehen, sondern eher auf Merkmale wie Reaktionsvermögen, sensumotorische Koordinationsfähigkeit, Antizipationsfähigkeit etc. achten.) Zum anderen erfordert die Festlegung der Kategorien eine theoretisch begründete Einschätzung der *Gewichtung* aller für ein komplexes Merkmal wichtigen Teilmerkmale. (Der Prüfer muß beispielsweise entscheiden, für wie wichtig er ein übersehenes Vorfahrtsschild, ein riskantes Überholmanöver, das falsche Einordnen an einer Kreuzung, das verzögerte Anfahren beim Umschalten einer Ampel auf „grün" o. ä. hält.)

Im folgenden werden die besonderen Probleme, die sich mit dem Aufstellen und Auszählen qualitativer (Abschnitt 4.1.1) und quantitativer Kategorien (Abschnitt 4.1.2) verbinden, erörtert. Abschnitt 4.1.3 behandelt die schwierige Frage, wie komplexe Merkmale oder Dimensionen aus Einzelmerkmalen erstellt und kategorisiert werden können (Indexbildung). Mit der quantitativen Inhaltsanalyse (Abschnitt 4.1.4) werden wir dann eine Hauptanwendung des Zählens darstellen.

4.1.1 Qualitative Merkmale

Qualitative Merkmale sind nominalskalierte Merkmale (vgl. S. 66f.), die zwei Abstufungen (dichotome Merkmale wie z. B. hilfsbereit – nicht hilfsbereit, männlich – weiblich, Ausländer – Inländer) oder mehrere Abstufungen aufweisen (mehrkategoriale bzw. polytome Merkmale wie z. B. Blutgruppen: A, B, AB und Null oder Art des Studienfaches: Soziologie, Physik, Medizin, Psychologie). Die Merkmalsabstufungen sind entweder „von Natur aus" vorhanden (z. B. Geschlecht, Augenfarbe) oder werden vom Forscher vorgegeben (z. B. Definition von Altersgruppen), d. h. „künstlich" erzeugt. Kategorien qualitativer Merkmale müssen die folgenden Bedingungen erfüllen:

! Die Kategorien müssen exakt definiert sein (Genauigkeits-Kriterium).

Erforderlich sind hierfür präzise definierte, operationale Indikatoren für die einzelnen Kategorien des Merkmals, deren Vorhandensein oder Nichtvorhandensein über die Zugehörigkeit der Untersuchungsobjekte zu den einzelnen Merkmalskategorien entscheidet.

! Die Kategorien müssen sich gegenseitig ausschließen (Exklusivitäts-Kriterium).

Diese wichtige Bedingung verhindert, daß ein Objekt gleichzeitig mehreren Kategorien eines Merkmals zugeordnet werden kann. Verstöße gegen diese Bedingung sind häufig darauf zurückzuführen, daß

- das interessierende Merkmal gleichzeitig auf mehreren hierarchischen Ebenen kategorisiert wird (z. B. eine Klassifikation von Berufen, die u. a. die Kategorien Schreiner, Arzt, Dachdekker, Lehrer und Handwerker enthält. Handwerker ist eine allgemeine Kategorie, die die speziellen Berufskategorien Schreiner und Dachdecker bereits enthält),
- die Kategorien zu zwei (oder mehreren) Merkmalen gehören (z. B. Schlosser, Arzt, Bäcker, Lehrer, Angestellter; hier sind Kategorien der Merkmale „Art des Berufes" und „Art der Berufsausübung" – z. B. als Angestellter – vermengt oder
- zwei oder mehr Kategorien dasselbe meinen (z. B. Schlachter, Arzt, Bäcker, Lehrer, Metzger).

! Die Kategorien müssen das Merkmal erschöpfend beschreiben (Exhaustivitäts-Kriterium).

Die Kategorien müssen so geartet sein, daß jedes Untersuchungsobjekt einer Merkmalskategorie zugeordnet werden kann. Gelegentlich wird den eigentlichen Merkmalskategorien eine Kategorie „Sonstige(s)" hinzugefügt, die für wissenschaftliche Zwecke wenig brauchbar ist, da sich in ihr Untersuchungsobjekte mit unterschiedlichen Merkmalsausprägungen befinden. Will man dennoch auf diese Hilfsmaßnahme nicht verzichten, ist darauf zu achten, daß der Anteil der auf diese Kategorie entfallenden Untersuchungsobjekte möglichst klein ist.

Ein wichtiges Anwendungsfeld, für das diese Vorschriften gelten, ist die sog. quantitative Inhaltsanalyse, über die auf S. 138ff. berichtet wird.

Tafel 14 zeigt ein Kategoriensystem für das Merkmal „Moralisches Urteilsverhalten Jugendlicher". Es wurde hier bewußt ein nicht ganz einfaches (und z. T. umstrittenes) Merkmal herausgegriffen, um die Problematik derartiger Kategorienbildungen aufzuzeigen. Diese Problematik wird deutlich, wenn man versucht, eigene Beispiele in die vorgegebenen Kategorien einzuordnen.

Liegt fest, nach welchen Kriterien die Untersuchungsobjekte klassifiziert werden sollen, wird durch einfaches Zählen bestimmt, wie häufig die einzelnen Kategorien besetzt sind. Die Datenerhebung endet mit der Angabe der Häufigkeiten für die einzelnen Kategorien, evtl. ergänzt durch eine graphische Darstellung der Resultate z. B. in Form von Säulendiagrammen. Wird die Kategorienbesetzung in Prozentzahlen angegeben, darf auf die Angabe der Anzahl aller Untersuchungsobjekte (Basis) nicht verzichtet werden.

Häufig werden die Untersuchungsobjekte nicht nur bezüglich eines, sondern bezüglich mehrerer Merkmale klassifiziert. Die Auszählung von Merkmalskombinationen führt zu zwei- oder mehrdimensionalen „*Kontingenztafeln*", die darüber informieren, welche Merkmalskategorien besonders häufig gemeinsam auftreten.

In Tabelle 4 wurden psychiatrische Patienten sowohl nach der Art ihres Leidens als auch nach ihrer sozialen Herkunft aufgeschlüsselt (nach Gleiss et al., 1973).

Die zweidimensionale Kontingenztafel (Kreuztabelle) dieser Merkmale zeigt, daß Alkoholismus offensichtlich bei den untersuchten Patienten aus niedrigeren sozialen Schichten häufiger auftrat als

Tabelle 4. Kreuztabelle der Merkmale soziale Herkunft und Art der Erkrankung für n=300 psychiatrische Patienten. (Nach Gleiss et al., 1973)

	Hohe soziale Schicht (%)	Niedrige soziale Schicht (%)
Psychische Störungen des höheren Lebensalters	44 (35,2)	53 (30,3)
Abnorme Reaktionen	29 (23,2)	48 (27,4)
Alkoholismus	23 (18,4)	45 (25,7)
Schizophrenie	15 (12,0)	23 (13,1)
Manisch depressives Leiden	14 (11,2)	6 (3,4)
	125 (100)	175 (99,9)

in höheren sozialen Schichten (25,7% gegenüber 18,4%) und daß umgekehrt Patienten höherer sozialer Schichten häufiger manisch-depressiv waren als Patienten niederer sozialer Schichten (11,2% gegenüber 3,4%). Hätte man vor der Auszählung eine begründete Hypothese über den Zusammenhang zwischen der Art der Erkrankung und der sozialen Schicht formuliert, so könnte diese (auf die Population bezogene) Hypothese mit einem sog. χ^2-Verfahren überprüft werden (vgl. Anhang E; zur Auswertung mehrdimensionaler Kontingenztafeln sei z. B. auf Bortz et al., 1990, Abschnitt 5.6 verwiesen).

4.1.2 Quantitative Merkmale

Die Beschreibung von Untersuchungsobjekten durch quantitative Merkmale wie z. B. Körpergröße, Reaktionszeit, Testleistung, Pulsfrequenz etc. (kardinalskalierte Merkmale; vgl. S. 68) beginnt mit der *Urliste*, d. h. mit einer Auflistung aller individuellen Merkmalsausprägungen, die sämtliche Informationen für weitere statistische Berechnungen enthält. In Zeiten der elektronischen Datenerfassung und -verarbeitung besteht die Urliste in der Regel aus einer sog. Rohdaten-Datei. Um sich ein Bild von der Verteilungsform des Merkmales zu verschaffen (z. B. um zu erkennen, ob Intelligenztestwerte bei Realschülern anders verteilt sind als bei Gymnasialschülern), ist es erforderlich, das Merkmal in Kategorien einzuteilen. Die Häufigkeiten in diesen Kategorien sind dann die Grundlage einer tabellarischen oder graphischen Darstellung des Datenmaterials. Es ist darauf zu achten, daß die Kategorien weder zu eng noch zu breit sind, was letztlich auf die Festlegung der Anzahl der Kategorien hinausläuft. Zu breite Kategorien verdecken möglicherweise typische Eigenarten der Verteilungsform, und zu enge Kategorien führen zu einer überdifferenzierten Verteilungsform, in der zufällige Irregularitäten stark dominieren. Letzteres wird um so mehr der Fall sein, je kleiner die Anzahl der Untersuchungsobjekte ist. Bei der Verwendung von Statistik-Software ist darauf zu achten, daß die vom System vorgegebenen Kategorienbreiten keinesfalls immer die optimalen sind und nicht kritiklos übernommen werden sollten (ausführlichere Informationen zur Ka-

TAFEL 14

Qualitative Kategorien des moralischen Urteils

Zur Frage der Entwicklung des moralischen Urteils legte Kohlberg (1971, zit. nach Eckensberger und Reinshagen, 1980) ein qualitatives Kategoriensystem vor, das die Klassifikation moralischer Urteils- und Denkweisen ermöglichen soll. Die sechs Stufen dieses Systems repräsentieren nach Angabe des Autors hierarchisch geordnete Phasen in der moralischen Entwicklung eines Individuums und stellen damit eine Ordinalskala dar. Die Beschreibung der Stufen lautet:

Stufe 1: Orientierung an Strafe und Gehorsam
Die materiellen Folgen einer Handlung bestimmen, ob diese gut oder schlecht ist; dabei ist es gleichgültig, welche Bedeutung oder welchen Wert diese Folgen für einen Menschen haben. Das Vermeiden von Strafe und das bedingungslose Unterwerfen unter Personen, die die Macht haben, werden um ihrer selbst willen akzeptiert.

Stufe 2: Orientierung am instrumentellen Realismus
Eine „richtige" Handlung ist eine Handlung, die der Befriedigung eigener und gelegentlich fremder Bedürfnisse dient (also als „Instrument" für eine Bedürfnisbefriedigung dient). Zwischenmenschliche Beziehungen werden wie „Handel" verstanden, Elemente von „Fairness", „Reziprozität" und „Gleichverteilung" sind bereits vorhanden, aber sie werden immer materiell-pragmatisch aufgefaßt. Reziprozität ist also keine Sache der Loyalität, Dankbarkeit oder Gerechtigkeit, sondern sie wird verstanden im Sinne von „wie du mir, so ich dir".

Stufe 3: Orientierung an zwischenmenschlicher Übereinkunft oder daran, ein „guter Junge" bzw. ein „liebes Mädchen" zu sein
Ein Verhalten ist dann gut, wenn es anderen gefällt, ihnen hilft oder wenn es von anderen befürwortet wird. Auf dieser Stufe gibt es viel Konformität mit stereotypen Vorstellungen über das Verhalten der „Mehrheit" oder über „natürliches" Verhalten. Häufig wird Verhalten schon nach den (zugrundeliegenden) Intentionen beurteilt; „er meint es gut" wird erstmals wichtig. Man erntet Anerkennung, wenn man „nett" oder „lieb" ist.

Stufe 4: Orientierung an „Gesetz und Ordnung"
Man orientiert sich an Autorität, festen Regeln und der Aufrechterhaltung der sozialen Ordnung. Richtiges Verhalten besteht darin, seine Pflicht zu tun, Respekt der Autorität gegenüber zu zeigen und die gegebene soziale Ordnung um ihrer selbst willen zu erhalten.

Stufe 5: Orientierung an „sozialen Verträgen" und am „Recht"
Man neigt dazu, eine Handlung in ihrem Bezug zu allgemeinen persönlichen Rechten als richtig zu definieren und in bezug auf Maßstäbe, die kritisch geprüft sind und über die sich die gesamte Gesellschaft einig ist. Man ist sich deutlich bewußt, daß persönliche Werte und Meinungen relativ sind und betont entsprechend Vorgehensweisen, wie man zu einer Übereinstimmung in diesen Fragen gelangen kann. Über das hinaus, worüber man sich verfassungsmäßig und demokratisch geeinigt hat, ist (jedoch) das richtige Handeln eine Frage persönlicher Entscheidungen. Die Auffassung auf dieser Stufe enthält (zwar) eine Betonung des „legalen Standpunktes", aber unter (gleichzeitiger) Betonung der Möglichkeit, das Gesetz unter Bezug auf rationale Überlegungen über die soziale Nützlichkeit zu ändern (und nicht es „einzufrieren" wie auf Stufe 4).

Stufe 6: Orientierung an universellen ethischen Prinzipien
„Das Richtige" wird durch eine Gewissensentscheidung in Übereinstimmung mit selbstgewählten ethischen Prinzipien definiert, die universelle Existenz und Konsistenz besitzen. Es sind keine konkreten moralischen Regeln wie die Zehn Gebote, sondern abstrakte Richtlinien (kategorischer Imperativ!). Im Kern handelt es sich um die universellen Prinzipien der Gerechtigkeit, der Reziprozität und der Gleichheit menschlicher Rechte.

TAFEL 14

Die *Handhabung des Kategoriensystems* sei im folgenden auszugsweise an einem Beispiel verdeutlicht:
Eine Frau ist unheilbar an Krebs erkrankt. Es gibt nur ein einziges Medikament, von dem die Ärzte vermuten, daß es sie retten könnte; es handelt sich um eine Radiumverbindung, die ein Apotheker vor kurzem entdeckt hat. Das Medikament ist schon in der Herstellung sehr teuer, aber der Apotheker verlangt darüber hinaus das Zehnfache dessen, was ihn die Herstellung selbst kostet. Er zahlt DM 2000,– für das Radium und verlangt DM 20000,– für das Medikament. Heinz, der Mann der kranken Frau, versucht, sich das Geld zusammenzuborgen, bekommt aber nur die Hälfte des Preises zusammen. Er macht dem Apotheker klar, daß seine Frau im Sterben liegt und bittet ihn, das Medikament billiger abzugeben und ihn den Rest später bezahlen zu lassen. Der Apotheker sagt jedoch: „Nein! Ich habe das Medikament entdeckt, ich will damit Geld verdienen!" In seiner Verzweiflung bricht Heinz in die Apotheke ein und stiehlt das Medikament für seine Frau.

Es gilt nun, Antworten auf die Frage, ob bzw. warum Heinz das Medikament stehlen sollte, nach den oben aufgeführten Kategorien zu klassifizieren. Hier einige Beispiele (die von Kohlberg getroffenen Zuordnungen findet man unten):

1. Ja, wenn jemand stirbt und wenn man diesen Menschen wirklich liebt, dann ist das eine legitime Entschuldigung, aber nur unter diesen Umständen – wenn man das Medikament auf keine andere Weise bekommen kann.
2. Nein, ich meine, er sollte auf keinen Fall stehlen. Er könnte ins Gefängnis kommen. Er sollte einfach nicht stehlen.
3. Nein, Heinz steht vor der Entscheidung, ob er berücksichtigen will, daß andere Menschen das Medikament ebenso sehr benötigen wie seine Frau. Er sollte nicht nach den besonderen Gefühlen zu seiner Frau handeln, sondern auch den Wert aller anderen Leute bedenken.
4. Ja, wenn er bereit ist, die Konsequenzen aus dem Diebstahl zu tragen (Gefängnis, etc.). Er sollte das Medikament stehlen, es seiner Frau verabreichen und sich dann den Behörden stellen.
5. Ja, ein Menschenleben ist unbegrenzt wertvoll, während ein materielles Objekt – in diesem Fall das Medikament – das nicht ist. Das Recht der Frau zu leben rangiert vor dem Recht des Apothekers auf Gewinn.
6. Ja, er sollte das Medikament stehlen. Der Apotheker ist habgierig und Heinz braucht das Medikament nötiger als der Apotheker das Geld. Wenn ich an Heinz' Stelle wäre, ich würde es tun und das restliche Geld vielleicht später zahlen.

(Kohlbergs Zuordnungen: Antwort 1: Stufe 3, Antwort 2: Stufe 1, Antwort 3: Stufe 6, Antwort 4: Stufe 4, Antwort 5: Stufe 5, Antwort 6: Stufe 2)

tegorisierung von Merkmalen findet man z. B. bei Bortz et al., 1990, Abschnitt 3.3.1).

Tafel 15 (S. 133) zeigt, wie aus einer Urliste der Weitsprungleistungen von 500 Schülern eine Häufigkeitsverteilung erstellt wird.

Enthält eine Urliste Extremwerte, so daß bei einem vollständigen Kategoriensystem mehrere aufeinanderfolgende Kategorien unbesetzt blieben, verwendet man einfachheitshalber offene Randkategorien, in die alle Werte gezählt werden, die größer sind als die Obergrenze der obersten Kategorie oder kleiner als die Untergrenze der untersten Kategorie. Für weitere mathematische Berechnungen sind derart gruppierte Daten allerdings unbrauchbar, es sei denn, die genauen Extremwerte sind bekannt.

4.1.3 Indexbildung

Sozialwissenschaften befassen sich häufig mit Merkmalen, deren Operationalisierung die Regi-

TAFEL 15

Kategorisierung eines quantitativen Merkmals

Das folgende Beispiel zeigt, wie man aus einer Urliste eine Merkmalsverteilung anfertigt. Es handelt sich um Weitsprungleistungen (in Metern mit 2 Nachkommastellen) von 500 Schülern, auf deren Wiedergabe wir verzichten. Die Einzelwerte werden in 11 Kategorien gruppiert.

Anzahl der Kategorien:	11
Größter Wert:	6,10 m
Kleinster Wert:	3,40m
Variationsbreite (range):	6,10–3,40m=2,70m
Kategorienbreite:	0,25 m
Kategoriengrenzen:	3,40–3,64m 3,65–3,89m 3,90–4,14m ⋮

Berechnung der Kategorienmitten (veranschaulicht an der 1. Kategorie):

$$\frac{3{,}40 + 3{,}64}{2} = 3{,}52$$

Häufigkeitsverteilung:

Kategoriengrenzen (m)	Kategorienmitten (m)	Häufigkeit
3,40 –3,64	3,52	1
3,65 –3,89	3,77	9
3,90 –4,14	4,02	18
4,15 –4,39	4,27	33
4,40–4,64	4,52	51
4,65 –4,89	4,77	108
4,90– 5,14	5,02	192
5,15 –5,39	5,27	61
5,40 –5,64	5,52	19
5,65 –5,89	5,77	6
5,90 –6,14	6,02	2

Die folgende Abbildung veranschaulicht diese Verteilung graphisch.

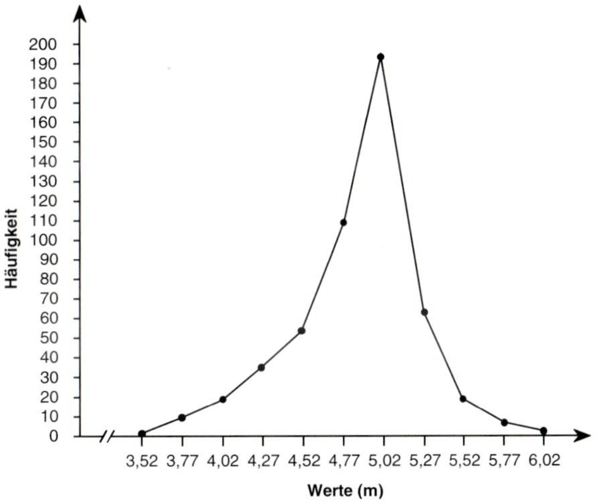

strierung und Zusammenfassung mehrerer Teilmerkmale erforderlich macht. Die Zusammenfassung mehrerer Einzelindikatoren bezeichnen wir als *Index*. Beispiel: Die Gesamtnote für einen Aufsatz berücksichtigt die Rechtschreibung, den Stil und den Inhalt des Textes. Jeder dieser drei Einzelindikatoren trägt zur Gesamtqualität des Aufsatzes bei. Entsprechend setzt sich die Gesamtnote aus den Werten für diese Teilaspekte zusammen. Werden etwa Noten für Rechtschreibung, Stil und Inhalt vergeben, so kann der Index „Gesamtnote“ als einfacher Mittelwert berechnet werden. Dabei würde jeder Indikator das gleiche Gewicht erhalten.

! **Ein Index ist ein Meßwert für ein komplexes Merkmal, der aus den Meßwerten mehrerer Indikatorvariablen zusammengesetzt wird.**

Man könnte nun aber argumentieren, daß letztlich der Inhalt das entscheidende Merkmal eines Aufsatzes sei und deswegen die Gesamtnote stärker beeinflussen sollte als z. B. Rechtschreibfehler. Dies würde nahelegen, daß man z. B. die Note für den Inhalt doppelt gewichtet. Daraus ergibt sich dann folgende Formel eines Indexes „Gesamtnote", der aus intervallskalierten Indikatoren gebildet wird:

$$\text{Note}_{\text{Gesamt}} = \frac{2 \cdot (\text{Note}_{\text{Inhalt}}) + \text{Note}_{\text{Stil}} + \text{Note}_{\text{Rechtschreibung}}}{4}$$

Auswahl und Art der Indikatoren

Die Qualität eines Indexes hängt wesentlich davon ab, ob alle relevanten Dimensionen ausgewählt und angemessen gewichtet wurden. Die Auswahl der Dimensionen erfolgt nach Maßgabe theoretischer Überlegungen und empirischer Vorkenntnisse und muß sich in der Praxis bewähren. Angenommen man konstruiert auf der Basis von Expertenurteilen und klinischen Befunden einen Index „Operationstauglichkeit" von Transplantationspatienten, in den u. a. die Anzahl vorausgegangener Infektionen, das Lebensalter, die psychische Verfassung, die Stabilität des Herz-Kreislauf-Systems etc. eingehen. Diesen Index könnte man erproben, indem er zunächst ohne jeden Einfluß auf Operationsentscheidungen einfach bei allen Patienten berechnet wird. Zeigt sich ein substantieller Zusammenhang zwischen Operationserfolg und Indexwert, so spricht dies für die praktische Tauglichkeit der berechneten Indizes.

Die für die Indexbildung ausgewählten Einzelindikatoren können dichotom (zweistufig wie z. B. „vorhanden – nicht vorhanden", „ja – nein", „trifft zu – trifft nicht zu") oder polytom sein (mehrstufig wie z. B. Einkommensgruppen, Berufsgruppen oder die auf S. 163ff. behandelten Rating-Skalen). In jedem Fall muß es sich jedoch im Hinblick auf das komplexe Zielmerkmal um geordnete Kategorien handeln (d. h. mindestens Ordinalskalenniveau). Arbeitet man mit nominalen Indikatoren, stellt man bald fest, daß sich bei gleichzeitiger Berücksichtigung mehrerer Dimensionen eine Vielzahl von Merkmalskombinationen ergeben. Die Indexbildung reduziert diese Merkmalskombinationen auf eine übersichtliche Zahl von Indexwerten (vgl. Schnell et al., 1993, S. 180ff).

Diese strukturierende Funktion der Indexbildung spielt auch bei einer der bekanntesten Anwendungen dieser Technik eine Rolle: dem Index für soziale Schicht (vgl. Tafel 16). Indikativ dafür, zu welcher Schicht eine Person gehört, sind Ausbildung, Beruf und Einkommen. Alle drei Indikatoren werden üblicherweise in geordneten Kategorien erhoben.

Scheuch (1961, vgl. auch Scheuch und Daheim, 1970) berücksichtigt 17 verschiedene Ausprägungen für die Berufsposition, 12 Nettoeinkommensgruppen und 11 verschiedene Ausprägungen der Schulbildung. Somit ergeben sich 17·12·11=2244 verschiedene Merkmalskombinationen. Natürlich scheint es wenig sinnvoll, 2244 soziale Schichten in der Gesellschaft zu postulieren. Der Index komprimiert die Informationen auf die Unterscheidung zwischen sechs Schichten.

Gerade anhand des Schicht-Indexes wird deutlich, daß die Gültigkeit der Auswahl und Gewichtung von Indikatoren zeitabhängig sein kann. Im Zuge der Modernisierung und Individualisierung der Gesellschaft sind Schichtzuordnungen zum einen durch wachsende soziale Mobilität (d. h. Aufstiegs- und Abstiegsbewegungen zwischen den Schichten), zum anderen auch durch neue, untypische Kombinationen (z. B. promovierter Akademiker fährt Taxi) fraglich geworden bzw. erneuerungsbedürftig (vgl. Geißler, 1992, Kap. 4). Zudem wird darauf hingewiesen, daß die gängigen Indizes für Schicht und sozio-ökonomischen Status an männlichen Berufshierarchien orientiert sind und im Hinblick auf geschlechtsspezifische Unterschiede im Berufsleben modifiziert werden sollten (vgl. Powers, 1982).

Zusammenfassung der Indikatoren

Nach Art der rechnerischen Zusammenfassung der Einzelindikatoren werden verschiedene Arten von Indizes unterschieden: ungewichtete additive, multiplikative und gewichtete additive Indizes.

Ungewichteter additiver Index: Die einfachste Form der Indexbildung besteht darin, die Ausprägungen der Indikatorvariablen einfach zu addieren. (Bei dichotomen Antwortvorgaben führt dies z. B. zur Bildung der Summe aller positiv beantworteten Fragen.) Dabei legt man zugrunde, daß alle Indikatoren das komplexe Merkmal mit derselben

TAFEL 16

Index zur Messung der sozialen Schicht

Als Beispiel für eine Indexbildung, die auf verschiedenen, getrennt erhobenen Variablen basiert, geben wir hier die Kurzfassung des „Index zur Messung der sozialen Schicht" wieder (Scheuch, 1961). Das Instrument ist (bei einer Aktualisierung der Einkommensverhältnisse) bis heute im Gebrauch. (Weitere Informationen zur Schichtproblematik findet man bei Bornschier, 1991; Helfen und Laga, 1975; Kleining und Moore, 1968 sowie bei Lippe, 1972.)

1. Beruf des Hauptermährers

Welchen Beruf üben Sie jetzt aus? Bitte beschreiben Sie mir doch einmal, was Sie so in Ihrer Stellung zu tun haben.
(Bei Arbeitslosen und Rentnern wurde der frühere Beruf erfragt. Bei Ehefrauen wurde der Beruf des Haupternährers erfragt.)

Arbeiter:
- Ungelernte Arbeiter = 1 Punkt
- Angelernte Arbeiter = 4 Punkte
- Gewöhnliche Facharbeiter = 9 Punkte
- Höchstqualifizierte Facharbeiter = 13 Punkte

Angestellte:
- Ausführende Angestellte = 10 Punkte
- Qualifizierte Angestellte = 16 Punkte
- Leitende Angestellte = 27 Punkte

Beamte:
- Untere Beamte = 10 Punkte
- Mittlere Beamte = 16 Punkte
- Leitende Beamte = 23 Punkte

Selbständige:
- Kleine Selbständige = 15 Punkte
- Mittlere Selbständige = 20 Punkte
- Führende Selbständige = 30 Punkte
- Freie Berufe, intellektuelle Berufe = 25 Punkte
- Kleine Landwirte (5 ha/20 Morgen) = 15 Punkte
- Mittlere Landwirte (20 ha/60 Morgen) = 20 Punkte
- Große Landwirte = 23 Punkte

Bei Arbeitslosen wird von der jeweiligen Punktzahl für den Beruf 1 Punkt abgezogen.

2. Einkommen des Haupternährers

Wie hoch war Ihr Einkommen im letzten Monat nach den Abzügen?
(Der Interviewer hatte durch Nachfragen das Nettoeinkommen des Haupternährers festzustellen.)

unter 149 DM = 1 Punkt
150–299 DM = 3 Punkte
300–399 DM = 5 Punkte
400–499 DM = 6 Punkte
500–599 DM = 8 Punkte
600–699 DM = 9 Punkte
700–799 DM = 10 Punkte
800–899 DM = 12 Punkte
900–999 DM = 13 Punkte
1000–1499 DM = 16 Punkte
1500–1999 DM = 19 Punkte
2000 DM und mehr = 20 Punkte

3. Schulbildung des Befragten

Welche Schule haben Sie zuletzt besucht?

Volksschule, unvollständig = 0 Punkte
Volksschule ohne Lehre = 2 Punkte
Volksschule mit Lehre = 4 Punkte
Handelsschule oder Mittelschule ohne Abschluß = 5 Punkte
Höhere Schule bis Obertertia = 7 Punkte
Mittlere Reife = 9 Punkte
Höhere Schule länger als Untersekunda, ohne Abitur = 11 Punkte
Höhere Fachschule mit Abschluß = 12 Punkte
Abitur = 14 Punkte
Hochschule ohne Abschluß = 18 Punkte
Hochschule mit Abschluß = 20 Punkte

Die Addition der erzielten Punkte ergibt die Ausprägung des Merkmals „Soziale Schicht", das in folgende Kategorien eingeteilt wird:
Untere Unterschicht = 0–14 Punkte
Obere Unterschicht = 15–22 Punkte
Untere Mittelschicht = 23–29 Punkte
Mittlere Mittelschicht = 30–39 Punkte
Obere Mittelschicht = 40–49 Punkte
Oberschicht = 50 und mehr Punkte

Präzision messen und theoretisch von gleicher Bedeutung sind. Diese Vorstellung ist genau zu begründen und in ihrem Vereinfachungsgrad nicht unproblematisch. Dennoch sind additive Indizes sehr verbreitet; auch additive Summenscores aus Fragebögen (vgl. S. 203) sind vom Verfahren her als Indexwerte zu kennzeichnen.

Inhaltlich ermöglicht ein additiver Index Kompensationen, d. h. ein geringer Wert auf einem Indikator kann durch einen höheren Wert auf einem anderen Indikator kompensiert werden. Dies ist etwa bei dem Schicht-Index von Scheuch (1961) der Fall: geringe Bildung kann durch hohes Einkommen kompensiert werden, d. h. eine Person mit hoher Bildung und geringem Einkommen kann denselben Indexwert erhalten wie eine Person mit geringer Bildung und hohem Einkommen. Genauso ist es bei der additiv zusammengesetzten Aufsatznote: schlechte Rechtschreibung kann durch guten Stil kompensiert werden und umgekehrt.

Multiplikativer Index: Wenn ein Index bestimmte Mindestausprägungen auf allen Indikatorvariablen voraussetzt, die sich wechselseitig nicht kompensieren, sollten die Teilindikatoren multiplikativ zu einem Gesamtindex verknüpft werden. Durch die multiplikative Verknüpfung erhält der zusammenfassende Index den Wert Null, wenn mindestens eine Indikatorvariable den Wert Null aufweist. Schnell (1993, S. 184) nennt das folgende didaktisch vereinfachte Beispiel: Ein Index zur Voraussage des Studienerfolgs könnte sich multiplikativ aus den Indikatoren „Fleiß" und „Begabung" zusammensetzen. Sowohl völlig ohne Begabung als auch ohne jeden Fleiß scheint der Studienerfolg fraglich. Erhält nur einer der beiden Indikatoren den Wert Null, so ergibt sich auch für den Gesamtwert Null (kein Studienerfolg).

Gewichteter additiver Index: Gewichtete additive Indizes ermöglichen eine differenzierte Behandlung der einzelnen Indikatoren. Über Techniken zur Bestimmung angemessener Gewichte informieren die folgenden Ausführungen.

Gewichtung der Indikatoren

Entscheidet man sich für einen gewichteten additiven Index, stellt sich die Frage, wie die Gewichtungsfaktoren zu bestimmen sind. Will man beispielsweise das Merkmal „Rechtschreibleistungen" operationalisieren, könnte sich herausstellen, daß die schlichte Addition von Schreibfehlern ein problematischer Indikator dieses Merkmals ist. Flüchtigkeitsfehler beispielsweise könnten nachsichtiger behandelt werden, während Fehler, die grundlegende Rechtschreibregeln verletzen, härter zu „bestrafen" wären. Wie jedoch soll ermittelt werden, wie gravierend verschiedene Rechtschreibfehlerarten sind bzw. allgemein: Mit welchem Gewicht sollen die beobachteten Indikatorvariablen in die Indexberechnung eingehen?

Gewichtsbestimmung durch Experten-Rating: Eine einfache Lösung dieses Problems besteht darin, die Gewichtung der Indikatoren durch Experten vornehmen zu lassen (normative Indexbildung). Im Rechtschreibbeispiel wäre also das Wissen erfahrener Pädagogen zu nutzen, um die relative Bedeutung verschiedener Rechtschreibfehler einzuschätzen (sog. Experten-Rating). Zur Sicherung der Objektivität der Vorgehensweise ist es allerdings ratsam, die Gewichtung von mehreren, unabhängig urteilenden Fachleuten vornehmen zu lassen. Erst wenn die Expertenurteile hinreichend gut übereinstimmen (zur Überprüfung der Urteilerübereinstimmung vgl. S. 252 ff.), bilden die durchschnittlichen Bewertungen eine akzeptable Grundlage für eine gewichtete Indexbildung.

Empirisch-analytische Gewichtsbestimmung: Bei quantitativen Indikatorvariablen besteht die Möglichkeit, die relative Bedeutung der einzelnen Indikatoren empirisch mit Hilfe geeigneter statistischer Analysetechniken zu bestimmen (vgl. hierzu auch Perloff und Persons, 1984). Wenn beispielsweise das Merkmal „Schmerz" durch unterschiedliche Ausprägungen von Indikatorvariablen wie „beißend", „brennend", „pochend", „dumpf" etc. charakterisiert wird, könnte die Frage interessieren, wie stark bzw. mit welchem Gewicht diese Empfindungsvarianten an typischen Schmerzbildern (Migräne, Muskelzerrung, Magenschmerzen etc.) beteiligt sind. Zur Beantwortung dieser Frage wäre die sog. Faktorenanalyse ein geeignetes Verfahren (vgl. Anhang A).

Die explorative Faktorenanalyse geht von den wechselseitigen Zusammenhängen der Einzelindi-

TAFEL 17

Gewichtete Indexbildung am Beispiel „Einstellung zu staatlichen Ordnungsmaßnahmen"

Boden et al. (1975) setzten in einer Untersuchung über die Beeinflussung politischer Einstellungen durch Tageszeitungen einen Fragebogen ein, der u. a. die folgenden Behauptungen über staatliche Ordnungsmaßnahmen enthielt:

Ablehnung Zustimmung

	−2	−1	0	1	2
1) Es ist das gute Recht eines jeden jungen Mannes, den Wehrdienst zu verweigern. (-0,55)	o				x
2) Studierende, die den Lehrbetrieb boykottieren, sollten kein Stipendium erhalten. (0,52)		x			o
3) Der Staat sollte nicht davor zurückschrecken, Arbeitsscheue zur Arbeit zu zwingen. (0,50)		x		o	
4) Verbrecher sollten härter angefaßt werden. (0,38)			x		o
5) Auch in der Demokratie muß es möglich sein, radikale Parteien zu verbieten. (0,36)		x			o
6) Die Demonstration ist ein geeignetes Mittel zur politischen Meinungsäußerung. (– 0,35)			o		x

Die Einschätzungen dieser Behauptungen durch Person A wurden durch ein Kreuz (x) und die einer Person B durch einen Kreis (o) markiert. Eine (hier nicht vollständig wiedergegebene) Faktorenanalyse führte zu einem Faktor, der für die sechs Behauptungen die in Klammern aufgeführten Werte als „Faktorladungen" auswies. Der Höhe dieser Ladungen ist zu entnehmen, wie gut die Behauptungen den Faktor „Einstellung zu Staatlichen Ordnungsmaßnahmen" repräsentieren.

Unter Verwendung der Faktorladungen als Gewichte der Einzelbehauptungen ergeben sich für das komplexe Merkmal „Einstellung zu staatlichen Ordnungsmaßnahmen" die folgenden gewichteten Summen als Einstellungswerte:

Person A:

$$(-0{,}55)\cdot 2+0{,}52\cdot(-1)+0{,}50\cdot(-1)+0{,}38\cdot 0+0{,}36\cdot(-1)+(-0{,}35)\cdot 2=-3{,}18$$

Person B:

$$(-0{,}55)\cdot(-2)+0{,}52\cdot 2+0{,}50\cdot 1+0{,}38\cdot 2+0{,}36\cdot 2+(-0{,}35)\cdot 0=4{,}12$$

Offensichtlich bewerten diese beiden Personen staatliche Ordnungsmaßnahmen sehr unterschiedlich: Person A (–3,18) befürwortet staatliche Ordnungsmaßnahmen erheblich weniger als Person B (4,12).

katoren aus, die als Korrelationen quantifizierbar sind (sog. Korrelationsmatrix). Nur wenn Variablen untereinander hoch korrelieren (also gemeinsame Varianzanteile aufweisen), ist es überhaupt sinnvoll, sie als gemeinsame Indikatoren für ein komplexes Merkmal zu verwenden. Die Faktorenanalyse extrahiert nun aus der Korrelationsmatrix einen sog. Faktor, der inhaltlich das Gemeinsame der Indikatoren umfaßt. Für jede Variable wird zudem eine sog. Faktorladung berechnet, die angibt, wie eng der Zusammenhang zwischen der Indikatorvariablen und dem latenten Merkmal (Faktor) ist. Diese Faktorladungen haben einen Wertebereich von −1 bis +1 und können als Gewichtungsfaktoren dienen. Im oben genannten Beispiel würde man also erfahren, mit welchem Gewicht Merkmale wie „beißend", „brennend" oder „pochend" z. B. am typischen Migräneschmerz beteiligt sind.

Ein weiteres Beispiel zur Indexbildung mittels Faktorenanalyse erläutert Tafel 17.

Wendet man diese Indexbildung auf eine Stichprobe von Personen an, läßt sich das so operationalisierte Merkmal in der bereits bekannten Weise kategorisieren und auszählen.

Resultieren in der Faktorenanalyse mehrere substantielle Faktoren, ist dies ein Beleg dafür, daß die Indikatoren kein eindimensionales Merkmal, sondern mehrere Dimensionen erfassen, was für die Theoriebildung über das interessierende Merkmal sehr aufschlußreich sein kann. Gegebenenfalls wird man dann das komplexe Merkmal nicht nur mit einem, sondern mit mehreren gewichteten Indizes erfassen. Die Gewichte für diese Indizes entsprechen den Ladungen der Indikatorvariablen auf den jeweiligen Faktoren.

Statt explorativer Faktorenanalysen können auch konfirmative Faktorenanalysen zur Ermittlung von Gewichtungsfaktoren eingesetzt werden. Konfirmative Faktorenanalysen dienen dazu, ein sog. „Meßmodell", das die Zusammenhänge zwischen Indikatoren und latenter Variable spezifiziert, zu überprüfen. Während die explorative Faktorenanalyse Faktorladungen als Gewichte aus den Daten errechnet, können bei konfirmativen Faktorenanalysen Gewichtungsfaktoren vorgegeben und auf ihre Gültigkeit geprüft werden (vgl. z. B. Bortz, 1993, S. 440 ff).

Eine weitere Technik zur empirisch-analytischen Gewichtsbestimmung stellt die sog. multiple Regressionsrechnung dar (vgl. Bortz, 1993, Kap. 13.2). Hierbei wird ermittelt, welche Bedeutung verschiedene Indikatorvariablen für ein bestimmtes Kriterium haben (Beispiel: Wie wichtig sind die letzte Mathematiknote, die Vorbereitungszeit, die Leistungsmotivation und das Konzentrationsvermögen für die Punktzahl in einer Statistikklausur).

Index als standardisierter Wert

Der Begriff „Index" wird noch in einer zweiten Bedeutung verwendet, nämlich wenn es darum geht, quantitative Angaben zu standardisieren, etwa indem man sie mit einer festgelegten Größe in Beziehung setzt. Beispiele dafür sind der Scheidungsindex (Anzahl der Ehescheidungen je 1000 bestehender Ehen) oder der Fruchtbarkeitsindex (Anzahl der Lebendgeborenen bezogen auf 1000 Frauen im Alter zwischen 15 und 45 Jahren). Solche standardisierten Werte finden z. B. in der Demographie Verwendung, sind aber auch aus dem Alltag bekannt. Ein Beispiel wäre der sog. Pearl-Index, der die Sicherheit von Verhütungsmitteln quantifiziert und der sich aus der Anzahl der Schwangerschaften errechnet, die unter 100 sog. „Frauenjahren" zustandekommen (d. h. wenn 100 Frauen je 1 Jahr das fragliche Kontrazeptivum anwenden bzw. hypothetisch eine Frau das Präparat 100 Jahre lang einsetzt).

4.1.4 Quantitative Inhaltsanalyse

Eine wichtige Anwendung findet die Datenerhebungsmethode des Zählens bei quantitativen Inhaltsanalysen, die das Ziel verfolgen, Wortmaterial hinsichtlich bestimmter Aspekte (stilistische, grammatische, inhaltliche, pragmatische Merkmale) zu quantifizieren. Das Wortmaterial besteht entweder aus vorgefundenen Textquellen (Dokumenten) oder wird vom Forscher im Verlaufe von Datenerhebungen (Beobachtung, Befragung) selbst erzeugt. So entstehen etwa bei Fremd- und Selbstbeobachtungen Beobachtungsprotokolle und Tagebuchnotizen, bei mündlichen und schriftlichen Befragungen fallen Interviewmitschriften und Aufsätze an. Auch die Beantwortungen offener Fragen (z. B. „Was ist Ihrer Meinung nach zur Zeit das vordringlichste außenpolitische Problem?") sind inhaltsanalytisch auswertbar, obwohl sie keinen fortlaufenden Text bilden.

Die quantitative Inhaltsanalyse (Textanalyse, Content Analysis) strebt eine Zuordnung der einzelnen Teile eines Textes zu ausgewählten, übergreifenden Bedeutungseinheiten (Kategorien) an. Wieviele Textteile in die verwendeten Kategorien fallen, kennzeichnet die Eigenschaften eines Textes. Demgegenüber werden bei qualitativen Inhaltsanalysen die zugeordneten Textteile nicht ausgezählt, sondern interpretiert und z. B. unter Zuhilfenahme tiefenpsychologischer Theorien mit der Zielsetzung gedeutet, verborgene Sinnzusammenhänge zu ergründen (zur qualitativen Inhaltsanalyse s. Abschnitt 5.3).

! Die quantitative Inhaltsanalyse erfaßt einzelne Merkmale von Texten, indem sie Textteile in Kategorien, die Operationalisierungen der interessierenden Merkmale darstellen, einordnet. Die Häufigkeiten in den einzelnen Kategorien geben Auskunft über die Merkmalsausprägungen des untersuchten Textes.

Die Inhaltsanalyse wird zuweilen als Datenerhebungsmethode, dann wieder als Auswertungsverfahren bezeichnet; beide Sichtweisen haben ihre Berechtigung: Faßt man den Text als „Untersuchungsobjekt" auf, so erscheint die Inhaltsanalyse tatsächlich als Datenerhebungsmethode, weil sie angibt, wie Eigenschaften des Textes zu messen sind. Führt man sich jedoch vor Augen, daß Texte häufig das Resultat von vorausgegangenen Datenerhebungen (Befragungen, Beobachtungen etc.) darstellen, so kann man die Texte auch als „Rohdaten" auffassen, deren Auswertung von den Regeln der Inhaltsanalyse bestimmt wird. Die Ergebnisse einer quantitativen Inhaltsanalyse bestehen aus Häufigkeitsdaten, die mit entsprechenden inferenzstatistischen Verfahren (Chi-Quadrat-Techniken, Konfigurationsfrequenzanalyse etc., vgl. Bortz, 1993; Bortz et al., 1990) zu verarbeiten sind und Hypothesentests ermöglichen.

Geschichte der Inhaltsanalyse

Kritiker der Inhaltsanalyse bezweifeln die Annahme, die Häufigkeiten bestimmter Begriffe oder Sprachformen seien indikativ für den Aussagegehalt eines Textes. Stumpfsinnige „Wortzählerei" könne den komplexen Bedeutungsgehalt von Texten nicht erfassen. In der Tat wird die quantitative Inhaltsanalyse versagen, wenn man aus der Häufigkeit einzelner Textelemente z. B. auf die Logik einer Argumentation, auf ironische Absichten oder mangelnden Sachverstand des Urhebers eines Textes schließen will. Der „pragmatische Kontext", der die inhaltliche Bedeutung eines Textes prägt, kommt bei einer Analyse zu kurz, die Wörter oder Satzteile aus dem Kontext löst und auszählt. Daß die Orientierung an einzelnen Begriffen zu fatalen Fehlschlüssen führen kann, hat sich in der Welt der Datennetze (vgl. Anhang B) anläßlich von Zensurbemühungen sehr eindrücklich gezeigt: In dem Bestreben, Datennetze von vermeintlich pornographischen Inhalten zu säubern, wurden an diversen deutschen Universitäten elektronische Diskussionsgruppen mit sexuellen Inhalten von den lokalen Rechnersystemen (News-Servern) entfernt, wobei man sich am Namen der Gruppen orientierte (vgl. Kadie, 1992). Da alle Diskussionsgruppen entfernt wurden, die den Schlüsselbegriff „Sex" im Titel trugen, war damit auch die computervermittelte Auseinandersetzung über sexuellen Mißbrauch blockiert.

Die quantitative Inhaltsanalyse ist historisch eng mit der Überprüfung von medialen Äußerungen verknüpft. So wurde im 18. Jahrhundert in Schweden die Häufigkeit religiöser Schlüsselbegriffe in lutherischen und pietistischen Texten verglichen, um deren Rechtgläubigkeit zu prüfen. Der wichtigste Anwendungsbereich der quantitativen Inhaltsanalyse war im 19. Jahrhundert die Zeitungsanalyse, im 20. Jahrhundert kamen Hörfunk- und Fernsehsendungen und neuerdings elektronische Medienpublikationen als Untersuchungsobjekte hinzu. Inhaltlich stand bei der inhaltsanalytischen Medienauswertung die Frage nach propagandistischen und ideologischen Gehalten häufig im Mittelpunkt.

Als sozialwissenschaftliche Methode wurde die quantitative Inhaltsanalyse in den 20er und 30er Jahren ausgearbeitet; das erste Lehrbuch stammt von Berelson (1952). Im Zuge der Kritik an quantitativen Methoden in den 70er Jahren wurde verstärkt auf die Einseitigkeiten der – von Kritikern zuweilen als „Discontent Analysis" apostrophierten – quantitativen Inhaltsanalyse hingewiesen. Qualitative Auswertungsverfahren kamen hinzu oder wurden mit quantitativen Strategien kombiniert. Weitere Hinweise zur Geschichte der Inhaltsanalyse sind bei Mayring (1994, S. 160 ff.) zu finden.

Anwendungsfelder

Wie bei jeder Methode, ist auch bei der quantitativen Inhaltsanalyse eine sinnvolle Kritik nur vor dem Hintergrund konkreter Anwendungen möglich. Ob die inhaltsanalytische Auswertung eines Textes nur oberflächliche Wortzählerei ist oder tatsächlich zu neuen Erkenntnissen verhilft, hängt von der Fragestellung ab.

Daß quantitative Inhaltsanalysen durchaus Sinn machen können, zeigt sich etwa daran, daß inhaltsanalytische Befunde recht zuverlässig die Zuordnung von Texten zu ihren Autoren ermöglichen, weil die meisten Autoren charakteristische Vorlieben für bestimmte Wortarten oder Begriffe entwickeln, die sich direkt als Häufigkeiten messen lassen. Inhaltsanalysen von Schulbüchern machten Furore, als sich herausstellte, daß weibliche Akteure vornehmlich in der Rolle von Hausfrauen, Müttern und Krankenschwestern auftraten, während für männliche Akteure eine breite Palette prestigeträchtiger Berufe vorgesehen war.

Eine quantitative Inhaltsanalyse, die nur zwei Kategorien bzw. nominale Variablen (Geschlecht und Beruf) berücksichtigt, erfaßt sicher nicht den gesamten Bedeutungsgehalt der untersuchten Textquellen (Schulbücher). Dies war für die genannte Fragestellung aber auch gar nicht notwendig. Genausowenig wie durch ein Interview der „gesamte Mensch" vollständig erfaßt wird, muß eine Inhaltsanalyse stets alle Merkmale eines Textes berücksichtigen. Die Konzentration auf ausgewählte Fragestellungen (hier Verbreitung von Geschlechterstereotypen) ist in der empirischen Forschung üblich, insbesondere wenn man hypothesenprüfend vorgeht.

Aufsehen erregte auch Ertel (1972), der u.a. die Schriften von prominenten zeitgenössischen Autoren aus Philosophie, Soziologie und Psychologie auf ihren Grad an Dogmatismus untersuchte, wobei er die Häufigkeit bestimmter stilistischer Merkmale (z. B. Verwendung von Superlativen, Alles-oder-Nichts-Aussagen, Verkündung von Gewißheiten etc.) als indikativ für eine dogmatische Haltung definierte (operationale Definition). Pikanterweise erhielten die Vertreter von emanzipatorisch-gesellschaftskritischen Positionen (z. B. Habermas und Adorno als Vertreter der Frankfurter Schule, vgl. S. 280 f.) die höchsten Dogmatismus-Werte, während z. B. Popper und Albert als Vertreter des kritischen Rationalismus (vgl. S. 18 ff.) in ihren Schriften wenig dogmatisch erschienen (eine Kritik dieser Untersuchung lieferte Keiler, 1975, die von Ertel, 1975, mit einer Replik beantwortet wurde).

In den letzten Jahren haben sich neben Partnersuchenden auch Sozialwissenschaftler verstärkt für Kontaktanzeigen interessiert. Mit welchen Attributen sich Inserenten selbst beschreiben, welche Eigenschaften sie sich beim potentiellen Partner wünschen, ob und in welcher Hinsicht sich Kontaktanzeigen von Frauen und Männern, von Hetero- und Homosexuellen unterscheiden, all diese Fragen sind durch quantitative Inhaltsanalysen zu beantworten (vgl. z. B. Willis und Carlson, 1993). Prinzipiell sind quantitative Inhaltsanalysen immer dann indiziert, wenn es darum geht, ausgewählte Einzelaspekte von Texten oder eng umrissene Fragestellungen systematisch und u.U. auch hypothesengeleitet zu untersuchen.

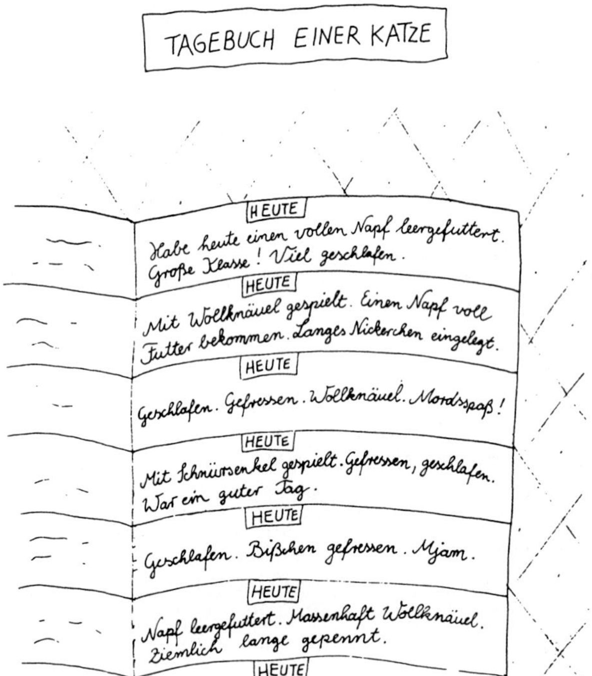

Tagebücher: ein mögliches Anwendungsfeld für die quantitative Inhaltsanalyse. (Aus: The New Yorker: Die schönsten Katzen-Cartoons (1993). München: Knaur. S. 80)

Das Kategoriensystem

Kern jeder quantitativen Inhaltsanalyse ist das Kategoriensystem, das festlegt, welche Texteigenschaften durch Auszählen „gemessen" werden sollen. Versuche, allgemeingültige Kategorien zu erstellen, die für die Verschlüsselung beliebiger Texte geeignet sind, haben sich als wenig fruchtbar erwiesen. Stattdessen sind für unterschiedliche Fragestellungen und Untersuchungsmaterialien eigene Kategoriensysteme aufzustellen. Dabei geht man entweder deduktiv, d. h. theoriegeleitet vor und trägt ein ausgearbeitetes Kategoriensystem an das zu untersuchende Textmaterial heran, oder man verfährt induktiv, sichtet das Textmaterial und überlegt sich im Nachhinein, welche Kategorien geeignet sein könnten, die Texte zu charakterisieren. Dabei abstrahiert man vom konkreten Textmaterial und sucht nach zusammenfassenden Bedeutungseinheiten. In der Praxis sind häufig Mischformen zu finden, d. h. ein vorbereitetes (deduktives) Kategoriensystem wird im Zuge der Auswertungen (induktiv) revidiert, wenn sich z. B. herausstellt, daß bestimmte Kategorien vergessen wurden oder einige Kategorien zu grob sind und weiter differenziert werden sollten.

In der Art des Kategoriensystems wird bereits die Zielrichtung der späteren Auswertung vorweggenommen. Nach Mayring (1993, S. 209) sind drei Auswertungsstrategien zu unterscheiden:

- *Häufigkeitsanalysen:* Im einfachsten Fall kann ein Kategorien„system" für eine Häufigkeitsanalyse nur aus einer, zwei oder drei Kategorien mit entsprechenden Ausprägungen bestehen, die pro Text einzeln auszuzählen sind. Beispiel: Um die Parteinähe unterschiedlicher Tageszeitungen zu ermitteln, wird ausgezählt, wie oft welche Partei in einzelnen Ausgaben genannt wird; die Ergebnisse werden in eine Tabelle eingetragen (s. Tabelle 5). In Tabelle 5 geben die Spaltensummen zusätzlich Auskunft über die mediale Präsenz der Parteien, während die Zeilensummen als Indikator für die Intensität der Auseinandersetzung der Zeitungen mit (partei)politischen Themen interpretierbar wären.
- *Kontingenzanalysen:* Bei Kontingenzanalysen wird nicht die Häufigkeit des einzelnen Auftretens, sondern des gemeinsamen Auftretens bestimmter Merkmale betrachtet; die Zählergebnisse sind in sog. Kreuztabellen einzutragen (s. Tabelle 6). So wäre es im Zeitungsbeispiel durchaus sinnvoll auszuzählen, wie oft welche Partei genannt und mit positiven oder negativen Entwicklungen und Ereignissen in Zusammenhang gebracht wird.
- *Valenz- und Intensitätsanalysen:* Während bei Häufigkeits- und Kontingenzanalysen die Kategorien nominale Variablen repräsentieren und

Tabelle 5. Einfache Häufigkeitstabelle für eine quantitative Inhaltsanalyse

	CDU/CSU	FDP	SPD	Bündnis 90/ Grüne	PDS	Andere	Summe
Zeitung A 24. 3. 1995							
Zeitung B 24. 3. 1995							
Summe							

Tabelle 6. Dreidimensionale Kontingenztafel für eine quantitative Inhaltsanalyse

	Kontext	CDU/CSU	FDP	SPD	Bündnis 90/ Grüne	PDS	Andere	Summe
Zeitung A 24.3.1995	positiv negativ							
Zeitung B 24.3.1995	positiv negativ							
Summe								

Tabelle 7. Rating-Skalen für eine quantitative Inhaltsanalyse

		Gar nicht −2	Wenig −1	Teils-teils 0	Ziemlich +1	Völlig +2
Zeitung A	unterhaltsam informativ glaubwürdig					
Zeitung B	unterhaltsam informativ glaubwürdig					

durch Auszählen gemessen werden, arbeitet man bei Valenz- und Intensitätsanalysen mit ordinal- oder intervallskalierten Variablen, die durch Schätzurteile (zum Urteilen s. Abschnitt 4.2) quantifiziert werden. Für diese Art der Auswertung besteht das Kategoriensystem im Grunde nur aus einer Liste von Merkmalen, deren Ausprägungsgrad jeweils von Urteilern eingeschätzt wird (s. Tabelle 7). Beispiel: Urteiler schätzen auf Rating-Skalen (vgl. Abschnitt 4.2.4) ein, wie unterhaltsam, informativ und glaubwürdig sie den Inhalt unterschiedlicher Zeitungen beurteilen.

Die Textstichprobe

Faßt man die inhaltsanalytisch auszuwertenden Texte als Untersuchungsobjekte auf, stellt sich die Frage, welche Population untersucht werden soll, und auf welche Weise Stichproben aus der Zielpopulation zu ziehen sind. Würde man sich beispielsweise für Besonderheiten von Tageszeitungen im europäischen Vergleich interessieren, könnten etwa aus den Listen der nationalen Tageszeitungen per Zufall jeweils drei Zeitungen ausgewählt werden, die dann zu vergleichen wären. Man könnte sich aber auch dafür entscheiden, bewußt ähnliche Zeitungen herauszugreifen (z. B. jeweils die auflagenstärkste Zeitung jedes Landes). Sind die zu untersuchenden Zeitungen ausgewählt, muß entschieden werden, welche Ausgabe man untersuchen will (Wochenend-Ausgabe, ein Exemplar für jeden Wochentag etc.). Auch hier kann man wiederum auf Zufallsauswahlen (aus dem Kalender) zurückgreifen oder willkürlich bestimmte Erscheinungsdaten festlegen.

Sind die auszuwertenden Zeitungsexemplare ausgewählt, taucht noch das Problem auf, daß die inhaltsanalytische Auswertung großer Texteinheiten sehr aufwendig ist, so daß man häufig auf Ausschnitte (wiederum Stichproben) des Materials zurückgreift, etwa indem nur jeder 5. Artikel oder nur jede dritte Seite ausgewertet wird. All diese Entscheidungen sind vor Untersuchungsbeginn zu treffen und ggf. mit erfahrenen Anwendern inhaltsanalytischer Techniken abzustimmen.

Kodierung und Kodiereinheit

Die Zuordnung von Textteilen zu Kategorien nennt man *Kodierung*. Sie wird am besten von mehreren Kodierern unabhängig voneinander vorgenommen, so daß die Übereinstimmung der Kodierer als Maßstab für die Objektivität des Verfahrens gelten kann (zur Kodierer-Übereinstimmung s. S. 252 ff.). Eine Kodierung ist intersubjektiv nachvollziehbar, wenn die Kategorien eindeutig definiert, klar voneinander abgegrenzt und erschöpfend sind (vgl. S. 129), so daß im Prinzip jeder beliebige Kodierer Textelemente ohne Probleme zuordnen kann. Beispiel: Die Kodierung von Texten nach der Kategorie „Wortart“ (mit den Ausprägungen Verb, Substantiv, Adjektiv etc.) ist sicherlich einfacher, als nach der Kategorie „Sprachstil“ (in den Ausprägungen trocken, bildhaft und lyrisch), da Kodierer möglicherweise in ihren Vorstellungen von „Bildhaftigkeit“ oder „Trockenheit“ nicht übereinstimmen. In solchen Fällen ist es unbedingt notwendig, den Kodierern durch Textbeispiele und Erläuterungen genau zu verdeutlichen, was den Kern einer Kategorie ausmachen soll. Es liegt auf der Hand, daß mit wachsendem Umfang des Kategoriensystems (Anzahl der Kategorien und deren Ausprägungen) die Zuverlässigkeit der Kodierung leidet, weil bei den Kodierern Grenzen der Gedächtnisleistung und Aufmerksamkeit erreicht werden.

Bereits in der Untersuchungsplanung muß auch festgelegt werden, welche Art von Textelementen den Kategorien als Zähleinheiten (*Kodiereinheiten*) zuzuordnen sind. Eine Analyse nach der Kategorie „Wortart" basiert sinnvollerweise auf der Kodiereinheit „Wort", während das Merkmal „Sprachstil" sich erst an größeren Texteinheiten (z. B. Satz, Absatz, Buchseite) oder Sinneinheiten (einzelne Aussagen, Themen) zeigt; manchmal wird sogar ein gesamter Text (Aufsatz, Brief, Buch) als Analyseeinheit definiert. Auch Raum- und Zeiteinheiten können berücksichtigt werden, etwa indem die Größe von Zeitungsüberschriften oder die Dauer von Wortbeiträgen in einer Diskussion quantifiziert wird.

Statistische Auswertung

Die deduktive Strategie der Kategorienvorgabe ist gut mit einem hypothesenprüfenden Vorgehen zu verbinden, indem man Hypothesen über die Art der Zellenbesetzungen im Kategoriensystem formuliert. Dies können z. B. einfache Häufigkeitshypothesen sein, die vorgeben, daß in einer bestimmten Textpopulation bestimmte Textmerkmale häufiger oder seltener auftreten als in einer anderen Textpopulation. Solche Häufigkeitsvergleiche werden z. B. mit den Chi-Quadrat-Verfahren auf Signifikanz geprüft. Hat man Hypothesen über das gemeinsame Auftreten mehrerer Kategorien formuliert, so ist die Konfigurationsfrequenzanalyse einsetzbar. Werden Textmerkmale auf Rating-Skalen eingeschätzt und somit intervallskalierte Daten erzeugt, sind zudem Mittelwertsvergleiche durch t-Tests und Varianzanalysen sowie Korrelationsanalysen möglich. Sowohl bei der Kodierung als auch bei der statistischen Auswertung geht man am besten computergestützt vor (Hinweise zur EDV-gestützten Kategorienbildung, Kodierung und statistischen Auswertung findet man bei Früh, 1981; Hoffmeyer-Zlotnik, 1992; Laatz, 1993, Kap. 5).

(Weiterführende Literatur zur quantitativen Inhaltsanalyse: Deichsel und Holzscheck, 1976; Filstead, 1981; Früh, 1981; Gerbner et al., 1969; Holsti, 1969; Krippendorf, 1980; Laatz, 1993, Kap. 5; Lisch und Kriz, 1978; Rustemeyer, 1992 und zur Kritik Krakauer, 1972; Ritsert, 1972).

4.2 Urteilen

Eine Besonderheit der Sozialwissenschaften besteht darin, daß der Mensch nicht nur ihr zentrales Thema, sondern gleichzeitig auch ihr wichtigstes Erhebungsinstrument ist. Bei vielen Untersuchungsgegenständen interessieren Eigenschaften, die sich einer Erfassung durch das physikalische Meter-, Kilogramm-, Sekundensystem (M-K-S-System) entziehen; ihre Beschreibung macht die Nutzung der menschlichen Urteilsfähigkeiten und -möglichkeiten erforderlich.

Die farbliche Ausgewogenheit eines Bildes, die Kreativität eines Schulaufsatzes, die Verwerflichkeit verschiedener krimineller Delikte oder die emotionale Labilität eines Patienten sind Beispiele, die auf die Urteilskraft geschulter Experten oder auch Laien angewiesen sind. Hier und bei der Erfassung ähnlich komplexer Eigenschaften erweist sich das menschliche Urteilsvermögen als dasjenige „Meßinstrument", welches allen anderen sozialwissenschaftlichen Meßtechniken überlegen ist. Es hat allerdings einen gravierenden Nachteil: Menschliche Urteile sind subjektiv und deshalb in einem weitaus höheren Maße störanfällig als beispielsweise an das physikalische M-K-S-System angelehnte Verfahren. Ein zentrales Problem aller auf menschlichen Urteilen basierenden Meßverfahren ist deshalb die Frage, wie die Unsicherheiten im menschlichen Urteil minimiert oder doch zumindest kalkulierbar gemacht werden können.

Sozialwissenschaftliche Meßverfahren nutzen die menschliche Urteilsfähigkeit in unterschiedlicher Weise: So können beispielsweise verschiedene Berufe nach ihrem Sozialprestige in eine Rangreihe gebracht werden (Abschnitt 4.2.1: Rangordnungen oder Abschnitt 4.2.2: Dominanz–Paarvergleich). Vergleichsweise höhere Anforderungen an das Urteilsvermögen stellt die Aufgabe, die Ähnlichkeit von paarweise vorgegebenen Objekten (z. B. verschiedene Automarken) quantitativ einzustufen (Abschnitt 4.2.3: Ähnlichkeits-Paarvergleich). Eine weitere, in den Sozialwissenschaften sehr häufig angewandte Erhebungsart basiert auf der direkten, quantitativen Einstufung von Urteilsobjekten bezüglich einzelner Merkmale wie z. B. durch Verhaltensbeobachtung gewonnene Einschätzungen der Aggressivität im kindlichen Sozialverhalten (Abschnitt 4.2.4: Rating-Skalen). Diese Erhebungsarten verlangen subjektive Urteile und sollen deshalb als *Urteils- oder Schätzverfahren* bezeichnet werden.

Auch Messungen von Einstellungen und Persönlichkeitsmerkmalen benötigen subjektive Schätzurteile, bei denen die untersuchten Personen angeben, ob bzw. in welchem Ausmaß vorgegebene Behauptungen auf sie selbst zutreffen. Die Urteile informieren damit über den Urteiler selbst. Derartige, subjektzentrierte Schätzurteile („Subject Centered Approach" nach Torgerson 1958) sind nicht Gegenstand dieses Teilkapitels, sondern werden im nächsten Abschnitt (4.3: Testen) behandelt. In diesem Teilkapitel sind die Schätzurteile primär Fremdurteile, d. h. die Urteilsgegenstände sind nicht die Urteiler selbst („Stimulus Centered Approach" nach Torgerson, 1958). Die Zuordnung der Urteilsverfahren (Fremdeinschätzung als Urteilsverfahren, Selbsteinschätzung als Testverfahren) kann allerdings nur eine grobe Orientierung vermitteln, denn manche Verfahren – z. B. Rating-Skalen (S. 163ff.) oder das sog. „Unfolding" (S. 207ff.) – können sowohl „Subject Centered" als auch „Stimulus Centered" eingesetzt werden. Selbsteinschätzungen werden auch bei standardisierten mündlichen und schriftlichen Befragungen (vgl. Abschnitt 4.4) sowie bei qualitativen Befragungsverfahren (vgl. Abschnitt 5.2.1) verlangt.

Das zentrale Anliegen der im folgenden behandelten Verfahren besteht darin, durch das „Meßinstrument Mensch" etwas über die Untersuchungsgegenstände zu erfahren. Erfordert eine konkrete Untersuchung diese Datenerhebungstechnik, sind zwei wichtige Entscheidungen zu treffen:

Zunächst muß gefragt werden, welche spezielle Urteilsleistung für die konkrete Fragestellung von den Untersuchungsteilnehmern verlangt werden soll. Jede Erhebungstechnik hat ihre Vor- und Nachteile, die in Abhängigkeit von der Art und Anzahl der zu beurteilenden Objekte, der Komplexität der zu untersuchenden Merkmale und dem Urteilsvermögen bzw. der Belastbarkeit der Urteiler unterschiedlich ins Gewicht fallen. Hierüber wird im Zusammenhang mit den einzelnen Urteilsverfahren ausführlich zu berichten sein.

Die zweite Entscheidung betrifft die weitere Verarbeitung der erhobenen Daten. Hält man beispielsweise für eine konkrete Untersuchung einen Dominanz-Paarvergleich für die optimale Erhebungsart, ist damit noch nicht entschieden, ob aus diesem Material z. B. nur die ordinalen Relationen der untersuchten Objekte oder Reize ermittelt werden sollen, ob eine Skalierung nach dem „Law of Comparative Judgement" (Thurstone, 1927) vorgenommen oder eine Auswertung nach dem „Signal-Entdeckungs-Paradigma" (Green und Swets, 1966) durchgeführt werden kann. Die Art der Aufarbeitung der Daten (und damit auch die Art der potentiell zu gewinnenden Erkenntnisse) ist davon abhängig, ob die erhobenen Daten die Voraussetzungen erfüllen, die die Anwendung einer bestimmten Verarbeitungstechnik bzw. eines bestimmten Skalierungsmodells rechtfertigen.

Man steht damit vor dem schwierigen Problem, entscheiden zu müssen, welcher der zahlreichen Skalierungsansätze für das eigene Material am besten geeignet ist. Zwar wurden für die meisten Verfahren Strategien zur Überprüfung der jeweiligen Annahmen entwickelt; diese sollten jedoch nicht in der Weise mißbraucht werden, daß viele Skalierungsmodelle wahllos ausprobiert werden. So wie inhaltliche Hypothesen begründet aus allgemeinen theoretischen Überlegungen abgeleitet sein sollten, ist auch die Wahl eines Skalierungsmodells inhaltlich und nicht formal zu begründen. Stellt sich nämlich die inhaltlich begründete Wahl eines Skalierungsmodells als falsch heraus, läßt dies wichtige Rückschlüsse auf das untersuchte Urteilsverhalten zu. Wir werden diesen Punkt im Zusammenhang mit den zu diskutierenden Skalierungsmodellen erneut aufgreifen.

4.2.1 Rangordnungen

Im folgenden werden drei Verfahren dargestellt, die die Untersuchungsteilnehmer vor einfache Rangordnungsaufgaben stellen. Es handelt sich um

- direkte Rangordnungen,
- die „Methode der sukzessiven Intervalle" und
- die Skalierung nach dem „Law of Categorial Judgement".

Direkte Rangordnungen

Das Ordnen von Untersuchungsobjekten nach einem vorgegebenen Merkmal stellt eine auch im Alltag geläufige Form des Urteilens dar. Das Aufstellen einer Rangordnung geht von der Vorstellung aus, daß sich die untersuchten Objekte hinsichtlich der Ausprägung eines eindeutig definierten Merkmals unterscheiden. Der Urteiler weist demjenigen Objekt, bei dem das Merkmal am stärksten ausgeprägt ist, Rangplatz 1 zu, das Objekt mit der zweitstärksten Merkmalsausprägung erhält Rangplatz 2 und so fort bis hin zum letzten (dem n-ten) Objekt, das Rangplatz n erhält. Die so ermittelten Werte stellen eine Rangskala oder *Ordinalskala* (vgl. Abschnitt 2.3.6) dar.

Objekte mit gleichen Merkmalsausprägungen erhalten sog. *Verbundränge* (englisch: ties). Verbundränge sind immer erforderlich, wenn die Anzahl der Merkmalsabstufungen kleiner ist als die Anzahl der Objekte, die in Rangreihe gebracht werden sollen (Beispiel: 10 Schüler sollen nach ihren Englischleistungen in Rangreihe gebracht werden. Die Ausprägungen des Merkmals „Englischleistung" seien durch Schulnoten gekennzeichnet. Da die Anzahl verschiedener Noten kleiner ist als die Anzahl der Schüler, resultiert zwangsläufig eine Rangskala mit Verbundrängen.) Tabelle 8 verdeutlicht, wie man eine Rangreihe mit Verbundrängen aufstellt.

In diesem Beispiel haben 4 Schüler null Fehler erreicht. Ihr Rangplatz entspricht dem mittleren Rangplatz derjenigen Ränge, die zu vergeben wären, wenn die gleichen Schüler verschiedene, aufeinanderfolgende Rangplätze erhalten hätten. Dies sind die Rangplätze 1, 2, 3 und 4, d. h. diese 4 Schüler erhalten den Verbundrang (1+2+3+4)/4 = 2,5. Es folgen 2 Schüler mit jeweils einem Fehler, denen als Verbundrang der Durchschnitt der Rangplätze 5 und 6, also 5,5, zugeordnet wird. Die nächst höhere Fehlerzahl (3 Fehler) kommt nur einmal vor, d. h. dieser Schüler erhält den Rangplatz 7. Die folgenden 3 Schüler mit jeweils 4 Fehlern teilen sich die Rangplätze (8+9+10)/3 = 9, der Schüler mit 5 Fehlern erhält den Rangplatz 11, und dem Schüler mit 7 Fehlern wird schließlich der Rangplatz 12 zugewiesen. Ob die im vorliegenden Beispiel durchgeführte Transformation eines kardinalskalierten Merkmals „Fehlerzahl" in ein ordinalskaliertes Merkmal „Fehlerrangplatz" sinnvoll ist, hängt von den Zielsetzungen der weiteren Datenanalyse ab.

Tabelle 8. Rangskala mit Verbundrängen

Schüler	Fehlerzahl	Rangplatz
Kurt	0	2,5
Fritz	7	12
Alfred	4	9
Willi A.	5	11
Detlef	1	5,5
Dieter	1	5,5
Konrad	0	2,5
Heinz	3	7
Karl	4	9
Siegurt	0	2,5
Bodo	4	9
Willi R.	0	2,5

Die Grenzen der Urteilskapazität werden mit zunehmender Anzahl der zu ordnenden Objekte rasch erreicht. Wieviele Objekte noch sinnvoll in eine direkte Rangreihe gebracht werden können, hängt von der Komplexität des untersuchten Merkmals und der Kompetenz der Urteiler ab. So dürfte die Anzahl verläßlich nach ihrem Gewicht zu ordnender Gegenstände (von sehr schwer bis federleicht) sicherlich größer sein als die maximale Anzahl von Politikern, die problemlos nach dem Merkmal „politischer Sachverstand" in Rangreihe gebracht werden können, wobei im letzten Beispiel die ordinale Diskriminationsfähigkeit eines politisch informierten Urteilers sicher höher ist als die eines wenig informierten Urteilers. Vorversuche oder Selbstversuche stellen geeignete Mittel dar, um bei einem konkreten Rangordnungsproblem die Höchstzahl sinnvoll zu ordnender Objekte festzustellen.

Methode der sukzessiven Intervalle

Übersteigt die Anzahl der zu ordnenden Objekte die Diskriminationsfähigkeit der Urteiler, ist die „Methode der sukzessiven Intervalle" vorzuziehen. Die Aufgabe der Urteiler lautet dann, die Objekte in Untergruppen zu sortieren, wobei das untersuchte Merkmal in der ersten Gruppe am stärksten, in der zweiten Gruppe am zweitstärksten etc. ausgeprägt ist. Die Gruppen befinden sich damit in einer Rangreihe bezüglich des untersuchten Merkmales. Die Abstände zwischen den Gruppen sind hierbei unerheblich.

Zur Erleichterung dieser Aufgabe werden für die Untergruppen gelegentlich verbale Umschreibungen der Merkmalsausprägungen vorgegeben (z. B. das Merkmal ist extrem stark – sehr stark – stark – mittelmäßig – schwach – sehr schwach – extrem schwach ausgeprägt). Diese Umschreibungen erfassen verschiedene aufeinanderfolgende Ausschnitte oder Intervalle des Merkmalskontinuums, denen die Untersuchungsobjekte zugeordnet werden. Die Skalierung führt damit zu einer Häufigkeitsverteilung über geordnete Intervalle.

Die Modellannahme, die dieser Rangskala zugrunde liegt, besagt ebenfalls, daß die Objekte hinsichtlich des untersuchten Merkmales die Voraussetzungen einer Ordinalskala erfüllen. Überprüfen läßt sich diese Modellannahme beispielsweise dadurch, daß man eine Teilmenge der Objekte im Verbund mit anderen Objekten erneut ordnen läßt. Unterscheiden sich die Rangordnungen der Objekte dieser Teilmenge in beiden Skalierungen, ist die Modellannahme für eine Rangskala verletzt. Eine andere Möglichkeit besteht im Vergleich der Rangreihen verschiedener Urteiler, deren Übereinstimmung der Konkordanzkoeffizient überprüft (vgl. Anhang A).

Das „Law of Categorial Judgement"

Das im folgenden beschriebene Datenerhebungsverfahren verläuft in zwei Schritten: Zunächst werden ordinale Urteile abgegeben, die anschließend in Intervalldaten umgerechnet werden, d. h. die Rangreihe der Objekte ist Ausgangspunkt, nicht Endpunkt der Quantifizierung von Merkmalsausprägungen!

Die Grundidee dieses Skalierungsansatzes geht auf Thurstone (1927) zurück. Nach Thurstones Terminologie basiert die Einschätzung der Merkmalsausprägungen von Objekten hinsichtlich psychologischer Variablen auf einem Diskriminationsprozeß, der die Basis aller Identifikations- und Diskriminationsurteile darstellt. Jedem zu beurteilenden Objekt ist ein derartiger Diskriminationsprozeß zugeordnet. Organismische Fluktuationen haben zur Konsequenz, daß Empfindungen, die ein Objekt bei wiederholter Darbietung auslöst, nicht identisch sind, sondern um einen „wahren" Wert oszillieren. Es resultiert eine *Empfindungsstärkenverteilung*, von der angenommen wird, sie sei eine „glockenförmige" Verteilung (Normalverteilung). Wird ein Objekt nicht wiederholt von einem Beurteiler, sondern einmal von vielen Beurteilern eingestuft, gilt die Annahme der Normalverteilung entsprechend auch für diese Urteile.

Für das „Law of Categorial Judgement" (das gleiche Skalierungsprinzip wurde unter dem Namen „Method of Successive Categories" von Guilford, 1938, als „Method of Graded Dichotomies" von Attneave, 1949 und als „Method of Discriminability" von Garner und Hake, 1951, publiziert) resultieren hieraus die folgenden Annahmen (vgl. Torgerson, 1958, Kap. 10):

1. Der Urteiler ist in der Lage, das Merkmalskontinuum in eine bestimmte Anzahl ordinaler Kategorien aufzuteilen.
2. Die Grenzen zwischen diesen Kategorien sind keine festen Punkte, sondern schwanken um bestimmte Mittelwerte.
3. Die Wahrscheinlichkeit für die Realisierung einer bestimmten Kategoriengrenze folgt einer Normalverteilung.
4. Die Beurteilung der Merkmalsausprägung eines bestimmten Objektes ist nicht konstant, sondern unterliegt zufälligen Schwankungen.
5. Die Wahrscheinlichkeit für die Realisierung eines bestimmten Urteiles folgt ebenfalls einer Normalverteilung.
6. Ein Urteiler stuft ein Objekt unterhalb einer Kategoriengrenze ein, wenn die im Urteil realisierte Merkmalsausprägung des Objektes geringer ist als die durch die realisierte Kategoriengrenze repräsentierte Merkmalsausprägung.

Werden die Objekte wiederholt von einem Urteiler oder – was üblicher ist – einmal von mehreren Urteilern nach der Methode der sukzessiven Intervalle geordnet, erhalten wir für jede Rangkategorie Häufigkeiten, die angeben, wie oft ein bestimmtes Objekt in die einzelnen Rangkategorien eingeordnet wurde (vgl. Tafel 18).

Das Beispiel für das „Law of Categorial Judgement" zeigt, wie nach Einführung einiger Modellannahmen aus einfachen ordinalen Informationen eine skalentheoretisch höherwertige Skala (Intervallskala) entwickelt werden kann. Dies setzt allerdings voraus, daß die Urteilsvorgänge in der von Thurstone beschriebenen Weise (s. o.) ablaufen. (Über Verfahren zur Überprüfung der Modellannahmen berichtet Torgerson, 1958, S. 240 f.)

Die Modellannahmen betreffen vor allem die Normalverteilung, die z. B. gefährdet ist, wenn Objekte mit extremen Merkmalsausprägungen zu beurteilen sind. Extrem starke Merkmalsausprägungen werden eher unterschätzt (vgl. hierzu Attneave, 1949), und extrem schwache Merkmalsausprägungen werden eher überschätzt, d. h. es werden rechtssteile bzw. linkssteile Urteilsverteilungen begünstigt. Rozeboom und Jones (1956) konnten allerdings zeigen, daß die Ergebnisse, die nach dem „Law of Categorial Judgement" erzielt werden, durch nicht-normale Empfindungsstärkenverteilungen wenig beeinflußt sind. Nach Jones (1959) sind sie zudem invariant gegenüber verschiedenen Urteilerstich-

TAFEL 18

Emotionale Wärme in der Gesprächspsychotherapie: Ein Beispiel für das „Law of Categorial Judgement"

50 Studenten eines Einführungskurses in Gesprächspsychotherapie wurden gebeten, das Merkmal „emotionale Wärme des Therapeuten" in 5 Therapieprotokollen einzustufen. Die Einstufung erfolgte anhand der folgenden 5 Rangkategorien: Therapeut zeigt sehr viel emotionale Wärme (= 1); Therapeut zeigt viel emotionale Wärme (= 2); Therapeut wirkt neutral (= 3); Therapeut wirkt emotional zurückhaltend (= 4); Therapeut wirkt emotional sehr zurückhaltend (= 5). Die 5 Therapieprotokolle wurden von den 50 Urteilern in folgender Weise eingestuft:

Urteilskategorien	1	2	3	4	5
Protokoll A	2	8	10	13	17
Protokoll B	5	10	15	18	2
Protokoll C	10	(12)	20	5	3
Protokoll D	15	20	10	3	2
Protokoll E	22	18	7	2	1

Die eingekreiste Zahl (12) besagt also, daß der Therapeut in Protokoll C nach Ansicht von 12 Studenten viel emotionale Wärme zeigt (Kategorie 2). Die Zahlen addieren sich zeilenweise zu 50.

Die folgende Tabelle zeigt die relativen Häufigkeiten (nach Division durch 50):

Urteilskategorien	1	2	3	4	5
Protokoll A	0,04	0,16	0,20	0,26	0,34
Protokoll B	0,10	0,20	0,30	0,36	0,04
Protokoll C	0,20	0,24	0,40	0,10	0,06
Protokoll D	0,30	0,40	0,20	0,06	0,04
Protokoll E	0,44	0,36	0,14	0,04	0,02

Diese relativen Häufigkeiten werden im nächsten Schritt zeilenweise kumuliert (kumulierte relative Häufigkeiten).

Urteilskategorien	1	2	3	4	5
Protokoll A	0,04	0,20	0,40	0,66	1,00
Protokoll B	0,10	0,30	0,60	0,96	1,00
Protokoll C	0,20	0,44	0,84	0,94	1,00
Protokoll D	0,30	0,70	0,90	0,96	1,00
Protokoll E	0,44	0,80	0,94	0,98	1,00

Der im Anhang E (Tabelle 1) wiedergegebenen Standard-Normalverteilungstabelle wird nun entnommen, wie die z-Werte (Abszissenwerte der Standard-Normalverteilung) lauten, die die oben aufgeführten relativen Häufigkeiten (oder Flächenanteile) von der Standard-Normalverteilung abschneiden.

Urteilskategorien	1	2	3	4	Zeilensummen	Zeilenmittel	Merkmalsausprägung
Protokoll A	−1,75	−0,84	−0,25	0,41	−2,43	−0,61	0,94
Protokoll B	−1,28	−0,52	0,25	1,75	0,20	0,05	0,28
Protokoll C	−0,84	(−0,15)	0,99	1,55	1,55	0,39	−0,06
Protokoll D	−0,52	0,52	1,28	1,75	3,03	0,76	−0,43
Protokoll E	−0,15	0,84	1,55	2,05	4,29	1,07	−0,74
Spaltensummen	−4,54	−0,15	3,82	7,51			
Kategoriengrenzen	−0,91	−0,03	0,76	1,50		0,33	

Der eingekreiste Wert (−0,15) besagt also, daß sich in der Standardnormalverteilung zwischen $z=-\infty$ und $z=-0{,}15$ ein Flächenanteil von 44 % befindet. Die letzte Spalte (Urteilskategorie 5) bleibt unberücksichtigt, weil die kumulierten relativen Häufigkeiten in dieser Spalte alle 1,00 (mit $z \to +\infty$) betragen.

Die Kategoriengrenzen entsprechen den Spaltenmittelwerten. Der Wert −0,91 markiert die Grenze zwischen den Kategorien „sehr viel emotionale Wärme" (1) und „viel emotionale Wärme" (2), der Wert −0,03 die Grenze zwischen „viel emotionale Wärme" (2) und „neutral" (3) etc..

Die Merkmalsausprägungen für die beurteilten Protokolle ergeben sich als Differenzen zwischen der durchschnittlichen Kategoriengrenze (0,33) und den Zeilenmittelwerten. Für Protokoll A re-

TAFEL 18

sultiert also der Skalenwert 0,33–(–0,61) = 0,94. Insgesamt ergeben sich für die 5 Therapieprotokolle Ausprägungen in bezug auf das Merkmal „emotionale Wärme", die in der letzten Spalte aufgeführt sind. Da es sich – wenn die Annahmen des „Law of Categorial Judgement" zutreffen – hierbei um Werte einer Intervallskala handelt, könnte zu allen Werten der kleinste Skalenwert (–0,74) addiert werden; man erhielte dadurch neue Werte auf einer Skala mit einem (künstlichen) Nullpunkt. Nach der hier gewählten Abfolge der Urteilskategorien wird im Protokoll E am meisten (!) und im Protokoll A am wenigsten emotionale Wärme gezeigt.

proben, verschiedenen Kategorienbezeichnungen sowie der Anzahl der Kategorien.

Der in Tafel 18 wiedergegebene Rechengang geht davon aus, daß die Kovarianzen der Verteilungen von Kategoriengrenzen und Urteilsobjekten Null und die Varianzen der Verteilungen der Kategoriengrenzen konstant sind.

4.2.2 Dominanz-Paarvergleiche

Dominanz-Paarvergleiche sind ebenfalls einfache Urteilsaufgaben, die allerdings zu starken Belastungen der Urteiler führen, wenn viele Objekte zu beurteilen sind. Bei einem Dominanz-Paarvergleich wird der Urteiler aufgefordert anzugeben, bei welchem von zwei Objekten das untersuchte Merkmal stärker ausgeprägt ist bzw. welches Objekt bezüglich des Merkmals „dominiert" (Beispiele: Welche von 2 Aufgaben ist schwerer, welcher von 2 Filmen ist interessanter, welche von 2 Krankheiten ist schmerzhafter etc.). Werden n Objekte untersucht, müssen für einen vollständigen Paarvergleich, bei dem jedes Objekt mit jedem anderen Objekt verglichen wird, $\binom{n}{2} = \frac{n \cdot (n-1)}{2}$ Paarvergleichsurteile abgegeben werden (bei n = 10 sind damit 45 Paarvergleichsurteile erforderlich).

Dieses Ausgangsmaterial läßt sich auf vielfältige Weise weiterverwerten. Wir behandeln im folgenden:

- *indirekte Rangordnungen,* die aus Dominanz-Paarvergleichsurteilen einfach bestimmbar und gegenüber direkten Rangordnungen verläßlicher sind,
- das *Law of Comparative Judgement*, das – ähnlich wie das „Law of Categorial Judgement" (vgl. S. 146 ff.) – zu einer Intervallskalierung der untersuchten Objekte führt,
- die *Konstanzmethode*, die vor allem in der Psychophysik zur Bestimmung sensorischer Schwellen herangezogen wird, sowie
- Skalierungen nach dem *Signal-Entdeckungs-Paradigma*, die Paarvergleichsurteile als „Entscheidungen unter Risiko" auffassen und mit denen z. B. geprüft werden kann, in welcher Weise Urteile durch psychologische Reaktionsbereitschaft verfälscht sind.

Indirekte Rangordnungen

Ein vollständiger Paarvergleich von n Objekten führt zu Angaben darüber, wie häufig jedes Objekt den übrigen Objekten vorgezogen wurde. Ordnet man diesen Häufigkeiten nach ihrer Größe Rangzahlen zu, erhält man eine Rangordnung der untersuchten Objekte.

Ein kleines Beispiel soll dieses Verfahren erläutern. Nehmen wir an, es sollen 7 Urlaubsorte nach ihrer Attraktivität in eine Rangreihe gebracht werden. Der vollständige Paarvergleich dieser 7 Orte (nennen wir sie einfachheitshalber A, B, C, D, E, F und G) führte zu folgenden Präferenzhäufigkeiten:

	Rangplatz
A wurde 5 anderen Orten vorgezogen	2,5
B wurde 3 anderen Orten vorgezogen	4
C wurde 1 anderen Ort vorgezogen	5,5
D wurde 6 anderen Orten vorgezogen	1
E wurde 0 anderen Orten vorgezogen	7
F wurde 5 anderen Orten vorgezogen	2,5
G wurde 1 anderen Ort vorgezogen	5,5

Insgesamt wurden also von einem Urteiler $\binom{7}{2} = 21$ Paarvergleichsurteile abgegeben. Ort D wurde am häufigsten bevorzugt und erhält damit den Rangplatz 1. Die Orte A und F teilen sich die

Rangplätze 2 und 3 (verbundener Rangplatz: 2,5, vgl. S. 145), Ort B erhält Rangplatz 4, die Orte C und G teilen sich die Rangplätze 5 und 6 (verbundener Rangplatz: 5,5) und Ort E erhält als der am wenigsten attraktive Ort Rangplatz 7.

Mehrere Urteiler: Wird der Paarvergleich von mehreren Urteilern durchgeführt, resultiert deren gemeinsame Rangreihe durch Summation der individuellen Präferenzen. Hierfür fertigt man sinnvollerweise eine Tabelle an, der zusätzlich entnommen werden kann, von wie vielen Urteilern ein Objekt einem anderen vorgezogen wurde (vgl. Tafel 19).

Konsistenz und Konkordanz: Wie in Abschnitt 4.2.1 wird auch bei der Ermittlung einer Rangskala über Paarvergleiche vorausgesetzt, daß die Objekte bzgl. des untersuchten Merkmals ordinale Relationen aufweisen. Führen wiederholte Paarvergleiche derselben Objekte zu verschiedenen Rangreihen, ist diese Voraussetzung verletzt, es sei denn, man toleriert die Abweichungen als unsystematische Urteilsfehler.

Eine Verletzung der ordinalen Modellannahme (vgl. S. 67) liegt auch vor, wenn sog. *zirkuläre Triaden* (Kendall, 1955) oder *intransitive* Urteile auftreten. Wird beispielsweise von zwei Gemälden (A, B) A als das schönere vorgezogen ($A \succ B$) und zudem Gemälde B einem dritten Bild C vorgezogen ($B \succ C$), müßte man folgern, daß A auch C vorgezogen wird ($A \succ C$). In der Praxis kommt es jedoch nicht selten zu dem scheinbar inkonsistenten Urteil $C \succ A$. Nachlässigkeit des Urteilers und/oder nur geringfügige Unterschiede in den Merkmalsausprägungen können für derartige „Urteilsfehler" verantwortlich sein.

Ein weiterer Grund für zirkuläre Triaden sind mehrdimensionale Merkmale, also Merkmale, die mehrere Aspekte oder Dimensionen aufweisen. So könnte die beim Gemäldevergleich aufgetretene zirkuläre Triade z.B. durch die Verwendung zweier Aspekte des Merkmals „Schönheit" zustandegekommen sein. Beim Vergleich der Bilder A und B wurde besonders auf die farbliche Gestaltung und beim Vergleich der Bilder B und C auf eine harmonische Raumaufteilung geachtet. Wird nun beim Vergleich der Bilder A und C erneut die farbliche Gestaltung (oder ein dritter Schönheitsaspekt) betont, kann es zu der oben aufgeführten intransitiven Urteilsweise kommen.

Über ein Verfahren, das die Zufälligkeit des Auftretens zirkulärer Triaden bzw. die Konsistenz der Paarvergleichsurteile überprüft, wird z. B. bei Bortz et al. (1990, Kap. 9.5.2) berichtet. Übersteigt die Anzahl zirkulärer Triaden die unter Zufallsbedingungen zu erwartende Anzahl, muß man davon ausgehen, daß das untersuchte Merkmal *mehrdimensional* ist – es sei denn, die intransitiven Urteile sind auf Nachlässigkeit des Urteilers zurückzuführen. Über Möglichkeiten der Skalierung mehrdimensionaler Merkmale wird im nächsten Abschnitt (4.2.3: Ähnlichkeits-Paarvergleich) zu berichten sein.

Wird ein vollständiger Paarvergleich von mehreren Urteilern durchgeführt, informiert ein Verfahren von Kendall (1955; vgl. Bortz et al. 1990, Kap. 9.5.2) über die Güte der Urteilerübereinstimmung bzw. die *Urteilskonkordanz.* Eine Zusammenfassung individueller Paarvergleichsurteile setzt einen hohen Konkordanzwert voraus.

Stimmen die Paarvergleichsurteile der verschiedenen Urteiler nicht überein, kann auch dies ein Hinweis auf Mehrdimensionalität des Merkmals sein, die in diesem Falle jedoch nicht intraindividuell, sondern interindividuell zum Tragen kommt. Bezogen auf den oben erwähnten Schönheitspaarvergleich von Gemälden hieße dies z. B., daß verschiedene Urteiler in ihren (möglicherweise konsistenten bzw. transitiven) Urteilen verschiedene Schönheitsaspekte beachtet haben. Auch in diesem Falle wäre dem eindimensionalen Paarvergleich ein mehrdimensionales Analysemodell vorzuziehen, das gleichzeitig individuelle Unterschiede in der Nutzung von Urteilsdimensionen berücksichtigt (vgl. S. 162 f.).

Man beachte, daß eine hohe Konkordanz nicht an konsistente Individualurteile gebunden ist, denn eine hohe Konkordanz läge auch dann vor, wenn alle Urteiler einheitlich inkonsistent urteilen.

> **!** Unter *Konsistenz* versteht man die Widerspruchsfreiheit der Einzelurteile, die *eine* Person über ein Urteilsobjekt abgibt. Mit *Konkordanz* ist die Übereinstimmung der Gesamturteile von zwei oder mehr *verschiedenen* Urteilern gemeint.

TAFEL 19

Sport > Englisch? Ein Beispiel für eine Paarvergleichsskalierung nach dem „Law of Comparative Judgement"

30 Schüler wurden gebeten, in einem vollständigen Paarvergleich ihre Präferenzen für 5 Unterrichtsfächer anzugeben. Hierfür wurden für die Fächer Deutsch (De), Mathematik (Ma), Englisch (En), Sport (Sp) und Musik (Mu) alle 10 möglichen Paarkombinationen gebildet und jeder Schüler mußte angeben, welches der jeweils 2 Fächer seiner Meinung das interessantere sei. Aus den Paarvergleichsurteilen resultierte folgende Dominanzmatrix (Begründung des Rechenganges s. Text):

	De	Ma	En	Sp	Mu
De	–	10	12	24	22
Ma	20	–	(24)	26	23
En	18	6	–	19	20
Sp	6	4	11	–	14
Mu	8	7	10	16	–

Die eingekreiste Zahl gibt an, daß 24 Schüler Englisch interessanter finden als Mathematik. Die Werte besagen, wie häufig die Fächer, die die Spalten bezeichnen, über die Fächer, die die Zeilen bezeichnen, „dominieren". Einander entsprechende Zellen ergänzen sich auf 30 (6 Schüler finden Mathematik interessanter als Englisch).

Im nächsten Schritt werden die oben genannten Präferenzhäufigkeiten in relative Häufigkeiten transformiert, indem sie durch die Anzahl der Schüler (n = 30) dividiert werden.

	De	Ma	En	Sp	Mu
De	–	0,33	0,40	0,80	0,73
Ma	0,67	–	0,80	0,87	0,77
En	0,60	0,20	–	0,63	0,67
Sp	0,20	0,13	0,37	–	0,47
Mu	0,27	0,23	0,33	0,53	–

Für die relativen Häufigkeiten entnimmt man – wie in Tafel 18 – der Standardnormalverteilungstabelle (vgl. Anhang E, Tabelle 1) die folgenden z-Werte (die Werte in der Diagonale werden Null gesetzt):

	De	Ma	En	Sp	Mu
De	0,00	−0,44	−0,25	+0,84	+0,61
Ma	+0,44	0,00	+0,84	+1,13	+0,74
En	+0,25	−0,84	0,00	+0,33	+0,44
Sp	−0,84	−1,13	−0,33	0,00	−0,07
Mu	−0,61	−0,74	−0,44	+0,07	0,00
Spaltensummen	−0,76	−3,15	−0,18	+2,37	+1,72
Spaltenmittel	−0,15	−0,63	−0,04	+0,47	+0,34
Skalenwerte	0,48	0,00	0,59	+1,10	+0,97

Man berechnet als nächstes die Spaltensummen und die Spaltenmittelwerte, deren Summe bis auf Rundungsungenauigkeiten Null ergibt. Addieren wir den Betrag des größten negativen Wertes (−0,63) zu allen Werten, resultieren die Skalenwerte. Offensichtlich ist Mathematik das am wenigsten interessante Fach. Englisch wird für geringfügig interessanter gehalten als Deutsch. Sport halten die Schüler für das interessanteste Fach, dicht gefolgt von Musik.

Weitere Informationen zu eindimensionalen Skalierungsverfahren findet man bei Borg et al. (1990).

Das „Law of Comparative Judgement"

Der Grundgedanke des „Law of Comparative Judgement" (Thurstone, 1927) läßt sich vereinfacht in folgender Weise charakterisieren: Wie schon beim „Law of Categorial Judgement" wird davon ausgegangen, daß wiederholte Beurteilungen einer Merkmalsausprägung nicht identisch sind, sondern – möglicherweise nur geringfügig – fluktuieren. Es resultiert eine (theoretische) Verteilung der Empfindungsstärken, von der angenommen wird, sie sei um einen „wahren" Wert normalverteilt. Ein konkretes Urteil stellt dann die Realisierung dieser normalverteilten Zufallsvariablen dar. Auf dieser Theorie basiert der in Tafel 19 wiedergegebene Skalierungsansatz.

Theorie: Wegen der Bedeutung dieses Skalierungsansatzes sei der Rechengang im folgenden ausführlicher begründet: Die Schätzung der Merkmalsausprägungen von zwei Objekten entspricht der Realisierung von zwei normalverteilten Zufallsvariablen. Die Differenz dieser beiden Schätzungen (x_1-x_2) stellt dann ihrerseits eine normalverteilte Zufallsvariable dar (Differenzen zweier normalverteilter Zufallsvariablen sind ebenfalls normalverteilt). Dividieren wir die Differenz durch die Streuung der Differenzenverteilung (über die im Law of Comparative Judgement unterschiedliche Annahmen gemacht werden, s. u.), resultiert ein z-Wert der Standardnormalverteilung (vgl. Anhang A). Ein positiver z-Wert besagt, daß $x_1>x_2$, ein negativer z-Wert, daß $x_1<x_2$ ist, und z=0 resultiert, wenn $x_1=x_2$.

Der Wert z=0 schneidet von der Fläche der Standardnormalverteilung 50% ab. Gleichzeitig gilt, daß für z=0 (bzw. $x_1=x_2$) im Paarvergleich die Präferenz für einen Reiz zufällig erfolgt, d. h. die Wahrscheinlichkeit, daß ein Reiz dem anderen vorgezogen wird, beträgt ebenfalls 50%. Ist nun $x_1>x_2$, resultiert ein positiver z-Wert, der mehr als 50% der Fläche der Standardnormalverteilung abschneidet. Gleichzeitig ist auch die Wahrscheinlichkeit, daß Reiz 1 Reiz 2 vorgezogen wird, größer als 50%. Auf dieser Korrespondenz basiert die Annahme, daß die Wahrscheinlichkeit, mit der ein Reiz einem anderen vorgezogen wird, dem durch die standardisierte Differenz (x_1-x_2) abgeschnittenen Flächenanteil der Standardnormalverteilung entspricht.

Die Wahrscheinlichkeiten, mit denen ein Reiz einem anderen vorgezogen wird, werden aus den Paarvergleichsurteilen geschätzt (relative Häufigkeiten in Tafel 19). Gesucht werden nun diejenigen z-Werte, die von der Standardnormalverteilungsfläche genau diese Flächenanteile bzw. Prozentwerte abschneiden. Diese z-Werte repräsentieren die Differenzen zwischen je zwei Reizen auf einer Intervallskala (vgl. hierzu auch David, 1963).

Der weitere Rechengang einer Paarvergleichsskalierung nach dem „Law of Comparative Judgement" ist dann relativ problemlos. Wir berechnen die mittlere Abweichung eines jeden Objektes von allen übrigen Objekten und erhalten damit die Skalenwerte. (Die mittlere Abweichung eines Objektes von allen übrigen Objekten entspricht der Abweichung dieses Objektes vom Mittelwert aller übrigen Objekte.) Diese Skalenwerte haben einen Mittelwert von Null, d. h. es treten auch negative Skalenwerte auf. Sie werden vermieden, wenn in einer für Intervallskalen zulässigen Lineartransformation zu allen Skalenwerten der Betrag des größten negativen Skalenwertes addiert wird. Dadurch verschiebt sich die gesamte Skala so, daß das Objekt mit der größten negativen Ausprägung den Nullpunkt der Skala repräsentiert. Mit diesen Skalenwerten können sämtliche für Intervallskalen sinnvolle Operationen durchgeführt werden.

Der hier beschriebene Rechengang geht davon aus, daß alle Empfindungsstärkenverteilungen gleich streuen und daß die Korrelationen zwischen den Verteilungen konstant sind. Über den Rechengang, der sich für andere Annahmen bezüglich der Streuungen und Korrelationen ergibt, sowie über weitere Spezialprobleme (z. B. Wahrscheinlichkeitswerte von Null oder 1, Tests zur Überprüfung der Güte der Skalierung, iterative Methoden für die Bestimmung der Skalenwerte usw.) berichten z. B. Sixtl (1967, Kap. 2c) und Torgerson (1958, Kap. 9). Intransitive Urteile in Paarvergleichsskalierungen behandeln Hull und Buhyoff (1981).

Unvollständige Paarvergleiche: Paarvergleichsurteile geraten schnell zu einer mühevollen Aufgabe für die Urteiler, wenn die Anzahl der zu skalierenden Objekte wächst. Resultiert für zehn Objekte die noch zumutbare Anzahl von 45 Paarvergleichen, sind bei zwanzig Objekten bereits 190 Paarvergleiche erforderlich – eine Aufgabe, die zumindest bei schwierigen Paarvergleichen das Konzentrations- und Durchhaltevermögen der Urteiler übersteigen dürfte. In diesem Fall sollte statt des „Law of Comparative Judgement" das „Law of Categorial Judgement" (vgl. S. 146 ff.) verwendet werden, wenngleich Skalierungen nach dem „Law of Comparative Judgement" in der Regel zu stabileren Resultaten führen als das „Law of Categorial Judgement" (vgl. Kelley et al., 1955).

Es gibt jedoch auch Möglichkeiten, den Arbeitsaufwand für eine Paarvergleichsskalierung zu reduzieren. Sollen beispielsweise zwanzig Objekte skaliert werden, wählt man ca. sechs Objekte aus, die ein möglichst breites Spektrum des Merkmalskontinuums mit annähernd äquidistanten Abständen repräsentieren. Diese sechs Ankerobjekte werden untereinander und mit den verbleibenden vierzehn Objekten verglichen, so daß insgesamt statt der ursprünglich 190 nur noch $\binom{6}{2}+14\cdot 6=99$ Paarvergleiche erforderlich sind. Die durchschnittlichen z-Werte basieren dann bei den Ankerobjekten jeweils auf 19 und bei den übrigen Objekten jeweils auf sechs Proportionen. Über weitere Möglichkeiten, den Aufwand bei Paarvergleichsskalierungen zu reduzieren, berichten Torgerson (1958, S. 191 ff.), van der Ven (1980, Kap. 9.1) und Clark (1977).

Bei Chignell und Patty (1987) findet man eine vergleichende Übersicht verschiedener Techniken, die es gestatten, mit einem reduzierten Paarvergleichsaufwand eindimensionale Skalen zu konstruieren.

Der am häufigsten gegen das „Law of Comparative Judgement" vorgebrachte Einwand betrifft die Annahme der normalverteilten Empfindungsstärken. Dieser Annahme folgend sind die Differenzen zwischen je zwei Objekten und die Wahlwahrscheinlichkeiten für Objektpräferenzen im Paarvergleich über die Verteilungsfunktion der Standardnormalverteilung miteinander verknüpft. Diese funktionale Verknüpfung wird von Bradley und Terry (1952) durch eine logistische Funktion ersetzt. Wie Sixtl (1967, S. 209 ff) jedoch zeigt, sind die Skalierungsergebnisse nach der von Bradley und Terry vorgeschlagenen Methode praktisch mit denen des „Law of Comparative Judgement" identisch, es sei denn, die relativen Häufigkeiten für die Objektpräferenzen basieren auf mehr als 2 000 Urteilen.

Ähnliches gilt für die von Luce (1959) vorgenommene Erweiterung des Modells von Bradley und Terry (bekannt als Bradley-Terry-Luce, kurz BTL-Modell oder auch als Luce'sches Wahlaxiom). Nach Coombs et al. (1970, S. 152) sind die nach diesem Ansatz erzielten Skalierungsergebnisse mit den Ergebnissen, die nach dem Thurstone'schen Modell ermittelt werden, praktisch identisch.

Subkoviak (1974) ging der Frage nach, wie sich Verletzungen der Modellannahmen des „Law of Comparative Judgement" auf das Skalierungsergebnis auswirken. Verletzungen der Normalverteilungsvoraussetzung vermochten die Skalierungsergebnisse nur unbedeutend zu beeinflussen. Ernsthafte Skalierungsfehler traten erst bei extrem heterogenen Verteilungsformen auf (vgl. auch Jones und Thurstone, 1955; Mosier, 1941 und Rambo, 1963).

Die Konstanzmethode

Paarvergleichsurteile werden auch in der Psychophysik eingesetzt, wenn es beispielsweise darum geht, das Unterscheidungsvermögen einer Sinnesmodalität (*Differenzenschwelle* oder EMU = eben merklicher Unterschied) zu bestimmen. Bei der auf Fechner (1860) zurückgehenden Konstanzmethode (auch Methode der richtigen und falschen Fälle genannt) wird ein Bezugsreiz S_o (z. B. eine bestimmte Lautstärke) mit einer Reihe von Vergleichsreizen (S_v) kombiniert. Die Untersuchungsteilnehmer müssen bei jedem Paar entscheiden, ob der Vergleichsreiz größer oder kleiner (lauter oder leiser) als der Bezugsreiz ist. Das folgende Beispiel (nach Hofstätter, 1957, S. 241 f.) demonstriert das weitere Vorgehen.

Es soll die Differenzenschwelle eines Untersuchungsteilnehmers für die Unterscheidung von Gewichten untersucht werden. Ein Standardreiz S_o=100 g wird mit einer Reihe von Gewichten (S_v) zwischen 88 g und 108 g kombiniert. Der Untersuchungsteilnehmer erhält die Gewichtspaare in zufälliger Reihenfolge mit der Bitte zu entscheiden, ob der Vergleichsreiz (S_v) größer (S_v>S_o) oder kleiner (S_v<S_o) als der Standardreiz ist. (Bisweilen wird auch eine dritte Urteilskategorie „gleich" zugelassen.) Jedes Gewichtspaar muß vom Untersuchungsteilnehmer mehrmals beurteilt werden. Abbildung 2 gibt in idealisierter Form die prozentualen Häufigkeiten der Paarvergleichsurteile wieder.

Für S_o>S_v und S_o<S_v resultiert jeweils eine S-förmig geschwungene Verteilung, die einem Vorschlag Urbans (1931) folgend als „psychometrische Funktion" bezeichnet wird. (Der Abb. ist z. B. zu

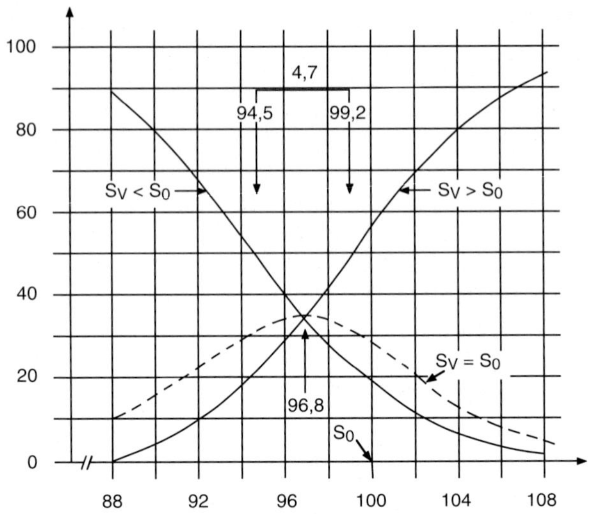

Abb. 2. Konstanzmethode. (Nach Hofstätter, 1957)

entnehmen, daß der Urteiler beim Vergleich der Gewichte S_o=100 g und S_v=104 g in 80% aller Fälle S_v>S_o urteilte.) Sind die Empfindungsstärken für einen Reiz im Sinne Thurstones normalverteilt, folgt die psychometrische Funktion den Gesetzmäßigkeiten einer kumulierten Normalverteilung („Ogive"). Der Schnittpunkt der beiden psychometrischen Funktionen markiert den scheinbaren Gleichwert; er liegt bei 96,8 g. Offensichtlich neigte der hier untersuchte Untersuchungsteilnehmer dazu, das Gewicht des Standardreizes zu unterschätzen. Der Differenzbetrag zum tatsächlichen Gleichgewicht (100 g–96,8 = 3,2 g) wird als konstanter Fehler bezeichnet. Die zur 50%-Ordinate gehörenden Abszissenwerte (94,5 g bzw. 99,2 g) kennzeichnen die Grenzen des sog. Unsicherheitsintervalls (4,7 g). Die Hälfte dieses Unsicherheitsintervalls (2,35 g) stellt die Unterschiedsschwelle bzw. den EMU dar.

Das „Signal-Entdeckungs-Paradigma"

Die Psychophysik samt ihrer Methoden (zum Überblick s. z. B. Eijkman, 1979; Geissler und Zabrodin, 1976; Guilford, 1954 oder Stevens, 1951, Kap. 1) ist in ihren modernen Varianten stark durch die von Tanner und Swets (1954) bzw. Green und Swets (1966) in die Sozialwissenschaften eingeführte Signalentdeckungstheorie geprägt. Vertreter der Signalentdeckungstheorie bezweifeln die Existenz sensorischer Schwellen und schlagen stattdessen das Konzept der „Reaktionsschwelle“ vor. Es wird explizit zwischen der organisch bedingten Sensitivität des Menschen und seiner Bereitschaft, in psychophysischen Experimenten (oder auch in ähnlich strukturierten Alltagssituationen) bestimmte Wahlentscheidungen zu treffen, unterschieden. Die organische *Sensitivität* wird als physiologisch und die *Reaktionsschwelle* (oder Entscheidungsbereitschaft) als psychologisch bedingt angesehen (z. B. durch die Bewertung der Konsequenzen, die mit verschiedenen Entscheidungen verbunden sind).

Was mit dem Begriff „Reaktionsschwelle“ gemeint ist, soll ein kleines Beispiel verdeutlichen: Ein Schüler klagt über Bauchschmerzen und muß zum Arzt. Dieser tastet die Bauchhöhle ab und fragt, ob es weh tut. Man kann ziemlich sicher sein, daß die Entscheidung des Schülers, Schmerzen zu bekunden, davon abhängt, ob z. B. am nächsten Tage eine schwere Klassenarbeit bevorsteht oder ob auf Klassenfahrt gegangen wird. Unabhängig davon, ob die tatsächlichen Empfindungen (Sensitivität) diesseits oder jenseits der physiologischen Schmerzschwelle liegen, wird der Schüler in Erwartung der Klassenarbeit über stärkere Schmerzen klagen als in Erwartung der Klassenfahrt (Reaktionsschwelle).

! Sensitivität und Reaktionsschwelle sind in klassischen, psychophysischen Untersuchungen konfundiert. Die auf der Signalentdeckungstheorie basierenden Methoden machen eine Trennung dieser beiden Reaktionsaspekte möglich.

Terminologie: Die Signalentdeckungstheorie geht auf die statistische Entscheidungstheorie (vor allem auf den Ansatz von Neyman und E. Pearson, 1925, vgl. S. 460) zurück und hat zum großen Teil das dort übliche Vokabular übernommen. Die objektiv vorgegebenen Reize werden als Input und die Reaktionen der Untersuchungsteilnehmer als Output bezeichnet.

Allgemein setzt die Anwendung des Signalentdeckungsansatzes eine Reihe von (Input-)Reizen voraus, bei denen das untersuchte Merkmal zunehmend stärker ausgeprägt ist ($S_o, S_1, S_2 \ldots S_k$). Diesen Reizen zugeordnet sind Einschätzungen der Merkmalsausprägungen *(Empfindungsstärken)* $z_o, z_1, z_2 \ldots z_k$ durch die Untersuchungsteilnehmer (Output). Werden Merkmalsausprägungen $S_1, S_2 \ldots S_k$ mit $S_o = 0$ verglichen, handelt es sich um die Untersuchung der absoluten Sensitivität (*Absolutschwelle*) bzw. um die Ermittlung der minimalen Reizintensität, die eine gerade eben merkliche Empfindung auslöst. Vergleiche von Merkmalsintensitäten $S_i > 0$ können zur Bestimmung der differentiellen Sensitivität (*Differenzenschwelle*) genutzt werden.

Tabelle 9. Reaktionsklassifikation in einem Signalentdeckungsexperiment

Input: $s_i > s_o$?	Output: $z_i? > z_o$? Ja	Nein
Ja	Hit	Miss
Nein	False Alarm	Correct Rejection

Das Vier-Felder-Schema (Tabelle 9) verdeutlicht, wie die Reaktionen eines Untersuchungsteilnehmers in Signalentdeckungsexperimenten zu klassifizieren sind. Die Bezeichnung der vier Felder bezieht sich auf die „klassische“ Versuchsanordnung eines Signalentdeckungsexperiments, bei der ein energieschwaches Signal unter vielen Störsignalen (Noise, Rauschen) zu identifizieren ist (z. B. die Identifikation feindlicher Flugzeuge auf dem Radarschirm). Der Input wäre in dieser Situation mit den Reizintensitäten $S_i > 0$ und $S_o = 0$ zu charakterisieren.

Die Identifikation eines tatsächlich vorhandenen Signales wird als „Hit“ bezeichnet. Das Übersehen eines Signales führt zu einem „Miss“. Wird ein Störsignal (bzw. ein nicht vorhandenes Signal oder „Noise“) als Signal gedeutet, bezeichnet man dies als „False Alarm“ und die korrekte Reaktion auf ein nicht vorhandenes Signal als „Correct Rejection“. Diese Bezeichnungen werden üblicherweise auch angewendet, wenn zwei unterschiedlich stark ausgeprägte Reize zu vergleichen sind ($S_i > 0$; $S_j > 0$; $S_i \neq S_j$). Man beachte, daß – wie bei der Konstanzmethode (aber anders als bei dem „Law of Comparative Judgement“) – die objektiven Größer-Kleiner-Relationen der Input-Reize bekannt sein müssen.

Die Informationen, die für die Bestimmung von Sensitivität und Reaktionsschwelle benötigt werden, sind die Wahrscheinlichkeiten (geschätzt durch relative Häufigkeiten) für eine Hit-Reaktion und für eine False-Alarm-Reaktion. (Die Wahrscheinlichkeiten für eine Miss-Reaktion bzw. eine Correct Rejection-Reaktion enthalten keine zusätzlichen Informationen, da sie zu den oben genannten Wahrscheinlichkeiten komplementär sind.) Die Bestimmung dieser Wahrscheinlichkeiten stellt eine erhebliche, untersuchungstechnische Schwierigkeit dar, die der praktischen Anwendbarkeit der Signalentdeckungsmethoden deutliche Grenzen setzt (s.u.). Die Verrechnung der Paarvergleichsurteile nach dem Signal-Entdeckungs-Paradigma zielt darauf ab, den *Sensitivitätsparameter* (d′) eines Urteilers sowie dessen *Reaktionsschwelle* (Response Bias - Parameter L_x oder β) zu bestimmen. Diesem an sich einfachen Rechengang (der auf S. 156f. beschrieben wird) liegt eine relativ komplizierte Theorie zugrunde, die im folgenden kurz dargestellt wird.

Theorie: Die Signalentdeckungstheorie basiert – wie auch das Thurstonesche „Law of Comparative Judgement" - auf der Annahme, daß die Empfindungsstärke für einen Reiz eine normalverteilte Zufallsvariable darstellt. Werden zwei Reize mit unterschiedlichen Merkmalsausprägungen verglichen, ist bei nicht allzu großen Reizunterschieden mit einer Überschneidung der beiden Empfindungsstärkenverteilungen zu rechnen (vgl. Abb. 3). Entsprechendes gilt für den Vergleich „Reiz" vs. „Noise", bei dem ebenfalls unterstellt wird, daß sich die „Noise-Verteilung" und die „Reizverteilung" überschneiden.

Das Paarvergleichsurteil geht modellhaft folgendermaßen vonstatten: Zu zwei zu vergleichenden Reizen i und j (i>j) gehören zwei Verteilungen von Empfindungsstärken, von denen wir zunächst annehmen, sie seien dem Urteiler bekannt. Die in einem Versuch durch Reiz i ausgelöste Empfindungsstärke wird mit beiden Verteilungen verglichen. Ist die Wahrscheinlichkeit dafür, daß diese Empfindungsstärke zur Empfindungsstärkenverteilung i gehört, größer als die Wahrscheinlichkeit der Zugehörigkeit zu der Empfindungsstärkenverteilung für j, entscheidet ein perfekter Urteiler i>j. Sind die Wahrscheinlichkeitsverhältnisse umgekehrt, lautet die Entscheidung j>i. Das Entscheidungskriterium (in Abb. 3 durch einen senkrechten Strich verdeutlicht) für die Alternativen i>j und $i \leqslant j$ liegt bei einer Empfindungsstärke, die in beiden Verteilungen die gleiche Dichte (=Höhe der Ordinate) aufweist. Rechts von diesem Entscheidungskriterium sind die Dichten für die S_i-Verteilung größer als für die S_j-Verteilung, d.h. hier müßte i>j geurteilt werden.

In Abb. 3a unterscheiden sich die beiden Reize um $d' = 3{,}5$ Einheiten der z-normierten Empfindungsskala. (Der arbiträre Nullpunkt dieser Skala wurde beim Mittelwert der S_j–Verteilung angenommen.) Offensichtlich kann dieser Urteiler die beiden Reize i und j recht gut unterscheiden. Seine Sensitivität bzw. Diskriminationsfähigkeit (d′) ist hoch. Bei diesem deutlich unterscheidbaren Reizpaar kommt es mit einer Wahrscheinlichkeit von 93% zu einem Hit (i wird korrekterweise für größer als j gehalten) und mit einer Wahrscheinlichkeit von nur 7% zu einer f.a.- bzw. False-Alarm-Reaktion (i wird fälschlicherweise für größer als j gehalten). Mit geringer werdendem Abstand der beiden Reize (d. h. mit abnehmendem d′) sinkt die Hit-Rate und steigt die False-Alarm-Rate. Bei einem Abstand von einer Empfindungsstärkeeinheit ($d' = 1$) (Abb. 3c) beträgt die Hit-Wahrscheinlichkeit 70 % und die False-Alarm-Wahrscheinlichkeit 30%. Der Parameter d′ charakterisiert die Sensitivität bzw. die sensorische Diskriminationsfähigkeit eines Urteilers.

Signalentdeckungstheoretiker vermuten nun, daß ein Urteiler selten so perfekt urteilt wie in den Abb. 3a–c. Bedingt durch psychologische Umstände kann unabhängig vom „objektiven" Entscheidungskriterium bevorzugt i>j (oder i<j) geurteilt werden. Dies wird in den Abb. 12d–f deutlich. Fällt beispielsweise die in einem Versuch durch Reiz i ausgelöste Empfindungsstärke in den Bereich 1 bis 1,5, ordnet der Urteiler diese Empfindungsstärke dem Reiz j zu, obwohl in diesem Bereich die Wahrscheinlichkeitsdichte für die S_i-Verteilung größer ist als für die S_j-Verteilung (vgl. Abb. 3d). Das Entscheidungskriterium oder die Reaktionsschwelle ist nach rechts versetzt. Dadurch wird die Wahrscheinlichkeit einer False-Alarm-Reaktion (es wird fälschlicherweise i>j behauptet) zwar geringer; gleichzeitig sinkt jedoch auch die Wahrscheinlichkeit eines Hits. (Man vergleiche hierzu die Abb. 3b und 3d mit $d' = 2$.)

Abbildung 3f zeigt ein zu weit nach links versetztes Entscheidungskriterium (L_x). Hier werden im Bereich 0,5 bis 1 die Empfindungsstärken, die durch Reiz j ausgelöst werden, der S_i-Verteilung

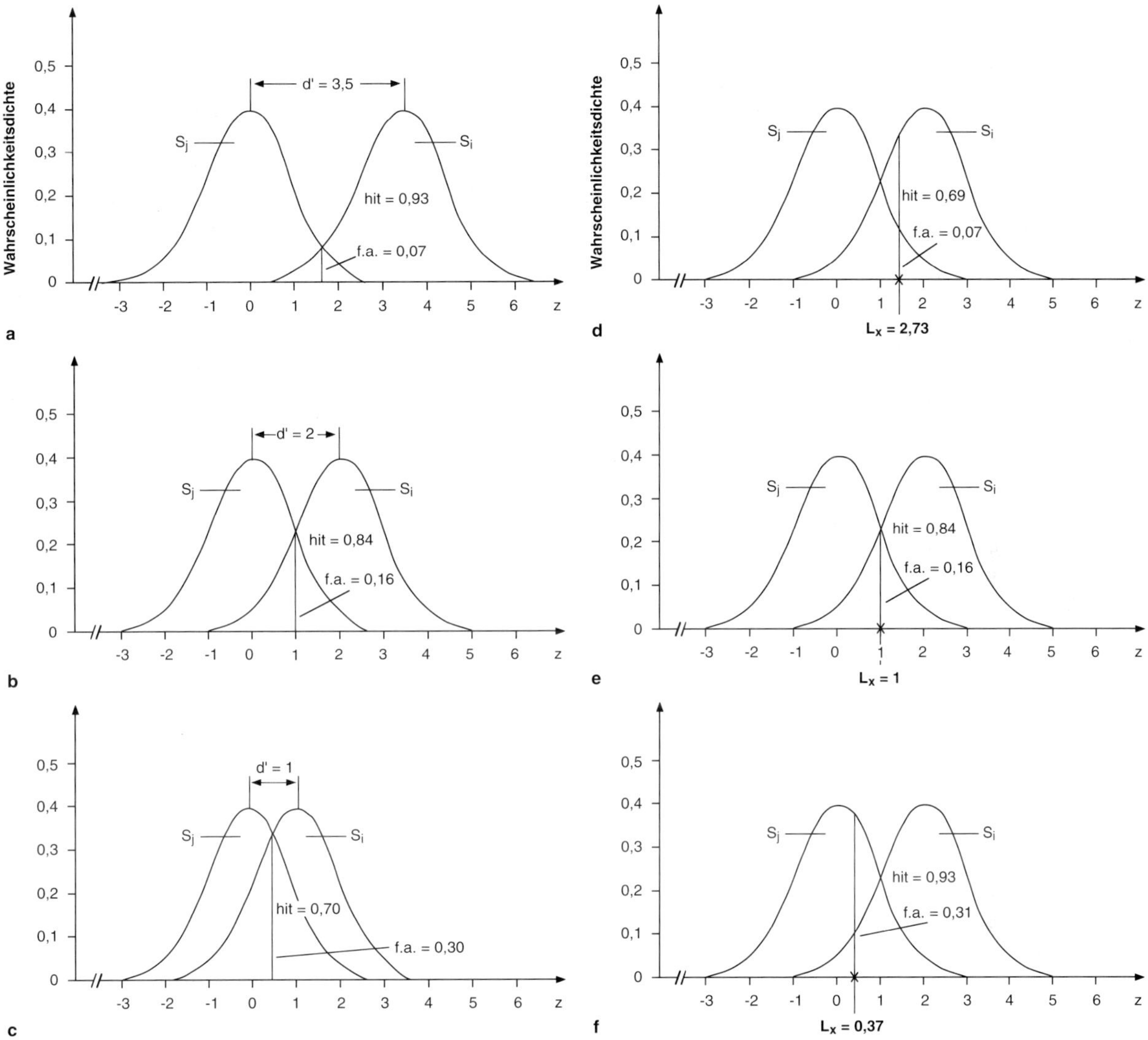

Abb. 3 a–f. Hit- und False Alarm-Raten in Beziehung zur Sensitivität d′ (**a–c**) und zur Reaktionsschwelle L_x (**d–f**) (Erläuterungen s. Text)

zugeordnet, obwohl die Wahrscheinlichkeitsdichten für die S_j–Verteilung größer sind als für die S_i–Verteilung.

Damit erhöht sich zwar die Wahrscheinlichkeit eines Hits (93%); gleichzeitig steigt jedoch die Wahrscheinlichkeit für False-Alarm (31%). In Abb. 3e ist das Entscheidungskriterium – wie bereits in der Abb. 3a–c – richtig plaziert. Beide Wahrscheinlichkeitsdichten (die Wahrscheinlichkeitsdichte für die S_i–Verteilung und die Wahrscheinlichkeitsdichte für die S_j-Verteilung) sind für die Empfindungsstärke, die das Entscheidungskriterium markiert, gleich groß. Das Verhältnis der Wahrscheinlichkeitsdichten lautet $L_x = 1$. (L von Likelihood-Ratio: Wahrscheinlichkeitsdichte in der S_i-Verteilung dividiert durch die Wahrscheinlichkeitsdichte in der S_j-Verteilung. Für L_x wird in der Literatur gelegentlich auch der Buchstabe β verwendet.) Für Abb. 3d lautet der Wert $L_x = 2{,}73$: Das Entscheidungskriterium (mit

$z_i = -0{,}5$ und $z_j = 1{,}5$) hat in der S_i-Verteilung eine höhere Dichte als in der S_j-Verteilung (0,352 für S_i und 0,129 für S_j). In Abb. 3f resultiert für den Quotienten ein Wert unter 1 ($L_x = 0{,}37$). Das Entscheidungskriterium (mit $z_i = -1{,}5$ und $z_j = 0{,}5$) hat in der S_j-Verteilung eine größere Dichte (0,352) als in der S_i-Verteilung (0,129).

L_x-Werte charakterisieren die Reaktionsschwelle eines Urteilers. Werte über 1 sprechen für eine „konservative" oder ängstliche Entscheidungsstrategie: False-Alarm-Entscheidungen werden möglichst vermieden, bei gleichzeitigem Risiko, dabei die Hit-Rate zu reduzieren. Umgekehrt weisen L_x-Werte unter 1 eher auf eine „progressive" oder mutige Entscheidungsstrategie hin: Die Hit-Rate soll möglichst hoch sein bei gleichzeitig erhöhtem False-Alarm-Risiko. Generell gilt, daß Werte $L_x \neq 1$ für eine Reaktionsverzerrung (Response Bias) sprechen.

Man beachte, daß in den Abb. 3a–c L_x konstant ($L_x = 1$) und d′ variabel und in den Abb. d–f d′ konstant (d′ = 2) und L_x variabel ist. Hiermit wird eine wichtige Eigenschaft der Signalerkennungsparameter deutlich:

! Die sensorische Diskriminationsfähigkeit d′ ist unabhängig von der Reaktionsschwelle L_x.

Traditionelle psychophysische Methoden nutzen lediglich die Hit-Rate, um die Differenzenschwelle zu bestimmen. Danach wäre der Urteiler in Abb. 3f mit einer Hit-Rate von 93% äußerst sensitiv (niedrige Differenzenschwelle) und der Urteiler in Abb. 3b mit einer Hit-Rate von 84% weniger sensitiv (hohe Differenzenschwelle). Tatsächlich verfügen nach der Signalentdeckungstheorie beide Urteiler über die gleiche Sensitivität (d′ = 2); der Unterschied in den Hit-Raten ist auf verschiedene Reaktionsschwellen (L_x) und nicht auf unterschiedliche Sensitivitäten zurückzuführen.

Praktisches Vorgehen: Bei den bisherigen Ausführungen zur Theorie der Signalentdeckung wurde davon ausgegangen, daß die Empfindungsstärkeverteilungen, die d′- bzw. L_x-Werte und damit auch die Hit-Wahrscheinlichkeiten und False-Alarm-Wahrscheinlichkeiten bekannt seien. Dies ist normalerweise jedoch nicht der Fall. In der Praxis werden – in umgekehrter Reihenfolge – zunächst die Hit-Wahrscheinlichkeiten und die False-Alarm-Wahrscheinlichkeiten und danach erst d′ für die Sensitivität bzw. L_x für die Reaktionsschwelle ermittelt.

Die Bestimmung der Hit- und False-Alarm-Wahrscheinlichkeiten ist eine äußerst zeitaufwendige und für die Untersuchungsteilnehmer häufig bis an die Grenzen ihrer Belastbarkeit gehende Aufgabe. (Dies gilt jedoch nicht nur für Signalentdeckungsaufgaben, sondern z. B. auch für die klassische Konstanzmethode – vgl. Abb. 2 –, bei der ebenfalls für die einzelnen Reizkombinationen Präferenzwahrscheinlichkeiten geschätzt werden müssen.) Um für ein Reizpaar die entsprechenden Wahrscheinlichkeiten schätzen zu können, sollten mindestens 50 Versuche durchgeführt werden, d. h. ein Untersuchungsteilnehmer muß für dasselbe Reizpaar mindestens fünfzigmal entscheiden, welcher der beiden Reize das untersuchte Merkmal in stärkerem Maße aufweist. Es besteht die Gefahr, daß bei derartig aufwendigen Versuchsreihen die Ergebnisse durch Ermüdungs- oder Übungseffekte verfälscht werden.

Bei vier Reizen wären sechs Reizpaare in jeweils 50-facher Wiederholung zu bewerten, d. h. dem Untersuchungsteilnehmer würden 300 Paarvergleichsurteile abgefordert. Bei mehr als vier Reizen lohnt sich ein vollständiger Paarvergleich nur selten, weil dann Reizpaare auftreten können, die so deutlich voneinander verschieden sind, daß sich die Empfindungsstärkenverteilungen nicht mehr überschneiden.

Repräsentieren mehrere Reize äquidistant ein breiteres, objektiv erfaßbares Merkmalskontinuum, erspart es Untersuchungsaufwand, wenn nur benachbarte Reize verglichen bzw. die Reize zunächst nach der Methode der sukzessiven Kategorien geordnet werden. Hit- und False-Alarm-Raten benachbarter Reize basieren dann auf Urteilen, bei denen der objektiv größere Reiz auch für größer gehalten (Hit) bzw. fälschlicherweise als kleiner eingestuft wurde (False-Alarm). (Näheres zu dieser methodischen Variante s. z. B. Velden und Clark, 1979 oder Velden, 1982.)

Nach Ermittlung der Hit- und False-Alarm-Raten gestaltet sich die *Berechnung von d′ und L_x* vergleichsweise einfach. Nehmen wir einmal an, ein Untersuchungsteilnehmer hätte in 100 Versuchen mit i>j 93mal i>j geurteilt und bei 100 Versuchen mit i<j 31mal das Urteil i>j abgegeben. Er hätte damit eine Hit-Rate von 93% und eine False-Alarm-Rate von 31%. Um d′ zu ermitteln, werden anhand der Standardnormalverteilungstabelle (vgl. Anhang E, Tabelle 1) diejenigen z-Werte bestimmt, die von der Fläche 93% bzw. 31% abschneiden. Diese Werte lauten $z_i = 1{,}50$ und $z_j = -0{,}50$ (mit gerundeten Flächenanteilen). Die Differenz dieser beiden Werte entspricht d′: $d' = 1{,}50 - (-0{,}50) = 2{,}00$.

Für die Bestimmung von L_x werden die Wahrscheinlichkeitsdichten (Ordinaten) dieser z-Werte in der Standardnormalverteilung benötigt, die ebenfalls in der Tabelle 1 des Anhangs E aufgeführt sind. Sie lauten in unserem Beispiel 0,129 (für $z_i = 1{,}50$) und 0,352 (für $z_j = -0{,}50$). Als Quotient resultiert der Wert $L_x = 0{,}37$. Diese Werte entsprechen den Verhältnissen in Abb. 3f.

L_x und d′ sind dimensionslose Zahlen und sagen nichts über die tatsächliche Diskriminationsfähigkeit bzw. über die Lokalisierung der Reaktionsschwelle auf dem Merkmalskontinuum aus. Clark (1974) zeigt in einer Untersuchung über Schmerzreaktionen auf unterschiedlich intensive Thermalreize, wie Sensitivitäts- und Reaktionsschwellenparameter in Einheiten des untersuchten Merkmales transformiert werden können.

Risikofreie Entscheidungen, die beispielsweise beim Paarvergleich verschiedener Gewichte im Rahmen einer wissenschaftlichen Untersuchung zu treffen sind, weisen in der Regel nur geringfügige Reaktionsverzerrungen auf ($L_x \approx 1$). Die meisten alltäglichen Entscheidungen dürften jedoch insoweit riskant sein, als sie bestimmte Konsequenzen nach sich ziehen, die vom Urteiler mehr oder weniger negativ bewertet werden. In derartigen Fällen ist mit deutlichen Reaktionsverzerrungen zu rechnen ($L_x \neq 1$).

Anwendungen: Der Einsatz der Signalentdeckungsmethodik empfiehlt sich generell, wenn die vier verschiedenen, mit einer Entscheidungssituation verbundenen Ausgänge (vgl. Tabelle 9) unterschiedlich bewertete Konsequenzen nach sich ziehen oder – in termini der Signalentdeckungstheorie – unterschiedliche Auszahlungen oder „Pay Offs" aufweisen. Ärzte unterscheiden sich beispielsweise darin, ob sie bei Verdacht auf Krebs eher bereit sind, eine Miss-Reaktion oder eine False-Alarm-Reaktion zu riskieren. Bei einem Miss würde ein tatsächlich vorhandener Krebs übersehen werden, d. h. der Arzt riskiert, daß sich die Krankheit weiter entwickelt und zu einem späteren Zeitpunkt nicht mehr erfolgreich operiert werden kann. Bei einem False-Alarm hingegen riskiert der Arzt eine unnötige Operation mit allen damit verbundenen Folgen.

Die Möglichkeit, bei Entscheidungssituationen die Sensitivität der untersuchten Person und ihre Reaktionsschwelle trennen zu können, hat dazu geführt, daß die Signalentdeckungstheorie in vielen Anwendungsbereichen Fuß faßte. So wurden beispielsweise medizinische Entscheidungssituationen von Lusted (1968) und subjektive Schmerzbeurteilungen unter medikamentösen Bedingungen von Classen und Netter (1985) untersucht. Rollmann (1977) setzt sich kritisch mit Anwendungen der Signalentdeckungstheorie in der Schmerzforschung auseinander; Price (1966) befaßt sich mit Anwendungen in der Persönlichkeits- und Wahrnehmungspsychologie; Dykstra und Appel (1974) überprüfen mit diesem Ansatz LSD-Effekte auf die auditive Wahrnehmung; Upmeyer (1981) belegt den heuristischen Wert der Signalentdeckungstheorie für theoretische Konstruktionen im Bereich der sozialen Urteilsbildung und Pastore und Scheirer (1974) geben generelle Hinweise über die breite Anwendbarkeit dieses entscheidungstheoretischen Ansatzes. Über Probleme bei der Übertragung signalentdeckungstheoretischer Ansätze auf psychophysische Fragestellungen berichtet Vossel (1985).

Für eine weiterführende Einarbeitung in die Signalentdeckungstheorie sowie deren methodische Erweiterungen stehen inzwischen zahlreiche Monographien und Aufsätze zur Verfügung wie z. B. das bereits erwähnte Buch von Green und Swets (1966) oder auch Coombs et al. (1970), Egan (1975), Eijkman (1979), Hodos (1970), McNicol (1972), Richards und Thornton (1970), Snodgrass (1972), Swets (1964, 1986) sowie Velden (1982).

4.2.3 Ähnlichkeits-Paarvergleiche

Ähnlichkeits-Paarvergleiche erfordern vom Urteiler Angaben über die globale Ähnlichkeit bzw. (seltener) die auf ein bestimmtes Merkmal bezogene Ähnlichkeit von jeweils 2 Objekten. In den meisten Fällen ist diese Aufgabe für den Urteiler schwerer als ein Dominanz-Paarvergleich, bei dem lediglich angegeben wird, bei welchem von 2 Objekten das untersuchte Merkmal stärker ausgeprägt ist.

Die Instruktion der Untersuchungsteilnehmer könnte in etwa lauten: „Schätzen Sie die Ähnlichkeit der folgenden Objektpaare auf einer 5-stufigen Skala mit den Abstufungen ‚sehr ähnlich – ähnlich – weder ähnlich, noch unähnlich – unähnlich – sehr unähnlich' ein". Ein graphisches Verfahren würde von den Untersuchungsteilnehmern fordern, auf einer durch die extreme „äußerst unähnlich" und „äußerst ähnlich" begrenzten Strecke die empfundene Ähnlichkeit durch ein Kreuz zu markieren. Die Länge der Strecke zwischen dem Skalenende „äußerst unähnlich" und dem gesetzten Kreuz dient dann als Ähnlichkeitsurteil (vgl. hierzu auch Tafel 21; über weitere Methoden zur Ähnlichkeitsschätzung berichtet Sixtl, 1967, S. 277 ff.).

Dieses „Rohmaterial" kann mit verschiedenen Verfahren ausgewertet werden. (Einen anwendungsbezogenen Überblick geben Nosofsky, 1992 sowie Ashby, 1992.) Das gemeinsame Ziel dieser Verfahren ist die Ermittlung von Urteilsdimensionen, die die untersuchten Objekte beschreiben und die Ähnlichkeitsurteile bestimmen. Wir behandeln im folgenden

- die „klassische" multidimensionale Skalierung (MDS),
- die nonmetrische multidimensionale Skalierung (NMDS) und
- die Analyse individueller Differenzen (INDSCAL).

Multidimensionale Skalierungen sind sowohl mathematisch als auch theoretisch aufwendige Verfahren, die hier nicht im vollen Umfang behandelt werden können. Wir begnügen uns mit einer Darstellung des Ansatzes dieser Verfahren, ihrer Ergebnisse sowie mit Angaben zu weiterführender Literatur. Weitere Techniken, die ebenfalls geeignet sind, Untersuchungsobjekte auf der Basis ihrer Ähnlichkeit zu strukturieren, sind die Faktorenanalyse und die Clusteranalyse (vgl. S. 354 f. und Anhang A).

Die „klassische" multidimensionale Skalierung (MDS)

Die Vorgehensweise der „klassischen" multidimensionalen Skalierung (Torgerson, 1958) sei im folgenden anhand eines kleinen Beispiels beschrieben. Als Distanzen (Unähnlichkeiten) zwischen drei Objekten A, B und C (dies könnten z. B. 3 verschiedene Berufe sein) seien die Werte $d_{AB}=4$, $d_{AC}=10$ und $d_{BC}=5$ ermittelt worden (um Ähnlichkeiten in Distanzen zu transformieren, weist man der höchstmöglichen Ähnlichkeitsstufe den Distanzwert Null zu, der zweithöchsten Ähnlichkeitsstufe den Wert eins zu usw.). Wir suchen nun einen Raum mit euklidischer Metrik (zum Metrikbegriff s. S. 161 f.), in dem sich diese Distanzen geometrisch darstellen lassen. In diesem Raum müssen für die untersuchten Objekte Positionen (oder Punkte) gefunden werden, deren räumliche Distanzen mit den empirisch ermittelten Distanzen möglichst gut übereinstimmen.

Wegen $d_{AB}+d_{BC}<d_{AC}$ $(4+5<10)$ sind diese geometrisch nicht darstellbar (vgl. Abb. 4a). Im euklidischen Raum lassen sich für die Objekte A, B und C keine Positionen finden, deren Distanzen den genannten Werten entsprechen. Intervallskalierte Distanzschätzungen vorausgesetzt, sind jedoch Lineartransformationen der Distanzschätzungen wie z. B. Nullpunktverschiebungen zulässig. Wir verschieben deshalb probeweise die Distanzskala um einen Punkt nach rechts, indem wir zu allen Distanzratings den Wert eins addieren (vgl. Abb. 4b). Die additive Konstante von eins führt zu neuen Distanzen, die nun auf einer

a) $\left.\begin{array}{l} d_{AB}=4 \\ d_{AC}=10 \\ d_{BC}=5 \end{array}\right\}$ geometrisch nicht darstellbar

b) $\left.\begin{array}{l} d_{AB}=4+1=5 \\ d_{AC}=10+1=11 \\ d_{BC}=5+1=6 \end{array}\right\}$ eindimensionale Darstellung möglich

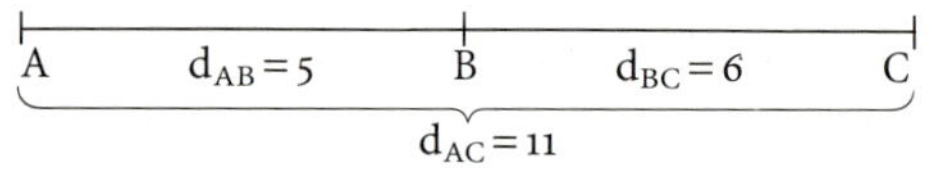

c) $\left.\begin{array}{l} d_{AB}=4+2=6 \\ d_{AC}=10+2=12 \\ d_{BC}=5+2=7 \end{array}\right\}$ nur zweidimensionale Darstellung möglich

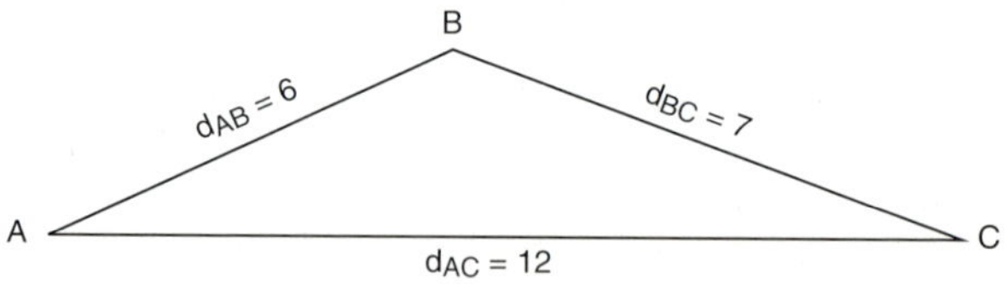

Abb. 4. Geometrische Darstellbarkeit verschiedener Distanzen: das Problem der additiven Konstanten (Erläuterungen s. Text)

Dimension darstellbar sind. Vergrößern wir die Distanz um eine additive Konstante von zwei, resultieren – wie Abb. 4c zeigt – Distanzen, für deren Darstellbarkeit eine Dimension nicht mehr ausreicht. Zur Wahrung dieser Distanzen ist für die Positionen der Objektpunkte eine zweidimensionale „Punktekonfiguration" erforderlich.

> **!** **Das mathematische Problem einer „klassischen" multidimensionalen Skalierung besteht darin, für empirisch ermittelte Distanzen diejenige additive Konstante zu finden, die bei einer minimalen Anzahl von Dimensionen eine geometrische Darstellbarkeit der Objekte zuläßt.**

Wird eine zu große additive Konstante gewählt, resultiert eine überdimensionierte Punktekonfiguration. (Bei Wahl einer genügend großen additiven Konstanten können n Objekte immer in n–1 Dimensionen dargestellt werden.) Fällt die additive Konstante zu klein aus, ist die Punktekonfiguration geometrisch nicht mehr darstellbar. Lösungsvorschläge für dieses Problem findet man bei Borg (1981); Borg und Staufenbiel (1989); Cooper (1972); Messick und Abelson (1956); Lüer und Fillbrandt (1969); Sixtl (1967) sowie Torgerson (1958).

Liegt die additive Konstante fest, ähnelt das weitere Vorgehen dem einer Faktorenanalyse (vgl. Anhang A). Durch Hinzufügen der additiven Konstanten werden die empirisch ermittelten (komparativen) Distanzen in absolute Distanzen überführt, die ihrerseits in sog. Skalarprodukte umgewandelt werden (vgl. z. B. Sixtl, 1967, S. 290 ff.). Die Faktorenanalyse über die Skalarprodukte führt zu Dimensionen der Ähnlichkeit, die über die sog. „Ladungen" der untersuchten Objekte (= Positionen der Objekte auf den Dimensionen) inhaltlich interpretiert werden. Das Prinzip dieser Interpretation verdeutlichen die Abbildungen in Tafel 20.

Die Interpretation einer MDS-Lösung kann – wie bei allen dimensionsanalytischen Verfahren – Probleme bereiten. Fehlerhafte oder nachlässige Urteile führen häufig zu wenig aussagekräftigen Strukturen, deren Bedeutung – vor allem bei geringer Objektzahl – nur schwer zu erkennen ist. Die Interpretation sollte deshalb nur der Anregung inhaltlicher Hypothesen über diejenigen Merkmale dienen, die den Ähnlichkeitsurteilen zugrunde liegen. Allzu starke Subjektivität wird vermieden, wenn man die von Shepard (1972, S. 39 ff.) vorgeschlagenen Interpretationshilfen nutzt.

Diesem multidimensionalen Skalierungsverfahren liegt die Modellannahme zugrunde, daß zwischen den empirisch ermittelten Ähnlichkeiten und den Distanzen der untersuchten Objekte in der Punktekonfiguration eine *lineare Beziehung* besteht (weshalb diese Skalierung gelegentlich auch metrische oder lineare MDS genannt wird). Die Güte der Übereinstimmung zwischen den empirischen Distanzen (oder Ähnlichkeiten) und den Distanzen, die aufgrund der gefundenen Punktekonfiguration reproduzierbar sind, kann durch Anpassungstests überprüft werden (vgl. z. B. Torgerson, 1958, S. 277 ff. und Ahrens, 1974, S. 103 ff.). MDS ist Bestandteil der gängigen Statistik-Programmpakete (vgl. Anhang C).

Die nonmetrische multidimensionale Skalierung (NMDS)

Erheblich schwächere Annahmen als die „klassische" MDS macht ein Skalierungsansatz, der von Kruskal (1964a, b) ausgearbeitet und von Shephard (1962a, b) angeregt wurde: die nonmetrische multidimensionale Skalierung (NMDS). Von beliebigen Angaben über Ähnlichkeiten (Unähnlichkeiten) der untersuchten Objektpaare (z. B. Distanzratings, Korrelationen, Übergangswahrscheinlichkeiten, Interaktionsraten etc.) wird in diesem Verfahren lediglich die ordinale Information verwendet, d. h. die Rangfolge der ihrer Größe nach geordneten Ähnlichkeiten. Das Ziel der NMDS besteht darin, eine Punktekonfiguration zu finden, für die sich eine Rangfolge der Punktedistanzen ergibt, die mit der Rangfolge der empirischen Unähnlichkeiten möglichst gut übereinstimmt. Gefordert wird damit keine lineare (wie bei der metrischen MDS), sondern lediglich eine monotone Beziehung zwischen den empirisch gefundenen Ähnlichkeiten und den Punktedistanzen in der zu ermittelnden Punktekonfiguration.

> **!** **Das Ziel der nonmetrischen multidimensionalen Skalierung ist eine Punktekonfiguration, die so geartet ist, daß zwischen den Objektdistanzen und den empirisch ermittelten Unähnlichkeiten eine monotone Beziehung besteht.**

TAFEL 20

Die Ähnlichkeit von Berufen – Ein Beispiel für eine multidimensionale Skalierung

Burton (1972) untersuchte die Ähnlichkeit verschiedener Berufe mit Hilfe der nonmetrischen multidimensionalen Skalierung nach Kruskal (1964). Es wurde zunächst die folgende eindimensionale Lösung berechnet (es werden nur Auszüge der vollständigen Analyse wiedergegeben):

Beruf	Skalenwert
Bauer	1,785
Fischer	1,637
Müllarbeiter	1,373
Seemann	1,336
Bergmann	1,147
Arbeiter	1,054
Priester	1,047
Fernfahrer	0,972
Psychologe	0,707
Physiker	0,705
Architekt	0,654
Professor	0,521
Mechaniker	0,201
Sozialarbeiter	0,066
Juwelier	−0,130
Bäcker	−0,385
Friseur	−0,517
Polizist	−0,891
Programmierer	−1,238
Bibliothekar	−1,342
Einkäufer	−1,538
Büroangestellter	−1,566
Bankangestellter	−1,637

Burton interpretierte diese Dimension als „Unabhängigkeit bzw. Freiheit in der Berufsausübung".

Ferner stellte die folgende dreidimensionale Konfiguration eine akzeptable Lösung dar:

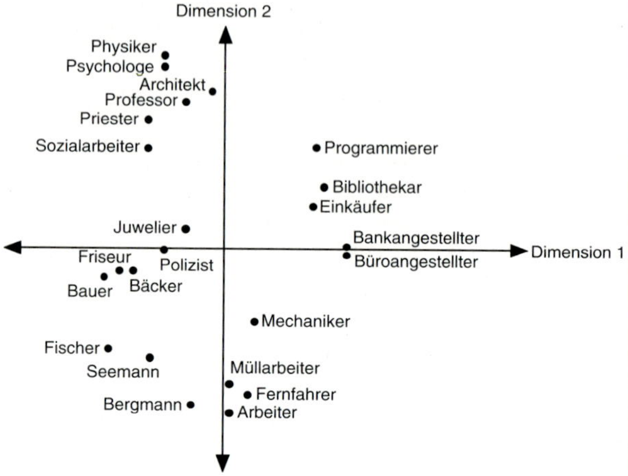

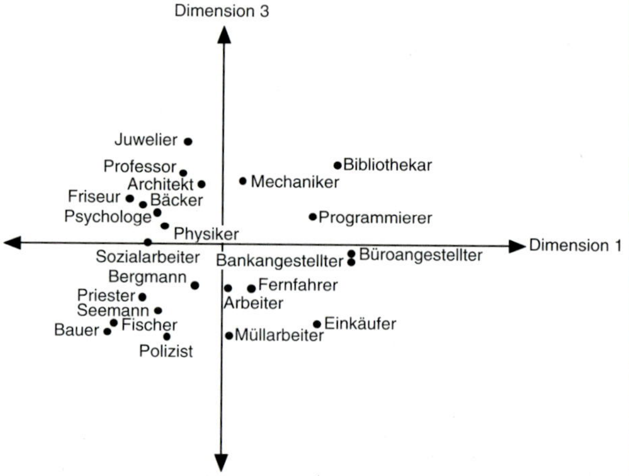

Die erste Dimension interpretiert Burton als „berufliche Unabhängigkeit", die zweite als „berufliches Prestige" und die dritte als „berufliche Fertigkeiten (Skill)".

Das Verfahren beginnt mit einer beliebigen Startkonfiguration der untersuchten Objekte, deren Dimensionalität probeweise vorzugeben ist. Diese Konfiguration wird schrittweise solange verändert, bis die Rangreihe der Distanzen zwischen den Punkten in der Punktekonfiguration mit der Rangreihe der empirisch gefundenen Unähnlichkeiten möglichst gut übereinstimmt. Für die Güte der Übereinstimmung ermittelt das Verfahren eine Maßzahl, den sog. *Stress*. Es werden dann Stresswerte für Konfigurationen mit unterschiedlicher Dimensionszahl verglichen. Diejenige Konfiguration, die bei möglichst geringer Anzahl von Dimensionen den geringsten Stress aufweist, gilt als die beste Repräsentation der untersuchten Objekte.

Die Interpretation der gefundenen, intervallskalierten Dimensionen erfolgt – wie in der metrischen MDS – anhand von Kennwerten (Ladungen), die die Bedeutsamkeit der Urteilsdimensionen für die untersuchten Objekte charakterisieren. Tafel 20 gibt hierfür ein Beispiel. Eine ausführlichere Beschreibung der Lösungsprozedur findet man in der Originalarbeit von Kruskal (1964 a, b), bei Scheuch und Zehnpfennig (1974, S. 153f. zit. nach Kühn, 1976) oder bei Gigerenzer (1981, Kap. 9). Für die Anfertigung eines Rechenprogramms sind die Ausführungen von van der Ven (1980) besonders hilfreich; über bereits vorhandene EDV-Routinen informiert Anhang C.

Minkowski-Metriken: Die bisher behandelten MDS- und NMDS-Ansätze gingen davon aus, daß die Distanzen zwischen zwei Punkten der Punktekonfiguration als deren kürzeste Verbindung nach dem Euklidschen Lehrsatz $(a = \sqrt{b^2 + c^2})$ bestimmt wird. Die nonmetrische multidimensionale Skalierung läßt jedoch allgemeine Metriken zu, die über die euklidische Metrik hinausgehen und die als *Minkowski-r-Metriken* bezeichnet werden. Aus der Menge aller möglichen r-Metriken sind am bekanntesten: $r=1$: City-Block-Metrik (Attneave, 1950); $r=2$: euklidische Metrik und $r \to \infty$: Supremum-(Dominanz)-Metrik. Zwischen den Extremen $r=1$ und $r \to \infty$ kann r jeden beliebigen Wert annehmen und spannt damit ein Kontinuum unendlich vieler Metriken auf. (Ausführliche Informationen über formale Eigenschaften der Minkowski-r-Metriken gibt z. B. Ahrens, 1974, Kap. 3.1.3). Wir wollen uns damit begnügen, die 3 oben genannten Metriken zu verdeutlichen.

Im n-dimensionalen Raum wird die Distanz d_{ij} zweier Punkte i und j für eine beliebige Metrik r nach folgender Beziehung bestimmt:

$$d_{ij} = \left[\sum_{k=1}^{n} (|x_{ik} - x_{jk}|)^r\right]^{1/r}$$

wobei x_{ik} die Koordinate des Punktes i und x_{jk} die Koordinate des Punktes j auf der Dimension k bezeichnen.

Mit $r=2$ erfaßt dieses Maß die bekannte euklidische Distanz

$$d_{ij} = \sqrt{\sum_{k=1}^{n} (x_{ik} - x_{jk})^2},$$

die sich für $n=2$ Dimensionen folgendermaßen geometrisch veranschaulichen läßt:

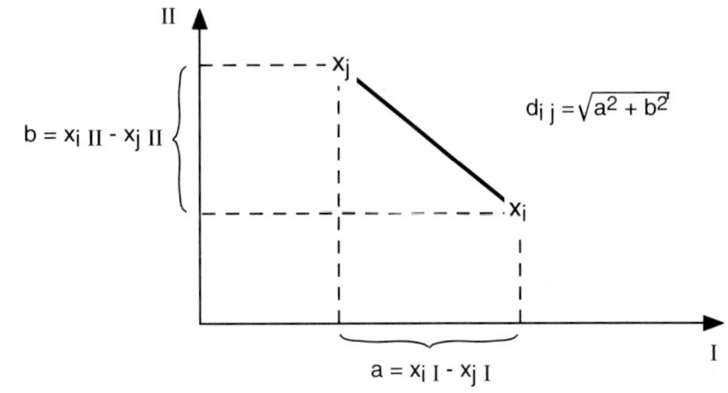

Setzen wir $r=1$, resultiert eine Distanz nach der City-Block-Metrik:

$$d_{ij} = \sum_{k=1}^{n} |x_{ik} - x_{jk}|$$

Diese Distanz läßt sich graphisch in folgender Weise veranschaulichen:

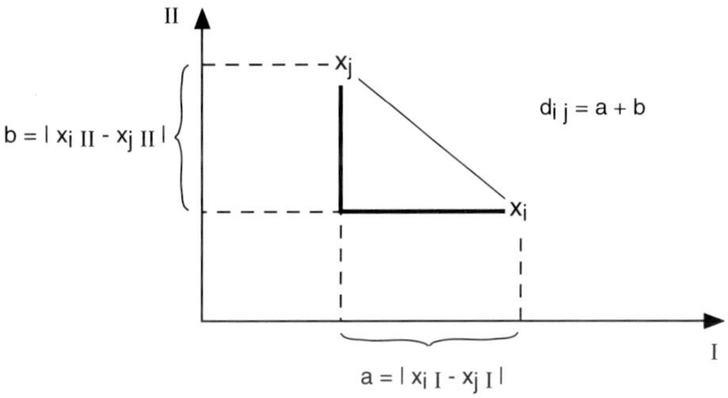

Sie ergibt sich als die Summe der Absolutbeträge der Koordinatendifferenzen. Die Bezeichnung „City-Block-Distanz" geht auf die Situation eines Autofahrers zurück, der in einer Stadt (mit rechtwinklig verlaufenden Straßen) die Distanz zwischen Start und Ziel kalkuliert. Da die „Luftliniendistanz" nicht befahrbar ist (dies wäre die euklidische Distanz), setzt sich die Fahrstrecke aus 2 rechtwinkligen Straßenabschnitten zusammen – der City-Block-Distanz.

Für die Ermittlung einer Distanz nach der Supremum-Metrik setzen wir $r \to \infty$. Die allgemeine Distanzgleichung vereinfacht sich dann zu

$$d_{ij} = \max(|x_{ik} - x_{jk}|).$$

Diese Distanz entspricht – wie die folgende Abbildung verdeutlicht – der maximalen Koordinatendifferenz:

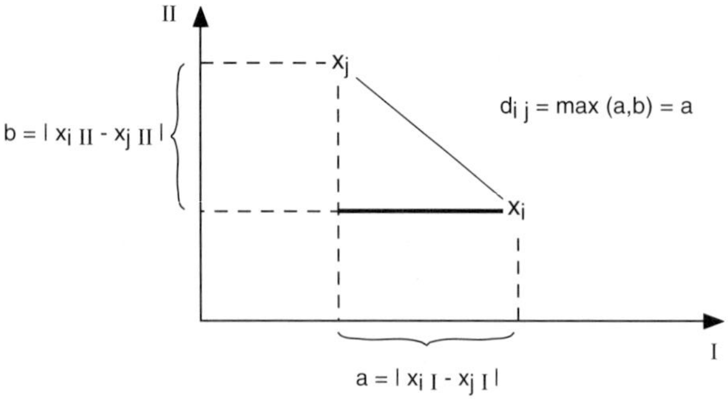

Da a>b ist, resultiert für die Supremum-Distanz $d_{ij} = a$. Die Distanz entspricht der „dominierenden" Koordinatendifferenz (Dominanz-Metrik).

Bedeutung verschiedener Metriken: Das NMDS-Verfahren bestimmt nicht nur die optimale Dimensionszahl, sondern auch diejenige Metrik, die den Ähnlichkeitsurteilen der Untersuchungsteilnehmer vermutlich zugrunde lag. Diese Metriken werden gelegentlich zur Beschreibung psychologisch unterscheidbarer Urteilsprozesse herangezogen.

Ähnlichkeitspaarvergleiche eignen sich vorzugsweise für die Skalierung komplexer, durch viele Merkmale charakterisierbarer Objekte. Die Instruktion, nach der die Untersuchungsteilnehmer die Paarvergleiche durchführen, sagt nichts darüber aus, nach welchen Kriterien die Ähnlichkeiten einzustufen sind. Dies bleibt den Untersuchungsteilnehmern selbst überlassen. Sie können beispielsweise die zu vergleichenden Objekte sorgfältig hinsichtlich einzelner Merkmale analysieren, um dann Merkmal für Merkmal die Gesamtähnlichkeit aufzubauen. Dieses Vorgehen käme einer durch die City-Block-Metrik charakterisierten Urteilsweise sehr nahe.

Es sind auch Ähnlichkeitsurteile denkbar, die nur ein – gewissermaßen ins Auge springendes – Merkmal beachten, das die zu vergleichenden Objekte am stärksten differenziert. Diese Urteilsweise ließe sich durch die Supremum-Metrik beschreiben. In entsprechender Weise sind Zwischenwerte zu interpretieren: Im Bereich r>2 überwiegen „spezifisch-akzentuierende" und im Bereich r<2 „analytisch-kumulierende" Urteilsweisen (vgl. Bortz, 1975b).

Wie Wender (1969) zeigen konnte, hängt die Art, wie Ähnlichkeitsurteile zustandekommen, auch von der Schwierigkeit der Paarvergleichsaufgabe ab: Je schwerer die Paarvergleichsurteile zu erstellen sind, desto höher ist der für das Urteilsverhalten typische Metrikkoeffizient. Bei schweren Paarvergleichen werden die deutlich differenzierenden Merkmale stärker gewichtet als die weniger differenzierenden Merkmale, und bei leichten Paarvergleichsurteilen erhalten alle relevanten Merkmale ein ähnliches Gewicht. Weitere Hinweise zur psychologischen Interpretation des Metrikparameters geben Cross (1965); Micko und Fischer (1970) sowie Shepard (1964). Methodenkritische Überlegungen zur Interpretation verschiedener Metriken liegen von Beals et al. (1968); Bortz (1974, 1975a); Wender (1969) und Wolfrum (1976a, b) vor.

Die Analyse individueller Differenzen (INDSCAL)
Die Charakterisierung des Urteilsverhaltens durch einen Metrikparameter ist hilfreich für die Fragestellung, ob die beachteten Urteilsdimensionen gleich oder verschieden stark gewichtet wurden. Die Frage, wie stark *ein* Urteiler eine bestimmte Urteilsdimension gewichtet, wird damit jedoch nicht befriedigend beantwortet. Hierfür ist ein Verfahren einschlägig, das unter der Bezeichnung INDSCAL (Individual Scaling von Carroll und Chang, 1970) bekannt wurde.

Ausgangsmaterial sind erneut die im Paarvergleich (oder in einem vergleichbaren Verfahren) bestimmten Ähnlichkeiten zwischen den zu skalierenden Objekten. Das Verfahren ermittelt neben der für alle Urteiler gültigen Reizkonfiguration (Group Stimulus Space) für jeden Urteiler einen individuellen Satz von Gewichten, der angibt, wie stark die einzelnen Urteilsdimensionen gewichtet wurden.

Die Besonderheit liegt also darin, daß das Verfahren es gestattet, für jeden Urteiler die relative Bedeutung oder Gewichtung der Dimensionen der Reizkonfiguration zu ermitteln. Diese individuellen Dimensionsgewichte geben an, wie stark ein Urteiler die einzelnen Dimensionen „streckt" oder „staucht". Urteilsdimensionen, die ein Urteiler nicht beachtet, erhalten ein Gewicht von Null.

Abbildung 5 veranschaulicht den INDSCAL-Ansatz an einem hypothetischen Beispiel. Die Grup-

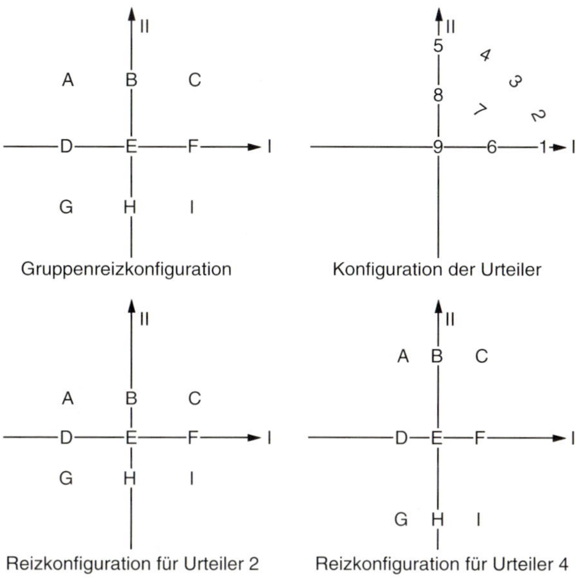

Abb. 5. Hypothetisches Beispiel einer INDSCAL-Analyse. (Nach Carroll, 1972)

penreizkonfiguration zeigt die Position von neun Reizen auf zwei Dimensionen. Der Konfiguration der Urteiler ist zu entnehmen, wie jeder Urteiler die beiden Urteilsdimensionen gewichtet hat.

Während für den ersten und den sechsten Urteiler nur die erste und für den fünften und den achten Urteiler nur die zweite Dimension relevant ist, haben der zweite, dritte, vierte und siebente Urteiler beide Dimensionen – allerdings in unterschiedlichem Ausmaß – berücksichtigt. Der neunte Urteiler hat die beiden Urteilsdimensionen der Gruppenreizkonfiguration überhaupt nicht berücksichtigt. Für ihn waren anscheinend bei den Ähnlichkeitsschätzungen Merkmale ausschlaggebend, die für die anderen Urteiler keine Rolle spielten (Urteiler-spezifische Merkmalsdimensionen). Möglich ist allerdings auch, daß dieser Urteiler fehlerhafte bzw. zufällige Urteile abgab.

Die beiden unteren Grafiken in Abb. 5 zeigen die Reizkonfiguration aus der Sicht des zweiten und des vierten Urteilers. Der zweite Urteiler streckt (bzw. gewichtet) die erste Dimension und der vierte Urteiler die zweite Dimension stärker als der Durchschnitt aller Urteiler.

Ausführlichere Hinweise zum mathematischen Aufbau dieses Verfahrens sind in der Originalarbeit von Carroll und Chang (1970), bei Carroll (1972), Borg (1981) oder verkürzt bei Ahrens (1974, S. 148 ff.) und bei Kühn (1976, S. 105 ff.) zu finden. Über weiterführende, an das INDSCAL-Modell angelehnte Verfahren informieren Carroll und Wish (1974). EDV-Hinweise enthält Anhang C. Als Anwendungsbeispiele für das INDSCAL-Verfahren seien die Arbeiten von Bortz (1975b) über Differenzierungsmöglichkeiten emotionaler und rationaler Urteile, von Wish und Carroll (1974) über individuelle Differenzen in der Wahrnehmung und im Urteilsverhalten sowie von Wish et al. (1972) über unterschiedliche Wahrnehmungen der Ähnlichkeit von Nationen erwähnt.

4.2.4 Rating-Skalen

Während bei Rangordnungen und Paarvergleichen von den Untersuchungsteilnehmern ordinale Urteile abzugeben sind, können mittels Rating-Skalen auf unkomplizierte Weise direkt intervallskalierte Urteile erzeugt werden. Rating-Skalen (aus dem Englischen: Rating = Einschätzung) zählen zu den in den Sozialwissenschaften am häufigsten verwendeten, aber auch umstrittensten Erhebungsinstrumenten. Die Industrie verwendet Ratings zur Bewertung von Arbeitsplätzen oder zur Personalauslese, Lehrer bewerten und benoten die Leistungen ihrer Schüler, Ärzte und Psychologen stufen das Verhalten psychisch Erkrankter ein; die Liste der Beispiele ließe sich mühelos verlängern. (Bezogen auf den Hinweis auf S. 144 sei angemerkt, daß Rating-Skalen auch „Subject Centered", also für Selbstbeschreibungen eingesetzt werden; dies geschieht typischerweise in sog. Selbstbeschreibungs-Fragebögen, vgl. Abschnitt 4.4.2.). Im folgenden befassen wir uns mit

- verschiedenen Varianten von Rating-Skalen,
- meßtheoretischen Problemen bei Rating-Skalen,
- Urteilsfehlern beim Einsatz von Rating-Skalen und
- besonderen Anwendungsvarianten (semantisches Differential, Grid-Technik).

Varianten für Rating-Skalen

Rating-Skalen geben (durch Zahlen, verbale Beschreibungen, Beispiele o. ä.) markierte Abschnitte eines Merkmalskontinuums vor, die der Untersuchungsteilnehmer als gleich groß bewerten soll, d. h. es wird davon ausgegangen, daß die Stufen der Rating-Skala eine Intervallskala bilden (vgl. hierzu S. 168 f.). Der Urteiler kreuzt diejenige Stufe der Rating-Skala an, die seinem subjektiven Empfinden von der Merkmalsausprägung bei dem in Frage stehenden Objekt entspricht. Tafel 21 verdeutlicht einige methodische Varianten für Rating-Skalen.

Uni- und bipolare Rating-Skalen: Das erste Beispiel zeigt eine Rating-Skala, deren Extreme durch zwei gegensätzliche Begriffe markiert sind. Als Skalenwerte sind die Zahlen 1–5 vorgegeben, deren Bedeutung in der Instruktion erläutert wird. Um die Gegensätzlichkeit der Begriffe stärker zu betonen, werden gelegentlich positive und negative Zahlenwerte einschließlich einer neutralen Mitte (0) verwendet.

Fällt es schwer, zu einem Begriff einen passenden Gegenbegriff zu finden, verwendet man statt *bipolarer* Skalen *unipolare* Rating-Skalen. Dies gilt vor allem für Merkmale mit natürlichem Nullpunkt, wie z. B. das Ausmaß der Belästigung durch Lärm. Bipolare Skalen haben gegenüber unipolaren Skalen den Vorteil, daß sich die beiden gegensätzlichen Begriffe gegenseitig definieren, d. h. sie erhöhen die Präzision der Urteile (zur Eindeutigkeit bipolarer Skalen vgl. auch Kaplan, 1972 und Trommsdorff, 1975, S. 87 f.).

Numerische Marken: Numerische Skalenbezeichnungen (Beispiel 1) sind knapp und eindeutig; ihre Verwendung ist jedoch nur sinnvoll, wenn die zu untersuchenden Probanden den Umgang mit dieser abstrakten Darstellungsform gewöhnt sind.

Verbale Marken: Bei der verbalen Charakterisierung der numerischen Abstufungen von Rating-Skalen (Beispiel 2) ist darauf zu achten, daß die verwendeten Begriffe zumindest annähernd äquidistante Ausprägungen des Merkmalskontinuums markieren. Hierzu hat Rohrmann (1978) eine Untersuchung vorgelegt, die ergab, daß die Urteiler bei 5-stufigen Skalen die folgenden sprachlichen Marken weitgehend als äquidistant auffaßten:

- Häufigkeit (Beispiel: Wie oft hat Ihr Kind Kopfschmerzen?)
  nie – selten – gelegentlich – oft – immer
- Intensität (Beispiel: Sind Sie mit Ihrem neuen Auto zufrieden?)
  gar nicht – kaum – mittelmäßig – ziemlich – außerordentlich
- Wahrscheinlichkeit (Beispiel: Wird nach den nächsten Wahlen ein Regierungswechsel stattfinden?)
  keinesfalls – wahrscheinlich nicht – vielleicht – ziemlich wahrscheinlich – ganz sicher
- Bewertung (Beispiel: An den Universitäten sollte mehr geforscht werden!) völlig falsch – ziemlich falsch – unentschieden – ziemlich richtig – völlig richtig.

Für Bewertungsskalen können – wie im Beispiel 2 – ersatzweise auch die 5 Stufen der „stimmt"-Reihe verwendet werden. Dieser Skalentyp wird häufig in Einstellungs- oder Persönlichkeitsfragebogen eingesetzt (vgl. Abschnitt 4.4.2). Eine vergleichende Analyse von Rating-Skalen mit englischsprachigen Labels findet man bei Wyatt und Meyers (1987). Bezogen auf ein Häufigkeitsrating weisen Newstead und Arnold (1989) auf die Vorzüge einer numerischen Prozentskala hin. (Beispiel: „An wieviel Tagen hat Ihr Kind Kopfschmerzen". Antwortmöglichkeiten: 0% – 25% – 50% – 75% – 100%.)

Symbolische Marken: Noch anschaulicher als verbale Marken sind symbolische Marken (Beispiel 3), die insbesondere bei Kindern gerne verwendet werden, aber auch Erwachsenen die Urteilsabgabe erleichtern. Im Unterschied zu verbalen Marken, die erst gelesen werden müssen, können Urteiler die Bedeutung der symbolischen Marken auf einen Blick erfassen. Durch die Visualisierung wirken symbolische Marken bei längeren Listen von Urteilsaufgaben auflockernd.

Graphisches Rating: Das vierte Beispiel zeigt ein graphisches Rating, das man häufig für die Schätzung von Ähnlichkeiten im Rahmen der multidimensionalen Skalierung verwendet (Ähnlichkeitspaarvergleich, s. S. 158). Die Ähnlichkeit (Unähnlichkeit) ergibt sich hierbei aus der Länge der Strecke zwischen einem Extrem der Skala und dem vom Urteiler gesetzten Kreuz. Hier wird also

TAFEL 21

Rating-Skalen
Mit den folgenden Beispielen soll die Vielfalt der Konstruktionsmöglichkeiten für Rating-Skalen angedeutet werden (Kommentare und Erläuterungen s. Text):

Beispiel 1

Instruktion: Im folgenden zeige ich Ihnen Video-Aufnahmen gruppentherapeutischer Sitzungen. Beurteilen Sie bitte die Gruppenatmosphäre bzgl. des Merkmals „gespannt-gelöst“. Hierfür steht Ihnen eine 5-stufige Skala zur Verfügung. Die einzelnen Skalenwerte haben folgende Bedeutung: 1 = Gruppenatmosphäre ist gespannt; 2 = Gruppenatmosphäre ist eher gespannt als gelöst; 3 = Gruppenatmosphäre ist weder gespannt noch gelöst; 4 = Gruppenatmosphäre ist eher gelöst als gespannt; 5 = Gruppenatmosphäre ist gelöst. Bitte urteilen Sie möglichst spontan! Uns interessiert Ihre persönliche Meinung, d. h. es gibt keine „richtigen“ oder „falschen“ Antworten. Noch ein Hinweis: Bitte achten Sie darauf, daß die Abstände zwischen den einzelnen Stufen gleich groß sind.

Die Gruppenatmosphäre in der ersten Videoaufzeichnung empfinde ich als

gespannt [1] [2] [3] [4] [5] gelöst

Um die Polarisierung der Skala besser zum Ausdruck zu bringen, können die Stufen auch in folgender Weise beziffert werden.

gespannt [−2] [−1] [0] [1] [2] gelöst

Das folgende 6-stufige Beispiel verzichtet gänzlich auf eine Bezifferung und zudem auf die Vorgabe einer neutralen Kategorie. Diese Skala zwingt den Urteiler, sich zumindest der Tendenz nach für einen der beiden Skalenpole zu entscheiden.

Gespannt – – –   – –   –   –   – –   – – – gelöst

Beispiel 2

Instruktion: Im folgenden wird Ihnen eine Reihe von Behauptungen vorgelegt. Bitte entscheiden Sie, ob das jeweils Behauptete Ihrer Ansicht nach eher richtig oder falsch ist (pro Aussage bitte nur ein Kreuz).

In der Mode kehrt alles wieder:

☐ stimmt gar nicht
☐ stimmt wenig
☐ stimmt teils-teils
☐ stimmt ziemlich
☐ stimmt völlig

(Ein weiteres Beispiel für diesen Rating-Skalen-Typ enthält Tafel 17 auf S. 137.)

Beispiel 3

Instruktion: Auch in Ihrer Abteilung hat sich durch die Einführung von Gruppenarbeit in den letzten Monaten vieles verändert. Um diese Veränderungen zu erfassen, führen wir – zwei Diplomandinnen von der TU Berlin – eine anonyme Mitarbeiterbefragung durch. Sie haben in dieser Umfrage die Möglichkeit, vollkommen anonym Ihre Meinung zu sagen. Das Ausfüllen des Fragebogens dauert etwa 10 Minuten und geht ganz leicht: Kreuzen Sie einfach die auf Sie zutreffenden Antworten an. Die Umfrageergebnisse werden wir Ihnen im Dezember in der Abteilungssitzung vorstellen.

Wie zufrieden sind Sie mit der Beziehung zu Ihrem direkten Vorgesetzten?

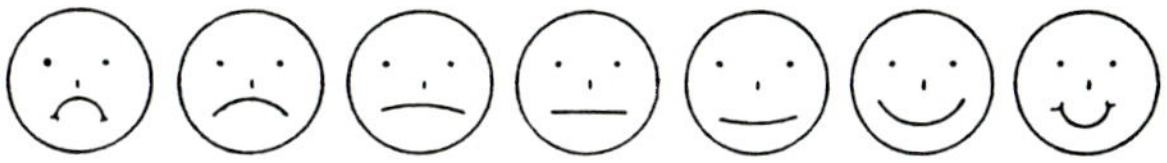

Beispiel 4

Instruktion: Im folgenden werden Ihnen verschiedene Berufspaare vorgelegt. Bitte beurteilen Sie bei jedem Berufspaar die Ähnlichkeit der beiden Berufe. Hierfür steht Ihnen eine Skala mit den Polen „extrem ähnlich“ und „extrem unähnlich“ zur Verfügung. Bitte markieren Sie

TAFEL 21

durch ein Kreuz die von Ihnen eingeschätzte Ähnlichkeit.

Beispiel:

Bäcker und Soziologe

extrem ähnlich |———x—| extrem unähnlich

Mit der Position des Kreuzes wird verdeutlicht, daß die im Beispiel zu vergleichenden Berufe für sehr unähnlich gehalten werden.

Beispiel 5

Instruktion: Im folgenden geht es um die Beurteilung einiger Ihnen bekannter Strafgefangener. Bitte tragen Sie Ihren Eindruck von den zu beurteilenden Personen auf den folgenden Skalen ein. Verwenden Sie hierbei die Werte 3-2-1-0-1-2-3 als gleichmäßige Abstufungen des jeweils angesprochenen Merkmals.

Wie geht er mit Schwierigkeiten um?

Er versucht, jeder Schwierigkeit aus dem Weg zu gehen.	3–2–1–0–1–2–3	Es reizt ihn, Schwierigkeiten zu überwinden.
Er fühlt sich überall zu Hause.	3–2–1–0–1–2–3	nirgendwo

etc. (in Anlehnung an Waxweiler, 1980).

Beispiel 6

Instruktion: Im folgenden geht es um die Einstufung der Hilfsbedürftigkeit Ihnen bekannter Personen. Hierfür steht Ihnen eine Skala mit 100 Punkten zur Verfügung. Je mehr Punkte Sie vergeben, desto hilfsbedürftiger ist Ihrer Ansicht nach die beurteilte Person. Um Ihnen die Arbeit mit der Skala zu erleichtern, wurden Personen unterschiedlicher Hilfsbedürftigkeit bereits einigen Punktwerten exemplarisch zugeordnet (nach Taylor et al., 1970).

Frau N. lebt in einem schlecht ausgestatteten Altersheim. Sie ist 87 Jahre und überlebte ihre ganze Familie. Sie hat keine Kinder, und die meisten ihrer Freunde sind verstorben. Die bescheidenen Kontaktmöglichkeiten innerhalb des Altersheimes werden von der Anstaltsleitung nur wenig unterstützt. Sie sitzt meistens alleine in ihrer Kammer und schaut sich gelegentlich Fotos aus alten Zeiten an.

Eine 75jährige Witwe lebt allein in ihrem verwahrlosten Appartement. Sie empfängt gerne Besuch und besteht dann darauf, Bilder aus ihrer Jugend zu zeigen. Sie scheint sich ihres Alters zu schämen und haßt es, sich unter andere Leute zu mischen. Sie möchte zwar ihre alten Kontakte aufrechterhalten, tut allerdings sehr wenig dafür. Ihre Schwägerin kann sie nicht leiden, weil diese ihr die finanzielle Unterstützung, die sie von ihrem Bruder erhält, mißgönnt.

Ein Witwer, Anfang 70, lebt mit seiner unverheirateten Tochter zusammen. Es gibt häufig Streit, und jeder geht seiner Wege. Sie macht ihm das Abendbrot. Er geht gerne, häufiger als zu Lebzeiten seiner Frau, zu Aktivitäten für alte Leute. Er besucht gelegentlich seine drei Söhne, die mit ihren Familien in derselben Stadt wohnen.

Ein 70jähriger verheirateter Mann, der noch vorübergehend Gelegenheitsjobs in der Buchhaltung annimmt. Er hat einige Geschäftsfreunde, die er – wie auch seine Verwandten – gerne besucht. Einmal in der Woche trifft er sich mit Freunden zum Karten- oder Schachspielen. Abends sieht er gern fern mit seiner Frau, zu der er ein gutes Verhältnis hat.

Ein 68jähriger verheirateter Mann, der noch voll im Berufsleben steht und bei guter Gesundheit ist. Er geht jeden Tag ins Büro und freut sich auf seine Arbeit bzw. seine Berufskollegen. Er genießt den ruhigen Feierabend mit seiner Frau. Sie gehen selten aus, sondern begnügen sich damit, Karten zu spielen, fernzusehen oder Zeitung zu lesen. Seine beiden Töchter wohnen noch zu Hause. Seine Familie, der er sich eng verbunden fühlt, und seine Freunde, mit denen er sich gern unterhält, füllen ihn vollständig aus.

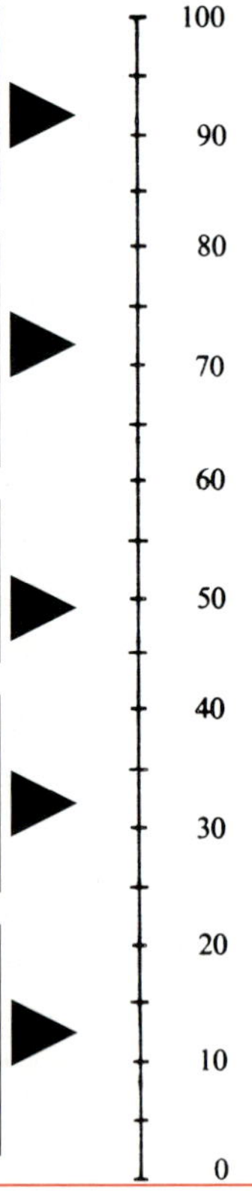

auf die Vorgabe von Merkmalsabstufungen gänzlich verzichtet.

Diese Skalenart bietet gute Voraussetzungen für intervallskalierte Ratings; sie erschwert jedoch die Auswertung erheblich. Ausführliche Hinweise über Vor- und Nachteile graphischer Rating-Skalen geben Champney und Marshall (1939); Guilford (1954, S. 270 ff.); Remmers (1963, S. 334 ff.) sowie Taylor und Parker (1964).

Skalenverankerung durch Beispiele: Die fünfte Version in Tafel 21 zeigt Rating-Skalen, bei denen durch die Formulierung beispielhafter Extrempositionen sehr gezielt Informationen erfragt werden können (*Example Anchored Scales* nach Smith und Kendall, 1963 oder auch Taylor, 1968; Taylor et al. 1972). Derartige Skalen haben sich insbesondere in der klinischen Forschung bzw. der Persönlichkeitspsychologie bewährt. Gelegentlich erfolgt die Verankerung der Skalen auch durch typische Zeichnungen, Testreaktionen oder Fotografien.

Rating-Skalen, deren Abstufungen durch konkrete Falldarstellungen verdeutlicht werden (vgl. Beispiel 6) finden nicht nur in der klinischen Psychologie, sondern auch in zahlreichen anderen Anwendungsgebieten wie z. B. bei der Beschreibung beruflicher Tätigkeiten, der Bewertung von Arbeitsleistungen oder im sozialen Bereich Verwendung (vgl. Smith und Kendall, 1963). Die Ermittlung der Skalenwerte für die Falldarstellungen von „*B*ehaviorally *A*nchored *R*ating *S*cales" (BARS, vgl. de Cotiis, 1978) basierte ursprünglich auf dem „Law of Categorial Judgement" (vgl. S. 146 f.) und wurde inzwischen erheblich verbessert (vgl. Campbell et al. 1973; de Cotiis, 1978; Kinicki und Bannister, 1988 und Champion et al., 1988). Einen Literaturüberblick zu dieser Rating-Technik findet der interessierte Leser bei Schwab et al. (1975) und eine Analyse der psychometrischen Eigenschaften bei Kinicki et al. (1985).

Anzahl der Skalenstufen: Ein häufig diskutiertes Problem betrifft die Anzahl der Stufen einer Rating-Skala bzw. die Frage, ob die Stufenanzahl geradzahlig oder ungeradzahlig sein soll. Ungeradzahlige Rating-Skalen enthalten eine neutrale Mittelkategorie und erleichtern damit bei unsicheren Urteilen das Ausweichen auf diese Neutralkategorie. Geradzahlige Rating-Skalen verzichten auf eine neutrale Kategorie und erzwingen damit vom Urteiler ein zumindest tendenziell in eine Richtung weisendes Urteil (vgl. hierzu die letzte Version im ersten Beispiel, Tafel 21). Diese Vorgehensweise empfiehlt sich, wenn man mit Verfälschungen der Urteile durch eine übermäßige *zentrale Tendenz* (vgl. S. 170 f.) der Urteiler rechnet.

Mit zunehmender Anzahl der Skalenstufen nimmt die Differenzierungsfähigkeit einer Skala zu, bis schließlich die Differenzierungskapazität des Urteilers ausgeschöpft ist. Matell und Jacoby (1971) konnten allerdings belegen, daß die Anzahl der Skalenstufen sowohl hinsichtlich der Reliabilität als auch der Validität der Rating-Skala (zur Erläuterung dieser Begriffe s. S. 181 ff.) unerheblich ist. Die Autoren verglichen Rating-Skalen mit Stufenanzahlen von 2 bis 19 und kamen zu dem Schluß, daß die genannten Güteeigenschaften der Skala davon unabhängig sind, ob das interessierende Merkmal in dichotomer Form (also zweistufig) oder mit sehr feiner Differenzierung (19-Punkte-Skala) einzustufen ist (vgl. hierzu auch Tränkle, 1987).

Wählt man Ratingskalen mit sehr vielen (z. B. 100) numerierten Skalenstufen, ist festzustellen, daß die Urteiler überwiegend Stufen wählen, die durch 10 (bzw. durch 5) teilbar sind, was Henss (1989) auf die „Prominenzstruktur des Dezimalsystems" zurückführt. Interpretativ läßt sich dieser Befund so deuten, daß eine zu feine Differenzierung bei einer Rating-Skala das Urteilsvermögen der Urteiler überfordert mit der Folge, daß nur eine gröber segmentierte Teilmenge aller Kategorien verwendet wird.

Hieraus leitet sich die untersuchungstechnisch wichtige Konsequenz ab, daß man dem Urteiler die Wahl des Skalenformats überlassen sollte. Je nach Schwierigkeit der Urteilsaufgabe und nach eigener Kompetenz wird er ein Format wählen, welches ihm Gelegenheit gibt, seine Differenzierungsmöglichkeiten adäquat zum Ausdruck zu bringen. Aufgrund praktischer Erfahrungen in der Feldforschung kommt Rohrmann (1978) zu dem Schluß, daß 5-stufige Skalen am häufigsten von den Urteilern präferiert werden (vgl. hierzu auch Lissitz und Green, 1975).

Schätzurteile auf Rating-Skalen überfordern den Urteiler zuweilen, wenn dieser bemüht ist, durch sorgfältiges Nachdenken zu einem fundierten Urteil zu gelangen. Im Bemühen um eine rationale Begründung der Urteile kann er – vor allem bei überdifferenzierten Skalen – zu widersprüchlichen Eindrücken von der Ausprägung des untersuchten Merkmals kommen, die gelegentlich dazu führen, daß die Beurteilung gänzlich verweigert wird. Derartige Verweigerungen sind ernst zu nehmen und sollten zum Anlaß genommen werden, die Rating-Skalen bzw. die Instruktion zu überarbeiten. Besteht jedoch der Verdacht, daß die Verweigerung auf übermäßige Skrupel der Urteiler zurückgeht, hilft ein Hinweis auf spontane Urteile, mit denen der erste, subjektive Eindruck von der Merkmalsausprägung zum Ausdruck gebracht werden soll.

Gelegentlich steht man vor dem Problem, Urteile auf Rating-Skalen mit unterschiedlichen Stufenanzahlen miteinander vergleichen oder ineinander überführen zu müssen. Hierfür geeignete Transformationsformeln findet man bei Aiken (1987) bzw. Henss (1989).

Meßtheoretische Probleme bei Rating-Skalen
Rating-Skalen sind zwar relativ einfach zu handhaben; sie werfen jedoch eine Reihe meßtheoretischer Probleme auf, die im folgenden kurz erörtert werden. Wir konzentrieren diese Diskussion auf die Frage nach dem Skalenniveau und nach der Verankerung von Rating-Skalen (zur Bestimmung der auf S. 181ff. behandelten testtheoretischen Gütekriterien „Reliabilität" und „Validität" vgl. Aiken, 1985a).

Zum Skalenniveau von Rating-Skalen: Das gemeinsame Problem aller Rating-Skalenarten betrifft ihr Skalenniveau. Garantieren eine detaillierte Instruktion und eine sorgfältige Skalenkonstruktion, daß die Untersuchungsteilnehmer intervallskalierte Urteile abgeben?

Die Kontroverse zu diesem Thema hat eine lange Tradition und scheint bis heute noch kein Ende gefunden zu haben. Die meßtheoretischen „Puristen" behaupten, Rating-Skalen seien nicht intervallskaliert; sie verbieten deshalb die statistische Analyse von Rating-Skalen mittels parametrischer Verfahren (vgl. Anhang A), die – so wird häufig argumentiert – intervallskalierte Daten voraussetzen. Demgegenüber vertreten die „Pragmatiker" den Standpunkt, die Verletzungen der Intervallskaleneigenschaften seien bei Rating-Skalen nicht so gravierend, als daß man auf die Verwendung parametrischer Verfahren gänzlich verzichten müßte.

Ein Mißverständnis: In diesem Zusammenhang sei auf einen Irrtum aufmerksam gemacht, der seit der Einführung der vier wichtigsten Skalenarten (vgl. Abschnitt 2.3.6) durch Stevens (1946, 1951) anscheinend nur schwer auszuräumen ist. Die Behauptung, parametrische Verfahren wie z. B. der t-Test oder die Varianzanalyse (vgl. Anhang A) setzten intervallskalierte Daten voraus, ist in dieser Formulierung nicht richtig. Die mathematischen Voraussetzungen dieser Verfahren sagen nichts über die Skaleneigenschaften der zu verrechnenden Daten aus. (Die Varianzanalyse setzt z. B. normalverteilte, unabhängige und homogene Fehlerkomponenten voraus.) Vor diesem Hintergrund wäre beispielsweise gegen die Anwendung varianzanalytischer Verfahren auf Daten wie z. B. Telefonnummern nichts einzuwenden, solange diese Zahlen die geforderten mathematischen Voraussetzungen erfüllen („The numbers do not know where they come from", Lord, 1953, S. 751).

Gaito (1980) diskutiert die Hartnäckigkeit dieses Mißverständnisses anhand zahlreicher Literaturbeispiele und fordert nachdrücklich, bei der Begründung der Angemessenheit eines statistischen Verfahrens zwischen *meßtheoretischen Interpretationsproblemen* und *mathematisch-statistischen Voraussetzungen* zu unterscheiden. Die Frage, ob verschiedene Zahlen tatsächlich unterschiedliche Ausprägungen des untersuchten Merkmales abbilden bzw. die Frage, ob – wie es die Intervallskala fordert – gleiche Zahlendifferenzen auch gleiche Merkmalsunterschiede repräsentieren, ist ein meßtheoretisches und kein statistisches Problem. Der statistische Test „wehrt" sich nicht gegen Zahlen minderer Skalenqualität, solange diese seine Voraussetzungen erfüllen. Die Skalenqualität der Zahlen wird erst bedeutsam, wenn man die Ergebnisse interpretieren will. Es sind dann meßtheoretische Erwägungen, die dazu veranlassen, die Ergebnisse einer Varianzanalyse über Nominalzahlen für nichtssagend zu erklären, weil die Mittelwerte derartiger Zahlen, die in diesem Verfahren verglichen werden, keine inhaltliche Bedeutung haben (vgl. hierzu auch Stine, 1989 oder Michell, 1986).

Für die Behauptung, parametrische Verfahren führen auch dann zu korrekten Entscheidungen, wenn das untersuchte Zahlenmaterial nicht exakt intervallskaliert ist, liefern Baker et al. (1966) einen überzeugenden Beleg. (Weitere Literatur zu diesem Thema stammt z. B. von Bintig, 1980; Kim, 1975; Schriesheim und Novelli, 1989 oder Gregoire und Driver, 1987). In einer aufwendigen Simulationsstudie wurde die Äquidistanz der Zahlen einer Intervallskala systematisch in einer Weise verzerrt, daß Verhältnisse resultieren, von denen behauptet wird, sie seien für Rating-Skalen typisch. Die Autoren erzeugten

- Skalen mit zufällig variierten Intervallgrenzen,
- Skalen, deren Intervalle an den Extremen breiter waren als im mittleren Bereich (was z. B. von Intelligenzskalen behauptet wird) und
- Skalen, die nur halbseitig intervallskaliert waren (was gelegentlich von einigen sozialen Einstellungsskalen behauptet wird).

Mit diesem Material wurden 4000 t-Tests über Paare zufällig gezogener Stichproben (n=5 bzw. n=15) gerechnet. Die Autoren kommen zu dem Schluß, daß ein Forscher, der mit einem Meßinstrument arbeitet, das Skalen mit zufällig oder systematisch variierten Intervallgrößen produziert, ohne weiteres Datenanalysen mit dem t-Test vornehmen kann. Statistische Entscheidungen bleiben von der Skalenqualität des untersuchten Zahlenmaterials weitgehend unbeeinflußt.

Diese Unbedenklichkeit gilt allerdings nicht, wenn die in dieser Studie berechneten Mittelwerte inhaltlich interpretiert werden. Statistisch bedeutsame Mittelwertsunterschiede sagen nichts aus, wenn das Merkmal mit einer Skala gemessen wurde, deren Intervallgrößen beliebig variieren.

Messen und insbesondere das Messen mit Rating-Skalen bleibt damit – was die Skalenqualität der Messungen anbelangt – ein auf Hypothesen gegründetes Unterfangen. Die Hypothese der Intervallskalenqualität von Rating-Skalen und die damit verbundene Interpretierbarkeit der Messungen wird in jeder konkreten Untersuchungssituation neu zu begründen sein. Die Sozialwissenschaften wären allerdings schlecht beraten, wenn sie mangels Argumenten, die für den Intervallskalencharakter von Rating-Skalen sprechen, gänzlich auf dieses wichtige Erhebungsinstrument verzichteten. Viele, vor allem junge Forschungsbereiche, in denen die inhaltliche Theorienbildung erst am Anfang steht, wären damit eines wichtigen, für die Urteiler relativ einfach zu handhabenden Erhebungsinstrumentes beraubt. Solange die Forschung mit Rating-Skalen zu inhaltlich sinnvollen Ergebnissen gelangt, die sich in der Praxis bewähren, besteht nur wenig Veranlassung, an der Richtigkeit der impliziten meßtheoretischen Hypothesen zu zweifeln.

Einheit und Ursprung von Rating-Skalen: Diese Einschätzung der Brauchbarkeit von Rating-Skalen darf nicht dahingehend mißverstanden werden, daß bei der Konstruktion von Rating-Skalen überhaupt keine Regeln zu beachten seien. Die Mindestanforderungen, die an die Konstruktion einer Rating-Skala zu stellen sind, betreffen ihre Einheit und ihren Ursprung. Untersuchungstechnische Hilfen sollten dazu beitragen, daß Einheit und Ursprung einer Rating-Skala intra- und interindividuell konsistent verstanden werden.

Für ein einheitliches Verständnis des *Ursprungs* einer Skala ist es hilfreich, wenn der Urteiler vor der eigentlichen Beurteilung sämtliche Untersuchungsobjekte (oder doch zumindest Objekte mit extremen Merkmalsausprägungen) kennenlernt. Nur so wird verhindert, daß Objekte mit extremen Merkmalsausprägungen nicht mehr korrekt eingestuft werden können, weil die Extremwerte zuvor bereits für Objekte mit weniger extremen Merkmalsausprägungen vergeben wurden. Durch dieses Vorgehen werden *Ceiling-* oder *Floor-Effekte* vermieden. (Dies sind Effekte, die das „Zusammendrängen" vieler Objekte mit starker, aber unterschiedlicher Merkmalsausprägung in der obersten Kategorie – der „Decke" – oder mit schwacher, aber unterschiedlicher Merkmalsausprägung in der untersten Kategorie – dem „Boden" – bezeichnen.) Die Urteiler können sich so vom gesamten, durch die Objekte realisierten Merkmalskontinuum einen Eindruck verschaffen und dieses, eventuell unterstützt durch verbale Marken, in gleich große Intervalle aufteilen.

Zu beachten ist ferner die *Verteilung der untersuchten Objekte* über das Merkmalskontinuum. Werden viele positive, aber nur wenig negative Objekte auf einer Bewertungsskala eingestuft, ist damit zu rechnen, daß die positiven Objekte feiner differenziert werden als die negativen. Die Wahrscheinlichkeit intervallskalierter Rating-Skalen-Urteile wird deshalb erhöht, wenn die Objekthäufigkeiten auf beiden Seiten der Skala symmetrisch sind bzw. wenn der mittlere Wert der Skala mit dem Medianwert der Häufigkeitsverteilung zusammenfällt (vgl. das „Range-Frequency-Model" von Parducci, 1963, 1965). Weitere theoretische Überlegungen über Urteilsprozesse, die für die Konstruktion intervallskalierter Rating-Skalen nutzbar gemacht werden können, findet man bei Eiser und Stroebe (1972), Upshaw (1962) bzw. Gescheider (1988).

Urteilsfehler beim Einsatz von Rating-Skalen
Die Brauchbarkeit von Urteilen, die über Rating-Skalen (oder auch mit anderen Meßinstrumenten) gewonnen wurden, ist zuweilen durch systematische Urteilsfehler eingeschränkt. Ein generelles Problem bei der Untersuchung von Urteilsfehlern betrifft die Trennung zwischen wahren Merkmalsausprägungen und Fehleranteilen. Da die wahren Merkmalsausprägungen in der Regel unbekannt sind, ist es nicht ohne weiteres möglich, Urteilsfehler zu identifizieren. Wie die Literatur dieses Problem behandelt, wurde ausführlich von Saal et al. (1980) in einem Überblicksreferat zusammengestellt. Die wichtigsten Urteilsfehler sollen im folgenden kurz dargestellt werden.

Halo-Effekt: Die Bezeichnung „Halo-Effekt" geht auf Thorndike (1920) zurück und spielt metaphorisch auf den ausstrahlenden Effekt des Mondlichtes an, das um den Mond einen Hof (Halo) bildet. (Der gleiche Urteilsfehler wurde von Newcomb, 1931, als „logischer Fehler" bezeichnet.) Gemeint ist eine Tendenz, die Beurteilung mehrerer Merkmale eines Objektes von einem globalen Pauschalurteil abhängig zu machen (Borman, 1975), die Unfähigkeit oder mangelnde Bereitschaft des Urteilers, auf unterschiedliche Ausprägungen verschiedener Merkmale zu achten (de Cotiis, 1977) oder die Tendenz eines Urteilers, ein Objekt bezüglich vieler Merkmale gleich einzustufen (Bernardin, 1977). Das Gemeinsame dieser Definitionen ist ein Versäumnis des Urteilers, konzeptuell unterschiedliche und potentiell unabhängige Merkmale im Urteil zu differenzieren (vgl. auch Cohen, 1969, S. 41ff.).

Halo-Effekte treten verstärkt auf, wenn das einzuschätzende Merkmal ungewöhnlich, nur schwer zu beobachten oder schlecht definiert ist. Demzufolge können Halo-Effekte reduziert werden, wenn die Urteiler vor der Beurteilung gründliche Informationen über die Bedeutung der einzustufenden Merkmale erhalten (Bernardin und Walter, 1977). Eine ähnliche Wirkung hat – wie Borman (1975) und Latham et al. (1975) zeigen – die Aufklärung der Urteiler über mögliche, auf Halo-Effekte zurückgehende Urteilsfehler. Klauer und Schmeling (1990) kommen zu dem Schluß, daß vor allem schnell gefällte Urteile von Halo-Fehlern durchsetzt sind.

Friedman und Cornelius (1976) weisen darauf hin, daß sich die Mitwirkung der Urteiler an der Konstruktion der Rating-Skalen günstig auf ihr Urteilsverhalten auswirkt. Eine geringe Verfälschung der Urteile durch Halo-Effekte wird nach Johnson und Vidulich (1956) auch erreicht, wenn bei der Einschätzung mehrerer Urteilsobjekte auf mehreren Urteilsskalen nicht objektweise, sondern skalenweise vorgegangen wird: Die Urteiler beurteilen hierbei zunächst alle Objekte auf der ersten Skala, dann auf der zweiten Skala etc..

Hinweise zur formalen Analyse von Halo-Effekten findet man bei Klauer (1989) bzw. Doll (1988).

Milde-Härtefehler (Leniency-Severity-Fehler): Dieser Urteilsfehler, der – ähnlich wie auch der Halo-Effekt – vor allem bei Personenbeurteilungen auftreten kann, besagt, daß die zu beurteilenden Personen systematisch entweder zu positiv oder zu negativ eingestuft werden (Saal und Landy, 1977). Auch dieser Fehler kann weitgehend ausgeräumt werden, wenn die Urteiler zuvor auf die Gefahr einer derartigen Urteilsverfälschung aufmerksam gemacht werden. Hilfreich sind zudem Diskussionen über die Wertigkeit der einzustufenden Merkmale bzw. über mögliche Konsequenzen, die mit den Einstufungen verbunden sind (Bernardin und Walter, 1977).

Methodische Varianten, derartige Urteilsfehler nachzuweisen, diskutieren Saal et al. (1980) bzw. Bannister et al. (1987). Die Frage, inwieweit Messungen des Milde-Härte-Fehlers mit Messungen des Halo-Effektes konfundiert sind, erörtern Alliger und Williams (1989). Die Beeinflussung des auf S. 184 beschriebenen α-Koeffizienten durch Urteilsfehler behandeln Alliger und Williams (1992).

Zentrale Tendenz (Tendenz zur Mitte): Dieser Urteilsfehler bezeichnet eine Tendenz, alle Urteilsobjekte im mittleren Bereich der Urteilsskala einzustufen bzw. extreme Ausprägungen zu vermeiden (Korman, 1971, S. 180f.). Mit diesem Fehler ist vor allem zu rechnen, wenn die zu beurteilenden Objekte den Urteilern nur wenig bekannt sind – eine Untersuchungssituation, die eigentlich generell zu vermeiden ist. Eine Massierung der Urteile im mittleren Skalenbereich tritt bevorzugt auch dann auf, wenn man es versäumt hat, die Skalen an Extrembeispielen zu verankern (s.o.). Der Urteiler „reserviert" dann die Extremkategorien für evtl. noch auftauchende Objekte mit extremer Merkmalsausprägung. Bleiben diese aus, resultieren wenig differenzierende Urteile mit starker zentraler Tendenz.

Mangelnde Differenzierung muß jedoch nicht immer zentrale Tendenz bedeuten. Sie tritt immer dann auf, wenn der Urteiler nicht die gesamte Skalenbreite nutzt, sondern seine Urteile in einem Bereich der Skala konzentriert. In diesem Fall schafft eine Neukonstruktion der Rating-Skala Abhilfe, die den Bereich, der für die meisten Urteilsobjekte typisch ist, feiner differenziert. Auch für den Nachweis dieser Urteilsfehler nennen Saal et al. (1980) verschiedene methodische Varianten. Ein Test, mit dem die Vermeidung von zentraler Tendenz statistisch geprüft werden kann, wurde von Aiken (1985b) entwickelt.

Rater-Ratee-Interaktion: Bei Personenbeurteilungen können Urteilsverzerrungen in Abhängigkeit von der Position des Urteilers auf der zu beurteilenden Dimension entstehen. Man unterscheidet einen „Ähnlichkeitsfehler", der auftritt, wenn Urteiler mit extremer Merkmalsausprägung die Merkmalsausprägungen anderer in Richtung der eigenen Merkmalsausprägung verschätzen und einen „Kontrastfehler", bei dem Urteiler mit extremer Merkmalsausprägung die Merkmalsausprägung anderer in Richtung auf das gegensätzliche Extrem verschätzen (vgl. auch Sherif und Hovland, 1961). Einen Beitrag zur Klärung dieser Urteilsfehler liefert z. B. die „Theorie der variablen Perspektive" von Upshaw (1962).

Primacy-Recency Effekt: Dieser Effekt bezeichnet Urteilsverzerrungen, die mit der sequentiellen Position der zu beurteilenden Objekte zusammenhängen. Werden Objekte mit extremer Merkmalsausprägung zu Anfang beurteilt, können die nachfolgenden Beurteilungen von den ersten Beurteilungen (z. B. im Sinne einer Überbetonung des Kontrastes) abhängen. Erklärungsansätze dieses Urteilsfehlers diskutiert Scheuring (1991) und weitere Hinweise zur Bedeutung der Objektreihenfolge findet man bei Kane (1971).

Mehrere Urteiler: Für die Charakterisierung von Urteilsobjekten durch Rating-Skalen wird häufig die durchschnittliche Beurteilung mehrerer Urteiler als Maßzahl herangezogen. Durchschnittliche Urteile sind reliabler und valider als Individualurteile (vgl. Horowitz et al. 1979, und Strahan, 1980). Die Zusammenfassung mehrerer Schätzurteile zu einem Gesamturteil setzt jedoch eine hinreichende Übereinstimmung der individuellen Urteile voraus. Methoden zur Überprüfung der Urteiler-Übereinstimmung (Konkordanz) werden z. B. bei Bintig (1980), Schmidt und Hunter (1977) und Werner (1976) dargestellt und diskutiert (vgl. auch S. 250 ff.).

Weichen die Urteile verschiedener Urteiler in ihren Mittelwerten und Streuungen so stark voneinander ab, daß eine Zusammenfassung nicht mehr zu rechtfertigen ist, kann Vergleichbarkeit durch eine sog. z-Transformation der individuellen Urteile hergestellt werden (vgl. Anhang A). Diese, für jeden Urteiler getrennt durchzuführenden Transformationen sorgen gewissermaßen im nachhinein für eine Vergleichbarkeit der individuellen Urteile.

Weitere Urteilsfehler: Weitere Urteilsfehler (vgl. z. B. Jäger und Petermann, 1992; Upmeyer, 1985; Wessells, 1994) sind der „Inter- und Intraklasseneffekt" (Merkmalsunterschiede zwischen Objekten werden vergrößert, wenn die Objekte zu unterschiedlichen Klassen oder Gruppen gehören, und sie werden verkleinert, wenn die Objekte zu einer Klasse gehören), der „fundamentale Attributionsfehler" (die Gründe und Ursachen für eigenes Fehlverhalten werden in der Situation gesucht, die Gründe für das Fehlverhalten anderer Menschen in deren Charakter), der „Self-Serving Bias" (Selbstbeurteilungen werden mit dem Selbstkonzept in Einklang gebracht und fallen eher selbstwertstützend aus) und der „Baseline Error" (die Auftretenswahrscheinlichkeit von Ereignissen wird falsch eingeschätzt, weil man sich nicht an der objektiven Häufigkeit, der sog. Baseline, orientiert, sondern irrtümlich besonders prägnante, im Gedächtnis gerade verfügbare oder typische Ereignisse für besonders wahrscheinlich hält).

Welche Urteilsfehler in einer geplanten Untersuchung auftreten könnten, ist im Vorfeld durch eigene Überlegungen und Literaturrecherchen zu klären. Bei komplexen Urteilsaufgaben können unter Umständen mehrere Urteilsfehler gleichzeitig begangen werden; allerdings sind einige der

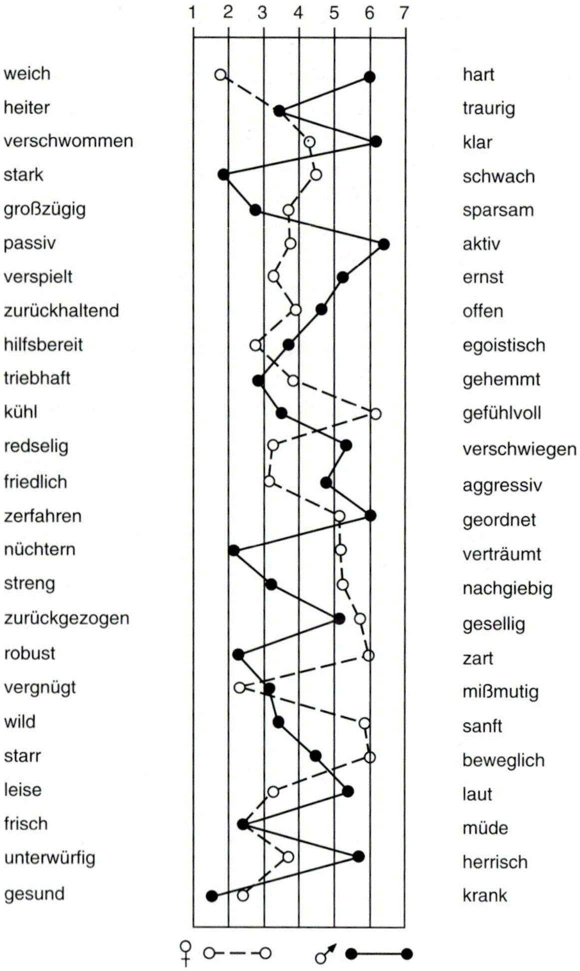

Abb. 6a. Polaritätsprofil der Begriffe „männlich" und „weiblich".

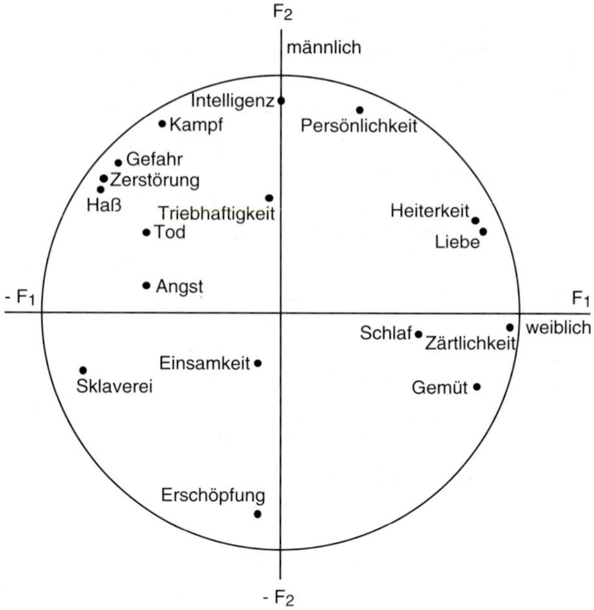

Abb. 6b. Zweidimensionales Begriffssystem

genannten Fehler nur für bestimmte Arten von Urteilsaufgaben relevant. Bei Urteilsfehlern kommen Probanden aufgrund von Besonderheiten der menschlichen Informationsverarbeitung irrtümlich und unbemerkt zu falschen Einschätzungen. Verzerrungen können aber auch durch Besonderheiten beim Antwortprozeß entstehen, etwa durch stereotypes Ankreuzen oder durch Akquieszenz (vgl. S. 215f.). Schließlich ist in Urteils-, Test- und Befragungssituationen auch mit willkürlichen, bewußt kalkulierten Antwortveränderungen zu rechnen. Auf dieses Problem gehen wir in Abschnitt 4.3.7 näher ein.

Besondere Anwendungsformen von Rating-Skalen

Durch Kombination mehrerer Ratingskalen entstehen komplexe Erhebungsinstrumente, von denen im folgenden zwei häufig eingesetzte Verfahren vorgestellt werden. Hierbei handelt es sich um

- das „semantische Differential" und
- die „Grid-Technik".

Das semantische Differential: Das semantische Differential wurde 1957 von Osgood et al. entwickelt und hat seit seiner Einführung als Polaritätsprofil oder Eindrucksdifferential durch Hofstätter (1957, 1977) auch im deutschsprachigen Raum weite Verbreitung gefunden. Es handelt sich um ein Skalierungsinstrument zur Messung der konnotativen Bedeutung bzw. der affektiven Qualitäten beliebiger Objekte oder Begriffe („Schuhe, Schiffe und Siegellack, Kohl und Könige, ich, dein Vater, Fräulein Weber, mein Lehrer, die Schule, Algebra, ein Demokrat, dieses Buch, eine Büroklammer, die Vereinten Nationen, Eisenhower etc.", nach Osgood et al., 1957, S. 91).

Das semantische Differential besteht aus 20 bis 30 siebenstufigen bipolaren Rating-Skalen, auf denen das Urteilsobjekt eingestuft wird. Abbildung

6a veranschaulicht das Polaritätsprofil der Begriffe „Männlich" und „Weiblich" (nach Hofstätter 1963). Urteilsgrundlage ist die metaphorische Beziehung bzw. gefühlsmäßige Affinität des Urteilsgegenstandes zu den Urteilsskalen und weniger der sachliche oder denotative Zusammenhang, der häufig nicht gegeben ist. („Männlich" bzw. „Weiblich" sind denotativ weder laut noch leise und werden trotzdem, wie Abb. 6a zeigt, unterschiedlich mit diesem Begriffspaar assoziiert.)

Mit Hilfe der Korrelationsrechnung (vgl. Anhang A) läßt sich die Ähnlichkeit der Profile verschiedener Urteilsgegenstände bestimmen. (Die Profile in Abb. 6a korrelieren zu -0,07 miteinander.) Die Faktorenanalyse (vgl. S. 355f. oder Anhang A) über derartige Korrelationen führt üblicherweise zu zwei bis vier Dimensionen, die durch die Positionen der untersuchten Objekte auf den jeweiligen Dimensionen beschreibbar sind. Die Dimensionen des in Abb. 6b wiedergegebenen Begriffssystems lassen sich nach Hofstätter (1963) als Weiblichkeit (F_1) und Männlichkeit (F_2) interpretieren. Sprachvergleichende Untersuchungen von Osgood et al. (1957) über verschiedene Begriffe führten in der Regel zu einem dreidimensionalen System, dem „semantischen Raum" mit den Dimensionen Evaluation (Bewertung, z.B. angenehm – unangenehm), Potency (Macht, z. B. stark – schwach) und Activity (Aktivität, z. B. erregend – beruhigend). Dieser semantische Raum wird vereinfachend auch als „EPA-Struktur" bezeichnet.

Die Anwendungsvarianten des semantischen Differentials sind sehr vielfältig. In der Originalarbeit von Osgood et al. (1957) werden bereits ca. 50 Anwendungsbeispiele genannt. Das Institut of Communication Research wies in einer 1967 herausgegebenen Bibliographie ca. 700 Arbeiten mit dem semantischen Differential nach. Finstuen (1977) sammelte zwischen 1952 und 1976 insgesamt 751 psychologische Anwendungen.

! **Das semantische Differential ist eine Datenerhebungsmethode, die die konnotive Bedeutung von Begriffen oder Objekten mit Hilfe eines Satzes von 20 bis 30 bipolaren Adjektivpaaren erfaßt, hinsichtlich derer das Objekt von Urteilern eingeschätzt wird. Das Ergebnis ist ein für das betreffende Objekt charakteristischer Profilverlauf.**

Statt des von Osgood und Hofstätter vorgeschlagenen universellen semantischen Differentials (vgl. Abb. 6) werden gelegentlich kontextspezifische, auf die Besonderheiten der Untersuchungsgegenstände zugeschnittene Polaritätsprofile eingesetzt (vgl. z. B. Franke und Bortz, 1972, oder Bortz, 1972). Kontextspezifische Polaritätsprofile erfassen erstrangig die denotativen, direkten Beziehungen der Urteilsobjekte zu den Urteilsskalen und führen deshalb zu anderen Resultaten (anderen „semantischen Räumen") als ein universelles semantisches Differential (vgl. z. B. Flade, 1978). Geht es um den Vergleich sehr unterschiedlicher Urteilsobjekte, ist ein universelles semantisches Differential vorzuziehen. Die Reihenfolge, in der die Objekte beurteilt werden, sowie die Polung der Skalen (z. B. hart – weich oder weich – hart) sind nach Kane (1971) für die Ergebnisse unerheblich.

Mann et al. (1979) weisen darauf hin, daß die Untersuchungsergebnisse nur unbedeutend beeinflußt werden, wenn statt bipolarer Rating-Skalen unipolare verwendet werden. Probleme bereitet der in mehreren Arbeiten nachgewiesene Befund, daß dieselbe Rating-Skala von unterschiedlichen Beurteilern zuweilen verschieden aufgefaßt wird bzw. daß die Bedeutung einer Rating-Skala von der Art der zu beurteilenden Objekte abhängt (Rater-Concept-Scale-Interaction; vgl. Cronkhite, 1976; Crockett und Nidorf, 1967; Everett, 1973 und Heise, 1969. Skalentheoretische Probleme diskutieren z. B. Bintig, 1980 oder Brandt, 1978).

Erfahrungsgemäß stößt das semantische Differential bei unvorbereiteten Untersuchungsteilnehmern zuweilen auf Akzeptanzprobleme, weil die geforderten Urteile sehr ungewohnt sind (z. B. ist „Algebra" eher „großzügig" oder „sparsam"?). Es ist daher empfehlenswert, die Untersuchungsteilnehmer bereits in der Instruktion „vorzuwarnen", etwa mit dem Hinweis: „Bei einigen Adjektiven wird es Ihnen vielleicht schwerfallen, ein Urteil zu treffen. Antworten Sie trotzdem einfach so, wie es Ihrem spontanen Gefühl am ehesten entspricht. Es gibt keine richtigen oder falschen Antworten! Wir interessieren uns für Ihren ganz persönlichen Eindruck".

Grid-Technik: Die Grid-Technik (Repertory Grid-Technik, Repgrid-Technik) wurde in den 50er Jahren von Kelly (1955) entwickelt und im deutschen

Raum zunächst zögerlich aufgenommen (erst 1986 erschienen die ersten drei Kapitel aus Kellys Hauptwerk in deutscher Übersetzung). Mittlerweile ist das Interesse an der Grid-Technik jedoch gewachsen. Das Verfahren dient zur Ermittlung der wichtigsten Dimensionen (Konstrukte), mit denen eine Person subjektiv ihre Umwelt wahrnimmt und strukturiert (vgl. Sader, 1980; Scheer und Catina, 1993). Gemäß der von Kelly vorgelegten „Theorie der personalen (persönlichen) Konstrukte" entstehen individuelle Konstrukte und Konstruktsysteme durch Erfahrung: Menschen gehen im Alltag wie Wissenschaftler vor, sie bilden Hypothesen über die Welt, prüfen diese an der Alltagserfahrung und modifizieren ihre Vorstellungen entsprechend – das Ergebnis dieser Erfahrungen und Überlegungen ist ein Konstruktsystem bzw. eine Art „Weltbild".

Jede Person verfügt über ein individuelles Konstruktsystem, das sich im Laufe des Lebens verändert und handlungsleitend ist. Dieses Konstruktsystem wird durch die Grid-Technik empirisch erfaßt, indem die Probanden Objekte miteinander vergleichen. Welche Kriterien sie für diese Vergleiche heranziehen, bleibt ihnen überlassen, denn die Auswahl dieser Kriterien – so die Theorie – ist kennzeichnend für das persönliche Konstruktsystem eines Menschen. So mögen etwa manche Personen bei ihren Mitmenschen auf Gefühle achten (sie verwenden v.a. Konstrukte wie „freundlich" oder „ängstlich"), während andere sich primär auf Handlungen konzentrieren („spielt gern Fußball", „hört oft Musik"). Die Erfassung individueller Konstruktsysteme ist für die Grundlagenforschung (z. B. Persönlichkeitspsychologie) ebenso relevant wie für die therapeutische Praxis, deren Ziel u.a. die Veränderung von dysfunktionalen Konstrukten (z. B. negatives Selbstbild) ist.

Die Anwendung der Standardversion der Grid-Technik erfolgt in drei Schritten:

- *Auswahl der zu vergleichenden Objekte:* Hierbei wird in der Regel eine Liste mit sog. Rollen (z. B. das Selbst, der Ehepartner, der beste Freund, die Mutter, eine unsympathische Person) vorgegeben, für die der Proband dann konkrete Personen aus seinem Lebensumfeld einsetzt (z. B. bester Freund: Thomas; unsympathische Person: Herr Meier).
- *Erhebung der Konstrukte durch Objekt-Vergleiche:* Aus der Menge der (ca. 10-20) Objekte werden nacheinander immer je drei Objekte miteinander verglichen (z. B. Selbst, Mutter, moralischer Mensch). Der Proband soll angeben, in welcher Hinsicht sich zwei der Objekte ähneln (z. B. Mutter, moralischer Mensch: sind religiös) und sich vom dritten unterscheiden (Selbst: nicht religiös). Dieser sog. Triaden-Vergleich erzeugt ein bipolares Konstrukt: der Initialpol ist hier „religiös", der Kontrastpol „nicht religiös". Durch weitere Triadenvergleiche (z. B. Freund, bewunderter Lehrer, Ex-Partner) werden weitere Konstrukte (in der Regel ca. 10–20) ermittelt.
- *Einschätzung jedes Objektes hinsichtlich der Konstruktausprägungen:* Nachdem die für die Denkweise des Probanden typischen Konstrukte (z. B. religiös sein, ein Vorbild sein, erfolgreich sein etc.) ermittelt wurden, geht der Proband alle Objekte durch und gibt jeweils auf einer siebenstufigen Ratingskala von –3 (maximale Ausprägung des Kontrastpols, z. B. gar nicht religiös) bis +3 (maximale Ausprägung des Initialpols, z. B. sehr religiös) an, wie stark das Konstrukt auf jedes Objekt zutrifft. Die Ergebnisse werden üblicherweise in eine Matrix bzw. in ein „Gitter" eingetragen (deswegen „Grid"-Technik). Das Erstellen eines Grids dauert pro Person ca. 2 Stunden (Scheer, 1993).

! Die Grid-Technik ist eine Datenerhebungsmethode, die das individuelle Konstruktsystem der Probanden mit Hilfe eines Satzes von 10 bis 20 Objekten ermittelt, die in Dreier-Gruppen auf ihre Ähnlichkeit bzw. Unähnlichkeit miteinander verglichen werden, wobei die relevante Vergleichsdimension für jeden einzelnen Vergleich jeweils vom Urteiler ausgewählt wird. Das Ergebnis ist ein für den betreffenden Urteiler charakteristischer Satz von Vergleichsdimensionen bzw. Konstrukten..

Die Grid-Technik ist ein Forschungs- und Diagnose-Instrument, das qualitative und quantitative Strategien verbindet: Die Konstrukte selbst werden unstandardisiert erhoben und die Merkmalsausprägungen der Objekte sind quantitative Urteile auf Rating-Skalen. Entsprechend existieren sowohl qualitative als auch quantitative Verfahren zur Analyse von ausgefüllten Grids (Raeithel, 1993). Qualitative Verfahren konzentrieren sich auf die Interpretation der vom Probanden generierten Konstruktwelt. Dabei geht man z. B. so vor, daß ähnliche Konstrukte zu Gruppen zusammengefaßt werden, die über die Hauptthemen, die Differenziertheit und die Komplexität der Gedankenwelt des Probanden informieren. Von klinischer Bedeutung sind auch ungewöhnliche Paarbildungen von Initial- und Kontrastpol. So ist etwa zum Initialpol „Geborgenheit suchend" der Kontrastpol „Unabhängigkeit suchend" zu erwarten. Nennt die Auskunftsperson dann aber „beherrschend sein" als Kontrastpol, kann dies ein Hinweis auf innere Konflikte und Dilemmata sein.

Zur quantitativen Auswertung können Faktorenanalysen, Clusteranalysen und Multidimensionale Skalierung eingesetzt werden, mit deren Hilfe sowohl die Objekte als auch die Konstrukte nach ihrer Ähnlichkeit gruppierbar sind (vgl. Anhang A und S. 354ff. bzw. S. 158ff.). Zudem kann man sog. Grid-Maße berechnen: Das *Salienzmaß* (Salienz: Intensität, Wichtigkeit, engl. „Salience": Hervorstechen) gibt beispielsweise an, wie stark die Werte um den neutralen Nullpunkt streuen. Wenn diese Streuung gering ist, ist auch die Salienz gering, d. h. das Konstrukt vermag die ausgewählten Objekte nur wenig zu differenzieren. Die sog. *Schiefe* gibt an, ob bei den Urteilen eher der Initialpol oder der Kontrastpol bevorzugt wurde. Eine neuere Auswertungsstrategie ist die *formale Begriffsanalyse*, die auf der mathematischen Verbandstheorie beruht und die begrifflichen Strukturen der Konstruktwelt als Liniendiagramme darstellt (Ganter et al., 1987). Mittlerweile liegen mehrere Computerprogramme vor, die die Auswertung erleichtern (Willutzki und Raeithel, 1993).

Die Grid-Technik ist äußerst flexibel und läßt sich vielfältig variieren: Als Elemente können nicht nur Personen, sondern auch Situationen oder Orte vorgegeben werden. Statt Triaden-Vergleichen sind Dyaden-Vergleiche möglich. Eine weitere Variante besteht darin, Konstrukte vorzugeben und die Probanden die entsprechenden Triaden auswählen zu lassen.

Bei der Anwendung der Grid-Technik ist besonders auf eine sorgfältige Instruktion zu achten, da die geforderten Urteile für die meisten Probanden ungewohnt sein dürften.

4.3 Testen

Testen hat – wie auch der Begriff „Test" – im alltäglichen und im wissenschaftlichen Sprachgebrauch mehrere Bedeutungen. Nach Lienert (1969, S. 7) versteht man unter einem Test:

„1. Ein Verfahren zur Untersuchung eines Persönlichkeitsmerkmals,
2. den Vorgang der Durchführung einer Untersuchung,
3. die Gesamtheit der zur Durchführung notwendigen Requisiten,
3. jede Untersuchung, sofern sie Stichprobencharakter hat,
4. gewisse, mathematisch-statistische Prüfverfahren (z. B. t-Test)".

Um die Verwendung des Wortes „Test" (im Sinne des erstgenannten Verständnisses) zu vereinheitlichen, schlägt Lienert (1969, S. 7) folgende Definition vor:

> **!** **Ein Test ist ein wissenschaftliches Routineverfahren zur Untersuchung eines oder mehrerer empirisch abgrenzbarer Persönlichkeitsmerkmale mit dem Ziel einer möglichst quantitativen Aussage über den relativen Grad der individuellen Merkmalsausprägung.**

Psychologische Tests werden nach unterschiedlichen Kriterien klassifiziert (etwa psychometrisch versus projektiv, eindimensional versus mehrdimensional etc.). Besonders wichtig ist die inhaltliche Einteilung von Tests in zwei große Gruppen: die Leistungstests und die Persönlichkeitstests. Mit dieser Kennzeichnung wird der Anwendungsbereich von Testverfahren abgesteckt. *Leistungstests* liegen immer dann vor, wenn Aufgaben objektiv „richtig" oder „falsch" zu beantworten sind, d. h. wenn ein Beurteilungsmaßstab vorliegt. Um Leistungsfähigkeit und Leistungsgrenzen der Probanden zu ermitteln, wird entweder die Bearbeitungszeit bewußt knapp bemessen *(Speed Test)*, oder das Niveau der Aufgaben sukzessive gesteigert *(Power Test)*. Zur Gruppe der Leistungstests zählen Intelligenztests, Entwicklungstests, Schultests, allgemeine Leistungstests und spezielle Funktions- und Eignungstests.

Bei den Intelligenztests – der wohl bekanntesten psychologischen Testgruppe überhaupt – werden kulturgebundene Tests und kulturfreie (oder kulturfaire) Tests unterschieden. Bei *kulturgebundenen* Intelligenztests benötigt man zur Lösung der Testaufgaben kulturspezifisches Hintergrundwissen (sog. Allgemeinbildung), zum Beispiel zur Bedeutung von Fremdwörtern oder zu geschichtlichen Ereignissen. Damit wird Wissen als Teil der Intelligenz definiert. *Kulturfreie* Intelligenztests versuchen demgegenüber, Denkleistungen unabhängig von der schulischen Vorbildung zu erfassen, indem sie z. B. vollkommen nonverbal aufgebaut sind und nur mit geometrischen Mustern arbeiten (Vorgabe eines unvollständigen Musters, für welches das passende „Puzzleteil" gefunden werden muß). Allerdings scheinen auch solche geometrisch-analytischen Aufgaben nicht in allen Kulturen verbreitet zu sein.

Bei *Persönlichkeitstests* spielen objektive Beurteilungsmaßstäbe keine Rolle. Ein starkes Interesse für Musik zu bekunden, kann nicht in derselben Weise objektiv als „richtig" oder „falsch" bewertet werden wie die korrekte Lösung einer Rechenaufgabe im Intelligenztest. Im Zusammenhang mit Persönlichkeitstests wird das Konstrukt „Persönlichkeit" sehr eng ausgelegt. Biologisch-physiologische Daten sowie der Intelligenz- und Leistungsbereich werden ausgeklammert; stattdessen konzentriert man sich auf Merkmale des „Charakters": auf Eigenschaften, Motive, Interessen, Einstellungen und Werthaltungen sowie psychische Gesundheit. Bei den sog. objektiven Persönlichkeitstests bleibt den Probanden die Meßintention verborgen, der Rückschluß vom Verhalten zum latenten Merkmal wird vom Testanwender, nicht vom Probanden vorgenommen, während subjektive Persönlichkeitstests mit Selbsteinschätzungen arbeiten und deswegen eher „verfälschbar" sind (vgl. Abschnitt 4.3.7).

Die Begriffe „Persönlichkeitstest" und „Persönlichkeitsfragebogen" werden manchmal synonym verwendet und manchmal voneinander abgegrenzt. Wir behandeln die Datenerhebungsverfahren „Testen" und „Befragen" in diesem Buch separat und halten auch eine Abgrenzung von Testverfahren und Fragebögen für sinnvoll. Das psychologische Testen ist eng verbunden mit der Tätigkeit des Diagnostizierens. Unter psychologischer *Diagnostik* (vgl. Jäger und Petermann, 1992) versteht man das systematische Sammeln und Aufbereiten von Informationen mit dem Ziel, individuumsbezogene Entscheidungen und daraus resultierende Handlungen zu begründen, zu kontrollieren und zu optimieren. Demgegenüber konzentriert man sich im Forschungsbereich meist auf stichprobenbezogene Aggregatwerte aus Fragebogenerhebungen (vgl. S. 231 ff.).

Damit Tests in der *Individualdiagnose* (z. B. im Vorfeld einer Therapie oder Schulungsmaßnahme) sinnvoll einsetzbar sind, müssen sie sehr präzise Informationen über die Merkmalsausprägung des Einzelfalls liefern können. Um dies zu gewährleisten, werden Tests üblicherweise „genormt", d. h. es werden *Normwerte* ermittelt, die es ermöglichen, Individualwerte im Kontrast zu unterschiedlichen Bezugsgruppen zu beurteilen (z. B. Altersnormen für Intelligenz- und Entwicklungstests etc.). Fragebögen dienen somit hauptsächlich als Forschungsinstrumente zur Hypothesenprüfung über Aggregatwerte, während normierte Tests auch zur Individualdiagnose geeignet sind.

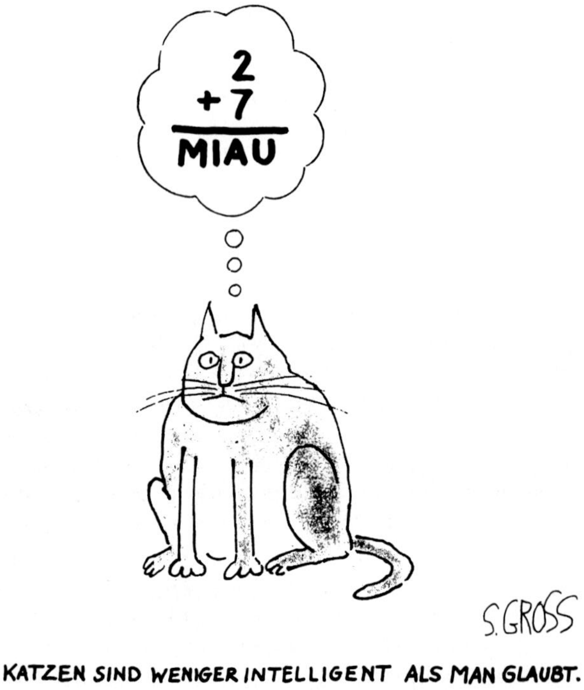

Kulturgebundene Tests sind nur mit schulischer Vorbildung zu lösen. (Aus: The New Yorker: Die schönsten Katzen-Cartoons (1993). München: Knaur. S. 109)

Desweiteren lassen sich inhaltliche Unterschiede zwischen Fragebögen und Tests ausmachen: Individualdiagnostik interessiert besonders im Leistungsbereich (Personalselektion im Bildungsbereich, beim Militär, im Erwerbsleben) und im Persönlichkeitsbereich (Psychotherapie, Psychiatrie). Entsprechend haben sich Testverfahren auf diese Inhalte konzentriert, während sich die (weniger anspruchsvollen) Fragebögen mit so gut wie allen vorstellbaren Themen beschäftigen. Neben latenten Merkmalen wie Eigenschaften oder Fähigkeiten thematisieren Fragebögen oftmals auch Lebensereignisse (z. B. Daten einer Berufskarriere), Verhaltensweisen (z. B. Fernsehgewohnheiten, Freizeitaktivitäten) oder andere Sachverhalte (z. B. Art der Wohnungseinrichtung, Beziehung zu den Kindern).

Fragebögen arbeiten ausschließlich mit mehr oder weniger „selbstbezogenen" Auskünften des Probanden. Sie sind somit besonders stark von Erinnerungsvermögen, Aufmerksamkeit, Selbsterkenntnis etc. abhängig und sowohl für unwillkürliche Fehler und Verzerrungen als auch für absichtliche Verfälschungen viel anfälliger als „objektive" Testverfahren.

Die Psychologie blickt auf eine mittlerweile knapp hundertjährige Geschichte der Testentwicklung zurück, d. h. bevor man versucht, eigene Tests zu entwerfen, ist zu prüfen, ob für das interessierende Merkmal nicht bereits Testverfahren existieren. Die Verwendung bereits publizierter Tests erspart nicht nur eigene Entwicklungsarbeit, sondern ermöglicht es zudem, die eigenen Untersuchungsbefunde mit bereits vorliegenden Testergebnissen aus anderen Studien zu vergleichen. Der „Testkatalog", herausgegeben von der Testzentrale des Berufsverbandes Deutscher Psychologen (1994), erleichtert die Suche nach einem geeigneten Test. Neben weiterführender Literatur werden im Testkatalog auch Angaben über Testeigenschaften gemacht, die eine kritische Auswahl unter Tests mit ähnlicher Zielsetzung erlauben. Zusammenstellungen von Tests sind zudem in diversen Handbüchern (z. B. Brickenkamp, 1975, 1983; Hiltmann, 1977 oder Weise, 1975), in den sog. „Testarchiven" der Bibliotheken und bei verschiedenen Informationsdiensten zu finden (s. Anhang B).

Bei Testanwendungen sind besondere ethische Richtlinien zu beachten, auf die wir in Abschnitt 4.3.1 eingehen. Abschnitt 4.3.2 skizziert die allgemeinen Aufgaben der sog. Testtheorie, nach deren Regeln Tests entworfen und beurteilt werden. Welchen Mindestanforderungen auch eigene Testentwicklungen genügen sollten, wird in Abschnitt 4.3.3 (klassische Testtheorie) und Abschnitt 4.3.4 (probabilistische Testtheorie) erläutert. Die dort aufgeführten Hinweise reichen allerdings für die Konstruktion eines „marktreifen" Tests nicht aus. Hierfür stehen ausführlichere Anleitungen zur Verfügung (z. B. Aiken, 1976; Anastasi, 1963; Cronbach, 1960; Fischer, 1974; Fisseni, 1990; Gulliksen, 1950; Guthke et al., 1990, 1991; Lienert, 1969; Lienert und Raatz, 1994; Lord und Novick, 1968; Magnusson, 1969; Meili und Steingrüber, 1978; Rückert, 1993; Tent und Stelzl, 1993; Wottawa, 1980; weitere Hinweise über neuere Entwicklungen in der Testtheorie sind einem Übersichtsartikel von Jones und Appelbaum, 1989, zu entnehmen).

Hinweise zur Formulierung von Testfragen oder -aufgaben (Items) liefert Abschnitt 4.3.5. Wie man methodisch fundiert einzelne Testaufgaben zu Testskalen zusammenstellt, wird in Abschnitt 4.3.6 erklärt. Abschließend werden wir in Abschnitt 4.3.7 die Frage erörtern, wie mit Verzerrungen und Verfälschungen von Testergebnissen umzugehen ist bzw. wie diese verhindert werden können.

4.3.1 Testethik

Was bisher – insbesondere in Abschnitt 2.2.2 – über ethische Verpflichtungen in der sozialwissenschaftlichen Forschung gesagt wurde, gilt in besonderem Maße für das Arbeiten mit Tests. Manche Testpersonen verspüren bei dem Gedanken, sich von einem in der Regel unbekannten Menschen testen bzw. „in die Seele schauen" zu lassen, ein diffuses Unbehagen, das in einer unbewußten oder bewußten Abwehrhaltung begründet ist. Hinzu kommt häufig eine Überschätzung der tatsächlichen Leistungsfähigkeit psychologischer Tests (vgl. z. B. Green, 1978). Überwinden sie jedoch ihre Hemmschwelle, sind die Testteilnehmer nicht selten äußerst aufgeschlossen und zeigen Interesse am Ziel der Untersuchung und an ihren eigenen Testergebnissen (Meili und Steingrüber, 1978 S. 28).

Die öffentliche Diskussion über den Nutzen psychologischer Tests als Selektionsinstrument, die in den USA in den 50er Jahren mit behördlich angeordneten Testverbrennungen ihren ersten Höhepunkt erreichte (Nettler, 1959), wurde auch hierzulande z. B. mit der Einführung psychologischer Tests als Ausleseverfahren für Hochschulzulassungen heftig geführt (Amelang, 1976; Hitpass, 1978, Pawlik, 1979; Trost, 1975). Ein wichtiges Stichwort in dieser Diskussion ist „mangelnde *Testfairneß*" (oder auch Test-Bias, vgl. Flaugher, 1978), womit die systematische Benachteiligung bestimmter gesellschaftlicher Gruppen bei Tests, die vorrangig auf ein gymnasiales Bildungsbürgertum zugeschnitten sind, gemeint ist.

Das Problem der Chancengleichheit bei psychologischen Tests ist seit langem bekannt. Auf die zahlreichen Versuche, Testinstrumente fairer zu gestalten, oder doch zumindest Techniken zu entwikkeln, die Auskunft über das Ausmaß der Unfairneß eines konkreten Tests bzw. über die von ihm benachteiligten Gruppen geben, kann hier nur summarisch hingewiesen werden (vgl. z. B. Gösslbauer, 1977; Möbus, 1978; Wottawa und Amelang, 1980). Die generelle Schwierigkeit dieser Versuche liegt in der Festsetzung derjenigen Kriterien oder Merkmale, bezüglich derer ein Test fair sein soll. Gelingt es, einen Intelligenztest z. B. durch die Aufstellung spezieller Normtabellen hinsichtlich der Merkmale Alter, Geschlecht und Art des Schulabschlusses fair zu gestalten, kann dieser Test dennoch die Landbevölkerung gegenüber der Stadtbevölkerung, Arbeiterkinder gegenüber Akademikerkindern, Protestanten gegenüber Katholiken etc. benachteiligen. Die Anzahl persongebundener Merkmale, die potentiell ein Testergebnis beeinflussen können, ist sicherlich zu groß, um eine globale Testfairneß gewährleisten zu können.

Die Frage der Fairneß eines Tests ist unlösbar mit der Frage nach dem Zweck seines Einsatzes verknüpft. Ein Test führt zwangsläufig zu unfairen Ergebnissen, wenn er zu einem Zweck verwendet wird, für den er ursprünglich nicht konstruiert wurde (vgl. auch die Ausführungen über differentielle Validität auf S. 186). Diese Erkenntnis beantwortet natürlich nicht die Frage, welche Fähigkeiten eine Gesellschaft für wichtig hält und deshalb zum Gegenstand von Tests macht. Dies ist ein gesellschaftspolitisches Problem, an dessen Lösung Fachleute durch eine sachgemäße Aufklärung über die tatsächliche Aussagekraft psychologischer Tests mitzuarbeiten aufgefordert sind.

4.3.2 Aufgaben der Testtheorie

Eine Pumpe füllt einen Behälter, der 40 l faßt, in 5 Minuten. Wie lange benötigt die Pumpe, um einen Behälter mit 64 l zu füllen? Auf diese Frage gibt ein Untersuchungsteilnehmer die richtige Antwort: 8 Minuten. Kann man aufgrund dieser einen Antwort behaupten, der Untersuchungsteilnehmer verfüge über eine gute mathematische Denkfähigkeit? Sicherlich nicht! Es leuchtet intuitiv ein, daß diese Informationsbasis nicht ausreicht, um entscheiden zu können, ob diese Frage „mathematische Denkfähigkeit" oder etwas anderes mißt. Es bleibt offen, wieviel Zeit er zur Lösung dieser Aufgabe beanspruchte, ob er nur zufällig eine richtige Schätzung abgab, ob er ähnliche oder auch schwerere Aufgaben lösen könnte und vieles mehr.

Die Frage der Anforderungen, denen ein Test genügen muß, um aufgrund eines Testergebnisses auf die tatsächliche Ausprägung des getesteten Merkmales schließen zu können, ist Gegenstand der Testtheorie.

Ein Test besteht gewöhnlich aus mehreren, unterschiedlich schweren Aufgaben oder Fragen (im folgenden soll vereinfachend der hierfür übliche Ausdruck „Item" verwendet werden), die die Testperson lösen oder beantworten muß. Als Testergebnis resultiert eine Anzahl richtig beantworteter oder bejahter Items, aus der sich verschiedene Schlüsse ableiten lassen.

Die an einem naturwissenschaftlichen Meßmodell orientierte *„klassische" Testtheorie* nimmt an, daß das Testergebnis eigentlich dem wahren Ausprägungsgrad des untersuchten Merkmals entspricht, daß aber jede Messung oder jedes Testergebnis zusätzlich von einem Meßfehler überlagert ist. Der Testwert repräsentiert damit die „wahre" Merkmalsausprägung zuzüglich einer den Testwert vergrößernden oder verkleinernden Fehlerkomponente (z. B. aufgrund mangelnder Konzentration, ungeeigneter Items, Übermüdung, schlechter Untersuchungsbedingungen o. ä.). Die wahre Merkmalsausprägung kann jedoch nur erschlossen werden, wenn der Testfehler bekannt ist. Hierin liegt das Problem der klassischen Testtheorie. Die Präzision eines Tests ist nur bestimmbar, wenn wahre Merkmalsausprägung und Fehleranteil getrennt zu ermitteln sind.

Im Unterschied dazu basiert der Grundgedanke der *probabilistischen Testtheorie* auf der Annahme, daß die *Wahrscheinlichkeit* einer bestimmten Antwort auf jedes einzelne Item von der Ausprägung einer *latent* vorhandenen Merkmalsdimension abhängt. Eine Person mit besserer mathematischer Denkfähigkeit löst die eingangs gestellte Aufgabe mit höherer Wahrscheinlichkeit als eine Person mit schlechterer mathematischer Denkfähigkeit. Wird beispielsweise bei einer bestimmten Merkmalsausprägung für eine Aufgabe eine Lösungswahrscheinlichkeit von 30% angenommen, besagt dies, daß in einer zufälligen Stichprobe von Personen mit genau dieser Merkmalsausprägung 30% aller Personen diese Aufgabe richtig beantworten werden.

Die klassische Testtheorie ist *deterministisch*. Das Testergebnis entspricht – abgesehen von Meßfehlern – direkt der Merkmalsausprägung. Ein *probabilistisches* Testmodell hingegen ermittelt diejenigen Merkmalsausprägungen, die für verschiedene Arten der Itembeantwortungen am wahrscheinlichsten sind. Eigenschaften dieser beiden Testmodelle sowie deren Vor- und Nachteile sollen im folgenden kurz dargestellt werden.

4.3.3 Klassische Testtheorie

Kennzeichnend für eine Testtheorie sind ihre Annahmen über die gemessenen Testwerte. Für die klassische Testtheorie lassen sich diese Grundannahmen in fünf Axiomen ausdrücken. Auf der Basis dieser Axiome sind drei zentrale Testgütekriterien definierbar, die die Qualität eines Tests angeben: Objektivität, Reliabilität und Validität. Testgütekriterien und Itemkennwerte (zur Itemanalyse s. S. 198 ff.) sind von entscheidender Bedeutung für die Neukonstruktion und Veränderung eigener Tests. Aber auch bei der Verwendung bereits publizierter Instrumente, die in unveränderter Form übernommen werden, ist es oftmals empfehlenswert, die Testgüte anhand der eigenen Stichprobe nachzuprüfen.

Die Kriterien der klassischen Testtheorie lassen sich sowohl auf Tests im engeren Sinne – die eine Individualdiagnose anhand von Normwerten anstreben – als auch auf Fragebögen anwenden, die eher die Funktion von Forschungsinstrumenten haben und bei denen statt individueller Werte primär Aggregatwerte (v.a. Gruppenmittelwerte) interessieren (vgl. Mummendey, 1987, S. 17 ff). Fragebögen, die den Kriterien der klassischen Testtheorie genügen, nennt man auch *psychometrische Fragebögen*. Psychometrische Fragebögen (vgl. S. 231 ff.) sind in der Forschungspraxis die Regel, während im Alltag oftmals ad hoc-Fragebögen verwendet werden (z. B. sog. „Psychotests" in Zeitschriften), deren testtheoretische Eigenschaften unbekannt sind.

Die fünf Axiome der klassischen Testtheorie

Grundlegend für die klassische Testtheorie sind die folgenden fünf Axiome, die sich auf die Eigenschaften des Meßfehlers beziehen:

- *Axiom 1:* Das Testergebnis (Score: X) setzt sich additiv aus dem „wahren Wert" (True Score: T) und dem Meßfehler (Error Score: E) zusammen: $X = T + E$. Beispiel: Das Intelligenztestergebnis einer Person setzt sich zusammen aus ihrer „wahren" Intelligenz und Fehlereffekten (z. B. Müdigkeit, Unkonzentriertheit).
- *Axiom 2:* Bei wiederholten Testanwendungen kommt es zu einem Fehlerausgleich, d. h. der Mittelwert (μ) des Meßfehlers ist Null: $\mu(E) = 0$. Der Mittelwert mehrerer unabhängiger Messungen an demselben Untersuchungsobjekt ist folglich meßfehlerfrei und repräsentiert den wahren Wert: $\mu(X) = \mu(T) + \mu(E) = T + 0 = T$. Da die „wahre" Merkmalsausprägung sich bei wiederholten Messungen an demselben Untersuchungsobjekt nicht ändert, gilt $\mu(T) = T$. Würde man bei einer Person über einen längeren Zeitraum immer wieder die Intelligenz messen, so wäre der Mittelwert dieser Messungen der „wahre" Intelligenzwert, weil Fehlerschwankungen (z. B. besserer Wert durch richtiges Raten, schlechterer Wert durch Müdigkeit) sich auf längere Sicht „ausmitteln".

- *Axiom 3:* Die Höhe des Meßfehlers ist unabhängig vom Ausprägungsgrad des getesteten Merkmals, d. h. wahrer Wert und Fehlerwert sind unkorreliert: $\rho_{T,E}=0$. Fehlereinflüsse durch die „Tagesform" (Motivation, Wachheit etc.) sind bei Personen mit hoher und niedriger Intelligenz in gleicher Weise wirksam.
- *Axiom 4:* Die Höhe des Meßfehlers ist unabhängig vom Ausprägungsgrad anderer Persönlichkeitsmerkmale (T'): $\rho_{T',E}=0$. Die Meßfehler eines Intelligenztests sollten z. B. nicht mit Testangst oder Konzentrationsfähigkeit korrelieren.
- *Axiom 5:* Die Meßfehler verschiedener Testanwendungen (bei verschiedenen Personen oder Testwiederholungen bei einer Person) sind voneinander unabhängig, d. h. die Fehlerwerte sind unkorreliert: $\rho_{E_1,E_2}=0$. Personen, die bei einer Testanwendung besonders müde sind, sollten bei einer Testwiederholung keine analogen Müdigkeitseffekte aufweisen.

Man beachte, daß es sich bei Axiomen grundsätzlich um Festsetzungen bzw. Definitionen handelt und nicht um empirische Tatsachen. Ob sich „wahrer" Wert und Fehlerwert tatsächlich „in Wirklichkeit" additiv verknüpfen, ist nicht beweisbar. Ein Kritikpunkt an der klassischen Testtheorie lautet, daß ihre Axiome unrealistisch seien (vgl. Grubitzsch, 1991). Dennoch – und dies belegen die zahlreichen, nach den Richtlinien der klassischen Testtheorie entwickelten Tests – scheint sich die Axiomatik in der Praxis zu bewähren (vgl. hierzu auch Sprung und Sprung, 1984; eine genauere Formulierung der Axiome der klassischen Testtheorie finden interessierte Leserinnen und Leser bei Gulliksen, 1950; Novick, 1966; bzw. bei Lord und Novick, 1968. Zur Kritik dieser Axiome vgl. Fischer, 1974, S. 114ff. oder Hilke, 1980, S. 134ff.).

Die drei Testgütekriterien

Die Qualität eines Tests bzw. eines Fragebogens läßt sich an drei zentralen *Kriterien der Testgüte* festmachen: Objektivität, Reliabilität und Validität (Lienert, 1969; Lienert und Raatz, 1994). Für die Bestimmung dieser drei Gütekriterien existieren mehrere Varianten, die es erlauben, die Testgüte im konkreten Anwendungsfall möglichst genau zu beurteilen bzw. zu berechnen. Im folgenden werden die drei Testgütekriterien näher erläutert.

Objektivität: Ein Test oder Fragebogen ist objektiv, wenn verschiedene Testanwender bei denselben Personen zu den gleichen Resultaten gelangen, d. h. ein objektiver Test ist vom konkreten Testanwender unabhängig. Ein Test wäre also nicht objektiv, wenn in die Durchführung oder Auswertung z. B. besonderes Expertenwissen oder individuelle Deutungen des Anwenders einfließen, die intersubjektiv nicht reproduzierbar sind.

> **!** **Die Objektivität eines Tests gibt an, in welchem Ausmaß die Testergebnisse vom Testanwender unabhängig sind.**

Die Objektivität (Anwenderunabhängigkeit) eines Tests zerfällt in drei Unterformen: Durchführungsobjektivität, Auswertungsobjektivität und Interpretationsobjektivität.

- *Durchführungsobjektivität:* Das Testergebnis der Probanden sollte vom Untersuchungsleiter unbeeinflußt sein. Verletzt wäre die Forderung nach Durchführungsobjektivität, wenn dieselbe Person die Aufgabenstellung bei dem einen Untersuchungsleiter nicht versteht, während sie bei einem anderen Untersucher problemlos arbeiten kann. Eine hohe Durchführungsobjektivität wird durch standardisierte Instruktionen (Bearbeitungsanweisungen für die Probanden) erreicht, die dem Testanwender während der Durchführung des Tests keinen individuellen Spielraum lassen. Testinstruktionen – aber auch die Beantwortung von Rückfragen – sind in der Regel wortwörtlich vorgegeben und sollten vom Testanweiser auswendig gelernt oder zumindest sicher abgelesen werden.
- *Auswertungsobjektivität:* Die Vergabe von Testpunkten für bestimmte Testantworten muß von der Person des Auswerters unbeeinflußt sein. Verschiedene Auswerter sollten bei der Auswertung desselben Testprotokolls zu exakt derselben Punktzahl kommen. Die Auswertungsobjektivität hängt von der Art der Itemformulierung ab (vgl. S. 193ff.): Sie wird erhöht, wenn der Test die Art der Itembeantwortung (wie z. B. bei richtig-falsch-Aufgaben bzw. Mehrfachwahl- oder „Multiple Choice"-Aufgaben)

sowie die Antwortbewertung (welche Antworten sind für das untersuchte Merkmal indikativ, wieviele Punkte werden für welche Antwort vergeben) eindeutig vorschreibt.

- *Interpretationsobjektivität:* Individuelle Deutungen dürfen in die Interpretation eines Testwertes nicht einfließen. Stattdessen orientiert man sich bei der Interpretation an vorgegebenen Vergleichswerten bzw. sog. Normen, die anhand repräsentativer Stichproben ermittelt werden und als Vergleichsmaßstab dienen. Für die meisten Tests existieren z. B. Altersnormen, Geschlechtsnormen, Bildungsnormen etc., die in tabellarischer Form in den Testhandbüchern zu finden sind. Vergleicht man den Testwert einer Person mit den entsprechenden Normwerten, wird z. B. erkennbar, ob der Proband im Vergleich zu seinen Alters- oder Geschlechtsgenossen über- oder unterdurchschnittliche Merkmalsausprägungen aufweist.

Objektivitätsanforderungen: Bei standardisierten quantitativen Verfahren, die von ausgebildeten Psychologen oder geschulten Testanweisern unter kontrollierten Bedingungen eingesetzt und ausgewertet werden, ist davon auszugehen, daß perfekte Objektivität vorliegt. In der Tat ist die Objektivität meist ein recht unproblematisches Testgütekriterium, das auch bei Eigenkonstruktionen von Fragebögen oder Tests leicht realisierbar ist. Man muß nur standardisiert festlegen, wie der Test durchzuführen, auszuwerten und das Ergebnis zu interpretieren ist. Diese Informationen werden detailliert im Testhandbuch (Manual, Handanweisung) festgehalten. Bei qualitativen und projektiven Tests ist es dagegen häufiger erforderlich, die Objektivität empirisch zu prüfen. Die numerische Bestimmung der Objektivität eines Tests erfolgt über die durchschnittliche Korrelation (vgl. Anhang A) der Ergebnisse verschiedener Testanwender. Wenn diese Korrelation nahe Eins liegt, kann Objektivität vorausgesetzt werden.

Reliabilität: Die Reliabilität (Zuverlässigkeit) gibt den Grad der Meßgenauigkeit (*Präzision*) eines Instrumentes an. Die Reliabilität ist umso höher, je kleiner der zu einem Meßwert X gehörende Fehleranteil E ist. Perfekte Reliabilität würde bedeuten, daß der Test in der Lage ist, den wahren Wert T ohne jeden Meßfehler E zu erfassen (X = T). Dieser Idealfall tritt in der Praxis leider nicht auf, da sich Fehlereinflüsse durch situative Störungen, Müdigkeit der Probanden, Mißverständnisse oder Raten nie ganz ausschließen lassen.

> **!** **Die Reliabilität eines Tests kennzeichnet den Grad der Genauigkeit, mit dem das geprüfte Merkmal gemessen wird.**

Wie kann man nun die Meßgenauigkeit bzw. Reliabilität eines Tests quantifizieren, wenn doch stets nur meßfehlerbehaftete Meßwerte verfügbar und die „wahren" Werte unbekannt sind? Wie will man erkennen, ob in einer Meßwertreihe mit Intelligenztestergebnissen ein großer Fehleranteil (= unreliable Messung) oder ein kleiner Fehleranteil (= reliable Messung) „steckt"?

Zur Lösung dieses Problems greifen wir auf die Axiome der klassischen Testtheorie (s.o.) zurück. Ein vollständig reliabler Test müßte nach wiederholter Anwendung bei denselben Personen zu exakt den gleichen Ergebnissen führen (perfekte Korrelation beider Meßwertreihen), sofern der „wahre" Wert unverändert ist (was bei zeitstabilen Persönlichkeitsmerkmalen und Eigenschaften vorausgesetzt werden kann). Weichen die Ergebnisse wiederholter Tests voneinander ab bzw. sind sie unkorreliert, werden hierfür Meßfehler verantwortlich gemacht. Da Meßfehler sowohl von den wahren Werten, von anderen Merkmalen als auch voneinander unabhängig sind (Axiome 3, 4 und 5), können die Messungen nur unsystematische Abweichungen zwischen den Meßwerten zweier Meßzeitpunkte erzeugen. Diese unsystematischen Abweichungen konstituieren die sog. Fehlervarianz. Je größer die Fehlervarianz, umso mehr Meßfehler fließen in die Testwerte ein.

Umgekehrt spricht eine niedrige Fehlervarianz für hohe Meßgenauigkeit. Je größer die Ähnlichkeit bzw. der korrelative Zusammenhang zwischen beiden Meßwertreihen, umso höher ist der Anteil der systematischen, gemeinsamen Variation der Werte und umso geringer ist gleichzeitig der Fehleranteil. Meßwertunterschiede sind dann nicht „zufällig", sondern systematisch; sie gehen auf „wahre" Merkmalsausprägungen zurück und konstituieren die sog. „wahre Varianz".

Allgemein läßt sich die Reliabilität (Rel, r_{tt}) als Anteil der wahren Varianz (s_T^2) an der beobachteten Varianz (s_x^2) definieren. Je größer der Anteil der wahren Varianz, umso geringer ist der Fehleranteil (bzw. die Fehlervarianz s_E^2) in den Testwerten. Der Reliabilitätskoeffzient hat einen Wertebereich von 0 (der Meßwert besteht nur aus Meßfehlern: X = E) bis 1 (der Meßwert ist identisch mit dem wahren Wert: X = T).

$$\text{Rel} = \frac{s_T^2}{s_x^2} = \frac{s_T^2}{s_T^2 + s_E^2}$$

Will man für einen Test die Reliabilität berechnen, so benötigt man neben der empirisch ermittelbaren Varianz der Testwerte (s_x^2) noch eine Schätzung für die (unbekannte) wahre Varianz (s_T^2). Je nach Art dieser Schätzung sind vier Methoden zu unterscheiden, mit denen die Reliabilität von eindimensionalen Testskalen berechnet werden kann: Retest-Reliabilität, Paralleltest-Reliabilität, Testhalbierungs-Reliabilität und Interne Konsistenz.

- *Retest-Reliabilität:* Zur Bestimmung der Retest-Reliabilität (*Stabilität*) wird derselbe Test derselben Stichprobe zweimal vorgelegt, wobei das zwischen den Messungen (t_1: erste Messung, t_2: zweite Messung) liegende Zeitintervall variiert werden kann (in der Regel sind es mehrere Wochen). Die Retest-Reliabilität ist definiert als *Korrelation* (s. Anhang A) beider Meßwertreihen. Diese Korrelation (mit 100% multipliziert) gibt an, wieviel Prozent der Gesamtunterschiedlichkeit der Testergebnisse auf „wahre" Merkmalsunterschiede zurückzuführen sind. Eine Retest-Reliabilität von Rel = 0.76 läßt darauf schließen, daß 76% der Merkmalsvarianz auf „wahre" Merkmalsunterschiede zurückgehen und nur 24% auf Fehlereinflüsse.

$$\text{Rel}_{\text{Retest-Methode}} = \frac{s_T^2}{s_x^2} = \frac{\text{cov}\,(t_1, t_2)}{s_{t_1} \cdot s_{t_2}} = r_{t_1 t_2}$$

Bei der Reliabilitätsbestimmung nach der Testwiederholungsmethode besteht die Gefahr, daß die Reliabilität eines Tests überschätzt wird, wenn die Lösungen der Testaufgaben erinnert werden, womit vor allem bei kurzen Tests mit inhaltlich interessanten Items zu rechnen ist. Die Wahrscheinlichkeit von Erinnerungseffekten nimmt jedoch mit wachsendem zeitlichen Abstand zwischen den Testvorgaben ab.

Wenig brauchbar ist die Testwiederholungsmethode bei Tests, die instabile bzw. zeitabhängige Merkmale erfassen. Hierbei wäre dann unklar, ob geringe Test-Retest-Korrelationen für geringe *Reliabilität des Tests* oder für *geringe Stabilität des Merkmals* sprechen. Beispiel: Ein Test soll Stimmungen erfassen (z. B. Angespanntheit, Müdigkeit), die typischerweise sehr starken intraindividuellen Schwankungen unterliegen. Die Reliabilitätsschätzung mittels Retest-Methode ergibt z. B. Rel = 0.34. Dies würde einem Anteil von 34% „wahrer" Varianz in den Meßwerten entsprechen (bzw. 66% Fehlervarianz). Es wäre jedoch verfehlt, den Test nun wegen vermeintlich fehlender Meßgenauigkeit abzulehnen, da in diesem Fall unsystematische Meßwertedifferenzen zwischen t_1 und t_2 nicht nur Fehlereffekte, sondern auch „echte" Veränderungen darstellen.

Ein weiterer Nachteil der Retest-Methode besteht in ihrem relativ großen zeitlichen und untersuchungstechnischen Aufwand. Da *dieselben* Probanden nach einem festgelegten Zeitintervall erneut kontaktiert und zur Teilnahme motiviert werden müssen, ist mit größeren Ausfallzahlen zu rechnen. Diese „Probandenverluste" sind bereits bei der Untersuchungsplanung einzukalkulieren, indem eine besonders große „Start-Stichprobe" gezogen wird.

Bei der ersten Testung fordert man üblicherweise die Untersuchungsteilnehmer auf, sich ein persönliches Kennwort auszudenken und zu merken. Dieses Kennwort dient zur Wahrung der Anonymität als Namensersatz und wird von den Probanden bei der ersten und zweiten Testung auf dem Lösungsbogen notiert, so daß personenweise eine eindeutige Zuordnung der Meßwiederholungen möglich ist.

- *Paralleltest-Reliabilität:* Die Ermittlung der Paralleltest-Reliabilität (*Äquivalenz*) ist ebenso wie die Bestimmung der Retest-Reliabilität mit einigem untersuchungstechnischen Aufwand verbunden. Zunächst werden zwei Testversionen entwickelt, die beide Operationalisierungen desselben Konstrukts darstellen. Die Untersuchungsteilnehmer bearbeiten diese sog. Paralleltests in derselben Sitzung kurz hintereinan-

der. Je ähnlicher die Ergebnisse beider Tests ausfallen, umso weniger Fehlereffekte sind offensichtlich im Spiel, d. h. die wahre Varianz wird hier als Kovarianz zwischen den Testwerten einer Personenstichprobe auf beiden Paralleltests geschätzt.
Das Ergebnis einer Reliabilitätsprüfung nach der Paralleltest-Methode sind stets zwei Testformen, die sich entweder *beide* als reliabel oder beide als unreliabel erweisen. Der mit der Erstellung von zwei Parallelformen verbundene Aufwand ist vor allem dann gerechtfertigt, wenn für praktische Zwecke tatsächlich zwei äquivalente Testformen benötigt werden. Dies ist z. B. bei Gruppentestungen im Leistungsbereich der Fall, wo durch den Einsatz von Testversion A und B unerwünschtes Abschreiben verhindert werden kann.

Die Konstruktion der beiden Paralleltests erfolgt in vier Schritten:

- *Itempool:* Auf der Grundlage von Theorie und Empirie wird eine Liste von Items zusammengestellt (Itempool), die allesamt Indikatoren des Zielkonstrukts darstellen. Der Itempool enthält mindestens doppelt so viele Items wie für eine Testform angestrebt wird.
- *Itemanalyse:* Der Itempool wird einer Personenstichprobe vorgelegt und anschließend einer Itemanalyse unterzogen. Ziel dieser Analyse ist die Kennzeichnung aller Items durch ihre jeweiligen Schwierigkeitsindizes und Trennschärfekoeffizienten (vgl. S. 199 f.).
- *Item-Zwillinge:* Je zwei Items mit vergleichbarer Schwierigkeit und Trennschärfe werden zu ähnlichen (homogenen, äquivalenten) „Item-Zwillingen“ zusammengestellt.
- *Paralleltests:* Die beiden Paralleltests A und B entstehen, indem je ein „Zwilling“ zufällig der einen, und der andere „Zwilling“ der anderen Testform zugeordnet wird.

Bearbeitet nun eine (neue!) Stichprobe beide Paralleltests A und B, so läßt sich die Reliabilität folgendermaßen bestimmen:

$$\mathrm{Rel}_{\text{Paralleltest-Methode}} = \frac{s_T^2}{s_x^2} = \frac{\mathrm{cov}(t_A, t_B)}{s_{t_A} \cdot s_{t_B}} = r_{t_A t_B}$$

- *Testhalbierungs-Reliabilität:* Die Testhalbierungs-Reliabililität *(Split-Half-Reliabilität, Äquivalenz)* erfordert im Unterschied zur Retest- und Paralleltest-Methode keinerlei untersuchungstechnischen Mehraufwand, da nur der zu untersuchende Test einer Stichprobe einmalig zur Bearbeitung vorgelegt wird. Anschließend werden pro Proband zwei Testwerte berechnet, die jeweils auf der Hälfte aller Items beruhen, wobei diese Testhalbierung vom Auswerter unterschiedlich realisiert werden kann (Zufallsauswahl aus allen Testitems, erste und letzte Testhälfte, Items mit gerader und ungerader Nummer etc.). Die gemeinsame Varianz beider Testhälften repräsentiert die meßfehlerfreie „wahre“ Varianz, d. h. die Testhalbierungs-Reliabilität entspricht der Korrelation der Testwerte beider Testhälften ($t_{1/2}$, $t_{1/2}$). Da die Testhälften quasi „Paralleltests“ mit halber Länge darstellen, kann man die Testhalbierungs-Methode als Sonderform der Paralleltest-Methode auffassen.

$$\mathrm{Rel}_{\text{Testhalbierungs-Methode}} = \frac{s_T^2}{s_x^2} = \frac{\mathrm{cov}\,(t_{1/2},\ t_{1/2})}{s_{1/2} \cdot s_{1/2}} = r_{t_{1/2} t_{1/2}}$$

Die Reliabilität eines Tests nimmt – sieht man von Ermüdungseffekten u.ä. ab – mit der Anzahl seiner Items zu. Sie nähert sich mit wachsender Itemzahl asymptotisch einem Präzisionsmaximum. Demzufolge unterschätzt eine Methode, die nur die halbe Testlänge berücksichtigt, die Reliabilität des Gesamttests. Mittels der sogenannten „Spearman-Brown-Prophecy-Formula“ kann der nach der Testhalbierungsmethode gewonnene Reliabilitätskoeffizient jedoch nachträglich um den Betrag, der durch die Testhalbierung verlorenging, aufgewertet werden (vgl. Spearman, 1910, zit. nach Lienert 1969, S. 220 f.):

$$\mathrm{Rel}_{\text{korrigiert}} = \frac{2 \cdot \mathrm{Rel}_{\text{Testhalbierungs-Methode}}}{1 + \mathrm{Rel}_{\text{Testhalbierungs-Methode}}}$$

Wenn Testhalbierungs-Reliabilitäten angegeben werden, so handelt es sich in der Regel um die in dieser Weise korrigierten Reliabilitäten.

- *Interne Konsistenz:* Die Bestimmung der Reliabilität nach der Testhalbierungs-Methode hängt stark von der Art der zufälligen Testhalbierung ab. Zu stabileren Schätzungen der Reliabilität führt die Berechnung der internen Konsistenz. Interne Konsistenzschätzungen stellen eine Erweiterung der Testhalbierungs-Methode dar und zwar nach der Überlegung, daß sich ein Test nicht nur in *zwei* Testhälften, sondern in so viele „kleinste" Teile zerlegen läßt, wie er Items enthält. Es kann also praktisch jedes einzelne Item wie ein „Paralleltest" behandelt werden. Die Korrelationen zwischen den Items spiegeln dann die „wahre" Varianz wider. Die Berechnung der internen Konsistenz kann über die sog. „Kuder-Richardson-Formel" erfolgen (vgl. Richardson und Kuder, 1939, zit. nach Lienert, 1969, S. 226 ff.).

Am gebräuchlichsten ist jedoch der Alpha-Koeffizient von Cronbach (1951). Der Alpha-Koeffizient ist sowohl auf dichotome als auch auf polytome Items anwendbar. Formal entspricht der Alpha-Koeffizient der mittleren Testhalbierungs-Reliabilität eines Tests für alle möglichen Testhalbierungen. Insbesondere bei heterogenen Tests unterschätzt Alpha allerdings die Reliabilität. Da Alpha den auf eine Merkmalsdimension zurückgehenden Varianzanteil aller Items erfaßt, wird dieses Maß zuweilen auch als Homogenitätsindex (zur Homogenität s. S. 200 f.) verwendet. Alpha ist umso höher, je mehr Items die Skala enthält (p = Anzahl der Items) und je höher die Item-Interkorrelationen sind. Alpha wird folgendermaßen berechnet: (vgl. Bortz, 1993, S. 517):

$$\alpha = \frac{p}{p-1} \cdot \left(1 - \frac{\sum_{i=1}^{p} s_{\text{Item}}^2}{s_{\text{Testwert}}^2}\right)^{*}$$

Ein Computerprogramm, das aus einem Satz von Items diejenigen auswählt, die eine Testskala mit maximalem Alpha-Koeffizienten konstituieren, wurde von Thompson (1990) bzw. Flebus (1990) entwickelt (vgl. hierzu auch Berres, 1987). Welchen Einfluß einzelne Items auf die Höhe des Alpha-Koeffizienten haben, ist auch gängigen Statistik-Programmen (z. B. SPSS) zu entnehmen (vgl. Anhang C).

Reliabilität von Untertests: Die oben beschriebenen Methoden der Reliabilitätsbestimmung gehen von eindimensionalen Tests aus, deren Items allesamt dasselbe globale Konstrukt erfassen und somit hoch interkorrelieren. Demgegenüber haben mehrdimensionale Tests die Aufgabe, Teilaspekte eines komplexen Merkmals mittels sog. Untertests (bzw. Teilskalen, Faktoren oder Dimensionen) separat zu messen. Bei mehrdimensionalen Skalen korrelieren die zu einem Teiltest gehörenden Items hoch, während die Teiltests selbst untereinander kaum korrelieren. Es ist folglich sinnvoll, die interne Konsistenz der Subskalen einzeln zu bestimmen, statt für alle Items gemeinsam einen Alpha-Koeffizienten zu berechnen. Zur Reliabilitätsbestimmung von Teiltests schlägt Cliff (1988) vor, statt des Alpha-Koeffizienten einen Kennwert zu berechnen, der auf den Ergebnissen einer Faktorenanalyse beruht und in den der Eigenwert des Faktors (lambda: λ) zusammen mit der durchschnittlichen Interkorrelation ($\bar{r}_{ij}$) der zum Faktor gehörenden Items eingeht:

$$\text{Rel}_{\text{Subskala}} = \frac{\lambda_{\text{Subskala}} - (1 - \bar{r}_{ij})}{\lambda_{\text{Subskala}}}$$

Wenn die Items perfekt interkorrelieren, erreicht der Teiltest unabhängig von der Höhe des Eigenwertes λ eine perfekte Reliabilität von 1 (vgl. Bortz 1993, S. 518).

Reliabilitätsanforderungen: Ein guter Test, der nicht nur zu explorativen Zwecken verwendet wird, sollte eine Reliabilität von über 0,80 aufweisen. Reliabilitäten zwischen 0,8 und 0,9 gelten als mittelmäßig, Reliabilitäten über 0,9 als hoch (Weise, 1975, S. 219). Bei der Reliabilitätsbewertung ist jedoch darauf zu achten, wie die zu messenden Merkmale geartet sind. Erfaßt ein Test ein Merkmal mit hoher zeitlicher Variabilität bzw. hoher „Funktionsfluktuation" (Lienert, 1969, S. 234 versteht hierunter Merkmale, deren Bedeutung sich mit der Testwiederholung ändert), erweist sich

---

* $\sum_{i=1}^{p}$ entspricht $\sum\limits_{i=1}^{p}$. Die Grenzwerte werden aus satztechnischen Gründen in **Brüchen** und im laufenden **Text** *neben* das Summationszeichen gesetzt.

eine hohe Paralleltest-Reliabilität als günstig. Beansprucht der Test jedoch, zeitlich überdauernde Merkmalsausprägungen zu messen, sollte besonderer Wert auf eine hohe Retest-Reliabilität gelegt werden. Hohe interne Konsistenz ist dessen ungeachtet von jedem Test zu fordern. Mangelnde Objektivität beeinträchtigt die Reliabilität, weil Diskrepanzen zwischen Testanwendern Fehlervarianz erzeugen. Die Reliabilität kann folglich nur maximal so hoch sein wie die Objektivität.

Validität: Die Validität (*Gültigkeit*) ist das wichtigste Testgütekriterium. Die Validität gibt an, ob ein Test das mißt, was er messen soll bzw. was er zu messen vorgibt (d. h. ein Intelligenztest sollte tatsächlich Intelligenz messen und nicht z. B. Testangst). Ein Test kann trotz hoher Reliabilität unbrauchbar sein, weil er etwas anderes mißt, als man vermutet. So mag ein Test zur Messung von Reaktionszeiten zwar sehr reliabel sein; ob er jedoch etwas über die Reaktionsfähigkeit einer Person im Straßenverkehr aussagt, ist ein anderes Problem. Noch fraglicher ist es, ob allgemeine Intelligenz- und Leistungstests, die z. B. als Selektionsinstrumente in konkreten Auswahlsituationen in Schulen, Betrieben, Behörden, beim Arbeitsamt oder in Universitäten eingesetzt werden, tatsächlich die Informationen liefern, die man für derartige Entscheidungen benötigt.

> **!** **Die Validität eines Tests gibt an, wie gut der Test in der Lage ist, genau das zu messen, was er zu messen vorgibt.**

Im Vergleich zu Objektivität und Reliabilität ist die Erfassung und Überprüfung der Validität eines Tests sehr viel aufwendiger. Wir unterscheiden drei Hauptarten von Validität: Inhaltsvalidität, Kriteriumsvalidität und Konstruktvalidität. (Das testtheoretische Kriterium der Validität, das die Qualität von *Meßinstrumenten* angibt, ist nicht zu verwechseln mit den Kriterien der „internen" und „externen" Validität, die auf S. 52 f. als Gütekriterien *empirischer Untersuchungsdesigns* eingeführt wurden.)

- *Inhaltsvalidität:* Inhaltsvalidität (*Face Validity, Augenscheinvalidität, Logische Validität*) ist gegeben, wenn der Inhalt der Test-Items das zu messende Konstrukt in seinen wichtigsten Aspekten erschöpfend erfaßt. So würde man etwa einem Test zur Erfassung der Kenntnisse in den Grundrechenarten wenig Inhaltsvalidität bescheinigen, wenn er keine Aufgaben zur Multiplikation enthält. Derartige Beeinträchtigungen der Inhaltsvalidität sind jedoch so „augenscheinlich", daß es keiner gesonderten „Validierung" bedarf, um sie zu erkennen.
  Das Konzept der Inhaltsvalidität ist vor allem auf Tests und Fragebögen anwendbar, bei denen das Testverhalten das interessierende Merkmal direkt repräsentiert. Dies trifft insbesondere auf Tests für relativ einfache, sensorische und motorische Fertigkeiten zu, wie z. B. Tests zur Messung der Farbdiskriminationsfähigkeit, Stenographie-Tests oder Tests zur Feststellung von Links- oder Rechtshändigkeit. Bei derartigen Verfahren wird meistens gänzlich auf eine Validierung an einem Außenkriterium verzichtet, wenngleich auch in diesen Tests Fehlschlüsse wegen der relativ kleinen Verhaltensstichprobe, die ein Test erfaßt, oder wegen der psychologisch ungewohnten Testsituation nicht auszuschließen sind.
  Die Höhe der Inhaltsvalidität eines Tests kann nicht numerisch bestimmt werden, sondern beruht allein auf subjektiven Einschätzungen. Strenggenommen handelt es sich bei der Inhaltsvalidität deswegen auch nicht um ein Testgütekriterium, sondern nur um eine Zielvorgabe, die bei der Testkonstruktion bedacht werden sollte (vgl. Schnell et al., 1993, S. 163).
- *Kriteriumsvalidität:* Kriteriumsvalidität (*kriterienbezogene Validität*) liegt vor, wenn das Ergebnis eines Tests zur Messung eines latenten Merkmals bzw. Konstrukts (z. B. Berufseignung) mit Messungen eines korrespondierenden manifesten Merkmals bzw. Kriteriums übereinstimmt (z. B. beruflicher Erfolg). Die Kriteriumsvalidität ist definiert als *Korrelation* (vgl. Anhang A) zwischen den Testwerten und den Kriteriumswerten einer Stichprobe. Nicht selten handelt es sich bei dem Kriterium um einen Beobachtungssachverhalt, der erst zu einem späteren Zeitpunkt gemessen werden kann. Ob ein Schulreifetest wirklich „Schulreife", eine Parteipräferenz wirklich das Wahlverhalten, ein Altruismus-Fragebogen wirklich das Hilfeverhalten erfaßt, zeigt sich meist erst,

nachdem der Test durchgeführt wurde. Die Validität eines Tests bemißt sich daran, ob der Testwert das spätere Verhalten korrekt vorhersagt. Diese Form der Kriteriumsvalidität nennt man *prognostische Validität* (Predictive Validity) im Gegensatz zur *Übereinstimmungsvalidität* (Concurrent Validity), bei der Testwert und Kriteriumswert zum selben Meßzeitpunkt erhoben werden.

Eine besondere Variante zur Bestimmung der Übereinstimmungsvalidität ist die „Technik der bekannten Gruppen" (Known Groups). Das Kriterium ist hierbei die Zugehörigkeit zu Gruppen, für die Unterschiede in der Ausprägung des zu messenden Konstrukts erwartet werden (vgl. Schnell et al., 1993, S. 164). So könnte man einen Einsamkeitsfragebogen z. B. dadurch validieren, daß man ihn einer „normalen" und einer isolierten Gruppe (z. B. Strafgefangene) vorlegt. Höhere Einsamkeitswerte der isolierten Gruppe wären ein Indiz für die Validität des Fragebogens.

Leider ist die Kriteriumsvalidierung in ihrem Anwendungsbereich dadurch stark eingeschränkt, daß vielfach kein adäquates Außenkriterium benannt werden kann. Welches objektiv beobachtbare Außenkriterium mag indikativ sein für Intelligenz, für Geschlechtsidentität, für Zukunftsängste, für Neurotizismus oder Religiosität? Wollte man einen Religiositäts-Fragebogen kriteriumsvalidieren, müßte zunächst ein Außenkriterium gewählt werden. Die Häufigkeit des Kirchgangs oder die Regelmäßigkeit der Bibellektüre wären mögliche Kandidaten, die allerdings nur Teilbereiche des Zielkonstrukts abdecken. Zwar mag bei einigen Menschen Religiosität mit dem Kirchgang korrelieren, andere dagegen praktizieren ihren Glauben vielleicht vollkommen unabhängig von der Amtskirche. Eine geringe Korrelation zwischen den Punktwerten eines Religiositäts-Fragebogens und der Häufigkeit des Kirchgangs würde dann nicht gegen die Validität des Fragebogens, sondern eher gegen die Validität des Kriteriums sprechen.

Neben der Schwierigkeit, überhaupt ein angemessenes Außenkriterium zu finden, stellt sich auch die Frage nach der Operationalisierung des Kriteriums. Sind Kriteriumswerte invalide oder unreliabel erfaßt, so ist natürlich jede Validierung mit diesem Kriterium unbrauchbar. Weiterhin ist zu beachten, daß Korrelationen zwischen Testwert und Kriterium in unterschiedlichen Populationen verschieden ausfallen können (*differentielle Validität*). So konnten Amelang und Kühn (1970) beispielsweise zeigen, daß die Schulnoten von Mädchen durch Leistungstests besser vorhersagbar sind als diejenigen von Jungen. Der Zusammenhang zwischen Schulnoten und Leistungstests wird gewissermaßen durch das Merkmal „Geschlecht" beeinflußt oder „moderiert".

- *Konstruktvalidität:* Der Konstruktvalidität kommt in den Sozialwissenschaften besondere Bedeutung zu, da Inhaltsvalidität kein objektivierbarer Kennwert ist und Kriteriumsvalidierung mangels geeigneter Außenkriterien nur selten durchführbar ist. Messick (1980, S. 1015) weist darauf hin, daß im Rahmen einer Konstruktvalidierung kriterienbezogene und inhaltliche Validitätsaspekte integrierbar sind.

Ein Test ist konstruktvalide, wenn aus dem zu messenden Zielkonstrukt Hypothesen ableitbar sind, die anhand der Testwerte bestätigt werden können. Anstatt ein einziges manifestes Außenkriterium zu benennen, formuliert man ein Netz von Hypothesen über das Konstrukt und seine Relationen zu anderen manifesten und latenten Variablen. Beispiel: Ein Fragebogen zur Erfassung von subjektiver Einsamkeit soll validiert werden. Aus der Einsamkeitstheorie ist bekannt, daß Einsamkeit mit geringem Selbstwertgefühl und sozialer Ängstlichkeit einhergeht und bei Geschiedenen stärker ausgeprägt ist als bei Verheirateten. Diese inhaltlichen Hypothesen zu prüfen, wäre Aufgabe einer Konstruktvalidierung.

Der Umstand, daß Testwerte so ausfallen, wie es die aus Theorie und Empirie abgeleiteten Hypothesen vorgeben, kann als Indiz für die Konstruktvalidität des Tests gewertet werden. Eine Konstruktvalidierung ist nur dann erfolgversprechend, wenn neben dem zu prüfenden Test oder Fragebogen ausschließlich gut gesicherte Instrumente verwendet werden und die getesteten Hypothesen Gültigkeit besitzen. Können die Hypothesen nicht bestätigt werden, ist unklar, ob die Validität des Instruments oder die Gültigkeit der Hypothese anzuzweifeln ist. Eine Konstruktvalidierung ist umso überzeugender, je mehr Hypothesen ihre Überprüfung bestehen. Für eine besonders sorgfältige und umfassende Konstruktvalidierung kann die sogenannte „Multitrait-Multimethod-Methode“ eingesetzt werden, die mit eigenen Validierungskriterien und -anforderungen arbeitet und deswegen gesondert behandelt wird.

Validitätsanforderungen: Ebenso wie die Reliabilität wird auch die Validität (mit Ausnahme der Inhaltsvalidität) durch Korrelationskoeffizienten quantifiziert. Erstrebenswert sind dabei durchgängig Korrelationen, die bedeutsam größer als Null und möglichst Nahe bei 1 liegen. Nach Weise (1975, S. 219) gelten Validitäten zwischen 0,4 und 0,6 als mittelmäßig und Koeffizienten über 0,6 als hoch. Zu beachten ist, daß die Kriteriumsvalidität maximal nur den Wert des geometrischen Mittels (vgl. Bortz, 1993, S. 39) aus der Reliabilität des Tests und der Reliabilität des Kriteriums erreichen kann (Rey, 1977).

Auch mittels testtheoretischer Validierungen lassen sich keine unzweifelbar „gültigen“ Tests konstruieren. Von theoretischen und methodischen Einschränkungen ist jeder Validierungsversuch betroffen. Dennoch läßt sich der Einsatz eines psychometrischen Tests generell pragmatisch rechtfertigen, wenn die Entscheidungen und Vorhersagen, die auf der Basis des Tests getroffen werden, tauglicher sind als Entscheidungen und Vorhersagen, die ohne den Test möglich wären – es sei denn, der mit dem Test verbundene Aufwand steht in keinem Verhältnis zum Informationsgewinn.

Dieser Minimalanspruch an die Validität eines Tests wird einleuchtend, wenn man bedenkt, wieviele Personalentscheidungen beispielsweise allein aufgrund des persönlichen Eindrucks, zweifelhafter Gutachten oder auch der Handschrift vorgenommen werden – also aufgrund von Informationen, deren Validität in vielen Fällen nicht erwiesen ist bzw. niedriger sein dürfte als die Validität eines psychometrischen Tests. Es wäre illusionär, Tests zu fordern, die perfekte oder nahezu perfekte Entscheidungen gewährleisten. Der Wert eines Tests läßt sich letztlich nur an seinem Beitrag messen, den Nutzen testgestützter Entscheidungsstrategien zu optimieren (vgl. Cronbach und Gleser, 1957). Der Mißbrauch von Testergebnissen ist nicht dem Test selbst, sondern den Testanwendern anzulasten.

Die Multitrait-Multimethod-Methode (MTMM)

Die auf Campbell und Fiske (1959, vgl. auch Sullivan und Feldman, 1979, S. 17 ff.) zurückgehende Multitrait-Multimethod-Methode stellt eine besondere Variante der Konstruktvalidierung dar. Diese Validierungsstrategie erfordert, daß mehrere Konstrukte (Multi-Trait) durch mehrere Erhebungsmethoden (Multi-Method) erfaßt werden. Eine systematische, regelgeleitete Analyse der wechselseitigen Beziehungen zwischen Konstrukten und Methoden erlaubt es, die Höhe der Konstruktvalidität abzuschätzen. Im Multitrait-Multimethod-Ansatz unterscheidet man zwei Bestandteile der Konstruktvalidität: die konvergente und die diskriminante Validität.

- *Konvergente Validität:* Diese liegt vor, wenn mehrere Methoden dasselbe Konstrukt übereinstimmend (konvergent) messen, d. h. wenn verschiedene Operationalisierungen desselben Konstrukts auch zu ähnlichen Ergebnissen führen. Beispiel: In manchen Studien werden Probanden aufgefordert, auf einer Rating-Skala direkt anzugeben, wie einsam sie sich fühlen (1: gar nicht einsam bis 5: völlig einsam). In anderen Untersuchungen wird den Teilnehmern ein kompletter Fragebogen vorgelegt, der mehrere Einsamkeitsaspekte anspricht und als Ergebnis einen globalen Einsamkeitswert liefert. Sowohl Fragebogen als auch Rating-Skala intendieren eine Messung der Intensität von Einsamkeitsgefühlen. Sie müssen – sofern sie gültige Operationalisierungen darstellen – miteinander korrelieren (also konvergent sein im Hinblick auf das Konstrukt Einsamkeit).
- Das Kriterium der *diskriminanten Validität* fordert, daß sich das Zielkonstrukt von anderen Konstrukten unterscheidet. Beispiel: Man möchte die diskriminante Validität eines selbst konstruierten Fragebogens zur Erfassung von Aberglauben ermitteln (Itembeispiele: „Ich habe Angst vor schwarzen Katzen“, „Ich trage immer ein Kreuz bei mir“). Dazu legt man einer Gruppe von Probanden neben dem Aberglauben-Fragebogen z. B. noch Tests zur Messung

von Ängstlichkeit und Religiosität vor. Im Sinne der diskriminanten Validität wäre zu fordern, daß die Aberglauben-Werte möglichst wenig mit den anderen Skalenwerten korrelieren. Enge Zusammenhängc zwischen Aberglauben und Ängstlichkeit würden darauf hindeuten, daß eine gesonderte Erfassung von Aberglauben in der *geplanten* Form verzichtbar ist, weil der neue Fragebogen überwiegend redundante Information liefert. Eine gründlichere theoretische Vorarbeit und eine Präzisierung des Zielkonstrukts „Aberglauben" wären hier also erforderlich.

> **!** Die Multitrait-Multimethod-Methode überprüft, mit welcher Übereinstimmung verschiedene Methoden dasselbe Konstrukt erfassen (konvergente Validität) und wie gut verschiedene Konstrukte durch eine Methode differenziert werden (diskriminante Validität).

Mit Hilfe der Multitrait-Multimethod-Technik lassen sich sowohl diskriminante als auch konvergente Validität anhand von Zusammenhangsmaßen systematisch abschätzen. Dabei werden die wechselseitigen Zusammenhänge zwischen Merkmalen und Methoden in einer speziellen Korrelationsmatrix (sog. Multitrait-Multimethod-Matrix, kurz: MTMM-Matrix) dargestellt.

Die MTMM-Matrix und ihre Elemente: Die Entwicklung einer MTMM-Matrix wird im folgenden an einem Beispiel demonstriert: Im Kontext der Personalauswahl interessiert man sich dafür, wie kooperativ, kreativ und leistungsfähig potentielle Mitarbeiterinnen und Mitarbeiter sind. Die genannten drei Konstrukte Kooperationsfähigkeit (Koop), Kreativität (Kreat) und Leistungsfähigkeit (Leist) sollen einfachheitshalber anstelle von Tests durch Fremdbeurteilungen erfaßt werden. Dabei werden sowohl die Urteile eines ehemaligen Arbeitskollegen (Kollege) als auch des letzten Vorgesetzten (Chef) herangezogen (Urteile auf einer Rating-Skala von 1: *gar nicht* kooperativ/kreativ/leistungsfähig bis 10: *völlig* kooperativ/kreativ/leistungsfähig). Mit der MTMM-Technik kann getestet werden, ob sich die drei Zielkonstrukte tatsächlich unterscheiden (diskriminante Validität) und wie gut sich die beiden „Test"- bzw. Urteilsformen zur Operationalisierung der Konstrukte eignen (konvergente Validität).

Die Daten, auf denen die MTMM-Matrix beruht, bestehen zunächst aus einer Liste von Meßwerten (hier Ratings) für die zu beurteilenden Personen (s. Tabelle 10).

Diese Meßwerte werden nun spaltenweise miteinander korreliert, so daß sich folgende MTMM-Matrix ergibt (zunächst ohne Einträge, s. Tabelle 11).

Diese MTMM-Matrix zerfällt in vier Teil-Matrizen: Zwei Monomethod-Matrizen (links oben: Kollege-Kollege; rechts unten: Chef-Chef) und zwei Heteromethod-Matrizen (links unten und rechts oben: Chef-Kollege, Kollege-Chef – diese beiden Heteromethod-Matrizen sind identisch). Die MTMM-Matrix insgesamt, aber auch die beiden Monomethod-Teilmatrizen sind symmetrisch, d.h. oberhalb und unterhalb der Diagonale befinden sich dieselben Zelleneinträge. Es genügt also, jeweils nur die untere Dreiecks-Matrix zu betrachten. Innerhalb der Teilmatrizen sind insgesamt vier unterschiedliche „Blöcke" von Zellen zu unterscheiden:

- *Monotrait-Monomethod-Block (Diagonale der Gesamtmatrix):*
  Ein Konstrukt (Mono-Trait) wird mit einer Methode (Mono-Method) gemessen. Korreliert man diese Werte mit sich selbst (Autokorrelation), ergeben sich perfekte Korrelationen (1.0, s. Tab. 11). Manchmal werden die Diagonalelemente weggelassen oder es werden statt der Autokorrelationen die Reliabitätskoeffizienten eingetragen.
- *Monotrait-Heteromethod-Block (Diagonale der Heteromethod Teilmatrix):*
  Ein Konstrukt (Mono-Trait) wird mit mehreren Methoden (Hetero-Method) gemessen (Tab. 12). Beispiel: Die Kooperationsfähigkeit einer Person wird durch einen ehemaligen Kollegen und den ehemaligen Vorgesetzten eingeschätzt. Die Übereinstimmung beider Einschätzungen ist indikativ für die konvergente Validität. Der Durchschnitt aller Monotrait-Heteromethod Korrelationen eines Konstrukts gilt als Maß für die konvergente Validität und sollte statistisch signifikant und bedeutsam größer als Null sein (mittlerer bis großer Effekt, vgl. S. 568).

Tabelle 10. Ergebnisse der Messung von 3 Merkmalen mit 2 Methoden

Person	Koop (Kollege)	Kreat (Kollege)	Leist (Kollege)	Koop (Chef)	Kreat (Chef)	Leist (Chef)
1	4	2	3	5	3	4
2	6	6	7	4	5	5
...	...	...	...	...	...	...
n	7	3	9	7	6	7

Tabelle 11. Grundstruktur einer MTMM-Matrix

		Kollege			Chef		
		Koop	Kreat	Leist	Koop	Kreat	Leist
Kollege	Koop	1,0					
	Kreat		1,0				
	Leist			1,0			
Chef	Koop				1,0		
	Kreat					1,0	
	Leist						1,0

Tabelle 12. Der Monotrait-Heteromethod-Block

		Kollege			Chef		
		Koop	Kreat	Leist	Koop	Kreat	Leist
Kollege	Koop						
	Kreat						
	Leist						
Chef	Koop	0,63					
	Kreat		0,83				
	Leist			0,58			

- *Heterotrait-Monomethod-Block (Dreiecksmatrix der Monomethod-Teilmatrix):* Mehrere Konstrukte (Hetero-Trait) werden mit derselben Methode (Mono-Method) gemessen und die Meßwerte anschließend korreliert (Tab. 13). Beispiel: Die Kreativitätseinschätzung durch den Kollegen wird mit der Kooperationsfähigkeitseinschätzung durch den Kollegen korreliert. Da hier unterschiedliche Konstrukte erfaßt werden, sollten die Korrelationen nicht allzu groß sein, denn hohe Korrelationen würden auf Redundanzen in den Konstrukten oder auf unsensible Messungen hindeuten.
- *Heterotrait-Heteromethod-Block (Heteromethod-Teilmatrix ohne Diagonale):* Mehrere Konstrukte (Hetero-Trait) werden mit unterschiedlichen Methoden (Hetero-Method) gemessen und miteinander korreliert (Tab. 14). Beispiel: Die Kreativitätseinschätzung durch den Kollegen wird mit der Kooperationsfähigkeitseinschätzung durch den Vorgesetzten korreliert. Hier werden die geringsten Korrelationen erwartet, da weder methodische noch inhaltliche Übereinstimmungen vorliegen.

Kriterien für konvergente und diskriminante Validität: Campbell und Fiske (1959) schlagen vier Kriterien vor, anhand derer über das Vorliegen von konvergenter und diskriminanter Validität entschieden wird:

- *Kriterium 1 für konvergente Validität:* Konvergente Validität liegt vor, wenn die konvergenten Validitätskoeffizienten (Monotrait-Heteromethod-Korrelationen, s. Tabelle 12) bzw. ihr Mittelwert signifikant größer als Null sind.
- *Kriterien 2 und 3 für diskriminante Validität:* Die Heterotrait-*Mono*method-Korrelationen (s. Tabelle 13) sollten signifikant kleiner sein als die

Tabelle 13. Der Heterotrait-Monomethod-Block

		Kollege			Chef		
		Koop	Kreat	Leist	Koop	Kreat	Leist
Kollege	Koop						
	Kreat	0,44					
	Leist	0,55	0,52				
Chef	Koop						
	Kreat				0,41		
	Leist				0,64	0,51	

Tabelle 14. Der Heterotrait-Heteromethod-Block

		Kollege			Chef		
		Koop	Kreat	Leist	Koop	Kreat	Leist
Kollege	Koop						
	Kreat						
	Leist						
Chef	Koop		0,19	0,42			
	Kreat	0,14		0,37			
	Leist	0,29	0,29				

Tabelle 15. Vollständige MTMM-Matrix mit allen vier Blöcken

		Kollege			Chef		
		Koop	Kreat	Leist	Koop	Kreat	Leist
Kollege	Koop	1,0					
	Kreat	0,44	1,0				
	Leist	0,55	0,52	1,0			
Chef	Koop	0,63	0,19	0,42	1,0		
	Kreat	0,14	0,83	0,37	0,41	1,0	
	Leist	0,29	0,29	0,58	0,64	0,51	1,0

Monotrait-Heteromethod-Korrelationen (*Kriterium 2*). Dies bedeutet, daß Differenzierungen zwischen verschiedenen Konstrukten (Hetero-Trait) nicht durch die Verwendung derselben Methode (Mono-Method) verwischt werden dürfen. Trotz Verwendung derselben Operationalisierungsform (z. B. Einschätzung durch einen Kollegen) müssen Konstruktunterschiede zwischen Kreativität und Kooperation „diskriminierbar" sein.

Außerdem sollten die Heterotrait-*Hetero*method-Korrelationen (s. Tabelle 14) signifikant kleiner sein als die Monotrait-Heteromethod-Korrelationen (*Kriterium 3*). Insgesamt ist zu erwarten, daß die Heterotrait-Heteromethod-Korrelationen die geringsten sind.

- *Kriterium 4 für Konstruktvalidität:* Konvergente und diskriminante Validität sind Voraussetzungen für eine gute Konstruktvalidität. Indikativ für das *gemeinsame* Vorliegen von konvergenter und diskriminanter Validität sind identische Muster von Trait-Interkorrelationen in allen Monomethod- und Heteromethod-Teilmatrizen, d. h. die Rangreihe der Trait-Interkorrelationen sollte in allen Teilmatrizen identisch sein (man muß also die vollständige Matrix betrachten, s. Tabelle 15). In der oben dargestellten idealtypischen Matrix ist die Korrelation zwischen Leistung und Kooperation jeweils am größten, gefolgt von Leistung und Kreativität und schließlich Kreativität und Kooperation. Diese interne „Replizierbarkeit" der Rangreihe spricht dafür, daß hier „wahre" Varianz gemessen wird bzw. eine „wahre" Korrelationsstruktur zwischen den Traits besteht, die mit den betrachteten Methoden valide gemessen werden können.

Ein weiterer Hinweis auf Konstruktvalidität wäre z. B. der Umstand, daß man die gefundene Rangreihe zumindest im nachhinein auf der Basis von theoretischem und empirischem Hintergrundwissen plausibel machen kann. Es ist zu beachten, daß auch beim Nachweis konvergenter und diskriminanter Validität nie zweifelsfrei sichergestellt ist, daß tatsächlich das angezielte Konstrukt erfaßt wird. Obwohl die Urteile von Kollegen und Vorgesetzten den Regeln der MTMM-Analyse entsprechen, könnten sie dennoch beide grundlegend verzerrt sein, etwa wenn übereinstimmend Kooperationsfähigkeit als Unterwürfigkeit mißdeutet wird.

Multitrait-Multimethod-Analysen sind sehr aufwendig und werden nur verhältnismäßig selten durchgeführt. Gängig ist jedoch eine reduzierte Variante, bei der statt gänzlich verschiedener Methoden lediglich mehrere Indikatoren (Items) für dasselbe Konstrukt erhoben werden (vgl. Schnell et al., 1993, S. 169).

4.3.4 Probabilistische Testtheorie

Ein nach den Annahmen der klassischen Testtheorie konstruierter Test führt zu Resultaten, die – meßfehlerbehaftet – den Ausprägungsgraden des untersuchten Merkmals entsprechen. Die probabilistische Testtheorie betrachtet die untersuchten Merkmale als latente Dimensionen und die einzelnen Testitems als Indikatoren dieser latenten Dimensionen. Unterscheiden sich zwei Personen hinsichtlich einer Dimension, wird ein bestimmtes Item von einer Person mit höherer Merkmalsausprägung (im folgenden soll vereinfachend von höherer Fähigkeit dieser Person gesprochen werden) mit größerer Wahrscheinlichkeit gelöst als von einer Person mit geringerer Fähigkeit. Außerdem wird eine Person mit bestimmter Fähigkeit von zwei Items dasjenige mit größerer Wahrscheinlichkeit lösen, dessen Lösung weniger Fähigkeit voraussetzt, das also leichter ist. (Bedauerlicherweise ist der Begriff „schwieriges" Item in der Testtheorie anders definiert als im normalen Sprachgebrauch. Die „Schwierigkeit" eines Items bezeichnet – wie auf S. 199 ausgeführt – denjenigen Prozentsatz einer Personenstichprobe, der ein Item löst. Da ein leichtes Item von mehr Personen gelöst wird als ein schweres, hat es also einen höheren Schwierigkeitsindex.)

> **!** **Die klassische Testtheorie betrachtet ein Testergebnis unmittelbar als (meßfehlerbehaftete) Merkmalsausprägung, während die probabilistische Testtheorie davon ausgeht, daß Testergebnisse lediglich Indikatoren latenter Merkmale oder Verhaltensdispositionen sind.**

Itemcharakteristiken

In der probabilistischen Testtheorie interessieren vorrangig Wahrscheinlichkeiten für die Lösung von Items in Abhängigkeit von der Fähigkeit der untersuchten Person. Die Art der Beziehung, die die Lösungswahrscheinlichkeit eines Items mit den Fähigkeiten der Personen verknüpft, wird *Itemcharakteristik* genannt. Zum besseren Verständnis dieses für die probabilistische Testtheorie zentralen Begriffes veranschaulicht Abb. 7 einige Itemcharakteristiken.

Die Abszisse des Achsenkreuzes kennzeichnet die Fähigkeit (hier mit einer beliebigen Einheit) und die Ordinate die Lösungswahrscheinlichkeit. Demnach besagt die Itemcharakteristik für das Item A, daß die Lösung dieses Items von der Fähigkeit der Person unabhängig ist. Für jede Fähigkeit ist mit einer Lösungswahrscheinlichkeit von $p = 0{,}5$ zu rechnen, d. h. mit einer Lösungswahrscheinlichkeit, die dem Raten entspricht. Es ist of-

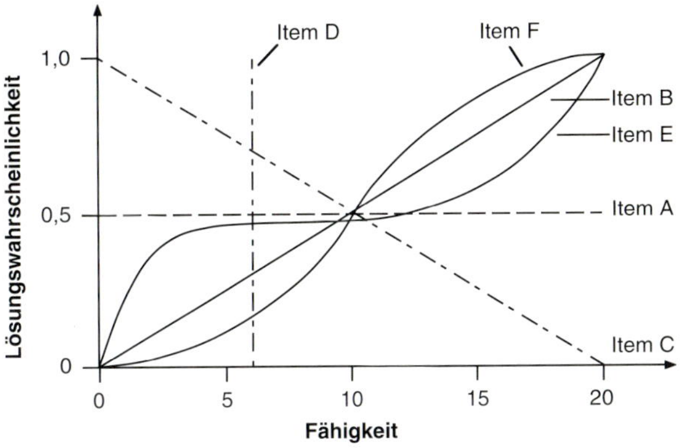

Abb. 7. Itemcharakteristiken (Erläuterungen s. Text)

fenkundig, daß dieses Item für die Messung eines latenten Merkmals völlig unbrauchbar ist.

Für Item B wächst die Lösungswahrscheinlichkeit linear mit zunehmender Fähigkeit. Dieses Item erfüllt damit die Forderung, daß es von fähigeren Personen mit höherer Wahrscheinlichkeit gelöst wird als von unfähigeren Personen.

Bei Item C liegen die Verhältnisse genau umgekehrt. Hier nimmt die Lösungswahrscheinlichkeit mit wachsender Fähigkeit linear ab. Theoretisch wäre auch dieses Item zur Messung der latenten Merkmalsdimension geeignet (geringere Fähigkeit spricht für höhere Lösungswahrscheinlichkeit); da derartige Items in der Praxis jedoch selten anzutreffen sind, soll diese Itemcharakteristik hier nicht weiter behandelt werden.

Guttman-Skala: Item D hat eine zu Item A komplementäre Itemcharakteristik. Während die Wahrscheinlichkeit, Item A zu lösen, für alle Fähigkeitsabstufungen immer 0,5 beträgt, wird Item D von allen Personen, die höchstens die Fähigkeit von 6 besitzen, mit Sicherheit nicht gelöst und von fähigeren Personen mit Sicherheit gelöst. Gelingt es, einen Test zu konstruieren, der nur Items enthält, die – bei unterschiedlicher Schwierigkeit – diese Itemcharakteristik aufweisen, reicht zur Kennzeichnung der Fähigkeit einer Person das schwerste (testtheoretisch „leichteste") Item aus, das diese Person löst. Da alle leichteren Aufgaben mit Sicherheit auch gelöst werden (aber nicht die schwereren), ist die Summe aller gelösten Items ein eindeutiger (*erschöpfender*) Indikator für die Fähigkeit einer getesteten Person. Die Personen können damit nach der Anzahl der gelösten Aufgaben in eine Rangreihe gebracht werden.

Tests, deren Items diese Eigenschaft aufweisen, bezeichnet man als *Guttman-Skala* (Guttman, 1950, vgl. auch S. 204ff.). Für die Praxis hat dieser (wegen der Extremwahrscheinlichkeiten von 0 und 1 eigentlich deterministische) Test jedoch nur eine geringe Bedeutung, da genügend Items mit genau dieser Itemcharakteristik, die zudem noch eine breite Schwierigkeitsstreuung aufweisen, nur schwer zu finden sind.

Aus den Eigenschaften einer Guttman-Skala folgt, daß die Rangreihe der Personen hinsichtlich ihrer Fähigkeiten erhalten bleibt, wenn statt des gesamten Tests nur eine Teilmenge der Items verwendet wird. Eine Person, die im Gesamttest mehr Aufgaben löst als eine andere Person, kann von den ausgewählten Items niemals weniger Items lösen als die andere Person. Die Rangordnung der Personen ist unabhängig von den zufällig ausgewählten Items.

Ähnliches gilt für den Vergleich von Items. Die Schwierigkeitsrangreihe der Items bleibt für jede beliebige Zufallsauswahl von Personen erhalten, wenn die Personen der Gesamtpopulation angehören, für die die Guttman-Skala gilt. Die Guttman-Skala wird deshalb als *stichprobenunabhängig* bezeichnet.

Monotone Itemcharakteristiken: Item E in Abb. 7 hat eine Itemcharakteristik, nach der die Lösungswahrscheinlichkeit mit steigender Fähigkeit zunächst rasch zunimmt. Sie bleibt im mittleren Fähigkeitsbereich annähernd konstant und nähert sich dann schnell der maximalen Lösungswahrscheinlichkeit. Auch sie erfüllt damit die eingangs genannte Bedingung, nach der Personen mit höherer Fähigkeit ein bestimmtes Item mit größerer Wahrscheinlichkeit lösen als Personen mit geringerer Fähigkeit.

Generell gilt, daß alle *monoton* steigenden Itemcharakteristiken diese Bedingung erfüllen (z. B. Items B, E und F). Die Schar möglicher Funktionen, die die Lösungswahrscheinlichkeiten mit der Fähigkeit in dieser Weise verbindet, ist damit beliebig groß. Probabilistische Testtheorien unterscheiden sich nun voneinander in den Annahmen, durch die die Anzahl möglicher monotoner Funktionen begrenzt wird. Die *Latent-Structure-Analysis* von Lazarsfeld und Henry (1968) spezifiziert beispielsweise als Funktionstyp Polygone – ein Ansatz, der sich in der Testkonstruktionspraxis bisher nicht durchzusetzen vermochte.

Das dichotome logistische Modell

Das derzeit wohl am häufigsten verwendete probabilistische Testmodel geht auf Rasch (1960, zit. nach Fischer, 1974) zurück. Nach diesem Ansatz wird die Zahl möglicher monotoner Funktionstypen erheblich eingegrenzt, wenn ein Test die folgenden Annahmen erfüllt:

1. Der Test besteht aus einer endlichen Menge von Items.

2. Der Test ist homogen in dem Sinne, daß alle Items dasselbe Merkmal messen.
3. Die Itemcharakteristiken sind monoton steigend.
4. Es wird „lokale, stochastische Unabhängigkeit" vorausgesetzt: Ob jemand ein Item löst oder nicht, hängt ausschließlich von seiner Fähigkeit und der Schwierigkeit des Items ab.
5. Die Anzahl der gelösten Aufgaben stellt eine „erschöpfende Statistik" für die Fähigkeit einer Person dar, d. h. es interessiert nicht, welche Aufgaben gelöst wurden, sondern lediglich wieviele.

Nimmt man nun für ein beliebiges Item eine *logistische Funktion* als Itemcharakteristik an (vgl. Item F in Abb. 7), folgt bei Zutreffen der oben genannten Annahmen, daß alle übrigen Items ebenfalls Itemcharakteristiken in Form logistischer Funktionen aufweisen (vgl. Fischer, 1974, S. 193 ff.). Wegen der besonderen Bedeutung der logistischen Funktion in dem von Rasch (1960) entwickelten Modell wird dieses auch als das *dichotome logistische Modell* bezeichnet. Mit dem Zusatz „dichotom" wird zum Ausdruck gebracht, daß das Modell auf Items mit dichotomer Antwortform anwendbar ist. Erweiterungen dieses Modells für Items mit mehrkategorialen Antworten werden bei Fischer (1974, Teil 3) behandelt.

Auf der Basis des dichotomen logistischen Modells können Personenparameter (Fähigkeiten) und Aufgabenparameter (Schwierigkeiten) ermittelt werden. Vergleiche zwischen Personen führen unabhängig davon, auf welchen Items sie basieren, zu identischen Resultaten. Sie sind nach Rasch *spezifisch objektiv.* Umgekehrt sind auch Vergleiche zwischen verschiedenen Items von der Art der Personenstichprobe unabhängig (weitere Einzelheiten s. S. 206 f.).

Klassische und probabilistische Testtheorie: Ein kurzer Vergleich

Tests, die auf einem probabilistischen Testmodell basieren, unterscheiden sich von „klassisch" konstruierten Tests in der Regel dadurch, daß die Annahmen, die dem Test zugrunde liegen, auch geprüft werden. Die Entwicklung eines probabilistischen Tests bzw. das Auffinden eines Satzes modellkonformer Items ist deshalb aufwendiger als die Konstruktion eines „klassischen" Tests, bei dem die auf S. 179 f. genannten Annahmen in der Regel als gegeben erachtet werden.

Die Überprüfung der klassischen Testgütekriterien Reliabilität und Validität bereitet bei probabilistischen Tests Schwierigkeiten, da die Meßgenauigkeit dieser Tests bei gegebenem Itemsatz vom Fähigkeitsniveau der untersuchten Personen abhängt (was genau genommen auch auf klassische Tests zutrifft). Personen mit unterschiedlichen Fähigkeiten werden mit demselben Test unterschiedlich präzise oder reliabel erfaßt, was wiederum die Validität der Einzelmessungen beeinflußt.

Erfolgversprechend dürfte die Konstruktion eines probabilistischen Tests vor allem bei Merkmalen sein, die bereits genügend erforscht und deshalb analytisch präzise definierbar sind. Nur wenn genaue analytische Definitionen die Formulierung operationaler Indikatoren zwingend vorschreiben, kann die zeitaufwendige Suche nach modellkonformen Items abgekürzt werden. Erscheint ein Merkmal definitorisch noch nicht ausgereift, sollte eine weniger aufwendige Testkonstruktion auf der Basis der klassischen Testtheorie favorisiert werden. (Eine ausführlichere Gegenüberstellung klassischer und probabilistischer Tests findet man z. B. bei Guthke et al., 1990; Hilke, 1981 oder Wottawa, 1980, S. 164 ff.)

4.3.5 Testitems

Bevor für eine Untersuchung ein eigener Test entwickelt wird, sollte überprüft werden, ob für das interessierende Merkmal bereits ein brauchbarer Test existiert (vgl. hierzu S. 177). Ist dies nicht der Fall, wird eine eigene Testkonstruktion erforderlich.

Sie beginnt mit einer möglichst exakten, definitorischen Bestimmung des in der Untersuchung interessierenden Merkmals. Ferner müssen Überlegungen darüber angestellt werden, für welche Verhaltensbereiche und für welchen Personenkreis der Test gelten soll. Es resultiert – evtl. gestützt durch Literatur – eine Materialsammlung, aus der die eigentlichen Testitems formuliert werden.

Der folgende Text geht auf die Fragen ein,

- wie die Items formuliert werden sollen,

- was man tun kann, wenn die Möglichkeit besteht, daß die Untersuchungsteilnehmer das richtige Ergebnis erraten, und
- welche statistischen Analysen zur Überprüfung der Tauglichkeit von Items durchzuführen sind.

Itemformulierungen

Die in der Testpraxis üblichen Itemvarianten sind in Tafel 22 zusammengefaßt. In Anlehnung an Rütter (1973) wird zwischen Items mit *offener Beantwortung*, mit *halboffener Beantwortung* und mit *Antwortvorgaben* unterschieden.

Offene Beantwortung: Items mit offener Beantwortung überlassen es vollständig dem Untersuchungsteilnehmer, wie er die gestellte Aufgabe löst. Die Aufgabenlösung kann verbal (oder auch spielerisch oder bildnerisch) frei gestaltet werden, sie kann die Auslegung, Interpretation oder Deutung bestimmter Reizvorlagen bzw. freie Assoziationen zu sprachlichen, optischen oder akustischen Reizen fordern.

Die Unbestimmtheit der Aufgabenstellung und auch der Auswertung lassen diese Items nicht als „Testitems" im engeren Sinne erscheinen; ihr Stellenwert kommt vor allem in beschreibenden Erkundungsstudien zum Tragen, mit denen ein wissenschaftlich neues Problem erstmalig angegangen wird. Sie sind damit als Materialbasis für später zu konstruierende Tests sehr wichtig.

Halboffene Beantwortung: Auch halboffene Items überlassen die Antwortformulierung dem Untersuchungsteilnehmer; die gestellte Aufgabe sollte jedoch im Unterschied zu einem offenen Item so präzise sein, daß nur eine Antwort richtig ist. Erst dann läßt sich ein Test mit halboffener Beantwortung vollständig objektiv auswerten.

Üblicherweise bereitet die Auswertung halboffener Items Probleme. Oftmals sind es nur Formulierungsnuancen, die den Auswerter zweifeln lassen, ob der Untersuchungsteilnehmer die richtige Antwort meint. Mit unterschiedlichen Punktbewertungen versucht man dann auch weniger richtigen Antworten gerecht zu werden (zur Gewichtungsproblematik vgl. Stanley und Wang, 1970). Dennoch muß man bei Tests mit halboffenen Items meistens Objektivitätseinbußen in Kauf nehmen.

Untersuchungsteilnehmer empfinden halboffene Items in der Regel als angenehmer als Aufgaben mit Antwortvorgaben. Vor allem bei Verständnis- und Ansichtsfragen bleibt ihnen genügend Spielraum zur Formulierung eigener, zuweilen origineller und einfallsreicher Antworten. Frei formulierte Antworten auf halboffene Items erleichtern die Konstruktion von Aufgaben mit Antwortvorgaben. Derartige Antwortvorgaben sind als *Distraktoren* (s. u.) meistens realistischer als Antwortvorgaben, die aus der Phantasie des Testkonstrukteurs stammen. Sie verringern die Wahrscheinlichkeit, die richtige Antwort im „Ausschlußverfahren", d. h. durch das Ausschalten unrealistischer Antworten, zu erraten.

Man kann bei Items mit halboffener Beantwortung verschiedene Konstruktionsformen unterscheiden (vgl. Tafel 22). Einfachantworten (eine Frage und eine Antwort), Mehrfachantworten (mehrere Fragen und mehrere Antworten), Reihenantworten (eine Frage und mehrere Antworten) sowie Sammelantworten (mehrere Fragen und eine Antwort). Items mit Mehrfachantworten bestehen nach dieser Definition aus mehreren Items mit Einfachantworten. Dennoch ist die Trennung dieser beiden Itemarten sinnvoll. Die Fragen eines Items mit Mehrfachantworten beziehen sich auf einen größeren homogenen Themenbereich, dessen Erkundung nur mit einer einzigen Frage häufig zu zufälligen, wenig repräsentativen Ergebnissen führt.

Antwortvorgaben: Die dritte Kategorie (Items mit Antwortvorgaben) ist in der modernen Testkonstruktion vorherrschend. Bei diesem auch unter der Bezeichnung *Multiple Choice* bekannten Aufgabentyp muß sich der Untersuchungsteilnehmer für eine der vorgegebenen Antwortalternativen entscheiden. Da nur eine der vorgegebenen Antwortalternativen richtig ist, bereitet die Auswertung keine Schwierigkeiten: Tests, die aus Items mit Antwortvorgaben bestehen, sind objektiv, d. h. sie ermöglichen eine intersubjektiv eindeutige Auswertung. (Man beachte, daß Multiple-Choice-Aufgaben mit mehreren richtigen Antwortalternativen auswertungstechnische Probleme bereiten.)

Das Auffinden geeigneter Alternativantworten ist oftmals ein mühsames, zeitaufwendiges Unter-

TAFEL 22

Antwortmodalitäten für Testitems (Erläuterungen s. Text)

1. Items mit offener Beantwortung

a) Freie Gestaltung
Beispiel: Was halten Sie von Horoskopen? Begründen Sie Ihre Ansicht!

b) Freie Deutung
Beispiel: Was sagt Ihnen dieses Röntgenbild?

c) Freie Assoziation
Beispiel: Bilde möglichst viele Sätze zu folgenden Wortanfängen: H–H–G–V

2. Items mit halboffener Beantwortung

a) Einfachantworten
Beispiel: Was versteht man unter dem Begriff „Metamorphose"?

b) Mehrfachantworten
Beispiel: An welchen Flüssen liegen die folgenden Städte?

Ingolstadt	Nürnberg ....
Hameln	Heilbronn ....
Emden	Hannover ....

c) Reihenantworten
Beispiel: Welche Holzblasinstrumente sind Dir bekannt?

d) Sammelantworten
Beispiel: Welches deutsche Verb trifft mehr oder weniger präzise auf die folgenden Vokabeln zu: to test, examine, try, inspect, investigate, audit, check.

3. Items mit Antwortvorgaben

a) Alternativantworten
Beispiel: Unter Anamnese versteht man die Vorgeschichte einer Erkrankung.
Richtig ☐ Falsch ☐

b) Auswahlantworten
Beispiel: Ein Grundstück ist 48 m breit und 149 m lang und kostet DM 7940. Was kostet ein Quadratmeter?

A: addiere und multipliziere
B: multipliziere und dividiere
C: subtrahiere und dividiere
D: addiere und subtrahiere
E: dividiere und addiere

c) Umordnungsantworten
Beispiel: Ordne – mit dem kleinsten beginnend – die folgenden Brüche nach ihrer Größe!

A: $\frac{4}{9}$
B: $\frac{3}{4}$
C: $\frac{2}{3}$
D: $\frac{7}{12}$
E: $\frac{5}{6}$

d) Zuordnungsantworten
Beispiel: Welches Verb gehört zu welchem Substantiv?

A: einen Vortrag	a) erzählen
B: eine Geschichte	b) machen
C: eine Erklärung	c) halten
D: ein Gespräch	d) abgeben
E: einen Vorschlag	e) führen

e) Ergänzungsantworten
Beispiel: Blitz verhält sich zu Hören wie Donner zu ....
a) Gewitter, b) Sehen, c) Regen, d) Fühlen, e) Wolken

fangen. Die Alternativantworten müssen so geartet sein, daß ein uninformierter Untersuchungsteilnehmer sämtliche Antwortalternativen mit möglichst gleicher Wahrscheinlichkeit für richtig hält, d. h. sie müssen die Aufmerksamkeit des Untersuchungsteilnehmers von der richtigen Antwortalternative ablenken bzw. „zerstreuen". Erfüllen die Antwortalternativen diese Forderung, bezeichnet man sie als „gute *Distraktoren*". Die Formulierung geeigneter Distraktoren macht erhebliche empirische Vorarbeiten (wie z. B. die oben erwähnte Analyse der Antworten auf halboffene Items) erforderlich; dieser Itemtyp wird deshalb vor allem bei standardisierten Tests eingesetzt. (Einen formalen Ansatz zur Auswahl von Distraktoren beschreibt Wilcox, 1981. Weitere Hinweise zu diesem Thema findet man bei Green, 1984 bzw. Haladyna und Downing, 1990 a, b.) Bei häufiger Verwendung kommt ein weiterer Vorteil derartiger Tests, die ökonomische Auswertbarkeit (maschinelle Auswertung über Belegleser, Auswertung mit Schablonen oder computergestützte „Online"-Auswertung), zum Tragen.

Die einfachste Itemform in dieser Kategorie ist das *Item mit vorgegebener Alternativantwort*, bei der der Untersuchungsteilnehmer eine vorgegebene Frage oder Behauptung mit ja – nein, richtig – falsch, stimme zu – stimme nicht zu etc. kommentiert. Tests dieser Art lassen sich ohne großen Aufwand konstruieren und sind dennoch objektiv auswertbar (zur Reliablität und Validität vgl. Grosse und Wright, 1985). Als Wissensfragen erfordern sie allerdings nur einfache Reproduktionsleistungen, die auch von Untersuchungsteilnehmern mit unvollständigem Wissen leicht erbracht oder erraten werden können (zur Rateproblematik s.u.). Als Item in einem Meinungs- oder Einstellungstest erzwingt die Alternativantwort Stellungnahmen, die in dieser extremen Form den tatsächlichen Ansichten des Untersuchungsteilnehmers nicht entsprechen müssen.

Diese Schwierigkeiten werden bei *Items mit mehreren Auswahlantworten* weitgehend vermieden. Auf der Wissensebene erfordert dieser Itemtyp eine aktive Auseinandersetzung mit mehreren richtig „klingenden" Antwortalternativen, und auf der Einstellungsebene läßt dieser Itemtyp graduierte Meinungsabstufungen zu (zum Vergleich von „ja-nein"-Antworten und „Multiple-Choice"-Antworten s. Hancoch et al., 1993).

Bei *Umordnungsaufgaben* hat der Untersuchungsteilnehmer vorgegebene Elemente so umzuordnen, daß sich eine richtige oder sinnvolle Abfolge ergibt. Auch dieser Itemtyp zählt zu den geschlossenen Aufgaben, denn der Untersuchungsteilnehmer formuliert seine Lösung ausschließlich aus vorgegebenen Elementen. Auswertungsschwierigkeiten ergeben sich bei diesem Item, wenn prinzipiell mehrere Reihenfolgen richtig sind bzw. nur einige Elemente richtig geordnet wurden.

Für das Abfragen homogener Wissensbereiche sind auch *Zuordnungsaufgaben* geeignet. Die Aufgaben enthalten zwei oder mehr Serien von Elementen, und der Untersuchungsteilnehmer hat nach vorgegebenen Regeln die Elemente der einen Serie den Elementen der anderen Serie (n) zuzuordnen. Ein Nachteil dieser Itemform ist darin zu sehen, daß Untersuchungsteilnehmer, die alle Zuordnungen richtig vornehmen, von Untersuchungsteilnehmern, die alle Zuordnungen bis auf eine beherrschen, nicht unterschieden werden können, weil sich die letzte Zuweisung zwangsläufig ergibt. Dieses Problem kann jedoch weitgehend behoben werden, wenn die Anzahl der Elemente in den Vergleichsserien ungleich ist.

Die letzte Itemart, die *Ergänzungsaufgabe*, umfaßt alle Auswahlaufgaben, die anstelle von Fragen oder Behauptungen Informationslücken enthalten und dann ein Angebot von Ergänzungen zur Auswahl vorgeben. Diese Itemart eignet sich besonders zur Überprüfung der Fähigkeit, die interne Logik einer Abfolge von Begriffen, Zahlen, Zeichnungen oder Symbolen zu erkennen.

Eine besonders in Persönlichkeitstests gebräuchliche Aufgabenform ist zudem *die Selbsteinschätzungs-Aufgabe* (Self Report, Self Rating). Hierbei werden selbstbezogene Aussagen (Statements) vorgegeben, die auf Rating-Skalen (z. B. Intensitätsskalen, Häufigkeitsskalen, vgl. S. 164) zu beurteilen sind.

Ratekorrektur

Den Vorzügen, die in der objektiven und ökonomischen Auswertbarkeit liegen, steht bei allen Items mit vorgegebenen Antworten ein gravierender Nachteil gegenüber: Die Untersuchungsteilnehmer können – zumindest bei Wissensfragen – die richtige Antwort erraten. Dieser Nachteil wird um so deutlicher, je weniger Alternativen zur Verfügung stehen. (Bei Aufgaben mit zwei Antwortalternativen beträgt die zufällige Trefferwahrscheinlichkeit immerhin 50%.) Der Nachteil könnte vernachlässigt werden, wenn die Verfälschung der Testergebnisse durch Raten bei allen Untersuchungsteilnehmern konstant wäre. Dies ist jedoch nicht der Fall. Der prozentuale Anteil der durch Raten richtig beantworteten Aufgaben nimmt mit abnehmender Fähigkeit der Untersuchungsteilnehmer zu. Es ist deshalb erforderlich, die Ergebnisse von Tests mit Antwortvorgaben durch eine Ratekorrektur zu bereinigen (vgl. z. B. Lienert, 1969, S. 82 ff., Lienert und Raatz, 1994, S. 168 f.).

So könnte beispielsweise bei Tests mit einfachen Alternativaufgaben als Testergebnis die Anzahl aller richtig beantworteten Aufgaben gelten. Eine völlig unfähige Person A würde bei diesem Verfahren ca. 50% aller Aufgaben allein durch Raten richtig lösen und hätte damit das gleiche Ergebnis erzielt wie eine mittelmäßig befähigte Person B, die auf Raten verzichtet und 50% der Aufgaben aufgrund ihres Wissens richtig löst und die übrigen Aufgaben unbearbeitet läßt. Die beiden Personen unterscheiden sich damit nicht in der Anzahl der richtig gelösten Aufgaben, sondern in der Anzahl der falsch gelösten Aufgaben. Zu einem angemessenen Testergebnis käme man in diesem Falle, wenn als Testergebnis nicht die Anzahl der richtig gelösten Aufgaben, sondern die Anzahl der richtig gelösten Aufgaben abzüglich der falsch gelösten Aufgaben verwendet wird. Person A hätte dann ca. 0 Punkte und Person B die Hälfte der möglichen Punktzahl. Allgemein formuliert:

$$x_{corr} = N_R - N_F$$

mit x_{corr} : korrigiertes Testergebnis,
N_R : Anzahl richtig gelöster Aufgaben,
N_F : Anzahl falsch gelöster Aufgaben.

Aiken und Williams (1978) vergleichen sieben Auswertungsstrategien für Alternativaufgaben. Sie kommen zu dem zusammenfassenden Ergebnis, daß keine Auswertungstechnik generell zu bevorzugen sei. Sie empfehlen jedoch, die Untersuchungsteilnehmer in der Testinstruktion über die in Aussicht genommene Testauswertung aufzuklären. Dadurch werden Benachteiligungen, die sich je nach Auswertungsart für ratende oder nicht ratende Personen ergeben, minimiert (vgl. zu diesem Problem auch Hsu, 1979; Ortmann, 1973; und Rützel, 1972).

Auch bei mehr als zwei Antwortalternativen können Testergebnisse durch Raten verfälscht werden. Stehen beispielsweise vier Antwortmöglichkeiten zur Verfügung, wird eine Person allein durch Raten ca. 25% aller Aufgaben richtig lösen. Eine bzgl. des Rateeinflusses korrigierte Punktzahl resultiert, wenn man von der Anzahl richtig gelöster Aufgaben die durch die Anzahl der Distraktoren (nicht die Anzahl der Antwortalternativen) dividierte Fehleranzahl abzieht:

$$x_{corr} = N_R - \frac{N_F}{k-1}$$

mit k: Anzahl der Antwortalternativen.

Auch hier sollten jedoch die Untersuchungsteilnehmer zuvor darüber informiert werden, in welcher Weise in der Auswertung Falschantworten berücksichtigt werden.

Weitere Ratekorrekturen bei Aufgaben mit vorgegebenen Antwortmöglichkeiten diskutiert Barth (1973). Schaefer (1976) weist auf Möglichkeiten einer probabilistischen Auswertung von Mehrfachantworten hin. Eheim (1977) geht der Frage nach, ob die Wahrscheinlichkeit einer richtigen Antwort bei Mehrfachwahlaufgaben von der Position der richtigen Alternative innerhalb der vorgegebenen Alternativen abhängt. Die Frage kann verneint werden. Weniger eindeutig sind die Ergebnisse einer Studie von Buse (1977), der die Abhängigkeit der Testreliabilität von Rateeinflüssen überprüfte. Die Bedeutsamkeit des Ratens für die Reliabilität hängt demnach von der Testlänge, der Trefferwahrscheinlichkeit und der Personenquote, die zum Raten aufgefordert wurde, ab. Jaradat und Tollefson (1988) zeigen, daß die Testreliabilität von der Art der Ratekorrektur unabhängig ist.

Häufig verwendet man auch in Persönlichkeits- und Einstellungstests Items mit mehreren Antwortalternativen. Diese stellen jedoch keine richtigen oder falschen Antwortmöglichkeiten dar, sondern Antwortalternativen, die es dem Untersuchungsteilnehmer erleichtern, bei Meinungsfragen oder subjektiven Einschätzungen seine Positon zum Ausdruck zu bringen. Hierbei erübrigen sich natürlich Ratekorrekturen.

Schwierigkeiten bereiten jedoch Items, die neben der Antwortalternative ja – nein (stimmt – stimmt nicht etc.) eine dritte neutrale Kategorie „weiß nicht" („unentschieden") vorgeben. Derartige Tests sind schwer auswertbar, wenn viele Untersuchungsteilnehmer – u.U. auch noch aus verschiedenen Motiven – die neutrale Kategorie wählen. Wenn möglich, sollte man derartige Itemkonstruktionen vermeiden oder zumindest durch eine entsprechende Instruktion in ihrer Bedeutung präzisieren, indem man deutlich macht, ob die Mittelposition ausdrückt, daß (a) der Proband etwas nicht weiß, (b) er sich unsicher ist, (c) er die Frage nicht beantworten möchte, oder (d) er zwischen mehreren Antworten schwankt. Erscheint die Verwendung von Mittelkategorien unumgänglich, empfiehlt sich eine Analyse bzw. Revision des Testinstruments nach einem von Heller und Krüger (1976) vorgeschlagenen Verfahren.

Itemanalyse

Die Qualität eines Tests oder Fragebogens ist abhängig von der Art und der Zusammensetzung der Items, aus denen er besteht. Die Itemanalyse (Aufgabenanalyse) ist deswegen ein zentrales Instrument der Testkonstruktion und Testbewertung, in deren Verlauf die psychometrischen Itemeigenschaften als Kennwerte bestimmt und anhand vorgegebener Qualitätsstandards beurteilt werden. Grundlage der Itemanalyse sollte nach Möglichkeit eine sog. Eichstichprobe sein, d. h. ein Miniaturabbild genau jener Population, für die der Test konzipiert ist. So führt man die Itemanalyse für einen Test zur Gedächtnisleistung im Alter am besten an einer Stichprobe älterer Probanden durch und nicht etwa an Studenten.

Der Begriff „Itemanalyse“ ist in der Literatur nicht eindeutig festgelegt. Meistens werden die Analyse der Rohwerteverteilung, die Berechnung von Itemschwierigkeit, Trennschärfe und Homogenität sowie die Dimensionalitätsüberprüfung zur Itemanalyse gezählt. Für Tests, die nach einem probabilistischen Testmodell wie z. B. dem dichotomen logistischen Modell von Rasch (1960, vgl. S. 206f.) konstruiert wurden, erübrigt sich eine Itemselektion auf der Basis der Itemanalyse. Die Selektion erfolgt über Modelltests, die die Verträglichkeit der Items mit den Modellannahmen überprüfen.

Rohwerteverteilung: Die Häufigkeitsverteilung der Testwerte (graphisch darstellbar als Histogramm) vermittelt einen ersten Überblick über das Antwortverhalten der untersuchten Probanden. Am Histogramm ist z. B. abzulesen, wie stark die Testergebnisse streuen, d. h. ob sie den gesamten Wertebereich ausnutzen oder sich um bestimmte Werte konzentrieren. Häufig interessiert man sich dafür, ob die Rohwerteverteilung einer Normalverteilung entspricht. Normalverteilte Testwerte sind erstrebenswert, weil viele inferenzstatistische Verfahren normalverteilte Werte voraussetzen. Ob die empirisch gefundene Verteilung überzufällig von einer Normalverteilung abweicht oder nicht, kann mit dem sog. Goodness-of-Fit-Chi-Quadrat-Test (vgl. Bortz, 1993, S. 154ff.) oder mit dem Kolmogoroff-Smirnov-Test (vgl. Bortz et al., 1991, S. 319ff.) überprüft werden.

Intelligenztests beispielsweise sind extra so angelegt, daß sie normalverteilte Ergebnisse produzieren, was im Einklang steht mit der inhaltlichen Vorstellung, daß die meisten Menschen mittlere Intelligenz aufweisen, während extrem hohe oder extrem niedrige Intelligenz nur selten auftritt. Nicht bei allen Konstrukten ist in dieser Weise „von Natur aus“ mit normalverteilten Merkmalsausprägungen zu rechnen. Bei der Erfassung von Lebenszufriedenheit ist z. B. davon auszugehen, daß die meisten Menschen nicht etwa mittelmäßig, sondern eher zufrieden sind.

Stellt sich heraus, daß die Rohwerteverteilung von einer Normalverteilung abweicht, sind folgende Konsequenzen in Erwägung zu ziehen:

- Sofern aus theoretischer Sicht normalverteilte Merkmalsausprägungen zu erwarten sind, modifiziert man die Itemzusammensetzung des Tests in der Weise, daß die revidierte Version normalverteilte Ergebnisse produziert.
- Ist die Nicht-Normalverteilung der Testwerte theoriekonform, kann der Test unverändert bleiben. Allerdings muß die statistische Auswertung (z.B. Gruppenvergleiche) auf die Verletzung der Normalverteilungsvoraussetzung abgestimmt werden. Zwei Strategien sind möglich: Entweder man operiert mit größeren Stichproben (ab ca. 30 Untersuchungsobjekten), wodurch sich die Forderung nach normalverteilten Meßwerten in der Regel erübrigt (vgl. Bortz, 1993, S. 91), oder man verwendet (v.a. bei kleinen Stichproben) statt der „normalen“ (verteilungsgebundenen) statistischen Verfahren die sog. verteilungsfreien Analysetechniken (vgl. Bortz et al., 1991).

  Über mögliche Ursachen nicht-normalverteilter Testwerte und nachträgliche Normalisierungsverfahren berichtet z.B. Lienert (1969, Kap. 8 u. 12).

Itemschwierigkeit: Items besitzen unterschiedliche Lösungs- bzw. Zustimmungsraten, die als *Itemschwierigkeiten (Itemschwierigkeitsindizes)* quantifizierbar sind. Schwierige Items werden nur von wenigen Probanden bejaht bzw. richtig gelöst. Bei leichten Items kommt dagegen fast jeder zum richtigen Ergebnis. Die Itemschwierigkeiten beeinflussen also ganz wesentlich die Verteilung der Testwerte. Der Schwierigkeitsindex wird für jedes Item eines Tests bzw. eines Itempools einzeln berechnet, wobei zwischen zweistufigen (dichotomen) und mehrstufigen (polytomen) Antwortalternativen zu unterscheiden ist.

! **Die Itemschwierigkeit wird durch einen Index gekennzeichnet, der dem Anteil derjenigen Personen entspricht, die das Item richtig lösen oder bejahen.**

Bei dichotomen Antwortalternativen erhält man die Schwierigkeit (p_i) von Item i, indem die Anzahl der richtigen Lösungen bzw. Zustimmungen (R) durch die Gesamtzahl der Antworten (N) dividiert wird; die Schwierigkeit entspricht damit dem Anteil der „Richtiglöser" oder „Zustimmer" für das betrachtete Item:

$$p_i = \frac{R_i}{N_i} .$$

Ein Schwierigkeitsindex von $p_i = 0{,}5$ besagt, daß das Item von 50% der Untersuchungsteilnehmer richtig gelöst (bzw. bejaht) und von 50% falsch beantwortet (bzw. verneint) wurde (Fisseni, 1990, S. 30 ff.; Lienert, 1961, S. 87 ff.).

Für mehrstufige Items läßt sich eine Formel anwenden, nach der die Summe der erreichten Punkte (x_i) auf Item i durch die maximal erreichbare Punktsumme dieses Items zu dividieren ist (Dahl, 1971, S. 140 f.). Die maximal mögliche Punktsumme ergibt sich als Produkt der maximalen Punktzahl (k), die *eine* Person auf Item i erreichen kann, und der Anzahl der antwortenden Personen (n).

$$p_i = \frac{\sum_{m=1}^{n} x_{im}}{k_i \cdot n} .$$

Aus dieser Definition der Itemschwierigkeit folgt ein Wertebereich von 0 (schwerstes! Item) bis 1 (leichtestes! Item). Bei dem leichtesten Item erreichen alle Probanden theoretisch die maximale Punktzahl, während beim schwersten Item niemand einen Punkt erhält.

Beispiel: Angenommen, die Schwierigkeit von Item 10 eines Persönlichkeitsfragebogens („Ich halte mich gerne im Freien auf") soll ermittelt werden. Das Item ist auf einer Rating-Skala von 1 (stimmt gar nicht) bis 5 (stimmt völlig) zu beantworten. Es werden 80 Probanden befragt. Folglich sind für die gesamte Gruppe maximal 5 · 80 = 400 Punkte auf Item 10 erreichbar, sofern alle Probanden dem Item völlig zustimmen. Addiert man nun die empirisch gefundenen Punktwerte für dieses Item, könnte sich z. B. ein Wert von 344 ergeben. Setzt man diese empirische Punktzahl mit der theoretisch maximal erreichbaren in Beziehung, ergibt sich ein Quotient von 0,86. Es handelt sich also um ein recht leichtes Item, dem – in der untersuchten Stichprobe – überwiegend zugestimmt wird.

Extrem schwierige Items, denen kaum jemand zustimmt, oder extrem leichte Items, die von fast allen Probanden gelöst werden, sind wenig informativ, da sie keine Personen*unterschiede* sichtbar machen. Damit ein Test Untersuchungsteilnehmer mit unterschiedlichen Fähigkeiten annähernd gleich gut differenziert, ist darauf zu achten, daß die Items eine möglichst breite Schwierigkeitsstreuung aufweisen. Im allgemeinen werden Itemschwierigkeiten im mittleren Bereich (zwischen 0,2 und 0,8) bevorzugt. Zur Kennzeichnung eines Tests wird oftmals auch die durchschnittliche Itemschwierigkeit angegeben.

Trennschärfe: Die *Trennschärfe* bzw. der *Trennschärfekoeffizient* gibt an, wie gut ein einzelnes Item das Gesamtergebnis eines Tests repräsentiert. Die Trennschärfe wird für jedes Item eines Tests berechnet und ist definiert als die Korrelation der Beantwortung dieses Items mit dem Gesamttestwert. Da in den additiven Gesamttestwert auch das betrachtete Item selbst eingeht – was die Korrelation künstlich erhöht – werden üblicherweise sog. *korrigierte Trennschärfekoeffizienten* auf der Basis von Gesamttestwerten berechnet, die das aktuelle Item unberücksichtigt lassen (vgl. Fisseni, 1990, S. 40 f.; Lienert, 1961, S. 115 ff.).

Der zu berechnende Korrelationskoeffizient richtet sich nach dem Skalenniveau der Testwerte (vgl. Bortz, 1993, S. 206). Bei intervallskalierten Test-Scores wählt man als Trennschärfe (r_{it}) die Produkt-Moment-Korrelation zwischen den Punktwerten pro Item i und dem korrigierten Gesamttestwert t:

$$r_{it} = \frac{\text{cov}(i, t)}{s_i \cdot s_t}.$$

Der Begriff „Trennschärfe" ist so zu verstehen, daß Personen, die im Gesamtergebnis einen hohen Wert erreichen, auf einem trennscharfen Einzelitem ebenfalls eine hohe Punktzahl aufweisen. Umgekehrtes gilt für Personen mit niedrigem Testergebnis. Nach diesem Verständnis läßt sich an einem trennscharfen Einzelitem bereits ablesen, welche Personen bezüglich des betrachteten Konstrukts hohe oder niedrige Ausprägungen besitzen. Beide Gruppen werden durch das Item also gut voneinander „getrennt".

> **!** **Der Trennschärfe eines Items ist zu entnehmen, wie gut das gesamte Testergebnis aufgrund der Beantwortung eines einzelnen Items vorhersagbar ist.**

Ursprünglich wurde statt des oben dargestellten Trennschärfe*koeffizienten* ein Trennschärfe*index* verwendet, der sich aus der Mittelwertedifferenz der beiden Extremgruppen (Gruppe 1: 25% der Untersuchungsteilnehmer mit den höchsten Testwerten, Gruppe 2: 25% der Untersuchungsteilnehmer mit den niedrigsten Testwerten) berechnet und am Standardfehler relativiert wird (Schnell et al. 1993, S. 204f.). Diese Formel entspricht genau dem t-Test für unabhängige Stichproben (vgl. Bortz 1993, S. 132).

Grundsätzlich sind möglichst hohe Trennschärfen erstrebenswert: Beim Trennschärfe*koeffizienten* mit einem korrelationstypischen Wertebereich von -1 bis +1 sind positive Werte zwischen 0,3 und 0,5 mittelmäßig und Werte größer als 0,5 hoch (Weise, 1975, S. 219), während bei dem nach oben unbeschränkten Trennschärfe*index* Werte größer als 1,65 zur Auswahl des Items führen (vgl. Schnell et al. 1993, S. 205). Items mit geringer Trennschärfe, die Informationen generieren, die nicht mit dem Gesamtergebnis übereinstimmen, sind als schlechte Indikatoren des angezielten Konstrukts zu betrachten und aus einem eindimensional angelegten Test zu entfernen. Es ist zu beachten, daß die Trennschärfe eines Items von seiner Schwierigkeit abhängt: Je extremer die Schwierigkeit, desto geringer die Trennschärfe. Bei sehr leichten und sehr schweren Items wird man deshalb Trennschärfeeinbußen in Kauf nehmen müssen.

Homogenität: Die Items eines eindimensionalen Instruments stellen Operationalisierungen desselben Konstrukts dar. Entsprechend ist zu fordern, daß die Items untereinander korrelieren. Die Höhe dieser wechselseitigen Korrelationen nennt man *Homogenität.* (Die Auswahl des geeigneten Korrelationskoeffizienten hängt auch hier wiederum vom Skalenniveau der Items ab.) Korreliert man alle k Testitems paarweise miteinander, ergeben sich $k \cdot (k-1)/2$ Korrelationskoeffizienten (r_{ii}), deren Durchschnitt ($\bar{r}_{ii}$) die Homogenität des Tests quantifiziert (zur Berechnung einer durchschnittlichen Korrelation vgl. Bortz, 1993, S. 201). Mittelt man dagegen nur die Korrelationen eines Items mit allen anderen Items, erhält man die itemspezifische Homogenität. Bei der Homogenitätsberechnung werden die Autokorrelationen (Korrelation eines Items mit sich selbst) außer acht gelassen.

> **!** **Die Homogenität $\bar{r}_{ii}$ gibt an, wie hoch die einzelnen Items eines Tests im Durchschnitt miteinander korrelieren. Bei hoher Homogenität erfassen die Items eines Test ähnliche Informationen.**

Beispiel: Die Homogenität eines aus vier Items bestehenden Tests soll ermittelt werden. Die Item-Interkorrelationen des Tests sind in einer symmetrischen Korrelationsmatrix (s. Tabelle 16) darstellbar, d. h. oberhalb und unterhalb der Diagonale mit den Autokorrelationen befinden sich dieselben Elemente, nämlich hier die $4 \cdot 3/2 = 6$ Interkorrelationen der 4 Testitems. Mittelt man diese Interkorrelationen spaltenweise oder zeilenweise, ergeben sich die itemspezifischen Homogenitäten. Der Mittelwert der Item-Homogenitäten ist die Test-Homogenität, die mit 0,27 in diesem Beispiel eher gering ausfällt. Wie man sieht, weist Item 1 mit Abstand die geringste Homogenität auf (0,11), so daß es naheliegt, Item 1 aus dem Test zu entfernen bzw. durch ein homogeneres Item zu ersetzen. Die Test-Homogenität erhöht sich nach Entfernen von Item 1 auf 0,44. (Im Beispiel wurden

Tabelle 16. Item-Interkorrelationsmatrix eines Tests

	Item 1	Item 2	Item 3	Item 4	
Item 1	1,00	0,05	0,17	0,12	0,11
Item 2	0,05	1,00	0,42	0,37	0,28
Item 3	0,17	0,42	1,00	0,54	0,38
Item 4	0,12	0,37	0,54	1,00	0,34
Homogenitäten	0,11	0,28	0,38	0,34	**0,27**

zur Vereinfachung „normale" arithmetische Mittelwerte verwendet, die hier nur geringfügig von der für Korrelationskoeffizienten vorgesehenen Durchschnittsberechnung abweichen.)

Bei eindimensionalen Instrumenten sind hohe Homogenitäten erstrebenswert. Briggs und Cheek (1986, S. 115) schlagen zur Bewertung von Gesamttest-Homogenitäten einen Akzeptanzbereich von 0,2 bis 0,4 vor. Innerhalb dieses Bereiches soll eine hinreichende Homogenität gewährleistet sein, ohne daß gleichzeitig die inhaltliche Bandbreite des gemessenen Konstrukts durch übermäßige Redundanz zu sehr eingeschränkt wird. Die mittlere Item-Interkorrelation geht in den zur Reliabilitätsschätzung verwendeten Alpha-Koeffizienten von Cronbach ein (vgl. S. 184). Zuweilen wird deshalb der Alpha-Koeffizient auch als *Homogenitätsindex* bezeichnet. Es ist zu beachten, daß sich Alpha nicht nur mit wachsender Item-Interkorrelation, sondern auch mit steigender Itemzahl erhöht. Eine Homogenität von 0,5 produziert z. B. bei 10 Items ein Alpha von 0,9 (vgl. Schnell et al. 1993, S. 161).

Items, die wegen auffallend geringer itemspezifischer Homogenität offensichtlich etwas anderes messen als die übrigen Items, sollten aus dem Test entfernt werden. Lassen sich, evtl. unter Zuhilfenahme einer Clusteranalyse oder einer Faktorenanalyse über die Iteminterkorrelationen (vgl. Anhang A), mehrere homogene Itemcluster identifizieren, die sich theoretisch klar interpretieren lassen, empfiehlt sich die Konstruktion eines Tests mit mehreren, aus diesen Items bestehenden Untertests. Die aus mehreren Subtests bestehende Testbatterie (bzw. Testsystem, mehrdimensionaler Test) führt dann nicht mehr zu *einem* Gesamtergebnis, sondern zu mehreren Testwerten eines Untersuchungsteilnehmers, die häufig graphisch als sog. Testprofil veranschaulicht werden.

Dimensionalität: Bei eindimensionalen Tests werden die Itemwerte in der Regel additiv zu einem gewichteten oder ungewichteten Gesamtwert (bzw. Index, vgl. S. 132 ff.) zusammengefaßt (s. auch Tafel 17). Welche dieser Vorgehensweisen gerechtfertigt ist, zeigt die *Dimensionalitätsüberprüfung*, die üblicherweise mit explorativen oder konfirmativen Faktorenanalysen durchgeführt wird (vgl. S. 355 und 482 f. bzw. Schnell et al., 1993, S. 171 ff.). Faktoranalysen produzieren u.a. für jedes Item eine sog. *Faktorladung*. Eindimensionalität liegt vor, wenn die Item-Interkorrelationen auf einen Faktor (sog. Generalfaktor) reduziert werden können, auf dem sie hoch „laden" (d. h. mit dem sie hoch korrelieren). Der Faktor repräsentiert inhaltlich das „Gemeinsame", das in allen Items ausgedrückt wird und steht für das zu messende Konstrukt. Sind die Faktorladungen homogen, d. h. sehr einheitlich, ist die Berechnung eines ungewichteten, additiven Gesamtwerts gerechtfertigt. Variieren die Faktorladungen innerhalb ihres theoretischen Wertebereiches von -1 bis +1 deutlich, so sind sie bei der Berechnung eines Gesamtwertes als Gewichte zu verwenden (vgl. S. 136 ff.). Items mit geringen Faktorladungen (Faustregel: Beträge unter 0,6) sind aus dem Test bzw. Fragebogen zu entfernen (zum Problem „bedeutsamer" Faktorladungen vgl. Bortz, 1993, S. 509 f.; Briggs und Cheek, 1986 oder Fürntratt, 1969).

Eindimensional intendierte Tests erweisen sich nicht selten bei späteren empirischen Dimensionalitätsüberprüfungen als mehrdimensional. Wieviele Faktoren zu extrahieren und wie diese angemessen zu interpretieren sind, ist dabei jedoch keineswegs immer eindeutig, da die Technik der Faktorenanalyse erhebliche Interpretationsspielräume offenläßt. Die spätere Ausdifferenzierung eindimensionaler Tests hat in erster Linie explorativen Wert; sie dient der Verfeinerung theoretischer Annahmen über das Konstrukt und regt neue Testentwicklungen an. Eine methodisch saubere Konstruktion mehrdimensionaler Tests geht von einer theoretisch begründeten, genau festgelegten Zahl inhaltlich klar umrissener Teilkomponenten (Faktoren) des Zielkonstrukts aus, die als Subtests operationalisiert werden, d. h. für jeden Faktor wird ein separater (gewichteter oder ungewichteter) Testwert berechnet.

! **Die Dimensionalität eines Tests gibt an, ob er nur ein Merkmal bzw. Konstrukt erfaßt wird (eindimensionaler Test), oder ob mit den Testitems mehrere Konstrukte bzw. Teil-Konstrukte operationalisiert werden (mehrdimensionaler Test).**

Die klassische Testtheorie ist in der Konzeption ihrer Test- und Itemkennwerte auf eindimensionale Tests zugeschnitten. Bei der Übertragung dieser Kennwerte auf mehrdimensionale Tests oder Fragebögen bieten sich – sofern die Subtests genügend Items enthalten – separate Itemanalysen, Objektivitäts-, Reliabilitäts- und Validitätsbeurteilungen für die einzelnen Teiltests an. Gelegentlich interessieren bei der Itemanalyse auch die Reliabilitäten und Validitäten einzelner Items (vgl. Lienert, 1969, S. 38 f.). Ein Verfahren zur Bestimmung dieser Koeffizienten, das auch bei ordinalen Daten verwendbar ist, beschreibt Aiken (1980).

4.3.6 Testskalen

Während mit dem Begriff „Test" die Menge der Testitems und Antwortvorgaben samt Instruktion gemeint ist, verstehen wir unter einer „Testskala" einen Satz von Items, die spezifischen, mit der jeweiligen Testskala verbundenen Skalierungseigenschaften genügen.

Tests, die aus einer mehr oder weniger beliebigen Sammlung von Items bestehen und die als Testwert eines Untersuchungsteilnehmers schlicht die Summe der Punktewerte pro Item aufweisen, sind schlechte Tests. Auch wenn ein eigenständig entwickelter Test nur in einem begrenzten Rahmen Anwendung findet, sollten die folgenden Minimalanforderungen beachtet werden:

1. Die Items sollten möglichst homogen sein, d. h. einheitlich das interessierende Merkmal messen (Eindimensionalität).
2. Die Items sollten möglichst viele Ausprägungsgrade des Merkmals repräsentieren (hohe Streuung der Schwierigkeitsindizes).
3. Jedes Item sollte möglichst eindeutig Personen mit starker Merkmalsausprägung von Personen mit schwächerer Merkmalsausprägung trennen (hohe Trennschärfe der Items).
4. Die Vorschriften für die Auswertung der Itemantworten sollten möglichst eindeutig formuliert sein (hohe Testobjektivität).
5. Die Anzahl und Formulierung der Items sollten eine möglichst verläßliche Merkmalsmessung gewährleisten (hohe Testreliabilität).
6. Es sollte theoretisch begründet und empirisch belegt sein, daß die Items tatsächlich das Zielkonstrukt erfassen (hohe Validität der einzelnen Items und des Gesamttestwertes).

Ein Itemsatz, der diesen Bedingungen genügt, soll als „Testskala" bezeichnet werden.

Für die Konstruktion einer Testskala ist die Art des zu messenden Merkmals letztlich unerheblich. Es wird davon ausgegangen, daß z. B. für die Konstruktion einer Testskala zur Messung eines Persönlichkeitsmerkmals (Aggressivität, Gedächtnisleistung, Belastbarkeit, räumliches Vorstellungsvermögen, emotionale Labilität etc.) die gleichen Regeln gelten wie für die Konstruktion von Einstellungsskalen (Ethnozentrismus, Dogmatismus oder Einstellungen zu bestimmten Einstellungsobjekten wie z. B. Kirche, Demokratie, Atomkraft etc.). Die Entscheidung für eine der im folgenden zu behandelnden Testskalenarten hängt nicht davon ab, was das Merkmal inhaltlich erfaßt, sondern von der Eindeutigkeit der Merkmalsdefinition. Für Merkmale, die offensichtlich eindimensional und direkt erfaßbar sind (z. B. Kenntnis englischer Vokabeln von Schülern der 5. Grundschulklasse), eignen sich präzisere Testskalen (wie z. B. die Rasch-Skala, s.u.) mehr als für diffuse Merkmale, deren Eindimensionalität und Operationalisierung fraglich sind (z. B. Affektivität). Um eine möglichst hohe Objektivität der Testskala zu gewährleisten, sollten – soweit das jeweils zu testende Merkmal dies zuläßt – Items mit

Antwortvorgaben oder doch zumindest mit halboffener Beantwortung konstruiert werden.

Thurstone-Skala

Diese von Thurstone und Chave (1929) ursprünglich für die Konstruktion von Einstellungsskalen konzipierte Skalierungsmethode beginnt mit der Sammlung von Items, die möglichst viele Ausprägungen des Merkmals repräsentieren. Die „klassische" Thurstone-Skala verwendet als Items Behauptungen, die unterschiedliche Bewertungen des untersuchten Einstellungsgegenstandes enthalten. („Der Gottesdienst inspiriert mich und gibt mir Kraft für die ganze Woche"; oder „Ich meine, daß die Kirche nur für arme und alte Leute gut ist" – zwei Itembeispiele für eine Testskala zur Messung von Einstellungen zur Kirche.) Als Testskala zur Messung von Persönlichkeitsmerkmalen werden Behauptungen gesammelt, deren Bejahung auf unterschiedliche Ausprägungen des untersuchten Merkmals schließen läßt (z. B. „Ich halte mich grundsätzlich an die Regel ‚Auge um Auge – Zahn um Zahn'" oder „Wenn mich jemand beschimpft, neige ich dazu, wortlos aus dem Felde zu gehen", als mögliche Behauptungen in einer Testskala zur Messung von Aggressivität).

Diese Items werden einer Gruppe von Experten (z. B. erfahrenen Psychologen, Soziologen oder sonstigen für die Merkmalsbeurteilung kompetenten Personen) mit der Bitte vorgelegt, die Merkmalsausprägung, die mit der Bejahung der einzelnen Items zum Ausdruck gebracht wird, auf einer 11-Punkte-Rating-Skala einzustufen. Die Instruktion für dieses Rating hat besonders hervorzuheben, daß nicht das persönliche Zutreffen der Behauptungen interessiert, sondern die mit der Bejahung einer Behauptung verknüpfte Merkmalsausprägung (vgl. hierzu Goodstadt und Magid, 1970). Als Skalenwert für ein Item gilt die durchschnittliche Itemeinstufung. Die Skalenwerte sollten möglichst das gesamte Merkmalskontinuum (von 1 bis 11) repräsentieren. Items mit hoher Streuung werden wegen mangelnder Urteilerübereinstimmung ausgeschieden und durch besser formulierte oder neue Items ersetzt. Thurstone verwendete als Skalenwert den Median der Urteilsverteilung und als Streuung den Interquartilrange. Zumindest bei unimodalen symmetrischen Urteilsverteilungen können diese Kennwerte jedoch durch das arithmetische Mittel und die Standardabweichung ersetzt werden.

Zur weiteren Überprüfung der Skalenqualität empfiehlt Thurstone, die vorerst als brauchbar erscheinenden Items einer Stichprobe von Personen mit einer (von der Experteninstruktion abweichenden) Instruktion vorzulegen, nach der zu prüfen ist, ob die Items auf sie persönlich zutreffen oder nicht. Stellt sich hierbei heraus, daß einigen Items mit niedrigem Skalenwert (geringe Merkmalsausprägung) zugestimmt und, anderen Items mit höherem Skalenwert (stärkere Merkmalsausprägung) nicht zugestimmt wird, sollten diese Items ebenfalls überprüft und ggf. herausgenommen werden.

Die so überarbeiteten Items stellen die endgültige Testskala dar, die den Testpersonen mit der Bitte um Zustimmung oder Ablehnung (natürlich ohne Bekanntgabe der Skalenwerte) vorgelegt werden. Der Testwert einer Person ergibt sich als Summe der Skalenwerte der von ihr akzeptierten oder bejahten Behauptungen (zur Kritik dieser Skala, die vor allem die Festlegung der Skalenwerte durch eine mehr oder weniger willkürlich ausgewählte Expertengruppe betrifft, vgl. z. B. Krech et al., 1962, S. 150 ff.). Tafel 23 zeigt das Ergebnis einer Thurstone-Skalierung anhand eines kleinen Beispiels.

Likert-Skala

Diese von Likert (1932) entwickelte Technik verwendet Rating-Skalen zur Selbsteinschätzung. Wie auch bei den Thurstone-Skalen werden zunächst möglichst viele Behauptungen, die unterschiedliche Ausprägungen des untersuchten Merkmals repräsentieren, gesammelt. Eine für die Testanwendung repräsentative „Eichstichprobe" entscheidet dann in einer Voruntersuchung, ob die Behauptungen auf sie

- eindeutig zutreffen (1),
- zutreffen (2),
- weder zutreffen noch nicht zutreffen (3),
- nicht zutreffen (4) oder
- eindeutig nicht zutreffen (5).

(Zur Verbalisierung der Skalenpunkte vgl. auch S. 164). Unter Verwendung der Ziffern 1-5 für die 5 Rating-Skalen-Kategorien (bzw. in umgekehrter Reihenfolge bei negativ formulierten Items) ergibt

TAFEL 23

Menschliche Kontakte in Siedlungen: Beispiel einer Thurstone-Skalierung

Bongers und Rehm (1973) konstruierten eine Skala zur Kontaktsituation in Wohnsiedlungen. Experten (es handelte sich um Architekten, Psychologen und Stadtplaner) wurden gebeten, verschiedene Aussagen, die die Kontaktgestaltung in einer Siedlung betreffen, auf einer 11-Punkte-Skala von −5 bis +5 einzustufen. Die Skala war in folgender Weise „verankert":

−5: Nachbarschaftliche Kontakte sind extrem schlecht.
0: In Bezug auf nachbarschaftliche Kontakte neutral.
+5: Nachbarschaftliche Kontakte sind extrem gut.

Für jedes Item wurde ein mittleres Expertenrating berechnet. (Die entsprechenden Werte sind in Klammern aufgeführt.)

A. Ich komme mir in dieser Siedlung oft vor wie ein Fremder. (−2,00)
B. Keinem Menschen in der Nachbarschaft würde es auffallen, wenn mir etwas zustieße. (−3,05)
C. Hier in der Siedlung haben die Menschen keine Geheimnisse voreinander. (+3,30)
D. Ich habe oft den Eindruck, daß sich die Menschen in meinem Wohnbezirk nur flüchtig kennen. (−0,53)
E. Ich kenne kaum jemanden in meinem Wohnbezirk, mit dem ich über private Dinge reden könnte. (−0,33)
F. In diesem Wohnbezirk ist es kaum möglich, sich auch nur für kurze Zeit von den anderen zurückzuziehen. (+1,79)
G. Ich kenne hier in der Nachbarschaft fast jeden mit Namen. (+0,90)

Der Wert einer Person ergibt sich als Summe der Skalenwerte der von ihr bejahten Items. (Ausgeschieden wurden Items mit einer Standardabweichung über 1,5.)

sich der Testwert einer Person als die Summe der von ihr angekreuzten Skalenwerte. Auf der Basis dieser Testwerte wird für jedes Item ein Trennschärfeindex (vgl. S. 199f.) ermittelt. Die Items mit den höchsten Trennschärfen bilden schließlich die endgültige Testskala.

Der Testwert einer mit dieser Skala getesteten Person entspricht der Summe der angekreuzten Skalenwerte. Häufig wird auch ein durchschnittlicher Gesamttestwert berechnet, indem man den Summenscore durch die Anzahl der eingehenden Items dividiert. Durchschnittsscores haben den Vorteil, daß fehlende Werte kompensiert werden, wenn man den Summenscore jeder Person durch die Zahl der von ihr beantworteten Items teilt.

Likert-Skalen sind sehr häufig anzutreffen; sie haben allerdings den Nachteil, daß der mittlere Skalenwert nicht immer eindeutig zu interpretieren ist (vgl. S. 167 und S. 197f.). Entweder man weist in der Instruktion explizit darauf hin, wie die Mittelkategorie aufzufassen ist, oder man weicht auf eine vierstufige (bzw. allgemein: geradzahlige) Antwortskala aus.

Guttman-Skala

Die bereits auf S. 192 angesprochene Guttman-Skala (auch „Skalogrammanalyse" genannt; Guttman, 1950) stellt erheblich höhere Anforderungen an die Items als die bisher behandelten Skalen. Es wird gefordert, daß eine Person mit höherer Merkmalsausprägung mindestens diejenigen Items bejaht (löst), die eine Person mit geringerer Merkmalsausprägung bejaht (löst).

Nach Reiss (1964, zit. nach Friedrichs, 1979) erfüllt die folgende Skala zur Messung von Einstellungen zur vorehelichen Sexualität („Premarital Sexual Permissiveness") diese Bedingungen:

a) Ich finde, daß Petting vor der Ehe erlaubt ist, wenn man verlobt ist.
b) Ich finde, daß Petting vor der Ehe erlaubt ist, wenn man seine Partnerin (seinen Partner) liebt.

c) Ich finde, daß Petting vor der Ehe erlaubt ist, wenn man für seine Partnerin (seinen Partner) starke Zuneigung empfindet.
d) Ich finde, daß uneingeschränkte Sexualbeziehungen vor der Ehe erlaubt sind, wenn man verlobt ist.
e) Ich finde, daß uneingeschränkte Sexualbeziehungen vor der Ehe erlaubt sind, wenn man seine Partnerin (seinen Partner) liebt.
f) Ich finde, daß uneingeschränkte Sexualbeziehungen vor der Ehe erlaubt sind, wenn man für seine Partnerin (seinen Partner) starke Zuneigung empfindet.
g) Ich finde, daß uneingeschränkte Sexualbeziehungen vor der Ehe erlaubt sind, auch wenn man keine besonders starke Zuneigung für seine Partnerin (seinen Partner) empfindet.

Eine Person, die beispielsweise Item c ablehnt, müßte auch die Items d bis g ablehnen, die noch mehr sexuelle Freizügigkeit beinhalten als Item c. Wäre das Item b für diese Person akzeptierbar, müßte sie Item a ebenfalls akzeptieren.

Ein Beleg für Modellkonformität der gesamten Skala wäre die in Tabelle 17a dargestellte Antwortmatrix (+ = Zustimmung, – = Ablehnung).

Person 1 (oder eine Personengruppe mit diesem Antwortmuster) lehnt alle Items ab und bringt damit zum Ausdruck, daß sie entschieden gegen voreheliche Sexualität ist. Person 5 hingegen befürwortet das relativ „liberale" Item d und müßte damit bei einer modellkonformen Skala auch den Items a bis c zustimmen, deren Bejahung für weniger sexuelle Freizügigkeit spricht als die Bejahung von Item d. Person 8 schließlich stimmt allen Items zu, wodurch die höchste, mit dieser Skala meßbare, sexuelle Freizügigkeit zum Ausdruck gebracht wird.

Tabelle 17. Antwortmatrizen für Guttman-Skalen

a. Modellkonformes Antwortverhalten							
	Items						
Person	a	b	c	d	e	f	g
1	–	–	–	–	–	–	–
2	+	–	–	–	–	–	–
3	+	+	–	–	–	–	–
4	+	+	+	–	–	–	–
5	+	+	+	+	–	–	–
6	+	+	+	+	+	–	–
7	+	+	+	+	+	+	–
8	+	+	+	+	+	+	+
b. Nicht-modellkonformes Antwortverhalten							
1	–	–	–	–	–	–	–
2	+	–	+	–	–	–	–
3	+	+	–	–	–	–	–
4	+	+	+	–	–	–	–
5	+	+	+	+	–	–	–
6	+	+	–	+	+	–	–
7	+	+	+	+	+	+	–
8	+	+	+	+	+	+	+

In Tabelle 17b haben zwei Personen nicht modellkonform reagiert: Person 2 befürwortet Item c, obwohl das schwächere Item b abgelehnt wird und Person 6 dürfte bei einer modellkonformen Skala Item c nicht ablehnen, weil die stärkeren, d.h. für mehr sexuelle Freizügigkeit stehenden Items d und e bejaht werden. Bei diesen Personen ist also die Regel, daß aus dem stärksten bejahten Item das gesamte Reaktionsmuster rekonstruierbar sein muß, verletzt.

Mit einer perfekten Reproduktion aller bejahten Items aufgrund des Gesamttestwertes dürfte allerdings nur bei sehr präzise definierten, eindeutig operationalisierten, eindimensionalen Merkmalen zu rechnen sein. Um die Anwendbarkeit dieses Skalentyps nicht allzu stark einzuengen, schlägt Guttman vor, sich mit einer 90%igen Reproduzierbarkeit aller Itemantworten aufgrund des Gesamttestwertes zu begnügen (vgl. hierzu auch Dawes und Moore, 1979).

Aus meßtheoretischer Sicht ist diese Skala nicht nur für Testzwecke („Subject Centered Approach", vgl. S. 144), sondern auch unter Urteilsgesichtspunkten von Bedeutung („Stimulus Centered Approach"). In der hier erläuterten Anwendungsvariante führt die Guttman-Skala zu einem (ordinalen) Testwert der Person. Hierbei wird vorausgesetzt, daß die ordinalen Positionen der Items auf einem eindimensionalen Merkmalskontinuum bekannt sind. Wenn jedoch nicht die Itempositionen, sondern die Rangpositionen von Personen auf diesem Merkmalskontinuum bekannt sind, läßt sich aus deren Antwortverhalten die Rangfolge der Items erschließen.

Angenommen, die Einstellungen der 8 in Tabelle 17a aufgeführten Personen zur sexuellen Freizügigkeit seien aufgrund externer Informationen bekannt, so daß sich die Personen nach diesem Kriterium in eine Rangreihe bringen lassen (Person 1 mit extremer Ablehnung und Person 8 mit extremer Befürwortung sexueller Freizügigkeit). Da das Item a von der zweiten Person als einziges Item befürwortet und von der ersten Person abgelehnt wird, muß Item a das schwächste Item sein. Item b wird von der liberaleren dritten Person gerade noch befürwortet, aber nicht von der weniger liberalen zweiten Person, d. h. die Bejahung dieses Items spricht für positivere Einstellungen als die Bejahung von Item a etc.. Auf diese Weise ergibt sich bei festliegender Rangfolge und modellkonformem Verhalten der Personen die Rangreihe des Items, d. h. die Skalogrammanalyse ist auch zur (ordinalen) Skalierung von Items oder Objekten geeignet (ausführlicher hierzu vgl. z. B. Upmeyer, 1985).

Die hier diskutierte Skala verdeutlicht, wie stark sozialwissenschaftliche Meßinstrumente von kulturellen und historischen Rahmenbedingungen geprägt sind. So gehen alle Skalenitems ganz selbstverständlich davon aus, daß Menschen heiraten und Biographien in eine Phase „vor der Ehe" und eine Phase „in der Ehe" zerfallen. Wer diese Vorstellung nicht teilt, für den sind die Testitems sinnlos.

Generell ist bei der Formulierung von Items darauf zu achten, daß sie keine impliziten Aussagen enthalten, die vom Probanden möglicherweise nicht geteilt werden und ihm somit keine Möglichkeit zum adäquaten Antworten lassen. Ein Ausweg aus diesem Problem ist die Verwendung von vorgeschalteten *Filterfragen*, die unterschiedliche Personengruppen identifizieren, denen dann jeweils nur die zur aktuellen Lebenssituation oder zu den individuellen Lebenseinstellungen passenden Fragen vorgelegt werden (vgl. S. 223).

Edwards-Kilpatrick-Skala

Dieser von Edwards und Kilpatrick (1948) entwickelte Skalentyp vereinigt die von Thurstone, Likert und Guttman entwickelten Ansätze. Die Konstruktion beginnt mit der Sammlung eines Satzes dichotomer Items, der – wie bei der Thurstone-Skala – Experten mit der Bitte vorgelegt wird, die Intensität der mit der Bejahung (richtigen Lösung) eines Items zum Ausdruck gebrachten Merkmalsausprägung einzuschätzen. Es folgt die Aussortierung uneindeutig bewerteter Items. Die verbleibenden Items werden als Items mit vorgegebenen Antwortmöglichkeiten (6 Kategorien, die bei Einstellungsitems äquidistant gestufte Zustimmung repräsentieren) einer für die Testanwendung repräsentativen „Eichstichprobe" zur Bearbeitung vorgelegt. Diese Itembeantwortungen liefern – wie bei der Likert-Skala – das Material für eine Trennschärfenanalyse, die zu einer weiteren Itemselektion führt. Von den trennscharfen Items werden schließlich nur diejenigen Items als dichotome Items zu einer Testskala vereinigt, die die Kriterien einer Guttman-Skala erfüllen.

Die Konstruktion dieser Skala ist damit sehr aufwendig und dürfte sich für eine einmalige Merkmalsmessung nur selten lohnen. Allerdings bietet sie eine gute Gewähr, daß tatsächlich eine Testskala mit überdurchschnittlichen Eigenschaften resultiert.

Rasch-Skala

Dieser Skalentyp, dessen theoretischer Hintergrund bereits auf S. 191 ff. zusammengefaßt wurde und der ausführlicher bei Fischer (1974), Fricke (1974), Guthke et al. (1990, Kap. 5) oder Kempf (1974) behandelt wird, basiert auf der Annahme, daß die Wahrscheinlichkeit der Lösung einer Aufgabe von der Ausprägung eines latenten Merkmals bei den untersuchten Personen abhängt (Personenparameter). Ausgehend von einem Satz inhaltlich homogener Items mit alternativen Antwortvorgaben, die als potentielle Indikatoren des latenten Merkmals geeignet erscheinen, ermittelt man für jede Person die Anzahl gelöster Items. Es werden dann Personenparameter bestimmt, die die Wahrscheinlichkeit für das Zustandekommen der individuell erreichten Anzahl gelöster Aufgaben maximieren. Man nimmt hierbei an, daß die Wahrscheinlichkeit der Lösung eines Items ausschließlich von der Fähigkeit der Person und der Schwierigkeit des Items abhängt; die Art der Beantwortung eines Items ist also davon unabhängig, welche anderen Items die Person bereits bearbeitet hat (Prinzip der „lokalen stochastischen Unabhängigkeit"). Psychologisch gesehen bedeutet diese Forderung, daß die Itembeantwortungen von Übungs-, Ermüdungs- oder Positionseffekten unabhängig sind. Formal hat dieses Prinzip zur Konsequenz, daß sich die Wahrscheinlichkeit für die Gesamtanzahl gelöster Items aus dem Produkt der Wahrscheinlichkeiten für die Lösung der einzelnen Items ergibt.

Die Schätzung der Itemparameter (Schwierigkeiten) erfolgt in ähnlicher Weise. Die Wahrscheinlichkeit, daß ein Item von einer bestimmten Anzahl von Personen richtig beantwortet wird, ergibt sich aus dem Produkt der Wahrscheinlichkeiten, mit denen die einzelnen Personen dieses Item richtig beantworten. Gesucht werden diejenigen Itemparameter, die die Wahrscheinlichkeit für das Zustandekommen der jeweils erzielten Lösungshäufigkeiten maximieren. (Man beachte, daß die Rasch-Skala ähnlich wie die Guttman-Skala unter Anwendungsgesichtspunkten auch zum „Stimulus Centered Approach" gezählt werden könnte; vgl. S. 144.)

Die rechnerische Ermittlung der Personen- und Itemparameter macht von der Theorie *erschöpfender Statistiken* Gebrauch, die in diesem Falle besagt, daß es für die Schätzung der Personenparameter nicht darauf ankommt, welche Items gelöst wurden. Die Anzahl aller gelösten Items enthält sämtliche für die Schätzung eines Personenparameters relevanten Informationen, d. h. Personen mit unterschiedlichen Antwortmustern (z. B. + + − − + und + − + − +) werden nicht unterschieden, wenn die Anzahl aller gelösten Items übereinstimmt. Entsprechendes gilt für die Schätzung der Itemparameter: Auch hier interessiert nur die Anzahl der Personen, die ein Item lösten und nicht, welche Personen das Item lösten.

Die Bestimmung der Personen- und Itemparameter ist rechnerisch sehr aufwendig und kann nur computergestützt erfolgen. (Entsprechende Software wurde von Fischer, 1974; Fricke, 1974 und Rost, 1991 entwickelt.) Die resultierenden Testwerte der Personen (Personenparameter) und die Itemparameter sind als Maßzahlen einer Differenz- bzw. Verhältnisskala zu interpretieren (zur Metrik einer Rasch-Skala vgl. Conrad et al., 1976 a, b bzw. Österreich, 1978).

Bei einem modellkonformen Itemsatz sind die Personenparameter davon unabhängig, welche Items aus der Population aller möglichen Items, die das Merkmal repräsentieren, ausgewählt wurden. Sie sind auch davon unabhängig, wie die Stichprobe, die aus der Population derjenigen Personen gezogen wurde, für die die Skala gelten soll, zusammengesetzt ist. Entsprechendes trifft auf die Itemparameter zu: Sie sind ebenfalls stichprobenunabhängig. Die Bedeutung dieses als *spezifische Objektivität* bezeichneten Faktums wird bei Fischer (1974, Kap. 19) ausführlich diskutiert.

Die spezifische Objektivität bzw. die Stichprobenunabhängigkeit ermöglichen die Entwicklung von Modelltests, mit denen die Modellannahmen eines nach dem Rasch-Modell konstruierten Tests überprüft werden können. Sind sämtliche Items homogen im Sinne des Rasch-Modells und treffen auch die übrigen Annahmen zu, müßte die Bestimmung der Personenparameter auf der Basis verschiedener zufälliger Itemstichproben zu identischen Resultaten führen. (Entsprechendes gilt für die Bestimmung der Itemparameter.) Weichen die Parameterschätzungen bedeutsam voneinander ab, sind einige oder mehrere Items nicht modellkonform, d. h. sie müssen aus dem Test ausgeschieden werden. Die inhaltliche Analyse der selegierten und der modellkonformen Items liefert häufig interessante Aufschlüsse über das eigentlich getestete Merkmal und erleichtert die Formulierung neuer Items, deren Modellkonformität allerdings in weiteren Modelltests nachzuweisen ist.

Da sich bei der Konstruktion einer Rasch-Skala in der Regel viele Items als nicht modellkonform erweisen, sollte der ursprüngliche Itemsatz erheblich mehr Items enthalten als die angestrebte Endform (ca. 20 Items reichen im allgemeinen für die Testendform aus). Wird das latente Merkmal mit Items gemessen, die mehr als zwei Antwortmöglichkeiten vorgeben, kann die Skalenkonstruktion nach einem erweiterten Rasch-Modell (polychotomes logistisches Modell, vgl. Fischer, 1974, Kap. 20; Rost, 1991) erfolgen.

Coombs-Skala

Dieser von Coombs (1948, 1952, 1953, 1964) entwickelte Skalentyp stellt die Untersuchungsteilnehmer vor die Aufgabe, eine Reihe von Items (z. B. Behauptungen), die unterschiedliche Ausprägungen des untersuchten Merkmals repräsentieren, nach Maßgabe ihres Zutreffens in eine Rangreihe zu bringen. Die individuellen Rangreihen sind nach diesem Ansatz von den Merkmalsausprägungen der untersuchten Personen bestimmt.

Nehmen wir an, man wolle das Stimulationsbedürfnis eines Untersuchungsteilnehmers i ermitteln. Dieser wird gebeten, die folgenden Items (nach Zuckerman et al., 1964) in eine Rangreihe zu bringen (die Beschränkung auf 4 Items dient nur der Vereinfachung der Demonstration):

A. Ich gehe gern im Wald spazieren.
B. Ich mag gemütliche Fahrten ins Blaue.
C. Gelegentlich tue ich Dinge, die ein bißchen gefährlich sind.
D. Ich würde gerne einmal selbst an einem Autorennen teilnehmen.

Die Rangreihe dieses Untersuchungsteilnehmers sei A, B, C, D, d. h. der Untersuchungsteilnehmer zieht offenbar beruhigende Tätigkeiten vor. Eine solche individuelle Rangreihe bezeichnet man als eine *I-Skala* („Individual Scale").

Abbildung 8 verdeutlicht den (möglichen) „Stimulationsgehalt" der 4 Items (genauer hierzu s. u.). Die Tatsache, daß Person i Item A auf Rangplatz 1 setzt, läßt darauf schließen, daß dessen Stimulationsgehalt dem Stimulationsbedürfnis der Person i am besten entspricht. Dementsprechend liegt die Position der Person i auf der Stimulationsskala in der „Nähe" von A (vgl. Abb. 8). Eine solche Skala, die sowohl Items als auch Personen abbildet, bezeichnet man als *J-Skala* („Joint Scale").

Natürlich hätte man für Person i auch eine andere Position wählen können (z. B. links von A). Es muß jedoch gewährleistet sein, daß die Distanz von i zu A kleiner ist als die von i zu B, denn sonst hätte die Person nach dieser Theorie eine andere Rangreihe genannt. Für einen anderen Untersuchungsteilnehmer, dessen Merkmalsausprägung wir mit 16 annehmen wollen, müßte die Rangreihe (I-Skala) lauten: C, B, D, A.

Für die Konstruktion einer J-Skala (und damit für die Ermittlung der Merkmalsausprägungen der untersuchten Personen) aufgrund empirisch ermittelter I-Skalen hat nun der folgende Gedankengang zentrale Bedeutung: Ist das untersuchte Merkmal tatsächlich eindimensional und haben die Untersuchungsteilnehmer fehlerfreie (transitive, vgl. S. 149) Rangreihen abgegeben, existieren nur zwei Rangreihen, die zueinander spiegelbildlich sind. Diese Rangreihen stammen von Personen mit extremen Merkmalsausprägungen, die entweder in der Nähe (oder links) von A bzw. in der Nähe (bzw. rechts) von D liegen. Ihre Rangreihen müßten A, B, C, D bzw. – spiegelbildlich hierzu – D, C, B, A lauten. Eine dieser Rangreihen entspricht direkt der Rangfolge der Items auf dem Merkmalskontinuum. Alle übrigen Personenpositionen führen zu Rangreihen, für die es keine spiegelbildlichen Rangreihen gibt, es sei denn, das Merkmal ist mehrdimensional oder die Rangreihen sind fehlerhaft. Für die Skalenkonstruktion ist es deshalb erforderlich, zwei zueinander spiegelbildliche Rangreihen zu finden.

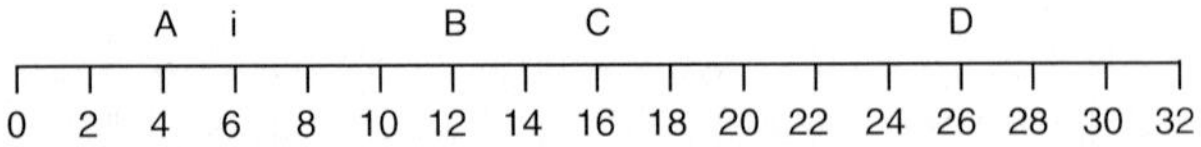

Abb. 8. Beispiel für die Rekonstruktion einer I-Skala (s. Text)

Konstruktionsregeln: Wie die Skalenkonstruktion im einzelnen vor sich geht, sei im folgenden an einem kleinen Beispiel demonstriert. 7 Untersuchungsteilnehmer erhalten die Aufgabe, die oben genannten vier Behauptungen nach Maßgabe ihres Zutreffens in eine Rangreihe zu bringen. Sie nennen die folgenden Rangreihen (die Konstruktion der Skala folgt den Ausführungen van der Ven's, 1980, S. 59 ff.):

1. C D B A
2. B C A D
3. C B D A
4. A B C D
5. C B A D
6. D C B A
7. B A C D

Unter den 7 Rangreihen befinden sich 2, die zueinander spiegelbildlich sind, und zwar die Rangreihen 4 (A, B, C, D) und 6 (D, C, B, A). Rangreihe 4 wird willkürlich als Rangfolge der 4 Behauptungen festgesetzt. (Rangreihe 6 würde zu einer J-Skala führen, die zu der hier zu entwikkelnden J-Skala spiegelbildlich wäre.) Person 4 liegt offensichtlich in der Nähe von A und Person 6 in der Nähe von D (vgl. Abb. 9 a).

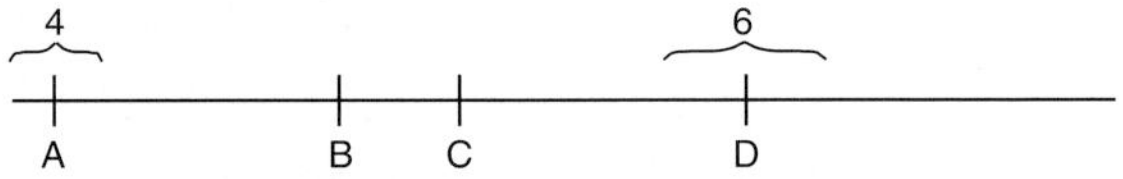

Abb. 9 a. Vorläufige Positionen der Items A, B, C und D sowie der Personen 4 und 6

Die Abstände zwischen den Items sind hier zunächst beliebig; sie müssen lediglich den beiden spiegelbildlichen Rangfolgen genügen. Der Ausdruck „in der Nähe von" läßt sich nun insoweit präzisieren, als Person 4 auf jeden Fall näher an A als an B und Person 6 näher an D als an C liegen muß. Wählen wir als Skalenpunkte für A und B die Werte 2 und 6, muß Person 4, die ja A vor B gesetzt hat, links vom Mittelwert $\overline{AB}$, also links von 4 liegen. Person 6 muß demzufolge rechts vom Mittelwert der Skalenwerte für C und D liegen. Dieser soll mit $\overline{CD} = 14$ angenommen werden. Es resultieren damit die folgenden Positionseinschränkungen für die Personen 4 und 6 (Abb. 9 b):

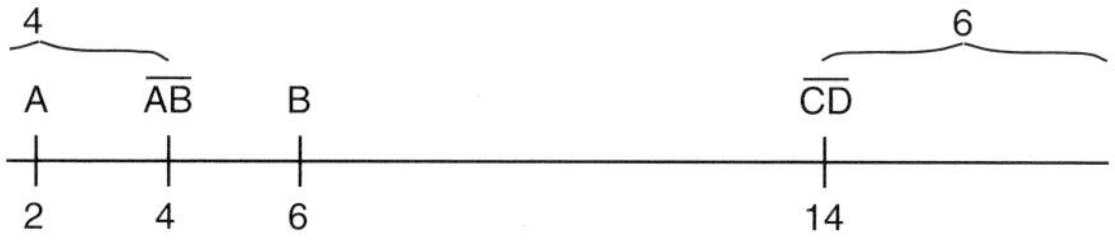

Abb. 9 b. Positionen der Mittelpunkte $\overline{AB}$ und $\overline{CD}$

C und D sind vorläufig noch nicht bestimmt. C muß jedoch rechts von B liegen und links von $\overline{CD}$.

Als nächstes betrachten wir Personen, die Item B auf den ersten Rangplatz gesetzt haben. Es sind dies die Personen 2 und 7. Sie befinden sich offensichtlich in der Nähe von B oder genauer rechts von $\overline{AB}$ und links von $\overline{BC}$. Der Mittelwert $\overline{AB}$ wurde bereits auf 4 festgelegt. Der Mittelwert $\overline{BC}$ muß links von $\overline{CD}$ und natürlich rechts von B liegen. Diese Bedingungen sind erfüllt, wenn wir für $\overline{BC}$ den Wert 8 annehmen. Da B bereits auf 6 festgelegt wurde, muß damit C den Wert 10 erhalten (vgl. Abb. 9 c).

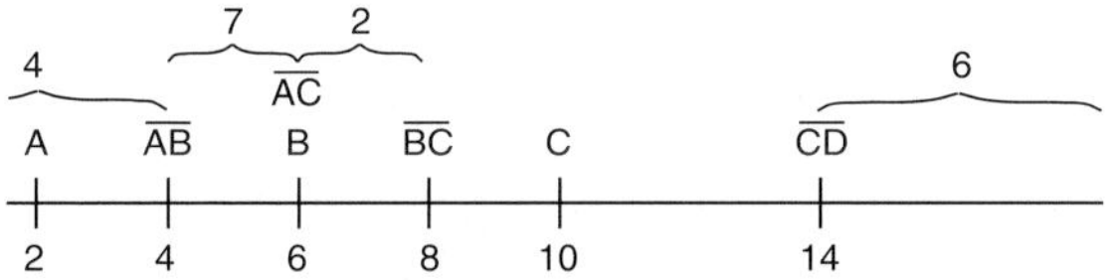

Abb. 9 c. Positionen der Mittelpunkte $\overline{AB}$, $\overline{BC}$ und $\overline{CD}$

Der Unterschied zwischen den Personen 2 und 7 besteht in der Vergabe der Rangplätze 2 und 3 (Person 2: BCAD und Person 7: BACD). Person 2 liegt also näher bei C und Person 7 näher bei A oder: Person 2 befindet sich rechts von $\overline{AC}$ und Person 7 links von $\overline{AC}$. Da A und C bereits festliegen (A = 2, C = 10), liegt auch $\overline{AC}$ fest ($\overline{AC}$ = 6) (vgl. Abb. 19 c).

Die verbleibenden 3 Personen haben Item C auf Rangplatz 1 gesetzt, d. h. sie befinden sich in der Nähe von C bzw. rechts von $\overline{BC}$ und links von $\overline{CD}$. Person 1 mit der Rangreihe CDBA setzt D vor B, d. h. sie liegt zusätzlich rechts von $\overline{BD}$. Für die Ermittlung von $\overline{BD}$ gehen wir folgendermaßen vor: Wenn C den Wert 10 erhalten hat, und $\overline{CD}$ auf 14 festgesetzt wurde, muß D den Wert 18 erhalten. Damit ergibt sich der Mittelwert $\overline{BD}$ zu (6+18):2 = 12. Person 1 liegt zwischen den Werten 12($\overline{BD}$) und 14($\overline{CD}$) (vgl. Abb. 9 d).

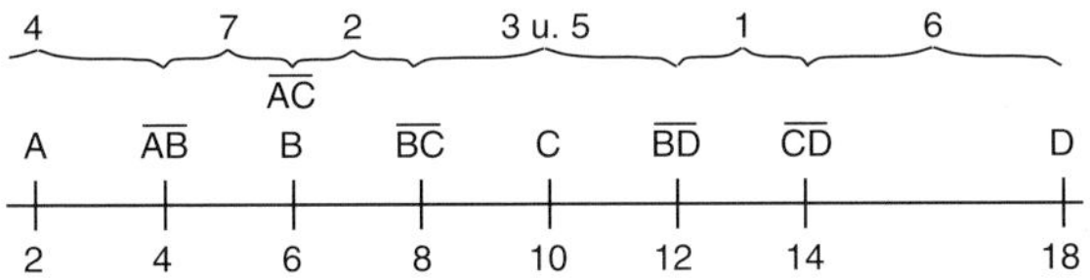

Abb. 9 d. Positionen der Mittelpunkte $\overline{AB}$, $\overline{BC}$, $\overline{CD}$ und $\overline{BD}$

Noch ungeklärt sind die genauen Positionen der Personen 3 (CBDA) und 5 (CBAD), die sich nur in den Rangplätzen 3 und 4 unterscheiden. Offensichtlich liegt Person 3 rechts von $\overline{AD}$ (D wird A vorgezogen) und Person 5 links von $\overline{AD}$ (A wird D vorgezogen). Für $\overline{AD}$ ergibt sich mit (2+18):2 = 10 ein Wert der – wie gefordert – zwischen $\overline{BC}$ und $\overline{CD}$ liegt. Abb. 9 e zeigt die Positionen aller Personen.

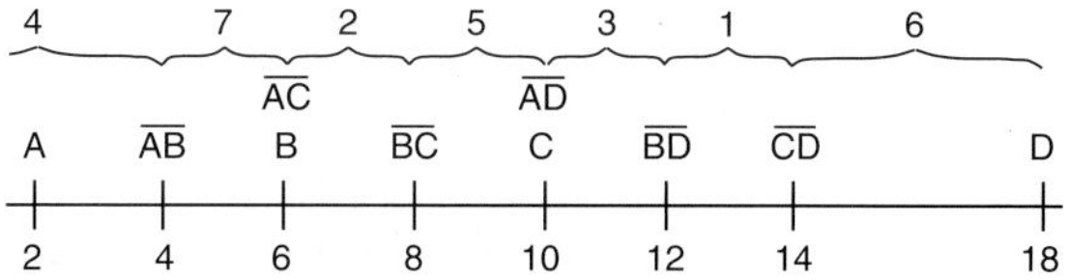

Abb. 9 e. Positionen der Mittelpunkte $\overline{AB}$, $\overline{BC}$, $\overline{CD}$, $\overline{BD}$ und $\overline{AD}$

Aus den individuellen Rangreihen, die die Personen für die Items erstellen, läßt sich mit der hier beschriebenen Technik die Rangreihe der untersuchten Personen bezüglich des untersuchten Merkmals ableiten. Die Technik heißt nach Coombs *Unfolding Technique* (= Entfaltungstechnik): „Faltet" man die I-Skala in einem Personenpunkt, geraten die links und rechts von diesem Personenpunkt befindlichen Items auf eine Skalenseite. Ihre Rangfolge entspricht dann der Präferenzordnung der jeweiligen Person bzw. ihrer I-Skala. Die J-Skala entsteht damit rückläufig durch Entfalten der einzelnen I-Skalen.

Die Konstruktion einer Coombs-Skala nach dem hier beschriebenen Verfahren ist bei größeren Item- und Personenzahlen sehr aufwendig. Man verwendet dann besser eine schematisierte Routine (die „Gleiche-Delta-Methode"), die z. B. bei van der Ven (1980, S. 66 ff.) ausführlich beschrieben wird.

Skaleneigenschaften: Hinsichtlich ihrer metrischen Eigenschaften entspricht die Coombs-Skala keiner der in Abschnitt 2.3.6 behandelten Skalenarten. Die Positionen der Personenpunkte sind zwar nicht eindeutig festgelegt, können aber auch nicht beliebig variieren. Wir wissen nur, daß sich beispielsweise Person 7 zwischen den Mittelpunkten $\overline{AB}$ und $\overline{AC}$ befinden muß (vgl. Abb. 9 e). Eine präzisere Bestimmung der Personenpunkte ist nicht möglich. Derartige Bereiche, in denen die Personenpunkte frei variieren können, nennt Coombs „isotone Regionen".

Für reine Ordinalskalen sind beliebige *monotone Transformationen* zulässig, also Transformationen, die die Rangordnung der untersuchten Objekte erhalten. Bei Coombs-Skalen ist hingegen darauf zu achten, daß durch Transformationen die Rangfolge der Abstände zwischen Personen und Items bestehen bleibt (hypermonotone Transformation). Dieser Skalentyp, der bezüglich seiner

Skalenqualität zwischen einer Ordinal- und einer Intervallskala anzusiedeln wäre, wird als *geordnete metrische Skala* bezeichnet.

Modellprüfung: Leider muß man in der Praxis häufig damit rechnen, daß nicht alle individuellen Rangreihen (I-Skalen) modellkonform und daß damit nicht alle untersuchten Personen skalierbar sind. Wie man sich leicht anhand Abb. 9e überzeugen kann, wäre beispielsweise eine individuelle Rangreihe ADBC mit der gefundenen J-Skala nicht vereinbar. Insgesamt sind von n! möglichen Rangreihen nur $0{,}5 \cdot n \cdot (n-1)+1$ Rangreihen modellkonform. Für die vier im Beispiel verwendeten Items gibt es $4!=4 \cdot 3 \cdot 2 \cdot 1=24$ mögliche, aber nur $0{,}5 \cdot 4 \cdot 3+1=7$ zulässige Rangfolgen. Ist die Anzahl nicht zulässiger Rangreihen so groß, daß die Coombs-Skala praktisch unbrauchbar wird, können als Skalierungsalternativen eine von Bechtel (1968) entwickelte probabilistische Variante des „Unfolding" oder eine mehrdimensionale Unfolding-Technik (Bennet und Hays, 1960; Hays und Bennet, 1961) verwendet werden.

Auf der Grundidee des „Unfolding" basierende Rechenprogramme sind in der Guttman-Lingoes-Programmserie (vgl. Lingoes, 1972) enthalten.

Für die Entwicklung einer „klassischen" eindimensionalen Coombs-Skala ist es von Vorteil, wenn die „wahre" Rangordnung der verwendeten Items – eventuell aufgrund von Vorversuchen – bekannt ist oder doch zumindest theoretisch begründet werden kann. Ferner sollten die zu untersuchenden Personen möglichst das gesamte Merkmalsspektrum repräsentieren, und das Merkmal selbst sollte aus der Sicht aller Personen eindimensional sein (vgl. hierzu auch Sixtl, 1967, S. 391 ff.).

Letztlich jedoch – und hierin ähnelt die Coombs-Skala der Guttman- oder auch der Rasch-Skala – führt die Entwicklung einer modellkonformen J-Skala nicht nur zu den Merkmalsausprägungen der untersuchten Personen, sondern auch zu einer Skalierung aller Items, d. h. auch die Coombs-Skala integriert den „Subject Centered"- und den „Stimulus Centered-Approach" (vgl. S. 144).

4.3.7 Testverfälschung

Testergebnisse, die nicht nur für wissenschaftliche Zwecke benötigt werden, haben für die getesteten Personen häufig lebenswichtige Konsequenzen. Sie entscheiden darüber, ob eine Abiturientin das Fach ihrer Wahl studieren darf, ob ein Arbeitnehmer den von ihm gewünschten Arbeitsplatz erhält, ob ein Schüler in eine Sonderschule eingeschult wird etc. Es ist deshalb keineswegs verwunderlich, wenn getestete Personen sich darum bemühen, ihre Testergebnisse in einer für sie möglichst günstigen Weise zu „korrigieren". Negativ bewertete Aspekte ihrer Persönlichkeit werden verborgen und positiv angesehene überbetont oder erfunden (soziale Erwünschtheit), indem gezielt versucht wird, hohe Testwerte (Simulation) oder niedrige Punktzahlen (Dissimulation) zu erreichen. Die getesteten Personen können sich absichtlich verstellen und die Fragen aus der Perspektive einer von ihnen eingenommenen, fiktiven Rolle beantworten. In Leistungstests wird Wissen z. B. durch Raten (vgl. S. 196 ff.) simuliert; Dissimulation erreicht man durch „Dummstellen".

Neben solchen absichtlichen Verfälschungen bzw. Verstellungen (Faking) können Test- und Fragebogenergebnisse auch von den Testpersonen unbemerkt und unkontrolliert verzerrt werden, weil besondere kognitive Effekte aus den Bereichen Gedächtnis, Konzentration, Informationsverarbeitung, Selbstbeobachtung, Selbstdarstellung etc. auf die Testbeantwortung einwirken, so daß unaufmerksame, irrtümliche oder „zufällige" Ergebnisse resultieren. Auch die auf S. 170 ff. und S. 212 ff. dargestellten Urteilsfehler sowie Antworttendenzen (Response Sets), d. h. typische Reaktionen auf die Präsentation und Anordnung der Testaufgaben, sind unter Umständen gravierende Fehlerquellen. Zudem stellen Persönlichkeitstests oder Einstellungsfragebögen zuweilen Fragen, über die sich die untersuchten Personen bislang noch keine Gedanken gemacht haben und die deshalb mehr oder weniger beliebig beantwortet werden (vgl. hierzu auch Rorer, 1965).

Von Fehlern, Verzerrungen und Verfälschungen zu sprechen bedeutet, daß man implizit von der Existenz einer „wahren Merkmalsausprägung" bei

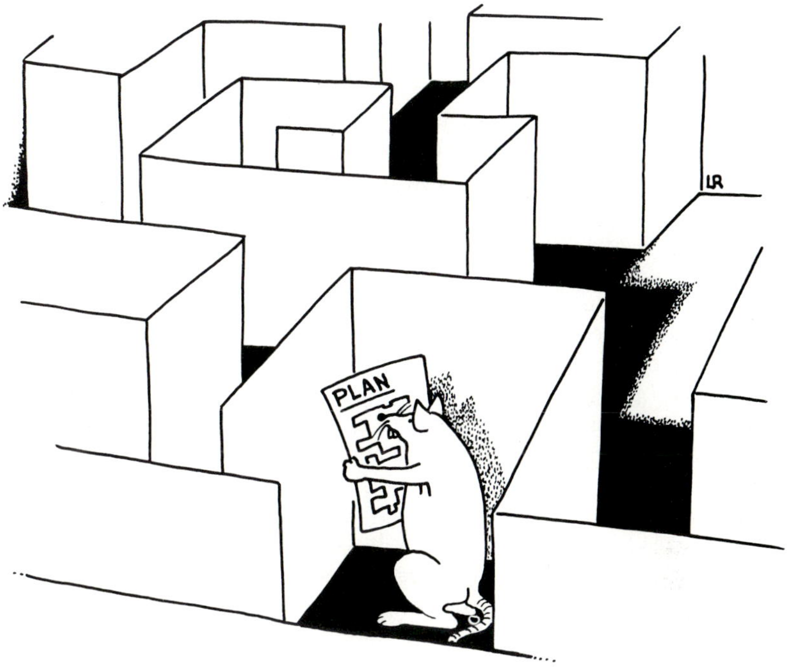

Testverfälschung: Wenn Probanden die Aufgaben nicht selber lösen. (Zeichnung: R. Löffler, Dinkelsbühl)

der Testperson ausgeht, die sich möglichst unverfälscht im Testwert ausdrücken sollte und damit dem Testanwender hilft, sich hinsichtlich der interessierenden Merkmale ein genaues Bild von der getesteten Person zu verschaffen (zumindest ein genaueres Bild, als sich bei einer rein intuitiven Einschätzung ergeben würde). Der mit Testungen verbundene Aufwand ist stets an die Hoffnung geknüpft, sinnvolle, valide Informationen zu erhalten. Validitätseinbußen aufgrund von bewußten oder unwillkürlichen Antwortverzerrungen stellen den Wert einer Testung grundsätzlich in Frage; ihnen ist deswegen in der Methodenforschung viel Bedeutung beigemessen worden (z. B. Berg, 1967; Schwarz und Sudman, 1992).

Wie anfällig sind Tests für Verfälschungen? Es gibt praktisch keine Untersuchung, die nachweist, daß der jeweils geprüfte Test *nicht* verfälschbar wäre. Wenngleich noch nicht jeder Test auf seine Verfälschbarkeit hin untersucht wurde, muß man wohl davon ausgehen, daß die Verwertbarkeit von Testergebnissen generell von der Kooperationsbereitschaft der Testperson, der Zusammenstellung und Formulierung der Testitems, sowie der Testsituation abhängt. Die meisten Untersuchungen zu dieser Thematik beschränken sich auf den Nachweis einer *potentiellen* Verfälschbarkeit von Testergebnissen. Wie stark welche Fehlerquellen in einer konkreten Untersuchung zu Buche schlagen, kann nicht allgemein vorausgesagt werden, sondern ist für jede einzelne Untersuchung genau abzuwägen und in Rücksprachen mit den getesteten Probanden sowie mit erfahrenen Testanwendern zu eruieren.

Im folgenden wollen wir auf drei Fehlerquellen näher eingehen, nämlich auf
- Selbstdarstellung,
- Soziale Erwünschtheit und
- Antworttendenzen.

Selbstdarstellung

Der Begriff „Testverfälschung“ hat sich zwar eingebürgert, er ist jedoch reflektiert zu verwenden. Probanden zu unterstellen, daß sie Testergebnisse „fälschen“, „unehrliche Antworten“ geben oder gar „lügen“, bedeutet, das Probandenverhalten zu verurteilen und sich als Testanwender in eine Position der Überlegenheit zu begeben. Wenn Probanden sich dafür entscheiden, bewußt in einer bestimmten Weise zu antworten (sog. Antwort„verfälschung“) oder auf die Teilnahme an einer Untersuchung zu verzichten (sog. Antwort„verweigerung“), mögen sie dafür ihre guten Gründe haben, auch wenn diese vielleicht den Testanwendern nicht passen.

Aus Sicht der Probanden wird das Ausfüllen von Tests oder Fragebögen als Kommunikation erlebt. Testpersonen wissen, daß sie anderen Menschen durch den Test etwas über sich mitteilen und machen sich Gedanken darüber, wer sie sind, was sie mitteilen wollen und was nicht, bei wem die Informationen ankommen, wie der Empfänger auf sie reagieren könnte und was mit ihnen geschieht. Diese Form der Informationskontrolle nennt man (etwas mißverständlich) *Selbstdarstellung* (Impression Management, Self Presentation). Selbstdarstellung tritt in sozialen Situationen immer auf; sie ist universell und keineswegs ein Zeichen für eine besonders zynische oder unehrliche „Charakterstruktur“.

Die Art der Selbstdarstellung ist adressatenabhängig. So konnte Mummendey (1990) zeigen, daß dieselben männlichen Studenten Fragebögen anders ausfüllten, wenn sie angeblich von einer Forschungsgruppe „Auswirkungen der Frauenbewegung“ oder einer Forschungsgruppe „Selbstkonzept“ untersucht wurden. Für die Forschungspraxis läßt sich die Forderung ableiten, die eigene Selbstdarstellung (Vorstellung des Forschungsprojektes etc.) gut zu überdenken. Auch empfiehlt es sich, grundlagenwissenschaftliche Untersuchungen explizit als solche zu kennzeichnen, da Probanden bei psychologischen Untersuchungen meist automatisch einen „Psychotherapeuten“ oder gar „Psychiater“ als Adressaten vermuten und somit zu Unrecht eine Individualdiagnose befürchten. Es ist nicht verwunderlich, daß Probanden umso zögerlicher in ihrer Selbstoffenbarung werden, je größer die Öffentlichkeit ist, denen die Ergebnisse bekannt werden könnten. Insbesondere bei Ankündigungen zur Ergebnismitteilung z. B. im Rahmen einer Abteilungssitzung ist darauf zu achten, daß nicht der Eindruck entsteht, man wolle mit den Probanden über deren persönliche Ergebnisse sprechen, wo es stattdessen nur um Gruppenwerte geht.

Tests und Befragungen bedeuten für die Probanden auch eine Selbstkonfrontation. Sie sind gezwungen, über die im Erhebungsinstrument angesprochenen Themen nachzudenken und sehen in ihren Antworten einen Spiegel ihrer Verfassung. Eigene Erlebens- und Verhaltensweisen als widersprüchlich, unvernünftig oder unakzeptabel wahrzunehmen, ist unangenehm. Die eigenen Äußerungen zu „glätten“ und mit Selbstkonzept und Gruppenidentität in Übereinstimmung zu bringen, ist häufig intrapersonal motiviert und dient somit eher der „Selbsttäuschung“ als der „Fremdtäuschung“. Um diese Effekte abzufangen, sollten Rahmenbedingungen geschaffen werden, die den Probanden eine Auseinandersetzung mit problematischen Selbstaspekten erleichtern. Negative Aspekte können z. B. leichter zugelassen werden, wenn die Probanden damit einen Lernerfolg (Selbsterkenntnis) verbinden.

Schließlich sei noch erwähnt, daß bewußt positiv gefärbte Selbstdarstellungen (z. B. stellt man sich im Persönlichkeitstest sehr durchsetzungsfähig dar, obwohl man – wie Freunde und Angehörige bestätigen könnten – im Alltag überhaupt keine Durchsetzungsfähigkeit zeigt), nicht nur als Selbst- oder Fremd„täuschungen“, sondern auch als eine Art „Zukunftsprognose“ aufzufassen sind: Wenn man sich darstellt, wie man gerne wäre, kommt darin auch zum Ausdruck, wie man sich in Zukunft vielleicht entwickelt; Markus und Nurusius (1986) sprechen in diesem Zusammenhang von „Possible Selfs“. Selbstdarstellungseffekte sind also nicht nur als Fehler, sondern auch als Informationsquellen nutzbar (vgl. dazu auch Mummendey, 1987, 1990).

Soziale Erwünschtheit

Sozial erwünschtes Antworten kann als Sonderform der Selbstdarstellung aufgefaßt werden. Motiviert durch die Furcht vor sozialer Verurteilung neigt man zu konformem Verhalten und orientiert sich in seinen Verhaltensäußerungen strikt an verbreiteten Normen und Erwartungen (vgl. Edwards, 1957, 1970). Wie stark ein Test durch die Tendenz zum sozial erwünschten Antworten „verfälscht“ werden kann, wird mit einer einfachen Technik empirisch ermittelt: Eine Gruppe von Probanden beantwortet den fraglichen Test unter normalen Bedingungen. Anschließend erhalten dieselben Probanden die Instruktion, den Test im zweiten Durchgang so zu beantworten, daß ein maximal positiver, günstiger Eindruck entsteht (sog. Faking Good Instruction). Je größer die Diskrepanzen zwischen beiden Testdurchgängen, umso verfälschungsanfälliger ist der Test.

Problematisch am Konzept der sozialen Erwünschtheit (Social Desirability) ist die Tatsache, daß es in vielen Bereichen gar keine allgemeinverbindlichen Normen über „gutes" Verhalten oder „positive" Eigenschaften gibt, sondern daß in Abhängigkeit von der Bezugsgruppe und der Situation unterschiedliche Erwartungen bestehen. So mögen sich im Persönlichkeitstest manche Probanden als besonders „dominant" darstellen, weil sie dies für eine positive Eigenschaft halten, während andere ihre Dominanz lieber untertreiben, um sympathischer zu wirken. Beide Gruppen haben somit den Test „verfälscht". Wenn zwischen normaler Instruktion und „Faking Good"-Instruktion keine Differenz im Gruppenmittelwert erscheint, muß dies nicht zwangsläufig ein Indiz für die Unverfälschbarkeit des Tests sein, sondern könnte das Resultat unterschiedlicher Vorstellungen über erstrebenswertes Verhalten sein, da sich divergierende Verfälschungstendenzen bei der Durchschnittsberechnung kompensieren (Gordon und Gross, 1978).

Koch (1976) schlägt deswegen vor, daß statt einer allgemeinen Zusatzinstruktion, sich „möglichst günstig" darzustellen, sehr konkrete, situationsspezifische Anweisungen verwendet werden. Ein Beispiel hierfür geben Hoeth und Gregor (1964, S. 67): „Stellen Sie sich bitte vor, Sie würden sich als Handelsvertreter um eine Stelle bewerben und müßten sich einer Eignungsuntersuchung unterziehen, zu der auch dieser Test gehört. Beantworten Sie die Fragen bitte so, daß Sie als Handelsvertreter auf Ihren zukünftigen Chef einen möglichst guten Eindruck machen." Gordon und Gross (1978) diskutieren andere Operationalisierungen, die individuelle Unterschiede über Vorstellungen von sozialer Erwünschtheit berücksichtigen.

Belege für die sozio-kulturelle Abhängigkeit des Konzeptes, „soziale Erwünschtheit" liefern auch Lück et al. (1976). Sie verglichen Untersuchungen, die die soziale Erwünschtheit von Eigenschaftsbezeichnungen überprüfen (Busz et al., 1972; Klapproth, 1972; Klein, 1974; Lück, 1968 und Schönbach, 1972), und kommen zu dem Schluß, daß die Einschätzung der sozialen Erwünschtheit einiger Eigenschaften epochale und regionale Besonderheiten aufweist.

Im folgenden werden wir fünf Techniken vorstellen, die dazu dienen sollen, die Tendenz zu sozial erwünschten Antworten zu reduzieren oder zumindest zu kontrollieren. Diese Verfahrensweisen stellen jedoch kein „Patentrezept" dar und sind ihrerseits nicht unproblematisch. Insbesondere der Einsatz sog. „Kontrollskalen" oder einschüchternder Instruktionen steigert bei skeptischen Probanden das Mißtrauen in die Untersuchungsmethoden der Sozialwissenschaften. Nicht selten argwöhnen Probanden, daß Fragebögen oder Tests mit „Kontrollfragen" gespickt sind, was wiederum zu neuen Antwortverzerrungen führt.

Ausbalancierte Antwortvorgaben: Einige Tests versuchen, das Problem der Verfälschbarkeit von Testergebnissen dadurch zu lösen, daß für die Testitems Antwortalternativen vorgegeben werden, die bezüglich des Merkmals „soziale Erwünschtheit" ausbalanciert sind. Wenn die für ein Item zur Auswahl gestellten Antwortalternativen alle sozial gleich erwünscht (oder unerwünscht) sind, bleibt der Testperson keine Möglichkeit, durch ihre Antwort einen besonders guten oder schlechten Eindruck vorzutäuschen. Die Wahrscheinlichkeit, daß sie diejenige Antwortalternative wählt, die tatsächlich am besten auf sie zutrifft, wird damit erhöht.

Verdeutlicht wird dieser Ansatz z. B. in einem von Edwards (1953) entwickelten Test zur Messung von Werten und Interessen (Edwards Personal Preference Schedule = EPPS; über weitere Tests, die diese Technik nutzen, berichtet Anastasi, 1963, S. 510 ff.). Der Gehalt an sozialer Erwünschtheit der in diesem Test vorgegebenen Antwortalternativen (es werden pro Item zwei, hinsichtlich ihrer sozialen Erwünschtheit gleich attraktive Antwortalternativen angeboten) erwies sich nach mehreren Kontrollstudien (vgl. Edwards, 1957) gegenüber verschiedenen Alters-, Geschlechts-, Bildungs-, Einkommens- und Nationalitätsgruppen als relativ stabil.

Neben dem Aufwand, der mit der Konstruktion derartiger Testskalen verbunden ist, stellt eine Reliabilitätsverringerung, die mit der Vorgabe balancierter Antwortalternativen üblicherweise verbunden ist, einen weiteren Nachteil dar. Offensichtlich erschwert oder verunsichert die Vorgabe von Antwortalternativen, die gleichermaßen sozial erwünscht sind, die Wahl der zutreffenden Antwortalternativen (vgl. Cronbach, 1960, S. 449 ff.).

Kontrollskalen: Kontrollskalen (bzw. „Lügenskalen") bestehen aus Items, die besonders sensibel auf Tendenzen zu sozial erwünschten Antworten reagieren und typischerweise Eigenschaften oder Verhaltensweisen beschreiben, die allgemein negativ (bzw. positiv) beurteilt werden, aber doch so oft (bzw. selten) vorkommen, daß eine ablehende (bzw. zustimmende) Antwort unglaubwürdig erscheint (z. B. „Manchmal benutze ich Notlügen" – Antwort: „Nein"; „Ich bin immer freundlich und hilfsbereit" – Antwort: „Ja"). Ein sehr bekanntes Kontrollinstrument ist die „Social Desirability Scale" (SD-Skala) von Crowne und Marlowe (1964), die den Probanden zusammen mit dem eigentlich interessierenden Test vorgelegt wird. Hohe Korrelationen zwischen dem Punktwert der SD-Skala und dem interessierenden Testwert sprechen für eine Verzerrung des Testwertes in Richtung sozialer Erwünschtheit (deutschsprachige SD-Skalen stammen z. B. von Lück & Timaeus, 1969 oder Mummendey, 1987, S. 177f.). Amelang und Bartussek (1970) konnten zeigen, daß Persönlichkeitstests bei Probanden, die zu sozial erwünschten Antworten neigen, eine höhere Reliabilität aufwiesen (zum Problem der Validität bei „verfälschten" Testergebnissen s. Buse, 1976).

Bekannt geworden sind „Lügenskalen" durch die vier Kontrollskalen des MMPI (Minnesota Multiphasic Personality Inventory), eines sehr verbreiteten Persönlichkeitstests, der aus 10 klinischen Skalen (z. B. Hpyochondrie, Depression, Hysterie, Paranoia) und 4 Kontroll- bzw. Validitätsskalen besteht (über Aufbau und Handhabung des Tests informieren z. B. Friedman et al., 1989; Graham, 1990 und – für eine deutsche Fassung des Tests – Spreen, 1963). Die vier Validitätsskalen (?, F, L, K) des MMPI dienen nicht nur der Kontrolle sozialer Erwünschtheit, sondern auch anderer Merkmale des Probandenverhaltens:

- Der *?-Wert* (Cannot Say) gibt die Anzahl nichtbeantworteter Items an.
- Der *F-Wert* (Frequency) informiert darüber, ob die Person den Test verstanden und sorgfältig ausgefüllt hat bzw. ob sie Symptome simuliert oder dissimuliert. Die F-Skala besteht aus 64 Items mit ungewöhnlichem Inhalt, die testtheoretisch sehr schwer sind, d. h. von den meisten Probanden abgelehnt werden (z. B. „Ich werde manchmal von bösen Geistern heimgesucht"). Bejaht ein Proband Items der F-Skala, kann dies auf Mißverständnisse beim Lesen bzw. unsorgfältiges Ankreuzen hindeuten oder auch ein Indiz dafür sein, daß jemand den Eindruck erwecken möchte, psychisch gestört zu sein (z. B. um im Zusammenhang mit einer Straftat unzurechnungsfähig zu erscheinen).
- Der *L-Wert* (Lie), der aus der Beantwortung von 15 Items errechnet wird, mißt die Tendenz zur sozialen Erwünschtheit. Dieser „Lügen-Wert" erhöht sich z. B., wenn Probanden Items wie „Manchmal werde ich wütend." oder „Gelegentlich tratsche ich über andere." verneinen.
- Der *K-Wert* mißt ergänzend zur L-Skala die Tendenz von Probanden, sich in besonders vorteilhafter (oder seltener: unvorteilhafter) Weise darzustellen und soll indikativ für eine kritische Selbsteinschätzung sein. Zu den 30 Items der K-Skala gehört z. B. die Aussage „Es verletzt mich schrecklich, kritisiert oder beschimpft zu werden".

Für den ?-Wert, den F-Wert und den L-Wert sind Maximalwerte vorgegeben. Überschreitet eine Untersuchungsperson diese Maximalwerte, sind Zweifel an der Aussagekraft (Validität) ihres Testwertes angebracht. Der K-Wert dagegen trägt als Korrekturwert zu einer schärferen Diskrimination der klinischen Skalen des MMPI bei und wird mit den Testergebnissen der klinischen Skalen verrechnet.

„Objektive Tests": Die dritte Technik versucht, die Verfälschbarkeit von Testergebnissen dadurch zu reduzieren, daß das Testziel durch eine geeignete Aufgabenwahl und Auswertungstechnik möglichst undurchschaubar (geringe Face Validity, vgl. S. 185) gemacht wird (sog. „objektive Tests", vgl. Cattell und Warburton, 1967, oder Schmidt, 1975). Man beachte, daß „objektiv" in diesem Zusammenhang eine andere Bedeutung hat als im Kontext der auf

S. 180 ff. behandelten Testgütekriterien). Der Aufforderungscharakter, den Test zu verfälschen, soll zudem durch die Vorgabe von Sachverhalten (und nicht personenbezogenen Inhalten), die zu beurteilen sind, gemindert werden. Wie Häcker et al. (1979) jedoch zeigen konnten, sind auch diese Tests nicht verfälschungsfrei, wenngleich einige Merkmale (vor allem aus dem perzeptiv-motorischen Bereich) unter verschiedenen Testinstruktionen relativ stabil gemessen werden konnten.

Aufforderung zu korrektem Testverhalten: Die vierte Methode will durch geeignete Zusatzinstruktionen der Motivation, einen Test zu verfälschen, entgegenwirken. So verwendeten beispielsweise Hoeth und Koebeler (1967, S. 121) die folgende Zusatzinstruktion für die Bearbeitung eines Persönlichkeitstests:

„Noch ein Hinweis, den ich Sie bitte, besonders ernst zu nehmen: Man kann bei manchen Fragen des Fragebogens den Eindruck haben, leicht durchschauen zu können, welche Antwort den ‚besseren Eindruck' macht. Glauben Sie mir, das ist eine Fehlannahme! Man kann nicht erraten, welche Antwort von uns als günstiger beurteilt wird. Lassen Sie sich also nicht verleiten, Ihre Antwort irgendwie zu färben.

Außerdem ist der Test so zusammengestellt, daß wir schon ein leichtes ‚Frisieren' der Antworten ohne weiteres erkennen. Antworten Sie also am besten einfach so, wie es tatsächlich für Sie am zutreffendsten ist."

Die nach dieser Testinstruktion erzielten Ergebnisse wurden mit einer Testsituation verglichen, in der den Untersuchungsteilnehmern absolute Anonymität ihrer Ergebnisse zugesichert wurde – eine Instruktion, die den Untersuchungsteilnehmern keine Veranlassung gibt, ihre Testergebnisse zu verfälschen. Es zeigten sich keine bedeutsamen Unterschiede, d. h. die Zusatzinstruktion gegen Verfälschungstendenzen wirkte offensichtlich genauso wie die – in der Forschungspraxis eigentlich selbstverständliche – Anonymitätszusicherung. Da einschüchternde Aufforderungen wie die oben zitierte die verbreitete Angst, von Psychologen gegen den eigenen Willen „durchschaut" zu werden, schüren, sollte man mit derartigen Instruktionen vorsichtig umgehen.

„Random Response-Technik": Eine fünfte Technik, die sog. „Random Response-Technik" (Warner, 1965), geht von der plausiblen Annahme aus, daß sich die Tendenz zu verfälschten Antworten reduzieren läßt, wenn die geprüfte Person absolut sicher ist, daß sich ihr „wahres" Antwortverhalten nicht rekonstruieren läßt. Die auf Alternativantworten (z. B. ja/nein) bezogene Random-Response-Technik könnte etwa wie folgt aussehen: Die Person wird gebeten, vor jedem zu beantwortenden Item zu würfeln. Würfelt sie eine 1, 2, 3 oder 4, soll das Item ehrlich beantwortet werden. Bei einer 5 ist – unabhängig vom Item – „ja" und bei einer 6 „nein" anzukreuzen.

Da nun bei der Auswertung nicht mehr entschieden werden kann, welche Antworten ehrlich bzw. erwürfelt sind (d. h. eine Individualauswertung ist nicht möglich), hat die Person keine Veranlassung, die Antworten bei Items mit den Augenzahlen 1 bis 4 zu verfälschen.

Man vergleicht nun eine Stichprobe, die den Test (Fragebogen) nach der „Random Response-Technik" bearbeitet hat, mit einer anderen, parallelen Stichprobe ohne Random Response-Instruktion, von der man annimmt, daß sie den Test in üblicher Weise verfälscht. Unter Berücksichtigung des Anteils derjenigen Items, deren Antworten in der „Random Response"-Stichprobe erwürfelt wurden, informiert ein Vergleich der Testdurchschnitte für die Random Response-Stichprobe (d. h. die „ehrliche" Stichprobe) und für die Normal-Stichprobe (d. h. die „unehrliche") Stichprobe, in welchem Ausmaß der Test verfälschbar ist. Nach einem Verfahren von Fidler und Kleinknecht (1977) läßt sich zudem ermitteln, welche Items statistisch bedeutsam verfälscht werden. Weitere Einzelheiten zu diesem Verfahren berichten Crino et al. (1985); ein Beispiel ist Schnell et al. (1993) zu entnehmen.

Ausführliche Hinweise zur Theorie und Messung sozialer Erwünschtheit findet man bei Hartmann (1991) oder Köhnken (1986).

Antworttendenzen

Mit Antworttendenzen (Response Sets) sind stereotype Reaktionsweisen auf Fragebogen- oder Testitems gemeint. So neigen manche Personen dazu, unabhängig vom Item-Inhalt zustimmend zu antworten (Ja-Sage-Tendenz, Akquieszenz), während andere grundsätzlich eher ablehnend reagieren (Nein-Sage-Tendenz). Sowohl Akquieszenz als auch Nein-Sage-Tendenz führen bei Urteilen auf Rating-Skalen meistens zu Antworten im Extrembereich. Sich eindeutig in eine bestimmte Richtung festzulegen, ist manchen Probanden allerdings unangenehm; sie wählen lieber die mittleren Kategorien und vermeiden damit eine differenzierte Urteilsabgabe.

Auch das Überspringen von Items ist ein bei Testanwendern sehr unbeliebter Reaktionsstil, da fehlende Werte (Missing Data) erzeugt werden, die eine statistische Weiterbehandlung der Informationen erschweren. Wieder andere Probanden haben die Angewohnheit, den Iteminhalt durch Ergänzungen oder Streichungen zu verändern, bevor sie das Item beantworten. Reaktionen dieser Art sind bei Vortests mit einem neu entwickelten Instrument sehr informativ und geben Hinweise zur Revision von Fragebögen oder Tests. Bei der eigentlichen Untersuchung sind Antworttendenzen jedoch nach Möglichkeit zu verhindern, etwa indem man die Probanden eindringlich bittet, alle Items in der vorgefundenen Form ehrlich zu beantworten. Weitere Hinweise zur Bedeutung von Itemformulierungen für das Antwortverhalten findet man bei Schwarz und Sudman (1992).

Antworttendenzen werden mit dem „kognitiven Stil" einer Person in Zusammenhang gebracht. Die sehr intensiv untersuchte Akquieszenz scheint ein Persönlichkeitsmerkmal zu sein, das bei verschiedenen Personen unterschiedlich stark ausgeprägt ist und unabhängig vom Testinhalt auftritt (vgl. Vagt und Wendt, 1978). Krenz und Sax (1987) kommen zu dem Schluß, daß Probanden insbesondere dann zur Akquieszenz neigen, wenn sie in ihren Urteilen unsicher sind. Eine Methode zur Messung von Akquieszenz beschreibt Roeder (1972).

Zur Vermeidung von Akquieszenz empfiehlt Jackson (1967) möglichst eindeutige Itemformulierungen, abgestufte Antwortmöglichkeiten (also keine einfachen „Ja-Nein"-Fragen) und eine ausbalancierte Schlüsselrichtung der Fragen. Die Items sollten so formuliert werden, daß zu gleichen Teilen eine Itembejahung und eine Itemverneinung für das Vorhandensein des geprüften Merkmals sprechen (vgl. hierzu auch S. 224f.). Probleme, die mit der Negation oder Umkehrung von Items zur Kontrolle von Akquieszenz zusammenhängen, diskutieren Schriesheim und Hill (1981) bzw. Schriesheim et al. (1991).

Die Güteeigenschaften eines Tests werden durch Akquieszenz offensichtlich nur unerheblich verändert. Zumindest konnte Buse (1980) zeigen, daß die Validität von Persönlichkeitstests nicht davon abhängt, wie stark die untersuchten Personen zum Ja-Sagen neigen.

4.4 Befragen

Die Befragung ist die in den empirischen Sozialwissenschaften am häufigsten angewandte Methode. Man schätzt, daß ungefähr 90% aller Daten mit dieser Methode gewonnen werden (Bungard, 1979). Obwohl die Befragungsmethode Elemente in sich vereint, die teilweise Gegenstand der bereits behandelten Erhebungstechniken waren (z. B. das Aufstellen erschöpfender Kategoriensysteme in Abschnitt 4.1.1, die Konstruktion von Rating-Skalen in Abschnitt 4.2.4 oder Formulierungsarten für Test- oder Fragebogenitems in Abschnitt 4.3.5), verlangen die speziellen Eigenheiten dieser Erhebungstechnik eine gesonderte Behandlung, die zwischen der mündlichen Befragung in Form von Interviews (Abschnitt 4.4.1) und schriftlichen Befragungen über Fragebögen (Abschnitt 4.4.2) unterscheidet.

Welche der beiden Erhebungsarten, die Interviewtechnik oder die Fragebogentechnik, vorzuziehen ist, läßt sich nur in Verbindung mit einem konkreten Forschungsproblem klären. Generell dürfte die Entwicklung eines guten Fragebogens mehr Vorkenntnisse und Vorarbeit erfordern als die Vorbereitung eines Interviews. Ein Fragebogen sollte so gestaltet sein, daß seine Bearbeitung außer einer einleitenden Instruktion keiner weiteren Erläuterungen bedarf. Erst dann kann auf eine zeitlich wie auch finanziell aufwendigere persönliche Befragung durch Interviewer verzichtet werden. Man bedenke allerdings, daß der Anteil derjenigen, denen es schwerfällt, sich schriftlich zu äußern oder einen Fragebogen auszufüllen, nicht unerheblich ist (vgl. S. 234f.).

Der wichtigste Unterschied zwischen schriftlichen und mündlichen Befragungen liegt in der Erhebungssituation. Schriftliche Befragungen erleben die Befragten als anonymer, was sich günstig auf die Bereitschaft zu ehrlichen Angaben und gründlicher Auseinandersetzung mit der erfragten Problematik auswirken kann. Bei postalischen Befragungen bleibt jedoch häufig unklar, wer den

Fragebogen tatsächlich ausgefüllt hat, ob die vorgegebene Reihenfolge der Fragen eingehalten wurde, wieviel Zeit die Bearbeitung des Fragebogens erforderte etc.. Schriftliche Befragungen sind hinsichtlich des Befragungsinstrumentes in höchstem Maße standardisiert; die Gestaltung der Befragungssituation und die Begleitumstände beim Ausfüllen eines Fragebogens liegen jedoch in der Hand des Befragten.

Beim persönlichen Interview sind die Verhältnisse eher umgekehrt. Der Interviewer ist gehalten, die Begleitumstände der Befragung so gut wie möglich zu standardisieren; der eigentliche Interviewablauf ist jedoch nicht exakt vorhersagbar, wenn – was eher der Regelfall als die Ausnahme sein dürfte – der Interviewer auf individuelle Verständnisfragen eingehen muß, wenn er bei Themen, die der befragten Person interessant erscheinen, länger als vorgesehen verweilt, usw..

Beide Verfahren, die mündliche und die schriftliche Befragung, haben ihre Schwächen und ihre Stärken, die in den folgenden Abschnitten diskutiert werden (weitere Gegenüberstellungen findet man z. B. bei Metzner und Mann, 1952 oder Wallace, 1954). Die Entscheidung, ob eine Befragung schriftlich oder mündlich durchzuführen ist, hängt letztlich davon ab, wie diese Schwächen und Stärken angesichts der zu erfragenden Inhalte, der Art der Befragungspersonen, des angestrebten Geltungsbereiches möglicher Aussagen, der finanziellen und zeitlichen Rahmenbedingungen sowie der Auswertungsmöglichkeiten zu gewichten sind. Für einige Fragestellungen scheint es überdies unerheblich zu sein, ob eine Befragung schriftlich oder mündlich durchgeführt wird, da beide Techniken zu vergleichbaren Resultaten führen (Fisseni, 1974).

4.4.1 Mündliche Befragung

Unabhängig davon, ob die Befragung mündlich oder schriftlich durchgeführt wird, können die Fragen und der Ablauf der Befragung von „völlig offen“ bis „vollständig standardisiert“ variieren. Beispiele für weitgehend offene Befragungsformen werden ausführlich in Abschnitt 5.2.1 behandelt.

Scheuch (1967, S. 183) datiert die Anfänge einer regelmäßigen Verwendung des wissenschaftlichen Interviews im heutigen Verständnis auf den Beginn dieses Jahrhunderts. Vorangegangen war eine Epoche, die die Befragungsmethode lediglich in Expertengesprächen einsetzte, bei denen methodische Probleme wie z. B. die Möglichkeit der Beeinflussung des Befragten durch den Interviewer weniger im Vordergrund standen als die Kompetenz der Experten. Erst nachdem sich öffentliche wie auch private Institutionen für die Meinung des „Bürgers auf der Straße“ zu interessieren begannen (Markt- und Meinungsforschung), wuchs allmählich ein Bewußtsein für die Notwendigkeit größerer demoskopischer Umfragen bzw. der hierfür erforderlichen Erhebungsinstrumente. Das Interview entwickelte sich zum „Königsweg der praktischen Sozialforschung“ (König, 1962, S. 27).

Die methodischen Mängel des Interviews wurden deutlich, als man versuchte, diese Technik auch anhand testtheoretischer Gütekriterien (Objektivität, Reliabilität, Validität, vgl. S. 180 ff.) zu bewerten (vgl. z. B. McNemar, 1946). Die Anfälligkeit der Interviewresultate gegenüber Besonderheiten des Befragten, des Interviewers und der Befragungssituation regte eine Reihe methodenkritischer Grundlagenstudien an, über die im folgenden summarisch berichtet wird. Zunächst sollen verschiedene Varianten des Interviews sowie der Aufbau des hier bevorzugt behandelten Forschungsinterviews aufgegriffen werden.

Formen der mündlichen Befragung

Der Variantenreichtum mündlicher Befragungen (Interviews) ist enorm und kann in einem einzigen erschöpfenden Kategoriensystem nur unvollständig zum Ausdruck gebracht werden. Interviews lassen sich unterscheiden

- nach dem Ausmaß der Standardisierung (strukturiert – halb strukturiert – unstrukturiert),
- nach dem Autoritätsanspruch des Interviewers (weich – neutral – hart),
- nach der Art des Kontaktes (direkt – telefonisch – schriftlich),
- nach der Anzahl der befragten Personen (Einzelinterview – Gruppeninterview – Survey),
- nach der Anzahl der Interviewer (ein Interviewer – Tandem – Hearing) oder
- nach der Funktion (z. B. ermittelnd – vermittelnd).

Ein weiteres Differenzierungskriterium orientiert sich am Einsatzbereich des Interviews (z. B. im betrieblichen Personalwesen, im Strafvollzug, in Massenmedien oder im klinisch-therapeutischen Sektor).

Standardisierung: Bei einem standardisierten oder vollständig strukturierten Interview sind Wortlaut und Abfolge der Fragen eindeutig vorgegeben und für den Interviewer verbindlich. Es verlangt präzise formulierte Fragen, die vom Befragten möglichst kurz beantwortbar sind. Ist das Interview gut vorbereitet, erübrigen vorgegebene Antworten, von denen der Interviewer nur die vom Befragten genannte Alternative anzukreuzen braucht, das wörtliche Mitprotokollieren. Die Antwortalternativen sollten den Befragten nicht vorgelegt werden, wenn man nur an spontanen, durch die Frage allein ausgelösten Äußerungen interessiert ist.

Gibt man die Antwortvorgaben bekannt, erfährt der Interviewte, was der Interviewer für „normal" bzw. plausibel hält, wodurch die Bereitschaft zu einer ehrlichen Antwort beeinträchtigt werden kann. Wenn beispielsweise ein starker Raucher, der täglich ca. 30 Zigaretten raucht, auf die Frage nach seinem Zigarettenkonsum mit den Antwortvorgaben „weniger als 10", „10–20" und „mehr als 20" konfrontiert wird, dürfte er zu einer ehrlichen Antwort weniger bereit sein als bei Antwortvorgaben, die sein Rauchverhalten durch entsprechende Kategorienwahl als normal bzw. nicht ungewöhnlich erscheinen lassen.

Mit derartigen „Anchoring and Adjustment"-Effekten (Tversky und Kahnemann, 1974) ist vor allem zu rechnen, wenn die erfragten Inhalte einer starken sozialen Normierung unterliegen und deshalb ein sozial erwünschtes Antwortverhalten (vgl. S. 212 ff.) begünstigen.

Standardisierte Interviews eignen sich für klar umgrenzte Themenbereiche, über die man bereits detaillierte Vorkenntnisse besitzt. Sie erfordern sorgfältige Vorversuche, in denen überprüft wird, ob die hohe Strukturierung dem Befragten zuzumuten ist oder ob sie sein Bedürfnis nach spontanen Äußerungen zu stark reglementiert, ob die Fragen verständlich formuliert sind, ob die Antwortvorgaben erschöpfend sind und wieviel Zeit das Interview durchschnittlich beansprucht.

Im Gegensatz hierzu ist bei einem *nichtstandardisierten* (unstrukturierten oder qualitativen) Interview lediglich ein thematischer Rahmen vorgegeben. Die Gesprächsführung ist offen, d. h. es bleibt der Fähigkeit des Interviewers überlassen, ein Gespräch in Gang zu bringen. Die Äußerungen der Befragten werden in Stichworten mitprotokolliert oder – das Einverständnis des Befragten voraussetzend – mit einem Tonbandgerät aufgezeichnet.

Die Persönlichkeit des Interviewers ist von ausschlaggebender Bedeutung. Nicht nur die Art, wie er das Gespräch führt und bestimmte Äußerungen provoziert, beeinflußt das Interviewresultat, sondern auch seine individuellen thematischen Präferenzen, seine Sympathien und Antipathien für bestimmte Menschen, seine subjektiven Werte etc. (vgl. S. 225 ff.).

Das nichtstandardisierte Interview (z. B. das „narrative" oder das „fokussierte" Interview, vgl. Abschnitt 5.2.1) hat sich vor allem in explorativen Studien bewährt, in denen man sich – evtl. zur Vorbereitung standardisierter Interviews – eine erste Orientierung über Informationen und Meinungen zu einem Thema oder über komplexe Einstellungsmuster und Motivstrukturen verschaffen will. Es

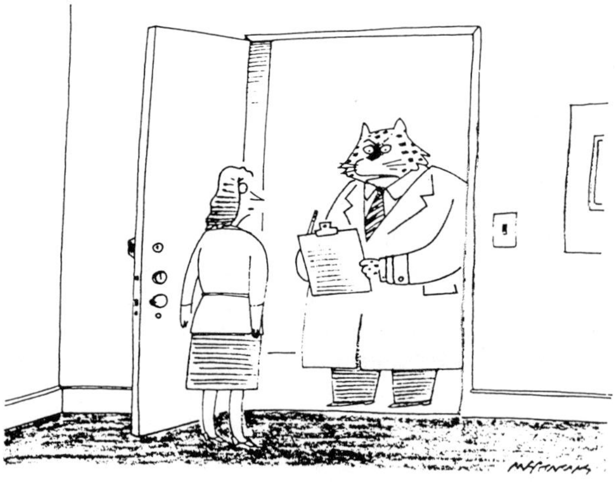

»Eine letzte Frage: Haben Sie oder hatten Sie jemals einen Pelzmantel?«

Interviewereffekt: Wenn die Erscheinung des Interviewers die Antworten beeinflußt. (Aus: The New Yorker: Die schönsten Katzen-Cartoons (1993). München: Knaur. S. 29)

eignet sich besonders für schwierige Themenbereiche, die für den Befragten unangenehm sind und deren Bearbeitung eine einfühlsame Unterstützung durch den Interviewer erfordern. (Zur Auswertung nichtstandardisierter Interviews vgl. S. 306 ff. Eine kritische Würdigung dieser Befragungsmethode findet man bei Hopf, 1978.)

Zwischen diesen beiden Extremen, dem standardisierten und dem nichtstandardisierten Interview, befinden sich Interviewformen mit teils offenen, teils geschlossenen Fragen und mit unterschiedlicher Standardisierung der Interviewdurchführung – die sog. *halb- oder teilstandardisierten* Interviews. Charakteristisch für diese Befragungsform ist ein Interview-Leitfaden, der dem Interviewer mehr oder weniger verbindlich die Art und die Inhalte des Gesprächs vorschreibt. Tafel 24 zeigt, daß die „Kunst", einen sorgfältigen „Interview-Leitfaden" zu entwickeln, keineswegs neu ist.

Autoritätsanspruch des Interviewers: In Abhängigkeit vom Autoritätsanspruch des Interviewers unterscheidet man weiche, neutrale und harte Interviews (Scheuch, 1967, S. 153 f.). Das *weiche* Interview basiert auf den Prinzipien der Gesprächspsychotherapie (vgl. z. B. Rogers, 1942, 1945), die eine betont einfühlsame, entgegenkommende und emotional beteiligte Gesprächsführung verlangen. Man hofft, dem Befragten auf diese Art seine Hemmungen zu nehmen und ihn zu reichhaltigeren und aufrichtigeren Antworten anzuregen.

Im Unterschied hierzu ist das *harte* Interview durch eine autoritär-aggressive Haltung des Interviewers charakterisiert. Durch das ständige Anzweifeln der Antworten und eine rasche, „schnellfeuerartige" Aufeinanderfolge von Fragen sollen mögliche Abwehrmechanismen des Befragten überrannt und Versuche zum Leugnen von vornherein unterbunden werden. Diese Fragetechnik wird gelegentlich zur Erkundung tabuisierter Verhaltensweisen angewendet (wie z. B. in den Sexualstudien von Kinsey et al., 1948, 1953), obwohl sie keineswegs immer verhindert, daß der Befragte trotz (oder vielleicht sogar wegen) des starken sozialen Drucks ausweichend reagiert.

Zwischen diesen beiden extremen Interviewarten ist das eher neutrale Interview einzuordnen. Dieses betont die informationssuchende Funktion des Interviews und sieht im Befragten einen im Vergleich zum Interviewer gleichwertigen Partner. Der Interviewer bittet freundlich, aber distanziert, unter Verweis auf das allgemeine wissenschaftliche Anliegen der Untersuchung um die Mitarbeit des Befragten, der in seiner Rolle als Informationsträger während des Gesprächs unabhängig von seinen Antworten und ohne Vorbehalte voll akzeptiert wird (zum Autoritätsanspruch des Interviewers vgl. auch Anger, 1969, S. 595 ff.).

Art des Interviewkontaktes: Bisher wurde davon ausgegangen, daß der Interviewer während der Befragung persönlich anwesend ist – die übliche, als *persönliches Interview* oder „Face to Face"-Interview bezeichnete Befragungsart. Weitere Interviewformen basieren auf telefonischem, computervermitteltem oder schriftlichem Kontakt. (Auf die schriftliche Befragung wird ausführlich in Abschnitt 4.4.2 eingegangen.) Über die Vor- und Nachteile einer weiteren Art des Interviewkontaktes, der sog. *Passantenbefragung*, berichten Friedrichs und Wolf (1990).

Das *telefonische Interview* ist eine zunehmend beliebter werdende, schnelle und preiswerte Interviewvariante. Es eignet sich für kurze Befragungen, die prinzipiell an jedes erwachsene Haushaltsmitglied gerichtet werden können und die keine besondere Motivation der Befragten voraussetzen. Anders als bei persönlichen Interviews, bei denen der Befragte eine fremde Person in die Wohnung lassen muß, wird das telefonische Interview als anonymer und persönlich weniger bedrängend erlebt. Die Verweigerungsrate ist dementsprechend niedriger als bei persönlichen Interviews. (Downs et al., 1980, S. 372, geben für amerikanische Verhältnisse eine Verweigerungsrate von 7% an.) Mit Interviewpartnern, die zum Zeitpunkt des Anrufs kein Interview geben können, läßt sich ohne nennenswerten Aufwand ein neuer Termin vereinbaren. Die Stichprobenauswahl bereitet mit Hilfe eines neuen Telefonbuches keine Schwierigkeiten, sofern die Aussagen nur für die Population der Telefonbesitzer Gültigkeit besitzen sollen.

Das telefonische Interview hat jedoch auch Nachteile gegenüber dem persönlichen Interview. Die Anonymität des Anrufers bringt es mit sich, daß ihm persönliche oder die Privatsphäre betreffende Angaben seltener vermittelt werden als einem persönlich auftretenden Interviewer, zu dem

TAFEL 24

„Interview-Leitfaden". Auszüge aus dem „Fragenschema bei Eichstätter Hexenverhören unter der Regierung des Fürstbischofs Johann Christoph von Westerstetten 1612–1636" (Merzbacher, 1980, S. 213 ff.)

Interrogatoria

Worüber die Hexerey halben bedachte, und beygefangne Persohnen zue besprachen.

Interrogatoria

Darüber der Hexerey verdachte Persohnen zuvor, und ehe die inditia crimine, ihnen eröffnet werden, zu besprachen.

1. Wie sie heiße?
2. Von wannen sie gebürtig?
3. Wer ihre Eltern und wie sie geheißen? weß Standes sie seien, was ihr Handtierung, ob sie wohl oder übel miteinander gehauset, ob sie noch leben oder tot seien? wann sie gestorben und an welcher Krankheit?
4. Wo, von wem und wie sie in ihrer Jugend erzogen worden?
5. Welcher Gestalt und wozu sie von Jugend auf unterwiesen, was sie gelerndt?
6. Was nun ihre Nahrung und Handtierung sei? An welchem Ort sie sich häuslich aufhalte, wie alt sie sei?
7. Ob sie ledigen Standess und warum sie nicht verheiratet sei?
8. Ob sie verheiratet, und wie lange sie im Ehestand lebe?
9. Ob sie sich eigenen Willens oder mit Vorwissen ihrer Eltern und Freunde verheiratet?
10. Durch welche Gelegenheit sie mit ihrem Ehegenossen in Kundschaft gekommen und sich mit ihm verlobt? Auch wer er sei?
11. Ob sie nicht nächtlicherweile je zusammengekommen und sich miteinander allein unterredet?
12. Ob sie nicht vorher ledigen Standes unordentliche Liebe zu ihm gehabt, sich fleischlich mit ihm vermischt oder doch solches zu tun Willen gehabt?
13. Wann, wo und wie oft solches geschehen, auch wer sie gegeneinander verkuppelt?
14. Ob sie an ihrem Hochzeitstag, vorher oder nachher nicht abergläubische Sachen gebraucht oder durch andere brauchen lassen?
15. Was sie einander zugebracht und wie sie sich bisher ernährt?
16. Wie sie im währenden Ehestand miteinander gehaust und da sie übel gehaust, was dessen Ursach sei?
17. Ob sie im währenden Ehestand nicht zu anderen unordentliche Liebe genommen? Durch was occassion und Gelegenheit solches geschehen? Ob sie darauf zu Erfüllung ihres bösen Willens Gelegenheit gesucht? durch wen, wo sie zusammengekommen und was sie jederweil inzwischen verlaufen?
18. Ob sie währender Ehe Kinder erzeugt, wie viel, wie sie heißen, wie alt sie seien, ob sie leben oder tot sind?

etc.

TAFEL 24

Interrogatoria

Darüber der Hexerei verdachte Persohnen, nachdem ihnen die Inditia – ex crimine – vorgehalten worden, weiteres zu examinieren.

25. Wie lange es sei, daß sie in das Laster der Hexerei geraten?
26. Ob solches hier oder an anderen Orten und wo geschehen?
27. Durch was occassion und Gelegenheit sie in das Laster gekommen?
28. Wann sie das erstemal mit dem bösen Feind in Gemeinschaft gekommen?
29. In welcher Gestalt er sich gezeigt, was er mit ihr geredet? Wie ihr die Rede und Gestalt vorgekommen und woran sie ihn erkannt?
30. Was er von ihr begehrt? ob und wie oft sie sich fleischlich mit ihm vermischt?
31. Ob sie eine Wollust darob verspürt und wie ihr solches vorgekommen, wo solches geschehen?
32. Was er ferners an sie begehrt und worin sie eingewilligt?
33. Was sie ihm versprochen, ob und wie sie sich gegen ihn verschrieben? Ob solches damals oder andermalen und auf welche Weise es geschehen?
34. Ob sie nicht Gott und alle Heiligen verleugnet? Menschen, Vieh und Früchten zu schaden versprochen, mit was Worten und in welcher Form solches geschehen?
35. Ob sie vom bösen Geist getauft worden, was sich dabei verloffen (ereignet), was für eine Materie gebraucht worden? Wie er sie, und sie ihn genannt und wer dabei gewesen und was solche Persohnen hierzu getan?
36. Ob der böse Feind in der Folgezeit weiter zu ihr gekommen, was er jedesmal bei ihr getan, ob er sich nachmals mit ihr fleischlich vermischt, auf welche Weise und in welcherlei Gestalt es geschehen?

etc.

man im Gespräch Vertrauen gewonnen hat. Telefoninterviews sind nur für Gegenstandsbereiche geeignet, die sich in einem relativ kurzen Gespräch erkunden lassen. Das gesamte Interview (einschließlich Begrüßung, Vorstellung, Verabschiedung etc.) sollte nicht mehr als 20 Minuten und die Erfragung der eigentlich interessierenden Inhalte nicht mehr als 10 Minuten erfordern. Auf visuelle oder sonstige Hilfsmittel bzw. Vorlagen muß bei Telefoninterviews verzichtet werden. Die Antwortvorgaben sollten deshalb nicht zu umfangreich sein. Als nachteilig wirkt sich auch die Tatsache aus, daß die situativen Merkmale des telefonischen Interviews wenig standardisierbar sind; die Begleitumstände des Interviews (ablenkende Reize, Lärmbelästigungen, Ermüdung etc.) bleiben unkontrolliert.

(Weitere Literatur zum Telefoninterview: Assael und Eastlack, 1966; Coombs und Freedman, 1964; Dillman, 1978; Frey et al., 1990; Hormuth und Brückner, 1985, Judd, 1966; Lavrakas, 1993.)

Anzahl der Befragten im Interview: Die von einem Interviewer durchgeführte Befragung einer Person heißt *Einzelinterview* und die Befragung mehrerer Personen *Gruppeninterview.* Als Domäne des Einzelinterviews gelten Themenbereiche, die ein aktives, auf den individuellen Informationsstand, die Äußerungsbereitschaft und die Verbalisationsfähigkeit des Befragten zugeschnittenes Eingreifen der Interviewerin bzw. des Interviewers erfordern. Es sind hiermit Themenbereiche angesprochen, die sich mangels Vorwissen nur begrenzt strukturieren lassen. Zudem ist das Einzelinterview immer dann unersetzbar, wenn die Beantwortung der Fragen eine persönliche, durch Gruppendruck unbeeinflußte Atmosphäre erfordert.

Läßt der Stichprobenplan die Befragung natürlicher Gruppen zu (z. B. Schulklassen, Seminarteilnehmer, militärische Einheiten, Mannschaften) und kann die Befragung nicht nur strukturiert, sondern auch in Form eines konkreten Fragenkatalogs schriftlich fixiert werden, sind die Voraussetzungen für die Durchführung von Gruppeninterviews erfüllt. Die simultane Befragung mehrerer Personen erspart einerseits Kosten und vereinheitlicht andererseits die Befragungssituation für alle Beteiligten. Die Personen füllen gleichzeitig – jede für sich – die vorgefertigten Fragebögen aus, und der Interviewer verliest die Instruktionen und steht für Rückfragen zur Verfügung (diese Form der Gruppenbefragung ist eher eine schriftliche Befragung als ein „Interview").

Gruppenbefragungen geraten leicht zu einer Konkurrenzsituation, wenn die Arbeitstempi der Befragten divergieren und die schnelleren Personen nach Ausfüllen ihrer Fragebögen die langsameren Personen durch Unruhe oder Ungeduld unter Druck setzen, so daß diese ihre letzten Fragen überhastet und unkonzentriert beantworten. Diese Störquelle läßt sich weitgehend ausschalten, wenn der Fragebogen durch einige Fragen, die nicht direkt zum Themenbereich gehören und die deshalb auch nicht ausgewertet werden, verlängert wird. Dadurch ist gewährleistet, daß in der Zeit, in der die thematisch wichtigen Fragen bearbeitet werden, alle Gruppenmitglieder beschäftigt sind. (Eine ähnliche Funktion haben unwichtige Vorlauffragen, die während der anfänglichen Eingewöhnungsphase, in der die Befragten häufig noch unruhig und nervös sind, beantwortet werden. Weiteres hierzu s. S. 223 ff. zum Thema „Der Aufbau eines Interviews".)

Eine Sonderform des Gruppeninterviews ist das *Gruppendiskussionsverfahren* (vgl. auch S. 393 ff.). Diese Interviewform setzt eine aktive Gesprächsbereitschaft aller Gruppenmitglieder voraus; sie wird vom Interviewer nur locker durch gelegentliche Eingriffe und – bei stockendem Gesprächsverlauf – durch anregende Impulse gesteuert. Ziel dieser Befragungstechnik ist es, die Variationsbreite und Überzeugungsstärke einzelner Meinungen und Einstellungen zu einem Befragungsthema zu erkunden. Gelegentlich wird bei dieser Methode der in der Gruppe ablaufende Meinungsbildungsprozeß selbst zum Untersuchungsgegenstand gemacht.

Die Vielfalt und Repräsentativität der geäußerten und meistens mit einem Tonbandgerät aufgezeichneten Einzelmeinungen wird häufig durch einen hohen Anteil von „Schweigern" beeinträchtigt. Vorsorglich sollte deshalb darauf geachtet werden, gruppendynamische Bedingungen zu schaffen, die die aktive Mitarbeit aller Gruppenmitglieder erleichtern. Diese läßt sich durch kleine Gruppen, die möglichst homogen zusammengesetzt sind und keine oder nur geringfügige Status- und Bildungsunterschiede aufweisen, sowie durch eine allen Gruppenmitgliedern gemeinsame Sprach- und Ausdrucksweise verbessern (näheres zum Gruppendiskussionsverfahren s. Dreher und Dreher, 1982; Friedrichs, 1979, S. 246 ff.; Kreutz, 1972 oder Mangold, 1962).

Eine spezielle Form der Gruppendiskussion, bei der die einzelnen Gruppenmitglieder bestimmte Rollen spielen, wird als Soziodrama bezeichnet (Moreno, 1953). Von einer Übereinstimmungstechnik oder Widerspruchsdiskussionstechnik spricht man, wenn Einzelpersonen im Gruppenverband (z. B. Familie) mit den Resultaten zuvor durchgeführter Einzelinterviews konfrontiert werden (vgl. Scheuch, 1967, S. 171 f.).

Anzahl der Interviewer: Ein weiteres Unterscheidungsmerkmal von Interviews betrifft die Anzahl der beteiligten Interviewer: *Einzelinterviews* (ein Interviewer und ein Befragter, s.o.), *Tandem-Interviews* (zwei Interviewer) und *Hearings* oder *Board-Interviews* (mehrere Interviewer). Wenngleich das Einzelinterview als ökonomischste Variante am häufigsten eingesetzt wird, ist bei einigen Befragungssituationen das Hinzuziehen eines weiteren oder mehrerer Interviewer ratsam oder erforderlich.

Interessieren weniger die persönlichen Ansichten des Befragten, sondern vorrangig sein Wissen als Experte (Institutsleiter, Personalchefin, Abteilungsleiter, Ausschußvorsitzende etc.), überfordert die Befragungssituation häufig einen Einzelinterviewer, zumal wenn dieser nicht speziell vorbereitet ist. Zwei Interviewer oder ein Interviewer-Tandem (vgl. Kincaid und Bright, 1957) können sich dann beim Fragen abwechseln, so daß der jeweils nicht fragende Interviewer Gelegenheit erhält, den Gesprächsverlauf zu verfolgen und weiterführende Fragen oder Nachfragen vorzubereiten. Tandem-Interviews werden auch zu Schulungszwecken eingesetzt; die beiden Interviewer kontrollieren und registrieren dann gegenseitig ihr Interviewverhalten und helfen einander in schwierigen Interviewphasen.

Hearings oder Board-Interviews (Oldfield, 1951, S. 117) werden veranstaltet, wenn sich mehrere Personen oder ein Gremium (z. B. Personalkommissionen) über eine Person sachkundig machen wollen oder müssen. Das Hearing ist mehreren Einzelinterviews vorzuziehen, weil alle an der Befragung beteiligten Interviewer gleichzeitig informiert werden und sich gegenseitig in ihren Fragen ergänzen können. Diese Interviewform wird vom Befragten allerdings häufig als belastend bzw. inquisitorisch empfunden, insbesondere wenn ihm die Bedeutung der gestellten Fragen und damit die Auslegung seiner Antworten verborgen bleibt.

Funktionen des Interviews: In Abhängigkeit von den Zielen, die man mit dem Einsatz eines Interviews verfolgt, unterscheidet man Interviews mit *informationsermittelnder* Funktion und mit *informationsvermittelnder* Funktion (van Koolwijk, 1974a, S. 15f.). Zu den ermittelnden Interviews zählen das informatorische Interview zur deskriptiven Erfassung von Tatsachen (z.B. journalistisches Interview nach Downs et al., 1980, Kap. 14), Zeugeninterviews, das analytische Interview als sozialwissenschaftliches Forschungsinstrument (demoskopische Umfragen, Noelle, 1967), Panel-Befragungen (Nehnevajsa, 1967), das Einstellungsinterview als Instrument zur Personalauswahl (Schuler, 1994), Mitarbeiterbefragungen im Rahmen der Organisationsentwicklung (Borg, 1994) sowie das diagnostische Interview als Grundlage für den Einsatz therapeutischer Maßnahmen (z. B. klinische oder psychologische Anamnese bzw. testgestützte Diagnostik; vgl. Triebe, 1976). Zu den informationsvermittelnden Interviews gehören Beratungsgespräche jeglicher Art (Erziehungsberatung, Berufsberatung, Lebensberatung etc.), bei denen Experten zu einem gewünschten Themenbereich Auskünfte erteilen.

Der Aufbau eines Interviews

Makro- und Mikroplanung: Die theoretischen Vorarbeiten zu einem Interview beginnen mit einer genauen Festlegung des zu erfragenden Themenbereichs und mit dessen Ausdifferenzierung unter Berücksichtigung einschlägiger Literatur. Die Makroplanung legt die Abfolge der einzelnen thematischen Teilbereiche fest, bei der zu beachten ist, daß der Befragte weder über- noch unterfordert wird (z. B. 1. allgemeine Fragen zur Person, 2. Fragen zum Themenbereich I, 3. offene Diskussion, 4. Fragen zum Themenbereich II, 5. Abschlußgespräch). Die Makroplanung bestimmt damit die Struktur des Interviews.

Die anschließende Mikroplanung spezifiziert die Inhalte, die zu den einzelnen Themenbereichen erfragt werden sollen und präzisiert in Abhängigkeit von der angestrebten Standardisierung die Fragenformulierungen. Häufig lassen sich in dieser Phase aus bereits bekannten Informationen (explorative Vorinterviews, Literatur, Expertengespräche, eigene Kenntnisse etc.) Antwortalternativen für Mehrfachwahlaufgaben konstruieren (zur Kontrolle von Antworttendenzen oder -verfälschungen vgl. S. 210 ff.).

Ein wichtiger Bestandteil der Interviewplanung sind neben der inhaltlichen Strukturierung befragungstechnische Überlegungen, die die Motivation bzw. die Aufmerksamkeit des Befragten betreffen. Besonders zu beachten ist die Gestaltung der Intervieweröffnung, die beim Gesprächspartner Interesse am Interview und allgemeine Gesprächsbereitschaft anregen sowie anfängliche Hemmungen abbauen soll (Einleitungs-, Kontakt- oder „Eisbrecherfragen"). Des weiteren erleichtern in den Gesprächsablauf eingebaute Übergangs- und Vorbereitungsfragen evtl. erforderliche Themenwechsel. Ausstrahlungseffekte auf nachfolgende Themenbereiche können durch geschickte Ablenkungs- oder „Pufferfragen" reduziert werden (vgl. hierzu auch S. 229). Der gesamte Ablauf eines Interviews kann durch sog. „Filterfragen" gesteuert werden, von deren Beantwortung es abhängt, welche weiteren Fragen zu stellen sind.

Die Interviewfragen erfüllen damit instrumentelle und inhaltlich-analytische Funktionen gleichermaßen. Ihr Aufbau und ihre Formulierungen begrenzen Qualität und Quantität möglicher Antworten und damit letztlich die durch das Interview zu erzielenden Erkenntnisse (zur methodologischen Bedeutung der Frage in der Forschung vgl. z. B. Holm, 1974 a, b, oder Lang, 1978).

Eine Checkliste: Vor seinem praktischen Einsatz ist es ratsam, das Interviewkonzept anhand der folgenden, in Anlehnung an Bouchard (1976) entwickelten Checkliste einer nochmaligen Überprüfung zu unterziehen. (Diese Liste bezieht sich im wesentlichen auf standardisierte Interviews; für andere, weniger strukturierte Interviewformen können der Liste Anregungen zur Bildung modifizierter Prüfkriterien entnommen werden.)

- Ist jede Frage erforderlich? Überflüssige Fragen belasten den Befragten unnötig und verlängern das Interview. Mit Fragen, die man nur eventuell auszuwerten gedenkt, sollte äußerst sparsam umgegangen werden.
- Enthält das Interview Wiederholungen? Wenn ja, muß die Funktion von Fragen, die im Prinzip ähnliches erfassen wie andere auch, eindeutig geklärt sein (z. B. zur Reliabilitätserhöhung oder zur Kontrolle von Antwortkonsistenz).
- Welche Fragen sind überflüssig, weil man die zu erfragenden Informationen auch auf andere Weise erhalten kann? Um das Interview nicht zu überlasten, sollten eigene Beobachtungen oder andere Informationsquellen genutzt werden.
- Sind alle Fragen einfach und eindeutig formuliert und auf einen Sachverhalt ausgerichtet? Zielt eine Frage gleichzeitig auf mehrere Inhalte ab, sollte sie in Einzelfragen zerlegt werden. Kurze Fragen sind zu bevorzugen.
- Gibt es negativ formulierte Fragen, deren Beantwortung uneindeutig sein könnte? (Beispiel: „Ich gehe nicht gern allein spazieren". Ein „nein" auf diese Behauptung würde als doppelte Verneinung korrekterweise bedeuten, daß man sehr wohl gern allein spazieren geht. Umgangssprachlich könnte ein „nein" im Sinne von: „Nein, allein spazieren gehe ich nicht gern" jedoch genau das Gegenteil bedeuten.)
- Sind Fragen zu allgemein formuliert? Wenn ja, sind konkretere Formulierungen oder Ergänzungsfragen erforderlich. Hierauf ist besonders zu achten, wenn das Interview zwischen Gefühlen, Wissen, Einstellungen und Verhalten differenzieren will.
- Kann der Befragte die Fragen potentiell beantworten? Die Schwierigkeit der Frage muß dem Bildungsniveau des Befragten angepaßt sein, d. h. der Befragte sollte nicht mit Fragen belastet werden, auf die er mit hoher Wahrscheinlichkeit keine Antwort weiß.
- Besteht die Gefahr, daß Fragen den Befragten in Verlegenheit bringen? Sind derartige Fragen unumgänglich, sollten sie zum Ende des Interviews gestellt werden. Die Möglichkeit der „Entschärfung" von Fragen durch einfühlsamere Formulierungen ist zu prüfen.
- Erleichtern Gedächtnisstützen oder andere Hilfsmittel die Durchführung des Interviews? Ist dies der Fall, sollte der Interviewer gezielt (aber für alle Befragten einheitlich) helfende Hinweise geben.
- Sind die Antwortvorgaben auch aus der Sicht des Befragten angemessen? Unrealistische oder unwahrscheinliche Antwortvorgaben irritieren den Befragten (vgl. S. 218). Gehören die Befragten sehr unterschiedlichen Konventionskreisen an, ist die Möglichkeit des Einsatzes sprach- oder kulturspezifischer Distraktoren (vgl. S. 194 ff.) zu überprüfen.
- Kann das Ergebnis der Befragung durch die Abfolge der Fragen (Sequenzeffekte) beeinflußt werden? Besteht diese Gefahr, ist der Effekt verschiedener Fragenfolgen nach Möglichkeit in Vortests zu prüfen.
- Enthält das Interview genügend Abwechslungen, um die Motivation des Befragten aufrecht zu erhalten? Das Interview darf für den Befragten niemals langweilig werden. Häufig ist es sinnvoll, das Frage-Antwort-Schema durch das Einbringen verschiedener Materialien (visuelle Vorlagen, Karten sortieren lassen, kleinere Fragebögen schriftlich ausfüllen lassen etc.) aufzulockern.
- Sind die Fragen suggestiv formuliert? Suggestivfragen sind zu vermeiden (Beispiel: „Sie sind sicher auch der Meinung, daß ..."). Der Stil der Fragen sollte den Befragten ermuntern, das zu sagen, was er für richtig hält. Die Fragen sollten so formuliert sein, daß sie keine bestimmten Antworten besonders nahelegen (zur Problematik der Suggestivfragen vgl. Loftus, 1975 oder Richardson et al., 1979).
- Ist die „Polung" der Fragen ausgewogen? Werden z. B. mehrere Fragen zu einem Einstellungsbereich gestellt, müssen positive Einstellungen (das Gleiche gilt für negative Einstellun-

gen) annähernd gleich häufig durch Bejahungen und Verneinungen der Fragen zum Ausdruck gebracht werden können (vgl. auch S. 215 f. zum Problem der Akquieszenz). Hierbei sind Formulierungen zu wählen, deren Ablehnung nicht auf eine doppelte Verneinung hinausläuft (s.o.).

- Sind die Eröffnungsfragen richtig formuliert? Die Startphase des Interviews hat häufig entscheidenden Einfluß auf den gesamten Interviewablauf. Zuweilen sind Kompromisse aus flexiblem Reagieren des Interviewers auf das Verhalten des Befragten und Bemühungen um Standardisierung erforderlich.
- Ist der Abschluß des Interviews genügend durchdacht? Einfache, leicht zu beantwortende Fragen (z. B. biographische Angaben) und der Hinweis, der Befragte habe mit seinen Antworten dem Interviewer sehr geholfen, tragen dazu bei, das Interview in einer entspannten Atmosphäre zu beenden.

Die hier vorgeschlagene Überarbeitung eines geplanten Interviews sollte durch einige Probeinterviews ergänzt werden. Diese Probeinterviews haben nicht die Funktion, vorab erste Informationen zu den eigentlichen Gegenständen des Interviews zu erhalten, sondern dienen ausschließlich der formalen Überprüfung des Interviews (instrumenteller Vortest; vgl. S. 331). Der Befragte sollte hierüber aufgeklärt und um kritische Mitarbeit gebeten werden.

Der Interviewer

Kein im Umgang mit Interviews erfahrener Forscher wird bestreiten, daß die Person, die ein Interview durchführt, das Ergebnis entscheidend beeinflussen kann. Ebenso ist jedoch auch kein routinierter Interviewforscher in der Lage, allgemein gültige Ursachen oder Randbedingungen für Interviewerfehler zu benennen. Dies wäre erforderlich, wenn man durch gezielten Interviewereinsatz oder sorgfältiges Training Verzerrungen der Interviewergebnisse, die durch die Person des Interviewers hervorgerufen werden, reduzieren oder gar völlig ausschalten wollte. Die Forschung auf diesem Gebiet ist intensiv, aber in ihren Resultaten widersprüchlich (Übersichten geben z. B. Cannell und Kahn, 1968; Erbslöh und Wiendieck, 1974; Haedrich, 1964; Hyman et al., 1954; Katz, 1942; Scheuch, 1967; Sudman und Bradburn, 1974).

Interviewereffekte: Mit den hier angesprochenen Interviewerfehlern oder „Interviewereffekten" sind – den Untersuchungsleitereffekten (vgl. S. 82 ff.) ähnlich – Verfälschungen der Untersuchungsergebnisse gemeint, die der Interviewer (gewöhnlich nicht bewußt) verursacht. So können z. B. Alter, Geschlecht, Aussehen, Kleidung, Haarmode, Persönlichkeit, Einstellungen und Erwartungen des Interviewers die Antworten des Befragten beeinflussen, ohne daß der Interviewer dies weiß. Nicht angesprochen ist hiermit ein Fehlverhalten des Interviewers, dem bewußt eine fälschende Absicht zugrunde liegt (sog. „Interviewer Cheating", vgl. Evans, 1961). Die Überlegungen beschränken sich zudem vorrangig auf standardisierte Interviews mit wissenschaftlicher Zielsetzung. (Die Bedeutung des Interviewers im therapeutischen Interview, im Einstellungsinterview – vgl. Downs et al., 1980 – und anderer Interviewarten wird hier nicht erörtert. Einzelheiten hierzu vgl. Abschnitt 5.2.1.)

Die Erforschung der Determinanten von Interviewereffekten fällt vor allem deshalb schwer, weil das Kriterium für ein fehlerfreies Interview, nämlich die „wahren" Antworten des Befragten, meistens unbekannt ist. Wie in jeder Gesprächs- oder Kommunikationssituation ist auch in der Interviewsituation eine Vielzahl wechselseitiger Einflußfaktoren wirksam. Eine schwache Reaktion mit der Augenbraue, das Anzünden einer Zigarette, ja fast jede Körperbewegung können vor allem in unklaren, unstrukturierten Situationen Bedeutung gewinnen. Im Einstellungs- und Meinungsbereich, der zu den beliebtesten Untersuchungsgegenständen der auf Interviews basierenden Forschung zählt, werden häufig Inhalte erkundet, zu denen sich der Befragte noch keine stabile Meinung gebildet hat und auf die er deshalb nur unsicher reagiert.

Diese mangelnde Reliabilität des Kriteriums macht es äußerst unwahrscheinlich, daß auch zukünftige Forschungen über Interviewereffekte verbindliche und generalisierbare Aussagen erarbeiten, die sich zur Vermeidung von Interviewereffekten in einer konkreten Befragungssituation praktisch nutzen lassen. Die Generalisierbarkeit von Interviewereffekten dürfte auch dadurch erheblich eingeschränkt sein, daß die Bedeutung der Interviewermerkmale nicht isoliert zu erfassen ist, sondern nur in Verbindung mit Merkmalen des Befragten, der Befragungssituation und dem Befragungsthema. Die Anzahl möglicher Interviewkonstellationen steigt damit ins Unermeßliche und schließt Vorhersagen „gruppendynamischer Prozesse" in einer konkreten „Interviewer-Befragten-Dyade" aufgrund singulärer Forschungsergebnisse praktisch aus (vgl. hierzu auch Sheatsley, 1962).

Die Qualität eines sozialwissenschaftlichen Erhebungsinstruments sollte idealerweise nicht von dem zu Messenden abhängen und während des Meßvorganges stabil bleiben. Diese Invarianzforderung, übertragen auf die Interviewsituation, besagt, daß ein Interviewer prinzipiell austauschbar bzw. beliebig einsetzbar ist und daß er sich während eines Interviews gleichbleibend neutral und unbeteiligt verhält. Dieses mechanistische Bild ist natürlich für „lebende Meßinstrumente" wie Interviewer völlig unrealistisch und wohl letztlich auch nicht erstrebenswert, denn gerade das flexible Reaktions- und Einstellungsvermögen eines talentierten und erfahrenen Interviewers vermag Einsichten zu vermitteln, an die ein „totes Meßinstrument" auch nicht annähernd herankäme.

Erfordert und ermöglicht eine Befragungsaktion den Einsatz mehrerer Interviewer, wird man sie zufällig auf die zu befragenden Personen verteilen, um dadurch zumindest grobe, systematische Ergebnisverzerrungen zu vermeiden. Interessiert in der Untersuchung eine begrenzte, sehr persönliche Thematik, kann sich jedoch ein gezielter Einsatz von Interviewern günstig auf die Ergiebigkeit des Interviews und die Interviewatmosphäre (Rapport) auswirken. Der Einsatz der Interviewer sollte dann so erfolgen, daß zwischen den Befragten und den Interviewern eine möglichst geringe soziale oder sozioökonomische Distanz besteht, damit die Kontaktaufnahme erleichtert und kommunikative Hemmschwellen erfolgreicher abgebaut werden können. Aber auch diese Zusammenhänge gelten, wie z. B. Hyman et al. (1954, S. 153 ff.) oder auch Snell-Dohrenwind et al. (1968) zeigen, nicht generell.

Äußere Merkmale, wie z. B. Geschlecht, Nationalität, Kleidung, Haartracht etc., sind ebenfalls keine stabilen Prädiktoren für systematische Interviewereffekte (vgl. Erbslöh und Wiendieck, 1974, S. 90 ff.). Mit deutlicheren Effekten muß allerdings gerechnet werden, wenn äußere Merkmale dem Befragten die Meinung des Interviewers zu dem erfragten Inhalt signalisieren. Führt beispielsweise eine Rollstuhlfahrerin Interviews über „Behindertenfeindlichkeit" durch, ist sicher mit stärkeren Interviewereffekten (Verzerrungen in Richtung soziale Erwünschtheit oder vielleicht auch in ihr Gegenteil) zu rechnen, als wenn dieselbe Frau Meinungen über anstehende Änderungen des U-Bahn-Fahrplans erkundet.

Ältere Interviewer scheinen gelegentlich erfolgreicher zu sein als jüngere, und sie erhalten verzerrungsfreiere Antworten. Ihre Verweigerungsquote ist geringer, weil sie möglicherweise als seriöser und vertrauenswürdiger erlebt werden (vgl. Erbslöh und Timaeus, 1972 oder Sudman und Bradburn, 1974).

Persönlichkeits- und Einstellungsmerkmale des Interviewers sind zwar für das Interviewgeschehen wichtig und wurden ebenfalls wiederholt untersucht; aber auch hier ist die Forschung noch nicht zu verbindlichen Aussagen gelangt. Vermutlich ist eine sorgfältige, auf umfangreiche Erfahrung gegründete Analyse konkreter Interviewsituationen sinnvoller als der Versuch, Interviewereffekte durch die Berücksichtigung der Resultate einiger, teilweise sogar widersprüchlicher Untersuchungen zu diesem Problem reduzieren zu wollen.

Der „gute" Interviewer: In Anbetracht der Vielfalt von Interviewsituationen und der Vorläufigkeit von Forschungsresultaten fällt es schwer, ein konkretes Merkmalsprofil des „erfolgreichen" Interviewers aufzustellen. Für die praktische Forschungsarbeit hätte dies ohnehin nur wenig Konsequenzen, wenn man bedenkt, daß in vielen „kleineren" Untersuchungen aus finanziellen oder zeitlichen Gründen die Forschenden selbst bzw. freiwillige Helfer die Interviews durchführen. Ein solches Merkmalsprofil wäre bestenfalls für die Interviewerselektion größerer demoskopischer Institute mit routinemäßig eingesetzten Interviewerstäben hilfreich.

Will man dennoch einen Minimalkatalog der Eigenschaften des „guten" Interviewers aufstellen, könnte dieser wie folgt aussehen (ausführlicher hierzu siehe Fowler und Mangione, 1990):

- Der Interviewer muß das Verhalten anderer aufmerksam beobachten und verstehen können, was Interesse am Menschen und an der untersuchten Problematik voraussetzt.
- Der Interviewer muß psychisch belastbar sein, um auch bei unangemessenen Reaktionen des Interviewpartners oder organisatorischen Problemen seine Aufgabe verantwortungsvoll erfüllen zu können.
- Der Interviewer muß über eine hohe Anpassungsfähigkeit verfügen, um mit den verschiedenartigsten Personen eine gelöste Gesprächsatmosphäre herstellen und aufrechterhalten zu können.
- Der Interviewer muß über eine gute Allgemeinbildung verfügen und über das Befragungsthema ausreichend informiert sein, um auch auf unerwartete Antworten kompetent reagieren zu können.
- Der Interviewer muß sein eigenes verbales und nonverbales Verhalten unter strenger Kontrolle halten können, um die Antworten des Befragten durch eigene Urteile und Bewertungen nicht zu beeinflussen.
- Der Interviewer muß selbstkritisch sein, um Gefährdungen der Interviewresultate durch die Art seines Auftretens, seiner äußeren Erscheinung, seiner Persönlichkeit, seiner Einstellungen etc. erkennen und ggf. vermeiden zu können.

Die Befragungsperson

Stand bereits im vergangenen Abschnitt die Beeinträchtigung der Interviewergebnisse durch die Person des Interviewers außer Frage, so gilt dies in noch stärkerem Maße für die Person des Befragten. Die ideale, als „Datenträger“ prinzipiell austauschbare Befragungsperson, die zu einer neutralen Interaktion mit einer ihr in der Regel unbekannten Person fähig ist, die intellektuell und verbal den Anforderungen eines Interviews gewachsen ist, die zwischen emotionaler Kontaktgestaltung und sachlichem Informationsaustausch zu trennen weiß und die ein starkes Eigeninteresse für das Befragungsthema aufbringt („Instrumental Motivation“, Richardson et al., 1965), dürfte eine Fiktion sein. Konnte bei der Analyse der Rolle des Interviewers zumindest prinzipiell noch davon ausgegangen werden, daß Interviewereffekte durch den Einsatz erfahrener, geschulter Interviewer mit „positiven“ Interviewereigenschaften reduzierbar sind, versagen derartige Selektionsmaßnahmen zur Verbesserung der Interviewqualität beim Befragten vollends. Zumindest in Untersuchungen, deren Resultate Generalisierbarkeit beanspruchen, muß jede im Stichprobenplan vorgesehene Person unabhängig von ihrer Eignung zum Interview befragt werden. Die hierbei auftretenden Probleme werden im folgenden summarisch behandelt.

Erreichbarkeit der Interviewpartner: Nach Esser (1974) rechnet man bei Zufallsauswahlen (zur Stichprobentechnik vgl. Abschnitt 7.1) mit 3% bis 14% nicht erreichbaren Personen. Eine besonders hohe Erreichbarkeitsquote erzielen im Haushalt tätige Frauen, Personen in ländlichen Gebieten und ältere Menschen.

Die Erreichbarkeit der im Stichprobenplan aufgenommenen Personen wird zum Problem, wenn die Art der Antworten mit Merkmalen, die leicht und schwer erreichbare Personen differenzieren, systematisch kovariiert, d. h. wenn die Ausfälle nicht zufällig auftreten. Bedauerlicherweise ist jedoch selten bekannt, welche Informationen durch die nicht erreichten Personen verloren gehen; man wird sich in solchen Fällen mit einer genauen Beschreibung der realisierten Stichprobe, auf der die Interviewergebnisse beruhen, begnügen müssen und über ausfallsbedingte Ergebnisverzerrungen nur Mutmaßungen anstellen können. Ist die „Soll-Struktur“ einer geplanten Stichprobe bekannt, können geringfügige Abweichungen in der „Ist-Struktur“ durch geeignete Gewichtungsprozeduren kompensiert werden (vgl. S. 400ff.).

Interviewverweigerung: Auf Ausfälle, die durch Nichterreichbarkeit entstehen, hat der Interviewer keinen Einfluß – sieht man von der Möglichkeit, sich wiederholt um einen Kontakt zu bemühen, einmal ab. Anders ist es mit der Interviewverweigerung, die erst nach der ersten Kontaktaufnahme ausgesprochen wird und die deshalb auch vom Interviewer verschuldet sein kann. (Bei erfahrenen Interviewern kommen Verweigerungen seltener vor als bei ungeübten Interviewern; vgl. z. B. Pomeroy, 1963.) Für mündliche Interviews ist nach Esser (1974) in Abhängigkeit von der Thematik des Interviews mit einer Verweigerungsrate von 7% bis 14% zu rechnen.

Zu den Verweigerern zählen vor allem alte Menschen, Frauen, sowie Personen mit niedrigem Sozialstatus und geringer Schulbildung. Verweigerer sind häufiger verwitwet, haben seltener Kinder, sind gegenüber dem Leben negativer eingestellt und an Sozialforschung weniger interessiert (Bungard, 1979). Teilweise handelt es sich also um die gleichen Personengruppen, denen eine besonders gute Erreichbarkeit zugesprochen wird, was in günstigen Fällen dazu führt, daß Stichprobenverzerrungen, die durch die unterschiedliche Erreichbarkeit bestimmter Personengruppen zustande kommt, durch hierzu gegenläufige Verweigerungsquoten ausgeglichen werden.

Ein erfahrener Interviewer kennt die Motive zur Interviewteilnahme und wird dieses Wissen bei unschlüssigen Personen behutsam einsetzen. Zu diesen, in ihrer Bedeutung sicherlich kultur- und schichtabhängigen Motiven gehört der Wunsch, ein „guter Staatsbürger" sein zu wollen, der Wissenschaft zu dienen, Erfahrungen im Umgang mit fremden Menschen zu sammeln, durch das Interview neue Anregungen zu erhalten, dem Interviewer zu helfen oder das schlichte Bedürfnis nach Kommunikation (ausführliche Literatur über Motive zur Interviewteilnahme nennt Esser, 1974, S. 118).

Ist der Ausgang einer auf Interviews basierenden Untersuchung durch eine hohe Verweigerungsquote ernsthaft gefährdet, muß erwogen werden, einige Interviewstandardisierungen aufzugeben, um dadurch die Chance zu einem Interview zu erhöhen (Lane 1962, S. 5f.). Die Ergebnisverzerrungen, die dadurch eintreten, daß der Befragte selbst den Gesprächsablauf strukturiert, nach eigenem Ermessen Schwerpunkte setzt und gelegentlich auch Fragen an den Interviewer richtet – was insgesamt eine einheitliche Operationalisierung der interessierenden Konstrukte gefährdet – sind häufig weniger schwerwiegend als der gänzliche Verzicht auf Informationen dieses Befragten.

Ablehnung von Fragen: Eine weitere Schwierigkeit ist die Ablehnung einzelner Fragen. Als Gründe hierfür nennt Leverkus-Brüning (1964) Verweigerung, Nichtinformiertheit, Meinungslosigkeit und Unentschlossenheit.

Antwortverweigerungen treten vor allem in Verbindung mit sehr persönlichen, intimen Fragen auf. Beantwortet der Befragte deshalb eine Frage nicht, weil er nicht genügend informiert ist, stellt dies ein genauso wichtiges empirisches Faktum dar wie eine Antwort. Allerdings wird Nichtinformiertheit häufig als Vorwand genannt, wenn eine Frage nicht verstanden wurde, weil sie sprachlich zu kompliziert formuliert wurde.

Eine dezidierte Meinungslosigkeit ist ebenso wie eine tatsächlich auf mangelnde Kenntnisse zurückgehende Uninformiertheit für das Untersuchungsergebnis von Bedeutung. Festzustellen, daß sich die Befragten zu einem bestimmten Gegenstand noch keine Meinung gebildet haben, ist häufig aufschlußreicher als die Dokumentierung mehr oder weniger erzwungener Stellungnahmen. Antwortverweigerungen aus Unentschlossenheit sind für unsichere Befragungspersonen typisch, die eher bereit sind, keine Antwort zu geben, als sich irgendwie festzulegen. Solchen Personen helfen Antwortvorgaben, die auch Meinungstendenzen oder mehrere zutreffende Antworten zulassen.

Es zählt zu den schwierigsten Aufgaben eines Interviewers herauszufinden, welcher Grund für die Nichtbeantwortung einer Frage in einem konkreten Fall maßgeblich war. Wenn ein Interviewer beispielsweise eine Frage wiederholt stellt, weil er fälschlicherweise Unentschlossenheit unterstellt, kann dies sehr schnell zu einer spürbaren Verschlechterung der Gesprächsatmosphäre führen, wenn der tatsächliche Grund für die Nichtbeantwortung mangelndes Wissen war. Besonders gravierend ist dieses Problem bei der Befragung von Personen mit niedrigem Sozialstatus und bei älteren Menschen, die besonders häufig Fragen unbeantwortet lassen (vgl. Bungard, 1979; Gergen und Beck, 1966; Freitag und Barry, 1974). Falsche Einschätzungen von Nichtbeantwortungen können leicht den Abbruch eines Interviews zur Folge haben.

Antwortverfälschungen: Weitere Fehlerquellen, die auf den Befragten zurückgehen, sind mehr oder weniger bewußte Antwortverfälschungen, die für die Datenerhebungsmethode „Testen" auf S. 210 ff.

behandelt wurden. Bei Interviews sind vor allem folgende Verzerrungseffekte zu beachten:

- das Bemühen, dem Interviewer gefallen zu wollen,
- sog. Hawthorne-Effekte (nach Roethlisberger und Dickson, 1964, hat allein das Bewußtsein, Teilnehmer einer wissenschaftlichen Untersuchung zu sein, Auswirkungen auf die Reaktionen des Befragten),
- geringe Bereitschaft zur Selbstenthüllung („Self Disclosure"; Chelune et al., 1979),
- spezifische Motive zur Selbstdarstellung und Streben nach Konsistenz (Laux und Weber, 1993; Mummendey, 1990; Tetloch, 1983),
- die Antizipation möglicher negativer Konsequenzen nach bestimmten Antworten (eine Fehlerquelle, die auch bei Zusicherung absoluter Anonymität nicht völlig auszuräumen ist)
- konkrete Vermutungen über den Auftraggeber bzw. dessen Untersuchungsziele („Sponsorship-Bias", Crespi, 1950).

Zu erwähnen sind ferner Fehler, die direkt mit der Antwortfindung verbunden sind. Nach Tourangeau (1984, 1987) besteht der kognitive Prozeß bei der Beantwortung einer (Einstellungs-)Frage aus vier Phasen:

- Interpretation: Die gestellte Frage muß verstanden und richtig interpretiert werden.
- Erinnern: Die zur Beantwortung der Frage relevanten Informationen werden aus dem Gedächtnis abgerufen.
- Urteilsbildung: Die relevanten Informationen werden bewertet und zu einem Urteil verdichtet.
- Antwortformulierung: Bei Antwortvorgaben muß eine Kategorie gewählt werden, die dem gebildeten Urteil am besten entspricht.

Jede dieser vier Phasen ist fehleranfällig. Eine falsch interpretierte Frage ruft irrelevante Informationen wach, deren Bewertung eine Antwortkategorie wählen läßt, die der eigentlichen Einstellung oder Meinung nicht entspricht. Die Forderung nach eindeutiger Frageformulierung findet hier erneut ihre Begründung.

Neben einer uneindeutigen Fragenformulierung sind es häufig *Kontext- und Priming-Effekte*, die unkorrekte Antworten begünstigen. Wird beispielsweise jemand danach gefragt, wie stark das Interesse an Politik ausgeprägt ist, muß man damit rechnen, daß die Antwort vom Kontext abhängt, in dem diese Frage gestellt wird: Hatte der Befragte z. B. zuvor bei der Beantwortung von Fragen zum politischen Wissen bekunden müssen, daß er von politischen Dingen wenig versteht, dürfte die Behauptung, an politischen Dingen sehr interessiert zu sein, weniger leicht fallen, als wenn zuvor Einstellungsfragen zu anderen Bereichen wie Umwelt, Gesundheit etc. zu beantworten waren.

Priming-Effekte werden wirksam, wenn sich die Beantwortung einer Frage assoziativ auf die Beantwortung der Folgefragen auswirkt. Wird beispielsweise mit der ersten Frage die Einstellung gegenüber einem mißliebigen Politiker erfragt, können dadurch Assoziationen aktiviert werden, die die Antworten auf weitere Fragen zur Partei dieses Politikers oder zur Politik im allgemeinen negativ überlagern. (Ausführlicher zu dieser Thematik siehe z. B. Hippler et al., 1987 oder Tourangeau und Rasinski, 1989.)

Nicht zu unterschätzen ist letztlich der Anteil von absichtlichen Falschangaben im Interview. Philips (1971, zit. nach Esser, 1974) kommt in einer zusammenfassenden Analyse entsprechender Arbeiten zu dem Schluß, daß bei Angaben über das Wahlverhalten der Befragten der Anteil der Falschantworten zwischen 6,9% und 30% schwankt und daß bei Befragungen über das Gesundheitsverhalten sowie bei Erinnerungsfragen zur Vergangenheit mit nahezu 60% Falschangaben zu rechnen ist. Ferner wurde deutlich, daß Angaben über „abweichendes Verhalten" (Devianz) häufig nicht mit der Wirklichkeit übereinstimmen. (Zur Frage des Zusammenhangs zwischen verbal geäußerten Einstellungen und tatsächlichem Verhalten vgl. Ajzen, 1988; Benninghaus, 1973 und Upmeyer, 1982.)

Die Durchführung eines Interviews

Nicht nur Merkmale des Interviewers und des Befragten bzw. der zwischen beiden stattfindenden Interaktion beeinflussen die Ergebnisse eines Interviews, sondern auch äußere Merkmale der Situation, in der das Interview stattfindet. Bei den Bemühungen um eine standardisierte Interviewdurchführung sind folgende Regeln zu beachten:

- Üblicherweise vereinbart der Interviewer zunächst mit den zu befragenden Personen telefonisch oder schriftlich einen Termin. (Die gelegentlich praktizierte Vorgehensweise, ohne Voranmeldung durch direktes Aufsuchen der ausgewählten Wohnung zu einem Interview zu gelangen, führt in der Regel zu einer erhöhten Verweigerungsquote.) Diese erste Kontaktaufnahme entscheidet weitgehend darüber, ob ein Interview zustande kommt oder nicht. Sie sollte deshalb gründlich vorbereitet sein. Es empfiehlt sich, bei allen Anwerbungen eine einheitliche Textvorlage zu verwenden, die den Namen des Interviewers, sein Anliegen, ggf. den Auftraggeber (oder die Institution, in deren Rahmen die Untersuchung durchgeführt wird) und einige Auswahltermine enthält.
- Das Interview sollte in der Wohnung des Befragten oder doch zumindest in einer ihm vertrauten Umgebung stattfinden. Nach Begrüßung und Vorstellung erläutert der Interviewer nochmals – bezugnehmend auf seine erste Kontaktaufnahme – sein Anliegen und bedankt sich für die Gesprächsbereitschaft des Befragten. Er erklärt, warum der Befragte ausgewählt wurde und sichert ihm Anonymität seiner Antworten zu.
- Bevor das eigentliche Interview beginnt, prüft die Interviewerin Möglichkeiten, die situativen Bedingungen zu standardisieren (einheitliche Sitzordnung, gute Beleuchtung, keine Ablenkung durch andere Personen, abgeschaltete Rundfunk- und Fernsehapparate, keine ablenkenden Nebentätigkeiten während des Interviews etc.). Es ist selbstverständlich, daß evtl. erforderliche Korrekturen an den situativen Bedingungen nur mit Einverständnis des Befragten vorgenommen und zudem begründet werden. Während des Interviews unerwartet auftretende Störungen oder Beeinträchtigungen sind später in einem Interviewprotokoll festzuhalten.
- Das Interview beginnt mit den zuvor festgelegten Eröffnungsfragen (vgl. S. 223). Das Interview enthält neben den eigentlich interessierenden Sachfragen instrumentelle Fragen zur Überbrückung anfänglicher Kontakthemmungen, Fragen zur Kräftigung des Selbstvertrauens, zur Belebung der Erinnerung, zur Anregung der Phantasie, zum Aufbau von Spannungen, zum Abbau konventioneller Schranken etc. (vgl. Noelle, 1967, S. 74).
- Der Interviewer sollte sich um eine entspannte, aufgabenorientierte Gesprächsatmosphäre bemühen. Sowohl eine überbetonte Sachlichkeit (zu große soziale Distanz) als auch eine allzu herzliche, häufig als plump empfundene Intimität (zu geringe soziale Distanz) sind für das Interviewergebnis abträglich (vgl. Snell-Dohrenwind et al., 1968).
- Die Antworten der Befragungsperson sind in geeigneter Weise festzuhalten. Dies geschieht in der Regel durch schriftliche Notizen des Interviewers in vorbereiteten Formularen oder durch direkte Eingabe in einen portablen Computer. Enthält ein Interview auch offene Fragen

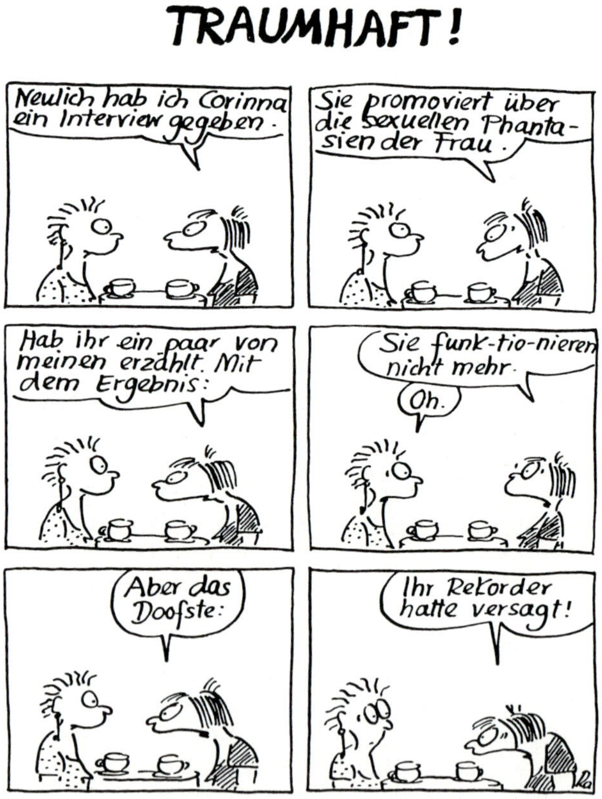

Während des Interviews sind die Antworten der Befragungsperson in geeigneter Weise festzuhalten. (Aus: Schweine mit Igeln. Goldmanns großer Cartoonband (1989). München: Goldmann. S. 190)

und Erzählpassagen, ist eine Audio-Aufzeichnung unumgänglich. (Näheres zu offenen, qualitativen Interviews s. Abschnitt 5.2.1.)

- Das Interview endet mit einigen allgemein gehaltenen Fragen, die nicht mehr direkt zum Thema gehören und die evtl. im Interview aufgebaute Spannungen lösen helfen. Der befragten Person soll das Gefühl vermittelt werden, daß sie dem Interviewer durch ihre Antworten sehr geholfen habe. Evtl. Versprechungen, nähere Erläuterungen zum Interview erst nach Abschluß des Gespräches zu geben, müssen jetzt eingelöst werden. Die befragte Person sollte in einer Stimmung verabschiedet werden, in der sie grundsätzlich zu weiteren Interviews bereit ist.

(Weitere Literatur zu mündlichen Befragungen: Atteslander und Kneubühler, 1975; Cannell et al., 1981; Cicourel, 1970, Kap. 3; Davis und Skinner, 1974; Erbslöh et al., 1973; Esser, 1975; Kreutz, 1972; Matarazzo und Wiens, 1972; Merton und Kendall, 1979; Noelle-Neumann, 1970; Richardson et al., 1965; Sudman und Bradburn, 1974; Schwarzer, 1983.)

4.4.2 Schriftliche Befragung

Wenn Untersuchungsteilnehmer schriftlich vorgelegte Fragen (Fragebögen) selbständig schriftlich beantworten, spricht man von einer schriftlichen Befragung. Diese kostengünstige Untersuchungsvariante eignet sich besonders für die Befragung homogener Gruppen. Sie erfordert eine hohe Strukturierbarkeit der Befragungsinhalte und verzichtet auf steuernde Eingriffe eines Interviewers. Ein entscheidender Nachteil schriftlicher Befragungen ist die unkontrollierte Erhebungssituation. Dieser Nachteil läßt sich allerdings weitgehend ausräumen, wenn es möglich ist, mehrere Untersuchungsteilnehmer in Gruppen (Schulklassen, Werksangehörige, Bewohner von Altenheimen etc.) unter standardisierten Bedingungen bei Anwesenheit eines Untersuchungsleiters gleichzeitig schriftlich zu befragen (vgl. S. 222).

Bei den meisten schriftlichen Befragungen erhalten die zuvor ausgesuchten Untersuchungsteilnehmer (vgl. Kap. 7 über Stichprobentechniken) den Fragebogen jedoch per Post zugesandt, d. h. die situativen Merkmale, unter denen der Fragebogen ausgefüllt wird, entziehen sich der Kontrolle des Untersuchungsleiters.

Vor- und Nachteile postalischer Befragungen werden auf S. 234 behandelt. Zunächst geht es um einige Grundsätze bei der Konstruktion von Fragebögen.

Fragebogenkonstruktion

Bei der Konstruktion eines Fragebogens sind sowohl Prinzipien der Entwicklung von Tests (vgl. Abschnitt 4.3) als auch Regeln des mündlichen Interviews (vgl. Abschnitt 4.4.1) zu beachten. Fragebögen können (Test-)Instrumente zur Erfassung klar abgegrenzter Persönlichkeitsmerkmale (z. B. Ängstlichkeit) oder Einstellungen (z. B. Einstellung zur Homosexualität) sein; sie werden in diesem Falle nach den gleichen Regeln konstruiert wie Testskalen, als deren Ergebnis ein Testwert zur summarischen Beschreibung der Ausprägung des geprüften Merkmals ermittelt wird.

Dieser Fragebogenart steht eine andere Konzeption von Fragebögen gegenüber, bei der es um die Erfassung konkreter Verhaltensweisen der Untersuchungsteilnehmer geht (z. B. Fragen über Art und Intensität der Nutzung von Medien wie Fernsehen, Hörfunk, Zeitung, etc.), um Angaben über das Verhalten anderer Personen (z. B. eine Befragung von Krankenhauspatienten über die sie behandelnden Ärzte) oder um Angaben über allgemeine Zustände oder Sachverhalte (z. B. Befragung über nächtliche Lärmbelästigungen). Bei dieser Fragebogenart geht es also nicht um die Ermittlung von Merkmalsausprägungen, sondern um die Beschreibung und Bewertung konkreter Sachverhalte durch die befragten Personen. Unabhängig von der Zielsetzung sind die Auswahl und die Formulierung der Fragen sowie der Aufbau des Fragebogens zentrale Themen einer Fragebogenkonstruktion.

Auswahl der Fragen: Bevor man für eine Fragestellung einen eigenen Fragebogen konstruiert, ist es ratsam zu überprüfen, ob bereits entwickelte Fragebögen anderer Autorinnen und Autoren für die eigene Untersuchung geeignet sind. Wenn man sich in ein Themengebiet einarbeitet, stößt man in den einschlägigen Publikationen meist auch auf Angaben zu geeigneten Erhebungsinstrumenten.

Darüber hinaus geben Übersichtswerke eine Orientierungshilfe: für Persönlichkeitsfragebögen s. Buss 1986 oder Spielberger und Dutcher (1992); für Einstellungsfragebögen s. Robinson et al. (1968); Schuessler, 1982 oder Shaw und Wright (1967); für Fragebögen zur Familiensituation s. Strauss (1969); für die Erfragung biographischer und soziographischer Merkmale s. Oppenheim (1966) und Miller (1970); für Fragebögen, die im Bildungs- und Berufsbereich einzusetzen sind, s. Sweetland und Keyer (1986).

Sauer (1976) konnte durch eine Umfrage unter deutschsprachigen Wissenschaftlern eine Liste unveröffentlichter Fragebögen zusammenstellen. Zudem existieren Fachzeitschriften, die sich vornehmlich mit Tests und Fragebögen beschäftigen; dazu zählen etwa die „Diagnostica-Zeitschrift für psychologische Diagnostik und Differentielle Psychologie" und das „Journal of Personality Assessment".

Die in der Literatur dokumentierten Vorlagen können möglicherweise eine eigene Fragebogenkonstruktion überflüssig machen. Es muß jedoch davor gewarnt werden, die Resultate vergangener Fragebogenanwendungen, insbesondere deren Güteeigenschaften (Objektivität, Reliabilität und Validität; vgl. Abschnitt 4.3.3) unkritisch auf die eigene Untersuchung zu übertragen. Dies gilt nicht nur für übersetzte, fremdsprachliche Fragebogenvorlagen, sondern auch für Fragebögen, die bereits in deutscher Sprache verfügbar sind: Die sprachliche Gestaltung eines Fragebogens sollte immer auf die Sprachgewohnheiten der zu untersuchenden Zielgruppe ausgerichtet sein, d. h. die Fragen müssen neu formuliert werden, wenn sich die eigenen Untersuchungsteilnehmer sprachlich von den Untersuchungsteilnehmern, für die der Fragebogen ursprünglich konzipiert war, unterscheiden. Gegebenenfalls können hierfür Lexika der Sprachgewohnheiten verschiedener Subkulturen (vgl. z. B. Haeberlin, 1970) zu Rate gezogen werden.

Wenn bereits veröffentlichte Fragebögen nicht als Vorlage für eigene Fragen geeignet sind, ist der zu untersuchende Gegenstand durch eine sorgfältige Fragenauswahl möglichst erschöpfend abzudecken. Man macht hierfür zunächst eine Bestandsaufnahme, die alle mit dem zu erfragenden Gegenstandsbereich verbundenen Inhalte auflistet. Dies ist eine typische Aufgabe für ein Team, deren Mitglieder z. B. im Rahmen eines „Brainstorming" durch gegenseitige Inspiration möglichst viele spontane Ideen produzieren (vgl. S. 295). Die so resultierende Ideensammlung wird auf Redundanzen überprüft und in homogene Themenbereiche untergliedert. Stellt sich hierbei heraus, daß wichtige Bereiche übersehen wurden, sind hierfür weitere, in Fragen umsetzbare Inhalte zu recherchieren.

Ein wichtiges Hilfsinstrument bei der Generierung von Fragebogenitems stellt die sog. „Facettenanalyse" dar. Bei dieser Technik wird der inhaltliche Bereich, zu dem Fragen formuliert werden sollen, durch grundlegende, voneinander unabhängige Elemente oder „Facetten" strukturiert. Aus deren Kombinationen ergeben sich Fragen, die den interessierenden Gegenstandsbereich vollständig, aber dennoch ökonomisch abbilden. Eine Einführung in diese Technik findet man bei Borg (1992, Kap. 7) und eine kritische Stellungnahme bei Holz-Ebeling (1990).

Nachdem feststeht, zu welchen Inhalten Fragen oder Items formuliert werden sollen, ist das Itemformat zu klären.

Formulierung der Fragen: Fragen mit Antwortvorgaben sind bei schriftlichen Befragungen der offenen Frageform vorzuziehen. Ausnahmen sind Fragebögen mit Überlänge, die durch einige offene Fragen mit eher nebensächlichem Inhalt aufgelockert werden können. Eine abwechslungsreiche Fragebogengestaltung kann auch mit verschiedenen Varianten gebundener Frageformen (vgl. Tafel 22, S. 195) erzielt werden.

Die Verwendung geschlossener Fragen erleichtert die Auswertung der Fragebögen erheblich. Abgesehen von der höheren Objektivität geschlossener Fragen (vgl. S. 180 f.), entfallen bei dieser Frageform zeitaufwendige und kostspielige Kategorisierungs- und Kodierarbeiten.

Eine computergestützte Datenanalyse ist heutzutage der Regelfall. Dazu werden die Fragebogendaten quasi „abgeschrieben" und in einer Datei gespeichert (vgl. S. 78). Bei sehr großen Datenmengen kann die „Handarbeit" der elektronischen Datenerfassung durch die Verwendung sog. „maschinenlesbarer Fragebögen" umgangen werden, die mittels spezieller Einlesegeräte eine automatische Digitalisierung der Fragebogenantworten erlauben (nach Feild et al., 1978, haben derartige Fragebögen keinen Einfluß auf das Antwortverhalten). Noch praktischer ist es, die Fragebögen gleich elektronisch zu präsentieren, d. h. die Probanden kreuzen ihre Antworten nicht auf einem Bogen an, sondern machen entsprechende Eingaben an einem Terminal. Da mittlerweile sehr viele Menschen Erfahrungen im Umgang mit Computern sammeln konnten und zudem die Benutzerschnittstelle graphisch aufbereitet und sehr leicht bedienbar gestaltet werden kann, sind besondere Antwortverzerrungen durch eine computergestützte Fragebogen- oder Testadministration nicht zu befürchten. Die Verfügbarkeit portabler Rechner (sog. Notebooks, Laptops) ermöglicht einen flexiblen Einsatz elektronischer Fragebögen und Tests.

Bei offenen Frageformulierungen ist damit zu rechnen, daß der Befragte aus Angst vor Rechtschreibfehlern oder stilistischen Mängeln nur kurze, unvollständige Antworten formuliert. Für die Auswertung ergibt sich zudem das Problem der Lesbarkeit von Handschriften.

Die Art der Formulierung des Fragebogenitems – als *Frage* oder als *Behauptung (Statement)* – richtet sich nach den untersuchten Inhalten. (Beispiel: „Sind Sie der Ansicht, daß der Gesetzgeber für Autobahnen ein Tempolimit vorschreiben sollte?" Oder: „Der Gesetzgeber sollte für Autobahnen ein Tempolimit vorschreiben!"). Zur Erkundung von Positionen, Meinungen und Einstellungen sind Behauptungen, deren Zutreffen der Befragte einzustufen hat, besser geeignet als Fragen. Mit ihrer Hilfe läßt sich die interessierende Position oder Meinung prononcierter und differenzierter erfassen als mit Fragen, die zum gleichen Inhalt gestellt werden. Die Frage ist üblicherweise allgemeiner formuliert und hält das angesprochene Problem prinzipiell offen. Realistische, tatsächlich alltäglich zu hörende Behauptungen sind demgegenüber direkter und veranlassen durch geschickte, ggf. gar provozierende Wortwahl auch zweifelnde, unsichere Befragungspersonen zu eindeutigen Stellungnahmen.

Für die Erkundung konkreter Sachverhalte ist die Frageform besser geeignet. Die Formulierung vernünftiger Antwortalternativen macht jedoch in der Regel erhebliche Vorarbeiten erforderlich (vgl. S. 194ff.), es sei denn, die Antwortmöglichkeiten beschränken sich auf allgemeine Häufigkeits-, Intensitäts-, Wahrscheinlichkeits- oder Bewertungseinstufungen (vgl. S. 164). Unproblematisch sind demgegenüber Fragen, die durch direkte Zahlenangaben beantwortbar sind.

Sowohl Fragen als auch Behauptungen lassen sich kaum völlig neutral formulieren. Die meisten Fragebogenitems enthalten aufgrund der Wortwahl und auch des Satzbaues bestimmte Wertungen der angesprochenen Problematik. (Kreutz und Titscher, 1974, berichten über Untersuchungen, aus denen hervorgeht, daß ca. 70% aller Wörter wertenden Charakter haben. Hager et al., 1985, untersuchten 580 Adjektive hinsichtlich ihres Emotionsgehaltes, ihrer Bildhaftigkeit, Konkretheit und Bedeutungshaltigkeit. Über die Bedeutungsstruktur von 281 Persönlichkeitsadjektiven berichten van der Kloot und Sloof, 1989.) Es ist darauf zu achten, daß der Fragebogen nicht nur einseitig wertende Formulierungen enthält, sondern daß zum gleichen Gegenstand mehrere Fragen gestellt werden, deren Wertungen sich gegenseitig aufheben.

Die auf S. 224f. genannte Checkliste zur Kontrolle von Interviewfragen gilt analog für schriftliche Befragungen. Ergänzend zu dieser Liste ist bei der Formulierung der Fragen folgendes zu beachten:

- Für die Ermittlung von Einstellungen sind Itemformulierungen ungeeignet, mit denen wahre Sachverhalte dargestellt werden (Beispiel: „Eine schlechte berufliche Qualifikation erhöht das Risiko für Arbeitslosigkeit". Eine Zustimmung zu diesem Item würde keine Meinung, sondern allenfalls Fachkenntnisse über die Zusammenhänge von beruflicher Qualifikation und Arbeitslosigkeit signalisieren. Für eine Einstellungsmessung besser geeignet wäre z. B. die Formulierung: „Eine schlechte berufliche Qualifikation sollte das Risiko für Arbeitslosigkeit erhöhen").
- Items, die praktisch von allen Befragten verneint oder bejaht werden, sind ungeeignet, denn diese Items tragen wegen ihrer extremen Schwierigkeit (vgl. S. 199) kaum zur Differenzierung der Befragten bei (Beispiel: „Der Staat sollte dafür sorgen, daß alle Menschen regelmäßig zur Kirche gehen").
- Die Items sollten so formuliert sein, daß die Antworten eindeutig interpretiert werden können (Beispiel: „Wenn ich zornig bin, weil andere

Menschen mich nicht ernst nehmen, verliere ich leicht die Selbstbeherrschung". Eine Verneinung dieser Behauptung könnte sich auf die Begründung, aber auch auf die Folge des Zornigseins beziehen).

- Formulierungen, in denen Begriffe wie „immer", „alle", „keiner", „niemals" etc. vorkommen, sind zu vermeiden, weil die Befragten Formulierungen dieser Art für unrealistisch halten (Beispiel: „Ich bin immer bereit, anderen Menschen zu helfen". Eine zustimmende Reaktion würde hier eher auf soziale Erwünschtheit als auf echte Hilfsbereitschaft schließen lassen).
- Quantifizierende Umschreibungen mit Begriffen wie „fast", „kaum", „selten" etc. sind insbesondere in Kombination mit Rating-Skalen problematisch (Beispiel: „Ich gehe selten ins Kino". Dieses Item macht in Verbindung mit dem Häufigkeitsrating „nie-selten-gelegentlich-oft-immer" wenig Sinn).

Problematisch sind Fragen, die ein gutes Erinnerungsvermögen der Befragten voraussetzen, wie z. B. die Rekonstruktion von Tagesabläufen oder die zeitliche Einordnung vergangener Ereignisse. Ein gutes Hilfsmittel zur Stützung des Erinnerungsvermögens sind Zeitachsen, auf denen die Vergangenheit durch wichtige Ereignisse (politische Vorkommnisse, Naturkatastrophen, extreme Witterungsverhältnisse etc.) segmentiert ist. Persönliche Ereignisse werden häufig in zeitlicher Koinzidenz mit anderen markanten Ereignissen erlebt, was die Genauigkeit von Zeitangaben erheblich verbessern hilft (Beispiel: „Als Opa starb, war gerade Golfkrieg").

Als Variablen, die die Zuverlässigkeit von Eigenangaben beeinträchtigen können, nennt Sieber (1979a) Bildung und Beruf des Befragten, seine Einstellung zum Untersuchungsthema, sein Bemühen, sich in einer sozial erwünschenswerten Weise darzustellen, gefühlsmäßige Blockierungen und absichtliche Verschleierungen.

Aufbau des Fragebogens: Eine verständliche, die Handhabung des Fragebogens eindeutig anleitende Instruktion ist bei schriftlichen Befragungen unverzichtbar. Hierbei sollte man sich nicht auf sein eigenes Sprachgefühl verlassen; die Endversion der einleitenden Instruktion ist – wie die Endfassung des gesamten Fragebogens – von Testbefragungen (Vortests) mit Personen der zu untersuchenden Zielgruppe abhängig zu machen.

Makro- und Mikroplanung legen – ähnlich wie bei der Erstellung eines Interviewleitfadens (vgl. S. 223) – die Aufeinanderfolge der einzelnen zu erfragenden Themenbereiche und die Abfolge der einzelnen Fragen fest.

Hierzu bemerken Schriesheim et al. (1989), daß die Abfolge der Fragen – inhaltlich gruppiert oder zufällig – für die psychometrischen Eigenschaften des Fragebogens (Reliabilität und Validität) unerheblich sei. Die Autoren empfehlen jedoch – wie auch Krampen et al. (1992) – auf eine Blockbildung inhaltlich homogener Items zu verzichten.

Obwohl zeitliche Schwankungen im Antwortverhalten in starkem Maße personen- und themenabhängig sind, zeigt die Erfahrung, daß der letzte Teil des Fragebogens einfach gehalten sein sollte. Er enthält deshalb überwiegend kurze, leicht zu beantwortende Fragen (vgl. Kreutz und Titscher, 1974, S. 43f.). Sozialstatistische Angaben werden üblicherweise am Anfang des Fragebogens erhoben. (Ausführlichere Informationen zur Fragebogenkonstruktion findet man bei Tränkle, 1983, oder Mummendey, 1987.)

Postalische Befragung

Verglichen mit mündlichen Befragungen erfordern schriftliche Befragungsaktionen, bei denen die Fragebögen den zur Stichprobe gehörenden Personen per Post zugesandt werden, wenig Personalaufwand; sie sind deshalb kostengünstiger. Ob sie auch weniger zeitaufwendig sind als mündliche Befragungen hängt davon ab, ob bzw. wie schnell die angeschriebenen Personen die ausgefüllten Fragebögen zurücksenden.

Hiermit ist ein zentrales Problem postalischer Befragungen angesprochen: Was kann man unternehmen, um die Rücksendung der Fragebögen zu beschleunigen bzw. um eine möglichst hohe Rücklaufquote zu erzielen?

Rücklaufquote: Ein hoher Fragebogenrücklauf ist besonders wichtig, wenn man befürchten muß, daß sich antwortende und nichtantwortende Personen systematisch in bezug auf die untersuchten Merkmale unterscheiden, daß also das auswertbare Material nicht repräsentativ ist. Die in der Literatur berichteten Rücklaufquoten schwanken zwischen 10% und 90% (Wieken, 1974). Die höchsten Rücklaufquoten werden für Befragungen erzielt, die sich an homogene Teilpopulationen wenden, für die der Umgang mit schriftlichen Texten nichts Ungewöhnliches ist. Stichproben, die die Gesamtbevölkerung repräsentieren, lassen sich hingegen häufig nur sehr unvollständig ausschöpfen; die Resultate derartiger Untersuchungen bzw. deren Generalisierbarkeit sind deshalb nicht selten fragwürdig.

Wichtig für die Rücklaufquote ist das Thema der Untersuchung. Fragebögen über aktuelle, interessante Inhalte werden schneller und vollständiger zurückgesandt als Fragebögen, die sich mit langweiligen, dem Befragten unwichtig erscheinenden Themen befassen. Es ist selbstverständlich, daß die formale und sprachliche Gestaltung der Fragebögen keinen Anlaß geben sollte, die Untersuchungsteilnahme zu verweigern. Knapp formulierte, leicht verständliche Fragen, die die Befragten auch beantworten können, sind genauso wichtig wie ein ansprechendes graphisches Layout.

Das Thema der Befragung sowie der angesprochene Personenkreis sind Determinanten der Rücklaufquote, mit denen sich ein Forscher, der sich für eine bestimmte Untersuchung entschieden hat, abfinden muß. Darüber hinaus sind jedoch zahlreiche, scheinbar unbedeutende Maßnahmen bekannt, auf die der Untersuchungsleiter Einfluß nehmen kann und die die Rücklaufquote entscheidend verbessern helfen.

So wird beispielsweise die Kooperationsbereitschaft der Befragten durch ein Ankündigungsschreiben, in dem sich der Forscher oder die untersuchende Institution vorstellt und in dem um die Mitarbeit an einer demnächst stattfindenden schriftlichen Befragungsaktion gebeten wird, erheblich verbessert (Wieken, 1974).

Ähnliche Wirkungen erzielen telefonische Vorankündigungen, deren Aufwand allerdings nur bei kleineren, regional begrenzten Umfragen zu rechtfertigen ist.

Bei der Art des Versandes der Fragebögen ist darauf zu achten, daß sich die Briefaufmachung deutlich von Reklame- oder Postwurfsendungen unterscheidet (Kahle und Sales, 1978). Dem Brief sollte ein persönlich abgefaßtes Anschreiben beigefügt werden, das auf das Ankündigungsschreiben Bezug nimmt, die Bedeutsamkeit der Studie erläutert und auf mögliche Verzerrungen der Ergebnisse, die durch Nichtbeantworten eintreten, hinweist (Andreasen, 1970; Champion und Sear, 1968). Mit günstigen Auswirkungen auf die Motivation der Befragten ist zu rechnen, wenn es gelingt, ihnen zu verdeutlichen, daß mögliche Konsequenzen der Untersuchung in ihrem eigenen Interesse liegen. Zudem sind Hinweise auf die absolut vertrauliche Behandlung der Resultate, die nur zu wissenschaftlichen Zwecken verwendet werden, selbstverständlich.

Nach Jones (1979) beeinflußt sogar die Art der Institution, in deren Rahmen die Untersuchung durchgeführt wird („Sponsorship"), die Antwortbereitschaft der Befragten. Umfragen, die im Namen universitärer Institutionen durchgeführt werden, erzielen – vor allem, wenn sich bei regional begrenzten Umfragen die Universität im Einzugsbereich der Befragten befindet – die besten Rückläufe.

Die Bedeutung personalisierter Anschreiben (handschriftliche Zwischenbemerkungen oder Postskripte, persönliche Unterschriften) konnte bisher noch nicht allgemein verbindlich geklärt werden (Roberts et al., 1978; Wieken, 1974). Eine Arbeit von Rucker et al. (1984) weist darauf hin, daß sich eine zu starke Personalisierung eher negativ auf postalische Befragungen auswirkt. Gute Erfahrungen hat man demgegenüber mit der Angabe eines letzten Rücksendedatums („Deadline") gemacht; sie verbessert sowohl die Rücklaufquote als auch die Rücklaufgeschwindigkeit (Roberts et al., 1978). Zusammenfassend empfiehlt Richter (1970, S. 148f.) folgenden Aufbau eines Begleitschreibens:

1. Wer ist verantwortlich für die Befragung? (Genaue Anschrift, Telefonnummer)
2. Anrede des Befragten
3. Warum wird die Untersuchung durchgeführt? (Verwendungszweck der Informationen)
4. Antwortappell
5. Rücklauftermin
6. Anleitung zum Ausfüllen des Fragebogens
7. Zusicherung der Anonymität
8. Dauer des Ausfüllens
9. Dank für die Mitarbeit

10. Beschreibung des Auswahlverfahrens (Hervorheben der Bedeutung jeder einzelnen, individuellen Antwort)
11. Unterschrift des Umfrageträgers.

Wichtig ist es ferner, daß der Befragte für die Rücksendung seines ausgefüllten Fragebogens einen frankierten Umschlag vorfindet. Wieken (1974) zitiert Untersuchungen, die belegen, daß sogar die Art der Frankierung dieses Umschlags nicht unerheblich für die Rücklaufquote ist: Einfache Freistempelung („Nicht freimachen, Gebühr zahlt Empfänger" o.ä.) führen gegenüber einer Briefmarkenfrankierung zu geringeren Rücklaufquoten. Finanzielle Anreize (Zusendung oder Überweisung angemessener Geldbeträge nach Rücksendung des Fragebogens) können insbesondere bei wenig interessanten Befragungsthemen und finanziell schlecht gestellten Personen die Teilnahmebereitschaft erhöhen (vgl. Wilk, 1975).

Rücklaufcharakteristik: Nach Versand des Fragebogens (inkl. Begleitschreiben, Rücksendeumschlag und ggf. einer Identifikationskarte, s.u.) empfiehlt es sich, den Eingang der zurückgesandten Fragebögen genauestens zu protokollieren. Die graphische Darstellung der kumulierten Häufigkeiten der pro Tag eingegangenen Fragebögen informiert sehr schnell über die Rücklaufcharakteristik der Befragung. Es resultiert praktisch immer eine negativ beschleunigte Kurvenform, deren asymptotisches Maximum (maximale Anzahl der zu erwartenden Fragebögen) bereits nach ca. 7 Tagen durch eine optische Kurvenanpassung gut prognostiziert werden kann. Üblicherweise senden innerhalb der ersten 10 Tage nach Versand der Fragebögen 70 bis 80% der antwortwilligen Befragten ihren ausgefüllten Fragebogen zurück. Für Befragungen homogener Zielgruppen mit interessanter Thematik weist die Rücklaufkurve einen steilen und bei heterogenen Zielgruppen mit wenig interessanten Fragestellungen einen flachen Anstieg auf.

Läßt die Rücklaufkurve erkennen, daß die untersuchte Stichprobe nicht genügend ausgeschöpft werden kann, muß mit dem Versand eines *Erinnerungsschreibens* eine zweite Befragungswelle eingeleitet werden. Über den genauen Zeitpunkt derartiger Nachfaßaktionen bestehen in der Literatur unterschiedliche Auffassungen (vgl. z. B. Nichols und Meyer, 1966, oder die bei Wieken, 1974, diskutierte Literatur). Ein zu frühes Nachfassen könnte Personen ansprechen, die ohnehin noch vorhatten zu antworten, und ein zu spätes Erinnern könnte auf Unverständnis stoßen, wenn die erste Anfrage bereits in Vergessenheit geraten ist. Beide Bedenken dürften für Erinnerungsschreiben gegenstandslos sein, die 8 bis 10 Tage nach dem Fragebogenversand verschickt werden.

Das Erinnerungsschreiben erbittet nochmals die Mitarbeit der Befragten und macht erneut darauf aufmerksam, daß die Studie durch nicht zurückgesandte Fragebögen gefährdet ist. Der nochmalige Versand eines Fragebogens ist bei dieser ersten Nachfaßaktion nicht erforderlich. Nützlich ist allerdings der Hinweis, daß dem Befragten bei Bedarf – z. B. wenn der Fragebogen verloren ging – neues Untersuchungsmaterial zugeschickt wird.

Die Entscheidung über eine zweite Nachfaßaktion sollte von den Resultaten der Rücklaufstatistik (s.u.) abhängig gemacht werden. Es empfiehlt sich, zusammen mit dem zweiten Erinnerungsschreiben erneut einen Fragebogen und einen Rückantwortumschlag zu versenden. Weitere Nachfaßaktionen sind nur sinnvoll, wenn das zweite Erinnerungsschreiben den Rücklauf deutlich erhöhte und der Gesamtrücklauf für generalisierbare Resultate insgesamt noch zu gering ist. Bei kleineren, regional begrenzten Umfragen helfen telefonische Nachfragen, den Rücklauf zu verbessern (vgl. z. B. Sieber, 1979b).

Postalische oder auch telefonische Nachfaßaktionen setzen voraus, daß dem Untersuchungsleiter die Adressen derjenigen Befragten, die den Fragebogen noch nicht zurückschickten, bekannt sind. Dies könnte bei den Adressaten, an die die Erinnerungsschreiben gerichtet sind, zu Recht den Verdacht erwecken, daß die im Anschreiben versprochene Anonymität nicht gewahrt wird, denn die Antworter – und damit auch die Nichtantworter – sind bei dem bisher beschriebenen Vorgehen nur über die Absender der zurückgesandten Fragebögen identifizierbar.

Um diesen Verdacht gar nicht erst aufkommen zu lassen, erhält der Befragte mit dem ersten Anschreiben zusätzlich eine frankierte Postkarte mit der Bitte, diese, versehen mit Absender und Rücksendedatum des ausgefüllten Fragebogens, an den Untersuchungsleiter zurückzuschicken. Der Fragebogen selbst wird anonym zurückgesandt. Der Untersuchungsleiter kann dann anhand der *Identifikationskarten* herausfinden, welche Personen den Fragebogen noch nicht beantwortet haben. Der Begleitbrief sollte den Sinn dieser Vorgehensweise, die nicht unmaßgeblich zur Erhöhung der Rücklaufquote beiträgt (Wieken, 1974, S. 151), kurz erläutern.

Rücklaufstatistik: Für die Verwertbarkeit der Ergebnisse schriftlicher Befragungen ist die Höhe des Rücklaufs weniger entscheidend als die Zusammensetzung der Stichprobe der Antworter. Binder et al. (1979) berichten, daß sich antwortende gegenüber nicht-antwortenden Personen durch eine bessere Ausbildung, einen höheren Bildungsstatus, durch mehr Intelligenz, ein stärkeres Interesse am Untersuchungsthema sowie durch eine engere Beziehung zum Untersucher auszeichnen. Sie wohnen zudem häufiger bei ihren Eltern bzw. in ländlichen Gegenden (vgl. auch Edgerton, 1947; Kivlin, 1965 oder Reuss, 1943; zu weiteren Merkmalen freiwilliger Untersuchungsteilnehmer s. S. 71ff.). Im Bereich der Sozialwissenschaften dürfte es wohl kaum Untersuchungen geben, deren Ergebnisse gegenüber diesen Merkmalen invariant wären. Eine sorgfältige, nicht nur quantitative, sondern auch qualitative *Analyse der Rückläufe* ist deshalb grundsätzlich geboten (Bachrack und Scoble, 1967; Hochstim und Athanasopoulus, 1970 oder Madge, 1965). Für die qualitative Kontrolle der Rückläufe nennen Binder et al. (1979) vier Methoden:

- Gewichtungsprozeduren
- Sozialstatistik
- Vergleich
- Befragungen

Die statistischen Daten (biographische Merkmale) der Antworter werden mit den statistischen Daten der Zielpopulation verglichen, soweit diese bekannt oder verfügbar sind. Stellt sich hierbei heraus, daß in der Stichprobe der Antworter einzelne Merkmale über- oder unterrepräsentiert sind, muß überprüft werden, ob die Beantwortung der Fragen von diesen Merkmalen abhängt. Trifft dies zu, schlagen Hansen und Hurwitz (1946) vor, die wegen der mangelnden Stichprobenrepräsentativität verzerrten Antworten durch geeignete *Gewichtungsprozeduren* zu korrigieren. (Ein Beispiel: Eine postalische Befragung erkundet die Einschätzung der Zukunftsaussichten sozialer Berufe durch Abiturienten. In der Stichprobe der antwortenden Abiturienten seien weibliche Respondenten unterrepräsentiert und zusätzlich möge sich herausstellen, daß die Abiturientinnen Zukunftschancen sozialer Berufe signifikant positiver sehen als die männlichen Abiturienten. Das Gesamtergebnis wäre demnach zugunsten der Einstellung männlicher Abiturienten verzerrt. Diese Ergebnisverzerrung wird ausgeglichen, wenn bei der Zusammenfassung aller Antworten die Antworten der Abiturientinnen „hochgewichtet" und die der Abiturienten „heruntergewichtet" werden. Die hierbei eingesetzten Gewichte entsprechen dem aus den „Sollzahlen" und „Istzahlen" gebildeten Quotienten.)

Dieses Verfahren ist weniger brauchbar, wenn Personen mit bestimmten biographischen Merkmalen (oder Merkmalskombinationen) so selten geantwortet haben, daß ein „Hochgewichten" dieser Teilgruppen statistisch nicht mehr zu rechtfertigen ist. Der minimale Umfang einer Teilstichprobe, der ein „Hochgewichten" noch rechtfertigt, läßt sich nicht generell angeben. Er hängt vom Umfang der Gesamtstichprobe, der Streuung der Antworten und der angestrebten Genauigkeit der Aussagen ab. Die minimal erforderlichen Rücklaufquoten können jedoch für eine gegebene Problematik nach einigen von Aiken (1981) entwickelten Rechenformeln kalkuliert werden (vgl. auch Bailar et al., 1979; Platek et al., 1978 oder Pollitz und Simmons, 1950). Bei bevölkerungsweiten Umfragen sind Soll-Werte für die Randverteilungen soziodemographischer Merkmale (Geschlecht, Alter, Einkommen, Familienstand etc.) den vom Statistischen Bundesamt herausgegebenen Statistischen Jahrbüchern zu entnehmen. Eine kritische Auseinandersetzung mit Gewichtungsverfahren findet man bei Schnell (1993).

Sozialstatistik der Nichtantworter: Kann das Antwortverhalten wichtiger Teilpopulationen nicht genügend sicher aus den Rückläufen extrapoliert werden, erfordert die Untersuchung vor allem dann gezielte telefonische, schriftliche oder auch mündliche Nachbefragungen, wenn die soziodemographische Zusammensetzung der Zielpopulation unbekannt ist. Bei den Nachbefragungen sollten dann zumindest die wesentlichen Sozialdaten der Nichtantworter in Erfahrung gebracht werden, damit das Ausmaß möglicher Ergebnisverzerrungen kalkulierbar wird.

Vergleich von Sofort- und Spätantwortern: Weniger aufwendig ist der Vergleich von spontan antwortenden Personen mit Personen, die erst nach einer (oder mehreren) Mahnung(en) bereit sind, den Fragebogen auszufüllen. Unterscheiden sich diese Gruppen systematisch bezüglich einer oder mehrerer antwortrelevanter Variablen, nimmt man an, daß diese Unterschiede in noch größerem Ausmaß zwischen Respondenten und endgültigen Verweigerern bestehen. (Diese nicht unproblematische Annahme diskutierten Binder et al., 1979; Hendricks, 1949; Wilk, 1975 und Zimmer, 1956.)

In jedem Fall ist es ratsam, den relativ geringfügigen Aufwand eines Vergleiches von Sofort- und Spätantwortern in Kauf zu nehmen. Unterscheiden sich diese beiden Gruppen nicht, ist eine Verzerrung der Ergebnisse durch Nichtbeantworter unwahrscheinlich. Bestehen systematische Differenzen, wird man um eine direkte Nacherhebung der Merkmale von Nichtbeantwortern nicht umhin können, es sei denn, man kennt die Struktur der Gesamtstichprobe aus anderen Erhebungen.

Befragungen in einem Panel: In der Panelforschung wird dieselbe Stichprobe mehrfach befragt (Meßwiederholungen, Längsschnitt). Kommt es hier zu einem unvollständigen Fragebogenrücklauf (manche Befragungspersonen fallen bei einem oder mehreren Meßzeitpunkten aus), sind zumindest die Sozialdaten derer, die nicht antworten, bekannt. Mögliche Ergebnisverzerrungen lassen sich dann über Gewichtungsprozeduren (s.o.) korrigieren bzw., falls die Materialbasis für derartige Extrapolationen zu schwach erscheint,· durch gezielte Nachbefragungen ausgleichen. Bei Panel-Untersuchungen besteht allerdings die Gefahr, daß sich die Panel-Mitglieder an die Befragungssituation gewöhnt haben und deshalb nicht mehr „naiv" reagieren („Panel-Effekt"; vgl. z. B. Duncan, 1981 oder McCullogh, 1978).

Computervermittelte Befragung

Da es häufig unökonomisch wäre, alle Befragungspersonen vor Ort aufzusuchen oder an einen zentralen Untersuchungsort einzuberufen, nutzt man Telekommunikationsmedien, um die Probanden zu befragen. Bei mündlichen Befragungen ist das Telefon einschlägig, bei schriftlichen Befragungen der Postweg. Im Zuge der Verbreitung moderner Informations- und Kommunikationsmedien entstehen neue Möglichkeiten, mit potentiellen Untersuchungsteilnehmern in Kontakt zu treten. Insbesondere die globalen Datennetze bieten vielfältige Möglichkeiten, Tele-Befragungen durchzuführen. Die einfachste Variante besteht darin, denjenigen Probanden, die über eine Netzadresse (Mailbox) verfügen, den Untersuchungsfragebogen nicht per „Sackpost" (bzw. im Netz-Jargon „Snail Mail"), sondern per E-mail (Electronic Mail) zuzustellen.

Hierbei werden Portokosten und Zeit eingespart. Greift man auf Verzeichnisse von Personen mit Netzzugang (quasi „Telefonbücher" des Netzes) zurück, die z. B. für die lokalen Nutzer an jeder Universität vorliegen, sind Vollerhebungen oder echte Zufallsauswahlen der Population studentischer Netznutzer möglich. Diese Population ist sozialwissenschaftlich von besonderem Interesse, da über die psycho-sozialen Auswirkungen der computervermittelten Kommunikation weitreichende Spekulationen existieren, aber bislang nur relativ wenig verläßliche Daten vorliegen.

Über Datennetze lassen sich nicht nur Einzelpersonen adressieren; man kann sich zudem in den sog. Diskussionsforen (Newsgroups) auch an eine breite Netzöffentlichkeit wenden. Es existieren weltweit mehr als 10000 thematisch gegliederte Newsgroups, deren Inhalte weit gestreut sind. So gibt es z. B. eigene Diskussionsforen für die unterschiedlichen Wissenschaftsdisziplinen (darunter mehrere über Statistik und Psychologie). Ferner sind z. B. alle Arten von Freizeitaktivitäten vertreten, ebenso Fangemeinden, Tauschbörsen, Stellenanzeigen, politische Themen sowie Hardware- und Software-Probleme. Einen Fragebogen in ausgewählten Newsgroups zu veröffentlichen, ist damit gleichbedeutend, ihn in Institutionen zu verteilen oder in einer Zeitung abzudrukken. Der Vorteil liegt darin, daß auf ökonomische Weise viele Probanden erreicht werden können, was allerdings mit dem Nachteil verbunden ist, daß man willkürliche Stichproben untersucht, die durch Selbstselektion der Probanden entstehen. Sowohl Journalisten als auch die Werbebranche nutzen das Netz für Umfragen und Marktforschung, auch wissenschaftliche Fragebögen sind immer wieder zu finden. Beispiele für Netz-Umfragen stammen von Döring (1995) und Kneer (1994); zur Methode s. Batinic (1995).

Neben asynchroner (zeitversetzter) Kommunikation ist über Datennetze auch ein synchroner (zeitgleicher) Austausch in Online-Konferenzen möglich. Hierbei erscheint die Terminaleingabe des Senders unmittelbar auf dem Bildschirm des Empfängers und umgekehrt. Auf diese Weise sind Einzel- und Gruppeninterviews möglich, bei denen die Gesprächspartner ihre Äußerungen über Tastatur eingeben (Videokonferenzen mit Ton- und Bildübertragung sind zwar bereits technisch möglich, aber aufgrund der benötigten Übertragungskapazität bzw. Bandbreite bisher vom normalen Netzzugang nicht durchführbar). Der Vorteil von computervermittelten Online-Konferenzen gegenüber Telefonkontakten ist wiederum die Kostenersparnis; hinzu kommt der Vorteil, daß die mühsame Arbeit des Transkribierens von Audio-Aufzeichnungen entfällt, weil alle Teilnehmer ihre Äußerungen sofort schriftlich und elektronisch (!) abgeben. Die Konferenz kann automatisch gespeichert und dann unmittelbar mit einem Textanalyseprogramm ausgewertet werden.

Die Nutzungsmöglichkeiten der computervermittelten Telekommunikation sind vielfältig und müssen von den Sozialwissenschaften noch erschlossen werden. Relativ groß ist deswegen die Gefahr, daß unerfahrene Nutzer durch Unkenntnis oder Fahrlässigkeit gravierenden Schaden anrichten. Zwar ist Netzkommunikation durch besondere Verhaltensregeln (sog. Netz-Etikette oder Netiquette) reglementiert; Verstöße gegen die Netiquette lassen sich jedoch erst im Nachhinein sanktionieren, wenn der Schaden bereits angerichtet ist. Insbesondere der Umgang mit Netzumfragen ist kaum normiert, und relativ viele Netznutzer haben bereits schlechte Erfahrungen mit Netzumfragen gemacht (z. B. versprochene Ergebnisrückmeldungen wurden nicht gegeben etc.); sie befürchten verkappte Marktforscher oder stehen Umfragen grundsätzlich sehr skeptisch gegenüber. Da die Netzgemeinschaft ein „globales Dorf" ist und sich Fehlverhalten schnell „herumspricht", können Fehler bei der Durchführung von Netzumfragen das Image von Sozialwissenschaftlern ebenso schnell wie nachhaltig verschlechtern.

Hinsichtlich der Auswertung von elektronischen Umfragen sind die bereits für postalische Befragungen erläuterten Techniken einzusetzen (z. B. Beobachtung der Rücklaufcharakteristik, Gewichtungsverfahren etc.).

Die Delphi-Methode

Die Delphi-Methode ist eine spezielle Form der schriftlichen Befragung, die in den vergangenen Jahren in immer mehr Anwendungsgebiete Eingang fand. Es handelt sich hierbei um eine hochstrukturierte Gruppenkommunikation, deren Ziel es ist, aus den Einzelbeiträgen der an der Kommunikation beteiligten Personen Lösungen für komplexe Probleme (z. B. im Kontext einer formativen Evaluation; vgl. 106f.) zu erarbeiten. Der Name dieser Methode nimmt auf das berühmte griechische Orakel Bezug, das besonders „weise" Ratschläge gegeben haben soll.

Ein Leitungsgremium entwickelt zunächst für eine anstehende Problematik (z. B. Maßnahmen zur Bekämpfung des Drogenmißbrauchs, vgl. Jillson, 1979) einen ausführlichen Fragebogen, der an eine größere Expertengruppe unterschiedlicher Fachrichtungen verschickt wird. Das Leitungsgremium wertet die ausgefüllten Fragebögen aus und fertigt auf der Basis der Resultate der ersten Befragung einen neuen Fragenkatalog an, der ebenfalls den Experten vorgelegt wird. Diese zweite Befragung informiert zusätzlich über die Standpunkte und Lösungsbeiträge aller anderen beteiligten Expertinnen und Experten, so daß jedes einzelne Gruppenmitglied Gelegenheit erhält, seine eigenen Beiträge nach Kenntnisnahme der Antworten seiner Kollegen gewissermaßen aus einer höheren Warte zu überarbeiten und ggf. zu korrigieren. Um mögliche Mißverständnisse zu klären und einander widersprechende Lösungsbeiträge vereinheitlichen zu können, werden die betroffenen Experten erneut gebeten, ihre Position zu präzisieren oder zu begründen. Auf der Basis dieser Informationen erarbeitet das Leitungsgremium schließlich einen umfassenden Lösungsvorschlag für das behandelte Problem.

Moderne Varianten der Delphi-Methode werden computergestützt durchgeführt (Delphi-Konferenz) und führen zu einer erheblichen Zeitersparnis, wenn den Konferenzteilnehmern die Beiträge der anderen Teilnehmer unmittelbar über einen Bildschirm zugespielt werden (Echtzeitkonferenzen).

Gegenüber der *Gruppendiskussion* (S. 222) zeichnet sich die Delphi-Methode durch eine höhere Anonymität der Einzelbeiträge aus. Im Vordergrund steht die Nutzung der Kenntnisse mehrerer Sachverständiger zur Optimierung von Problemlösungen. (Ausführlichere Hinweise über Theorie, Vorgehensweise und Anwendung der Delphi-Methode findet man bei Linstone und Turoff, 1975.)

4.5 Beobachten

Keine Datenerhebungsmethode kann auf Beobachtung verzichten, da *empirische* Methoden definitionsgemäß auf *Sinneserfahrungen* (Wahrnehmungen, Beobachtungen) beruhen. Wenn Objekte oder Ereignisse *gezählt* werden (zum Zählen s. Abschnitt 4.1), müssen sie zunächst gesehen bzw. beobachtet werden. In einem sehr allgemeinen Begriffsverständnis beruht somit jede Datenerhebung auf Beobachtung. Wenn dezidiert von *Beobachtungsmethoden* die Rede ist, ist damit eine engere Begriffsfassung gemeint. Laatz (1993, S. 169) definiert: „Beobachtung im engeren Sinne nennen wir das Sammeln von Erfahrungen in einem nichtkommunikativen Prozeß mit Hilfe sämtlicher Wahrnehmungsmöglichkeiten. Im Vergleich zur Alltagsbeobachtung ist wissenschaftliche Beobachtung stärker zielgerichtet und methodisch kontrolliert. Sie zeichnet sich durch Verwendung von Instrumenten aus, die die Selbstreflektiertheit, Systematik und Kontrolliertheit der Beobachtung gewährleisten und Grenzen unseres Wahrnehmungsvermögens auszudehnen helfen."

Wissenschaftliche Beobachtung verläuft standardisiert und intersubjektiv überprüfbar; sie kann quantitative Daten produzieren, die zur statistischen Hypothesenprüfung heranzuziehen sind. Neben quantifizierenden Beobachtungsmethoden werden in den Sozialwissenschaften auch sog. qualitative Beobachtungen eingesetzt, bei denen ein interpretativer Zugang zum beobachteten Geschehen im Mittelpunkt steht (vgl. Abschnitt 5.2.2). Sowohl quantitative als auch qualitative Beobachtungstechniken vermeiden den für Alltagsbeobachtungen typischen Charakter der Subjektivität und des Anekdotischen, indem sie das Vorgehen standardisieren, dokumentieren und intersubjektiv vergleichbar machen.

Der besondere Vorteil der Beobachtungsmethoden gegenüber anderen Datenerhebungstechniken kommt zum Tragen, wenn

- man damit rechnen muß, daß verbale Selbstdarstellungen der Untersuchungsteilnehmer das interessierende Verhalten bewußt oder ungewollt verfälschen (Beispiel: Die Art und Weise, wie ein Vater in einer Erziehungsberatung sein Verhalten gegenüber seinem Kind schildert, muß nicht mit dem tatsächlichen Verhalten übereinstimmen),
- man befürchtet, daß die Untersuchungssituation (Befragungssituation, Testsituation, Laborsituation o.ä.) das interessierende Verhalten beeinträchtigt. Diskrete Beobachtungen, die vom Beobachteten nicht bemerkt werden, liefern dann realistischere Informationen als Erhebungsmethoden, in denen sich der Untersuchungsteilnehmer bewußt in der Rolle einer „Versuchsperson" erlebt (Beispiel: Eine Lehrerin, die sich für das Sozialverhalten eines Schülers interessiert, ist gut beraten, dieses nicht nur während des Unterrichts zu beobachten, sondern z. B. auch während der Pause oder in anderen Situationen, in denen sich der Schüler unbeobachtet fühlt),
- man in einem neuen Untersuchungsterrain erste Eindrücke und Informationen sammeln will, um diese ggf. zu überprüfbaren Hypothesen auszubauen (Beispiel: Wenn Hypothesen über das Zustandekommen von Ranghierarchien in Tiergruppen erkundet werden sollen, ist die Methode der Beobachtung unersetzbar),
- man für die Deutung einer Handlung das Ausdrucksgeschehen (Mimik, Gestik) des Handelnden heranziehen will (Beispiel: Das schriftliche Protokoll über eine gruppendynamische Sitzung ist weniger aufschlußreich als eine entsprechende Film- oder Videoaufnahme).

Der folgende Abschnitt (4.5.1) grenzt zunächst die wissenschaftliche, systematische Beobachtung von der Alltagsbeobachtung ab. Abschnitt 4.5.2 berichtet über verschiedene Arten der wissenschaftlichen Beobachtung, und im letzten Abschnitt (4.5.3) werden konkrete Hinweise zur Durchführung einer Beobachtungsstudie gegeben (Informationen zu qualitativen Beobachtungstechniken sind Kap. 5 zu entnehmen).

4.5.1 Alltagsbeobachtung und systematische Beobachtung

Die deutsche Sprache hält eine Reihe von Begriffen bereit, die die Art der visuellen Wahrnehmung charakterisieren. Es wird z. B. „betrachtet", „angestarrt", „hingesehen", „etwas im Auge behalten", „fixiert", „erspäht", „beäugt" und eben auch „beobachtet". Die mit diesen Begriffen bezeichneten Arten der visuellen Wahrnehmung unterscheiden sich hinsichtlich ihrer Zielgerichtetheit und ihrer Aufdringlichkeit. „Gerät etwas ins Blickfeld", haben wir es mit einem Wahrnehmungsvorgang zu tun, der wenig zielgerichtet und unaufdringlich ist. „Anstarren" bzw. „Fixieren" hingegen charakterisieren Wahrnehmungsvorgänge mit hoher Zielgerichtetheit und Aufdringlichkeit. Mit „Beobachten" verbinden wir eine Art der visuellen Wahrnehmung, die zielgerichtet und teilweise auch aufdringlich ist. Wir sprechen von Beobachtung, wenn aus einem Ablauf von Ereignissen etwas aktiv, also nicht beiläufig, zum Objekt der eigenen Aufmerksamkeit gemacht wird, bzw. „wenn die Wahrnehmung von einer planvollen, selektiven Suchhaltung bestimmt und von vornherein auf die Möglichkeit der Auswertung der Beobachteten im Sinne einer übergreifenden Absicht gerichtet ist" (Graumann, 1966, S. 86).

Da die Beobachtung eine Form der visuellen Wahrnehmung ist, sind einige Probleme der Beobachtungsmethode auch gleichzeitig Gegenstände der Wahrnehmungspsychologie. In jeder Sekunde strömen Hunderte verschiedener Reize auf das wache Auge ein. Wie es den Wahrnehmungsorganen gelingt, aus diesem Überangebot die wesentlichen Informationen herauszufiltern und wie der Prozeß der Informationsverarbeitung und -speicherung vonstatten geht, ist in verschiedenen Forschungsrichtungen der Allgemeinen Psychologie intensiv untersucht worden (vgl. z. B. die Einführungen von Gibson, 1982; Klix, 1971; Lindsay und Norman, 1977; Neisser, 1979 oder Wessels, 1994). Die Wirkung der Einstellung einer Person auf ihre Wahrnehmung anderer Menschen, Gegenstände oder Vorgänge und die dabei auftretenden „Verzerrungseffekte" (Social Perception, Person Perception) sind vielfältig in sozialpsychologischen Untersuchungen behandelt worden (vgl. z. B. Frey und Irle, 1993; Irle, 1975 oder Secord und Backman, 1974).

Die für uns wichtigen Schlußfolgerungen aus diesen Untersuchungen besagen, daß eine Beobachtung so gut wie nie einer „realitätsgetreuen Abbildung" des zu Beobachtenden entspricht (vgl. die Ausführungen zum Basissatzproblem auf S. 19 f.). Beobachten heißt gleichzeitig, Entscheidungen darüber zu treffen, was ins Zentrum der Aufmerksamkeit rücken soll und wie das Beobachtete zu interpretieren bzw. zu deuten ist. Dies zu erkennen und die Subjektivität der Beobachtung soweit wie möglich einzuschränken oder zu kontrollieren, ist Aufgabe einer grundlagenorientierten Erforschung der *systematischen* Beobachtung.

Kriterien der systematischen Beobachtung

Im Unterschied zur Alltagsbeobachtung, die nach individuellen Interessen und Werten mehr oder weniger beliebig vonstatten geht, setzt die systematische Beobachtung einen genauen Beobachtungsplan voraus, der vorschreibt

- was (und bei mehreren Beobachtern auch von wem) zu beobachten ist,
- was für die Beobachtung unwesentlich ist,
- ob bzw. in welcher Weise das Beobachtete gedeutet werden darf,
- wann und wo die Beobachtung stattfindet und
- wie das Beobachtete zu protokollieren ist.

Wir sprechen von systematischer Beobachtung, wenn bestimmte zu beobachtende Ereignisse zum Gegenstand der Forschung gemacht und Regeln angegeben werden, die den Beobachtungsprozeß so eindeutig festlegen, daß die Beobachtung zumindest theoretisch nachvollzogen werden kann (vgl. hierzu auch Cranach und Frenz, 1975). Tafel 25 verdeutlicht an Beispielen Regeln einer systematischen Beobachtung.

TAFEL 25

Systematische Beobachtung: Ein Verhaltensprotokoll

Eine bestimmte Tradition in Beobachtungsstudien verfolgt das Ziel, das zu untersuchende Verhalten möglichst lückenlos in einem natürlich belassenen Umfeld zu erfassen. Barker als ein bekannter Vertreter dieser „ökologischen Schule" (vgl. Barker, 1963) verfaßte zusammen mit Wright (Barker und Wright, 1955) eine Studie über die Lebensbedingungen im amerikanischen Mittelwesten, der die nachfolgenden Regeln für Verhaltensprotokolle (nach einer Überarbeitung und Übersetzung von Faßnacht, 1979) entnommen sind.

Inhaltsregeln für Verlaufsprotokolle

1. Schaue auf das Verhalten und die Situation des Subjektes. Dazu gibt es zwei Ausnahmen:
   a) Es sollen die Aktionen einer zweiten Person bzw. die situativen Umstände dann beobachtet und notiert werden, wenn angenommen werden kann, daß normalerweise diese Ereignisse die zu beobachtende Person nicht indifferent lassen (z. B.: Lärm einer Zweitperson, während erste studiert).
   b) Führen eine Aktion einer Zweitperson oder situative Umstände offensichtlich zu einem Wechsel der Situation des zu beobachtenden Subjektes, sollen diese notiert werden (z. B.: Eine neue Person betritt den Raum; diese wendet sich jedoch erst später an das zu beobachtende Subjekt).
2. Beobachte und reportiere so vollständig wie möglich die Situation des Subjektes (z. B.: Das Subjekt betrachtet ein Bild; wie sieht das Bild aus? Eine Person spricht das Subjekt an; was spricht sie?).
3. Ersetze niemals durch Interpretation die Last der Deskription. Interpretative Kommentare dienen im besten Fall dem besseren Verständnis, was der Beobachter beschreibt. Werden Interpretationen gegeben, dann nur in der Alltagssprache. Interpretationen sollen in der geschriebenen Revision durch Einklammerung kenntlich gemacht werden. Interpretationen gehen über einfache Schlußfolgerungen hinaus, indem sie verallgemeinern oder erklären.
4. Gib an, wie ein Subjekt etwas macht (z. B.: Das Kind geht. Wie? Langsam, schlendernd, mit festem Schritt, auf Zehenspitzen, ...?).
5. Gib an, wie eine Person etwas macht, die mit dem Subjekt interagiert.
6. Berichte in der endgültigen Version der Reihe nach alle (auch selbstverständlich erscheinende) Hauptschritte während des Verlaufes jeder Aktion (z. B. falsch: Das Kind schreibt an die Wandtafel; jetzt sitzt es wieder an seinem Platz; Frage: wie kam es dort hin?).
7. Wenn möglich, soll Verhaltensbeschreibung positiv, d. h. ohne Verneinungen formuliert sein (z. B. falsch: Fritz sprach nicht sehr laut).
8. Beschreibe zu Beginn der Beobachtung detailliert die Szene, wie sie sich darbietet.
9. Fasse nicht mehr als eine Aktion des Subjektes in einem Satz zusammen. Diese Regel gilt vor allem für die geschriebene Revision. Hingegen können mehrere Aktionen in einen Satz gestellt werden, wenn sie dazu dienen, die eine Aktion zu beschreiben.
10. Fasse nicht mehr als eine Aktion anderer Personen, die mit dem Subjekt interagieren, in einem Satz zusammen.
11. Reportiere Beobachtungen nicht mittels Zeitintervallen (z. B. falsch: Von ... bis ... ging Fritz einkaufen). Zeitmarken werden unabhängig von den Aktionen ungefähr im Minutenintervall am Protokollrand festgehalten.

Verfahrensregeln für Verlaufsprotokolle

1. Beobachtungsperiode pro Beobachter: Maximum 30 Minuten. In diesem Rhythmus werden die Beobachter ausgewechselt.
2. Notierung an Ort und Stelle, d. h. parallel zum Ereignis. Die verbale Kommunikation soll so genau wie möglich aufgeschrieben werden.

TAFEL 25

3. Zeitmarkierung: Ungefähr jede Minute am Rand.
4. Nach der Beobachtung: Diktat des Manuskriptes auf Band. Hier können Manuskriptlücken gefüllt werden; genaue zeitliche Folgekorrekturen werden später angebracht. Diktat sofort nach der Beobachtung. Erinnerungen, die nicht im Rohmanuskript stehen, können beigefügt werden.
5. Fragesitzung. Anschließend hört eine zweite Person das Diktat an und befragt den Beobachter über unklare Stellen bzw. Lücken. Dies führt zu Korrekturen und Ergänzungen.
6. Geschriebene Revision. Nachdem der diktierte Bericht transkribiert worden ist, soll er vom Beobachter sobald als möglich revidiert werden, d. h. Korrekturen unklarer Aussagen, Richtigstellung der zeitlichen Ordnung, Füllen von Lücken, Weglassen von doppelt Aufgezeichnetem.
7. Zusätzliche Fragesitzung. Diese wird wieder mit einer zweiten Person durchgeführt, die klärende Fragen stellt. Falls nötig: Modifikation und danach endgültige Niederschrift; diese endgültige Niederschrift bildet das Ausgangsmaterial zum Episodieren.
8. Die auf diese aufwendige Weise zustandegekommenen Protokolle werden in Episoden unterteilt und anschließend einer weiteren Auswertung (z. B. Inhaltsanalyse, vgl. S. 138 ff.) unterzogen. (Ein Beispielprotokoll findet sich bei Faßnacht, 1979).

Die systematische Beobachtung wird als Datenerhebungstechnik wie andere Methoden (Befragen, Testen, etc.) nach den Kriterien der Meßtheorie beurteilt, auch wenn es zunächst etwas befremdlich erscheint, einen oder mehrere Beobachter als „Meßinstrumente" zu bezeichnen. Diese Sichtweise wird einleuchtend, wenn man sich in Erinnerung ruft, daß jeder Meßvorgang als ein Abbildungsvorgang beschreibbar ist, in dem ein Ausschnitt der Beobachtungsrealität in ein symbolisches (gegebenenfalls numerisches) Modell abgebildet wird (vgl. Abschnitt 2.3.6). Auch das Protokollieren bestimmter beobachteter Ereignisse durch Zeichen oder sprachliche Begriffe stellt einen solchen Modellierungsvorgang dar.

Modellierungsregeln

Die systematische Beobachtung ist durch Regeln gekennzeichnet, die im folgenden anhand einiger Beispiele aus der pädagogischen Psychologie verdeutlicht werden. Bei diesen, an inhaltsanalytischen Techniken orientierten Regeln handelt es sich um:

- Selektion,
- Abstraktion,
- Klassifikation,
- Systematisierung und
- Relativierung.

Selektion: Unter Selektion verstehen wir die Auswahl bestimmter Beobachtungsgegenstände bzw. das Herausfiltern bestimmter Reize aus der Vielzahl gleichzeitig wahrnehmbarer Reize.

„Als Beispiel diene uns hier eine ältere Untersuchung aus den USA: Urban (1943) wollte den Einfluß des Unterrichts in Gesundheits- und Hygienelehre auf das Verhalten der Schüler in der Klasse prüfen. Die Mehrzahl der Verhaltensformen in der Lerngruppe konnte er zu diesem Zwecke ignorieren, da sie für seinen Zweck nicht von Bedeutung waren. Ob Schüler flüsterten oder nicht, wieviele Fehler sie im gesprochenen Englisch machten, ob sie ohne Erlaubnis sprachen – nichts hiervon war von Bedeutung, und deswegen wurde es auch nicht protokolliert. Dagegen wurde lückenlos aufgezeichnet, wenn ein Schüler ohne Taschentuch nieste, wenn er am Bleistift knabberte und ähnliches, weil dies die Verhaltensweisen waren, auf die der Unterricht in Hygiene zu wirken versucht hatte". (Ingenkamp, 1973, S. 21)

Abstraktion: Das Abstrahieren besteht darin, ein Ereignis aus seinem jeweiligen konkreten Umfeld bzw. aus seiner „historischen Einmaligkeit" herauszulösen. Das Ereignis wird auf seine wesentliche Bedeutung reduziert.

Fragt ein Lehrer einen Schüler nach der Hauptstadt von Brasilien, so könnte dies als „Lehrer stellt Wissensfrage" abstrahiert werden, unabhängig davon, ob der Lehrer dabei eine Augenbraue hochzieht (was signalisieren könnte, daß er von diesem Schüler keine richtige Antwort erwartet), ob diese Frage besonders leicht war (was der Intention des Lehrers entsprechen könnte, einem mutlosen Schüler ein Erfolgserlebnis zu ermöglichen) oder ob der Lehrer bei der Frage mit den Fingern leicht auf das Pult trommelte (was Nervosität oder Ungeduld bedeuten könnte). Wenn die Analyse des Unterrichts z. B. auf die Häufigkeit von Wissensfragen und Erklärungen des Lehrers abzielt, ist das Lehrverhalten nur hinsichtlich dieser und keiner anderen Kriterien zu abstrahieren.

Klassifikation: Mit der Selektion und Abstraktion hat man das Beobachtete auf einige wesentliche Merkmale oder Ereignisse reduziert, die im nächsten Schritt zu klassifizieren sind. Klassifikation bezeichnet den Vorgang der Zuordnung von Zeichen und Symbolen zu bestimmten Ereignis- oder Merkmalsklassen. Die Ereignis- oder Merkmalsklassen fassen Ereignisse oder Merkmale mit ähnlicher Bedeutung zusammen (zu Klassifikationskriterien s. S. 141 f.).

Wenn ein Schüler der Lehrerin durch lautes Fingerschnippen zu signalisieren versucht, daß er etwas sagen möchte (abstrakt: lebhafte Unterrichtsbeteiligung), so wird dies unter Umständen mit dem Verhalten eines anderen Schülers gleich klassifiziert, der nach einer Lehrerfrage nur stumm den Arm hebt (abstrakt: ruhige Unterrichtsbeteiligung). Beide Ereignisse fallen in die Kategorie „Schüler beteiligt sich am Unterricht". Stehen mehrere Kategorien zur Beobachtung des Schülerverhaltens zur Auswahl (z. B. „Schüler stört" oder „Schüler ist unbeteiligt"), erleichtert die Zuordnung von Zahlen oder Zeichen zu diesen Kategorien die Protokollführung (zur Weiterverarbeitung ausgefüllter Beobachtungsformulare ist die in Abschnitt 4.1 dargestellte Methode des Zählens einschlägig).

Die hier getroffene Unterscheidung verschiedener Bestandteile des Beobachtungsvorganges darf nicht dahingehend mißverstanden werden, Selektion, Abstraktion und Klassifikation als voneinander unabhängige, sukzessive Vorgänge anzusehen. Vieles hiervon läuft bei einem geschulten Beobachter praktisch gleichzeitig ab. Die getrennte Beachtung dieser Modellierungsmerkmale ist jedoch wichtig, wenn eine Beobachtungsstudie vorbereitet wird (vgl. S. 248 f.) bzw. wenn Beobachter für ihre Aufgabe trainiert werden (vgl. S. 250).

Systematisierung: Die Systematisierung besteht darin, die mit Zeichen, Zahlen oder Begriffen kodierten Einzelbeobachtungen zu einem übersichtlichen Gesamtprotokoll zusammenzustellen. Die Anfertigung des Gesamtprotokolls sollte der Zielsetzung der Untersuchung Rechnung tragen, d. h. es sollten ihm leicht Angaben zu entnehmen sein, die zur Beantwortung der forschungsanleitenden Fragen beitragen. Beobachtungsdaten, die Grundlage für weitere Berechnungen oder statistische Analysen sind, müssen entsprechend aufbereitet werden.

Relativierung: Mit Relativierung sind Überlegungen angesprochen, die sich auf den Aussagegehalt des Untersuchungsmaterials, bzw. dessen Integration in einen breiteren theoretischen Rahmen beziehen. Der Aussagegehalt einer Beobachtungsstudie ist gefährdet, wenn unvorhergesehene Ereignisse den zu beobachtenden Vorgang stark beeinträchtigten, das beobachtete Geschehen für die eigentliche Fragestellung nur wenig typisch war, der Beobachter häufig unsicher war, wie das Geschehen protokolliert werden soll, die Anwesenheit des Beobachters den natürlichen Ablauf des Geschehens offensichtlich störte oder wenn andere Gründe gegen die Eindeutigkeit der Untersuchungsergebnisse sprechen.

4.5.2 Formen der Beobachtung

Kommt für eine Untersuchung die Beobachtungsmethode (eventuell auch in Ergänzung zu anderen Methoden) als Technik der Datenerhebung in Betracht, ist zu klären, wie die Beobachtungen vorzunehmen sind. Die systematische Beobachtung wurde bereits als die wichtigste Form der wissenschaftlichen Beobachtung dargestellt. Hieraus abzuleiten, daß eine unsystematische Beobachtung, also eine Beobachtungsform, die spontan ohne zuvor festgelegte Regeln abläuft, von vornherein „unwissenschaftlich“ sei, wäre sicherlich falsch. Einen Vorgang, der mehr oder weniger zufällig Aufmerksamkeit erweckt, möglichst unvoreingenommen zu beobachten, kann gelegentlich interessante, neuartige Ideen für spätere Untersuchungen anregen. Über Arten und Anwendung dieser qualitativen Beobachtungsverfahren informiert Abschnitt 5.2.2, ihre Funktion für die Hypothesenbildung wird in Abschnitt 6.5 erläutert.

Der Grad der Systematisierung einer Beobachtung richtet sich nach dem Untersuchungsanliegen (Hypothesen finden, Hypothesen prüfen oder Populationen beschreiben) bzw. nach der Präzision der Vorkenntnisse über den in Frage stehenden Untersuchungsgegenstand. Je genauer man das zu Beobachtende im Prinzip kennt, desto systematischer sollte eine Beobachtung angelegt sein.

Hiervon unabhängig unterscheidet man *teilnehmende* oder *nicht-teilnehmende* bzw. *offene* oder *verdeckte* Beobachtungen. Von einer teilnehmenden Beobachtung sprechen wir, wenn der Beobachter selbst Teil des zu beobachtenden Geschehens ist, wenn er also seine Beobachtungen nicht als Außenstehender macht. Wird offen beobachtet, bemüht sich der Beobachter – anders als bei verdeckten Beobachtungen – nicht, seine Rolle als Beobachter zu verbergen (mißverständlicherweise werden auch unstandardisierte bzw. qualitative Beobachtungen als „offen“ bezeichnet). Die folgenden Beispiele verdeutlichen die genannten Beobachtungsformen:

- Teilnehmend – offen:
  Eine Betriebspsychologin beteiligt sich zur Erkundung von Gruppenproblemen offen an Mitarbeitergesprächen;
- Teilnehmend – verdeckt:
  Ein Beamter des Verfassungsschutzes beobachtet unerkannt als Teilnehmer einer Demonstration das Verhalten der Demonstranten;
- Nicht-teilnehmend – offen:
  Ein Fußballtrainer beobachtet am Rande des Fußballplatzes die Einsatzbereitschaft der Spieler;
- Nicht-teilnehmend – verdeckt:
  Ein Entwicklungspsychologe beobachtet hinter einer Einwegscheibe (s.u.) eine Auseinandersetzung zwischen zwei Kindern.

Die Vor- und Nachteile dieser Beobachtungsformen müssen für jede konkrete Beobachtungsstudie neu abgewogen werden. Wir fassen sie im folgenden kurz zusammen und gehen zudem auf Formen der nonreaktiven Beobachtung („Unobtrusive Measures“, vgl. Webb et al., 1975), auf den Einsatz mehrerer Beobachter, auf apparative Beobachtungen sowie die Selbstbeobachtung ein.

Teilnehmende oder nicht-teilnehmende Beobachtung?
Für manche Forschungsfragen (z. B. in der Feldforschung, vgl. S. 312 ff.) stellt die teilnehmende Beobachtung (auch Feldbeobachtung) die einzige methodische Variante dar, zu aussagekräftigen Informationen zu gelangen. Wird der Beobachter als aktiver Bestandteil des Geschehens akzeptiert, kann er damit rechnen, Einblicke zu erhalten, die ihm als Außenstehendem verschlossen bleiben. Es ist allerdings häufig nicht einfach, als teilnehmender Beobachter einerseits integriert zu werden und andererseits den natürlichen, „normalen“ Ablauf des Geschehens durch eigene Initiativen und Aktivitäten nicht zu verändern.

Der Grad der Systematisierung ist bei der teilnehmenden Beobachtung meist gering; der Wert dieser Methode kommt deshalb vor allem bei Erkundungsstudien zum Tragen. Da das gleichzeitige Beobachten und Protokollieren dem eigentlichen Sinn einer teilnehmenden Beobachtung zuwiderläuft, kann das Beobachtete erst nach Abschluß der Beobachtungsaufgabe schriftlich fixiert werden. Daß Gedächtnislücken und subjektive Fehlinterpretationen den Wert derartiger Protokolle in Frage stellen können, liegt auf der Hand.

Die nicht-teilnehmende Beobachtung bietet den Vorteil, daß sich der Beobachter vollständig auf das Geschehen und das Protokollieren konzentrieren kann. Entsprechend ist der Grad der Systematisierung hier nicht durch die Methode begrenzt. Es ist abzuwägen, inwieweit dieser Vorteil durch den Nachteil, daß der teilnehmende Beobachter eventuell als störend empfunden wird und damit das eigentlich interessierende Geschehen verfälscht, aufgehoben wird. (Ausführliche Informationen zur teilnehmenden Beobachtung geben Friedrichs und Lüdke, 1973 oder Girtler, 1984.)

Offene oder verdeckte Beobachtung?
Bei der offenen Beobachtung ist den beobachteten Personen bekannt, daß sie beobachtet werden. Man muß also damit rechnen, daß die Untersuchungsteilnehmer über Ziel und Zweck der Beobachtung spekulieren und sich möglicherweise konform im Sinne sozialer Erwünschtheit (vgl. S. 212f.) bzw. auch antikonform verhalten. Sicherlich wird das Gefühl, beobachtet zu werden, in vielen Fällen – vor allem, wenn Personen wie Politiker, Schauspieler oder Sportler beobachtet werden, die es gewohnt sind, im Mittelpunkt des Interesses zu stehen – eine nur „kurzzeitig wirkende Variable" (vgl. Cranach und Frenz, 1975, S. 308) sein; dennoch empfiehlt es sich, in abschließenden Befragungen eventuell erlebte „reaktive Effekte" zu erkunden.

Sind reaktive, das Geschehen beeinflussende, Effekte wahrscheinlich und für den Untersuchungsausgang entscheidend, muß eine verdeckte Beobachtung in Betracht gezogen werden, bei der die zu beobachtenden Personen nicht bemerken (sollen), daß sie beobachtet werden. In vielen psychologischen Untersuchungen verwendet man hierfür sog. *Einwegscheiben,* die von der einen Seite durchsichtig sind und von der anderen Seite wie Spiegel erscheinen. Die dabei auftretenden ethischen Probleme einmal zurückgestellt, bleibt es bei vielen derartigen Untersuchungen sehr fraglich, ob die Beobachtung wirklich nicht bemerkt wurde. Auch abschließende Befragungen schaffen hier oftmals keine endgültige Klarheit, denn man muß damit rechnen, daß einige Personen zwar spürten, daß sie beobachtet wurden, einen Einfluß dieser Wahrnehmung auf ihr Verhalten jedoch leugnen.

Nonreaktive Beobachtung
Die Diskussion um offene vs. verdeckte Beobachtung verdeutlicht, daß die Beeinflußbarkeit des interessierenden Geschehens durch den Beobachtungsvorgang von entscheidender Bedeutung ist. Dies veranlaßte Webb et al. (1975) dazu, eine Reihe sog. nonreaktiver Beobachtungen oder Messungen zusammenzustellen, bei denen Beobachter und Betroffene nicht in Kontakt miteinander treten, so daß eine wechselseitige Beeinflussung von Beobachter und Beobachtetem ausgeschlossen ist. Wir werden hierüber ausführlich auf S. 300f. berichten.

Mehrere Beobachter
Auch bei strukturierter Beobachtung läßt es sich kaum vermeiden, daß subjektive Deutungen in das Beobachtungsprotokoll einfließen. Eine Maßnahme, die geeignet ist, das Ausmaß an Subjektivität von Beobachtungen zu kontrollieren, ist der Einsatz mehrerer Beobachter, deren Protokolle nach der Beobachtung verglichen und ggf. (bei genügender Übereinstimmung, vgl. Tafel 27, S. 252ff.) zu einem Gesamtprotokoll zusammengefaßt werden.

Mehrere Beobachter einzusetzen ist auch empfehlenswert, wenn erste Eindrücke und Anregungen für weiterführende Untersuchungen in großen und unübersichtlichen Beobachtungsfeldern zu sammeln sind. Die Gefahr, daß das Geschehen beeinflußt wird, ist bei mehreren Beobachtern allerdings größer als bei einem einzelnen Beobachter.

Apparative Beobachtung
Beobachtungsaufgaben werden durch den Einsatz apparativer Hilfen (Film- und Videoaufnahmen) erheblich erleichtert. Schnell ablaufende Vorgänge, bei denen auch die Registrierung von Details wichtig ist, können später eventuell wiederholt betrachtet und in Ruhe ausgewertet werden. Hier ist der Einsatz mehrerer Beobachter, die miteinander über das Beobachtete offen kommunizieren können, weniger problematisch.

Diesen Vorteilen steht der gravierende Nachteil gegenüber, daß das Verhalten der beobachteten Personen nur selten von dem Vorhandensein einer Film- oder Videokamera unbeeinflußt bleibt. Es ist auch damit zu rechnen, daß es Untersuchungsteilnehmer ablehnen, aufgenommen zu werden. Heimliche Filmaufnahmen verbieten sich in vielen Fällen, da das Recht am eigenen Bild auch juristisch klar geregelt ist.

Selbstbeobachtung
Sicher nicht zur Hypothesenüberprüfung, wohl aber zur Anregung von Hypothesen eignet sich auch die kontrollierte Selbstbeobachtung als eine besondere Form phänomenologisch orientierter Methoden. Auch wenn die Beobachtung eigener „innerer Erlebnisse" (*Introspektion*) störanfällig und kaum kontrollierbar ist, stellt diese Daten-

TAFEL 26

Tätigkeiten eines Vorarbeiters: Beispiel für einen Beobachtungsplan

Atteslander (1956, zit. nach Cranach und Frenz, 1975, S. 318f.) untersuchte die Aktivitäten von Vorgesetzten (Vorarbeitern) an ihren Arbeitsplätzen in der Industrie. Über jeden beobachteten Vorarbeiter wurde ein Beobachtungsprotokoll („Interactio-Gram") angefertigt, dessen Symbolik im folgenden erläutert wird:

Zeit	Aktivitäten												Bemerkungen
001	kI5	→	Wt		Wt	Hi →	→	→	→	Ia			6 act; 2 Wt 3 kI; 5 Hi; 21a
002	→	W	→	→	Wt	→	kI6	→	Wt6	→	→	Wt	
003	Wt	→	→	oIa	H5	oJ11	C	→	→	△			
004													

△ = Ende des Beobachtungsprotokolls

1. die Hauptaktivitäten des Vorarbeiters

	Symbol
(1) Interaktion	I
(a) wird angesprochen (ein Arbeiter verläßt z. B. seinen Platz und beginnt die Interaktion)	kI
(b) beginnt selbst die Interaktion	oI
(c) nicht direkt auf die Arbeit bezogene Interaktion	J
(2) Gehen	W
(a) geht und transportiert etwas	Wt
(3) Umgang mit Gegenständen	
(a) Materialprüfung	HI
(b) Umräumen, Lagern	Hs
(4) Büroarbeiten	
(a) im Büroraum	Coff
(b) außerhalb des Büroraums	C
(5) keine spezielle Aktivität	D

2. Einbezogene Personen

(1) Arbeiter	1–36
(2) die beiden beteiligten Vorarbeiter	a, b
(3) anderes Aufsichtspersonal	A, B

Die Aufzeichnungen im Formblatt erläutert Atteslander wie folgt: „In der Minute 001 nahm der Arbeiter Nr. 5 Kontakt zum Vormann auf und sprach mit ihm etwa 10 Sek. lang. Dann ging der Vormann weg, wobei er Glaserzeugnisse trug. Er stellte diese nieder, nahm ein anderes Stück auf und trug es während der nächsten 25 Sek., danach inspizierte er Glaserzeugnisse, und zum Zeitpunkt 001 Min. 50 Sek. begann der andere Vormann eine Interaktion mit ihm. Sie sprachen etwa 7 Sek. lang, danach ging der unter Beobachtung stehende Vormann weg.

Bei der 20-Sek.-Marke der 2. Minute nahm er Glaserzeugnisse auf und entfernte sich damit. Auf seinem Weg wurde er von Arbeiter Nr. 6 kontaktiert, welcher einige Worte mit ihm sprach ...".

Diese Form der Beobachtung kann als Beispiel für einen Untersuchungsgegenstand dienen, über den schon viele Informationen vorliegen. Von Vorarbeitern ist bekannt, daß sie häufig mit den Arbeitern sprechen, daß sie das Material kontrollieren, transportieren usw.. Mit dem Zeichensystem wurde ein Versuch unternommen, das Geschehen möglichst „lückenlos" abzubilden.

quelle für einige wichtige Phänomene praktisch die einzige Zugangsmöglichkeit dar. Von besonderer Bedeutung ist die Introspektionsmethode für die Analyse von Denkprozessen. Auf die Selbstbeobachtung gehen wir auf S. 299f. näher ein.

4.5.3 Durchführung einer Beobachtungsstudie

Ist – der Fragestellung angemessen – die Entscheidung für eine bestimmte Beobachtungsstrategie gefallen, gilt es, das genaue methodische Vorgehen für den Beobachtungsprozeß festzulegen. Dazu gehören die Entwicklung eines geeigneten Beobachtungsschemas sowie Entscheidungen darüber, ob die Beobachtung das Geschehen in einer Zeit- oder Ereignisstichprobe erfassen soll und welche technischen Hilfsmittel benötigt werden. Unbedingt erforderlich sind ein Beobachtertraining und – bei mehreren Beobachtern – die Überprüfung ihrer Übereinstimmung.

Vorbereitung des Beobachtungsplanes

Unter einem Beobachtungsplan versteht man die nach Vorversuchen erstellte Anweisung, wie und was zu beobachten und zu protokollieren ist. Das Ausmaß der Standardisierung oder Strukturierung des Beobachtungsplanes richtet sich nach der Präzision der Fragestellung bzw. nach der Genauigkeit der Informationen, die bereits über das Untersuchungsfeld und den Untersuchungsgegenstand vorliegen.

Freie Beobachtung: Bei einer freien (offenen, unstandardisierten, qualitativen) Beobachtung verzichtet man in der Regel auf die Vorgabe von Beobachtungsrichtlinien. Sie kommt vor allem für Untersuchungen in Betracht, mit denen ein bislang weitgehend unerforschtes Gebiet erkundet werden soll. Hier wäre ein differenzierter Beobachtungsplan überflüssig, wenn nicht gar hinderlich. Er könnte die Aufmerksamkeit auf bestimmte Details lenken, die sich im Laufe der Beobachtung unter Umständen als irrelevant oder unbedeutend erweisen und würde eine Aufgabe nur formal strukturieren, die zunächst allgemeine Aufmerksamkeit und Offenheit für ein breites Feld von Ereignissen erfordert. Das Beobachtungsprotokoll sollte eine möglichst umfassende Dokumentation von ganzen Ereignisabläufen und von interessant erscheinenden Einzelheiten sowie eine präzise Schilderung der situativen Bedingungen enthalten. Gesondert sollten zudem auch die eigenen Ideen, Reaktionen und Interpretationen festgehalten werden, die ggf. das Ausgangsmaterial für eine Hypothesenformulierung bilden.

Halbstandardisierte Beobachtung: Halbstandardisierte Beobachtungen sind beispielsweise angebracht, wenn die Umstände oder Ursachen für das Auftreten eines kritischen Ereignisses näher zu erkunden sind (z. B. Ursachen für Drogenkonsum bei Jugendlichen, für betriebsinterne Spannungen, für das Entstehen kindlicher Aggressionen etc.). Gegenüber der freien Beobachtung erfordern derartige Fragestellungen eine zentrierte Beobachtung, die auf alle mit dem kritischen Ereignis verbundenen Vorgänge zu richten ist. Das Beobachtungsschema enthält offene Kategorien oder Fragen, die den Beobachter anweisen, worauf er während seiner Beobachtung zu achten hat.

Standardisierte Beobachtung: Der Beobachtungsplan einer standardisierten Beobachtung schreibt genau vor, was zu beobachten und wie das Beobachtete zu protokollieren ist. Das zu beobachtende Geschehen ist im Prinzip bekannt und läßt sich in einzelne Elemente oder Segmente zerlegen, die ausschließlich Gegenstand der Aufmerksamkeit des Beobachters sind. Eventuelle Interpretationen oder Deutungen müssen dem Beobachter soweit wie möglich durch die Vorgabe zuverlässiger Indikatoren für das einzuschätzende Verhalten erleichtert werden. Exemplarische Beispiele sind hierbei sehr hilfreich. Lautet die Beobachtungsaufgabe beispielsweise, kindliches Spielverhalten hinsichtlich der Merkmale „kooperativ“ und „aggressiv“ zu beschreiben, darf es dem Beobachter nicht überlassen bleiben, welche Verhaltensweisen er als kooperativ oder aggressiv klassifiziert. Diese Entscheidung muß – eventuell mit Hilfe von Beispielen – im Beobachtungsschema so weit wie möglich vorstrukturiert sein, so daß inhaltsanalytische Auszählungen möglich sind (vgl. S. 138 ff.).

Es ist darauf zu achten, die Protokollführung so einfach wie möglich zu gestalten. Ein guter Beobachtungsplan ist so weit ausgefeilt, daß sich der zu beobachtende Vorgang mit einfachen Zeichen, Zahlen oder Buchstaben festhalten läßt. Tafel 26 gibt hierfür ein Beispiel.

Ereignisstichprobe oder Zeitstichprobe?
Alle Ereignisse eines Untersuchungsfeldes vollständig erfassen zu wollen, ist auch mit technischen Hilfsmitteln nicht möglich. Beobachtung kann – ob gewollt oder ungewollt – immer nur einen Ausschnitt des Geschehens erfassen, womit sich die Frage stellt, ob die beobachteten Ausschnitte für das Geschehen typisch oder repräsentativ sind. Dies ist ein Stichprobenproblem, das sich hier jedoch nicht auf die Auswahl der Untersuchungsteilnehmer, sondern auf die Auswahl der Beobachtungseinheiten bezieht. Man unterscheidet zwei Vorgehensweisen: die Ereignisstichprobe und die Zeitstichprobe.

Ereignisstichprobe: Bei einer Ereignisstichprobe wird darauf verzichtet, die beobachteten Ereignisse zeitlich strukturiert zu protokollieren. Hier kommt es nur darauf an festzustellen, ob bzw. wie oft die zu beobachtenden Ereignisse auftreten (Beispiel: Es wird beobachtet, wie oft sich eine Schülerin während einer Unterrichtsstunde meldet, aus dem Fenster schaut, mit dem Nachbarn spricht, etc.). Aufschlußreich sind ferner Häufigkeiten des Auftretens von Ereigniskombinationen. (Wie häufig kam es zum Ereignis A, wenn zuvor Ereignis B auftrat?)

Allgemein verbinden sich mit Ereignisstichproben folgende Vorteile (vgl. Kerlinger, 1979, S. 796):
- Die Ereignisse sind Bestandteile natürlicher Situationen und können deshalb auf vergleichbare Situationen verallgemeinert werden.
- Das Verhalten wird nicht fragmentarisch, sondern vollständig in seinem kontinuierlichen Verlauf beobachtet.
- Es können auch Ereignisse untersucht werden, die relativ selten auftreten.

Zeitstichprobe: Die Zeitstichprobe gliedert die Beobachtung in feste Zeitabschnitte. Eine nach dem Zeitstichprobenverfahren angelegte Schülerbeobachtung könnte etwa erfordern, daß in 5-Sekundenintervallen notiert wird, was der Schüler gerade macht (beteiligt sich am Unterricht, stört, schreibt, liest, etc.). Nach einer anderen Variante wechselt der Beobachter alle 5 Sekunden das Beobachtungsobjekt, um so innerhalb eines längeren Zeitabschnittes Informationen über mehrere Beobachtungsobjekte zu erhalten. Um willkürliche Entscheidungen des Beobachters auszuschließen, verteilt man gelegentlich vorab die Zeitintervalle nach Zufall auf den Beobachtungszeitraum und/oder die zu beobachtenden Objekte.

Zeitstichproben stellen hohe Anforderungen an das Konzentrationsvermögen des Beobachters. Wenn möglich, sollten nach einigen Beobachtungsphasen regelmäßige Pausen eingelegt werden. Eine durchgängige Beobachtungszeit von mehr als 30 Minuten dürfte bei diesem Verfahren auch geschulte Beobachter überfordern.

Betrachtet man das Gesamtverhalten als eine Population einzelner Verhaltensabschnitte, können genügend große und zufällig gezogene Zeitstichproben diese Population recht zuverlässig repräsentieren. Bei wenig gleichförmig verlaufenden Verhaltenssequenzen (z. B. Verhaltenssequenzen, bei denen die Anfangs- und Schlußphase besonders wichtig sind) empfiehlt sich statt einer Zufallsstichprobe eine systematische Stichprobe, die den Besonderheiten einer Verhaltenssequenz Rechnung trägt.

Die entscheidende Frage, wann eine Ereignisstichprobe und wann eine Zeitstichprobe einzusetzen ist, läßt sich nicht generell beantworten. Solange der Untersuchungskontext keine bestimmte Vorgehensweise nahelegt, eignen sich Zeitstichproben mehr zur Beschreibung des gesamten Geschehens und Ereignisstichproben mehr zur Dokumentation bestimmter Verhaltensweisen.

Technische Hilfsmittel
Bei den technischen Hilfsmitteln, die in Beobachtungsstudien Verwendung finden, kann man zwei Grundtypen unterscheiden: Geräte, die die Protokollierung der Ereignisse unterstützen und Geräte, die die Aufzeichnung der Ereignisse selbst vornehmen.

Cranach und Frenz (1975) berichten über den Einsatz von „mechanischen Verhaltensschreibern“, die ähnlich wie bei technischen Messungen mit einem laufenden Papier arbeiten, auf dem Zeitintervalle markiert sind. Teilweise sind solche Geräte mit Tasten für die einzelnen Beobachtungskategorien ausgerüstet, so daß der Beobachter bei einem bestimmten Ereignis nur noch die entsprechende Taste drücken muß (ähnlich wie bei einer Verkehrszählung, bei der verschiedene Knöpfe für

Lkw, Pkw, Motorrad etc. vorgesehen sind). Derartige Geräte haben sich als zweckmäßig erwiesen, wenn in exakten Zeitintervallen protokolliert werden soll und das gleichzeitige Protokollieren und Zeitnehmen den Beobachter überfordert.

Wegen des hohen Aufwandes und der Tatsache, daß derartige Geräte in einer Feldstudie natürlich nicht unbemerkt bleiben, ist ihr Einsatz meist auf Untersuchungen im „Labor" beschränkt. Für viele Untersuchungen, in denen der zeitliche Ablauf des Geschehens nur am Rande interessiert, reicht eine normale Uhr bzw. eine Stoppuhr völlig aus.

Weit häufiger werden – soweit die betroffenen Personen einverstanden und Reaktivitätsprobleme zu vernachlässigen sind – Geräte zur Aufnahme der Ereignisse auf Film oder Magnetband eingesetzt. (Das Tonbandgerät gehört schon seit langem zur Standardausrüstung des Sozialforschers; zur Transskription von Tonbandprotokollen, s. S. 287f.) Film- und Videoaufnahmen haben den Vorteil, daß innerhalb des Bildausschnittes bei Verwendung von hochwertigen Objektiven und empfindlichem Filmmaterial noch Details abgebildet werden können, die das bloße Auge nicht mehr wahrnimmt. Die Auswertung wird dadurch genauer, zumal der Ereignisablauf nicht nur einmal, sondern mehrfach (ggf. mit Standaufnahmen) von mehreren Beobachtern analysiert werden kann.

4.5.4 Beobachtertraining

Auch wenn das Beobachten gemeinhin zu den selbstverständlichen Fähigkeiten der Menschen zählt, ist für wissenschaftliche Untersuchungen eine Schulung der Beobachter unerläßlich. Dazu gehören eine Einführung in das Konzept der gesamten Untersuchung und auch eine Darstellung des theoretischen Ansatzes, der die Arbeit bestimmt. Dadurch kann der Beobachter seine Aufgabe besser verstehen und unter Umständen an der Klärung und Weiterentwicklung des Beobachtungsplanes aktiv mitwirken. Auf eine Nennung der konkreten Forschungshypothese sollte jedoch verzichtet werden, um keine Beobachtereffekte zu provozieren. Zum Beobachtertraining gehören ferner Einweisungen in die Benutzung audiovisueller Geräte oder anderer Hilfsmittel. Weitere Schulungsmaßnahmen empfiehlt Pinther (1980):

- Um den Beobachtern einen Orientierungsrahmen zu geben und gleichzeitig seine Problemsicht zu schärfen, sollte er zunächst ohne weitere Vorkenntnisse im Untersuchungsfeld (unter Umständen per Filmaufnahme) beobachten.
- Anschließend werden die verwendeten Beobachtungsindikatoren und Kategorien dargestellt, begründet und diskutiert.
- Die Brauchbarkeit der Beobachtungskategorien und Indikatoren ist dann an einer Filmaufnahme oder einer gestellten Situation zu überprüfen. In dieser Phase sind vor allem die Ursachen unterschiedlicher Kategorisierungen gleicher Ereignisse zu klären.
- Eine abschließende Generalprobe unter weitgehenden „Ernstbedingungen" überprüft die Brauchbarkeit des Beobachtungsplanes. Falls erforderlich, ist dieser erneut zu überarbeiten.

Schon das Beobachtertraining kann als eine grobe und vorläufige Form der Validierung des Beobachtungsplanes gesehen werden. Wenn bereits in der Trainingsphase mit den Beobachtern keine Einigung über die Bedeutung von Indikatoren und Kategorien zu erzielen ist, so dürfte die Eindeutigkeit der Kodierungen sehr zu wünschen übriglassen.

Zumeist werden Stellenwert und Aufwand des Beobachtertrainings unterschätzt. Zu große Ungeduld in der Vorbereitung einer Untersuchung kann allerdings gravierende Folgen nach sich ziehen, denn ein Beobachtungsplan, der wegen mangelnder Beobachterübereinstimmung nicht einmal objektiv ist, kann natürlich auch nicht zu reliablen oder gar validen Resultaten führen (vgl. S. 187).

Beobachterübereinstimmung

Kommen in einer Untersuchung mehrere Beobachter zum Einsatz (dies sollte immer der Fall sein, wenn die Beobachtungsdaten zur Hypothesenprüfung eingesetzt werden), ist schon während der Trainingsphase die Übereinstimmung der Beobachtungen rechnerisch zu überprüfen. Aus der Vielzahl von Verfahren zur Quantifizierung der Beobachterübereinstimmung, die Asendorpf und Wallbott (1979), Bortz et al. (1990, Kap. 9) sowie

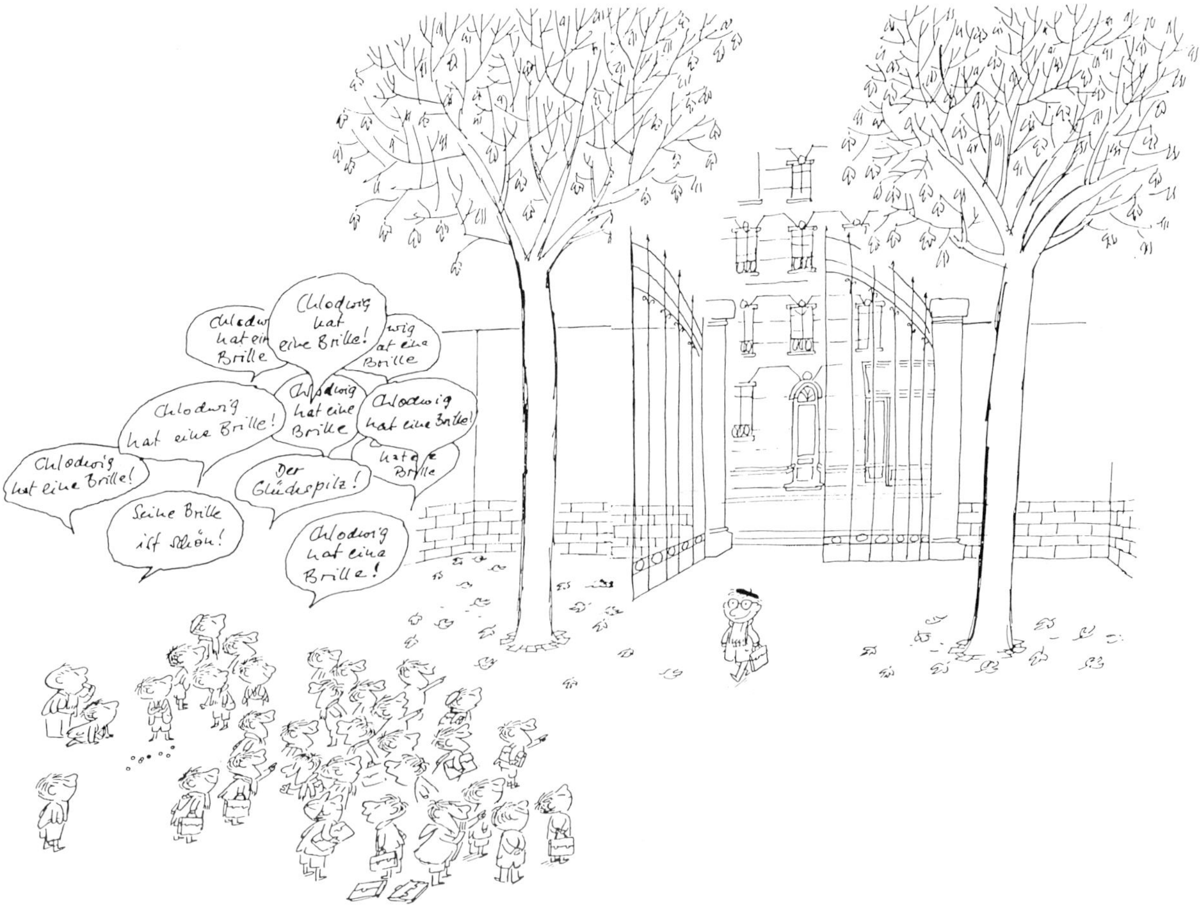

Spontane Beobachterübereinstimmung im Alltag. (Aus: René Goscinny & Sempé: Der kleine Nick und die Schule, S. 16–17. © 1975 by Diogenes Verlag AG Zürich)

Friede (1981) diskutieren, seien hier zwei herausgegriffen und in Tafel 27 numerisch demonstriert. Das eine Verfahren ist auf intervallskalierte und das andere auf nominalskalierte Beobachtungsdaten anwendbar. (Man beachte, daß diese Verfahren generell die Übereinstimmung von Urteilen, also nicht nur die von Beobachtern, überprüfen.)

Abschließend sei auf ein Problem hingewiesen, das bei der Überprüfung von Beobachterübereinstimmungen leicht übersehen wird: Es ist darauf zu achten, daß eine Übereinstimmung der Beobachter voraussetzt, daß sich ihre Angaben auf identische Ereignisse beziehen. Vergleicht man beispielsweise nur die Summen aller Beurteilungen, führt dies in der Regel zu falschen Schlüssen: Zwei Beobachter einer Schulstunde können beispielsweise jeweils zehn aggressive Interventionen des Lehrers protokolliert haben, aber dabei völlig unterschiedliche Ereignisse meinen. Die Prüfung der Beobachterübereinstimmung setzt voraus, daß jede Beobachtung eindeutig einem bestimmten Ereignis oder Vorgang zugeordnet werden kann.

4.6 Physiologische Messungen

Physiologische Messungen sind als Datenerhebungsmethoden vor allem in der Psychologie von Bedeutung. Insbesondere in der Biologischen Psy-

TAFEL 27

Überprüfung der Beobachterübereinstimmung

Intervallskalierte Daten

Im Rahmen ihrer gesprächspsychotherapeutischen Ausbildung werden k = 4 Studenten (im folgenden Beobachter) gebeten, n = 5 verschiedene Ausschnitte von Aufzeichnungen therapeutischer Gespräche zu beobachten. Ihre Aufgabe lautet, die „Echtheit" der Therapeutin auf einer 10-Punkte-Skala (0 Punkte = „überhaupt nicht echt", 10 Punkte = „eindeutig echt") einzuschätzen. Die Untersuchung möge zu folgenden Werten geführt haben. (Die Rating-Skala wird hier wie eine Intervallskala behandelt; Begründung s. S. 168 f.)

	Beobachter				
	1	2	3	4	P_i
Ausschnitt 1	3	2	6	3	14
Ausschnitt 2	7	8	10	7	32
Ausschnitt 3	5	3	6	4	18
Ausschnitt 4	5	4	7	1	17
Ausschnitt 5	0	3	6	2	11
B_j:	20	20	35	17	G = 92
$\bar{B}_j$:	4	4	7	3,4	$\bar{G}$ = 4,6

Als Übereinstimmungsmaß wählen wir folgenden „Intra-Class"-Korrelationskoeffizienten r_1 (zur Herleitung dieses Koeffizienten vgl. Winer, 1971, Kap. 4.5)

$$r_1 = \frac{\hat{\sigma}^2_{zw} - \hat{\sigma}^2_{in}}{\hat{\sigma}^2_{zw} + (k-1) \cdot \hat{\sigma}^2_{in}} ,$$

wobei:

$\hat{\sigma}^2_{zw}$ (hier : Varianz zwischen den Ausschnitten)

$$= \left(\frac{\sum_{i=1}^{n} P_i^2}{k} - \frac{G^2}{k \cdot n} \right) \Big/ (n-1)$$

und

$\hat{\sigma}^2_{in}$ (hier: Varianz innerhalb der Ausschnitte)

$$= \left(\sum_{i=1}^{n} \sum_{j=1}^{k} x_{ij}^2 - \frac{\sum_{i=1}^{n} P_i^2}{k} \right) \Big/ n \cdot (k-1)$$

mit

$$P_i = \sum_{j=1}^{k} x_{ij}$$

und

$$G = \sum_{i=1}^{n} \sum_{j=1}^{k} x_{ij} .$$

Für die Werte des Beispiels ermitteln wir:

$$\hat{\sigma}^2_{zw}$$

$$= \left(\frac{14^2 + 32^2 + 18^2 + 17^2 + 11^2}{4} - \frac{92^2}{4 \cdot 5} \right) \Big/ (5-1)$$

$$= (488,5 - 423,2)/4 = 16,3$$

$$\hat{\sigma}^2_{in} = (3^2 + 2^2 + 6^2 + \ldots + 3^2 + 6^2 + 2^2$$

$$-488,5)/5 \cdot (4-1) = (546 - 488,5)/5 \cdot 3 = 3,8$$

$$r_1 = \frac{16,3 - 3,8}{16,3 + (4-1) \cdot 3,8} = 0,45 .$$

Die Intraclass-Korrelation beträgt $r_1 = 0{,}45$. Diese Korrelation ist als Reliabilität der Urteile eines beliebigen Beobachters zu interpretieren. Die Reliabilität der über alle k Beobachter zusammengefaßten Urteile (r_k) errechnen wir nach

$$r_k = \frac{k \cdot r_1}{1 + (k-1) \cdot r_1} = \frac{4 \cdot 0,45}{1 + 3 \cdot 0,45} = 0,77 .$$

Beide Reliabilitäten sind nicht sehr überzeugend. Hätte man zufällig vier andere Beobachter ausgewählt, wäre damit zu rechnen, daß deren Durchschnittsbeobachtungen zu r = 0,77 mit den hier aufgeführten Beobachtungen korrelieren.

Diese Reliabilitätsschätzungen lassen sich verbessern, wenn man die Bezugsrahmen (Urteilsverankerungen, vgl. S. 169) der einzelnen Beobachter außer acht läßt. Die diesbezügliche Korrektur erfolgt in der Weise, daß man von den einzelnen Daten eines Beobachters die Differenz

TAFEL 27

seines Datenmittelwertes vom Gesamtmittelwert abzieht ($\bar{B}_j - \bar{G}$). Diese Differenzen lauten:

Beobachter 1:	4 − 4,6 = − 0,6
Beobachter 2:	4 − 4,6 = − 0,6
Beobachter 3:	7 − 4,6 = 2,4
Beobachter 4:	3,4−4,6 = − 1,2

Offensichtlich gestattet es die Perspektive des dritten Beobachters am ehesten, das Verhalten der Therapeutin insgesamt als „echt" einzustufen.

Folgende Übersicht zeigt die korrigierten Urteile:

	Beobachter				
	1	2	3	4	P_i
Ausschnitt 1	3,6	2,6	3,6	4,2	14
Ausschnitt 2	7,6	8,6	7,6	8,2	32
Ausschnitt 3	5,6	3,6	3,6	5,2	18
Ausschnitt 4	5,6	4,6	4,6	2,2	17
Ausschnitt 5	0,6	3,6	3,6	3,2	11
B'_j:	23	23	23	23	G = 92

Man beachte, daß diese Korrektur die Zeilensummen unverändert läßt und die Spaltensummen gleich macht (einen identischen Effekt hätten auch ipsative Messungen; vgl. Bortz, 1993, S. 310).

Auf diese Daten wenden wir erneut die Berechnungsvorschriften des Intraclass-Korrelationskoeffizienten an (Der Nenner von $\hat{\sigma}^2_{in}$–n · (k–1)– wird durch (k–1) · (n–1) ersetzt):

$$\hat{\sigma}'^2_{zw} = (488,5 - 423,2)/4 = 16,3 \text{ (unverändert)}$$

$$\hat{\sigma}'^2_{in} = (506,4 - 488,5)/(5-1)\cdot(4-1) = 1,5$$

und

$$r_1 = \frac{16,3 - 1,5}{16,3 + 3\cdot 1,5} = 0,71$$

bzw.

$$r_k = \frac{4\cdot 0,71}{1 + 3\cdot 0,71} = 0,91\ .$$

Nominalskalierte Daten

Zusätzlich, so wollen wir annehmen, gehörte es zu den Aufgaben der Beobachter, einzelne, während der Beobachtung genau spezifizierte Ereignisse fünf vorgegebenen nominalen Kategorien (allgemein: k Kategorien) zuzuordnen (z. B. Therapeutin wirkt unsicher, gelangweilt, ermüdet, verschlossen oder nachdenklich). Insgesamt seien n = 100 Ereignisse zu klassifizieren. Die folgende Aufstellung zeigt, wie zwei Beobachter diese Ereignisse klassifiziert haben:

		Beobachter 1					
		a	b	c	d	e	
Beobachter 2	a	8	1	(3)	2	4	18
	b	1	4	1	1	4	11
	c	1	2	4	4	5	16
	d	4	0	3	12	6	25
	e	2	1	2	8	17	30
		16	8	13	27	36	100

Die Buchstaben a bis e kennzeichnen die fünf Kategorien und die Spaltensummen (Zeilensummen) geben an, wie häufig Beobachter 1 (Beobachter 2) insgesamt eine bestimmte Kategorie wählte. Den Diagonalwerten (f_{jj}) ist zu entnehmen, wie viele Ereignisse von beiden Beobachtern derselben Kategorie zugeordnet wurden. Die eingekreiste Zahl 3 (f_{ac}) besagt, daß drei Ereignisse vom Beobachter 1 der Kategorie c und dieselben drei Ereignisse vom Beobachter 2 der Kategorie a zugeordnet wurden.

Man beachte, daß die Beobachterübereinstimmung tatsächlich nur dann berechnet werden kann, wenn bekannt ist, wie beide Beobachter jeweils gemeinsam die einzelnen Ereignisse oder Objekte einstufen. Liegen nur summarische Urteile separat für jeden Beobachter vor (also die Zeilen- und Spaltensummen), kann nicht rekonstruiert werden, ob sich die angegebenen Häufigkeiten auf dieselben Ereignisse oder Objekte beziehen.

Sind die Beobachterurteile entsprechend aufgeschlüsselt, läßt sich eine sehr einfache Kennzahl für die Beobachterübereinstimmung (p) berechnen: Anzahl der Übereinstimmungen (Summe

TAFEL 27

der Diagonalfelder f_{jj}), dividiert durch die Anzahl der beobachteten Objekte (n). Haben die Urteiler eine verschiedene Anzahl von Ereignissen beobachtet, wird dieser Übereinstimmungskoeffizient ausgedrückt als die verdoppelte Anzahl der Übereinstimmungen ($n_{Ü}$), dividiert durch die Anzahl der Urteile von Beobachter 1 (n_1) plus Anzahl der Urteile von Beobachter 2 (n_2).

$$p = \frac{\sum_{j=1}^{k} f_{jj}}{n} = \frac{2 \cdot n_{Ü}}{n_1 + n_2}$$

Im vorigen Beispiel mit den 100 beobachteten Therapeuten-Ereignissen resultiert:

$$p = \frac{8 + 4 + 4 + 12 + 17}{100} = 0,45$$

Die beiden Beobachter haben also für 45% aller Ereignisse dieselbe Kategorie gewählt.

Nun hat dieses anschauliche Maß einen schwerwiegenden Nachteil. Es berücksichtigt nicht die Tatsache, daß auch bei zufälliger Klassifizierung einige Beobachtungen übereinstimmen. Dieser Prozentsatz ist um so höher, je weniger Kategorien verwendet werden. (Bei nur drei Kategorien beträgt die Zufallsübereinstimmung immerhin $p = 0{,}33$ bzw. 33%.)

Es wurden deshalb mehrere Vorschläge zur Zufallskorrektur des Übereinstimmungsmaßes gemacht. Wir verdeutlichen hier das von Cohen (1960) entwickelte Maß κ (Kappa).

$$\kappa = \frac{p - p_e}{1 - p_e}$$

p_e is hierbei eine Schätzung für die zu erwartende zufällige Übereinstimmung, die in folgender Weise berechnet wird:

$$p_e = \frac{1}{n^2} \cdot \sum_{j=1}^{k} f_{j.} \cdot f_{.j}$$

mit $f_{j.}$ = Zeilensummen

$f_{.j}$ = Spaltensummen

Im Beispiel errechnen wir:

$$p_e = \frac{1}{100^2} \cdot (18 \cdot 16 + 11 \cdot 8 + 16 \cdot 13 + 25 \cdot 27$$

$$+30 \cdot 36) = \frac{1}{100^2} \cdot 2339 = 0,23$$

und

$$\kappa = \frac{0,45 - 0,23}{1 - 0,23} = 0,29$$

Dieser Wert spricht für eine schlechte Übereinstimmung der Beobachtungen. Eine gute Übereinstimmung erfordert κ-Werte über 0,70.

Bei mehr als zwei Beobachtern sind die Übereinstimmungen paarweise zu berechnen und aus den einzelnen κ-Werten der Medianwert zu bilden. Ein genaueres Verfahren beschreibt Fleiss (1971), das bei Bortz et al. (1990, Kap. 9.2.2) dargestellt wird. Für Kategorien, die sich in eine Rangordnung bringen lassen, besteht die Möglichkeit, Nichtübereinstimmungen nach der Distanz zwischen den gewählten Kategorien zu gewichten („Weighted Kappa", vgl. Cohen, 1968; Ross, 1977 oder Bortz et al., 1990, Kap. 9.4).

chologie, die sich der Untersuchung physiologischer Korrelate und neurobiologischer Grundlagen von Verhalten und Erleben bei Mensch und Tier widmet, werden neben Erlebens- und Verhaltensmaßen physiologische Messungen in experimentellen und nicht-experimentellen Untersuchungsanordnungen eingesetzt. Psychologische Disziplinen, die nicht im engeren Sinn biopsychologisch orientiert sind, beziehen physiologische Messungen ebenfalls ergänzend zu anderen Methoden ein. Bei vielen psychologischen Konstrukten spielen Annahmen über somatische Zustände oder Prozesse eine zentrale Rolle. Als Beispiele seien Konstrukte wie Emotion, Aktivierung oder Streß genannt, die generell unter Einbeziehung physiologischer bzw. biochemischer Prozesse definiert werden.

Auch spezielle Konstrukte der Allgemeinen Psychologie (z. B. Lernen, Gedächtnis und Informationsverarbeitung), der Differentiellen Psychologie (z. B. Impulsivität, Aggressivität, Depressivität) und der Entwicklungspsychologie (z. B. geistige Reifung) nehmen Bezug auf physiologische Grundlagen bzw. Konstrukte. In den psychologischen Anwendungsfeldern setzen sich physiologische Messungen ebenfalls mehr und mehr durch. Hier sind die Verhaltensmedizin als Bestandteil der Klinischen Psychologie, die Arbeitspsychologie, die Pädagogische Psychologie und die Werbepsychologie zu nennen (vgl. Becker-Carus, 1981; Janke und Kallus, 1995 oder Schandry, 1989).

Zunächst werden einige methodische Grundlagen und Probleme physiologischer Messungen vorgestellt bzw. diskutiert (Abschnitt 4.6.1). In den Abschnitten über die Indikatorklassen (4.6.2 bis 4.6.4) werden die jeweiligen somatischen Prozesse, deren physiologische Messung sowie Beispiele für ihre Bedeutsamkeit in bezug auf psychische Vorgänge erörtert. Die Ausführungen beschränken sich auf einige ausgewählte physiologische Meßmethoden, die für die Humanforschung von Bedeutung sind, d. h. physiologische Methoden aus der Animalforschung bleiben unberücksichtigt.

4.6.1 Methodische Grundlagen und Probleme

Physiologische Messungen gehören zu den objektiven Meßmethoden, d. h. der Proband hat nicht die Möglichkeit, in direkter Weise auf die Meßergebnisse verfälschend Einfluß zu nehmen (Scheier, 1958). Neben den „klassischen" physiologischen Meßmethoden, den Methoden zur Erfassung von elektrischen Prozessen, müssen heute zusätzlich auch Methoden zur Erfassung von anatomischen Merkmalen und von biochemischen Vorgängen berücksichtigt werden.

Bei den meisten physiologischen Indikatoren, die für psychologische Fragestellungen erhoben werden, handelt es sich um elektrische Indikatoren. Die am Körper meßbaren Prozesse spiegeln sich in sog. *Biosignalen* wider, wie z. B. der Hautleitfähigkeit als indirekt elektrisches Signal oder der Herzaktivität und den Gehirnströmen als direkte elektrische Signale. Die Klasse direkter elektrischer Biosignale nennt man auch *Biopotentiale*. Nicht-elektrische Signale (z. B. Blutdruck oder Atmung) werden mit Hilfe von Meßwandlern in elektrische Signale transformiert.

Allgemeine Meßprinzipien

Die Messung von Biopotentialen, also von elektrischen Biosignalen, erfolgt mit Hilfe spezieller Meßfühler (Elektroden). Abgeleitet werden Spannung (mV oder μVolt), Leitfähigkeit (μSiemens oder μMho) oder Widerstände (kOhm). Biopotentiale entstehen aufgrund von Potentialdifferenzen zwischen zwei Ableitungspunkten, d. h. zur Ableitung von Biopotentialen sind mindestens zwei Elektroden notwendig. Man unterscheidet bipolare (zwei aktive Elektroden) von unipolaren Ableitungen mit einer aktiven Elektrode und einer inaktiven Referenz-Elektrode (vgl. Schandry, 1989 oder Velden, 1994).

Eine Anordnung zur Registrierung physiologischer Maße besteht prinzipiell immer aus Elektroden bzw. Meßwandlern zur Ableitung des elektrischen bzw. nicht-elektrischen Signals sowie aus einer Verstärkungs- und einer Registriereinheit. Die Verstärkungseinheit muß aufgrund der geringen Signalamplituden besonders unempfindlich gegen elektrische Störeinflüsse sein (z. B. Netzspannung, elektrostatische Einflüsse). Zusätzlich kommen Filter zum Einsatz, die die zu verstärkenden Frequenzen auf den für die Interpretation des jeweiligen Biosignals relevanten Bereich begrenzen. Zur Signalaufzeichnung werden analoge Schreibsysteme (z. B. Tinten- oder Thermoschreiber) oder digitale Registriercomputer verwendet. Digitale Systeme speichern die Signalamplituden nach Analog-Digital-Wandlung mit einer festgelegten Abtastfrequenz (z. B. 256mal pro Sekunde). Auf die so gespeicherten Daten kann jederzeit für spezielle Signalauswertungen zurückgegriffen werden.

Meßprobleme

Bei jeder physiologischen Meßanordnung muß damit gerechnet werden, daß Störsignale (sog. Artefakte) die Biosignalaufzeichnung verfälschen. Es sind Artefakte physiologischer Herkunft (z. B. Potentialschwankungen, Signalstörungen aufgrund von begleitenden physiologischen Prozessen), Bewegungsartefakte und Artefakte durch externe elektrische Einstreuung zu unterscheiden. Diesen Störeinflüssen kann jedoch durch Verwendung optimierter Elektroden und Meßwandler (Artefakte physiologischer Herkunft), durch deren optimale Plazierung (Bewegungsartefakte) und durch Verwendung verbesserter elektronischer Komponenten (Artefakte physiologischer Herkunft, Artefakte durch externe elektrische Einstreuung) wirkungsvoll begegnet werden, so daß physiologische Messungen im Prinzip als hoch reliabel gelten können.

Neben diesen technischen Störgrößen sind auch einige methodische Grundprobleme zu berücksichtigen, die mit Besonderheiten des „gemessenen" Individuums verbunden sind. Beispielhaft sollen im folgenden die Spezifitäts- und Ausgangswertproblematik kurz skizziert werden.

Die Spezifitätsproblematik: Die Spezifitätsforschung war ursprünglich in der Psychosomatik und Verhaltensmedizin beheimatet (Köhler, 1989, S. 20 ff.), die sich mit Ursachen für die Entwicklung spezifischer psychosomatischer Störungen befassen. Pionierarbeit wurde von Lacey in den 50er Jahren mit dem Konzept der autonomen Reaktionsspezifität geleistet (Lacey et al., 1953), der in Laboruntersuchungen feststellte, daß ein Teil seiner Probanden unabhängig von verschiedenen Streßsituationen stets mit einem für sie typischen Reaktionsmuster reagierte. Diese Probanden neigten dazu, unabhängig von den jeweiligen Stressoren mit bestimmten Reaktionen zu antworten. Dieses Prinzip wird heute unter dem Begriff der *individualspezifischen Reaktion* zusammengefaßt (Engel, 1972; Janke, 1976).

Von der individualspezifischen Reaktion sind stimulusspezifische und motivationsspezifische Reaktionen zu unterscheiden. Stimulusspezifische Reaktionen werden von einer bestimmten Umweltbedingung bei allen Individuen in gleicher oder ähnlicher Weise hervorgerufen. Als motivationsspezifische Reaktionen bezeichnet man die durch einen spezifischen Motivationszustand beim Individuum hervorgerufenen Reaktionen (vgl. Foerster et al., 1983). Im Idealfall sollte bei biopsychologischen Untersuchungen stets der Anteil an individualspezifischen Reaktionen, an stimulusspezifischen und an motivationsspezifischen Reaktionen erfaßt werden.

Die Ausgangswertproblematik: Die Ausgangswertproblematik betrifft Veränderungsmessungen, d. h. Messungen vor und nach einer bestimmten Intervention oder einem Ereignis bzw. die hierbei auftretende Abhängigkeit zwischen Ausgangswert und der Differenz aus Verlaufs- und Ausgangswert (Veränderungswert). Diese Problematik wurde schon zu Beginn des Jahrhunderts diskutiert und von Wilder (1931) in seinem Ausgangswertgesetz beschrieben. Das Ausgangswertgesetz (AWG) besagt: Je stärker vegetative Organe aktiviert sind, desto stärker ist ihre Ansprechbarkeit auf hemmende Reize und desto niedriger ihre Ansprechbarkeit auf aktivierende Reize. Statistisch kann dies mit einer negativen Korrelation zwischen Ausgangswert und Veränderungswert ausgedrückt werden, was darauf hinausläuft, daß Veränderungswerte einen systematischen „Fehler" enthalten.

Das Wilder'sche AWG regte vielfältige Forschungstätigkeiten an. Es wurde untersucht, ob es sich beim AWG tatsächlich um ein biologisches Prinzip oder nur um ein statistisches Artefakt handelt (z. B. van der Bijl, 1951), mit welcher Häufigkeit es auftritt und welche Alternativmaße zur einfachen Differenzbildung eingesetzt werden können (z. B. Myrtek et al., 1977). Eine ausführliche Diskussion der Ausgangswertproblematik liefert Kallus (1992).

In den folgenden Abschnitten werden einige ausgewählte Indikatoren des peripheren und zentralen Nervensystems sowie Indikatoren des endokrinen Systems bzw. des Immunsystems vorgestellt, die in der Biopsychologie eine bedeutende Rolle spielen. Wir beginnen jeweils mit einer kurzen Skizze der physiologischen Grundlagen und behandeln danach die gebräuchlichen Indikatoren sowie deren Bedeutsamkeit für Forschung und Anwendung.

4.6.2 Indikatoren des peripheren Nervensystems

Vom zentralen Nervensystem (ZNS), das aus Gehirn und Rückenmark besteht, ist das periphere Nervensystem zu unterscheiden. Es umfaßt alles nervöse Gewebe, das außerhalb des ZNS liegt. Es enthält Anteile des vegetativen Nervensystems (Sympathikus, Parasympathikus, Darmnervensystem), das die Aktivität der inneren Organe und Drüsen reguliert, und des somatischen Nervensystems (sensorische und motorische Systeme), über das der Organismus mit seiner Umwelt interagiert. Sowohl das vegetative als auch das somatische Nervensystem haben zentralnervöse Anteile und sind auf der Ebene des ZNS auch eng miteinander verknüpft. Die in den folgenden Abschnitten behandelten Indikatoren des peripheren Nervensystems können daher auch als indirekte Parameter zentralnervöser Aktivität aufgefaßt werden. Neben Indikatoren kardiovaskulärer und elektrodermaler Aktivität (vegetatives Nervensystem) werden auch Indikatoren muskulärer Aktivität (somatisches Nervensystem) vorgestellt.

Kardiovaskuläre Aktivität

Die erste große Gruppe klassischer peripher-physiologischer Indikatoren sind die Maße der kardiovaskulären Aktivitäten, die auch im Alltag – z. B. als „Herzklopfen" – Beachtung finden.

Physiologische Grundlagen: Das kardiovaskuläre oder Herz-Kreislauf-System besteht aus Funktionsorganen, die die ausreichende und adäquate Blutversorgung des Organismus sicherstellen. Zentrales Organ ist das Herz. Das Herz pumpt das Blut mit seiner linken Hälfte im großen Körperkreislauf und mit seiner rechten Hälfte im kleinen Lungenkreislauf. Es zeigt dabei eine ausgeprägte Autorhythmie, d. h. das Herz schlägt auch bei völliger Isolierung mit einer rhythmischen Schlagfolge weiter, da die Erregungsbildung und -weiterleitung im Herzen selbst erfolgt.

Die autorhythmische Erregungsbildung wird normalerweise vom Sinusknoten generiert, einem Muskelgeflecht in der Nähe der oberen Hohlvene. Man spricht beim Sinusknoten auch von einem physiologischen Schrittmacher, dessen Eigenfrequenz ca. 70 bis 80 Entladungen pro Minute beträgt (Silbernagl und Despopoulos, 1991, S. 165). Die Ruhefrequenz beim gesunden Herz liegt in der Regel mit ca. 60 bis 70 Schlägen pro Minute unterhalb der Sinusknotenautorhythmie. Dies ist darauf zurückzuführen, daß in Ruhe und bei schwacher Belastung über die tonische Aktivität des 10. Hirnnervs, des parasympathischen Vagusnervs, eine Senkung der Herzfrequenz erfolgt. Lediglich bei stärkerer Belastung nimmt der Einfluß des Sympathikus über die Ausschüttung von Noradrenalin (aus den postganglionären sympathischen Nervenfasern) und Adrenalin (aus dem Nebennierenmark) zu, wobei gleichzeitig die Vagus-Aktivität gedämpft wird. Es kommt zu einem Anstieg der Herzfrequenz bis maximal 150–180 Schlägen pro Minute.

Die Aktivität des Herzens läßt sich in vier Aktionsphasen unterteilen (Silbernagl und Despopoulos, 1991, S. 162 f.): In der *Anspannungsphase* steigt der Druck in den Herzkammern aufgrund der Muskelkontraktion bei geschlossenen Herzklappen an. Wenn der Herzinnendruck den Gegendruck der Körper- bzw. Lungenarterie übersteigt, kommt es zur *Auswurfphase* (Systole). Nach der Austreibung des Blutes in die Arterien entspannen sich die Herzkammern (*Entspannungsphase*) und die Arterienklappen schließen sich wieder. Dies leitet die *Füllungsphase* (Diastole) ein.

Die zweite wichtige Bestimmungsgröße kardiovaskulärer Aktivität ist der systolische Blutdruck. Hierunter versteht man denjenigen Druck, gegen den die linke Herzkammer (großer Körperkreislauf) das Blut ausstoßen muß (Birbaumer und Schmidt, 1991, S. 69). Der Blutdruck wird normalerweise in der Druckeinheit mmHg gemessen, was der Anhebung einer normierten Quecksilbersäule in Millimeter entspricht.

Die Regulation des Blutdrucks läßt sich als komplexes Regelkreismodell darstellen. Als direkte Einflußgrößen bestimmen das Herzzeitvolumen (Auswurfvolumen des Herzens pro Zeiteinheit = Herzfrequenz × Schlagvolumen) und der periphere Gesamtwiderstand der Blutgefäße den Blutdruck. Eine Aktivierung des Sympathikus bewirkt über sog. Alpha-Rezeptoren (Dominanz des Noradrenalins) eine Verengung der Blutgefäße und über $Beta_1$-Rezeptoren (Noradrenalin und Adrenalin) eine Erhöhung der Herzfrequenz, sowie indirekt über die Erhöhung der Kontraktionskraft des Herzens auch eine Steigerung des Schlagvolumens. Beides löst jeweils eine Blutdruckerhöhung aus. Die Senkung des Blutdrucks wird durch eine Steigerung der Aktivität des Parasympathikus (Senkung der Herzfrequenz) und ein Aussetzen der Sympathikusaktivität (Erweiterung der peripheren Blutgefäße) hervorgerufen.

Während der Systole wird arterielles Blut aus den Herzkammern herausgeschleudert. Dies ist der Zeitpunkt des höchsten Blutdrucks in den Arterien, des systolischen Blutdrucks. Während der Diastole strömt das venöse Blut in die Herzvorhöfe zurück. Dabei sinkt der Blutdruck auf seinen niedrigsten Wert, den diastolischen Blutdruck.

Der Blutdruck ist Schwankungen unterworfen. In der Oberarmarterie pendelt der Blutdruck unter Ruhebedingungen zwischen 120–140 mmHg (systolischer Blutdruck) und 80–100 mmHg (diastolischer Blutdruck). Je weiter der Blutdruckmeßpunkt vom Herz entfernt ist, desto niedriger wird der Blutdruck und desto geringer sind dessen Schwankungen. In den großen Venen ist keine Blutdruckveränderung mehr meßbar. Der Blutdruck liegt dort nur noch bei 1 bis 2 mmHg.

Meßverfahren: Die wichtigsten Indikatoren kardiovaskulärer Aktivität sind die Herzschlagfrequenz und der Blutdruck.

Herzschlagfrequenz: Das bekannteste und am weitesten verbreitete Verfahren zur kontinuierlichen Messung der Herzaktivität ist das Elektrokardiogramm (EKG). Mit dieser Methode wird der zeitliche Verlauf der summierten Aktionspotentiale der Herzmuskelfasern, deren elektrisches Feld sich durch das leitende Gewebe bis zur Körperoberfläche fortpflanzt, über zwei aktive Elektroden aufgezeichnet. Eine dritte Elektrode dient als Erdung. Es gibt verschiedene Möglichkeiten zur Plazierung der EKG-Elektroden. Neben der Brustwandableitung (je eine Elektrode an den beiden Brustbeinpolen) haben sich auch die drei bipolaren Extremitätenableitungen nach Einthoven (s. Schandry, 1989, S. 134f.) etabliert.

Bei dieser sog. II. Ableitung nach Einthoven werden die aktiven Elektroden am Unterarm und am unteren Bein der gegenüberliegenden Seite befestigt, wobei die Erdung über eine Elektrode am zweiten Bein erfolgt. Der Vorteil der Einthoven-Ableitungen liegt darin, daß die Elektroden ohne das Ablegen von Kleidung angebracht werden können. Die Brustwandableitung ist dagegen sehr robust gegenüber Körperbewegungen und eignet sich daher besonders zur EKG-Registrierung während körperlicher Aktivität.

Das EKG-Signal bildet die elektrischen Erregungsprozesse am Herzen kontinuierlich ab. Es kann in verschiedene Komponenten aufgeteilt werden, wobei die markanteste Komponente die R-Zakke ist (s. dazu Birbaumer und Schmidt, 1991, S. 63ff.). Die Anzahl der R-Zacken bezogen auf ein 1-Minuten-Intervall ergibt die Herzrate oder Herzfrequenz (ca. 60 bis 70 Schläge pro Minute in Ruhe). Die Veränderung der Herzrate über einen längeren Zeitraum wird als Maß der „tonischen“ kardiovaskulären Aktivität herangezogen. Unter phasischen Herzratenänderungen versteht man kurzfristige Erhöhungen bzw. Erniedrigungen der Herzfrequenz in Abhängigkeit von Reizen. Zur Ermittlung phasischer Herzratenänderungen verwendet man meist die RR-Abstände.

Als RR-Abstand (Interbeat-Intervall) bezeichnet man das Zeitintervall zwischen zwei R-Zacken im EKG, deren Varianz die Variabilität des Herzschlags widerspiegelt. Im Zuge der Digitalisierung physiologischer Registriertechniken wurden auch Spektralanalysen verschiedener EKG-Indikatoren eingeführt, speziell Spektralanalysen der RR-Abstände. Hierbei werden die Indikatoren mit unterschiedlichen mathematischen Algorithmen nach Zeitverlaufsgesichtspunkten sortiert und in Klassen (Spektren) eingeteilt. Die Spektralanalyse informiert über die Anteile (oder Power) der einzelnen Spektren.

Eine bedeutende Einflußgröße stellt die Atmung dar. Sie führt zur sog. respiratorischen Arhythmie des Herzschlags, d. h. beim Einatmen erhöht sich die Herzfrequenz, beim Ausatmen sinkt sie ab. Die Atmung stellt somit eine mögliche Artefaktquelle vor allem bei der Registrierung phasischer Herzratenänderungen dar und sollte mit Hilfe eines Atmungsgürtels (vgl. Schandry, 1989, S. 272ff.) kontrolliert werden. Ferner empfiehlt sich eine Kontrolle des Blutdrucks, der indirekt über den Barorezeptorenreflex die Herzfrequenz ebenfalls beeinflußt.

Blutdruck: Eine exakte und kontinuierliche Blutdruckmessung ist nur invasiv über eine Kanüle möglich, die in eine Arterie eingeschoben wird. An die Kanüle wird ein Manometer angeschlossen, das den Arterieninnendruck anzeigt. Die Belastung des Probanden ist dabei vergleichsweise groß.

Die am weitesten verbreitete Methode ist das nicht-invasive Manschettendruckverfahren nach Riva-Rocci aus dem Jahr 1896, das auch Sphygmomanometrie genannt wird, bzw. die automatische Blutdruckmessung, die ebenfalls nach dem Riva-Rocci-Prinzip arbeitet. Bei diesen Geräten wird eine Staumanschette am linken Oberarm angebracht und auf Knopfdruck bis zu einem voreingestellten Wert aufgepumpt. Anschließend wird die Luft wieder langsam abgelassen. Ein Mikrophon in der Manschette registriert dabei das An- und Abschwellen der Geräusche, die durch die abnehmende Stauung des Blutes in der Oberarmarterie entstehen (sog. Korotkow-Geräusche). Der systolische und diastolische Blutdruckwert wird dann am Gerät angezeigt. Für kurzfristig wiederholte Blutdruckerfassungen ist das Riva-Rocci-Verfahren nicht geeignet, da jeder Meßprozeß eine Deformation der Arterie verursacht, die erst nach einer gewissen Zeitspanne zurückgeht.

> **!** **Die wichtigsten Indikatoren kardiovaskulärer Aktivität sind Herzschlagfrequenz und Blutdruck. Die Herzschlagfrequenz wird mit dem EKG (Elektrokardiogramm) und der Blutdruck mit dem Manschettendruckverfahren gemessen.**

Psychologische Korrelate: Aktivierung, Orientierung, Streß und Aufmerksamkeit stehen in einem engen Zusammenhang mit Veränderungen im Herz-Kreislauf-System. Im Rahmen von Untersuchungen, die sich mit Aktivierung und kognitiver Verarbeitung beschäftigten, stellte sich heraus, daß aktive Reizaufnahme z. B. im Rahmen von Signalentdeckungsaufgaben mit einer phasischen Herzfrequenzerniedrigung und einem Blutdruckabfall einhergeht. Müssen Außenreize – wie z. B. bei mentaler Beanspruchung – abgeblockt werden, folgt ein Anstieg dieser Werte. Diese sog. Fraktionierung der Aktivierungsrichtung führte Lacey (1967) zur Formulierung seiner Barorezeptor-Hypothese (zusammenfassend siehe Velden, 1994, S. 69 ff.). Lacey vermutete, daß die biologische Bedeutung der Funktionserniedrigung von Herzfrequenz und Blutdruck bei aktiver Reizaufnahme in der Erleichterung kortikaler Verarbeitungsmechanismen liegt.

Auch tonische Herzratenveränderungen wurden in vielen Untersuchungen zur Erfassung von Anstrengung (Effort) unter mentaler Belastung eingesetzt. Bei steigender mentaler Anstrengung steigt die Herzrate an, während sich die Herzratenvariabilität gleichzeitig vermindert. Beide Maße – Herzrate und Herzratenvariabilität – erwiesen sich als sensitive Indikatoren für mentale Anstrengung (Herd, 1991; Spinks und Kramer, 1991).

Fowles (1980) verknüpft die Herzrate mit appetitiver Motivation bzw. Verhaltensaktivierung. Auch Obrist (1981) konnte zeigen, daß aktive Bewältigungsstrategien in belastenden Situationen mit einer erhöhten kardiovaskulären Aktivität einhergeht.

Kardiovaskuläre Maße wurden auch als Ärger- bzw. Feindseligkeitsindikatoren diskutiert (s. Siegman und Smith, 1994). Die Spezifität dieser Indikatoren wird aber eher niedrig eingestuft. Dies gilt möglicherweise nicht für den diastolischen Blutdruck, der sich in mehreren Untersuchungen als sensitiver und spezifischer Ärger-/Feindseligkeitsindikator erwiesen hat (z. B. Frodi, 1978).

Eine erhöhte kardiovaskuläre Reaktivität auf belastende Ereignisse wird als bedeutsamer Risikofaktor für Erkrankungen des Herz-Kreislauf-Systems betrachtet. Strategien zur Reduktion kardiovaskulärer Reaktivität sind somit wichtige Bausteine einer erfolgreichen Prävention bzw. Rückfallvorsorge bei Herz-Kreislauf-Erkrankungen (Matthews, 1986).

Mit dem Einzug verhaltenstherapeutischer Ansätze in Psychiatrie und Innere Medizin fand die Biofeedbackmethode eine große Verbreitung (Legewie und Nusselt, 1975). Nach Legewie und Nusselt versteht man unter *Biofeedback* die apparative Messung von biologischen Körperfunktionen, die an die äußeren Sinnesorgane (meist akustisch oder visuell) rückgemeldet werden. Dies soll ermöglichen, daß die rückgemeldete Funktion nach einiger Übung willkürlich beeinflußbar wird (vgl. Legewie und Nusselt, 1975, S. 3).

Bei den meisten Anwendungen des kardiovaskulären Biofeedbacktrainings konnte nachgewiesen werden, daß auf diese Weise sowohl systolischer wie auch diastolischer Blutdruck gesteuert werden können (zusammenfassend s. Köhler, 1989, S. 96 ff.). Die Untersuchungen zur Behandlung von essentieller Hypertonie mit Hilfe von Biofeedback sind nicht ganz eindeutig. Zwar konnte in den Trainingssitzungen der Blutdruck fast immer gesenkt werden, doch gelang es kaum, anhaltende und generalisierbare Effekte eindeutig nachzuweisen (s. Köhler, 1989). Eine umfassende Darstellung der Zusammenhänge zwischen Streß, kardiovaskulärer Reaktivität und Krankheit geben Matthews et al. (1986).

Elektrodermale Aktivität

Die zweite große Gruppe klassischer peripher-physiologischer Indikatoren sind Maße der elektrodermalen Aktivität, die Leitfähigkeits- oder Potentialveränderungen der Haut registrieren. Schon seit Ende des 18. Jahrhunderts diskutiert man Zusammenhänge zwischen der elektrodermalen Aktivität und psychischen, insbesondere emotionalen Prozessen (z. B. Féré, 1888).

Physiologische Grundlagen: Die physiologischen Grundlagen der elektrodermalen Aktivität sind bis heute noch nicht völlig geklärt (Boucsein, 1988, S. 46 ff. und Schandry, 1989, S. 188 f.). Sicher ist jedoch, daß die elektrodermale Aktivität über die Schweißdrüsen der Haut ausgelöst wird, die ihrerseits über den Sympathikus gesteuert werden. Im Unterschied zu allen anderen sympathisch kontrollierten Systemen fungiert hier Acetylcholin als postganglionäre Übertragungssubstanz. Neben der Schweißdrüsenaktivität hängt die elektrodermale Aktivität vermutlich auch von der Aktivität einer elektrisch geladenen Membran in der Epidermis (Oberhaut) und in den Schweißdrüsengängen ab, die am Entstehen von Hautpotentialen und an Veränderungen in der Hautleitfähigkeit ebenfalls beteiligt sind.

Meßverfahren: Am häufigsten wird in empirischen Untersuchungen die Hautleitfähigkeit bestimmt. Andere Maße wie Hautpotential, Hautwiderstand (s. Boucsein, 1988) oder die Hautfeuchte (s. Köhler, 1992) spielen heute nur noch eine untergeordnete Rolle. Die Hautleitfähigkeit ist eine exosomatische Größe; sie kann nur unter Zufuhr von äußerer Energie, meist einer Stromspannung von 0,5 Volt (Edelberg, 1967, 1972), erhoben werden.

Zur Ableitung der Hautleitfähigkeit werden zwei Elektroden an der Innenseite der beiden mittleren Glieder von Zeige- und Mittelfinger (nach Venables und Christie, 1980) oder am Daumen und Kleinfingerballen (nach Walschburger, 1975) befestigt. Üblicherweise wird von der Handinnenfläche der nicht-dominanten Hand abgeleitet. Die Maßeinheit der Hautleitfähigkeit ist μSiemens bzw. μMho.

Es gibt tonische Hautleitfähigkeitsmaße, die Aussagen über das Niveau der elektrodermalen Aktivität gestatten (das sog. Hautleitfähigkeitsniveau oder „Skin Conductance Level" = SCL) sowie über die Anzahl spontaner Fluktuationen. Neben diesen tonischen Maßen sind auch phasische von Bedeutung, die Reaktionen auf externe Stimuli kennzeichnen (Hautleitfähigkeitsreaktionen: „Skin Conductance Response" = SCR). Zur Charakterisierung von Hautleitfähigkeitsreaktionen sind die Amplitude und verschiedene Zeitmaße (z. B. Latenzzeit = Zeitdifferenz zwischen Reiz- und Reaktionsbeginn) gebräuchlich.

Bei der Identifikation von SCRs besteht allerdings die Gefahr, daß sie mit spontanen Fluktuationen verwechselt werden. Um diese Gefahr zu reduzieren, werden nur solche Hautleitfähigkeitsreaktionen ausgewertet, deren Amplitudenmaximum in einen festgelegten Zeitbereich nach Beginn des externen Stimulus fällt (z. B. 1,5 bis 6,5 Sekunden; Schandry, 1989, S. 202 f.). Liegt das Amplitudenmaximum außerhalb des Zeitfensters, wird der Hautleitfähigkeitsreaktionsamplitude der Wert Null zugewiesen, da die Hautleitfähigkeitsänderung dann mit großer Wahrscheinlichkeit nicht auf den externen Stimulus zurückzuführen ist.

> **!** **Der wichtigste Indikator elektrodermaler Aktivität ist die Hautleitfähigkeit. Andere Maße wie Hautpotential, Hautwiderstand und Hautfeuchte spielen eine untergeordnete Rolle. Die Hautleitfähigkeit wird mittels zweier, an der Handinnenfläche angebrachter Elektroden gemessen. Dabei unterscheidet man tonische Hautleitfähigkeit (SCL: „Skin Conductance Level") von phasischer, d. h. reaktiver Hautleitfähigkeit (SCR: „Skin Conductance Response").**

Psychologische Korrelate: Ein klassisches Anwendungsfeld für *phasische* Indikatoren der elektrodermalen Aktivität ist die Habituationsforschung, die sich mit dem Vorgang der Gewöhnung an sich wiederholende Reize befaßt. Die Amplituden von physiologischen Reaktionsmaßen werden bei Wiederholung des auslösenden Reizes immer geringer, sie klingen zunächst ab und verschwinden dann meist ganz. Eine Zusammenstellung umfangreicher Ergebnisse zur Habituation elektrodermaler Reaktionen im Zusammenhang mit der sog. Orientierungsreaktion liefert Siddle (1983). In der Klinischen Psychologie wurden ebenfalls Habituationsuntersuchungen mit Indikatoren des elektrodermalen Systems durchgeführt (s. Baltissen und Heimann, 1995).

Ihnen kommt für Diagnostik, Intervention und Therapiekontrolle bei psychischen Störungen eine steigende Bedeutung zu (Boucsein, 1988, S. 361 ff.). Klinische Anwendungsfelder sind Angststörungen, Psychopathie, Depression und Schizophrenie. Neben den Untersuchungen zur Orientierungsreaktion bzw. Habituation gibt es auch viele Befunde zur klassischen bzw. instrumentellen Konditionierung der Hautleitfähigkeitsreaktion (Boucsein, 1988, S. 278 ff.). So zeigte sich bei Psychopathen eine reduzierte klassische Konditionierbarkeit der Hautleitfähigkeitsreaktion auf aversive Reize (z. B. Hare, 1978).

Ein bedeutsames Anwendungsfeld für *tonische* elektrodermale Maße ist die Emotionsforschung. Vor allem die spontanen Fluktuationen der Hautleitfähigkeit gelten als sensitiver und spezifischer Indikator für negative emotionale Zustände (Boucsein, 1991) bzw. nach Hypothesen von Fowles (1980) als spezieller Angstindikator. Experimentelle Befunde dazu stellen z. B. Boucsein (1995) sowie Erdmann und Voigt (1995) vor. Eine ausführliche Diskussion von Grundlagen und Anwendungsfeldern elektrodermaler Maße liefert Boucsein (1992).

Muskuläre Aktivität

Die dritte große Gruppe peripher-physiologischer Indikatoren sind die Maße der muskulären Aktivität.

Physiologische Grundlagen: Die Aktivität der Skelettmuskulatur wird über das motorische System gesteuert. Das motorische System besteht aus folgenden zentralnervösen Strukturen: Motorische Großhirnrinde, Teile des Thalamus, Kleinhirn, Basalganglien sowie zahlreiche motorische Kerne in Hirnstamm und Rückenmark. Das zentralnervöse motorische System mündet in den Fortsätzen der motorischen Nervenfasern (Axone) und den Skelettmuskelfasern. Als Überträgerstoff (Transmitter) zwischen den Synapsen der motorischen Nervenfaser und den Skelettmuskelfasern wirkt Acetylcholin. Jede motorische Nervenfaser ist mit mehreren Muskelfasern verknüpft, die eine motorische Einheit bilden. Motorische Einheiten können aus einigen wenigen (z. B. Augenmuskulatur), aber auch aus bis über 1000 Muskelfasern (z. B. Rückenmuskulatur) bestehen.

Eng verschaltet mit dem motorischen System sind sensorische Einheiten bzw. auch komplexere zentralnervöse Strukturen, so daß psychische Prozesse einen starken Einfluß auf die Steuerung der Skelettmuskulatur ausüben. Für die biopsychologische Forschung ist die Registrierung elektrischer Muskelaktivität deswegen von großer Bedeutung (s. Schandry, 1989, S. 256).

Meßverfahren: Zur Messung der elektrischen Muskelaktivität wird die Elektromyographie (EMG) verwendet. Diese Methode registriert die Depolarisationswellen von Muskelaktionspotentialen, die sich entlang der Zellmembran der Muskelfaser fortpflanzen. Zwei bipolare Elektroden werden an der Körperoberfläche an den Stellen angebracht, wo man Muskelbeginn und -ende vermutet. Änderungen in der Muskelaktivität sind auf eine erhöhte Entladungsrate der motorischen Einheit zurückzuführen oder auf eine erhöhte Anzahl aktiver motorischer Einheiten, was sich im EMG in höheren Signalamplituden und in höheren Frequenzanteilen ausdrückt.

Zur Quantifizierung der gesamten elektrischen Muskelaktivität werden die EMG-Signale zunächst gleichgerichtet, indem man die negativen Potentialanteile in positive umrechnet. Es folgt eine mathematische Integration des Signals, bei der die Fläche zwischen Nullinie und dem gleichgerichteten Potentialverlauf berechnet wird. Neben dem EMG gibt es noch weitere Maße zur Erfassung der Muskelaktivität, wie z. B. die Bestimmung des Tremors und der Muskelvibration (Fahrenberg, 1983, S. 38 f.).

> **!** **Indikativ für muskuläre Aktivität sind elektrische Spannungen entlang der aktiven Muskelfaser. Die elektrische Muskelaktivität wird mittels zweier an Muskelende und -anfang an der Körperoberfläche angebrachten Elektroden gemessen (EMG: Elektromyographie).**

Psychologische Korrelate: Die Erfassung peripherer Muskelaktivität – v.a. im Bereich des Gesichts und des Nackens – ist in der biopsychologischen Emotionsforschung nahezu Routine. Vor allem die Aktivität von verschiedenen spezifischen Gesichtsmuskeln (z. B. Corrugator supercilii: Zusammenziehen der Augenbrauen, Zygomaticus major: Hochziehen der Mundwinkel) werden als objektive Indikatoren des emotionalen Erlebens vermehrt herangezogen (z. B. Schmidt-Atzert, 1993, 1995). In der Klinischen Psychologie wird die Aktivität spezifischer Gesichtsmuskeln z. B. zur Differentialdiagnose bei affektiven Störungen eingesetzt (z. B. Greden et al., 1986). Die Verwendung des EMG als Indikator für allgemeine Erregung und Spannung z. B. im Zusammenhang mit Angst ist dagegen eher rückläufig wie auch Muskelbiofeedback zur Behandlung allgemeiner psychischer Spannungszustände.

In der Verhaltensmedizin hat man chronische Spannungskopfschmerzen mit Verspannungen der Nackenmuskulatur in Zusammenhang gebracht, die auch elektromyographisch nachgewiesen werden konnten (vgl. Gerber, 1986). Auf diesen Befunden basieren Biofeedbacktrainings zur Entspannung hypertoner Muskelaktivität (Köhler, 1989, S. 48 f.). Auch bei der Diagnose und Therapie von neurologischen Erkrankungen des zentralen motorischen Systems (z. B. Morbus Parkinson oder Dystonien wie die „Schiefhals"-Krankheit Torticollis spasticus) bzw. bei peripheren neuromuskulären Erkrankungen (z. B. Myasthenie) kommt der Erfassung der peripheren Muskelaktivität eine große Bedeutung zu (z. B. Poeck, 1990, S. 30 ff.; Schenck, 1992, S. 297 ff.).

4.6.3 Indikatoren des zentralen Nervensystems

Das zentrale Nervensystem (ZNS) besteht aus Rückenmark und Gehirn. Im Rückenmark werden motorische, sensorische sowie vegetative Nervenfasern verschaltet und verschiedene Reflexe ohne Beteiligung höherer Strukturen geregelt.

Von größerer Bedeutung für psychische Prozesse ist das Gehirn, das sich in den Hirnstamm, in das Kleinhirn, das Zwischenhirn und das Endhirn gliedert (Beaumont, 1987, S. 29 ff.). Strukturen im Hirnstamm sind u.a. für die globale Aktivierung sowie für die Steuerung vieler lebenserhaltender Prozesse wie Atmung und Kreislaufregulation verantwortlich. Das Kleinhirn koordiniert zusammen mit Strukturen des Endhirns (Basalganglien, motorischer Cortex) motorische Prozesse. Im Hypothalamus (Zwischenhirn) sind verschiedene Kerngebiete lokalisiert, die an der Regulation motivationaler und emotionaler Prozesse beteiligt sind.

Damit verbunden ist die übergeordnete Regulation des vegetativen Nervensystems und vieler Hormonsysteme durch den Hypothalamus. Als dem Hypothalamus nochmal übergeordnetes Regulationssystem in der Kontrolle emotional-motivationaler Verhaltensweisen und Begleiter der vegetativen und hormonellen Veränderungen gilt das limbische System, dessen Hauptanteile im Endhirn liegen.

Das Endhirn ist die höchste Instanz des zentralen Nervensystems. Neben der Großhirnrinde (Neocortex) und kortikalen sowie subkortikalen Anteilen des limbischen Systems gehören dazu die Basalganglien. Bewußte Wahrnehmung und Handeln (sensomotorische und motorische Rindenareale) sowie kognitive Prozesse wie Denken, Planen und Problemlösen (assoziative Cortexareale) werden vor allem dem Neocortex zugeschrieben. (Ausführlich hierzu s. Birbaumer und Schmidt, 1991, S. 243 ff. bzw. Silbernagl und Despopoulos, 1991, S. 272 ff.)

Im folgenden werden Maße elektrophysiologischer ZNS-Aktivität sowie bildgebende Verfahren besprochen.

Elektrophysiologische ZNS-Aktivität

Die am weitesten verbreitete Methode zur Erfassung der elektrischen Hirnaktivität ist das Elektroenzephalogramm (EEG), dessen Grundprinzipien bereits von Berger (1929) entwickelt wurden.

Physiologische Grundlagen: Das EEG registriert Potentialschwankungen, die von den Pyramidenzellen der Großhirnrinde und von Gliazellen (Hilfszellen zur Stützung des Hirngewebes) generiert werden (s. Birbaumer und Schmidt, 1991, S. 462 ff.). Diese Potentialschwankungen resultieren aus der Variabilität von erregenden postsynaptischen Potentialen (EPSPs), die sich aus der gleichzeitigen und gleichgerichteten Aktivierung vieler Synapsen ergeben.

Tabelle 18. Relevante Frequenzbänder im EEG

Frequenzband	Frequenzbereich	Amplitudenbereich	Aktivierungszustand
Delta	<4 Hz	20–200 µVolt	Tiefschlaf
Theta	4–8 Hz	5–100 µVolt	Einschlafzustand, Zustand tiefer Entspannung
Alpha	8–13 Hz	5–100 µVolt	Entspannter Wachzustand
Beta	13–30 Hz	2–20 µVolt	Mentale oder körperliche Aktivierung

Meßverfahren: Zur Ableitung des EEGs befestigt man auf der Schädeloberfläche mit einer Klebesubstanz (Kollodium) oder mit selbstklebender Paste Elektroden. Die Plazierung der Elektroden erfolgt in der Regel in Anlehnung an ein internationales Plazierungssystem, dem sog. 10/20-System nach Jasper (vgl. Schandry, 1989, S. 231 f.). Oft verwendet man auch Hauben, die die Elektroden an die Schädeloberfläche anpressen. Die abgeleiteten Potentiale sind sehr schwach. Ihre Amplituden liegen im Bereich von 1 bis 200 µVolt, was eine sehr genaue Meßtechnik erforderlich macht, um diese Signale artefaktfrei registrieren zu können. In der Regel werden zur Datenübertragung Glasfaserkabel und digitale Registriersysteme eingesetzt.

Bei der EEG-Registrierung kommen bipolare (Vergleich zweier aktiver Elektroden) und unipolare Ableitungen (Vergleich einer aktiven mit einer neutralen Referenzelektrode) zum Einsatz. Als Position für die neutrale Referenzelektrode wird entweder ein Ohrläppchen oder der Knochenvorsprung hinter dem Ohr (Mastoid) gewählt. Meistens plaziert man gleichzeitig mehrere Elektroden auf der Schädeloberfläche, deren Spannungsdifferenzen paarweise registriert werden.

Spontan-EEG: Der Hauptfrequenzbereich der EEG-Wellen im Spontan-EEG, das die kontinuierlich ablaufenden Potentialoszillationen erfaßt, reicht von 0,5 bis 30 Hertz (Hz). Gemessen werden die Amplituden oder die relativen Anteile verschiedener Frequenzbereiche der hirnelektrischen Aktivität. Hierzu benötigt man digitale Registriereinheiten, die über numerische Verfahren (Fourier-Analyse) das Rohsignal in seine Bestandteile zerlegen. Bei dieser Technik wird jedes periodische Signal in Sinus- und Kosinusschwingungen zerlegt, deren Frequenz und Amplitude registriert werden. Bei modernen Geräten ist die Frequenzanalyse „on-line" möglich, d. h. das EEG-Signal wird gleich bei seiner Registrierung in vorher festgelegten Zeitintervallen in seine Frequenzbestandteile zerlegt.

Die Fourier-Analyse ermittelt die im EEG-Signal charakteristischen Frequenzbereiche, die man mit den griechischen Buchstaben Delta, Theta, Alpha und Beta bezeichnet, sowie deren Amplituden. Wie man Tabelle 18 entnehmen kann, dominieren bei unterschiedlichen Aktivierungszuständen des Organismus jeweils typische Frequenzbänder und Amplitudenbereiche.

Evozierte Potentiale: Beim Spontan-EEG handelt es sich um einen Indikator tonischer ZNS-Aktivität, der über Niveauveränderungen Auskunft gibt. Im Unterschied hierzu liefern phasische elektrophysiologische ZNS-Maße Informationen über Veränderungen, die mit einem externen oder internen Reiz einhergehen. Diese Maße werden als evozierte Potentiale (EP) bezeichnet.

Nach Vaughan (1974) unterscheidet man sensorisch und motorisch evozierte Potentiale, erlebenskorrelierte Potentiale und langsame Potentialverschiebungen. Die am häufigsten untersuchte Gruppe phasischer ZNS-Maße sind sensorisch evozierte Potentiale, die phasische EEG-Veränderungen nach einem sensorischen Reiz beschreiben. Die Amplituden evozierter Potentiale sind um das 5- bis 20 fache kleiner als die EEG-Amplituden (vgl. Schandry, 1989, S. 241) und deshalb mit dem bloßen Auge nicht zu erkennen. Um diese Potentiale sichtbar zu machen, wendet man die Summations- oder Mittelungstechnik (Averaging) an, bei der die Reaktion auf viele langfristig aufeinanderfolgende Reize zusammengefaßt werden. Die bei dieser Technik resultierende Potentialverlaufskurve stellt eine reliable Abbildung der mittleren evozierten Antwort auf den externen Stimulus dar.

Ausgewertet werden die Amplituden und Latenzen verschiedener markanter Potentialkomponenten wie z. B. N100 im visuellen EP oder P300 im akustischen EP bei gleichzeitiger Aufmerksamkeitsaufgabe. Diese Komponenten werden meist nach ihrer Polarität (P für positiv, N für negativ) und ihren mittleren Latenzen (100 für 100 ms) benannt.

Artefakte: Eine bedeutende Artefaktquelle bei der Registrierung elektrophysiologischer ZNS-Aktivität sind Augenbewegungen, die im EEG-Signal als Potentialspitzen erscheinen und die deshalb bei EEG- und EP-Registrierungen routinemäßig mitregistriert werden (Elektrookulographie oder kurz: EOG, vgl. Schandry, 1989, S. 274 ff.). Signalabschnitte mit gleichzeitigen Augenbewegungen werden aus der Frequenzanalyse (EEG) oder dem Mittelungsverfahren (EP) herausgenommen.

Psychologische Korrelate: Das Spontan-EEG eignet sich insbesondere für die Abbildung von allgemeiner Aktivierung oder Wachheit. Die Schlafforschung ist deshalb ein wichtiges Anwendungsgebiet der Elektroenzephalographie (z. B. Birbaumer und Schmidt, 1991, S. 504 ff.; Knab, 1990). Die einzelnen Schlafstadien sind durch Dominanz unterschiedlicher Frequenzbänder definiert, wobei im Tiefschlaf Delta-Frequenzen und in den anderen Schlafstadien Theta-Frequenzen dominieren (vgl. Tabelle 18). Eine Sonderstellung nimmt die sog. REM-Schlafphase (REM: „Rapid Eye Movement") ein. In dieser Phase herrschen niederamplitudige Theta-Wellen vor, verbunden mit schnellen Augen-

! Indikativ für zentralnervöse Aktivität sind elektrophysiologische Veränderungen am Gehirn. Die elektrophysiologische ZNS-Aktivität wird mit Elektroden gemessen, die gemäß einem internationalen Plazierungssystem an der Schädeldecke angeordnet werden (EEG: Elektroenzephalogramm). Man unterscheidet Spontan-EEG und evozierte Potentiale (EP).

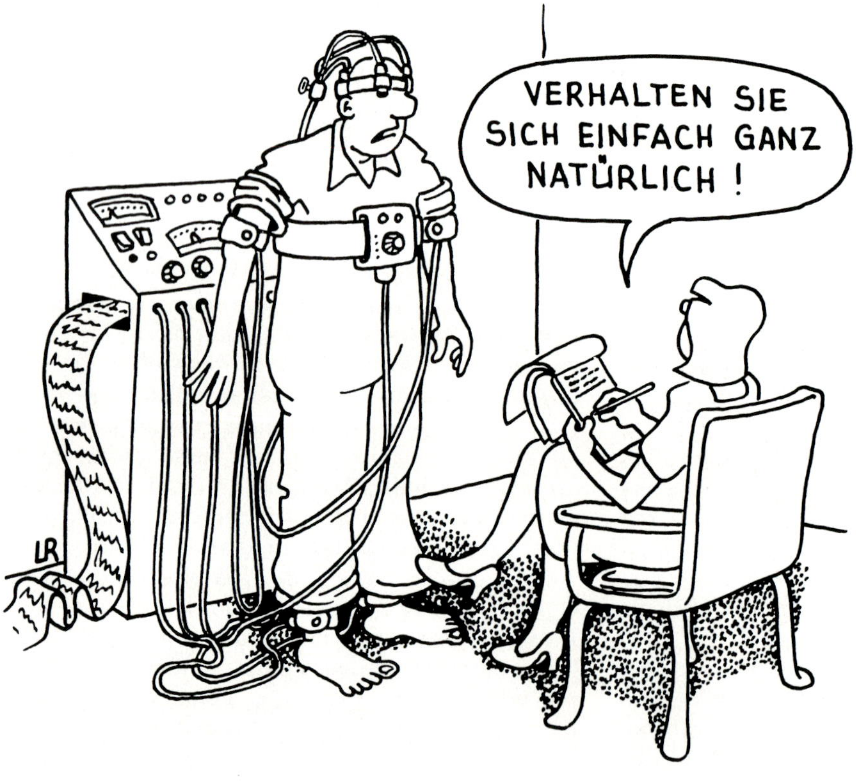

Artefakte bei physiologischen Messungen: Augenbewegungen verfälschen die EEG-Aufzeichnung! (Zeichnung: R. Löffler, Dinkelsbühl)

bewegungen und kurzen phasischen Muskelaktivitäten bei gleichzeitig niedrigem bis fehlendem Hintergrundtonus der Skelettmuskulatur (Atonie). Die REM-Phasen scheinen mit Traumphasen einherzugehen.

Weitere Anwendungsfelder für das Spontan-EEG und EP sind die Neuropsychologie bzw. Neurologie (zur Diagnostik neurologischer Störungen s. Schenck, 1992, S. 261ff.) sowie die Pharmakopsychologie (zur Untersuchung von sedierenden oder stimulierenden Substanzen s. Herrmann und Schärer, 1987). In der Kognitionspsychologie werden evozierte Potentiale zur Differenzierung verschiedener Verarbeitungsstadien und der Informationsverarbeitungskapazität eingesetzt. Speziell die N100- und P300-Komponenten im visuellen und akustischen EP erwiesen sich als sensitive Indikatoren (s. Kramer und Spinks, 1991). Weitere Anwendungsbereiche sind die Quantifizierung von Aufmerksamkeit (Graham und Hackley, 1991) und von Gedächtnisprozessen (Donchin und Fabiani, 1991).

Evozierte Potentiale werden auch vermehrt in der Persönlichkeitsforschung eingesetzt. Im Zusammenhang mit Impulsivität und Stimulationssuche werden erhöhte Potentialdifferenzen zwischen der N100 und P100-Komponente im visuellen EP („augmenting") diskutiert (s. z. B. Barratt, 1987; Zuckerman, 1991, S. 249ff.). Auch langsame negative Potentialverschiebungen bei der Vorbereitung einer motorischen Reaktion („Contingent negative variation" = CNV) wurden untersucht. Bei hoch impulsiven Personen konnte im Gegensatz zu niedrig impulsiven keine oder lediglich eine minimale Negativierung gefunden werden (z. B. Barratt und Patton, 1983, S. 100f.).

Neben elektrophysiologischen Maßen werden auch *neurochemische Indikatoren* (Neurotransmitter und ihre Abbau-Enzyme) herangezogen, um die zentralnervöse Aktivität zu beschreiben. Nahezu alle psychiatrischen Erkrankungen werden mit Störungen bzw. Imbalancen der zentralen Neurotransmittersysteme in Zusammenhang gebracht (s. Fritze, 1989). Diese Erkenntnisse sind u.a. die Grundlage für die Weiterentwicklung vieler Psychopharmaka.

Auch die biopsychologische Grundlagenforschung befaßt sich zunehmend mit Indikatoren zentraler neurochemischer Aktivität. Im Zusammenhang mit positiven Emotionen steht vor allem das (mesolimbische) Dopaminsystem im Mittelpunkt (z. B. Willner und Scheel-Krüger, 1991). Das Serotonin-System wird mit Aggressivität, Impulsivität und Stimulationssuche in Zusammenhang gebracht. Die Ergebnisse legen nahe, daß negative Korrelationen zwischen diesen Persönlichkeitskonstrukten und der Serotoninaktivität besteht (Zuckerman, 1991, S. 195ff.).

Neben den Neurotransmittern beeinflussen auch andere ZNS-wirksame neurochemische Stoffe Erleben und Verhalten. Diese Stoffe sind Peptide, die modulierend auf die Neurotransmitterwirkung wirken. Sie werden Neuromodulatoren genannt. Bekannteste Stoffe dieser Art sind die endogenen Opiate, d. h. körpereigene Stoffe mit opiatähnlicher Wirkung (vgl. Snyder, 1988). Zentral wirksame Peptid-Hormone wie ACTH und Vasopressin fördern über unterschiedliche Mechanismen Gedächtnisleistungen. Humanuntersuchungen zu diesem Thema sind jedoch sehr selten und beschränken sich in der Regel auf nicht-experimentelle Fragestellungen.

Bildgebende Verfahren

Bildgebende Verfahren ermöglichen eine bessere Lokalisation elektrophysiologischer Hirnaktivitäten als das EEG und gewinnen deswegen zunehmend an Bedeutung. Bei bildgebenden Verfahren wird die elektrophysiologische ZNS-Aktivität mit mehreren EEG-Elektroden registriert, um so räumliche EEG-Analysen („Brain-Mapping") zur topographischen Verteilung der hirnelektrischen Aktivität durchführen zu können (Schandry, 1989, S. 250ff.). Mit diesem Verfahren werden getrennt nach den einzelnen Frequenzbändern EEG-Karten erstellt, auf denen üblicherweise durch abgestufte Grau-Rasterung oder unterschiedliche Farben die relative Verteilung der EEG-Aktivität über den gesamten Cortex graphisch dargestellt wird (s. Birbaumer und Schmidt, 1991, S. 469).

Seit einiger Zeit wird auch die cerebrale Stoffwechselaktivität mit bildgebenden Verfahren veranschaulicht. Dazu wird z. B. die Positron-Emissionstomographie (PET) eingesetzt (Birbaumer und Schmidt 1991, S. 477f.), bei der man dem Probanden radioaktiv markierte Glukose injiziert, die mit Hilfe der PET-Technik die lokale Stoffwechselaktivität im Gehirn sichtbar macht. Weitere bildgebende Verfahren informieren über bioanatomische Veränderungen im ZNS, wie z. B. die Kernspintomographie, mit der das Schwingungsverhalten von Atomen nach Magnetbestrahlung gemessen wird, oder die Computertomographie, mit der die Absorption von Röntgenstrahlen im Gewebe erfaßt wird. Genauere Informationen über bildgebende Verfahren können Birbaumer und Schmidt (1991, S. 474 ff.) und Fritze (1989, S. 23 ff.) entnommen werden.

4.6.4 Indikatoren endokriner Systeme und des Immunsystems

Eine wichtige Rolle bei der Regulation von Emotion, Motivation und Verhalten spielen chemische Botenstoffe oder Hormone. Klassische Hormonsysteme in der biopsychologischen Streßforschung sind das Sympathikus-Nebennierenmark-System mit den Hormonen Adrenalin und Noradrenalin sowie das Hypophyse-Nebennierenrindensystem mit den Hormonen Cortisol und Aldosteron. Heute weiß man, daß neben somatischen auch psychische Faktoren wie Belastung und Erholung die Aktivität des Immunsystems beeinflussen und daß umgekehrt das Immunsystem wiederum das Verhalten (z. B. Schlafverhalten, Appetit) steuert (Hennig, 1994, S. 3 ff.). Im Laufe der vergangenen 25 Jahre hat sich eine interdisziplinäre Forschungsrichtung etabliert, die sich mit diesen Wechselwirkungen zwischen Immunsystem sowie psychischen und somatischen Prozessen beschäftigt: die Psychoneuroimmunologie (s. zusammenfassend Ader et al., 1991). Die beiden folgenden Abschnitte behandeln Indikatoren der endokrinen Systeme und des Immunsystems.

Aktivität endokriner Systeme

Über die psychologischen Wirkungen von Hormonen existieren im Alltagsverständnis diverse Theorien – sei es im Zusammenhang mit Pubertierenden oder mit sog. „Frühlingsgefühlen".

Physiologische Grundlagen: Das endokrine oder Hormonsystem ist funktionell eng mit dem vegetativen Nervensystem (vgl. S. 257) verknüpft. Es regelt die Kommunikation zwischen zum Teil weit voneinander entfernt liegenden Organen, indem Botenstoffe (Hormone) in das umliegende Gewebe bzw. in das Blut abgegeben werden, die über spezifische Rezeptoren die Aktivität des Zielorgans beeinflussen (Birbaumer und Schmidt, 1991, S. 157 ff.).

In der interdisziplinären Streßforschung dominieren zwei Hormonachsen, die mit dem Streßerleben und -verhalten in enger Beziehung stehen: die Sympathikus-Nebennierenmark-Achse und die Hypophysen-Nebennierenrinden-Achse. Das Nebennierenmark schüttet vor allem das Hormon Adrenalin, zu einem kleineren Teil auch Noradrenalin aus. Beide Hormone wirken auf die verschiedensten Organe aktivierend bzw. kontrahierend oder hemmend bzw. entspannend, z. B. aktivierend auf das Herz und eher hemmend auf das Magen-Darm-System. Zusätzlich mobilisiert insbesondere Adrenalin die gespeicherten chemischen Energiestoffe Fett und Glykogen (Silbernagl und Despopoulos, 1991, S. 50 ff.).

Wichtige Hormone der Nebennierenrinde sind Sexualhormone (z. B. Testosteron) und das Cortisol. Das Cortisol besitzt metabolische (stoffwechselbezogene) und immunologische Wirkungen. Bei einem hohen Cortisolspiegel werden in der Leber Aminosäuren zu Glucose umgewandelt, um auch bei extremen Umweltbedingungen einen möglichst konstanten Blutzuckerspiegel zu garantieren. Gleichzeitig wirkt sich das Cortisol hemmend auf die Aktivität des Immunsystems aus, indem es vor allem die Produktion der Immunglobuline (Antikörper) reduziert. Dadurch hat es entzündungshemmende, fiebersenkende und antiallergische Effekte (Birbaumer und Schmidt, 1991, S. 177).

Meßverfahren: Die Konzentration von Hormonen wird über Blut- oder Urinproben in der Regel mit sog. Assay-Methoden bzw. mit der Hochdruck-Flüssigkeitschromatographie (HPLC) gemessen. Die bedeutendste Assay-Methode ist das Radioimmunoassay (RIA), über die z. B. Benjamini und Leskowitz (1988, S. 99 ff.) oder Kirschbaum et al. (1989) berichten. Mit der RIA-Methode können viele Hormone sogar im Speichel gemessen werden. Dazu muß lediglich eine Watterolle (z. B. Salivette) für 30 bis 60 Sekunden vorsichtig gekaut oder passiv im Mund behalten und anschließend zur Gewinnung der Speichelprobe zentrifugiert werden.

! Indikativ für die Aktivität des endokrinen Systems ist die Hormonkonzentration in Blut, Urin und Speichel. Ein wichtiges Meßverfahren der Hormonkonzentration ist die RIA-Methode (RIA: Radioimmunoassay).

Psychologische Korrelate: Ein klassischer Forschungsbereich im Zusammenhang mit Indikatoren endokriner Systeme ist die Streßforschung. Die erste biochemische Reaktion auf Streßsituationen basiert auf der Aktivität des Sympathikus, die über das Nebennierenmark Adrenalin und in kleineren Mengen auch Noradrenalin freisetzt. Diese Erkenntnis veranlaßte Cannon (1932) zu seiner Pionierarbeit über die sog. „Notfallreaktion". Selye (1950) verschob den Fokus der Streßforschung weg von der Sympathikus-Nebennierenmark-Achse hin zur Achse Hypothalamus-Hypophyse-Nebennierenrinde, mit der die Freisetzung von Cortisol reguliert wird.

An die adrenerge Alarmreaktion schließen sich weitere Streßphasen an, die auf hormoneller Ebene durch einen steigenden Cortisolspiegel gekennzeichnet sind. Henry und Stephens (1977, S. 118 ff.) integrierten die beiden Streßachsen in einem zweidimensionalen Modell, in dem unterschiedliche Arten von Belastung bzw. des Umgangs mit Belastungen mit erhöhter Nebennierenmarksaktivität (aktiver Streß, Anstrengung) bzw. Nebennierenrindenaktivität (passiver Streß, Resignation) verknüpft wurden. Ausführliche Diskussionen und empirische Befunde zu beiden Streßachsen finden sich bei Chrousos et al. (1988), Frankenhaeuser (1986), sowie im Kontext emotionaler Reaktionen und Störungen bei Netter und Matussek (1995).

Auch in der experimentellen Angstforschung gibt es Befunde zu den beiden Hormonachsen. Erdmann und Voigt (1995) konnten für Leistungsangst zeigen, daß die Sympathikus-Nebennierenmarkachse offensichtlich eher die Mobilisierung von Leistungsressourcen indiziert, während die Achse Hypothalamus-Hypophyse-Nebennierenrinde eher die emotionale Belastung widerspiegelt.

Weitere bedeutsame Hormonsysteme für psychische Prozesse sind das Schilddrüsenhormonsystem, das Wachstumshormonsystem sowie das Keimdrüsenhormonsystem (Testosteron bei Männern, Östrogen bei Frauen). Einen Überblick über die umfangreiche Forschung zu Testosteron gibt Hubert (1990).

Weitere Befunde zu den verschiedenen Hormonsystemen stammen aus der Klinischen Psychologie. So wurde z. B. Depression mit einer Hyperaktivität der Hypothalamus-Hypophysen-Nebennierenrindenachse in Zusammenhang gebracht (z. B. Hautzinger und de Jong-Meyer, 1994).

Aktivität des Immunsystems

Daß die Aktivität des Immunsystems auch wesentlich von der psychischen Verfassung beeinflußt wird, ist ein Befund der Biopsychologie, der in der Öffentlichkeit auf großes Interesse gestoßen ist.

Physiologische Grundlagen: Der Einbezug des Immunsystems in biopsychologische Fragestellungen begann mit der Entdeckung seiner Konditionierbarkeit (Ader, 1981). Damit konnte belegt werden, daß das Immunsystem keine autonome Einheit darstellt, sondern daß sich psychische Einflüsse auf die Funktionsweise des Immunsystems auswirken.

Beim Immunsystem unterscheidet man angeborene von erworbener Immunität. Die angeborene Immunität wirkt unspezifisch. Sie richtet sich gegen jegliches Fremdmaterial wie Bakterien, Viren, Parasiten oder Pilze (Antigene), das in den Organismus eindringt. Die erworbene Immunität ist spezialisierter als die angeborene. Sie bildet sich erst während der Onthogenese aus, d. h. Säuglinge und Kleinkinder sind gegenüber Infektionen weit geringer geschützt als Erwachsene. Die erworbene Immunität umfaßt humorale (d. h. über blutlösliche Stoffe vermittelte) und zellvermittelte Mechanismen, bei denen die Abwehrzelle das Antigen berühren muß, bevor es aufgelöst werden kann (s. Benjamini und Leskowitz, 1988).

Meßverfahren: Die Bestimmung der Immunaktivität erfolgt in der Regel über biochemische Blutanalysen. Eine Quantifizierung der peripheren Immunaktivität im Blut wurde mit der Entdeckung spezieller Moleküle (Antikörper) möglich, die sich an spezifische Rezeptoren der einzelnen immunaktiven Zellen binden. Diesen Rezeptoren wurden in einer internationalen Nomenklatur Nummern zugewiesen (z. B. CD2, CD3, CD4, CD8-Rezeptor). Die Antikörper, die sich an die spezifischen Rezeptoren der immunaktiven Zellen binden, werden markiert (z. B. mit fluoreszierenden Substanzen) und zusammen mit den immunaktiven Zellen mittels der sog. Durchflußzytometrie ausgezählt (O'Leary, 1990).

> **! Indikativ für die Aktivität des Immunsystems sind Art und Konzentration immunaktiver Zellen im Blut, die z. B. mit der Durchflußzytometrie-Methode nach vorheriger Markierung durch fluoreszierende Substanzen ausgezählt werden können.**

Neben dieser „Auszähl"-Methode gibt es noch weitere Meßverfahren, mit denen der Aktivierungszustand der einzelnen Komponenten des Immunsystems bestimmt werden kann. Von besonderer Bedeutung ist hierbei das sekretonische Immunglobulin (sIgA) im Speichel. Einzelheiten findet man bei Hennig (1994, S. 68 ff.).

Psychologische Korrelate: In den vergangenen 20 Jahren konnte wiederholt gezeigt werden, daß psychische Zustände und Persönlichkeitsvariablen in vielfältiger Weise auf das Immunsystem wirken. Befunde zur Konditionierbarkeit des Immunsystems wurden von Ader (1981) zusammengestellt, und Klosterhalfen und Klosterhalfen (1989) besprechen Einflüsse von Streß auf das Immunsystem. Eine ausführliche Diskussion des Zusammenhangs von sIgA mit unterschiedlichen Belastungs- und Entspannungssituationen findet man bei Hennig (1994, S. 88 ff.).

Entspannung und Imaginationstechniken bewirken einen deutlichen sIgA-Anstieg, während Belastung eher zu einer sIgA-Reduktion führt. Dabei scheint längerfristige Belastung mit geringeren sIgA-Veränderungen einherzugehen als kurzfristige. Bei diesen Befunden sind jedoch auch Persönlichkeitsfaktoren zu berücksichtigen. So besteht ein negativer Zusammenhang zwischen Neurotizismus und der sIgA-Sekretionsrate.

Einen Überblick zu den Wechselwirkungen zwischen Streß, Krankheit und Immunaktivität geben Ader et al. (1991, S. 847 ff.). Es gibt heute etliche Hinweise, daß eine Reihe körperlicher Krankheiten, möglicherweise auch Krebserkrankungen, aufgrund der Verknüpfung zwischen Psyche und Immunsystem durch psychische Faktoren beeinflußbar sind.

ÜBUNGSAUFGABEN

1. Wie wird ein Dominanz-Paarvergleich durchgeführt?
2. Wieviele Paarvergleiche kann man aus 20 Reizen bilden?
3. Was ist der Unterschied zwischen einem Dominanz-Paarvergleich und einem Ähnlichkeits-Paarvergleich?
4. Eine Firma plant die Produktion eines neuen Treppengeländers. Zunächst werden 10 Prototypen (P) hergestellt, von denen der beste in die Produktpalette aufgenommen werden soll. Eine Innenarchitektin beurteilt die Muster auf einer Rating-Skala von 1 (gar nicht geeignet) bis 5 (völlig geeignet): P1: 1; P2: 2; P3: 2; P4: 1; P5: 5; P6: 4; P7: 2; P8: 4; P9: 4 und P10: 5. Welche Rangplätze erhalten die 10 Prototypen?
5. Was ist eine MDS? Worin besteht das Ziel einer MDS?
6. Erläutern Sie, wie man Urteilsfehler verhindern oder abmildern kann!
7. Was ist ein Semantisches Differential? Von wem wurde diese Technik entwickelt?
8. Wozu dient die Grid-Technik und von wem stammt sie?
9. Definieren Sie Objektivität, Reliabilität und Validität. Grenzen Sie die Validität eines Tests von der Validität einer Untersuchung ab!
10. Welche Techniken zur Abschätzung der Reliabilität eines Tests kennen Sie?
11. Eine Firma hat eine Stelle ausgeschrieben und sechs Bewerbungen erhalten. Von allen Kandidaten liegen vier Angaben vor: Berufserfahrung in Jahren, Abiturnote (ganzzahlig gerundet), Punktzahl in einem Eignungstest (0 bis 10 Punkte: alle Aufgaben richtig gelöst) und die Einschätzung der Personalchefin nach dem Vorstellungsgespräch (1 bis 5 Punkte: optimal geeignet). Für die Gesamtbeurteilung sollen alle vier Angaben in der Weise zu einem Index zusammengefaßt werden, daß Eignungstest und Berufserfahrung einfach, das Vorstellungsgespräch doppelt und die Abiturnote dreifach gewichtet werden. Eignungstest, Berufserfahrung und Vorstellungsgespräch werden additiv zusammengefaßt, die Abiturnote wird subtrahiert. Berechnen Sie die Indexwerte für folgende sechs Kandidaten:

Kandidat	Abiturnote	Berufserfahrung	Eignungstest	Vorstellungsgespräch
1	2	4	8	4
2	3	4	7	3
3	2	5	5	1
4	1	0	7	2
5	4	10	4	3
6	3	3	8	2

12. Was versteht man unter einer Itemcharakteristik?
13. Nennen Sie drei Haupt-Varianten für die Formulierung von Items!
14. Was versteht man unter einer Ratekorrektur?
15. In einem Forschungsbericht lesen Sie „Cronbachs α betrug 0,67". Wie ist diese Aussage zu interpretieren?
16. Was ist eine Trennschärfe?
17. Sie planen eine Untersuchung zur sozialen Kompetenz von Polizisten. In der Literatur finden Sie zwei Kompetenz-Tests. Der eine hat eine Reliabilität von 0,76 und eine Validität von 0,48, der andere weist eine Reliabilität von 0,41 und eine Validität von 0,77 auf. Welchen Test wählen Sie?
18. Welche Techniken sind Ihnen bekannt, um sozial erwünschtes Antworten in Fragebögen und Tests zu kontrollieren?
19. Was versteht man unter „Akquieszenz"?
20. An einem Lernexperiment nahmen 12 Personen teil, die folgendes Alter hatten: 34, 18, 19, 36, 22, 31, 28, 34, 19, 27, 26 und 25 Jahre. Transformieren Sie diese Daten a) in ordi-

ÜBUNGSAUFGABEN

nale Werte (Rangplätze) und b) in dichotome Werte.

21. Wie wird die Rücklaufquote bei postalischen Umfragen ermittelt? Welche inhaltliche Bedeutung hat sie?

22. Was sind und wozu dienen Ereignis- und Zeitstichproben?

23. In einer Talkshow diskutieren der Umweltminister, eine Kommunalpolitikerin, ein Umweltschützer und ein Industrievertreter über das Thema „Müllentsorgung im 20. Jahrhundert". Ein Ausschnitt dieser Diskussion wird von zwei Beobachtern unabhängig voneinander in einem Beobachtungsplan protokolliert. Jede Äußerung stellt eine Kodiereinheit dar. Die Zahlen in den einzelnen Zellen repräsentieren die Anzahl der zugeordneten Wortbeiträge. Ermitteln Sie die Urteilerübereinstimmung!

	äußert eigene Gefühle	erfragt die Gefühle anderer	gibt sachliche Informationen	erfragt sachliche Informationen	
1	6	8	26	11	51
2	9	5	20	17	51

24. Mit welchen Methoden werden
a) kardiovaskuläre Aktivität,
b) muskuläre Aktivität und
c) ZNS-Aktivität gemessen?

Kapitel 5
Qualitative Methoden

Übersicht

▸ qualitative und quantitative Daten ▸ qualitative und quantitative Forschung ▸ qualitative Einzel- und Gruppenbefragungen ▸ qualitative Beobachtungstechniken ▸ nonreaktive Verfahren ▸ Gütekriterien qualitativer Datenerhebung ▸ Globalauswertung ▸ qualitative Inhaltsananlyse nach Mayring ▸ Grounded Theory ▸ Feldforschung ▸ Aktionsforschung ▸ Frauenforschung ▸ Biographieforschung

Die in diesem Buch behandelten Methoden der Untersuchungsplanung, Datenerhebung und Hypothesenprüfung beruhen auf *Quantifizierungen* der Beobachtungsrealität (sog. *quantitative Forschung*) und sind nur bedingt auf Forschungsmethoden übertragbar, die überwiegend auf Messungen verzichten und stattdessen mit *Interpretationen von verbalem Material* operieren (sog. *qualitative Forschung*). Eine ausführliche Darstellung der Besonderheiten qualitativer Forschung würde den Rahmen dieses Buches sprengen. Wir beschränken uns auf einige Anmerkungen zu dem mitunter spannungsgeladenen Verhältnis zwischen qualitativer und quantitativer Forschung (Abschnitt 5.1), bevor wir den Leserinnen und Lesern einen ersten Einblick in die qualitativen Datenerhebungsmethoden (Abschnitt 5.2) und Auswertungsmethoden (Abschnitt 5.3) geben. In Abschnitt 5.4 stellen wir einige besondere Forschungsansätze vor, die sich aus der Kombination bestimmter Themenstellungen und Methoden ergeben.

Qualitative Methoden eignen sich nicht nur zu Explorationszwecken (vgl. Kap. 6), sondern werden im Forschungsalltag oftmals mit quantitativen Verfahren kombiniert, so daß es sinnvoll erscheint, in beiden Bereichen Methodenkenntnisse zu erwerben.

5.1 Qualitative und quantitative Forschung

Ein erstes Unterscheidungsmerkmal zwischen qualitativer und quantitativer Forschung ist die Art des verwendeten *Datenmaterials*: während in der qualitativen Forschung Erfahrungsrealität zunächst verbalisiert wird (qualitative, verbale Daten), wird sie im quantitativen Ansatz quantifiziert (Abschnitt 5.1.1). Qualitative und quantitative Forschung unterscheiden sich jedoch nicht nur in der Art des verarbeiteten Datenmaterials, sondern auch hinsichtlich Forschungsmethoden, Gegenstand und Wissenschaftsverständnis. Nicht selten wurden beide Ansätze sogar als unvereinbare Gegensätze betrachtet oder zumindest durch Gegensatzpaare charakterisiert (Abschnitt 5.1.2). Extrempositionen, die einen Alleinvertretungsanspruch für einen Ansatz reklamieren und den jeweils anderen grundsätzlich ablehnen, werden jedoch in den letzten Jahren immer seltener vertreten. (Zur historischen Entwicklung des qualitativen Ansatzes s. Abschnitt 5.1.3.)

5.1.1 Qualitative und quantitative Daten

Die für den quantitativen Ansatz typische Quantifizierung bzw. Messung von Ausschnitten der Beobachtungsrealität mündet in die statistische Verarbeitung von Meßwerten. Demgegenüber operiert der qualitative Ansatz mit Verbalisierungen der Erfahrungswirklichkeit, die interpretativ ausgewertet werden (vgl. Berg, 1989, S. 2; Denzin und Lincoln, 1994, S. 4; Spöhring, 1989, S. 98 ff.). Quantifizierungen werden allenfalls eingeführt, um den Grad der Übereinstimmung unterschiedlicher Deutungen zu messen. Im folgenden werden quantitatives und qualitatives Datenformat zunächst an einem Beispiel konstrastiert, bevor der Informationsgehalt beider Datenarten verglichen und Vor- und Nachteile abgewogen werden. Anschließend gehen wir kurz darauf ein, wie qualitatives Material bei Bedarf quantifizierbar ist.

Quantitative Daten

Nachdem über quantitative Daten bereits in Abschnitt 4.1.2 berichtet wurde, wollen wir nun an einem Beispiel die Unterschiede zu verbalem Datenmaterial illustrieren. Angenommen, man interessiert sich für die Frage, wie zufrieden Patienten verschiedener Krankenhäuser mit ihrem Krankenhausaufenthalt sind. Dies kann man durch standardisierte Befragung ermitteln, wobei den Patienten z. B. eine Rating-Skala von „gar nicht zufrieden“ bis „vollkommen zufrieden“ vorgelegt wird, auf der sie ihre Einschätzung abgeben (zu Rating-Skalen vgl. Abschnitt 4.2.4). Die Antworten der Patienten sind standardisiert; eine Messung der Variable „Zufriedenheit“ kann durch Zuweisung von Zahlwerten zu den Skalenpunkten (1 = „gar nicht zufrieden“, 2 = „wenig zufrieden“ etc.) erfolgen. Diese standardisierte Befragung ist leicht durchzuführen und auszuwerten. Die Ergebnisse ermöglichen zahlreiche Vergleiche, z. B. welches Krankenhaus erhält im Durchschnitt die besten oder schlechtesten Bewertungen, wie stark variieren die Beurteilungen insgesamt, wie unterscheiden sich die Beurteilungen verschiedener Stationen eines Krankenhauses etc. Diese Informationen sind von theoretischer und praktischer Relevanz.

Verbale Daten

Im qualitativen Ansatz wird die Beobachtungsrealität nicht in Zahlen abgebildet. Stattdessen verwendet man *nichtnumerisches* (sog. qualitatives) Material. Dies sind vor allem Texte (z. B. Beobachtungsprotokolle, Interviewtexte, Briefe, Zeitungsartikel), aber auch andere Objekte (z. B. Fotos, Zeichnungen, Filme, Kleidungsstücke). Zur Erhebung qualitativer Daten ist es nicht – oder nur in sehr geringem Umfang – notwendig, den Untersuchungsvorgang zu standardisieren. Im Krankenhaus-Beispiel würde man den Patienten in einer offenen Befragung die Möglichkeit geben, individuell zu artikulieren, wie sich ihre Zufriedenheit bzw. Unzufriedenheit darstellt. Im Ergebnis erhält man auf diese Weise ganz unterschiedliche Äußerungen, in denen nicht nur die Art der Einschätzung anklingt („alles in allem bin ich doch recht zufrieden“), sondern z. B. auch Begründungen genannt werden („mich stört es besonders, daß die Ärzte so kurz angebunden sind“). Dieses qualitative Material scheint „reichhaltiger“ zu sein; es enthält viel mehr Details als ein Meßwert.

Informationsgehalt

Für offene Befragungen benötigt man mehr Zeit, so daß insgesamt weniger Personen befragt werden können; zudem sind die individuellen Äußerungen der einzelnen Personen schwerer vergleichbar. Ist dadurch der Informationsgehalt reduziert? Wenn Patient A z. B. auf der Rating-Skala „gar nicht zufrieden“ angibt und Patient B „wenig zufrieden“, so ist damit die Rangfolge der Patienten klar. Sagt Patient A in der offenen Befragung z. B. „naja, also eigentlich läßt es sich hier aushalten“ und Patient B „es ist ganz o.k., ich hätte es mir schlimmer vorgestellt“, so ist die Rangfolge nicht unbedingt ersichtlich. Wie man nun die qualitativen Äußerungen aller Patienten eines Krankenhauses zusammenfassen und „auf einen Nenner“ bringen könnte, um sie mit einem anderen Krankenhaus zu vergleichen, ist schwer vorstellbar.

Solche direkten Vergleiche auf Gruppenebene (*Aggregatebene*) sind jedoch im qualitativen Ansatz nicht intendiert. Wenn man unstandardisiert befragt, will man natürlich genau den inhaltlichen Reichtum der individuellen Antworten in den Analysen berücksichtigen. Dazu dienen *interpretative Verfahren*. Sie gliedern und strukturieren Texte, arbeiten die wichtigsten Grundideen heraus und machen die Gedanken- und Erlebenswelt der Befragten transparent. Solche Hintergrundstrukturen sind dann schon eher vergleichbar. So könnte sich zum Beispiel in den Äußerungen mehrerer Patienten das Muster zeigen, daß zunächst ausführliche Klagen über das medizinische Personal vorgebracht werden und später nur kurz am Rande angemerkt wird, daß Angehörige oder Freunde nicht zu Besuch kommen.

Würden mehrere Interpreten bei der Deutung des Materials zu diesem Ergebnis kommen, wäre dies ein Indiz für die Gültigkeit der Interpretation (vgl. Abschnitt 5.3.3). Der Befund könnte die Hypothese anregen, daß Defizite in der sozialen Unterstützung durch Angehörige überwiegend indirekt geäußert werden. Diese Vermutung wäre in weiteren Untersuchungen durch die Erhebung und Deutung von qualitativem Material (Leitfadeninterview und qualitative Inhaltsanalyse s. S. 289 und S. 306 ff.) oder mittels quantitativer Daten (z. B. Einsatz eines Fragebogens und Berechnung der Korrelation zwischen dem Ausmaß an sozialer Unterstützung und der Unzufriedenheit mit dem medizinischen Personal) zu prüfen.

Vor- und Nachteile

Dieses Beispiel sollte verdeutlichen, daß das für den quantitativen und qualitativen Ansatz charakteristische Arbeiten mit unterschiedlichen Typen von Daten bzw. Informationen nicht in direktem Konkurrenzverhältnis steht, sondern unterschiedliche Vor- und Nachteile hat, die sowohl forschungspraktischer als auch inhaltlicher Natur sind. Schwerkranke Patienten sind nur bedingt in der Lage, ein qualitatives Interview zu absolvieren, das mehrere Stunden in Anspruch nimmt und trotz alltagsnaher Gesprächsform die Informanten kognitiv beansprucht.

Obwohl das berüchtigte Ankreuzen auf dem Fragebogen zwar etwas „schematisch" wirkt, ist es natürlich bei ernsthaftem Antworten, das ohne große Mühe zu erledigen ist, keinesfalls beliebig oder informationslos. Zudem liegt es nicht jedem Untersuchungsteilnehmer, „lange Reden zu halten" oder im Aufsatz die eigenen Gedanken niederzulegen. Fragebogenerhebungen schaffen mehr Distanz zum Forscher und sind anonymer, was besonders bei heiklen Fragestellungen offenes Antworten erleichtert. (So haben z. B. nach Clement, 1990, Fragebogenaussagen über sexuelle Erlebnisse höhere Validität als Interviewäußerungen.) Qualitative Befragungen eignen sich insgesamt eher für verbalisierungsfreudige Personen; bei persönlichen Themen ist auf eine entspannte und vertrauensvolle Atmosphäre besonderen Wert zu legen. So boten z. B. Kleiber und Velten (1994, S. 167) im Kontext einer Befragungsstudie mit Prostitutionskunden den Informanten zunächst eine „akzeptierende und vertrauensbildende Beratung" an, um damit „die Voraussetzung für eine Befragung des Intimbereichs" zu schaffen (zu weiteren Vor- und Nachteilen unterschiedlicher Befragungsformen s. Abschnitt 4.4).

Transformation qualitativer Daten in quantitative Daten

Manchmal werden die Begriffe *qualitative Daten* und *Nominaldaten* synonym verwendet. Diese Gleichsetzung ist nur bedingt richtig. Messungen auf einer Nominalskala beinhalten die Zuordnung von Objekten zu definierten, einander ausschließenden und erschöpfenden Kategorien (vgl. S. 129); ein Beispiel wäre eine Einteilung von Patienten nach der Art ihrer Erkrankung. Nominaldaten sind *Häufigkeitsdaten*, die sich statistisch verarbeiten lassen (z. B. Chi-Quadrat-Verfahren, Konfigurationsfrequenzanalyse, vgl. Bortz, 1993, Kap. 5.3.1). Dementsprechend behandeln Methodenbücher unter dem Titel „Qualitative Daten" zuweilen statistische Verfahren und nicht etwa Interpretationsmethoden (z. B. Rudinger et al., 1985). Verbale Daten sind nicht „von sich aus" Nominaldaten, sondern können allenfalls in solche überführt werden. Dies geschieht, indem man die vorliegenden Texte (oder Objekte) hinsichtlich einiger ausgewählter Merkmale (z. B. Verwendung bestimmter Wortarten oder Schlüsselbegriffe) auszählt, wozu meist eine quantitative Inhaltsanalyse eingesetzt wird (s. Abschnitt 4.1.4).

Mit Hilfe von Urteilern lassen sich aus Verbaldaten auch quantitative Daten auf höherem Skalenniveau (Ordinal-, Kardinalskala) erzeugen, indem die Texte in geordnete Kategorien sortiert oder auf Rating-Skalen eingeschätzt werden. Urteiler könnten z. B. die verbalen Zufriedenheitsäußerungen aller Patienten lesen und dann pro Patient einen Zufriedenheitswert auf der Rating-Skala vergeben. Indem man qualitativ erhobene Daten später quantifiziert und quantitativ weiterverarbeitet, vollzieht man den Übergang vom qualitativen zum quantitativen Ansatz. Nur wenn Verbaldaten interpretativ ausgewertet werden, handelt es sich im allgemeinen Verständnis auch um qualitative Forschung. Der umgekehrte Weg – also quantitative Daten in qualitative zu überführen – ist übrigens nicht möglich; aus Meßwerten können nicht im nachhinein ausführliche Texte generiert werden.

> **!** **In der qualitativen Forschung werden verbale bzw. nichtnumerische Daten interpretativ verarbeitet, in der quantitativen Forschung werden Meßwerte statistisch analysiert. Viele Forschungsprojekte kombinieren beide Herangehensweisen.**

5.1.2 Gegenüberstellung qualitativer und quantitativer Verfahren

Die Feststellung, daß quantitativer und qualitativer Ansatz unterschiedliche Arten von Daten – und somit auch von Datenerhebungs- und Datenanalyseverfahren – einsetzen, beschreibt die Trennung beider Ansätze noch nicht vollständig. Hinter dieser forschungspraktischen Differenz stehen bei manchen Autoren weitreichende Diskrepanzen in der Auffassung von Wissenschaft, wenn nicht gar im Menschenbild. Diese Diskrepanzen werden in prägnanter Form oft mit Gegensatzpaaren verdeutlicht, von denen einige in der folgenden Auflistung angeführt sind (vgl. Lamnek, 1993 a, S. 244; Spöhring 1989, S. 98 ff.):

Quantitativ	Qualitativ
nomothetisch	idiographisch
naturwissenschaftlich	geisteswissenschaftlich
Labor	Feld
deduktiv	induktiv
partikulär	holistisch
explanativ	explorativ
ahistorisch	historisch
erklären	verstehen
„harte" Methoden	„weiche" Methoden
messen	beschreiben
Stichprobe	Einzelfall
Verhalten	Erleben

Wir plädieren dafür, solche Gegensätze nicht als Dichotomien, sondern allenfalls als bipolare Dimensionen aufzufassen und sie nur äußerst vorsichtig zu verwenden. Die Kategorien sind nämlich sehr stark durch *Wertungen* überdeckt und geben damit die Forschungspraxis verzerrt wieder. Wird etwa der quantitative Ansatz als „partikulär" bezeichnet, so erscheint er defizitär gegenüber dem „holistischen" qualitativen Ansatz. Aber in der Praxis kann sich ein qualitatives Interview (vgl. Abschnitt 5.2.1) durchaus auf wenige Gesichtspunkte beschränken, während eine standardisierte Umfrage das „ganze Bild" der relevanten Merkmale erfaßt (Spöhring, 1989, S. 105).

Die Gegenüberstellung „messen – beschreiben" ist ebenfalls mißverständlich. So kann man z. B. mit quantitativen Daten die Entwicklung des Frauenanteils unter den Mitgliedern des Deutschen Bundestages sehr viel besser „beschreiben" als mit qualitativen Daten. Ein reflektierter Umgang mit den gängigen Abgrenzungen zwischen qualitativem und quantitativem Vorgehen setzt freilich voraus, die relevanten Unterscheidungskriterien zu kennen. Im folgenden wollen wir deswegen einige der wichtigsten Gegensatzpaare, nämlich „nomothetisch versus idiographisch", „Labor versus Feld", „deduktiv versus induktiv" und „erklären versus verstehen", etwas näher erläutern.

Nomothetisch versus idiographisch

Die Unterscheidung zwischen nomothetischen (oder nomologischen) und idiographischen Wissenschaftsdisziplinen geht auf Windelband (1894) zurück und sollte ursprünglich die Naturwissenschaften und die Geisteswissenschaften differenzieren. Während Naturwissenschaftler *generalisierend* Naturgesetze aufstellen (nomo-thetisch vorgehen), sei es Ziel der Geisteswissenschaftler, *individualisierend* einzelne historische Ereignisse oder Kulturprodukte zu *beschreiben* (idio-graphisches Verfahren). Diese Begriffsbestimmung gilt heute als wenig hilfreich, da rein idiographisches Arbeiten nicht als wissenschaftlich bezeichnet werden kann: wissenschaftliche Aussagen sind immer in gewissem Grade allgemeingültig und bleiben nicht beim individuellen Fall bzw. einem konkreten Ereignis stehen. Einzelfallbeschreibungen sind deshalb nur der Ausgangspunkt wissenschaftlicher Theoriebildung, nicht jedoch das Ziel.

(Weitere Hinweise zum Begriffspaar idiographisch-nomothetisch findet man bei Brauns, 1984, 1992.)

Die heute gebräuchlichen Begriffe „Sozialwissenschaften" oder „Humanwissenschaften" als Oberbegriffe für Soziologie, Psychologie, Politologie, Medizin, Pädagogik usw. deuten die Überwindung der Dichotomie „nomothetisch-idiographisch" oder „naturwissenschaftlich-geisteswissenschaftlich" an. (Interessanterweise zählte die Psychologie in der ehemaligen DDR zu den Naturwissenschaften, wodurch sie sich ideologischer Vereinnahmung teilweise entziehen konnte.)

Labor versus Feld

Wenn man von *Laboruntersuchungen* spricht, müssen diese nicht notwendigerweise in einem laborähnlichen Raum durchgeführt werden. Es kommt weniger auf den Untersuchungs*ort* an, als vielmehr auf das Ausmaß an Kontrolle, das der Forscher über die Untersuchungsbedingungen ausübt. Im *Feld* geht sozusagen das normale Leben ungestört seinen Gang, im *Labor* dagegen ist das gesamte Setting vom Forscher hergestellt und kontrolliert (vgl. S. 54ff.).

Die Kritik an Laboruntersuchungen konzentriert sich oftmals oberflächlich auf die Unnatürlichkeit und Künstlichkeit des Szenarios. Es wird angenommen, Laboreffekte seien Artefakte, die nichts mit dem „wahren" Leben zu tun hätten, also keine allgemeine Aussagekraft besäßen. Dieses Problem der *externen Validität* (vgl. S. 52f.) stellt sich freilich auch in Felduntersuchungen. Alltagssituationen sind hochgradig unterschiedlich und inwiefern die Übertragung von einer Situation auf eine andere möglich ist, muß begründet werden. Beispiel: In der Entwicklungspsychologie interessiert man sich für das Spielverhalten von Kleinkindern. Speziell soll beobachtet werden, inwiefern sich Alters- und Entwicklungsunterschiede in der Handhabung bestimmter Spielzeuge niederschlagen. Diese Untersuchung kann in Begleitung eines Elternteils im Labor durchgeführt werden, d. h. in einem Raum, der für alle Untersuchungsteilnehmer gleichartig eingerichtet und ausgestattet ist, oder zu Hause bei den Kindern, wo natürlich ganz unterschiedliche Umgebungen zu finden sind. In beiden Fällen werden Verhaltensausschnitte in einem spezifischen situativen Kontext erfaßt, ohne daß von vornherein die häusliche Erhebungssituation besonders generalisierbare Ergebnisse liefern muß.

Deduktiv versus induktiv

Der *Induktionsschluß* (vgl. Westermann und Gerjets, 1994) führt vom Besonderen zum Allgemeinen, vom Einzelnen zum Ganzen, vom Konkreten zum Abstrakten. Induktionsschlüsse sind uns aus dem Alltagsdenken sehr vertraut. Beispiel: Nachdem Person A mehrmals zu spät gekommen ist, geht man davon aus, daß sie auch in Zukunft unpünktlich sein wird. Aus einzelnen Beobachtungen werden verallgemeinerte Aussagen abgeleitet. Das Induktionsprinzip stellte lange Zeit die wissenschaftstheoretische Basis empirischer Forschung dar. Induktion galt als einzige Strategie zur Gewinnung neuer Erkenntnisse. Dies ist die Position des Empirismus (vgl. Westermann, 1987).

Der *Deduktionsschluß* verläuft in entgegengesetzter Richtung. Bei der Deduktion schließt man vom Allgemeinen auf das Besondere, vom Ganzen auf das Einzelne, vom Abstrakten auf das Konkrete. Auch deduktives Denken ist im Alltag verbreitet. Beispiel: Wenn ich weiß, daß mittwochs die Arztpraxen geschlossen sind und heute Mittwoch ist, gehe ich davon aus, daß auch meine Hausärztin keine Sprechstunde hält. Das Deduktionsprinzip ist logisch stringenter als das induktive Vorgehen. Sind die Prämissen zutreffend und die logischen Ableitungsregeln richtig angewendet, so ist auch das Ergebnis der Deduktion – die Konklusion – zweifelsfrei wahr. Man sagt, Deduktionsschlüsse seien „wahrheitskonservativ", d. h. sie verschieben den Wahrheitsgehalt von den Prämissen auf die Konklusion.

Die Erkenntnissicherheit des Deduktionsschlusses begründet sich darin, daß Deduktion letztlich kein neues Wissen erzeugt, sondern nur redundantes Wissen. Wenn alle Menschen sterblich sind und Sokrates ein Mensch ist, dann ist Sokrates sterblich. Diese Konklusion steckt bereits in den Prämissen, das Ergebnis wirkt nicht besonders überraschend. Induktionsschlüsse hingegen führen eher zu innovativen Ideen. Der induktive Wissenszugewinn ist jedoch leider mit einem gravierenden Mangel versehen, nämlich der Unsicherheit über die Richtigkeit des Ergebnisses.

Induktive Schlüsse sind *immer* unsichere Schlüsse, weil sie die Basis des konkret Beobachteten und logisch Eindeutigen verlassen. Diese als *Induktionsproblem* bezeichnete Schwäche des Induktionsschlusses ist seit Jahrhunderten ein wichtiges Thema der Erkenntnistheorie und Methodologie. Das Induktionsproblem ist bis heute ungelöst, d. h. es läßt sich nicht formal angeben, wie ein *sicherer* Schluß auf unbeobachtete oder zukünftige Ereignisse jenseits von Wahrsagerei möglich sein soll. Aus alltäglicher Sichtweise klingt das Induktionsproblem freilich ein wenig abgehoben, denn schließlich wissen wir aus Erfahrung, daß bislang immer wieder korrekte Voraussagen möglich waren. Dies ist die *pragmatische Begründung* des Induktionsprinzips. Man beachte, daß diese Begründung selbst die Gültigkeit des Induktionsschlusses voraussetzt, denn sonst dürften wir ja daraus, daß bisher Induktionen geglückt sind, nicht schließen, daß dies auch in Zukunft so sein wird.

Die formalen Schwierigkeiten mit dem Induktionsprinzip führten letztlich zur Abkehr vom induktiven Empirismus und zum Erfolg eines deduktiv angelegten Wissenschaftsprogramms, wie es von Popper (1989) mit dem *kritischen Rationalismus* entwickelt wurde. Popper fordert, daß man aus Theorien Hypothesen deduziert und dann versucht, diese zu falsifizieren (Verifikationen sind nicht möglich, vgl. S. 18 f.). Induktive Elemente sind dennoch auch im quantitativen Ansatz präsent, etwa wenn von Stichproben auf Populationen generalisiert wird (solche Inferenzschlüsse sind induktive Schlüsse). Andererseits ist qualitatives Vorgehen nicht automatisch rein induktiv. Betrachtet man etwa das Vorgehen bei einer Textinterpretation, so kann man während des Deutens wichtige Aspekte des Textes herausfiltern (induktives Vorgehen), oder ein vorgegebenes Kategorienschema auf den Text anwenden, um herauszufinden, ob die entsprechenden Themen im Text vorkommen (deduktives Vorgehen).

Erklären versus Verstehen

Der empirisch-analytische, quantitative Ansatz verfolgt das Ziel, Musterläufigkeiten im Erleben und Verhalten von Menschen zu ermitteln. Daß solche Gesetzmäßigkeiten existieren, wird dabei vorausgesetzt. Kritiker vermuten, daß im quantitativen Ansatz ein mechanistisches Menschenbild zugrundegelegt wird, nach dem der Mensch nur eine „Marionette“ ist und von *äußeren Ursachen* gesteuert wird. Demgegenüber treten dann die Anhänger einer interpretativen Sozialwissenschaft für ein Bild des selbstbestimmten, sinnvoll handelnden Menschen ein, dessen Erleben und Verhalten man nicht durch Benennen äußerer, objektiv beobachtbarer Wirkfaktoren „erklären“, sondern nur durch kommunikatives Nachvollziehen der subjektiven Weltsicht und *inneren Gründe* der Akteure „verstehen“ könne.

In diesem Sinne definiert Köckeis-Stangl (1980, S. 348): „Erklären ist das Verknüpfen von ‚Tatsachen‘ mittels *unserer* Regelmäßigkeiten. ‚Verstehen‘ ist die Rekonstruktion, wie ein anderer ‚Tatsachen‘ mittels *seiner* Regelmäßigkeiten verknüpft oder verknüpft hat, um ein Problem zu lösen.“ Man kann wohl sagen, daß qualitative Untersuchungen zwar häufiger Verstehen im Sinne einer Rekonstruktion der Perspektive der Akteure anstreben, aber generell nicht auf Erklärungen verzichten. Erklärungen kommen immer dann ins

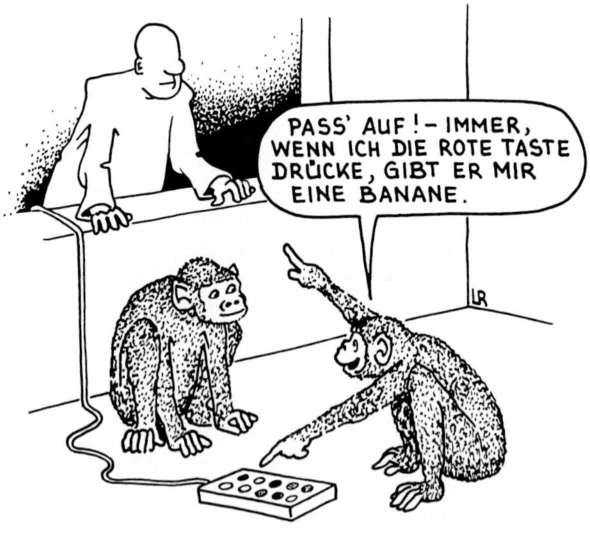
PASS' AUF ! - IMMER, WENN ICH DIE ROTE TASTE DRÜCKE, GIBT ER MIR EINE BANANE.
LR

Erklären oder Verstehen? Man achte auf die subjektive Sichtweise der „Untersuchungsobjekte“! (Zeichnung: R. Löffler, Dinkelsbühl)

Spiel, wenn qualitative Forscher theoretische Konzepte zur Analyse verwenden, die nicht unbedingt dem Alltagsverständnis der Akteure entsprechen oder diesen auch gar nicht bekannt sind. Beispiel: Aus behavioristischer Sicht kann eine Spinnenphobie auf negative Lernerfahrungen im Umgang mit Spinnen zurückgeführt werden, während aus psychoanalytischer Sicht eine Phobie als Projektion diffuser Ängste auf das (beliebig austauschbare) Objekt Spinne interpretiert wird. In beiden Fällen handelt es sich um eine *Erklärung*, die vom Forscher oder Therapeuten an das Verhalten und Erleben des Subjekts herangetragen wird (allerdings kann sie im Laufe einer Therapie vom Klienten übernommen werden).

Ebensowenig wie man im qualitativen Ansatz auf Erklärungen verzichtet, wird im quantitativen Ansatz die Rekonstruktion der Sichtweise der Akteure ausgeklammert. Diverse Forschungsbereiche, in denen experimentell gearbeitet wird, zielen darauf ab, subjektive Denkweisen zu rekonstruieren. So werden etwa im Bereich der interpersonalen Wahrnehmung (vgl. Jones, 1990) Besonderheiten der Eindrucksbildung (z. B. Dominanz des ersten Eindrucks, Dominanz von negativen Informationen, Halo-Effekt) experimentell getestet, die zu einem besseren Verständnis zwischenmenschlicher Beurteilungen führen und z. B. in Therapie und Diagnostik praktisch angewendet werden. Die Dichotomie erklären-verstehen eignet sich also nur bedingt zur Abgrenzung qualitativer und quantitativer Forschung.

5.1.3 Historische Entwicklung des qualitativen Ansatzes

Die historische Entwicklung des qualitativen Ansatzes kann hier nur skizzenhaft nachgezeichnet werden: Er entwickelte sich aus der *Kritik am quantitativen Vorgehen*, greift auf *Hermeneutik* und *Phänomenologie* zurück, erhielt wesentliche Impulse durch die *Chicagoer Schule* sowie durch den *Positivismusstreit* und wird mittlerweile als eigene *Disziplin* gehandelt.

Dominanz des quantitativen Ansatzes

Historisch entstanden die modernen Sozialwissenschaften erst am Ende des 19. Jahrhunderts. Zu dieser Zeit waren die Naturwissenschaften längst etabliert und anerkannt; an sie knüpfte sich ein enthusiastischer Fortschrittsglaube. Entsprechend ist es kein Wunder, daß die Konsolidierung der Sozialwissenschaften mit einer Orientierung an naturwissenschaftlicher Methodologie einherging. Messen, Testen, Experimente sowie das naturwissenschaftliche Ideal einer Axiomatisierung des Wissens möglichst in mathematischer Form wurden importiert. Dies setzt Quantifzierung voraus. Anfang des 20. Jahrhunderts wurden in der Umfrageforschung quantitative Daten in großen Mengen erzeugt; Medienfragen wurden ebenso quantifiziert (z. B. in Zeitungsanalysen, vgl. S. 141 f.) wie psychologische Phänomene des Erlebens und Verhaltens (z. B. sog. Psychophysik). Erkenntistheoretisch fundiert wurde diese Vorgehensweise durch den Positivismus des Wiener Kreises in den 20er Jahren und durch den kritischen Rationalismus von Popper. (Einen Überblick über wissenschaftstheoretische Grundpositionen findet man bei Westermann, 1987).

Die Entwicklung statistischer Auswertungsmethoden erleichterte eine effektive Verarbeitung quantitativer Daten, und mit der Verfügbarkeit von Taschenrechnern seit den 70er Jahren und Mikrocomputern seit den 80er Jahren wurden auch umfangreiche Datensätze handhabbar. Hinzu kommt der große gesellschaftliche Bedarf nach quantifizierenden Aussagen. Statistiken sind aus dem Alltag nicht wegzudenken, sie prägen unsere Wahrnehmung der Wirklichkeit und legitimieren politische Entscheidungen. Psychometrische Tests werden in der Praxis eingesetzt, um den Zugang zu Arbeitsstellen, Weiterbildungsangeboten oder Therapieplätzen zu regeln.

Nicht zuletzt dürfte die Verbreitung quantitativer Methoden auch auf ihren wissenschaftlichen Ertrag zurückzuführen sein. Über den Wert der formelhaft wiederholten Behauptungen, quantitative bzw. experimentelle Sozialforschung liefere nur triviale Ergebnisse, sei unmenschlich, gehe am Gegenstand vorbei oder sei in der „Krise", möge man sich selbst bei einer Durchsicht neuester Forschungsergebnisse überzeugen. Interessanterweise wird Pauschalkritik am quantitativen Ansatz meist allein mit methodischen oder methodologischen Argumenten geführt: wo „Variablen" gemessen werden, so wird suggeriert, kann es sich nur um Trivialität handeln (sog. „Variablenpsychologie“), wo Interviewtexte bearbeitet werden, herrschen Menschlichkeit und Ganzheitlichkeit vor.

Daß Qualität und Stellenwert einer Forschungsarbeit nicht *allein* an der Methode festzumachen sind, sondern allenfalls an der Angemessenheit einer konkreten Untersuchungsmethode für eine spezielle Forschungsfrage, wird dabei übersehen. Pauschal zu behaupten, Variablenmessungen seien für die Untersuchung „des Menschen“ ungeeignet, kann nur als Leerformel verstanden werden, da auch qualitative Methoden praktisch nicht in der Lage sind, „den Menschen“ in der Gesamtheit seiner biographischen, sozialen, kulturellen und historischen Dimensionen zu erforschen. Auch qualitative Untersuchungen konzentrieren sich auf einzelne Forschungsfragen und beleuchten diese nur ausschnitthaft, wobei sie genau wie quantitative Studien mit ethischen Problemen und Trivialität konfrontiert sind.

> **!** **Empirische Untersuchungen sollten nicht nach der Art der verwendeten Untersuchungsmethoden, sondern nach ihren Ergebnissen, ihrer Funktion und ihrem Stellenwert für den Wissenschaftsprozeß beurteilt werden.**

Hermeneutik und Phänomenologie

Als methodische Alternativen zur quantitativen Sozialforschung wurden seit dem 19. Jahrhundert *Phänomenologie* und *Hermeneutik* propagiert, für die es heute diverse methodische Weiterentwicklungen speziell für sozialwissenschaftliches Arbeiten gibt. „Die Hermeneutik ist in den letztvergangenen Jahren immer mehr in den Vordergrund geisteswissenschaftlicher Methoden- und Prinzipienreflexion gerückt. Zwei wissenschaftstheoretische Tendenzen finden darin ihren Ausdruck: einerseits der Versuch, unter dem Titel einer hermeneutischen Methodologie den sogenannten Geistes- und Gesellschaftswissenschaften ein eigenständiges Methoden- und Forschungsideal ‚verstehender‘ bzw. ‚interpretierender‘ Erkenntnis zu verschaffen, damit zugleich die Geisteswissenschaften als eigenständigen und einheitlichen Wissenschaftstyp auszuweisen; andererseits das Bestreben, diesen Wissenschaftstyp von den ‚nomologischen‘ Naturwissenschaften mit ihrem auf Erklärungen und mathematischen Ableitungen ausgerichteten Wissenschaftsideal abzugrenzen“ (Geldsetzer, 1992, S. 127).

Hermeneutik: Hermeneutik (gr. „Auslegekunst“) ist die Lehre der Deutung und Interpretation von Texten bzw. in erweiterter Form auch anderer Objekte. Hermeneutik wurde zunächst zur Auslegung von religiösen Schriften und Gesetzestexten angewendet und entwickelt (zur Methode und Geschichte der Hermeneutik s. Bleicher, 1983; Hufnagel, 1965; Soeffner und Hitzler, 1994). Für die Sozialwissenschaften liegen zahlreiche Varianten und Adaptationen hermeneutischer Verfahren vor (z. B. Brunner 1994; Oevermann, 1986, Oeverman et al., 1979; Roller und Mathes, 1993). Ein Grundprinzip jeder Deutungsmethode ist der *hermeneutische Zirkel*: Zirkuläres (bzw. spiralförmiges) Deuten beginnt mit einem ersten Grundverständnis des Textes, das den Hintergrund liefert für Feinanalysen einzelner Passagen. Das an Textteilen erzielte Verständnis wird nun wieder auf den Gesamttext angewendet, wobei wiederholtes Lesen und Analysieren von Teilen und Ganzem schrittweise das Verständnis des Textes verbessern soll.

Dilthey (1923) erklärte die Hermeneutik zur Grundmethode der Geistes- und Sozialwissenschaften: In seinem Werk „Ideen über eine beschreibende und zergliedernde Psychologie“ wandte er sich gegen die naturwissenschaftliche Methodik und postulierte: „Die Natur erklären wir, das Seelenleben verstehen wir.“ (Dilthey, 1923, S. 1314). Während bei Dilthey hermeneutisches Verstehen als empathischen Nachvollziehen und „Sich-Hineinversetzen“ verstanden wird, fordern sozialwissenschaftliche Varianten der Hermeneutik eine Rekonstruktion von Bedeutungsstrukturen durch gründliche Textanalyse und das Heranziehen weiterer Materialien (z. B. zum biographischen oder kulturellen Hintergrund) sowie die dialogische Auseinandersetzung mit dem Beforschten. Rein subjektives „Nachfühlen“ gilt weder als notwendig noch als hinreichend (vgl. Groeben, 1986; Scheele und Groeben, 1988).

Phänomenologie: F. Brentanos „Psychologie vom empirischen Standpunkt aus“ (1874) begründete die phänomenologische Psychologie als die „Wissenschaft von den psychischen Erscheinungen“. Die psychischen Erscheinungen werden nach

Brentano entweder durch das Studium von *Äußerungen* des psychischen Lebens (Biographien, Briefe) oder durch *innere* Wahrnehmung (Introspektion) erforscht.

Husserl (1950) radikalisierte die Phänomenologie (gr. Lehre von den Erscheinungen) seines Lehrers Brentano. „Zu den Sachen selbst!" lautet die programmatische Forderung der Phänomenologie, die einen unvoreingenommenen Zugang zu den Dingen verlangt. „Das Ziel der Phänomenologie im engeren Sinne besteht generell darin, durch objektive Erkenntnis das Wesen einer Sache, d. h. das Allgemeine, Invariante, zu erfassen, wobei die untersuchten Phänomene (Erscheinungen) so betrachtet werden, wie sie ‚sind' und nicht, wie sie aufgrund von Vorkenntnissen, Vorurteilen oder Theorien erscheinen mögen." (Lamnek, 1993 a, S. 59). Husserl konzipierte also ein Subjekt, das zur objektiven Welterkenntnis fähig ist.

Bei Husserl (1950) ist der phänomenologische Zugang zur Welt nicht mit naivem Nachfühlen gleichzusetzen. Die analytisch-reflexiven Reduktionsschritte, die der phänomenologische Zugang verlangt, erfordern ein hohes Maß an Selbstkritik und geistiger Disziplin, denn sämtliche Vorannahmen und Vorstellungen über die Welt müssen strikt vernachlässigt werden.

Hier ist natürlich zu fragen, ob das phänomenologische Programm in dieser Form im Forschungsalltag einsetzbar ist. Die Vorstellung, durch Beobachten und scharfes Nachdenken „objektive", „wahre" Wissensgrundlagen zu finden, wird von der modernen Erkenntnistheorie als illusorisch abgelehnt. „Es gibt keine reinen Beobachtungen; sie sind von Theorien durchsetzt und werden von Problemen und Theorien geleitet" (Popper, 1989, S. 76), d.h. Wahrnehmung ist immer auch ein Interpretations- und Konstruktionsprozeß. Zweifellos ist es hilfreich, wenn Forscher sich immer wieder darauf besinnen, eigene Vorurteile zurückzustellen; die Hoffnung, auf diese Weise direkt das „Wesen" der Dinge erfassen zu können, scheint jedoch übertrieben. (Zu modernen Weiterentwicklungen der Phänomenologie s. Kleining, 1995, und Moustakas, 1994.)

Obwohl sich insbesondere Vertreter des qualitativen Ansatzes immer wieder auf die Phänomenologie berufen, ist jeweils genau zu beachten, was damit gemeint ist. Häufig werden Untersuchungen bereits dann „phänomenologisch" genannt, wenn sie das subjektive Erleben der Betroffenen, ihre „Lebenswelt", in möglichst unverzerrter Weise in den Mittelpunkt stellen, ohne daß mit speziellen phänomenologischen Methoden, wie z. B. der sog. phänomenologischen, eidetischen und transzendentalen Reduktion (vgl. Lamnek, 1993 a, Kap. 3.2.1) gearbeitet wird.

Die Chicagoer Schule

In den 20er und 30er Jahren wurde an der Universität von Chicago unter dem Einfluß des *Pragmatismus* (Pragmatismus: philosophische Richtung, die zielgerichtetes Handeln bzw. die Praxis in den Mittelpunkt stellt) eine besonders alltagsnahe Forschung (Auseinandersetzung mit den sozialen Problemen der Millionenstadt Chicago) betrieben. Die sog. *Chicagoer Schule* brachte u.a. den *Symbolischen Interaktionismus* und die *Ethnomethodologie* als einflußreiche Theorie- und Forschungsrichtung hervor.

Symbolischer Interaktionismus: Die Theorie des symbolischen Interaktionismus wurde in den 30er Jahren von G. Mead (1934) und Blumer (1969) entwickelt. Der symbolische Interaktionismus geht davon aus, daß das Verhalten der Menschen weniger von objektiven Umweltmerkmalen geprägt ist als vielmehr von subjektiven Bedeutungen, die Menschen den Objekten und Personen ihrer Umwelt zuweisen (sog. *sozialer Behaviorismus*). Eine pointierte Zusammenfassung dieses Standpunktes liefert das sog. *Thomas-Theorem*: „If men define situations as real, they are real in their consequences" (Thomas und Znaniecki, 1927).

Die verhaltenswirksamen Bedeutungen entstehen in sozialen Interaktionen und werden in einem interpretativen Prozeß verhaltenswirksam gehandhabt und abgeändert (Spöhring, 1989, S. 61), d. h. die soziale Welt wird durch bedeutungsvolle Interaktionen zwischen den Menschen konstruiert (deswegen auch: *sozialer Konstruktivismus*). Konstruiert werden nicht nur Bedeutungen für Dinge, sondern auch für Menschen: Die eigene Identität entsteht in der Interaktion und wird jeweils situativ ausgehandelt. Methodisch legt die Theorie teilnehmende Beobachtungsstudien bzw. Feldstudien (vgl. Abschnitt 5.4.1) nahe, in denen der Forscher an den symbolischen Interaktionen beteiligt ist.

Wilson (1973, 1982) definiert ebenfalls soziales Handeln als interpretativen Prozeß und leitet daraus die Notwendigkeit ab, im sozialwissenschaftlichen Bereich mit interpretativen Methoden zu arbeiten.

Ethnomethodologie: Die Ethno-methodo-logie wurde in den 50er Jahren vor allem von Garfinkel (1967, 1986) sowie Cicourel (1975) entwickelt und knüpft an Phänomenologie und symbolischen Interaktionismus an. Die Theorie behandelt die Frage, mit welchen Techniken (bzw. Methoden: „methodo") Menschen (bzw. das Volk: „ethno") die gesellschaftliche Wirklichkeit und ihr Alltagshandeln mit Bedeutung (bzw. Sinn: „logie") ausstatten. Die kleinen Dinge des Alltagslebens (z. B. Grüßen, Fragen, Verabreden) werden als Produkte und Prozesse sozialen Handelns begriffen und analysiert, wobei Sinndarstellung und Sinnherstellung im Mittelpunkt stehen. Neben detaillierten Betrachtungen z. B. von Kommunikationsprozessen (*Konversationsanalyse*, s. Bergmann, 1995, Heritage, 1988) besteht in der Herstellung von sog. *Interaktionskrisen* ein typisches Merkmal der Ethnomethodologie. Die scheinbare Selbstverständlichkeit des Alltagslebens wird erschüttert, indem sich der Forscher regelwidrig verhält (z. B. als Kunde in ein Geschäft geht und dann beginnt, selbst die Waren zu verkaufen) und die „Reparaturversuche" im sozialen Umfeld beobachtet. Diese Technik kann auch als qualitatives Experiment (vgl. S. 363ff.) aufgefaßt werden.

Der Positivismusstreit

In den 60er Jahren übten die Vertreter der *kritischen Theorie* (sog. *Frankfurter Schule*) im Kontext des „Positivismusstreites" sehr heftige Kritik am quantitativ-experimentellen Vorgehen und setzten der als „szientistisch" abgelehnten Methodologie des *kritischen Rationalismus* ein ganzheitliches, „vernünftiges" Wissenschaftsverständnis auf der Basis der *dialektischen Methode* entgegen (Dialektik: Verfahren der Erkenntnisgewinnung, das durch den Wechsel von Argument/These und Gegenargument/Antithese die Begrenztheit einer theoretischen Idee zu erkennen und in einer Synthese zu überwinden sucht, s. Simon-Schäfer, 1993). Die Kritik am herkömmlichen Wissenschaftsbetrieb, die von den Vertretern der Frankfurter Schule (Adorno, Habermas) vorgebracht wurde, stieß in der Studentenbewegung und im allgemeinen Klima der Gesellschaftskritik auf positive Resonanz und wurde in der Psychologie z. B. von Holzkamp (1972) weitergeführt. Die Gegenposition in diesem Streit, der im Kern aus einer 1961 begonnenen Serie von Artikeln bestand (zusammenfassend Adorno et al., 1969), wurde von Popper und seinem Schüler Albert eingenommen.

Die Frankfurter Schule warf dem empirisch-analytischen („positivistischen", „szientistischen") Ansatz vor, triviale Ergebnisse zu liefern, ein mechanistisches oder deterministisches Menschenbild zu vertreten und die Komplexität menschlicher und sozialer Realität durch die partikuläre Beschäftigung mit einzelnen Variablen zu übersehen. Das typisch Menschliche, nämlich Sinn, Bedeutungen und Kommunikation, werde vernachlässigt. In der Psychologie geriet der *Behaviorismus* als Paradebeispiel eines verfehlten Menschenbildes und falscher Forschungsmethoden ins Kreuzfeuer der Kritik.

Neben Kontroversen um Menschenbilder und Methoden (empirisch versus dialektisch) wurde über die wissenschaftlichen Kriterien der Objektivität und Wertfreiheit gestritten. Habermas (zusammenfassend 1983) argumentierte, daß die angeblich „wertfreie", „reine" Forschung auf ihrer Suche nach „Wahrheit" letztlich nur kritiklos die bestehenden ungerechten Verhältnisse bestätige und aufrechterhalte. Dieser „positivistisch halbierte Rationalismus" sei auf reine Zweckrationalität verpflichtet, d. h. es würden Theorien und Techniken entwickelt, mit denen das soziale Leben weitreichend beeinflußt werden kann, ohne daß darüber reflektiert werde, welchen Sinn und Wert all dies hat.

Im Widerspruch zur *Zweckrationalität*, die nur angibt, mit welchen Methoden welches Ziel zu erreichen ist und damit leicht mißbraucht werden kann, steht das dialektische Konzept der unteilbaren *Vernunft*, die Wissen nicht loslöst von Werten und praktischen Entscheidungen. Diese Vernunft hoffen die Vertreter der Frankfurter Schule durch die Methode der *Dialektik* zu erreichen, die es ermöglichen soll, verborgene Widersprüche und Erkenntnisinteressen zu erkennen: „Wir bringen beispielsweise zu Bewußtsein, daß empirisch-analytische Forschungen technisch verwertbares Wissen hervorbringen, aber kein Wissen, das zur hermeneutischen Klärung des Selbstverständnisses handelnder Subjekte verhilft." (Habermas, 1969, S. 261).

Kennzeichnend für den Positivismusstreit waren weitreichende Mißverständnisse und persönliche Animositäten zwischen den Disputanten. So hatten z. B. die Anhänger des kritischen Rationalismus nie behauptet, daß Wissenschaftler wertfrei und unvoreingenommen arbeiten könnten. Dazu Popper (1969, S. 112): „Es ist gänzlich verfehlt anzunehmen, daß die Objektivität der Wissenschaft von der Objektivität des Wissenschaftlers abhängt. Und es ist gänzlich verfehlt zu glauben, daß der Naturwissenschaftler objektiver ist als der Sozialwissenschaftler. Der Naturwissenschaftler ist ebenso parteiisch wie alle anderen Menschen, und er ist leider – wenn er nicht zu den wenigen gehört, die dauernd neue Ideen produzieren – gewöhnlich äußerst einseitig und parteiisch für seine eigenen Ideen eingenommen.... Was man als wissenschaftliche Objektivität bezeichnen kann, liegt einzig und allein in der kritischen Tradition, die es trotz aller Widerstände so oft ermöglicht, ein herrschendes Dogma zu kritisieren. Anders ausgedrückt, die Objektivität der Wissenschaft ist nicht eine individuelle Angelegenheit der verschiedenen Wissenschaftler, sondern eine soziale Angelegenheit ihrer gegenseitigen Kritik.... Sie hängt daher zum Teil von einer ganzen Reihe von gesellschaftlichen und politischen Verhältnissen ab, die diese Kritik ermöglichen."

Ein Problem der Frankfurter Schule war sicher auch, daß sie die herrschende Forschungspraxis radikal kritisierte, ohne konkrete Alternativen anbieten zu können. Die Brauchbarkeit der dialektischen Methode blieb fragwürdig und interessanterweise waren die eigenen Arbeiten der Frankfurter Schule wenig von der konventionellen Sozialforschung unterscheidbar (Fleck, 1992, S. 748, Fußnote 3). In der qualitativen Forschung aufgegriffen wurde jedoch die von Habermas (1983) aufgestellte Theorie des „kommunikativen Handelns", die eine aktive Teilnahme an der Lebenswelt der Beforschten als Voraussetzung sozialwissenschaftlicher Erkenntnis fordert.

Qualitative Forschung als eigene Disziplin

In den 70er Jahren wurden *qualitative Methoden* (offene Interviews, teilnehmende Beobachtung etc.) verstärkt aus den USA importiert und zunächst vor allem hinsichtlich ihrer methodologischen Grundlagen diskutiert und vom quantitativen Ansatz abgegrenzt, bevor in den 80er Jahren auch in Deutschland Lehrbücher zur qualitativen Forschung geschrieben wurden und sich qualitative Forschung vom *Neuanfang* (Küchler, 1980) zum *Paradigma* (Lamnek, 1993 a, S. 30 ff.) bzw. zur eigenständigen *Disziplin* entwickelte: „Die Wortführer nicht-quantifizierender Verfahren haben sich im Verlauf des letzten Jahrzehnts eine Nische erkämpfen können, in der sie sich samt Anhang häuslich eingerichtet haben, will sagen, es gibt Sektionen, Tagungen und Workshops, Zeitschriften wie Schriftenreihen. All das, was zur Institutionalisierung einer Disziplin nötig ist, wiederholte sich hier als Ausdifferenzierung einer Subdisziplin" (Fleck, 1992, S. 747).

Auf methodischer und methodologischer Ebene werden Integrationsversuche unternommen, d. h. es wird nicht nur dafür plädiert, quantitative und qualitative Methoden im Sinne eines interdisziplinären Arbeitens parallel einzusetzen, sondern auch Erhebungs- und Auswertungstechniken zu entwickeln, die qualitative und quantitative Operationen vereinen (zum Verhältnis zwischen qualitativer und quantitativer Forschung s. Bryman, 1988; Kleining, 1995; Mayring, 1993; Thomae, 1989).

Kanon qualitativer Methoden

Im Bereich der qualitativen Forschung wurden zahlreiche neue Verfahren entwickelt, die differenzierte Einblicke in die subjektive Weltsicht der untersuchten Personen ermöglichen sollen. Einheitliche Klassifikationen qualitativer Techniken der Erhebung und Auswertung von empirischem Material liegen nicht vor. Stattdessen orientieren sich Hand- und Lehrbücher an unterschiedlichen Gliederungsschemata:

Berg (1989) teilt das Gebiet der qualitativen Methoden in vier große Kapitel:
1. Interviews,
2. Feldforschung,
3. Nonreaktive Verfahren und
4. Inhaltsanalyse.

Spöhring (1989) behandelt drei „Basismethoden nicht-standardisierter Datenerhebung“:
1. teilnehmende Beobachtung,
2. qualitative Interviews und
3. qualitative Inhaltsanalyse.

Zudem nennt er vier „kontextnahe Untersuchungsanordnungen“:
1. Gruppendiskussionsverfahren,
2. Objektive Hermeneutik,
3. Biographische Methode und
4. Handlungsforschung sowie Frauenforschung.

Flick et al. (1995) unterscheiden vier Arten von qualitativen Methoden:
1. Befragungsverfahren (z. B. qualitative Interviews, Gruppendiskussionsverfahren),
2. Beobachtungsverfahren (z. B. Feldforschung, Nichtreaktive Verfahren),
3. Analyseverfahren erhobener Daten (z. B. qualitative Inhaltsanalyse) und
4. Komplexe Methoden (z. B. Biographische Methoden, Handlungsforschung)

Denzin und Lincoln (1994) behandeln acht Methoden zur Erhebung und Analyse qualitativer Daten:
1. Interviews,
2. Beobachtungstechniken,
3. Analyse von Dokumenten und anderen kulturellen Gegenständen,
4. Visuelle Methoden (Film, Foto),
5. Selbsterfahrung,
6. Datenmanagement und Datenanalyse,
7. Computergestützte Analyse und
8. Inhaltsanalyse.

Man sieht, daß z. B. die Gruppendiskussionsmethode bei Spöhring (1989) als „kontextnahe Methode“ einen eigenen Gliederungspunkt bildet, während sie bei den anderen Autoren in die Klasse der Interviewverfahren fällt. Ebenso bilden bei Berg (1989) die nonreaktiven Verfahren eine eigene Kategorie, während sie bei Flick et al. (1995) unter die Beobachtungsverfahren subsumiert werden. Bei Denzin und Lincoln (1994) werden visuelle Verfahren als eigene Verfahrensklasse aufgeführt, während diese sonst meist unter Beobachtungsverfahren eingeordnet werden.

Sicherlich gibt es zahlreiche sinnvolle Klassifikationen qualitativer Verfahren, und die Suche nach der einzig „wahren“ Aufteilung scheint müßig. Sobald man mit den Verfahren vertraut ist, kann man sie in beliebigen Klassifikationen wiedererkennen und die Logik der jeweiligen Ordnungskriterien nachvollziehen.

Qualitative Verfahren sind zum Teil unmittelbar für bestimmte inhaltliche Fragestellungen entwikkelt worden und nicht im selben Maße wie standardisierte Techniken auf andere Themen übertragbar. Dies wird zum Beispiel bei der „biographischen Methode“ deutlich, deren untersuchungstechnische Prinzipien speziell auf lebensgeschichtliche Inhalte zugeschnitten sind (vgl. Abschnitt 5.4.4). Eine weitere Besonderheit qualitativer Verfahren liegt darin, daß die Grenzen zwischen Datenerhebung und Datenanalyse oftmals fließend sind oder beide Prozesse parallel ablaufen. So ist es etwa in einem qualitativen Interview (vgl. Abschnitt 5.2.1) notwendig, daß der Interviewer die Antworten bereits während des Gesprächs im Kopf „analysiert“, um dann adäquate Anschlußfragen zu formulieren. Die im folgenden vorgenommene Trennung von Datenerhebung und Auswertung ist deswegen ein wenig artifiziell.

Zur Vertiefung der qualitativen Methoden, die hier nur kurz im Überblick behandelt werden können, sei auf die Spezialliteratur verwiesen (s. z. B. Berg, 1989; Bergold und Flick, 1989; Bichlbauer, 1991; Bohnsack, 1991; Crabtree und Miller, 1992; Denzin, 1989; Denzin und Lincoln, 1994; Flick et al. 1995; Garz und Kraimer, 1991; Greenberg und Folger, 1988; Jüttemann, 1989; Kreutz, 1991; Miles und Huberman, 1984; Mayring, 1990; Marshall und Rossman, 1995; Schröer, 1994; Schwartz und Jacobs, 1979; Silverman, 1985; Spöhring, 1989).

5.2 Qualitative Datenerhebungsmethoden

Im folgenden werden wir die wichtigsten Grundtechniken zur Erhebung von qualitativem Material vorstellen: qualitative Befragung (Abschnitt 5.2.1), qualitative Beobachtung (Abschnitt 5.2.2) und nonreaktive Verfahren (Abschnitt 5.2.3); Gütekriterien qualitativer Datenerhebung sind Gegenstand von Abschnitt 5.2.4.

> **!** Die wichtigsten Grundtechniken zur Erhebung qualitativer Daten sind nicht-standardisierte oder teilstandardisierte Befragungen, Beobachtungen und nonreaktive Verfahren.

5.2.1 Qualitative Befragung

Durch Befragungstechniken ermittelt man die subjektive Sichtweise von Akteuren über vergangene Ereignisse, Zukunftspläne, Meinungen, gesundheitliche Beschwerden, Beziehungsprobleme, Erfahrungen in der Arbeitswelt etc. Die Besonderheit qualitativer Befragungstechniken liegt darin, daß der Gesprächsverlauf weniger vom Interviewer und dafür stärker vom Interviewten gesteuert und gestaltet wird. In einem *offenen Interview* erfolgt so gut wie keine Strukturierung durch den Interviewer; dieser gibt nur ein Rahmenthema vor und läßt den Befragten dann möglichst ohne Einflußnahme sprechen. (Zum halbstandardisierten und standardisierten Interview vgl. S. 216 ff.)

Offene oder auch halbstandardisierte Befragungen werden nur selten *schriftlich* durchgeführt, da Probanden eher zu mündlichen Äußerungen bereit und in der Lage sind als zum Anfertigen von schriftlichen Ausarbeitungen (Aufsätzen, Erörterungen etc.). Schriftliche Äußerungen sind weniger spontan, besser durchdacht und erschöpfender; sie werden jedoch vom Respondenten als anstrengender und schwieriger erlebt als mündliche Äußerungen. Halbstandardisierte schriftliche Befragungen operieren z. B. mit der Technik der *offenen Fragen* (Fragen ohne vorgegebene Antwortalternativen) oder mit *Satzergänzungsaufgaben*. Zu den offenen schriftlichen Befragungen zählen *Aufsatz-* und *Tagebuchschreiben* zu einem vom Forscher vorgebenen Thema (z. B. was bedeutet für Sie „Freundschaft" oder „Notieren Sie bitte in den nächsten 7 Tagen alle Kontakte und Begegnungen mit Freunden").

Offene Befragungen sind eigentlich keine *Interviews* im engeren Sinne, da das typische Frage-Antwort-Muster fehlt; sie werden deshalb häufig als *Gespräche* bezeichnet. Der Interviewer hat in einem qualitativen Interview nicht die Rolle des distanzierten „Befragers", sondern eher die eines engagierten, wohlwollenden und emotional beteiligten Gesprächspartners, der flexibel auf den „Befragten" eingeht und dabei seine eigenen Reaktionen genau reflektiert. Während bei standardisierten Befragungen die Person des Interviewers ganz zurücktritt, ist der Interviewer in qualitativen Befragungen selbst ein „Erhebungsinstrument", d. h. seine Gedanken, Gefühle und Reaktionen auf den Befragten werden sorgfältig notiert und können in den Analysen berücksichtigt werden. So könnte ein Interviewer eigene Gefühle der Langeweile während des Gesprächs hypothetisch als Indiz dafür werten, daß der Respondent keine unmittelbare Erlebnisschilderung abgibt, sondern nur eine vorher zurechtgelegte Geschichte liefert, also gewissermaßen eine „Tonkonserve abspielt".

> **!** Qualitative Befragungen arbeiten mit offenen Fragen, lassen dem Befragten viel Spielraum beim Antworten und berücksichtigen die Interaktion zwischen Befragtem und Interviewer sowie die Eindrücke und Deutungen des Interviewers als Informationsquellen. Im Unterschied dazu sind quantitative Befragungen standardisiert, fordern vom Befragten inhaltlich zugespitzte Antworten und vom Interviewer ein gleichförmiges Verhalten.

Im folgenden werden wir erläutern, welche Aspekte bei der *Auswahl* einer speziellen Technik der qualitativen Befragung zu beachten sind, welche *Arbeitsschritte* eine qualitative Befragung beinhaltet und wie sie zu *dokumentieren* ist. Anschließend werden wir unterschiedliche Techniken der qualitativen *Einzel-* und der *Gruppenbefragung* vorstellen.

Auswahlkriterien für qualitative Interviews

Angesichts der Vielzahl von Varianten qualitativer Interviews stellt sich die Frage, nach welchen Kriterien im konkreten Untersuchungsfall eine Technik auszuwählen ist. Wiedemann (1987) nennt folgende Auswahlkriterien: Zunächst ist zu klären, ob der interessierende Sachverhalt überhaupt im subjektiven Erleben repräsentiert ist bzw. mit welchem kognitiven Aufwand für die Respondenten eine Befragung verbunden ist, denn manche Erlebnisse sind schwer erinnerbar, schwer erklärbar oder unbewußt (für eine gedächtnisstützende Fragetechnik s. Sporer und Franzen, 1991). Weiterhin müssen Zeitaufwand, Rollenstruktur und Kontext des Interviews für den Befragten akzeptabel sein. Eine wissenschaftliche Befragung über gesundheitliche Beschwerden bei Mitarbeitern einer Firma, die Entlassungen plant, wäre sicherlich unakzeptabel. Auch die Art der Datenauswertung und -dokumentation sowie die relevanten Gütekriterien sollten im voraus geklärt werden. Ein ganz wesentliches Entscheidungskriterium bei der Auswahl einer Interviewtechnik ist schließlich noch die Art der subjektiven Erfahrung, die erfaßt werden soll.

Zur Differenzierung unterschiedlicher Arten subjektiver Erfahrung können die folgenden sechs Dimensionen herangezogen werden (vgl. Wiedemann, 1987):

- Realitätsbezug (z. B. Phantasien versus Beschreibungen),
- Zeitdimension (z. B. Erinnerungen versus Zukunftspläne),
- Reichweite (z. B. Tagesablauf versus Lebensgeschichte),
- Komplexität (z. B. einfache Personenbeschreibung versus Charakterisierung),
- Gewißheit (z. B. Vermutungen versus Erfahrungswissen) und
- Strukturierungsgrad (z. B. freie Assoziationen versus Erklärungen).

Weiterhin lassen sich fünf zentrale „Erfahrungsgestalten" unterscheiden, nämlich Episoden (Dramen), Konzeptstrukturen, Geschehenstypen, Verlaufsstrukturen und Theorien (mentale Modelle), deren Relationen sich grafisch wie in Abb. 10 veranschaulichen lassen):

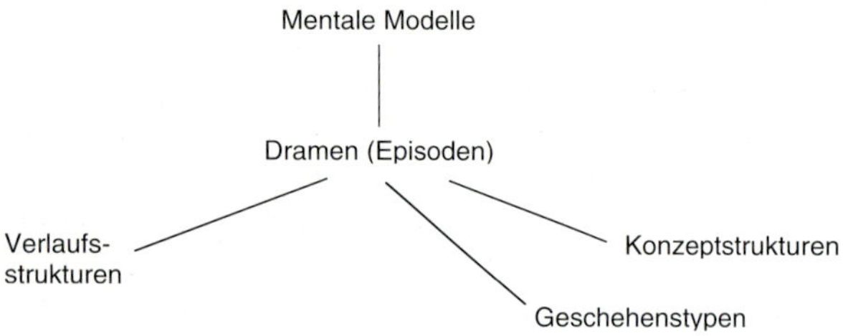

Abb. 10. Erfahrungsgestalten (nach Wiedemann, 1987, S. 5)

„Episoden als ursprüngliche Erfahrungsgestalten stehen im Mittelpunkt, wie zum Beispiel das Erlebnis eines Unfalls, eines Partnerverlustes oder eines anderen bedeutsamen Lebensereignisses. Die anderen Wissensstrukturen sind entweder abgeleitet oder ‚transponiert'. Mentale Modelle sind die umfassendsten Erfahrungsgestalten; sie stellen die naiven Theorien zu einem Gegenstandsgebiet dar, beispielsweise die naive Theorie über die eigene Krankheit. Verlaufsstrukturen sind generalisierte Episoden, die routinisierte Verläufe, Vorgehen und Verfahren oder Entwicklungen kennzeichnen. Ein Beispiel für diese Erfahrungsgestalt ist jede Art von Rezeptwissen; angefangen vom Kochen bis hin zur Bewerbung und zum Flirten. Geschehenstypen betreffen Erfahrungsgestalten über einen verallgemeinerten Ereignis- und Situationsaufbau, zum Beispiel über Freundschaft, Helfen oder Psychotherapie. Konzeptstrukturen betreffen Orientierungswissen in Form von Klassifikationen bzw. Taxonomien, etwa Typen von Krankheiten oder Freundschaften." (Wiedemann, 1987, S. 6)

Will man Episoden erkunden, so läßt man den Respondenten frei *erzählen*; d. h. der Interviewer verhält sich möglichst nondirektiv (z. B. im narrativen Interview, vgl. S. 292f.). Zur Erfassung von Konzeptstrukturen und Geschehenstypen sind vergleichende Eigenschafts- und Situationsbeschreibungen anzuregen. Um die vom Probanden verwendeten Kategorisierungsmerkmale möglichst vollständig zu erfassen, ist es meist nötig, daß der Interviewer auf das Thema fokussiert und selbst Vergleichsfragen stellt (z. B. Kelly Grid, vgl. S. 173ff.). Auch bei der Ermittlung von Verlaufsstrukturen greift der Interviewer ein, wenn der Respondent nicht alle Schritte eines Ablaufs schildert oder seine Schilderung zu eng an einem konkreten Beispiel ausrichtet. Manchmal bietet es sich auch an, subjektives Wissen über Abläufe (sog. *prozedurales Wissen*) handlungsbegleitend zu erfragen, da die einzelnen Schritte routinisierter Handlungsfolgen gar nicht mehr bewußt wahrgenommen und verarbeitet werden (z. B. Organisation der Hausarbeit). Zur Erfassung subjektiver Theorien bzw. mentaler Modelle sind offene Fragen zu Ursachen und Wirkungen, Motiven und Konsequenzen indiziert.

Arbeitsschritte bei qualitativen Interviews

Bevor wir auf einzelne Interviewtechniken eingehen, wollen wir zunächst den Gesamtablauf einer qualitativen Befragung schildern. Folgende Arbeitsschritte sind typisch: 1. inhaltliche Vorbereitung, 2. organisatorische Vorbereitung, 3. Gesprächsbeginn, 4. Durchführung und Aufzeichnung des Interviews, 5. Gesprächsende, 6. Verabschiedung und 7. Gesprächsnotizen. Diese Arbeitsschritte unterscheiden sich teilweise von denen einer standardisierten mündlichen Befragung (vgl. S. 229 ff.).

Inhaltliche Vorbereitung: Zur inhaltlichen Planung des Interviews zählen die Festlegung des Befragungsthemas, theoretische Überlegungen zur Auswahl der Befragungspersonen und der Interviewer, Wahl der geeigneten Befragungstechnik nach den oben beschriebenen Kriterien und Ausformulierung der Interviewfragen. Nach Abschluß der inhaltlichen Vorbereitungen sollte klar sein, wozu wer wie interviewt werden soll.

Organisatorische Vorbereitung: Neben der Kontaktaufnahme zu den Interviewpartnern und Terminabsprachen gehört das sorgfältige Zusammenstellen des Interview-Materials zur organisatorischen Vorbereitung (Tonbandgerät, Kassetten, Ersatzbatterien, Interviewleitfaden, Visitenkarte, Prospekt oder Informationsmaterial über das Forschungsprojekt etc.); sie ist beendet, wenn der Interviewer (bzw. das Interviewerteam) „startklar" ist und weiß, wann und wo die Interviews durchzuführen sind. Werden externe Interviewer eingesetzt, müssen diese geschult (z. B. durch Rollenspiele) oder zumindest gründlich instruiert werden.

Gesprächsbeginn: Sind Interviewer und Gesprächspartner am verabredeten Ort (meist in der Wohnung des Befragten), sollte durch gegenseitiges Vorstellen und ein wenig „Small Talk" eine möglichst entspannte Atmosphäre erzeugt werden, bevor der Interviewer das Untersuchungsanliegen darstellt und damit das Interview einleitet. Da bei der Auswertung von qualitativen Interviews eigentlich nie auf eine Tonaufzeichnung verzichtet werden kann, sind Akzeptanzprobleme auf Seiten der Befragten möglichst im Vorfeld abzubauen. Dabei geht es um psychologische Barrieren beim Sprechen vor einem Mikrophon, aber auch um Datenschutz-Bedenken. Eine schriftliche Vereinbarung über die Einhaltung genau umschriebener Maßnahmen zum Datenschutz erhöht die Sicherheit des Befragten und die Selbstverpflichtung der Forscher.

Ein Nachteil der expliziten Auseinandersetzung mit den Modalitäten von Audioaufzeichnungen und Datenschutzproblemen besteht darin, daß sie möglicherweise bei manchen Probanden erst Bedenken erzeugt, die vorher gar nicht bestanden. Aus pragmatischer Sicht wird deswegen manchmal auch empfohlen, das Aufzeichnungsgerät einfach ganz selbstverständlich auf dem Tisch aufzubauen und dann zu den inhaltlichen Fragen überzugehen. Vor Beginn des Interviews sollten die Funktionsfähigkeit des Gerätes und die Tonqualität genau geprüft werden; gleiches gilt für den Einsatz einer Videokamera. (Auch während des Interviews sollte die Funktionsfähigkeit der Aufzeichnungsgeräte kontrolliert werden.)

Durchführung und Aufzeichnung des Interviews: Die Hauptaufgabe des Interviewers ist die Überwachung und Steuerung des Gesprächsablaufs, d. h. eigene Reaktionen und auch das nonverbale Verhalten des Gesprächspartners sollten aufmerksam verfolgt werden. Zudem ist der Interviewer meist gefordert, während des Gesprächs weiterführende Fragen zu finden oder dafür zu sorgen, daß der Interviewte nicht zu weit vom Thema abschweift. Die dem Interviewten wie dem Interviewer bei offenen Befragungen zugestandenen Gestaltungsspielräume bergen besondere Risiken und Probleme. Beim freien Generieren von Fragen während des Gesprächsverlaufs sollte der Interviewer äußerste Vorsicht walten lassen, um den Gesprächspartner nicht versehentlich „in eine Ecke zu drängen" oder durch spontane Emotionsäußerungen zu verunsichern. Heikle Fragen können im Zweifelsfall für den letzten Gesprächsteil aufgehoben werden.

Freies Erzählen, wie es vom Gesprächspartner bei vielen offenen Interviews gefordert wird, liegt nicht jedem. Der Interviewer sollte sich ebenso darauf gefaßt machen, mit wortkargen Interviewpartnern konfrontiert zu sein wie mit äußerst redseligen Informanten. Während in standardisierten Befragungen solche persönlichkeitsbedingten Unterschiede zwischen Interviewpartnern durch das reglementierende Fragenkorsett nivelliert werden, liegt es bei offenen Befragungen am Interviewer, die richtige Balance zwischen Eingreifen (direktiver Stil zur Förderung der Strukturierung) und „Laufenlassen“ (nondirektiver Stil zur Förderung der Authentizität) zu finden und eine angemessene Interviewdauer einzuhalten.

Gesprächsende: Dem offiziellen Ende des Interviews, das durch Abschalten des Tonbandgerätes markiert wird, schließt sich in der Regel eine Phase des informellen Gesprächs an, die äußerlich der Begrüßungsphase ähneln mag, inhaltlich aber meist nicht viel mit „Small Talk“ zu tun hat. Der Interviewer sollte nun trotz eigener Erschöpfung besonders aufmerksam sein, da Befragungspersonen oftmals gerade nach Abschalten des Aufzeichnungsgerätes besonders wichtige oder persönliche Äußerungen nachliefern oder die Gesprächssituation kommentieren. Ergänzende Fragebögen zur Sozialstatistik oder psychometrische Tests können sich an das Interview anschließen.

Verabschiedung: Bei der Verabschiedung sollte nach Möglichkeit eine Visitenkarte oder Informationsmaterial über das Forschungsprojekt hinterlassen werden. Bei Interesse kann eine kurze Ergebnismitteilung an die Untersuchungsteilnehmer angekündigt werden (die später dann auch zu liefern ist). Insbesondere bei biographischen Interviews (s. S. 322 ff.) oder Befragungen zu belastenden und bedrohlichen Themen ist ein Angebot zur Nachbetreuung bereitzustellen (z. B. Telefonnummer, Beratungsgespräch, zweites Interview etc.). Eine qualitative Befragung ist nicht nur eine Datenerhebungsmethode, sondern kann auch als Intervention wirken, etwa wenn durch die im Interview angeregte Reflexion über die eheliche Arbeitsteilung schwelende Konflikte plötzlich stärker zutage treten und Trennungsabsichten virulent werden.

Gesprächsnotizen: Es empfiehlt sich, unmittelbar nach dem Interview ergänzende Notizen zur Gesprächssituation zu machen. Solche Gesprächsnotizen beinhalten Beschreibungen des Interviewpartners (äußere Erscheinung, seelische Verfassung, Gesundheitszustand etc.) sowie dessen Räumlichkeiten und dokumentieren die Gesprächsatmosphäre, die Verfassung des Interviewers und Unterbrechungen (Telefonate, Hereinkommen der Kinder etc.). Auch scheinbar offensichtliche Nebensächlichkeiten (z. B. Uhrzeit, Datum der Befragung) sollten notiert werden. Diese Notizen werden bei späteren Validitätsbeurteilungen des Materials herangezogen (vgl. S. 310). Tafel 28 zeigt exemplarisch Notizen zu einem Leitfadengespräch mit einem HIV-positiven Mann.

Dokumentation einer Befragung

Vor einer Auswertung des Befragungsmaterials muß dieses zunächst entsprechend aufbereitet und dokumentiert werden. Hierzu sind die Au-

TAFEL 28

Gesprächsnotizen eines Leitfadengesprächs (Stassen und Seefeldt, 1991, S. 198)

Alex

Nach den obligatorischen Erläuterungen zum Datenschutz und einführenden Erklärungen zur Thematik erzählt Alex seine Vorgeschichte kurz und knapp. Hin und wieder wird sein Erzählstil durch Satzabbrüche begleitet, wodurch der Sinn des Gemeinten nicht immer klar zu erfassen ist. Alex stellt klar, daß das Thema Tod kein Thema ist, mit dem er sich befassen möchte. Alex nimmt im Verlauf des Interviews die Rolle des Fachmannes ein und erklärt z. B. Krankheitsverlauf und medizinische Behandlung der HIV-Infektion.

Das Interview mit Alex verläuft kooperativ, wobei häufige Störungen durch die geschäftlichen Tätigkeiten Alex' entstehen. Der Grund für die Teilnahme am Interview ist die Zielsetzung Alex', sich für Aidskranke zu engagieren, zumal er davon ausgeht, daß diese Krankheit auch noch in 20 Jahren aktuell sein wird.

Unklar blieb:
- Auseinandersetzung mit der Homosexualität,
- Familienhintergrund.

dioaufzeichnungen zu verschriftlichen (Transkription) und mit dem übrigen Material zusammen zu archivieren, wobei Datenschutzaspekte besonders zu beachten sind.

Transkription: Die Tonaufzeichnungen müssen vor einer interpretativen Auswertung verschriftet (transkribiert) werden. Hierzu benötigt man ein geeignetes Abspielgerät und sehr viel Zeit, es sei denn, die Transkriptionsarbeit wird als Auftrag extern erledigt. Ein Transkript enthält nicht nur den Interviewtext, sondern informiert auch über prägnante Merkmale des Gesprächsverlaufs (z. B. Tonhöhe, Pausen, Lachen, gleichzeitiges Sprechen etc.), die für die spätere Interpretation von Bedeutung sein können.

Verschriftete Gespräche wirken durch unvollständige Sätze, „verschluckte" Silben, umgangssprachliche Wendungen und Füllwörter oft sehr holprig und schlecht formuliert. Inwieweit man hier beim Transkribieren „glätten" darf, hängt vom theoretischen Interesse ab; im Zweifelsfall sollte das Transkript lieber zu viele als zu wenige Informationen über den Gesprächsverlauf konservieren. Übertriebener Eifer nach „Meßgenauigkeit" ist aber sicherlich fehl am Platze, da die Messung von Pausen in Hundertstelsekunden oder die Differenzierung zwischen 35 verschiedenen Formen des therapeutischen „Hms" wohl nur in Spezialfällen (linguistische Analyse) zu neuen Einsichten verhilft (Flick, 1995 a, S. 162). Zur Kennzeichnung nonverbaler und paraverbaler Äußerungen (z. B. Mimik, Gestik, Hüsteln, Lachen) werden üblicherweise festgelegte Transkriptionszeichen verwendet, von denen Tafel 29 einige verdeutlicht (ausführlicher hierzu s. Böhm et al., 1990; Ehlich und Switalla, 1976; Ramge, 1978).

Beim Abfassen von Transkripten sind zusätzlich zu den Transkriptionszeichen einige Richtlinien der Textgestaltung zu beachten (Boehm et al., 1993):

- ca. 50 Zeichen pro Zeile (erlaubt Randbemerkungen),
- Text einzeilig (!),
- bei jedem Sprecherwechsel eine Leerzeile einfügen,

TAFEL 29

Einige Transkriptionszeichen

Transkriptionszeichen	**Bedeutung**
montag kam er ins krankenhaus	Interviewtext (nur Kleinschreibung!)
MONtag kam er ins krankenhaus	Betonung von Silben durch Großschreibung
MONtag kam er * ins krankenhaus	Kurzpause durch *
MONtag kam er ** ins krankenhaus	längere Pause durch **
MONtag kam er *2* ins krankenhaus	Pause über 1 Sek. mit Längenangabe *Sek.*
MONtag kam er *2* ins kranken/	Abbruch eines Wortes oder Satzes /
MONtag kam er *2* in=s kranken/	Wortverschmelzung durch =
MONtag kam er *2* in=s krank'n/	ausgefallene Buchstaben durch '
MONtag kaaam er *2* in=s krank'n/	Dehnung durch Buchstabenwiederholung
MONtag kaaam er *2* in=s krank'n/ (WEINEN)	Kommentar in Klammern und Großbuchstaben
MONtag kaaam er *2* in=s <krank'n/ (WEINEN)	Tonhöhe fallend < (steigend: >)
I: #Wann# A: #MONtag# kaaam er *2* in=s <krank'n/(WEINEN)	gleichzeitiges Reden von Interviewer (I) und Befragungsperson (hier: A) markiert durch Doppelkreuz (#)

- Sprecher durch Großbuchstaben und Doppelpunkt kennzeichnen und
- den gesamten Text zeilenweise (!) und seitenweise durchnumerieren.

Um ein vielfaches aufwendiger als die Verschriftung von Audioaufnahmen ist die Transkription von Videoaufzeichnungen, zumal wenn die Aktionen mehrerer Personen erfaßt werden sollen. Hierzu sind einzelne Handlungssegmente zu definieren und hinsichtlich der beteiligten Akteure, ihrer Position zueinander, ihrer Mimik und Gestik etc. zu beschreiben. (Ein Beispiel ist bei Lamnek, 1993 b, S. 163, abgedruckt.)

Archivierung des Materials: Das Ergebnis einer Datenerhebung mittels qualitativer Befragung enthält eine Fülle von Material, das sorgfältig zu archivieren, personenweise zu numerieren und vor fremdem Zugriff zu schützen ist (Datenschutz):

- Tonkassette, Videoband,
- Transkript (elektronisch als Datei auf Diskette, Ausdruck auf Papier),
- Angaben zur Textentstehung (Ort, Zeit, Interviewer, Interviewpartner, Transkripteur),
- Gesprächsnotizen des Interviewers und
- ggf. weitere Materialien zum Interview (soziodemographischen Fragebogen, Fotos, Zeichnungen, Tests, Interviewleitfaden).

Datenschutz: Interviewäußerungen sind sehr persönliche Daten, zu deren Schutz der Wissenschaftler verpflichtet ist. Folgende Maßnahmen sind im Sinne des Datenschutzes zu ergreifen (und ggf. vorher schriftlich mit dem Interviewten zu vereinbaren):

- Das Interviewmaterial muß verschlossen und für Unbefugte unzugänglich aufbewahrt werden.
- Der Interviewer sollte über die von ihm durchgeführten Interviews Stillschweigen bewahren oder Erzählungen zumindest so allgemein halten, daß kein Rückschluß auf die Befragungsperson möglich ist.
- Identifizierende Merkmale des Gesprächspartners (Name, Wohnort, Beruf, Alter o.ä.) sind im archivierten Material, aber auch in späteren Ergebnisberichten zu vermeiden oder, wenn sie inhaltlich relevant sind, geeignet zu modifizieren. Identifizierbarkeit entsteht häufig erst durch die Kombination von Merkmalen (z. B. Wohnort und Beruf), so daß einige relevante Merkmale (z. B. Alter, Beruf) unverändert bleiben können, wenn andere dafür modifiziert werden (z. B. Wohnort).
- Identifizierende Merkmale dritter Personen (vom Gesprächspartner genannte Kollegen, Freunde, Familienangehörige etc.) sind ebenfalls unkenntlich zu machen.
- Das archivierte Befragungsmaterial sollte nur in Ausnahmefällen längerfristig aufbewahrt werden, etwa wenn es in Forschung und Lehre auch nach Abschluß des Projektes benötigt wird. Üblicherweise wird das individuelle Rohmaterial (Audio- oder Videoaufzeichnungen einzelner Probanden, Transkripte etc.) nach Abschluß der Auswertungen vernichtet oder den Befragungspersonen zurückgegeben.

Techniken der Einzelbefragung

Die oben beschriebenen Schritte sind bei allen Varianten qualitativer Interviews zu durchlaufen. Die Besonderheiten unterschiedlicher Interviewformen liegen teils in der Person der Befragten (Experteninterview, Gruppeninterview), im Thema (Dilemma-Interview, Biographisches Interview) oder der Technik des Fragens (narratives Interview, assoziatives Interview); sie eignen sich deswegen unterschiedlich gut, bestimmte Aspekte subjektiven Erlebens (sog. Erfahrungsgestalten, vgl. S. 284) zu erfassen. Verlaufsstrukturen lassen sich z. B. mit der Methode des lauten Denkens (z. B. Verlauf einer Problemlösung), mit der Verhaltensanalyse (Verlauf von Handlungssequenzen in bestimmten Situationen), der Lebenslaufanalyse (Verlauf biographischer Entwicklungen) und der Oral History (Verlauf historischer Veränderungen) ermitteln. Solche Verläufe werden häufig episodisch geschildert. Um den dramatischen Charakter von Erlebnissen in den Vordergrund treten zu lassen, eignen sich biographisches Interview und narratives Interview besonders gut. Mentale Modelle sind Gegenstand von Deutungsanalysen, Dilemma-Interviews, diskursiven und problemzentrierten Interviews sowie Experten-Interviews. Will man bewußte und unbewußte Konzeptstrukturen oder Geschehenstypen ergründen, sind assoziatives Interview, ethnographisches Interview oder das tiefenpsychologische biographische Interview geeignet.

In Tafel 30 stellen wir in Anlehnung an Wiedemann (1991) in alphabetischer Reihenfolge die wichtigsten Formen qualitativer Einzelbefragungen vor. Nachfolgend werden drei ausgewählte Interview-Typen detaillierter behandelt: Leitfadeninterview, fokussiertes Interview und narratives Interview (für nähere Angaben zu qualitativen Interviews s. Berg, 1989, Kap. 2; Fontana und Frey, 1994; Hopf, 1978, 1995; Kohli, 1978; Wiedemann, 1991).

Leitfaden-Interview: Das Leitfaden-Interview ist die gängigste Form qualitativer Befragungen. Durch den Leitfaden und die darin angesprochenen Themen erhält man ein Gerüst für Datenerhebung und Datenanalyse, das Ergebnisse unterschiedlicher Interviews vergleichbar macht. Dennoch läßt es genügend Spielraum, spontan aus der Interviewsituation heraus neue Fragen und Themen einzubeziehen oder bei der Interviewauswertung auch Themen herauszufiltern, die bei der Leitfaden-Konzeption nicht antizipiert wurden.

Im Rahmen einer Untersuchung zu den psychischen Folgen des Reaktorunfalls in Tschernobyl (26. April 1986) setzten Legewie et al. (1990, S. 61) folgenden Leitfaden bei der Durchführung problemzentrierter Interviews ein (ein historischer Interview-Leitfaden ist auf S. 220 f. zu finden):

Hauptfragen:
- Können Sie sich noch an die Zeit unmittelbar nach dem Unfall erinnern? Erzählen Sie, wie Sie davon erfahren und wie Sie darauf reagiert haben.
- Wie ging es dann weiter bis heute? Wie hat sich Tschernobyl auf Ihr Leben ausgewirkt?

Detaillierungsfragen:
- Genaue Beschreibung der Stimmungen, Gedanken, Gefühle, Ängste und Hoffnungen,
- Phantasievorstellungen oder Träume im Zusammenhang mit Tschernobyl,
- Änderungen der Lebensgewohnheiten, besondere Handlungsweisen,
- Reaktion der Mitmenschen und Auswirkungen auf den Interviewten,
- Bedeutung der Information durch die Medien,
- Einfluß auf wichtige Lebensentscheidungen,
- Zusammenhang Atomkraftwerke – Atomwaffen,
- Vergleich mit früheren Lebensereignissen (ausführliche Erzählung!),
- Konsequenzen für die persönliche Zukunft,
- Einflußmöglichkeiten auf zukünftige gesellschaftliche Entwicklung,
- Einstellung zu eigenem politischen Engagement,
- Bedeutung für den Sinn des eigenen Lebens.

Am Ende eines qualitativen Interviews werden in der Regel Angaben zur Sozialstatistik (Geschlecht, Alter, Bildungsstand, Beruf, Einkommen etc.) mit einem standardisierten Fragebogen erfaßt. Ein detaillierteres Bild der aktuellen Lebenssituation einer Person vermitteln nach Allport (1970, S. 109) Fragen zu folgenden Themenbereichen (vgl. Abschnitt 6.1.4):
- Nationalität und kulturelle Vergangenheit,
- Krankheit und Unfälle,
- berufliche Vorgeschichte und Pläne,
- Hobbys und Erholung,
- kulturelle Interessen,
- Ambitionen (z. B. geplante Anschaffungen),
- persönliche Bindungen (wichtigste Bezugspersonen),
- Tagträume,
- Befürchtungen und Sorgen,
- Mißerfolge und Enttäuschungen,
- ausgesprochene Aversionen,
- sexuelle Erfahrungen,
- neurotische Schwierigkeiten,
- religiöse Erlebnisse,
- Lebensanschauung.

Diese Liste wäre bei der Befragung erkrankter Menschen durch eine sog. Anamnese, d. h. eine Befragung zur Vorgeschichte der Krankheit, zu ergänzen (vgl. Schmidt und Kessler, 1976 oder Thoms, 1975). Ein Ausschnitt aus einem Leitfadengespräch ist in Tafel 31 zu finden.

Fokussiertes Interview: Merton und Kendall (1979) beschreiben das fokussierte Interview als Befragungsform, bei der ein bestimmter Untersuchungsgegenstand im Mittelpunkt des Gespräches steht bzw. bei der es darum geht, die Reaktionen des Interviewten auf das „fokussierte Objekt" zu ermitteln. Dieses kann ein Film, ein Rundfunk-

TAFEL 30

Varianten qualitativer Einzelbefragungen

Interview-Typ	Ziel und Methodik	Literatur
Assoziatives Interview	Vorgabe eines biographischen Themas, dann freies Assoziieren des Befragten;	Engel (1969)
Biographisches Interview	Erfassung der Lebensgeschichte, meist sehr offen gehalten in Form eines narrativen Interviews;	Thomae (1952)
Deutungsanalyse	Erfassung von Interpretations- und Erklärungsmustern einschließlich deren Begründung in sozialen Normen und Regeln;	Hopf (1982)
Dilemma-Interview	Vorgabe eines moralischen Dilemmas, dessen Lösung vom Befragten erläutert werden soll; Nachfrage, um die Argumentation genau zu erfassen;	Reinshagen et al. (1976)
Diskursives Interview	Im Kontext der Aktionsforschung diskutiert der Untersuchungsteilnehmer mit dem Forscher die Ergebnisse;	Hopf (1995)
Experteninterview	Sammelbegriff für offene oder teilstandardisierte Befragungen von Experten zu einem vorgegebenen Bereich oder Thema;	
Exploration, Anamnese, klinisches Gespräch	Offene Erfassung biographischer Entwicklungen, oft mit Abfragen diverser Lebensbereiche, so daß ein Gesamtbild der Person entsteht;	Allport (1970) Sullivan (1976)
Feldgespräch, Ethnographisches Interview	Befragung im Kontext der Feldforschung, oft informell und handlungsbegleitend im Alltag;	Becker und Geer (1970)
Fokussiertes Interview	Leitfaden-Interview über ein fokussiertes Objekt (z. B. Film, Foto), Leitfaden entsteht durch Analyse der Reizvorlage;	Merton und Kendall (1945/1946)
Lautes Denken	Handlungsbegleitendes Verbalisieren von Gedanken, meist bei kognitiven Aufgaben und beim Problemlösen;	Ericson und Simon (1978)
Leitfaden-Interview (halbstrukturiertes Interview)	Allgemeine Technik des Fragens anhand eines vorbereiteten, aber flexibel einsetzbaren Fragenkatalogs, für jedes Thema geeignet;	Hopf (1978)
Narratives Interview	Eingeleitet durch einen Erzählanstoß generiert der Befragte Stegreiferzählungen zu Lebensepisoden;	Schütze (1983)
Oral History	Offenes Interview über besondere historische Ereignisse oder Phasen, Ergänzung der offiziellen Geschichtsschreibung;	Niethammer (1976)
Lebenslaufanalytische Methode	Erfassung der biographischen Dimension wesentlicher Überzeugungen und Sichtweisen unter Verwendung von psychodramatischen und meditativen Verfahren;	Quekelberghe (1985)
Problemzentriertes Interview	Thematisierung gesellschaftlich relevanter Probleme, einzelne biographische Interviews und Gruppendiskussion;	Witzel (1982, 1985)
Tiefeninterview, Intensivinterview	Sammelbegriff für offene oder teilstrukturierte Interviews mit dem Ziel, unbewußte Motive und Prozesse aufzudecken (Orientierung an der Psychoanalyse);	Lamnek (1993 b)
Tiefenpsychologisches biographisches Interview	Erfassung kritischer Lebensereignisse und Biographieabschnitte aus tiefenpsychologischer Sicht;	Dührssen (1981)
Verhaltensanalyse	Erfassung des Verhaltens und Erlebens in umschriebenen Situationen, Leitfadeninterview nach SORKC-Formel (Stimulus Organismus Response Kontingenz Consequence);	Lutz (1978)
Vertikale Verhaltensanalyse	Erfassung von handlungsleitenden Motiven und Ziel-Mittel-Relationen, strukturiertes Nachfragen.	Grawe (1980)

TAFEL 31

Ausschnitt aus einem Leitfadeninterview
(aus Stock, 1994, S. 49-51)

I. Interviewerin
D. Frau D., 40 Jahre, aufgewachsen in der DDR
Datum: 15. 11. 1992
(Zur Bedeutung der Transkriptionszeichen s. S. 287)

I: was würden sie sagen, was so für sie im leben wichtig ist?

D: * gesundheit * daß ich meine arbeit behalte, das ist für mich ganz wichtig, weil, weil, äh erstens mal, bin ich dadurch, daß ich arbeit habe, selbständig, ja, kann mir bestimmte finanzielle wünsche erfüllen, die ich sicherlich nicht könnte, wenn ich fn// wenn ich arbeitslos wäre,

I: hm

D: außerdem ist es mein traumberuf inzwischen jeworden, kindergärtnerin, daß ich sehr was vermissen würde, wenn ich in dem beruf nicht mehr arbeiten könnte,

I: hm

D: mir würde och der kontakt zu=n kollegen und zu den eltern fehlen, weil man ja zusehr im eigenen saft dann sicherlich schmort, ja was, * daß meine kinder * doch recht glücklich aufwachsen in dem land,

I: hm

D: ja, ich äh * bin zum beispiel och, äh, was heißt, meine kinder wissen, daß ich in der pds bin, sie wissen, daß ich 'n bißchen im wohngebiet mitarbeite, die versammlungen besuche, aber daß ich zum beispiel, wenn hier infostände sind in buch, ich da nicht mitmache, sondern,

I: infostände von der pds?

D: ja. zum beispiel jetzt zur vorbereitung der wahlen, waren dann informationsstände, daß ich nicht bereit bin, hier in buch mitzumachen, mich gerne in rosenthal oder 'n andern stadtbezirk mit hinstelle, aber einfach aus der angst heraus, äh, ich bin ja öffentlicher dienst,

I: hm

D: ja, und buch, man kennt ja viele leute, wobei, äh viele sicherlich och wissen, daß ich in der pds bin, ich weiß es nicht, aber das will ich nicht provozieren.

I: hm hm

D: ja und ich will och nicht, daß meine kinder drunter leiden müssen, daß se vielleicht doch mal irgendwie in so=ne gruppe jeraten, die se dann hänseln und foppen, deine mutter ist 'ne rote

I: hm

D: oder irgendwas. sondern meine kinder solln alleine die entscheidungsfreiheit haben, och wenn se mal älter sind, welche partei wähln se, welche bürgerbewegung, wählen se, wenn se natürlich die pds wählen würden, würde ich mich freuen,

I: hm

D: ja, wenn nicht, auch nicht, das akzeptier' ich auch, weil, das ist * das eigene leben der kinder und äh, die verschaffen sich ihre eigenen bilder von der gegenwart und * bin gerne bereit, ihnen da behilflich zu sein, oder sie och zu lenken, aber nur wenn se=s wünschen oder wollen,

I: hm

D: auf der andern seite sehn se natürlich, wie ICH lebe, daß ich dann och 'n bißchen hoffe, daß se sich doch 'n bißchen was an// abgucken och fortschritt// fortschrittlich denken.

I: hm

D: aber das sind so MEINE vorstellungen, meine träume, ja wobei die elfährige ja noch

TAFEL 31

relativ klein ist im gegensatz zu dem siebzehnjährigen,

I: hm

D: ja. *

I: und äh gibt es was in ihrem leben, was sie bereuen ** besonders, oder bereuen?

D: *4* eigentlich nicht. * na ja, vielleicht, daß man zu gutgläubig war,

I: hm

D: aber das ist ** das kann man aber och nur mit der heutigen erfahrung sagen, nicht mit der damaligen, ja * # aber #

I: # was heißt # das eigentlich jetzt zu gutgläu// gläubig, ähm, was ist jetzt, sagen wir mal, was hat sich jetzt, aufgedeckt, oder was äh * was war da gutgläubig # woran #

D: # na ja # daß man bedingungslos eigentlich der politik in dem land jeglaubt hat.

I: hm. welcher * politik * also

D: bedingungslos. der de// sch// na zum beispiel der regierung,

I: hm

D: des parteiapparates, man hat es ja im grunde jenommen bedingungslos jeglaubt, jedenfalls ich.

programm, ein Artikel, ein Buch, ein psychologisches Experiment oder irgendeine andere konkrete Situation sein.

Wichtig ist, daß der Interviewer bereits vor der Befragung eine gründliche Analyse des Untersuchungsobjektes durchführt und zu Hypothesen über Bedeutung und Wirkung einzelner Aspekte dieser Situation gelangt (beispielsweise Hypothesen über die Wirkung einzelner Filmausschnitte). Auf der Basis dieser Hypothesen wird ein Interviewleitfaden (s.o.) zusammengestellt, so daß bereits während des Interviews geprüft werden kann, ob die Äußerungen des Befragten die Hypothesen eher bestätigen oder widerlegen und welche neuen Erklärungsbeiträge der Proband liefert. Zur Durchführung eines fokussierten Interviews geben Merton und Kendall (1979, S. 178 f.) die folgenden Ratschläge:

- Der Interviewer sollte die Reaktionen der Befragten nicht beeinflussen. Die Gesprächsführung sollte nondirektiv sein und es dem Befragten ermöglichen, seine persönliche Interpretation der Stimulussituation zu geben.
- Das Gespräch sollte situationsspezifisch geführt werden. Wichtig ist es herauszufinden, welche Bedeutung die befragte Person einzelnen Teilen oder Elementen der untersuchten Situation beimißt, bzw. welche Empfindungen sie bei ihr auslösen (Aufforderung zur „retrospektiven Introspektion" etwa durch die Frage „Wenn Sie zurückdenken, was war Ihre Reaktion bei diesem Teil des Films?").
- Die Gesprächsführung sollte für unerwartete Reaktionen Raum lassen und diese aufgreifen. Die vom Interviewleitfaden abweichenden Gesprächsteile sind besonders geeignet, neue Hypothesen über die Wirkungsweise bzw. die Art, wie die Situation verarbeitet wird, aufzustellen.
- Das Gespräch sollte „tiefgründig" geführt werden. Der Interviewer sollte sich bemühen, über die Kennzeichnung affektiver Reaktionen als positiv oder negativ hinausgehend ein Höchstmaß an „selbstenthüllenden" Kommentaren zu erhalten. Dies kann entweder durch direkte Fragen nach Affekten oder Gefühlen (z.B: „Was empfanden Sie bei dieser Situation?" oder „Wie ging es Ihnen dabei?") oder durch die Wiederholung von Gefühlsäußerungen des Befragten durch den Interviewer geschehen, die den Befragten implizit auffordern, weitere Emotionen zu äußern. (Weitere Angaben zum fokussierten Interview findet man bei Hron, 1982; Merton et al. 1956; Lamnek, 1993b; Spöhring, 1989.)

Narratives Interview: Das von Schütze (1976, 1977) entwickelte narrative (erzählende) Interview beruht auf einer Reihe ähnlicher Überlegungen wie das fokussierte Interview. Die in bezug auf das fokussierte Interview genannten vier Kriterien einer guten Interviewführung gelten auch für diese Art des qualitativen Interviews. Der wesentliche Unterschied der beiden Techniken besteht im Gegenstand des Interviews: Bei narrativen Interviews möchte der Forscher nicht die spezifische Reaktion auf einen bestimmten *Stimulus*, sondern Erlebnisse und *Episoden* aus der Lebensgeschichte des Respondenten erfahren, weshalb die Technik vor allem in der Biographieforschung (vgl. Abschnitt 5.4.4) häufig angewandt wird. Eingeleitet wird das narrative Interview durch einen sogenannten *Erzählanstoß*, der eine *Stegreiferzählung* auslösen soll. Ein Beispiel für einen Erzählanstoß wäre etwa folgende Aufforderung: „Frau M., Sie sind vor zwei Jahren in Rente gegangen, erzählen Sie doch einmal, wie das gewesen ist! Wie war Ihr letzter Tag in der Firma?". Fragen nach der Befindlichkeit, nach Meinungen oder Gefühlen (z. B. „Frau M., Sie sind nun Rentnerin, wie fühlen Sie sich dabei?") wären hingegen keine Anstöße zum *Erzählen*, sondern zum *Beschreiben*. Das im Zentrum stehende Thema sollte für den Betroffenen relevant sein und ihm das Gefühl geben, als Experte zum Thema gehört zu werden.

Im Hauptteil des narrativen Interviews erzählt der Informant eine Geschichte zum Befragungsthema, die nicht durch inhaltliche Kommentare seitens des Interviewers unterbrochen werden sollte. Der Interviewer bemüht sich um eine angenehme Gesprächsatmosphäre, indem er dem Befragten Interesse und Verständnis signalisiert und auch Schweigepausen zuläßt. Ein zu häufiges Nikken oder ähnliche Formen der Zustimmung, die beim Befragten den Eindruck erwecken könnten, der Interviewer wisse ohnehin schon alles, sind möglichst zu unterlassen.

Ist die *Haupterzählung* aus Sicht des Befragten beendet, können in einer *Nachfragephase* offen gebliebene Hintergründe, Details und Widersprüchlichkeiten geklärt werden. Schließlich kann man in einer *Bilanzierungsphase* den Befragten durch direkte Fragen zu einer abschließenden Bewertung der Geschichte anregen: „Welche Konsequenzen hatten diese Erlebnisse für Ihr weiteres Berufsleben?" „Glauben Sie, daß Sie aus dieser Erfahrung auch etwas Wichtiges gelernt haben oder hätten Sie lieber auf diese Erfahrung verzichtet?". Derartige Fragen nach Bewertungen und Begründungen sollten den Befragten aber nicht in die Enge treiben oder Rechtfertigungsdruck erzeugen. Das Auseinanderhalten der Erzählphase von einer Bewertungsphase ist besonders wichtig, weil jeweils unterschiedliche Aspekte des subjektiven Erlebens angesprochen werden: Beim Erzählen geht es um konkrete Episoden, beim Argumentieren um Theorien bzw. mentale Modelle.

Narrative Interviews sind besonders informativ, wenn während des Erzählens ganz von selbst „Zugzwänge" zum Weitererzählen entstehen, die nicht unmittelbar vom Interviewer ausgehen. Schütze (1977) nennt in diesem Zusammenhang einen *Detaillierungszwang* (der Erzähler merkt, daß ein Teil seiner Geschichte unvollständig ist und ausführlicher dargestellt werden muß), einen *Gestaltschließungszwang* (bestimmte Teile der Erzählung werden vom Erzähler als noch nicht abgeschlossen empfunden und zu einer abgerundeten Geschichte vervollständigt) sowie *einen Zwang zur Kondensierung und Relevanzfestlegung* (der Erzähler sieht sich vor die Aufgabe gestellt, aufgrund der begrenzten Zeit nur die wichtigen Handlungsstränge zu erzählen und als unwichtig empfundene Nebenaspekte zu kürzen oder begründet zu überspringen). Im Laufe des freien Erzählens werden aufgrund dieser „Erzählzwänge" oftmals viel mehr Informationen offenbart als bei direktem Nachfragen, das eher auf Widerstände, Mißtrauen oder Verschlossenheit treffen kann. (Weitere Hinweise zu narrativen Interviews findet man bei Bude, 1985; Schütze, 1976, 1977, 1983, 1984; Spöhring, 1989; Wiedemann, 1986 bzw. in den kritischen Stellungnahmen von Hopf, 1978; Kohli, 1978, und Matthes, 1985.)

Techniken der Gruppenbefragung

Neben Einzelinterviews sind auch Gruppenbefragungen üblich, die auf ökonomische Weise die Position mehrerer Gesprächspartner ermitteln und dabei gleichzeitig Einblicke in die Gruppendynamik der Kommunikation erlauben. Bei Gruppenbefragungen herrscht in der Regel eine entspanntere Atmosphäre, weil der einzelne nicht so stark gefordert ist und sich im Zweifelsfall hinter der Gruppe „verstecken" kann. Das Mithören der Antworten anderer kann zudem die eigenen Gedanken anregen, so daß sich mehr Ideen entwickeln als im Einzelgespräch (zu Vor- und Nachteilen von Gruppenbefragungen s. Lamnek, 1993b, S. 166ff.).

Aus Sicht des Interviewers steigt mit zunehmender Anzahl von Teilnehmern die Unübersichtlichkeit, so daß es sich empfiehlt, mehrere Interviewer einzusetzen. Zudem sind Videoaufzeichnungen wünschenswert, da die einzelnen Akteure bei reinen Tonaufzeichnungen nur schwer zu identifizieren sind. Muß auf Videoaufnahmen verzichtet werden, erleichtert es die Auswertung des Tonmaterials, wenn man die Gesprächsteilnehmer dazu anhält, sich stets mit Namen anzureden (was im Zuge der Diskussion aber meist schnell in Vergessenheit gerät).

Die Transkription und Auswertung von Gruppendiskussionen wird ferner durch häufig auftretendes, gleichzeitiges (und damit unverständliches) Reden erschwert. Statt einer wörtlichen Transkription begnügt man sich bei Gruppenbefragungen deswegen gelegentlich mit zusammenfassenden Protokollen des Gesprächsverlaufs, die entweder personenbezogen oder chronologisch abgefaßt werden können. Bei manchen Techniken der Gruppenbefragung erarbeitet die Gruppe selbst ein strukturiertes und konsensfähiges Diskussionsergebnis (z. B. Moderationsmethode s. u.).

In Tafel 32 geben wir eine tabellarische Übersicht wichtiger Techniken der Gruppenbefragung und gehen im folgenden auf zwei Methoden ausführlicher ein, nämlich auf die *Gruppendiskussion* und die *Moderationsmethode*.

Gruppendiskussion: Die Gruppendiskussion wurde zuerst in der Kleingruppenforschung eingesetzt (Lewin, 1936). Sie entwickelte sich schnell zu einem wichtigen Erhebungsinstrument im Bereich der kommerziellen Markt- und Meinungsforschung (erste Arbeiten stammen von Pollock, 1955), mit einer eher untergeordneten Bedeutung für die Grundlagenforschung. Die Gruppendiskussion ist dadurch gekennzeichnet, daß eine Gruppe von Personen unter der Regie eines Diskussionsleiters über ein bestimmtes Thema diskutiert.

Eine Gruppendiskussion hat unter anderem folgende Ziele (vgl. Lamnek, 1993 b, S. 131):

- Erkundung von Meinungen und Einstellungen *einzelner Teilnehmer* (eine Gruppenbefragung ersetzt mehrere Einzelbefragungen, ist also ökonomischer),
- Erkundung von Meinungen und Einstellungen einer *ganzen Gruppe* (dies ist vor allem relevant bei der Untersuchung natürlicher Gruppen wie Arbeitsteams oder Schulklassen),
- Erkundung *öffentlicher* Meinungen und Einstellungen (Gruppen werden als Stellvertreter für breite Bevölkerungsteile aufgefaßt) und
- Untersuchung der *Prozesse*, die zur Meinungsbildung in Gruppen führen (Gruppendynamik, Kleingruppenforschung).

Eine Gruppendiskussion kann je nach Bedarf und Erkenntnisinteresse ganz unterschiedlich gestaltet werden, d. h. sie verlangt im Vorfeld der Datenerhebung eine Reihe von Entscheidungen (Lamnek, 1993 b, S. 146):

- künstliche oder natürliche Gruppe,
- homogene oder inhomogene Gruppe,
- zufällige oder bewußte Auswahl der Teilnehmer,
- Anzahl der Teilnehmer,
- Diskussionsort: Labor oder Feld,
- thematische Vorgabe oder offenes Thema,
- Diskussionsdauer,
- formal strukturierter oder unstrukturierter Verlauf,
- direktive oder nondirektive Diskussionsleitung,
- Aufzeichnungsart: Audio-, Video-, und/oder Beobachtungsprotokolle und
- Transkriptionsverfahren.

Die Ergebnisse einer Gruppendiskussion können zur Theoriebildung oder Hypothesenprüfung eingesetzt werden. (Weiteres zur Gruppendiskussion s. S. 222.)

Moderationsmethode: Die Moderationsmethode ist eine besondere Form der Organisation von Gruppenprozessen, die darauf achtet, daß sich alle Teilnehmer gleichberechtigt beteiligen, daß alle Arbeitsschritte geplant bzw. strukturiert durchgeführt und daß die Arbeitsergebnisse durch Visualisierungen veranschaulicht werden. Das Moderatorenteam (mindestens zwei Moderatoren) stellt den organisatorischen Rahmen bereit und hilft

TAFEL 32

Varianten qualitativer Gruppenbefragung

Interview-Form	Ziele und Methodik	Literatur
Brainstorming	Suche nach Ideen und Lösungsvorschlägen für ein Problem, jeder Vorschlag muß akzeptiert werden, keine Kritik;	Osborn (1957)
Feldbefragung, ethnographische Befragung	Informelle Befragung natürlicher Gruppen im Kontext der Feldforschung;	Spradley (1979)
Gruppendiskussion	Offene Diskussion über ein vorgegebenes Thema, der Diskussionsleiter gibt Anregungen;	Pollock (1955) Mangold (1960)
Gruppeninterview	Mehrere Personen (z. B. Schulklasse, Familie) werden gleichzeitig anhand eines Leitfadens befragt;	Abrams (1949); Thompson und Demerath (1952)
Moderationsmethode	Moderierter zielgerichteter Gruppenprozeß, in dessen Verlauf offene schriftliche Befragungen, Gruppendiskussionen, Brainstorming integriert sein können; arbeitet mit Visualisierungen.	Klebert et al. (1984)

der Gruppe, ihre eigenen Themen und Ziele zu ermitteln und umzusetzen.

Die Methode ist einsetzbar, wann immer Gruppen zusammen lernen und arbeiten; sie kann zur Abwicklung ganzer Seminare und Tagungen, aber auch zur Strukturierung kleiner Gesprächsrunden (*Kurzmoderation*) herangezogen werden. Typische Einsatzfelder sind Erwachsenenbildung und Unternehmensentwicklung. Gegenüber herkömmlichen Formen der „Besprechung" oder „Sitzung", die meist keinem durchdachten Konzept, sondern eher eingeschliffenen Gewohnheiten folgen, hat die Moderationsmethode viele Vorteile: Die Teilnehmer haben mehr Spaß an der Sache, sie sind aktiver und lernen mehr, wobei neben den konkreten Inhalten einer Moderation (z. B. Stoff einer Lehrveranstaltung) auch Metawissen (wie strukturiert man komplexe Themenfelder) und Schlüsselqualifikationen (Konfliktlösung, Teamfähigkeit) erworben werden. Für Forschungszwecke läßt sich die Moderationsmethode im explorativen Bereich nutzen.

Die Visualisierungstechniken der Moderationsmethode sind leicht erlernbar und sehr effektvoll; gearbeitet wird mit Plakaten, Stellwänden, Flip Charts, farbigen Karten und Filzstiften sowie Klebepunkten und -pfeilen. Farbe und Anordnung der Elemente sind die wichtigsten Gestaltungsmerkmale: Die Karten werden auf Stellwände gepinnt, mit Farbstiften beschriftet und können immer wieder neu gegliedert werden. Die Moderation vereint die unterschiedlichsten Methoden: Vortrag, Kleingruppenarbeit, Diskussion im Plenum, Befragung (mündlich, schriftlich), Brainstorming, Rollenspiele etc. werden in kombinierter Form nach vorher festgelegtem Ablaufplan eingesetzt. Tafel 33 zeigt den Aufbau einer Moderation unter Verwendung typischer Visualisierungselemente (runde und rechteckige Formen, die man sich als farbige Karten auf eine Pinnwand gesteckt vorzustellen hat).

Für das Verhalten der Moderatoren gibt es unter anderem folgende Richtlinien (vgl. Klebert et al., 1984):

- fragen statt sagen,
- zwischen Wahrnehmungen, Vermutungen und Bewertungen unterscheiden,
- nicht bewerten und beurteilen,
- nicht gegen die Gruppe ankämpfen,
- Störungen haben Vorrang,

TAFEL 33

Aufbau einer Moderation (nach Klebert et al. 1984, Abschnitt II.C.12.c)

	Einstieg	Mittelteil	Finale
	Bedürfnisse sichtbar machen	Problembearbeitung	Ergebnisorientierung herstellen
Kopf	Problembezug herstellen	Diskussion	Folgeaktivitäten festlegen
	Ziele der Veranstaltung erklären	Information	
Bauch	anwärmen aufschließen	Wünsche und Ängste besprechbar machen	Zufriedenheit und Unbehagen erfragen
Techniken	Ein-Punkt-Fragen Zuruf-Fragen	Stichwort-Sammlung Mehr-Punkt-Frage	Tätigkeitskatalog Bewertungen
	Rollenspiel	Klein- und Kleinstgruppenarbeit	Ein-Punkt-Fragen Dank, Musik
		Plenumsdiskussion	

- nicht über die Methode diskutieren.

Bei der Planung einer Moderation sollten folgende Punkte geklärt werden:
- Zielgruppe (woher kommt sie, was tut sie, wie ist sie zusammengesetzt),
- Ziele, Absichten und Erwartungen der Teilnehmer,
- Vorwissen der Teilnehmer (allgemeiner Wissensstand, Wissen zum Thema, Erfahrungen mit der Moderationsmethode),
- mögliche Konflikte (persönlich, sachlich, organisatorisch, in der Gruppe, zwischen Moderatoren und Teilnehmern),
- Rahmenbedingungen (Veranstaltungsort, Zeitrahmen) sowie
- Zukunftsperspektive (dauerhafte persönliche oder organisatorische Veränderungen nach der Moderation, Problemlösungen, weitere Moderationen).

Eine praxisorientierte Einführung in die Moderationsmethode liefert das Arbeitsbuch von Klebert et al. (1984), Weitere Arbeiten zur Moderation stammen z. B. von Langmaack (1994) und Schwäbisch und Siems (1974).

5.2.2 Qualitative Beobachtung

Nachdem in Abschnitt 4.5 bereits unterschiedliche Varianten der standardisierten (quantitativen) Beobachtung behandelt wurden, wenden wir uns nun den Besonderheiten der qualitativen Beobachtung zu, die durch folgende Merkmale bzw. Zielsetzungen gekennzeichnet ist (Adler und Adler, 1994, S. 378):
- Beobachtung im *natürlichen* Lebensumfeld (vermeiden künstlicher Laborbedingungen oder Störungen des Alltagslebens),

- *Aktive* Teilnahme des Beobachters am Geschehen (Integration von Selbst- und Fremdbeobachtung, Interaktion zwischen Forschern und Beforschten und damit Aufhebung der Subjekt-Objekt-Trennung),
- Konzentration auf *größere* Einheiten, Systeme, Verhaltensmuster (statt der Messung einzelner Variablen),
- Offenheit für *neue* Einsichten und Beobachtungen (keine Fixierung auf ein festgelegtes Beobachtungsschema),
- Beobachtungsinhalte sind äußeres Verhalten, aber auch latente Motivations- und Bedeutungsstrukturen, die indirekt erschlossen bzw. rekonstruiert werden.

> **!** **Qualitative Beobachtungen arbeiten mit offenen Kategorien bzw. Fragestellungen, erfassen größere Einheiten des Verhaltens und Erlebens und finden im natürlichen Lebensumfeld bei meist aktiver Teilnahme des Beobachters statt. Im Unterschied dazu operieren quantitative Beobachtungen mit einem standardisierten Beobachtungsplan, fordern Angaben auf Variablenebene und finden im Labor oder im Feld statt, wobei sich Beobachter meist nicht am Geschehen beteiligen.**

Im folgenden werden wir drei qualitative Beobachtungstechniken herausgreifen: die Beobachtung von Rollenspielen, die Einzelfallbeobachtung und die Selbstbeobachtung. Die mit Abstand bedeutendste Form qualitativer Beobachtung, die *Feldbeobachtung*, die den Kern eines selbständigen Forschungsansatzes, der sog. *Feldforschung*, bildet, wird in Abschnitt 5.4.1 gesondert behandelt.

Beobachtung von Rollenspielen

Die Beobachtung natürlicher Lebensumfelder scheitert häufig daran, daß die Akteure die Beobachtung als Einschränkung ihrer Privatsphäre empfinden und deshalb eine Beobachtung ablehnen. Hier kann die Methode des Rollenspiels Abhilfe schaffen. Interessiert man sich beispielsweise für das Streitverhalten von Ehepaaren, so wird sich eine Feldbeobachtung in der Wohnung der Paare, in deren Verlauf das Forscherteam Videokameras installiert und auf den nächsten Streit wartet, kaum auf Akzeptanz stoßen und die angestrebte Natürlichkeit der Situation erheblich beeinträchtigen. Da es zudem ethisch bedenklich wäre, einen „echten" Ehestreit experimentell zu induzieren, könnte man hier auf die Rollenspiel-Methode zurückgreifen.

Im Rollenspiel stellen die Akteure Situationen nach, die sich im „richtigen" Leben abgespielt haben, und liefern so reichhaltiges Beobachtungsmaterial, das gegenüber einem mündlichen Bericht des interessierenden Ereignisses mehr Informationen enthält (z. B. Mimik, Gestik, Körperhaltung). Die Aussagekraft einer Inszenierung im Rollenspiel ist umso größer, je weniger Hemmungen die Beteiligten haben und je besser sie sich in die nachzuspielende Situation einleben können. Ein Rollenspiel hat immer einen Als-ob-Charakter. Es wird durch eine Instruktion eingeleitet (z. B. „Wenn Sie sich an Ihren letzten Streit erinnern, wie fing der an? Können Sie uns das einmal vorspielen?") und besteht aus einer Handlungs- oder Verhaltenssequenz, die einem Publikum präsentiert wird (vgl. Sader, 1986, 1995).

Rollenspiele werden u.a. im Bildungsbereich (z. B. Verkäufertraining) und in Therapien eingesetzt. Auch Forschungsexperimente lassen sich als (verdeckte) Rollenspiele auffassen, wenn die Untersuchungsteilnehmer instruiert werden, in bestimmte Rollen zu schlüpfen. Als eigenständige Forschungsmethode haben Rollenspiele bislang jedoch nur eine marginale Bedeutung, obwohl sie flexibel einsetzbar sind. (Vor- und Nachteile von Rollenspielen diskutieren Kelman, 1967; Sader, 1986; s. auch West und Gunn, 1978).

Im Rollenspiel kann sich der Versuchsleiter in der Beobachterrolle befinden oder selbst „mitspielen". Wenn in der Öffentlichkeit bestimmte Rollen dargestellt werden (z. B. wenn in der U-Bahn ein Herzanfall simuliert wird), hat das Rollenspiel eher den Charakter einer verdeckten Beobachtung bzw. einer *nonreaktiven Technik*, mit der die Reaktionen der Passanten untersucht werden sollen. Rollenspiele sind auch in Kombination mit Befragungstechniken zur „Aufwärmung" geeignet: das Rollenspiel ruft Erinnerungen und Emotionen wach und schafft damit die atmosphärischen und gedächtnispsychologischen Grundlagen für ein offenes oder halbstrukturiertes Interview.

Wenn es darum geht, Verhaltenssequenzen nachzuspielen, können diese je nach Instruktion eher „strategieorientiert" oder „konstruktorientiert" ausgerichtet sein. In der strategieorientierten Version enthält die Instruktion die Schilderung einer kritischen Situation, die von den Probanden im Rollenspiel bewältigt werden muß (z. B. soll sich die Versuchsteilnehmerin in die Rolle der Personalchefin versetzen, die einen Mitarbeiter entlassen muß). Die konstruktorientierte Form läßt den situativen Kontext offen und gibt nur einen Schlüsselbegriff vor (z. B. Euphorie), der die Probanden zur Improvisation von Situationen anleiten soll.

Der qualitative Charakter der Rollenspielmethode kommt besonders dann zur Geltung, wenn es um die Rekonstruktion subjektiver Bedeutungs- und Erlebensstrukturen geht, die dem offenen Verhalten zugrundeliegen. Die qualitative Inhaltsanalyse (vgl. S. 307f.) der Videoaufzeichnungen oder Beobachtungsprotokolle ist typischerweise die methodische Basis für die Entwicklung derartiger Strukturen.

Einzelfallbeobachtung

In einer *Einzelfallstudie* wird eine einzelne Untersuchungseinheit (Person, Familie, Gruppe, Institution) genau erforscht und beschrieben, wobei Beobachtungsmethoden häufig eine zentrale Rolle spielen (deswegen: *Einzelfallbeobachtung*). Die qualitative Einzelfallbeobachtung hilft dabei, Fragestellungen über individuelle Prozesse und Verläufe zu beantworten (über experimentelle Einzelfallanalysen mit systematischer Bedingungskontrolle berichtet Abschnitt 8.2.6). So ist es etwa im klinischen Bereich sehr wichtig, die Entwicklung eines Patienten während einer Psychotherapie genau zu beobachten, um daraus Rückschlüsse über den Erfolg der Intervention zu ziehen (Petermann, 1992). Im Unterschied zu breit angelegten Stichprobenuntersuchungen, die tendenziell *viele* Untersuchungsobjekte ausschnitthaft betrachten (*extensive Forschung*), wird in der Einzelfallstudie die Komplexität *eines* Falles möglichst umfassend und detailliert erfaßt (*intensive Forschung*).

Ziel jeder Wissenschaft ist es, generalisierbare Aussagen zu treffen, die über den singulären Fall hinausgehen. Inwieweit kann von Einzelfällen auf Populationen generalisiert werden? Wie „repräsentativ" ein Einzelfall für die Population ist, hängt von der Art des Einzelfalles (Normalfall, Ausnahmefall, Extremfall) und von der Homogenität der Population hinsichtlich des betrachteten Merkmals ab (zum Problem der Generalisierbarkeit vgl. Abschnitt 5.3.3). Einige Beispiele sollen die Problematik der Generalisierbarkeit von Einzelfallstudien illustrieren: Der Gedächtnisforscher Ebbinghaus (1885) ermittelte Geschwindigkeit und Ausmaß des Vergessens und Behaltens von Lernstoff (er verwendete sinnlose Silben) im Selbstversuch und konnte damit sogenannte „Vergessens- und Behaltenskurven" aufstellen, die später in zahlreichen Experimenten repliziert wurden.

Hinsichtlich der untersuchten Gedächtnisfunktionen erwies sich also die Population gesunder Erwachsener als so homogen, daß Ebbinghaus selbst einen repräsentativen „Normalfall" darstellte. Ebbinghaus war sich der Problematik der Einzelfallmethodologie bewußt und schrieb: „Die Versuche sind ... an mir angestellt und die Resultate haben zunächst nur für mich Bedeutung. Natürlich werden sie nicht ausschließlich bloße Idiosynkrasien meiner Organisation widerspiegeln; sind auch die bloßen Werte der gefundenen Zahlen nur individuell, so wird in den Beziehungen doch manches Verhältnis von allgemeinerer Gültigkeit sein. Aber wo dies der Fall ist und wo nicht, kann ich erst hoffen, nach Beendigung weiterer und vergleichender Versuche zu entscheiden, mit denen ich beschäftigt bin" (Ebbinghaus, 1885, S. VI).

Auch der Kognitionspsychologe Piaget (1971) entdeckte Gesetzmäßigkeiten in der Wahrnehmung von Kindern durch die Beobachtung eines Einzelfalls, nämlich seines Sohnes Laurent. Nicht anders ist es z. B. bei Freud (1953), der seine psychoanalytische Theorie zunächst auch nur auf einem Einzelfall – seiner Selbstanalyse – aufbaute. Hinsichtlich des psychodynamischen Geschehens scheinen Menschen jedoch sehr viel unterschiedlicher zu sein als hinsichtlich ihrer Gedächtnis- oder Wahrnehmungsfunktionen. Jedenfalls wurde immer wieder in Zweifel gezogen, ob bestimmte Phänomene, die Freud an Einzelfällen beobachtet und zur Gesetzmäßigkeit erhoben hatte, tatsächlich auch auf die Mehrzahl der anderen Menschen zutreffen.

Neben Einzelfällen, die als *Normal*fälle aufgefaßt werden und die Formulierung von Gesetzmäßigkeiten anregen, sind auch überraschende *Ausnahme*fälle für die Theorieentwicklung sehr fruchtbar: Abweichende Fälle können Hinweise auf die Grenzen des Geltungsbereiches einer Theorie geben und entsprechende Modifikationen der Theorie anregen. So ging man bis zum Jahr 1947 davon aus, daß Kinder mit angeborenem Wasserkopf (kongenitaler Hydrocephalus) auch debil seien, bis Teska (1947) bei einem sechsjährigen Kind mit Hydrocephalus einen IQ von 113 nachweisen konnte. Einzelne abweichende Fälle führen jedoch nur bei *deterministischen* Modellen (die Ausnahmen von der Regel explizit ausschließen) zur Widerlegung von Theorien.

Statistische Aussagen, die sich auf Merkmalsverteilungen in Populationen beziehen, sind nicht deterministisch, sondern probabilistisch und lassen Ausnahmefälle zu. Häufig werden in der breiten Öffentlichkeit statistische Ergebnisse in Zweifel gezogen oder durch Ausnahmefälle vermeintlich „widerlegt". So wird beispielsweise die in zahlreichen Untersuchungen nachgewiesene Tatsache, daß sich Männer in Deutschland nach wie vor kaum an der Haus- und Familienarbeit beteiligen (vgl. Bertram, 1992; Meyer und Schulze, 1988), von Diskutanten gerne als „falsch" oder „übertrieben" zurückgewiesen mit dem Hinweis, man *selbst* würde sich schließlich im Hauhalt sehr engagieren. Daß Einzelfälle zur Beurteilung probabilistischer Populationsaussagen grundsätzlich nicht geeignet sind, wird dabei übersehen.

Einzelfälle können auch größere Einheiten sein, wie z. B. Institutionen oder Unternehmen. Als Roethlisberger und Dickson (1964) bei Western Electric die Auswirkungen verschiedener Veränderungen der physischen Arbeitsbedingungen untersuchten (z. B. Licht, Lärm) und den Hawthorne-Effekt entdeckten (vgl. S. 472), stießen sie auch auf die seinerzeit erstaunliche Tatsache, daß die informellen Organisationsformen innerhalb der Arbeitsgruppen für Arbeitszufriedenheit und Produktivität um ein Vielfaches wichtiger waren als die objektiven Arbeitsbedingungen. Diese Einzelbeobachtung stimulierte eine Umorientierung der Arbeitswissenschaften zu einer Forschungsrichtung, die heute unter der Bezeichnung „Human Relations Research" bekannt ist (Einzelheiten vgl. Volpert, 1975).

Die Beschreibung von Einzelfällen regt nicht nur die Hypothesenbildung an, sondern kann – wie in Abschnitt 8.2.6 beschrieben – auch zur Hypothesenprüfung dienen. Für Einzelfälle formulierte Prognosen lassen sich sowohl interpersonal (z. B. mittels der „komparativen Kasuistik", Jüttemann, 1990) als auch intrapersonal (z. B. im Rahmen einer Psychotherapie, Petermann, 1992) überprüfen, wobei qualitative und quantitative Daten von Bedeutung sind (zur Vertiefung s. Barton und Lazarsfeld, 1979; Huber, 1973; Manns et al., 1987; Petermann, 1989, 1992; Stuhr und Deneke, 1992; Yin, 1989).

Selbstbeobachtung

Wann immer man Untersuchungsteilnehmer um Selbstauskünfte bittet, greift man auf ihre alltägliche Selbstbeobachtung (Introspektion) zurück. Sowohl für therapeutische als auch für wissenschaftliche Zwecke werden Probanden zuweilen zur *systematischen* Selbstbeobachtung angeregt, indem man ihnen aufgibt, im Sinne von Ereignisstichproben über einen festgelegten Zeitraum hinweg bestimmte Erlebnisse aufzuschreiben oder im Sinne von Zeitstichproben in bestimmten Zeitabständen Notizen zu machen (z. B. morgens und abends ihre Befindlichkeit aufzuschreiben). Solche Tagebuchvarianten können standardisiert mit geschlossenen Fragen oder offen gestaltet sein.

Inhalte der Selbstbeobachtung können Ereignisse, körperliches und seelisches Befinden, Gedanken, Gefühle und Handlungen oder andere definierte Ausschnitte des Erlebens und Verhaltens sein. Häufig spielen Gedanken eine zentrale Rolle, da sie die subjektive Weltsicht konstituieren und wesentliche Determinanten des Handelns und Fühlens darstellen. Mittels sogenannter *Gedankenstichproben* werden situationsbezogen aktuelle oder erinnerte Kognitionen erfaßt, die in offener Form niederzuschreiben sind und im Unterschied etwa zur Methode des *Lauten Denkens* keine vollständige, sondern nur eine punktuelle Gedankenerfassung anstreben (Huber und Mandl, 1994b).

Um herauszufinden, worüber sich Menschen im Alltag Gedanken machen, kann man sie bitten, zu vorgegebenen Zeiten ihre aktuellen Gedanken aufzuschreiben. Die Instruktion für diese Gedankenstichproben könnte folgendermaßen lauten: „Bitte notieren Sie einfach spontan die Gedanken, die ihnen gerade durch den Kopf gehen. Kümmern Sie sich nicht um Stil, Rechtschreibung oder Grammatik. Notieren Sie alle Gedanken, egal

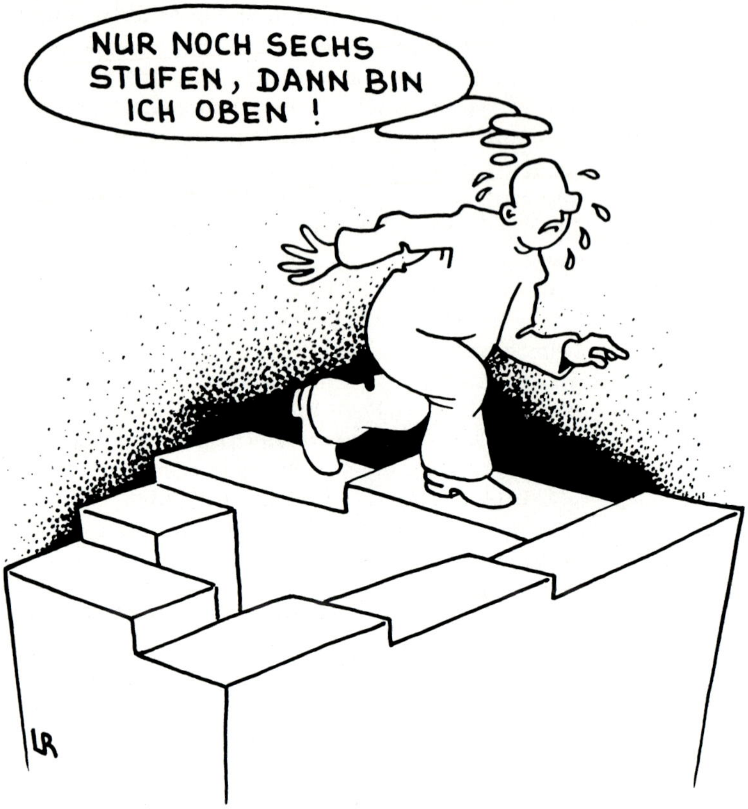

Selbstbeobachtungen können überzeugend wirken und trotzdem trügerisch sein! (Zeichnung: R. Löffler, Dinkelsbühl)

ob sie über sich selbst, über andere oder über die Situation nachdenken. Egal, ob es sich um positive, negative oder neutrale Gedanken handelt!"

Methodische Probleme der Selbstbeobachtung ergeben sich aus der Reaktivität (die Aufzeichnung bestimmter Aktivitäten verändert das Verhalten) und aus dem Aufwand der Methode. (Weitere Hinweise zur Selbstbeobachtungsmethode findet man bei Erdfelder, 1994, S. 55 ff.).

5.2.3 Nonreaktive Verfahren

Mit dem Sammelbegriff „nonreaktive Verfahren" (Unobtrusive Measures, Nonreactive Research, Nonintruding Measures) werden Datenerhebungsmethoden bezeichnet, die im Zuge ihrer Durchführung keinerlei Einfluß auf die untersuchten Personen, Ereignisse oder Prozesse ausüben. Bei nonreaktiven Verfahren treten der Beobachter und die untersuchten Personen nicht in Kontakt miteinander, so daß keine störenden Reaktionen wie Interviewer- oder Versuchsleitereffekte, bewußte Testverfälschung oder andere Antwortverzerrungen (vgl. S. 225 f., S. 82 ff. und S. 210 ff.) auftreten können. Eine breite Palette nichtreaktiver Verfahren ist bei Webb et al. (1975) zu finden; dazu zählen unter anderem (vgl. Friedrichs, 1979, S. 225, S. 309 ff.):

- *Physische Spuren* (z. B. abgetretene Teppichbeläge in Museen als Indikator für häufig gewählte Besucherwege; verschmutzte bzw. geknickte Seiten eines Buches als Indikator für häufig gelesene Buchteile; Unterstreichungen und Randbemerkungen in Lehrbüchern als Indikator für wichtige oder unverständliche Textpassagen; Registrierung der in Autoradios eingestellten Sender, um die Popularität einzelner Sender festzustellen; Mülltrennung in Mietshäusern als Indikator für Umweltbewußtsein etc.),
- *Schilder, Hinweistafeln, Hausordnungen* etc. (z. B. Häufigkeit von „Spielen verboten"-Schildern als Indikator für Kinderfeindlichkeit in ei-

ner Siedlung; fremdsprachige Hinweise in Gaststätten oder Geschäften als Indikator für den Grad der Integration von Ausländern),

- *Bücher, Zeitschriften, Filme und andere Massenmedien* (z. B. Anzahl der Nennungen weiblicher Personen in Geschichts- oder Schulbüchern als Indikator für eine männerorientierte Sichtweise; Häufigkeit, mit der einzelne Parteien und Politiker in den Nachrichtenmagazinen von Fernsehanstalten auftauchen als Indikator für deren politische Ausrichtung),
- *Symbole* (Autoaufkleber, Abzeichen, Buttons und Anstecker als Indikator für soziale Identität und Gruppenzugehörigkeit),
- *Lost-Letter-Technik* (bei diesem auf Milgram et al., 1965, zurückgehenden Verfahren wird in einem Stadtgebiet eine große Anzahl adressierter und frankierter Briefe ausgelegt. Wer einen solchen Brief findet, soll denken, daß es sich um einen verloren gegangenen Brief handelt. Die Briefe sind an unterschiedliche (fiktive) Organisationen oder Institutionen gerichtet, z. B. an Kirchengemeinden, Parteien, Tierschutzvereine o.ä., werden aber tatsächlich an die Organisatoren der Untersuchung geleitet. Die Frage ist nun, wieviele der ausgelegten Briefe von ihren Findern auf den Postweg gebracht werden. Die Höhe der „Rücklaufquote" gilt als Indikator für das Image der fiktiven Adressaten, weil sich Finder für eine von ihnen geschätzte und geachtete Institution eher die Mühe machen, den gefundenen Brief auf den Postweg zu bringen, als für eine Institution, die sie ablehnen),
- *Archive und Verzeichnisse* (z. B. Adoptionsstatistiken, die Hinweise auf schichtspezifische Bevorzugungen von Jungen oder Mädchen liefern; Analyse des Betriebsklimas anhand betrieblicher Unfall-, Krankheits- oder Fehlzeitenstatistiken),
- *Verkaufsstatistiken* (z. B. Anzahl verkaufter CDs als Indikator für die Beliebtheit eines Popstars; Anzahl abgeschlossener Versicherungen als Indikator für Sicherheitsbestreben) oder
- *Einzeldokumente* (z. B. Inhaltsanalysen von Leserbriefen, Tagebüchern, Sitzungsprotokollen, Gebrauchsanweisungen).

Wie die aufgelisteten Beispiele zeigen, benötigt man zur Durchführung nonreaktiver Erhebungen viele der in Kapitel 4 vorgestellten grundlegenden Datenerhebungsverfahren wie Zählen (z. B. Auszählen von Schildern oder zurückgeschickten Briefen), Urteilen (z. B. Beurteilung der Intensität der Abnutzung oder Verschmutzung von Gegenständen) oder Beobachten. Häufig werden die nonreaktiven Verfahren als Sonderformen der Beobachtung aufgefaßt; tatsächlich beinhalten nonreaktive Techniken entweder *verdeckte Beobachtungen* (die keine Störungen der natürlichen Situation hervorrufen) oder *indirekte Beobachtungen*, die menschliches Erleben und Verhalten indirekt aus Dokumenten, Spuren, Rückständen erschließen, wobei Sammeln, Lesen und Dokumentenanalysen (Ballstaedt, 1994; Elder et al. 1993) die Hauptaktivitäten darstellen.

Während etwa die Lost-Letter-Technik eine relativ selten eingesetzte Spezialtechnik darstellt, ist das Sammeln und Auswerten von Dokumenten unterschiedlichster Art, wie sie z. B. durch Publikationen, Archive, Trödelmärkte zugänglich sind, Hauptanwendungsfeld nonreaktiven Vorgehens. Mit nonreaktiven Techniken können sowohl quantitative als auch qualitative Daten erzeugt werden. (Nähere Angaben zu nonreaktiven Verfahren sind bei Berg, 1989; Bungard und Lück, 1974; Hodder, 1994 und Webb et al., 1975, zu finden.)

! Nonreaktive Verfahren sind Datenerhebungsmethoden, die keinerlei Einfluß auf die untersuchten Personen, Ereignisse oder Prozesse ausüben, weil a) die Datenerhebung nicht bemerkt wird oder b) nur Verhaltensspuren betrachtet werden.

5.2.4 Gütekriterien qualitativer Datenerhebung

Im Kontext der klassischen Testtheorie haben wir Objektivität, Reliabilität und Validität als die zentralen Gütekriterien quantitativer Messungen kennengelernt (vgl. Abschnitt 4.3.3). Diese Konzepte werden in modifizierter Form auch in der qualitativen Forschung verwendet, wobei jedoch die Begriffe „Objektivität" und „Reliabilität" eher ungebräuchlich sind; man spricht stattdessen von unterschiedlichen Kriterien der „Validität", die sicherstellen sollen, daß die verbalen Daten wirklich das zum Ausdruck bringen, was sie zu sagen vorgeben bzw. was man erfassen wollte (zu Gütekriterien in der qualitativen Forschung s. Altheide und Johnson, 1994; Flick et al., 1995; Huber und Mandl, 1994 a; Kirk und Miller, 1986; Lamnek, 1993 a).

Objektivität

Objektivität meint nicht „höhere Wahrheit", sondern interpersonalen Konsens, d. h. unterschiedliche Forscher müssen bei der Untersuchung desselben Sachverhalts mit denselben Methoden zu vergleichbaren Resultaten kommen können. Dies erfordert eine genaue Beschreibung des methodischen Vorgehens (*Transparenz*) und eine gewisse *Standardisierung*. Objektivität ist verletzt, wenn der Forscher sich nur auf seine „langjährige Erfahrung" beim Befragen beruft, ohne genau angeben zu können, wie er eigentlich vorgeht. *Objektivität* (hinsichtlich der Tätigkeit des Forschers) verhindert keineswegs, daß die *subjektive* Weltsicht der Befragten erfaßt wird.

Während im quantitativen Ansatz die Unabhängigkeit von der Person des Forschers durch strenge Standardisierung der *äußeren* Bedingungen sichergestellt werden soll, versucht man im qualitativen Ansatz eher, im subjektiven, *inneren* Erleben der Befragten vergleichbare Situationen zu erzeugen, indem sich Interviewer, Beobachter usw. individuell auf die untersuchten Personen einstellen. So wird im standardisierten Interview jeder Respondent mit identischen Fragen konfrontiert (Durchführungs-Objektivität, vgl. S. 180), während der Interviewer bei einer qualitativen Befragung die einzelnen Fragen häufig umformuliert und abändert, um sie dem Verständnis des Respondenten und dem Gesprächsverlauf anzupassen. Dahinter steht die Überlegung, daß man unterschiedlichen Probanden Fragestellungen auch unterschiedlich präsentieren muß, um ihnen zu einem vergleichbaren Verständnis der Fragestellung zu verhelfen. Inwieweit dieses Ziel in einer konkreten Untersuchung realisiert wurde, ist eine empirische Frage; allein die Intention, Untersuchungsbedingungen „flexibel" und „offen" zu gestalten, ist kein Garant dafür, daß man den untersuchten Probanden tatsächlich gerecht wird.

Auch im qualitativen Ansatz können *Auswertungs-* und *Interpretationsobjektivität* mit dem Konsenskriterium (quantifizierbar durch Übereinstimmungskoeffizienten, vgl. S. 250 ff.) abgeschätzt werden. Ob Auswerter bzw. Interpreten übereinstimmen, wird jedoch in qualitativer Terminologie weniger als Problem der *Objektivität*, sondern eher als *Validitätsproblem* aufgefaßt. Nur wenn intersubjektiver Konsens zwischen Auswertern besteht, kann eine Interpretation als gültig (valide) und wissenschaftlich abgesichert angesehen werden (zur Gültigkeit von Interpretationen s. Abschnitt 5.3.3).

Reliabilität

Die Frage, ob qualitative Erhebungstechniken „reliabel" sein sollen, ist strittig. Qualitative Forscher, die den Grad der Einzigartigkeit, Individualität und historischen Unwiederholbarkeit von Situationen und ihrer kontextabhängigen Bedeutung betonen, können das Konzept „Wiederholungs-Reliabilität" nur grundsätzlich ablehnen, wie es etwa Lamnek (1993 a, S. 177) tut: „Insgesamt ist festzuhalten, daß Zuverlässigkeit auch in der qualitativen Sozialforschung angestrebt wird, daß aber Methoden der Zuverlässigkeitsprüfung der quantitativen Forschung aus grundsätzlichen methodologischen Gründen zurückgewiesen werden, daß aber eigene Methoden der Zuverlässigkeitsprüfung nicht entwickelt wurden. Denn wegen der besonderen Berücksichtigung des Objektbereiches, der Situationen und der Situationsbedeutungen in Erhebung und Auswertung verbietet sich geradezu die oberflächliche und nur scheinbare Vergleichbarkeit von Instrumenten, wie sie durch die abgelehnte Standardisierung in der quantitativen Sozialforschung hergestellt wird."

Hierzu ist anzumerken, daß die Reliabilität qualitativer Daten – erfaßt durch wiederholte Befragungen oder durch Variation der Untersuchungsbedingungen – nicht leichtfertig aufs Spiel gesetzt werden sollte, denn letztlich sind auch an qualitative Forschungsergebnisse Maßnahmen oder Interventionen geknüpft, die für die Betroffenen angemessen und verbindlich zu gestalten sind. Daß zumindest eine implizite Reliabilitätsbestimmung nicht ungewöhnlich ist, belegen z. B. Psychotherapien, die allein für die Diagnostik der Krankheitssymptome zahlreiche Gesprächstermine erfordern (vgl. hierzu auch Adler und Adler, 1994, S. 381).

Validität

Genau wie in der quantitativen Forschung gilt *Validität* auch im qualitativen Ansatz als das wichtigste Gütekriterium einer Datenerhebung. Validitätsfragen stellen sich bei qualitativem Material (Interviewäußerungen, Beobachtungsprotokollen, Verhaltensspuren etc.) in folgender Weise (zur Validität von Interpretationen vgl. S. 310):

- *Sind Interviewäußerungen authentisch und ehrlich, oder hat die Befragungsperson ihre Äußerungen verändert und verfälscht bzw. war der Interviewer nicht in der Lage, relevante Äußerungen zu erarbeiten?* Hinweise darauf gibt eine gründliche Analyse des Interaktionsverlaufes (Wie agieren Interviewer und Befragter? Wie ist die Stimmung? Welche Qualität hat die Interaktion?) anhand der Interviewaufzeichnungen (vgl. Legewie, 1988). Können mehrere Hinweise für authentisches (oder auch nicht-authentisches bzw. widersprüchliches) Verhalten gefunden werden, wird dadurch die Sicherheit der Validitätsentscheidung erhöht (*kumulative Validierung*).

  Zur Validierung können auch die Äußerungen von Bekannten der Zielperson, Verhaltensmerkmale der Person bzw. deren logische Stimmigkeit herangezogen werden. Das direkte Nachprüfen der Glaubwürdigkeit von Interviewäußerungen ist sowohl ethisch als auch inhaltlich problematisch, da zum einen das in der qualitativen Forschung propagierte, gleichberechtigte Verhältnis zwischen Forscher und Beforschten untergraben wird, sobald man den Informanten „Unehrlichkeit“ unterstellt, und zum anderen das Konzept der „Authentizität“ im Kontext von Selbstdarstellungstheorien (vgl. Mummendey, 1990) nur schwer rekonstruierbar ist. Wenn etwa eine Befragungsperson gegenüber einem Forscher andere Äußerungen macht als gegenüber seinem Ehepartner und somit der Ehepartner die Interviewäußerungen nicht „validieren“ kann, ist dies nicht automatisch ein Indiz für „Unehrlichkeit“ oder mangelnde Authentizität, wenn man Personen zugesteht, daß sie nicht nur *ein* „wahres Selbst“ haben, sondern in unterschiedlichen Interaktionskontexten unterschiedliche Facetten ihrer Persönlichkeit präsentieren.

- *Bilden Beobachtungsprotokolle das Geschehen valide ab, oder sind sie durch Voreingenommenheit und Unaufmerksamkeiten des Protokollanten verzerrt und verfälscht?* Wenn unabhängige Protokollanten dieselbe Verhaltenssequenz in übereinstimmender Weise protokollieren, ist eine wichtige Voraussetzung für eine valide Interpretation des Beobachtungsmaterials erfüllt. Man beachte jedoch, daß mehrere Beobachter einheitlich dasselbe Geschehen falsch registrieren können, indem sie z. B. eine derbe, freundschaftlich gemeinte Äußerung für Aggressivität halten oder körperliche Schwäche mit Ängstlichkeit verwechseln. Beobachtungsprotokolle, in denen unvoreingenommene Leser zahlreiche Brüche und Unstimmigkeiten entdecken oder die im Widerspruch zu den Äußerungen stehen, die Experten, Angehörige oder die beobachteten Personen selbst zum Beobachtungsgeschehen abgeben, werden kaum als valide Verhaltensaufzeichnungen akzeptiert.
- *Sind indirekte Verhaltens- oder Erlebensindikatoren in Form von Dokumenten und Spuren tatsächlich indikativ für die angezielten psychologischen Konstrukte?* Würde man z. B. in Hörsälen die Anzahl der durch eingeritzte oder aufgemalte Zeichnungen und Sprüche gestalteten Bänke und Tische zählen, so könnte die Menge dieser „Gestaltungselemente“ als Indiz für Anomie, Langeweile oder auch Kreativität gewertet werden. Eine Entscheidung über die richtige Interpretation sollte nicht der Intuition überlassen bleiben, sondern durch zusätzliche Beobachtungen und Befragungen abgesichert werden.

Bei der Validierung qualitativer Daten spielen Vergleiche unterschiedlicher Teile desselben Materials (widersprüchliche Äußerungen im Rahmen eines Interviews), Vergleiche zwischen Personen (unglaubwürdig wirkende Äußerungen, die nur von einer Person stammen, während alle anderen Probanden übereinstimmend Gegenteiliges berichten) sowie Hintergrundinformationen aus der Literatur oder von Experten eine Rolle. Das wichtigste Kriterium ist jedoch die interpersonale Konsensbildung (*konsensuelle Validierung*). Können sich mehrere Personen auf die Glaubwürdigkeit und den Bedeutungsgehalt des Materials einigen, gilt dies als Indiz für seine Validität. Konsensbildung kann dabei zwischen verschiedenen Personengruppen stattfinden:

- Konsens zwischen den an einem Projekt beteiligten Forschern (gilt als Selbstverständlichkeit, da die Verständigung im Team in jedem qualitativen Forschungsprojekt zu fordern ist),
- Konsens zwischen Forschern und Beforschten (*kommunikative Validierung, dialogische Validierung*) und
- Konsens mit außenstehenden Laien und Kollegen (*argumentative Validierung*).

Während gescheiterte Konsensbildung bei der Beurteilung der Validität von *Daten* zum Ausschluß des fraglichen Materials aus den weiteren Analysen führt, leitet fehlender Konsens bei der Validitätsprüfung von *Interpretationen* eine Überarbeitung und Veränderung der fraglichen Interpretationen ein (vgl. Abschnitt 5.3.3). Weitere Angaben zur konsensuellen Validierung und ihrer methodologischen Begründung findet man bei Scheele und Groeben (1988); Lechler (1994) und Mayring (1993); auf Reliabilität und Validität gehen Kirk und Miller (1986) ein.

Als Ergänzung zur gängigen konsensuellen Validierung, die prüft, ob Kognitionen übereinstimmend rekonstruiert werden, wird neuerdings auch eine *Handlungsvalidierung* vorgeschlagen, die sich auf die Frage konzentriert, ob es empirisch nachweisbare Zusammenhänge zwischen der Rekonstruktion subjektiver Erfahrungen und beobachtbarem Verhalten gibt. Wahl (1994, S. 259) schlägt drei Strategien vor: „Die empirische Verankerung des Konstrukts ‚subjektive Theorien' kann dadurch geschehen, daß (1) Korrelationen zwischen Kognitionen und beobachtbarem Verhalten berechnet werden; daß (2) mit den rekonstruierten Kognitionen Prognosen auf zukünftiges beobachtbares Verhalten gemacht werden und daß (3) durch reflexive Trainingsverfahren subjektive Theorien verändert werden und nachgeprüft wird, ob sich auch das beobachtbare Verhalten ändert." Die Methode der Handlungsvalidierung befindet sich im qualitativen Ansatz jedoch noch in der Entwicklung.

5.3 Qualitative Auswertungsmethoden

Qualitatives Material in Form von Interviewtranskripten, Beobachtungsprotokollen und Gegenständen (Fotos, Zeichnungen, Schmuckstücke, Verhaltensspuren etc.) kann sowohl quantitativ mittels *quantitativer Inhaltsanalysen* (s. Abschnitt 4.1.4) als auch qualitativ mittels *qualitativer Inhaltsanalysen* ausgewertet werden. Ziel der qualitativen Inhaltsanalyse ist es, die manifesten und latenten Inhalte des Materials in ihrem sozialen Kontext und Bedeutungsfeld zu interpretieren, wobei vor allem die Perspektive der Akteure herausgearbeitet wird. Interpretationen und Deutungen sind im Alltag an der Tagesordnung, wenn es darum geht, die Handlungen und verbalen Äußerungen der Mitmenschen richtig zu verstehen, indem man Vorerfahrungen heranzieht oder sich in die Lage des anderen hineinversetzt. In diesem Sinne streben qualitative Inhaltsanalysen eine Interpretation an, die intersubjektiv nachvollziehbar und inhaltlich möglichst erschöpfend ist.

Im folgenden werden wir die wichtigsten Arbeitsschritte einer qualitativen Inhaltsanalyse skizzieren (Abschnitt 5.3.1) und anschließend spezielle Ansätze der qualitativen Inhaltsanalyse vorstellen (Abschnitt 5.3.2), bevor wir in Abschnitt 5.3.3 auf die Validität von Interpretationen eingehen. (Weitere inhaltsanalytische Techniken behandeln z. B. Bos und Tarnai, 1989; Oevermann et al., 1979; Roller und Mathes, 1993 oder Schneider, 1988.)

5.3.1 Arbeitsschritte einer qualitativen Auswertung

Qualitative Inhaltsanalysen bzw. interpretative Techniken sind schwer „auf einen Nenner" zu bringen. Die Vielfalt der Verfahren und der Anspruch, die Techniken sensibel auf das konkrete Untersuchungsmaterial abzustimmen, erlauben nur grobe Richtlinien für eine Abfolge von Auswertungsschritten.

Text- und Quellenkritik: Eine Überprüfung der Güte des qualitativen Materials steht am Beginn jeder Auswertung. Hierzu sind die oben diskutierten

Kriterien der Objektivität, Reliabilität und Validität heranzuziehen.

Datenmanagement: Das Augenfälligste an qualitativem Material ist zunächst sein Umfang. Wenige Interviews genügen, um mehrere Hundert oder Tausend Seiten Textmaterial zu erzeugen. Als Faustregel gilt, daß eine Interviewminute etwa eine Seite im Transkript füllt, so daß ein zweistündiges Interview bereits ein 120 Seiten starkes Textbuch hervorbringt. Hinzu kommt weiteres Textmaterial, das beim Interpretieren und Auswerten in Form von Ideen und Erläuterungen vom Auswerter produziert wird und vom Umfang her den Originaltext häufig noch bei weitem übertrifft. So berichten etwa Oeverman et al. (1979, S. 393), allein für ein vierminütiges Interview in mehreren Interpretationsdurchgängen 60 Seiten Deutungstext produziert zu haben.

Um die Datenfülle zu handhaben, werden Transkripte und eigene Notizen am besten in elektronischer Form mit Hilfe spezieller Computerprogramme zur Textanalyse verwaltet und bearbeitet (vgl. Boehm et al., 1994; Fielding und Lee, 1991; Gladitz und Troitzsch, 1990; Hoffmeyer-Zlotnik, 1992; Kuckartz, 1988; Tesch, 1990). Solche Programme erleichtern die Gliederung und Kodierung der Texte, ermöglichen das Erstellen von Übersichten und Schaubildern und unterstützen die Quersuche im Text; die eigentliche Deutungsarbeit ist freilich nicht automatisierbar.

Kurze Fallbeschreibungen: Einen ersten Überblick über das Material erhält man durch das Abfassen von kurzen Fallbeschreibungen, die zunächst die sozialstatistischen Merkmale nennen (z. B. Alter, Geschlecht, Beruf des Probanden) und anschließend stichwortartig wichtige Interviewthemen und sehr prägnante Zitate enthalten. Solche Kurzbeschreibungen sollten nicht länger als eine Seite sein. Bei größeren Probandengruppen und umfangreicher Sozialstatistik (oder sonstigen quantitativen Informationen) bietet sich auch eine quantitative Stichprobendeskription an.

Auswahl von Fällen für die Feinanalyse: Können aus Kapazitätsgründen nicht alle untersuchten Fälle einer Feinanalyse unterzogen werden, müssen nun einige Fälle ausgewählt werden, wobei man nach Zufall oder Quote auswählen oder willkürlich besonders typische oder untypische Fälle herausgreifen kann. Die Auswahltechnik hat Einfluß auf die Generalisierbarkeit der Ergebnisse (vgl. S. 310 ff.).

Kategoriensystem: Im Kontext von Inhaltsanalysen fungieren „Kategorien" als Variablen bzw. Variablenausprägungen. „Zukunftsangst" wäre ein Beispiel für eine Kategorie, deren Bedeutung für ein Interview mit einem Arbeitslosen dadurch zu bestimmen wäre, daß man im Text all diejenigen Stellen sucht, die Zukunftsangst ausdrücken. Bei einer Textinterpretation begnügt man sich in der Regel jedoch nicht mit *einer* Kategorie, sondern operiert mit einem Kategoriensystem (Kategorienschema). So könnten neben Zukunftsangst auch Krankheiten, Zukunftspläne, politische Überzeugungen und Langeweile in das Schema aufgenommen werden. Für Kategorien, die sehr häufig vorkommen, können Subkategorien gebildet werden. Wenn z. B. viele Interviewäußerungen in die Kategorie „Zukunftsangst" fallen, bietet es sich an, unterschiedliche Arten von Zukunftsangst (z. B. Angst vor Armut, Isolation, Langzeitarbeitslosigkeit) zu unterscheiden.

Idealtypisch werden Kategoriensysteme entweder *induktiv* aus dem Material gewonnen oder *deduktiv* (theoriegeleitet) an das Material herangetragen. In der Praxis sind Mischformen gängig, bei denen ein a priori aufgestelltes, grobes Kategorienraster bei der Durchsicht des Materials ergänzt und verfeinert wird. Ein Kategoriensystem (bzw. Interpretationsschema, vgl. Brunner, 1994) kann zum Zweck der Hypothesenprüfung entweder Konstrukte operationalisieren (z. B. „Leistungsansprüche der Eltern an die Kinder") oder zur Hypothesensuche und Deskription Fragestellungen bzw. Themen offen vorgeben (z. B. „Welches sind die Konfliktthemen in der Familie?").

Kodierung: Kodierung meint die Zuordnung von Textteilen zu Kategorien. Hier stellt sich genau wie bei der quantitativen Inhaltsanalyse die Frage nach der relevanten Texteinheit (z. B. Satz, Absatz, Sinneinheit), die zuzuordnen ist (Kodiereinheit). Die Qualität der Kodierung hängt wesentlich von der Definition der Kategorien ab, d. h. nur wenn die vom Forscher in Form der Kategorien intendierten Konstrukte genau definiert und ggf. durch Ankerbeispiele verdeutlicht sind, können die Kodierer nach einer Schulung oder zumindest auf der Basis einer schriftlichen Kodieranweisung das Ausgangsmaterial präzise verarbeiten.

Kennzeichnung von Einzelfällen: Anhand des Kategorienschemas kann nun jeder Einzelfall kompakt beschrieben werden. Im induktiven Fall würde man pro Interview ein eigenes Kategorienschema erstellen und damit den Einzelfall charakterisieren. Bei deduktivem Vorgehen ist das auf alle Texte angewendete Kategorienschema der Rahmen, der den Einzelfall durch dessen individuelle Kategorienbesetzung beschreibt. Da jede Kategorie alle entsprechend kodierten Textstellen enthält und somit relativ viel Text umfaßt, sollten die Zitatstellen geeignet zusammengefaßt werden.

Vergleich von Einzelfällen: Auf der Basis der kodierten Einzelfälle sind intersubjektive Vergleiche möglich, die zu ähnlichen oder konstrastierenden Gruppen von Fällen führen. Werden Fälle zu Gruppen bzw. Typen zusammengefaßt, ergeben sich weitere Fragen: Wie kommen die aufgefundenen Merkmalskombinationen zustande? Wie könnten die Typen prägnant bezeichnet werden? Welche Unterschiede im Verhalten oder in der zukünftigen Entwicklung werden für die unterschiedlichen Typen prognostiziert?

Zusammenfassung von Einzelfällen: Aussagen über die im Kategorienschema operationalisierten Konstrukte lassen sich anhand der Besetzung des Schemas treffen, wenn alle untersuchten Fälle gemeinsam kodiert werden. Man spricht von einem *gesättigten bzw. saturierten Kategoriensystem*, wenn alle Kategorien durch eine Mindestanzahl von Textbeispielen besetzt sind. Leere oder annähernd leere (ungesättigte) Kategorien deuten darauf hin, daß die betreffenden Konstrukte für das Untersuchungsthema irrelevant oder schlecht definiert waren bzw. daß noch nicht genügend Fälle untersucht wurden. Falls vor Untersuchungsbeginn Hypothesen formuliert wurden, sind die Häufigkeitsinformationen im zusammenfassenden Kategoriensystem die Basis für Hypothesenprüfungen (vgl. S. 139).

Ergebnispräsentation: Aufgrund der Materialfülle ist eine kompakte und vollständige Ergebnispräsentation schwer zu erstellen. Wenn möglich, sollten die kurzen Fallbeschreibungen, das Kategorienschema samt Kategoriendefinitionen sowie kategorisierte Einzelfälle und die Besetzung des Schemas durch das Kollektiv der Fälle im Anhang berichtet werden. Im Haupttext wird man sich auf einige kurze Passagen aus dem Originalmaterial beschränken müssen. Bei der Auswahl von Zitaten ist darauf zu achten, daß die Auswahlprinzipien transparent gemacht werden, so daß nicht der Eindruck entsteht, es seien nur die prägnantesten bzw. „stimmigen“ Zitate ausgewählt worden. Auch widersprüchliche Zitate sollten einbezogen werden, um dem Leser eine eigene Einschätzung zu ermöglichen. (Allgemeine Hinweise zum Ergebnisbericht sind auch in Abschnitt 2.7 zu finden.)

> **!** **Qualitative Auswertungsverfahren interpretieren verbales bzw. nichtnumerisches Material und gehen dabei in intersubjektiv nachvollziehbaren Arbeitsschritten vor. Gültige Interpretationen müssen konsensfähig sein, d. h. von mehreren Forschern, von Experten, Laien und/oder den Betroffenen selbst als zutreffende Deutungen akzeptiert werden.**

5.3.2 Besondere Varianten der qualitativen Auswertung

Mittlerweile liegen zahlreiche Varianten qualitativer Inhaltsanalysen vor. Im folgenden seien exemplarisch nur drei Techniken herausgegriffen: die Globalauswertung nach Legewie (1994), die qualitative Inhaltsanalyse nach Mayring (1993) und der Grounded Theory-Ansatz nach Glaser und Strauss (1967).

Globalauswertung

Die Globalauswertung nach Legewie (1994) soll eine breite, übersichtsartige und zügige Auswertung von Dokumenten bis ca. 20 Seiten ermöglichen (umfangreichere Dokumente sind in Teilen auszuwerten). Das Vorgehen ist in 10 Schritte untergliedert, die für erfahrene Interpreten mit einem Zeitaufwand von etwa 5 bis 15 Minuten pro Seite (zusätzlich 15 bis 30 Minuten für die schriftliche Zusammenfassung der Ergebnisse) verbunden sind (Legewie, 1994, S. 177).

Die Globalauswertung umfaßt die folgenden 10 Schritte

- *Orientierung*: Durch Überfliegen des Textes und Randnotizen verschafft man sich einen ersten Überblick über das Dokument.
- *Aktivieren von Kontextwissen*: Man vergegenwärtigt sich die Vorgeschichte und den Entstehungskontext des Textes und schreibt die wichtigsten Aspekte stichwortartig nieder.
- *Text durcharbeiten*: Beim sorgfältigen Durchlesen des Textes sollte man Ideen und Fragen notieren und wichtige Textstellen markieren. Dabei sind folgende Fragen zu beantworten: Was ist hier das Thema? Was wird wie mit welcher Absicht gesagt? Was ist für meine Fragestellung wichtig?
- *Einfälle ausarbeiten*: Jede interessante Idee sollte auf einer Karteikarte niedergeschrieben und mit einer prägnanten Überschrift sowie Verweisen auf relevante Textstellen versehen werden.
- *Stichwortverzeichnis anlegen*: Der Text wird daraufhin durchsucht, welche Themen oder Probleme vorrangig zum Ausdruck kommen. Pro Seite werden ca. 3 bis 5 wichtige Themen als Stichworte in ein Stichwortregister aufgenommen (Verweise auf die Textstellen notieren),
- *Zusammenfassung*: Anschließend wird eine Zusammenfassung des Textes in 30 bis 50 Zeilen erstellt, wobei entweder die wichtigsten Inhalte geordnet (analytisch) oder dem Interviewverlauf folgend (sequentiell) abgehandelt werden. Als Überschrift dient ein Motto bzw. ein prägnantes Zitat.
- *Bewertung des Textes*: In einer kurzen Stellungnahme (ca. 20 Zeilen) wird die Kommunikationssituation (Glaubwürdigkeit, Verständlichkeit, Rollenverteilung, Lücken, Verzerrungen, Unklarheiten) beurteilt, wobei auch „zwischen den Zeilen" zu lesen ist.
- *Auswertungs-Stichwörter*: Der Text wird auf seine Relevanz für die Fragestellung eingestuft (peripher, mittel, zentral) und daraufhin betrachtet, über welche Sachverhalte er Auskunft gibt, die über die zentrale Thematik der Untersuchung hinausgehen (2-5 Auswertungs-Stichwörter).
- *Konsequenzen für die weitere Arbeit*: Die weitere Verarbeitung des Textes ist zu planen: Ist eine Feinanalyse vielversprechend? Welche Fragen wirft der Text auf? Mit welchen anderen Texten könnte er verglichen werden? Auch diese Überlegungen sind schriftlich festzuhalten.
- *Ergebnisdarstellung*: Die Arbeitsergebnisse lassen sich zu einem kleinen Ergebnisbericht zusammenstellen, der folgende Elemente umfaßt: Zusammenfassung des Textes, bewertende Stellungnahme, thematisches Stichwortverzeichnis, Auswertungs-Stichwörter und weitere Auswertungspläne.

Qualitative Inhaltsanalyse nach Mayring

Die qualitative Inhaltsanalyse nach Mayring (1989, 1993) ist eine Anleitung zum regelgeleiteten, intersubjektiv nachvollziehbaren Durcharbeiten umfangreichen Textmaterials (man beachte, daß der Begriff „qualitative Inhaltsanalyse" häufig als Sammelbezeichnung für sämtliche interpretativen Auswertungsverfahren verwendet wird). Im Unterschied zur Globalauswertung, die in kurzer Zeit einen Überblick über das Material verschafft, ist eine qualitative Inhaltsanalyse aufwendiger: sie enthält Feinanalysen (Betrachtung kleiner Sinneinheiten) und zielt auf ein elaboriertes Kategorienschema ab, das die Basis einer zusammenfassenden Deutung des Materials bildet. Das Auswertungskonzept von Mayring (1989, 1993) umfaßt drei Schritte:

- *Zusammenfassende Inhaltsanalyse*: Der Ausgangstext wird auf eine überschaubare Kurzversion reduziert, die nur noch die wichtigsten Inhalte umfaßt. Zu den Arbeitsgängen der zusammenfassenden Inhaltsanalyse gehören Paraphrasierung (Wegstreichen ausschmückender Redewendungen, Transformation auf grammatikalische Kurzformen), Generalisierung (konkrete Beispiele werden verallgemeinert) und Reduktion (ähnliche Paraphrasen werden zusammengefaßt).
- *Explizierende Inhaltsanalyse*: Unklare Textbestandteile (Begriffe, Sätze) werden dadurch verständlich gemacht, daß zusätzliche Materialien (z. B. andere Interviewpassagen, Informationen über den Befragten) herangezogen werden.

- *Strukturierende Inhaltsanalyse*: Die zusammenfassende und explizierte Kurzversion wird nun unter theoretischen Fragestellungen geordnet und gegliedert. Dazu wird ein Kategorienschema erstellt und nach einem Probedurchlauf verfeinert, bevor die Endauswertung erfolgt. Es sind drei Varianten der Strukturierung zu unterscheiden: inhaltliche Strukturierung (Herausarbeiten bestimmter Themen und Inhalte), typisierende Strukturierung (Identifikation von häufig besetzten oder theoretisch interessanten Merkmalsausprägungen) und skalierende Strukturierung (Merkmalsausprägungen werden auf Ordinalniveau eingeschätzt).

Beispiel: Anhand der Interviews mit vier arbeitslosen Lehrern soll das Erlebnis des „Praxisschocks" nach Verlassen der Universität beschrieben werden (Mayring, 1993, S. 58). Dazu werden alle Äußerungen, die sich auf den Übergang in die Praxis (Referendarzeit) beziehen, herausgesucht und zu einigen Kernaussagen (z. B. Disziplinprobleme mit den Schülern, Konflikte mit dem Seminarleiter etc.) verdichtet (zusammenfassende Inhaltsanalyse). Dabei taucht unter anderem die Bemerkung auf, daß der Praxisschock vielleicht daher rührt, daß man „kein Conferencier-Typ" ist.

Diese Aussage ist in einer explizierenden Inhaltsanalyse näher zu beleuchten. Dazu werden wiederum alle Äußerungen, die sich auf den Conferencier-Typ beziehen, paraphrasiert, wobei sich ergibt, daß für den Befragten jemand, der die Rolle eines extravertierten, temperamentvollen, spritzigen und selbstüberzeugten Menschen spielt, ein Confrencier ist, der es dann auch als Lehrer leicht hat (vgl. Mayring, 1993, S. 76).

In einer strukturierenden Inhaltsanalyse könnten die von den Lehrern im Zusammenhang mit dem Praxisschock genannten Probleme mit der im Text manifestierten Ausprägung des Selbstvertrauens in Beziehung gesetzt werden, wobei sich z. B. herausstellt, daß Probleme mit dem Seminarleiter mit niedrigem Selbstvertrauen einhergehen, während dies auf Vorbereitungsprobleme nicht zutrifft (vgl. Mayring, 1993, S. 91).

Grounded Theory

Der Grounded Theory-Ansatz wurde in den 60er Jahren von den durch die Chicagoer Schule (s. S. 279 f.) beeinflußten Medizinsoziologen Glaser und Strauss (1967) vorgelegt und später vor allem von Strauss (1987, 1994) weiterentwickelt. Es handelt sich um eine Auswertungstechnik zur *Entwicklung* und *Überprüfung* von Theorien, die eng am vorgefundenen Material arbeitet bzw. in den Daten verankert (grounded) ist. Ein vorurteilsfreies, induktives und offenes Herangehen an Texte wird propagiert und gleichzeitig durch die Vorgabe, das Textmaterial nach explizierten „Faustregeln" zeilenweise durchzuarbeiten, diszipliniert. Im Unterschied zur qualitativen Inhaltsanalyse nach Mayring (s.o.), die im Ergebnis eine Reihe von nur locker verbundenen Kategorien durch die Zusammenfassung von zugeordneten Textstellen beschreibt, zielt der Grounded Theorie-Ansatz stärker auf eine feine Vernetzung von Kategorien und Subkategorien ab.

Ziel einer Inhaltsanalyse nach der Grounded Theory ist die Identifikation der *Kernkategorie* oder *Schlüsselkategorie* des untersuchten Textes, die in ein hierarchisches Netz von Konstrukten (die Theorie) eingebettet ist. Die Identifikation und Elaboration der Konstrukte wird in mehreren Kodierphasen vorgenommen, in denen der Text immer wieder sorgfältig durchgearbeitet wird. Der Grounded Theory-Ansatz geht davon aus, daß hinter den empirischen Indikatoren (Verhaltensweisen, Ereignissen), die im Text manifest sind, latente Kategorien (konzeptuelle Kodes, Konstrukte) stehen. Mehrere untereinander verknüpfte Indikatoren spezifizieren ein Konstrukt. Je mehr Indikatoren man findet, die gemeinsam in dieselbe Richtung weisen bzw. auf das selbe Konstrukt hindeuten, umso höher ist der Sättigungsgrad des Konstrukts für die sich entwickelnde Theorie. Mehrere ähnliche Konstrukte lassen das Hauptthema eines Textes (die Kernkategorie) erkennen.

Der erste Auswertungsschritt besteht im sog. offenen Kodieren. *Offenes Kodieren* bedeutet, den Indikatoren (das sind Wörter, Satzteile oder Sätze) Konstrukte (abstraktere Ideen) zuzuweisen. Gleichzeitig müssen die Indikatoren selbst miteinander in Beziehung gesetzt werden. Entscheidend beim offenen Kodieren ist, daß das Zielkonstrukt nicht einfach nur durch einen Namen etikettiert, sondern genau definiert wird. Dazu gibt man an, welche Indikatoren zum Konstrukt gehören und ob sie *Bedingungen*, *Interaktionen* zwischen den Akteuren, *Strategien* und Taktiken oder *Konsequenzen* darstellen.

Das Kodieren verläuft zunächst in offener Form mit der Option zu wiederholten Neuordnungen des Materials. Diese Offenheit wirkt der Gefahr entgegen, sich an einzelnen Textstellen „festzubeißen". Entscheidender als langes Überlegen nach der „wahren" Kodierung ist es, den Text sorgfältig Schritt für Schritt durchzugehen und dabei nach dem Grundproblem Ausschau zu halten. Im Laufe des *offenen Kodierens* entsteht eine Art „Kodierprotokoll", in dem die Indikatoren, die aufgefundenen Konstrukte, sowie deren Verknüpfungen und weitergehende Bemerkungen des Forschers niedergelegt werden. Dieses Kodierprotokoll ist deutlich umfangreicher als der Ausgangstext. In weiteren Arbeitsschritten werden nun die Kodes erneut durchgearbeitet mit dem Ziel, ihre wechselseitigen Beziehungen zu erkennen und an Indikatoren zu „verifizieren".

Während man durch sogenanntes *axiales Kodieren* (das ist ein weiterer Auswertungsschritt) die Konstrukte immer enger verknüpft, werden die begleitenden Fragen und Überlegungen in Form von *Memos* (Gedächtnis- und Strukturierungshilfen) notiert; Memos können auch Produkte von Gruppensitzungen mehrerer Forscher sein. Memos sind bereits erste Theorie-Fragmente, die auf Kodes Bezug nehmen, aber auch weitergehende Fragen aufwerfen; sie werden durch Sortieren und weiteres Durchdenken elaboriert. Aus Memoketten entsteht eine Theorie, die freilich zunächst nur für den betrachteten Fall gilt. Vergleichend werden deswegen weitere Fälle analysiert. Diese Fälle werden nach dem Verfahren des *Theoretical Sampling* ausgewählt, d. h. der Forscher überlegt sich anhand seiner Kodes, welcher Fall (z. B. ein sehr ähnlicher oder ein kontrastierender Fall) für einen Vergleich interessant sein könnte. An neuem Datenmaterial wird wieder der gesamte Prozeß des Kodierens und Memoschreibens durchlaufen.

Als Beispiel für ein Forschungsthema, das mit dem Grounded Theory-Ansatz zu bearbeiten ist, nennen Strauss und Corbin (1990, S. 38) die Fragestellung, wie Frauen mit den durch eine chronische Erkrankung verursachten Komplikationen ihrer Schwangerschaft umgehen. Aus den Interviewtexten wurde die Kernkategorie „wahrgenommenes Risiko" extrahiert, die zwei Dimensionen aufweist: Intensität (starkes bis schwaches Risiko) und Ursache des Risikos (primär bedingt durch die Krankheit oder durch die Schwangerschaft). Um die Kernkategorie mit anderen Kategorien zu verknüpfen, wird folgender Prozeß rekonstruiert: Die wahrgenommenen Risiken im Zusammenhang mit der Erkrankung führen zur Planung und Durchführung von Vorsichtsmaßnahmen, die durch Motivation, Bilanzierung und Rahmenbedingungen moderiert sind und eine Risikoeindämmung anzielen.

In einer anderen Studie (Strauss, 1994) führt die Analyse von Beobachtungsprotokollen der Tätigkeiten des medizinischen Personals auf einer Intensivstation zur Extraktion der Kernkategorie „Verlaufskurve", d. h. die Handlungen des Personals hängen in hohem Maße davon ab, welchen Verlauf der Genesungsprozeß eines Patienten nimmt.

Die Beschränkungen des Grounded Theory-Ansatzes liegen vor allem in einem sehr ungünstigen Kosten-Nutzen-Verhältnis: Die minutiösen Analysen sind extrem zeitaufwendig und liefern dabei nur selten wirklich überraschende oder innovativ wirkende Kodes; zudem ergibt sich mit der Fülle des im Zuge der Kodierungen erzeugten zusätzlichen Deutungsmaterials das Problem, den umfangreichen Textkorpus überhaupt noch sinnvoll zu handhaben – ein Problem, das sich auch bei Verwendung von Interpretationssoftware (z. B. ATLAS/ti vgl. Muhr, 1994) nur bedingt lösen läßt. (Über diesbezügliche Erfahrungen berichten z. B. Aguirre, 1994, und Niewiarra, 1994.) Schließlich stellt sich bei der Betrachtung der Endergebnisse von Grounded Theory-Analysen nicht selten die Frage, inwieweit tatsächlich von „Theorien" im üblichen Sinne zu sprechen ist, da die erstrebte Gegenstandsverankerung offensichtlich zu sehr bereichsspezifischen Modellen führt.

5.3.3 Gütekriterien qualitativer Datenanalysen

Sogenanntes „impressionistisches" oder „wildes" Deuten, bei dem der Auswerter den Interviewtext einfach überfliegt und anschließend spontan seine subjektiven Assoziationen niederlegt, einzelne Passagen hervorhebt, andere vernachlässigt und im übrigen seine persönlichen Vorurteile anhand des Textes bestätigt, ohne dessen Bedeutungsgehalt wirklich zu durchdringen, hat mit qualitativer Inhaltsanalyse wenig gemeinsam. Intuitive Deutungen mit dem Charakter der Beliebigkeit, die weder objektiv (also intersubjektiv nachvollziehbar) noch reliabel sind (wahrscheinlich fallen dem Forscher am nächsten Tag ganz andere Ideen ein), sollen durch regelgeleitetes, systematisches Durcharbeiten des Textes vermieden werden.

Bei der Validierung von Interpretationsergebnissen sind zwei Fragen von Bedeutung:

a) Läßt sich die Gesamtinterpretation tatsächlich zwingend bzw. plausibel aus den Daten ableiten (Gültigkeit von Interpretationen bzw. interne Validität vgl. S. 52f.)?
b) Inwieweit sind die herausgearbeiteten Muster und Erklärungen auf andere Situationen bzw. andere (nicht untersuchte) Fälle verallgemeinerbar (Generalisierbarkeit von Interpretationen bzw. externe Validität vgl. S. 52f.)?

Gültigkeit von Interpretationen

Ebenso wie bei der Validierung von *Daten*, wird auch bei der Validierung von *Interpretationen* der interpersonale Konsens als Gütekriterium herangezogen. Bei der Konsensbildung können sich Meinungsverschiedenheiten in einer Modifikation von Interpretationen niederschlagen, d. h. Konsens muß nicht in allen Einzelheiten von Anfang an bestehen, sondern kann im Verlaufe fachlicher Diskussionen erzielt werden (vgl. Gerhard, 1985; Scheele und Groeben, 1988).

Eine Konsensbildung in einem heterogenen Forscherteam ist ein stärkeres Indiz für Validität als ein Konsens, der unter eingeschworenen Vertretern derselben „Schule" erreicht wird und somit anfälliger für eine kollektiv verzerrte Sichtweise ist. Es sollten deshalb auch externe Fachleute und Experten hinzugezogen werden, um ein Verharren in festen Denkmustern, die sich in einem Forscherteam möglicherweise bilden, aufzubrechen. Die argumentative Konsensbildung birgt wie jeder Gruppenprozeß die Gefahr, daß Macht und Rangposition über sachliche Inhalte dominieren. Kann kein Konsens erzielt werden, sollte dies im Endbericht transparent gemacht werden, wobei ggf. mehrere alternative Erklärungsmodelle zu präsentieren sind. Eine Interpretation sollte systematisch daraufhin überprüft werden, welche Alternativdeutungen möglich sind und inwiefern sich das präferierte Modell als das überlegene begründen läßt.

In Anlehnung an die Konzepte der *Konstruktvalidierung* und *Kriteriumsvalidierung* (vgl. S. 185ff.) können neben konsensueller Validierung auch andere Hintergrundinformationen über die Person sowie Theorien oder Verhaltensdaten (im Sinne einer *Handlungsvalidierung*, vgl. S. 304) zur Gültigkeitsprüfung von Interpretationen herangezogen werden.

Generalisierbarkeit von Interpretationen

Während Generalisierbarkeit in der quantitativen Forschung durch den wahrscheinlichkeitstheoretisch abgesicherten Schluß von Zufallsstichproben (bzw. Stichprobenkennwerten) auf Populationen (bzw. Populationsparametern) erreicht wird, bedient sich die qualitative Sozialforschung des Konzeptes der „exemplarischen Verallgemeinerung" (Wahl et al., 1982, S. 206). Ausgangspunkt sind nicht Aggregatwerte von Gruppen (z. B. Mittelwerte), sondern detaillierte Einzelfallbeschreibungen, die „repräsentativ" sind, wenn sie als typische Vertreter einer Klasse ähnlicher Fälle gelten können. Da qualitative Verfahren sehr aufwendig sind, ist die Zahl der untersuchten Probanden in der Regel deutlich kleiner als in der quantitativen Forschung.

Die Auswahl der zu untersuchenden Fälle wird hier nicht nach dem Zufallsprinzip, sondern theoriegeleitet gezielt vom Forscher selbst getroffen (theoretisch-systematische Auswahl, bewußte Auswahl, theoretische Stichprobe). Das Prinzip der Offenheit, das qualitative Forschung kennzeichnet, bezieht sich auch auf die Auswahl der Fälle: Noch während der Untersuchung können weitere ähnliche oder kontrastierende Fälle hinzugezogen oder auch – nach einer ersten Analyse „kritischer" Fälle – aus den weiteren Auswertungen ausgeschlossen werden.

Eine rationale Rechtfertigung generalisierender Aussagen nach dem Prinzip der „exemplarischen Verallgemeinerung" ist nur schwer möglich, denn

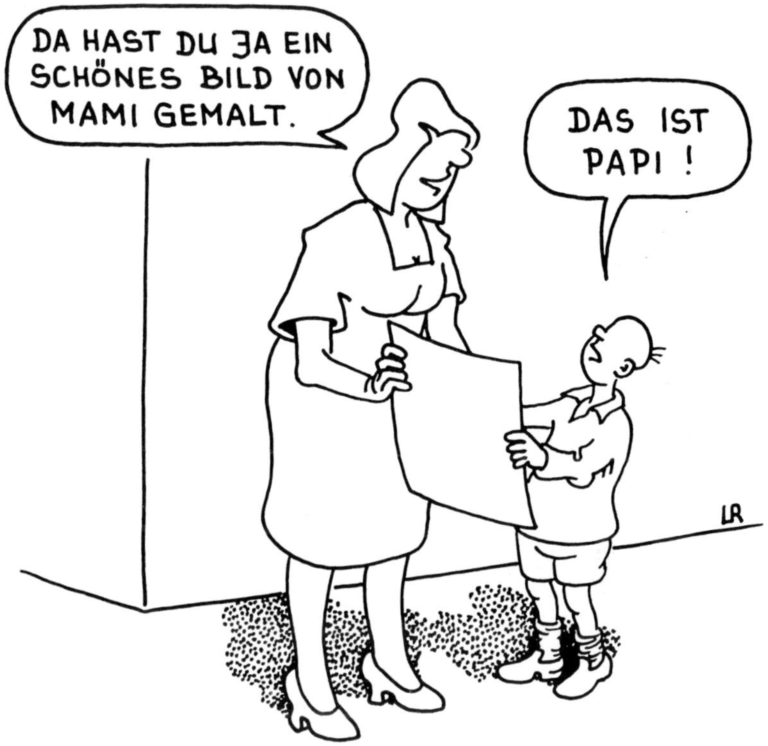
DA HAST DU JA EIN SCHÖNES BILD VON MAMI GEMALT.
DAS IST PAPI !
LR

Einer Meinung? Der Konsens zwischen Interpreten ist ein Validitätskriterium für Interpretationen. (Zeichnung: R. Löffler, Dinkelsbühl)

die Vorstellung, ein Forscher könne bei einer begrenzten Auswahl von Fällen einen „typischen Fall" erkennen, impliziert nicht nur, daß der Forscher bereits eine Theorie über den Gegenstand hat (sonst wüßte er ja nicht, was typisch oder untypisch ist), sondern auch, daß er die Repräsentativität des Einzelfalls tatsächlich erkennt, um ihn in das Zentrum einer „exemplarischen Verallgemeinerung" stellen zu können. Damit wäre das Ergebnis der Untersuchung relativ beliebig generalisierbar.

Beispiel: In einer qualitativen Studie soll die subjektive Berufsbelastung von Lehrern analysiert werden, wobei unter anderem folgende Fragen interessieren: Welche Schulprobleme sind für Lehrer vordringlich? Woran leiden die Lehrer am meisten? Gibt es bestimmte Lehrertypen, die auf Berufsbelastungen in spezifischer Weise reagieren? Angenommen, man findet eine Schule, die der Untersuchung aufgeschlossen gegenübersteht und in der einige Lehrer zu einem Interview bereit sind. Soll nun die 32jährige fröhlich wirkende Kollegin, die in ihrer Freizeit mehrere Arbeitsgruppen anbietet, oder lieber der 56jährige Kollege, der häufig wegen Bandscheibenproblemen fehlt, als „typischer Fall" analysiert werden? Vielleicht sind ja auch beide ganz untypische Sonderfälle (zur Auswahl ethnographischer Informanten s. Johnson, 1990).

Angenommen, man hätte 10 Fälle untersucht, die intuitiv „typisch" erscheinen, und dabei vier Lehrertypen identifiziert: autoritärer Typ (gibt den inneren Druck an die Schüler weiter), gleichgültiger Typ (nimmt die Schule nicht mehr ernst, widmet sich seinen Hobbies), resignierter Typ (leidet an der Situation und fühlt sich hilflos), optimistischer Typ (nimmt die Probleme nicht so schwer, bemüht sich aktiv um Lösungen). Jeder Typus wird durch maximal 3, minimal 1 Person repräsentiert. Hat man damit eine verallgemeinerbare Lehrertypologie gefunden? Zunächst noch nicht, denn es wurde lediglich die untersuchte Gruppe von 10 Lehrern strukturiert (*Stichprobendeskription*). Es ist nicht auszuschließen, daß in der untersuchten Gruppe ganz untypische Fälle waren, daß z. B. der gleichgültige Typ nur sehr selten vorkommt und daß andere Lehrertypen (z. B. rebellischer Typ) völlig übersehen wurden.

Wir vertreten die Auffassung, daß Generalisierbarkeit allein durch willkürliches Auswählen vermeintlich typischer Fälle nicht begründet werden kann, sondern daß ergänzend quantifizierende Aussagen erforderlich sind. Entweder geht man wie im quantitativen Ansatz von Zufallsstichproben aus einer definierten Population aus (man befragt also im obigen Beispiel 10 *zufällig* gezogene Lehrer, wobei allerdings das Problem der Verweigerung bei aufwendigen, qualitativen Befragungen gravierender erscheint als bei standardisierten Interviews), oder man geht zweistufig vor: Im ersten Schritt operiert man mit einer willkürlichen Auswahl von Fällen, die in Typen eingeteilt werden. Die auf diese Weise induktiv ermittelte Typologie wird in einem zweiten Schritt in einen Fragebogen umgesetzt (oder anderweitig operationalisiert), den man einer größeren Zufallsauswahl von Probanden (hier: Lehrern) vorlegt. Würde sich dann herausstellen, daß tatsächlich die überwiegende Mehrzahl des Lehrpersonals in die ermittelten Kategorien fällt, wäre dies ein Indiz für die Generalisierbarkeit der Typologie.

Möglich ist auch der umgekehrte Weg, bei dem sich an eine quantitative Analyse eine qualitative Untersuchung anschließt. Hat man auf der Basis einer quantitativen Stichprobenuntersuchung z. B. die Prävalenz unterschiedlicher Persönlichkeitstypen oder Krankheitsformen bei Lehrern ermittelt, können mit einigen (am besten zufällig gezogenen) Vertretern qualitative Interviews durchgeführt werden, die die Lebenssituation und subjektive Sichtweise der Betroffenen näher beleuchten. Von eingeschränkter Aussagekraft ist dagegen die Kurzbeschreibung eines vermeintlich typischen Einzelfalls für eine quantitativ ermittelte Teilgruppe (zur illustrativen Verwendung von Einzelfällen s. Lamnek, 1993b).

5.4 Besondere Forschungsansätze

Die bislang behandelten qualitativen Datenerhebungsverfahren werden häufig miteinander (aber auch mit quantitativen Verfahren) kombiniert und auf eine spezielle Fragestellung zugeschnitten, so daß themenspezifische Forschungsansätze entstehen, von denen im folgenden vier behandelt werden: *Feldforschung, Aktionsforschung, Frauenforschung* und *Biographieforschung*. Wegen ihrer besonderen Bedeutung für den qualitativen Ansatz wird die Feldforschung ausführlicher dargestellt.

5.4.1 Feldforschung

Im Unterschied zum Labor, das eine künstliche, vom Forscher speziell für Untersuchungszwecke geschaffene Umgebung darstellt, ist das „Feld" der natürliche Lebensraum von Menschen. Ein Krankenhaus oder eine Kneipe, ein Stadtbezirk, das Arbeitsamt oder ein Waschsalon können Gegenstände der qualitativen Feldforschung sein, deren Ziel es ist, überschaubare Einheiten menschlichen Zusammenlebens möglichst ganzheitlich zu erfassen bzw. zu dokumentieren und in ihren Strukturen und Prozessen zu analysieren (Legewie, 1995). Der natürliche Lebensablauf im Feld soll durch die Forschungstätigkeiten so wenig wie möglich beeinträchtigt werden; stattdessen ist es die Aufgabe des Untersuchungsteams, sich möglichst nahtlos in das Feld einzufügen.

Qualitative Feldforschung ist nicht zu verwechseln mit *quantitativen Felduntersuchungen*, für die das „Feld" nur der Ort ihrer Untersuchung, nicht jedoch das Thema ist (vgl. S. 56). Beispiel: Die von demoskopischen Instituten engagierten Interviewer gehen mit ihren standardisierten Fragebögen zwar „ins Feld" (d. h. sie suchen die Befragten in deren Wohnungen auf), allerdings betreiben sie dort keine „Feldforschung", d. h. sie interessieren sich nicht dafür, wie z. B. nachbarschaftliches Zusammenleben abläuft oder wie sich die Kinder nachmittags beschäftigen.

Die qualitative Feldforschung arbeitet mit einer Vielzahl von empirischen Methoden, um sich ihrem besonders komplexen Gegenstand zu nähern. Hierzu zählen teilnehmende Beobachtung bzw. beobachtende Teilnahme, informelle und formelle Interviews und sog. Feldgespräche (vgl. Legewie, 1995). Die offene Form der Beobachtung (ohne festgelegten Beobachtungsplan, vgl. Abschnitt 5.2.2) ermöglicht es, flexibel auf die aktuellen Ereignisse zu reagieren. Die persönliche Teilnahme des Forschers am Geschehen erleichtert es ihm, neben der Beobachtung von Fremdverhalten auch Erfahrungen „am eigenen Leibe“ zu machen und somit die Perspektive der Handelnden besser zu verstehen. Die teilnehmende Beobachtung ist eine „geplante Wahrnehmung des Verhaltens von Personen in ihrer natürlichen Umgebung durch einen Beobachter, der an den Interaktionen teilnimmt und von den anderen Personen als Teil ihres Handlungsfeldes angesehen wird“ (Friedrichs, 1980, S. 288).

Geschichte der Feldforschung

Die Methode der Feldforschung wurde Ende des 19. Jahrhunderts vor allem von Malinowski (1979, Erstdruck: 1922) in der Ethnologie entwickelt, weshalb Feldforschung (Field Research) oftmals auch als „ethnographische Methode“ (Ethnographic Research, zur Definition von Ethnographie s. Berg 1989, S. 51 ff.) bezeichnet wird. In der Ethnologie bilden Stammesgemeinschaften, Naturvölker oder im erweiterten Sinne alle Völker die interessierenden sozialen Einheiten, deren Erforschung sehr aufwendig ist und anfangs auch recht geheimnisumwittert war. Der Forscher begab sich als Einzelkämpfer unter „die Wilden“, erlernte ihre Sprache und lebte jahrelang fernab der heimatlichen Zivilisation. Daß ein völliges „Eintauchen“ in eine fremde Kultur nicht so einfach möglich ist, und auch die Ethnologen das Leben der „Eingeborenen“ jeweils durch die Brille ihrer eigenen Kultur sehen, ist mittlerweile vielfach belegt worden. Trotz dieser Schwierigkeiten ist die Feldforschung nach wie vor die wichtigste Methode der Ethnologie und wurde von dort in andere Disziplinen exportiert.

In der *Chicagoer Schule* (vgl. S. 279 f.) wurde Feldforschung betrieben, um Straßengangs, Obdachlose oder Ghettobewohner zu untersuchen. Das Ghetto erwies sich für den Soziologen als „fremde Welt“, zu deren Erkundung nur die Feldforschung geeignet schien. Neben Stammesvölkern und Subkulturen sind mittlerweile auch ganz „normale“ Schauplätze des Alltagslebens wie etwa Stadtviertel, Krankenhäuser, Fabriken oder Schulen in ihrer Funktionsweise und sozialen Bedeutung durch teilnehmende Beobachtung untersucht worden. Der Gegenstandsbereich der Feldforschung ist also recht groß.

Arbeitsschritte in der Feldforschung

Zu einem Feldforschungs-Projekt gehören typischerweise sechs Schritte: 1. Planung und Vorbereitung, 2. Einstieg ins Feld, 3. Agieren im Feld, 4. Dokumentation der Feldtätigkeit, 5. Ausstieg aus dem Feld, 6. Auswertung und Ergebnisbericht (zur Methode der Feldforschung s. Emerson, 1983; Filstead, 1970; Fischer, 1985; Jorgensen, 1990; Werner und Schoepfle, 1987 a, 1987 b; Whyte, 1984).

Planung und Vorbereitung: Neben organisatorischen Vorbereitungen (Finanzierung, Zeitplan) ist inhaltlich die Präzisierung des Untersuchungsthemas für den Erfolg des Projektes entscheidend. Gerade weil natürliche Lebensumwelten, auf die sich der Feldforscher einläßt, eine schier unerschöpfliche Fülle von Merkmalen und Ereignissen bieten, sind gezielte, aufmerksamkeitsstrukturierende Forschungsfragen besonders wichtig. Das Prinzip der Offenheit gestattet es jedoch, nach ersten Erfahrungen im Feld neue Themen aufzunehmen oder ursprüngliche Fragen zu reformulieren.

Einstieg ins Feld: Schauplätze des Alltagslebens lassen sich nach ihrer Zugänglichkeit in offene (z. B. Straße, Bahnhof), halboffene (z. B. Geschäfte, Universitäten) und geschlossene (z. B. Wohnzimmer, Therapieraum) Schauplätze unterteilen. Um das Geschehen an geschlossenen Schauplätzen zu untersuchen, muß der Forscher in das Feld eingeführt werden, d. h. er braucht die Erlaubnis zur Anwesenheit und muß als Akteur im Feld auch eine für die anderen Feldsubjekte akzeptable Rolle ausüben. Aber auch für teilnehmende Beobachtung an offenen Schauplätzen ist meist eine Einführung ins Feld erforderlich. So treffen sich Straßengangs zwar üblicherweise auf offen zugänglichen Straßen oder Plätzen; dennoch kann sich der Forscher nicht einfach ungefragt unter sie mischen.

Für Ethnologen gestaltet sich der Einstieg ins Feld manchmal einfacher als für Soziologen, die „zu Hause“ forschen. So berichtet ein deutscher Ethnologe über seinen Aufenthalt in Neuguinea: „Übrigens trat zu keinem Zeitpunkt während dieser ersten Feldforschung das Problem auf, daß ich hätte meine Anwesenheit und meine Tätigkeit erklären müssen. Das Bedürfnis lag auf meiner Seite, nicht auf der der Einheimischen. Für sie war

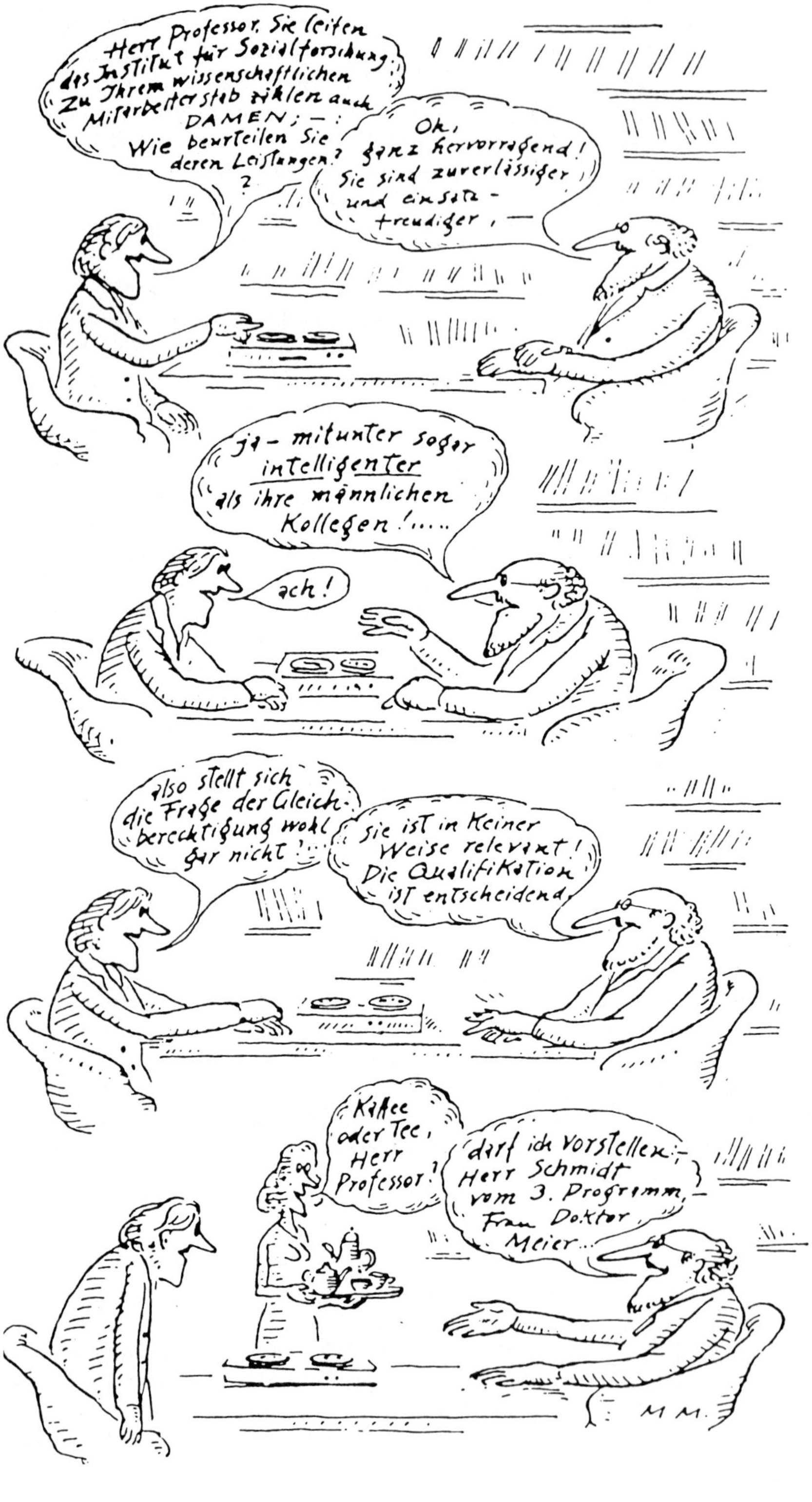
Herr Professor, Sie leiten das Institut für Sozialforschung; zu Ihrem wissenschaftlichen Mitarbeiterstab zählen auch DAMEN; — : Wie beurteilen Sie deren Leistungen?
Oh, ganz hervorragend! Sie sind zuverlässiger und einsatzfreudiger, —
ja – mitunter sogar intelligenter als ihre männlichen Kollegen! ....
ach!
also stellt sich die Frage der Gleichberechtigung wohl gar nicht?
sie ist in keiner Weise relevant! Die Qualifikation ist entscheidend,
Kaffee oder Tee, Herr Professor?
darf ich vorstellen: Herr Schmidt vom 3. Programm, Frau Doktor Meier...
MM

Mit eigenen Augen: Warum die Feldbeobachtung der Befragung überlegen sein kann. (Aus: Marcks, M. (1974). Weißt du, daß du schön bist? München: Frauenbuchverlag.)

ich Abwechslung, Neuigkeit, Sensation genug, mein Unterhaltungswert war so hoch, daß eine weitere Begründung nicht notwendig wurde." (Fischer, 1986, S. 45). Dieser Unterhaltungswert flaute natürlich nach einigen Wochen und Monaten ab, und bald beachtete niemand mehr den Ethnologen, von dem man meinte, er müsse doch jetzt wohl alles wissen.

Zugang zu einer zu erforschenden Lebenswelt erhält man bei offenen und halboffenen Schauplätzen durch Teilnahme und Interesse an Aktivitäten, Ansprechen von Feldsubjekten, Ausbau von Alltagskontakten (z. B. Gespräch mit Nachbarn, Gastwirten, Verkäufern); bei geschlossenen Schauplätzen greift man in der Regel auf Mittelsleute oder sog. „Türhüter" zurück. Das sind Einzelpersonen, die zum Feld gehören und sich bereit erklären, das Forschungsprojekt zu unterstützen, indem sie den Forscher mit Informationen versorgen und seine Integration ins Feld unterstützen. Am erfolgversprechendsten ist es, sich um die Zustimmung von Personen zu bemühen, die im Feld hohe Autorität genießen; in Institutionen sind hier die Hierarchieebenen besonders zu beachten. Bevor man einen schriftlichen Antrag auf Genehmigung des Projektes einreicht, sollte man sich vorab informieren, mit welchen Argumenten die entsprechenden Entscheidungsträger möglicherweise zu überzeugen sind. Dieser formale Weg ins Feld bringt es mit sich, daß der Forscher auch offen in der Rolle des Wissenschaftlers agiert.

Bei der verdeckten Feldforschung gibt sich der Feldforscher nicht als Wissenschaftler zu erkennen: er spielt den Patienten, mimt den Praktikanten oder läßt sich scheinbar als Mitglied einer Sekte anwerben, die er untersuchen möchte. Geschickt fand Humphreys (1970) eine passende Rolle, um als verdeckt teilnehmender Beobachter das Phänomen der Klappensexualität (Klappe = öffentliche Toilette) von Homosexuellen zu untersuchen. Seine Informanten rieten ihm, die Rolle des „Aufpassers" zu übernehmen, also den Eingang im Auge zu behalten und die anderen zu warnen, falls jemand kommt.

Einige Autoren lehnen verdeckte Feldforschung und die damit einhergehende Täuschung der Feldsubjekte grundsätzlich als unethisch ab. Es ist aber auch gar nicht immer nötig oder möglich, als vollwertiges Mitglied des Feldes anerkannt zu werden. Dies ist bereits aus der Ethnologie bekannt, wo die Forscher weder wie die Einheimischen barfuß laufen noch gleichberechtigt an der Jagd teilnehmen konnten, sondern eher „Kinderarbeit" verrichteten. Auch als Gast, Besucher oder Freund eines Informanten kann man entsprechend „mitlaufen" und das Feldgeschehen beobachten.

Agieren im Feld: Ist der Einstieg geschafft, geht es zunächst darum, ein gutes Kontaktnetz aufzubauen. Trotz genauer Beobachtung wird der Feldforscher nicht alles, was er sieht, richtig verstehen und deuten können und ist insofern auf Erklärungen von „Insidern" angewiesen, deren Vertrauen er gewinnen muß. Ethische Fragen werden hierbei virulent. Was ein Feldsubjekt im scheinbaren Alltagsgespräch dem verdeckt teilnehmenden Forscher offenbart, unterliegt dem Datenschutz. Moralische Dilemmata treten auf, wenn im Feld Straftaten begangen werden, von denen der Forscher Kenntnis hat. Ist der Forscher verpflichtet, Diebstähle der Jugendgang, die er beobachtet, bei der Polizei zu melden? Soll sich der Ethnologe in Stammesfehden einmischen? Was tun, wenn sich Feldsubjekte mit schweren Problemen und Lebenskrisen an den Forscher wenden? Hier ist sicherlich eine gründliche Ausbildung, die auf die Besonderheiten der Feldforschung vorbereitet, wünschenswert.

Selbstkritisch sollte der Forscher auch seine Doppelrolle des engagierten Teilnehmers einerseits und des distanzierten Beobachters andererseits reflektieren. Manche Autoren befürchten, daß der Forscher in der *Beobachter*-Rolle als „Fremdkörper" das natürliche Verhalten der Feldsubjekte beeinträchtigt und somit invalide Informationen bekommt. Bei längeren Feldaufenthalten wird die Beobachter-Rolle jedoch weitgehend „neutralisiert", weil sich das Feld an die Präsenz des Feldforschers gewöhnt und er dadurch ebenso „unsichtbar" wird wie ein Forscher, der ganz in die Rolle des „normalen" Feldteilnehmers schlüpft.

Mit einer engagierten Übernahme der *Teilnehmer*-Rolle ist die Gefahr des Distanzverlusts verbunden. Die eigene Betroffenheit und eine unkritische Identifikation mit den Akteuren im Feld („going native") können zu einer verkürzten

Sichtweise führen und sollten idealerweise in der Supervision aufgearbeitet werden. Eine originelle Strategie, die Einseitigkeiten der vollständigen Insider-Rolle zu überwinden, besteht darin, multiple Insider-Rollen wahrzunehmen. Dies taten z. B. Douglas et al. (1977), die die Nudisten-Kultur untersuchten und sowohl am örtlichen Nacktbaden als auch an der Bürgerinitiative gegen das Nacktbaden teilnahmen. Allerdings konnte diese Taktik nur verhältnismäßig kurze Zeit unbemerkt durchgehalten werden.

Dokumentation der Feldtätigkeit: Neben den zahlreichen organisatorischen und ethischen Problemen, die im Feld zu bewältigen sind, darf natürlich die Datenerhebung nicht zu kurz kommen, wobei Beobachtung, Befragung und nonreaktive Methoden eine zentrale Rolle spielen. Anfangs wird man eher breit gestreut beobachten, was im Feld passiert, bevor man sich auf Einzelaspekte konzentriert. Dabei sind Befragung und Beobachtung oftmals parallel einzusetzen, indem der Forscher z. B. beim Beobachten nebenbei einige Fragen einstreut, um das Geschehen besser zu verstehen. Diese Fragetechnik steht dem Alltagsgespräch näher als dem standardisierten Interview. Der Befragte sollte nicht in die Defensive geraten und eher animiert werden, ausführliche Erläuterungen abzugeben. Dazu empfiehlt Jorgensen (1990), „warum-Fragen" zu vermeiden und stattdessen sogenannte „deskriptive Fragen" zu stellen, die mit „wie", „wann", „wo" oder „was" beginnen. Ist die Feldbeobachtung nicht verdeckt, sondern der Forscher als solcher eingeführt, lassen sich ergänzend zu den offenen Feldbeobachtungen und Feldgesprächen auch standardisierte Interviews, Tests oder Fragebögen einsetzen. Günstig ist es, Feldstudien im Team durchzuführen und insbesondere Teilaufgaben auch zu delegieren; ggf. können sogar Informanten gebeten werden, bestimmte Informationen zu beschaffen.

Zur Dokumentation von Feldaufenthalten können Audio- und Videoaufzeichnungen oder andere Registriermethoden eingesetzt werden, soweit dies nicht zu viel „Künstlichkeit" und Irritationen schafft. Konzentrierte Beobachtungsfähigkeit und ein gutes Gedächtnis sind dennoch unabdingbar. In regelmäßigen Abständen notiert der Forscher alle wesentlichen Ereignisse und Informationen in seinem „Feldtagebuch" (Field Journal). Solche „Feldnotizen" (Field Notes) können stichpunktartig im Feld erfolgen (z. B. Notieren von Namen, Schlüsselbegriffen, Abfolgen von Ereignissen) und sollten unmittelbar nach Verlassen des Feldes ausformuliert werden. Als Faustregel gilt, daß auf eine Stunde im Feld ca. 1 bis 4 Stunden Dokumentationsarbeit folgen (Berg, 1989, S. 73). Es ist empfehlenswert, in den Feldnotizen die äußeren Umstände (Räumlichkeiten, Gegenstände, anwesende Personen) genau zu beschreiben. Ereignisse, Äußerungen von Akteuren im Feld und subjektive Empfindungen und Gedanken des Forschers sollten dabei jedoch nicht vermischt werden. Die Protokollierung bzw. Transkription von Interviews und andere gesammelte Dokumente ergänzen den Materialbestand. In diesem Prozeß sind Datenerhebung und Dateninterpretation verschränkt. Hypothesen, die sich während der Feldarbeit bilden, werden durch weiteres Sammeln von Informationen untermauert oder widerlegt.

Ausstieg aus dem Feld: Je besser der Forscher im Feld integriert war, desto problematischer wird der Ausstieg. Persönliche Bindungen zu Feldsubjekten sind entstanden, man hat sich an das Leben im Feld gewöhnt und weiß zudem, daß außerhalb des Feldes die mühsame Auswertungsarbeit beginnt. Sofern das Beenden der Studie nicht durch äußere Umstände erzwungen wird („Enttarnung" durch unvorhergesehene Vorkommnisse, Abgabetermin für den Projektbericht, Auslaufen der Projektstelle oder der Finanzierung), empfiehlt Jorgensen (1989, S. 119) einen schrittweisen Rückzug aus dem Feld, in dessen Verlauf Feldaufenthalte immer seltener und kürzer werden und so auf beiden Seiten eine „Entwöhnung" stattfindet. Bei verdeckten Feldstudien wird man plausible Erklärungen benötigen, um nicht im nachhinein die Tarnung zu lüften.

Im Umgang mit Feldsubjekten, beim Kennenlernen und Aufbauen von Freundschaften sowie beim Verabschieden können sich für den Forscher erhebliche Unsicherheiten und Irritationen ergeben, etwa wenn er mit einem fremden Milieu konfrontiert ist, mit eigenen Vorurteilen zu kämpfen hat oder sich als Helfer zum spontanen Eingreifen animiert fühlt. Daß teilnehmende Beobachtung den Feldforscher mitunter auch persönlich stark beanspruchen kann, wie mit diesen Belastungen umzugehen ist und welchen Einfluß sie auf die Datenerhebung haben, wird von Legewie (1987) wiederholt angesprochen. Diese Bilanz unterstreicht die Notwendigkeit von Supervision (zu ethischen Problemen der Feldforschung vgl. Punch, 1986).

Auswertung und Ergebnisbericht: Wenn der Forscher das Feld verlassen hat, besitzt er neben seinen zahlreichen persönlichen Eindrücken und Erfahrungen ein umfangreiches Ton-, Bild- und Textmaterial. Einige Schritte der Analyse und Interpretation des Materials wurden schon während der Feldphase durchgeführt und im Feldtagebuch festgehalten. Eine erschöpfende Auswertung erfolgt jedoch erst nach Verlassen des Feldes; sie sollte möglichst bald durchgeführt werden, damit möglichst wenig Informationen durch Vergessen verlorengehen. Zudem kann man unmittelbar nach dem Feldausstieg zur Klärung von Fragen noch einmal auf die Informanten im Feld zurückkommen, die zu späteren Zeitpunkten meist schwer erreichbar sind.

Da die Ergebnisse einer Felduntersuchung in der Regel textförmig vorliegen (Interviewtranskripte, Beobachtungsprotokolle, Feldnotizen etc.), gelten die üblichen Regeln qualitativer Auswertung. Auswahl und Vorstrukturierung des Materials sind von besonderer Bedeutung. Es ist zu entscheiden, ob eine „Volltranskription" aller Bandaufzeichnungen geleistet werden soll oder ob exemplarisch nur einige Interviewpassagen bestimmter Informanten wörtlich zu verschriften sind, bei welchen Feldsubjekten die Bandaufzeichnungen nur die Funktion einer Gedächtnisstütze für summarische Kurzbeschreibungen haben etc.. Schließlich ist dann über einen Auswertungsplan zu entscheiden, welche Materialien miteinander verglichen und mit welchen Verfahren die Texte analysiert werden sollen.

Nachdem die Analyse abgeschlossen ist, sind die Ergebnisse in geordneter und nachvollziehbarer Form der Fachöffentlichkeit zugänglich zu machen, wobei man sich als Zielpublikum eher Laien mit guter Allgemeinbildung vorstellen sollte als hochspezialisierte Experten. (Ausführliche Hinweise zur Abfassung von Ergebnisberichten s. Denzin, 1989, S. 135 ff., Werner und Schoepfle, 1987 b, bzw. Whyte, 1984, Kap. 12.) Für das Schreiben des Ergebnisberichtes ist es hilfreich, die wesentlichen Resultate der Studie zuvor einer Gruppe von interessierten Freunden oder Kollegen mündlich vorzutragen und dieses Referat auf Band aufzuzeichnen. Die Ausformulierung der schriftlichen Version kann sich dann auf die Bandaufnahme stützen.

Bei der Darstellung von Situationen und Ereignissen im Feld kann man analytisch oder synthetisch vorgehen. Die analytische Darstellung gliedert das Material in theoretisch sinnvolle Einheiten, während die synthetische Darstellung Verläufe möglichst plastisch in ihrem „natürlichen" Ablauf schildert (Werner und Schöpfle, 1987 b, S. 291 ff.). Bei ausführlichen Schilderungen sollte sich der Autor stets fragen, aus welcher Perspektive er schreibt; versucht er die Rolle eines distanzierten Beobachters einzunehmen, läßt er eigene Erfahrungen einfließen, oder bemüht er sich, die Perspektive der Akteure herauszuarbeiten? Die Rekonstruktion der Weltsicht der Akteure wird üblicherweise durch Zitate aus Interviews illustriert, die genau wie Zitate aus Fachpublikationen mit Namen (evtl. Codename oder Initialen) des Informanten, Jahr und Nummer des Interviews, Seitenzahl und Zeilenangabe des Transkripts zu versehen sind. Bei der Auswahl der illustrierenden Zitate sollte der Forscher selbstkritisch sein, denn die Verführung ist groß, die „schönsten" Zitate aus mehreren hundert Seiten Text auszuwählen und „unpassende" Aussagen zu verschweigen.

> **!** **Die Feldforschung beschäftigt sich damit, wie alltägliche soziale Systeme funktionieren, d. h. wie Menschen ihr gemeinsames Leben, Arbeiten, Spielen etc. an bestimmten Schauplätzen organisieren. Hauptmethode der Feldforschung ist die teilnehmende Beobachtung, d. h. der Forscher nimmt (offen oder verdeckt) am Geschehen teil, fügt sich möglichst nahtlos in das untersuchte Feld ein und wird so mit den feldtypischen Verhaltens- und Erlebensweisen vertraut, ohne daß dabei Reflexion und Distanzierung aufgegeben werden.**

5.4.2 Aktionsforschung

Die Aktionsforschung (Handlungsforschung, Action Research) geht auf Lewin (1953) zurück, der in den 40er Jahren die wirtschaftliche und soziale Diskriminierung von Minderheiten „vor Ort" (z. B. in Fabriken) untersuchte und Veränderungsstrategien entwickelte. In Deutschland wurde der Aktionsforschungsansatz in den 70er Jahren im Zuge von gesellschaftspolitischen Reformbestrebungen und der Studentenbewegung aufgegriffen (z. B. Fuchs, 1970/71; Haag et al., 1972) und fast ausschließlich im pädagogischen Bereich (Schulforschung, sozialpädagogische Stadtteilarbeit, Jugendarbeit und Hochschuldidaktik) umgesetzt (Spöhring, 1989, S. 285). In den 80er und 90er Jahren verlor die Aktionsforschung an Bedeutung, teils weil die wissenschaftstheoretische Grundlegung des Ansatzes unklar blieb, teils weil die Anwendungsfelder mit entsprechenden Reformchancen begrenzt sind (Spöhring, 1989, S. 302). Forschung und Veränderung unter Beteiligung der Untersuchungs„subjekte" kann am ehesten mit der Vorgehensweise einer *formativen Evaluation* verbunden werden, wenngleich diese restriktiver und vorgeplanter verläuft als eine idealtypische Aktionsforschung.

Methodische Grundsätze

Der Aktionsforschungs-Ansatz ist auf drei Grundsätze verpflichtet, die sich aus einem „emanzipatorischen Wissenschaftsverständnis" und Menschenbild ableiten:

- *Forscher und Beforschte sind gleichberechtigt*: Untersuchungsteilnehmer und Forscher arbeiten gleichberechtigt zusammen. Es wird strikt abgelehnt, Untersuchungsteilnehmer als Untersuchungs„objekte" zu behandeln. Dies hat z. B. zur Konsequenz, daß die Untersuchungsteilnehmer mitentscheiden, welche Ziele ein Forschungsprojekt haben soll und welche Methoden einzusetzen sind. Die Untersuchungsteilnehmer werden auch an der Auswertung und Interpretation der Ergebnisse beteiligt (Aufhebung der Subjekt-Objekt-Spaltung).
- *Untersuchungsthemen sind praxisbezogen und emanzipatorisch*: Untersuchungsthemen sollen unmittelbare praktische Relevanz besitzen und nicht abgehoben und „theoretisch" sein. Sozialwissenschaft als Bestandteil der Gesellschaft hat die Verpflichtung, an der Lösung sozialer und politischer Probleme aktiv mitzuarbeiten und als „kritische Sozialwissenschaft" auf bestehende Herrschaftsverhältnisse hinzuweisen, statt diese zu verschweigen oder zu unterstützen (Ablehnung des Wertfreiheits-Postulats zugunsten der Parteilichkeit).
- *Der Forschungsprozeß ist ein Lern- und Veränderungsprozeß*: Erkenntnisgewinn und Veränderungen, Forschung und Praxis sollen Hand in Hand gehen und nicht wie in der angewandten Forschung nacheinander ablaufen. Indem neue Erkenntnisse gewonnen und den Untersuchungsteilnehmern sofort vermittelt werden, wird der Forschungsprozeß gleichzeitig zum Lern- und Veränderungsprozeß für alle Beteiligten – auch für den Forscher (dialogische Wahrheitsfindung).

Die Verpflichtung auf die o.g. Positionen hat Konsequenzen für die Methodenwahl. Standardisierte Fragebögen, die der Forscher allein konzipiert und die von den Untersuchungsteilnehmern nur Antworten in Form von Re-Aktionen verlangen, werden abgelehnt. Offene teilnehmende Beobachtung wird vorgezogen, da sie vom Forscher fordert, daß er sich gleichberechtigt in das Feld einfügt. Neben Beobachtungsverfahren werden vor allem offene Befragung (Gruppendiskussion) und Dokumentenanalysen eingesetzt.

Praktische Durchführung

Die Ideale der Aktionsforschung werfen nicht nur wissenschaftstheoretische Fragen auf, sondern stoßen auch auf praktische Widerstände. Der gutgemeinte Vorsatz, die Problemfindung in enger Zusammenarbeit mit den Untersuchungs„subjekten" zu bewerkstelligen, stößt dort an seine Grenzen, wo kein ausreichendes *Problembewußtsein* bei den Untersuchungsteilnehmern vorhanden ist und „eingefahrene Praxisdeformationen" möglicherweise erst in einem „Problematisierungsprozeß" durchbrochen werden müssen (Moser, 1975, S. 152).

Schließlich ist das Einbeziehen der Untersuchungsteilnehmer in den Forschungsprozeß für diese auch mit viel Arbeit verbunden.

Ein Aktionsforscher, der dem Lehrerkollegium der zu untersuchenden Schule mitteilt, er wolle keine direktiven Vorgaben machen, sondern einfach hören, welche Forschungsideen die Lehrer denn hätten, hinterläßt vielleicht weniger den Eindruck besonderer Emanzipation als vielmehr den der Faulheit und mangelnden Vorbereitung. Gemeinsame Entscheidungsfindung mit allen Beteiligten ist nicht nur extrem zeit- und kraftaufwendig, sondern im Ergebnis auch immer nur so gut wie die Sachkompetenz der Mitentscheider. Methodenfragen von Laien entscheiden zu lassen, bedeutet in der Regel schlichte Überforderung. Wenn die Betroffenen eine Untersuchung selbst planen, selbst durchführen, sich selbst untersuchen und die Ergebnisse anschließend selbst auswerten und interpretieren, wird möglicherweise kritische Distanz aufgegeben; nicht umsonst sorgt man sonst in empirischen Untersuchungen dafür, daß die Untersuchungsteilnehmer die Wunschhypothese nicht kennen und von ihr weder in der einen noch der anderen Richtung beeinflußt werden.

Zu beachten ist weiterhin, daß das emanzipatorische Programm der Aktionsforschung „Beforschte" im Auge hat, die als Benachteiligte oder Opfer der Verhältnisse die Sympathie des Forschers genießen und von ihm bereitwillig unterstützt werden. Aktionsforschung hat damit von vornherein einen beschränkten Anwendungsradius, denn wie wollte man z. B. die Situation von Neonazis mit den Mitteln der Aktionsforschung behandeln? Will man ihnen auch gleichberechtigte Mitsprache bei der Interpretation der Ergebnisse einräumen, auf die Gefahr hin, daß sie die Forschung zur Propagierung ihrer Ideologie mißbrauchen? Aktionsforschung ist eher für gut gebildete Teilnehmer geeignet, die einem kulturellen und politischen Konventionskreis entstammen, zu dem sich der Forscher selbst zählt oder den er zumindest akzeptiert.

Aktionsforschung in „reiner" Form ist seltenen Untersuchungsanlässen vorbehalten und sollte die o.g. Probleme reflektieren. Einflußreich ist dieser Ansatz jedoch insofern, als einige seiner Grundprinzipien – etwa Ergebnisrückmeldung an die Teilnehmer und gemeinsamer Lernprozeß – z. B. in der angewandten Arbeits- und Organisationspsychologie oder in der formativen Evaluationsforschung aufgegriffen werden. (Weitere Hinweise zur Aktionsforschung findet man bei Gstettner, 1995.)

! Die Aktionsforschung konzentriert sich auf soziale und politische Themen und arbeitet auf konkrete Veränderungen in der Praxis hin; speziell die Situation von benachteiligten gesellschaftlichen Gruppen soll transparent gemacht und verbessert werden. Aktionsforschung beteiligt die Betroffenen sehr weitgehend am Forschungsprozeß und behandelt sie als gleichberechtigte Experten bei der Entscheidung von inhaltlichen und methodischen Fragen.

5.4.3 Frauenforschung

Frauenforschung (feministische Forschung) ist ein interdisziplinärer Ansatz, der die Geschlechterfrage auf inhaltlicher, methodischer und methodologischer Ebene behandelt und in einem kritischen Ergänzungsverhältnis zur herkömmlichen, überwiegend durch männliche Forscher repräsentierten und überlieferten Wissenschaft steht (sog. männlicher Bias). Der Frauenforschungsansatz entwickelte sich in den 70er Jahren und verläßt in den 90ern zunehmend die wissenschaftliche Außenseiterposition. Obwohl Frauenforschung sowohl mit quantitativen als auch mit qualitativen Methoden arbeitet, wird sie bislang vor allem in den Lehr- und Handbüchern des qualitativen Ansatzes berücksichtigt (z. B. Denzin und Lincoln 1994; Flick et al. 1995; Spöhring, 1989). In der Deutschen Gesellschaft für Soziologie ist die Sektion „Frauenforschung" mit über 400 Mitgliedern die zahlenmäßig stärkste (Spöhring, 1989, S. 303).

Die Begriffe *Frauenforschung* und *feministische Forschung* werden teilweise synonym verwendet, teils aber auch voneinander abgegrenzt. Während sich die Frauenforschung über den Untersuchungsgegenstand („Frauenthemen") definiert und dabei mit herkömmlichen Methoden arbeitet, betont der feministische Ansatz (Feminismus: alle Bestrebungen, die Benachteiligung von Frauen aufzudecken und ihnen entgegenzuwirken) stärker eine wissenschafts- und gesellschaftskritische Position. Danach sind Frauenthemen keine separaten Spezialthemen; vielmehr sollten Geschlechterasymmetrien, die in allen gesellschaftlichen Bereichen mehr oder weniger versteckt präsent sind, mit neuen Denkmodellen und Methoden thematisiert werden.

Die Auseinandersetzungen um feministische Forschung war und ist nicht nur durch die gelegentliche Diffamierung und Mißinterpretation von „Feminismus“ als „Männerhaß“ belastet, sondern spricht auch die wissenschaftstheoretisch bedeutsame Frage nach der Vereinbarkeit von Wissenschaftlichkeit und Parteilichkeit an.

Der Vorsatz, emanzipatorisch zu forschen, steht immer leicht im Verdacht, ideologisch verzerrte Ergebnisse zu liefern und nicht „objektiv“ zu sein. Abgesehen davon, daß wissenschaftliche Objektivität niemals durch die angeblich „objektive Haltung“ einer einzelnen Forscherin oder eines einzelnen Forschers gesichert werden kann, sondern nur durch die gemeinsame Verpflichtung der Scientific Community, Forschungsergebnisse transparent und kritisierbar zu machen, zeigt sich gerade am Beispiel Frauenforschung, daß Konsenskriterien dort Schwächen aufweisen, wo die Konsensbildungen in einseitig zusammengesetzten Gruppen (z. B. überwiegend männliche Vertreter in der Scientific Community) stattfindet und damit für kollektive Verzerrungen anfällig ist (so blieb die einseitige bzw. „parteiliche“ Theoriebildung männlicher Wissenschaftler unkritisiert, solange Frauen kollektiv von den Universitäten ausgeschlossen waren).

Der Vorschlag, unumwundene „Parteilichkeit“ und „gemeinsame Betroffenheit“ (Mies, 1978) zu Grundprinzipien der Frauenforschung zu erheben, stößt unter Frauenforscherinnen keineswegs auf einhelligen Zuspruch; vielmehr wird eine genaue Reflexion der Beziehung zwischen Forschenden und Beforschten gefordert und naive Identifikation mit den Untersuchungsteilnehmerinnen abgelehnt (Becker-Schmidt und Bilden, 1995). Auch in der Frauenforschung werden Frauen nicht nur als Opfer, sondern auch als Mittäterinnen patriarchalischer Geschlechterverhältnisse gesehen (vgl. Haug, 1980).

Methodische Besonderheiten der Frauenforschung

Empirisch läßt sich zeigen, daß die meisten Sozialwissenschaftlerinnen mit quantitativen Methoden arbeiten und zwar auch und besonders dann, wenn sie sich mit Fragen des Geschlechterverhältnisses befassen (s. Becker-Schmidt und Bilden, 1995, S. 24). Das Vorurteil, Frauen würden qua Geschlecht den „harten“ Methoden ausweichen, scheint sich nicht zu bestätigen. Auch aus inhaltlicher Sicht ist nicht auszumachen, daß qualitative Forschung prinzipiell geeigneter ist, Diskriminierung aufzudecken. Gerade quantitative Angaben machen strukturelle Diskriminierung oftmals besonders gut deutlich.

So läßt sich etwa die Tatsache, daß unsere Gesellschaft von Männern dominiert wird (Patriarchat), leicht mit objektiv nachprüfbaren Häufigkeitsdaten belegen, die zeigen, daß in allen gesellschaftlichen Bereichen (Politik, Wissenschaft, Wirtschaft, Verwaltung etc.) Spitzenpositionen nahezu ausschließlich – nämlich in der Regel zu 95% – von Männern besetzt sind (Alder, 1992, S. 190), während Frauen nach wie vor allein für den Haushalt zuständig sind: „92% aller Männer, die mit einer Partnerin zusammenleben, fühlen sich durch Hausarbeit kaum belastet. Zu Recht: sie tun so gut wie nichts.“ (Metz-Göckel und Müller, 1986, S. 246). Konkret übernehmen z.B. 2% der westdeutschen Männer das Putzen, das – da in 15% der Haushalte gemeinsam geputzt und in 6% der Haushalte eine Hilfe in Anspruch genommen wird – in 77% der West-Haushalte allein den Frauen zufällt (in ostdeutschen Haushalten gibt es keine Hilfen, dafür wird etwas öfter – zu 25% – gemeinsam geputzt, vgl. IPOS, 1992, S. 27f.). An der traditionellen geschlechterpolaren Aufteilung der Welt in eine Berufswelt der Männer und eine Familienwelt der Frauen hat sich empirisch nachweisbar viel weniger geändert, als offiziell verkündet wird. Welche Einstellungen zu diesen Verhältnissen in der Bevölkerung verbreitet sind, ist einer Studie des IPOS (1992) zu entnehmen, die z.B. zeigt, daß 55% der Westdeutschen und 66% der Ostdeutschen ein Hausfrauengehalt befürworten und 73% der Westdeutschen sowie 86% der Ostdeutschen eine stärkere Förderung der Berufstätigkeit von Frauen fordern.

Der besondere Nutzen qualitativer Verfahren für die Frauenforschung liegt indessen darin, daß eingeführte Konstrukte und Fragebögen häufig bereits von traditionell einseitigen Sichtweisen und scheinbaren Selbstverständlichkeiten geprägt sind, deren Fragwürdigkeit anhand intensiver, offener und qualitativer Untersuchungen deutlich werden kann.

Beispiel: Bis Ende der 70er Jahre wurde die Situation von Industriearbeiterinnen kaum erforscht. Als Soziologen sich schließlich für sie zu interessieren begannen, charakterisierten sie Arbeiterinnen schlicht als „Zusatzverdienerinnen“, die nur aus finanziellen Gründen arbeiten, weil der Verdienst des Ehemannes zur Versorgung der Familie nicht ausreicht. Die am traditionellen Rollenbild orientierte Vorstellung, daß Arbeiterinnen primär „familienorientiert“ seien und nur aus der Not heraus arbeiten, konnte empirisch immer wieder gezeigt werden: die Arbeiterinnen klagten über diverse Belastungen der Fabrik- und Akkordarbeit. Ein etwas anderes Bild ergab sich jedoch, als Becker-Schmidt et al. (1982) die von ihnen entwickelte Technik des „Perspektivenwechsels“ einsetzten, d. h. sie fragten nicht nur nach der Fabrikarbeit, sondern auch nach der Hausarbeit (die sonst im Kontext von Untersuchungen zum Arbeitsleben meist unberücksichtigt blieb) und wechselten während ihrer Leitfadeninterviews mit 60 Akkordarbeiterinnen jeweils mehrmals zwischen beiden Bereichen.

Nach ihrer Erwerbstätigkeit gefragt, beschrieben die Respondentinnen in der Tat die starken Belastungen und Nachteile der Akkordarbeit und betonten die angenehmen Seiten der Hausarbeit (z. B. freie Zeiteinteilung). Diese „Familienorientierung“ verschwand jedoch, wenn die Frauen auf die Hausarbeit angesprochen wurden; nun nannten sie nämlich übereinstimmend Nachteile und Belastungen der Familienbetreuung und beschrieben die Vorteile der Erwerbstätigkeit (z. B. Anerkennung, Selbständigkeit). Dieser Aspekt der „Ambivalenz“ und v.a. die große Attraktivität von (auch sehr schwerer) Erwerbstätigkeit für Frauen war in früheren Untersuchungen durch die Festlegung auf das Modell „familienorientierte Zusatzverdienerin“ nicht berücksichtigt worden.

Ein weiteres anschauliches Beispiel dafür, wie stark Methodenfragen von einer androzentrischen Sichtweise belastet sein können, geben Lange et al. (1993) in ihrer Kritik einer Fragebogenstudie zur Jugendsexualität.

Modelle der Geschlechterdifferenz

Neben einer Bestandsaufnahme geschlechtsspezifischer Asymmetrien interessieren natürlich deren Verursachungszusammenhänge. Prominentester Erklärungsansatz war lange Zeit eine biologistische Theorie, die männliche und weibliche „Natur“ als biologische Konstanten auffaßte und aus der verschiedene Modelle der Geschlechterdifferenz (vgl. auch Opielka, 1988) abgeleitet wurden:

- *Männliche Überlegenheit*: Das Modell der männlichen Überlegenheit postuliert gravierende Geschlechtsunterschiede und interpretiert diese als Defizite und Schwächen bei der Frau (z. B. weniger rational, weniger moralisch, weniger ehrgeizig etc.), wodurch die bestehende Geschlechterhierarchie als biologisch notwendig legitimierbar ist.
- *Keine Unterschiede*: Das Gleichheitsmodell bestreitet gravierende, naturgegebene Unterschiede zwischen weiblichem und männlichem Erleben und Verhalten (v.a. im Leistungsbereich), deutet Geschlechterhierarchien als soziale Benachteiligung und befürwortet das Konzept der Austauschbarkeit geschlechtsspezifischer Aufgabenteilung. Demgegenüber plädiert das Konzept der Gleichrangigkeit dafür, bestehende Verhaltensunterschiede (unabhängig von ihren Ursachen) zuzulassen und nur die ungleiche Bewertung abzuschaffen, die Differenzen hierarchisch abbildet (z. B. männlich: stark, weiblich: schwach, Männerarbeit: bezahlt, Frauenarbeit: unbezahlt etc.).
- *Weibliche Überlegenheit*: Das Modell weiblicher Überlegenheit hält an der Vorstellung unterschiedlicher „Naturen“ von Mann und Frau fest, deutet sie allerdings zugunsten der weiblichen Eigenschaften. Vertrat etwa die Psychoanalyse in Übereinstimmung mit dem Modell männlicher Überlegenheit die Vorstellung, daß Frauen eine schwächere Moral haben, so wurde in den letzten Jahren immer wieder die These propagiert, daß umgekehrt Frauen das „moralische Geschlecht“ seien (vgl. z. B. Belenky et al. 1989; kritisch dazu Lind et al., 1987).

Im englischen Sprachraum hat es sich eingebürgert, zwischen Geschlecht im biologischen Sinne (Sex) und im sozialen bzw. kulturellen Sinne (Gender) zu unterscheiden. Eindimensionale biologistische Interpretationen der Geschlechterfrage werden zunehmend zugunsten multikausaler Erklärungsmodelle zurückgewiesen, d. h. man geht davon aus, daß biologische, psychologische, soziologische, historische, ökonomische, politische und andere Faktoren zusammenwirken, so daß Frauenforschung stets als interdisziplinäres Forschungsfeld zu begreifen ist. Es ist zu beachten, daß es keine allgemeine feministische Theorie gibt, sondern eine Vielzahl teilweise äußerst kontroverser Ansätze nebeneinander besteht (zum Überblick s. z. B. England, 1993).

Themen der Frauenforschung

Die Themen der Frauenforschung bzw. der feministischen Forschung sind breit gefächert, da sich Fragen der Geschlechterasymmetrie in allen sozialwissenschaftlichen Bereichen stellen. Wichtige Themenbereiche der Frauenforschung sind:

- Arbeitswelt (z. B. Mohr et al., 1982),
- Partnerschaft, Familie, Sozialbeziehungen (z. B. Risman und Schwartz, 1989; Simm, 1989; Weitzman, 1989).
- Geschichte (z. B. Müller, 1989, Perrot, 1989),
- Recht (z. B. Gerhard, 1990; Gerhard und Limbach, 1988) und
- Wissenschaft (z. B. Bamberg und Mohr, 1982; Hausen und Nowotny, 1986; Keller, 1986; Koch-Klenske, 1988; Kulke, 1988; Onnen-Isemann und Oßwald, 1991).

Die Frauenforschung begann in den 60er Jahren als Kritik an einseitig männlichen Sichtweisen und der Ausblendung weiblicher Lebensbezüge aus der wissenschaftlichen Theoriebildung. Mittlerweile hat sich als Parallele zur Frauenforschung (Women's Studies) auch eine Männerforschung (Men's Studies) etabliert, deren Zielsetzung Brod (1987, S. 40) folgendermaßen begründet und definiert. „Während die traditionelle Wissenschaft offensichtlich von Männern handelt, schließt die Verallgemeinerung von Männern als menschlicher Natur faktisch eine Betrachtung dessen aus, was Männern als solchen zu eigen ist. Die Über-Verallgemeinerung der männlichen als allgemeinmenschlicher Erfahrung verzerrt nicht nur unser Verständnis, was, wenn überhaupt, menschlich ist; sie schließt auch das Studium von Männlichkeit als spezifisch männlicher Erfahrung aus. Die allgemeine Definition von ‚Männerforschung' ist die, daß sie Männlichkeit und männliche Erfahrung als spezifische und je nach sozial-historisch-kultureller Formation variierende zum Gegenstand hat." Männerforschung ist weniger als Konkurrenz zur Frauenforschung aufzufassen, sondern unterstreicht eher die Bedeutung der Reflexion von Geschlechterfragen in den Sozialwissenschaften (vgl. dazu auch Opielka, 1988).

> **!** **Die Frauenforschung beschäftigt sich nicht nur mit der Situation von Frauen, sondern prinzipiell mit allen sozialwissenschaftlichen Themen, wobei sie jedoch Geschlechterasymmetrien, die in jedem gesellschaftlichen Bereich mehr oder weniger versteckt präsent sind, mitberücksichtigt, beschreibt und erklärt. Dabei greift die Frauenforschung auf eine große Bandbreite von Theorien und Methoden zurück, verwendet oder modifiziert herkömmliche und entwickelt teilweise auch neue Verfahren.**

5.4.4 Biographieforschung

Während mit *Lebensverlauf* die Folge faktischer Lebensereignisse gemeint ist, versteht man unter *Biographie* die Interpretation beziehungsweise Rekonstruktion dieses Lebensverlaufs aus subjektiver Sicht (Lamnek, 1993, S. 341). In den Sozialwissenschaften bekam die Erforschung individueller Lebensgeschichten im Zuge der Modernisierung westlicher Gesellschaften besondere Bedeutung, denn „der Übergang in die Moderne wird üblicherweise als Individualisierungsprozeß im Sinne einer Freisetzung des Menschen aus ständischen und lokalen Bindungen, einer Pluralisierung der Lebensverhältnisse und eines Gestaltungsverlustes traditioneller Orientierung gedeutet" (Kohli 1986, S. 432). Wo sich äußere Normen lockern, gewinnen die subjektiven, biographisch geformten Werte und Erfahrungen an Bedeutung; sie sind zur Erklärung menschlichen Erlebens und Verhaltens unverzichtbar.

Biographieforschung (biographische Forschung, biographische Methode) thematisiert jedoch nicht nur idiographisch einzelne Individuen und deren Lebensweg, sondern sucht durch den Vergleich von Biographien nach Regelmäßigkeiten, die zur Erklärung personenbezogener und gesellschaftlicher Phänomene dienen können. So könnte man etwa die Lebensgeschichten von Angst-Patienten vergleichen, um Bedingungsfaktoren von Angst-Erkrankungen ausfindig machen.

Individuelle Lebensgeschichten formen sich im Spannungsfeld subjektiver Wünsche und Entscheidungen einerseits und sozialer und biologischer Einschränkungen der Handlungsautonomie andererseits. Jede Gesellschaft belegt das Konstrukt „Biographie" mit bindenden Vorstellungen darüber, wie ein „normaler" Lebenslauf zu gestalten

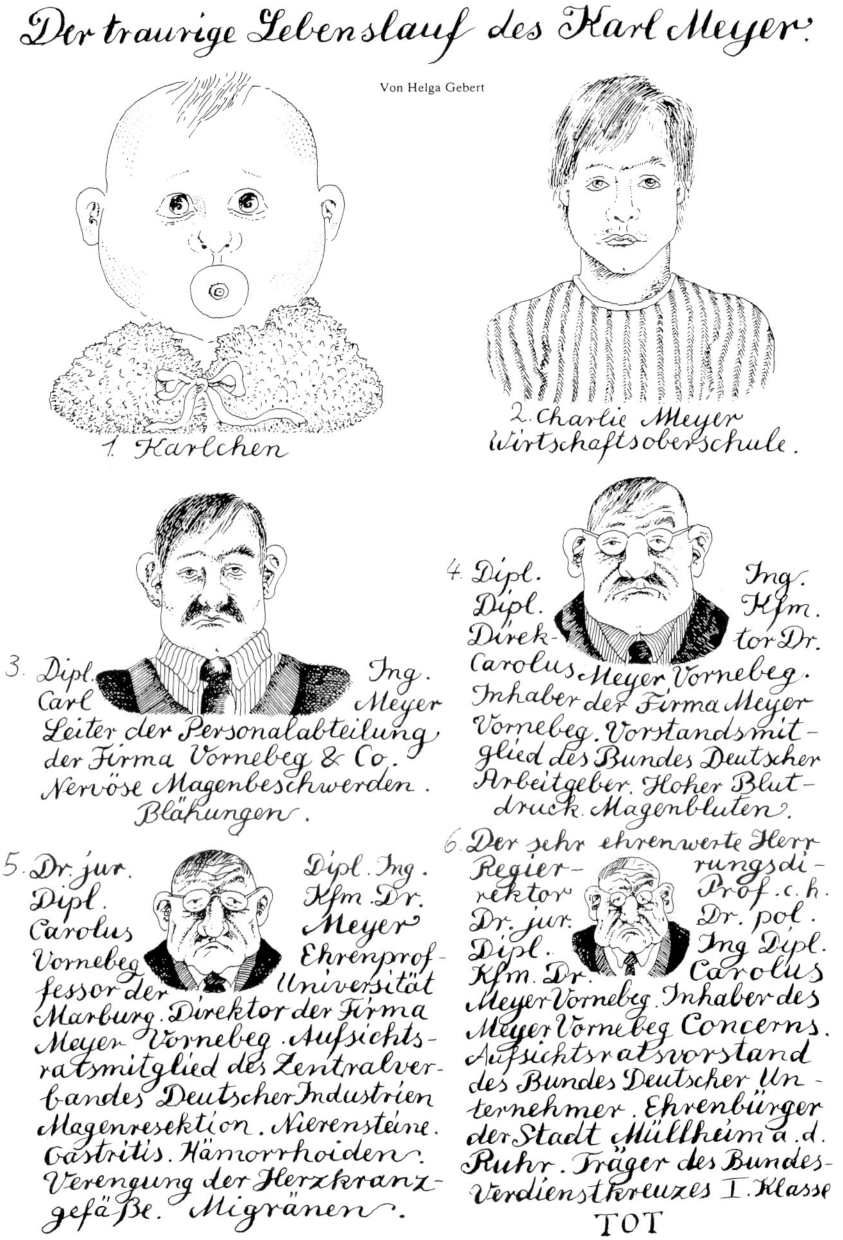
Der traurige Lebenslauf des Karl Meyer.
Von Helga Gebert
1. Karlchen
2. Charlie Meyer Wirtschaftsoberschule.
3. Dipl. Ing. Carl Meyer Leiter der Personalabteilung der Firma Vornebeg & Co. Nervöse Magenbeschwerden. Blähungen.
4. Dipl. Ing. Dipl. Kfm. Direktor Dr. Carolus Meyer Vornebeg. Inhaber der Firma Meyer Vornebeg. Vorstandsmitglied des Bundes Deutscher Arbeitgeber. Hoher Blutdruck. Magenbluten.
5. Dr. jur. Dipl. Ing. Dipl. Kfm. Dr. Carolus Meyer Vornebeg Ehrenprofessor der Universität Marburg. Direktor der Firma Meyer Vornebeg. Aufsichtsratsmitglied des Zentralverbandes Deutscher Industrien Magenresektion. Nierensteine. Gastritis. Hämorrhoiden. Verengung der Herzkranzgefäße. Migränen.
6. Der sehr ehrenwerte Herr Regierrungsdirektor Prof. c. h. Dr. jur. Dr. pol. Dipl. Ing Dipl. Kfm. Dr. Carolus Meyer Vornebeg. Inhaber des Meyer Vornebeg Concerns. Aufsichtsratsvorstand des Bundes Deutscher Unternehmer. Ehrenbürger der Stadt Müllheim a. d. Ruhr. Träger des Bundesverdienstkreuzes I. Klasse
TOT

Einzelfall oder Typus? Lebenslauf und psychosomatische Beschwerden. (Aus: Gelberg, H.-J. (Hrsg.) (1975). Menschengeschichten. Drittes Jahrbuch der Kinderliteratur. Weinheim, Basel: Beltz. S. 130.)

ist (z. B. Altersober- und Altersuntergrenzen für Bildungs- und Berufskarrieren). Welche „Normalbiographie“ in einer Gesellschaft propagiert wird, läßt Rückschlüsse auf das soziale System zu.

Biographisches Material

Biographisches Material wird im Alltag in Form von Briefen, Tagebüchern, Terminkalendern, Augenzeugenberichten, Gerichtsaussagen, Reisereportagen usw. erzeugt; es kann vom Betroffenen selbst stammen (z.B. Autobiographie) oder von Außenstehenden (z. B. Krankenakte) und in mündlicher oder schriftlicher Form vorliegen. Für die wissenschaftliche Biographieforschung sind private Aufzeichnungen meist nicht verfügbar. Biographisches Material aus dem literarischen oder journalistischen Bereich ist zwar öffentlich zugänglich, aber eigenen Gestaltungsprinzipien unterlegen (z. B. Mischung von „Dichtung“ und „Wahrheit“) und dadurch für wissenschaftliche Zwecke nur bedingt geeignet.

Die Biographieforschung benutzt deswegen meist biographisches Material, das unter kontrollierten Bedingungen erst auf Veranlassung des Forschers erstellt wird. Typischerweise werden offene oder teilstrukturierte Methoden der mündlichen und schriftlichen Befragung eingesetzt (z. B. narrative Interviews, Leitfadeninterviews, Tagebuchmethode), um retrospektiv ganze Lebensgeschichten zu erfahren. Auch Längsschnittstudien, bei denen Individuen über längere Zeit begleitet und in festen Abständen wiederholt untersucht werden, sind für die Biographieforschung von Bedeutung. In jeder biographischen Studie sollten neben biographischen Schilderungen aus Sicht des Akteurs auch Standardfragen zur Sozialstatistik gestellt und ggf. objektive Persönlichkeits- oder Leistungstests oder physiologische Messungen durchgeführt werden.

Auswertungsverfahren

Biographisches Material kann mit den üblichen Techniken der qualitativen und quantitativen Datenanalyse ausgewertet werden. Drei Hauptstrategien im Umgang mit biographischem Material sind zu unterscheiden (vgl. Lamnek, 1993 b, S. 366 f.):

- *Konstruktion*: Der Forscher sichtet biographisches Material zu einer festgelegten Themenstellung und konstruiert aus den themenbezogenen Elementen induktiv ein Gesamtbild. Die Konstruktionsmethode ist methodisch nicht abgesichert; sie hat vor allem heuristischen Wert.
- *Exemplifikation*: Der Forscher hat eine bestimmte Theorie über eine Biographie und zieht exemplarisch Ausschnitte aus biographischem Material heran, um seine These zu illustrieren oder zu bestätigen. Da gezielt nur nach theoriekonformen Informationen gesucht wird, gelingt eine Exemplifikation eigentlich immer, d. h. der Erklärungswert dieser Methode ist sehr begrenzt.
- *Typenbildung*: Im Unterschied zum rein intuitiven Vorgehen bei den Methoden der Konstruktion und Exemplifikation stellt die systematische Typenbildung ein intersubjektiv abgesichertes Verfahren dar. Ziel ist die Aufstellung bestimmter Persönlichkeitstypen, Verhaltenstypen oder Mustertypen des Zusammenlebens. Bei der Typenbildung können interpretative und statistische Analysen herangezogen werden. Ein besonderes Verfahren zur Typenbildung stellt die *komparative Kasuistik* dar (Jüttemann, 1990), die das biographische Material verschiedener Einzelfälle in mehreren Schleifen durcharbeitet mit dem Ziel, jeden Einzelfall anhand eines Kategorienschemas zunehmend genauer zu beschreiben. Abschließend werden die Einzelfallresultate miteinander verglichen, um Gemeinsamkeiten (z. B. hinsichtlich der Entstehungsgeschichte einer psychosomatischen Erkrankung) herauszuarbeiten.

Weitere Hinweise und Beispiele zur Biographieforschung findet man bei Baacke und Schulze (1979); Elms (1995); Fuchs (1984); Gerhardt (1985); Grundmann (1992); Gstettner (1980); Hoerning (1980); Jüttemann und Thomae (1987); Straub (1989) und Thomae (1968).

> **!** **Die Biographieforschung beschreibt und vergleicht Biographien, um damit historische und kulturelle Besonderheiten unserer Lebensweise aufzuzeigen, die Situation unterschiedlicher gesellschaftlicher Gruppen zu kennzeichnen oder Ursachenfaktoren für Störungen, Erkrankungen, Erfolge oder andere besondere Ereignisse zu finden. Die wichtigste Datenerhebungsmethode für die Biographieforschung ist die offene Befragung.**

ÜBUNGSAUFGABEN

1. Nennen Sie die Besonderheiten der Aktionsforschung.
2. Was ist mit dem Begriff „Positivismusstreit“ gemeint?
3. Schildern Sie Zielsetzung und Vorgehensweise des Grounded Theory-Ansatzes!
4. Welche Aussagen stimmen nicht?
   a) Qualitative Forschung geht idiographisch und quantitative nomothetisch vor.
   b) Qualitative Forschung kann im Labor, quantitative im Feld stattfinden.
   c) Qualitative Forschung erhebt vorwiegend qualitative Daten und wertet diese interpretativ aus, quantitative Forschung erhebt qualitative und quantitative Daten und wertet diese quantitativ aus.
   d) Quantitative Forscher arbeiten wertfrei und neutral, qualitative Forscher beziehen Stellung.
5. Was versteht man unter Hermeneutik?
6. Was ist mit „Chicagoer Schule“ gemeint?
7. Geben Sie für die folgenden Fragestellungen jeweils ein Beispiel für eine geeignete qualitative Datenerhebungstechnik an!
   a) Entleihen Studierende Bücher vorwiegend gezielt nach einer Literaturrecherche oder häufig auch ad hoc danach, welche Bücher ihnen in der Bibliothek quasi „ins Auge“ springen?
   b) Jungen dürfen abends in der Regel länger und häufiger ausgehen als Mädchen. Liegt das vielleicht daran, daß Jungen nachdrücklicher und effektiver argumentieren, um bei ihren Eltern eine Erlaubnis zu erreichen?
   c) Ein Verlag möchte die didaktische Konzeption seiner Schulbuchreihe verbessern und sucht zunächst erste Hinweise, welche Gestaltungsmerkmale sich beim praktischen Einsatz von Lehrbüchern in der Schule besonders bewährt haben und welche nicht.
8. Erläutern Sie die Moderationsmethode! Wie kann sie in der Forschung eingesetzt werden?
9. Was ist mit „Frauenforschung“ gemeint?
10. Wozu kann man Rollenspiele in der Sozialforschung einsetzen?
11. Führen Sie für den Interviewausschnitt auf S. 291 f. folgende Arbeitsschritte durch:
    - Text sorgfältig durchlesen
    - Zusammenfassung schreiben (3–4 Sätze)
    - Stichwortverzeichnis anlegen
    - Interpretationsideen für das Thema „PDS“ entwickeln
    - Bewertung des Gesprächsverlaufes
12. Was versteht man unter „nonreaktiven Verfahren“? Nennen Sie zwei Beispiele für nonreaktive Untersuchungen des Hilfeverhaltens!
13. Nennen Sie zwei methodische und zwei ethische Probleme, mit denen Feldforscher häufig konfrontiert sind!
14. Grenzen Sie die Begriffe „Lebenslauf“ und „Biographie“ voneinander ab!
15. Wie unterscheidet sich das narrative Interview vom Leitfaden-Interview? Nennen Sie Vorteile beider Interviewformen!

Kapitel 6
Hypothesengewinnung und Theoriebildung

Übersicht

▸ Exploration ▸ Heuristik ▸ Vorstudie ▸ theoriebasierte Exploration ▸ Alltagstheorien ▸ wissenschaftliche Theorien ▸ Theorieanalyse: Zusammenfassen/Vergleichen/Formalisieren ▸ Computersimulation ▸ methodenbasierte Exploration ▸ Methodenvariation ▸ Metaphern ▸ empirisch-quantitative Exploration ▸ EDA ▸ Stem-and-Leaf-Plots ▸ Box-Plots ▸ Scatter-Plots ▸ empirisch-qualitative Exploration ▸ Inventare ▸ Typen ▸ Ursachen ▸ Verläufe ▸ Systeme ▸ qualitatives Experiment

Ein wichtiges Ziel der empirischen Forschung ist die Überprüfung theoretisch begründeter, wissenschaftlicher Hypothesen anhand von Beobachtungsdaten. Woher aber stammen die getesteten Hypothesen? Und wie entstehen die Theorien, aus denen man Forschungshypothesen ableiten kann?

Diese Fragen werden in methodischen Lehrbüchern meistens nur am Rande behandelt; man erfährt, daß intensives Nachdenken, Literaturstudium, Intuition, Kreativität, ein reichhaltiger Erfahrungsschatz und genaues Beobachten die Theoriebildung anregen. Auch wenn diesen allgemeinen Hinweisen nicht widersprochen werden kann, bleibt zu fragen, ob es systematischere Ansätze gibt, die es auch dem Anfänger erleichtern, diese schwierige Materie zu erlernen. Wie man ein neues Forschungsthema erkundet (Exploration) und mit welchen Strategien (Heuristiken) man dabei zu neuen Ideen und Hypothesen kommt, soll deswegen in diesem Kapitel ausführlich beschrieben und an Beispielen erläutert werden.

Einleitend gehen wir zunächst auf den Stellenwert der Theoriebildung im wissenschaftlichen Forschungsprozeß ein (Abschnitt 6.1). Anschließend werden vier Hauptstrategien der Hypothesengewinnung und Theoriebildung vorgestellt: theoriebasierte Exploration (Abschnitt 6.2), methodenbasierte Exploration (Abschnitt 6.3), empirisch-quantitative Exploration (Abschnitt 6.4) und empirisch-qualitative Exploration (Abschnitt 6.5).

6.1 Theoriebildung im wissenschaftlichen Forschungsprozeß

Bevor wir einzelne Strategien und Methoden der Hypothesengewinnung und Theoriebildung vorstellen, wollen wir zunächst diskutieren, wie sich das aus dem Alltag bekannte Erkunden bzw. *Explorieren* von Objekten in den Forschungsprozeß einordnet (Abschnitt 6.1.1) und welchen Stellenwert Exploration im Grundlagen- und Evaluationsbereich einnimmt (Abschnitt 6.1.2). Im Zusammenhang mit Hypothesengewinnung ist häufig von *Vorstudien* die Rede, wobei diese inhaltlichen oder methodischen Zielen dienen können (Abschnitt 6.1.3). Ob Exploration ein Datenerhebungsverfahren, ein Untersuchungstyp oder eher eine „Geisteshaltung“ ist, wird in Abschnitt 6.1.4 erörtert. Schließlich stellen wir in Abschnitt 6.1.5 ein Strukturierungsschema vor, das vier Explorationsstrategien nach der Art der verwendeten Informationsquellen unterscheidet und die nachfolgenden Kapitel gliedert.

6.1.1 Exploration in Alltag und Wissenschaft

Exploration im Alltag

Explorieren (lat. explorare) bedeutet, Sachverhalte zu erkunden, zu erforschen oder ausfindig zu machen. Damit ist die Exploration zunächst zu kenn-

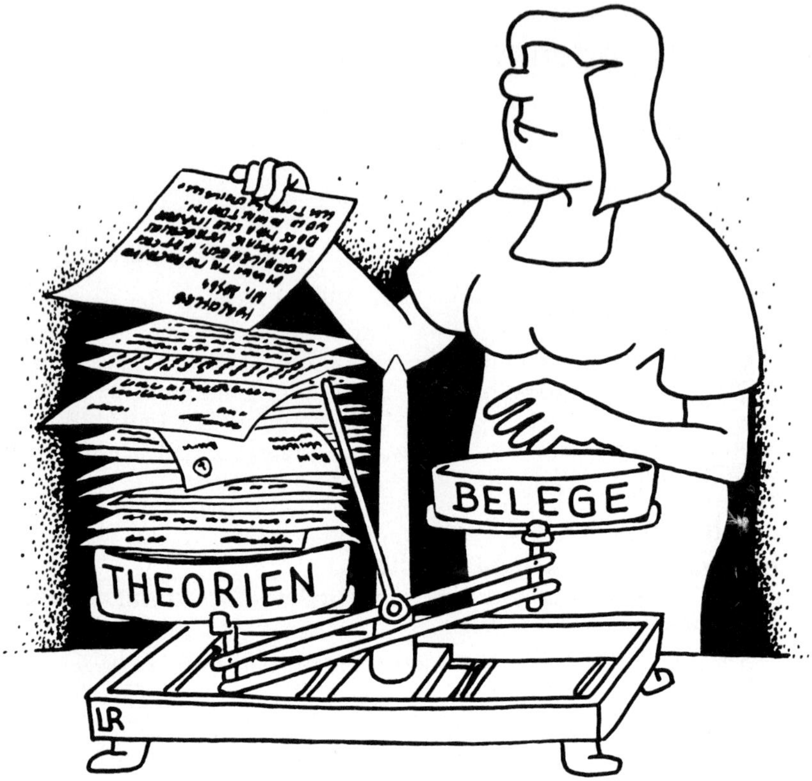

Ungebremste Kreativität? Bei der wissenschaftlichen Theoriebildung sollte man die empirische Prüfbarkeit im Auge behalten. (Zeichnung: R. Löffler, Dinkelsbühl)

zeichnen als eine grundlegende Form der Auseinandersetzung des Menschen mit sich und seiner Umwelt. Explorationsverhalten bzw. Neugierverhalten gehören zum Alltag des Menschen und entwickeln sich bereits im frühen Kindesalter: Das Kind sucht „innerhalb des Vertrauten nach Neuem, es manipuliert mit Gegenständen und sucht, ihnen neue Aspekte abzugewinnen, es erforscht seine nähere Umgebung und es produziert eine Serie von Handlungen, die eine Variation vertrauter Eindrücke zur Folge haben" (Oerter, 1987, S. 667). Beim Explorieren entwickeln sich ganz nebenbei Theorien darüber, wie Dinge funktionieren.

Während das alltägliche Explorieren eher ungeplant und spielerisch vonstatten geht und sich neue Erkenntnisse meist zufällig ergeben, ist die Manipulation von Gegenständen bei anderen Gelegenheiten direkt auf die Lösung von Problemen ausgerichtet. Wie man materielle und immaterielle Objekte handhabt, um bestimmte Effekte zu erzielen, wird durch Heuristiken angegeben. Eine *Heuristik* (griechisch: Such- oder Findestrategie) ist eine „Daumenregel", die im Gegensatz zum *Algorithmus*, der alle Lösungsschritte genau definiert und bei korrekter Befolgung mit Sicherheit das angestrebte Resultat erzielt (z. B. Rechenregeln), nur die grobe Richtung vorgibt und den Erfolg nicht garantiert (z. B. Strategien der Wohnungssuche). Die Funktion von Heuristiken liegt insbesondere darin, neue Denk- und Handlungsoptionen zu eröffnen und zu verhindern, daß man sich in einer „Sackgasse" verrennt. Heuristiken spielen bei alltäglichen Problemlösungen eine große Rolle, da für komplexe Situationen in der Regel keine Algorithmen existieren. Auch freies Explorieren kann als heuristische Strategie eingesetzt werden, z. B. wenn man an einem technischen Gerät „herumspielt", um dessen Funktionsweise herauszufinden.

Exploration in der Wissenschaft

Der unsystematische Charakter des Erkundens und Suchens läßt exploratives und heuristisches Vorgehen unwissenschaftlich erscheinen. Tatsächlich werden Fragen der Hypothesenerkundung und Theoriefindung überwiegend in den vorwissenschaftlichen Bereich des Irrationalen und Intuitiven verwiesen. Man unterscheidet nach Reichenbach (1938) zwischen dem *Entdeckungszusammenhang* („Context of Discovery"), in dem prinzipiell alles erlaubt ist, und dem *Begründungszusammenhang* („Context of Justification"), in dem Hypothesen nach strengen Kriterien der Wissenschaftlichkeit überprüft und gerechtfertigt werden müssen. *Wie* Theorien *entstehen*, d. h. ob man sie nachts träumt oder von seinem Friseur erfährt, spielt für die Wissenschaftstheorie demnach keine Rolle; entscheidend ist nur, ob sie später einer empirischen Prüfung standhalten. Im englischen Sprachraum sagt man scherzhaft, daß Theorien im Kontext der drei „B's" entstehen: „Bed", „Bathroom" und „Bicycle" (Gigerenzer, 1994, S. 109).

„Zufälliges" Entdecken: Viele Beispiele scheinen das irrationale Moment der Theoriebildung zu belegen: Der Umstand, daß unvollendete Handlungen besser im Gedächtnis haften bleiben als vollendete, ist als Zeigarnik-Effekt bekannt und wurde von der Lewin-Schülerin Zeigarnik im Caféhaus entdeckt: Sie beobachtete den Kellner, der sich notorisch immer die unbezahlten (= unvollendeten) Bestellungen merkte, die bezahlten aber sofort vergaß. Skinner fütterte am Bahnsteig die Tauben und stellte fest, daß er einige von ihnen durch seine Futterspenden zu absonderlichen Tänzen konditioniert hatte. Der Chemiker Mendelejeff fand die Struktur des Periodensystems beim Patiencelegen. Wertheimer erlebte das Phi-Phänomen beim Zugfahren. Der Chemiker Kekulé hat die Ringstruktur des Benzolmoleküls entweder geträumt (ihm erschien eine Schlange) oder beim Blick in den Kamin erfaßt. Der Mathematiker und Physiker Archimedes stieß in der Badewanne auf das Prinzip des statischen Auftriebs. Die Liste spektakulärer Einfälle und Entdeckungen ließe sich beliebig verlängern – wenngleich so manches wohl eher in den Bereich der Legendenbildung denn der Wissenschaftsgeschichte fallen dürfte (vgl. Dörner, 1994, S. 343).

Systematisches Explorieren: Spontan und unkontrollierbar, eben „intuitiv" erscheinen die Geistesblitze bekannter Wissenschaftler – „einer logischen Analyse weder fähig noch bedürftig", befand Popper (1989, S. 6). Beginnen wir mit letzterem: *Bedarf* es einer Systematisierung der Exploration? Dörner (1994, S. 344) fordert sie: „Nicht nur der Forscher in der Psychologie, sondern auch der Praktiker ist ständig mit der Notwendigkeit konfrontiert, Theorien erfinden zu müssen. Welche Aspekte der Familienstruktur mögen wohl dafür verantwortlich sein, daß Frau X so depressiv ist? Oder liegt es gar nicht an der Familie? Die *eine* Theorie, die alles erklärt, gibt es in der Psychologie nicht, und so muß man sich ständig, Theorien erfindend, prüfend, revidierend, irgendwie durchwursteln. Wenn das aber so ist, darf man sich in der psychologischen Methodenlehre auf die Prüfmethoden nicht beschränken." In letzter Zeit wird immer häufiger die Notwendigkeit betont, den Prozeß der Theoriebildung transparenter zu machen und in methodologische Überlegungen mit einzubeziehen (vgl. Kleining, 1994; zur Theoriebildung s. auch Esser und Troitzsch, 1991; Strube, 1990).

Die Forderung nach reflektierter Exploration setzt voraus, daß Theoriebildung einer Systematisierung *fähig* ist. Dafür spricht die Beobachtung, daß bereits jetzt de facto Normen bestehen und nicht jeder vollkommen idiosynkratisch vorgeht; so ist z. B. ein sorgfältiges Literaturstudium eine weitgehend anerkannte Voraussetzung jeder theoriebildenden Arbeit. Einige Autoren formulieren explizit Strategien und Methoden für eine in den wissenschaftlichen Forschungsprozeß voll integrierte, systematische Exploration. Dazu zählen z. B. Strauss (1994) und sein Programm einer induktiven, gegenstandsverankerten Theoriebildung (Grounded Theory-Ansatz, vgl. S. 308 f.) sowie Dörner (1994) und Tukey (1977), auf deren Vorschläge wir in diesem Kapitel noch zurückkommen werden.

Wenngleich es kein Rezept für Kreativität gibt, ist das Vertrauen auf die *reine* Intuition doch illusorisch. Gerade wenn man das Finden guter Theorien in die Nähe anderer kreativer und künstlerischer Schöpfungen rücken will, muß einem auffallen, daß nach einer bekannten Redewendung „Kunst von Können kommt". Wäre dies nicht so, könnte man im künstlerischen Bereich auf jegliche Ausbildung verzichten. Auch wenn es wohl keine Patentrezepte gibt, erhöhen fundierte Kenntnisse und systematisches Vorgehen die Wahrscheinlichkeit, empirisch brauchbare Hypothesen und Theorien zu finden. Aus dieser Sicht ist es auch keineswegs erforderlich, einen Widerspruch zwischen Kreativität und Systematik zu konstruieren. Spektakuläre Ideenfindungen wie die oben genannten ereignen sich eben nicht urplötzlich und ganz „zufällig", sondern nach langjähriger intensiver Auseinandersetzung mit einem Forschungsthema. Wer hat schließlich nicht alles schon im Café oder in der Badewanne gesessen, Tauben gefüttert, Patiencen gelegt und von Schlangen geträumt – und dabei rein gar nichts entdeckt.

Die Integration des Entdeckungszusammenhangs in den Forschungsprozeß meint nicht, daß normativ Heuristiken der Theoriebildung festgeschrieben werden sollen. Schließlich würde strenge Reglementierung – die ohnehin nur konventionell und nicht rational zu fundieren wäre – die Gefahr in sich bergen, das Finden guter Ideen zu verhindern. Vielmehr geht es darum, die Wahrscheinlichkeit, wissenschaftlich brauchbare, innovative Ideen zu produzieren, zu erhöhen und dabei speziell dem Neuling Anregungen zu geben. Indem der Explorationsprozeß dokumentiert, reflektiert und bewertet wird, kann er in den Bereich der Wissenschaftlichkeit verlagert werden, der im wesentlichen durch methodisch angeleitetes und kritisierbares Vorgehen charakterisiert ist – im Unterschied zum alltäglichen Erkenntnisgewinn, der nicht unbedingt allgemeingültige, intersubjektiv nachvollziehbare Aussagen anstrebt, sondern bei subjektiven Überzeugungen stehenbleiben kann.

> **!** **Mit Exploration ist das mehr oder weniger systematische Sammeln von Informationen über einen Untersuchungsgegenstand gemeint, das die Formulierung von Hypothesen und Theorien vorbereitet.**

6.1.2 Exploration in Grundlagen- und Evaluationsforschung

Exploration wird in der Grundlagenforschung ebenso benötigt wie in der Interventions- und Evaluationsforschung. Gerade wenn Fragestellungen und Veränderungsanforderungen der Berufspraxis entspringen, fehlen meist entsprechende technologische Theorien, die eine Gestaltung und Bewertung konkreter Interventionsmaßnahmen erlauben. Dazu ein Beispiel: Angenommen, der in einer psychiatrischen Rehabilitationsklinik tätigen Psychologin fällt auf, daß die auf der Station behandelten Schizophrenie-Patienten in ihrer Freizeit kaum die Klinik verlassen. Da die Symptomatik abklingend ist und eine Entlassung vorbereitet wird, scheint es wünschenswert, die Patienten zu selbständiger Freizeitgestaltung anzuregen.

Zu diesem Zweck soll ein Trainingsprogramm entwickelt und selbstverständlich auch evaluiert werden. Eine Literaturrecherche zu dem Thema ist wenig ertragreich. Bevor also ein Programm zusammengestellt werden kann, müßte zunächst exploriert werden, welche Faktoren dazu beitragen, daß die Patienten das Klinikgelände nur selten verlassen. Eine Umfrage unter Patienten und Klinikpersonal könnte z. B. ergeben, daß weder finanzielle noch emotionale Ursachen ausschlaggebend sind, sondern offensichtlich in erster Linie Wissensdefizite. Die Erkenntnis, daß die Patienten schlicht und einfach nicht wissen, welche Freizeitmöglichkeiten es in der Umgebung der Klinik gibt und wie man dort hingelangen kann, würde zur Konzeption eines Trainings führen, das genau diese Wissensdefizite abbauen hilft, indem etwa das Lesen von Stadtmagazinen und Stadtplänen, die Vorbereitung und Durchführung eines Kinobesuchs und andere Aktivitäten geübt werden.

Nach Ablauf des Trainings könnte man dann im Sinne einer summativen Evaluation prüfen, ob die Trainingsgruppe im betrachteten Zeitraum *häufiger* die Freizeit außerhalb der Klinik verbrachte als die Kontrollgruppe. Dieses objektive quantitative Maß des Trainingserfolges erscheint der Psychologin jedoch nicht ausreichend. Sie möchte auch subjektive Erfolgskriterien aus Patientensicht berücksichtigen. Durch die Explorationsstudie soll also im Vorfeld auch ermittelt werden, welche Bedürfnisse die Patienten hinsichtlich ihrer Freizeitgestaltung haben. Die am häufigsten genannten Wünsche (z. B. neue Kontakte zu Nicht-Patienten knüpfen) könnten als weitere abhängige Variablen in die Evaluationsstudie aufgenommen werden. (Ein Training mit der geschilderten Thematik wurde von Baumbach, 1994, entwickelt und evaluiert.)

Bei der Vorbereitung von Evaluationsstudien steht die Erkundung von adäquaten Interventionsstrategien und Erfolgskriterien im Vordergrund. Ob im obigen Beispiel nun eine *Hypothese* oder eine *Mini-Theorie* über das Freizeitverhalten von Schizophrenie-Patienten entwickelt wurde, ist eine terminologische Streitfrage. Im Grundlagenbereich würde man einzelne Ideen über Wirkungszusammenhänge (z. B. „Wissensdefizite führen bei Schizophrenie-Patienten zur Isolation") zunächst als „Hypothesen" kennzeichnen, die im Laufe weiterer Explorationsbemühungen zu Theorien ausgearbeitet werden können, etwa indem ein Modell zur Entstehung der Wissensdefizite aufgestellt wird und der Einfluß der psychiatrischen Behandlung auf den Aktionsradius der Patienten genau erklärt wird. Eine solche Theoriebildung ist nicht mit einer einzelnen explorativen Umfrage zu bewerkstelligen, sondern erfordert umfassendere Vorarbeiten, in deren Verlauf meist mehrere Methoden kombiniert werden (z. B. offene Befragung von Experten und Patienten, Erfahrungsberichte von ehemaligen Patienten und Angehörigen, Übernahme von Elementen erfolgreicher Trainingsprogramme aus verwandten Bereichen), um auf diesem Wege die nötigen „Mosaiksteine" der Theorie zusammenzutragen. (Ein Beispiel für den Versuch, ein umfassendes, „fachuniversales" Theoriegebäude aufzubauen, liefert Luhman, 1987).

Im Rahmen eines Theoriebildungsprozesses, der sich unter Umständen über mehrere Jahre hinzieht, können auf empirischer Ebene verstärkt auch die zeitlich aufwendigeren qualitativen Verfahren (vgl. Kap. 5) zum Einsatz kommen. Im Kontext der Theoriebildung wird man bei der gedanklichen Verarbeitung theoretischer Konzepte und empirischer Befunde bewußt auf einer höheren Abstraktionsebene arbeiten, integrativ und abstrahierend größere Zusammenhänge darstellen, während bei der untersuchungsvorbereitenden Hypothesengewinnung bzw. Hypothesenpräzisierung eine gute Operationalisierbarkeit der entwickelten Ideen im Vordergrund steht. Ergebnis der Theoriebildung ist ein Netz von Hypothesen und Konstrukten, das durch übergreifende Ideen und Annahmen zusammengehalten wird und im gelungenen Fall richtungsweisend für weitere Überlegungen, Explorationen und Hypothesenprüfungen ist.

6.1.3 Inhaltliche und instrumentelle Voruntersuchungen

Explorative Voruntersuchungen können dazu dienen, inhaltliche oder untersuchungstechnische Fragen zu beantworten. Die letztgenannte Variante wird oftmals als *Pretest*, *Vorstudie* oder *Instrumententest* bezeichnet. Instrumentelle Vortests dienen allein dazu, die Funktionsfähigkeit von Untersuchungsgeräten, die Eignung von Untersuchungsmaterial und den reibungslosen Untersuchungsablauf zu prüfen, indem einige Versuchsteilnehmer probeweise einen Untersuchungsdurchgang absolvieren oder Vorformen eines Fragebogens ausfüllen und beurteilen. Die Daten dieser Probanden werden nicht in den endgültigen Datensatz aufgenommen. Ein instrumenteller Vortest ist in jedem Fall empfehlenswert, um Pannen bei der eigentlichen Untersuchungsdurchführung zu vermeiden und Untersuchungsmaterial optimal zu gestalten. Sollen Untersuchungsverfahren auf konkrete Anwendungsfälle zugeschnitten werden, fließen in die Entwicklung und Modifikation der Instrumente freilich auch inhaltliche Überlegungen ein.

Beispiel: Zur Überprüfung einer Entscheidungstheorie soll studentischen Probanden ein Entscheidungsproblem vorgelegt werden, das zur Steigerung der *externen Validität* (vgl. S. 52f.) der Untersuchung möglichst alltagsnah zu gestalten ist. Die Publikationen in diesem Gebiet nennen ausnahmslos Entscheidungsprobleme, die unrealistisch und künstlich wirken, d. h. mit dem Leben Studierender wenig zu tun haben. Zur Vorbereitung der Hypothesenprüfung ist es in diesem Fall ratsam, zunächst zu explorieren, welche Entscheidungsprobleme Studierenden besonders wichtig sind. Zu diesem Zweck könnte eine moderierte *Gruppendiskussion* (vgl. S. 294ff.) durchgeführt werden, bei der alle Beteiligten zunächst vier wichtige Entscheidungsprobleme auf Karten notieren und der Kartenpool anschließend gemeinsam sortiert und nach Prioritäten geordnet wird. Dabei könnte sich die Wahl eines Praktikumsplatzes als typisches Problem Studierender herauskristallisieren. Als Untersuchungsmaterial für das Experiment wäre folglich eine Liste unterschiedlicher Praktikumsplätze zu erstellen, die den Probanden die Wahl des subjektiv „besten" Praktikumsplatzes abverlangt. Nachdem das Untersuchungsmaterial fertiggestellt ist, müßte ein experimenteller Vortest durchgeführt werden, um die Verständlichkeit der Aufgaben und die Akzeptanz des Designs sicherzustellen sowie die Dauer des Versuchs zu ermitteln.

6.1.4 Exploration als Untersuchungstyp und Datenerhebungsverfahren

In der empirischen Forschung werden Untersuchungen, die das Generieren von Hypothesen und Theorien zum Ziel haben, als *explorative Untersuchungen* bezeichnet. Klassifiziert man empirische Untersuchungen nach ihrer *Zielsetzung*, so ergibt sich eine – wohlgemerkt idealtypische – Dreiteilung (vgl. Abschnitt 2.3.3):

- *Explorative Untersuchungen* dienen der Bildung von Theorien und Hypothesen.
- *Explanative Untersuchungen* dienen der Prüfung von Theorien und Hypothesen (s. Kap. 8 und 9).
- *Deskriptive Untersuchungen* dienen der Beschreibung von Populationen (s. Kap. 7).

Explorationsstudien sind im wissenschaftlichen Arbeitsprozeß den explanativen Untersuchungen vorgeschaltet; sie dienen der Entwicklung wissenschaftlich prüfbarer Hypothesen. Dabei gehen explorative Untersuchungen keineswegs völlig theoriefrei vor. Allein die Auswahl derjenigen Variablen, die in den explorierten Datensatz aufgenommen werden, die Art und Weise ihrer Operationalisierung und Messung oder die Selektion von Untersuchungsobjekten ist von teils impliziten, teils expliziten Vorannahmen und Theorien geleitet. Der Unterschied besteht allerdings darin, daß dieses theoretische Vorverständnis noch nicht soweit elaboriert und fokussiert ist, daß sich operationale und schließlich auch statistische Hypothesen formulieren lassen, die einer Signifikanzprüfung unterzogen werden könnten.

Unklarer ist die Beziehung zwischen explorativen und deskriptiven Studien. Dies hängt damit zusammen, daß mit deskriptiven Studien sowohl a) *Phänomenbeschreibungen*, b) *Einzelfallbeschreibungen*, c) *Stichprobenbeschreibungen* als auch d) *Populationsbeschreibungen* gemeint sind. Während die Beschreibung von Phänomenen (z. B. Sammlung von Materialien zum Vandalismus), Einzelfällen (z. B. Rekonstruktion der Krankengeschichte eines Alzheimer-Patienten) und Stichproben (z. B. Darstellung der soziodemographischen Merkmale einer willkürlichen Auswahl von Teilnehmern eines Demonstrationszuges) häufig zu explorativen Zwecken durchgeführt wird, haben Populationsbeschreibungen – die erhebungstechnisch sehr aufwendig sind und deren Ergebnisse in jedem Fall statistisch ausgewertet werden – nur selten den Zweck, Hypothesen zu finden, sondern dienen primär der Parameterschätzung (vgl. Kap. 7); dennoch können sie natürlich als „Nebenprodukte" auch neue Ideen liefern.

Lineare Modelle des Forschungsablaufs (z. B. *erst* Exploration, *dann* Explanation) sind stets nur Ausschnitte eines iterativen Prozesses wissenschaftlichen Arbeitens, d. h. es gibt weder einen Anfangspunkt, von dem man voraussetzungslos „neu" beginnen kann, noch einen ultimativen Endpunkt, an dem die „Wahrheit" gefunden ist; stattdessen werden mit dem Ziel der Annäherung an den Forschungsgegenstand dieselben Stationen mehrfach durchlaufen. Dabei sollte man zu jedem Zeitpunkt offen bleiben, Neues hinzuzulernen und bereit sein, Theorien, Untersuchungsmethoden und Datenmodelle zu modifizieren und zu revidieren. Die Trennung zwischen Exploration und Explanation wird deswegen von einigen Autoren als Fiktion bezeichnet und strikt abgelehnt (vgl. Schnell, 1994, S. 329, der auf den iterativen Charakter von Forschungsprozessen verweist und Feyerabend, 1976, der argumentiert, daß methodische Vorschriften in der Forschungspraxis ohnehin kaum eingehalten werden).

Sicherlich kann man argumentieren, die Zielsetzung, neue Hypothesen zu finden, sei letztlich mit *jeder* Untersuchung verbunden, so daß Exploration kein *Untersuchungstyp*, sondern vielmehr eine *Geisteshaltung* ist, die jegliches wissenschaftliche Arbeiten prägt. Wenn wir dennoch an idealtypischen Unterscheidungen zwischen Untersuchungstypen festhalten, so geschieht dies mit der Intention, den komplexen Forschungsprozeß zunächst in unterschiedlichen Facetten differenziert darzustellen, um dem Leser Orientierungshilfen zu geben. In der theoretischen Darstellung werden Grenzen, die in der Praxis fließend sind, aus didaktischen Gründen gerne überspitzt, was insofern zweckmäßig ist, als ein Zuwenig an Strukturierung des Themenfeldes sich später schwerer kompensieren läßt als ein Zuviel, das man durch einfaches Vergessen „loswerden" kann.

Neben der Exploration als *Untersuchungstyp* gibt es die diagnostische Exploration als eine Form der *Datenerhebung*. Hier lehnt sich die Begriffsverwendung an den medizinischen Sprachgebrauch an. In der Medizin versteht man unter Exploration „das Eruieren psychopathologischer Erscheinungen mittels Befragung eines Patienten" (Dorsch et al., 1987, S. 198). In diesem Sinne ist Exploration ein Bestandteil der *Anamnese* (Ermittlung der Krankengeschichte). In der Sozialforschung wurde dieser Explorationsbegriff erweitert: Gegenstand der Exploration sind nicht nur pathologische oder klinische Phänomene, sondern prinzipiell alle subjektiven Sachverhalte wie z. B. Einstellungen, kritische Lebensereignisse oder Werte. Oft versucht man, ein Gesamtbild der Person zu erstellen, indem breitgestreut Informationen über Beruf, Freizeit, Familie etc. erfaßt werden (zur Biographieforschung s. Abschnitt 5.4.4).

Vor allem in angewandten Fächern und im klinischen Bereich hat es sich eingebürgert, offene, nicht-standardisierte Interviewformen als „Exploration" zu bezeichnen. Die Exploration als Datenerhebungs*methode* spielt in explorativen *Untersuchungen* (z. B. Einzelfallbeschreibungen) eine große Rolle, wenn es um biographische Erlebnisse oder Erlebensphänomene geht (s. Undeutsch, 1983, Thomae und Petermann, 1983; über Anwendungen der Exploration berichten z. B. Lehr, 1964, Lehr und Thomae, 1965).

6.1.5 Vier Explorationsstrategien

Zusammenfassend stellen wir fest, daß Hypothesenfindung und Theoriebildung, obwohl sie elementare Bestandteile wissenschaftlichen Arbeitens darstellen, weitgehend den Gewohnheiten des einzelnen Wissenschaftlers überlassen bleiben und im Unterschied zu den Ergebnissen von Hypothesenprüfungen selten an die Öffentlichkeit dringen. Welche Gedankengänge, Diskussionen mit Kollegen, Vorerfahrungen und Literaturanalysen letztlich zur Formulierung einer Hypothese führen, wird selten ausführlich dokumentiert und berichtet, sondern fällt in den „vorwissenschaftlichen" Entdeckungszusammenhang; allenfalls in Vorwörtern wird zuweilen in anekdotischer Form über die Entstehungsgeschichte eines Forschungsansatzes berichtet (eine Ausnahme bildet z. B. Heckhausen, 1987, der erzählt, wie sich ein Theoriebildungsprozeß über mehr als 30 Jahre hinziehen kann).

Diese Handhabung der Hypothesenbildung entzieht Explorationstätigkeiten weitgehend der kollegialen Diskussion und Kritik und nimmt Studierenden die Möglichkeit, am „Modell" zu lernen. Eine Integration der Exploration in den wissenschaftlichen Forschungsprozeß scheint deswegen wünschenswert und wird in letzter Zeit verstärkt gefordert, wobei die meisten Autoren nur ausgewählte Heuristiken (z. B. Computersimulationen) propagieren und seltener einen Überblick über die Vielfalt der Explorationsstrategien geben.

Wie lassen sich die unterschiedlichen Explorationstechniken ordnen? Hält man sich vor Augen, daß Theorie, Empirie und Methodik die wichtigsten Elemente jeder erfahrungswissenschaftlichen Disziplin sind, bietet es sich an, auch die Explorationstechniken nach diesen Bereichen zu gliedern. An vorhandene *Theorien* und Ideen anzuknüpfen und somit durch Neufassungen, Umformulierungen und Ergänzungen Innovationen zu schaffen, ist gängige Praxis (theoriebasierte Exploration, Abschnitt 6.2). Auch eine Auseinandersetzung mit den in einem Forschungsbereich prominenten *Methoden* gibt Anregungen zur Reformulierung oder Neukonstruktion von Gegenstandsmodellen (methodenbasierte Exploration, Abschnitt 6.3).

Des weiteren gilt der Weg über die *Empirie*, speziell die eingehende Beobachtung des Untersuchungsgegenstandes, seit jeher als Königsweg der Hypothesenbildung. Detaillierte Beschreibungen erschließen komplexe Prozesse und Systeme, sorgfältiges und geduldiges Befragen eröffnet den Zugang zur Perspektive der Akteure, durch die geschickte Analyse umfangreicher quantitativer Datensätze können Muster und Regelläufigkeiten entdeckt werden (empiriebasierte Exploration). Die Möglichkeit, sich vom Datenmaterial anregen zu lassen und auf induktivem Wege neue Hypothesen zu konstruieren, besteht unabhängig von Art und Skalenniveau des herangezogenen bzw. erzeugten Datenmaterials (vgl. Abschnitt 5.1.1). Im *quantitativen* Ansatz werden gänzlich andere Verfahren der explorativen Datenanalyse eingesetzt als im *qualitativen* Ansatz, weswegen wir empirisch-quantitative Explorationsmethoden (Abschnitt 6.4) und empirisch-qualitative Explorationsmethoden (Abschnitt 6.5) getrennt behandeln.

Wir empfehlen, die eigenen Explorationstätigkeiten, ihre Ergebnisse sowie sich daraus ergebende weiterführende Ideen und Fragen in einem „Forschungstagebuch" chronologisch zu notieren und die eigenen Gedanken möglichst oft mit Fachkollegen und Laien zu diskutieren. Auf diese Weise ist man gezwungen, seinen Wissensstand zu konkretisieren und wird sich über Lücken und Ungereimtheiten schneller bewußt. Ein Forschungstagebuch erlaubt eine spätere Rekonstruktion der Vorgehensweise, die nach ein oder zwei Jahren allein „aus dem Gedächtnis" kaum zu leisten ist. Eine solche Rekonstruktion mag in den Forschungsbericht mit einfließen oder nur für den internen Gebrauch als Gedächtnisstütze bei der Reflexion der eigenen Ideenbildung dienen (Wie hat sich die eigene Einschätzung über den Untersuchungsgegenstand verändert? Welche Ideen wurden verworfen? etc.).

Das Führen eines Forschungstagebuchs hat auch eine motivierende Funktion, weil es in scheinbar rein rezeptiven Phasen des Lesens und Planens durch das Aufschreiben „Produkte" (Texte) liefert, die den Arbeitsfortschritt verdeutlichen und auf die man später bei der Abfassung des Untersuchungsberichtes zurückgreifen kann.

6.2 Theoriebasierte Exploration

Weil neue Theorien gewöhnlich an vorhandene Konzepte und Modelle anknüpfen, ist ein sorgfältiges Durcharbeiten der Fachliteratur der übliche Einstieg in ein Forschungsfeld. Dabei wird man feststellen, daß nicht ein Mangel an Theorien bzw. theoretischen Überlegungen, sondern eher ein Übermaß an Fachliteratur zum Problem wird. Die exponentiell wachsende Zahl wissenschaftlicher Publikationen stellt nicht nur gesteigerte Anforderungen an Recherche- und Beschaffungsstrategien, sondern auch an eine sachgerechte Auswahl und Reduktion des Stoffes. Neben wissenschaftlichen Theorien können auch Alltagstheorien die Auseinandersetzung mit einem Forschungsgegenstand befruchten.

> **!** **Die theoriebasierte Exploration leitet im Zuge einer systematischen Durchsicht und Analyse aus vorhandenen wissenschaftlichen und alltäglichen Theorien neue Hypothesen ab.**

Die im folgenden behandelte theoriebasierte Exploration befaßt sich mit relevanten Theoriequellen (Abschnitt 6.2.1), mit Problemen der Theorieanalyse (Abschnitt 6.2.2) sowie mit möglichen Ergebnissen dieser Explorationsvariante (Abschnitt 6.2.3).

6.2.1 Theoriequellen

Alltagstheorien

Alltagstheorien sind Theorien, die Menschen ihrem eigenen Handeln zugrundelegen (z. B. Antaki, 1988; Flick, 1991; Groeben und Scheele, 1977; Furnham, 1988). Die Gegenstände von Alltagstheorien sind nicht mit den Gegenstandsbereichen der empirischen Sozialwissenschaften deckungsgleich, obwohl es größere Überschneidungsbereiche gibt als etwa mit den Naturwissenschaften. Die eigenen Alltagstheorien sowie die in der Öffentlichkeit oder im Bekanntenkreis diskutierten Klischeevorstellungen, Annahmen, Erklärungen oder Theorien können den Anstoß zur Formulierung von Forschungshypothesen geben, die sich häufig durch besondere Lebensnähe und Aktualität auszeichnen.

Die Alltagstheorien anderer Personen lassen sich am besten durch offene oder halbstandardisierte Befragungen (mündlich oder schriftlich) erfassen (vgl. Abschnitt 5.2.1). Dabei kann man Laien entweder dazu befragen, welche Erklärungen sie für bestimmte Sachverhalte oder Phänomene haben (z. B. wie erklären Jugendliche das Phänomen Vandalismus), oder man präsentiert ihnen die eigenen (vorläufigen) Theorieentwürfe und diskutiert deren Plausibilität. Viele sozialwissenschaftliche Laien sind aus ihrer Berufs- oder Lebenserfahrung heraus Experten für bestimmte Themen und können dem Sozialwissenschaftler wichtige Detailinformationen geben.

Alltagstheorien sind auch in Zeitungen, Zeitschriften oder anderen Gebrauchstexten (Kataloge, Broschüren, Flugblättern) zu finden. Diese Texte (z. B. politische Kommentare) werden wie üblich mit quantitativen oder qualitativen Inhaltsanalysen verarbeitet, um die wichtigsten, den Texten zugrunde liegenden Theoriebestandteile herauszufiltern.

Die Beschäftigung mit Alltagstheorien erfolgt keinesfalls nur aus Explorationsgründen, sondern bildet eigene Forschungsbereiche. So befaßt sich die *Attributionsforschung* (Attribution: Ursachenzuschreibung) damit, welche Ursachen Personen für bestimmte Ereignisse verantwortlich machen, wie sich ihr kausales Wissen strukturiert und welche Konsequenzen bestimmte Muster von Ursachenzuschreibungen für das Erleben und Verhalten des einzelnen haben. Die subjektive Theorie, daß ein trockener Alkoholiker bereits beim ersten Schluck Alkohol rückfällig wird, mag für einen

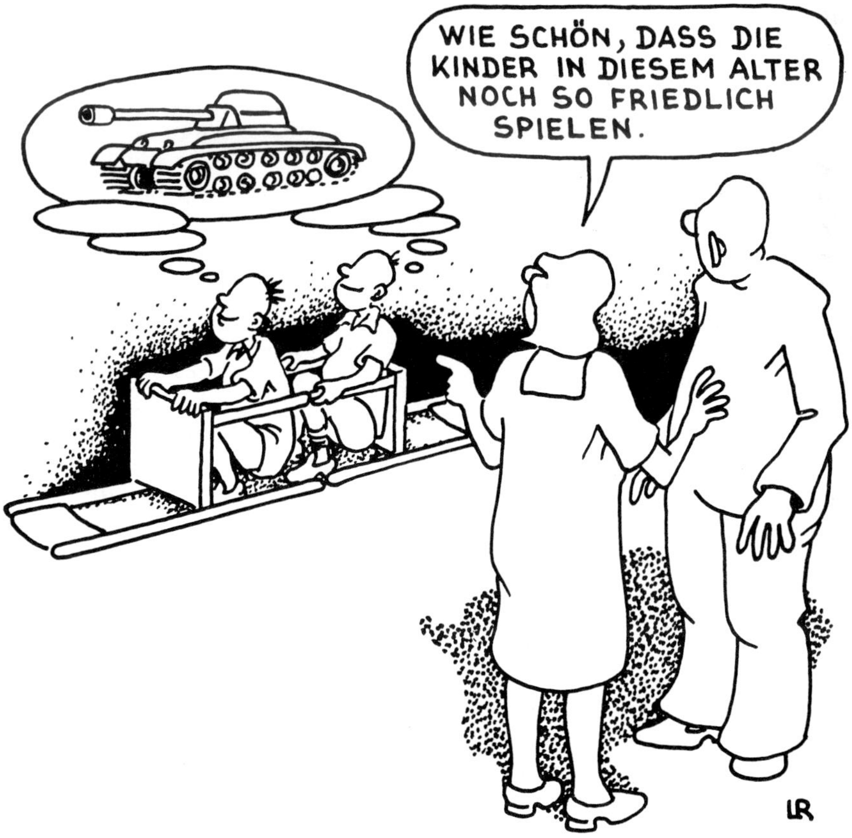
WIE SCHÖN, DASS DIE KINDER IN DIESEM ALTER NOCH SO FRIEDLICH SPIELEN.
LR

Gesunder Menschenverstand? Alltagstheorien können Hypothesenprüfungen anregen. (Zeichnung: R. Löffler, Dinkelsbühl)

Betroffenen vollkommen „richtig“ sein, weil sie ihn vor Rückfällen schützt. Ob diese subjektive Suchttheorie auch unter medizinischen Gesichtspunkten Bestand hat, ist hierbei letztlich unerheblich. Die Frage, ob subjektive Theorien Sachverhalte „korrekt“ abbilden, rückt erst dann in den Mittelpunkt, wenn man subjektive Theorien heuristisch nutzt, indem man sie in empirische Forschungshypothesen „ummünzt“.

Beispiel: Die Studiendauer ist ein Thema, das in der breiten Öffentlichkeit, aber auch unter Studierenden kontrovers diskutiert wird. Auch wenn in den Massenmedien zuweilen das Bild des faulen und lebensuntüchtigen „Langzeit-“, „Dauer-“ oder „Berufsstudenten“ beschworen wird, gilt unter Studenten nicht selten ein allzu schnelles Studium als „Schmalspurstudium“, bei dem nicht wirklich etwas gelernt, sondern nur „der Schein“ erworben wird. Subjektive Theorien vom „Schmalspurstudenten“ könnten über Befragungen erfaßt werden, die z. B. Annahmen über die Bedeutung von Motivation (z. B. „will schnell viel Geld verdienen“) und Persönlichkeitsmerkmalen (z. B. „ist oberflächlich“) oder des biographischen Hintergrunds (z. B. „wird von den Eltern zum Studium gedrängt“) nahelegen. Auch Studentenzeitschriften oder Protokolle von Gremiensitzungen wären ggf. geeignet, neue Positionen zum Konzept „Schmalspurstudium“ anzuregen. Diese, aus Alltagstheorien gewonnenen Bausteine ließen sich zu einem ersten Theorieansatz verdichten, der mit geeigneten qualitativen und quantitativen Methoden zu überprüfen, auszubauen oder zu modifizieren wäre.

Wissenschaftliche Theorien

Wissenschaftliche Theorien sind der Fachliteratur zu entnehmen und erfordern eine systematische Literaturrecherche über Bibliothekskataloge, Mikrofiche, CD-ROM, Bibliographien, Abstracts, Datenbanken etc. (vgl. Abschnitt 2.3.3). Suchkriterien sind dabei die Namen beteiligter Autoren und Stichworte (auch in englisch) zum Untersuchungsthema; ggf. bittet man Experten, bei der Literatursuche und auch bei der Bewertung und Strukturierung des Theoriefeldes behilflich zu sein. Eine gründliche Literaturarbeit erhöht die Chancen, auf innovative Ideen und interessante Denkanstöße zu stoßen, erheblich.

Für die Bestellung von Literatur über die Fernleihe der Bibliotheken sind – vor allem bei neuen fremdsprachigen Werken – mehrere Wochen einzukalkulieren. Auch die Bestellung im Buchhandel kann bei fremdsprachiger Literatur mit Lieferzeiten von mehreren Wochen verbunden sein. Dies ist zu beachten, wenn die Literatursuche unter Zeitdruck erfolgt.

Durch den langwierigen Produktionsprozeß von Büchern und Zeitschriften sind Publikationen in der Regel ein bis zwei Jahre veraltet. Wesentlich kürzere Herstellungszeiten haben dagegen elektronische Publikationen, bei denen der Autor sein mit einer Textverarbeitung geschriebenes Dokument einem internationalen Millionenpublikum zugänglich machen kann, indem er es in ein globales Computernetz einspeist und z. B. auf einem öffentlich zugänglichen Rechner ablegt. Im wissenschaftlichen Bereich wird das elektronische Publizieren in Zukunft an Bedeutung gewinnen, da die computervermittelte Kommunikation an Aktualität unübertroffen ist, Papier spart, eine direkte elektronische Weiterverarbeitung der Texte erlaubt und die Suche nach Stichworten erleichtert.

Der Autor einer elektronischen Publikation ist durch seine Netzadresse für interessierte Leser international leicht erreichbar und kann mit Fachkollegen in Diskussion treten. Auch die Bereitstellung und der Austausch von Computerprogrammen sind über Datennetze möglich. (Von dieser Option macht z. B. Irtel, 1993, Gebrauch, der die zu seinem Lehrbuch gehörende Software auf einem öffentlich zugänglichen Rechner der Universität Regensburg anbietet.) Da die meisten deutschen Universitäten nicht nur ihren Mitarbeitern, sondern auch den Studierenden Zugang zum globalen Computernetz Internet bieten, sollte diese wertvolle Informationsquelle nicht ungenutzt bleiben (näheres zu Computernetzen s. Anhang B).

Eine leicht übersehene Publikationsform ist die sogenannte *graue Literatur.* Dabei handelt es sich um interne Papers und Skripten, Forschungberichte, Schriftenreihen, Vorträge etc., die von Forschungseinrichtungen oder Einzelpersonen selbst vervielfältigt werden und nicht öffentlich in Verlagen erscheinen (also keine ISSN-Nummer für Zeitschriften bzw. ISBN-Nummer für Bücher erhalten), dennoch aber teilweise in Bibliotheken verfügbar sind. Zur grauen Literatur zählen – im

Unterschied zu Dissertationen, die publikationspflichtig sind – auch Diplom- und Magisterarbeiten, die in der Regel nur in der Bibliothek der Heimatuniversität des Autors archiviert sind. (Eine Liste der neuesten Diplomarbeiten und Dissertationen im Fach Psychologie ist halbjährig der *Psychologischen Rundschau* beigelegt.) Inhaltlich ist graue Literatur nicht unbedingt zweitrangig, sondern oftmals wegen ihrer Aktualität besonders aufschlußreich. (Interessanterweise hatte die „graue Literatur" in der ehemaligen DDR als nicht-zensierte Literatur meist einen höheren wissenschaftlichen Wert als die offizielle, staatlich kontrollierte Literatur.) „Graue Literatur" ist im Zweifelsfall am besten direkt über die Autoren zu beziehen.

6.2.2 Theorieanalyse

Daß Studenten „zu viel kopieren und zu wenig denken", ist eine nicht ganz unberechtigte Kritik falschverstandener Literaturrezeption. Wer viel liest, ohne das Gelesene umsetzen zu können, hat hinterher wenig gewonnen. Um Theorien für neue Ideen fruchtbar zu machen, sollte man sich das Theoriematerial durch Zusammenfassung und Bewertung, Vergleich und Integration sowie Formalisierung und Modellbildung aktiv aneignen und seine Stärken und Schwächen herausarbeiten. Ein *Lesen* der Texte ist dabei natürlich unumgänglich, wobei bewußt zwischen unterschiedlichen Lesetechniken zu wählen ist. Texte einfach von vorne bis hinten Wort für Wort „durchzulesen", ist selten die beste Variante .

1. *Durchblättern* geht schnell und dient der ersten Orientierung über das vorhandene Material (Thema, Aufbau, Zielsetzung des Textes). Ergebnis des Durchblätterns von Publikationen könnte z. B. das Bilden von thematisch gegliederten „Stapeln" von Büchern und Aufsätzen sein, die später nach Priorität abgestuft zu bearbeiten sind.
2. *Überfliegen* (Querlesen, Diagonallesen) reicht meist aus, um die wichtigsten Argumentationsstränge und Ergebnisse einer Publikation herauszufiltern. Beim Überfliegen orientiert man sich an wichtigen Begriffen und Stichworten und liest nur wichtige Passagen Satz für Satz (z. B. Zusammenfassung, Diskussion, Methodenbeschreibung).
3. *Gründliches Lesen* sollte erst erfolgen, wenn man sich einen Überblick über das Textmaterial verschafft hat und genau weiß, nach welchen Informationen man sucht.

Alle drei Lesestile sind nicht rein rezeptiv zu praktizieren, sondern mit aktiven *Verarbeitungsschritten* anzureichern: zuerst Fragen an den Text formulieren und diese dann während des Lesens beantworten, Unterstreichungen und Randbemerkungen einfügen (natürlich nur in eigenen Büchern und in Kopien), Stichpunkte, Fragen, Ideen notieren, kurze Zusammenfassungen schreiben, Karteikarten anfertigen. Diese Arbeit ist vergeblich, wenn die Notizzettel unleserlich oder unklar formuliert sind bzw. verlorengehen. Eine systematische Archivierung der Texte und der eigenen Notizen und Exzerpte spart langfristig viel Zeit.

Zusammenfassung und Bewertung

Ist die relevante Literatur beschafft, muß sie für die Entwicklung eigener Hypothesen und Ideen zunächst gesichtet und geordnet werden. Statt ausführliche Exzerpte anzufertigen, sollte man sich hierbei darum bemühen, die wesentlichen Theorieansätze zu identifizieren und durch einige Stichworte zu charakterisieren. Hilfreich ist eine Checkliste von Fragen, anhand der man die Theorien z. B. danach vergleicht, welches Menschenbild zugrundegelegt wird, welche Rolle der Zeitfaktor spielt, welche Hauptursachen eines Problems genannt werden oder wie die Person-Umwelt-Beziehung konzeptualisiert wird.

Ergebnis der Theoriearbeit ist eine tabellarische Synopse, die zentrale Merkmale und Kernthesen der wichtigsten Theorieansätze zum interessierenden Forschungsgebiet vergleichend zusammenfaßt. (Ein Beispiel für eine solche Synopse findet man bei Perlman und Peplau, 1982). In Ergänzung hierzu kann es sinnvoll sein, die zeitliche Abfolge der Theorieentwicklungen oder die Beziehungen ihrer Vertreter (z. B. Lehrer-Schüler) in einem Schaubild darzustellen, das zusammen mit der Theoriesynopse ggf. Einseitigkeiten, Lücken, Mißinterpretationen von Autoren oder die Überbetonung bestimmter Aspekte erkennen läßt.

Die Zusammenfassung und Bewertung des theoretischen und empirischen Forschungsstandes zu einem Thema wird in regelmäßigen Abständen auch von ausgewählten Experten geleistet und in sogenannten Übersichtsartikeln (Reviews) publiziert. In Review-Artikeln, aber auch im Ausblick oder Diskussionsteil von anderen Aufsätzen und Büchern, wird eigentlich immer explizit auf offene Fragen, Theoriedefizite und Forschungsdesiderata hingewiesen. Diesen Ratschlägen ist in der Regel zu trauen, und es ist keinesfalls ein Zeichen von Phantasielosigkeit, diesen Empfehlungen nachzugehen.

Die in Ausblicken empfohlenen Theorieentwicklungen sind mehr oder weniger kreativ. Ein Beispiel für eine theoretisch wenig ergiebige Variante gibt z. B. Weymann (1991, S. 55), der sich zum Thema deutsch-deutsche Vereinigung „Untersuchungen des sozialen Wandels durch Lebensverlaufsstudien, Biographieforschung, lange Reihen von Sozialindikatoren“ wünscht. Einen originelleren Vorschlag machen dagegen z. B. Schlenker und Weigold (1992) in ihrem Review-Artikel zum Thema Selbstdarstellung. Sie weisen darauf hin, daß die Psychologie der Selbstdarstellung (zum Überblick s. Mummendey, 1990) bislang überwiegend davon ausging, daß Personen in manchen Situationen gezielt versuchen, besonders liebenswert, kompetent, mächtig oder hilflos zu erscheinen, um ihre persönlichen Ziele durchzusetzen – notfalls auf Kosten anderer. Diese negative Bewertung von Selbstpräsentation im Sinne von „Täuschung“ und „Übervorteilung“ der Mitmenschen sei einseitig, denn schließlich kann man sich auch vorstellen, daß Selbstdarstellungsstrategien (z. B. Orgasmus vorspielen) in bestimmten Situationen vor allem dazu dienen, andere zu unterstützen, ihr Selbstwertgefühl und Wohlbefinden zu steigern oder sie nicht vor den Kopf zu stoßen. Schlenker und Weigold (1992, S. 163) schlagen deswegen vor, Selbstdarstellung („Self Presentation“, „Impression Management“) – auch – als Form der sozialen Unterstützung („Social Support“) aufzufassen und beide Theorierichtungen aufeinander zu beziehen.

Vergleich und Integration

In einer zusammenfassenden und bewertenden Analyse von Theorien und Konzepten zu einem bestimmten Forschungsthema spielen Vergleiche eine zentrale Rolle. Theorieansätze werden gegeneinander abgewogen und in ihrem Erklärungswert, empirischen Gehalt oder Bestätigungsgrad kontrastiert. Ein Resultat von Vergleichen kann die Integration sein.

Beispiel: Schulz von Thun (1991) integrierte drei bekannte Kommunikationsmodelle und entwickelte daraus eine eigene Theorie zur Beschrei-

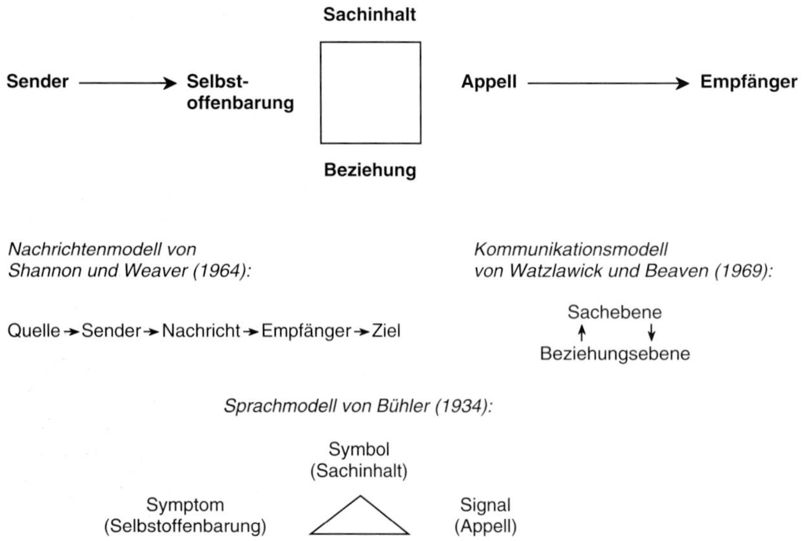

Abb. 11. Integration von Theorien: Das Kommunikationsmodell von Schulz von Thun (1991, S. 30)

bung und Erklärung sozialer Interaktionen (vgl. Abb. 11). Als Grundmodell dient das aus der Nachrichtentechnik stammende Modell von Shannon und Weaver (1964), das Kommunikation als linearen Ablauf darstellt: Vom *Sender* wird die *Nachricht* an den *Empfänger* geschickt. Eine erste psychologische Ausdifferenzierung erhielt dieses Sender-Empfänger-Modell durch die Verbindung mit der Kommunikationstheorie von Watzlawick und Beaven (1969), die darauf hinweist, daß jede Nachricht unvermeidbar eine Botschaft sowohl auf der *Sachebene* als auch auf der *Beziehungsebene* enthält, also Auskunft darüber gibt, wie der Akteur zu seinem Kommunikationspartner steht.

Eine weitere Differenzierung erreichte Schulz von Thun (1991, S. 30) durch die Integration des Sprach-Modells von Bühler (1934), das Sprache drei Funktionen zuordnet: *Darstellung* (von Sachverhalten), *Ausdruck* (von Gefühlen und Gedanken) und *Appell* (Anweisungen an den Empfänger).

Eine schlüssige und gelungene Integration ist sicherlich ein Glücksfall. Die Bemühungen um ein übergreifendes „Rahmenmodell" sind in der Regel wenig erhellend, wenn man aus mehreren Theorien Elemente entnimmt, jedes in einem Kasten darstellt, diese Kästchen miteinander verbindet und meint, damit ein neues „Modell" geschaffen zu haben. Erst wenn aus einer additiven Zusammenfassung auch sinnvolle Querverbindungen und Kausalrelationen konstruierbar sind, hat die Modellkonstruktion einen heuristischen Wert. Der Wunsch, die Vielfalt einzufangen, führt oft zur Aufnahme einer Überzahl von Einzelaspekten, was die Unübersichtlichkeit steigert, nicht jedoch den Erklärungswert. So ist es nur in seltenen Fällen lohnend, „anthropologische", „biologische" oder pauschal „kulturelle" Einflüsse als Modellparameter aufzunehmen, wenn diese weder theoretisch ausformuliert sind noch in Ratschläge für die Forschungspraxis münden.

Formalisierung und Modellbildung

Sozialwissenschaftliche Theorien sind im Unterschied zu naturwissenschaftlichen Theorien sehr viel weniger formalisiert. Viele Theorien sind alltagssprachlich formuliert, enthalten unklar definierte Begriffe und nur relativ vage Annahmen über die behandelten Wirkungszusammenhänge. (Ausnahmen sind z. B. Modelle in der Lernpsychologie oder Entscheidungstheorie, die funktionale Zusammenhänge mit mathematischen Gleichungen beschreiben; vgl. z. B. Drösler, 1989; Keats et al., 1989.)

Um den Informationsgehalt von Theorien transparent zu machen, ist eine Präzisierung und Formalisierung ihrer Aussagen anzustreben. Der „epische" Charakter vieler Theorien, deren Annahmengefüge über viele Seiten hinweg beschrieben, erörtert und begründet wird, täuscht durch Beispiele und Vergleiche nicht selten über Inkonsistenzen und Vagheiten hinweg. Eine Möglichkeit, bestehende Theorien zu verbessern und neue Hypothesen zu formulieren, besteht folglich in forcierten Bemühungen, den „harten" Kern einer Theorie herauszuarbeiten und zu formalisieren (vgl. z. B. Blalock, 1969).

Hilfreich hierfür sind *graphische Darstellungen*, die dazu dienen, die von der Theorie postulierten Parameter und deren Relationen zu veranschaulichen, so daß ein Modell des Untersuchungsgegenstandes entsteht (zum Modell-Begriff s. Stachowiak, 1992). Ein typisches Modell ist das *Flußdiagramm*, das einen zeitlichen Ablauf in seinen wichtigsten Stationen und Verzweigungen beschreibt. *Pfeildiagramme* (Pfadmodelle) veranschaulichen dagegen Kausalbeziehungen und zwingen den Modellkonstrukteur, sich über Wirkungsrichtungen Gedanken zu machen (vgl. S. 484). Zu unterscheiden ist zwischen *statischen (strukturellen) Modellen*, die den Aufbau von Objekten oder Systemen darstellen, und dynamischen *(funktionalen, systemischen) Modellen*, die Prozesse und Wirkungszusammenhänge beschreiben. Die graphische Modellbildung mündet in einer stärkeren Formalisierung und erleichtert durch ihre Übersichtlichkeit zugleich die Kommunikation zwischen Autor und Rezipienten; zudem regt die Anschaulichkeit des Modells zu Neuordnungen oder Ergänzungen von Elementen an, macht Lücken und Brüche sichtbar.

Neben den gängigen graphischen Modellen und Schaubildern werden *Computermodelle (Computersimulationen)* als besonders vorteilhaft empfohlen (Dörner, 1994; Dörner und Lantermann, 1991; Hanneman, 1988; Kreutz und Bacher, 1991; Schnell, 1990). Ein Computermodell ist ein lauffähiges Programm, das die von einer Theorie postulierten Prozesse simuliert. Dabei kann man quantitative und qualitative Computermodelle unterscheiden. *Quantitative Modelle* beruhen in der Regel auf einem System von mathematischen Gleichungen und haben das Ziel, für unterschiedliche Anfangssituationen die entsprechenden, theoriekonformen Konsequenzen in Form von Parameterschätzungen zu berechnen. Dieses Vorgehen kann zur Theorieprüfung und zur Prognose verwendet werden. Bei *qualitativen Modellen* geht es nicht um korrekte Parameterschätzungen, sondern darum, ob die von einer Theorie beschriebenen Phänomene oder Effekte überhaupt nachgestellt werden können.

Die ersten sozialwissenschaftlichen Computersimulationen waren quantitativ ausgerichtet und wurden in den 60er Jahren vor allem unter Prognose-Aspekten betrachtet. In sogenannten „Weltmodellen" versuchte man, globale Entwicklungen in der Wirtschaft und Demographie abzubilden. Tatsächlich berechnete das Weltmodell von Forrester (1971) die Bevölkerungsentwicklung von 1900 bis 1971 genau so, wie es dem tatsächlichen Verlauf entsprach. An der Validität des Modells kamen allerdings Zweifel auf, als sich herausstellte, daß es frühere Bevölkerungszahlen nicht korrekt zurückrechnen konnte *(Retrodiktion, Backcasting)*, sondern drastische Bevölkerungsrückgänge rekonstruierte, die historisch nicht stattgefunden hatten. Neben globalen Entwicklungen wurden auch Stadtentwicklungen modelliert (sog. Urban-Dynamics-Modelle). Beispiele für den explorativen Einsatz von „System-Dynamics-Modellen" sind Hanneman (1988) zu entnehmen.

Nach Schnell (1990, S. 118f.) sind gerade *qualitative* Computermodelle besonders gute Katalysatoren der Theoriebildung: „In Simulationsprogramme übersetzte Theorien sind präziser als Alltagssprache sein kann. Andererseits sind Simulationen flexibler als es mathematisch formalisierte Theorien sein können. Die Präzision wird durch die Syntax der verwendeten Programmiersprache erzwungen: Eine ungenaue, widersprüchliche oder unvollständige Theorie läßt sich nicht ohne Präzisierung in ein funktionierendes, d. h. zunächst einmal syntaktisch korrektes, dann auch die gewünschte Dynamik hervorbringendes, lauffähiges Programm übersetzen... Der Zwang zur Präzision bei der Erstellung eines Simulationsprogrammes äußert sich vor allem in der Notwendigkeit, alle theoretischen Annahmen explizit angeben zu müssen. Diese Notwendigkeit führt bei jeder Programmierung einer Simulation zur Entdeckung von Wissenslücken."

Der – sorgfältig kommentierte – Programmtext stellt nach der Programmierarbeit eine kompakte Kurzversion der Theorie dar und erleichtert damit Rezeption und Kritisierbarkeit des Gedankengebäudes. Erweist sich das Programm als lauffähig, ist eine notwendige Bedingung für die Gültigkeit der Theorie erfüllt, nicht jedoch eine hinreichende. Die Simulationsergebnisse müssen für eine Validierung des Modells auch mit empirischen Ergebnissen konfrontiert werden, wobei sich das bei allen Validierungsbemühungen unvermeidbare Problem stellt, daß unplausible Ergebnisse (hier der Simulation) sowohl auf Fehler in der Methode (hier im Programm) als auch in der Theorie zurückführbar sind.

Aber lassen sich sozialwissenschaftliche Theorien überhaupt sinnvoll in Computerprogramme umsetzen? Sind sie nicht viel zu komplex für eine simplifizierende Programmierung? Schnell (1990, S. 115) weist diese Befürchtung zurück. Die angebliche Komplexität vieler Theorien sei letztlich eher durch undefinierte oder gar zirkuläre Begriffsverwendung sowie durch implizite Zusatzannahmen verursacht. Viele Theorien seien eigentlich überraschend simpel und lassen sich häufig in weniger als 100 Programmzeilen vollständig abbilden. Diese „verborgene Trivialität", die erst durch eine Computersimulation sichtbar wird, sei möglicherweise ein Grund dafür, daß Programmtexte so selten publiziert werden.

Computersimulationen werden in der Regel in den gängigen Hochsprachen (PASCAL, FORTRAN, LISP) programmiert, deren Grundlagen in relativ kurzer Zeit erlernbar sind. Bislang haben sich Simulationen aber erst in wenigen Bereichen durchgesetzt. (Weitere Hinweise zur computergestützten Exploration findet man bei Dörner, 1994; Dörner und Lantermann, 1991; Hanneman, 1988; Keats et al., 1989; Starbuck, 1983 und Strasser, 1988; zur mengentheoretischen Axiomatisierung von Theorien vgl. Westmeyer 1989.)

Metatheorien

Unter *Metatheorien* versteht man Theorien von hohem Allgemeinheitsgrad, die theoretische Ansätze aus unterschiedlichen Gegenstandsbereichen integrieren. In diesem Sinne sind Metatheorien „Theorien über Theorien". Im Bereich der Entwicklungspsychologie unterscheidet z. B. Trautner (1978) behavioristische, psychoanalytische und kognitive Entwicklungstheorien, d. h. in dieser Gliederung haben Behaviorismus, Psychoanalyse und Kognitivismus den Status von Metatheorien. Die meisten sozialwissenschaftlichen Untersuchungsgegenstände lassen sich in unterschiedliche Metatheorien einbeziehen, was für die Formulierung neuer Theorien von Nutzen sein kann.

Dörner (1994) weist auf den besonderen heuristischen Wert der funktionalistischen Metatheorie hin. Der Funktionalismus rekonstruiert Gegenstände und Phänomene vor allem unter dem Gesichtspunkt ihrer Funktion oder Zweckmäßigkeit für die Bedürfnisbefriedigung und die Überlebenschancen eines Systems, also z. B. eines Menschen, einer Familie oder einer Institution. So betrachtet etwa die systemische Familientherapie (z. B. Haley, 1977) Symptome von Familienmitgliedern (z. B. Schuleschwänzen des Kindes) unter der Perspektive, welche Funktion diese Symptome für das Gleichgewicht der Familie haben könnten (z. B. Entschärfung der Eheprobleme der Eltern, die sich nun gemeinsam um das Problem des Kindes kümmern müssen).

Soziologen mutmaßen, daß die Lebensform „Single" vor allem die Funktion erfüllt, mobile, einsatzbereite und konsumfreudige Arbeitskräfte bereitzustellen und damit das Wirtschaftssystem zu stabilisieren (Beck und Beck-Gernsheim, 1990). Entwicklungspsychologen betrachten Kinderspiele unter dem Gesichtspunkt, welche Funktion sie für die kognitive und soziale Entwicklung haben (Oerter, 1987, S. 214 ff.). Hierbei sind *Finalerklärungen* (Erklärungen aufgrund der zu erreichenden Ziele) und *Kausalerklärungen* (Erklärung aufgrund der wirkenden Ursachen) zu unterscheiden.

6.2.3 Theoriebasierte Exploration: Zusammenfassung

Theoriebasierte Exploration besteht in der Analyse naiver und wissenschaftlicher Theorien mit dem Ziel, durch Synthese und Integration neue Erklärungsmodelle zu entwickeln. Die wichtigsten Techniken bzw. Arbeitsschritte einer theoriebasierten Exploration lassen sich wie folgt zusammenfassen:

- Aufarbeitung und Bewertung einschlägiger Theorien,
- Liste der Kommentare von Laien und Experten,
- kommentierte Literaturliste über Quellen, die den empirischen Gehalt der Theorien belegen,
- tabellarische Synopse der Theorien nach themenspezifischen Kriterien,
- Schaubild zur Entstehungsgeschichte und zu den wechselseitigen Beziehungen der Theorien,
- Liste eigener Ideen, die sich bei der Aufarbeitung der Theorien ergeben haben,
- Liste von Theorieanregungen aus Diskussionsteilen und Ausblicken der geprüften Literatur,
- Vorschläge zur Integration dieser theoretischen Fragmente,
- Formulierung der eigenen Theorie,
- graphisches Modell der eigenen Theorie,
- Prüfung der Theorieentwicklung durch ein Computermodell,
- Erarbeitung von Vorschlägen zur empirischen Theorieprüfung und
- Einordnung der Theorie in Metatheorien oder übergeordnete Ansätze.

6.3 Methodenbasierte Exploration

Will man Hypothesen über einen Gegenstand entwickeln, sollte man nicht nur berücksichtigen, welche Theorien zum interessierenden Thema bereits existieren, sondern auch, mit welchen Methoden bislang gearbeitet wurde. Inhaltliche Hypothesen mit einer angemessenen Methode zu überprüfen, ist das übliche Vorgehen empirischer Wissenschaften. Weniger geläufig hingegen ist das Reflektieren methodischer Vorgehensweisen zur Exploration neuer Hypothesen.

Unter „Methode" (gr. metá hodós: der Weg zu etwas hin) versteht man den Weg des wissenschaftlichen „Vorgehens"; unterschiedliche Methoden anzuwenden bedeutet also, sich einem Gegenstand aus verschiedenen Richtungen zu nähern. Methoden als *Forschungswerkzeuge* (Abschnitt

6.3.1) produzieren und analysieren Daten und bilden so die Brücke zur Empirie und zur empiriebasierten Theoriebildung; gleichzeitig strukturieren Methoden als *Denkwerkzeuge* (Abschnitt 6.3.2) aber auch auf direktem Wege unsere Vorstellungen von einem Gegenstand, beeinflussen also das Theoretisieren. Man sagt, Methoden seien „gegenstandskonstituierend", um damit zum Ausdruck zu bringen, daß unser Wissen ein spezifisches Produkt der eingesetzten Erkenntnismethoden ist.

> ! **Die methodenbasierte Exploration trägt dazu bei, die Verflechtung von Methoden und Erkenntnissen durch Vergleich und Variation der Methoden transparent zu machen.**

6.3.1 Methoden als Forschungswerkzeuge

Methodenvergleiche

Wenn verschiedene Methoden auf denselben Gegenstand angewendet werden, erfassen sie nicht automatisch „dasselbe". Inwieweit die Wahl der Methode die mit einem Untersuchungsgegenstand verbundenen Erkenntnisse bestimmt, ist durch Methodenvergleiche abschätzbar, bei denen man dasselbe Untersuchungsobjekt mit verschiedenen Methoden untersucht. Im quantitativen Ansatz wird hierfür z. B. die *Multitrait-Multimethod*-Methode (vgl. S. 187ff.) eingesetzt, bei der übereinstimmende Ergebnisse verschiedener Operationalisierungen als Indiz für die Gültigkeit der Methoden interpretiert werden. Im qualitativen Ansatz spricht man von *Triangulation*, wenn die Befunde mehrerer Arten von Untersuchungsteilnehmern (Data Triangulation), unterschiedlicher Forscher (Investigator Triangulation), unterschiedlicher Theorien (Theorien-Triangulation) oder unterschiedlicher Methoden (methodologische Triangulation) miteinander verglichen werden (vgl. Flick, 1995 b).

Im Kontext der *Methodenforschung* werden Ergebnisabweichungen zwischen Methoden zum Anlaß genommen, die Untersuchungsmethoden zu verbessern, wobei konkordante Ergebnisse zwischen untersuchten Methoden und Standardmethoden die Zielvorgabe sind. Die umgekehrte Strategie kann als Heuristik der Hypothesenbildung eingesetzt werden: man sucht bei Methodenvergleichen bewußt nach Diskrepanzen, um diese anschließend interpretativ auf Merkmale des Untersuchungsgegenstandes (nicht der Methoden) zurückzuführen.

Beispiel: Zur Erfassung von Persönlichkeitsmerkmalen (z. B. Kontaktfreudigkeit, Intelligenz, Ängstlichkeit) stehen unterschiedliche Methoden wie z. B. psychometrische Tests, Expertenurteile, Peer-Ratings und Selbstbeschreibungen zur Verfügung. Eine vergleichende Anwendung dieser Methoden könnte ergeben, daß es wenig sinnvoll ist, pauschal von hoher oder niedriger Übereinstimmung zwischen Selbst- und Fremdwahrnehmungen zu sprechen, da sich systematische Tendenzen in der Weise abzeichnen, daß bei bestimmten Persönlichkeitsmerkmalen hohe, bei anderen stets niedrige Übereinstimmungen erzielt werden. Hier könnten sich nun Überlegungen dazu anschließen, ob es vielleicht „in der Natur" mancher Persönlichkeitsmerkmale liegt, von Außenstehenden leichter bzw. schwerer diagnostizierbar zu sein, weil sie entweder in interaktiven Kontexten wenig Relevanz besitzen oder keine eindeutigen Verhaltensindikatoren aufweisen.

Methodenvariation

Herkömmliche Methoden der Datenerhebung und Datenauswertung können zu Explorationszwecken nicht nur systematisch verglichen, sondern auch variiert werden, indem z. B. Instruktionen verändert, Elemente mehrerer Techniken kombiniert oder neue Untersuchungsmaterialien eingesetzt werden. Methodische Innovationen dieser Art regen häufig neue theoretische Konzepte über den Untersuchungsgegenstand an.

Eine ungewöhnliche Instruktion gab Reuband (1990) seinen studentischen Probanden, als er ihnen unvollständig ausgefüllte Fragebögen vorlegte und sie bat, in die Rolle von fälschenden Interviewern zu schlüpfen und die Beantwortung der Fragebögen möglichst realistisch zu vervollständigen. Thema der Untersuchung war die Frage, inwieweit kommerzielle Markt- und Meinungsforschung, die mit Interviewern auf Honorarbasis operiert, durch Fälschungen gefährdet ist und wie solche Fälschungen erkennbar sind. Die Fälschungsergebnisse wurden mit den tatsächlichen

Umfrageergebnissen verglichen und zeigten insgesamt verblüffend gute Übereinstimmungen, d. h. die Studierenden konnten die Meinungen der tatsächlich befragten Personen sehr gut schätzen.

Abgesehen von den untersuchungstechnischen Implikationen dieses Befundes (gefälschte Interviews sind als solche nicht erkennbar), kann diese Studie auch Modifikationen von Theorien zur sozialen Wahrnehmung anregen: „Wie kommt es, daß sich Menschen Vorstellungen über Personen in anderen sozialen Lagen machen? Wie kommt es, daß sie z.T. durchaus realistisch deren Einstellungen und Verhaltensweisen prognostizieren können?“ (Reuband, 1990, S. 729). Der Autor vermutet, daß ausdifferenziertes soziales Wissen durch Alltagskommunikation vermittelt wird, indem man direkt (persönlicher Bekanntenkreis) und indirekt (Hörensagen, Bekannte von Bekannten) am Leben anderer partizipiert.

Ein Beispiel für die Entwicklung einer neuen Methode liefert Auhagen (1991), die aus der gängigen Tagebuchmethode die Technik des *„Doppeltagebuchs“* konstruierte und damit Freundschaftsbeziehungen untersuchte. Das Doppeltagebuch wird von zwei Beziehungspartnern (z. B. Freundinnen) unabhängig voneinander geführt und dokumentiert aus Sicht beider Akteurinnen alle Kontakte zur Partnerin (Treffen und Telefonate mit der Freundin, Gedanken an die Freundin, Gespräche über die Freundin mit Dritten etc.). Die Methode des Doppeltagebuchs als einer Dokumentation simultaner Erlebens- und Verhaltensströme liefert nicht nur neue Daten, sondern kann auch das theoretische Konzept von Freundschaft verändern, wenn sich z. B. herausstellt, daß sich die Qualität von Freundschaften auch darin äußert, wie gut Freundespaare „synchronisiert“ sind, also zu ähnlichen Zeiten aneinander denken oder vergleichbare Aktivitäten ausüben.

6.3.2 Methoden als Denkwerkzeuge

Analogien bilden

„Induktives Vorurteil“ nennt Gigerenzer (1994) die Auffassung, Methoden würden Daten erzeugen und erst die Interpretation dieser Daten würde dann (induktiv) die Bildung neuer Theorien anregen. Stattdessen sei es auch möglich, daß Methoden ohne den „Umweg über Daten“ direkt zu Hypothesen führen, und zwar auf dem Wege der Bildung von Analogien bzw. Metaphern („Tools-to-Theories“-Heuristik, Gigerenzer, 1991).

Eine *Metapher* wird gebildet, indem man einem Untersuchungsgegenstand (z. B. menschliches Gedächtnis) den Namen und die Beschreibung eines anderen Gegenstandes, zu dem strukturelle oder funktionale Ähnlichkeiten bestehen, zuordnet (z. B. Computerspeicher), d. h. eine Metapher ist eine Beschreibung eines Gegenstandes mit den Merkmalen eines anderen Gegenstandes (Leary, 1990). Metaphern sind v.a. bei der Konzeptualisierung immaterieller, latenter Konstrukte hilfreich. An die Stelle der unbekannten inneren Struktur eines Realitätsausschnittes wird probehalber eine andere, geläufige Struktur gesetzt, die mithilfe gut vertrauter, materieller Objekte oder elementarer Größen (Temperatur, Raum) beschrieben werden kann. So wurde das Atommodell mit den um den Kern kreisenden Elektronen in Analogie zum Aufbau des Sonnensystems entworfen. Die Raum-Metapher gibt der „Tiefen“psychologie ihren Namen, die Seelisches als „Innen“leben den „äußeren“ Umständen gegenüberstellt und „Über“-Ich von „Unter“-Bewußtsein differenziert (zur Bedeutung von Metaphern in der Psychologie s. Leary, 1990 und Soyland, 1994).

Neben Objekten, Substanzen und physikalischen Größen werden auch Werkzeuge, Techniken und Methoden häufig zur Analogiebildung herangezogen. Der Regelmechanismus der Dampfmaschine inspirierte die Kybernetik, das Regelkreis-Prinzip auch auf diverse psychologische und soziale Sachverhalte anzuwenden (Wiener, 1963). Die in Kunst und Kunsthandwerk verwendeten Techniken des Pastiche und Patchwork dienen zur Kennzeichnung der postmodernen Gesellschaft, in der traditionelle Werte und Weltbilder an Verbindlichkeit verlieren und in der sich der Einzelne seine Identität oder sein soziales Umfeld “patchworkartig“ zusammenstellt (vgl. Beck und Beck-Gernsheim, 1993; Vester, 1993). Wieviele Metaphern bereits für den menschlichen Willen konstruiert wurden und wie sie bildlich darstellbar sind, erfährt man bei Weinert (1987).

Aus dem Alltagswissen entlehnte Verfahrensweisen oder Phänomene durch Analogiebildung zur Hypothesengenerierung zu nutzen, hat den Vorteil, daß sich die dabei entstehenden Theorien später auf die Ursprungsmetapher kondensieren lassen und dadurch leichter verständlich und besser kommunizierbar sind. Ein Beispiel ist das sogenannte „Rubikon-Modell", das willentliches Handeln metaphorisch als „Überschreiten des Rubikon" beschreibt (Heckhausen et al., 1987).

Das Denken in Analogien kann durch Kreativitätsübungen geschult werden; nicht selten bürgern sich Metaphern jedoch in der informellen Kommunikation als Forschungsjargon quasi „von selbst" ein. Man beachte aber, daß auch eine gute und originelle Analogie immer nur den Ausgangspunkt einer Theoriebildung darstellt und nur scheinbar bereits „erklärenden" Wert besitzt.

Metaphern aufdecken

Die Eingängigkeit und Überzeugungskraft von Metaphern birgt die Gefahr, daß einseitige Sichtweisen unkritisch tradiert werden. Versteckte Metaphern aufzudecken und damit ihre als selbstverständlich hingenommenen Vorannahmen zur Disposition zu stellen, kann sich in folgender Weise als fruchtbar erweisen (Gigerenzer 1994):

- Theoretische Alternativen können klarer herausgearbeitet werden (z. B. konkurrierende Modelle, die aus derselben Metapher präzisiert werden könnten).
- Mit der Metapher verknüpfte Interpretationen, die nicht notwendig, problematisch oder gar irreführend sind, können deutlicher gesehen, durch solche Interpretationen erzeugte „blinde Flecke" und „Illusionen" eher erkannt und beseitigt werden.
- Logische Probleme in Theorien (z. B. tautologische Aussagen) können besser verstanden werden.

Häufig ist die Verwendung von Metaphern nicht besonders augenfällig, wenn die zu einem bestimmten Zeitpunkt erfolgreichen (also auch vertrauten und populären) Methoden, Werkzeuge und Techniken in die wissenschaftliche Theoriebildung einfließen. So erinnert Gigerenzer (1994; Gigerenzer und Murray, 1987) daran, daß einige sehr erfolgreiche psychologische Theorien zu Wahrnehmung, Gedächtnis und Denken sowie anderen kognitiven und sozialen Prozessen in Analogie zu den gebräuchlichen wissenschaftlichen Werkzeugen empirischer Forschung formuliert wurden. Insbesondere der Computer und die Statistik bilden offensichtlich Heuristiken, die die Entwicklung und Erzeugung neuer theoretischer Modelle, Fragen und Ideen begünstigen.

Gigerenzer und Murray (1987, S. 185) weisen darauf hin, daß trotz erfolgreicher Analogiebildung zwischen Methoden und Theorien auch Schwächen der „Tools" auf die „Theories" übertragen werden. So drängt in der empirischen Forschung eine extensive Beschäftigung mit statistischer Daten*auswertung* oftmals die Probleme der Daten*beschaffung* in den Hintergrund. Ganz analog dazu beobachtet Gigerenzer auch in den kognitiven Theorien ein Übergewicht der Informations*verarbeitung* gegenüber der Informations*suche*. Eine weitere Gefahr von Metaphern besteht darin, daß sie zu wörtlich genommen werden.

Gerade Analogiebildungen aus dem Computer-Bereich stoßen deswegen zuweilen auf massiven Widerstand, weil es abgelehnt wird, den Menschen mit Maschinen „gleichzusetzen". Hierbei ist zu beachten, daß Analogien Denkwerkzeuge sind, die bestimmte Aspekte eines Phänomens aus einer spezifischen Perspektive analysierbar machen. Daß man Gedächtnismodelle in Analogie zur elektronischen Informationsverarbeitung konstruiert, impliziert nicht automatisch, Menschen zu Maschinen zu degradieren oder sie als solche zu behandeln.

Eine in Soziologie und Sozialpsychologie sehr prominente Analogie betrifft die Beziehung zwischen Sozialverhalten und Schauspielkunst, die vor allem in der Rollentheorie aufgegriffen wird (Goffman, 1969; Biddle und Thomas, 1966). Die Metapher, daß Menschen im Zusammenleben „Rollen spielen", wirft bei wörtlicher Interpretation z. B. die Frage auf, ob es nicht schädlich sei, wenn Menschen ihr „wahres Selbst" ständig hinter Masken verbergen. Die Gegenüberstellung eines „wahren" Selbst und einer aufgesetzten Rolle führt teilweise in Scheinprobleme, weil soziale Rollen im Sinne von Verhaltenserwartungen und -verabredungen im Gegensatz zu Rollen im Theater in viel stärkerem Maße plastisch und aushandelbar sind. In vielen Situationen agieren Menschen eben nicht nur wie ausführende Schauspieler, sondern auch wie Regisseure, die ihre besonderen Eigenarten in ihre Rolleninterpretationen einfließen lassen und die ihnen zugewiesenen Rollen aktiv gestalten.

Hier zeigt sich, daß auch verbreitete Metaphern wie etwa die der „Rolle" im konkreten Anwendungsfall immer wieder auf die Angemessenheit ihrer Vorannahmen zu überprüfen sind. Gegebenenfalls kann es hilfreich sein, Metaphern zu erweitern, etwa im obigen Beispiel zu überlegen, ob es nicht sinnvoll wäre, die Analogie zum Schauspieler durch die Metapher des Regisseurs zu ersetzen.

6.3.3 Methodenbasierte Exploration: Zusammenfassung

Die methodenbasierte Exploration trägt dazu bei, die Verflechtung von Methoden und Erkenntnissen durch Vergleich und Variation der Methoden transparent zu machen. Methoden und „Werkzeuge" können zudem Denkanstöße vermitteln, die die Theoriebildung durch analoge Anwendung ihrer Funktionsprinzipien sowie durch die Analyse bestehender Metaphern anregen. Die wichtigsten Arbeitsschritte und Ergebnisse einer methodenbasierten Exploration sind im folgenden zusammengefaßt:

- Liste der in einem Forschungsfeld dominierenden Methoden,
- Liste der Methoden, die bislang kaum oder gar nicht verwendet wurden,
- Formulierung von Hypothesen über die Abhängigkeit von Methoden und Ergebnissen,
- Überprüfung der Tragweite von Theorien durch Variation und Modifikation der Methoden,
- Möglichkeiten erkunden, im untersuchten Gegenstandsbereich Analogien zu bekannten Methoden oder „Werkzeugen" zu bilden,
- Überprüfung der theoretischen Konsequenzen, die sich aus den Analogien für den untersuchten Gegenstandsbereich ergeben,
- Überprüfung gängiger Theorien auf ihren metaphorischen Gehalt,
- Feststellung möglicher Theorierestriktionen, die sich durch die Verwendung einer Metapher oder durch Analogiebildung ergeben und
- Modifikation von Theorien durch das Aufgeben tradierter Metaphern bzw. durch die Erprobung neuer Metaphern.

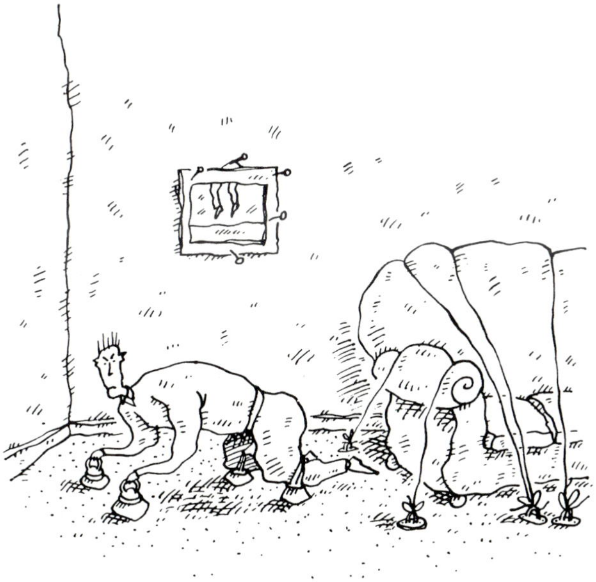

Du sollst Dich nicht auf die Schwerkraft verlassen

Manchmal ist ein radikaler Bruch mit herkömmlichen Denkmustern notwendig und manchmal das Anknüpfen am bestehenden Wissen überzeugender. (Aus Poskitt, K. & Appleby, S. (1993). Die 99 Lassedasse. Kiel: Achterbahn Verlag, ohne Seitenzahlen)

6.4 Empirisch-quantitative Exploration

Empirisch-quantitative Explorations-Strategien nutzen *quantitative Daten* unterschiedlicher Herkunft, um aus ihnen neue Ideen und Hypothesen abzuleiten. Im Unterschied zu explanativen Untersuchungen berücksichtigen explorative Untersuchungen tendenziell mehr Variablen und beinhalten umfangreichere, in der Regel auch graphische Datenanalysen. Nach einigen Überlegungen zur Datenbeschaffung und zu geeigneten Datenquellen (Abschnitt 6.4.1) werden wir ausgewählte Methoden explorativer quantitativer Datenanalyse vorstellen (Abschnitt 6.4.2).

> **!** **Die empirisch-quantitative Exploration trägt durch eine besondere Darstellung und Aufbereitung von quantitativen Daten dazu bei, bislang unberücksichtigte bzw. unentdeckte Muster und Regelläufigkeiten in Meßwerten sichtbar zu machen.**

6.4.1 Datenquellen

Numerische Daten stellen Wirklichkeitsausschnitte in komprimierter, abstrakter Form dar. Überraschende Effekte und prägnante Muster in den Daten lenken die Aufmerksamkeit auf Phänomene, die der Alltagsbeobachtung möglicherweise entgangen wären. Ziel der quantitativen Explorationsmethoden ist es deshalb, Daten so darzustellen und zusammenzufassen, daß derartige Musterläufigkeiten problemlos erkennbar werden. Dabei können prinzipiell Daten jeder Erhebungsmethode und jeden Skalenniveaus verwendet werden. Zugriff auf quantitative Daten erhält man auf drei Wegen: Nutzung vorhandener Daten, Datenbeschaffung durch Dritte und eigene Datenbeschaffung.

Nutzung vorhandener Daten

Datenerhebung ist zeitaufwendig und teuer. Deswegen ist es oft unökonomisch, wenn reichhaltige Datensätze nur von einer Person – oder einem Forschungsteam – genutzt werden. Da sich ein Datensatz häufig auf mehrere Fragestellungen bezieht, die zu bearbeiten einen einzelnen Forscher überfordern würde, ist die Auswertung vorhandener Datensätze durch Kooperationspartner auch unter forschungspraktischen Gesichtspunkten wünschenswert.

Datenarchive stellen Datensätze zu unterschiedlichen Themengebieten in elektronisch gespeicherter Form zu Verfügung. Auf diese Weise kann man ohne größeren Zeitverlust – den eigene Datenerhebungen mit sich bringen – unmittelbar auf sehr große Datenmengen zugreifen. Auch für die Trendforschung sind Datenarchive hilfreich, da dort auf regelmäßig – z. B. jährlich – erhobene Variablen zurückgegriffen werden kann. Das *Zentralarchiv für empirische Sozialforschung an der Universität zu Köln (ZA)* ist in Deutschland ein bedeutendes Archiv für derartige sozialwissenschaftliche Daten. 1960 gegründet, verfügt das Archiv über einen reichen Datenbestand (vgl. Zentralarchiv für Empirische Sozialforschung, 1991) und deckt alle Fachgebiete ab, in denen Verfahren der empirischen Sozialforschung eingesetzt werden (z. B. Soziologie, Politische Wissenschaft, Markt- und Sozialpsychologie, Massenkommunikationslehre, Sozialpolitik, Wirtschaft und Technik).

Die in das Archiv aufgenommenen Datensätze werden im Rahmen von Eingangskontrollen auf Vollständigkeit geprüft, Fehler und Inkonsistenzen werden bereinigt. Der Benutzer erhält die Datensätze auf Magnetband, Diskette oder über Computernetz. Ergänzend werden Muster des Originalfragebogens, Codeplan und Codebücher sowie Hintergrundinformationen über das methodische Vorgehen und Hinweise auf bereits erfolgte Veröffentlichungen über den entsprechenden Datensatz bereitgestellt. Das Zentralarchiv erhebt für die Abgabe von Datensätzen Gebühren, die sich allerdings im Rahmen halten und auch für Studierende erschwinglich sind. Wer selbst Daten zur Verfügung stellt, kann das Archiv in äquivalentem Umfang kostenlos nutzen (Einzelheiten findet man in dem Periodikum „ZA Informationen").

Durch die Anbindung der deutschen Universitäten an das internationale Computernetz Internet sind für den Benutzer gebührenfreie Recherchen in zahlreichen *On-line-Datenbanken* möglich. Eine Übersicht der wichtigsten Informationsangebote im Bereich empirischer Methoden und Sozialforschung sowie eine Einführung in Technik und Nutzung moderner Telekommunikationsdienste ist in Anhang B zu finden.

Die Auswertung bereits vorhandener (Roh-)Daten mit neuen Methoden oder unter einer anderen Fragestellung nennt man *Sekundäranalyse* – im Unterschied zur *Primäranalyse*, bei der eigene, „neue" Daten verwendet werden. Eine besondere Form der Sekundäranalyse ist die *Metaanalyse* (vgl. Abschnitt 9.4), bei der allerdings nicht die Rohdaten erneut ausgewertet, sondern die Ergebnisse (z. B. Korrelationskoeffizienten) mehrerer Untersuchungen zum selben Thema zusammengefaßt werden. Mithilfe der Metaanalyse kann ein präzises Gesamtbild über den Forschungsstand (und damit auch über Forschungsdesiderata) eines Gebietes erstellt werden, sofern die Ergebnisse früherer Untersuchungen vollständig vorliegen.

Leicht zugänglich sind auch die Ergebnisse der *Bevölkerungsstatistik*, die in sogenannten *statistischen Jahrbüchern* dokumentiert sind, sowie die Resultate der Umfrageforschung, die in *demoskopischen Jahrbüchern* in Form zusammenfassender Kennwerte (Häufigkeiten, Mittelwerte, Anteilswerte) berichtet werden. Eine große Bandbreite von Themen ist z. B. den Jahrbüchern des Instituts für Demoskopie Allensbach (IfD) zu entnehmen (z. B. Noelle-Neumann und Köcher, 1993).

Beispiel: Frühere und aktuelle Ost-West-Unterschiede sind auch mehrere Jahre nach der Wende in der DDR ein vieldiskutiertes Thema. Hierzu finden sich im demoskopischen Jahrbuch des IfD einige interessante Angaben: Im November 1990 meinten 58% der Ostdeutschen gegenüber 48% der Westdeutschen, als Kinder „schon früh sehr selbständig" gewesen zu sein. Gleichzeitig berichteten die Ostdeutschen, in vielen Bereichen ganz ähnliche Ansichten wie ihre Eltern zu haben, während bei den Westdeutschen die Übereinstimmung zwischen den Generationen geringer ausfiel. Wenn es etwa um Politik geht, gaben 29% der unter 30jährigen im Westen an, ähnliche Ansichten wie die Eltern zu haben, gegenüber 43% im Osten (Noelle-Neumann und Köcher, 1993, S. 106f.). Bei den neuen Bundesbürgern geht also im Rückblick mehr „Selbständigkeit" mit mehr Meinungskonformität einher, während es im Westen tendenziell umgekehrt war (weniger Selbständigkeit und weniger Konformität).

Diese Befunde mögen auf den ersten Blick überraschen, weil man vielleicht intuitiv davon ausgeht, daß „Selbständigkeit" auch etwas damit zu tun hat, „eine eigene Meinung" zu haben. Zudem wird das vorgeplante Leben in der ehemaligen DDR-Gesellschaft im Unterschied zum Westen oftmals als besonders „unselbständig" charakterisiert. Solche Assoziationen könnten nun zu ersten Forschungshypothesen verdichtet werden, die es nahelegen, zwischen „äußerer" und „innerer" Selbständigkeit zu unterscheiden. Da die Kinder in der ehemaligen DDR in stärkerem Maße durch staatliche Einrichtungen betreut wurden, mußten sie sich schon früh ohne ihre Eltern außerhalb ihrer häuslichen Umgebung zurechtfinden, was womöglich als (äußere) „Selbständigkeit" bezeichnet und empfunden wird, obwohl die Kinderbetreuung in diesen Institutionen vielleicht gerade darauf ausgerichtet war, individuelle Entwicklungen und Meinungsbildungen zu nivellieren (Einschränkung der inneren Selbständigkeit).

Datenbeschaffung durch Dritte

Trotz des recht umfangreichen Datenfundus, der Archiven und Publikationen zu entnehmen ist, werden immer wieder Daten benötigt, die in den zugänglichen Materialsammlungen nicht enthalten sind. Hier besteht nun die Möglichkeit, die Datenerhebung bei kommerziellen Anbietern in Auftrag zu geben. Diese Variante bietet sich insbesondere dann an, wenn auf eine repräsentative Stichprobe besonderer Wert gelegt wird oder eine schwer zugängliche Population untersucht werden soll.

In der Bundesrepublik gibt es *zahlreiche privatwirtschaftliche Markt- und Meinungsforschungsinstitute*, die Aufträge von Einzelpersonen und Institutionen entgegennehmen. Je nach Umfang der gewünschten Untersuchung belaufen sich die Kosten auf mehrere tausend Mark. Für Studierende ist diese Form der Datenbeschaffung deswegen eher unerschwinglich. Im Einzelfall ist jedoch zu erwägen, ob statt einer mehrere Wochen oder Monate in Anspruch nehmenden eigenen Erhebung, die letztlich doch nur zu einer Ad-hoc-Stichprobe führt, nicht die Beauftragung eines kommerziellen Institutes ökonomischer ist. In der für die Datenerhebung benötigten Zeit lassen sich möglicherweise die notwendigen Gebühren verdienen, und das Endergebnis mag befriedigender sein.

Einen eindeutigen Standpunkt zu diesem Thema vertritt z. B. Schnell (1993), der eigene Umfrageforschung im kleinen Stil als „Hobbyforschung" bezeichnet und dafür plädiert, repräsentative Untersuchungen (Surveys) generell im professionellen Rahmen in Zusammenarbeit mit Markt- und Meinungsforschungsinstituten durchführen zu lassen, was wohl in der Praxis auch immer häufiger geschieht (Schnell et al., 1993, S. 123f.). Die Schwachstelle kommerzieller Datenerhebung liegt jedoch in den Arbeitsbedingungen der auf Honorarbasis operierenden Interviewer, die wegen unzureichender Schulung, geringer Entlohnung und schwieriger Fragebögen in der Praxis mehr oder weniger häufig von den methodischen Standards abweichen (einen äußerst pessimistischen Erfahrungsbericht seiner Interviewertätigkeit liefert Dorroch, 1994; zum Problem der Interviewfälschung s. auch die auf S. 342f. bereits erwähnte Arbeit von Reuband, 1990).

Eigene Datenbeschaffung
Die typische Datenquelle in der Forschung ist und bleibt trotz der oben genannten Alternativen der selbst erhobene Datensatz, wobei für explorative Studien im Prinzip dieselben Erhebungsregeln gelten wie für explanative Untersuchungen. Eine gründliche Planung ist bei jeder Datenerhebung unverzichtbar und beinhaltet Entscheidungen hinsichtlich Art und Anzahl der berücksichtigten Variablen und Untersuchungsteilnehmer, der Operationalisierungen der Konstrukte, der Auswahl der Erhebungsinstrumente etc. (vgl. Kap. 4).

6.4.2 Explorative quantitative Datenanalyse

Quantitative Verfahren der Datenanalyse sind als inferenzstatistische Auswertungsmethoden in überschaubarer Form klassifiziert, kanonisiert (parametrische und verteilungsfreie Verfahren, univariate und multivariate Verfahren etc.) und in Statistik-Büchern dargestellt. Signifikanztests und Parameterschätzungen sind jedoch nicht die einzigen Möglichkeiten, quantitatives Material auszuwerten; zunehmend an Bedeutung gewinnen weitere Varianten der Analyse, die zum Teil explizit auf das Ziel der Hypothesengenerierung abgestimmt sind. Dazu zählen neben einfachen deskriptiven Analysen die graphischen Methoden und die explorativen multivariaten Techniken, auf die wir im folgenden eingehen. Anschließend wird untersucht, ob und inwieweit hypothesenprüfende Signifikanztests auch explorativ eingesetzt werden können.

Einfache deskriptive Analysen
Zur zusammenfassenden und übersichtlichen Darstellung der Ergebnisse einer Stichprobenuntersuchung sind die bekannten Verfahren der deskriptiven Statistik (s. z. B. Bortz, 1993, Kap. 1) geeignet. Häufigkeitsverteilungen, Maße der zentralen Tendenz und Dispersion, Kreuztabellen und Korrelationsmatrizen geben einen ersten Gesamteindruck über das Datenmaterial. Sie lassen sich numerisch (z. B. Häufigkeitstabelle) und graphisch (z. B. Histogramm) darstellen und mit jedem Statistik-Programm mühelos erzeugen. Anhand solcher einfachen Deskriptivanalysen sind Stichproben oder Kollektive auf einen Blick vergleichbar und Merkmalszusammenhänge erkennbar.

Eine einfache Methode der Hypothesengewinnung besteht darin, ein interessierendes Konstrukt oder Merkmal zu erheben und zusätzlich eine Reihe soziodemographischer und psychologischer Variablen zu erfragen, von denen man aufgrund früherer Befunde und Theorien einen Bezug zum Zielkonstrukt oder Zielverhalten vermutet. Beispiel: Daß Bildschirmspiele einen negativen Einfluß auf Kinder und Jugendliche ausüben können, befürchten viele Eltern und Pädagogen. Gewaltfasziniert und spielsüchtig, konsumorientiert und kontaktgestört – so lautet das Steoretyp des Bildschirmspielers (vgl. Düßler, 1989; Pfeifer 1986, S. 80ff.). Sind dies tatsächlich die charakteristischen Attribute von Videospielern? Eine explorative Studie soll erste Hinweise geben. Dazu könnte man an öffentlich aufgestellten Spielautomaten in Kaufhäusern und Gaststätten Jugendliche ansprechen und zunächst in offener Form deren Vorstellungen zu Motivation und Folgen des Bildschirmspielens erfassen. Die so ermittelten Aussagen würden nun gemeinsam mit Operationalisierungen der gängigen Befürchtungen über Negativkonsequenzen des Spielens die Grundlage eines Interviewleitfadens oder Fragebogens bilden, mit dem dann weitere Bildschirmspieler zu befragen sind.

Dabei könnte sich herausstellen, daß Videospiele häufig zu zweit oder in der Gruppe gespielt werden und daß das Besprechen von Spielergebnissen sowie das Tauschen von Spielen dazugehören. Diese Befunde könnten dazu anregen, gängige Vorstellungen über die Funktion von Videospielen im Sinne von Realitätsflucht (Eskapismus) zu ersetzen durch ein Modell des Videospielens als soziale Aktivität, bei der Kommunikation und Wettkampf dominieren und zudem eine in der Jugendphase wichtige Abgrenzung von den eher „technikabstinenten“ Eltern stattfindet (tatsächlich deuten empirische Befunde in diese Richtung; vgl. Swoboda, 1986).

Um ein Profil von Bildschirmspielern zu erstellen, wird man zunächst eine deskriptive Analyse durchführen, bei der die Ausprägung und Verteilung unterschiedlicher Merkmale (Geschlecht, Familiensituation, Schulleistung, Fersehkonsum etc.) von Videospielern und Nicht-Spielern verglichen werden. Während eine qualitative Explorationsstudie zum Ziel haben könnte, die Bedeutungen zu rekonstruieren, mit denen einzelne Jugendliche das Videospiel belegen, ist es ein Hauptziel der quantitativen Exploration, relevante Variablen zu finden, die in einer Repräsentativstudie verwendet werden sollen. „Extensive Forschung", d. h. die Untersuchung einer großen Zahl zufällig ausgewählter Probanden, ist bei der hier besprochenen Fragestellung deswegen wichtig, weil die Verbreitung der vermuteten sozio-psychologischen Schäden durch Videospiel von der Prävalenz des Spielens abhängt, die durch „intensive Forschung", d. h. die detaillierte Rekonstruktion von Einzelfällen, eben nicht abgeschätzt werden kann.

Die „klassischen" Verfahren zur Stichprobendeskription sind für explorative Zwecke nur bedingt geeignet, denn sie werden eigentlich eher zur Ergebnispräsentation von hypothesenprüfenden Untersuchungen verwendet. Eine Ergänzung zur einfachen deskriptiven Analyse bietet der im folgenden vorgestellte EDA-Ansatz.

Graphische Methoden: der EDA-Ansatz

Die explorative Datenanalyse (Exploratory Data Analysis: EDA) ist vor allem mit dem Namen Tukey (1977) verbunden. EDA dient dazu, Strukturen, Trends und Muster in einem Satz quantitativer Daten zu entdecken, die ohne technische Hilfsmittel leicht übersehen werden. Während man sich in hypothesenprüfenden Untersuchungen (*Confirmatory Data Analysis: CDA*) auf die Präsentation und Analyse der hypothesenrelevanten *Kennwerte* bzw. *Aggregatwerte* beschränken kann, dienen EDA-Techniken dazu, ein möglichst vollständiges und übersichtliches Bild des gesamten Datensatzes zu geben, indem statt Zusammenfassungen zunächst die einzelnen Meßwerte betrachtet werden. Nicht nur qualitatives Datenmaterial kann wegen seines Umfangs ohne sorgfältige Strukturierung unübersichtlich sein, auch quantitative Daten sind oft nicht „auf einen Blick" zu erfassen, sondern müssen erst handhabbar („handleable by minds") gemacht werden (Tukey, 1977, S. V).

EDA-Techniken sind in erster Linie graphische Methoden, die zwar teilweise per Hand durchzuführen sind, aber in der Praxis – ähnlich wie inferenzstatistische Analysen – mit entsprechender Statistik-Software umgesetzt werden. Um EDA-Techniken kennenzulernen, ist natürlich praktisches Üben der beste Weg. Im Unterschied zu inferenzstatistischen Verfahren, bei denen Rechenübungen in der Regel an fiktiven Mini-Datensätzen durchgeführt werden, weil größere Datenmengen prinzipiell nur einen zeitlichen Mehraufwand bedeuten, liegt die Kunst der EDA gerade darin, mit Unübersichtlichkeit fertigzuwerden. Zu Übungszwecken sollten deswegen größere und „realistischere" Datensätze verwendet werden. Zu diesem Zweck kann man z. B. auf die Datensätze zurückgreifen, die von Andrews und Herzberg (1985) für Ökonomie, Astronomie, Medizin, Biologie und Psychologie dokumentiert wurden. Bequemer für eine elektronische Datenverarbeitung sind natürlich bereits digitalisierte Datensätze, z. B. aus Archiven.

EDA ist in den letzten Jahren zu einem Modebegriff für nahezu alle Arten graphischer Datenaufbereitung geworden. Dies ist jedoch nicht „im Sinne des Erfinders", denn der hypothesengenerierende Charakter von EDA liegt eben nicht in einer grafischen Auswertungs*routine*, sondern in erster Linie in der weiterführenden gedanklichen Verarbeitung („Risky Inference") der Datenrelationen (Tukey, 1977). Explorativ ist eine graphische Datenaufbereitung nur dann, wenn sie tatsächlich neue Einsichten und Ideen vermittelt.

Typen von Grafiken: Die Vielfalt bislang entwickelter Typen und Varianten von Grafiken (*Plots*), die für EDA-Zwecke verwendet werden, ist beeindrukkend; ihre Namen sind jedoch häufig eher verwirrend: Es gibt z. B. Q-Q-Plots und jittered Dot-Plots, Box-Dot-Plots, Kernel-Smoothed-Quantile-Plots, Coplots und Andrew-Plots, Poissonness-Plots und Voronoi-Plots. Genau wie bei inferenzstatistischen Verfahren taucht hier das Problem der *Indikation* auf: Welcher Plot ist im konkreten Fall besser, welcher schlechter geeignet, den relevanten Informationsgehalt der Daten zur Geltung zu bringen? Grundkenntnisse und eigene Erfahrungen in graphischer Datenanalyse sind hier unabdingbar. (Einführungen in die graphisch gestützte Datenanalyse geben Polasek, 1994 und Schnell, 1994; weitere Publikationen stammen von Cleveland, 1993; Hoaglin et al., 1983, 1985; Lovie und Lovie, 1991; Tukey, 1977; Velleman und Hoaglin, 1981 und Victor et al., 1980).

Im folgenden werden wir nur die drei gängigsten Grundtypen von Plots vorstellen: Stem-and-Leaf-Plots, Box-Plots und Scatter-Plots.

Stem-and-Leaf-Plots: Stem-and-Leaf-Plots (Stamm und Blatt) sind Histogramme, bei denen die Häufigkeit der einzelnen Merkmalsausprägungen nicht einfach durch die Höhe von „blanken" Balken veranschaulicht wird, sondern durch Balken, die mit entsprechenden Meßwerten „gefüllt" sind. Ein Stem-and-Leaf-Plot enthält somit alle Meßwerte in numerischer Form und ordnet diese graphisch übersichtlich an. Dem Stem-and-Leaf-Plot ist zu entnehmen, welche Werte besonders häufig oder selten vertreten sind, wo das Zentrum der Verteilung liegt, ob sich die Werte in Subgruppen aufteilen, ob die Verteilung symmetrisch oder schief ist und wie stark die Werte streuen. Werte jeden Skalenniveaus können als Stem-and-Leaf-Plot dargestellt werden. Der „Stamm" des Stem-and-Leaf-Plot ist die x-Achse und bildet die Merkmalskategorien ab, die „Blätter" sind die einzelnen, vom Stamm „abzweigenden" Meßwerte innerhalb der Kategorien. Um die Lesbarkeit zu erleichtern, werden Stem-and-Leaf-Plots wie liegende Histogramme (d. h. mit senkrechter x-Achse) dargestellt.

Beispiel: Die Befürchtung, daß unsere Gesellschaft immer kinderfeindlicher wird, ist weit verbreitet. Ob und inwieweit sich der Stellenwert von Kindern im öffentlichen Bewußtsein in den letzten Jahren verändert hat, könnte nonreaktiv durch die Analyse von Titelthemen einer populären Frauenzeitschrift ermittelt werden. Dabei werden aus den vergangenen 10 Jahren jeweils alle 24 Hefte der 14tägig erscheinenden Zeitschrift betrachtet und ausgezählt, wieviele Titelgeschichten das Thema Kind ansprechen. Zusätzlich wird klassifiziert, welche Inhalte zum Thema Kind behandelt werden: Gesundheit (g), Erziehung (e), Freizeit (f), Mode (m), Schule (s), Anderes (a). Das (fiktive) Ergebnis der quantitativen Inhaltsanalyse (vgl. Abschnitt 4.1.4) läßt sich als Stem-and-Leaf-Plot mit gebündelten und alphabetisch geordneten Themen folgendermaßen darstellen (vgl. Abb. 12):

1985	eeeefgmms
1986	aaeggggms
1987	aeeeegggms
1988	eeeeffmms
1989	aeefgmmms
1990	eeeffgmss
1991	aefffgmss
1992	efffggmss
1993	aaefffggss
1994	effggggms
1995	afggggmss

Abb. 12. Stem-and-Leaf-Plot einer Inhaltsanalyse

Es ist zu erkennen, daß die Häufigkeit, mit der das Thema Kind angesprochen wird, von Jahr zu Jahr nur leicht schwankt (9 oder 10 Nennungen). Allerdings sind inhaltliche Tendenzen erkennbar: So standen Mitte/Ende der 80er Jahre Erziehungsfragen und Kindermode besonders häufig auf der Agenda, während in den 90er Jahren Gesundheitsfragen an Bedeutung gewonnen haben. Das Jahr der Familie (1994) schlägt sich bei der betrachteten Zeitschrift nicht in stärkerer medialer Repräsentation von kindbezogenen Themen nieder, während die starke Präsenz von Gesundheitsfragen 1986 möglicherweise mit der Tschernobyl-Katastrophe in Verbindung steht. Insgesamt könnte die oben geschilderte Explorationsstudie in die Hypothese münden, daß es von den 80er Jahren zu den 90er Jahren eine Verschiebung von erziehungs- zu gesundheitsbezogenen Themen in der medialen Beschäftigung mit Kindern gegeben hat. Diese Hypothese wäre in weiteren Untersuchungen mit anderen Zeitschriften zu untermauern und theoretisch auszuarbeiten.

Sollen Intervalldaten als Stem-and-Leaf-Plot dargestellt werden, bilden jeweils die ersten Ziffern (oder nur die erste Ziffer) der Meßwerte den Stamm und die letzten Ziffern (oder nur die letzte Ziffer) der Meßwerte die Blätter (zum Stem-and-Leaf-Plot s. Emerson und Hoaglin, 1983; Velleman

Tabelle 19. Stem-and-Leaf-Plot von Fehlerzahlen

Frequency	Stem & Leaf
10,00	1 · 0001112237
5,00	2 · 88899
4,00	3 · 0012
,00	4 ·
1,00	5 · 2

und Hoaglin 1981; Tukey 1977, Kap. 1). Beispiel: In einer Untersuchung zur Mensch-Maschine-Interaktion soll ermittelt werden, ob Fehler bei der Programmbenutzung (z. B. eines Statistik-Programms) stärker durch inhaltliche Kenntnisse (Statistik) oder durch Computerkenntnisse bestimmt sind. Die Merkmale Statistik- und Computerkenntisse werden auf der Basis von Tests dichotomisiert (gute versus schlechte Kenntnisse), so daß sich eine Vierfelder-Tafel ergibt.

Pro Gruppe werden 20 Personen untersucht. Die Gruppe „gute Statistik-Kenntnisse und schlechte Computerkenntnisse" bearbeitet als erste die vorbereiteten Aufgaben, wobei pro Person die Anzahl der Fehler protokolliert wird: 11; 30; 29; 10; 10; 28; 17; 11; 12; 11; 28; 31; 28; 12; 10; 30; 32; 52; 13; 29. Sollen diese Werte als Stem-and-Leaf-Plot dargestellt werden, muß man sie zunächst in eine Rangreihe bringen: 10 (3), 11 (3), 12 (2), 13, 17, 28 (3), 29 (2), 30 (2), 31, 32, 52. Die eingeklammerten Zahlen kennzeichnen die Häufigkeiten der Fehlerzahlen. Im präsentierten Stem-and-Leaf-Plott steht die erste Dezimalstelle jeweils im Stamm und die zweite Stelle erscheint daneben als Blatt (vgl. Tabelle 19).

Wie ein Vergleich mit Abb. 13 zeigt, ist ein einfaches Histogramm weniger informativ als der entsprechende Stem-and-Leaf-Plot, weil die Verteilung der Messungen innerhalb der Kategorien nicht verdeutlicht wird.

Box-Plots: Gruppenunterschiede in der zentralen Tendenz eines Merkmals sind wahrscheinlich die am häufigsten betrachteten Effekte. Zu ihrer graphischen Veranschaulichung werden oft Balkendiagramme eingesetzt, bei denen die Gruppenmittelwerte durch die Höhe der Balken symbolisiert sind. Derartige Aggregatvergleiche sollten nur dann visualisiert werden, wenn die empirischen Meßwertverteilungen eine weitgehend homogene Gruppenstruktur nahelegen. Eine einfache, optische Verteilungsprüfung ermöglichen sog. Boxplots.

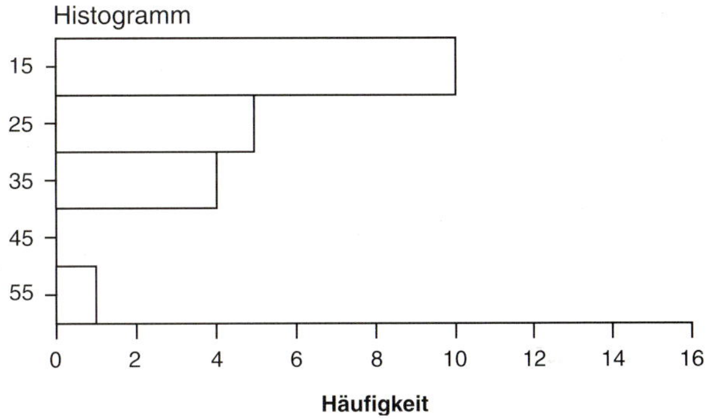

Abb. 13. Histogramm der Fehlerzahlen

Box-Plots (*Box-and-Whisker-Plots*) gehen auf Tukey (1977, S. 39 ff.) zurück und stellen – vereinfacht gesagt – den Median, die mittleren 50% der Werte (Interquartilbereich) und die Ausreißer einer Verteilung dar. Sie geben damit sowohl über die zentrale Tendenz als auch über die Verteilungsform in komprimierter Weise Auskunft (vgl. Emerson und Strenio, 1983; Velleman und Hoaglin 1981, Kap. 3; eine genaue Erklärung der Konstruktion von Boxplots findet man bei Schnell, 1994, S. 18 ff.).

Beispiel: Die heilsame Wirkung von Düften auf die Psyche wird in der sog. Aromatherapie genutzt. Zudem werden Duftöle – klassifiziert nach ihrer zugeschriebenen psychogenen Wirkung (z. B. Konzentration, Schmerzlinderung, Beruhigung) – auch für den Hausgebrauch verkauft. Der Anbieter einer neuen entspannungsfördernden Duftessenz ließ 100 Probanden randomisiert entweder unter Dufteinwirkung oder ohne Dufteinwirkung je 30 Minuten in einem Warteraum sitzen und fragte sie anschließend nach dem Ausmaß ihrer Anspannung bzw. Entspannung (Rating-Skala von 0: völlig angespannt bis 10: völlig entspannt). Es zeigte sich, daß die 50 Probanden der Duft-Bedingung sich bei einem Mittelwert von $\bar{x} = 5{,}8$ deutlich entspannter fühlten als die Kontrollgruppe ($\bar{x} = 4{,}5$). In einer Werbebroschüre wurde folgendes Balkendiagramm abgedruckt (vgl. Abb. 14a).

Diese zunächst beeindruckend wirkende Gruppendifferenz kommt durch die Darstellung eines

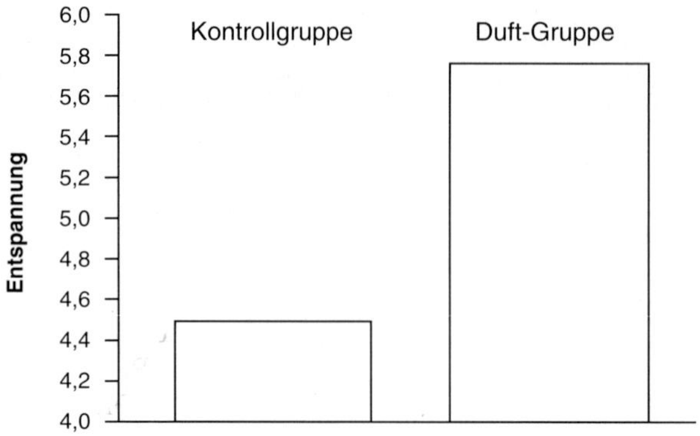

Abb. 14a. Balkendiagramm mit verzerrter Skala

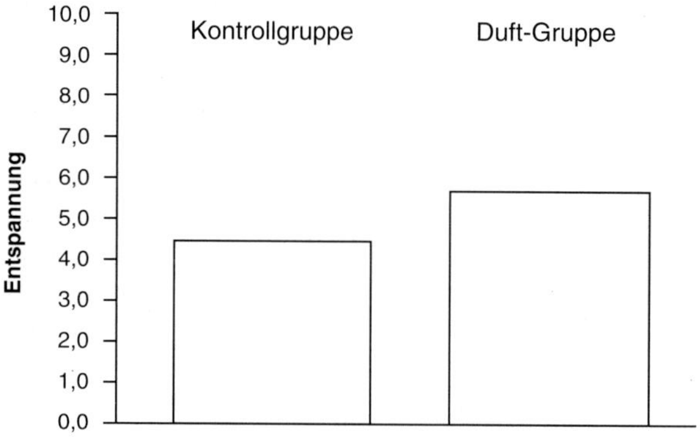

Abb. 14b. Balkendiagramm mit korrekter Skala

Skalenausschnittes anstelle der gesamten Skalenbreite zustande (vgl. Abb. 14b).

Auch mit korrekter Skalendarstellung können Balkendiagramme ein irreführendes Bild abgeben, da sie die Streuung der Werte nicht berücksichtigen. Bei Box-Plots ist diese Schwäche – wie Abb. 15 zeigt – ausgeräumt.

Abb. 15 verdeutlicht, daß der vermeintlich große Gruppenunterschied (hier dargestellt anhand der Mediane) durch die verhältnismäßig großen Varianzen zu relativieren ist. Die Interquartilbereiche (bzw. die „Boxen") beider Gruppen überschneiden sich erheblich und die Streubreite der Werte ist in beiden Gruppen identisch. Zudem ist erkennbar, daß die 25% der Werte unterhalb des Medians in der Kontrollgruppe stärker streuen als in der Duftgruppe. Diese Informationen sind weder dem Balkendiagramm noch dem hier indizierten Signifikanztest (t-Test für unabhängige Stichproben) zu entnehmen.

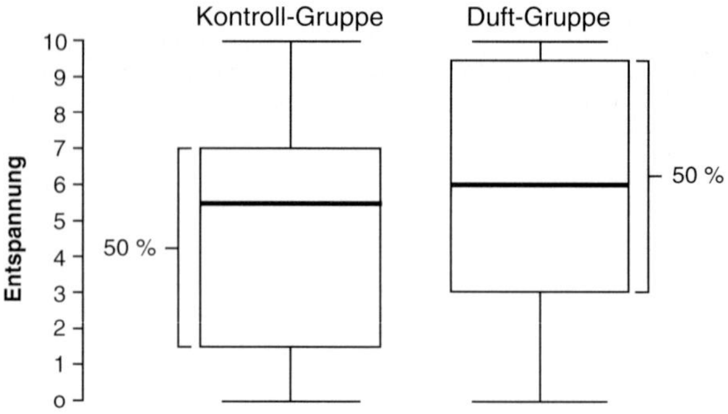

Abb. 15. Box-Plot für Abb. 14b

Scatter-Plots: Interessieren *Zusammenhänge* zwischen zwei Merkmalen, werden pro Untersuchungsobjekt zwei Messungen erhoben, die graphisch in einem Koordinatensystem als „Punktewolke" (Scatter-Plot) dargestellt werden können, indem man die Ausprägung eines Merkmals gegen die Ausprägung des anderen Merkmals „plottet". Die entstehende Punktewolke charakterisiert den Zusammenhang der Merkmale, der durch einen Korrelationskoeffizienten oder eine sog. Regressionsgerade numerisch beschrieben wird (vgl. z. B. Bortz, 1993, Kap. 6 oder Anhang A).

Beispiel: Angenommen, man interessiert sich für den Zusammenhang zwischen der Anzahl guter Freunde und der Anzahl lockerer Bekanntschaften (näheres zur Netzwerkanalyse s. Collani, 1987; Knolle und Kulinski, 1982; Pappi, 1987). Dazu befragt man zunächst explorativ eine Gruppe von 74 Studierenden. Es ergibt sich ein Korrelationskoeffizient von $r = -0{,}28$ was einen eher geringen negativen Zusammenhang nahelegt: Je weniger gute Freunde die Befragten haben, umso mehr Bekanntschaften pflegen sie. Daß diese Interpretation im Sinne eines linearen Zusammenhangs voreilig ist, verdeutlicht eine Inspektion des bivariaten Scatterplots (Abb. 16).

Bei linearer Anpassung (Abb. 16a) zeigen sich relativ große Distanzen zwischen den Punkten und der Geraden (große Residualwerte, schlechter Fit), wogegen eine quadratische Anpassung (Abb. 16b) die Residuen deutlich reduziert.

Die Graphik zeigt, daß die meisten Befragten 4–10 gute Freunde und 20–30 Bekannte haben

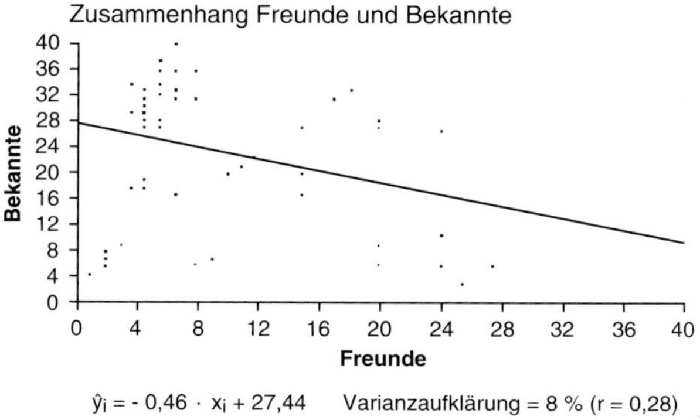

Abb. 16 a. Bivariater Scatter-Plot mit linearer Anpassung

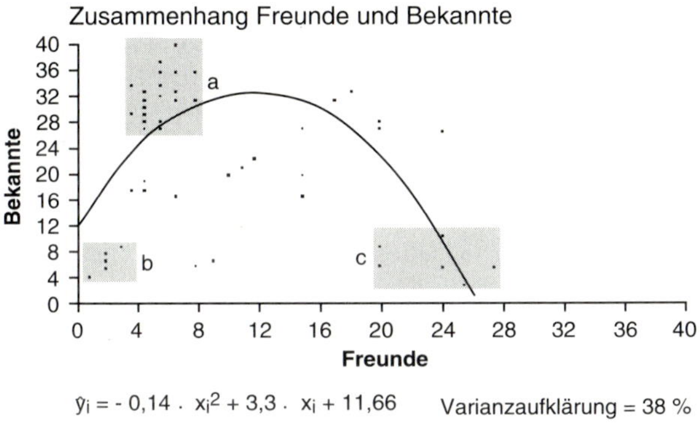

Abb. 16 b. Bivariater Scatter-Plot mit quadratischer Anpassung

(Gruppe a), während einige Probanden (Gruppe b) isoliert erscheinen (wenig Freunde, wenig Bekannte). Eine dritte Teilgruppe (c) hat offenbar viele Freunde und wenig Bekannte – ein Befund, der die Hypothese anregen könnte, daß bestimmte Menschen „oberflächliche Bekanntschaften" weitgehend ablehnen und so gut wie alle Personen aus ihrem Umfeld als „Freunde" auffassen.

Im multivariaten Anwendungsfall kann man mit *Scatter-Plot-Matrizen* arbeiten. Hierbei werden für alle beteiligten Variablen bivariate Scatter-Plots gebildet, die in Ergänzung zu einer Korrelationsmatrix über die Form der Zusammenhänge unterrichten. Würde man etwa bei einer Gruppe von 25 Autofahrern drei Arten von Verstößen gegen die Straßenverkehrsordnung erheben (Tempoüberschreitungen, Überfahren einer roten Ampel und Falschparken), könnte sich folgende Korrelationsmatrix ergeben (Tabelle 20).

Tabelle 20. Korrelationsmatrix für Tempo, Ampel und Parken

	Tempo	Ampel	Parken
Tempo	1,00	0,70	0,29
Ampel	0,70	1,00	0,37
Parken	0,29	0,37	1,00

Einen differenzierten Eindruck über die Zusammenhänge vermittelt eine Scatter-Plot-Matrix einschließlich der Regressionsgeraden. Diese Matrix veranschaulicht Abb. 17. Wie in Abb. 16 können auch diese Scatter-Plots dazu beitragen, die Höhe der Korrelationen zu erklären (Ausreißerwerte, Abweichungen von der Linearität etc.).

Diese Beispiele mögen genügen, um zu verdeutlichen, daß die optische Inspektion uni-, bi- oder multivaritater Merkmalsverteilungen erheblich mehr „Denkanstöße" zur Hypothesenbildung vermitteln kann als rein numerische Deskriptionen. Weitere optische Hilfen für die Exploration quantitativer Daten – wie z. B. die Analyse von Residualwerten oder auch Veränderungen von Verteilungsformen durch Datentransformationen – beschreibt Schnell (1994).

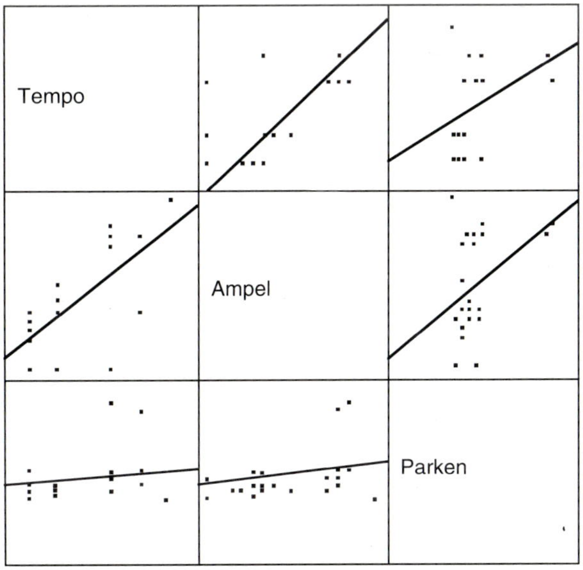

Abb. 17. Scatter-Plot-Matrix für Tempo, Ampel und Parken

Multivariate Explorationstechniken

Zu den multivariaten Verfahren (vgl. z. B. Bortz, 1993, Teil III) zählen einige datenreduzierende und datenstrukturierende Verfahren, die tendenziell induktiv vorgehen und die Konstruktion deskriptiver Systeme erleichtern, indem sie Gliederungsvorschläge machen, aus denen der Forscher nach Maßgabe von Plausibilität und theoretischer Interpretierbarkeit geeignete Varianten auswählt. Die Art der Systematik ist somit nicht durch Hypothesen vorgegeben, sondern entsteht im Wechselspiel der Daten und der Überlegungen des Forschers. Dabei sind viele Freiräume für subjektive Deutungen offen. Gebräuchliche Verfahren der Datenreduktion sind die MDS (vgl. S. 158f.), die Clusteranalyse und die Faktorenanalyse.

Clusteranalyse: Für n zufällig oder theoriegeleitet ausgewählte Objekte werden Messungen auf m Variablen vorgenommen. Ziel der Clusteranalyse ist die Zusammenfassung der Objekte zu Gruppen oder Clustern, wobei die Objektunterschiede innerhalb der Cluster möglichst klein und die Unterschiede zwischen den Clustern möglichst groß sein sollen.

Beispiel: Man interessiert sich für strukturelle Unterschiede mittelständischer Unternehmen und erhebt an einer Auswahl von 60 Unternehmen eine Reihe betriebswirtschaftlich und arbeitspsychologisch relevanter Variablen (Mitarbeiterzahl, Krankenstand, Hierarchieebenen, Umsatz etc.). Die Frage ist, ob sich charakteristische Typen von Unternehmen unterscheiden lassen. Die Clusteranalyse kann bei der Beantwortung dieser Frage helfen, da sie die Objekte (hier: Unternehmen) in der Weise in Gruppen *(Cluster)* ordnet, daß die Objekte innerhalb eines Clusters hinsichtlich der untersuchten Variablen möglichst ähnlich und gleichzeitig die Unterschiede zwischen den einzelnen Clustern möglichst groß sind. Man erhält also homogene Subgruppen von Unternehmen, die jeweils durch ein spezifisches Merkmalsprofil beschrieben sind (zur Berechnung von Clusteranalysen, s. z. B. Bortz, 1993, Kap. 16).

Klassifikationssysteme lassen sich danach unterscheiden, ob sie natürlich (empirisch) oder künstlich (logisch) sind. Logische Klassifikationssysteme sind nichts anderes als Veranschaulichungen von Nominaldefinitionen (vgl. S. 60),

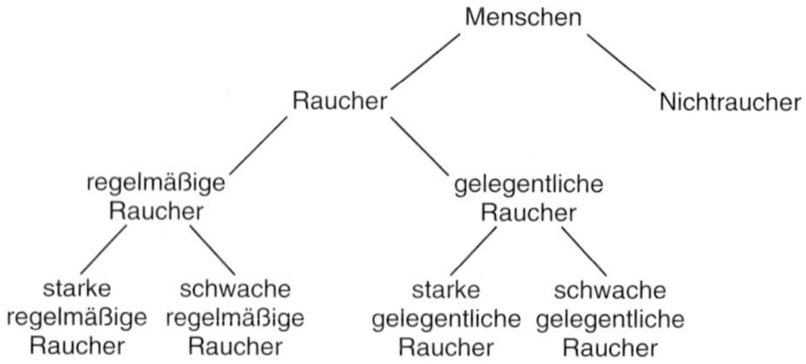

Abb. 18. Theoretische Klassifikation von Rauchern (nach Eckes und Roßbach, 1980, S. 18)

d. h. man postuliert durch bestimmte Merkmalsausprägungen charakterisierte Objektklassen, unabhängig davon, ob es Objekte gibt, für die die aufgestellten Definitionen zutreffen. Dieser deduktive Weg kann zu aufschlußreichen, aber auch zu trivialen Ergebnissen führen, wie das Beispiel einer Raucher-Typologie zeigt (Abb. 18; Eckes und Roßbach, 1980, S. 18, als Negativ-Beispiel konstruiert). Bei empirischen Klassifikationen sind im Unterschied zu theoretischen Klassifikationen nur die empirisch angetroffenen Merkmalskombinationen Ausgangspunkt des Ordnungsversuches.

Beispiel: Kuckartz (1988) hatte aus Interviews mit 38 türkischen Elternpaaren 15 dichotome Variablen (weniger/mehr als vier Kinder; nur kleine/auch schulpflichtige Kinder; unzufrieden/zufrieden mit dem hiesigen Lebensstil etc.) ausgewählt und clusteranalytisch ausgewertet. Die resultierenden vier Cluster deutete er explorativ als „Familientypen": „finanziell belastete Arbeiterfamilien", „die Kinderreichen", „die sozial besser Gestellten mit Sparmöglichkeiten" und „die Unzufriedenen". Alle vier Gruppen unterschieden sich in ihren Einstellungen hinsichtlich der Schulausbildung ihrer Kinder, was theoretische Überlegungen anregen könnte, wodurch Einstellungen zur Schulausbildung bei türkischen Eltern bestimmt sind und wie man sie ggf. in einem Interventionsprogramm ändern könnte.

Empirische Klassifikationen sind abhängig von der Art der untersuchten Objekte und Variablen. Es ist nicht auszuschließen, daß sich Familien oder Unternehmen völlig anders gruppieren, wenn ein anderer Satz von Beschreibungsmerkmalen verwendet wird. In die Auswahl der Variablen fließen also theoretische Vorannahmen ein, so daß man auch bei explorativer Vorgehensweise niemals „bei Null“ anfängt.

Faktorenanalyse: Für n zufällig oder theoriegeleitet ausgewählte Objekte werden Messungen auf m Variablen vorgenommen (wobei die Anzahl der Objekte deutlich größer sein sollte als die Anzahl der Variablen). Startpunkt einer Faktorenanalyse ist üblicherweise die Korrelationsmatrix der m Variablen (s. Anhang A), die darüber Auskunft gibt, zwischen welchen Variablen Gemeinsamkeiten bestehen bzw. welche Variablen redundante Informationen enthalten. Beispiel: Man mißt bei mehreren Personen die Leistungen in Integral-, Differential-, und Wahrscheinlichkeitsrechnung sowie die Leistungen im Analogienbilden, Synonymefinden und Satzergänzen. Findet man nun hohe positive Korrelationen zwischen den ersten drei Variablen und zwischen den letzten drei Variablen, so kann man vermuten, daß die ersten drei und die letzten drei Variablen jeweils etwas Gemeinsames messen. Dieses „Gemeinsame“ stellt man sich im Kontext der Faktorenanalyse als latentes Merkmal oder als Faktor vor, d. h. man würde z. B. annehmen, daß es ein latentes Merkmal (Faktor) „mathematische Fertigkeiten“ gibt, das sich in den drei empirischen Indikatoren Integral-, Differential-, und Wahrscheinlichkeitsrechnung (Variablen) niederschlägt und ein Merkmal „verbale Fertigkeiten“, daß sich in den Variablen Analogienbilden, Synonymefinden und Satzergänzen ausdrückt.

Das allgemeine Ziel der Faktorenanalyse besteht darin, korrelierende Variablen auf höherer Abstraktionsebene zu Faktoren zusammenzufassen. Damit ist die Faktorenanalyse ein datenreduzierendes Verfahren. Mußte man im obigen Beispiel zur Charakterisierung einer Person zunächst Meßwerte auf den sechs Variablen heranziehen, sind es nach der Faktorenanalyse nur noch zwei Werte (sog. Faktorwerte), die praktisch die gesamten Variableninformationen abbilden. Diese datenreduzierende Funktion der Faktorenanalyse ist besonders dann von Nutzen, wenn man mit sehr vielen Variablen arbeitet und es einfach ökonomischer und übersichtlicher ist, mit Faktorwerten statt mit vielen korrelierten Einzelmessungen zu operieren.

Neben dieser pragmatischen Funktion hat die Faktorenanalyse einen hohen heuristischen Wert, der darin besteht, für die faktoriellen Variablenbündel inhaltlich sinnvolle Interpretationen zu finden. Faßt die Faktorenanalyse z. B. einen Satz von 40 Variablen in 3 Faktoren zusammen, prüft man, welche Variablen zu einem Faktor gehören (d. h. auf ihm „laden“) und versucht zu ergründen, in welcher Hinsicht sich eben diese Variablen ähneln. Erfahrungsgemäß wirken faktorenanalytische Ergebnisse ausgesprochen inspirierend, d. h. es fällt meistens nicht schwer, diverse Hypothesen darüber zu generieren, was ein Faktor inhaltlich bedeutet bzw. was „hinter“ den Variablen eines Faktors steht (zur Interpretationsproblematik faktorenanalytischer Ergebnisse vgl. auch Holz-Ebeling, 1995).

Die Subjektivität der Interpretationen ist darin begründet, daß viele faktorenanalytische Lösungen aus mathematischer Sicht gleichwertig sind, so daß entsprechend viele Interpretationen gleichberechtigt nebeneinander stehen, ohne daß objektive Entscheidungskriterien bestimmte Lösungen favorisieren. (Tatsächlich orientiert man sich an „Daumenregeln“.) „Sinnvolle Interpretierbarkeit“ ist ein wichtiges Entscheidungskriterium bei der Wahl des Faktorenmodells; aber was sich „sinnvoll interpretieren“ läßt, hängt eben stark von der Perspektive des Deutenden ab (zur Überprüfung faktorieller Strukturhypothesen vgl. S. 482 f.).

Neben der Auswahl der *Variablen* hat auch die Auswahl der *Untersuchungsteilnehmer* bzw. Untersuchungsobjekte entscheidenden Einfluß auf das Ergebnis. Nicht selten zeichnen sich differentielle Faktorenstrukturen in unterschiedlichen Populationen bzw. Teilgruppen ab. Aus diesem Grund werden Clusteranalyse und Faktorenanalyse zuweilen auch nacheinander durchgeführt. Mittels Clusteranalyse identifiziert man zunächst homogene Teilgruppen, für die dann jeweils separat Faktorenanalysen zu rechnen sind. Dies ist natürlich nur möglich, wenn man eine entsprechend große Fallzahl bearbeitet, so daß sich Aufteilungen überhaupt lohnen. Auch in jeder Teilgruppe sollte die Anzahl der Objekte größer sein als die der Variablen.

Beispiel: Man interessiert sich dafür, welche Vorstellungen und Gefühle Ost- und Westdeutsche mit dem Begriff „Selbständigkeit“ verbinden, wobei man von der Vermutung ausgeht, daß sich systematische Unterschiede zeigen könnten, ohne daß genau prognostizierbar wäre, wie diese aussehen. Um den „Bedeutungshof" eines Begriffes zu erkunden, eignet sich das Semantische Differential, das aus einer Menge von 20-30 bipolaren Adjektivpaaren besteht, auf denen der Zielbegriff beurteilt wird (vgl. S. 172f.). Die Ergebnisse der Ost- und West-Stichprobe werden separat faktorenanalytisch ausgewertet und könnten ergeben, daß die Bewertungen bei den Westdeutschen auf zwei Faktoren beruhen, während sich bei den Ostdeutschen drei Faktoren als angemessen interpretierbares Modell ergeben, was dafür spräche, daß die befragten Ostdeutschen ein differenzierteres Konzept von „Selbständigkeit" haben und andere Bedeutungsfacetten hineinlesen als die Westdeutschen.

Exploratives Signifikanztesten

Wo immer quantitative Analysen eingesetzt und veröffentlicht werden, ist die Perspektive des Rezipienten mitzuberücksichtigen. Die Behauptung, mit Statistik könne man letztlich „alles und nichts beweisen", rührt nicht ausschließlich von fehlerhaften oder gar manipulativen Auswertungen durch Statistikanwender, sondern nicht selten von irrtümlicher Rezeption der Forschungsergebnisse. Sowohl der Kommunikation im Kollegenkreis wie auch der Verständigung mit Praktikern und Laien kommt es zugute, Grenzen der Ergebnisinterpretation explizit zu machen, um Mißverständnissen vorzubeugen. Speziell beim Einsatz explorativer Strategien sollte der Charakter der Vorläufigkeit stets betont und eine deutliche Trennung von statistischer Hypothesenprüfung möglichst auch formal vollzogen werden. Daß ein Signifikanztest gerechnet wird, besagt keineswegs automatisch, daß es sich auch um einen Hypothesentest handelt, denn dieser liegt nur dann vor, wenn die getesteten Hypothesen *vor* der Datenerhebung formuliert wurden *(sog. a priori Hypothesen)* und somit ein bestimmtes Ergebnis vorhersagen.

Wurde erst bei der Dateninspektion ein interessanter Effekt lokalisiert, kann dieser „auf Probe" durch einen Signifikanztest überprüft werden, um die Augenscheinbeurteilung der Bedeutsamkeit des Effektes durch das präzise quantitative Ergebnis (statistische Signifikanz, Effektgröße; vgl. S. 564ff.) zu ergänzen und daraus z. B. a priori Hypothesen für weitere Untersuchungen abzuleiten.

Beispiel: In einer Studie stellt sich heraus, daß die Schüler, die mit einem computergestützten Selbstlernprogramm zur Verbesserung von Englischkenntnissen arbeiteten, nicht nur ihr Englisch verbesserten, sondern insgesamt ihr Leistungsniveau gegenüber einer Kontrollgruppe mit gängigem Nachhilfeunterricht steigerten. Angenommen, ein Signifikanztest weist diesen Unterschied zwischen beiden Gruppen hinsichtlich der durchschnittlichen Gesamtnote im Zeugnis als signifikant aus. Dieses Ergebnis könnte die Hypothese anregen, daß das Selbstlernprogramm im Unterschied zum normalen Nachhilfeunterricht generell zum selbstgesteuerten und damit effektiveren Lernen (nicht nur im Fach Englisch) beiträgt. Diese Hypothese wäre in weiteren Untersuchungen zu prüfen, für die man eine Zeugnisnoten-Differenz in ähnlicher Größenordnung wie die gefundene prognostizieren würde.

Von dieser Form des „Signifikanztests auf Probe", der echte Hypothesenprüfungen vorbereitet, ist der mißbräuchliche Einsatz von Pseudo-Signifikanztests zu unterscheiden. Ein Pseudo-Hypothesentest liegt vor, wenn man bei der Inspektion der Daten einen Effekt entdeckt, *daraufhin* eine entsprechende Hypothese formuliert, einen Signifikanztest rechnet und das Ergebnis anschließend als *Bestätigung der Hypothese* interpretiert. Da der Signifikanztest genau auf den bereits entdeckten Effekt zugeschnitten war, ist es keine „Überraschung" und erst recht kein Hypothesentest, wenn sich dann auch ein signifikantes Ergebnis zeigt. Auch beim theorielosen „Durchtesten" aller möglichen Effekte eines Datensatzes handelt es sich nicht um Hypothesentests, da die Hypothesen nicht vor der Datenerhebung feststanden.

Beispiel: Angenommen, bei einer Untersuchung von $n = 20$ Einzelkindern und $n = 20$ Geschwisterkindern ergibt die Stichprobendeskription eine geringere soziale Kompetenz bei den Einzelkindern. Dieser Effekt möge sich als statistisch signifikant herausstellen. Ist mit diesem Ergebnis nun *belegt*, daß es sich für Kinder ungünstig auswirkt, ohne Geschwister aufzuwachsen, weil sie dabei weniger soziale Fähigkeiten erwerben? Sicher nicht, denn auch das konträre Ergebnis, daß Einzelkinder bessere soziale Kompetenzen haben als

Geschwisterkinder, ließe sich problemlos erklären und etwa als Beleg dafür werten, daß Einzelkinder, die darauf angewiesen sind, sich Spielkameraden außerhalb des eigenen Zuhause zu suchen, bessere soziale Kompetenzen entwickeln. Im nachhinein gelingt es mühelos, so gut wie jedes Ergebnis plausibel zu erklären *(sog. ex-post-Erklärungen);* im voraus jedoch sind selbst scheinbar einfache Zusammenhänge gar nicht so leicht präzise zu prognostizieren. Wo nicht prognostiziert wird, handelt es sich nicht um eine Erklärung, sondern allenfalls um eine hypothetische Interpretation, die als solche kenntlich zu machen ist!

Als Rezipient von Forschungsarbeiten kann man ex-post-Erklärungen manchmal daran erkennen, daß sie kaum im Zusammenhang mit relevanten Theorien stehen und umständlich und spitzfindig wirken, als seien sie eben genau auf den vorliegenden Datensatz „zugeschneidert". Dies muß nicht immer auf bewußter Täuschung beruhen, sondern kann teilweise auch dem psychologischen Effekt geschuldet sein, daß ex-post-Hypothesen vom Forscher als a priori Hypothesen wahrgenommen werden. Dieser Fehler ist in der Kognitionspsychologie als Rückschaufehler („Hindsight Bias") bekannt: Man ist sich (fälschlicherweise) sicher, etwas bereits vorausgesehen zu haben, was dann später auch eintraf.

6.5 Empirisch-qualitative Exploration

Empirisch-qualitative Explorationsstrategien nutzen *qualitative* Daten, um daraus Hypothesen und Theorien zu gewinnen. Aufgrund ihrer offenen Form erhöhen qualitative Datenerhebungen (vgl. Kap. 5) die Wahrscheinlichkeit, in dem detailreichen Material auf neue Aspekte eines Themas zu stoßen. Nach einer Besprechung der qualitativen Datenquellen (Abschnitt 6.5.1) wenden wir uns unterschiedlichen Verfahren der explorativen qualitativen Datenanalyse zu (Abschnitt 6.5.2).

> **!** **Die empirisch-qualitative Exploration trägt durch besondere Darstellung und Aufbereitung von qualitativen Daten dazu bei, bislang vernachlässigte Phänomene, Wirkungszusammenhänge, Verläufe etc. erkennbar zu machen.**

6.5.1 Datenquellen

Nutzung vorhandener Daten

Während quantitative Daten über Statistische Jahrbücher und andere Sammelwerke zugänglich gemacht werden, finden sich qualitative Daten – insbesondere Texte – prinzipiell überall: Gebrauchstexte können ebenso Verwendung finden wie Graffiti, Flugblätter, Rundbriefe, Comics, Zeitungsannoncen und Erzählungen. Bei diesen Datenquellen spart man nicht nur die Mühe einer eigenen Datenerhebung, sondern kann auf Texte, Verhaltensspuren oder andere Kulturprodukte zurückgreifen, die quasi auf „natürliche" Weise, unbeeinflußt vom Forschungsprozeß, also nonreaktiv (vgl. Abschnitt 5.3.2) entstanden und oft in gesammelter Form leicht zugänglich sind (Archive, Bibliotheken etc.).

Datenbeschaffung durch Dritte

Bei umfangreicheren Forschungsvorhaben ist man in der Regel darauf angewiesen, andere Personen an der Datenbeschaffung zu beteiligen. In qualitativen Forschungsprojekten werden z. B. Hilfskräfte benötigt, die Beobachtungen protokollieren, Interviews durchführen, Audio- und Videoaufzeichnungen machen, Bänder transkribieren oder Texte kodieren. Entscheidend ist, daß alle Personen, die an der Datenbeschaffung und -auswertung beteiligt sind, eine Schulung durchlaufen, in der sowohl die methodischen Regeln als auch die rechtlichen und ethischen Rahmenbedingungen vermittelt werden. In der Regel werden für diese Tätigkeiten Studierende angeworben.

Ob man die auf S. 347 im Kontext quantitativer Datenerhebungen empfohlenen privaten Markt- und Meinungsforschungsinstitute auch mit qualitativen Befragungen beauftragen sollte, ist fraglich. Zum einen sind qualitative Studien typische Beispiele für intensive Forschungen mit einer nur kleinen Fallzahl, die keiner großen „Feldorganisation" bedürfen und finanziell für die Institute vermutlich wenig interessant sind. Zum anderen ist der „klassische" Interviewer auf standardisierte Befragungen eingestellt, und dürfte – zumindest ohne vorausgehende, gründliche Schulung – mit qualitativen Erhebungen überfordert sein. Dennoch mag es bei geeigneten Fragestellungen den Versuch wert sein zu prüfen, ob die Institute das für qualitative Datenerhebungen erforderliche „Know How" besitzen bzw. ob derartige Fremdaufträge auch unter finanziellen Gesichtspunkten eine akzeptable Alternative darstellen.

Eigene Datenbeschaffung

Zur Beschaffung qualitativer Daten stehen eine Reihe von Datenerhebungsmethoden zur Verfügung, von denen einige in Abschnitt 5.2 ausführlicher beschrieben wurden. Hier wurde deutlich, daß erfolgreiches qualitatives Arbeiten nicht nur sehr viel Zeit, sondern auch gründliche Erfahrungen voraussetzt. Dies ist zu beachten, wenn man die zum Zwecke der Hypothesengewinnung und Theoriebildung benötigten Daten selbst erheben will. Im folgenden werden wir uns darauf konzentrieren, mit welchen Methoden die explorative qualitative Analyse zur Bildung neuer Hypothesen beitragen kann.

6.5.2 Explorative qualitative Datenanalyse

Will man einen komplexen Untersuchungsgegenstand theoretisch fassen, ist es wichtig, zunächst die Fülle des Materials möglichst unvoreingenommen zu ordnen, ohne dabei die Struktur des Gegenstandes zu zerstören oder zu verfälschen. Einen ersten Überblick vermitteln *Inventare*, die Auflistungen der wichtigen Aspekte oder Elemente des Untersuchungsgegenstandes enthalten. Hieraus wird man *Typen* oder *Strukturen* bilden, die die Anordnung der Einzelelemente und typische Merkmalskombinationen beschreiben. Soziale Sachverhalte sind in hohem Maße dynamisch, so daß es neben Momentaufnahmen auch darauf ankommt, *Verläufe* zu rekonstruieren. Diese sind zu ergänzen durch ihre Entstehungsgeschichte, d. h. man muß sich darum bemühen, *Ursachen* und *Gründe* für das in Verläufen verdichtete Prozeßgeschehen ausfindig zu machen. Die anspruchsvollste Aufgabe ist die Erkundung ganzer *Systeme*, die den kompletten Untersuchungsgegenstand in seinen vielfältigen Erscheinungsformen und Wechselwirkungen hypothetisch erklären.

Inventare

Am Beginn der theoretischen Auseinandersetzung mit einem wenig erforschten Thema stellt sich oft die Frage, welche Aspekte, Facetten oder Komponenten überhaupt von Bedeutung sind; gesucht wird also zunächst eine Auflistung der wichtigen Elemente des untersuchten Phänomens, d. h. ein Inventar. Hierfür eignen sich teilstrukturierte Interviews mit offenen Fragen, deren Ergebnisse inhaltsanalytisch auszuwerten sind.

Beispiel: Um einen ersten Einblick in die subjektive Wahrnehmung der Wohnumwelt zu gewinnen, fragten Csikszentmihalyi und Rochberg-Halton (1981) ihre Probanden, welche „besonderen" Gegenstände sich in ihrer Wohnung befänden. Die 315 Befragten nannten insgesamt 1694 Objekte, die induktiv in 41 Kategorien eingeteilt werden konnten, so daß sich in einem ersten Schritt ein Inventar subjektiv wichtiger Dinge im häuslichen Umfeld ergab.

Für Untergruppen der Stichprobe (z. B. Männer und Frauen) konnten sodann separate Inventare angelegt werden, die z. B. ergaben, daß 17% der Männer die „Sportausstattung" als „besonderen" Gegenstand im Haus betrachteten gegenüber weniger als 1% der Frauen, die ihrerseits eine stärkere Affinität zu Stofftieren (6%) zeigten als Männer (1%). Hinsichtlich Telefon, Uhren und Teppichen bestanden dagegen keine geschlechtsspezifischen Differenzen. Zusätzliche Inventare für Kinder, Eltern und Großeltern sowie Angaben zur subjektiven Bedeutung einzelner Objekte, die durch die Objekte ausgelösten Assoziationen etc. bildeten das Basismaterial, das zahlreiche Ansatzpunkte für Hypothesen zu einer „Psychologie der Dinge" lieferte.

Ein anderes (fiktives) Beispiel: In der interpersonalen Wahrnehmung ist es eine zentrale Frage, ob man seinem Gegenüber trauen kann oder eher vermutet, angelogen zu werden. Aber welche subjektiven Kriterien verwenden Menschen eigentlich, wenn sie die Ehrlichkeit oder Unehrlichkeit anderer Personen einschätzen sollen? Wie lang ist die Liste der Kriterien?

In einem Leitfadeninterview werden die Probanden gebeten, je eine Situation zu schildern, in der sie auf unehrliches oder ehrliches Verhalten ihres Gegenübers schlossen. Aus den Interviewtexten ließen sich die spontan genannten Indizien für Ehrlichkeit bzw. Unehrlichkeit herausfiltern und zu individuellen Inventaren zusammenfassen. Bei einer Kategorisierung dieser Inventare nach den Kriterien Mimik, Gestik, Sprache und Inhalte könnte sich z. B. herausstellen, daß mehr Merkmale für Unehrlichkeit als für Ehrlichkeit generiert wurden. Dieser Befund wäre evtl. mit dem sog. Negativitäts-Bias erklärbar, d. h. mit dem Umstand, daß negative Ereignisse viel mehr beachtet und überdacht werden als positive.

Eine Auszählung der Kategorien könnte zudem ergeben, daß sich über 50% der Nennungen auf die Mimik beziehen (z. B. „weicht meinem Blick aus"). Unter den Stichworten „nonverbaler Ausdruck" und „Glaubwürdigkeit" stößt man in der Fachliteratur jedoch auf den Hinweis, daß gerade die Mimik hochgradig kontrollierbar ist und damit das Verbergen innerer Vorgänge besonders erleichtern müßte. Diese Diskrepanz könnte weiterverfolgt werden, indem man z. B. die Hypothese aufstellt, daß „gute Menschenkenner" die Bedeutung der Mimik weniger überschätzen als „schlechte Menschenkenner", wobei die Ausprägung von „Menschenkenntnis" z. B. auf der Basis von Diskriminationsaufgaben meßbar wäre, bei denen wahre Aussagen und Lügen erkannt werden müssen.

Auch Gruppenbefragungen (s. Abschnitt 5.2.1) können zur Aufstellung von Inventaren geeignet sein. Will man etwa die Probleme und Störungen im Arbeitsablauf einer Abteilung explorieren, kann mithilfe der Methode des *Brainstorming* zunächst alles gesammelt werden, was die Betroffenen als Probleme identifizieren. In einem zweiten Arbeitsschritt könnte nun gemeinsam mit den Befragten eine Strukturierung des Probleminventars nach Wichtigkeit und Lösbarkeit vorgenommen werden. Derartige Informationen spielen im Vorfeld von Interventionsmaßnahmen eine große Rolle und verhindern, daß Maßnahmen „an den Betroffenen vorbei" konzipiert werden.

Typen und Strukturen

Auf einer höheren Integrationsstufe als Inventare von Einzelaspekten befinden sich Typen, die durch *Merkmalskonfigurationen* entstehen. Ist der für eine Objektgruppe relevante Merkmalspool bereits bekannt und standardisiert operationalisierbar, sind quantitative Verfahren der Gruppierung wie z. B. die Konfigurationsfrequenzanalyse (KFA, Krauth, 1993) indiziert. Ist es jedoch aufgrund hohen Alters, Behinderung, kultureller Unterschiede o.ä. nicht möglich, die Zielprobanden standardisiert zu befragen, oder ist noch völlig unklar, welche Merkmale überhaupt einer Typenbildung zugrundezulegen sind, wird man eine offene Befragungsmethode vorziehen, deren Ergebnisse mittels eines induktiv gewonnenen Kategorienschemas kodiert werden. Diese Kategorien bilden neue Variablen, auf deren Basis die Objekte mit einer *Clusteranalyse* typisiert werden können (z. B. Früh, 1981).

Häufig sind aber statt additiver Typen, die durch Merkmalszusammenfassungen entstehen, strukturelle Typen interessanter, die Objekte vereinen, die sich nicht nur in Einzelmerkmalen, sondern in der gesamten Merkmalskonfiguration ähneln, z. B. von ähnlichen Konfliktlagen betroffen sind oder ähnliche Entwicklungsprozesse durchlaufen. Ein Beispiel wäre die in Anlehnung an die psychoanalytische Charakterlehre konzipierte Familientypologie von Richter (1972), die z. B. die „Theaterfamilie", „Festungsfamilie" und „Sanatoriumsfamilie" unterscheidet (weitere Angaben zur Typenbildung s. Bailey, 1994; Gerhard, 1986).

Die *Strukturanalyse („Structural Analysis")* ist eines der wichtigsten Verfahren der Ethnologie, das dazu dient, das kulturspezifische Alltagswissen nach Inhalt und Struktur zu erfassen (Werner und Schöpfle, 1987a, Kap. 2). So kann etwa die Vorstellung, welche Personen zur „Verwandtschaft" gehören (z. B. nahe oder entfernte Verwandte, Blutsverwandte und angeheiratete Verwandte), von Kultur zu Kultur variieren. Die Technik der Strukturanalyse ist auch bei Untersuchungen innerhalb einer Kultur sinnvoll einsetzbar, um den Aufbau von Alltagswissen zu rekonstruieren. Eine Strukturanalyse besteht aus einem Datenerhebungsteil in Form offener mündlicher Befragungen und einem Auswertungsteil in Form einer strukturierten, visuellen Aufbereitung der von den Probanden genannten Konzepte.

Um subjektive Strukturen zu evozieren, empfehlen sich spezifische Frageformulierungen, die zunächst an die „erstbesten" Äußerungen der Probanden anknüpfen (Werner und Schoepfle, 1987b, S. 72ff.). Erfragt man zum Beispiel die subjektive Struktur von Einkaufsgelegenheiten, und ein Proband antwortet, daß er „teure Geschäfte" grundsätzlich nicht betritt, kann man mit der Frage nachsetzen, welche anderen Geschäfte (neben teuren) es denn noch gäbe. Nun äußert der Proband vielleicht spontan: billige Geschäfte, Einkaufszentren und Lebensmittelläden, womit ein kleines Inventar erstellt wäre (s.o.).

Um herauszufinden, ob die genannten Konzepte in der subjektiven Struktur des Befragten auf einer Ebene liegen oder hierarchisch geordnet sind, wird man weiterfragen, ob denn eine Einkaufsgelegenheit *entweder* ein „teueres Geschäft" *oder* ein „Einkaufszentrum" oder auch *beides gleichzeitig* sein kann. Alternativen, die durch „entweder-oder-Relationen" verbunden sind, stehen auf einer Ebene, während „sowohl-als-auch-Relationen" hierarchische Beziehungen andeuten. Weitere Strukturierungen können mit der Frage nach *Ähnlichkeiten* oder *Gegensätzen* („Welche Einkaufsgelegenheit ist ganz *anders* als ein Einkaufszentrum?") sowie durch die Aufforderung zum freien Assoziieren generiert werden. Um Substrukturen in größere Zusammenhänge einzuordnen oder wichtige Teilelemente von komplexen Strukturen zu ermitteln, wird nach der Relation „Teil-Ganzes" gefragt.

Da sich eine subjektive Struktur im Laufe der Befragung schrittweise entwickelt, empfiehlt es sich, die generierten Begriffe auf Karten zu schreiben, gemäß der ermittelten Struktur anzuordnen und bei Bedarf immer wieder umzusortieren, bis eine Endfassung erstellt ist. Die resultierenden Konzeptstrukturen werden häufig als Baumstrukturen gezeichnet.

Während die Strukturanalyse durch ihre gezielte Fragetechnik aus Sicht der Befragten eher direktiv abläuft, stellt die *Moderationsmethode* eine Technik dar, bei der eine Gruppe subjektive Strukturen (z. B. von Problemen und Problemlösungen) in „Eigenregie" ermittelt (vgl. Abschnitt 5.2.1).

Ursachen und Gründe

Zusammenhänge, Ursachen und Gründe für Ereignisse und Phänomene zu finden, ist ein wichtiger Schritt auf dem Weg zur Theoriebildung. Für die quantitative Analyse von Zusammenhängen bzw. die Überprüfung von Zusammenhangshypothesen stehen dem Sozialwissenschaftler eine Reihe ausgefeilter Techniken zur Verfügung. Diese korrelationsstatistischen Verfahren versagen jedoch, wenn es über die Konstatierung eines Zusammenhangs hinaus um die inhaltliche Begründung kausaler Hypothesen geht. Hierfür sind auf sorgfältigen Beobachtungen aufbauende Beschreibungen oftmals aufschlußreicher als die Resultate komplizierter statistischer Auswertungstechniken.

Eine Systematik des Schülerverhaltens beispielsweise stellt auf einzelne Verhaltensweisen bezogene Kategorien auf, die das Verhalten von Schülern möglichst vollständig beschreiben. Eine Antwort auf die Frage, *warum* sich ein Schüler in einer bestimmten Weise verhält bzw. warum bestimmte Verhaltenssequenzen besonders häufig auftreten, vermag diese Systematik jedoch nicht zu geben. Hierfür sind weitere, über ein konkretes Schülerverhalten hinausgehende Beobachtungen erforderlich, die zur Erklärung des Verhaltens beitragen können.

Im folgenden werden einige Anregungen gegeben, die das Auffinden kausaler Hypothesen in qualitativ-explorierenden Untersuchungen erleichtern:

- *Analyse natürlich variierender Begleitumstände*: Will man die Ursache einer Verhaltensweise ergründen, ist es erforderlich festzustellen, unter welchen Umständen das Verhalten auftritt und wann es ausbleibt. Eine fundierte Kausalhypothese setzt voraus, daß man die gemeinsamen Elemente der Begleitumstände, unter denen sich das zu untersuchende Verhalten zeigt, mit Situationen vergleicht, in denen es nicht auftritt.
- *Analyse willkürlich manipulierter Begleitumstände*: Vermutungen über Einflußgrößen lassen sich gelegentlich dadurch erhärten, daß man die Einflußgrößen systematisch variiert. Bei dieser als „Vorläufer" eines systematisch kontrollierten Experiments (vgl. S. 58) zu verstehenden Vorgehensweise ist darauf zu achten, daß der oder die betroffenen Untersuchungsteilnehmer die Bedingungsvariation als natürlich empfinden (zum sog. „qualitativen Experimentieren" vgl. S. 363 ff.). Eine besondere Variante ist hier das *Gedankenexperiment*, bei dem die Begleitumstände nur theoretisch variiert werden.
- *Veränderungen aufgrund besonderer Ereignisse*: Ändert sich das Verhalten oder ein Verhaltensausschnitt abrupt mit dem Eintreten eines be-

sonderen Ereignisses, ist dieses Ereignis mit hoher Wahrscheinlichkeit für die eingetretenen Änderungen verantwortlich (zur Bedeutung und Analyse derartiger „Critical Life Events" vgl. z. B. Cohen, 1988; Fillip, 1981).

- *Ursachen erfragen*: Geht es um die Klärung der Begleitumstände einer bestimmten Verhaltensweise, liefert ein offenes Gespräch bzw. eine Exploration hierfür entscheidende Hinweise. Auch wenn diese nicht immer mit den tatsächlichen Ursachen übereinstimmen, erfährt man auf diese Weise, welche Erklärungen sich der Betroffene selbst „zurechtgelegt" hat, bzw. an welchen Stellen diese Erklärungen unstimmig sind (zu Alltagstheorien bzw. naiven Theorien vgl. S. 334 ff.).
- *Auffälligkeiten in der Lebensgeschichte*: Ursachen des zu klärenden Verhaltens sind zuweilen auch in der Vergangenheit bzw. Lebensgeschichte des Betroffenen zu suchen (zur Biographieforschung vgl. S. 322 ff.). Das hierfür erforderliche Erkundungsgespräch sollte möglichst keine Prioritäten setzen und auch unwichtig erscheinende Details der biologisch-somatischen, psychologischen, biographischen und sozioökonomischen Entwicklung einbeziehen. Allerdings sind derartige Erinnerungsberichte selten lückenlos, weil oftmals entscheidende Ereignisse vergessen oder verdrängt wurden.
- *Eigene Initiativen erkunden*: Wichtige Anhaltspunkte für die Bildung von Hypothesen über den Entstehungszusammenhang der zu untersuchenden Sachverhalte liefern gelegentlich die Aktivitäten oder Initiativen, die der Betroffene selbst unternimmt (oder zu unternehmen gedenkt), um eine Veränderung herbeizuführen. Hinter diesen Initiativen verbergen sich häufig interessante Kausalmodelle über die Entstehung und Beseitigung des in Frage stehenden Problems. Ebenso sind latente Pläne und Zukunftsträume möglicherweise ein Verhaltensantrieb.
- *Systematische Vergleiche:* An Einzelfällen gewonnene Kausalhypothesen lassen sich durch systematische Vergleiche mit anderen Einzelfällen erhärten oder widerlegen. Als eine spezielle Technik entwickelte Jüttemann (1981, 1990) die „komparative Kasuistik", die hinsichtlich ihrer Lebenssituation bzw. Krankheitsgeschichte weitgehend ähnlich gelagerte Einzelfälle in bezug auf mögliche Übereinstimmungen oder Unterschiede analysiert und vergleicht. Es handelt sich um ein schrittweises Vorgehen, bei dem ein zunächst einfaches Kausalmodell durch die Einbeziehung neuer Aspekte und weiterer Einzelfälle in mehreren Vergleichsdurchgängen allmählich ausgebaut wird.

Die hier genannten Ansätze zur Identifikation von Einflußfaktoren bzw. zur Aufstellung kausaler oder finaler Hypothesen sollten verdeutlichen, daß qualitative Ursachenforschung nicht routinisierbar ist. Sie setzt Erfahrungen mit dem Untersuchungsfeld sowie ein Gespür für tatsächliche oder nur scheinbare Ursachen voraus.

Verläufe

Verläufe und *Prozesse* lassen sich qualitativ am besten durch Individual- oder Einzelfallanalysen beschreiben (zur Prozeßforschung s. Meier, 1988; zur quantitativen Analyse von Prozessen vgl. S. 531 ff.). In Längsschnittstudien (vgl. S. 528) wird verfolgt, wie sich Merkmale oder Merkmalskombinationen im Verlaufe der Zeit verändern, mit dem Ziel, diese Veränderungen durch externe oder interne Begleitumstände zu erklären. Da die Ursache einer Veränderung der Veränderung selbst niemals zeitlich nachgeordnet sein kann, sind prozessuale Längsschnittstudien erheblich besser geeignet, kausale Wirkmodelle zu postulieren, als querschnittliche Momentaufnahmen. Hierbei sei noch einmal daran erinnert, daß menschliches Erleben und Verhalten keineswegs nur als Folge vergangener Ereignisse erklärt werden kann (Kausalerklärung), sondern auch von zukünftigen Ereignissen geprägt ist, sofern diese in Wünschen, Träumen und Zielen antizipiert und angesteuert werden (Finalerklärung). Welche Ziele sich Menschen setzen, ist allerdings wiederum von der biographischen Vergangenheit beeinflußt.

Man beachte, daß die Rekonstruktion von Lebensverläufen durch biographische Interviews eine echte Längsschnittstudie nicht ersetzen kann. Die biographische Rückschau ist fehleranfällig, weil Menschen frühere Erlebnisse und Entscheidungen im Verlaufe ihres Lebens immer wieder neu interpretieren und bewerten, so daß die Resultate des biographischen Interviews letztlich auch nur „Momentaufnahmen" des vergangenen

Lebens aus der gerade aktuellen Sicht des Betroffenen darstellen (vgl. Thomae, 1968).

Verlaufsstudien können Vergleiche zwischen Personen unterschiedlicher Generationen, Kulturen, Subkulturen, Wohnorte etc. beinhalten. Um den Verlauf darzustellen, wird man den betrachteten Prozeß in der Regel in Abschnitte oder Phasen einteilen, indem man entweder Zeitabschnitte wählt (z. B.: Was passiert im ersten Jahr nach der Verwitwung, was im zweiten Jahr usw.) oder inhaltliche Einheiten bildet (z. B.: Wie verändert sich der Freundeskreis nach der Verwitwung, welche Umstellungen gibt es im Tagesablauf usw.). Bei der Schilderung der Phasen ist es von Interesse, typische Verhaltens- und Erlebensmuster darzustellen, die sich vom üblichen Alltagsleben, aber auch von anderen Phasen abheben. Besonders interessant ist auch die Frage, welche Faktoren ausschlaggebend dafür sind, daß eine neue Phase einsetzt bzw. eine alte beendet wird.

Ein Beispiel für eine Verlaufsstudie findet man bei Legewie et al. (1990), die bei ihren Interviewpartnern feststellten, daß sich die psychische Verarbeitung des Reaktorunfalls in Tschernobyl in vier Phasen gliederte: Während einer anfänglichen Orientierungsphase in den ersten Stunden und Tagen nach dem Unfall wurden zunächst nähere Informationen eingeholt, die die spontane Verwirrung zu einem Gefühl der massiven Bedrohung verdichteten. Diese Phase dauerte mehrere Wochen bis Monate und war v.a. durch Angst um die eigene Gesundheit, um die Kinder und um die Zukunft geprägt. Nach einigen Monaten setzte eine Phase der Beruhigung ein, in der die Angst durch normale Alltagsaktivitäten oberflächlich überdeckt wurde. Allmählich ging die Beruhigungsphase, in der die Angst durch äußere Anlässe immer wieder aktualisiert werden konnte, in eine dauerhafte Gewöhnungsphase über.

Für qualitative Explorationen ist es wichtig, die Stimmigkeit derartiger Phasenmodelle anhand einzelner Verläufe zu belegen und deren Dynamik genau nachzuvollziehen. Im Beispiel erreichten einige Informanten eine Stabilisierung durch Verdrängen, andere durch Anpassung, während eine weitere Teilgruppe den oben geschilderten Prozeß der Risikoverarbeitung überhaupt nicht durchlebte, weil sie den Unfall von Anfang an als relativ „normal" und „nichts Besonderes" hinnahm. Charakteristische oder modale, d. h. besonders häufig zu beobachtende Verlaufsformen wären zusammen mit individuellen Erklärungsmustern erste Bausteine einer Theorie, die sich im Beispiel auf das menschliche Verhalten bei lebensbedrohenden Katastrophen beziehen könnte.

Systeme

Im Bemühen, der Komplexität sozialen Lebens gerecht zu werden, ist das empirische Erfassen von ganzen Systemen eine wichtige, wenn auch besonders aufwendige Aufgabe. Unter „Systemen" verstehen wir hier beispielsweise dyadische Beziehungen (Freundespaare, Geschäftspartner etc.), Familien, Cliquen, Seminare, Arbeitsteams, Bürgerbewegungen, Vereine, Betriebe, Institutionen, Parteien, Subkulturen oder ganze Gesellschaften.

Die ganzheitliche Beschreibung derartiger Systeme verfolgt zunächst das Ziel, die besonderen Eigenheiten der in einem System angetroffenen Normen, Musterläufigkeiten und Gepflogenheiten, aber auch besondere „Systemstörungen" in Form von Regelverletzungen, Auffälligkeiten oder Kommunikationsdefekten zu erklären. Systemanalysen dieser Art können des weiteren zur Theoriebildung über allgemeine Voraussetzungen und Rahmenbedingungen für das Funktionieren von Systemen beitragen, wenn sich herausstellt, daß die gefundenen Systemdeskriptoren und Deutungsmuster auch auf andere, vergleichbare Systeme übertragbar bzw. replizierbar sind.

Methodisch besonders geeignet für eine qualitative Systemanalyse sind die auf S. 312ff. bereits ausführlich behandelten Varianten der Feldforschung. Darüber hinaus können jedoch – in Abhängigkeit von der Art des zu untersuchenden Systems und der Fragestellung – alle in Kap. 5 erwähnten Methoden der qualitativen Datenerhebung eingesetzt werden.

Anders als quantitative Forschung, die in vielen Bereichen per Konvention relativ klar normiert ist, läßt die qualitative Forschung und insbesondere die qualitative Systemforschung dem methodischen Vorgehen vergleichsweise viel Spielraum, so daß es schwerfällt, für systemanalytisch orientierte Theoriebildungen verbindliche Richtlinien zu benennen. Wir werden uns deshalb im folgenden damit begnügen, methodisches Vorgehen und Ergebnisse der qualitativen Systemanalyse exemplarisch zu verdeutlichen, wobei wir uns vor allem auf ethnologische bzw. Feldstudien und „qualitatives Experimentieren“ nach Kleining (1986) beziehen.

Systembeschreibung aus Innen- und Außensicht: Ein Beispiel für eine Systemanalyse, bei der neben teilnehmender Beobachtung auch die Technik der Dokumentenanalyse eingesetzt wurde, stammt von Helmers (1994). Die Autorin widmet sich aus ethnologischer Sicht der „Netzkultur“, d. h. den Besonderheiten der persönlichen und sozialen Identität sowie der Kommunikation von Personen, die über Computernetze (speziell: das Internet, vgl. Anhang B) miteinander interagieren und sogenannte „virtuelle Gemeinschaften“ (virtuell: scheinbar, realitätsähnlich) bilden. Um die mehrere Millionen Nutzer umfassende Netzgemeinschaft zu gliedern, unterteilt die Autorin die Nutzergemeinschaft unter Verwendung einer Raum-Metapher grob in „Zentrum“ (Insider mit sehr guten Computer- und Netzkenntnissen) und „Peripherie“ (Anfänger und rein instrumentelle Nutzer mit geringem technischen Verständnis), wobei das „Zentrum“ nach speziellen Wissens- und Tätigkeitsgebieten weiter in sieben Subgruppen (Hakker, Real Programmers, Cyberpunks usw.) aufgegliedert wird.

Der in der Außensicht pauschal wahrgenommene „Computerfreak“ zerfällt also aus der Innensicht in verschiedene Subtypen, die sich bewußt und vehement voneinander abgrenzen (z. B. über die Frage, wer das „beste“ Betriebssystem verwendet). Zur Illustration der Selbstbeschreibungen von Netznutzern zitiert die Autorin exemplarisch einige im Netz verbreitete Dokumente, die z. B. die Hypothese nahelegen, daß im Netz forciert Identitätsbildungen stattfinden, etwa weil die computervermittelte Kommunikation zur Explikation identitätsstiftender Merkmale zwingt, weil sich in der männerdominierten Netzkultur geschlechtsspezifisches Dominanz- und Konkurrenzverhalten potenziert oder weil sich die „alten Hasen“ des „Zentrums“ durch den seit Beginn der 90er Jahre zu verzeichnenden extremen Zustrom neuer Nutzer bedroht fühlen. Interessant ist auch, daß populäre Klischees vom Computerfreak (weltfremd, kopflastig, ungewaschen, einzelgängerisch) in positiv gewendeter Form zur Selbstbeschreibung genutzt und als Zeichen von Genialität, Nonkonformismus und Hingabe an das Metier gedeutet werden.

Diese explorativ gewonnenen Deskriptoren und Erklärungen wären nun z. B. kommunikativ zu validieren, etwa indem das Analyseergebnis im Netz publiziert und diskutiert wird. Hieraus könnten Theoriefragmente über die Entstehung von Subkulturen in technischen Kommunikationssystemen entstehen, die durch Gegenüberstellung mit anderen Strukturen (etwa mit der älteren Gemeinschaft der CB-Funker) abzugleichen und zu verdichten wären (zur Beschreibung kultureller Systeme vgl. Geertz, 1993).

Qualitative Experimente: Um die Zusammensetzung und Funktionsweise von sozialen Systemen zu erkunden, können nach Kleining (1986) in Gedanken oder in der Realität auch „qualitative Experimente“ mit systematischer oder natürlicher Bedingungsvariation durchgeführt werden. „Das qualitative Experiment ist der nach wissenschaftlichen Regeln vorgenommene Eingriff in einen (sozialen) Gegenstand zur Erforschung seiner Struktur... Es ist auf das Finden, das Aufdecken von Verhältnissen, Relationen, Beziehungen, Abhängigkeiten gerichtet, die besonders sind für jeden Gegenstand. Heuristik unterscheidet das qualitative Experiment vom quantitativen, das zumeist hypothesenprüfend verfährt und auf kausale, zahlenmäßig erfaßbare Relationen zielt.“ (Kleining, 1986, S. 725).

Im Unterschied zu den üblichen Experimenten (vgl. S. 53ff.) werden beim qualitativen Vorgehen nicht gezielt bestimmte *unabhängige Variablen* manipuliert, um deren Einfluß auf ausgewählte *abhängige Variablen* zu überprüfen, sondern vielmehr globale Systemänderungen vorgenommen (sogenannte „Fragen“) und potentiell alle auffallenden Systemreaktionen („Antworten“) beobachtet. Kleining (1986, S. 738f., im folgenden weitgehend wörtlich wiedergegeben) nennt sechs Grundtechniken für qualitatives Experimentieren:

- *Teilen (Separation)*: Formale Sozialordnungen oder Organisationen werden in Situationen gebracht, in denen sie sich auflösen können: der Kindergarten oder die Schulklasse ohne Aufsicht, die betriebliche Abteilung, die Vereinsversammlung oder der militärische Verband ohne

Leitung. Die Organisationen „zerfallen“ in sich „natürlich“ bildende Einheiten, die „informellen“ Gruppen. Um deren Formation zu studieren, wird man qualitative Experimente ausführen, mit wechselnden Organisationen unter verschiedenen Bedingungen, unter jeweils anderen Fragestellungen. Kleingruppen kann man auch experimentell herstellen, indem man Organisationen künstlich in Teilgruppen trennt: nach Geschlecht, nach Alter, nach Leistung, nach Körperkraft („Fragen“) und dann feststellt, was passiert („Antworten“), wo sich Spannungen ergeben, etc. Beide Arten der Teilung – durch geänderte Rahmenbedingungen und durch Eingriff in die Organisation – sind als qualitative Experimente zum Studium der Bedingungen verschiedener Formen der Vergesellschaftung verwendbar.

- *Zusammenfügen (Kombination):* Werden „Teile“, also Kleingruppen, Mannschaften, Betriebe, Familien, einzelne Personen etc. zusammengefügt, ergibt sich ein bestimmtes Verhalten als Ergebnis oder „Antwort“: Konkurrenz, Wettbewerb, Leistung, Interaktion, Vergnügen, Frustration, Regression, Identitätsbeeinflussung, Gruppenzerfall, Abgrenzung etc. Die Kombinationen können variiert werden nach Gleichartigkeiten, Verschiedenartigkeiten, hierarchischen Merkmalen oder Verläufen. Dies kann sich naturwüchsig ergeben und wenig geplant (wie die Integration von Heimatvertriebenen und Flüchtlingen) oder mit gewisser Planung (Wohnorte ausländischer Arbeiterfamilien) oder mit der Möglichkeit zu genauer Kontrolle (Ausländer in Kindergärten, Kirchen, Schulen, an Arbeitsplätzen, in Vereinen, Krankenhäusern etc.).
- *Abschwächen (Reduktion):* Bestehende Sozialorganisationen werden dadurch verändert, daß Positionen und Rollen in ihrer Wirksamkeit abgeschwächt werden, durch Machtentzug, Liebesentzug, Legitimitätsbeschränkung, laissez-faire-Haltung, Separierung oder einfach durch Abwesenheit bestimmter Rolleninhaber. In diesem Fall werden „Teile“ der Sozialstruktur, Personen oder Funktionen entfernt. Was geschieht dann mit der Gruppe? Wie funktioniert eine unvollständige Familie? Was ist das Besondere der Lage alleinerziehender Mütter? Funktionen von Institutionen werden erkennbar durch Abschwächung und Herausnahme von Funktionen.

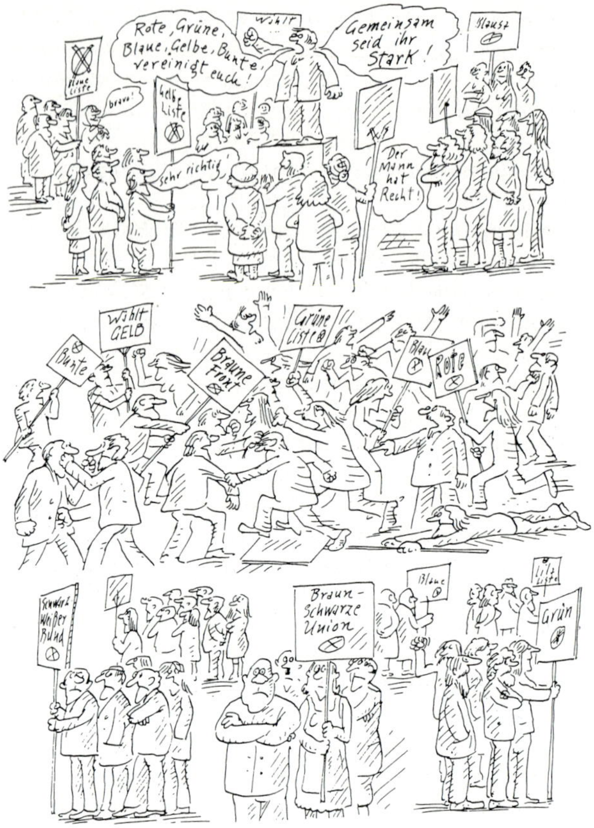
Rote, Grüne, Blaue, Gelbe, Bunte, vereinigt euch!
Gemeinsam seid ihr Stark!
bravo!
Gelbe Liste
sehr richtig
Der Mann hat Recht!
Wählt GELB
Grüne Liste
Bunte
Rote
Braun-Schwarze Union
Grün

„Zusammenfügen“ als qualitatives Experiment. (Aus: Marcks, M. (1984). Schöne Aussichten. Karikaturen. München: dtv.)

- *Intensivieren (Adjektion):* Die Eigenart von Institutionen wird erforscht, indem man bestimmten Personen Tätigkeitsfelder, Verantwortungsbereiche, Machtbefugnisse überträgt, die sie vorher nicht oder nicht in diesem Maße besessen haben. Eine Schulklasse soll über den Lehrplan, die Prüfungen oder die Zensuren entscheiden. Die Sportmannschaft entscheidet über Aufstellung und Strategien des Wettspiels. Vereine und Firmen erweitern ihre Tätigkeitsgebiete: Wie verändert das ihre Sozialorganisation, ihre interne Kontrolle, die Legitimationsbasis? Welche Zufügungen „vertragen“ sich mit dem Bisherigen, welche sind dysfunktional?

- *Ersetzen (Substitution):* Der Ersatz eines Teiles durch einen anderen Teil gibt Auskunft über das Ganze, das sich in bestimmter Weise verändert. Qualitative Experimente ersetzen eine Person, eine Position, eine Rolle, eine Funktion, eine Bedingung, eine Gruppe, eine Form der Legitimation oder eine Organisation durch jeweils eine andere. Die Bereiche für Substitution sind vielfach. Beispiele für individuelles Sozialverhalten: Verhalte dich wie ein Kind, wie dein Chef, wie dein Ehepartner, wie ein Amerikaner, wie ein Politiker. Sprich durch Zeichen, mit Akzent, in einer Fremdsprache. Verändere dein Aussehen. Als Betreuer von Blinden, lerne wie ein Blinder zu leben, indem du einen Monat lang deine Augen abdeckst. Lebe drei Monate von Sozialhilfe. Verändere deine Lage: reise, verzichte auf das Auto, das Fernsehen, die Massenmedien, begib dich in extreme Situationen.
- *Verändern (Transformation):* Dies ist die Umgestaltung eines Ganzen: einer Familie, eines Dorfes, eines Stadtteils, eines Vereins, einer Zeitung oder eines Senders, eines Wirtschaftsunternehmens, einer Religion, eines Staates usw. Die naturwüchsige Basis sind kurzfristige Transformationen bei Festen, Feiern, Tagungen, Aufführungen etc. und langfristige Änderungen, die die Zeit herstellt. Was ändert sich wie? Was bleibt? Bei großen, herrschaftsrelevanten, der Manipulation nicht zugänglichen Einheiten gehen die Techniken in *Gedankenexperimente* über.

Diese Interventionsvorschläge machen deutlich, daß qualitative Bedingungsvariationen gelegentlich weitreichende Eingriffe in das soziale Leben erfordern, die in der Realisation auf praktische und ethische Grenzen stoßen dürften. Einen „militärischen Verband ohne Leitung" herzustellen, erfordert sicherlich einiges an experimentellem Geschick, und ob die Techniken des „Liebes- oder Machtentzugs" tatsächlich weniger „inhuman" oder invasiv sind als beispielsweise ein kognitionspsychologisches Gedächtnisexperiment, wäre genauer zu erläutern. Nicht zu unrecht weist Kleining (1986, S. 744) darauf hin, daß qualitative Experimente vorsichtig anzuwenden sind, unter behutsamem Austesten der Grenzen und wenn möglich unter direkter Mitwirkung der Betroffenen (was allerdings Reaktivitätsprobleme erzeugen kann).

Ein Beispiel für ein qualitatives Experiment, das mit der Technik „Verändern (Tranformation)" operierte, ist das am 28. Januar 1994 an der Universität Münster durchgeführte „Krisenexperiment" zur Ausländerfeindlichkeit (Die Zeit, 1994, Kordes 1995): Die linke Tür zur Mensa wurde mit dem Schild „Ausländer", die rechte mit dem Schild „Deutsche" gekennzeichnet. Zudem verteilte die studentische Forschergruppe ein Flugblatt, auf dem zu lesen war, daß der (fiktive) „Arbeitskreis Deutsche Studenten" eine Zählung der deutschen und ausländischen Studenten durchführt, um zu ermitteln, welcher Anteil der Subventionen für das Mensaessen auf Ausländer entfällt. Mit dieser offenkundig rassistischen Selektion sollte getestet werden, wie die Studierenden reagieren. Schauen sie weg? Schreiten sie ein? Im Laufe des zweistündigen Experiments passierten ca. 800 Studierende die Türen, wobei sich 95% kommentarlos in die beiden Schlangen einreihten. Die übrigen 5% (ca. 40 Personen) unterliefen die Regeln meist durch Tricks, indem sie für sich „doppelte Staatsbürgerschaft" reklamierten, angaben, zum „Personal" zu gehören, oder einfach schnell vorbeigingen.

Die Ereignisse während des Experimentes wurden auf Video aufgezeichnet und von Beobachtern protokolliert. Neben dem Verhalten der Studierenden wurden auch die Reaktionen der beiden Hausmeister, der Universitätsführung, der alarmierten Polizei sowie später auch der Presse registriert. Es zeigte sich, daß das System Universität auf das Krisenexperiment in erster Linie formal reagierte. Die Münsteraner Arbeitsgruppe „Krisenexperiment" deutete die Ergebnisse in der Weise, daß sie die zur Mensa eilenden Studierenden als „Trott- und Ordnungsmasse" interpretierte, die sich bereitwillig und kritiklos an Regelungen orientiert, die immer dann einen reibungslosen Ablauf sichern, wenn Individuen auf dem Weg zum Kaufen, Konsumieren oder Essen eine „trottende, gemächlich eilende Masse" bilden. Die These, daß das Akzeptieren getrennter Eingänge für „Ausländer" und „Deutsche" weniger Unsensibilität gegenüber Rassismus, als vielmehr „massentypisches" Orientierungsverhalten an Regeln signalisiert, wäre in weiteren Untersuchungen mit thematisch variierenden „Regeln" zu prüfen.

ÜBUNGSAUFGABEN

1. Was ist eine Heuristik?
2. Was versteht man unter „Exploration"?
3. Kennzeichnen Sie vier Explorationsstrategien zur Hypothesenbildung!
4. Personen mit gängigen Vornamen (z. B. Stefanie, Andreas) sind beliebter als Personen, die einen ungewöhnlichen und weniger „schönen" Namen tragen (z. B. Kunigunde, Kaspar). Woran könnte das liegen? Formulieren Sie drei sinnvolle psychologische Hypothesen!
5. Welche Funktion haben Computersimulationen für die Theoriebildung?
6. Was versteht man unter einer „Metapher"? Nennen Sie drei Beispiele!
7. Formalisieren Sie folgendes Modell in einer möglichst übersichtlichen Grafik:
   Das Prinzip der Entscheidungsdelegation: Mit dem Prinzip der Entscheidungsdelegation aufs Engste verbunden ist die Frage der analytisch und empirisch fundierten und mit den mittelfristigen Planungsaufgaben des Unternehmens koordinierten Ermittlung differenzierter Komplexe von Entscheidungsaufgaben auf der einen und Realisationsaufgaben auf der anderen Seite. Aufgrund der Bildung von spezifischen, verrichtungszentralistischen Aktionseinheiten für unterschiedliche Objekte in Unterstellung der jeweiligen Entscheidungsaufgaben und Realisationsaufgaben entstehen nach den bekannten Gesetzmäßigkeiten der Genese soziotechnischer Systeme Abhängigkeiten zwischen den Aktionseinheiten in dem Sinne, daß ein permanenter reziproker Informationsfluß nicht nur günstig, sondern geradezu notwendig ist. Von den die Realisationsaufgaben bearbeitenden Aktionseinheiten ist jedoch in jedem Arbeitsschritt die Entscheidungskompetenz der mit den Entscheidungsaufgaben beauftragten zugeordneten Aktionseinheiten zu berücksichtigen, so daß eine hierarchische Relation der Aktionseinheiten impliziert wird, in der das Prinzip der Entscheidungsdelegation enthalten ist. Aktionseinheiten, die den Realisationsaufgabenkomplexen zugeordnet sind, delegieren ihre in Abhängigkeit von bereichsspezifischen Anforderungen im Hinblick auf einen sich schnell wandelnden und insbesondere expandierenden Markt erst im Zuge der Aufgabenerledigung auftretenden zusätzlichen Entscheidungsdefizite an die ihnen vorgeordneten, den Entscheidungsaufgaben unterstellten Aktionseinheiten.
8. Eine Partnervermittlungsagentur legt standardmäßig allen Bewerbern einen Fragebogen vor, auf dem sie sich selbst beschreiben sollen. Für jedes Item ist eine Rating-Skala (stimmt gar nicht/wenig/teils-teils/ziemlich/völlig) vorgegeben. Die Frage ist nun, ob sich aus der Vielzahl unterschiedlicher Persönlichkeiten und Vorlieben typische Kombinationen ergeben, die Teilgruppen bzw. Typen von Partnersuchenden kennzeichnen. Zu diesem Zweck wird eine explorative Faktorenanalyse durchgeführt, bei der man „probeweise" drei Faktoren extrahiert:

	Faktor 1	Faktor 2	Faktor 3
bastelt gern	0,72	0,12	0,31
kulturell interessiert	0,11	0,17	0,57
sicherheitsorientiert	0,51	0,25	0,45
theaterbegeistert	0,14	0,15	0,31
politisch informiert	0,34	0,65	0.72
sportbegeistert	0,26	0,88	0,38
mag Haustiere	0,56	0,33	0,41
berufsorientiert	0,54	0,65	0,79
abenteuerlustig	0,21	0,87	0,39
gesellig	0,79	0,82	0,68
häuslich	0,62	0,31	0,43
mag legere Kleidung	0,46	0,76	0,47
sparsam	0,78	0,34	0,65
liest gerne	0,45	0,41	0,61
geht gern in Diskotheken	0,21	0,59	0,23

ÜBUNGSAUFGABEN

Angegeben sind die Faktorladungen (sie geben die Enge des Zusammenhangs zwischen einem Item und dem latenten Faktor an; die Items, die auf einem Faktor hoch laden, charakterisieren den Faktor). Interpretieren Sie das Ergebnis, indem Sie faktorenweise alle hohen Ladungen markieren und dann für jeden Faktor einen aussagekräftigen Namen vergeben.

9. Was versteht man unter dem EDA-Ansatz?

10. Nennen Sie zwei multivariat-statistische Explorationstechniken und deren Funktion!

11. Nennen Sie Vorgehensweisen zur Exploration kausaler Hypothesen!

12. Emotionen werden oftmals durch Metaphern beschrieben. Welche drei Metaphern kommen in folgenden Emotionsbeschreibungen zum Ausdruck?
    a) Er war blind vor Eifersucht.
    b) Es lief ihm eiskalt den Rücken hinunter.
    c) Er glühte vor Eifer.
    d) Sie war gelähmt vor Angst.
    e) Er wurde von seinem Haß getrieben.
    f) Sie könnte vor Freude platzen.
    g) Die Enttäuschung nahm ihm den Wind aus den Segeln.
    h) Sie kochte vor Wut.
    i) Ihm gefror das Blut in den Adern.

13. Was versteht man unter einem Inventar und welche Bedeutung hat es im Kontext von Explorationsstudien?

14. In einem 10stöckigen Gebäude befinden sich zwei Aufzüge, von denen der eine häufig außer Betrieb ist. Besonders in den Stoßzeiten ergeben sich dadurch am verbleibenden Aufzug verlängerte Wartezeiten. Obwohl es objektiv nur um wenige Minuten geht, beobachten Sie bei sich selbst und bei anderen zum Teil sehr heftige Reaktionen: laute Unmutsäußerungen, Flüche, demonstratives Weggehen, Knallen der Treppenhaustür etc. Sie fragen sich, ob die Dauer der Wartezeit rational oder eher emotional bestimmt ist. Nach rationalen Erwägungen sollte in den oberen Stockwerken länger auf den Fahrstuhl gewartet werden (hier geht es auch zu Fuß nicht schneller) als in den unteren Etagen. Unter emotionalen Gesichtspunkten könnte jedoch nach einer gewissen – individuell schwankenden – „Geduldsspanne" weiteres Warten schier unerträglich werden, unabhängig davon, in welchem Stockwerk man sich befindet. Mit Stoppuhr und Notizblock ausgerüstet, führen Sie eine standardisierte Feldbeobachtung durch, wobei sie jeweils die Stockwerkzahl und die Wartezeit für einzelne Personen registrieren. Es ergeben sich folgende Wertepaare
    (1. Stockwerkzahl/2. Wartezeit in Minuten):
    (10/2,5) (2/1,2) (2/1,0) (3/1,5) (5/2,0) (6/5,5) (7/4,0) (7/1,2) (1/3,4) (10/8,5) (4/4,0) (9/4,1) (4/1,1) (4/3,5) (2/1,4) (8/3,2) (8/5,5) (7/1,0) (1/2,2) (6/3,0)

    Zeichnen Sie
    a) Einen Scatter-Plot und passen Sie nach Augenschein eine Regressionsgerade an,
    b) ein Balkendiagramm, in dem Sie die durchschnittliche Wartezeit in den Stockwerken 1–5 (zusammengenommen) den Stockwerken 6–10) (zusammengenommen) gegenüberstellen und
    c) einen Stem-and-Leaf-Plot aller registrierten Wartezeiten!
    d) Welche Aussagen lassen sich über das Warteverhalten treffen?

Kapitel 7
Populationsbeschreibende Untersuchungen

Übersicht

▸ Stichprobe ▸ Population ▸ Punktschätzung ▸ Intervallschätzung ▸ optimale Stichprobenumfänge ▸ Populationsmittelwerte ▸ Populationsanteile ▸ Populationsstreuungen ▸ Zufallsstichprobe ▸ Ad hoc-Stichprobe ▸ geschichtete Stichprobe ▸ Klumpenstichprobe ▸ mehrstufige Stichprobe ▸ Panel ▸ Quotenstichprobe ▸ Maximum-Likelihood-Methode ▸ Bayes'scher Ansatz

Die Neuartigkeit vieler Probleme und Fragestellungen macht die systematische Sammlung von Erfahrungen in Form von Erkundungsstudien erforderlich, die die Formulierung begründeter Hypothesen erleichtern helfen. In diesen, in Kap. 6 behandelten Untersuchungen spielen die Anzahl und die Zusammensetzung der Untersuchungsobjekte nur eine untergeordnete Rolle; die Beschreibung weniger prototypischer oder gar extremer Untersuchungsobjekte kann für die Formulierung von Hypothesen ertragreicher sein als die Analyse repräsentativer Querschnitte.

Dies ist bei den im folgenden zu behandelnden Untersuchungen nicht der Fall. Hier dient die Beschreibung von Untersuchungsobjekten dem Anliegen, etwas über die Menge aller Untersuchungsobjekte zu erfahren, zu der die ausgewählten Untersuchungsobjekte zählen, bzw. der Beschreibung von Grundgesamtheiten oder Populationen auf der Basis von Stichprobenergebnissen.

Die folgenden Beispiele verdeutlichen, welche Art von Problemen hier angesprochen sind: Wie viele Stunden sieht der Durchschnittsbürger sonntags fern? Wie lautet der Prozentsatz der Bevölkerung, der mit der derzeitigen medizinischen Versorgung zufrieden ist? Wie viele Haushalte in Hamburg sind für eine Stromversorgung durch Atomkraftwerke? Wie viele Betriebe der textilverarbeitenden Industrie machen Personalentscheidungen von graphologischen Gutachten abhängig? Wie viele Studenten einer Universität essen regelmäßig in der Mensa? Welche Durchschnittsleistung erzielen 14- bis 16jährige in einem neu konstruierten Konzentrationstest? Wie viele Fremdwörter enthält eine durchschnittliche Nachrichtensendung? Wie viele Quadratmeter Wohnfläche sind in einer Sozialbauwohnung für das Kinderzimmer im Durchschnitt vorgesehen? Wie viele Personen werden durchschnittlich pro Tag mit der U-Bahn befördert?

Diese Beispiele mögen genügen, um das Anliegen der in diesem Kapitel behandelten Untersuchungen zu verdeutlichen. Es wird eine *Population* oder *Grundgesamtheit* (beide Ausdrücke werden hier wie auch in der Literatur synonym verwendet) definiert (z. B. Gesamtbevölkerung, Haushalte in Hamburg, Betriebe der textilverarbeitenden Industrie, Studenten einer Universität etc.), die hinsichtlich der Ausprägung eines oder mehrerer Merkmale zu beschreiben ist. Die Anzahl potentieller Untersuchungsobjekte ist hierbei so groß, daß eine Vollerhebung bzw. die Untersuchung aller Untersuchungsobjekte unmöglich oder zu aufwendig wäre. Man ist deshalb darauf angewiesen, die interessierende Population näherungsweise anhand einer Auswahl von Untersuchungseinheiten, einer *Stichprobe*, zu beschreiben.

Der Grundgedanke dieser Vorgehensweise wird in Abschnitt 7.1 (Stichprobe und Population) beschrieben. Es behandelt die Theorie und Erhebungsarten für Zufallsstichproben, die Tauglichkeit von Punktschätzungen, die Ermittlung von Konfidenzintervallen sowie Überlegungen zur Kalkulation der Größe einer Zufallsstichprobe. Daran anschließend werden in Abschnitt 7.2 Möglichkeiten aufgezeigt, die Genauigkeit einer Populationsbeschreibung durch Einbeziehung von Hintergrundinformationen über die Population zu verbessern.

7.1 Stichprobe und Population

Das Ansinnen, von relativ wenigen Untersuchungsobjekten auf Populationsverhältnisse schließen zu wollen, löst beim Laien nicht selten Zweifel und Bedenken aus. Wie kann man beispielsweise verbindliche Aussagen über die Leistungsmotivation vieler hunderttausend Schüler formulieren, wenn man tatsächlich nur die Leistungsmotivation von einigen hundert Schülern untersucht hat? Oder wie schaffen es demoskopische Institute, nach der Befragung einer relativ geringen Anzahl von Wahlberechtigten ein Wahlergebnis erstaunlich genau vorherzusagen?

Der Wert einer Stichprobenuntersuchung leitet sich daraus ab, wie gut die zu einer Stichprobe zusammengefaßten Untersuchungsobjekte die Population, die es zu beschreiben gilt, repräsentieren. Repräsentative Stichproben sind die Voraussetzung dafür, daß die Prinzipien der Stichprobentheorie sinnvoll angewendet bzw. Voll- oder Totalerhebungen durch Stichprobenuntersuchungen ersetzt werden können.

Stichprobenuntersuchungen sind erheblich weniger aufwendig als Vollerhebungen. Sie lassen sich schneller durchführen und auswerten und sind deshalb besonders bei aktuellen Fragestellungen angezeigt. Für Stichprobenuntersuchungen spricht zudem die Möglichkeit, wegen der vergleichsweise geringen Anzahl von Untersuchungsobjekten eine größere Anzahl von Merkmalen sorgfältiger und kontrollierter zu erfassen – ein Umstand, der gelegentlich zu der Behauptung veranlaßt hat, Vollerhebungen seien weniger genau als gut geplante und gut durchgeführte Stichprobenuntersuchungen (vgl. Scheuch, 1974, S. 5; Szameitat und Schäfer, 1964). Schließlich ist zu bedenken, daß Vollerhebungen gelegentlich überhaupt nicht durchführbar sind, weil die Mitglieder einer Population nur teilweise bekannt bzw. in einer angemessenen Frist nicht vollzählig erreichbar sind oder weil bei einer Vollerhebung die „Zerstörung" der gesamten Population riskiert wird. (Böltken, 1976 nennt als Beispiel die Überprüfung von Sicherheitskonstruktionen in der Pkw-Produktion durch sog. Crash-Tests. Eine „Vollerhebung" könnte hierbei bedeuten, daß sich die aus der Untersuchung gewonnenen Erkenntnisse erübrigen, weil die gesamte Produktion ohnehin zerstört oder beschädigt ist.)

Auch in Beobachtungsstudien sind Stichprobenziehungen (Ereignis- oder Zeitstichproben, vgl. S. 249) meist unumgänglich. Will man etwa das „Kommunikationsverhalten" von Personen untersuchen, wird man dies stichprobenartig und nicht vollständig tun, da die Population aller kommunikativen Verhaltensweisen, die eine Person an den Tag legt, außerordentlich groß sein kann.

Wenig brauchbar sind Stichprobenuntersuchungen, wenn die interessierende Population klein und zudem sehr heterogen ist. (Für die Erkundung der Freizeitinteressen der Ärzte eines Klinikums würde sich eine Vollerhebung sicherlich besser eignen als eine Stichprobenuntersuchung.) Umgekehrt genügt bei einer völlig homogenen Population eine einzige Beobachtung, um Schlüsse auf die Grundgesamtheit ziehen zu können. (Blutuntersuchungen aufgrund einer einmaligen Blutentnahme basieren auf der Annahme, daß die Zusammensetzung der Blutprobe der Zusammensetzung des übrigen Blutes entspricht.)

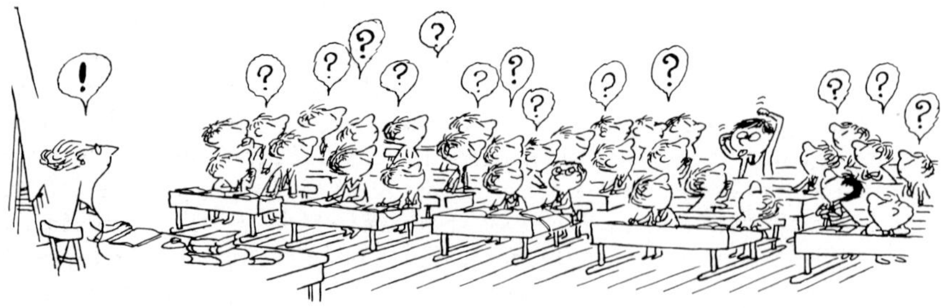

Bei Verhaltensstichproben ist oft unklar, wie repräsentativ sie eigentlich sind. (Aus: *René Goscinny & Sempé. Der kleine Nick und die Mädchen.* © 1976 by Diogenes Verlag AG Zürich)

Stichprobenuntersuchungen beziehen sich auf die in begrenzten Zeiträumen real existierenden Populationen und sind über diese hinaus nicht generalisierbar (vgl. hierzu auch Holzkamp, 1964, S. 102ff.) Dies trifft vor allem auf humanwissenschaftliche und sozialwissenschaftliche Untersuchungsgegenstände zu, die sich mit der Zeit verändern.

Bei der Definition einer Population sind möglichst operationale, leicht erhebbare Merkmale zu verwenden (vgl. hierzu auch S. 119f.). So wäre beispielsweise eine Stichprobe aller 14- bis 50jährigen Frauen im Landkreis Celle leichter zu erheben als eine Stichprobe aller potentiell gebärfähigen Frauen desselben Bezirkes. Will man Belästigungen durch Fluglärm untersuchen, ist hierfür beispielsweise eine Stichprobe aus der Grundgesamtheit der Personen, deren Wohnung höchstens einen Kilometer vom Flughafen entfernt ist, leichter zu ziehen als eine Stichprobe aller Personen, die sich durch Fluglärm beeinträchtigt fühlen.

Populationen werden statistisch durch Populationsparameter (oder kurz: *Parameter*) beschrieben, deren Ausprägungen durch statistische *Stichprobenkennwerte* geschätzt werden. Grundsätzlich können alle eine Population beschreibenden uni-, bi- oder multivariaten Parameter mittels Stichproben geschätzt werden (z. B. arithmetisches Mittel, Medianwert, Modalwert, Summe, Verhältniszahl, Anteil, Häufigkeit, Standardabweichung, Spannweite, Schiefe, Exzeß, Regressions- und Korrelationskoeffizient, Kovarianz etc.; zur Bedeutung dieser Maße vgl. z. B. Bortz, 1993).

Der folgende Text behandelt nur die am häufigsten interessierenden Parameter: den Mittelwert μ eines intervallskalierten Merkmals und die relative Häufigkeit π des Auftretens einer Merkmalskategorie. (In Abgrenzung zu den entsprechenden Stichprobenkennwerten $\bar{x}$ für das arithmetische Mittel und p für die relative Häufigkeit verwenden wir als Populationsparameter die griechischen Buchstaben μ und π.)

Stichproben werden nicht nur für die Schätzung von Populationsparametern, sondern auch für hypothesenüberprüfende Untersuchungen benötigt (vgl. Kap. 8 und 9). Für beide Untersuchungsarten ist die im folgenden behandelte Stichprobenart, die Zufallsstichprobe, von herausragender Bedeutung (vgl. Abschnitt 7.1.1). Ferner gehen wir in Abschnitt 7.1.2 auf Punktschätzungen und in Abschnitt 7.1.3 auf Intervallschätzungen ein. Abschnitt 7.1.4 enthält Überlegungen zur Kalkulation von Stichprobenumfängen für populationsbeschreibende Untersuchungen. Alle Ausführungen des Abschnitts 7.1 beziehen sich auf Zufallsstichproben. Weitere, die Präzision von Parameterschätzungen erhöhende Stichprobentechniken behandeln wir in Abschnitt 7.2.

> **!** **Populationsbeschreibende Untersuchungen geben Auskunft über die Ausprägung und Verteilung von Merkmalen in Grundgesamtheiten (Populationen) auf der Basis von Stichprobendaten.**

7.1.1 Die Zufallsstichprobe

Gute Stichproben, so wurde eingangs erwähnt, zeichnen sich dadurch aus, daß sie hinsichtlich möglichst vieler Merkmale und Merkmalskombinationen der Population gleichen, d. h. daß sie *repräsentativ* sind. Diese Forderung – so einleuchtend sie klingen mag – kann jedoch Probleme aufwerfen.

Zum Konzept „Repräsentativität"

Die Meisterinnung der Friseure sei beispielsweise daran interessiert zu erfahren, wie häufig verschiedene natürliche Haarfarben in der Bevölkerung der Bundesrepublik Deutschland vertreten sind. Sie vergibt einen entsprechenden Auftrag an ein demoskopisches Institut, das seinerseits einen nach allen Regeln der Stichprobentechnik ausgefeilten Plan zur Begutachtung der Haarfarben in einer repräsentativen Personenstichprobe vorlegt. Dem Innungsvorstand fällt allerdings auf, daß im Angebot des demoskopischen Instituts ein erstaunlich hoher Anteil für Reisekosten vorgesehen ist, und er fragt deshalb an, ob es denn tatsächlich erforderlich sei, daß Personen aus allen Winkeln des Landes begutachtet werden müssen. Man wisse schließlich, daß der Wohnort eines Menschen, seine Bildung, sein Geschlecht und andere Merkmale, für die die Stichprobe nach Auskunft des demoskopischen Instituts repräsentativ ist, mit der Haarfarbe eigentlich nichts zu tun haben und daß man deshalb auf eine „repräsentative" Stichprobe verzichten könne. Es wird vorgeschlagen, eine einfacher erreichbare Stichprobe gleichen Umfangs (z. B. Straßenpassanten) hinsichtlich ihrer Haarfarbe zu prüfen.

Abgesehen davon, daß das demoskopische Institut wahrscheinlich gegen die Behauptung, Haarfarbe habe nichts mit Wohngegend zu tun, Einspruch erheben würde (man kennt schließlich den Typ des blonden Nordländers), muß es eingestehen, daß in der Tat eine Stichprobe, „die in möglichst vielen Merkmalen oder Merkmalskombinationen" der Population gleicht, für die gestellte Aufgabe etwas überzogen ist. Wenn man weiß, daß Merkmale wie Bildung, Alter, Größe des Wohnortes, Geschlecht, Größe der Familie etc., die üblicherweise bei der Zusammenstellung einer repräsentativen Stichprobe eine Rolle spielen, für die untersuchte Variable (hier die Haarfarbe) völlig unbedeutend sind, man also keine Merkmale kennt, die mit der untersuchten Variablen kovariieren, leistet jede beliebige Stichprobe mit weniger Aufwand dasselbe wie eine sorgfältig zusammengestellte repräsentative Stichprobe.

Dieser konstruierte Extremfall dürfte in der Praxis selten vorkommen. Meistens gibt es immer einige Merkmale, von denen man annimmt, sie würden mit dem untersuchten Merkmal irgendwie zusammenhängen. (Es ist z. B. bekannt, daß das Interesse von Psychologiestudenten am Statistikunterricht von ihrer mathematischen Vorbildung abhängt, daß der Fernsehkonsum von der Bildung der Fernsehteilnehmer abhängt, daß sich Frauen und Männer in ihrer Bereitschaft, Geld für Kosmetik auszugeben, unterscheiden usw.) In diesem Falle führen Stichproben, die bezüglich der „relevanten" Merkmale anders zusammengesetzt sind als die Population, zu falschen Schätzungen der interessierenden Populationsparameter. Man wird deshalb darauf achten, daß die Stichprobe der Population zumindest bezüglich dieser Merkmale entspricht, daß die Stichprobe (merkmals-)*spezifisch* repräsentativ ist.

Leider kann man jedoch nur selten ausschließen, daß neben den bekannten, mit dem untersuchten Merkmal kovariierenden Merkmalen auch noch andere Variablen das untersuchte Merkmal beeinflussen. Gerade in den Sozialwissenschaften lassen sich hierfür zahlreiche Beispiele finden. Besonders gravierend ist dieses Problem bei Untersuchungen, die ein neuartiges Produkt, eine neue technische Entwicklung oder bisher unerprobte Vorschriften und Richtlinien evaluieren (Beispiele: Einführung von Sicherheitsgurten im Kfz oder Krebsvorsorgeuntersuchungen), oder bei Untersuchungen, in denen eine Population gleichzeitig bezüglich vieler, sehr unterschiedlicher Merkmale beschrieben werden soll (sog. *Omnibusuntersuchungen*). Da man nicht weiß, welche Merkmale mit dem untersuchten Merkmal zusammenhängen oder da man – wie bei Omnibusuntersuchungen – davon ausgehen muß, daß sich mangelnde Repräsentativität auf die vielen untersuchten Merkmale in unterschiedlicher Weise auswirkt, wird man eine Stichprobe bevorzugen, die der Population in möglichst allen Merkmalen entspricht, eine Stichprobe, die für die Population *global* repräsentativ ist. Diese globale Repräsentativität gewährleistet die Zufallsstichprobe.

Legendär geworden ist eine diesbezüglich völlig mißlungene Stichprobe, die die amerikanische Zeitschrift „Literary Digest" im amerikanischen Wahljahr 1936 erhob: 10 Millionen Amerikaner, deren Adressen man über Telefonbücher, Mitgliedskarten von Clubs und Vereinen etc. ermittelt hatte, erhielten je einen Fragebogen. 2,4 Millionen (!) Fragebögen wurden ausgefüllt zurückgeschickt. Die so erhaltenen Daten legten den Schluß nahe, daß die Demokraten mit ihrem Spitzenkandidaten Franklin Roosevelt dem republikanischen Kandidaten Alfred Landon deutlich unterliegen würden und nur 43% der Stimmen auf sich vereinigen könnten. Tatsächlich erreichte Roosevelt jedoch eine Stimmenmehrheit von 62%! Die größte Stichprobe in der Geschichte der Meinungsforschung führte also zu einer Fehlschätzung von knapp 20% (vgl. Freedman et al., 1978; S. 302ff.)

Zwei Fehlerquellen waren hier im Spiel: zunächst wurden durch die Anwerbung über Telefonbücher (1936!) und Mitgliedskarten Angehörige der Mittel- und Oberschicht unverhältnismäßig häufig angesprochen (sog. Oversampling), während Angehörige der unteren Schichten eine sehr viel geringere Auswahlwahrscheinlichkeit hatten (Undersampling). Zu diesem Stichprobenfehler kam noch die für postalische Umfragen charakteristische hohe Ausfallrate (Nonresponse) hinzu, die wiederum die Angehörigen der unteren Schichten benachteiligte (sie antworteten seltener, vgl. S. 237). Da aber gerade die Armen und die unteren

Schichten Roosevelts Politik befürworteten, konnte das verzerrte Stichprobenergebnis dessen Wahlerfolg nicht vorhersagen. Merke: Bei einer verzerrten Auswahl hilft auch ein sehr großer Stichprobenumfang nicht, den Fehler zu beheben; er wiederholt sich nur im großen Stil.

Zusammenfassend kann man sagen, daß „Repräsentativität" in der Forschungspraxis eher eine theoretische Zielvorgabe als ein Attribut konkreter Untersuchungen darstellt. Zudem wird der Begriff „Repräsentativität" in der Öffentlichkeit häufig sehr unreflektiert oder sogar falsch verwendet. „Wie repräsentative Studien zeigen ..." – diese Wendung wird in den Medien reichlich überstrapaziert. Oft wird das Etikett „repräsentativ" pauschal zum Gütemerkmal erklärt und damit suggeriert, die entsprechende Studie sei „ernstzunehmen", „seriös" und „aussagekräftig". Dies mag so sein, muß aber nicht! Die wenigsten Laien – darunter auch Journalisten – wissen, was „Repräsentativität" im statistischen Sinne bedeutet und glauben, daß große Stichproben (z. B. 1000 Befragte) bereits die Kriterien für Repräsentativität erfüllen. Wann immer Stichproben für „repräsentativ" erklärt werden, sollte man sich die auf S. 452 genannten Fragen nach dem konkreten Verfahren der Stichprobenziehung und dem Charakter der anvisierten Population stellen, um dann Möglichkeiten und Grenzen der Generalisierbarkeit der Befunde abzuwägen.

Wie bei vielen anderen empirisch-methodischen Problemen ist auch die „Repräsentativität" bzw. der Schluß von der Stichprobe auf die Grundgesamtheit kein rein statistisches Problem. Vielmehr wird man bei der Interpretation von Stichprobenbefunden theoretisches Hintergrundwissen heranziehen und inhaltliche Argumente dafür ins Feld führen, warum man welche Schlußfolgerung für gerechtfertigt hält oder nicht. Diese Argumente können dann Gegenstand wissenschaftlicher Diskussion und Kritik sein. Wer vorschnell für seine Daten „Repräsentativität" reklamiert, macht sich eher verdächtig, zumal es sich bei der vielzitierten „Repräsentativität" noch nicht einmal um einen statistischen Fachbegriff handelt (vgl. Schnell, 1993).
Die beste Gewähr für größtmögliche Repräsentativität bietet die im folgenden behandelte Zufallsstichprobe.

Ziehung einer einfachen Zufallsstichprobe
Die Ziehung einer einfachen Zufallsstichprobe („Random Sample", „Simple Random Sample") setzt voraus, daß jedes zur Population gehörende Untersuchungsobjekt einzeln identifizierbar ist. Für die Qualität der Stichprobe ist es von Bedeutung, daß die Entscheidung darüber, welche Untersuchungsobjekte zur Stichprobe gehören und welche nicht, ausschließlich vom Zufall abhängt. Besteht die Population aus N Untersuchungsobjekten und sollen sich in der Stichprobe n Untersuchungsobjekte befinden, können insgesamt

$$C = \binom{N}{n} = \frac{N!}{n! \cdot (N-n)!} \tag{7.1}$$

verschiedene Stichproben gezogen werden (zur Erläuterung dieser Formel vgl. Tafel 34; der mittlere Ausdruck wird gelesen als „N über n"). Die Menge aller zu einer Population gehörenden Stichproben nennt man Stichprobenraum (Sample Space). Setzen wir voraus, daß die Wahrscheinlichkeit, in die Stichprobe aufgenommen zu werden, für jedes Untersuchungsobjekt gleich ist, hat jede der C verschiedenen Stichproben die gleiche Auswahlwahrscheinlichkeit. Derartige Stichproben werden Zufallsstichproben genannt.

Idealerweise geht man bei der Entnahme einer einfachen Zufallsstichprobe wie folgt vor: Die gesamte Population wird von 1 bis N durchnumeriert. Mit Hilfe von Zufallszahlen (vgl. Anhang E, Tabelle 2) werden aus dieser Liste n Nummern bzw. die dazugehörenden Untersuchungsobjekte ausgewählt. (Zur Bestimmung von Zufallszahlen vgl. z. B. Billeter, 1970, S. 15ff.). Soll beispielsweise aus einer Population von N=8000 Untersuchungsobjekten eine Stichprobe des Umfanges n=100 gezogen werden, würde man mit den in Tabelle 21 aufgeführten Zufallszahlen folgende Untersuchungsobjekte auswählen:

Tabelle 21. Zufallszahlen (Auszug aus Tabelle E, Anhang 2)

88473	86062	26357
00677	42981	84552
25227	51260	14800
15386	68200	21492
42021	40308	91104
63058	06498	49339
32548	69104	89073
03521	52177	24816
39975	90626	35889
58252	56687	60412

TAFEL 34

Chancengleichheit für Skatspieler – die Ziehung einer Zufallsstichprobe

$N = 5$ Skatspieler (wir nennen sie einfachheitshalber A, B, C, D und E) treffen sich in einem Lokal und wollen Skat spielen. Da für eine Skatrunde jedoch nur $n = 3$ Spieler benötigt werden, müssen 2 Personen zusehen. Man einigt sich darauf, die 3 Spieler auszulosen. Jeder Spieler schreibt seinen Namen auf einen Zettel und wirft den zusammengefalteten Zettel in ein leeres Bierglas (der Statistiker verwendet hierfür – zumindest symbolisch – eine Urne). Nach gründlichem Durchmischen werden nacheinander die Zettel B, E und D gezogen. Die Skatrunde steht fest.

Zunächst einmal ist es einleuchtend, daß sich an dieser Runde nichts geändert hätte, wenn die gleichen Zettel in einer anderen Reihenfolge, z. B. E, D und B gezogen worden wären. Alle möglichen $3! = 3 \cdot 2 \cdot 1 = 6$ verschiedenen Reihenfolgen (BDE, BED, DBE, DEB, EBD und EDB) bilden die gleiche Stichprobe. Insgesamt hätten sich

$$\binom{N}{n} = \frac{N!}{n! \cdot (N-n)!} = \frac{5!}{3! \cdot (5-3)!} = \frac{5 \cdot 4 \cdot 3 \cdot 2 \cdot 1}{(3 \cdot 2 \cdot 1) \cdot (2 \cdot 1)} = 10$$

verschiedene Skatrunden bilden können (s. Gl. 7.1).

Ein Spieler fragt sich nun, ob dieses Verfahren gerecht sei, ob jeder Spieler tatsächlich die gleiche Chance erhält, in die Runde aufgenommen zu werden. Er argumentiert in folgender Weise: Bei der ersten Zettelentnahme besteht für jeden Spieler eine Auswahlwahrscheinlichkeit von 1/5. Steht aber der 1. Spieler fest, erhöht sich für die verbleibenden Spieler bei der 2. Zettelentnahme die Auswahlwahrscheinlichkeit auf 1/4 und für die 3. Zettelentnahme auf 1/3. Also hat offensichtlich nicht jeder Spieler die gleiche Chance, in die Skatrunde aufgenommen zu werden.

Diese Argumentation ist unvollständig. Es wurde übersehen, daß es sich bei den Auswahlwahrscheinlichkeiten der 2. und 3. Ziehung um sog. bedingte Wahrscheinlichkeiten handelt. Die Wahrscheinlichkeit, bei der 2. Ziehung ausgewählt zu werden, beträgt 1/4, vorausgesetzt, man wurde in der 1. Ziehung nicht berücksichtigt. Diese Wahrscheinlichkeit hat den Wert 4/5. Die Wahrscheinlichkeit, daß jemand in der 1. Ziehung nicht ausgewählt und in der 2. Ziehung ausgewählt wird, lautet nach dem Multiplikationstheorem der Wahrscheinlichkeiten:

$$\frac{N-1}{N} \cdot \frac{1}{N-1} = \frac{1}{N} = \frac{1}{5} .$$

Für die 3. Ziehung sind die Wahrscheinlichkeiten, sowohl bei der 1. als auch bei der 2. Ziehung nicht ausgewählt worden zu sein, zu beachten. Für diese Wahrscheinlichkeiten erhält man die Werte 4/5 und 3/4. Damit ergibt sich zusammengenommen für die 3. Ziehung eine Trefferwahrscheinlichkeit von

$$\frac{N-1}{N} \cdot \frac{N-2}{N-1} \cdot \frac{1}{N-2} = \frac{1}{N} = \frac{1}{5} .$$

Jeder Spieler hat damit die gleiche Chance, in die Skatrunde aufgenommen zu werden.

Unter Berücksichtigung der ersten vier Ziffern der Zufallszahlen in der ersten Spalte müßte als erstes Untersuchungsobjekt die Nummer 8847 ausgewählt werden. Da die Population jedoch nur 8 000 Elemente enthält, wird diese Nummer ausgelassen. Das erste Untersuchungsobjekt hat dann die Nummer 67, das zweite die Nummer 2522 und so fort. Eine gleichwertige Zufallsstichprobe würde resultieren, wenn man die Auswahl z. B. anhand der letzten vier Ziffern der zweiten Zahlenkolonne oder anderer Viererkombinationen von Einzelzahlen zusammengestellt hätte. Jede beliebige Auswahl von Zufallszahlen garantiert eine Zufallsstichprobe, vorausgesetzt, eine bereits ausgewählte Zufallszahl wird nicht wieder verwendet. Man nennt dies eine Stichprobenentnahme „ohne Zurücklegen".

> **!** **Man zieht eine einfache Zufallsstichprobe, indem man aus einer vollständigen Liste aller Objekte der Zielpopulation nach dem Zufallsprinzip eine Anzahl von Objekten auswählt, wobei die Auswahlwahrscheinlichkeiten aller Objekte gleich groß sein müssen.**

An dieser Stelle könnte man vermuten, daß sich die Auwahlwahrscheinlichkeiten mit sukzessiver Entnahme von Untersuchungsobjekten ändern, daß sie also nicht – wie gefordert – für alle Untersuchungsobjekte konstant sind. Wächst die Wahrscheinlichkeit, daß ein bestimmtes Untersuchungsobjekt ausgewählt wird, nicht mit fortschreitender Stichprobenentnahme? Daß dem nicht so ist, erläutert Tafel 34.

Probleme der Zufallsstichprobe

Die Ziehung einer einfachen Zufallsstichprobe setzt voraus, daß jedes Untersuchungsobjekt der Population erfaßt ist und nach dem Zufallszahlenprinzip (oder einem anderen Auswahlverfahren, das ebenfalls eine zufällige Auswahl garantiert) ausgewählt werden kann (s. Abb. 19).

Diese Voraussetzung wird jedoch praktisch in den seltensten Fällen erfüllt. Welcher Testpsychologe kennt schon die Namen aller 5- bis 6jährigen Kinder, wenn er seinen Schulreifetest an einer Stichprobe normieren will? Wäre ein Diplomand mit seinem Anliegen, die durchschnittliche Examensvorbereitungszeit von Studenten erkunden zu wollen, nicht überfordert, wenn er für die Ziehung einer Zufallsstichprobe erst eine Liste aller in einem bestimmten Zeitraum „examensreifen" Studenten anfertigen müßte? Man kann sicher

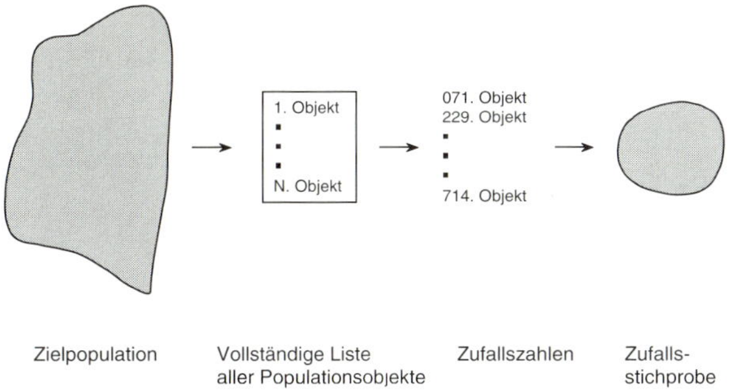

Abb. 19. Ziehung einer einfachen Zufallsstichprobe

sein, daß der überwiegende Teil populationsbeschreibender Untersuchungen (und auch hypothesenprüfender Untersuchungen, für die im Prinzip die gleiche Forderung gilt) die Kriterien für reine Zufallsstichproben im oben erläuterten Sinne nicht erfüllen. Angesichts dieser negativen Einschätzung muß man sich fragen, welchen Wert derartige Untersuchungen überhaupt haben.

Zunächst ist zu bemerken, daß das Instrumentarium der schließenden Statistik auch dann anwendbar ist, wenn die Untersuchungsobjekte streng genommen nicht in der oben beschriebenen Weise zufällig ausgewählt wurden. Bisher wurde Zufälligkeit vernünftigerweise in bezug auf eine real existierende Population definiert. Die reale Existenz einer Population ist jedoch keine mathematisch-statistische Voraussetzung für die Anwendbarkeit des inferenzstatistischen Formelapparates, sondern eine Voraussetzung, deren Erfüllung „lediglich" unter inhaltlich-interpretativen Gesichtspunkten zu fordern ist. Prinzipiell ist für jede irgendwie geartete Stichprobe bzw. für eine „Ad hoc"-Stichprobe im nachhinein eine (fiktive) Population konstruierbar, für die die Stichprobe repräsentativ bzw. zufällig ist. Die Teilnehmer eines Seminars beispielsweise könnten eine Zufallsstichprobe aller Studenten darstellen, die prinzipiell auch an diesem Seminar hätten teilnehmen können, oder die Passanten einer Grünanlage, die mit einer Befragung einverstanden sind, könnten als eine zufällige Auswahl aller Personen angesehen werden, die potentiell in einer bestimmten Zeit in dieser Grünanlage anzutreffen sind und zudem freiwillig an Befragungen teilnehmen.

Es wäre falsch anzunehmen, diese Auffassung rechtfertige Nachlässigkeit oder Bequemlichkeit bei der Zusammenstellung einer Stichprobe. Sie liberalisiert zwar die Anwendbarkeit inferenzstatistischer Prinzipien, legt aber gleichzeitig den Akzent auf inhaltliche Konsequenzen, die mit der Rekonstruktion theoretischer Populationen verbunden sind. Stichproben, die nur für „gedachte" Populationen repräsentativ sind, eignen sich eben auch nur zur Beschreibung dieser gedachten Populationen und sind praktisch wertlos, wenn es sich hierbei um Populationen handelt, die keinen oder einen nur sehr mühsam konstruierbaren Realitätsbezug aufweisen. Es sind deshalb in erster Linie inhaltliche Überlegungen, die die zufällige Auwahl von Untersuchungseinheiten aus einer zuvor präzise definierten Population vorschreiben. Populationsbeschreibende Untersuchungen haben nur dann einen Sinn, wenn man sich vor der Stichprobenziehung darüber Klarheit verschafft, über welche Population Aussagen formuliert werden sollen. Erst nachdem die Merkmale der Population präzise festgelegt sind, erfolgt die Entwicklung eines Stichprobenplans, der die Ziehung einer repräsentativen bzw. zufälligen Stichprobe gewährleistet.

Hierbei kann man nicht ausschließen, daß Überlegungen zum Stichprobenplan einschränkende Korrekturen an der Populationsdefinition erforderlich machen (z. B. regionale oder altersmäßige Einschränkungen der zu untersuchenden Population). Zudem ist es häufig zu aufwendig (oder gar unmöglich), eine vollständige Liste aller zur Population gehörenden Untersuchungsteilnehmer anzufertigen, aus der nach einem perfekten Zufallsprinzip die Zufallsstichprobe zusammenzustellen wäre. Ersatzweise wird man sich dann mit einem „Pseudozufallsverfahren" begnügen, aus dem jedoch klar hervorgehen muß, welche Populationsmitglieder keine oder nur eine reduzierte Chance hatten, in die Stichprobe aufgenommen zu werden. Diese Einschränkungen sind bei der Diskussion des Geltungsbereiches der Untersuchungsergebnisse unbedingt zu berücksichtigen.

Ein Beispiel: Jemand möchte die Lebensgewohnheiten von Rheumapatienten erkunden. Eine vollständige Liste aller betroffenen Personen existiert nicht oder ist zumindest nur sehr schwer zu erstellen. Ersatzweise könnte man eine Zufallsstichprobe von Personen aus dem Bekanntenkreis, von Personen, die sich auf eine Anzeige hin melden, von Personen, die sich bei zufällig ausgewählten Ärzten in Behandlung befinden etc., zusammenstellen. Mögliche Besonderheiten dieser Personen oder derjenigen Personen, die keine (oder nur eine geringe) Chance hatten, in diese Stichprobe aufgenommen zu werden (z. B. Personen, die einer anderen sozialen Schicht angehören als die Personen des Bekanntenkreises, Personen, die die Zeitung, in der annonciert wurde, nicht lesen oder Personen, die sich nicht in ärztlicher Behandlung befinden) sind dann in der Ergebnisdiskussion zu berücksichtigen.

Probabilistische und nicht-probabilistische Stichproben

Wird bei einer Stichprobenziehung das oben beschriebene Verfahren der Zufallsauswahl im Sinne von „hergestelltem" Zufall (Zufall, der für jedes Untersuchungsobjekt die gleiche Auswahlwahrscheinlichkeit garantiert) eingesetzt, spricht man von einer „probabilistischen" Stichprobe. Die im letzten Abschnitt geschilderte *einfache Zufallsstichprobe* gehört zur Gruppe der probabilistischen Stichproben. Die in Abschnitt 7.2 beschriebenen Stichprobenarten – die geschichtete Stichprobe, die Klumpenstichprobe und die mehrstufige Stichprobe – sind auch probabilistisch. Sie unterscheiden sich von der einfachen Zufallsstichprobe dahingehend, daß sie das Zufallsprinzip nicht nur zum einmaligen Ziehen einer Auswahl von Objekten aus der Gesamtpopulation einsetzen, sondern die Population aufteilen und anschließend Zufallsstichproben aus den Teilpopulationen ziehen (geschichtete Stichprobe), per Zufall nicht einzelne Objekte, sondern natürliche Gruppen von Objekten ziehen (Klumpenstichprobe) oder das Zufallsprinzip in anderer Weise erweitern (mehrstufige Stichprobe).

Zu den nicht-probabilistischen Stichproben, bei denen die Auswahlwahrscheinlichkeiten unbekannt und unkontrollierbar sind, gehören die Adhoc-Stichprobe, die theoretische Stichprobe und die Quotenstichprobe (vgl. Tabelle 22). Bei der theoretischen Stichprobe sucht der Forscher nach Vorgabe theoretischer Überlegungen typische oder untypische Fälle bewußt aus. Dieses Vorgehen spielt in der qualitativen Forschung eine große Rolle (vgl. S. 310 ff.). Bei der Quotenstichprobe wird versucht, die Zusammensetzung der Stichprobe hinsichtlich ausgewählter Merkmale den Populationsverhältnissen durch bewußte Auswahl „passender" Objekte anzugleichen, also quasi

Tabelle 22. Stichprobenarten

Probabilistische Stichproben	Nicht-probabilistische Stichproben
Einfache Zufallsstichprobe	Ad-hoc-Stichprobe
Geschichtete Stichprobe	Theoretische Stichprobe
Klumpenstichprobe	Quotenstichprobe
Mehrstufige Stichprobe	

„Quoten" für bestimmte Merkmale zu erfüllen (s. S. 455 f.).

Leider ist die Forderung nach gleichen (oder zumindest bekannten und kontrollierbaren) Auswahlwahrscheinlichkeiten, die an probabilistische Stichproben gestellt wird, in der Praxis eigentlich nie perfekt zu erfüllen. Selbst wenn man sich vornimmt, die für probabilistische Stichproben vorgegebenen Ziehungsregeln strikt zu befolgen, stößt man regelmäßig auf das Problem, daß einige der laut Stichprobenplan ausgewählten Untersuchungsteilnehmer nicht wie gewünscht teilnehmen können oder wollen. Auf S. 71 ff. haben wir schon erläutert, daß freiwillige Untersuchungsteilnehmer sich in mehreren Merkmalen systematisch von der Durchschnittsbevölkerung unterscheiden. Um Stichprobenverzerrungen zu minimieren, sollte alles getan werden, um den potentiellen Probanden die Teilnahme zu ermöglichen, etwa indem man die Untersuchungsbedingungen angenehm gestaltet, motivierend auf die Probanden einwirkt und vor allem technischen Pannen möglichst vorbeugt.

Probabilistische Stichproben sind von weitaus höherer Aussagekraft als nicht-probabilistische. Auf S. 452 werden wir Kriterien nennen, nach denen die Aussagekraft populationsbeschreibender Untersuchungen einzuschätzen ist. Im Vorgriff auf diese Kriterien kann jetzt bereits gesagt werden, daß Untersuchungen von irgendwie zusammengestellten Ad-hoc-Stichproben, für die sich bestenfalls im nachhinein eine theoretische Population rekonstruieren läßt, wissenschaftlich nur selten ergiebig sind (zur Generalisierbarkeit von Ergebnissen aus theoretischen Stichproben vgl. S. 310 ff. und aus Quotenstichproben S. 455 f.).

Zunächst jedoch sind einige formal-statistische Überlegungen erforderlich, die die Logik des statistischen Schließens von einem Stichprobenergebnis auf einen Populationsparameter verdeutlichen. Leser, denen der statistische Inferenzschluß bereits geläufig ist, können die entsprechenden Seiten (bis S. 399) überschlagen.

7.1.2 Punktschätzungen

Im Hundertmeterlauf möge eine Zufallsstichprobe von 100 16jährigen Schülern eine Durchschnittszeit von 15 Sekunden erzielt haben. Als Modalwert (dies ist die am häufigsten gestoppte Zeit) werden 14 Sekunden und als Medianwert (dies ist die Laufzeit, die 50% aller Schüler mindestens erreichen) 14,5 Sekunden ermittelt. Was sagen diese Zahlen über die durchschnittliche Laufzeit der Population aller 16jährigen Schüler aus? Beträgt sie – wie in der Stichprobe – ebenfalls 15 Sekunden oder ist sie vielleicht eher besser, weil die am häufigsten registrierte Zeit 14 Sekunden betrug, oder kommen vielleicht völlig andere Zahlen in Betracht, weil sich in der Stichprobe zufällig besonders langsame Läufer befanden?

Eine Antwort auf diese Fragen geben die folgenden Abschnitte. Zunächst wenden wir uns dem Problem zu, welche Stichprobenkennwerte (z. B. arithmetisches Mittel, Modalwert oder Medianwert) zur Schätzung welcher Populationsparameter am besten geeignet sind (Punktschätzungen) und gehen dann in Abschnitt 7.1.3 zur Frage über, wie sicher die mit Stichprobenkennwerten vorgenommenen Schätzungen sind (Intervallschätzung).

> **!** **Bei einer Punktschätzung wird ein unbekannter Populationsparameter mittel eines einzelnen Stichprobenkennwertes (Punktschätzer) geschätzt.**

Zufallsexperimente und Zufallsvariablen

Die Erläuterung der Prinzipien von Punkt- und Intervallschätzungen wird durch die Einführung einiger in der Statistik gebräuchlicher Bezeichnungen erleichtert. Wird beispielsweise die Zeit eines beliebigen Schülers gemessen, so bezeichnen wir dies als ein Zufallsexperiment. Allgemein versteht man unter einem Zufallsexperiment einen Vorgang, dessen Ergebnis in der Weise vom Zufall abhängt, daß man vor dem Experiment nicht weiß, zu welchen der möglichen Ergebnisse das Experiment führen wird. Das Zufallsexperiment läuft unter definierten, gleichbleibenden Bedingungen ab, die die beliebige Wiederholung gleichartiger Experimente gestatten (vgl. Helten, 1974, S. 15).

Ein Zufallsexperiment wird durchgeführt, um ein bestimmtes Merkmal (im Beispiel die Laufzeit) beobachten zu können. Die verschiedenen, im Zufallsexperiment potentiell beobachtbaren Merkmalsausprägungen heißen *Elementarereignisse* und die Menge aller Elementarereignisse bildet den *Merkmalsraum* (im Beispiel wären dies alle von 16jährigen Schülern überhaupt erreichbaren Zeiten).

Das Ergebnis eines Zufallsexperimentes bzw. das Elementarereignis kann numerisch (wie im genannten Beispiel) oder nicht-numerisch sein (z. B. die Haarfarbe eines Passanten, das Geschlecht eines Studenten). Jedem Elementarereignis e wird nach einer eindeutigen Regel eine reelle Zahl x(e) zugeordnet. Die Zuordnungsvorschrift bzw. die Funktion, die jedes Elementarereignis mit einer bestimmten Zahl verbindet, bezeichnen wir als *Zufallsvariable* X. (Hier und im folgenden verwenden wir für Zufallsvariablen Großbuchstaben und für eine konkrete Ausprägung der Zufallsvariablen bzw. eine Realisation der Zufallsvariablen Kleinbuchstaben, es sei denn, der Kontext macht diese Unterscheidung nicht erforderlich.) Sind die Elementarereignisse selbst numerisch, können die erhobenen Zahlen direkt eine Zufallsvariable darstellen. Wenn ein Schüler beispielsweise 13,8 Sekunden (e=13,8) läuft, wäre eine mögliche Zuordnungsvorschrift beispielsweise X(e=13,8)=13,8. Eine andere Zuordnungsvorschrift, die nur ganzzahlig gerundete Werte verwendet, lautet X(e=13,8)=14.

In gleicher Weise legt die Zufallsvariable auch bei nicht-numerischen Elementarereignissen fest, welche Zahlen den Elementarereignissen zuzuordnen sind. Für Haarfarben könnte diese Zuordnungsvorschrift z. B. lauten: $X(e_1=\text{schwarz})=0$, $X(e_2=\text{blond})=1$, $X(e_3=\text{braun})=2$, $X(e_4=\text{rot})=3$.

Verteilung von Zufallsvariablen

Eine Zufallsvariable ist *diskret*, wenn sie nur endlich (oder abzählbar) viele Werte aufweist (Beispiel: Anzahl der Geschwister). *Stetige* (oder kontinuierliche) Zufallsvariablen können jeden Wert annehmen, der zwischen zwei beliebigen Werten der Zufallsvariablen liegt. Ihre Werte sind deshalb nicht abzählbar (Beispiel: Zeit, Längen oder Gewichtsmessungen). Die Anzahl möglicher Werte ist hierbei theoretisch unbegrenzt, sie hängt praktisch jedoch von der Genauigkeit des Meßinstrumentes ab.

Der Ausdruck $P(X=x)$ symbolisiert die Wahrscheinlichkeit, daß die Zufallsvariable X den Wert x annimmt. Diese Wahrscheinlichkeit entspricht der Wahrscheinlichkeit des Elementarereignisses e, dem der Wert x der Zufallsvariablen X zugeordnet ist. Beim Münzwurfexperiment seien die Elementarereignisse beispielsweise mit $e_1=\text{Zahl}$ und $e_2=\text{Kopf}$ definiert. Eine Zufallsvariable X(e) ordnet e_1 die Zahl 0 und e_2 die Zahl 1 zu: $X(e_1)=0$ und $X(e_2)=1$. Die Wahrscheinlichkeit, daß die Zufallsvariable X den Wert 0 annimmt, lautet dann $P(X=0)=1/2$.

Die Liste aller möglichen Werte einer diskreten Zufallsvariablen zusammen mit den ihnen zugeordneten Wahrscheinlichkeiten bezeichnet man als *Wahrscheinlichkeitsfunktion*. Beispiel: Die Wahrscheinlichkeit eines Würfelexperiments lautet $P(X=1)=1/6$; $P(X=2)=1/6 \ldots P(X=6)=1/6$. Für alle übrigen Werte $1>x>6$ ist $P(1>x>6)=0$.

Bei stetigen Zufallsvariablen beziehen sich die Wahrscheinlichkeitsangaben auf Intervalle (z. B. die Wahrscheinlichkeit, daß ein 16jähriger Schüler eine Laufzeit von 14 bis 15 sec. erreicht). Mit kleiner werdenden Intervallen sinkt die Wahrscheinlichkeit. Sie nimmt für einen einzelnen Punkt der Zufallsvariablen den Wert Null an. (Die Wahrscheinlichkeit, daß ein Schüler exakt 14,3238...sec. läuft, ist Null.) Anstatt von Wahrscheinlichkeitsfunktion spricht man bei stetigen Zufallsvariablen von der *Dichtefunktion* der Zufallsvariablen. Der zu einem einzelnen Wert der Zufallsvariablen gehörende Ordinatenwert heißt (Wahrscheinlichkeits-)Dichte dieses Wertes. Wahrscheinlichkeitsfunktion und Dichtefunktion einer Zufallsvariablen werden – wenn der Kontext eindeutig ist – auch kurz „Verteilung einer Zufallsvariablen" genannt.

Summiert (kumuliert) man bei einer diskreten Zufallsvariablen die durch die Wahrscheinlichkeitsfunktion definierten Einzelwahrscheinlichkeiten, resultiert eine kumulierte Wahrscheinlichkeitsfunktion, die üblicherweise *Verteilungsfunktion* genannt wird. (Würfelbeispiel: $P(X=1)=1/6$; $P(X \leqslant 2)=2/6$; $P(X \leqslant 3)=3/6$ etc.) Die Summe der Einzelwahrscheinlichkeiten ergibt den Wert 1.

Bei stetigen Zufallsvariablen ist die Verteilungsfunktion als das Integral (in Analogie zur Summe bei diskreten Zufallsvariablen) der Dichtefunktion definiert, wobei der Gesamtfläche unter der Dichtefunktion der Wert 1 zugewiesen wird. Die Ordinate des Wertes X=a einer stetigen Verteilungsfunktion gibt an, mit welcher Wahrscheinlichkeit Werte $X \leqslant a$ auftreten. (Würde im oben genannten Beispiel der Medianwert der Stichprobe den Populationsmedianwert richtig schätzen, hätte der Wert X=14,5 in der Verteilungsfunktion der Zufallsvariablen „Laufzeit“ einen Funktionswert von P=0,5.)

Eine zusammenfassende Darstellung der Begriffe Wahrscheinlichkeitsfunktion, Dichtefunktion und Verteilungsfunktion findet man in Tafel 35.

Kriterien für Punktschätzungen

Ausgerüstet mit dieser begrifflichen Vorklärung wenden wir uns erneut der Frage zu, wie tauglich ein statistischer Kennwert für die Beschreibung einer Population ist. Können wir davon ausgehen, daß beispielsweise der Mittelwert $\bar{x}$ einer Zufallsstichprobe dem Mittelwert μ der Population entspricht? Sicherlich nicht, denn es ist leicht einzusehen, daß statt der erhobenen Stichprobe auch eine andere Stichprobe hätte gezogen werden können, deren Mittelwert keineswegs mit dem Mittelwert der ersten Stichprobe identisch sein muß. Für den Populationsparameter μ lägen damit zwei verschiedene Schätzungen vor. Würde man die Untersuchung beliebig häufig mit immer wieder anderen Zufallsstichproben wiederholen, erhielte man eine Häufigkeitsverteilung verschiedener Stichprobenmittelwerte. Genauso wie im Beispiel jede Zeitmessung eine Realisation der Zufallsvariablen „100-m-Zeit“ darstellt, ist jeder einzelne Mittelwert eine Realisation der stetigen Zufallsvariablen „durchschnittliche 100-m-Zeit bei Stichproben mit n = 100“.

Es interessiert also zunächst die Frage, wie tauglich ein einzelner Stichprobenkennwert, d. h. also z. B. ein „Punkt“ der Zufallsvariablen „Stichprobenmittelwerte“ zur Schätzung eines Populationsparameters μ ist. Für die Beurteilung der Tauglichkeit einer „Punktschätzung“ hat Fisher (1925) vier Schätzkriterien vorgeschlagen: Erwartungstreue, Konsistenz, Effizienz und Suffizienz.

Erwartungstreue: Ein Stichprobenkennwert k schätzt den Parameter K einer Population erwartungstreu, wenn der Mittelwert der k-Werte für zufällig aus der Population gezogene Stichproben mit dem Populationsparameter K identisch ist. Das arithmetische Mittel $\bar{X}$ ist eine erwartungstreue Schätzung von μ, und die relative Häufigkeit P ist eine erwartungstreue Schätung von π. Die Stichprobenvarianz S^2 hingegen schätzt die Populationsvarianz σ^2 nicht erwartungstreu. Ihr Erwartungswert unterschätzt die Populationsvarianz um den Faktor (n-1)/n. Eine erwartungstreue Schätzung für σ^2 erhalten wir, indem wir diesen „Bias“ korrigieren (ausführlicher hierzu vgl. etwa Bortz, 1993, Anhang B):

$$\hat{\sigma}^2 = \frac{n}{n-1} \cdot S^2$$

Eine erwartungstreue Schätzung von σ^2 wird durch $\hat{\sigma}^2$ symbolisiert (sprich: „Sigma Dach Quadrat“).

Konsistenz: Ein Stichprobenkennwert k schätzt den Parameter K einer Population konsistent, wenn k mit wachsendem Umfang der Stichprobe ($n \rightarrow \infty$) gegen K konvergiert. Die Stichprobenkennwerte $\bar{X}$, P und S^2 sind konsistente Schätzungen der entsprechenden Populationsparameter μ, π und σ^2.

Formal läßt sich das Konsistenzkriterium folgendermaßen darstellen:

$$P(|k - K| < \varepsilon) \rightarrow 1 \quad \text{für} \quad n \rightarrow \infty \,. \qquad (7.2)$$

Die Wahrscheinlichkeit, daß der absolute Differenzbetrag zwischen dem Schätzwert k und dem Parameter K kleiner ist als eine beliebige Größe ε, geht gegen 1, wenn n gegen unendlich geht.

Effizienz: Ein Stichprobenkennwert schätzt einen Populationsparameter effizient, wenn die Varianz der Verteilung dieses Kennwertes kleiner ist als die Varianzen der Verteilungen anderer, zur Schätzung dieses Parameters geeigneter Kennwerte. Die Effizienz charakterisiert damit die Genauigkeit einer Parameterschätzung.

Stehen für die Schätzung eines Populationsparameters verschiedenartige Kennwerte zur Verfügung (z. B. Mittelwert und Medianwert als Schätzer für μ in symmetrischen Verteilungen), gibt die *relative Effizienz* an, welcher der beiden Kennwerte zur Schätzung des Populationsparameters vorzuziehen ist. Die relative Effizienz ist als Quotient der Varianzen der zu vergleichenden Kennwerte definiert. Sie lautet z. B. für einen Kennwert k im Vergleich zu einem Kennwert g (in Prozent ausgedrückt):

TAFEL 35

Wahrscheinlichkeitsfunktion – Dichtefunktion – Verteilungsfunktion

Wahrscheinlichkeitsfunktion

Gegeben sei eine diskrete Zufallsvariable X mit abzählbar vielen Werten a_i $(i=1,2...k)$, für die gilt:

$$P\ (x = a_i) > 0$$

und

$$\sum_{i=1}^{k} P(x = a_i) = 1.$$

Die Wahrscheinlichkeitsfunktion der Zufallsvariablen X lautet dann

$$P(x = a_i) = \begin{cases} p_i \text{ für } x = a_i (i = 1, 2...k) \\ 0 \text{ für alle übrigen } x\,. \end{cases}$$

Beispiel:

Wahrscheinlichkeitsfunktion der Zufallsvariablen X beim Würfeln mit einem Würfel:

$$P(x = i) = \begin{cases} \frac{1}{6} \text{ für } i = 1, 2...6 \\ 0 \text{ für alle übrigen } x. \end{cases}$$

Darstellung 1 veranschaulicht die Wahrscheinlichkeitsfunktion der Zufallsvariablen X beim Würfeln mit zwei Würfeln.

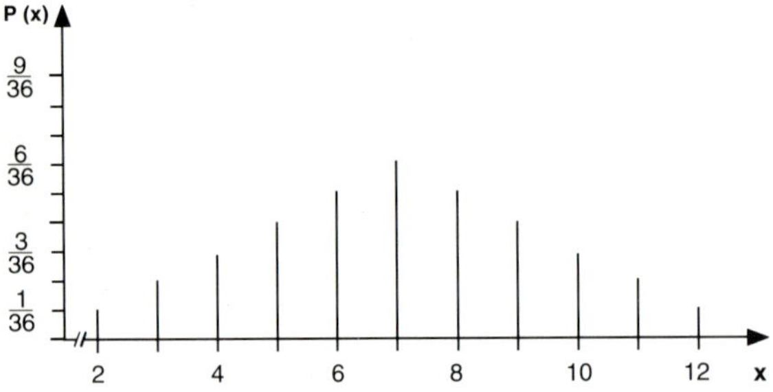

Darstellung 1. Wahrscheinlichkeitsfunktion

Dichtefunktion

Gegeben sei eine stetige Zufallsvariable X. Bei stetigen Zufallsvariablen spricht man nicht von der Wahrscheinlichkeit eines bestimmten Wertes (diese ist bei einer stetigen Zufallsvariablen gleich Null), sondern von der Wahrscheinlichkeit eines bestimmten Intervalls der Zufallsvariablen:

$$P(a \leq x \leq b) = \int_a^b f(x)dx$$

(lies: Integral von f(x) zwischen den Grenzen a und b)

f(x) ist hierbei die Dichtefunktion der Zufallsvariablen, die für jeden X-Wert einen Ordinatenwert (= Dichte) definiert. Mit dem Integral in den Grenzen a und b wird eine Fläche bestimmt, die wegen der Normierungsvorschrift

$$\int_{-\infty}^{\infty} f(x)dx = 1$$

der Wahrscheinlichkeit entspricht, daß ein Wert der Zufallsvariablen X in den Bereich a bis b fällt. (Das Integral entspricht dem Summenzeichen bei diskreten Wahrscheinlichkeitsfunktionen.)

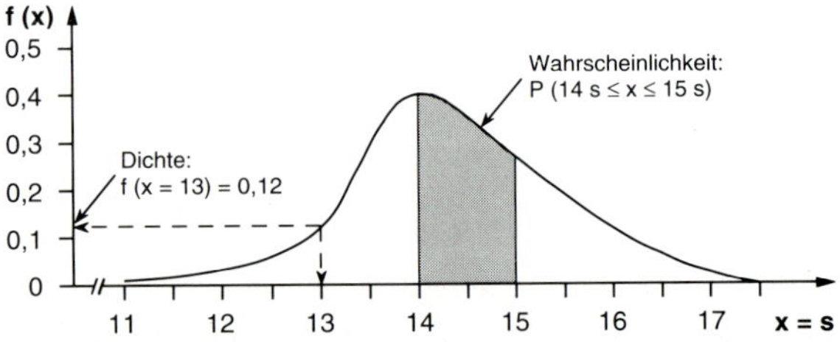

Darstellung 2: Dichtefunktion

Beispiel

Darstellung 2 zeigt die graphische Darstellung der (geschätzten) Dichtefunktion für die Zufallsvariable „100-m-Zeiten". Die Wahrscheinlichkeit, daß ein 16jähriger Schüler eine 100-m-Zeit von 14 bis 15 sec. erreicht, entspricht der schraffierten Fläche. Sie beträgt (geschätzt): $P(14 \leq x \leq 15 \text{ sec.}) = 0{,}38$. Für $x = 13$ sec. ergibt sich eine Dichte von $f(x = 13) = 0{,}12$.

TAFEL 35

Für die weiteren Überlegungen sind in erster Linie die Flächenanteile unter der Dichtefunktion von Interesse. Die Dichten der einzelnen x-Werte sind vorerst von nachgeordneter Bedeutung. (Der „Dichte“-Begriff geht auf eine Analogie zwischen Wahrscheinlichkeits- und Massenverteilung zurück. Näheres hierzu s. z. B. Kreyszig, 1973, Kap. 27.)

Verteilungsfunktion

Unter einer diskreten Verteilungsfunktion versteht man die kumulierte Wahrscheinlichkeitsfunktion und unter einer stetigen Verteilungsfunktion das Integral der Dichtefunktion. Die Verteilungsfunktion lautet im diskreten Falle

$$F(a) = P(x \leq a) = \sum_{a_i \leq a} P(x = a_i)$$

und im stetigen Falle

$$F(a) = P(x \leq a) = \int_{-\infty}^{a} f(x)dx$$

F(a) gibt damit die Wahrscheinlichkeit an, daß die Zufallsvariable X einen Wert annimmt, der höchstens so groß ist wie a. Aus den Definitionen für Wahrscheinlichkeitsfunktion und Dichtefunktion folgt, daß $0 \leq F(a) \leq 1$. Verteilungsfunktionen sind monoton steigend (oder zumindest nicht monoton abnehmend).

Beispiel

Darstellung 3a zeigt die Verteilungsfunktion der Zufallsvariablen X „Würfeln mit 2 Würfeln“, deren Wahrscheinlichkeitsverteilung Darstellung 1 veranschaulicht.

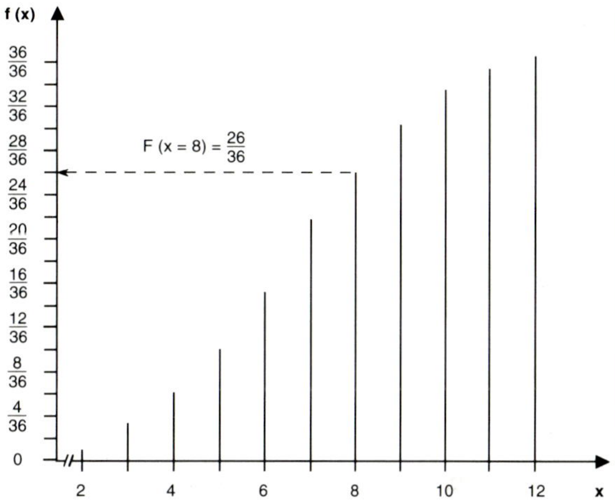

Darstellung 3a. Diskrete Verteilungsfunktion

Der Darstellung ist beispielsweise zu entnehmen, daß die Wahrscheinlichkeit, mit 2 Würfeln höchstens 8 Punkte zu würfeln, ca. 72% beträgt: $P(x \leq 8) = 26/36$.

Die Verteilungsfunktion der Zufallsvariablen X für „100-m-Zeiten“ gibt Darstellung 3b wieder.

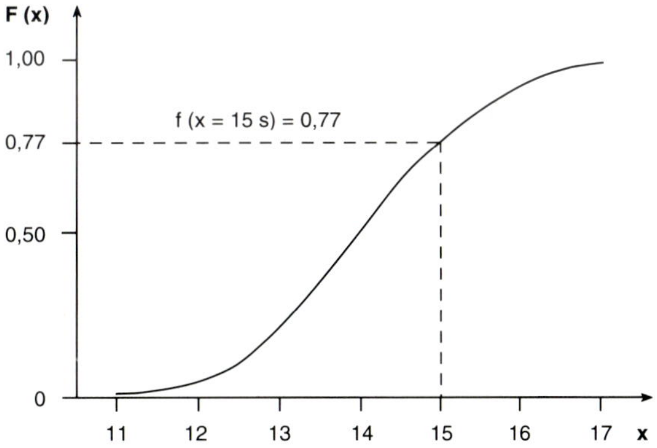

Darstellung 3b. Stetige Verteilungsfunktion

Für 15 sec. ergibt sich aufgrund der Verteilungsfunktion ein Ordinatenwert von 0,77, d. h. ein 16jähriger Schüler benötigt mit einer Wahrscheinlichkeit von 77% höchstens 15 Sekunden für die 100-m-Strecke.

$$\text{rel. Effizienz von k} = \frac{\sigma_g^2}{\sigma_k^2} \cdot 100\% \,. \quad (7.3)$$

Bei normalverteilten Zufallsvariablen beträgt die relative Effizienz des Medianwertes in bezug auf das arithmetische Mittel 64% (vgl. z. B. Bortz, 1993, S. 94). Das arithmetische Mittel schätzt damit μ erheblich präziser als der Medianwert. Die relative Effizienz von 64% kann so interpretiert werden, daß der Medianwert einer Stichprobe des Umfanges $n = 100$ aus einer normalverteilten Population den Parameter μ genauso präzise schätzt wie das arithmetische Mittel einer Stichprobe des Umfanges $n = 64$.

Suffizienz: Ein Schätzwert ist suffizient (erschöpfend), wenn er alle in den Daten einer Stichprobe enthaltenen Informationen berücksichtigt, so daß man durch Berechnung eines weiteren statistischen Kennwertes keine zusätzlichen Informationen über den zu schätzenden Parameter erhält. Der Kennwert P ist ein suffizienter Schätzer des Parameters π und die Kennwerte $\bar{X}$ und $\hat{\sigma}^2$ sind zusammen genommen bei normalverteilten Zufallsvariablen (aber nicht jeder für sich allein) suffiziente Schätzer der Populationsparameter μ und σ^2. Auf eine genauere Darstellung suffizienter bzw. erschöpfender Statistiken soll hier verzichtet werden. (Näheres s. Kendall und Stuart, 1973, S. 22 ff. oder auch Fischer, 1974, S. 184 ff.)

Zusammenfassend erweisen sich die Stichprobenkennwerte $\bar{X}$, $\hat{\sigma}^2$ und P für die meisten Schätzprobleme als optimale Schätzer der entsprechenden Populationsparameter μ, σ^2 und π. (Die Ausnahmen sind von so geringer praktischer Bedeutung, daß sie hier unerwähnt bleiben können).

Parameterschätzung:
Die Maximum-Likelihood-Methode

Die wichtigsten Methoden der Parameterschätzung sind die Methode der kleinsten Quadrate, die Momentenmethode und die Maximum-Likelihood-Methode, wobei die letztgenannte Methode wegen ihrer besonderen Bedeutung für den weiteren Text (vgl. S. 440 ff.) etwas ausführlicher behandelt werden soll. (Über die Momentenmethode informieren z. B. Hays und Winkler, 1970, Kap. 6.8 und über die Methode der kleinsten Quadrate z. B. Bortz, 1993, oder ausführlicher Daniel und Wood, 1971.)

Maximum-Likelihood-Schätzungen: Schätzwerte, die nach der Maximum-Likelihood-Methode gefunden wurden (kurz: *Maximum-Likelihood-Schätzungen*), sind effizient, konsistent und suffizient, aber nicht notwendigerweise auch erwartungstreu. Der Grundgedanke der Maximum-Likelihood-Methode sei im folgenden an einem Beispiel erläutert.

Ein Student hat Schwierigkeiten mit seinem Studium und fragt sich, wie vielen Kommilitonen es wohl ähnlich ergeht. Er entschließt sich zu einer kleinen Umfrage, die ergibt, daß von 100 zufällig ausgesuchten Studenten 40 bekunden, ebenfalls mit dem Studium nicht zurecht zu kommen. Dieses Ergebnis macht es ihm leichter, mit seinen eigenen Schwierigkeiten fertig zu werden, denn es haben – so behauptet er – immerhin ca. 40% aller Studenten ähnliche Schwierigkeiten wie er.

Wie kommt der Student zu dieser Behauptung? Offensichtlich hat er intuitiv erfaßt, daß der Merkmalsanteil p in einer Stichprobe der beste Schätzwert für den unbekannten Parameter π ist. Seine Einschränkung, daß nicht „exakt" 40%, sondern „ca." 40% der Studenten Studienschwierigkeiten haben, begründet er damit, daß er schließlich nur die Aussagen einiger Studenten und nicht die aller Studenten kenne.

Welche Alternativen hätte ein Student mit seinem Anliegen, den Parameter π richtig zu schätzen? Er könnte z. B. behaupten, daß alle Studenten, also 100%, Studienschwierigkeiten eingestehen. Diese Behauptung wäre jedoch unsinnig, weil dann – wie auch bei $\pi = 0\%$ – niemals ein Stichprobenergebnis mit $p = 40\%$ resultieren könnte. Andere Parameter, wie z. B. 90% kommen demgegenüber jedoch zumindest theoretisch infrage. Es ist aber wenig plausibel („likely"), daß sich in einer Zufallsstichprobe von 100 Studenten aus einer Population, in der 90% Studienschwierigkeiten haben, nur 40% mit Studienschwierigkeiten befinden. Die höchste Plausibilität (Maximum-Likelihood) hat die Annahme, daß der Populationsparameter π dem Stichprobenkennwert p entspricht.

Wahrscheinlichkeit und Likelihood: An dieser Stelle sind Erläuterungen angebracht, warum man nicht von der Wahrscheinlichkeit (Probability) eines Parameters spricht, sondern von seiner Likelihood. (Dieser Ausdruck bleibt üblicherweise in deutschsprachigen Texten unübersetzt.) Fisher (1922 zit. nach Yamane, 1976, S. 177), auf den die Bezeichnung „Maximum-Likelihood" zurückgeht, schreibt hierzu (wobei er den Anteilsparameter mit P und nicht mit π bezeichnet):

„Wir müssen zu dem Faktum zurückkehren, daß ein Wert von P aus der Verteilung, über die wir nichts wissen, ein beobachtetes Ergebnis (z. B., Erg. d. Autoren) dreimal so häufig hervorbringt wie ein anderer Wert von P. Falls wir ein Wort benötigen, um diese relative Eigenschaft verschiedener Werte von P zu charakterisieren, würde ich vorschlagen, daß wir, um Verwirrung zu vermeiden, von der Likelihood eines Wertes P sprechen, dreimal die Likelihood eines anderen Wertes auszumachen, wobei wir stets berücksichtigen müssen, daß Likelihood hier nicht vage als synonym für Wahrscheinlichkeit (probability) verwendet wird, sondern einfach die relativen Häufigkeiten ausdrücken soll, mit der solche Werte der hypothetischen Quantität tatsächlich die beobachteten Stichproben erzeugen würden."

Die hier getroffene Unterscheidung zwischen Wahrscheinlichkeit und Likelihood findet im deduktiven bzw. induktiven Denkansatz ihre Entsprechung. Wird eine Population durch π gekennzeichnet, läßt sich hieraus deduktiv ableiten, mit welcher Wahrscheinlichkeit bestimmte, einander ausschließende Stichprobenergebnisse auftreten können. Die Summe dieser Wahrscheinlichkeiten (bzw. das Integral der Dichteverteilung bei stetig verteilten Stichprobenergebnissen) ergibt eins. (Die Wahrscheinlichkeit, daß bei $\pi = 50\%$ eine Stichprobe mit beliebigem p gezogen wird, ist eins.)

Umgekehrt sprechen wir von der Likelihood (L), wenn ausgehend von einem Stichprobenergebnis induktiv die *Plausibilität* verschiedener Populationsparameter gemeint ist. Daß es sich hierbei nicht um Wahrscheinlichkeiten handeln kann, geht aus der einfachen Tatsache hervor, daß die Summe aller möglichen, einander ausschließenden Likelihoods nicht – wie für Wahrscheinlichkeiten gefordert – eins ergibt. Die Summe der Likelihoods für alle Populationsparameter, die angesichts eines Stichprobenergebnisses möglich sind, ist größer als eins. Die Weiterführung des letzten Beispiels zeigt diese Besonderheit von Likelihoods.

Die Binomialverteilung als Beispiel: Bisher gingen wir nur von der Plausibilität (bzw. der geschätzten Likelihood) verschiedener Populationsparameter bei gegebenem Stichprobenergebnis aus. Hierbei erschien uns der Parameter $\pi = 0{,}40$ bei einem $p = 0{,}40$ am plausibelsten. Daß dieser Parameter tatsächlich die höchste Likelihood besitzt, läßt sich auch rechnerisch zeigen.

Tritt in einem Zufallsexperiment eine Ereignisalternative mit einer Wahrscheinlichkeit von π auf (z. B. $\pi = 0{,}5$ für das Ereignis „Zahl" beim Münzwurf), kann die Wahrscheinlichkeit, daß die Häufigkeit X für das Auftreten dieses Ereignisses den Wert k annimmt, nach folgender Beziehung bestimmt werden:

$$p(X = k|\pi;\ n) = \binom{n}{k} \cdot \pi^k \cdot (1 - \pi)^{n-k}\ . \qquad (7.4)$$

(Die linke Seite der Gleichung wird gelesen als: Die Wahrscheinlichkeit für X=k unter der Bedingung von π und n.)

Die Wahrscheinlichkeiten für die einzelnen k-Werte bei gegebenem n und π konstituieren eine Wahrscheinlichkeitsfunktion, die unter dem Namen Binomialverteilung bekannt ist (zur Herleitung der Binomialverteilung vgl. z. B. Bortz, 1993, Kap. 2.4.1).

Für $n = 5$, $X = 2$ und $\pi = 0{,}5$ (z. B. 2 mal Zahl bei 5 Münzwürfen) ergibt sich folgende Wahrscheinlichkeit:

$$\begin{aligned} &p(X = 2|\pi = 0,5;\ n = 5) \\ &\quad = \binom{5}{2} \cdot 0,5^2 \cdot 0,5^3 = 0,31\ . \end{aligned}$$

Diese Beziehung können wir auch verwenden, wenn die Likelihood verschiedener Populationsparameter für ein bestimmtes Stichprobenergebnis zu berechnen ist. Für die Parameter $\pi_1 = 0{,}40$, $\pi_2 = 0{,}41$, $\pi_3 = 0{,}10$ und $\pi_4 = 0{,}90$ beispielsweise ergeben sich die folgenden Likelihoods, wenn – wie im Beispiel „Studienschwierigkeiten" – $n = 100$ und $X = 40$ sind:

$$L_1(X = 40|\pi_1 = 0,40;\ n = 100) = \binom{100}{40} \cdot 0,40^{40} \cdot 0,60^{60} = 0,0812$$

$$L_2(X = 40|\pi_2 = 0,41;\ n = 100) = \binom{100}{40} \cdot 0,41^{40} \cdot 0,59^{60} = 0,0796$$

$$L_3(X = 40|\pi_3 = 0,10;\ n = 100) = \binom{100}{40} \cdot 0,10^{40} \cdot 0,90^{60} = 2,4703 \cdot 10^{-15}$$

$$L_4(X = 40|\pi_4 = 0,90;\ n = 100) = \binom{100}{40} \cdot 0,90^{40} \cdot 0,10^{60} = 2,0319 \cdot 10^{-34}.$$

Die Berechnungen zeigen, daß die Likelihood für den Parameter π_1=0,40 tatsächlich am höchsten ist. Sie verdeutlichen aber auch, daß die Summe der Likelihoods nicht 1 ergeben kann. Für π_1=0,40 resultiert L_1=0,0812 und für π_2=0,41 errechnen wir L_2=0,0796. Zwischen diesen beiden Parametern befinden sich jedoch beliebig viele andere Parameter (z. B. 0,405 oder 0,409117), deren Likelihoods jeweils zwischen 0,0812 und 0,0796 liegen. Allein für die Menge dieser Parameter ergibt sich eine Likelihood-Summe, die gegen unendlich tendiert.

Maximierung der Likelihoodfunktion: Wie aber kann man sicher sein, daß tatsächlich kein anderer Wert für den Parameter π existiert, der eine größere Likelihood aufweist als der Parameter π=0,40? Um dieses Problem zu lösen, muß die Funktion, die die Likelihoods für variable π-Werte bestimmt, die sog. *Likelihoodfunktion* bekannt sein. Sie lautet in unserem Beispiel:

$$L(X = k|\pi;\ n) = \binom{n}{k} \cdot \pi^k \cdot (1-\pi)^{n-k}\ .$$

Wir suchen denjenigen π-Wert, dessen Likelihood bei einem bestimmten k-Wert (im Beispiel k = 40) für ein bestimmtes n (im Beispiel n = 100) maximal ist – den π-Wert mit maximaler Likelihood.

Den Maximalwert einer Funktion bestimmt man mit der Differentialrechnung. Aus rechnerischen Gründen differenzieren wir jedoch im Beispiel der Binomialverteilung nicht die Likelihoodfunktion, sondern die zur Basis e logarithmierte Likelihoodfunktion. (Diese Vorgehensweise ist zulässig, denn der Logarithmus eines positiven Arguments ist eine monotone Funktion des Argumentes. Das Maximum der ursprünglichen Funktion entspricht damit dem Maximum der logarithmierten Funktion.)

$$\ln L = \ln\binom{n}{k} + k \cdot \ln\pi + (n-k)\cdot\ln(1-\pi)\ .$$

Die nach π differenzierte Funktion heißt

$$\frac{d\ln L}{d\pi} = \frac{k}{\pi} - \frac{n-k}{1-\pi}\ .$$

Wir setzen die erste Ableitung Null und ermitteln für π:

$$\frac{k}{\pi} - \frac{n-k}{1-\pi} = 0$$

$$\frac{k\cdot(1-\pi) - \pi\cdot(n-k)}{\pi\cdot(1-\pi)} = 0$$

$$k\cdot(1-\pi) - \pi\cdot(n-k) = 0$$

$$k - k\cdot\pi - \pi\cdot n + \pi\cdot k = 0$$

$$\pi = \frac{k}{n}\ .$$

Die zweite Ableitung ist negativ, d. h. der durch k/n geschätzte Parameter π hat die größte Likelihood; k/n ist die Maximum-Likelihoodschätzung des Parameters π.

In ähnlicher Weise läßt sich zeigen, daß $\bar{X}$ bei normalverteilten Zufallsvariablen eine Maximum-Likelihoodschätzung des Parameters μ darstellt. Für die Populationsvarianz σ^2 resultiert als Maximum-Likelihoodschätzung die Stichprobenvarianz S^2. Dieses Beispiel zeigt, daß Maximum-Likelihoodschätzungen nicht immer erwartungstreue Schätzungen sind: S^2 ist, wie auf S. 379 berichtet wurde, keine erwartungstreue Schätzung von σ^2.

> **! Mit der Maximum-Likelihood-Methode finden wir heraus, welcher der möglichen Populationsparametern angesichts eines Stichprobenergebnisses die höchste Likelihood („Plausibilität") aufweist.**

7.1.3 Intervallschätzungen

Bisher wurde der Parameter einer Population (z. B. μ) durch einen einzigen Wert ($\bar{x}$) geschätzt. Wir haben diese Schätzung Punktschätzung genannt. Obwohl $\bar{x}$ die bestmögliche Schätzung für μ darstellt, dürfte es ohne weiteres einsichtig sein, daß $\bar{x}$ in der Regel nicht mit μ identisch ist, denn schließlich wird $\bar{x}$ aus einer zufällig gezogenen Stichprobe errechnet, deren Werte von Stichprobe zu Stichprobe unterschiedlich ausfallen. Angesichts dieser Tatsache wäre es nun für die Beschreibung von Populationen durch Stichproben hilfreich, wenn man wüßte, um welchen Betrag $\bar{x}$ den Parameter μ vermutlich verschätzt.

Hierfür wurde von Neymann (1937) ein Verfahren vorgeschlagen, mit dessen Hilfe ein Parameter durch ein Intervall vom Typ

$$a < \mu < b$$

geschätzt wird, d. h. ein Verfahren, das Grenzen ermittelt, innerhalb derer sich der wahre Populationsparameter mit hoher Plausibilität befindet (Konfidenzintervall). Derartige Schätzungen nennt man Intervallschätzungen.

> **! Bei einer Intervallschätzung wird ein unbekannter Populationsparameter durch einen auf der Basis der Stichprobenergebnisse konstruierten Wertebereich (Konfidenzintervall) geschätzt.**

Konfidenzintervall des arithmetischen Mittels bei bekannter Varianz

Zunächst nehmen wir an, die Verteilung eines Merkmals X (z. B. Intelligenzquotient) in einer Population (z. B. Abiturienten) sei bekannt. Ihr Mittelwert betrage $\mu = 110$ und ihre Varianz $\sigma^2 = 144$. Abbildung 20a zeigt, wie die Verteilung dieses Merkmals aussehen könnte.

Zentrales Grenzwerttheorem: Die in Abb. 20a gezeigte Verteilung weist unregelmäßige Schwankungen auf und ist linkssteil. Aus dieser Population werden wiederholt Stichproben des Umfanges n = 2 gezogen. Die Verteilung der Mittelwerte dieser „Miniaturstichproben" ist in Abb. 20b wiedergegeben. Im Vergleich zur ursprünglichen Merkmalsverteilung hat diese Verteilung eine geringere Streuung und weist zudem weniger Irregularitäten auf. Entnehmen wir Stichproben des Umfanges n = 5 bzw. n = 20, zeigt Abb. 20b, daß die Verteilung der Zufallsvariablen $\bar{X}$ mit wachsendem Stichprobenumfang weniger streut und zunehmend deutlicher in eine Normalverteilung übergeht. Dies ist ein für die schließende Statistik grundlegender Befund: Die Verteilung von Mittelwerten aus Stichproben des Umfanges n, die einer beliebig verteilten Grundgesamtheit entnommen werden, ist normal, vorausgesetzt, n ist genügend groß. (Eine zusätzliche Voraussetzung besagt, daß Mittelwert und Varianz der Grundgesamtheit end-

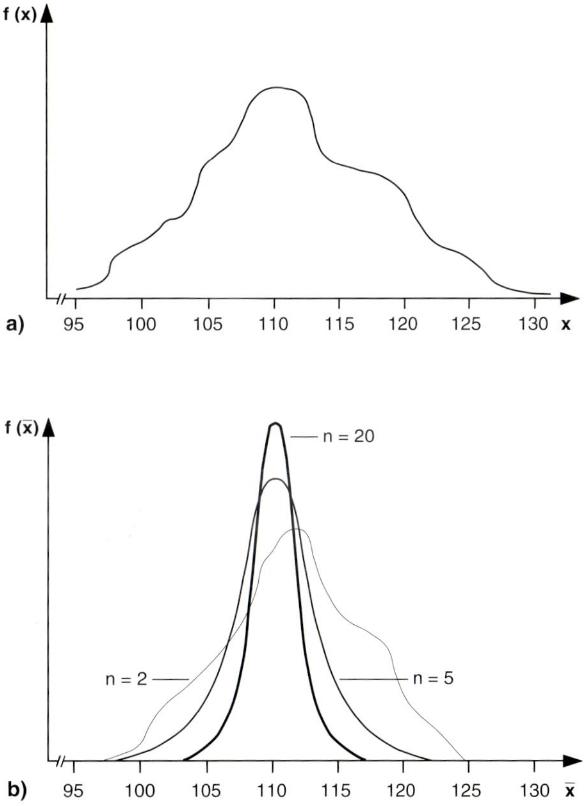

Abb. 20 a, b. Verteilung der Intelligenzquotienten von Abiturienten (**a**) sowie Verteilungen von Mittelwerten (**b**)

lich sind.) Dieser Sachverhalt wird als das „*zentrale Grenzwerttheorem*“ bezeichnet. Für praktische Zwecke können wir davon ausgehen, daß die Mittelwerteverteilung auch für extrem von der Nomalität abweichende Grundgesamtheiten hinreichend normal ist, wenn $n \geqslant 30$ ist.

Die mathematische Herleitung des zentralen Grenzwerttheorems ist zu kompliziert, um sie in diesem Zusammenhang behandeln zu können (vgl. hierzu z. B. Kendall und Stuart, 1969). Wir wollen uns damit begnügen, die „Arbeitsweise“ dieses wichtigen Satzes anhand eines kleinen Beispiels zu veranschaulichen.

Ein Obststand verkauft sechs verschiedene Obstsorten, die wir einfachheitshalber mit A, B, C, D, E und F bezeichnen. Als Obstpreise verlangt der Händler für je ein Pfund DM 1,–, DM 2,–, DM 3,–, DM 4,–, DM 5,– und DM 6,– (in gleicher Reihenfolge). Ferner gehen wir davon aus, daß jede Obstsorte gleich häufig bzw. mit gleicher Wahrscheinlichkeit ($p = 1/6$) gekauft wird. Die Zufallsvariable „Obstpreise“ ist damit gleichverteilt: p(Obstpreis = DM 1,–) = 1/6; p(Obstpreis = DM 2,–) = 1/6 etc. (vgl. Abb. 21a).

Wie verteilen sich nun die Kaufsummen, wenn wir davon ausgehen, daß jeder Käufer zufällig zwei Obstsorten wählt? Insgesamt sind $6 \cdot 6 = 36$ verschiedene „Stichproben“ möglich. (Hierbei werden die Stichproben AB und BA, AC und CA etc. getrennt gezählt.) Die billigste Stichprobe kostet DM 2,– (2 × Sorte A) und die teuerste DM 12,– (2 × Sorte F). Insgesamt erhalten wir für die Zufallsvariable „Kaufsumme“ die folgende Wahrscheinlichkeitsfunktion (vgl. Tabelle 23).

Abbildung 21b veranschaulicht diese Wahrscheinlichkeitsfunktion graphisch. Sie zeigt, daß sich die Stichprobensummen (und damit natürlich auch die Mittelwerte) anders verteilen als die einzelnen Kaufpreise. Die Kaufpreise sind gleichverteilt, und die Summen verteilen sich eingipflig und symmetrisch. Lassen wir die Stichprobengröße wachsen, nähert sich die Summenverteilung einer Normalverteilung. Dies verdeutlicht Abb. 21c, die die Wahrscheinlichkeitsfunktion der Summen aus Stichproben mit $n = 3$ zeigt.

Unter den genannten Umständen können wir also davon ausgehen, daß die Verteilung der Zufallsvariablen „Stichprobenmittelwerte“ normal ist. Der Erwartungswert dieser Verteilung ist

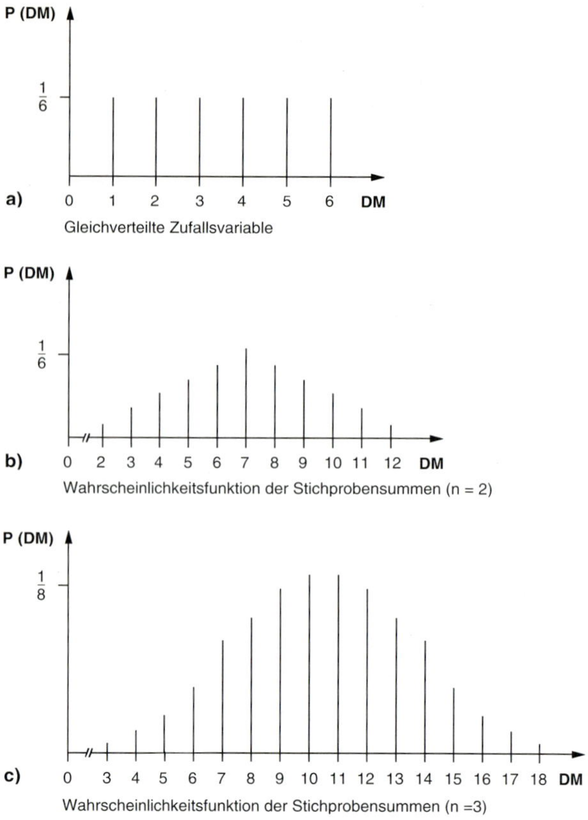

Abb. 21 a–c. Gleichverteilte Zufallsvariable und deren Wahrscheinlichkeitsfunktionen für Stichprobensummen

Tabelle 23. Verteilung der Zufallsvariablen „Kaufsumme“

Kaufsumme (DM)	Stichprobe (Anzahl)	p
2,–	AA (1)	$\frac{1}{36}$
3,–	AB, BA (2)	$\frac{2}{36}$
4,–	AC, BB, CA (3)	$\frac{3}{36}$
5,–	AD, BC, CB, DA (4)	$\frac{4}{36}$
6,–	AE, BD, CC, DB, EA (5)	$\frac{5}{36}$
7,–	AF, BE, CD, DC, EB, FA (6)	$\frac{6}{36}$
8,–	BF, CE, DD, EC, FB (5)	$\frac{5}{36}$
9,–	CF, DE, ED, FC (4)	$\frac{4}{36}$
10,–	DF, EE, FD (3)	$\frac{3}{36}$
11,–	EF, FE (2)	$\frac{2}{36}$
12,–	FF (1)	$\frac{1}{36}$

$E(\bar{X}) = \mu$. Ihre Streuung heißt *Standardfehler des Mittelwertes* ($\sigma_{\bar{x}}$). Man berechnet $\sigma_{\bar{x}}$ wie folgt (vgl. z. B. Bortz, 1993, Anhang B):

$$\sigma_{\bar{x}} = \sqrt{\frac{\sigma^2}{n}} \tag{7.5}$$

Da diese Parameter (μ und $\sigma_{\bar{x}}$) eine Normalverteilung eindeutig bestimmen, ist die Dichtefunktion der Mittelwerte bekannt, d. h. wir können errechnen, mit welcher Wahrscheinlichkeit Stichprobenmittelwerte bestimmter Größe bei gegebenem μ und $\sigma_{\bar{x}}$ auftreten (zur Dichtefunktion einer Normalverteilung vgl. z. B. Bortz, 1993, Kap. 2.5.1). Die Wahrscheinlichkeit für Mittelwerte der Größe $\bar{X}>a$ beispielsweise entspricht dem Integral der Dichtefunktion zwischen a und ∞ (vgl. Abb. 22).

Die Standardnormalverteilung: Der folgende Gedankengang erleichtert die Bestimmung von Flächenanteilen einer Normalverteilung. Jede beliebige Zufallsvariable X mit dem Mittelwert μ und der Streuung σ läßt sich durch folgende Transformation (Standardisierung) in eine Zufallsvariable z mit $\mu=0$ und der Streuung $\sigma=1$ überführen (z-Transformation).

$$z = \frac{X-\mu}{\sigma} \; . \tag{7.6}$$

Wenden wir diese Beziehung auf die normalverteilte Zufallsvariable $\bar{X}$ an, resultiert mit

$$z_{\bar{x}} = \frac{\bar{X}-\mu}{\sigma_{\bar{x}}} \tag{7.7}$$

eine normalverteilte Zufallsvariable mit einem Mittelwert von Null und einer Streuung von Eins. Diese Normalverteilung heißt *Standardnormalverteilung*. Die Flächenanteile der Standardnormalverteilung liegen in tabellierter Form vor (vgl. Anhang E, Tabelle 1).

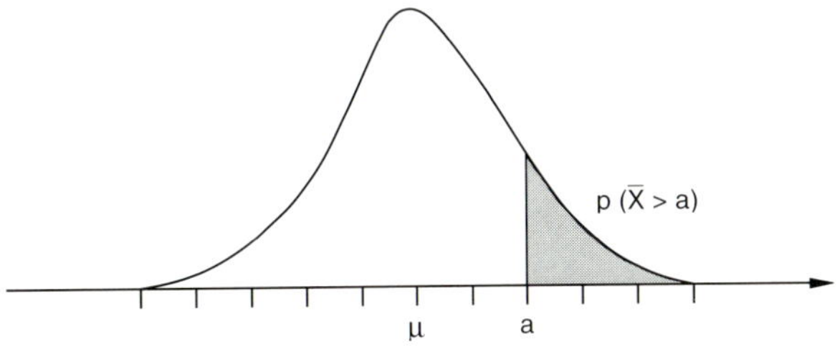

Abb. 22. Wahrscheinlichkeit für Mittelwerte $\bar{X}>a$

> **!** **Es gibt unendlich viele verschiedene Normalverteilungen (unterschiedliche Mittelwerte und Streuungen). All diese Normalverteilungen können durch Standardisierung (z-Tranformation) in eine einzige Standardnormalverteilung (Mittelwert μ =0 und Streuung σ=1) überführt werden. Die Standardnormalverteilung ist austabelliert.**

Damit läßt sich die Wahrscheinlichkeit, mit der Mittelwerte $\bar{X}>a$ auftreten, leicht bestimmen. Interessiert in dem auf S. 385 genannten Beispiel die Wahrscheinlichkeit von Stichprobenmittelwerten $\bar{X}>115$, ergeben sich für Stichproben mit n=36 die folgenden Werte:

Durchschnittlicher IQ: $\mu=110$
Varianz der IQ-Werte: $\sigma^2=144$
Standardfehler der Mittelwerteverteilung:

$$\sigma_{\bar{x}} = \sqrt{\frac{\sigma^2}{n}} = \sqrt{\frac{144}{36}} = \frac{12}{6} = 2$$

$$z_{\bar{x}} = \frac{115-110}{2} = 2,5 \; .$$

Folglich entspricht dem Wert $\bar{x}=115$ der Wert $z_{\bar{x}}=2{,}5$ in der Standardnormalverteilung. Wir fragen nun nach der Wahrscheinlichkeit für $z_{\bar{x}}>2{,}5$, also dem Flächenanteil der Standardnormalverteilung zwischen 2,5 und ∞. Dieser lautet gem. Tabelle 1 im Anhang E:

$$p(z_{\bar{x}} > 2,5) = 0,0062 \; .$$

Die Wahrscheinlichkeit, in einer Stichprobe des Umfanges n=36 einen Mittelwert $\bar{X} > 115$ zu erhalten, beträgt 0,62%, wenn μ =110 und σ^2=144 sind.

Die Wahrscheinlichkeit, daß ein Stichprobenmittelwert mindestens 5 IQ-Punkte von μ abweicht, ermitteln wir auf ähnliche Weise:

$$z_{\bar{x}=115} = \frac{115-110}{2} = 2,5 \; ,$$

$$z_{\bar{x}=105} = \frac{105-110}{2} = -2,5 \; ,$$

$$p(z_{\bar{x}} > 2,5) = 0,0062\ ,$$

$$p(z_{\bar{x}} < -2,5) = 0,0062$$

und

$$p(-2,5 < z_{\bar{x}} < 2,5) = 0{,}0062 + 0{,}0062 = 0{,}0124.$$

Die Wahrscheinlichkeit beträgt 1,24%.

$\bar{X}$-Werte-Bereiche: Hiervon ausgehend, können wir nun auch dasjenige Intervall bestimmen, in dem sich ein bestimmter Anteil p aller Stichprobenmittelwerte befindet. Setzen wir $p=0{,}95$, benötigen wir diejenigen $z_{\bar{x}}$-Werte, die von der Standardnormalverteilungsfläche an beiden Seiten 2,5% abschneiden, so daß eine Restfläche von 95% (bzw. $p=0{,}95$) verbleibt. Die Standardnormalverteilungs-Tabelle zeigt, daß die Werte $z_{\bar{x}}=-1{,}96$ und $z_{\bar{x}}=+1{,}96$ diese Bedingung erfüllen.

$$p(-1,96 < z_{\bar{x}} < 1,96) = 0,95.$$

Machen wir die z-Transformation rückgängig, resultieren für $z_{\bar{x}}=-1{,}96$ bzw. $z_{\bar{x}}=+1{,}96$ die folgenden Mittelwerte:

$$-1,96 = \frac{\bar{x}_u - 110}{2}\ ;$$

$$\bar{x}_u = 2 \cdot (-1,96) + 110 = 106{,}08$$

bzw.

$$1,96 = \frac{\bar{x}_o - 110}{2}\ ;$$

$$\bar{x}_o = 2 \cdot 1,96 + 110 = 113,92\ .$$

Das Intervall hat als untere Grenze ($\bar{x}_u$) den Wert 106,08 und als obere Grenze ($\bar{x}_o$) den Wert 113,92. Für eine Population mit $\mu=110$ und $\sigma^2=144$ treten Mittelwerte aus Stichproben des Umfanges $n=36$ mit 95%iger Wahrscheinlichkeit im Bereich $106{,}08 < \mu < 113{,}92$ auf. Setzen wir $a=2 \cdot 1{,}96$, erhalten wir für diesen Bereich $\mu \pm a$. Wir bezeichnen diesen Bereich zukünftig einfachheitshalber als den $\bar{X}$-Werte-Bereich von μ.

Nun sind jedoch auch andere Bereiche als $\mu \pm a$ denkbar, in denen sich 95% aller Stichprobenmittelwerte befinden. Der Standardnormalverteilungstabelle entnehmen wir beispielsweise, daß sich zwischen den Werten $z_u=-1{,}75$ und $z_o=2{,}33$ (oder z. B. $z_u=-2{,}06$ und $z_o=1{,}88$) ebenfalls 95% der Gesamtfläche befinden, d. h. auch innerhalb dieser Grenzen erwarten wir $z_{\bar{x}}$-Werte mit einer Wahrscheinlichkeit von $p=0{,}95$. Unter den theoretisch unendlich vielen Bereichen der Form $a<\mu<b$ ist jedoch – wie man sich leicht überzeugen kann – das Intervall $\mu \pm 1{,}96$ das kürzeste: Für $a=-1{,}75$ und $b=2{,}33$ erhalten wir eine Intervallbreite von $2{,}33+1{,}75=4{,}08$ (bzw. für $a=-2{,}06$ und $b=1{,}88$ von 3,94). Setzen wir $a=-1{,}96$ und $b=+1{,}96$, resultiert die minimale Intervallbreite von $1{,}96+1{,}96=3{,}92$. (Diese Werte müßten noch mit $\sigma_{\bar{x}}$ multipliziert werden, wenn die entsprechenden $\bar{X}$-Werte-Bereiche interessieren.) Den kürzesten $\bar{X}$-Werte-Bereich bevorzugen wir, weil dieser – wie wir noch sehen werden – zu der genauesten Schätzung des Parameters μ führt.

Bestimmung des Konfidenzintervalls: In der Regel ist nicht der Parameter μ, sondern nur *ein* Stichprobenmittelwert $\bar{x}$ bekannt. Es werden nun für diejenigen $\bar{X}$-Werte-Bereiche, in denen sich der bekannte $\bar{x}$-Wert befindet, die entsprechenden Parameter gesucht. Wir fragen also, bei welchen Parametern der gefundene $\bar{x}$-Wert im 95%igen $\bar{X}$-Werte-Bereich liegt.

Hierfür kommen offensichtlich alle Parameter im Bereich $\bar{x} \pm a$ in Frage. Nehmen wir für μ den Wert $\bar{x}+a$ an, begrenzt der gefundene $\bar{x}$-Wert den $\bar{X}$-Werte-Bereich dieses Parameters linksseitig, und nehmen wir für μ den Wert $\bar{x}-a$ an, wird der $\bar{X}$-Werte-Bereich dieses Parameters rechtsseitig durch $\bar{x}$ begrenzt. Die Parameter im Bereich $\bar{x} \pm a$ weisen damit $\bar{X}$-Werte-Bereiche auf, in denen sich mit Sicherheit auch der gefundene $\bar{x}$-Wert befindet.

Nun stellt jedoch – wie bereits erwähnt – $\bar{X}$ eine Zufallsvariable dar, d. h. auch $\bar{X} \pm a$ ist eine Zufallsvariable. Wir erhalten bei wiederholter Stichprobenentnahme verschiedene $\bar{x}$-Werte bzw. verschiedene Bereiche $\bar{x} \pm a$. Die Wahrscheinlichkeit des Auftretens eines bestimmten $\bar{x}$-Wertes hängt davon ab, wo sich der wahre Parameter μ befindet. $\bar{x}$-Werte, die stark von μ abweichen, sind unwahrscheinlicher als $\bar{x}$-Werte in der Nähe von μ. Je nachdem wie stark ein $\bar{x}$-Wert von μ ab-

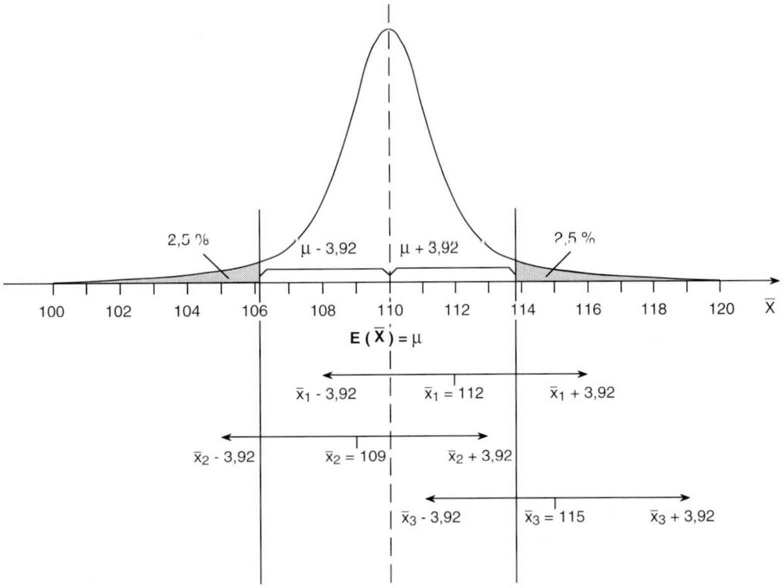

Abb. 23. Vergleich verschiedener Realisierungen der Zufallsvariablen $\bar{x} \pm a$

weicht, resultieren Parameterbereiche $\bar{X} \pm a$, in denen sich μ befindet oder in denen sich μ nicht befindet. Dies verdeutlicht Abb. 23.

Erhalten wir $\bar{x} = 112$, kommen – wieder bezogen auf das o.g. Beispiel – Parameter im Bereich $112 \pm 3{,}92$ in Frage. In diesem Bereich befindet sich auch der wahre Parameter $\mu = 110$. Ähnliches gilt für das Stichprobenergebnis $\bar{x} = 109$. Zu den Parametern, die dieses $\bar{x}$ „ermöglichen", zählt auch $\mu = 110$. Ziehen wir hingegen eine Stichprobe mit $\bar{x} = 115$, zählt $\mu = 110$ nicht zu den Parametern, die einen 95%igen $\bar{X}$-Werte-Bereich aufweisen, in dem sich der Mittelwert $\bar{x} = 115$ befindet. Auf Grund des Stichprobenmittelwertes $\bar{x} = 115$ würden wir also ein Intervall möglicher μ-Werte angeben, indem sich der wahre μ-Wert tatsächlich nicht befindet.

Ziehen wir viele Stichproben des Umfanges n, erhalten wir viele mehr oder weniger verschiedene Parameterbereiche vom Typ $\bar{X} \pm a$. 95% dieser Parameterbereiche sind „richtig", denn sie umschließen den wahren Parameter, und 5% der Parameterbereiche sind „falsch", weil sich der wahre Parameter μ außerhalb dieser Bereiche befindet. Kennen wir – wie üblich – nur einen Stichprobenmittelwert $\bar{x}$, zählt der entsprechende Parameterbereich $\bar{x} \pm a$ entweder zu den „richtigen" oder den „falschen" Intervallen. Da wir aber durch die Berechnung dieses Intervalls dafür gesorgt haben, daß 95% aller vergleichbaren Intervalle den wahren Parameter umschließen, ist es sehr plausibel oder „wahrscheinlich", daß das gefundene Intervall zu den „richtigen" zählt. (Die Aussage, der gesuchte Parameter liege mit einer Wahrscheinlichkeit von 95% im Bereich $\bar{x} \pm a$, ist nicht korrekt, denn tatsächlich kann sich der Parameter nur innerhalb oder außerhalb des gefundenen Bereiches befinden. Die Wahrscheinlichkeit, daß ein bestimmter Parameter in einen bestimmten Bereich fällt, ist damit entweder 0% oder 100%; Näheres hierzu s. Leiser, 1982, oder Yamane, 1976, Kap. 8.8).

Neyman (1937) hat Intervalle des Typus $\bar{X} \pm a$ *Konfidenzintervalle* genannt. Die Wahrscheinlichkeit, daß ein beliebiges Intervall zu denjenigen zählt, die auch den wahren Populationsparameter μ enthalten, bezeichnete er als *Konfidenzkoeffizienten.* Für den Konfidenzkoeffizienten werden üblicherweise die Werte $p = 0{,}95$ oder $p = 0{,}99$ angenommen. Für $p = 0{,}95$ ermitteln wir $a = 1{,}96 \cdot \sigma_{\bar{x}}$. Für den Konfidenzkoeffizienten $p = 0{,}99$ entnehmen wir der Standardnormalverteilungs-Tabelle die z-Werte $\pm 2{,}58$, die jeweils 0,5% (also zusammen 1%) von den Extremen der Normalverteilungsfläche abschneiden. Das 99%ige Konfidenzintervall lautet damit $\bar{x} \pm 2{,}58 \cdot \sigma_{\bar{x}}$.

TAFEL 36

Wie umfangreich sind Diplomarbeiten?
I: Die Zufallsstichprobe

Eine studentische Arbeitsgruppe – befaßt mit Vorarbeiten zur Diplomarbeit im Fach Psychologie – möchte wissen, wie umfangreich Diplomarbeiten sind. Diese und einige der folgenden Tafeln verdeutlichen, wie der durchschnittliche Umfang aufgrund verschiedener Stichprobentechniken geschätzt werden kann.

Die Zeitschrift „Psychologische Rundschau" veröffentlicht regelmäßig Verfassernamen und Themen der Diplomarbeiten, die an den psychologischen Instituten der bundesdeutschen Universitäten fertiggestellt wurden. Anhand dieser Aufstellungen definiert man als Population alle Diplomarbeiten der vergangenen 10 Jahre. Die Seitenzahlen von 100 zufällig ausgewählten Arbeiten führen zu folgenden statistischen Angaben:

$$n = 100$$

$$\bar{x} = \frac{\sum_{i=1}^{n} x_i}{n} = 92$$

$$\hat{\sigma}^2 = \frac{\sum_{i=1}^{n} (x_i - \bar{x})^2}{n-1} = 1849 \; .$$

Als Punktschätzung für μ resultiert also $\bar{x} = 92$. Zusätzlich möchte man wissen, bei welchen Parametern dieses Stichprobenergebnis mit 99%iger Wahrscheinlichkeit zustande kommen kann, d. h. man interessiert sich für das 99%ige Konfidenzintervall.

Für dessen Bestimmung ist die t-Verteilung mit 99 Freiheitsgraden heranzuziehen, denn die unbekannte Populationsvarianz σ^2 muß aus den Stichprobendaten geschätzt werden. Da jedoch $n > 30$ ist, entspricht diese Verteilung praktisch der Standardnormalverteilung, d. h. man ermittelt das 99%ige Konfidenzintervall einfachheitshalber über den z-Wert, der von der Standardnormalverteilung 0,5% abschneidet:

$$\bar{x} \pm z_{(0,5\%)} \cdot \hat{\sigma}_{\bar{x}} = 92 \pm 2,58 \cdot \sqrt{\frac{1849}{100}} \approx 92 \pm 11 \; .$$

Als Grenzen des Konfidenzintervalls resultieren damit 81 Seiten und 103 Seiten. Die richtige durchschnittliche Seitenzahl liegt entweder innerhalb dieser Grenzen oder außerhalb. Aufgrund der Art der Konfidenzintervallbestimmung stehen die Chancen jedoch 99 zu 1, daß das ermittelte Konfidenzintervall den Parameter tatsächlich umschließt.

Allgemein erhalten wir für das Konfidenzintervall (Δ_{krit}):

$$\Delta_{\text{krit}} = \bar{x} \pm z_{(\alpha/2)} \cdot \hat{\sigma}_{\bar{x}} \qquad (7.7a)$$

Würde man im oben erwähnten Beispiel μ durch eine Stichprobe des Umfanges $n = 36$ mit $\bar{x} = 112$ schätzen, hätte das 99%ige Konfidenzintervall die Grenzen

$$112 - 5,16 < \mu < 112 + 5,16$$

bzw.

$$106,84 < \mu < 117,16.$$

Ein weiteres Beispiel für die Bestimmung eines Konfidenzintervalls enthält Tafel 36.

Die hier beschriebene Vorgehensweise zur Ermittlung eines Konfidenzintervalls geht davon aus, daß der Umfang der Gesamtpopulation N im Verhältnis zum Stichprobenumfang n sehr groß ist. Für praktische Zwecke sind die hier aufgeführten Bestimmungsgleichungen (wie auch die folgenden) hinreichend genau, wenn $n/N < 0,05$ (vgl. Schwarz, 1975).

! Das Konfidenzintervall kennzeichnet denjenigen Bereich von Merkmalsausprägungen, in dem sich 95% (99%) aller möglichen Populationsparamter befinden, die den empirisch ermittelten Stichprobenkennwert erzeugt haben können.

Konfidenzintervall des arithmetischen Mittels bei unbekannter Varianz

t-Verteilung: Die z-transformierte Zufallsvariable $\bar{X}$ ist – wie berichtet wurde – nach dem zentralen Grenzwerttheorem normalverteilt mit $\mu=0$ und $\sigma=1$:

$$z_{\bar{x}} = \frac{\bar{X}-\mu}{\sigma_{\bar{x}}} = \frac{\bar{X}-\mu}{\sigma/\sqrt{n}} \,.$$

Diese Gleichung setzt eine bekannte Populationsstreuung σ voraus – eine Annahme, die für die Praxis unrealistisch ist. Üblicherweise sind wir darauf angewiesen, den unbekannten Parameter σ^2 durch Stichprobendaten zu schätzen. Mit $\hat{\sigma}^2$ als erwartungstreue Schätzung für σ^2 (vgl. S. 379) resultiert statt der normalverteilten Zufallsvariablen $z_{\bar{x}}$ die folgende Zufallsvariable t (t-Verteilung):

$$t = \frac{\bar{X}-\mu}{\hat{\sigma}_{\bar{x}}} = \frac{\bar{X}-\mu}{\hat{\sigma}/\sqrt{n}} \,.$$

Sowohl $\bar{X}$ als auch $\hat{\sigma}$ sind stichprobenabhängig, d. h. dieser Ausdruck enthält nicht nur im Zähler, sondern auch im Nenner eine Zufallsvariable (im Unterschied zur Definition von $z_{\bar{x}}$, bei der im Nenner die Konstante $\sigma/\sqrt{n}$ steht). Die Eigenschaften der Zufallsvariablen t sind mathematisch kompliziert, es sei denn, $\bar{X}$ und $\hat{\sigma}$ sind voneinander unabhängig. Dies ist der Fall, wenn sich die Zufallsvariable X normalverteilt.

Gossett (1908) konnte zeigen, daß die Dichtefunktion der Zufallsvariablen t unter der Voraussetzung einer normalverteilten Zufallsvariablen X Eigenschaften aufweist, die denen der Standardnormalverteilung sehr ähneln. (Gossett publizierte unter dem Pseudonym „Student"; die t-Verteilung wird deshalb auch „Student"-Verteilung genannt.)

Wie die Standardnormalverteilung ist auch die t-Verteilung symmetrisch und eingipflig mit einem Erwartungswert (Mittelwert) von $\mu=0$. Ihre Standardabweichung ist durch $\sigma = \sqrt{(n-1)/(n-3)}$ (für $n > 3$) definiert, d. h. sie ist abhängig vom Umfang der Stichprobe bzw. – genauer – von der Anzahl der Abweichungen $(x_i - \bar{x})$, die bei der Ermittlung der Varianzschätzung $\hat{\sigma}^2$ frei variieren können.

Freiheitsgrade: Die Anzahl frei variierender Abweichungen bezeichnet man als Freiheitsgrade der Varianz. Wie man sich leicht überzeugen kann, sind bei einer Stichprobe des Umfanges n nur n–1 Abweichungen frei variierbar, d. h. die Varianz hat n-1 Freiheitsgrade (df=n–1; df steht für „Degrees of Freedom").

Auch hierzu ein kleines Beispiel: Von 4 Messungen weichen 3 in folgender Weise vom Mittelwert ab: $x_1 - \bar{x} = 2$, $x_2 - \bar{x} = -3$ und $x_3 - \bar{x} = -5$. Da die Summe aller vier Differenzen Null ergeben muß, resultiert für $x_4 - \bar{x}$ zwangsläufig der Wert 6, denn es gilt: $2+(-3)+(-5)+(x_4-\bar{x}) = 0$ oder $(x_4-\bar{x}) = (-2)+3+5=6$. Von den vier (allgemein n) Abweichungen sind also nur 3 (allgemein n–1) frei variierbar.

Wir erhalten damit eine „Familie" verschiedener t-Verteilungen, deren Streuungen von der Anzahl der Freiheitsgrade der Varianzschätzung abhängen. Abbildung 24 zeigt die Standardnormalverteilung im Vergleich zu t-Verteilungen mit df=1, df=5 und df=20.

Die Abbildung verdeutlicht, daß die t-Verteilungen mit wachsender Anzahl von Freiheitsgraden in die Standardnormalverteilung übergehen. Bei df>30 ist die Ähnlichkeit beider Verteilungen bereits so groß, daß ohne besondere Genauigkeitseinbuße statt der t-Verteilung die Standardnormalverteilung verwendet werden kann. Bei großen Stichproben ist es praktisch unerheblich, wie das Merkmal in der Population verteilt ist.

Tafel 3 des Anhanges E enthält ausgewählte Flächenanteile der Verteilungsfunktionen für t-Verteilungen mit unterschiedlichen Freiheitsgraden.

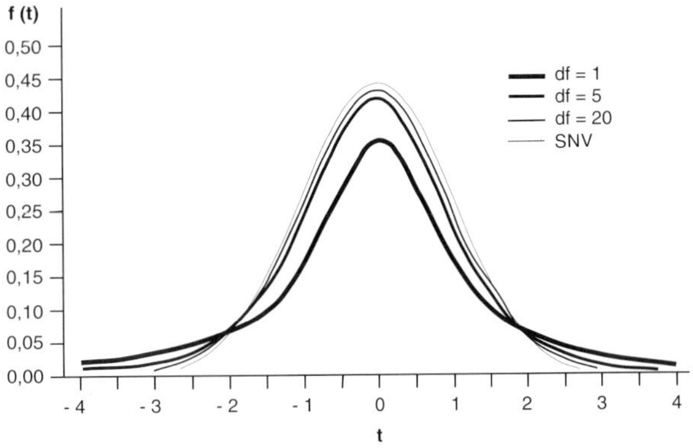

Abb. 24. t-Verteilungen im Vergleich zur Standardnormalverteilung

Bestimmung des Konfidenzintervalls: Die Bestimmung von Konfidenzintervallen (Δ_{krit}) des Mittelwertes auf der Basis von t-Verteilungen (also bei unbekanntem bzw. durch $\hat{\sigma}^2$ geschätztem σ^2) erfolgt völlig analog der bereits behandelten Konfidenzintervallbestimmung. Wird σ^2 durch $\hat{\sigma}^2$ geschätzt, resultiert als Schätzung des Standardfehlers

$$\hat{\sigma}_{\bar{x}} = \frac{\hat{\sigma}}{\sqrt{n}} .$$

Der z-Wert der Standardnormalverteilung (1,96 bzw. 2,58) wird durch denjenigen t-Wert ersetzt, der von der t-Verteilung mit n-1 Freiheitsgraden an beiden Seiten 2,5% (für das 95%ige Konfidenzintervall) bzw. 0,5% (für das 99%ige Konfidenzintervall) abschneidet. Wir erhalten dann:

$$\Delta_{krit\,(95\%)} = \bar{x} \pm t_{(2,5\%;df)} \cdot \frac{\hat{\sigma}}{\sqrt{n}}$$

(95%iges Konfidenzintervall)

bzw.

$$\Delta_{krit\,(99\%)} = \bar{x} \pm t_{(0,5\%;df)} \cdot \frac{\hat{\sigma}}{\sqrt{n}}$$

(99%iges Konfidenzintervall) .

Ein Beispiel: Für eine Stichprobe des Umfanges $n=9$ aus einer normalverteilten Population wurden $\bar{x}=45$ und $\hat{\sigma}^2=49$ ermittelt, d. h. wir errechnen $\hat{\sigma}_{\bar{x}} = \sqrt{\frac{49}{9}} = 7/3 = 2{,}33$. Tafel 3 des Anhanges E entnehmen wir, daß der Wert $t_{(2,5\%;8)}=2{,}306$ 2,5% der Fläche der t-Verteilung für 8 Freiheitsgrade abschneidet. Das Konfidenzintervall heißt damit: $45 \pm 2{,}306 \cdot 2{,}33$ bzw. $45 \pm 5{,}37$. Für das 99%ige Konfidenzintervall lesen wir der t-Tabelle den Wert $t_{(0,5\%;8)}=3{,}355$ ab, d. h. das Konfidenzintervall lautet $45 \pm 3{,}355 \cdot 2{,}33$ bzw. $45 \pm 7{,}82$.

Man beachte allerdings, daß Parameterschätzungen auf der Basis sehr kleiner Stichproben ($n<30$) für praktische Zwecke in der Regel zu ungenau sind.

> **!** **Das Konfidenzintervall (Δ_{krit}) für Populationsmittelwerte (μ) berechnet sich folgendermaßen:**
>
> $\Delta_{krit\,(95\%)} = \bar{x} \pm t_{(2,5\%,df)} \cdot \hat{\sigma}_{\bar{x}}$ und
>
> $\Delta_{krit\,(99\%)} = \bar{x} \pm t_{(0,5\%,df)} \cdot \hat{\sigma}_{\bar{x}}$.
>
> **Für $n>30$ kann auch diese Formel genutzt werden:**
>
> $\Delta_{krit\,(95\%)} = \bar{x} \pm z_{(2,5\%)} \cdot \hat{\sigma}_{\bar{x}}$ und
>
> $\Delta_{krit\,(99\%)} = \bar{x} \pm z_{(0,5\%)} \cdot \hat{\sigma}_{\bar{x}}$.

Konfidenzintervall eines Populationsanteils

Auf S. 384 wurde gezeigt, daß der Stichprobenanteil P für eine Ausprägung eines (in der Regel nominalen) Merkmals eine Maximum-Likelihood-Schätzung des Populationsparameters π darstellt. Ähnlich wie $\bar{X}$ ist jedoch auch P stichprobenabhängig, d. h. die Punktschätzung P wird π in der Regel fehlerhaft schätzen. Erneut ist es deshalb von Vorteil, wenn ein Intervall angegeben werden kann, in dem sich alle möglichen π-Werte befinden, für die der gefundene p-Wert mit einer Wahrscheinlichkeit von 95% (oder 99%) auftreten kann: das Konfidenzintervall für Populationsanteile.

Eine Repräsentativbefragung möge ergeben haben, daß sich 35% von 200 befragten Studenten für mündliche Gruppenprüfungen als die angenehmste Prüfungsart aussprechen. (Welche bzw. wie viele Prüfungsformen die restlichen 65% bevorzugen, ist in diesem Zusammenhang unerheblich.) Welche Informationen lassen sich aus diesen Zahlen bzgl. des unbekannten Parameters π (Anteil der Befürworter mündlicher Gruppenprüfungen in der gesamten Studentenschaft) ableiten?

Für die Beantwortung dieser Frage müssen wir – wie auch beim Mittelwert $\bar{X}$ – die Verteilung der Zufallsvariablen P (für ein gegebenes π) bzw. die Stichprobenkennwerteverteilung von P kennen. Diese Verteilung ist unter der Bezeichnung *Binomialverteilung* in den meisten Statistikbüchern tabelliert (vgl. z. B. Bortz, 1993, Tab. A). Die Tabelle enthält die Wahrscheinlichkeiten, mit denen die geprüfte Merkmalsalternative bei gegebenem π und n 0-mal, 1-mal, 2-mal ... oder allgemein k-mal auftritt. Der relative Merkmalsanteil p entspricht dann dem Quotienten k/n.

Die exakten Binomialverteilungstabellen beziehen sich allerdings nur auf kleinere Stichprobenumfänge, mit denen sich der unbekannte Parameter π nur sehr ungenau schätzen läßt. Bei größeren Stichproben kann man von der Tatsache Gebrauch machen, daß die Binomialverteilung für $n \cdot p \cdot (1-p) > 9$ hinreichend gut durch eine Normalverteilung approximiert werden kann (vgl. Sachs, 1971), was die Bestimmung von Konfidenzintervallen erheblich erleichtert.

Die Binomialverteilung hat – bezogen auf Anteilswerte – einen Mittelwert von π und eine Streuung (Standardfehler) von

$$\sigma = \sqrt{\frac{\pi(1-\pi)}{n}} .$$

Schätzen wir π durch p, folgt für das Konfidenzintervall:

$$p - z \cdot \sqrt{\frac{p \cdot (1-p)}{n}} \leqq \pi \leqq p + z \cdot \sqrt{\frac{p \cdot (1-p)}{n}} . \tag{7.8}$$

Erneut ist z derjenige Wert, der von den Extremen der Standardnormalverteilung 2,5% (für das 95%ige Konfidenzintervall) bzw. 0,5% (für das 99%ige Konfidenzintervall) abschneidet ($z = 1{,}96$ bzw. $z = 2{,}58$).

Im Beispiel ermitteln wir für das 95%ige Konfidenzintervall:

$$0{,}35 - 1{,}96 \cdot \sqrt{\frac{0{,}35 \cdot 0{,}65}{200}} \leqslant \pi \leqslant 0{,}35 + 1{,}96 \cdot \sqrt{\frac{0{,}35 \cdot 0{,}65}{200}} \text{ bzw. } 0{,}35 \pm 0{,}066.$$

Genauer wird das Konfidenzintervall nach folgender Beziehung ermittelt:

$$\frac{n}{n+z^2} \cdot \left[p + \frac{z^2}{2 \cdot n} \pm z \cdot \sqrt{\frac{p \cdot (1-p)}{n} + \frac{z^2}{4 \cdot n^2}}\right] \tag{7.9}$$

(zur Herleitung vgl. z. B. Hays und Winkler, 1970, Kap. 6.12).

Setzen wir die Werte des Beispiels ein, resultiert (mit $z = 1{,}96$ für das 95%ige Konfidenzintervall):

$$\frac{200}{100 + 1{,}96^2} \cdot \left[0{,}35 + \frac{1{,}96^2}{2 \cdot 200} \pm 1{,}96 \cdot \sqrt{\frac{0{,}35 \cdot (1-0{,}35)}{200} + \frac{1{,}96^2}{4 \cdot 200^2}}\right]$$
$$= 0{,}981 \cdot [0{,}3596 \pm 0{,}0668]$$
$$= 0{,}353 \pm 0{,}0655 .$$

Alle Parameter, die den Kennwert $p = 0{,}35$ mit 95%iger Wahrscheinlichkeit „erzeugt" haben können, befinden sich innerhalb der Grenzen 0,2875 und 0,4185. (Für das 99%ige Konfidenzintervall ergeben sich die Grenzen 0,2691 und 0,4405.) Wie man leicht sieht, unterscheiden sich die beiden Varianten der Konfidenzintervallbestimmung bei großem n nur unerheblich.

> **!** **Das Konfidenzintervall für Populationsanteile (π) berechnet sich nach folgender Formel:**
>
> $$\Delta_{krit\,(95\%)} = p \pm z_{(2{,}5\%)} \cdot \sqrt{\frac{p \cdot (1-p)}{n}} \quad \text{und}$$
>
> $$\Delta_{krit\,(99\%)} = p \pm z_{(0{,}5\%)} \cdot \sqrt{\frac{p \cdot (1-p)}{n}} .$$

Tabelle: Tabelle 24 gibt die Konfidenzintervalle (95% und 99%) für ausgewählte Stichprobenumfänge und p-Werte wieder. (Die Werte in den hervorgehobenen Bereichen stellen nur grobe Schätzungen dar, weil hier die Beziehung $n \cdot p \cdot (1-p) > 9$ nicht erfüllt ist.) Der Tabelle ist beispielsweise zu entnehmen, daß das 99%ige Konfidenzintervall bei einem Stichprobenanteil von p=0,60 und n=100 von 0,47 bis 0,72 reicht. Konfidenzintervalle für hier nicht aufgeführte Werte sind relativ einfach durch Interpolation zu ermitteln. Es wird deutlich, daß sich die Konfidenzintervalle ab einem Stichprobenumfang von n=1000 nur noch unwesentlich verkleinern.

7.1.4 Stichprobenumfänge

Zur Planung populationsbeschreibender Untersuchungen gehören auch Überlegungen, wie groß die zu erhebende Stichprobe sein soll. Eindeutige Angaben über einen „optimalen" Stichprobenumfang sind jedoch ohne weitere Zusatzinformatio-

Tabelle 24. Konfidenzintervalle für Populationsanteile bei variablem n und p (1. Intervall 95%, 2. Intervall 99%)

n	p 0,05	0,10	0,20	0,30	0,40	0,50	0,60	0,70	0,80	0,90	0,95
50	**0,02-0,15** **0,01-0,19**	**0,04-0,21** **0,03-0,26**	**0,11-0,33** **0,09-0,38**	0,19-0,44 0,16-0,48	0,28-0,54 0,24-0,58	0,37-0,63 0,33-0,67	0,46-0,72 0,42-0,76	0,56-0,81 0,52-0,84	**0,67-0,89** **0,62-0,91**	**0,79-0,96** **0,74-0,97**	**0,85-0,98** **0,81-0,99**
60	**0,02-0,14** **0,01-0,18**	**0,05-0,20** **0,04-0,24**	0,12-0,32 0,10-0,36	0,20-0,43 0,17-0,47	0,29-0,53 0,25-0,57	0,38-0,62 0,34-0,66	0,47-0,71 0,43-0,75	0,57-0,80 0,53-0,83	0,68-0,88 0,64-0,90	**0,80-0,95** **0,76-0,96**	**0,86-0,98** **0,82-0,99**
70	**0,02-0,13** **0,01-0,16**	**0,05-0,19** **0,04-0,23**	0,12-0,31 0,11-0,35	0,20-0,42 0,18-0,45	0,29-0,52 0,26-0,55	0,39-0,61 0,35-0,65	0,48-0,71 0,45-0,74	0,58-0,79 0,55-0,82	0,69-0,88 0,65-0,89	**0,81-0,95** **0,77-0,96**	**0,87-0,98** **0,84-0,99**
80	**0,02-0,12** **0,02-0,15**	**0,05-0,19** **0,04-0,22**	0,13-0,30 0,11-0,34	0,21-0,41 0,19-0,44	0,30-0,51 0,27-0,54	0,39-0,61 0,36-0,64	0,49-0,70 0,46-0,73	0,59-0,79 0,56-0,81	0,70-0,87 0,66-0,89	**0,81-0,95** **0,78-0,96**	**0,88-0,98** **0,85-0,99**
90	**0,02-0,12** **0,02-0,15**	**0,05-0,18** **0,04-0,21**	0,13-0,29 0,11-0,33	0,22-0,40 0,19-0,43	0,30-0,50 0,28-0,54	0,40-0,60 0,37-0,63	0,50-0,70 0,46-0,72	0,60-0,78 0,57-0,81	0,71-0,87 0,67-0,89	**0,82-0,95** **0,79-0,96**	**0,88-0,98** **0,85-0,98**
100	**0,02-0,11** **0,02-0,14**	0,06-0,17 0,05-0,20	0,13-0,29 0,12-0,32	0,22-0,40 0,20-0,43	0,31-0,50 0,28-0,53	0,40-0,60 0,38-0,62	0,50-0,69 0,47-0,72	0,60-0,78 0,57-0,80	0,71-0,87 0,68-0,88	0,83-0,94 0,80-0,95	**0,89-0,98** **0,86-0,98**
150	**0,03-0,10** **0,02-0,12**	0,06-0,16 0,05-0,18	0,14-0,27 0,13-0,30	0,23-0,38 0,21-0,40	0,33-0,48 0,30-0,51	0,42-0,58 0,40-0,60	0,52-0,68 0,49-0,70	0,62-0,77 0,60-0,79	0,73-0,86 0,70-0,87	0,84-0,94 0,82-0,95	**0,90-0,98** **0,88-0,98**
200	0,03-0,09 0,02-0,11	0,07-0,15 0,06-0,17	0,15-0,26 0,14-0,28	0,24-0,37 0,22-0,39	0,33-0,47 0,31-0,49	0,43-0,57 0,41-0,59	0,53-0,67 0,51-0,68	0,63-0,76 0,61-0,78	0,74-0,85 0,72-0,86	0,85-0,93 0,83-0,94	0,91-0,97 0,89-0,98
300	0,03-0,08 0,03-0,09	0,07-0,14 0,06-0,15	0,16-0,25 0,15-0,27	0,25-0,35 0,24-0,37	0,35-0,46 0,33-0,47	0,44-0,56 0,43-0,57	0,54-0,65 0,53-0,67	0,65-0,75 0,63-0,76	0,75-0,84 0,73-0,85	0,86-0,93 0,85-0,94	0,92-0,97 0,91-0,97
400	0,03-0,08 0,03-0,09	0,07-0,13 0,07-0,15	0,16-0,24 0,15-0,26	0,26-0,35 0,24-0,36	0,35-0,45 0,34-0,46	0,45-0,55 0,44-0,56	0,55-0,65 0,54-0,66	0,65-0,74 0,64-0,76	0,76-0,84 0,74-0,85	0,87-0,93 0,85-0,93	0,92-0,97 0,91-0,97
500	0,03-0,07 0,03-0,08	0,08-0,13 0,07-0,14	0,17-0,24 0,16-0,25	0,26-0,34 0,25-0,36	0,36-0,44 0,35-0,46	0,46-0,54 0,44-0,56	0,56-0,64 0,54-0,65	0,66-0,74 0,64-0,75	0,76-0,83 0,75-0,84	0,87-0,92 0,86-0,93	0,93-0,97 0,92-0,97
1000	0,04-0,07 0,03-0,07	0,08-0,12 0,08-0,13	0,18-0,23 0,17-0,23	0,27-0,33 0,26-0,34	0,37-0,43 0,36-0,44	0,47-0,53 0,46-0,54	0,57-0,63 0,56-0,64	0,67-0,73 0,66-0,74	0,77-0,82 0,77-0,83	0,88-0,92 0,88-0,92	0,93-0,96 0,93,0,97
2000	0,04-0,06 0,04-0,06	0,09-0,11 0,08-0,12	0,18-0,22 0,18-0,22	0,28-0,32 0,27-0,33	0,38-0,42 0,37-0,43	0,48-0,52 0,47-0,53	0,58-0,62 0,57-0,63	0,68-0,72 0,67-0,73	0,78-0,82 0,78-0,82	0,89-0,91 0,88-0,92	0,94-0,96 0,94-0,96
5000	0,04-0,06 0,04-0,06	0,09-0,11 0,09-0,11	0,19-0,21 0,19-0,22	0,29-0,31 0,28-0,32	0,39-0,41 0,38-0,42	0,49-0,51 0,48-0,52	0,59-0,61 0,58-0,62	0,69-0,71 0,68-0,72	0,79-0,81 0,79-0,81	0,89-0,91 0,89-0,91	0,94-0,96 0,94-0,96

nen nicht möglich. Die Größe der Stichprobe hängt von der gewünschten Schätzgenauigkeit und natürlich auch von den finanziellen und zeitlichen Rahmenbedingungen der Untersuchung ab.

Die Ausführungen über Konfidenzintervalle machten deutlich, daß die Genauigkeit der Schätzungen von Populationsparametern mit wachsendem n zunimmt (die Konfidenzintervalle werden kleiner), woraus zu folgern wäre, daß der Stichprobenumfang möglichst groß sein sollte. Auf der anderen Seite wurde bereits festgestellt, daß die Genauigkeit nicht proportional zum Stichprobenumfang zunimmt: Der Zugewinn an Genauigkeit ist bei Vergrößerung einer Stichprobe von 1000 auf 1100 unverhältnismäßig kleiner als bei Vergrößerung einer Stichprobe von 100 auf 200 (vgl. Tabelle 24 oder S. 396ff.). Demgegenüber dürften sich die Kosten einer Untersuchung mehr oder weniger proportional zum Stichprobenumfang ändern.

Genauigkeit und Kosten einer Untersuchung hängen damit wechselseitig – wenn auch nicht proportional – voneinander ab. Steht zur Finanzierung einer Untersuchung ein bestimmter Betrag fest, läßt sich der maximal untersuchbare Stichprobenumfang ermitteln, der seinerseits die Genauigkeit der Untersuchung bestimmt. Ist umgekehrt die Genauigkeit, mit der die Population beschrieben werden soll, vorgegeben, sind hieraus der erforderliche Stichprobenumfang und damit auch die notwendigen Untersuchungskosten abschätzbar.

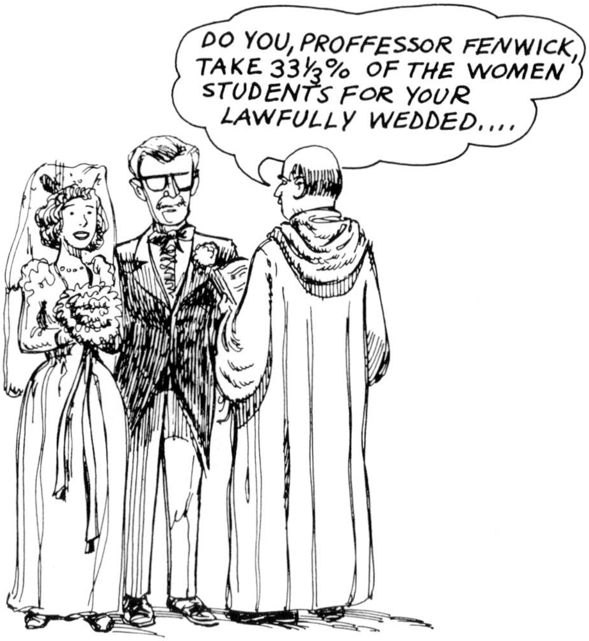
DO YOU, PROFFESSOR FENWICK, TAKE 33⅓% OF THE WOMEN STUDENTS FOR YOUR LAWFULLY WEDDED....

Die Heiratsgewohnheiten der Studentinnen der John Hopkins Universität, von denen einst 33% Mitglieder des Lehrkörpers ehelichten, beeindruckten nur solange, bis die Populationsgröße bekannt wurde: N=3. (Aus: Campbell, S.K. (1974). Flaws und Fallacies in Statistical Thinking. Englewood Cliffs, New Jersey: Prentice-Hall. S. 90)

Schätzung von Populationsanteilen

Die Genauigkeit von Untersuchungen, die bei vorgegebenem Stichprobenumfang Populationsanteile schätzen, ist – wie wir gesehen haben – anhand der auf S. 392f. behandelten Berechnungsvorschriften für Konfidenzintervalle bzw. mit Hilfe von Tabelle 24 relativ einfach zu ermitteln. Tabelle 24 erleichtert jedoch auch die Kalkulation notwendiger Stichprobenumfänge, wenn die Genauigkeit der Untersuchung (bzw. ein maximal tolerierbares Konfidenzintervall) vorgegeben ist. Dies setzt allerdings voraus, daß man bereits vor der Untersuchung eine Vorstellung über die Größe des Populationsanteils hat. Je nach Fragestellung greift man hierfür auf Untersuchungen mit ähnlicher Thematik oder Erfahrungswerte zurück. Ist dies nicht möglich, sind kleinere Voruntersuchungen angebracht, die zumindest über die Größenordnung des π-Wertes informieren. Ein Beispiel soll zeigen, wie Tabelle 24 für die Bestimmung des erforderlichen Stichprobenumfanges eingesetzt werden kann.

Beispiel: Der Vorstand einer Gewerkschaft plant, den Gewerkschaftsmitgliedern Fortbildungskurse anzubieten. Um die Anzahl der hierfür erforderlichen Dozenten, das benötigte Unterrichtsmaterial, Räume, Kosten etc. abschätzen zu können, beschließt man, das Interesse der Gewerkschaftsmitglieder an dieser Veranstaltung durch eine Umfrage zu erkunden (Prävalenzproblematik; vgl. S. 107f.). Da eine evtl. Fehlplanung erhebliche organisatorische Schwierigkeiten und finanzielle Zusatzbelastungen nach sich zieht, wird ein Stichprobenergebnis gefordert, das den Anteil derjenigen Mitglieder, die später tatsächlich an dem Fortbildungskurs teilnehmen, möglichst genau schätzt. Man hält eine Fehlertoleranz von ±5% gerade noch für zumutbar. Für das Intervall $p \pm 0{,}05$ wird ein Konfidenzkoeffizient von 99% vorgegeben. Es stellt sich nun die Frage, welcher Stichprobenumfang diese Schätzgenauigkeit gewährleistet.

Aus der Vergangenheit sei bekannt, daß ähnliche Fortbildungsmaßnahmen von ca. 40% aller Mitglieder wahrgenommen werden. Die Kurse fallen jedoch in die Sommermonate, und man schätzt deshalb den Anteil der Interessierten eher niedriger ein. Tatsächlich zeigt eine vor der eigentlichen Untersuchung durchgeführte kleine Befragung von 50 Mitgliedern, daß nur 10 Personen, also 20%, bereit wären, an den Kursen teilzunehmen. Man muß also davon ausgehen, daß der Populationsanteil π zwischen 20% und 40% liegt.

Tabelle 24 ist zu entnehmen, daß für $p=0{,}40$ ein Stichprobenumfang von $n=500$ ausreichen würde, um den Parameter mit der angestrebten Fehlertoleranz schätzen zu können. (Für $p=0{,}40$ und $n=500$ hat das 99%ige Konfidenzintervall die Grenzen: 0,35 und 0,46). Sollte der Populationsanteil π jedoch den kleinsten, gerade noch für möglich gehaltenen Wert von $\pi=0{,}20$ annehmen, würden 400 Personen genügen, um den Parameter mit der gewünschten Genauigkeit zu schätzen. (Das entsprechende Konfidenzintervall lautet 0,15 bis 0,26.) Man entschließt sich, eine Zufallsstichprobe von $n=500$ zu befragen, weil dies auch im ungünstigsten Fall (für $p=0{,}40$) eine akzeptable Schätzgenauigkeit gewährleistet.

Schätzung von Populationsmittelwerten

Als nächstes fragen wir, welcher Stichprobenumfang erforderlich ist, um einen Mittelwertsparameter μ mit vorgegebener Genauigkeit schätzen zu können.

Hierzu lösen wir Gleichung (7.7) nach n auf:

$$z = \frac{\bar{X}-\mu}{\sigma_{\bar{x}}} = \frac{\bar{X}-\mu}{\sigma/\sqrt{n}} = \frac{e}{\sigma/\sqrt{n}}$$

$$n = \frac{z^2 \cdot \sigma^2}{e^2}\,, \tag{7.10}$$

wobei e den Schätzfehler $\bar{X}$-μ symbolisiert.

Gleichung (7.10) zeigt, daß der Stichprobenumfang mit abnehmendem Schätzfehler quadratisch wächst. Er hängt ferner von der Populationsvarianz und – ebenfalls quadratisch – vom z-Wert ab, für den – je nachdem, ob ein 95%iges oder ein 99%iges Konfidenzintervall bestimmt werden soll – der Wert 1,96 oder 2,58 einzusetzen ist. Der Stichprobenumfang verändert sich proportional zur Populationsvarianz (bzw. quadratisch zur Standardabweichung), und für das genauere 99%ige Konfidenzintervall wird ein größerer Stichprobenumfang benötigt als für das weniger genaue 95%ige Konfidenzintervall.

Die Bedeutung eines Schätzfehlers e ist von der Populationsstreuung σ abhängig. Ein Schätzfehler von $e=5$ bei einer Streuung von $\sigma=10$ entspricht einem Schätzfehler von $e=50$ bei einer Streuung von $\sigma=100$. Dies verdeutlichen z. B. Längenmessungen in Metern und in Zentimetern. Einer Streuung von $\sigma=1$ m entspricht eine Streuung von $\sigma=100$ cm. Damit ist ein Schätzfehler von 0,1 m auf der Meterskala einem Schätzfehler von 10 cm auf der Zentimeterskala gleichwertig. Er beträgt in beiden Fällen 10% der Streuung.

Soll beispielsweise der Schätzfehler e nicht größer als 10% der Merkmalsstreuung sein, ist für das 95%ige Konfidenzintervall folgender Stichprobenumfang erforderlich:

$$\sqrt{n} = \frac{1{,}96 \cdot \sigma}{0{,}1 \cdot \sigma}$$

oder

$$n = \frac{1{,}96^2 \cdot \sigma^2}{0{,}01 \cdot \sigma^2} = \frac{1{,}96^2}{0{,}01} \approx 384\,.$$

Auf der Basis dieser Bestimmungsgleichung faßt Tabelle 25 diejenigen Stichprobenumfänge zusammen, die benötigt werden, um einen Parameter μ mit unterschiedlicher Genauigkeit zu schätzen. Die Benutzung dieser Tabelle sei ebenfalls an einem Beispiel demonstriert.

Beispiel: Ein Lehrer interessiert sich für die Frage, wieviel Zeit 11jährige Schulkinder täglich für ihre Hausaufgaben aufwenden. Für seine Untersuchung nimmt er in Kauf, daß die wahre Durchschnittszeit um maximal 5 Minuten verschätzt wird. Das zu ermittelnde Konfidenzintervall soll mit einem Konfidenzkoeffizienten von 95% abgesichert werden.

Um erste Anhaltspunkte über die Streuung des Merkmals „Zeit für Hausaufgaben“ zu erhalten, befragt er zunächst 20 Kinder seiner Schule. Die An-

Tabelle 25. Stichprobenumfänge für Konfidenzintervalle von μ mit unterschiedlichen Schätzfehlern

	Größe des Schätzfehlers (in σ-Einheiten)									
	0,01	0,02	0,03	0,04	0,05	0,06	0,07	0,08	0,09	0,10
95%iges Konfidenzintervall	38416	9604	4268	2401	1537	1067	784	600	474	384
99%iges Konfidenzintervall	66564	16641	7396	4160	2663	1849	1358	1040	821	665

	0,12	0,14	0,16	0,18	0,20	0,22	0,24	0,26	0,28	0,30	0,35	0,40	0,45	0,50	0,55	0,60	0,70	0,80	0,90	1,0
95%iges Konfidenzintervall	266	196	150	119	96	79	67	57	49	43	31	24	19	15	13	11	9	6	5	4
99%iges Konfidenzintervall	426	339	260	205	166	138	116	98	85	74	54	42	33	27	22	18	14	10	8	7

gaben schwanken zwischen 10 Minuten und 2 Stunden. Anhand dieser Werte schätzt der Lehrer eine Streuung von $\sigma = 35$ Minuten (als Orientierungshilfe für die Streuungsschätzung vgl. Abb. 25a–e). Der Fehlergröße von 5 Minuten entspricht damit ein Streuungsanteil von $1/7\sigma$ bzw. ca. $0{,}14\sigma$. Tabelle 25 zeigt, daß bei dieser angestrebten Schätzgenauigkeit eine Zufallsstichprobe mit $n = 196$ zu befragen wäre.

Das Beispiel macht deutlich, daß – anders als bei der Schätzung von π – zwar keine Informationen über die Größenordnung des zu schätzenden Parameters benötigt werden, daß aber die Streuung des Merkmals in der Population ungefähr bekannt sein muß. Hierin liegt die Schwierigkeit bei der Kalkulation von Stichprobenumfängen für Mittelwertschätzungen. Bezüglich der Merkmalsstreuung ist man auf Erfahrungswerte, bereits durchgeführte Untersuchungen oder – wie im letzten Beispiel – auf kleinere Voruntersuchungen angewiesen. Hat man noch keine Informationen über die Merkmalsstreuung und sind auch kleinere Voruntersuchungen zu aufwendig oder zu teuer, vermitteln die folgenden Regeln eine erste Vorstellung über die Größe der unbekannten Populationsstreuung:

7.1.5 Orientierungshilfen für die Schätzung von Populationsstreuungen

Von normalverteilten Merkmalen ist bekannt, daß sich innerhalb des Bereiches $\mu \pm 1\sigma$ ca. 2/3 aller Merkmalsträger befinden. Für Merkmale, die zwar eingipflig, aber im übrigen eine beliebige Verteilungsform haben, gilt, daß der Bereich $\mu \pm 1\sigma$ ca. 45% aller Merkmalsträger umfaßt.

Bei vielen Merkmalen fällt es leichter, statt der Populationsstreuung die Streubreite R (Range) der möglichen Merkmalsausprägungen zu schätzen. Diese ist bei stetigen Merkmalen als die Differenz des größten erwarteten Wertes (X_{max}) und des kleinsten erwarteten Wertes (X_{min}) definiert ($R = X_{max} - X_{min}$). Bei diskreten Merkmalen entspricht X_{min} der unteren Kategoriengrenze des ersten Intervalls und X_{max} der oberen Kategoriengrenze des letzten Intervalls. Wenn zusätzlich auch die Verteilungsform des Merkmals ungefähr bekannt ist, läßt sich aus dem Range relativ einfach die Streuung abschätzen. Hierfür gelten die folgenden Regeln (vgl. Schwarz, 1975, oder ausführlicher Schwarz, 1960, 1966):

2-Punkte-Verteilung: Die größte Streuung resultiert, wenn jeweils die Hälfte aller Merkmalsträger die Werte X_{max} und X_{min} annehmen (vgl. Abb. 25a). Sie hat dann den Wert

$$\hat{\sigma} = \frac{X_{max} - X_{min}}{2} = \frac{R}{2} = 0{,}5 \cdot R. \tag{7.11}$$

Sind die beiden extremen Merkmalsausprägungen nicht gleich häufig besetzt, reduziert sich die Streuung. Sie läßt sich bestimmen, wenn zusätzlich die Größenordnung des Mittelwertes $\bar{X}$ der Verteilung bekannt ist:

$$\hat{\sigma} = \sqrt{(X_{max} - \bar{X}) \cdot (\bar{X} - X_{min})}. \tag{7.12}$$

Gleichverteilung: Merkmale, die zwischen X_{min} und X_{max} in etwa gleichverteilt sind (vgl. Abb. 25b) haben eine Streuung von

$$\hat{\sigma} = \frac{1}{\sqrt{3}} \cdot \frac{R}{2} = \frac{R}{\sqrt{12}} = 0,289 \cdot R. \tag{7.13}$$

Die Streuung von Merkmalen, die in zwei Bereichen unterschiedlich gleichverteilt sind (konstante Dichte in einem Bereich und konstante, aber andere Dichte in einem anderen Bereich), läßt sich ermitteln, wenn sich für $\bar{x}$ ein plausibler Wert angeben läßt:

$$\hat{\sigma} = \frac{1}{\sqrt{3}} \cdot \sqrt{(X_{max} - \bar{X}) \cdot (\bar{X} - X_{min})}. \tag{7.14}$$

Dreiecksverteilung: Merkmale, deren Dichte von einem Merkmalsextrem zum anderen kontinuierlich sinkt (oder steigt), heißen Dreiecksverteilung (vgl. Abb. 25c). Für Merkmale mit dieser Verteilungsform kann die Streuung nach folgender Gleichung geschätzt werden:

$$\hat{\sigma} = \frac{R}{\sqrt{18}} = 0,236 \cdot R. \tag{7.15}$$

Gleichseitige Dreiecksverteilung: Bei einem häufig anzutreffenden Verteilungsmodell strebt die Dichte vom Merkmalszentrum aus nach beiden Seiten gegen Null (Abb. 25d). Für diese Verteilungsform läßt sich die Streuung in folgender Weise schätzen:

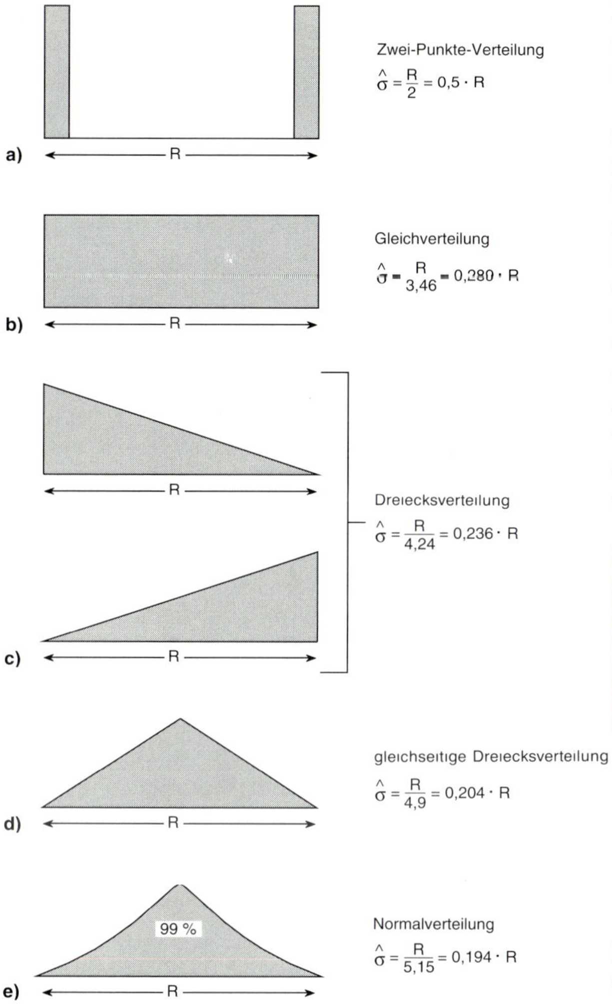

Abb. 25a–e. Streuungsschätzungen für verschiedene Verteilungsformen

$$\hat{\sigma} = \frac{R}{\sqrt{24}} = 0{,}204 \cdot R. \tag{7.16}$$

Normalverteilung: Ist es realistisch, für das untersuchte Merkmal eine Normalverteilung anzunehmen, ermöglicht die folgende Gleichung eine brauchbare Streuungsschätzung:

$$\hat{\sigma} = \frac{R}{5{,}15} = 0{,}194 \cdot R. \tag{7.17}$$

Die Streubreite R entspricht hierbei einem Intervall, in dem sich etwa 99% aller Werte befinden (vgl. Abb. 25e).

Liegen überhaupt keine Angaben über die mutmaßliche Größe von σ oder R vor, bleibt letztlich nur die Möglichkeit, den endgültigen Stichprobenumfang erst während der Datenerhebung festzulegen. Man errechnet z. B. aus den ersten 20 Meßwerten eine vorläufige Streuungsschätzung, die für eine erste Schatzung des erforderlichen Stichprobenumfanges herangezogen wird. Liegen weitere Meßwerte (z. B. insgesamt 40 Meßwerte) vor, wird die Streuung erneut berechnet und die Stichprobengröße ggf. korrigiert. Dieser Korrekturvorgang setzt sich solange fort, bis sich die Streuungsschätzung stabilisiert oder der zuletzt errechnete Stichprobenumfang erreicht ist.

> **!** **Mit wachsendem Stichprobenumfang steigt die Genauigkeit von Parameterschätzungen; gleichzeitig vergrößern sich aber auch Kosten und Aufwand der Untersuchung erheblich. Am ökonomischsten arbeitet man deswegen mit Stichprobenumfängen, die genau auf die gewünschte Präzision der Parameterschätzung abgestimmt sind.**

7.2 Möglichkeiten der Präzisierung von Parameterschätzungen

Bisher erfolgte die Beschreibung von Populationen bzw. die Schätzung von Populationsparametern aufgrund einfacher Zufallsstichproben, was angemessen ist, wenn die Verteilungseigenschaften des untersuchten Merkmals sowie andere mit dem untersuchten Merkmal korrelierende Merkmale unbekannt sind. Weiß man jedoch bereits vor der Untersuchung, welche Merkmale mit dem interessierenden Merkmal zusammenhängen, bzw. wie dieses Merkmal ungefähr verteilt ist, können diese Vorinformationen genutzt werden, um die Präzision der Parameterschätzung zu erhöhen.

Von den verschiedenen Möglichkeiten einer verbesserten Parameterschätzung werden hier nur die wichtigsten Ansätze aufgegriffen: Besonderheiten einer geschichteten Stichprobe (Abschnitt 7.2.1), einer Klumpenstichprobe (Abschnitt 7.2.2), einer mehrstufigen Stichprobe (Abschnitt 7.2.3), der wiederholten Untersuchung von Teilen einer Stichprobe (Abschnitt 7.2.4) sowie die Nutzung von Vorinformationen nach dem Bayes'schen Ansatz (Abschnitt 7.2.5).

7.2.1 Die geschichtete Stichprobe

Zur Erläuterung des Begriffes „geschichtete Stichprobe" (oder „stratifizierte Stichprobe", Stratified Sample) möge das in Tafel 36 (S. 390) beschriebene Beispiel dienen, in dem es um die Schätzung der durchschnittlichen Seitenzahl von Diplomarbeiten anhand einer Zufallsstichprobe ging. Die dort beschriebene Vorgehensweise ließ die Art der Diplomarbeit außer acht, obwohl bekannt ist, daß z. B. theoretische Literaturarbeiten in der Regel umfangreicher sind als empirische Arbeiten. Das Merkmal „Art der Diplomarbeit" korreliert – so können wir annehmen – mit dem untersuchten Merkmal „Anzahl der Seiten". Dieser Zusammenhang läßt sich für eine präzisere Parameterschätzung verwenden. Die untersuchten Arbeiten werden nach der Art der Themenstellung in einzelne „Schichten" oder „Strata" eingeteilt, aus denen sich – wie im folgenden gezeigt wird – eine verbesserte Schätzung der durchschnittlichen Seitenzahl aller Diplomarbeiten ableiten läßt. Eine schematische Darstellung einer geschichteten Stichprobe zeigt Abb. 26.

Für die meisten sozialwissenschaftlichen Forschungen, die Personen als Merkmalsträger untersuchen, erweisen sich biographische und soziodemographische Merkmale der Personen (Alter, Geschlecht, soziale Schicht, Bildung etc.) als günstige Schichtungsmerkmale. Hat ein Schichtungsmerkmal k Ausprägungen (im oben erwähnten Beispiel wäre k=2), wird für jede Ausprägung eine Zufallsstichprobe des Umfanges n_j benötigt (j=1,2...,k). Bei einem gegebenen Schichtungsmerkmal entscheidet allein die Aufteilung der Gesamtstichprobe auf die einzelnen Schichten, also die Größe n_j der Teilstichproben, über die Präzision der Parameterschätzung. Die folgenden Abschnitte diskutieren Vor- und Nachteile verschiedener Aufteilungsstrategien, wobei sich die Ausführungen erneut nur auf die Schätzung der Populationsparameter μ (Mittelwert) und π (Populationsanteil) beziehen. Ferner werden die Konsequenzen für Stichprobenumfänge diskutiert, wenn anstelle einer Zufallsstichprobe eine geschichtete Stichprobe eingesetzt wird.

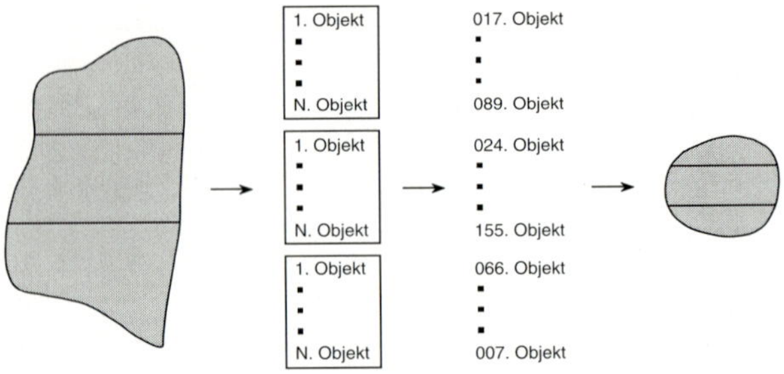

Abb. 26. Ziehung einer geschichteten Stichprobe

> **!** **Man zieht eine geschichtete Stichprobe, indem man die Zielpopulation auf der Basis einer oder mehrerer Merkmale in Teilpopulationen (Schichten) einteilt – pro Merkmalsausprägung bzw. Merkmalskombination entsteht eine Teilpopulation – und aus jeder dieser Schichten eine Zufallsstichprobe entnimmt.**

Schätzung von Populationsmittelwerten

Zur Schätzung des Populationsparameters μ_j der Teilpopulation j verwenden wir das arithmetische Mittel $\bar{X}$ der Teilstichprobe j:

$$\bar{X}_j = \frac{\sum_{i=1}^{n_j} x_i}{n_j}. \qquad (7.18)$$

Wie läßt sich nun aus den einzelnen Teilstichprobenmittelwerten $\bar{X}_j$ eine Schätzung des Populationsparameters μ der gesamten Population ableiten?

Beliebige Aufteilung: Für beliebige Stichprobenumfänge n_j stellt die folgende gewichtete Summe der einzelnen Teilstichprobenmittelwerte eine erwartungstreue Schätzung des Populationsparameters μ dar:

$$\bar{X}_{bel} = \sum_{j=1}^{k} g_j \cdot \bar{X}_j, \qquad (7.19)$$

wobei

$$\sum_{j=1}^{k} g_j = 1$$

(„bel“ steht für „beliebige Stichprobenumfänge“. Zur Herleitung dieser und der folgenden Gleichungen wird z. B. auf Schwarz, 1975, verwiesen.)

Die Gewichte g_j reflektieren die relative Größe einer Schicht (Teilpopulation im Verhältnis zur Größe der Gesamtpopulation). Bezeichnen wir den Umfang der Teilpopulation j mit N_j und den Umfang der Gesamtpopulation mit N, ist ein Gewicht g_j durch

$$g_j = \frac{N_j}{N} \qquad (7.20)$$

definiert. Hier und im folgenden gehen wir erneut davon aus, daß der „Auswahlsatz“ in jeder Schicht $(n_j/N_j) < 0{,}05$ ist.

Man beachte, daß diese Art der Zusammenfassung einzelner Mittelwerte nicht mit der Zusammenfassung von Mittelwerten identisch ist, die alle erwartungstreue Schätzungen ein und desselben Parameters μ sind. Werden aus einer Population mehrere Zufallsstichproben des Umfanges n_j gezogen, ergibt sich der Gesamtmittelwert $\bar{X}$ aller Teilmittelwerte $\bar{X}_j$ nach der Beziehung

$$\bar{X} = \frac{\sum_{j=1}^{k} n_j \cdot \bar{X}_j}{\sum_{j=1}^{k} n_j}.$$

Die Zufälligkeit der Teilstichprobenmittelwerte $\bar{X}_j$ bedingt, daß auch $\bar{X}_{bel}$ eine Zufallsvariable darstellt. Der Stichprobenkennwert $\bar{X}_{bel}$ ist annähernd normalverteilt, wenn in jeder Stichprobe j $n_j \cdot g_j \geqslant 10$ ist. Die Streuung der Mittelwertverteilung $\bar{X}_{bel}$ bzw. der Standardfehler von $\bar{X}_{bel}$ lautet:

$$\hat{\sigma}_{\bar{x}(bel)} = \sqrt{\sum_{j=1}^{k} g_j^2 \cdot \hat{\sigma}_{\bar{x}_j}^2} = \sqrt{\sum_{j=1}^{k} g_j^2 \cdot \frac{\hat{\sigma}_j^2}{n_j}}. \qquad (7.21)$$

Hierbei ist $\hat{\sigma}_j^2$ die aufgrund der Teilstichprobe j geschätzte Varianz der Teilpopulation j. Mit diesem Standardfehler ergibt sich folgendes Konfidenzintervall des Populationsparameters μ :

$$\bar{X}_{bel} \pm z \cdot \hat{\sigma}_{\bar{x}(bel)} \qquad (7.22)$$

Für das 95%ige Konfidenzintervall wählen wir $z = 1{,}96$ und für das 99%ige Intervall $z = 2{,}58$.

Die Gleichungen verdeutlichen, daß das Konfidenzintervall kleiner wird, wenn sich die Streuungen in den Teilstichproben verringern. Niedrige Streuungen in den einzelnen Schichten bedeuten Homogenität des untersuchten Merkmals in den einzelnen Schichten, die wiederum um so höher ausfällt, je deutlicher das Schichtungsmerkmal mit dem untersuchten Merkmal korreliert. Besteht zwischen diesen beiden Merkmalen kein Zusammenhang, schätzt jedes $\hat{\sigma}_j$ die Streuung σ der Gesamtpopulation, d. h. die Schichtung ist bedeutungslos. Eine Zufallsstichprobe schätzt dann den Populationsparameter genauso gut wie eine geschichtete Stichprobe. Bei ungleichen $\hat{\sigma}_j$-Werten wird die Parameterschätzung genauer, wenn stark streuende Teilstichproben mit einem niedrigen Gewicht versehen sind.

Die Informationen, die beim Einsatz geschichteter Stichproben bekannt sein müssen, beziehen sich damit nicht nur auf Merkmale, die mit dem untersuchten Merkmal korrelieren, sondern auch auf die Größen der Teilpopulationen bzw. die Gewichte der Teilstichproben. Auch wenn man sicher ist, daß Merkmale wie Geschlecht, Alter, Wohngegend usw. mit dem untersuchten Merkmal zusammenhängen, nützt dies wenig, wenn nicht zusätzlich auch die Größen der durch das Schichtungsmerkmal definierten Teilpopulationen bekannt sind.

Hierin liegt der entscheidende Nachteil geschichteter Stichproben. Zwar informieren die vom Statistischen Bundesamt in regelmäßigen Abständen herausgegebenen amtlichen Statistiken über die Verteilung vieler wichtiger Merkmale; dennoch interessieren häufig Schichtungsmerkmale, bei denen man nicht weiß, wie groß die Teilpopulationen sind.

In diesen Fällen muß man sich mit Schätzungen begnügen, die entweder auf Erfahrung bzw. ähnlichen Untersuchungen beruhen oder die aus den in einer Zufallsstichprobe angetroffenen Größen der Teilstichproben abgeleitet werden (*Ex-post-Stratifizierung*, vgl. Tafel 37). In jedem Falle ist zu fordern, daß bei geschätzten Stichprobengewichten das Konfidenzintervall der geschichteten Stichprobe demjenigen Konfidenzintervall gegenüber gestellt wird, das resultiert, wenn man die Schichtung außer acht läßt (d. h. wenn man die Stichprobe als einfache Zufallsstichprobe behandelt und das Konfidenzintervall nach den auf S. 388 ff. beschriebenen Regeln bestimmt). Dem Leser einer solchen Untersuchung bleibt es dann überlassen, ob er die Gewichtsschätzungen und damit auch das Konfidenzintervall aufgrund der geschichteten Stichprobe akzeptiert oder ob er die in der Regel ungenauere, aber unproblematischere Schätzung aufgrund der Zufallsstichprobe für angemessener hält.

Gleiche Aufteilung: Wenn die Zufallsstichproben, die den einzelnen Teilpopulationen entnommen werden, gleich groß sind, sprechen wir von einer gleichen Aufteilung. In diesem Falle ist $n_1=n_2=...=n/k$, so daß für den Standardfehler des Mittelwertes $\hat{\sigma}_{\bar{x}(\text{gleich})}$ resultiert:

$$\hat{\sigma}_{\bar{x}(\text{gleich})} = \sqrt{\frac{k}{n} \cdot \sum_{j=1}^{k} g_j^2 \cdot \hat{\sigma}_j^2} \quad (n = n_1 + n_2 + \ldots + n_k). \tag{7.23}$$

Für den Mittelwert $\bar{X}_{(\text{gleich})}$ ist es unerheblich, ob die Teilstichproben gleich groß oder beliebig groß sind, d. h. $\bar{X}_{(\text{gleich})}$ wird ebenfalls über Gl. (7.18) berechnet. In der Gleichung zur Bestimmung des Konfidenzintervalls ist deshalb nur der Standardfehler des Mittelwertes für geschichtete Stichproben mit beliebigen Umfängen ($\hat{\sigma}_{\bar{x}(\text{bel})}$) durch den hier aufgeführten Standardfehler $\hat{\sigma}_{\bar{x}(\text{gleich})}$ zu ersetzen. Auch dieser Ansatz wird in Tafel 37 an einem Beispiel erläutert.

Proportionale Aufteilung: Stichprobenumfänge, die im gleichen Verhältnis zueinander stehen wie die entsprechenden Teilpopulationen, heißen proportionale Stichprobenumfänge. In diesem Falle ist

$$\frac{n_j}{n} = \frac{N_j}{N} = g_j$$

bzw.

$$n_j = n \cdot \frac{N_j}{N} = n \cdot g_j .$$

Für den Mittelwert $\bar{X}_{\text{prop}}$ resultiert dann

$$\bar{X}_{\text{prop}} = \sum_{j=1}^{k} g_j \cdot \bar{X}_j = \sum_{j=1}^{k} \frac{n_j}{n} \cdot \frac{\sum_{i=1}^{n_j} x_{ij}}{n_j} = \frac{1}{n} \sum_{j=1}^{k} \sum_{i=1}^{n_j} x_{ij} . \tag{7.24}$$

Für proportionale Stichprobenumfänge entfallen bei der Berechnung des Stichprobenmittelwertes die Gewichte der einzelnen Teilstichproben. Man bezeichnet deshalb eine geschichtete Stichprobe mit proportionalen Stichprobenumfängen auch als *selbstgewichtende Stichprobe.* Hier entspricht der Mittelwert $\bar{X}_{\text{prop}}$ der Summe aller Meßwerte, dividiert durch n.

Ersetzen wir n_j durch $n \cdot g_j$ in Gleichung (7.21) für $\hat{\sigma}_{\bar{x}(\text{bel})}$, resultiert

$$\hat{\sigma}_{\bar{x}(\text{prop})} = \sqrt{\frac{1}{n} \sum_{j=1}^{k} g_j \cdot \hat{\sigma}_j^2} . \tag{7.25}$$

Dieser Standardfehler geht in Gleichung (7.22) zur Bestimmung des Konfidenzintervalls von μ ein (vgl. Tafel 37).

Die proportionale Schichtung wird wegen ihrer rechnerisch einfachen Handhabung relativ häufig angewandt. Will man jedoch die Teilstichprobenmittelwerte $\bar{X}_j$ gleichzeitig zur Schätzung der Teilpopulationsparameter μ_j verwenden, ist zu beachten, daß diese Art der Schichtung bei unterschiedlich großen Teilpopulationen (und damit auch unterschiedlich großen Teilstichproben) zu Schätzungen mit unterschiedlichen Genauigkeiten führt.

> **!** **Wenn die prozentuale Verteilung der Schichtungsmerkmale in der Stichprobe mit der Verteilung in der Population identisch ist, sprechen wir von einer proportional geschichteten Stichprobe.**

Optimale Aufteilung: Die drei bisher behandelten Modalitäten für die Berechnung des Standardfehlers $\hat{\sigma}_{\bar{x}}$ verdeutlichen, daß die Größe des Standardfehlers davon abhängt, wie die Gesamtstichprobe auf die einzelnen Schichten verteilt wird, d. h., wie groß die einzelnen Teilstichproben sind. Damit eröffnet sich die interessante Möglichkeit, allein durch die Art der Aufteilung der Gesamtstichprobe auf die einzelnen Schichten bzw. durch geeignete Wahl der Anzahl der aus den einzelnen Teilpopulationen zu entnehmenden Untersuchungsobjekte, den Standardfehler zu minimieren und damit die Schätzgenauigkeit zu maximieren.

Gesucht wird also eine Aufteilung des Gesamtstichprobenumfanges n in einzelne Teilstichproben n_j, die bei gegebenem $\hat{\sigma}_j$ und g_j-Werten $\hat{\sigma}_{\bar{x}}$

TAFEL 37

Wie umfangreich sind Diplomarbeiten? II: Die geschichtete Stichprobe

Tafel 36 demonstrierte ein Konfidenzintervall für μ an einem Beispiel, in dem es um die durchschnittliche Seitenzahl von Diplomarbeiten ging. Die Überprüfung von 100 zufällig ausgewählten Diplomarbeiten führte zu einem Mittelwert von $\bar{x}=92$ Seiten und einer Standardabweichung von $\hat{\sigma}=\sqrt{1849}=43$ Seiten. Damit ist $\hat{\sigma}_{\bar{x}}=4{,}3$. Für das 99%ige Konfidenzintervall resultierte der Bereich 92 ± 11 Seiten.

Es soll nun geprüft werden, ob sich dieses Konfidenzintervall verkleinern läßt, wenn die Zufallsstichprobe aller Diplomarbeiten als „geschichtete" Stichprobe behandelt wird, die sich aus theoretischen Literaturarbeiten und empirischen Arbeiten zusammensetzt. Für diese zwei Kategorien mögen sich folgende Häufigkeiten, Mittelwerte und Standardabweichungen ergeben haben:

Theoretische Literaturarbeiten:
$n_1=32;\ \bar{x}_1=132;\ \hat{\sigma}_1=51$
Empirische Arbeiten:
$n_2=68;\ \bar{x}_2=73;\ \hat{\sigma}_2=19.$

Zunächst ermitteln wir das Konfidenzintervall für μ nach den Gleichungen für eine geschichtete Stichprobe mit beliebigen Stichprobenumfängen. Hierbei gehen wir davon aus, daß die relativen Größen der zwei Stichproben den Gewichten g_j entsprechen. Sie lauten damit: $g_1=0{,}32$; $g_2=0{,}68$. Es ergeben sich dann:

$$\bar{x}_{bel}=\sum_{j=1}^{k} g_j\cdot\bar{x}_j=0{,}32\cdot132+0{,}68\cdot73$$
$$=91{,}88\approx92$$

und

$$\hat{\sigma}_{\bar{x}(bel)}=\sqrt{\sum_{j=1}^{k} g_j^2\cdot\frac{\hat{\sigma}_j^2}{n_j}}$$
$$=\sqrt{0{,}32^2\cdot\frac{51^2}{32}+0{,}68^2\cdot\frac{19^2}{68}}$$
$$=\sqrt{10{,}78}=3{,}28.$$

Das 99%ige Konfidenzintervall heißt also:

$$\bar{x}_{bel}\pm2{,}58\cdot\hat{\sigma}_{\bar{x}(bel)}=92\pm2{,}58\cdot3{,}28\approx92\pm8.$$

Das Konfidenzintervall hat sich durch die Berücksichtigung des Schichtungsmerkmals „Art der Diplomarbeit" verkleinert. Es hat nun die Grenzen 84 Seiten und 100 Seiten.

Da die Populationsanteile (bzw. die Gewichte g_j) der beiden Schichtungskategorien aus der Stichprobe geschätzt wurden, sind die Teilstichprobenumfänge n_j zwangsläufig proportional zu den Gewichten g_j. Wir können damit das Konfidenzintervall auch nach den einfacheren Regeln für proportional geschichtete Stichproben bestimmen. Die Resultate sind, wie die folgenden Berechnungen zeigen, natürlich mit den oben genannten identisch.

$$\bar{x}_{prop}=\frac{1}{n}\sum_{j=1}^{k}\sum_{i=1}^{n_j}x_{ij}=91{,}88\approx92$$

(Die Gesamtsumme aller Seitenzahlen wurde im Beispiel nicht vorgegeben. Sie läßt sich jedoch nach der Beziehung

$$\sum_{j=1}^{k}\sum_{i=1}^{n_j}x_{ij}=\sum_{j=1}^{k}n_j\cdot\bar{x}_j$$

einfach bestimmen.)

$$\hat{\sigma}_{\bar{x}(prop)}=\sqrt{\frac{1}{n}\sum_{j=1}^{k}g_j\cdot\hat{\sigma}_j^2}$$
$$=\sqrt{\frac{1}{100}\cdot(0{,}32\cdot51^2+0{,}68\cdot19^2)}=3{,}28.$$

Die hier vorgenommene Stichprobenaufteilung bezeichnet man als ex-post-Schichtung oder ex-post-Stratifizierung: Die zufällig ausgewählten Untersuchungseinheiten werden erst nach der Stichprobenentnahme den Stufen des Schichtungsmerkmals zugeordnet (zum Vergleich von ex-post-stratifizierten Stichproben mit geschich-

TAFEL 37

teten Stichproben, bei denen das Schichtungsmerkmal als Selektionskriterium für die einzelnen Untersuchungseinheiten eingesetzt wird, s. Kish, 1965, Kap. 3.4c).

Eine geschichtete Stichprobe mit gleicher Aufteilung liegt vor, wenn $n_1=50$ theoretische Literaturarbeiten und $n_2=50$ empirische Arbeiten untersucht werden. Auch in diesem Falle seien $\bar{x}_1=132$, $\bar{x}_2=73$, $\hat{\sigma}_1=51$ und $\hat{\sigma}_2=19$. Bleiben wir zusätzlich bei den Gewichten der beiden Teilpopulationen $g_1=0{,}32$ und $g_2=0{,}68$ (die bei gleicher Aufteilung natürlich nicht aus den Stichprobendaten, sondern aufgrund externer Informationen geschätzt werden müssen), resultieren:

$$\bar{x}_{gleich} = \bar{x}_{bel} = 92$$

$$\hat{\sigma}_{\bar{x}(gleich)} = \sqrt{\frac{k}{n} \cdot \sum_{j=1}^{k} g_j^2 \cdot \hat{\sigma}_j^2} = \sqrt{\frac{2}{100} \cdot (0{,}32^2 \cdot 51^2 + 0{,}68^2 \cdot 19^2)} = 2{,}94.$$

Der Standardfehler $\hat{\sigma}_{\bar{x}(gleich)}$ ist also in diesem Beispiel kleiner als der Standardfehler $\hat{\sigma}_{\bar{x}(prop)}$ für proportionale Stichprobenumfänge. Am (ganzzahlig gerundeten) Konfidenzintervall ändert sich dadurch jedoch nichts:

$$\bar{x}_{gleich} \pm 2{,}58 \cdot \hat{\sigma}_{\bar{x}(gleich)} = 92 \pm 2{,}58 \cdot 2{,}94 \approx 92 \pm 8.$$

Sind sowohl die Gewichte g_1 und g_2 als auch die Streuungen $\hat{\sigma}_1$ und $\hat{\sigma}_2$ bereits vor der Stichprobenentnahme bekannt, gewährleisten die folgenden Stichprobenumfänge eine bestmögliche Schätzung von μ (optimale Stichprobenumfänge):

$$n_1 = \frac{g_1 \cdot \hat{\sigma}_1}{\sum_{j=1}^{k} g_j \cdot \hat{\sigma}_j} \cdot n = \frac{0{,}32 \cdot 51}{(0{,}32 \cdot 51 + 0{,}68 \cdot 19)} \cdot 100 \approx 56$$

$$n_2 = \frac{g_2 \cdot \hat{\sigma}_2}{\sum_{j=1}^{k} g_j \cdot \hat{\sigma}_j} \cdot n = \frac{0{,}68 \cdot 19}{(0{,}32 \cdot 51 + 0{,}68 \cdot 19)} \cdot 100 \approx 44.$$

Die gleiche Aufteilung kommt damit der optimalen Aufteilung recht nahe. Unter Verwendung dieser Stichprobenumfänge resultiert das folgende Konfidenzintervall:

$$\bar{x}_{opt} = \sum_{j=1}^{k} g_j \cdot \bar{x}_j = 0{,}32 \cdot 132 + 0{,}68 \cdot 73 = 92$$

$$\hat{\sigma}_{\bar{x}(opt)} = \frac{1}{\sqrt{n}} \cdot \sum_{j=1}^{k} g_j \cdot \hat{\sigma}_j = \frac{1}{\sqrt{100}} \cdot (0{,}32 \cdot 51 + 0{,}68 \cdot 19) = 2{,}92$$

$$\bar{x}_{(opt)} \pm 2{,}58 \cdot \hat{\sigma}_{\bar{x}(opt)} = 92 \pm 2{,}58 \cdot 2{,}92 \approx 92 \pm 8.$$

Folgerichtig führt die Aufteilung der Gesamtstichprobe in Teilstichproben mit optimalen Umfängen in unserem Beispiel nur zu einer geringfügigen Verbesserung der Schätzgenauigkeit gegenüber einer Aufteilung in gleich große Stichprobenumfänge.

minimieren. Dies ist ein Problem der Differentialrechnung (Minimierung von $\hat{\sigma}_{\bar{x}}$ in Abhängigkeit von n_j unter der Nebenbedingung $n=n_1+n_2+\ldots+n_k$), dessen Lösung z. B. bei Cochran (1972, Kap. 5.5) behandelt wird. Für eine Schicht j resultiert also optimaler Stichprobenumfang

$$n_j = \frac{N_j \cdot \hat{\sigma}_j}{\sum_{j=1}^{k} N_j \cdot \hat{\sigma}_j} \cdot n$$

bzw. unter Verwendung der Beziehung $N_j=g_j \cdot N$ (s. Gl. 7.20)

$$n_j = \frac{g_j \cdot \hat{\sigma}_j}{\sum_{j=1}^{k} g_j \cdot \hat{\sigma}_j} \cdot n. \qquad (7.26)$$

Für die Ermittlung optimaler Stichprobenumfänge müssen damit nicht nur die Gewichte g_j für die Schichten (bzw. die Populationsumfänge N_j) bekannt sein, sondern auch die Standardabweichungen in den einzelnen Teilpopulationen. Letztere sind vor Durchführung der Untersuchung in der Regel unbekannt. Man wird deshalb – ggf. unter Zuhilfenahme der in Abb. 25 zusammengefaßten Regeln – die Standardabweichung schätzen müssen und erst nach der Datenerhebung (wenn die $\hat{\sigma}_j$-Werte berechnet werden können) feststellen, wie stark die vorgenommene Stichprobeneinteilung von der optimalen abweicht.

Den Gesamtstichprobenmittelwert $\bar{X}$ ermitteln wir auch bei optimalen Stichprobenumfängen nach der Beziehung

$$\bar{X}_{opt} = \sum_{j=1}^{k} g_j \cdot \bar{X}_j.$$

Für den Standardfehler ergibt sich

$$\hat{\sigma}_{\bar{X}(opt)} = \frac{1}{\sqrt{n}} \sum_{j=1}^{k} g_j \cdot \hat{\sigma}_j. \qquad (7.27)$$

Die Verwendung dieses Standardfehlers bei der Ermittlung des Konfidenzintervalles für μ veranschaulicht wiederum Tafel 37.

Sind die Gesamtkosten für die Stichprobenerhebung vorkalkuliert, können sie bei der Ermittlung der optimalen Aufteilung der Gesamtstichprobe auf die einzelnen Schichten berücksichtigt werden. Dies führt jedoch nur dann zu Abweichungen von der hier behandelten optimalen Aufteilung, wenn die Erhebungskosten pro Untersuchungsobjekt in den verschiedenen Schichten unterschiedlich sind (was z. B. der Fall wäre, wenn bei einer regionalen Schichtung die Befragung von Personen in verschiedenen Regionen unterschiedliche Reisekosten erfordert). Es könnte dann von Interesse sein, die Aufteilung so vorzunehmen, daß bei gegebenem Standardfehler (Schätzgenauigkeit) und festliegendem Gesamtstichprobenumfang n die Erhebungskosten minimiert werden (weitere Informationen hierzu vgl. z. B. Cochran, 1972, Kap. 5).

Vergleichende Bewertung: Geschichtete Stichproben erfordern gegenüber einfachen Zufallsstichproben einen höheren organisatorischen und rechnerischen Aufwand, der nur zu rechtfertigen ist, wenn sich durch die Berücksichtigung eines Schichtungsmerkmals die Schätzgenauigkeit deutlich verbessert. Generell gilt, daß sich eine Schichtung umso vorteilhafter auswirkt, je weniger die Teilstichproben im Vergleich zur Gesamtstichprobe streuen (homogene Teilstichproben). Eine Schichtung ist sinnlos, wenn die Teilstichproben genauso heterogen sind wie die Gesamtstichprobe.

Hat man weder Angaben über die Gewichte g_j der Teilstichproben noch über die Streuungen $\hat{\sigma}_j$, wird man beide aus den Stichprobendaten schätzen müssen. Dies führt zu einer *ex-post-stratifizierten* Stichprobe mit proportionalen Schichtanteilen, deren Schätzgenauigkeit in der Regel gegenüber einer reinen Zufallsstichprobe verbessert ist. Sind zwar die Gewichte g_j, aber nicht die Streuungen $\hat{\sigma}_j$ bekannt, und unterscheiden sich zudem die Gewichte nur unerheblich, führen geschichtete Stichproben mit gleich großen Teilstichproben zu einer guten Schätzgenauigkeit. Teilstichproben mit proportionalen Umfängen sind vorzuziehen, wenn die bekannten Gewichte sehr unterschiedlich sind. In diesem Falle ist vor allem bei schwach gewichteten Teilstichproben auf die Bedingung $g_j \cdot n_j \geqslant 10$ zu achten. Kennt man sowohl die Gewichte als auch die Streuungen der Teilpopulationen, führen optimale Stichprobenumfänge zu einer bestmöglichen Schätzgenauigkeit.

Stichprobenumfänge: Tabelle 25 (S. 397) zeigte, welche Stichprobenumfänge zu wählen sind, wenn ein Parameter μ mit einer vorgegebenen Genauigkeit (Konfidenzintervall) geschätzt werden soll. Diese Stichprobenumfänge lassen sich erheblich reduzieren, wenn es möglich ist, statt einer einfachen Zufallsstichprobe eine sinnvoll geschichtete Stichprobe zu ziehen. Gelingt es, homogene Schichten zu finden, reduziert sich der Standardfehler $\hat{\sigma}_{\bar{X}}$, d. h. kleinere geschichtete Stichproben erreichen die gleiche Schätzgenauigkeit wie größere Zufallsstichproben.

Die Berechnungsvorschriften für den Umfang geschichteter Stichproben erhält man einfach durch Auflösen der auf den Seiten 401 ff. genannten Bestimmungsgleichungen des Standardfehlers $\hat{\sigma}_{\bar{x}}$ nach n. Wir errechnen für:

- gleichmäßige Aufteilungen

$$n = \frac{k \cdot \sum_{j=1}^{k} g_j^2 \cdot \hat{\sigma}_j^2}{\hat{\sigma}_{\bar{x}}^2}, \qquad (7.28)$$

- proportionale Aufteilungen

$$n = \frac{\sum_{j=1}^{k} g_j \cdot \hat{\sigma}_j^2}{\hat{\sigma}_{\bar{x}}^2}, \qquad (7.29)$$

- optimale Aufteilungen

$$n = \frac{\left(\sum_{j=1}^{k} g_j \cdot \hat{\sigma}_j\right)^2}{\hat{\sigma}_{\bar{x}}^2}; \qquad (7.30)$$

mit

g_j = Gewicht der Schicht $j (N_j/N)$,
$\hat{\sigma}_j$ = geschätzte Standardabweichung des untersuchten Merkmals in der Schicht j und
$\hat{\sigma}_{\bar{x}}$ = Standardfehler des Mittelwertes $\bar{x}$.

Der Gesamtumfang einer geschichteten Stichprobe mit beliebiger Schichtung ist nicht kalkulierbar. [Dies verdeutlicht die Bestimmungsgleichung (7.21) für $\hat{\sigma}_{\bar{x}(\text{bel})}$, in der der Gesamtstichprobenumfang n nicht vorkommt.]

Den drei Gleichungen ist zu entnehmen, daß für die Kalkulation des Umfanges einer geschichteten Stichprobe die Schichtgewichte g_j sowie die Standardabweichungen in den einzelnen Schichten σ_j bekannt sein müssen. Erneut wird man sich bei der Planung von Stichprobenerhebungen häufig mit Schätzungen dieser Kennwerte begnügen müssen.

Die Schätzgenauigkeit hängt zudem davon ab, welchen Wert man für $\hat{\sigma}_{\bar{x}}$ einsetzt. Die Wahl von $\hat{\sigma}_{\bar{x}}$ wird durch den Umstand erleichtert, daß die Zufallsvariable $\bar{X}$ bei genügend großen Stichproben normalverteilt ist (vgl. S. 385 ff.). Der Bereich $\pm 3 \cdot \hat{\sigma}_{\bar{x}}$ umschließt damit praktisch alle denkbaren Werte für $\bar{X}$. Wir legen deshalb einen sinnvoll erscheinenden Wertebereich (Range) für $\bar{X}$ fest und dividieren diesen durch 6. Das Resultat ist in der Regel eine brauchbare Schätzung für $\hat{\sigma}_{\bar{x}}$. Einen genaueren Wert erhält man nach Gl. (7.17).

Beispiel: Die Handhabung der Bestimmungsgleichungen für Stichprobenumfänge sei im folgenden an einem Beispiel demonstriert. Es interessiert die Frage, wieviel Geld 16- bis 18jährige Lehrlinge monatlich im Durchschnitt für Genußmittel (Zigaretten, Süßigkeiten, alkoholische Getränke etc.) ausgeben. Der Parameter μ soll mit einer Genauigkeit von $\hat{\sigma}_{\bar{x}}$ = DM 2,- geschätzt werden, d. h. das 95%ige Konfidenzintervall lautet $\bar{x} \pm 1{,}96 \cdot$DM 2,- $= \bar{x} \pm$ DM 3,92 bzw. $\approx \bar{x} \pm$ DM 4,-. Man vermutet, daß die Ausgaben vom Alter der Lehrlinge abhängen und plant deshalb eine nach dem Alter (16jährige, 17jährige und 18jährige) geschichtete Stichprobe. Altersstatistiken von Lehrlingen legen die Annahme folgender Schichtgewichte nahe:

16jährige: $g_1 = 0{,}40$,
17jährige: $g_2 = 0{,}35$,
18jährige: $g_3 = 0{,}25$.

Um die Streuungen der Ausgaben in den einzelnen Altersklassen schätzen zu können, befragt man einige 16-, 17- und 18jährige Lehrlinge, wieviel Geld gleichaltrige Lehrlinge höchstens bzw. wenigstens ausgeben. Diese Angaben führen unter Verwendung der in Abb. 25 genannten Schätzformeln zu folgenden Werten:

16jährige: $\hat{\sigma}_1 = 20$,
17jährige: $\hat{\sigma}_2 = 24$,
18jährige: $\hat{\sigma}_3 = 28$,

Gesamtstreuung: $\hat{\sigma} = 36$.

Die folgenden Berechnungen zeigen, welche Stichprobenumfänge in Abhängigkeit von der Art der Schichtung erforderlich sind, um den Parameter μ mit der vorgegebenen Genauigkeit schätzen zu können. Zum Vergleich wird zunächst der Stichprobenumfang für eine einfache, nichtgeschichtete Zufallsstichprobe kalkuliert (vgl. S. 396 ff).

- Ungeschichtete Zufallsstichprobe (mit $\hat{}_{\bar{x}}=2$):

$$n = \frac{\hat{\sigma}^2}{\hat{\sigma}_{\bar{x}}^2} = \frac{36^2}{2^2} = 324.$$

- Gleichmäßig geschichtete Zufallsstichprobe:

$$n = \frac{k \cdot \sum_{j=1}^{k} g_j^2 \cdot \hat{\sigma}_j^2}{\hat{\sigma}_{\bar{x}}^2} = \frac{3 \cdot (0{,}40^2 \cdot 20^2 + 0{,}35^2 \cdot 24^2 + 0{,}25^2 \cdot 28^2)}{2^2} = 137{,}7 \approx 138.$$

- Proportional geschichtete Zufallsstichprobe:

$$n = \frac{\sum_{j=1}^{k} g_j \cdot \hat{\sigma}_j^2}{\hat{\sigma}_{\bar{x}}^2} = \frac{0{,}40 \cdot 20^2 + 0{,}35 \cdot 24^2 + 0{,}25 \cdot 28^2}{2^2} = 139{,}4 \approx 139.$$

- Optimal geschichtete Zufallsstichprobe:

$$n = \frac{\left(\sum_{j=1}^{k} g_j \cdot \hat{\sigma}_j\right)^2}{\hat{\sigma}_{\bar{x}}^2} = \frac{(0{,}40 \cdot 20 + 0{,}35 \cdot 24 + 0{,}25 \cdot 28)^2}{2^2} = 136{,}9 \approx 137.$$

Wie zu erwarten, erfordert die gewünschte Schätzgenauigkeit eine sehr viel größere Stichprobe, wenn keine Schichtung vorgenommen wird. Berücksichtigt man das Schichtungsmerkmal Alter, ist es (in diesem Beispiel) für die Schätzgenauigkeit praktisch unerheblich, ob die Stichprobe gleichmäßig, proportional oder optimal aufgeteilt wird. Die gegenüber der ungeschichteten Stichprobe erheblich reduzierten Stichprobenumfänge unterscheiden sich nur unbedeutend. Auch wenn die eingangs genannten Gewichte und Standardabweichungen der Schichten nur ungefähr richtig sind, dürfte ein Stichprobenumfang von $n = 150$ bei allen Schichtungsarten eine ausreichende Schätzgenauigkeit gewährleisten. Wird dieser optimal aufgeteilt, wären nach Gl. (7.26)

$$n_1 = \frac{0{,}40 \cdot 20}{23{,}4} \cdot 150 = 51{,}3 \approx 51 \text{ 16jährige,}$$

$$n_2 = \frac{0{,}35 \cdot 24}{23{,}4} \cdot 150 = 53{,}8 \approx 54 \text{ 17jährige}$$

und

$$n_3 = \frac{0{,}25 \cdot 28}{23{,}4} \cdot 150 = 44{,}9 \approx 45 \text{ 18jährige}$$

Lehrlinge zu befragen.

Schätzung von Populationsanteilen

Im Unterschied zum Mittelwertsparameter μ, der mit geschichteten Stichproben in der Regel erheblich genauer geschätzt werden kann als mit einfachen Zufallsstichproben, führt die Berücksichtigung eines Schichtungsmerkmals bei der Schätzung eines Anteilsparameters π meistens nur zu einer unwesentlichen Genauigkeitserhöhung. Dennoch soll dieser Weg einer Parameterschätzung kurz beschrieben werden.

Wie bereits erwähnt, stellt die relative Häufigkeit bzw. der Anteil p der in einer Zufallsstichprobe angetroffenen Untersuchungsobjekte mit dem untersuchten Merkmal A eine erwartungstreue Schätzung des Populationsparameters π dar (vgl. S. 379):

$$p_A = \frac{n_A}{n} = \text{Anteil der Untersuchungsteilnehmer mit dem Merkmal A.}$$

Setzt man eine Stichprobe des Umfanges n aus k Teilstichproben zusammen, die sich bezüglich eines Schichtungsmerkmals unterscheiden, ist der Anteil p_j in jeder Teilstichprobe j eine erwartungstreue Schätzung von π_j, wobei

$$p_j = \frac{n_{A(j)}}{n_j}$$

$$\left(\sum_{j=1}^{k} n_{A(j)} = n_A \text{ und } \sum_{j=1}^{k} n_j = n\right).$$

Bekannte Schichtgewichte g_j ($g_j = N_j/N$; vgl. S. 401) vorausgesetzt, führt die folgende Gleichung zu einer die Schichten zusammenfassenden, erwartungstreuen Schätzung von π:

$$p = \sum_{j=1}^{k} g_j \cdot p_j. \tag{7.31}$$

Diese Gleichung gilt unabhängig davon, wie viele Untersuchungseinheiten den einzelnen Schichten entnommen wurden.

Bei wiederholter Ziehung geschichteter Stichproben streut dieser p-Wert mit

$$\hat{\sigma}_p = \sqrt{\sum_{j=1}^{k}\left(g_j^2 \cdot \frac{p_j \cdot (1-p_j)}{n_j}\right)}, \tag{7.31a}$$

wobei auch diese Gleichung für beliebige Aufteilung gilt.

Beispiel: Das folgende Beispiel zeigt, wie man mit diesen Gleichungen zu einem Konfidenzintervall für den Parameter π gelangt. Bei einer Befragung von $n=1000$ zufällig ausgewählten, wahlberechtigten Personen einer Großstadt gaben 350 (also 35%) an, bei der nächsten Wahl Partei A wählen zu wollen. Ohne Berücksichtigung eines Schichtungsmerkmals resultiert für den Standardfehler des Schätzwertes $p=0{,}35$:

$$\hat{\sigma}_p = \sqrt{\frac{p \cdot (1-p)}{n}} = \sqrt{\frac{0{,}35 \cdot 0{,}65}{1000}}$$
$$= \sqrt{0{,}000228} = 0{,}0151.$$

Für das 99%ige Konfidenzintervall (mit $z=2{,}58$) ergibt sich also nach Gl. (7.8)

$$0{,}35 \pm 2{,}58 \cdot 0{,}0151 = 0{,}35 \pm 0{,}039.$$

Das Konfidenzintervall lautet 35% ± 3,9%.

Nun sei jedoch bekannt, daß die Attraktivität der Partei A vom Bildungsniveau der Wähler abhängt. Man stellt fest, daß 37% der befragten Personen eine weiterführende Schule besuchten; 32% haben einen Hauptschulabschluß mit Lehre und 31% einen Hauptschulabschluß ohne Lehre. Diese Zahlen werden als Schätzungen der Schichtgewichte bzw. Populationsanteile verwendet. Die Anzahl der Personen innerhalb dieser Schichten, die Partei A zu wählen beabsichtigen, lauten:

weiterführende Schule: $n_{A(1)}=185$; $p_1=0{,}500$; $n_1=370$
Hauptschule mit Lehre: $n_{A(2)}=96$; $p_2=0{,}300$; $n_2=320$
Hauptschule ohne Lehre: $n_{A(3)}=69$; $p_3=0{,}223$; $n_3=310$

Als Schätzwert für p ergibt sich damit

$$p = \sum_{j=1}^{k} g_j \cdot p_j$$
$$= 0{,}37 \cdot 0{,}500 + 0{,}32 \cdot 0{,}300 + 0{,}31 \cdot 0{,}223$$
$$= 0{,}35.$$

(Dieser p-Wert ist natürlich mit dem p-Wert der ungeschichteten Stichprobe identisch, da die Schichtgewichte g_j den relativen Häufigkeiten entsprechen. Die Stichprobe ist *selbstgewichtend*; vgl. S. 402.)

$$\hat{\sigma}_p = \sqrt{\sum_{j=1}^{k} g_j^2 \cdot \frac{p_j \cdot (1-p_j)}{n_j}}$$
$$= \sqrt{0{,}37^2 \cdot \frac{0{,}5 \cdot 0{,}5}{370} + 0{,}32^2 \cdot \frac{0{,}3 \cdot 0{,}7}{320} + 0{,}31^2 \cdot \frac{0{,}223 \cdot 0{,}777}{310}}$$
$$= 0{,}0146.$$

Damit beträgt das Konfidenzintervall:

$$0{,}35 \pm 2{,}58 \cdot 0{,}0146 = 0{,}35 \pm 0{,}0377.$$

Das Konfidenzintervall hat sich also nur geringfügig (um 0,12%) verkleinert, obwohl ein Schichtungsmerkmal berücksichtigt wurde, das offensichtlich eng mit dem untersuchten Merkmal zusammenhängt.

Die Vorhersage wird auch nicht viel präziser, wenn die Gesamtstichprobe nicht – wie im Beispiel – proportional, sondern nach folgender Gleichung optimal aufgeteilt wird:

$$n_j = n \cdot \frac{g_j \cdot \sqrt{p_j \cdot (1-p_j)}}{\sum_{j=1}^{k} g_j \cdot \sqrt{p_j \cdot (1-p_j)}}. \tag{7.32}$$

Im Beispiel ergeben sich unter Verwendung der empirischen p_j-Werte:

$$n_1 = 1000 \cdot \frac{0{,}37 \cdot \sqrt{0{,}5 \cdot 0{,}5}}{0{,}4607} = 401{,}6 \approx 402,$$

$$n_2 = 1000 \cdot \frac{0{,}32 \cdot \sqrt{0{,}3 \cdot 0{,}7}}{0{,}4607} = 318{,}3 \approx 318,$$

$$n_3 = 1000 \cdot \frac{0{,}31 \cdot \sqrt{0{,}223 \cdot 0{,}777}}{0{,}4607} = 280{,}1 \approx 280.$$

Mit diesen Stichprobenumfängen (und unter Beibehaltung der übrigen Werte) resultiert für p ebenfalls eine Standardabweichung von $\hat{\sigma}_p = 0{,}0146$, d. h. die optimale Aufteilung führt in diesem Beispiel (zumindest für die ersten 4 Nachkommastellen) zu keiner verbesserten Schätzung.

Stichprobenumfänge: Auch für Untersuchungen von Populationsanteilen ist es ratsam, den erforderlichen Umfang der geschichteten Stichprobe vor Untersuchungsbeginn zu kalkulieren. Wiederum benötigen wir hierfür Angaben über die Schichtgewichte, über die mutmaßlichen p-Werte innerhalb der Schichten sowie über eine maximal tolerierbare Fehlergröße (Konfidenzintervall). Die Stichprobenumfänge ergeben sich nach folgenden Gleichungen (vgl. Schwarz, 1975):

- Gleichmäßige Aufteilungen

$$n = \frac{k \cdot \sum_{j=1}^{k} g_j^2 \cdot p_j \cdot (1 - p_j)}{\hat{\sigma}_p^2}, \tag{7.33}$$

- Proportionale Aufteilungen

$$n = \frac{\sum_{j=1}^{k} g_j \cdot p_j \cdot (1 - p_j)}{\hat{\sigma}_p^2}, \tag{7.34}$$

- Optimale Aufteilungen

$$n = \frac{\left(\sum_{j=1}^{k} g_j \cdot \sqrt{p_j \cdot (1 - p_j)}\right)^2}{\hat{\sigma}_p^2}. \tag{7.35}$$

Wir wollen diese Gleichungen am oben erwähnten Beispiel verdeutlichen. Gesucht wird derjenige Stichprobenumfang, der mit 99%iger Wahrscheinlichkeit eine maximale Fehlertoleranz von 1% gewährleistet, d. h. das 99%ige Konfidenzintervall soll $p \pm 1\%$ betragen. $\hat{\sigma}_p$ errechnet sich dann in folgender Weise:

$$2{,}58 \cdot \hat{\sigma}_p = 0{,}01$$

$$\text{bzw. } \hat{\sigma}_p = 0{,}00388.$$

Als p_j- und g_j-Werte verwenden wir die bereits bekannten Angaben. Es resultieren die folgenden Stichprobenumfänge:

- Zufallsstichprobe ohne Schichtung:

$$n = \frac{p \cdot (1 - p)}{\hat{\sigma}_p^2} = \frac{0{,}35 \cdot 0{,}65}{0{,}00388^2} = 15\,111{,}9 \approx 15\,112.$$

- Geschichtete Stichprobe mit gleichmäßiger Aufteilung:

$$n = \frac{k \cdot \sum_{j=1}^{k} g_j^2 \cdot p_j \cdot (1 - p_j)}{\hat{\sigma}_p^2}$$
$$= \frac{3 \cdot (0{,}37^2 \cdot 0{,}5 \cdot 0{,}5 + 0{,}32^2 \cdot 0{,}3 \cdot 0{,}7 + 0{,}31^2 \cdot 0{,}223 \cdot 0{,}777)}{0{,}00388^2}$$
$$= 14\,423{,}8 \approx 14\,424.$$

- Geschichtete Stichprobe mit proportionaler Aufteilung

$$n = \frac{\sum_{j=1}^{k} g_j \cdot p_j \cdot (1 - p_j)}{\hat{\sigma}_p^2}$$
$$= \frac{0{,}37 \cdot 0{,}5 \cdot 0{,}5 + 0{,}32 \cdot 0{,}3 \cdot 0{,}7 + 0{,}31 \cdot 0{,}223 \cdot 0{,}777}{0{,}00388^2}$$
$$= 14\,176{,}2 \approx 14\,176.$$

- Geschichtete Stichprobe mit optimaler Aufteilung

$$n = \frac{\left(\sum_{j=1}^{k} g_j \cdot \sqrt{p_j \cdot (1 - p_j)}\right)^2}{\hat{\sigma}_p^2}$$
$$= \frac{(0{,}37 \cdot \sqrt{0{,}5 \cdot 0{,}5} + 0{,}32 \cdot \sqrt{0{,}3 \cdot 0{,}7} + 0{,}31 \cdot \sqrt{0{,}223 \cdot 0{,}777})^2}{0{,}00388^2}$$
$$= 14\,097{,}4 \approx 14\,097.$$

7.2.2 Die Klumpenstichprobe

Parameterschätzungen – so zeigte der vergangene Abschnitt – werden genauer, wenn die Gesamtstichprobe keine einfache Zufallsstichprobe ist, sondern sich aus mehreren Teilstichproben, sogenannten Schichten, zusammensetzt, welche die Ausprägungen eines mit dem untersuchten Merkmal möglichst hoch korrelierenden Schichtungsmerkmals repräsentieren. Die Gesamtstichprobe besteht aus mehreren Teilstichproben, die zufällig aus den durch das Schichtungsmerkmal definierten Teilpopulationen entnommen sind.

Die Klumpenstichprobe (Cluster Sample) erfordert, daß die Gesamtpopulation aus vielen Teilpopulationen oder Gruppen von Untersuchungsobjekten besteht, von denen eine zufällige Auswahl

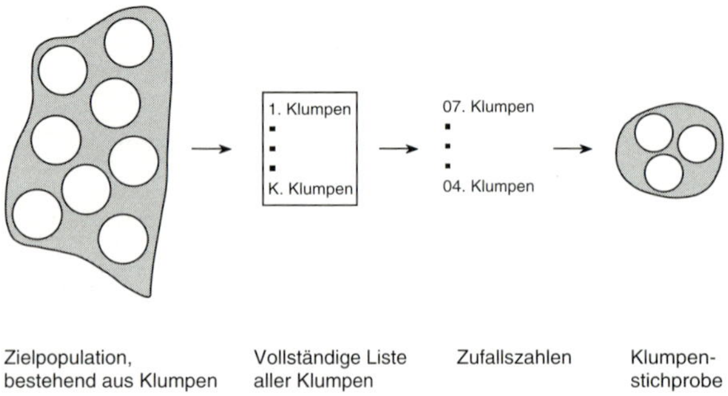

Abb. 27. Ziehung einer Klumpenstichprobe

von Gruppen vollständig erhoben wird (s. Abb. 27). Bei einer Untersuchung von Schülern würde man beispielsweise die Stichprobe aus allen Schülern mehrerer zufällig ausgewählter Schulklassen zusammensetzen und bei einer Untersuchung von Betriebsangehörigen einzelne Betriebe oder Abteilungen vollständig erheben. Untersucht man Krankenhauspatienten, könnte man z. B. alle Patienten einiger zufällig ausgewählter Krankenhäuser zu einer Stichprobe zusammenfassen. Wann immer eine Population aus vielen Gruppen oder natürlich zusammenhängenden Teilkollektiven besteht (für die in der deutschsprachigen Literatur die Bezeichnung „Klumpen" üblich ist), bietet sich die Ziehung einer Klumpenstichprobe an. Wir werden später erläutern, unter welchen Umständen diese Stichprobentechnik zu genaueren Parameterschätzungen führt als eine einfache Zufallsauswahl.

Die Klumpenstichprobe erfordert weniger organisatorischen Aufwand als die Zufallsstichprobe. Während eine Zufallsstichprobe strenggenommen voraussetzt, daß alle Untersuchungsobjekte der Population einzeln erfaßt sind, benötigt die Klumpenstichprobe lediglich eine vollständige Liste aller in der Population enthaltenen Klumpen. Diese ist in der Regel einfacher anzufertigen als eine Zusammenstellung aller einzelnen Untersuchungsobjekte.

Sämtliche Untersuchungsobjekte, die sich in den zufällig ausgewählten Klumpen befinden, bilden die Klumpenstichprobe. Der Auswahlvorgang bezieht sich hier nicht, wie bei der Zufallsstichprobe, auf die einzelnen Untersuchungsobjekte, sondern auf die Klumpen, wobei sämtliche ausgewählten Klumpen vollständig, d. h. mit allen Untersuchungsobjekten erfaßt werden ($n_j=N_j$). Hierbei ist darauf zu achten, daß jedes Untersuchungsobjekt nur einem Klumpen angehört, daß sich also die Klumpen nicht wechselseitig überschneiden.

Im folgenden wird gezeigt, wie Populationsmittelwerte (μ) und Populationsanteile (π) mit Klumpenstichproben geschätzt werden können.

> **! Man zieht eine Klumpenstichprobe, indem man aus einer in natürliche Gruppen (Klumpen) gegliederten Population nach dem Zufallsprinzip eine Anzahl von Klumpen auswählt und diese Klumpen dann vollständig untersucht.**

Schätzung von Populationsmittelwerten

Eine Population möge aus K Klumpen bestehen, von denen k Klumpen zufällig ausgewählt werden. Im Unterschied zur Zufallsstichprobe, bei der die geforderte Relation von Stichprobenumfang (n) zu Populationsumfang (N) ($n/N<0{,}05$) in der Regel als gegeben angesehen wurde, ist der Auswahlsatz $f=k/K$ bei der Untersuchung einer Klumpenstichprobe häufig nicht zu vernachlässigen. In vielen Untersuchungen besteht die zu beschreibende Population nur aus einer begrenzten Anzahl von Klumpen (z. B. Großstädte, Universitäten, Wohnareale in einer Stadt, Häuserblocks in einem Wohnareal, Wohnungen in einem Häuserblock), so daß die Berücksichtigung des Auswahlsatzes f die Präzision der Parameterschätzung erheblich verbessern kann.

Der *Auswahlsatz* f stellt die Wahrscheinlichkeit dar, mit der ein Klumpen der Population in die Stichprobe aufgenommen wird. Da jedes Untersuchungsobjekt nur einem Klumpen angehören darf, ist dies gleichzeitig die Auswahlwahrscheinlichkeit eines beliebigen Untersuchungsobjektes.

Mittelwert: Bezeichnen wir den Meßwert des i-ten Untersuchungsobjektes ($i=1,2...N_j$) im j-ten Klumpen ($j=1,2...k$) mit x_{ij}, ist der Mittelwert eines Klumpens j ($\bar{x}_j$) durch

$$\bar{x}_j = \frac{\sum_{i=1}^{N_j} x_{ij}}{N_j}$$

definiert. (Da die ausgewählten Klumpen vollständig erhoben werden, verwenden wir N_j für den

Umfang des Klumpens j.) Hierbei gehen wir von der realistischen Annahme aus, daß die einzelnen Klumpen unterschiedliche Umfänge aufweisen.

Den Gesamtmittelwert der Untersuchungsobjekte aller ausgewählten Klumpen bezeichnen wir mit $\bar{\bar{x}}$. Er ergibt sich zu

$$\bar{\bar{x}} = \frac{\sum_{j=1}^{k}\sum_{i=1}^{N_j} x_{ij}}{\sum_{j=1}^{k} N_j} \qquad (7.36)$$

An dieser Stelle zeigt sich bereits eine Besonderheit von Klumpenstichproben: Der Mittelwert $\bar{\bar{x}}$ ist nur dann eine erwartungstreue Schätzung von μ, wenn alle Klumpen den gleichen Umfang aufweisen und/oder die einzelnen Klumpen Zufallsstichproben der Gesamtpopulation darstellen. Dies trifft natürlich nicht zu, denn zum einen wurde jeder zufällig ausgewählte Klumpen unbeschadet seiner Größe vollständig erhoben, und zum anderen muß man davon ausgehen, daß natürlich zusammenhängende Untersuchungsobjekte (Schulklassen, Abteilungen etc.) gegenüber der Gesamtpopulation klumpenspezifische Besonderheiten aufweisen. Werden nur wenige Klumpen mit stark unterschiedlichen Umfängen untersucht, können diese zu erheblichen Fehlschätzungen von μ führen (*Klumpeneffekt*; im einzelnen vgl. hierzu Böltken, 1976, S. 305ff., oder genauer Kish, 1965, Kap. 6). Klumpenstichproben eignen sich deshalb nur dann für die Beschreibung von Populationen, wenn man annehmen kann, daß alle Klumpen die Gesamtpopulation annähernd gleich gut repräsentieren. Dies wiederum bedeutet, daß *die Klumpen – im Unterschied zu den Schichten einer geschichteten Stichprobe – untereinander sehr ähnlich, die einzelnen Klumpen in sich aber heterogen sind.* Je unterschiedlicher die Untersuchungsobjekte eines jeden Klumpens in bezug auf das untersuchte Merkmal sind, desto genauer schätzt die Klumpenstichprobe den unbekannten Parameter. Diese Aussage betrifft nicht nur das Kriterium der Erwartungstreue, sondern – wie weiter unten gezeigt wird – auch das Konfidenzintervall.

Für die Praxis schätzt der Stichprobenkennwert $\bar{\bar{x}}$ nach Cochran (1972, Kap. 6.5) den Parameter μ hinreichend genau, wenn der Variationskoeffizient V der einzelnen Klumpenumfänge den Wert 0,1 nicht überschreitet (nach Kish, 1965, Kap. 6.3, sind auch Werte $V<0{,}2$ noch tolerierbar). Dieser Variationskoeffizient relativiert den Standardfehler des durchschnittlichen Klumpenumfangs am Durchschnitt aller Klumpenumfänge:

$$V = \frac{\hat{\sigma}_{\bar{N}}}{\bar{N}} \leqq 0{,}2. \qquad (7.37)$$

Diese Überprüfung wird in Tafel 38 numerisch verdeutlicht.

Standardfehler: Durch die zufällige Auswahl von Klumpen ist nicht nur die Summe aller Meßwerte (Zähler in Gl. 7.36), sondern auch der Stichprobenumfang (Nenner in Gl. 7.36) eine Zufallsvariable, was bei der Ermittlung des Standardfehlers von $\bar{\bar{x}}$ zu berücksichtigen ist. Für $V \leqslant 0{,}2$ stellt die folgende Gleichung eine brauchbare Approximation des Standardfehlers $\hat{\sigma}_{\bar{\bar{x}}}$ dar.

$$\hat{\sigma}_{\bar{\bar{x}}} = \sqrt{\frac{1-f}{n^2} \cdot \frac{k}{k-1} \cdot \sum_{j=1}^{k}\left(\sum_{i=1}^{N_j} x_{ij} - \bar{\bar{x}} \cdot N_j\right)^2}$$

$$\text{mit } n = \sum_{j=1}^{k} N_j \qquad (7.38)$$

(zur Herleitung dieser Gleichung s. Kish, 1965, Kap. 6.3). Diese Gleichung enthält implizit die Annahme, daß $\bar{N}$, der Durchschnitt aller Klumpenumfänge, durch $\sum_j N_j/k$ hinreichend genau geschätzt wird, was um so eher zutrifft, je größer k ist (vgl. Cochran, 1972, Gl. 11.12). Sie verdeutlicht ferner, daß die Unterschiedlichkeit der Werte innerhalb der Klumpen den Standardfehler zumindest direkt nicht beeinflußt. Dadurch, daß alle ausgewählten Klumpen vollständig erhoben werden, sind die Klumpenmittelwerte $\bar{x}_j$ frei von Stichprobenfehlern, so daß der Standardfehler ausschließlich auf der Unterschiedlichkeit zwischen den Klumpen basiert.

Die Unterschiedlichkeit der Klumpen wird in Gl. (7.38) durch den Klammerausdruck erfaßt. Er vergleicht die Summe der Meßwerte pro Klumpen mit derjenigen Summe, die zu erwarten wäre, wenn sich die Klumpen nicht (bzw. nur in ihren Umfängen) unterscheiden würden.

Sind die Klumpensummen nur wenig voneinander verschieden, resultiert ein kleiner Standardfehler.

Die Abweichung eines Meßwertes x_{ij} vom Gesamtmittel $\bar{\bar{x}}$ läßt sich in die Abweichung des Meßwertes x_{ij} vom Klumpenmittel $\bar{x}_j$ und die Abweichung des Klumpenmittels $\bar{x}_j$ vom Gesamtmittel $\bar{\bar{x}}$ zerlegen:

$$(x_{ij} - \bar{\bar{x}}) = (x_{ij} - \bar{x}_j) + (\bar{x}_j - \bar{\bar{x}}).$$

Sind nun bei gegebenen Abweichungen $(x_{ij} - \bar{x})$ die Abweichungen der Klumpenmittel $\bar{x}_j$ vom Gesamtmittel $\bar{\bar{x}}$ klein (diese Abweichungen entsprechen dem Klammerausdruck in Gl. 7.38), müssen die Abweichungen $(x_{ij} - \bar{x}_j)$ zwangsläufig groß sein. Hier zeigt sich erneut, wann die Ziehung einer Klumpenstichprobe empfehlenswert ist: Die Unterschiedlichkeit zwischen den Klumpen sollte klein, die Unterschiedlichkeit innerhalb der Klumpen jedoch groß sein.

Der Ausdruck 1–f korrigiert (verkleinert) den Standardfehler in Abhängigkeit von der Größe des Auswahlsatzes $f = k/K$. Für praktische Zwecke ist er wirkungslos, wenn $f < 0{,}05$.

> **!** Bei der Klumpenstichprobe sollte jeder einzelne Klumpen die Population annähernd gleich gut repräsentieren, d. h. die Klumpen sollten in sich heterogen, aber untereinander möglichst ähnlich sein. Demgegenüber sind bei einer geschichteten Stichprobe die einzelnen Schichten in sich homogen, aber untereinander sehr unterschiedlich.

Konfidenzintervall: Unter Verwendung von Gl. (7.38) läßt sich das Konfidenzintervall für $\bar{\bar{x}}$ in üblicher Weise berechnen (s. Gl. 7.7a oder Tafel 38). Man muß jedoch beachten, daß die Verteilung von $\bar{\bar{x}}$ (normal- oder t-verteilt) nicht vom Stichprobenumfang n, sondern von der Anzahl der Klumpen k abhängt. Ist $k \leqslant 30$, verwendet man für die Bestimmung des Konfidenzintervalls die t-Verteilung mit k–1 Freiheitsgraden unter der Voraussetzung normalverteilter Klumpenmittelwerte. Wegen des zentralen Grenzwerttheorems (vgl. S. 385 ff.), das bei ungleich großen Stichproben allerdings nur bedingt gültig ist, dürfte diese Voraussetzung auf die Verteilung der Mittelwerte eher zutreffen als auf die Verteilung des untersuchten Merkmals.

Tafel 38 zeigt den Rechengang zur Bestimmung eines Konfidenzintervalls auf der Basis einer Klumpenstichprobe. Um diese Stichprobentechnik mit den bisher behandelten Stichprobentechniken besser vergleichen zu können, wird hierfür erneut das Beispiel der Tafeln 36 und 37 verwendet.
Ist eine Klumpenstichprobe zur Schätzung von μ unbrauchbar, weil die Klumpenumfänge nach Gl. (7.37) zu heterogen sind, muß die Anzahl der Klumpen erhöht werden. Wie man sich leicht überzeugen kann, verringert sich dadurch der Variationskoeffizient V.

Wenn eine Population nur aus sehr großen Klumpen besteht, ist es häufig zu aufwendig, eine Klumpenauswahl vollständig zu erheben. In diesem Fall wird aus den zufällig ausgewählten Klumpen jeweils nur eine begrenzte Auswahl zufällig ausgewählter Untersuchungsobjekte untersucht. Wir werden hierüber ausführlich in Abschnitt 7.2.3 (mehrstufige Stichproben) berichten.

Schätzung von Populationsanteilen

Für die Schätzung von Populationsanteilen können wir auf die Überlegungen des letzten Abschnittes (Schätzung von Populationsmittelwerten) zurückgreifen. Man behandelt die in den einzelnen Klumpen registrierten Merkmalsanteile wie eine stetige Variable (die natürlich nur Werte zwischen 0 und 1 annimmt) und ersetzt in Gleichung (7.36) den Durchschnittswert einfach durch den entsprechenden p-Wert. Die üblicherweise für Anteilsschätzungen einschlägige Binomialverteilung ist hier nicht zu verwenden. Cochran (1972, Kap. 3.12) macht anhand einiger Beispiele auf häufig in diesem Zusammenhang begangene Fehler aufmerksam.

Die für Anteilsschätzungen modifizierten Gleichungen lauten damit:

$$p_j = \frac{N_{A(j)}}{N_j}.$$

$N_{A(j)}$ ist hierbei die Anzahl der Untersuchungseinheiten mit dem Merkmal A im Klumpen j. Der Wert p_j stellt also den Anteil der Untersuchungsobjekte mit dem Merkmal A im Klumpen j dar. Eine alle Klumpen zusammenfassende Schätzung für π liefert folgende Gleichung:

$$\bar{p} = \frac{\sum_{j=1}^{k} N_{A(j)}}{\sum_{j=1}^{k} N_j}. \qquad (7.38a)$$

TAFEL 38

Wie umfangreich sind Diplomarbeiten?
III: Die Klumpenstichprobe

Nach der Schätzung der durchschnittlichen Seitenzahl von Diplomarbeiten im Fach Psychologie aufgrund einer Zufallsstichprobe (Tafel 36) und aufgrund einer geschichteten Stichprobe (Tafel 37) wird die gleiche Fragestellung nun aufgegriffen, um den Einsatz einer Klumpenstichprobe zu veranschaulichen. Zunächst ist die Frage zu erörtern, in welche Klumpen die Gesamtpopulation der Diplomarbeiten aufgeteilt werden soll. Hier bieten sich z. B. die an den einzelnen Psychologischen Instituten pro Semester abgeschlossenen Arbeiten an, die von einem Hochschullehrer in einem Jahr betreuten Arbeiten oder eine Gruppierung aller Arbeiten nach verwandten Themen.

Da die Aufstellung aller Hochschullehrer relativ wenig Mühe bereitet, entschließt man sich für die zweite Art der Klumpenbildung. Aus der Liste aller Hochschullehrer werden 15 zufällig ausgewählt und um Angaben über die Seitenzahlen der von Ihnen im vergangenen Jahr betreuten Diplomarbeiten gebeten. Das Jahr, über das ein Hochschullehrer zu berichten hat, wird ebenfalls aus den vergangenen 10 Jahren, die der Populationsdefinition zugrunde liegen (vgl. Tafel 36), pro Hochschullehrer zufällig ausgewählt. Diese Erhebungen führen zu folgenden statistischen Daten. (Es wurde bewußt darauf geachtet, daß die statistischen Angaben für die Klumpenstichprobe mit den entsprechenden Daten für die Zufallsstichprobe in Tafel 36 und für die geschichtete Stichprobe in Tafel 37 weitgehend übereinstimmen.)
Anzahl aller Hochschullehrer (HSL): $K = 450$
Anzahl der ausgewählten Hochschullehrer: $k = 15$

Nr. d. HSL	Anzahl der Arbeiten	Summe der Seitenzahl	Durchschnittliche Seitenzahl
1	8	720	90
2	2	210	105
3	10	950	95
4	9	837	93
5	7	658	94
6	9	819	91
7	6	552	92
8	1	124	124
9	7	616	88
10	11	946	86
11	5	455	91
12	9	801	89
13	3	291	97
14	6	570	95
15	7	651	93

$$n = \sum_{j=1}^{k} N_j = 100; \quad \sum_{j=1}^{k}\sum_{i=1}^{N_j} x_{ij} = 9200; \quad \bar{\bar{x}} = 92$$

Wie die folgende Berechnung zeigt, sind die Unterschiede zwischen den Klumpenumfängen N_j nach Gl. (7.37) tolerierbar.

$$V = \frac{\hat{\sigma}_{\bar{N}}}{\bar{N}} = \frac{\sqrt{\sum_{j=1}^{k}(N_j - \bar{N})^2}}{\sqrt{k \cdot (k-1)} \cdot \bar{N}} = \frac{\sqrt{119{,}33}}{\sqrt{15 \cdot 14} \cdot 6{,}67}$$

$$= 0{,}113,$$

wobei

$$\bar{N} = \frac{\sum_{j=1}^{k} N_j}{k} = \frac{100}{15} = 6{,}67.$$

Der Wert ist kleiner als 0,20, d. h. die gezogene Klumpenstichprobe ist nach Kish (1965) für die Schätzung des Parameters μ akzeptabel.

Für den Standardfehler $\hat{\sigma}_{\bar{\bar{x}}}$ resultiert:

$$\hat{\sigma}_{\bar{\bar{x}}} = \sqrt{\frac{1-f}{n^2} \cdot \frac{k}{k-1} \cdot \sum_{j=1}^{k}\left(\sum_{i=1}^{N_j} x_{ij} - \bar{\bar{x}} \cdot N_j\right)^2}$$

$$= \sqrt{\frac{1 - \frac{15}{450}}{100^2} \cdot \frac{15}{14} \cdot 9\,706} = 1{,}003.$$

Der Korrekturfaktor 1-f hat in diesem Beispiel den Wert $1 - \frac{15}{450} = 0{,}967$ und verkleinert damit den Standardfehler nur unwesentlich.

Tabelle E 3 ist zu entnehmen, daß die Werte $t = \pm 2{,}977$ von der t-Verteilung mit 14 Freiheitsgraden an den Extremen jeweils 0,005% der Flä-

TAFEL 38

che abschneiden. Für das 99%ige Konfidenzintervall resultiert damit nach Gl. (7.7a):

$$92 \pm 2{,}977 \cdot 1{,}003 = 92 \pm 2{,}99.$$

Diese Klumpenstichprobe schätzt damit die durchschnittliche Seitenzahl von Diplomarbeiten erheblich genauer als die Zufallsstichprobe bzw. die geschichtete Stichprobe der Tafeln 36 und 37.

Der Wert $\bar{p}$ schätzt π für praktische Zwecke hinreichend genau, wenn Gleichung (7.37) erfüllt ist. Mit dieser Symbolik resultiert für den Standardfehler $\hat{\sigma}_{\bar{p}}$:

$$\hat{\sigma}_{\bar{p}} = \sqrt{\frac{1-f}{n^2} \cdot \frac{k}{k-1} \cdot \sum_{j=1}^{k} (N_{A(j)} - \bar{p} \cdot N_j)^2}. \tag{7.39}$$

Beispiel: Zur Erläuterung dieser Gleichungen wählen wir erneut das auf S. 408 erwähnte Beispiel, das den Anteil der wahlberechtigten Bürger einer Großstadt prüfte, der beabsichtigt, eine Partei A zu wählen. Statt einer Zufallsstichprobe von N= 1000 Personen soll nun eine Klumpenstichprobe mit ungefähr gleichem Umfang gezogen werden. Hierfür teilt man – unter Ausschluß von Grünflächen und gewerblich genutzten Flächen – das Stadtgebiet z. B. in 10 000 gleich große Flächenareale auf und wählt aus diesen 10 Flächenareale aus. Alle wahlberechtigten Personen dieser 10 Gebiete (Klumpen) werden befragt. Die Befragung führt zu den in Tabelle 26 aufgeführten Werten. (Die Zahlen wurden so gewählt, daß der Rechengang überschaubar bleibt und die Ergebnisse mit den auf S. 408 berichteten Resultaten verglichen werden können.)

Insgesamt beabsichtigen 35% ($\bar{p}=0{,}35$) der befragten Personen, Partei A zu wählen. Mit Gl. (7.37) prüfen wir, ob dieser Wert als Schätzer des Populationsparameters π akzeptabel ist.

$$V = \frac{\hat{\sigma}_{\bar{N}}}{\bar{N}} = \frac{\hat{\sigma}_N}{\sqrt{k} \cdot \bar{N}} = \frac{44{,}123}{\sqrt{10} \cdot 100} = 0{,}14.$$

(Mit $\hat{\sigma}_N$ = Standardabweichung der Klumpenumfänge N_j.)

Trotz der recht beachtlichen Unterschiede in den Klumpenumfängen bleibt der Variationskoeffizient unter der kritischen Grenze von 0,2, was damit zusammenhängt, daß der durchschnittliche Klumpenumfang mit N = 100 relativ groß ist.

Für den Standardfehler von $\bar{p}$ ermitteln wir nach Gl. (7.39)

$$\hat{\sigma}_{\bar{p}} = \sqrt{\frac{1-f}{n^2} \cdot \frac{k}{k-1} \cdot \sum_{j=1}^{k} (N_{A(j)} - \bar{p} \cdot N_j)^2}$$
$$= \sqrt{\frac{1-0{,}001}{1000^2} \cdot \frac{10}{9} \cdot 857{,}25} = 0{,}0308.$$

Der Standardfehler ist in diesem Beispiel ungefähr doppelt so groß wie der Standardfehler einer entsprechenden Zufallsstichprobe (vgl. S. 408). Dieses Ergebnis reflektiert die deutlichen Unterschiede in den Wähleranteilen der einzelnen Klumpen (vgl. Tabelle 26, letzte Spalte). Bei der vorliegenden Heterogenität der Klumpen erweist sich die Ziehung einer Klumpenstichprobe als äußerst ungünstig.

Für die Bestimmung des 99%igen Konfidenzintervalls benötigen wir die t-Verteilung mit 9 Freiheitsgraden (vgl. Anhang E, Tabelle 3). Der Wert $t = \pm 3{,}25$ schneidet an den Extremen dieser Verteilung jeweils 0,005% der Verteilung ab, d. h. wir erhalten als Konfidenzintervall:

$$0{,}35 \pm 3{,}25 \cdot 0{,}0308 = 0{,}35 \pm 0{,}1003.$$

Obwohl der Gesamtstichprobenumfang mit n = 1000 vergleichsweise groß ist, resultiert für den Wähleranteil ein Konfidenzintervall von 25% bis 45%. Dieses Konfidenzintervall dürfte den Untersuchungsaufwand in keiner Weise rechtfertigen. Das Beispiel demonstriert damit eine Untersuchungssituation, die für die Ziehung einer Klum-

Tabelle 26. Ergebnis einer Umfrage unter den Bewohnern von 10 Stadtgebieten

Nummer des Stadtgebietes (j)	Anzahl der Bewohner (N_j)	Anzahl der Wähler von A ($N_{A(j)}$)	Wähleranteil (P_j)
1	109	28	0,26
2	88	39	0,44
3	173	50	0,29
4	92	23	0,25
5	28	16	0,57
6	114	34	0,30
7	55	19	0,35
8	163	70	0,43
9	77	21	0,27
10	101	50	0,50
	1000	350	0,35

penstichprobe (mit Wohnarealen als Klumpen) denkbar ungeeignet ist.

7.2.3 Die mehrstufige Stichprobe

Eine Klumpenstichprobe – so zeigte der vorige Abschnitt – setzt sich aus mehreren vollständig erhobenen Klumpen zusammen. In der Praxis kommt es jedoch häufig vor, daß die natürlich angetroffenen Klumpen zu groß sind, um sie vollständig erheben zu können. In dieser Situation wird man statt einer Klumpenstichprobe eine 2-(oder mehr-)stufige Stichprobe ziehen (Multi-stage Sampling). Die erste Stufe betrifft die Zufallsauswahl der Klumpen und die zweite die Zufallsauswahl der Untersuchungsobjekte innerhalb der Klumpen. Damit erfaßt eine 2-stufige Stichprobe im Unterschied zur Klumpenstichprobe die einzelnen Klumpen nicht vollständig, sondern nur in zufälligen Ausschnitten. Die Klumpenstichprobe stellt einen Spezialfall der 2-stufigen Stichprobe dar. Aber auch die geschichtete Stichprobe ist ein Spezialfall der 2-stufigen Stichprobe. Hier werden auf der ersten Auswahlstufe alle Schichten (statt einer Auswahl von Klumpen) berücksichtigt, aus denen man jeweils eine Zufallsauswahl entnimmt.

Die 2-stufige Stichprobe bereitet – wie bereits die Klumpenstichprobe – erheblich weniger organisatorischen Aufwand als eine einfache Zufallsstichprobe. Für die Ziehung einer Zufallsstichprobe benötigen wir streng genommen eine komplette Liste aller Untersuchungsobjekte der Population, während für die 2-stufige Stichprobe lediglich eine vollständige Liste aller Klumpen sowie Listen der Untersuchungsobjekte in den ausgewählten Klumpen erforderlich sind (s. Abb. 28).

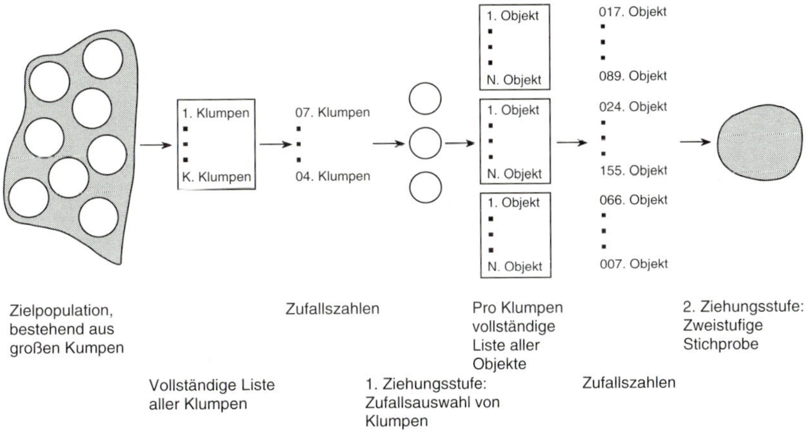

Abb. 28. Ziehung einer zweistufigen Stichprobe

Wollte man beispielsweise eine Befragung unter Mitgliedern von Wohngemeinschaften in einer Stadt durchführen, ist hierfür eine Liste aller Wohngemeinschaften und – nach erfolgter Zufallsauswahl einiger Wohngemeinschaften – eine Liste der Mitglieder dieser Wohngemeinschaften erforderlich. Die aus dieser Liste zufällig ausgewählten Personen konstituieren die 2-stufige Stichprobe.

Eine *3-stufige Stichprobe* von Gymnasiasten erhielte man beispielsweise, wenn aus der Liste aller zur Population gehörenden Gymnasien eine Zufallsauswahl getroffen wird (1. Stufe), aus diesen Schulen zufällig Schulklassen (2. Stufe) und aus den Klassen wiederum einige Schüler ausgewählt werden (3. Stufe). Bei großen, die Gesamtbevölkerung repräsentierenden Stichproben ist es durchaus üblich, Stichproben mit mehr als 3 Stufen zu ziehen.

! **Man zieht eine mehrstufige Stichprobe, indem man zunächst zufällig eine Klumpenstichprobe mit großen Klumpen zieht (1. Ziehungsstufe). Diese Klumpen werden nicht vollständig untersucht, sondern aus ihnen wird eine Zufallsstichprobe der Untersuchungsobjekte gezogen (2. Ziehungsstufe). Zieht man auf der zweiten Stufe wieder eine Klumpenstichprobe, ergibt sich durch Ziehung einer Zufallsstichprobe aus diesen Klumpen eine 3. Ziehungsstufe usw.**

Im folgenden wird gezeigt, wie aus mehrstufigen Stichproben Schätzungen von Mittelwertsparametern μ und Populationsanteilen π abgeleitet werden können.

Schätzung von Populationsmittelwerten

Für eine 2-stufige Stichprobe benötigen wir eine Zufallsauswahl von k Klumpen aus den K Klumpen der zu beschreibenden Population. Als ersten Auswahlsatz definieren wir $f_1 = k/K$. Für jeden ausgewählten Klumpen j ziehen wir aus den N_j Untersuchungsobjekten der Klumpen eine Zufallsstichprobe des Umfanges n_j. Der zweite Auswahlsatz heißt damit $f_{2(j)} = n_j/N_j$.

Die folgenden Ausführungen gehen davon aus, daß die Stichprobenumfänge n_j proportional zu den Klumpenumfängen N_j sind, daß also n_j/N_j = kon-stant = f_2 ist. Dies setzt voraus, daß die Umfänge der ausgewählten Klumpen zumindest ungefähr bekannt sind. (Cochran, 1972, Kap. 11, beschreibt Varianten mehrstufiger Stichproben, die diese Voraussetzung nicht machen.)

Bezeichnen wir die i-te Messung im j-ten Klumpen mit x_{ij} (mit $i = 1,2 \ldots n_j$ und $j = 1,2 \ldots k$), schätzt der folgende Stichprobenmittelwert den Parameter μ erwartungstreu.

$$\bar{\bar{x}} = \frac{\sum_{j=1}^{k} \sum_{i=1}^{n_j} x_{ij}}{\sum_{j=1}^{k} n_j}. \tag{7.40}$$

Wegen der zur Klumpengröße proportionalen Stichprobenumfänge kann auf eine Gewichtung der einzelnen Klumpenmittelwerte verzichtet werden (*selbstgewichtende Stichprobe,* vgl. S. 402). Den Standardfehler von $\bar{\bar{x}}$ ermitteln wir nach Gl. (7.41).

$$\hat{\sigma}_{\bar{\bar{x}}} = \sqrt{\frac{1-f_1}{n^2} \cdot \frac{k}{k-1} \cdot \sum_{j=1}^{k} \left(\sum_{i=1}^{n_j} x_{ij} - \bar{\bar{x}} \cdot n_j \right)^2 + f_1 \cdot (1-f_2) \cdot \frac{1}{n} \cdot \sum_{j=1}^{k} g_j \cdot \hat{\sigma}_j^2} \tag{7.41}$$

mit

$$\hat{\sigma}_j^2 = \frac{1}{n_j - 1} \cdot \sum_{i=1}^{n_j} (x_{ij} - \bar{x}_j)^2$$

$$\bar{x}_j = \frac{\sum_{i=1}^{n_j} x_{ij}}{n_j},$$

$$g_j = \frac{N_j}{N} \quad \left(\sum_{j=1}^{k} g_j = 0 \right)$$

$$N = \sum_{j=1}^{k} N_j$$

und

$$n = \sum_{j=1}^{k} n_j.$$

Die Bestimmung der Gewichte g_j setzt – wie bereits die Festlegung des Auswahlsatzes f_2 – voraus, daß die Klumpenumfänge bekannt sind oder doch zumindest geschätzt werden können. Tafel 39 erläutert, wie aus den Daten einer 2-stufigen Stich-

TAFEL 39

Wie umfangreich sind Diplomarbeiten? IV: Die 2-stufige Stichprobe

Bezugnehmend auf das Beispiel der Tafeln 36 bis 38 verdeutlicht diese Tafel die Ermittlung der durchschnittlichen Seitenzahl von Diplomarbeiten (einschließlich eines Konfidenzintervalls) anhand einer 2-stufigen Stichprobe. Die erste Auswahlstufe umfaßt sämtliche psychologischen Institute der Bundesrepublik Deutschland als Klumpen, von denen $k=10$ zufällig ausgewählt werden. Die in diesen Instituten in den letzten 10 Jahren angefertigten Diplomarbeiten bilden die 2. Auswahlstufe. Es werden aus den Arbeiten dieser Institute Zufallsstichproben gezogen, deren Größen proportional zur Anzahl aller Arbeiten des jeweiligen Instituts sind, die im vorgegebenen Zeitraum angefertigt wurden. Es wird ein Gesamtstichprobenumfang von ungefähr 100 Arbeiten angestrebt. (Die Stichprobe wäre 3-stufig, wenn man zusätzlich aus den ausgewählten Instituten z. B. Zufallsstichproben von Hochschullehrern gezogen hätte.)

Die Gesamtzahl aller psychologischen Institute mit einem Diplomstudiengang möge $K=46$ betragen. Für zehn auszuwählende Institute resultiert für den ersten Auswahlsatz also $f_1=k/K=10/46=0{,}217$. Von den ausgewählten Instituten werden Listen aller Diplomarbeiten der letzten 10 Jahre angefordert. Die Anzahl der Diplomarbeiten entspricht den Umfängen N_j der Klumpen. Die Größe der Stichproben n_j wird so gewählt, daß sie – bei einer Gesamtstichprobe von $n \approx 100$ – zu diesen N_j-Werten proportional sind.

Im Durchschnitt wurden pro Institut während des angegebenen Zeitraumes etwa 750 Diplomarbeiten abgegeben, d. h. der zweite Auswahlsatz lautet bei durchschnittlich zehn auszuwählenden Arbeiten $f_2=\frac{10}{750}=0{,}013$. Dieser Wert ist kleiner als 0,05; man könnte ihn deshalb in Gl. (7.41) vernachlässigen. Um den Rechengang vollständig zu demonstrieren, soll er jedoch nicht entfallen.

Die folgende Aufstellung enthält die für die Berechnungen erforderlichen Angaben. (Auf die Wiedergabe der einzelnen x_{ij}-Werte, die bekannt sein müssen, um die $\hat{\sigma}_j^2$-Werte zu bestimmen, wurde verzichtet.)

Nr. der Stichprobe (j)	Größe der Stichprobe (n_j)	Anzahl der Seiten in Stichprobe j	Durchschnittl. Seitenzahl in Stichprobe j ($\bar{x}_j$)	Varianz in Stichprobe j ($\hat{\sigma}_j^2$)
1	16	1488	93	1016
2	20	1700	85	970
3	4	360	90	840
4	8	752	94	1112
5	11	979	89	763
6	9	783	87	906
7	9	891	91	1004
8	11	1012	92	895
9	7	735	105	642
10	5	500	100	930

$$k=10; \quad n=\sum_{j=1}^{k} n_j = 100; \quad \sum_{j=1}^{k}\sum_{i=1}^{n_j} x_{ij} = 9\,200; \quad \bar{\bar{x}} = 92$$

Im Durchschnitt haben die 100 untersuchten Arbeiten also 92 Seiten. Für den Standardfehler dieses Mittelwertes erhalten wir nach Gl. (7.41)

$$\hat{\sigma}_{\bar{\bar{x}}} = \sqrt{\frac{1-f_1}{n^2}\cdot\frac{k}{k-1}\cdot\sum_{j=1}^{k}\left(\sum_{i=1}^{n_j} x_{ij} - \bar{\bar{x}}\cdot n_j\right)^2 + f_1\cdot(1-f_2)\cdot\frac{1}{n}\cdot\sum_{j=1}^{k} g_j\cdot\hat{\sigma}_j^2}$$

$$= \sqrt{\frac{1-0{,}217}{100^2}\cdot\frac{10}{9}\cdot 37\,140 + 0{,}217\cdot(1-0{,}013)\cdot\frac{1}{100}\cdot 924{,}84}$$

$$= \sqrt{3{,}23+1{,}98} = \sqrt{5{,}21} = 2{,}28.$$

Da die Stichprobenumfänge n_j proportional zu den Klumpenumfängen N_j festgelegt wurden, entsprechen die Gewichte g_j den durch n dividierten Stichprobenumfängen (also z. B. $g_1=16/100=0{,}16$).

Für die Bestimmung des Konfidenzintervalls legen wir in diesem Beispiel die t-Verteilung mit 9 Freiheitsgraden zugrunde. Für das 99%ige Konfidenzintervall gilt $t=\pm 3{,}25$, d. h. das Konfidenzintervall ergibt sich zu

$$92 \pm 3{,}25 \cdot 2{,}28 = 92 \pm 7{,}41.$$

Die Schätzgenauigkeit der 2-stufigen Stichprobe entspricht damit in diesem Beispiel der Schätzgenauigkeit der geschichteten Stichprobe in Tafel 37.

probe ein Konfidenzintervall für $\bar{\bar{x}}$ zu berechnen ist.

Vergleichende Bewertung: Gl. (7.41) verdeutlicht, unter welchen Umständen eine 2-stufige Stichprobe den Parameter μ besonders genau schätzt. Abgesehen von der Gesamtstichprobe, die bei allen Stichprobenarten mit wachsendem Umfang den Standardfehler verkleinert, beeinflussen sowohl die Unterschiedlichkeit zwischen den Klumpen als auch die Unterschiedlichkeit innerhalb der Klumpen die Schätzgenauigkeit. Beide Unterschiedlichkeiten vergrößern den Standardfehler, wobei die Heterogenität der Messungen innerhalb der Klumpen keine Rolle spielt, wenn f_1 zu vernachlässigen ist, wenn also die Anzahl aller Klumpen in der Population im Vergleich zur Anzahl der ausgewählten Klumpen sehr groß ist. Unter diesen Umständen entfällt der zweite Teil unter der Wurzel von Gl. (7.41). Der Standardfehler wird dann ausschließlich von der Varianz zwischen den Klumpen bestimmt. Es empfiehlt sich deshalb, eine Population in möglichst viele (und damit kleine) Klumpen zu zerlegen.

Darüber hinaus bestätigt Gl. (7.41) die eingangs formulierte Behauptung, Klumpenstichproben und geschichtete Stichproben seien Spezialfälle von 2-stufigen Stichproben. Bei einer geschichteten Stichprobe wird die Gesamtpopulation in Schichten (z. B. nach dem Bildungsniveau, dem Alter oder dem Geschlecht, vgl. Abschnitt 7.2.1) eingeteilt, und aus jeder Schicht wird eine Zufallsstichprobe gezogen. Bezeichnen wir die Anzahl der Schichten mit K, ist – da *jede Schicht stichprobenartig* untersucht wird – $k=K$ bzw. $f_1=1$. Dadurch entfällt der erste Summand unter der Wurzel von Gl. (7.41). Der verbleibende Teil entspricht Gl. (7.25), dem Standardfehler von $\bar{x}$ für geschichtete Stichproben mit proportionalen Stichprobenumfängen.

Bei Klumpenstichproben werden die *ausgewählten Klumpen vollständig* untersucht, d. h. $n_j=N_j$. Dadurch wird in Gl. (7.41) $f_2=1$, d. h. der zweite Summand unter der Wurzel entfällt. Der Rest der Gleichung entspricht Gl. (7.38), dem Standardfehler von $\bar{\bar{x}}$ für Klumpenstichproben.

3- und mehrstufige Stichproben: Bei dreifach gestuften Stichproben wird auf der ersten Auswahlstufe eine Zufallsstichprobe von Primäreinheiten gezogen (z. B. eine Stichprobe von Ausgaben eines Wochenmagazins), auf der zweiten Auswahlstufe jeweils eine Zufallsstichprobe von Sekundäreinheiten innerhalb der Primäreinheiten (z. B. eine Stichprobe von Seiten aus jedem ausgewählten Magazin), und auf der dritten Auswahlstufe entnimmt man schließlich den Sekundäreinheiten die eigentlichen Untersuchungsobjekte (z. B. eine Zufallsstichprobe von Zeilen jeder ausgewählten Seite). Die so gefundenen Untersuchungsobjekte werden hinsichtlich des interessierenden Merkmals untersucht (z. B. durchschnittliche Wortlänge als Beispiel für die Schätzung eines Mittelwertparameters oder die relative Häufigkeit von Substantiven als Beispiel für eine Anteilsschätzung).

Bezeichnen wir die Anzahl aller Primäreinheiten mit L und die Anzahl der ausgewählten Primäreinheiten mit l, die Anzahl aller Sekundäreinheiten einer jeden Primäreinheit mit K und die Anzahl der pro Primäreinheit ausgewählten Sekundäreinheiten mit k sowie die Anzahl aller Untersuchungsobjekte einer jeden Sekundäreinheit mit N und die Anzahl der pro Sekundäreinheit ausgewählten Untersuchungsobjekte mit n, resultiert als Schätzwert für μ

$$\bar{\bar{\bar{x}}} = \frac{\sum_{m=1}^{l} \sum_{j=1}^{k} \sum_{i=1}^{n} x_{ijm}}{l \cdot k \cdot n}. \tag{7.42}$$

Diese und die folgende Gleichung für den Standardfehler setzen also auf jeder Stufe eine konstante Anzahl von Auswahleinheiten voraus. Ist diese Bedingung (zumindest annähernd) erfüllt, ergibt sich für den Standardfehler

$$\hat{\sigma}_{\bar{\bar{\bar{x}}}} = \sqrt{\frac{1-f_1}{l} \cdot \hat{\sigma}_1^2 + \frac{f_1 \cdot (1-f_2)}{l \cdot k} \cdot \hat{\sigma}_2^2 + \frac{f_1 \cdot f_2 \cdot (1-f_3)}{l \cdot k \cdot n} \cdot \hat{\sigma}_3^2} \tag{7.43}$$

wobei:

$$f_1 = \frac{l}{L},$$

$$f_2 = \frac{k}{K},$$

$$f_3 = \frac{n}{N},$$

$$\hat{\sigma}_1^2 = \frac{\sum_{m=1}^{l}(\bar{\bar{x}}_m - \bar{\bar{\bar{x}}})^2}{l-1},$$

$$\hat{\sigma}_2^2 = \frac{\sum_{m=1}^{l}\sum_{j=1}^{k}(\bar{x}_{mj} - \bar{\bar{x}}_m)^2}{l\cdot(k-1)},$$

$$\hat{\sigma}_3^2 = \frac{\sum_{m=1}^{l}\sum_{j=1}^{k}\sum_{i=1}^{n}(x_{ijm} - \bar{x}_{mj})^2}{l\cdot k\cdot(n-1)},$$

$$\bar{\bar{x}}_m = \frac{\sum_{j=1}^{k}\sum_{i=1}^{n} x_{ijm}}{k\cdot n},$$

$$\bar{x}_{mj} = \frac{\sum_{i=1}^{n} x_{ijm}}{n}.$$

(Zur Herleitung dieser Gleichung s. Cochran, 1972, Kap. 10.8). Dem Aufbau dieser Gleichung ist leicht zu entnehmen, wie Mittelwert- und Standardfehlerbestimmungen auf Stichproben mit mehr als 3 Stufen zu erweitern sind.

Schätzung von Populationsanteilen

Will man den Anteil aller Untersuchungsobjekte einer Population, die durch ein Merkmal A gekennzeichnet sind, auf Grund einer mehrstufigen Stichprobe schätzen, ist bei den bisherigen Überlegungen die Summe der Merkmalsausprägungen durch die Anzahl der Untersuchungseinheiten mit dem Merkmal A zu ersetzen. Die Stichprobenumfänge n_j seien erneut proportional zu den Populationsumfängen N_j. Für den Parameter π (Anteil aller Untersuchungseinheiten mit dem Merkmal A) resultiert dann folgender Schätzwert:

$$\bar{p} = \frac{\sum_{j=1}^{k} n_{A(j)}}{\sum_{j=1}^{k} n_j}.$$

In Analogie zu Gl. (7.41) erhalten wir als Standardfehler von $\bar{p}$:

$$\hat{\sigma}_{\bar{p}} = \sqrt{\frac{1-f_1}{n^2}\cdot\frac{k}{k-1}\cdot\sum_{j=1}^{k}(n_{A(j)} - \bar{p}\cdot n_j)^2 + f_1\cdot(1-f_2)\cdot\frac{1}{n}\cdot\sum_{j=1}^{k} g_j\cdot p_j\cdot(1-p_j)}$$

$$\text{mit } p_j = \frac{n_{A(j)}}{n_j} \text{ und } g_j = \frac{n_j}{n} \qquad (7.44)$$

(Zur Erläuterung der übrigen Symbole siehe Gl. 7.41)

Beispiel: Wollen wir mit Hilfe einer zweifach geschichteten Stichprobe den Anteil aller Wähler einer Partei A in einer Großstadt (vgl. Beispiel S. 408 und S. 414) schätzen, sind folgende Überlegungen und Berechnungen erforderlich. Zunächst wird das gesamte Stadtgebiet in Areale (Klumpen) aufgeteilt. Die Gesamtzahl aller Klumpen sei K = 1000, und aus diesen werden k = 15 zufällig ausgewählt. Damit erhalten wir $f_1 = 15/1000 = 0{,}015$. Man schätzt (oder ermittelt anhand von Karteien des Einwohnermeldeamtes) die Anzahl wahlberechtigter Personen in den ausgewählten Arealen (N_j) und zieht aus diesen Teilpopulationen Zufallsstichproben des Umfanges n_j. Der Gesamtstichprobenumfang n soll sich in diesem Beispiel auf etwa 1000 belaufen. Es wird darauf geachtet, daß das Verhältnis $n_j/N_j = f_2$ in allen Arealen konstant ist (proportionale Stichprobenumfänge). Bei einer Million wahlberechtigter Personen lautet der Auswahlsatz $f_2 = 1000/1\,000\,000 = 0{,}001$, d. h. in jedem Areal sind 1 Promill der dort ansässigen Wahlberechtigten zu befragen. Tabelle 27 zeigt die Resultate dieser Befragung.

Die Daten wurden so gewählt, daß sich für $\bar{p}$ wiederum 0,35 ergibt. Die Berechnung des Standardfehlers führt zu folgendem Resultat:

$$\hat{\sigma}_p = \sqrt{\frac{1-0{,}015}{1000^2}\cdot\frac{15}{14}\cdot 291{,}97 + 0{,}015\cdot(1-0{,}001)\cdot\frac{1}{1000}\cdot 0{,}224}$$
$$= \sqrt{0{,}00031 + 0{,}000003} = 0{,}0177.$$

Als Gewichte g_j verwendet diese Berechnung die an n = 1000 relativierten Stichprobenumfänge n_j (also $g_1 = 0{,}051$, $g_2 = 0{,}142$ etc.).

Mit einem Standardfehler von 0,0177 und einem t-Wert von 2,977 (df = 14) resultiert als 99%iges Konfidenzintervall

$$0{,}35 \pm 2{,}977\cdot 0{,}0177 = 0{,}35 \pm 0{,}053.$$

Gegenüber der einfachen Klumpenstichprobe, die in Tabelle 26 beschrieben wird, hat sich das Konfidenzintervall damit um etwa die Hälfte verkleinert.

Tabelle 27. Ergebnis einer Befragung von 15 Zufallsstichproben aus 15 zufällig ausgewählten Stadtgebieten

Nummer des Stadtgebietes (j)	Größe der Stichprobe (n_j)	Anzahl der Wähler von A ($n_{A(j)}$)	Wähleranteil (P_j)
1	51	16	0,31
2	142	50	0,35
3	90	29	0,32
4	22	8	0,36
5	70	21	0,30
6	68	20	0,29
7	65	22	0,34
8	49	16	0,33
9	14	4	0,29
10	112	53	0,47
11	62	28	0,45
12	83	25	0,30
13	68	22	0,32
14	40	15	0,38
15	64	21	0,33
	n=1000	n_A=350	$\bar{p}$=0,35

3-stufige Stichprobe: Anteilsschätzungen, die aufgrund einer dreifach gestuften Stichprobe vorgenommen werden, haben entsprechend Gl. (7.43) folgenden Standardfehler:

$$\hat{\sigma}_{\bar{p}} = \sqrt{\frac{1-f_1}{l} \cdot \hat{\sigma}_1^2 + \frac{f_1 \cdot (1-f_2)}{l \cdot k} \cdot \hat{\sigma}_2^2 + \frac{f_1 \cdot f_2 \cdot (1-f_3)}{l \cdot k \cdot n} \cdot \hat{\sigma}_3^2} \tag{7.45}$$

mit

$$\hat{\sigma}_1^2 = \frac{\sum_{m=1}^{l} (\bar{p}_m - \bar{\bar{p}})^2}{l-1},$$

$$\hat{\sigma}_2^2 = \frac{\sum_{m=1}^{l} \sum_{j=1}^{k} (p_{jm} - \bar{p}_m)^2}{l \cdot (k-1)},$$

$$\hat{\sigma}_3^2 = \frac{\sum_{m=1}^{l} \sum_{j=1}^{k} p_{jm} \cdot (1-p_{jm})^2}{l \cdot k \cdot (n-1)}.$$

7.2.4 Wiederholte Stichprobenuntersuchungen

Gelegentlich kann man bei populationsbeschreibenden Untersuchungen mittels einer Stichprobe auf Ergebnisse zurückgreifen, die zu einem früheren Zeitpunkt mit Stichproben aus derselben Population gewonnen wurden. Hierzu zählen Untersuchungen, die dieselbe Stichprobe mehrfach verwenden, bzw. Untersuchungen mit nur teilweise identischen Untersuchungsobjekten. Um welche Untersuchungsarten es sich hierbei handelt (oder nicht handelt), wird im folgenden erläutert.

Viele sozialwissenschaftliche Fragestellungen beinhalten die Evaluation verhaltens- oder einstellungsändernder Maßnahmen wie z. B. die Beeinflussung des Eßverhaltens durch ein Diätprogramm, die Veränderung des Kaufverhaltens in Abhängigkeit von der Anzahl der Werbekontakte, Einstellungswandel gegenüber Ausländern durch gezielte Pressemitteilungen oder den Abbau innerbetrieblicher Konflikte durch Einführung eines neuen Führungsstils. Im Vordergrund derartiger Untersuchungen stehen *Veränderungen des geprüften Merkmals* zwischen zwei (oder mehreren) Zeitpunkten, die am günstigsten durch die wiederholte Verwendung einer Stichprobe zu erfassen sind. Es handelt sich um hypothesenprüfende Untersuchungen (es wird z. B. die Hypothese überprüft, daß die durchgeführte Maßnahme positiv wirkt), die ausführlich in Abschnitt 8.2.5 erörtert werden.

Hier befassen wir uns nach wie vor mit der Frage, wie die Präzision einer populationsbeschreibenden Untersuchung durch die Nutzung bereits vorhandener Kenntnisse über den Untersuchungsgegenstand gesteigert werden kann. Will man beispielsweise die Zufriedenheit der Bewohner einer großen Neubausiedlung mit ihren Wohnverhältnissen mittels einer Stichprobe schätzen, läßt sich die Genauigkeit dieser Untersu-

chung oftmals erheblich verbessern, wenn man auf frühere stichprobenartige Befragung der gleichen Bewohner zu einer ähnlichen Thematik zurückgreifen kann. Ein weiteres Beispiel: Der durchschnittliche Alkoholkonsum der Bevölkerung eines ländlichen Gebietes läßt sich genauer schätzen, wenn sich in der Stichprobe einige Personen befinden, die zur gleichen Thematik bereits früher (z. B. anläßlich einer ärztlichen Untersuchung) Angaben machten.

> ! **Werden eine Stichprobe oder Teile einer Stichprobe wiederholt untersucht, führt dies in der Regel zu einem deutlichen Genauigkeitsgewinn für die Parameterschätzung.**

Panelforschung: Politische und wirtschaftliche Entscheidungen erfordern insbesondere in Zeiten raschen Wandels aktuelle Planungsunterlagen, die kostengünstig und kurzfristig nur zu beschaffen sind, wenn wiederholt auf eine bereits eingerichtete, repräsentative Stichprobe zurückgegriffen werden kann. Eine Stichprobe, die wiederholt zu einer bestimmten Thematik (Fernsehgewohnheiten, Konsumgewohnheiten etc.) oder auch zu verschiedenen Themen befragt wird, bezeichnet man als ein *Panel.*

Den mit Kosten- und Zeitersparnis verbundenen Vorteilen stehen bei Paneluntersuchungen jedoch einige gravierende Nachteile gegenüber. Man muß damit rechnen, daß ein Panel im Laufe der Zeit seine Aussagekraft bzw. Repräsentativität verliert, weil die einzelnen Panelmitglieder durch die Routine, die sie während vieler Befragungen allmählich gewinnen, nicht mehr „naiv" und unvoreingenommen reagieren. Das Bewußtsein, Mitglied eines Panels zu sein, kann sowohl das alltägliche Verhalten als auch das Verhalten in der Befragungssituation entscheidend beeinträchtigen.

Auf der anderen Seite können sich wiederholte Befragungen auch positiv auf die Qualität eines Interviews (oder einer schriftlichen Befragung) auswirken. Die anfängliche Unsicherheit, sich in einer ungewohnten Befragungssituation zu befinden, verliert sich im Verlaufe der Zeit, der Befragte lernt, seine eigenen Ansichten und Meinungen treffsicherer und genauer zu formulieren. Die anfängliche Skepsis, persönliche Angaben könnten trotz zugesicherter Anonymität mißbräuchlich verwendet werden, schwindet, das Panelmitglied entwickelt so etwas wie ein Verantwortungsbewußtsein dafür, daß die zu treffenden Entscheidungen auf korrekten Planungsunterlagen beruhen etc.

Angesichts der Komplexität der mit Paneluntersuchungen verbundenen Probleme entwickelte man aufwendige *Austausch- und Rotationspläne*, denen zu entnehmen ist, in welchen zeitlichen Abständen und in welchem Umfang „alte" Panelmitglieder auszuscheiden und durch „neue" Panelmitglieder zu ersetzen sind (vgl. z. B. Kish, 1965, Kap. 12.5) Es resultieren Untersuchungen von Stichproben, die sich mehr oder weniger überschneiden. Verbindliche Angaben über eine vertretbare Dauer der Panelzugehörigkeit bzw. über die maximale Anzahl von Befragungen, die mit einem Panelmitglied durchgeführt werden können, sind – zumindest im Hinblick auf die oben erwähnten Konsequenzen wiederholter Befragungen (sog. „Paneleffekte") – nicht möglich, denn diese Werte hängen in starkem Maße von der jeweiligen Befragungssituation und den Inhalten der Befragung ab. Im Zweifelsfalle wird man nicht umhin können, die Brauchbarkeit der Befragungsergebnisse durch Panelkontrollstudien zu überprüfen, in denen das Antwortverhalten „alter" Panelmitglieder dem Antwortverhalten erstmalig befragter Personen gegenübergestellt wird.

Betrachtet man die Vor- und Nachteile wiederholter Befragungen unter statistischen Gesichtspunkten, läßt sich die Frage, ob bzw. in welchem Ausmaß die Zusammensetzung der Stichprobe beibehalten oder geändert werden soll, eindeutiger beantworten. Dies belegen die folgenden Abschnitte, die den Einsatz wiederholter Stichprobenuntersuchungen zur Schätzung von Populationsmittelwerten (μ) und Populationsanteilen (π) behandeln. (Eine ausführliche Behandlung der Panelforschung findet man bei Arminger und Müller, 1990 oder Kasprzyk et al., 1989).

Schätzung von Populationsmittelwerten

Wir wollen zunächst den einfachen Fall betrachten, daß zu zwei Zeitpunkten t_1 und t_2 Stichproben des Umfanges n_1 und n_2 untersucht wurden und daß sich von den Untersuchungsobjekten, die zum Zeitpunkt t_1 (dies ist in der Regel der frühere Zeitpunkt) untersucht wurden, s Untersuchungsobjekte auch in der zweiten Untersuchung befinden. Die n_2 Untersuchungsobjekte der zweiten Untersuchung setzen sich damit aus s „alten“ Untersuchungsobjekten und $n_2 - s = u$ „neuen“ Untersuchungsobjekten zusammen. Wir nehmen ferner an, daß die geschätzten Streuungen $\hat{\sigma}_1$ und $\hat{\sigma}_2$ in beiden Untersuchungen annähernd gleich sind und daß die Auswahlsätze ($f_1 = n_1/N$ und $f_2 = n_2/N$) kleiner als 0,05 sind. Der Mittelwert $\bar{x}_2$ der zweiten Untersuchung soll zur Schätzung des Parameters μ herangezogen werden. Er basiert auf u neuen Messungen mit einem Mittelwert $\bar{x}_{2u}$ und auf s wiederholten Messungen mit dem Mittelwert $\bar{x}_{2s}$. Bekannt seien ferner $\bar{x}_1$ als Mittelwert aller Messungen zum Zeitpunkt t_1 und $\bar{x}_{1s}$ als Mittelwert der s Messungen zum Zeitpunkt t_1.

Kombination alter und neuer Messungen: Zunächst stellt sich das Problem, wie die Mittelwerte $\bar{x}_{2u}$ und $\bar{x}_{2s}$ zu einem gemeinsamen Mittelwert $\bar{x}_2$ zusammengefaßt werden können, wenn wir zusätzlich die Ergebnisse der ersten Untersuchung berücksichtigen. Cochran (1972, Kap. 12.10) schlägt folgende Vorgehensweise vor:

Man beginnt mit der Korrektur des Mittelwertes $\bar{x}_{2s}$ bezüglich der Ergebnisse der ersten Untersuchung. Dies geschieht mit folgender Gleichung:

$$\bar{x}'_{2s} = \bar{x}_{2s} + b \cdot (\bar{x}_1 - \bar{x}_{1s}). \tag{7.46}$$

In dieser Gleichung stellt b den Regressionskoeffizienten (vgl. Anhang A) zur Vorhersage der s Messungen zum Zeitpunkt t_2 auf Grund der s Messungen zum Zeitpunkt t_1 dar. Seine Bestimmungsgleichung lautet

$$\begin{aligned} b &= \frac{\sum_{i=1}^{s}(x_{1i} - \bar{x}_{1s}) \cdot (x_{2i} - \bar{x}_{2s})}{\sum_{i=1}^{s}(x_{1i} - \bar{x}_{1s})^2} \\ &= \frac{s \cdot \sum_{i=1}^{s} x_{1i}x_{2i} - \sum_{i=1}^{s} x_{1i} \cdot \sum_{i=1}^{s} x_{2i}}{s \cdot \sum_{i=1}^{s} x_{1i}^2 - \left(\sum_{i=1}^{s} x_{1i}\right)^2}. \end{aligned} \tag{7.47}$$

Die Zusammenfassung des korrigierten Mittelwertes $\bar{x}'_{2s}$ mit $\bar{x}_{2u}$ zu einem korrigierten Schätzwert $\bar{x}'_2$ für den gesuchten Parameter μ geschieht in folgender Weise:

$$\bar{x}'_2 = v \cdot \bar{x}_{2u} + (1 - v) \cdot \bar{x}'_{2s}. \tag{7.48}$$

In Gl. (7.48) ist v so zu wählen, daß die beiden unabhängigen Schätzwerte $\bar{x}'_{2s}$ und $\bar{x}_{2u}$ mit den Reziprokwerten ihrer quadrierten Standardfehler gewichtet werden. Dadurch erhält der unsichere Schätzwert (also der Schätzwert mit dem größeren Standardfehler) ein kleineres Gewicht als der sichere Schätzwert. Wir setzen deshalb zunächst

$$v = \frac{w_{2u}}{w_{2u} + w_{2s}}. \tag{7.49}$$

w_{2u} ist aus dem Standardfehler des Mittelwertes von u-Meßwerten ($\frac{\sigma}{\sqrt{u}}$) abzuleiten. Die hierfür benötigte Populationsvarianz σ^2 muß in der Regel aus den Daten geschätzt werden. Die beste Schätzung erhalten wir, wenn die Daten der zweiten Erhebung mit den einmalig erhobenen Daten der ersten Erhebung (dies seien $n_1 - s = q$ Daten) zu einer gemeinsamen Schätzung $\hat{\sigma}^2$ vereint werden:

$$\hat{\sigma}^2 = \frac{\sum_{i=1}^{q}(x_{1i} - \bar{x}_{1q})^2 + \sum_{i=1}^{n_2}(x_{2i} - \bar{x}_2)^2}{(q-1) + (n_2 - 1)}. \tag{7.50}$$

Hieraus folgt dann für w_{2u}

$$w_{2u} = \frac{u}{\hat{\sigma}^2}. \tag{7.51}$$

Bei der Herleitung von w_{2s} ist zu beachten, daß s Untersuchungsobjekte zweimal bezüglich desselben Merkmals untersucht wurden. Je ähnlicher diese Messungen sind, desto stabiler (reliabler, vgl. S. 181 ff.) kann das Merkmal offenbar erfaßt werden. Die Reliabilität der Messungen wiederum beeinflußt den Standardfehler. Je reliabler die Messungen, desto sicherer schätzt der Mittelwert $\bar{x}_{2s}$ den Parameter μ. Dieser Sachverhalt ist in der folgenden Bestimmungsgleichung für w_{2s} berücksichtigt.

$$w_{2s} = \frac{1}{\frac{\hat{\sigma}^2(1-r^2)}{s} + r^2 \cdot \frac{\hat{\sigma}^2}{n_2}}. \tag{7.52}$$

Hierin ist r die Korrelation (vgl. Anhang A) zwischen den s Meßwerten zum Zeitpunkt t_1 und den s Meßwerten zum Zeitpunkt t_2. Sie wird nach folgender Beziehung berechnet:

$$r = \frac{\hat{\sigma}_{1s} \cdot b}{\hat{\sigma}_{2s}} \tag{7.53}$$

Standardfehler: Unter Verwendung der Gleichungen (7.48) – (7.52) resultiert für μ ein Schätzwert $\bar{x}_2'$ mit folgendem Standardfehler:

$$\hat{\sigma}_{\bar{x}_2'} = \sqrt{\frac{\hat{\sigma}^2 \cdot (n_2 - u \cdot r^2)}{n_2^2 - u^2 \cdot r^2}}. \qquad (7.54)$$

Mit diesem Standardfehler wird nach den bereits bekannten Regeln ein Konfidenzintervall bestimmt (vgl. S. 388 ff.).

Die Handhabung dieser etwas komplizierten Berechnungen wird in Tafel 40 an einem Beispiel verdeutlicht. Wie auch in den vorangegangenen Beispielen sind die Zahlen so gewählt, daß der Rechenweg möglichst einfach nachvollziehbar ist. Man beachte, daß der Standardfehler nach Gl. (7.54) dem Standardfehler einfacher Zufallsstichproben (Gl. 7.5) entspricht, wenn $u = 0$ oder $u = n_2$ ist. Der Fall $u = n_2$ ist trivial: Wenn keines der Untersuchungsobjekte bereits untersucht wurde, entspricht die hier besprochene Stichprobentechnik einer normalen Zufallsstichprobe, d. h. es muß auch der entsprechende Standardfehler resultieren. Interessant ist der Fall $u=0$, der besagt, daß sämtliche Untersuchungsobjekte wiederholt gemessen werden. In diesem Fall trägt die Tatsache, daß von allen Untersuchungsobjekten bereits eine Messung vorliegt, nicht dazu bei, die Präzision der zweiten Untersuchung zu erhöhen, und zwar unabhängig von der Höhe der Korrelation beider Meßwertreihen. Diese ist für den Standardfehler nur maßgebend, wenn $u > 0$ und $u < n_2$. In diesem Fall verringert sich der Standardfehler, wenn $r \neq 0$. Für $r = 0$ entspricht der nach Gl. (7.54) bestimmte Standardfehler dem Standardfehler einfacher Zufallsstichproben.

Optimale Mischungen: Um wiederholte Untersuchungen möglichst vorteilhaft einzusetzen, kommt es offenbar darauf an, bei einer gegebenen Korrelation zwischen den Messungen des ersten und des zweiten Zeitpunktes für die zweite Untersuchung das *richtige Mischungsverhältnis* aus „alten" und „neuen" Untersuchungsobjekten zu finden.

Das optimale Mischungsverhältnis ergibt sich, wenn $\hat{\sigma}_{\bar{x}_2'}$ gem. Gl. (7.54) in Abhängigkeit von u minimiert wird. Das Resultat lautet:

$$\frac{u}{n_2} = \frac{1}{1 + \sqrt{1 - r^2}}. \qquad (7.55)$$

Bezogen auf das Beispiel in Tafel 40 mit $u/n_2 = 0{,}5$ wäre das Mischungsverhältnis

$$\frac{u_{opt}}{n_2} = \frac{1}{1 + \sqrt{1 - 0{,}992^2}} = \frac{1}{1{,}126} \approx \frac{18}{20}.$$

optimal.

Wird das optimale u in Gl. (7.54) eingesetzt, resultiert (nach einigen nicht ganz einfachen Umformungen) für den Standardfehler folgende vereinfachte Form:

$$\hat{\sigma}^2_{opt\,\bar{x}_2'} = \frac{\hat{\sigma}^2}{2 \cdot n_2} \cdot (1 + \sqrt{1 - r^2}). \qquad (7.56)$$

Unter Verwendung der optimalen Anzahl neuer Untersuchungsobjekte ($u_{opt} = 18$) ergäbe sich (bei sonst gleichen Werten) folgender Standardfehler:

$$\hat{\sigma}^2_{opt\,\bar{x}_2'} = \frac{13948}{2 \cdot 20} \cdot (1 + \sqrt{1 - 0{,}992^2}) = 392{,}72$$

$$\hat{\sigma}_{opt\,\bar{x}_2'} = \sqrt{392{,}72} = 19{,}82.$$

Dieser Standardfehler mit einem optimalen Mischungsverhältnis ist kleiner als der in Tafel 40 ermittelte Standardfehler mit einem ungünstigen Mischungsverhältnis.

Verbesserung der Schätzgenauigkeit bei unterschiedlichen Mischungsverhältnissen: Tabelle 28 ist zu entnehmen, wie sich das Mischungsverhältnis aus neuen und wiederverwendeten Untersuchungsobjekten sowie die Korrelation zwischen der ersten und der zweiten Erhebung (die natürlich nur für die wiederverwendeten Untersuchungsobjekte ermittelt werden kann) auf die Präzision der Parameterschätzung auswirken.

Die in der Tabelle 28 aufgeführten Werte geben an, um wieviel Prozent die Schätzung von μ für ein bestimmtes Mischungsverhältnis und eine bestimmte Korrelation gegenüber einer einfachen Schätzung auf Grund einer Zufallsstichprobe präziser ist. Die Prozentwerte wurden nach folgender Beziehung bestimmt:

TAFEL 40

Was zahlen Studenten für ihre Literatur?

Eine große Universität (die Anzahl der Studenten liegt über 10 000) befragt eine Zufallsauswahl von 20 Studenten nach den Ausgaben, die sie pro Semester für ihre Literatur aufbringen. Da die Buch- und Kopierpreise zunehmend steigen, entschließt man sich nach Ablauf eines Jahres erneut zu einer Umfrage. Für diese Umfragen werden 10 Adressen wieder verwendet und weitere 10 neue Adressen zufällig ausgewählt. Die beiden Befragungen führten zu folgenden DM-Angaben:

Student/in	1. Befragung	2. Befragung
1	260	
2	180	
3	190	
4	210	
5	80	
6	120	
7	190	
8	400	
9	170	
10	210	
11	110	150
12	0	0
13	90	130
14	180	180
15	140	150
16	220	240
17	290	300
18	190	200
19	320	350
20	380	400
21		170
22		0
23		500
24		160
25		360
26		290
27		330
28		360
29		360
30		290

$$\sum_{i=1}^{20} x_{1i} = 3930 \qquad \sum_{i=11}^{30} x_{2i} = 4920$$

$$\bar{x}_1 = 196{,}5 \qquad \bar{x}_2 = 246$$

Die Studenten 11 bis 20 wurden – wie die Tabelle zeigt – wiederholt befragt (s = 10). Damit sind $n_1 = 20$, $n_2 = 20$, $q = 10$, $u = 10$ und $u = 10$. Die übrigen für den Rechengang benötigten Größen lauten

$$\bar{x}_{1q} = \frac{\sum_{i=1}^{q} x_{1i}}{q} = 201 \text{ (nicht wiederbefragte Studenten der 1. Erhebung)}$$

$$\bar{x}_{1s} = \frac{\sum_{i=1}^{s} x_{1i}}{s} = 192 \text{ (wiederbefragte Studenten der 1. Erhebung)}$$

$$\bar{x}_{2u} = \frac{\sum_{i=1}^{u} x_{2i}}{u} = 282 \text{ (neue Studenten der 2. Erhebung)}$$

$$\bar{x}_{2s} = \frac{\sum_{i=1}^{s} x_{2s}}{s} = 210 \text{ (wiederbefragte Studenten der 2. Erhebung)}$$

$$\hat{\sigma}_{1s} = \sqrt{\frac{\sum_{i=1}^{s} (x_{1i} - \bar{x}_{1s})^2}{s-1}} = 114{,}97$$

$$\hat{\sigma}_{2s} = \sqrt{\frac{\sum_{i=1}^{s} (x_{2i} - \bar{x}_{2s})^2}{s-1}} = 117{,}09$$

$$\hat{\sigma}_{2u} = \sqrt{\frac{\sum_{i=1}^{u} (x_{2i} - \bar{x}_{2u})^2}{u-1}} = 139{,}50$$

$$\hat{\sigma}^2 = \frac{\sum_{i=1}^{q} (x_{1i} - \bar{x}_{1q})^2 + \sum_{i=1}^{n_2} (x_{2i} - \bar{x}_2)^2}{(q-1) + (n_2 - 1)} = \frac{66090 + 324480}{9 + 19} = 13948$$

TAFEL 40

$$b = \frac{\sum_{i=1}^{s}(x_{1i} - \bar{x}_{1s}) \cdot (x_{2i} - \bar{x}_{2s})}{\sum_{i=1}^{s}(x_{1i} - \bar{x}_{1s})^2} = \frac{120200}{118960} = 1{,}010$$

$$r = \frac{\hat{\sigma}_{1s} \cdot b}{\hat{\sigma}_{2s}} = \frac{114{,}97 \cdot 1{,}010}{117{,}09} = 0{,}992.$$

Zunächst berechnen wir den korrigierten Mittelwert der s = 10 wiederbefragten Studenten in der zweiten Erhebung.

$$\bar{x}'_{2s} = \bar{x}_{2s} + b \cdot (\bar{x}_1 - \bar{x}_{1s}) = 210 + 1{,}010 \cdot (196{,}5 - 192) = 210 + 4{,}545 = 214{,}545.$$

Unser nächstes Ziel ist die Berechnung des korrigierten Gesamtmittelwertes der zweiten Erhebung $\bar{x}'_2$ nach Gl. (7.48). Hierfür sind die folgenden Zwischenberechnungen erforderlich:

$$w_{2u} = \frac{u}{\hat{\sigma}^2} = \frac{10}{13948} = 0{,}000717$$

$$w_{2s} = \frac{1}{\frac{13948 \cdot (1 - 0{,}992^2)}{10} + 0{,}992^2 \cdot \frac{13948}{20}} = \frac{1}{22{,}23 + 686{,}29} = 0{,}0014.$$

Damit ist

$$v = \frac{0{,}000717}{0{,}000717 + 0{,}0014} = 0{,}338.$$

Nach Gl. (7.48) erhalten wir für $\bar{x}'_2$:

$$\bar{x}'_2 = 0{,}338 \cdot 282 + (1 - 0{,}338) \cdot 214{,}545 = 95{,}32 + 142{,}03 = 237{,}35.$$

Für den Standardfehler dieses korrigierten Mittelwertes resultiert

$$\hat{\sigma}_{\bar{x}'_2} = \sqrt{\frac{\hat{\sigma}^2 \cdot (n_2 - u \cdot r^2)}{n_2^2 - u^2 \cdot r^2}} = \sqrt{\frac{13948 \cdot (20 - 10 \cdot 0{,}992^2)}{20^2 - 10^2 \cdot 0{,}992^2}} = \sqrt{\frac{141702{,}75}{301{,}59}} = 21{,}68.$$

Sind die Aufwendungen für Literatur in der Population normalverteilt (diese Annahme ist nicht erforderlich, wenn – wie in vielen Fällen – $n_2 \geq 30$), lautet das 95%ige Konfidenzintervall (mit t = 2,093 bei 19 Freiheitsgraden)

$$237{,}35 \pm 2{,}093 \cdot 21{,}68 = 237{,}35 \pm 45{,}38.$$

Befänden sich in der Stichprobe keine Studenten, die zu einem früheren Zeitpunkt bereits untersucht wurden, ergäbe sich der Standardfehler gem. Gl. (7.5) zu

$$\hat{\sigma}_{\bar{x}} = \frac{\hat{\sigma}}{\sqrt{n_2}} = \frac{118{,}10}{\sqrt{20}} = 26{,}41.$$

Die Tatsache, daß einige Studenten wiederholt befragt wurden, führt damit gem. Gl. (7.56a) zu einem Genauigkeitsgewinn von ca. 48%.

$$\text{Verbesserung (\%)} = \left(\frac{\hat{\sigma}_{\bar{x}_2}^2}{\hat{\sigma}^2_{\text{opt}\,\bar{x}'_2}} - 1\right) \cdot 100\%, \quad (7.56\,\text{a})$$

wobei $\hat{\sigma}^2_{\bar{x}_2} = \frac{\hat{\sigma}^2}{n_2}$.

Der Wert 24,9% für r = 0,8 und u = 60% besagt beispielsweise, daß eine Stichprobe, die zu 60% aus neuen und 40% aus wiederverwendeten Untersuchungsobjekten besteht, den Parameter μ um 24,9% genauer schätzt als eine einfache Zufallsstichprobe gleichen Umfanges. Die Korrelation zwischen der ersten Messung und der zweiten Messung der 40% wiederverwendeten Untersuchungsobjekte muß hierbei r = 0,8 betragen. Liegen vor der Untersuchung einigermaßen verläßli-

Tabelle 28. Verbesserung von Schätzungen des Parameters μ (in Prozent) in Abhängigkeit vom Mischungsverhältnis wiederbefragten und neuer Untersuchungsobjekte sowie von der Höhe der Korrelation (Erläuterungen s. Text)

Korrelation	Anteil neuer Untersuchungsobjekte in der 2. Erhebung in Prozent										
	0	10	20	30	40	50	60	70	80	90	100
0,0	0	0	0	0	0	0	0	0	0	0	0
0,1	0	0,1	0,2	0,2	0,2	**0,3**	0,2	0,2	0,2	0,1	0
0,2	0	0,4	0,7	0,9	1,0	**1,0**	1,0	0,9	0,7	0,4	0
0,3	0	0,8	1,5	1,9	2,2	**2,4**	2,3	2,0	1,6	0,9	0
0,4	0	1,5	2,6	3,5	4,1	**4,4**	4,3	3,8	2,9	1,7	0
0,5	0	2,3	4,2	5,7	6,7	7,1	**7,1**	6,4	5,0	2,9	0
0,6	0	3,4	6,2	8,5	10,1	11,0	**11,0**	10,1	8,1	4,8	0
0,7	0	4,6	8,7	12,1	14,6	16,2	**16,7**	15,6	12,9	7,9	0
0,8	0	6,2	11,7	16,6	20,7	23,5	**24,9**	24,4	21,0	13,6	0
0,9	0	7,9	15,5	22,5	28,8	34,0	37,8	**39,3**	36,8	26,9	0
0,95	0	8,9	17,6	26,0	33,9	41,1	47,2	51,5	**51,9**	43,3	0
0,99	0	9,8	19,5	29,2	38,7	48,1	57,1	65,6	72,6	**74,8**	0

che Angaben über die Höhe der Korrelation vor, kann man der Tabelle entnehmen, wie viele neue Untersuchungsobjekte günstigerweise in die Stichprobe aufgenommen werden sollten. Weiß man beispielsweise aus vergangenen Untersuchungen, daß mit einer Korrelation von $r \approx 0{,}9$ zu rechnen ist, sollten etwa 70% neue Untersuchungsobjekte in die Stichprobe aufgenommen werden. (Der genaue Wert läßt sich nach Gl. 7.55 bestimmen.)

Die Tabelle 28 verdeutlicht, daß der Anteil neuer Untersuchungsobjekte unabhängig von der Höhe der Korrelation niemals unter 50% liegen sollte. (Die fett gedruckten Werte geben für alle Korrelationen ungefähr die optimalen Mischungsverhältnisse wieder.)

Mehr als zwei Messungen: Die Ausführungen bezogen sich bis jetzt nur auf die einmalige Wiederverwendung von Untersuchungsobjekten. In der Praxis (insbesondere bei Forschungen mit einem Panel) kommt es jedoch nicht selten vor, daß Untersuchungsobjekte mehrmals wiederholt befragt werden. Im Prinzip besteht damit die Möglichkeit, für eine aktuelle Parameterschätzung die Daten mehrerer, weiter zurückliegender Untersuchungen zu berücksichtigen. In der Regel nimmt jedoch die Korrelation zweier Erhebungen mit wachsendem zeitlichen Abstand ab, so daß der Präzisionsgewinn häufig zu vernachlässigen ist.

Unabhängig von der Höhe der Korrelation empfiehlt sich bei mehreren wiederholten Schätzungen eines Parameters einer Population eine Austauschstrategie, bei der in jeder Untersuchung ca. 50% der Untersuchungsobjekte der vorangegangenen Untersuchungen wieder verwendet werden. Cochran (1972, Kap. 12.11) zeigt, daß das optimale Verhältnis neuer und wiederverwendeter Untersuchungsobjekte im Laufe der Zeit (etwa nach der fünften Untersuchung) für beliebige Korrelationen gegen den Grenzwert von 1:1 strebt (weiterführende Literatur: Finkner und Nisselson, 1978; Patterson, 1950; Smith, 1978; Yates, 1965).

Schätzung von Populationsanteilen

Die Wiederverwendung von Untersuchungsobjekten aus vergangenen Stichprobenerhebungen kann sich auch auf die Schätzung eines aktuellen Populationsparameters π günstig auswirken. Es gelten hierfür die gleichen Prinzipien wie bei der Schätzung eines Mittelwertparameters μ. Da der Rechengang – wie Tafel 40 zeigte – bei diesem Stichprobenverfahren etwas komplizierter ist, wollen wir keine neuen Gleichungen einführen, sondern die bereits erläuterten Gleichungen analog verwenden. Hierbei machen wir wiederholt von einem Kunstgriff Gebrauch, der die kontinuierlichen Messungen x_1 für Mittelwertsschätzungen durch dichotome Messungen (0 und 1) ersetzt. (vgl. Cochran, 1972, Kap. 3.2). Für jedes Untersuchungsobjekt i ist $x_i=1$, wenn es das Merkmal A aufweist. Ein Untersuchungsobjekt erhält den Wert 0, wenn es nicht durch das Merkmal A gekennzeichnet ist. Damit ergeben sich folgende Vereinfachungen:

$$\sum_{i=1}^{n} x_i = n_A,$$

$$\sum_{i=1}^{n} x_i^2 = n_A,$$

$$\left(\sum_{i=1}^{n} x_i\right)^2 = n_A^2,$$

$$\bar{x} = \frac{n_A}{n} = p,$$

$$\hat{\sigma} = \sqrt{\frac{n \cdot p \cdot (1-p)}{n-1}},$$

$$\hat{\sigma}_p = \sqrt{\frac{p \cdot (1-p)}{n-1}}. \qquad (7.57)$$

Der weitere Rechengang für die Schätzung eines Populationsanteils π sei im folgenden an einem Beispiel verdeutlicht.

Beispiel: Die Landesregierung Bayern beauftragt ein Marktforschungsinstitut, den Bevölkerungsanteil Bayerns zu ermitteln, der im vergangenen Jahr Urlaub im Ausland machte. Das Marktforschungsinstitut befragt daraufhin eine Zufallsstichprobe des Umfanges $n_2 = 1000$. In dieser Stichprobe befinden sich 500 Personen, die bereits im letzten Jahr die gleiche Frage beantworteten. Auch in jenem Jahr befragte das Institut insgesamt $n_1 = 1000$ Personen. Die Stichprobe besteht damit aus $s = 500$ wiederbefragten Personen und $u = 500$ neuen Personen.

In der ersten Befragung berichteten $n_{1A} = 580$ Personen, sie hätten ihren Urlaub im Ausland verbracht. Damit ist

$$\sum_{i=1}^{n_1} x_{1i} = n_{1A} = 580$$

bzw. $\bar{x}_1 = p_{1A} = 0,58$.

Der entsprechende Wert für die $s = 500$ wiederbefragten Personen möge lauten:

$$\sum_{i=1}^{s} x_{1i} = n_{1s(A)} = 280$$

bzw. $\bar{x}_{1s} = p_{1s(A)} = 0,56$.

Für diejenigen Personen, die nicht wiederholt befragt wurden, folgt daraus

$$\sum_{i=1}^{q} x_{1i} = n_{1q(A)} = 300$$

bzw. $\bar{x}_{1q} = p_{1q(A)} = 0,60$.

Für die zweite Befragung ermittelt man

$$\sum_{i=1}^{n_2} x_{2i} = n_{2A} = 500$$

bzw. $\bar{x}_2 = p_{2A} = 0,50$

$$\sum_{i=1}^{s} x_{2i} = n_{2s(A)} = 240$$

bzw. $\bar{x}_{2s} = p_{2s(A)} = 0,48$ und

$$\sum_{i=1}^{u} x_{2i} = n_{2u(A)} = 260$$

bzw. $\bar{x}_{2u} = p_{2u(A)} = 0,52$.

Von den 280 wiederbefragten Personen, die bei der ersten Erhebung die Frage nach einem Auslandsurlaub bejahten, gaben 200 an, sie hätten auch im letzten Jahr ihren Urlaub im Ausland verbracht.

$$\sum_{i=1}^{s} x_{1i} \cdot x_{2i} = n_{12s(A)} = 200.$$

Die für den weiteren Rechengang benötigten Standardabweichungen haben folgende Werte:

$$\hat{\sigma}_{1s} = \sqrt{\frac{s \cdot p_{1s(A)} \cdot (1 - p_{1s(A)})}{s-1}} = \sqrt{\frac{500 \cdot 0{,}56 \cdot 0{,}44}{499}} = 0{,}497,$$

$$\hat{\sigma}_{2s} = \sqrt{\frac{s \cdot p_{2s(A)} \cdot (1 - p_{2s(A)})}{s - 1}}$$
$$= \sqrt{\frac{500 \cdot 0{,}48 \cdot 0{,}52}{499}} = 0{,}500,$$

$$\hat{\sigma}_{2u} = \sqrt{\frac{u \cdot p_{2u(A)} \cdot (1 - p_{2u(A)})}{u - 1}}$$
$$= \sqrt{\frac{500 \cdot 0{,}52 \cdot 0{,}48}{499}} = 0{,}500,$$

$$\hat{\sigma} = \sqrt{\frac{q \cdot p_{1q(A)} \cdot (1 - p_{1q(A)}) + n \cdot p_{2A} \cdot (1 - p_{2A})}{(q-1) + (n-1)}}$$
$$= \sqrt{\frac{500 \cdot 0{,}60 \cdot 0{,}40 + 1000 \cdot 0{,}50 \cdot 0{,}50}{499 + 999}}$$
$$= 0{,}499.$$

Für b und r erhalten wir nach den Gleichungen (7.47) und (7.53):

$$b = \frac{s \cdot \sum_{i=1}^{s} x_{1i} \cdot x_{2i} - \sum_{i=1}^{s} x_{1i} \cdot \sum_{i=1}^{s} x_{2i}}{s \cdot \sum_{i=1}^{s} x_{1i}^2 - \left(\sum_{i=1}^{s} x_{1i}\right)^2}$$
$$= \frac{500 \cdot 200 - 280 \cdot 240}{500 \cdot 280 - 280^2} = 0{,}532$$
$$r = \frac{\hat{\sigma}_{1s} \cdot b}{\hat{\sigma}_{2s}} = \frac{0{,}497 \cdot 0{,}532}{0{,}500} = 0{,}529.$$

Der korrigierte Anteil derjenigen wiederbefragten Personen, die bei der zweiten Erhebung die Frage bejahten ($p'_{2s(A)}$) lautet damit

$$\bar{x}'_{2s} = p'_{2s(A)} = \bar{x}_{2s} + b \cdot (\bar{x}_1 - \bar{x}_{1s})$$
$$= p_{2s(A)} + b \cdot (p_{1A} - p_{1s(A)})$$
$$= 0{,}48 + 0{,}532 \cdot (0{,}58 - 0{,}56)$$
$$= 0{,}49.$$

Im folgenden berechnen wir die korrigierte Parameterschätzung auf Grund der zweiten Untersuchung (p'_{2A} nach Gl. 7.48). Die hierfür benötigten Zwischengrößen (Gl. 7.49 bis Gl. 7.52) lauten

$$w_{2u} = \frac{u}{\hat{\sigma}^2} = \frac{500}{0{,}499^2} = 2008{,}02$$

$$w_{2s} = \frac{1}{\frac{\hat{\sigma}^2 \cdot (1 - r^2)}{s} + r^2 \cdot \frac{\hat{\sigma}^2}{n_2}}$$
$$= \frac{1}{\frac{0{,}499^2 \cdot (1 - 0{,}529^2)}{500} + 0{,}529^2 \cdot \frac{0{,}499^2}{1000}} = 2334{,}70$$
$$v = \frac{w_{2u}}{w_{2u} + w_{2s}} = 0{,}462.$$

Eingesetzt in Gl. (7.48) ergibt sich

$$\bar{x}'_2 = p'_{2(A)} = v \cdot \bar{x}_{2u} + (1 - v) \cdot \bar{x}'_{2s}$$
$$= v \cdot p_{2u(A)} + (1 - v) \cdot p'_{2s(A)}$$
$$= 0{,}462 \cdot 0{,}52 + (1 - 0{,}462) \cdot 0{,}49$$
$$= 0{,}504.$$

Als Standardfehler ermitteln wir nach Gl. (7.54)

$$\hat{\sigma}_{\bar{x}'_2} = \hat{\sigma}_{p'_{2A}} = \sqrt{\frac{\hat{\sigma}^2 \cdot (n_2 - u \cdot r^2)}{n_2^2 - u^2 \cdot r^2}}$$
$$= \sqrt{\frac{0{,}499^2 \cdot (1000 - 500 \cdot 0{,}529^2)}{1000^2 - 500^2 \cdot 0{,}529^2}}$$
$$= 0{,}01517.$$

Hieraus folgt für das 95%ige Konfidenzintervall (mit $z \pm 1{,}96$)

$$0{,}504 \pm 1{,}96 \cdot 0{,}01517 = 0{,}504 \pm 0{,}0297.$$

Das Konfidenzintervall, in dem sich diejenigen Anteilsparameter befinden, die den Stichprobenkennwert $p = 0{,}504$ mit 95%iger Wahrscheinlichkeit „erzeugt" haben können, hat die Grenzen 0,474 und 0,534.

Wiederum soll vergleichend derjenige Standardfehler bestimmt werden, der sich ergeben hätte, wenn keine Person wiederholt befragt, sondern eine einfache Zufallsstichprobe mit $n = 1000$ gezogen worden wäre. Hätten in dieser Stichprobe ebenfalls $n_A = 500$ Personen die Frage bejaht, ergäbe sich nach Gl. (7.57) als Standardfehler

$$\hat{\sigma}_p = \sqrt{\frac{p \cdot (1 - p)}{n - 1}} = \sqrt{\frac{0{,}5 \cdot 0{,}5}{999}} = 0{,}01582.$$

Die Schätzung wird also nur unwesentlich schlechter, wenn eine reine Zufallsstichprobe verwendet wird – ein Befund, der in diesem Beispiel vor allem auf die mäßige Korrelation zwischen der ersten und der zweiten Befragung der 500 wiederbefragten Personen ($r = 0{,}529$) zurückgeht.

7.2.5
Der Bayes'sche Ansatz

Die Genauigkeit von Parameterschätzungen, die man mit einfachen Zufallsstichproben erzielt, läßt sich – so zeigten die letzten vier Abschnitte – verbessern, wenn Merkmale bekannt sind, die mit der untersuchten Variablen zusammenhängen (geschichtete Stichprobe, Abschnitt 7.2.1), wenn sich die Population aus vielen homogenen Teilgesamtheiten zusammensetzt, von denen jede zufällig ausgewählte Teilgesamtheit entweder vollständig (Klumpenstichprobe, 7.2.2) oder stichprobenartig (mehrstufige Stichprobe, 7.2.3) untersucht wird oder wenn es möglich ist, einige Untersuchungsobjekte mehrmals in eine Stichprobe einzubeziehen (wiederholte Stichprobenuntersuchungen, 7.2.4). Bei diesen Ansätzen regulieren die Kenntnisse, über die man bereits vor Durchführung der Untersuchung verfügt, die Art der zu erhebenden Stichprobe. Die Qualität der Parameterschätzung hängt davon ab, ob es gelingt, einen Stichprobenplan aufzustellen, der möglichst viele Vorkenntnisse berücksichtigt.

Anders die Nutzung von Vorinformationen nach dem Bayes'schen Ansatz: Dieser Ansatz vereinigt das Vorwissen des Forschers und die Ergebnisse einer beliebigen Stichprobenuntersuchung zu einer gemeinsamen Schätzung des unbekannten Populationsparameters. Vorwissen und Stichprobenergebnis sind zwei voneinander unabhängige Informationsquellen, die zumindest formal als zwei gleichwertige Bestimmungsstücke der Parameterschätzung genutzt werden.

Allerdings erfordert der Bayes'sche Ansatz – wenn er zu einer substantiellen Verbesserung der Parameterschätzung führen soll – sehr spezifische Kenntnisse über den Untersuchungsgegenstand. Sie beziehen sich nicht auf Merkmale, die mit der untersuchten Variablen zusammenhängen, oder auf sonstige Besonderheiten der Zusammensetzung der Population, sondern betreffen direkt den zu schätzenden Parameter. Der Forscher muß in der Lage sein, Angaben über die mutmaßliche Größe des gesuchten Parameters machen zu können.

Bereits an dieser Stelle sei auf eine Besonderheit des Bayes'schen Ansatzes gegenüber den bisher behandelten „klassischen" Parameterschätzungen hingewiesen. Die klassische Parameterschätzung geht davon aus, daß der unbekannte Parameter irgendeinen bestimmten Wert aufweist und daß in Abhängigkeit hiervon verschiedene Stichprobenergebnisse (wie z. B. Stichprobenmittelwerte) unterschiedlich wahrscheinlich sind (vgl. hierzu die Ausführungen auf S. 385 ff.).

Der Bayes'sche Ansatz argumentiert hier anders. Er behauptet nicht, daß der Parameter einen bestimmten Wert aufweist, sondern behandelt den Parameter als eine *Zufallsvariable*. Dies hat zur Folge, daß mehrere Schätzungen des Parameters möglich sind und daß diese Schätzungen (meistens) unterschiedlich sicher oder „glaubwürdig" sind. Im Unterschied zur Wahrscheinlichkeit als relative Häufigkeit verwendet der Bayes'sche Ansatz subjektive Wahrscheinlichkeiten, die den Grad der „inneren Überzeugung" von der Richtigkeit einer Aussage bzw. deren Glaubwürdigkeit kennzeichnen. Auch dieser Sachverhalt wird – zumindest umgangssprachlich – meistens als „Wahrscheinlichkeit" (bzw. „subjektive Wahrscheinlichkeit") bezeichnet. Wir wollen diesem begrifflichen Unterschied zukünftig dadurch Rechnung tragen, daß wir den Bayes'schen „Wahrscheinlichkeits"-Begriff in Anführungszeichen setzen.

Für die Forschungspraxis bedeutet dies, daß man, um die Vorteile des Bayes'schen Ansatzes nutzen zu können, nicht nur Vorstellungen über denjenigen Parameter haben muß, der am „wahrscheinlichsten" erscheint, sondern daß man zusätzlich Angaben darüber machen muß, für wie „wahrscheinlich" oder glaubwürdig man alle übrigen denkbaren Ausprägungen des Parameters hält. Kurz formuliert: Man muß bei diskreten Zufallsvariablen Informationen über die Wahrscheinlichkeitsfunktion des Parameters und bei stetigen Zufallsvariablen Informationen über dessen Dichtefunktion (vgl. Tafel 35) haben.

Ein Beispiel soll die Erfordernisse, die mit einer Parameterschätzung nach dem Bayes'schen

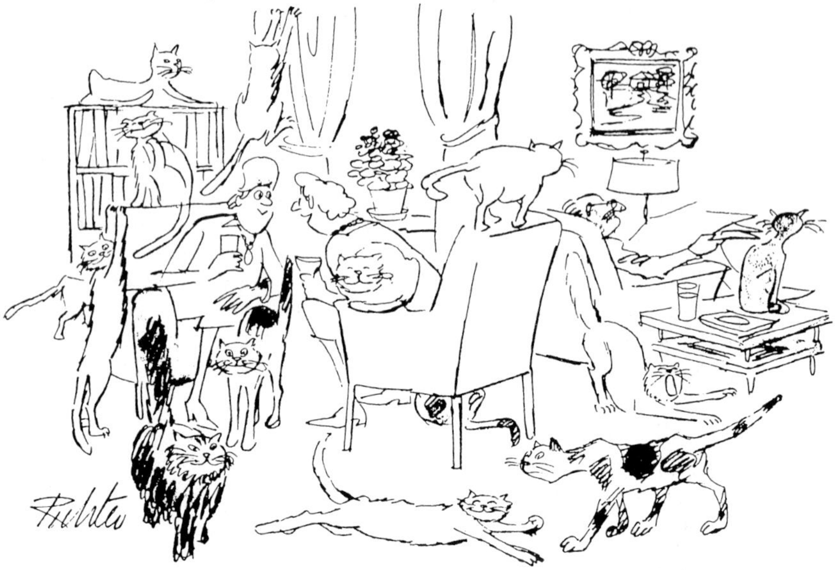

»Wir haben jetzt vierzehn, aber Kevin glaubt immer noch, es wären nur zwölf.«

Schätzfehler sind im Alltag verbreiteter als man meint. (Aus The New Yorker: Die schönsten Katzen- Cartoons (1993). München: Knaur. S. 102-103)

Ansatz verbunden sind, verdeutlichen. Eine Studentin möge sich für die Frage interessieren, wie viele Semester Psychologiestudenten durchschnittlich bis zum Abschluß ihres Studiums benötigen. Nach Durchsicht einiger Studien- und Prüfungsordnungen hält sie 10 Semester als durchschnittliche Studienzeit für am plausibelsten. Daß die *durchschnittliche* Studienzeit weniger als acht Semester und mehr als zwölf Semester betragen könnte, kommt für sie nicht in Betracht. Die „Wahrscheinlichkeit", daß eine dieser extremen Semesterzahlen dem wahren Durchschnitt entspricht, wird Null gesetzt. Für die übrigen Semester erscheinen folgende „Wahrscheinlichkeitsangaben" realistisch.

$$p(\mu_1 = 8 \text{ Semester}) = 2\%,$$
$$p(\mu_2 = 9 \text{ Semester}) = 18\%,$$
$$p(\mu_3 = 10 \text{ Semester}) = 60\%,$$
$$p(\mu_4 = 11 \text{ Semester}) = 18\%,$$
$$p(\mu_5 = 12 \text{ Semester}) = 2\%.$$

Damit ist die Wahrscheinlichkeitsfunktion hinreichend spezifiziert, um im weiteren den gesuchten Parameter nach dem Bayes'schen Ansatz schätzen zu können. Diese Schätzung berücksichtigt neben den subjektiven Informationen das Ergebnis einer Stichprobenuntersuchung, für die alle bisher behandelten Stichprobenpläne in Frage kommen.

Man wird sich vielleicht fragen, ob diese Art der Berücksichtigung subjektiver Überzeugungen wissenschaftlich zu rechtfertigen ist. Sind dadurch, daß man mehr oder weniger gesicherte subjektive Überzeugungen in die Parameterschätzung einfließen läßt, der Willkür nicht Tür und Tor geöffnet?

Daß diese Bedenken nur teilweise berechtigt sind, wird deutlich, wenn man sich vergegenwärtigt, daß viele Untersuchungen von Fachleuten durchgeführt werden, die auf Grund ihrer Erfahrungen durchaus in der Lage sind, bereits vor Durchführung der Untersuchung realistische Angaben über den Ausgang der Untersuchung zu machen. Diese Kenntnisse bleiben üblicherweise bei Stichprobenuntersuchungen ungenutzt.

Auf der anderen Seite trägt der Bayes'sche Ansatz auch der Tatsache Rechnung, daß bei einzelnen Fragestellungen nur sehr vage Vorstellungen über das untersuchte Merkmal vorhanden sind. Für diese Fälle sind Vorkehrungen getroffen, die dafür sorgen, daß wenig gesicherte subjektive

Vorinformationen die Parameterschätzung nur geringfügig oder gar nicht beeinflussen. Die Parameterschätzung nach dem Bayes'schen Ansatz geht dann in eine "klassische", ausschließlich stichprobenabhängige Parameterschätzung über.

Diese Flexibilität des Bayes'schen Ansatzes bietet grundsätzlich die Möglichkeit, eine Parameterschätzung mit Berücksichtigung subjektiver Informationen einer Parameterschätzung ohne subjektive Informationsanteile gegenüberzustellen, so daß die Beeinflussung der Parameterschätzung durch die subjektiven Informationen transparent wird. Hierauf wird später ausführlich einzugehen sein.

Zuvor jedoch sollen diejenigen Bestandteile des Bayes'schen Ansatzes erläutert werden, die zum Verständnis von Parameterschätzungen erforderlich sind. Ausführlichere, über die Erfordernisse von Parameterschätzungen hinausgehende Darstellungen des Bayes'schen Ansatzes findet man z. B. bei Berger (1980); Edwards et al. (1963); Lindley (1965); Philips (1973); Schmitt (1969) und Winkler (1972).

! Mit dem Bayes'schen-Ansatz kann man einen unbekannten Populationsparameter in der Weise schätzen, daß nicht nur die Stichprobenergebnisse, sondern auch das Vorwissen des Forschers Berücksichtigung finden.

Skizze der Bayes'schen Argumentation

Das Kernstück der Bayes'schen Statistik geht auf den englischen Pfarrer Thomas Bayes zurück, der seine Ideen im Jahre 1763 veröffentlichte. Zur Erläuterung dieses Ansatzes greifen wir ein Beispiel von Hays und Winkler (1970) auf, das für unsere Zwecke geringfügig modifiziert wurde.

Beispiel: Jemand wacht nachts mit starken Kopfschmerzen auf. Schlaftrunken geht die Person zum Medizinschrank und nimmt eine von drei sehr ähnlich aussehenden Flaschen heraus, in der festen Überzeugung, die Flasche enthalte Aspirin. Nachdem sie sich mit Tabletten dieser Flasche versorgt hat, stellen sich bald heftige Beschwerden in Form von Übelkeit und Erbrechen ein. Daraufhin überprüft die Person erneut den Medizinschrank und stellt fest, daß sich unter den drei Flaschen eine Flasche mit einer giftigen Substanz befindet. Die übrigen beiden Flaschen enthalten Aspirin. Sie kann sich nicht mehr daran erinnern, ob sie irrtümlicherweise zur falschen Flasche gegriffen hat. Die Person steht damit vor der Frage, ob die Beschwerden (B) auf das eventuell eingenommene Gift (G) zurückzuführen sind, oder ob das Aspirin diese Nebenwirkungen verursachte.

Soweit die Situation, die wir nun formalisieren wollen. Hierbei gehen wir von folgenden Annahmen aus: Die Wahrscheinlichkeit, daß die Person fälschlicherweise zur Giftflasche gegriffen hat, lautet bei drei mit gleicher Wahrscheinlichkeit infrage kommenden Flaschen

$$p(G) = 0{,}33.$$

Die Wahrscheinlichkeit, daß die ausgewählte Flasche kein Gift, sondern Aspirin enthielt [$p(\bar{G})$ lies: Wahrscheinlichkeit für „non G"] beträgt also

$$p(\bar{G}) = 0{,}67.$$

Ferner sei bekannt, mit welcher Wahrscheinlichkeit das Gift zu den oben genannten Beschwerden führt.

$$p(B \mid G) = 0{,}80.$$

Dies ist eine bedingte Wahrscheinlichkeit; $p(G|B)$ (lies: die Wahrscheinlichkeit von B unter der Voraussetzung, daß G eingetreten ist) symbolisiert die Wahrscheinlichkeit von Beschwerden für den Fall, daß Gift eingenommen wurde. Die gleichen Beschwerden können jedoch auch bei Einnahme von Aspirin auftreten. Für dieses Ereignis sei in pharmazeutischen Handbüchern der Wert

$$p(B \mid \bar{G}) = 0{,}05$$

aufgeführt.

Gesucht wird nun die Wahrscheinlichkeit $p(G \mid B)$, also die Wahrscheinlichkeit, daß jemand Gift eingenommen hat, wenn die einschlägigen Beschwerden vorliegen. Die Ermittlung dieser Wahrscheinlichkeit ist für den Fall, daß nur die genannten Wahrscheinlichkeitswerte bekannt sind, mit Hilfe des Bayes'schen Theorems möglich. Für das Verständnis der folgenden Ausführungen ist es hilfreich, wenn man sich klar macht, daß sich die bedingten Wahrscheinlichkeiten $p(G \mid B)$ und $p(B \mid G)$ konzeptionell unterscheiden: Die Wahr-

Tabelle 29. 4-Felder Tafel zur Herleitung des Bayes'schen Theorems

	Gift (G)	Kein Gift ($\bar{G}$)	
Beschwerden (B)	80	10	90
Keine Beschwerden ($\bar{B}$)	20	190	210
	100	200	300

scheinlichkeit, Gift eingenommen zu haben, wenn man Beschwerden hat, ist nicht zu verwechseln mit der Wahrscheinlichkeit von Beschwerden, wenn man Gift eingenommen hat!

Das Bayes'sche Theorem: Für die Herleitung des Bayes'schen Theorems nehmen wir zunächst an, die folgende Hilfstabelle sei vollständig bekannt:

300 Personen, von denen 100 Gift und 200 kein Gift (sondern Aspirin) einnahmen, wurden untersucht. Damit schätzen wir – wie vorgesehen – $p(G)$ mit $100:300 = 0{,}33$ und $p(\bar{G})$ mit $200:300 = 0{,}67$. Für die Ermittlung der Wahrscheinlichkeit $p(B \mid G)$ betrachten wir nur die 100 Fälle, die Gift eingenommen haben. Von denen haben 80 Beschwerden, d. h. $p(B \mid G) = 80:100 = 0{,}8$. Entsprechend ergibt sich für $p(B \mid \bar{G}) = 10:200 = 0{,}05$.

Ist die 4-Felder-Tafel (Tabelle 29) vollständig bekannt, bereitet die Bestimmung der gesuchten Wahrscheinlichkeit $p(G \mid B)$ keine Schwierigkeiten. Wir betrachten nur die 90 Fälle mit Beschwerden und stellen fest, daß hiervon 80 Gift einnahmen, d. h. $p(G \mid B) = 80:90 = 0{,}89$. Wie aber läßt sich diese Wahrscheinlichkeit bestimmen, wenn die 4-Felder-Tafel nicht vollständig bekannt ist, sondern nur die drei oben genannten Wahrscheinlichkeiten?

Der folgende Gedankengang führt zu der gesuchten Berechnungsvorschrift.
Wir betrachten zunächst folgende Beziehung:

$$p(B \mid G) = \frac{p(B \text{ und } G)}{p(G)}. \tag{7.58}$$

Die Wahrscheinlichkeit von Beschwerden unter der Voraussetzung der Gifteinnahme entspricht der Wahrscheinlichkeit des gemeinsamen Ereignisses „Beschwerden und Gifteinnahme" $p(B \text{ und } G) = 80:300$, dividiert durch die Wahrscheinlichkeit für das Ereignis „Gifteinnahme" $p(G) = 100:300$ (vgl. z. B. Bortz, 1993, Kap. 2.1.2). Für diesen Quotienten resultiert der bereits bekannte Wert von 0,8.

Für $p(G \mid B)$ schreiben wir entsprechend

$$p(G \mid B) = \frac{p(B \text{ und } G)}{p(B)}. \tag{7.59}$$

Aus Gl. (7.58) und Gl. (7.59) folgt

$$p(B \mid G) \cdot p(G) = p(G \mid B) \cdot p(B) \tag{7.60}$$

und

$$p(G \mid B) = \frac{p(B \mid G) \cdot p(G)}{p(B)}. \tag{7.61}$$

Sind nicht nur die Wahrscheinlichkeiten $p(B \mid G)$ und $p(G)$ bekannt, sondern auch die Wahrscheinlichkeit $p(B)$ (d. h. die Wahrscheinlichkeit für das Ereignis „Beschwerden"), dienen Gl. (7.61) und Gl. (7.59) zur Ermittlung der gesuchten Wahrscheinlichkeit $p(G \mid B)$. Schätzen wir $p(B)$ nach Tabelle 29 mit $p(B) = 90:300 = 0{,}3$, resultiert für $p(G \mid B)$ der bereits bekannte Wert:

$$p(G \mid B) = \frac{0{,}8 \cdot 0{,}33}{0{,}3} = 0{,}89.$$

Nun hatten wir jedoch eingangs vereinbart, daß die Wahrscheinlichkeit $p(B)$ ebenfalls unbekannt sei. Für diesen Fall gelangen wir in folgender Weise zur gesuchten Lösung: Wie man sich anhand der 4-Felder-Tafel in Tabelle 29 leicht überzeugen kann, ist $p(B)$ bestimmbar durch

$$p(B) = p(B \text{ und } G) + p(B \text{ und } \bar{G}). \tag{7.61 a}$$

Die Wahrscheinlichkeit des Ereignisses „Beschwerden" $[p(B) = 90:300]$ ist gleich der Summe der Wahrscheinlichkeiten für die gemeinsamen Ereignisse „Beschwerden und Gift" $[p(B \text{ und } G) = 80:300]$ und „Beschwerden und kein Gift" $[p(B \text{ und } \bar{G}) = 10:300]$. Die Ausdrücke $p(B \text{ und } G)$ und $p(B \text{ und } \bar{G})$ ersetzen wir unter Bezugnahme auf Gl. (7.58) durch

$$p(B \text{ und } G) = p(B \mid G) \cdot p(G)$$

und

$$p(B \text{ und } \bar{G}) = p(B \mid \bar{G}) \cdot p(\bar{G}),$$

d. h. wir erhalten

$$p(B) = p(B\,|\,G) \cdot p(G) + p(B\,|\,\bar{G}) \cdot p(\bar{G}). \tag{7.61 b}$$

Ersetzen wir p(B) in Gl. (7.61) durch Gl. (7.61b), resultiert das *Bayes'sche-Theorem*.

$$p(G\,|\,B) = \frac{p(B\,|\,G) \cdot p(G)}{p(B\,|\,G) \cdot p(G) + p(B\,|\,\bar{G}) \cdot p(\bar{G})}. \tag{7.62}$$

Für diese Bestimmungsgleichung sind alle benötigten Wahrscheinlichkeiten bekannt. Mit den eingangs genannten Werten erhalten wir für das Ereignis p(G|B) („Gifteinnahme unter der Voraussetzung von Beschwerden") erneut den Wert 0,89.

$$p(G\,|\,B) = \frac{0{,}80 \cdot 0{,}33}{0{,}80 \cdot 0{,}33 + 0{,}05 \cdot 0{,}67} = 0{,}89.$$

Die Wahrscheinlichkeit für das Ereignis $p(\bar{G}\,|\,B)$ („keine Gifteinnahme unter der Voraussetzung von Beschwerden") ergibt sich als Komplementärwahrscheinlichkeit einfach zu

$$p(\bar{G}\,|\,B) = 1 - p(G\,|\,B) = 1 - 0{,}89 = 0{,}11.$$

Diese bedingte Wahrscheinlichkeit besagt, daß mit einer Wahrscheinlichkeit von 0,11 kein Gift eingenommen wurde, wenn Beschwerden vorliegen. Dieser Wert läßt sich anhand Tabelle 29 ebenfalls einfach nachvollziehen:

$$p(\bar{G}\,|\,B) = 10 : 90 = 0{,}11.$$

Diskrete Zufallsvariablen

Die hier geprüften Beschwerdeursachen können durch andere Ursachen ergänzt werden: übermäßiger Alkoholgenuß, Darminfektion, verdorbene Nahrungsmittel etc. Bezeichnen wir die möglichen Ursachen (einschließlich Gift und einer Restkategorie „Ursache unbekannt") allgemein mit A_i (i = 1,2 ... k), führt dies zu der folgenden verallgemeinerten Version des Bayes'schen-Theorems:

$$p(A_i\,|\,B) = \frac{p(B\,|\,A_i) \cdot p(A_i)}{\sum_{i=1}^{k} p(B\,|\,A_i) \cdot p(A_i)}. \tag{7.63}$$

Diese Gleichung führt zu der Wahrscheinlichkeit einer Ursache A_i, wenn Beschwerden registriert werden. Sie setzt voraus, daß nicht nur die Wahrscheinlichkeiten $p(A_i)$ für die einzelnen Ursachen bekannt sind, sondern auch die Werte $p(B|A_i)$, d. h. die Wahrscheinlichkeiten, mit denen Beschwerden auftreten, wenn die einzelnen Ursachen A_i zutreffen. Kurz: Es muß sowohl die Wahrscheinlichkeitsverteilung der diskreten Zufallsvariablen „Beschwerdeursachen" als auch die bedingte Wahrscheinlichkeitsverteilung des Ereignisses „Beschwerden unter der Bedingung aller möglichen Beschwerdeursachen" bekannt sein. Kennt man diese Wahrscheinlichkeiten, läßt sich mit Hilfe des Bayes'schen Theorems die *bedingte* Wahrscheinlichkeitsverteilung für die Beschwerdeursachen bestimmen, d. h. die Wahrscheinlichkeitsverteilung aller möglicher Beschwerdeursachen für den Fall, daß Beschwerden vorliegen.

An dieser Stelle wollen wir uns vom Beispiel lösen und versuchen, die generelle Tragweite dieses Ansatzes auszuloten. Gegeben sei eine (vorerst diskrete) Zufallsvariable $X = A_i$, über deren „Wahrscheinlichkeitsverteilung" $p(X = A_i)$ mehr oder weniger präzise Vorstellungen bestehen mögen. Diese Verteilung repräsentiert die sog. *Priorverteilung* von X. Es wird eine empirische Untersuchung durchgeführt, deren Resultat wir mit B bezeichnen wollen. Die bedingte Wahrscheinlichkeit $p(B|A_i)$ bzw. die Wahrscheinlichkeit dafür, daß B eintritt, wenn die Zufallsvariable X den Wert A_i annimmt, sei ebenfalls bekannt (oder – wie wir später sehen werden – errechenbar). Das Bayes'sche Theorem gem. Gl. (7.63) korrigiert nun die Priorverteilung $p(X = A_i)$ [oder kurz: $p(A_i)$] angesichts der Tatsache, daß B eingetreten ist. Die resultierenden Wahrscheinlichkeiten $p(X = A_i|B)$ [kurz: $p(A_i|B)$] konstituieren die sog. *Posteriorverteilung* der Zufallsvariablen X.

Beispiel: Ein Beispiel (nach Winkler, 1972, S. 44) soll diesen verallgemeinerten Ansatz verdeutlichen. Bei einem zufällig ausgewählten Bewohner einer Stadt mögen anläßlich einer Röntgenuntersuchung Schatten auf der Lunge (positiver Röntgenbefund = B) festgestellt worden sein. Einfachheitshalber nehmen wir an, daß dies ein Zeichen für Lungenkrebs (A_1) oder für Tuberkulose (A_2) sein kann, bzw. daß die Schatten im Röntgenbild durch keine der beiden Krankheiten (A_3) verursacht werden. (Der Fall, daß die Person sowohl Lungenkrebs als auch Tuberkulose hat, wird hier ausgeschlossen.) Ferner möge man die folgenden Wahrscheinlichkeiten kennen:

1. Die Wahrscheinlichkeit eines positiven Röntgenbefundes bei Personen mit Lungenkrebs: $p(B|A_1) = 0{,}90$.
2. Die Wahrscheinlichkeit eines positiven Röntgenbefundes bei Personen mit Tuberkulose: $p(B|A_2) = 0{,}95$.
3. Die Wahrscheinlichkeit eines positiven Röntgenbefundes bei Personen, die weder Lungenkrebs noch Tuberkulose haben: $p(B|A_3) = 0{,}07$.
4. In der Stadt, in der die Untersuchung durchgeführt wurde, haben 2% aller Bewohner Lungenkrebs: $p(A_1) = 0{,}02$.
5. In der Stadt, in der die Untersuchung durchgeführt wurde, haben 1% aller Bewohner Tuberkulose: $p(A_2) = 0{,}01$.
6. In der Stadt, in der die Untersuchung durchgeführt wurde, haben 97% weder Lungenkrebs noch Tuberkulose: $p(A_3) = 0{,}97$.

Die unter den Punkten 4-6 genannten Wahrscheinlichkeiten stellen die Priorwahrscheinlichkeiten dar. Die Wahrscheinlichkeiten, daß die untersuchte Person mit positivem Röntgenbefund Lungenkrebs, Tuberkulose oder keine dieser beiden Krankheiten hat (Posteriorwahrscheinlichkeit), lassen sich unter Verwendung von Gl. (7.63) in folgender Weise berechnen:

$$p(A_1|B) = \frac{0{,}90 \cdot 0{,}02}{0{,}90 \cdot 0{,}02 + 0{,}95 \cdot 0{,}01 + 0{,}07 \cdot 0{,}97} = \frac{0{,}018}{0{,}0954} = 0{,}1887,$$

$$p(A_2|B) = \frac{0{,}95 \cdot 0{,}01}{0{,}0954} = 0{,}0996,$$

$$p(A_3|B) = \frac{0{,}07 \cdot 0{,}97}{0{,}0954} = 0{,}7117.$$

Vor der Röntgenuntersuchung betrug das Risiko, an Lungenkrebs erkrankt zu sein, 2% und das Risiko, Tuberkulose zu haben, 1%. Nach dem positiven Röntgenbefund erhöhen sich diese Wahrscheinlichkeiten auf ca. 19% für Lungenkrebs und auf ca. 10% für Tuberkulose. Für die Wahrscheinlichkeit, daß der Röntgenbefund bedeutungslos ist, verbleiben damit ca. 71%.

Es ist offenkundig, daß die Posteriorwahrscheinlichkeiten nur dann verläßlich sind, wenn sowohl für die Priorwahrscheinlichkeiten $p(A_i)$ als auch für die bedingten Wahrscheinlichkeiten $p(B|A_i)$ brauchbare Schätzungen vorliegen. Auf eine Schätzung der bedingten Wahrscheinlichkeiten $p(B|A_i)$ kann man indes verzichten, wenn die untersuchte Zufallsvariable einem mathematisch bekannten Verteilungsmodell folgt (z. B. Binomialverteilung oder Poisson-Verteilung). Die Priorverteilung $p(A_i)$ spezifiziert dann Annahmen über die Art des Verteilungsmodells (z. B. Binomialverteilung mit den Parametern $\pi = 0{,}15$, $\pi = 0{,}20$ etc.). Erhält man auf Grund einer Untersuchung zusätzlich einen empirischen Schätzwert B für den unbekannten Parameter (z. B. $p = 0{,}12$), können die Likelihoods dieses Schätzwertes bei Gültigkeit der möglichen Parameter ermittelt werden (vgl. S. 382 ff.). Mit Hilfe des Bayes'schen Theorems gem. Gl. (7.63) wird dann die Priorverteilung im Hinblick auf das empirische Ergebnis B korrigiert, d. h. man erhält die Posteriorverteilung $p(A_i|B)$, mit der die „Wahrscheinlichkeits"-Verteilung der Zufallsvariablen bei gegebenem B charakterisiert wird. Die folgenden Beispiele verdeutlichen diese Anwendungsvariante.

Binomialverteilung: Eine Berufsberaterin möchte wissen, wieviel Prozent eines Abiturientenjahrganges sich für das Studienfach Psychologie interessieren. Als Prozentzahlen (Parameterschätzungen) kommen für sie nur die folgenden Werte infrage: π_1=1%, π_2=3%, π_3=8% und π_4=15%. (Die π_i-Werte ersetzen die A_i-Werte in Gl. 7.63). Das Beispiel ist natürlich unrealistisch, da angenommen wird, daß alle übrigen Prozentzahlen überhaupt nicht zutreffen können. Richtiger wäre es, kontinuierliche Prozentzahlen anzunehmen. Wir müssen diese Variante jedoch bis zur Behandlung stetiger Variablen zurückstellen. Allerdings erscheinen der Berufsberaterin nicht alle Prozentzahlen gleich „wahrscheinlich". Ausgehend von ihrer Erfahrung ordnet sie den vier Parameterschätzungen folgende „Wahrscheinlichkeiten" zu:

Tabelle 30. Ermittlung der Posteriorwahrscheinlichkeiten nach dem Bayes'schen Theorem bei einem binomialverteilten Merkmal

π_i	Priorwahrscheinlichkeit $p(\pi_i)$	Likelihood $p(B\|\pi_i)$	$p(\pi_i)\cdot p(B\|\pi_i)$	Posteriorwahrscheinlichkeit $p(\pi_i\|B)$
0,01	0,30	0,165	0,0495	0,18
0,03	0,50	0,336	0,1680	0,61
0,08	0,15	0,328	0,0492	0,18
0,15	0,05	0,137	0,0069	0,03
	1,00		0,2736	1,00

$$p(\pi_1 = 1\%) = 0,30,$$
$$p(\pi_2 = 3\%) = 0,50,$$
$$p(\pi_3 = 8\%) = 0,15,$$
$$p(\pi_4 = 15\%) = 0,05.$$

Dies ist die Priorverteilung der Berufsberaterin. Nach ihrer Ansicht sind 3% Psychologie-Aspiranten unter den Abiturienten am „wahrscheinlichsten" und 15% am „unwahrscheinlichsten". Der Erwartungswert der Priorverteilung lautet

$$E(\pi_i) = \sum_{i=1}^{k} p_i \cdot \pi_i = 0{,}0375 \text{ bzw. } 3,75\%.$$

Die Berufsberaterin befragt nun eine Zufallsstichprobe von 20 Abiturienten hinsichtlich ihrer Berufswünsche. Eine der Befragten beabsichtigt, Psychologie zu studieren, d. h. die Stichprobe führt zu dem Resultat $B=5\%$ (oder 0,05). Mit Hilfe des Bayes'schen Theorems gem. Gl. (7.63) läßt sich nun eine Posteriorverteilung berechnen, der zu entnehmen ist, welche der vier Parameterschätzungen bei Berücksichtigung der subjektiven Vermutungen der Berufsberaterin und des objektiven Stichprobenergebnisses am „wahrscheinlichsten" ist.

Gemäß Gl. (7.63) benötigen wir hierfür neben den $p(\pi_i)$-Werten die $p(B|\pi_i)$-Werte, d. h. die Wahrscheinlichkeiten des Stichprobenergebnisses bei Gültigkeit der verschiedenen Annahmen über den Parameter π. Diese (bislang geschätzten) Werte bezeichneten wir auf S. 382 ff. als Likelihoods. Wir fragen nach der Likelihood des Stichprobenergebnisses $k=1$ Psychologieaspirant unter $n=20$ Abiturienten, wenn der Anteil der Psychologieaspiranten in der Population aller Abiturienten z. B. $\pi_1=0{,}01$ (oder 1%) beträgt. Wie bereits gezeigt wurde (vgl. S. 383 f.), kann diese Likelihood über die Binomialverteilung errechnet werden.

Hierbei setzen wir voraus, daß die Antworten der Abiturienten einem „Bernoulli-Prozeß" entsprechen, d. h. daß sie den Anforderungen der Stationarität und Unabhängigkeit genügen. Stationarität besagt in diesem Zusammenhang, daß die Wahrscheinlichkeit, sich für ein Psychologiestudium zu entscheiden, für alle Befragten konstant ist und Unabhängigkeit meint, daß die Art der Antwort eines Abiturienten – für oder gegen ein Psychologiestudium – nicht durch die Antworten anderer Abiturienten beeinflußt wird. Bei einer echten Zufallsauswahl von 20 Abiturienten dürften beide Anforderungen erfüllt sein.

Wir erhalten nach Gl. (7.4)

$$p(B \mid \pi_1) = p(X = 1 \mid \pi = 0{,}01,\ n = 20)$$
$$= \binom{20}{1} \cdot 0{,}01^1 \cdot 0{,}99^{19} = 0{,}165.$$

Tabelle 30 faßt die zur Bestimmung der Posteriorverteilung erforderlichen Schritte zusammen.

Die $p(B|\pi_i)$-Werte werden – analog zu der oben aufgeführten Rechnung – unter Verwendung des jeweiligen Parameters π_i bestimmt. Die Produkte $p(\pi_i)\cdot p(B|\pi_i)$ führen, relativiert an der Summe dieser Produkte, zu den gesuchten Posteriorwahrscheinlichkeiten. (Man beachte, daß sich sowohl die Priorwahrscheinlichkeiten als auch die Posteriorwahrscheinlichkeiten jeweils zu 1 addieren.) Diese Werte zeigen, daß die ursprüngliche Vermutung der Berufsberaterin, $\pi_2=0{,}03$ sei der „wahrscheinlichste" Parameter, durch das Stichprobenergebnis untermauert wird. Die Priorwahrscheinlichkeit dieses Parameters hat sich nach Berücksichtigung des Stichprobenergebnisses auf 0,61 erhöht.

Der Erwartungswert der Posteriorverteilung lautet

$$E(\pi_i) = \sum_{i=1}^{k} \pi_i \cdot p(\pi_i | B) = 0{,}039 \text{ bzw. } 3{,}9\%.$$

Gegenüber der Priorverteilung (mit $E(\pi_i)$=3,75%) hat sich der Erwartungswert durch die Berücksichtigung der Stichprobeninformation also nur geringfügig vergrößert.

Nach Ermittlung der Posteriorwahrscheinlichkeiten könnte die Berufsberaterin erneut eine Stichprobe ziehen und die Posteriorwahrscheinlichkeiten, die jetzt als Priorwahrscheinlichkeiten eingesetzt werden, auf Grund des neuen Stichprobenergebnisses korrigieren. Die Priorwahrscheinlichkeiten berücksichtigen in diesem Falle also sowohl die subjektive Einschätzung der Berufsberaterin als auch das erste Stichprobenergebnis. Dieser Vorgang, die Korrektur der alten Posteriorwahrscheinlichkeiten als neue Priorwahrscheinlichkeiten auf Grund eines weiteren Stichprobenergebnisses, läßt sich beliebig häufig fortsetzen. Statt der wiederholten Korrektur der jeweils neuen Priorwahrscheinlichkeiten können die ursprünglichen Priorwahrscheinlichkeiten jedoch auch nur einmal durch die zusammengefaßten Stichproben korrigiert werden. Beide Wege – die wiederholte Korrektur auf Grund einzelner Stichprobenergebnisse und die einmalige Korrektur durch die zusammengefaßten Stichprobenergebnisse – führen letztlich zu identischen Posteriorwahrscheinlichkeiten.

Das Beispiel demonstrierte, wie unter der Annahme einer Binomialverteilung die Likelihoods $p(B|A_i)$ ermittelt werden. Im folgenden wird gezeigt, wie die für das Bayes'sche Theorem benötigten Likelihoods zu ermitteln sind, wenn das interessierende Merkmal anderen Verteilungsmodellen folgt.

Poisson-Verteilung: Die Annahme, daß in jedem der n durchgeführten „Versuche" entweder das Ereignis A oder das Ereignis $\bar{A}$ mit jeweils konstanter Wahrscheinlichkeit auftritt, rechtfertigt die Verwendung der Binomialverteilung. Interessieren uns nun Ereignisse, die über die Zeit (oder eine andere kontinuierliche Variable) verteilt sind, kann es vorkommen, daß das Ereignis in einem bestimmten Zeitintervall (in einem „Versuch") mehrmals auftritt. Um dem entgegenzuwirken, unterteilen wir die kontinuierliche Variable, wie z. B. die Zeit, in sehr viele Intervalle, so daß n (Anzahl der Intervalle) sehr groß (aber nicht unendlich) und π (=Wahrscheinlichkeit des Auftretens eines Ereignisses in einem dieser Intervalle) klein (aber nicht Null) werden. Der Ausdruck $n \cdot \pi$ gibt dann an, wie häufig das Ereignis A in einem bestimmten Zeitabschnitt, das in n Intervalle unterteilt ist, auftreten müßte. Diese Häufigkeit ist unabhängig von der Anzahl der Intervalle. Da mit zunehmender Anzahl von Intervallen π kleiner wird, kann man annehmen, daß $n \cdot \pi$ konstant bzw. daß $n \cdot \pi = c$ ist. Die Wahrscheinlichkeit, daß in einem untersuchten Zeitabschnitt das Ereignis A k-mal auftritt, lautet bei gegebenem c nach der Poisson-Verteilung:

$$p(k | c) = \frac{c^k}{e^c \cdot k!} \quad (e = 2{,}7183). \tag{7.64}$$

Wir wollen die Revision einer Priorverteilung für den Fall, daß das untersuchte Merkmal poissonverteilt ist, an einem Beispiel (nach Winkler, 1972) demonstrieren.

Ein Autohändler gruppiert Autoverkäufer in drei Kategorien: Ein hervorragender Verkäufer verkauft durchschnittlich an jedem zweiten Tag, ein guter Verkäufer an jedem vierten Tag und ein schlechter Verkäufer an jedem achten Tag ein Auto. Die durchschnittlichen Wahrscheinlichkeiten für das Ereignis „ein Auto pro Tag verkauft" lauten also π_1=0,5, π_2=0,25 und π_3=0,125. Für diese π-Werte gibt der Autohändler folgende Priorwahrscheinlichkeiten an:

$$p(\pi_1 = 0{,}5) = 0{,}2,$$
$$p(\pi_2 = 0{,}25) = 0{,}5,$$
$$p(\pi_3 = 0{,}125) = 0{,}3.$$

Vereinfachend nehmen wir an, daß alle übrigen π-Werte eine Wahrscheinlichkeit von Null aufweisen. (Die angemessenere Handhabung dieses Problems, die von einem Kontinuum der π-Parameter ausgeht, wird bei Winkler, 1972, Kap. 4.7) erörtert.

Dieser Einschätzung folgend gehört ein neu einzustellender, noch unbekannter Verkäufer mit einer „Wahrscheinlichkeit" von 20% zur Kategorie der hervorragenden Verkäufer, mit 50% „Wahrscheinlichkeit" zur Kategorie der guten Verkäufer

Tabelle 31. Ermittlung der Posteriorwahrscheinlichkeiten nach dem Bayes'schen Theorem bei einem Poisson-verteilten Merkmal

c_i	Priorwahrscheinlichkeit $p(c_i)$	Likelihood $p(k\|c_i)$	$p(c_i) \cdot p(k\|c_i)$	Posteriorwahrscheinlichkeit $p(c_i\|k)$
12	0,2	0,1048	0,02096	0,501
6	0,5	0,0413	0,02065	0,493
3	0,3	0,0008	0,00024	0,006
	1,0		0,04185	1,000

und mit 30% „Wahrscheinlichkeit" zur Kategorie der schlechten Verkäufer.

Ein neuer Verkäufer möge nun in $n=24$ Tagen 10 Autos verkauft haben. Hieraus ergeben sich folgende Likelihoods $p(k=10|c_i)$ (mit $c_1=24 \cdot 0{,}5=12$; $c_2=24 \cdot 0{,}25=6$ und $c_3=24 \cdot 0{,}125=3$):

$$p(k = 10 \,|\, c_1 = 12) = \frac{12^{10}}{e^{12} \cdot 10!} = 0{,}1048,$$

$$p(k = 10 \,|\, c_2 = 6) = \frac{6^{10}}{e^{6} \cdot 10!} = 0{,}0413,$$

$$p(k = 10 \,|\, c_3 = 3) = \frac{3^{10}}{e^{3} \cdot 10!} = 0{,}0008.$$

Tabelle 31 zeigt die zur Revision der Priorwahrscheinlichkeiten erforderlichen Rechenschritte.

Die Priorwahrscheinlichkeit für die Kategorie „hervorragender Verkäufer" hat sich damit von 0,2 auf ca. 0,5 erhöht. Die Wahrscheinlichkeit für die Kategorie „schlechter Verkäufer" wird hingegen verschwindend klein. Die ursprüngliche Erwartung, daß ein Verkäufer pro Tag im Durchschnitt 0,26 Autos (bzw. ein Auto in 3,8 Tagen) verkaufen würde (dies ist der Erwartungswert der Zufallsvariablen „Anzahl der Verkäufe" unter Verwendung der Priorwahrscheinlichkeiten), muß nun auf 0,37 Autos pro Tag (bzw. ein Auto in 2,7 Tagen) erhöht werden (Erwartungswert der Zufallsvariablen „Anzahl der Verkäufe" mit den Posteriorwahrscheinlichkeiten).

Hypergeometrische Verteilung: Das Modell der Binomialverteilung geht davon aus, daß die Wahrscheinlichkeiten für die Ereignisse A oder $\bar{A}$ konstant sind. Diese Voraussetzung ist verletzt, wenn sich die Wahrscheinlichkeiten von Versuch zu Versuch ändern, was z. B. der Fall ist, wenn die Anzahl aller möglichen Versuche (oder die Größe der Population) begrenzt ist. Werden beispielsweise aus einem Skatspiel ($N=32$ Karten) nacheinander $n=6$ Karten gezogen (ohne Zurücklegen), verändert sich die Wahrscheinlichkeit, eine der $R=8$ Herzkarten zu ziehen, von Karte zu Karte. Sie beträgt für die erste Karte 8:32, für die zweite Karte 8:31, wenn die erste Karte kein Herz war bzw. 7:31, wenn die erste Karte ein Herz war, etc. Die Häufigkeit des Auftretens für das Ereignis A bei n Versuchen (z. B. $r=3$ Herzkarten unter 6 gezogenen Karten) folgt einer hypergeometrischen Verteilung. (Die Binomialverteilung wäre einschlägig, wenn man die Karten jeweils zurücklegen würde.) Die Wahrscheinlichkeiten für verschiedene r-Werte lassen sich bei gegebenem n, R und N nach folgender Gleichung ermitteln:

$$p(r \,|\, n, R, N) = \frac{\binom{R}{r} \cdot \binom{N-R}{n-r}}{\binom{N}{n}}. \qquad (7.65)$$

Das folgende Beispiel zeigt die Revision von Priorwahrscheinlichkeiten bei einem hypergeometrisch verteilten Merkmal. Einem Wanderer sind während eines Regens die Streichhölzer naß geworden. Er schätzt nun, wieviele der $N=50$ Streichhölzer, die sich in der Schachtel befinden, durch den Regen unbrauchbar geworden sind. Die folgenden Schätzungen erscheinen ihm sinnvoll: $R_1=10$, $R_2=20$ und $R_3=30$ (erneut betrachten wir nur einige Werte). Seine Priorwahrscheinlichkeiten für diese Anteile defekter Streichhölzer legt der Wanderer (dem das Mißgeschick nasser Streichhölzer nicht zum ersten Mal passiert) in folgender Weise fest:

$$p(R_1 = 10) = 0{,}4,$$

$$p(R_2 = 20) = 0{,}5,$$

$$p(R_3 = 30) = 0{,}1.$$

Tabelle 32. Ermittlung der Posteriorwahrscheinlichkeiten nach dem Bayes'schen Theorem bei einem hypergeometrisch verteilten Merkmal

R	Priorwahrscheinlichkeit $p(R_i)$	Likelihood $p(r\|R_i)$	$p(R_i)\cdot p(r\|R_i)$	Posteriorwahrscheinlichkeit $p(R_i\|r)$
10	0,4	0,4313	0,1725	0,5586
20	0,5	0,2587	0,1294	0,4190
30	0,1	0,0686	0,0069	0,0224
	1,0		0,3088	1,000

Von n=5 Streichhölzern, die er prüft, ist nur r=1 Streichholz unbrauchbar. Die Likelihood des Ereignisses unter der Annahme R=10 lautet:

$$p(r = 1 | n = 5, R = 10, N = 50) = \frac{\binom{10}{1} \cdot \binom{40}{4}}{\binom{50}{5}} = \frac{\frac{10}{1} \cdot \frac{40\cdot 39\cdot 38\cdot 37}{4\cdot 3\cdot 2\cdot 1}}{\frac{50\cdot 49\cdot 48\cdot 47\cdot 46}{5\cdot 4\cdot 3\cdot 2\cdot 1}} = \frac{913900}{2118760} = 0{,}4313.$$

Für R=20 und R=30 errechnen wir nach dieser Gleichung die Likelihoods 0,2587 und 0,0686. Tabelle 32 zeigt, wie dieses empirische Ergebnis die Priorwahrscheinlichkeiten verändert.

Die Wahrscheinlichkeiten haben sich zugunsten der Hypothese R=10 verschoben. Während der Wanderer nach seiner ersten Schätzung mit 17 unbrauchbaren Streichhölzern rechnete (10·0,4+20·0,5+30·0,1=17), kann er nach den 5 geprüften Steichhölzern davon ausgehen, daß die Schachtel insgesamt nur ca. 15 unbrauchbare Streichhölzer enthält (10·0,559+20·0,419+30·0,022=14,6).

Multinomiale Verteilung: Ein einfaches Urnenbeispiel erläutert die Besonderheiten einer multinomialen Verteilung. Befinden sich in einer Urne rote und schwarze Kugeln in einem bestimmten Häufigkeitsverhältnis, sind die Wahrscheinlichkeiten, bei n Versuchen z. B. k=0, 1, 2 ... rote Kugeln zu ziehen, binomialverteilt, wenn die Kugeln wieder zurückgelegt werden. Befinden sich in der Urne hingegen mehr als zwei Kugelarten, wie z. B. rote Kugeln mit der Wahrscheinlichkeit π_1, schwarze Kugeln mit der Wahrscheinlichkeit π_2, grüne Kugeln mit der Wahrscheinlichkeit π_3 und gelbe Kugeln mit der Wahrscheinlichkeit π_4, wird die Wahrscheinlichkeit dafür, daß bei n Versuchen k_1 rote, k_2 schwarze, k_3 grüne und k_4 gelbe Kugeln gezogen werden (wiederum mit Zurücklegen), über die multinomiale Verteilung berechnet. Die binomiale Verteilung verwenden wir für zwei einander ausschließende Ereignisklassen und die multinomiale Verteilung für mehr als zwei oder s einander ausschließende Ereignisklassen. Die Wahrscheinlichkeitsverteilung wird durch folgende Gleichung beschrieben:

$$p(k_1, k_2 \ldots k_s | n_1 \pi_1 \pi_2 \ldots \pi_3) = \frac{n!}{k_1! \cdot k_2! \cdot \ldots k_s!} \cdot \pi_1^{k_1} \cdot \pi_2^{k_2} \ldots \pi_s^{k_s} \qquad (7.66)$$

Auch diese Gleichung sei an einem Beispiel demonstriert. Eine Werbeagentur erhält den Auftrag, für ein Produkt eine möglichst werbewirksame Verpackung zu entwickeln. Drei Vorschläge (V_1, V_2 und V_3) kommen in die engere Auswahl und sollen getestet werden. Vorab bittet die Agentur ihre Werbefachleute, die Werbewirksamkeit der drei Vorschläge einzuschätzen. Da man sich nicht einigen kann, werden mehrere Einschätzungen abgegeben. (Die Einschätzungen verdeutlichen gleichzeitig verschiedene *Strategien zur Quantifizierung subjektiver Wahrscheinlichkeiten;* näheres hierzu vgl. Phillips, 1973, Teil 1.) Sie lauten:

1. Einschätzung: V1 ist doppelt so wirksam wie V2. V2 und V3 unterscheiden sich nicht, d. h.: $\pi_1=0{,}5$; $\pi_2=0{,}25$ und $\pi_3=0{,}25$.
2. Einschätzung: Die Werbewirksamkeit der drei Vorschläge steht im Verhältnis 3:2:1 zueinander, d. h.: $\pi_1=3/6=0{,}5$; $\pi_2=2/6=0{,}333$ und $\pi_3=1/6=0{,}167$.
3. Einschätzung: V1 und V3 sind gleich wirksam, und V2 ist nahezu unwirksam d. h.: $\pi_1=0{,}495$; $\pi_2=0{,}01$ und $\pi_3=0{,}495$.
4. Einschätzung: Wenn für die Werbewirksamkeit der drei Vorschläge 100 Punkte zu vergeben

Tabelle 33. Ermittlung der Posteriorwahrscheinlichkeiten nach dem Bayes'schen Theorem bei einem multinomial verteilten Merkmal

Modell (i)	Priorwahrscheinlichkeit p (Modell $_i$)	Likelihood p(Ergebnis| Modell$_i$)	p(Modell$_i$) ·p(Ergebnis| Modell$_i$)	Posteriorwahrscheinlichkeit p(Modell$_i$| Ergebnis)
π_1=0,5; π_2=0,25; π_3=0.25	0,40	0,0263	0,01052	0,385
π_1=0,5; π_2=0,333; π_3=0,167	0,50	0,0328	0,01640	0,601
π_1=0,495; π_2=001; π_3=0,495	0,02	0,0000	0,00000	0,000
π_1=0,80; π_2=0,15; π_3=0,05	0,08	0,0046	0,00037	0,014
	1,00		0,02729	1,000

sind, erhält der erste Vorschlag 80 Punkte, der zweite 15 Punkte und der dritte 5 Punkte, d. h.: $\pi_1 = 0{,}8$; $\pi_2 = 0{,}15$ und $\pi_3 = 0{,}05$.

Abschließend geben die Werbefachleute eine Schätzung darüber ab, für wie „wahrscheinlich" sie es halten, daß die einzelnen Einschätzungen tatsächlich zutreffen (Priorwahrscheinlichkeiten). Aus den individuellen „Wahrscheinlichkeiten" resultieren folgende Durchschnittswerte: (Erneut wollen wir davon ausgehen, daß nur die hier aufgeführten π-Werte als Parameterschätzungen infrage kommen.)

$$p(\pi_1 = 0{,}5; \pi_2 = 0{,}25; \pi_3 = 0{,}25) = 0{,}40,$$
$$p(\pi_1 = 0{,}5; \pi_2 = 0{,}333; \pi_3 = 0{,}167) = 0{,}50,$$
$$p(\pi_1 = 0{,}495; \pi_2 = 0{,}01; \pi_3 = 0{,}495) = 0{,}02,$$
$$p(\pi_1 = 0{,}08; \pi_2 = 0{,}15; \pi_3 = 0{,}05) = 0{,}08.$$

In einem Verkaufsexperiment entscheiden sich von $n=20$ Käufern $k_1=12$ für die erste Verpackungsart (V_1), $k_2=5$ für die zweite Verpackungsart (V_2) und $k_3=3$ für die dritte Verpackungsart (V_3). (Die Ablehnung aller drei Verpackungsarten oder die Wahl mehrerer Verpackungsarten sei ausgeschlossen.) Die Likelihood dieses empirischen Ergebnisses für das erste multinomiale Modell (erste Einschätzung) lautet:

$$p(k_1 = 12; k_2 = 5; k_3 = 3 \mid n = 20, \pi_1 = 0{,}5;$$
$$\pi_2 = 0{,}25; \pi_3 = 0{,}25) = p(\text{Ergebnis} \mid 1.\ \text{Modell})$$
$$= \frac{20!}{12! \cdot 5! \cdot 3!} \cdot 0{,}5^{12} \cdot 0{,}25^5 \cdot 0{,}25^3$$
$$= 7054320 \cdot 3{,}72529 \cdot 10^{-9} = 0{,}0263.$$

Für die weiteren Modelle ergeben sich nach dem gleichen Algorithmus:

$$p(\text{Ergebnis} \mid 2.\ \text{Modell}) = 0{,}0328,$$
$$p(\text{Ergebnis} \mid 3.\ \text{Modell}) = 1{,}85 \cdot 10^{-8} \approx 0,$$
$$p(\text{Ergebnis} \mid 4.\ \text{Modell}) = 0{,}0046.$$

Damit sind die Priorwahrscheinlichkeiten folgendermaßen zu korrigieren (vgl. Tabelle 33).

Empirische Evidenz und subjektive Einschätzung führen zusammengenommen zu dem Resultat, daß das dritte und das vierte Modell praktisch ausscheiden. Das Modell mit der höchsten Priorwahrscheinlichkeit (Modell 2) hat mit 0,601 auch die höchste Posteriorwahrscheinlichkeit. Offensichtlich haben die empirischen Daten (mit $p_1=0{,}60$; $p_2=0{,}25$ und $p_3=0{,}15$) dieses Modell am besten bestätigt. Die Erwartungswerte für die Parameter der multinomialen Verteilung lauten:

Vor der empirischen Untersuchung:

$$E(\pi_1) = 0{,}40 \cdot 0{,}5 + 0{,}50 \cdot 0{,}5 + 0{,}02 \cdot 0{,}495 + 0{,}08 \cdot 0{,}8 = 0{,}524,$$

$$E(\pi_2) = 0{,}40 \cdot 0{,}25 + 0{,}50 \cdot 0{,}333 + 0{,}02 \cdot 0{,}001 + 0{,}08 \cdot 0{,}15 = 0{,}279,$$

$$E(\pi_3) = 0{,}40 \cdot 0{,}25 + 0{,}50 \cdot 0{,}167 + 0{,}02 \cdot 0{,}495 + 0{,}08 \cdot 0{,}05 = 0{,}197.$$

Nach der empirischen Untersuchung:

$$E(\pi_1) = 0{,}385 \cdot 0{,}5 + 0{,}601 \cdot 0{,}5 + 0{,}000 \cdot 0{,}495 + 0{,}014 \cdot 0{,}80 = 0{,}504,$$

$$E(\pi_2) = 0{,}385 \cdot 0{,}25 + 0{,}601 \cdot 0{,}333 + 0{,}000 \cdot 0{,}01 + 0{,}014 \cdot 0{,}15 = 0{,}298,$$

$$E(\pi_3) = 0{,}385 \cdot 0{,}25 + 0{,}601 \cdot 0{,}167 + 0{,}000 \cdot 0{,}495 + 0{,}014 \cdot 0{,}05 = 0{,}197.$$

Stetige Zufallsvariablen

Die letzten Beispiele basierten auf der Annahme einer diskreten Verteilung des unbekannten Parameters. Im Berufsberaterbeispiel (S. 434 ff.) nahmen wir an, daß nur einige ausgewählte Prozentwerte als Schätzungen für den Anteil von Abiturienten, die sich für ein Psychologiestudium interessieren, infrage kommen.

Zweifellos wäre hier die Annahme, daß sämtliche Prozentwerte innerhalb eines plausibel erscheinenden Prozentwertebereiches als Schätzwerte in Betracht kommen, realistischer gewesen. Ähnliches gilt für die Beispiele „Autoverkäufer" (S. 436 f.), „unbrauchbare Streichhölzer" (S. 437 f.) und „Werbewirksamkeit von Verpackungen" (S. 438 ff.), die ebenfalls nur ausgewählte Werte als Schätzungen des unbekannten Parameters untersuchten.

Im folgenden wollen wir das Bayes'sche Theorem für stetige Zufallsvariablen behandeln. Zur begrifflichen Klärung sei darauf hingewiesen, daß die Bezeichnung „Bayes'sches Theorem für stetige Zufallsvariablen" besagt, daß der zu schätzende Parameter stetig verteilt ist (wie z. B. Populationsmittelwerte oder Populationsanteile). Das Stichprobenergebnis, aufgrund dessen die Priorverteilung revidiert wird, kann hingegen entweder stetig oder diskret verteilt sein. (Bei Anteilsschätzungen beispielsweise behandeln wir den gesuchten Parameter π als eine stetige Zufallsvariable. Das Stichprobenergebnis – k-mal das Ereignis A bei n Versuchen – ist jedoch diskret. Bei der Schätzung eines Mittelwertsparameters ist nicht nur μ eine stetige Zufallsvariable: auch das Stichprobenergebnis $\bar{x}$ stellt die Realisierung einer stetig verteilten Zufallsvariablen dar.)

Bayes'sches-Theorem für stetige Zufallsvariablen: In Analogie zu Gl. (7.63) (Bayes-Theorem für diskrete Zufallsvariablen) lautet das Bayes'sche Theorem für stetige Zufallsvariablen

$$f(\theta \mid y) = \frac{f(\theta) \cdot f(y \mid \theta)}{\int_{-\infty}^{\infty} f(\theta) \cdot f(y \mid \theta) d\theta}. \qquad (7.67)$$

Hierin sind θ (griechisch: theta) der gesuchte, stetig verteilte Parameter und y das Stichprobenergebnis. Der Ausdruck $f(\theta)$ kennzeichnet die Dichtefunktion (vgl. S. 378 bzw. S. 380) des Parameters θ, die – analog zu den Priorwahrscheinlichkeiten $p(A_i)$ in Gl. (7.63) – die Vorkenntnisse des Untersuchenden zusammenfaßt. (Auf das schwierige Problem der Umsetzung von Vorinformationen in Prior-Dichtefunktionen werden wir später eingehen.) Die Likelihood-Funktion des Stichprobenergebnisses y bei gegebener Verteilung von θ bezeichnen wir mit $f(y|\theta)$. Das Integral im Nenner $\int_{-\infty}^{\infty} f(\theta) \cdot f(y|\theta) d\theta$ entspricht der Summe $\sum_{i=1}^{n} p(B|A_i) \cdot p(A_i)$, die im Nenner des Bayes'schen Theorems für diskrete Zufallsvariablen steht. In beiden Fällen normiert der Nenner die Posteriorwahrscheinlichkeiten (Dichten), d. h. die Summe der Posteriorwahrscheinlichkeiten (bzw. die Fläche der Posteriorverteilung) wird – wie auch die Summe (Fläche) der Priorwahrscheinlichkeiten (Dichten) – eins gesetzt. (Zur Herleitung des Bayes'schen Theorems für stetige Zufallsvariablen vgl. z. B. Winkler, 1972, Kap. 4.2.)

Beispiel: Ein kleines Beispiel (nach Winkler, 1972, S. 145 ff.) soll die Handhabung von Gl. (7.67) verdeutlichen. Es geht um die Schätzung von θ, des zukünftigen Marktanteils eines neuen Produktes. Einfachheitshalber nehmen wir die in Abb. 29 a wiedergegebene Priorverteilung für θ an. Es handelt sich um eine Dreiecksverteilung, die besagt, daß hohe Marktanteile für unwahrscheinlicher gehalten werden als niedrige Marktanteile. (Die schraffierte Fläche über dem Bereich $0{,}5<\theta<1$ entspricht der Wahrscheinlichkeit, daß der wahre Parameter θ in diesen Bereich fällt.) Die Dichtefunktion der Priorverteilung heißt

$$f(\theta) = 2 \cdot (1 - \theta) \text{ (für } 0 \leq \theta \leq 1).$$

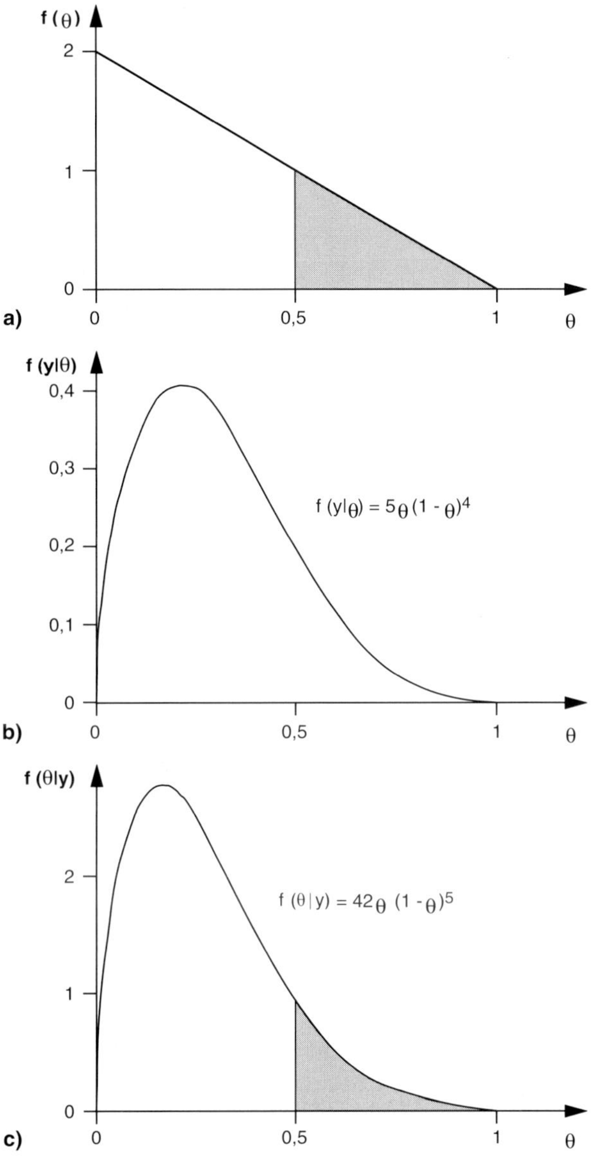

Abb. 29. **a** Priorverteilung; **b** Likelihood-Funktion; **c** Posteriorverteilung

Von n=5 Testpersonen möge eine (k=1) das neue Produkt kaufen. Wenn wir annehmen, daß die Anzahl der Käufer (k) binomial verteilt ist, lautet die Likelihood-Funktion gemäß Gl. (7.4)

$$f(y \mid \theta) = p(k = 1 \mid n = 5; \theta) = \binom{5}{1} \cdot \theta^1 \cdot (1 - \theta)^4$$
$$= 5 \cdot \theta \cdot (1 - \theta)^4.$$

Abbildung 29 b zeigt diese Likelihood-Funktion. Eingesetzt in Gl. (7.67) resultiert für die Posteriorverteilung

$$f(\theta \mid y) = \frac{[2 \cdot (1 - \theta)] \cdot [5\theta \cdot (1 - \theta)^4]}{\int_1^0 [2 \cdot (1 - \theta)] \cdot [5\theta \cdot (1 - \theta)^4] d\theta}$$
$$= \frac{10 \cdot \theta(1 - \theta)^5}{10 \cdot \int_0^1 \theta(1 - \theta)^5 d\theta}$$
$$= \frac{\theta \cdot (1 - \theta)^5}{\int_0^1 \theta(1 - \theta)^5 d\theta} \text{ (für } 0 \leqq \theta \leqq 1).$$

Die (mathematisch nicht einfache) Auflösung des Integrals im Nenner dieser Gleichung führt zu $5!/7! = 1/42$, was zusammengenommen folgende Dichtefunktion für die Posteriorverteilung ergibt:

$$f(\theta \mid y) = 42 \cdot \theta \cdot (1 - \theta)^5 \text{ (für } 0 \leqq \theta \leqq 1).$$

Abbildung 29 c stellt die Posteriorverteilung graphisch dar.

Wie man sieht, revidiert die Stichprobenuntersuchung die Priorverteilung so, daß Werte im Bereich $0{,}5 < \theta < 1$ unwahrscheinlicher werden. Subjektive Erwartung und empirische Evidenz führen zusammengenommen zu dem Resultat, daß Marktanteile im Bereich um 0,2 am plausibelsten sind. (Wie dieses Problem auch einfacher zu lösen ist, zeigt S. 451)

Konjugierte Verteilungsfamilien: Die Ermittlung der Posteriorverteilung nach Gl. (7.67) kann bei komplizierten Priorverteilungen und Likelihoodfunktionen mathematisch erhebliche Schwierigkeiten bereiten. Diesen Schwierigkeiten kann man jedoch aus dem Wege gehen, wenn man für Priorverteilungen nur ganz bestimmte, mathematisch einfach zu handhabende Funktionstypen einsetzt. Diese Einschränkung ist nicht so gravierend, wie es zunächst erscheinen mag; durch entsprechende Parameterwahl bilden diese Funktionstypen nämlich eine Vielzahl von Verteilungsformen ab, so daß es – zumindest für unsere Zwecke – meistens gelingen wird, die Vorstellungen über die Priorverteilung durch eine dieser Funktionen hinreichend genau abzubilden. Der Einsatz dieser Funktionen ist zumindest immer dann zu rechtfertigen, wenn die Posteriorverteilung für die exakte Priorverteilung praktisch genauso aussieht wie die Posteriorverteilung, die resultieren würde, wenn die Vorstellungen von der Priorverteilung durch die Verwendung einer dieser Funktionen nur ungefähr wiedergegeben werden. „Sensitivitätsanalysen" (vgl. z. B. Hays und Winkler, 1970, Kap. 8.16) belegen, daß dies – zumal, wenn größere Stichproben untersucht werden – in den meisten Fällen zutrifft, d. h. die Posteriorverteilung ist weitgehend invariant gegenüber mäßigen Veränderungen der Priorverteilung.

Die Verteilungsformen, die mit einem Funktionstyp bei unterschiedlicher Festlegung ihrer Parameter erzeugt werden, bezeichnet man als Verteilungsfamilien. (Alle Geraden, die durch unterschiedliche Festsetzung von a und b durch die Geradengleichung $y = ax + b$ beschrieben werden, stellen z. B. eine solche Verteilungsfamilie dar.) Ein großer Teil der Bayes'schen Literatur ist nun darauf ausgerichtet, Verteilungsfamilien zu finden, deren Likelihoodfunktion einfach bestimmbar ist. Priorverteilungen mit Likelihoodfunktionen, die auf denselben Funktionstypus zurückgeführt werden können, bezeichnet man als *konjugierte Priorverteilungen*. (Eine genauere Definition gibt z. B. Berger, 1980, Kap. 4 oder de Groot, 1970, Kap. 9.)

Wenn die Priorverteilung zu einer konjugierten Verteilungsfamilie gehört, dann fällt auch die Posteriorverteilung in diese Verteilungsfamilie. Priorverteilung und Likelihoodfunktion können dann äußerst einfach zu einer neuen Posteriorverteilung kombiniert werden. Drei Verteilungstypen haben in diesem Zusammenhang eine besondere Bedeutung: die Normalverteilung, die Beta-Verteilung und die Gleichverteilung.

- *Normalverteilung*: Die Normalverteilung ist das übliche Verteilungsmodell, das wir annehmen, wenn eine Priorverteilung durch einen *Mittelwertparameter* zu spezifizieren ist. In der Regel wird eine bestimmte Ausprägung für diesen Parameter die höchste Plausibilität aufweisen (Modalwert), wobei Werte mit größer werdendem Abstand von diesem Modalwert zunehmend weniger plausibel sind. Je mehr man von der Richtigkeit seiner (im Modalwert festgelegten) Parameterschätzung überzeugt ist, desto kleiner wird die Streuung der Priorverteilung (vgl. Abb. 30).

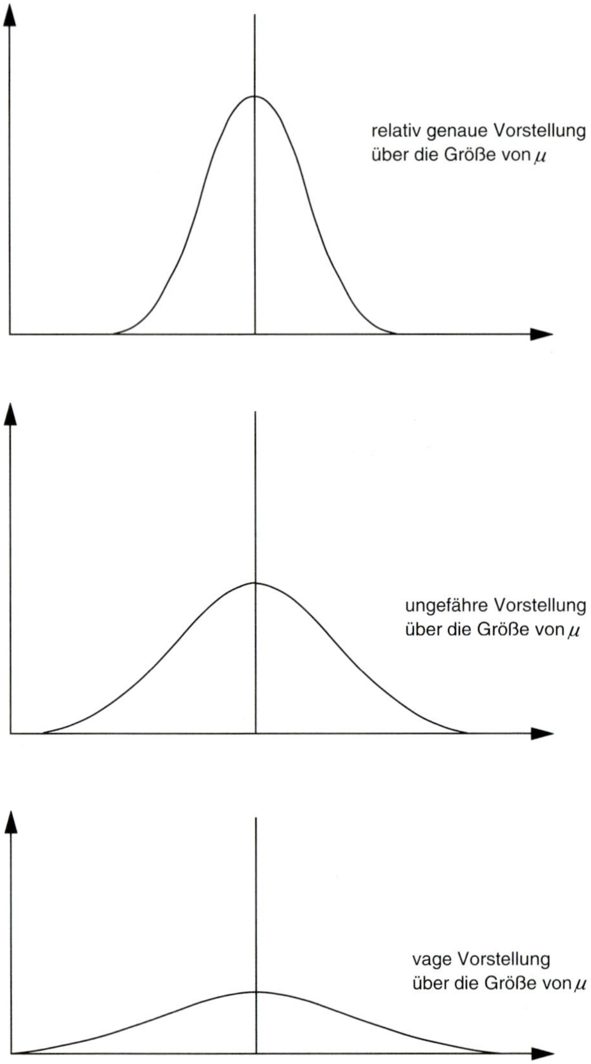

Abb. 30 a–c. Priorverteilungen für Mittelwertparameter bei unterschiedlicher Sicherheit

> **!** **Eine Priorverteilung über einen Mittelwertparameter wird üblicherweise als Normalverteilung spezifiziert.**

- *Beta-Verteilung*: Die Beta-Verteilung benötigen wir zur Spezifizierung der Priorverteilung für einen *Populationsanteil*. Die Funktionsgleichung für die Beta-Verteilung lautet

$$f(x) = \frac{(k+r-1)!}{(k-1)!(r-1)!} \cdot x^{k-1} \cdot (1-x)^{r-1}$$
$$(\text{für } k > 0,\ r > 0 \text{ und } 0 < x < 1), \tag{7.68}$$

wobei
k =Anzahl der Untersuchungsobjekte mit A
r =Anzahl der Untersuchungsobjekte mit $\bar{A}$ (non A), so daß
k+r=n (Stichprobenumfang).

Durch entsprechende Wahl der Parameter k und r beschreibt diese Funktionsgleichung eine Vielzahl von Verteilungsformen. Ist $k=r$, resultieren symmetrische Verteilungen. Für $k<r$ sind die Verteilungen linkssteil und für $k>r$ rechtssteil. Mit $k>1$ und $r>1$ erhält man unimodale Verteilung mit folgendem Modalwert:

$$\text{Modalwert} = \frac{k-1}{k+r-2}. \tag{7.69}$$

Ist $k \leqq 1$ oder $r \leqq 1$, resultieren entweder unimodale Verteilungen, deren Modalwerte bei 0 oder 1 liegen, oder u-förmige Verteilungen mit Höchstwerten bei 0 und 1 bzw. Gleichverteilungen. (Hierbei ist zu beachten, daß für $k<1$ und $r<1$ die Gammafunktion als Verallgemeinerung der elementaren Fakultät heranzuziehen ist; vgl. z. B. Kreyszig, 1973, Abschn. 60.) Gl. (7.68) führt zu einer Dreiecksverteilung mit positiver Steigerung ($f(x)=2x$), wenn $k=2$ und $r=1$ sind und für $k=1$ und $r=2$ zu einer Dreiecksverteilung mit negativer Steigung ($f(x)=2\cdot(1-x)$).

Das arithmetische Mittel einer Beta-Verteilung lautet

$$\mu = \frac{k}{k+r}. \tag{7.70}$$

Für die Standardabweichung resultiert

$$\sigma = \sqrt{\frac{k \cdot r}{(k+r)^2 \cdot (k+r+1)}}. \tag{7.71}$$

Abbildung 31 zeigt einige Verteilungsformen der Beta-Funktion für ausgewählte k- und r-Werte. (Die für unsere Zwecke wichtigsten Beta-Verteilungen sind im Anhang E, Tabelle 4 wiedergegeben.)

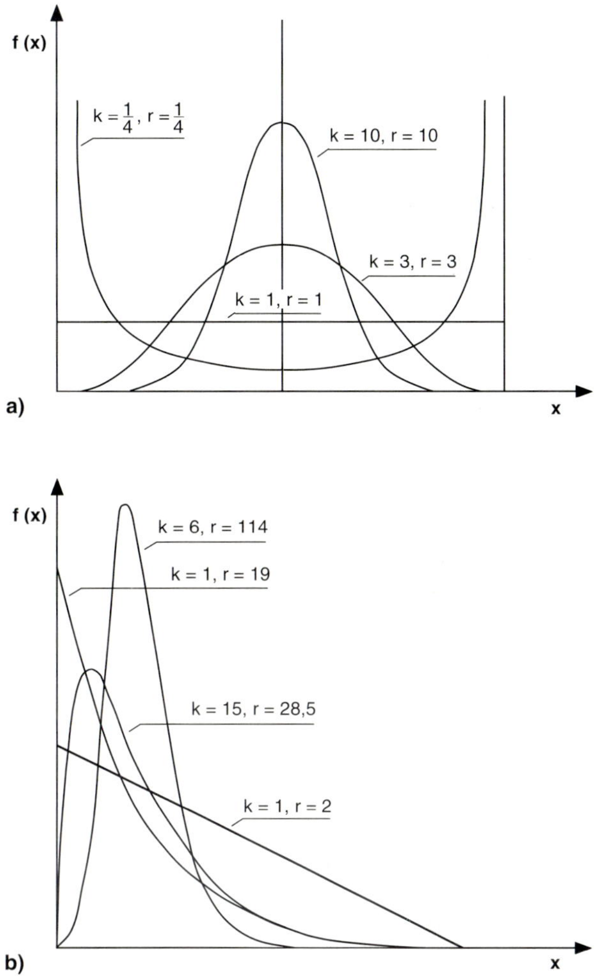

Abb. 31 a, b. β-Verteilungen. **a** symmetrisch; **b** asymmetrisch

Läßt sich die Priorverteilung für einen Populationsanteil als eine Beta-Verteilung beschreiben, resultiert als Posteriorverteilung ebenfalls eine Beta-Verteilung. Wir werden hierauf später ausführlicher eingehen.

> ! **Eine Priorverteilung über einen Populationsanteil wird als Beta-Verteilung formuliert.**

- *Gleichverteilung*: Eine Gleichverteilung der Parameter repräsentiert eine sogenannte *diffuse Priorverteilung*, die den Zustand totaler Informationslosigkeit abbildet. Hat man keinerlei Informationen über die mutmaßliche Größe des gesuchten Parameters, kommen alle denkbaren Werte mit gleicher „Wahrscheinlichkeit" infrage. Der Einsatz einer diffusen Priorverteilung führt zu einer Posteriorverteilung, die ausschließlich vom Stichprobenergebnis abhängt. Der Vergleich einer Posteriorverteilung, die bei Verwendung einer nichtdiffusen Priorverteilung resultiert (also einer Priorverteilung, die bereits vorhandene Kenntnisse abbildet), mit einer Posteriorverteilung für diffuse Priorverteilungen informiert somit über die Beeinflussung der Posteriorverteilung durch die subjektiven Informationen. Diffuse Priorverteilungen stellen die „Schnittstelle" von „klassischer" und Bayes'scher Statistik dar.

! **Im Falle fehlender Vorkenntnisse über die Populationsverhältnisse wird die Priorverteilung als Gleichverteilung festgelegt (sog. diffuse Priorverteilung). Bei diffusen Priorverteilungen hängt die Posteriorverteilung genau wie bei der Parameterschätzung in der „klassischen" Statistik allein vom Stichprobenergebnis ab.**

Schätzung von Populationsmittelwerten

In einer populationsbeschreibenden Untersuchung wird vor Ziehung einer Stichprobe der Populationsmittelwert μ mit μ' als dem plausibelsten Wert geschätzt. Andere Schätzwerte für μ mögen – allerdings mit geringerer „Wahrscheinlichkeit" – ebenfalls infrage kommen. Insgesamt seien die Vorstellungen über den unbekannten Parameter durch eine normalverteilte Priorverteilung von μ mit dem Erwartungswert μ' und der Varianz σ'^2 beschreibbar. Diese Priorverteilung repräsentiert den Informationsstand vor der empirischen Untersuchung.

Eine Zufallsstichprobe von n Untersuchungsobjekten führt zu einem Mittelwert $\bar{x}$. Für $n > 30$ stellt $\bar{X}$ (wegen des zentralen Grenzwerttheorems, vgl. S. 385 ff.) eine normalverteilte Zufallsvariable dar, deren Streuung vom Betrag $\sigma_{\bar{x}}$ ist. Die Streuung σ des untersuchten Merkmals in der Population wird entweder aufgrund vergangener Untersuchungen oder aus den Stichprobendaten geschätzt. Eine verläßliche Schätzung von σ durch $\hat{\sigma}$ der Stichprobe setzt allerdings eine genügend große Stichprobe ($n>30$) voraus. Der Fall „$n<30$" und „σ unbekannt" wird hier nicht dargestellt. Eine anschauliche Einführung in die Besonderheiten dieses Problems findet man bei Phillips (1973, Kap. 11.3).

Die Varianz der Posteriorverteilung σ''^2 (bzw. deren Reziprokwert) ergibt sich zu

$$\frac{1}{\sigma''^2} = \frac{1}{\sigma'^2} + \frac{n}{\sigma^2}. \tag{7.72}$$

Der Erwartungswert der Posteriorverteilung μ lautet

$$\mu'' = \frac{\frac{1}{\sigma'^2} \cdot \mu' + \frac{n}{\sigma^2} \cdot \bar{x}}{\frac{1}{\sigma'^2} + \frac{n}{\sigma^2}}. \tag{7.73}$$

Die Posteriorverteilung ist wie auch die Priorverteilung normal (zur Herleitung dieser Gleichungen s. Berger 1980, Kap. 4.2). Damit sind die Bestimmungsstücke bekannt, um für μ'' ein Schätzintervall zu bestimmen. Tafel 41 erläutert den Rechengang an einem Beispiel.

Glaubwürdigkeitsintervalle: Das in Tafel 41 ermittelte Intervall nennen wir „Glaubwürdigkeitsintervall" und nicht – wie bisher – „Konfidenzintervall". Diese konzeptionelle Unterscheidung läßt sich wie folgt begründen:

Im „klassischen" Ansatz stellt das ermittelte Konfidenzintervall eine Realisierung der Zufallsvariablen „Konfidenzintervalle" dar, das den Parameter μ entweder umschließt oder nicht umschließt. Da die Bestimmung dieses Konfidenzintervalls jedoch so angelegt ist, daß 95% aller denkbaren Intervalle den Parameter umschließen, ist es sehr plausibel, daß auch das gefundene Konfidenzintervall den Parameter umschließt (ausführlicher hierzu s. S. 385 ff.).

Im Unterschied hierzu betrachtet der Bayes'sche Ansatz den Parameter μ als eine Zufallsvariable, d. h. bei normalverteilten Posteriorverteilungen sind unterschiedliche Wertebereiche für μ mehr oder weniger plausibel oder glaubwürdig. Wir vermeiden hier erneut bewußt den durch relative Häufigkeiten definierten Wahrscheinlichkeitsbegriff, denn tatsächlich existiert für μ nur ein Wert a, d. h. $p(\mu=a)=1$ und $p(\mu \neq a)=0$. Die Priorverteilung und auch die Posteriorverteilung sind damit keine Wahrscheinlichkeitsverteilungen im engeren Sinne, sondern Verteilungen, die subjektive Vorstellungen oder Überzeugungen über mögliche Ausprägungen von μ wiederspiegeln.

TAFEL 41

Wie umfangreich sind Diplomarbeiten?
V: Bayes'scher Ansatz

Obwohl das Beispiel „Durchschnittliche Seitenzahl von Diplomarbeiten im Fach Psychologie" nun schon mehrfach als Anschauung diente (vgl. Tafeln 36 bis 39), soll es – um die verschiedenen Techniken zur Erhöhung der Präzision von Parameterschätzungen besser vergleichen zu können – erneut zur Demonstration einer Parameterschätzung herangezogen werden. Die bisher behandelten Stichprobenpläne verzichteten auf die Nutzung eventuell vorhandener Vorinformationen über die mutmaßliche durchschnittliche Seitenzahl. Dies ist beim Bayes'schen Ansatz anders. Er kombiniert das bereits vorhandene Wissen mit einem Stichprobenergebnis zu einer gemeinsamen Parameterschätzung.

Umfragen unter Bekannten, Kontakte mit Betreuern und die Durchsicht einiger Diplomarbeiten veranlassen die studentische Arbeitsgruppe, die sich für diese Frage interessiert, einen Mittelwert von $\mu'=100$ Seiten als den plausibelsten Wert anzunehmen. Durchschnittswerte unter 70 Seiten oder über 130 Seiten werden für äußerst unwahrscheinlich gehalten. Die in Frage kommenden durchschnittlichen Seitenzahlen weisen damit eine Streubreite (Range) von $130-70=60$ auf, wobei stärker von 100 abweichende Werte für unwahrscheinlicher gehalten werden als weniger stark abweichende Werte. (Man beachte, daß hier der Range von Durchschnittswerten und nicht von Seitenzahlen einzelner Diplomarbeiten geschätzt wird, die natürlich stärker streuen als Durchschnittswerte.) Als Verteilungsvorstellung akzeptiert man eine Normalverteilung, deren Streuung auf $\sigma'=60{:}6=10$ geschätzt wird. (Da sich in den Grenzen $\pm 3\sigma$ etwa 100% der Normalverteilungsfläche befinden, dividieren wir zur Schätzung der Streuuung den Range durch 6; genauer hierzu vgl. S. 398f.) Für die Priorverteilung wird damit eine Normalverteilung mit $\mu'=100$ und $\sigma'=10$ angenommen.

Wie in Tafel 36 beschrieben, zieht die studentische Arbeitsgruppe nun eine Zufallsstichprobe von $n=100$ Diplomarbeiten und errechnet einen Mittelwert von $\bar{x}=92$ sowie eine Standardabweichung von $\hat{\sigma}=43$. Dieser Wert wird als Schätzwert für σ herangezogen. Nach Gl. (7.72) und Gl. (7.73) resultiert damit eine Posteriorverteilung mit folgenden Parametern:

$$\frac{1}{\sigma''^2}=\frac{1}{\sigma'^2}+\frac{n}{\sigma^2}=\frac{1}{10^2}+\frac{100}{43^2}=0{,}064$$

bzw.

$$\sigma''^2=15{,}60$$

$$\mu''=\frac{\frac{1}{\sigma'^2}\cdot\mu'+\frac{n}{\sigma^2}\cdot\bar{x}}{\frac{1}{\sigma'^2}+\frac{n}{\sigma^2}}=\frac{\frac{1}{10^2}\cdot 100+\frac{100}{43^2}\cdot 92}{\frac{1}{10^2}+\frac{100}{43^2}}=93{,}2.$$

Der Erwartungswert der Posteriorverteilung ist damit nur um 1,2 Seitenzahlen größer als der Stichprobenmittelwert. Unter Verwendung von $\sigma''=\sqrt{15{,}60}=3{,}95$ resultiert das folgende 99%ige „Glaubwürdigkeitsintervall":

$$\mu''\pm 2{,}58\cdot\sigma''=93{,}2\pm 2{,}58\cdot 3{,}95=93{,}2\pm 10{,}2.$$

Dieses Intervall ist gegenüber dem Konfidenzintervall für eine einfache Zufallsstichprobe nur geringfügig verkleinert (vgl. Tafel 36). Die in der Priorverteilung zusammengefaßte Vorinformation beeinflußt die Parameterschätzung also nur unerheblich.

Nach Gl. (7.76, S. 446) ermitteln wir das Stichprobenäquivalent der Vorinformationen. Es lautet

$$n'=\frac{\sigma^2}{\sigma'^2}=\frac{1849}{100}=18{,}49.$$

Die Priorverteilung enthält damit Informationen, die den mit einer Stichprobe des Umfanges $n\approx 18$ verbundenen Informationen entsprächen. Eine Stichprobe dieser Größenordnung kann natürlich nur vage Kenntnisse über die wahren Populationsverhältnisse vermitteln, wodurch die relativ geringe Beeinflussung der Posteriorverteilung durch die Priorverteilung erklärt ist.

Die Posteriorverteilung verbindet die beiden Informationsquellen nach Gl. (7.78) mit den Ge-

TAFEL 41

wichten $n'/n''=18{,}49/118{,}49=0{,}156$ für die Priorverteilung und $n/n''=100/118{,}49=0{,}844$ für das Stichprobenergebnis. Diese Gewichte führen nach Gl. (7.78) zu der bereits bekannten Parametereinschätzung für μ'' von

$$\mu''=0{,}156\cdot 100+0{,}844\cdot 92=93{,}2.$$

Schließlich kontrastieren wir dieses Ergebnis mit demjenigen Ergebnis, das wir für eine diffuse Priorverteilung (keine Vorinformationen) erhalten. Wir setzen hierfür $n'=0$ (gem. Gl. 7.76), $\sigma''^2=\sigma^2/n$ (gem. Gl. 7.72) und $\mu''=\bar{x}$ (gem. Gl. 7.78). Die Posteriorverteilung hat damit die gleichen Parameter wie die in Tafel 36 ermittelte Stichprobenkennwerteverteilung für $\bar{x}$, d. h. die Grenzen des „Glaubwürdigkeitsintervalls" entsprechen den Grenzen des Konfidenzintervalls:

$$\mu''=92\pm 2{,}58\cdot\sqrt{\frac{43^2}{100}}=92\pm 11.$$

Die Bereiche $\mu''\pm 1{,}96\cdot\sigma''$ (für 95%) bzw. $\mu''\pm 2{,}58\cdot\sigma''$ (für 99%) werden deshalb als *Glaubwürdigkeitsintervalle* (Cedible Intervals) bezeichnet. Der gesuchte Parameter befindet sich in diesen Bereichen mit einer „Glaubwürdigkeit" von 95% bzw. 99%.

> **!** **Das Glaubwürdigkeitsintervall kennzeichnet denjenigen Bereich eines Merkmals, in dem sich mit 95%iger (99%iger) Glaubwürdigkeit der gesuchte Populationsparameter befindet.**
> **Das Glaubwürdigkeitsintervall des Populationsmittelwertes berechnet sich aus Erwartungswert der Posteriorverteilung (μ'') und Streuung der Posteriorverteilung (σ''):**
>
> $$\Delta_{\text{krit Glaub (95\%)}}=\mu''\pm z_{(2{,}5\%)}\cdot\sigma''\text{ und}$$
> $$\Delta_{\text{krit Glaub (99\%)}}=\mu''\pm z_{(0{,}5\%)}\cdot\sigma''$$

Glaubwürdigkeitsintervalle sind immer kleiner als Konfidenzintervalle, die zur Parameterschätzung ausschließlich das Stichprobenergebnis heranziehen – vorausgesetzt, man verfügt über Informationen, die die Spezifizierung einer nicht-diffusen Priorverteilung rechtfertigen. Damit liegt es nahe zu fragen, welchen Anteil Priorverteilung und Stichprobenergebnis am Zustandekommen der Posteriorverteilung haben bzw. mit welchen Gewichten Priorverteilung und Stichprobenergebnis in die Bestimmung der Posteriorverteilung eingehen. Der folgende Gedankengang beantwortet diese Frage.

Vorinformationen als Stichprobenäquivalente: Es wurde bereits darauf hingewiesen, daß die Genauigkeit der Vorstellungen über die mutmaßliche Größe des unbekannten Parameters in der Varianz der Priorverteilung ihren Niederschlag findet (vgl. Abb. 30). Je kleiner die Varianz, desto sicherer sind die Vorinformationen. Der folgende „Sicherheitsindex" S′ formalisiert diesen intuitiv einleuchtenden Sachverhalt:

$$S'=\frac{1}{\sigma'^2}. \tag{7.74}$$

Ein entsprechendes Maß definieren wir für die Populationsvarianz

$$S=\frac{1}{\sigma^2}. \tag{7.75}$$

Die Sicherheit der Vorinformationen (S′) relativ zur reziproken Populationsvarianz (S) nennen wir n′:

$$n'=\frac{S'}{S}=\frac{\frac{1}{\sigma'^2}}{\frac{1}{\sigma^2}}=\frac{\sigma^2}{\sigma'^2}. \tag{7.76}$$

Lösen wir nach σ' auf, resultiert

$$\sigma'^2=\frac{\sigma^2}{n'}. \tag{7.77}$$

Diese Gleichung stellt das Quadrat des Standardfehlers für Mittelwerte aus Stichproben des Umfanges n′ dar (s. Gl. 7.5); n′ ist damit derjenige Stichprobenumfang, der erforderlich ist, um bei einer Populationsvarianz von σ^2 einen quadrierten Standardfehler der Größe σ'^2 zu erhalten. Der Informationsgehalt der Priorverteilung entspricht damit der Information einer Stichprobe des Umfanges n′.

Die Antwort auf die Frage nach den Gewichten von Priorverteilung und Stichprobenergebnis läßt sich hieraus einfach ableiten. Setzen wir σ'^2 gemäß Gl. (7.77) in Gl. (7.73) ein, resultiert

$$\mu'' = \frac{\frac{n'}{\sigma^2} \cdot \mu' + \frac{n}{\sigma^2} \cdot \bar{x}}{\frac{n'}{\sigma^2} + \frac{n}{\sigma^2}} = \frac{n' \cdot \mu' + n \cdot \bar{x}}{n' + n} = \frac{n'}{n' + n} \cdot \mu' + \frac{n}{n' + n} \cdot \bar{x} = \frac{n'}{n''} \cdot \mu' + \frac{n}{n''} \cdot \bar{x} \qquad (7.78)$$

mit $n'' = n' + n$.

Der Erwartungswert der Posteriorverteilung ist eine gewichtete Summe aus μ', dem Erwartungswert der Priorverteilung und $\bar{x}$, dem Stichprobenmittelwert. Die Gewichte sind n′, der implizit in der Priorverteilung „verborgene" Stichprobenumfang und n, der Umfang der tatsächlich gezogenen Stichprobe, jeweils relativiert an der Summe n″ beider Stichprobenumfänge.

Die Posteriorverteilung entspricht einer Mittelwerteverteilung mit einer Varianz, die man erhält, wenn Stichproben des Umfanges $n'' = n + n'$ gezogen werden. Auch diese Zusammenhänge werden in Tafel 41 numerisch erläutert.

Diffuse Priorverteilung: Mit den o.g. Überlegungen sind wir in der Lage, auch den Fall totaler Informationslosigkeit zu berücksichtigen. Totale Informationslosigkeit bedeutet, daß jeder beliebige Wert mit gleicher Plausibilität als Parameterschätzung in Frage kommt. Als Priorverteilung muß dann eine Gleichverteilung angenommen werden, deren Streuung (theoretisch) gegen unendlich geht. Eine solche Verteilung heißt im Kontext Bayes'scher Analysen „diffuse Priorverteilung". (Auf das Problem, daß diese Verteilung keine echte Wahrscheinlichkeitsverteilung ist, wird hier nicht eingegangen. Näheres hierzu s. Hays und Winkler, 1970, Kap. 8.17, bzw. ausführlicher Berger, 1980, S. 68 ff. oder S. 152 ff.) Nach Gl. (7.76) geht n′; in diesem Falle gegen 0, d. h. der Zustand der Informationslosigkeit entspricht dem „Wissen", das einer Stichprobe des Umfanges $n' = 0$ zu entnehmen ist.

Gleichzeitig verdeutlicht Gl. (7.78), daß für $n' = 0$ der Mittelwert der Posteriorverteilung (μ'') mit dem Stichprobenmittelwert ($\bar{x}$) identisch ist. Da dann zusätzlich $n'' = n$ und $\sigma''^2 = \sigma^2/n$ (der Ausdruck $1/\sigma'^2$ in Gl. (7.72) entfällt für $\sigma'^2 \rightarrow \infty$), resultiert eine Posteriorverteilung, die der Stichprobenmittelwerteverteilung für Stichproben des Umfanges n entspricht. Das Konfidenzintervall und das Glaubwürdigkeitsintervall sind damit identisch (vgl. Tafel 41).

Bis auf die bereits erwähnten interpretativen Unterschiede führen der klassische Schätzansatz und die Parameterschätzung nach dem Bayes'schen Modell zum gleichen Ergebnis, wenn die vorhandenen Informationen zur Spezifizierung einer Priorverteilung nicht ausreichen. Aber auch wenn man über Vorinformationen verfügt, sind diese meistens subjektiv und für andere nur schwer nachprüfbar. Einer Bayes'schen Parameterschätzung sollte deshalb immer eine Schätzung unter Verwendung der diffusen Priorverteilung gegenüber gestellt werden. Dadurch wird die Subjektivität bzw. der Einfluß der subjektiven Informationen auf die Parameterschätzung transparent. Empfohlen sei ferner, die Gewichte für die Vorinformation und das empirische Ergebnis (n'/n'' und n/n'') zu nennen, auch wenn man diese (bei vollständiger Angabe der hierfür benötigten Größen) selbst errechnen könnte. Diese Mindestforderungen sollten eingehalten werden, um einer mißbräuchlichen Verwendung des Bayes'schen Ansatzes entgegenzuwirken.

> ! **Der Einfluß subjektiver Wahrscheinlichkeiten auf die Parameterschätzung nach dem Bayes'schen-Ansatz wird transparent gemacht, indem man dem Schätzergebnis mit spezifizierter Priorverteilung eine Schätzung mit diffuser Priorverteilung gegenüberstellt.**

Schätzung von Populationsanteilen

Die Schätzung von Populationsanteilen unter Verwendung von Priorinformationen und Stichprobeninformation ist für eine Priorverteilung, die durch eine Beta-Verteilung beschrieben werden kann – eine Voraussetzung, die bei der Flexibilität der Beta-Verteilungen meistens gegeben ist –

rechnerisch noch einfacher als die Schätzung von Populationsmittelwerten. Nehmen wir einmal an, die Vorkenntnisse über einen zu schätzenden Populationsanteil lassen sich durch eine Beta-Verteilung mit den Parametern k′ und r′ abbilden. Nehmen wir ferner an, in der untersuchten Stichprobe des Umfanges n wurde die Merkmalsalternative A k-mal und die Merkmalsalternative $\bar{A}$ r (=n–k)-mal beobachtet. Die Posteriorverteilung, die diese beiden Informationen vereint, hat dann die Parameter

$$k'' = k + k' \tag{7.79}$$

und

$$r'' = r + r'. \tag{7.80}$$

Die größte Schwierigkeit besteht in der Spezifizierung der Priorverteilung als Beta-Verteilung. Um dies zu erleichtern, sind im Anhang (neben den in Abb. 31 wiedergegebenen Verteilungen) einige wichtige Beta-Verteilungen graphisch dargestellt (Anhang E 4). Die Nutzung dieser Abbildungen (nach Phillips, 1973) wird im folgenden erläutert:

Spezifizierung einer Beta-Verteilung: Die plausibelste Schätzung des Populationsanteils π sei π'=0,7. Anhang E 4, Abb. c enthält 5 verschiedene Beta-Verteilungen, die alle einen Modalwert von 0,7 aufweisen. Sie unterscheiden sich lediglich in der Streuung, die – wie bereits im letzten Abschnitt erwähnt – die Sicherheit der Parameterschätzung reflektiert. Je stärker die Verteilung streut, desto unsicherer ist die Schätzung. Gibt eine dieser Verteilungen die Priorverteilung einigermaßen richtig wieder, sind der Abbildung direkt die entsprechenden Parameter k′ und r′ zu entnehmen. Zur Absicherung der getroffenen Entscheidung sind unterhalb der Abbildung für jede Verteilung drei gleich wahrscheinliche Bereiche für den unbekannten Parameter π aufgeführt. Diese 3 Bereiche unterteilen das Kontinuum möglicher Anteilswerte (von 0 bis 1) in 3 äquivalente Intervalle. Baut unsere Schätzung $\pi'=0{,}7$ auf sehr sicheren Vorkenntnissen auf, werden wir vermutlich die steilste der fünf Beta-Verteilungen mit den Parametern k′=50 und r′=22 wählen. Von der Richtigkeit unserer Wahl überzeugen wir uns, indem wir überprüfen, ob die Bereiche $0<\pi<0{,}67$; $0{,}67<\pi<0{,}72$; und $0{,}72<\pi<1{,}00$ tatsächlich auch nach unseren Vorstellungen gleich wahrscheinlich sind. (Hilfsregel: Sollten wir auf einen bestimmten Bereich, in dem sich π vermutlich befindet, wetten, müßte es uns schwerfallen, für diese Wette einen der 3 Bereiche auszuwählen.)

Nach dieser Festlegung erfolgt die eigentliche empirische Untersuchung. Wir ziehen eine Stichprobe des Umfanges n, in der die Ereignisalternative A k-mal und $\bar{A}$ r-mal auftritt. Als Schätzwert für den Anteil des Merkmals A in der Population (π) resultiert

$$p(A) = \frac{k}{k+r} = \frac{k}{n}.$$

Nehmen wir an, n sei 100, dann ergibt sich z. B. für k=62 (und r=38) die Wahrscheinlichkeit p(A)=0,62.

Für die Häufigkeit der Ereignisse A und $\bar{A}$ haben wir die gleichen Symbole verwendet wie für die Parameter der Beta-Verteilung (die allerdings zusätzlich mit einem Strich versehen sind). Dies ist kein Zufall, denn es wird damit zum Ausdruck gebracht, daß die Information, die die Priorverteilung enthält, mit der Information einer Stichprobe des Umfanges n′=k′+r′ mit den Häufigkeiten k′ für A und r′ für $\bar{A}$ äquivalent ist. Wählen wir eine Beta-Verteilung mit k′=50 und r′=22 als Priorverteilung, wird damit behauptet, daß unsere Vorinformationen mit dem Ergebnis einer Stichprobenuntersuchung gleichwertig sind, in der unter 50+22=72 Untersuchungseinheiten 50mal die Merkmalsalternative A beobachtet wurde. Auf Grund dieser fiktiven Stichprobe würden wir den gesuchten Parameter mit p(A)=50:72=0,69 schätzen, d. h. mit einem Wert, der dem arithmetischen Mittel der Beta-Verteilung für k=50 und r=22 gemäß Gl. (7.70) entspricht. (Man beachte, daß die Beta-Verteilungen für $k \neq r$ nicht symmetrisch sind, daß also Modalwert und arithmetisches Mittel in diesem Falle nicht identisch sind. Unsere anfängliche Entscheidung, $\pi'=0{,}70$ als beste Schätzung anzusehen, bezog sich auf den Modalwert als den „wahrscheinlichsten" Wert und nicht auf den Mittelwert.)Nach Gl. (7.79) und Gl. (7.80) sind die Parameter der Posteriorverteilung leicht zu ermitteln. Sie lauten k″=62+50=112 und r″=38+22=60. Die Posteriorverteilung hat damit einen Mittelwert von 112: 172 = 0,651 und nach Gl. (7.69) einen hiervon nur geringfügig abweichenden Modalwert von 111: 170 = 0,653. Der Unterschied dieser Werte wächst – wie Gl. (7.69) und Gl. (7.70) zeigen – mit abnehmender Summe k+r.

Anhang E 4 enthält nur Beta-Verteilungen mit den Modalwerten 0,5; 0,6; 0,7; 0,8 und 0,9. Beta-Verteilungen mit Modalwerten unter 0,5 sind deshalb nicht aufgeführt, weil die Parameter k und r symmetrisch sind. Verteilungen mit einem Modalwert bei 0,4 z. B. sind die Spiegelbilder der Verteilungen mit einem Modalwert bei 0,6. Verteilungen, deren Modalwerte unter 0,5 liegen, erhält man also einfach durch Vertauschen der Parameter k und r.

Trifft keine der im Anhang E 4 wiedergegebenen Verteilungen die Vorstellung über die Priorverteilung, wird man probeweise andere als die dort herausgegriffenen Parameter in Gl. (7.68) einsetzen und sich die dann resultierende Verteilung graphisch veranschaulichen. (In der Regel genügen hierfür einige Punkte der Verteilung.) Auf die Wiedergabe von Beta-Verteilungen $k<1$ und $r<1$ wurde verzichtet, weil diese Beta-Verteilungen u-förmig sind und deshalb äußerst selten als Priorverteilungen für einen zu schätzenden Populationsanteil in Frage kommen.

Glaubwürdigkeitsintervalle: Auf S. 388 wurde bereits darauf hingewiesen, daß bei einer Normalverteilung prinzipiell beliebig viele Intervalle existieren, über denen sich 95% (99%) der Gesamtfläche befinden. Dies gilt natürlich ebenso für die Beta-Verteilung, auch wenn diese nur zwischen den Werten 0 und 1 definiert ist. Die formal gleichwertigen Intervalle unterscheiden sich jedoch in ihrer Länge. Als Glaubwürdigkeitsintervall wählen wir das kürzeste Intervall bzw. das Intervall mit der höchsten Wahrscheinlichkeitsdichte.

Um diese Intervalle zu finden, benötigen wir das Integral der Beta-Verteilung. Wir suchen diejenigen Grenzen, zwischen denen sich einerseits 95% (99%) der Gesamtfläche befinden und die andererseits einen minimalen Abstand voneinander haben. Diese Grenzen für die jeweilige Beta-Verteilung zu finden, die als Posteriorverteilung resultiert, ist rechnerisch sehr aufwendig. Sie sind deshalb für die gebräuchlichsten Beta-Verteilungen im Anhang E 5 tabellarisch aufgeführt.

Die Tabellen enthalten die Grenzen für 95%ige und 99%ige Glaubwürdigkeitsintervalle von Beta-Verteilungen mit den Parametern $k \leqq 60$ und $r \leqq 60$. Resultiert für die Posteriorverteilung eine Beta-Verteilung, deren Parameter außerhalb dieser Grenzen liegen (was leicht passiert, wenn relativ große Stichproben untersucht werden), macht man sich die Tatsache zunutze, daß die Beta-Verteilung mit wachsendem k und r in eine Normalverteilung übergeht. Die Grenzen der Glaubwürdigkeitsintervalle können dann nach der schon bekannten Formel für normalverteilte Zufallsvariablen ermittelt werden:

95%iges Glaubwürdigkeitsintervall

obere Grenze $= \mu'' + 1{,}96 \cdot \sigma''$
untere Grenze $= \mu'' - 1{,}96 \cdot \sigma''$

99%iges Glaubwürdigkeitsintervall

obere Grenze $= \mu'' + 2{,}58 \cdot \sigma''$
untere Grenze $= \mu'' - 2{,}58 \cdot \sigma''$.

μ'' und σ'' werden nach den Gleichungen (7.70) und (7.71) bestimmt. Im oben erwähnten numerischen Beispiel resultierte als Posteriorverteilung eine Beta-Verteilung mit $k''=112$ und $r''=60$, deren Glaubwürdigkeitsintervalle nicht mehr tabelliert sind. Wir verwenden deshalb die Normalverteilungsapproximation und ermitteln

$$\mu'' = \frac{112}{112 + 60} = 0{,}65$$

sowie

$$\sigma'' = \sqrt{\frac{112 \cdot 60}{(112 + 60)^2 \cdot (112 + 60 + 1)}} = 0{,}036.$$

Damit hat das 95%ige Glaubwürdigkeitsintervall folgende Grenzen:

obere Grenze $= 0{,}65 + 1{,}96 \cdot 0{,}036 = 0{,}72$
untere Grenze $= 0{,}65 - 1{,}96 \cdot 0{,}036 = 0{,}58$.

Als *diffuse Priorverteilung*, die den Zustand totaler Informationslosigkeit charakterisiert, wählen wir eine „Beta-Verteilung" mit $k' = 0$ und $r' = 0$. (Die Beta-Verteilung ist für diese Parameter nicht definiert, deshalb die Anführungszeichen. Dennoch verwenden wir diese Parameter zur Kennzeichnung der Informationslosigkeit, denn die eigentlich angemessene Beta-Verteilung mit $k'=1$ und $r'=1$ – diese Parameter definieren eine Gleichverteilung, vgl. Abb. 31a – repräsentiert keine totale Informationslosigkeit, sondern eine Stichprobe mit $n'=2$, $k'=1$ und $r'=1$. Näheres zu diesem Problem s. Hays und Winkler, 1970, Kap. 8.18.) Nur für $k'=0$ und $r'=0$ resultiert eine Posteriorverteilung, deren Parameter ausschließlich vom Stichprobenergebnis bestimmt wird.

Beispiel: Ein Beispiel soll die Verwendung des Bayes'schen Ansatzes zur Schätzung eines Populationsanteils verdeutlichen. Eine pharmazeutische Firma entwickelt ein neues Präparat und will dieses in einem Tierversuch mit einer Stichprobe von $n=15$ Tieren auf Nebenwirkungen testen. Da man mit der Wirkung ähnlicher Präparate schon viele Erfahrungen gesammelt hat, schätzt man vorab, daß ca. 8% ($\pi'=0{,}08$) der Population behandelter Tiere Nebenwirkungen zeigen. Als Priorverteilung wird eine Beta-Verteilung mit $k'=3$ und $r'=24$ spezifiziert. (Durch Festlegung des Modalwertes auf 0,08 und durch $k'=3$ ist r' gemäß Gl. 7.69 nicht mehr frei variierbar.) Abbildung 32a zeigt diese Priorverteilung graphisch. Die relativ geringe Streuung dieser Verteilung belegt, daß die Untersuchenden von der Richtigkeit ihrer Parameterschätzung ziemlich fest überzeugt sind.

Bei der Überprüfung der $n=15$ behandelten Tiere möge sich herausstellen, daß 2 Tiere ($k=2$) Nebenwirkungen zeigen. Damit ist $r=13$. Für die Posteriorverteilung resultieren die Parameter $k''=3+2=5$ und $r''=24+13=37$. Abbildung 32b veranschaulicht auch diese Verteilung. Sie ist noch steiler als die Priorverteilung und hat einen Modalwert von 0,1. Das 95%ige Glaubwürdigkeitsintervall entnehmen wir Anhang E5. Es hat die Grenzen 0,032 und 0,217. Der wahre Anteil von Tieren, bei denen das Präparat Nebenwirkungen zeigt, liegt also mit einer „Wahrscheinlichkeit" von 95% im Bereich 3,2% bis 21,7%.

Wie bereits bei der Schätzung von Populationsmittelwerten fragen wir auch hier, mit welchen Anteilen die Vorinformationen (Priorverteilung) und das Stichprobenergebnis in die Posteriorverteilung eingehen. Die Priorverteilung ist einem Stichprobenergebnis mit $k'=3$, $r'=24$ und $n'=k'+r'=27$ äquivalent. Untersucht wurden $n=15$ Tiere, d. h. die Vorinformationen haben ein Gewicht von $27/(27+15)=0{,}64$ und das Stichprobenergebnis von $15/(27+15)=0{,}36$. Die Vorinformationen fallen in dieser Untersuchung stärker ins Gewicht als die empirische Evidenz.

a)
b)

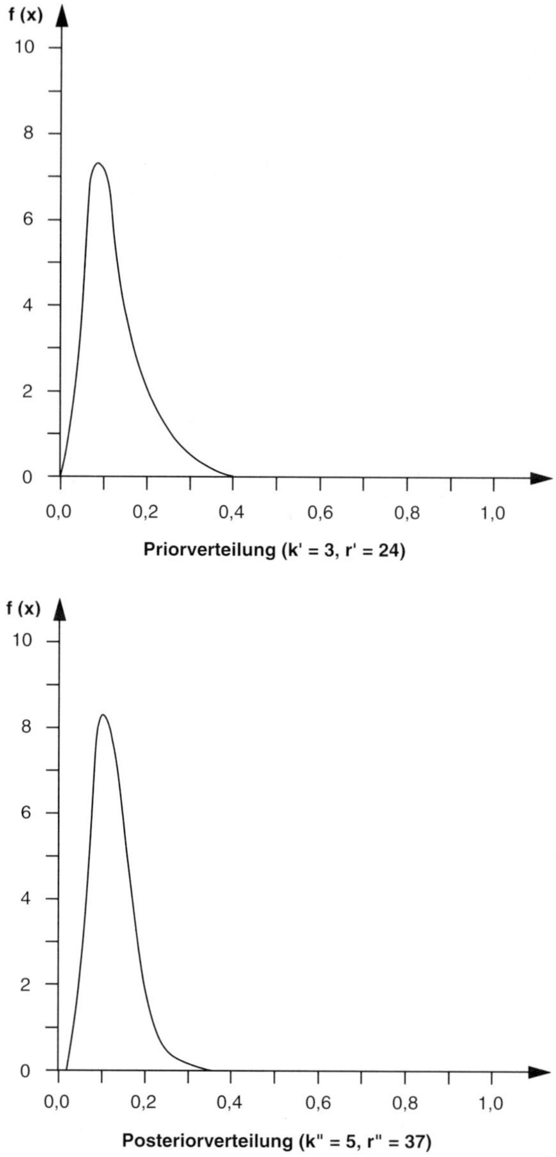

Abb. 32a,b. Prior-Verteilung und Posterior-Verteilung für die Wahrscheinlichkeit von Nebenwirkungen eines neuen Präparates

Ohne Vorinformationen müßten wir für die Priorverteilung $k'=0$ und $r'=0$ annehmen, d. h. die Posteriorverteilung hätte die Parameter $k''=2$ und $r''=13$. Für diese Verteilung entnehmen wir dem Anhang E 5 ein 95%iges Glaubwürdigkeitsintervall mit den Grenzen 0,0045 und 0,2988. Wie nicht anders zu erwarten, erlaubt eine Stichprobe mit $n=15$ nur eine relativ ungenaue Schätzung des Parameters. Entsprechend wird die Priorverteilung durch die Berücksichtigung des Stichprobenergebnisses nur wenig verändert.

Datenrückgriff: Das Beispiel auf S. 440f. (Marktanteile eines neuen Produktes) verdeutlichte die direkte Anwendung des Bayes'schen Theorems gem. Gl. (7.67). Die Lösung des dort angesprochenen Problems wird erheblich vereinfacht, wenn wir die Eigenschaften konjugierter Verteilungen (hier: Beta-Verteilungen) ausnutzen. Als Priorverteilung wurde eine Dreiecksverteilung mit $f(\theta)=2\cdot(1-\theta)$ spezifiziert. Diese Verteilung entspricht einer Beta-Verteilung mit $k'=1$ und $r'=2$:

$$\begin{aligned} f(\theta) &= \frac{(k+r-1)!}{(k-1)!\cdot(r-1)!}\cdot\theta^{k-1}\cdot(1-\theta)^{r-1} \\ &= \frac{(3-1)!}{(1-1)!\cdot(2-1)!}\cdot\theta^{1-1}\cdot(1-\theta)^{2-1} \\ &= \frac{2}{1\cdot 1}\cdot 1\cdot(1-\theta) \\ &= 2\cdot(1-\theta). \end{aligned}$$

(Man beachte: $0!=1$ und $\theta^0=1$.)

Mit $n=5$, $k=1$ und $r=4$ als Stichprobenergebnis erhalten wir eine Posteriorverteilung mit $k''=2$ und $r''=6$. Wie die folgenden Umformungen zeigen, ist diese Beta-Verteilung mit der Verteilung $f(\theta|y)=42\cdot\theta\cdot(1-\theta)^5$, die wir nach direkter Anwendung des Bayes'schen Theorems errechneten, identisch:

$$\begin{aligned} f(\theta\mid y) &= \frac{(2+6-1)!}{(2-1)!\cdot(6-1)!}\cdot\theta^{2-1}(1-\theta)^{6-1} \\ &= \frac{7!}{1!\cdot 5!}\cdot\theta^1\cdot(1-\theta)^5 \\ &= 42\cdot\theta\cdot(1-\theta)^5. \end{aligned}$$

Hinweis: Auf S. 447 wurde im Zusammenhang mit der Schätzung von Populationsmittelwerten vor der mißbräuchlichen Anwendung des Bayes'schen Ansatzes gewarnt. Die dort vorgebrachten Argumente und Empfehlungen gelten selbstverständlich auch für die Schätzung von Populationsanteilen nach dem Bayes'schen Theorem.

7.2.6 Übersicht populationsbeschreibender Untersuchungen

Kapitel 7 behandelte Untersuchungsarten, deren gemeinsames Ziel die Beschreibung von Populationen bzw. die Schätzung von Populationsparametern ist. Wir untersuchten hierbei die in der Praxis am häufigsten interessierenden Populationsmittelwerte und Populationsanteile. Vollerhebungen sind hierfür in den meisten Fällen unzweckmäßig, denn sie erfordern einen zu hohen Kosten- und Zeitaufwand. Sie versagen vor allem bei der Erfassung von Merkmalen, die einem raschen zeitlichen Wandel unterliegen. Die ausschnittsweise Erfassung von Populationen durch Stichproben, die erheblich schneller und billiger zu untersuchen sind und die zu Resultaten führen, deren Präzision bei sorgfältiger Planung der einer Vollerhebung kaum nachsteht, ist deshalb ein unverzichtbares Untersuchungsinstrument.

Eine optimale Nutzung der vielfältigen Stichprobenpläne setzt eine gründliche theoretische Auseinandersetzung mit dem zu untersuchenden Merkmal bzw. mit der zu beschreibenden Population sowie das Studium von evtl. bereits durchgeführten Untersuchung zur selben Thematik voraus. Die Berücksichtigung von Vorkenntnissen kann die Präzision einer Parameterschätzung beträchtlich erhöhen und den technischen und finanziellen Untersuchungsaufwand entscheidend reduzieren. In diesem Sinne verwertbare Vorkenntnisse betreffen

1. das zu untersuchende Merkmal selbst (Art der Verteilung des Merkmals, Streuung des Merkmals, Vorstellungen über die Größe des unbekannten Parameters, „Wahrscheinlichkeitsverteilung" des Parameters),
2. andere, mit dem zu erhebenden Merkmal zusammenhängende Merkmale, die eine einfache Untergliederung (Schichtung) der Population

gestatten (Umfang der Schichten und Streuung des zu erhebenden Merkmals in den Schichten),
3. Besonderheiten bezüglich der Zusammensetzung der Population (natürlich zusammenhängende Teilgesamtheiten oder Klumpen) sowie
4. Stichproben, die bezüglich des interessierenden Merkmals bereits untersucht wurden.

Zufallsstichprobe: Hat man sich vergewissert, daß auf keine Vorkenntnisse zurückgegriffen werden kann, daß eine Untersuchung also „wissenschaftliches Neuland" betritt, kommt als Stichprobenart nur die einfache Zufallsstichprobe infrage. Sie setzt voraus, daß jedes einzelne Untersuchungsobjekt der Population individuell erfaßt ist, so daß ein Auswahlplan erstellt werden kann, der gewährleistet, daß jedes einzelne Untersuchungsobjekt mit gleicher Wahrscheinlichkeit Teil der Stichprobe wird. Der Stichprobenumfang ist hierbei nicht willkürlich, sondern in Abhängigkeit von der gewünschten Schätzgenauigkeit (Breite des Konfidenzintervalls) festzulegen. Auf S. 393 diskutierten wir Möglichkeiten, den erforderlichen Stichprobenumfang auch dann zu kalkulieren, wenn die Streuung des Merkmals in der Population unbekannt ist.

Nur wenige populationsbeschreibende Untersuchungen erfüllen die Erfordernisse einer einfachen Zufallsstichprobe perfekt. Entweder ist die vollständige Liste aller zur Population zählenden Untersuchungsobjekte unbekannt, oder man wählt die Stichprobe nach einem Verfahren aus, das keine konstante Auswahlwahrscheinlichkeit für jedes Untersuchungsobjekt garantiert. Nicht selten verletzen populationsbeschreibende Untersuchungen beide Voraussetzungen.

Dies muß nicht immer ein Zeichen für eine oberflächliche oder nachlässige Untersuchungsplanung sein. In ihrem Bemühen, beide Kriterien erfüllen zu wollen, stehen Untersuchende oft vor unüberwindlichen Schwierigkeiten, denn die Erfüllung der Kriterien erfordert einen Untersuchungsaufwand, der häufig in keinem Verhältnis zu den zu erwartenden Erkenntnissen steht. Man begnügt sich deshalb mit der Untersuchung von „Pseudo-Zufallsstichproben", „Bequemlichkeitsauswahlen" oder „anfallenden" Stichproben, die aus einer mehr oder weniger beliebigen, leicht zugänglichen Ansammlung von Untersuchungsobjekten bestehen.

Diese Untersuchungen sind unwissenschaftlich, wenn ihre Ergebnisse leichtfertig auf Populationen verallgemeinert werden, die tatsächlich nicht einmal auszugsweise, geschweige denn nach Kriterien reiner Zufallsauswahlen, untersucht wurden. Sie haben bestenfalls den Charakter explorativer, hypothesengenerierender Untersuchungen und sollten auch als solche deklariert werden.

Wenn schon – aus welchen Gründen auch immer – bei vielen populationsbeschreibenden Untersuchungen auf die Ziehung einer reinen Zufallsstichprobe verzichtet werden muß, sollte der Untersuchungsbericht zumindest folgende Fragen diskutieren:

- Für welche Population sollen die Untersuchungsergebnisse gelten?
- Nach welchem Verfahren wurden die Untersuchungsobjekte ausgewählt?
- Inwieweit ist die Generalisierung der Ergebnisse durch Besonderheiten des Auswahlverfahrens eingeschränkt?
- Gibt es strukturelle Besonderheiten der Population, die eine Verallgemeinerung der Ergebnisse auch auf andere, nicht untersuchte Populationen rechtfertigen?
- Welche Tragweite (Präzision) haben die Ergebnisse angesichts des untersuchten Stichprobenumfangs?
- Welche Überlegungen nahmen Einfluß auf die Festlegung des Stichprobenumfangs?

Untersuchungen, die diese Punkte kompromißlos diskutieren und Schwächen nicht verschweigen, können an Glaubwürdigkeit nur gewinnen. (In vielen Punkten vorbildlich ist hierfür z. B. eine Untersuchung von Lenski, 1963, zit. nach Sudman, 1976.) Dies gilt nicht nur für Untersuchungen mit einfachen Zufallsstichproben (oder „Pseudozufallsstichproben"), sondern natürlich auch für die im folgenden zusammengefaßten „fortgeschrittenen" Stichprobenpläne, die als probabilistische Stichproben auch mit dem statistischen Zufallsprinzip arbeiten. Im Vorgriff auf Kap. 8 und 9 sei bereits jetzt darauf hingewiesen, daß sich die hier geforderte freimütige Darlegung der Art der Stichprobenziehung auch auf hypothesenprüfende Untersuchungen bezieht.

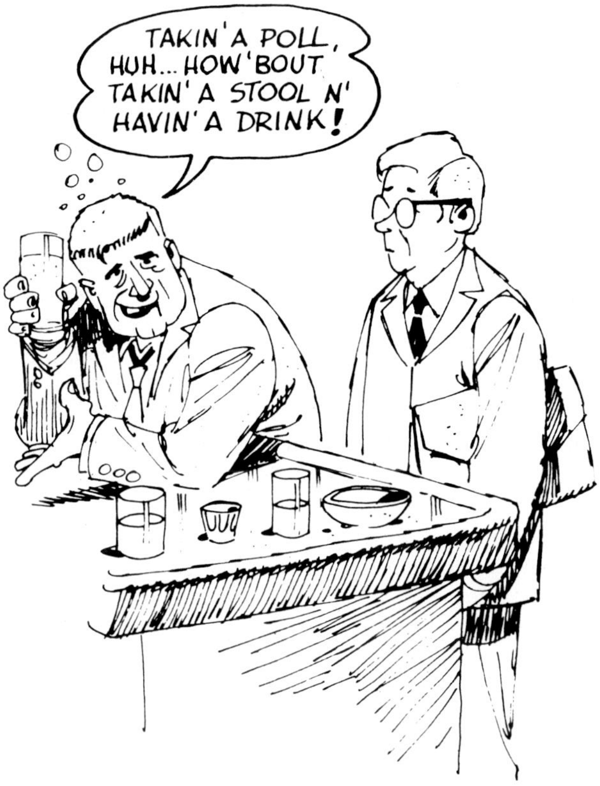
TAKIN' A POLL, HUH... HOW 'BOUT TAKIN' A STOOL N' HAVIN' A DRINK!

Die Präzision von Umfrageergebnissen hängt nicht nur von Art und Umfang der Stichprobe, sondern letztlich auch von der Zuverlässigkeit der erhaltenen Auskünfte ab. (Aus: Campbell, S.K. (1974). Flaws and Fallacies in Statistical Thinking. Englewood Cliffs, New Jersey: Prentice-Hall. S. 136)

Geschichtete Stichprobe: Im Vergleich zu einfachen Zufallsstichproben wird die Parameterschätzung erheblich präziser, wenn es gelingt, die Population nach einem Merkmal zu schichten, von dem bekannt ist, daß es mit dem untersuchten Merkmal hoch korreliert. Die endgültige Stichprobe setzt sich dann aus homogenen Teilstichproben zusammen, die den Populationsschichten zufällig entnommen wurden. Der Vorteil geschichteter Stichproben gegenüber einfachen Stichproben kommt jedoch erst dann voll zum Tragen, wenn zusätzlich zum Schichtungsmerkmal die Größen der Teilpopulationen sowie deren Streuungen bekannt sind.

Schichtungsmerkmale sollten nicht nur mit dem untersuchten Merkmal hoch korrelieren, sondern zugleich einfach erhebbar sein. Intelligenz- und Einstellungsvariablen sind beispielsweise Merkmale, die zwar mit vielen sozialwissenschaftlich interessanten Merkmalen zusammenhängen; der Aufwand, der zu ihrer Erfassung erforderlich ist, macht sie jedoch als Schichtungsmerkmal praktisch unbrauchbar. Korrelieren hingegen einfache Merkmale wie Alter, Geschlecht, Einkommen, Art der Ausbildung etc. mit dem zu untersuchenden Merkmal, sind die Randbedingungen für eine geschichtete Stichprobe weitaus günstiger.

Bisher gingen wir davon aus, daß die Schichtung nur in bezug auf ein Merkmal vorgenommen wird. Dies ist jedoch keineswegs erforderlich und bei Untersuchungen, die gleichzeitig mehrere Merkmale erheben (Omnibusuntersuchungen), auch nicht sehr sinnvoll. Hängen nämlich die einzelnen zu untersuchenden Merkmale mit jeweils anderen Schichtungsmerkmalen zusammen, kann bei einer nur nach einem Merkmal geschichteten Stichprobe natürlich nur dasjenige Merkmal genauer geschätzt werden, das mit dem Schichtungsmerkmal korreliert. Die Parameter der übrigen Merkmale werden dann genauso exakt geschätzt wie mit einer einfachen Zufallsstichprobe. In diesem Falle und im Falle eines Untersuchungsmerkmals, das mit mehreren Schichtungsmerkmalen zusammenhängt, empfiehlt es sich, die Schichtung gleichzeitig nach mehreren Merkmalen vorzunehmen.

Sind beispielsweise sowohl das Geschlecht (männlich-weiblich) als auch das Einkommen der Untersuchungsteilnehmer (geringes-mittleres-hohes Einkommen) wichtige Schichtungsmerkmale, hätte man Stichproben aus sechs Teilgesamtheiten, die als Kombinationen dieser beiden Merkmale resultieren, zu untersuchen. Dieser Aufwand lohnt sich allerdings nur, wenn auch die Umfänge und Streuungen dieser Teilpopulationen bekannt sind.

Klumpenstichprobe: Den geringsten untersuchungstechnischen Aufwand bereiten Untersuchungen von Populationen, die sich aus vielen kleinen, heterogenen (und wenn möglich gleich großen) Teilgesamtheiten (Klumpen) zusammensetzen. Hier kann auf eine vollständige Liste aller Untersuchungsobjekte der Population verzichtet werden; es genügt eine Zusammenstellung aller

Klumpen, aus der eine zufällige Auswahl getroffen wird. Man untersucht jeden ausgewählten Klumpen vollständig, d. h. mit allen Untersuchungsobjekten. Gleichheit aller Klumpen und Verschiedenartigkeit der Untersuchungsobjekte innerhalb der Klumpen sind hier die besten Voraussetzungen für eine präzise Parameterschätzung.

Mehrstufige Stichprobe: Die idealen Verhältnisse für eine Klumpenstichprobe wird man in der Praxis selten antreffen. Zwar setzt sich eine Population häufig aus mehreren natürlich gewachsenen Teilgesamtheiten oder Klumpen zusammen; diese sind jedoch häufig zu groß, um einige von ihnen vollständig erheben zu können. Die in diesem Falle einschlägige zweistufige (oder mehrstufige) Stichprobe untersucht die ausgewählten Klumpen nur stichprobenartig. Erneut benötigt man keine vollständige Liste aller Untersuchungsobjekte der Population, sondern lediglich Aufstellungen derjenigen Untersuchungsobjekte, die sich in den ausgewählten Klumpen (bzw. bei mehrstufigen Stichproben in den Einheiten der letzten Auswahlstufe) befinden.

Die geschichtete und die Klumpenstichprobe sind als Spezialfälle einer zweistufigen Stichprobe darstellbar. Lassen wir die Klumpen einer zweistufigen Stichprobe größer und damit deren Anzahl kleiner werden, nähern wir uns den Verhältnissen einer geschichteten Stichprobe. Besteht die Population schließlich nur noch aus wenigen, sehr großen „Klumpen“, die alle stichprobenartig untersucht werden, entspricht die zweistufige Stichprobe einer geschichteten Stichprobe. Wächst hingegen bei einer zweistufigen Stichprobe die Anzahl der Klumpen (was bei einer gegebenen Population einer Verkleinerung der Klumpenumfänge gleichkommt), können wir auf die Ziehung von Stichproben aus den Klumpen verzichten und einige Klumpen vollständig untersuchen. Die zweistufige Stichprobe wäre dann einer Klumpenstichprobe gleichzusetzen.

Auf S. 418 wurde gezeigt, wann eine zweistufige Stichprobe zu besonders präzisen Parameterschätzungen führt: Mit wachsender Klumpenanzahl (bzw. abnehmender Klumpengröße) verbessern in sich heterogene, aber untereinander homogene Klumpen die Parameterschätzung. Für wenige, aber große Klumpen hingegen sind in sich homogene, aber untereinander heterogene Klumpen vorteilhaft.

Wiederholte Stichprobenuntersuchung: Stichproben, in denen einige bereits untersuchte Personen wiederverwendet werden, gewährleisten ebenfalls präzisere Parameterschätzungen als einfache Zufallsstichproben. Dies setzt allerdings voraus, daß die zu einem früheren Zeitpunkt erhobenen Messungen mit den aktuellen Messungen korrelieren. Die Höhe dieser Korrelation bestimmt, welcher Anteil an wiederverwendeten und neuen Untersuchungsobjekten die Parameterschätzung optimiert.

Bayes'scher-Ansatz: Die letzte hier behandelte Art von Vorkenntnissen zur Verbesserung einer Parameterschätzung betrifft den zu schätzenden Parameter selbst. Wenn man – sei es aufgrund von Voruntersuchungen oder anderer Informationen – eine mehr oder weniger präzise Vorstellung über den „wahrscheinlichsten“ Parameter hat, wenn man bestimmte Parameterausprägungen als zu „unwahrscheinlich“ ausschließen kann und wenn man für die im Prinzip in Frage kommenden Parameter eine Wahrscheinlichkeitsverteilung (Dichteverteilung) in Form einer Priorverteilung spezifizieren kann, ermöglicht die Bayes'sche Statistik eine Parameterschätzung, die sowohl die Vorkenntnisse als auch das Resultat einer Stichprobenuntersuchung berücksichtigt. Dieser für viele sozialwissenschaftliche Fragen angemessene Ansatz (wann kommt es schon einmal vor, daß eine Untersuchung ohne jegliche Vorkenntnisse über das zu erhebende Merkmal begonnen wird?) kann Parameterschätzungen deutlich verbessern. Er bereitet dem unerfahrenen Forscher in seinem Bemühen, Vorkenntnisse in eine angemessene Priorverteilung zu transformieren, allerdings gelegentlich Schwierigkeiten. Dennoch ist es ratsam, sich im Umgang mit dieser Methode zu üben, denn schließlich ist es nicht einzusehen, warum das in vergangenen Forschungen erarbeitete Wissen bei einem aktuellen Schätzproblem unberücksichtigt bleiben soll. Zudem gestattet es der Bayes'sche Ansatz, den Einfluß der subjektiven Vorinformationen auf die Parameterschätzung zu kontrollieren. Die Verwendung sog. „diffuser Priorverteilungen“ macht die Bestandteile, die in die Parameterschätzung eingehen, transparent. So verstanden kann der Bayes'sche Ansatz die sozialwissenschaftliche Forschungspraxis erheblich bereichern.

Kombinierte Stichprobenpläne: Geschichtete Stichproben, Klumpenstichproben, zwei- (oder mehr-) stufige Stichproben und Stichproben mit wiederholten Messungen wurden bisher als alternative Stichprobenpläne behandelt. Die Elemente dieser Stichprobenpläne lassen sich jedoch beliebig zu neuen, komplexeren Stichprobenplänen kombinieren. Man könnte beispielsweise bei einer zweistufigen Stichprobe aus den Klumpen keine Zufallsstichproben, sondern geschichtete Stichproben ziehen, in denen sich zusätzlich einige Untersuchungsobjekte befinden, die bereits zu einem früheren Zeitpunkt untersucht wurden (Beispiel: In jeder ausgewählten Universität wird eine nach dem Merkmal „Studienfach" geschichtete Stichprobe gezogen und in jeder Stichprobe befinden sich einige wiederholt untersuchte Personen). Oder man entnimmt den Teilpopulationen einer geschichteten Stichprobe keine Zufallsstichproben (einfache geschichtete Stichprobe), sondern einzelne zufällig ausgewählte Klumpen, die ihrerseits vollständig erhoben werden (Beispiel: Man zieht eine geschichtete Stichprobe von Hortkindern mit dem Schichtungsmerkmal „Art des Hortes": staatlich oder kirchlich gefördert. Statt zweier Zufallsstichproben aus diesen Teilpopulationen untersucht man einige zufällig ausgewählte Horte beider Schichten vollständig).

Diese Beispiele verdeutlichen Kombinationsmöglichkeiten, deren „Mathematik" allerdings nicht ganz einfach ist. Als konkrete Realisierung eines komplexeren Stichprobenplanes sei das „ADM-Mastersample" der Arbeitsgemeinschaft „Deutscher Marktforschungsinstitute" erwähnt, das bei Böltken (1976, S. 367) kurz beschrieben wird.

Das empirische Untersuchungsergebnis, das im Bayes'schen Ansatz mit dem Vorwissen kombiniert wird, basiert nach unseren bisherigen Ausführungen auf einer einfachen Zufallsstichprobe. Aber auch diese Einschränkung ist nicht zwingend. Weiß man nicht nur, wie der zu schätzende Parameter ungefähr „verteilt" ist, sondern zusätzlich, daß bestimmte, einfach zu erhebende Merkmale mit dem untersuchten Merkmal hoch korrelieren bzw. daß sich die Population aus vielen Klumpen zusammensetzt, kann auch im Bayes'schen Ansatz die einfache Zufallsstichprobe durch eine geschichtete Stichprobe, eine Klumpenstichprobe oder eine mehrstufige Stichprobe ersetzt werden. Für Schätzprobleme steht damit ein Instrumentarium zur Verfügung, das alle vorhandenen Vorkenntnisse optimal nutzt.

Quotenstichprobe: Abschließend sei auf eine weitere, in der Umfrageforschung nicht unumstrittene Stichprobentechnik eingegangen: das Quotenverfahren. Bei diesem Verfahren werden dem Interviewer lediglich die prozentualen Anteile (Quoten) für bestimmte Merkmalskategorien vorgegeben (z. B. 30% Jugendliche aus Arbeiterfamilien, 20% aus Unternehmerfamilien, 20% aus Beamtenfamilien sowie 30% aus Angestelltenfamilien; gleichzeitig sollen 50% der befragten Jugendlichen über ein Einkommen unter DM 500,-, 30% über ein Einkommen zwischen DM 500,- und DM 1000,- sowie 20% über ein Einkommen über DM 1000,- verfügen). Die Auswahl der innerhalb dieser Quoten zu befragenden Personen bleibt dem Interviewer überlassen.

Zwei zentrale Kritikpunkte lassen dieses Verfahren problematisch erscheinen:

1. Es resultieren keine repräsentativen Stichproben, wenn die Quoten nur die prozentuale Aufteilung der Quotierungsmerkmale, aber nicht die ihrer Kombinationen wiedergeben. Auch wenn die vorgegebenen Quoten für die einzelnen Merkmale den entsprechenden Populationsanteilen wie bei einer geschichteten Stichprobe entsprechen, kann man keineswegs sicher sein, daß die in der Stichprobe realisierten Besetzungszahlen für die Merkmals*kombinationen* ebenfalls mit den Populationsverhältnissen übereinstimmen. (Die prozentualen Aufteilungen der Merkmale „Beruf des Haushaltsvorstandes" und „Einkommen der Jugendlichen" sagen nichts über die Anteile der Merkmalskombinationen wie z. B. Jugendliche aus Arbeiterfamilien mit einem Einkommen unter DM 500,- aus.)
2. Der Interviewer „erfüllt" seine Quoten nicht nach dem Zufallsprinzip, sondern nach eigenem Ermessen (er meidet beispielsweise Personen in höheren Stockwerken oder Personen in

entlegenen Gegenden). Die Stichprobe kann deshalb ein falsches Abbild der eigentlich zu untersuchenden Population sein.

Parameterschätzungen, die aus Quotenstichproben abgeleitet werden, beziehen sich deshalb in der Regel nicht auf die eigentliche Zielpopulation, sondern auf eine fiktive, selten genau zu beschreibende Population. Dennoch wird diese Stichprobentechnik von Fall zu Fall als Notbehelf akzeptiert, wenn z. B. die Liste aller Untersuchungsobjekte einer Population nicht bekannt ist oder nicht erstellt werden kann bzw. wenn eine echte Zufallsauswahl zu hohe Kosten oder zu viel Zeit erfordert. (Ausführlicher wird das Quotenverfahren z. B. bei Koolwijk, 1974b, Kap. 3 oder bei Noelle, 1967, behandelt).

ÜBUNGSAUFGABEN

1. Wie ist die „einfache Zufallsstichprobe" definiert?

2. Was versteht man unter „probabilistischen Stichproben"?

3. Worin unterscheidet sich die Klumpenstichprobe von der geschichteten Stichprobe?

4. In der Zeitung lesen Sie unter der Überschrift „Haschisch macht müde und faul" folgende Meldung: „Wie eine neue amerikanische Repräsentativstudie zeigt, haben 70% aller Haschisch-Konsumenten unterdurchschnittliche Schulleistungen. Gleichzeitig schlafen sie überdurchschnittlich lange. Diese Befunde belegen eindrücklich, wie gefährlich eine liberale Drogenpolitik ist." In dieser Nachricht sind fünf Fehler versteckt. Welche?

5. Es soll eine repräsentative Stichprobe (realisiert als geschichtete Stichprobe) von Museumsbesuchern gezogen werden. Entwerfen Sie einen Stichprobenplan mit drei Ziehungsstufen!

6. Erläutern Sie die Gütekriterien für Punktschätzungen!

7. Erklären Sie das Grundprinzip des Bayes'schen Ansatzes!

8. Angenommen, Sie interessieren sich dafür, wieviele Studierende im Fach Psychologie mit der Zuteilung ihres Studienortes unzufrieden sind und den Studienplatz tauschen. Ist der Anteil groß genug, damit sich die Einrichtung einer professionell betriebenen bundesweiten „Tauschbörse" lohnt? Die Befragung von 56 Kommilitonen am heimischen Institut ergibt, daß 8% den Studienplatz mindestens einmal getauscht haben und 2% auf der Suche nach einem Tauschpartner sind.
   a) Wie groß muß der Umfang einer Zufallsstichprobe aus der Grundgesamtheit aller Psychologiestudenten sein, um bei einer vermuteten Tauscherrate zwischen 5% und 20% den „wahren" Populationsanteil mit einer Genauigkeit von plus/minus 2% schätzen zu können?
   b) Welche Stichprobenart wäre alternativ zur einfachen Zufallsauswahl in diesem Beispiel gut geeignet?

9. In welcher Weise läßt sich Vorwissen über eine Population einsetzen, um die Genauigkeit von Parameterschätzungen zu erhöhen? Erläutern Sie diese Thematik für alle Stichprobenarten, die Sie kennen!

10. Warum ist es erforderlich, Parameterschätzungen mit einem Konfidenzintervall zu versehen?

11. Welche Aussagen stimmen?
   a) Je höher der Konfidenzkoeffizient, umso breiter ist das Konfidenzintervall.
   b) Die Varianz einer einfachen Zufallsstichprobe ist ein erwartungstreuer Schätzer der Populationsvarianz.
   c) Die Untersuchungsobjekte innerhalb eines Klumpens sollten bei einer Klumpenstichprobe möglichst ähnlich sein (homogene Klumpen).
   d) Der Mittelwert einer einfachen Zufallstichprobe ist ein erwartungstreuer Schätzer des Populationsmittelwertes.
   e) Die Untersuchungsobjekte innerhalb der Schichten einer geschichteten Stichprobe sollten möglichst ähnlich sein (homogene Schichten).

12. In einem privaten Verkehrsbetrieb sind 20 Busfahrer/innen beschäftigt (Population), deren Unfallzahlen in der folgenden Tabelle abgedruckt sind (1: Frau, 2: Mann).

Person	Geschlecht	Unfallzahl
1	1	0
2	1	3
3	2	2
4	2	0
5	1	0
6	1	1
7	2	0
8	1	1

ÜBUNGSAUFGABEN

Person	Geschlecht	Unfallzahl
9	2	3
10	2	2
11	2	0
12	2	4
13	1	0
14	1	1
15	1	1
16	1	2
17	1	0
18	2	3
19	2	2
20	2	0

a) Ziehen Sie aus dieser Population

- eine *Zufallsstichprobe* (verwenden Sie dazu die Zufallszahlen aus Tabelle 2 im Anhang E und zwar die 2. Kolonne von rechts, beginnend mit „85734"; streichen Sie von den 5stelligen Zahlen die hinteren drei Ziffern weg und suchen Sie von oben nach unten 10 Zufallszahlen im Wertebereich 1 bis 20 aus, doppelte Zahlen werden übersprungen),
- eine *systematische Stichprobe* (ziehen Sie jedes 5. Objekt der Population, so daß Sie $n=4$ Objekte erhalten),
- eine *Quotenstichprobe* mit der Vorgabe 80:20 (greifen Sie bewußt die ersten 8 Frauen und die ersten 2 Männer heraus).
- Da sich in der Population gleichviele Männer und Frauen befinden (50:50), ist eine Stichprobe mit dem Geschlechterverhältnis 80:20 unglücklich gewählt. Durch Högergewichtung der unterrepräsentierten Männer und Heruntergewichtung der Frauen in der obigen Quotenstichprobe, läßt sich im Nachhinein ein Verhältnis von 50:50 erzeugen. Berechnen Sie die notwendigen Gewichtungsfaktoren als einfache Soll/Ist-Gewichte (Kontrolle: die Summe der Soll/Ist-Gewichte muß 10 ergeben) und ermitteln Sie die gewichteten Unfallzahlen für die somit *gewichtete Quotenstichprobe.*

b) Berechnen Sie für die Population und für alle vier Stichproben die durchschnittliche Unfallzahl.

13. In einem Museum ertönt in Halle B die Alarmanlage. Mit welcher Wahrscheinlichkeit ist mit einem Museumsdiebstahl zu rechnen? Sie wissen, daß die Alarmanlage mit einer Wahrscheinlichkeit von 70% durch Museumsbesucher ausgelöst wird, die den Ausstellungsstücken zu nahe kommen. Wenn Kunstdiebe am Werke sind, ertönt die Alarmanlage mit einer Zuverlässigkeit von 90%. Manchmal (in 10% der Fälle) geht sie aber auch los, obwohl sich niemand in der Nähe befindet. Die Museumsstatistik zeigt, daß die Wahrscheinlichkeit von Kunstdieben in Halle B 1% und die Wahrscheinlichkeit von Museumsbesuchern 80% beträgt. In 19% der Zeit befindet sich niemand in Halle B.

14. Was versteht man unter einer „diffusen Priorverteilung"?

15. Erklären Sie die Bedeutung folgender Symbole:

$\bar{x}$; μ; $\hat{\sigma}_{\bar{x}}$; μ'; μ''; s^2; df; Δ_{krit}
$z_{(2,5\%)}$; π; $p(X = 30\% \mid \pi)$

Kapitel 8
Hypothesenprüfende Untersuchungen

Übersicht

▸ Hypothesenarten ▸ Signifikanztest ▸ α-Fehler ▸ β-Fehler ▸ Teststärke ▸ Effektgröße ▸ interne und externe Validität ▸ Zusammenhangshypothesen ▸ bivariate und multivariate Zusammenhänge ▸ Kausalität und Korrelation ▸ Unterschiedshypothesen ▸ Zwei-Gruppen-Pläne ▸ Mehr-Gruppen-Pläne ▸ Faktorielle Pläne ▸ Hierarchische Pläne ▸ Pläne mit Kontrollvariablen ▸ Multivariate Pläne ▸ Veränderungshypothesen ▸ Alter ▸ Kohorte ▸ Epoche ▸ sequentielle Modelle ▸ Längsschnittstudie ▸ Zeitreihe ▸ Individuelle Veränderungen ▸ Einzelfalldiagnostik

Im Mittelpunkt der in Kapitel 6 und 7 behandelten Arten empirischer Untersuchungen stand die Beschreibung. Wir unterschieden hierbei explorative Untersuchungen, die primär der Anregung neuer Hypothesen dienen sollen (Kapitel 6: Hypothesenfindung und Theoriebildung) und Stichprobenuntersuchungen, die der Schätzung von Populationsparametern dienen (Kapitel 7: Populationsbeschreibende Untersuchungen).

Im Unterschied zu deskriptiven Untersuchungen erfordern hypothesenprüfende Untersuchungen Vorkenntnisse, die es dem Forscher ermöglichen, vor Durchführung der Untersuchung seine Hypothesen präzise zu formulieren und gut zu begründen. Die Hypothesen sollten präzise sein, damit nach Abschluß der Untersuchung zweifelsfrei festgestellt werden kann, ob die Untersuchungsergebnisse den Hypothesen widersprechen oder ob sie ganz oder teilweise in Einklang mit den Hypothesen stehen. Sie sollten gut begründet sein, um den mit einer Untersuchung notwendigerweise verbundenen Aufwand rechtfertigen zu können.

Hypothesenprüfende Untersuchungen testen Annahmen über Zusammenhänge, Unterschiede und Veränderungen ausgewählter Merkmale bei bestimmten Populationen. Neben der Prüfung von beobachteten Variablenbeziehungen sind auch Prognose und Erklärung von Effekten wichtige Ziele einer hypothesenprüfend vorgehenden Forschung.

Ein wesentlicher Qualitätsaspekt hypothesenprüfender Untersuchungen ist ihr Beitrag zur Stützung kausaler Erklärungen. Wohl der größte Teil aller Forschungsbemühungen ist darauf ausgerichtet, Ursache-Wirkungs-Beziehungen zu identifizieren oder Kausalannahmen zu testen. Kausalität läßt sich jedoch – wie auf S. 12 f. ausgeführt – empirisch niemals zweifelsfrei nachweisen.

Dessen ungeachtet unterscheiden sich hypothesenprüfende Untersuchungen graduell in der „logischen Stringenz ihrer Beweisführung" bzw. in der Anzahl kausaler Erklärungsalternativen für ihre Ergebnisse. Eine wichtige Aufgabe dieses Kapitels wird es sein, die zahlreichen Varianten hypothesenprüfender Untersuchungen daraufhin zu analysieren, ob bzw. in welchem Ausmaß der Aufbau der Untersuchung in diesem Sinne schlüssige Ergebnisinterpretationen zuläßt. Auf S. 52 f. bezeichneten wir diese Eigenschaft empirischer Untersuchungen als *interne Validität*.

Ermittelt eine Untersuchung beispielsweise einen bedeutsamen Zusammenhang zweier Variablen A und B, läßt dieser Befund mehrere gleichwertige Interpretationen zu: A beeinflußt B, B beeinflußt A, A und B beeinflussen sich wechselseitig, bzw. A und B werden durch eine dritte Variable C oder weitere Variablen beeinflußt. Der den Zusammenhang quantifizierende Korrelationskoeffizient (vgl. Anhang A) favorisiert keines dieser alternativen Kausalmodelle.

Schlüssiger ließe sich demgegenüber eine Untersuchung interpretieren, bei der die Untersuchungsteilnehmer den Stufen einer unabhängigen Variablen oder verschiedenen Untersuchungsbedingungen nach einem Zufallsverfahren zugeordnet werden (Randomisierung) und bei der die Wirksamkeit untersuchungsbedingter Störvariablen weitgehend ausgeschlossen ist. Eine nach diesem Muster durchgeführte Untersuchung (wir bezeichneten sie auf S. 53f. als *experimentelle Untersuchung*) kann den Erklärungsgehalt einer Kausalhypothese eindeutiger feststellen als eine einfache Korrelationsstudie.

Die Vorteile einer kontrollierten Experimentaluntersuchung gegenüber einer Korrelationsstudie könnten es nahelegen, „höherwertige" Untersuchungspläne generell einem „minderwertigen" Untersuchungsplan vorzuziehen. Diese Schlußfolgerung wäre falsch, denn die Formulierung einer gezielten und gut begründeten Kausalhypothese setzt entsprechende Vorkenntnisse voraus. Wissenschaften, die, wie die Sozialwissenschaften, relativ jung sind und deren Fragestellungen sich nicht selten an aktuellen, zeitgeschichtlichen Problemen orientieren, wären mit diesem Ansinnen überfordert. Ihre Hypothesen sind häufig wenig präzise, so daß man sich vorerst darum bemühen wird, vermutete korrelative Zusammenhänge empirisch zu prüfen bzw. bestimmte Variablen als potentielle Ursachen für das untersuchte Phänomen auszumachen oder auszuschließen. Die Ergebnisse dieser Untersuchungen lassen zwar keine logisch zwingenden Kausalerklärungen zu; sie liefern dafür aber wertvolle Hinweise für weiterführende Untersuchungen zur Überprüfung gezielterer Hypothesen. Es hieße Zeit und Geld verschwenden, wollte man mit exakten Untersuchungen Hypothesen prüfen, die angesichts des noch unvollkommenen Wissensstandes unbegründet und damit beliebig erscheinen. Ein optimaler Untersuchungsplan zeichnet sich nicht nur dadurch aus, daß er logisch zwingende Kausalerklärungen zuläßt, sondern auch dadurch, daß er den Wissensstand in dem untersuchten Problemfeld angemessen reflektiert.

Die Hypothesenprüfung im Kontext empirischer Untersuchungen erfolgt üblicherweise über sog. Signifikanztests, deren Grundprinzipien Abschnitt 8.1 darstellt. Abschnitt 8.2 behandelt – in Abhängigkeit von der zu prüfenden Hypothesenart – die wichtigsten Varianten hypothesenprüfender Untersuchungen.

Hinweis: Die Ausführungen des Kapitels 8 beziehen sich auf sog. unspezifische Hypothesen, d. h. auf Hypothesen, bei denen die Größe eines erwarteten Unterschiedes oder Zusammenhanges (allgemein: die Größe des erwarteten Effektes) nicht spezifiziert wird (vgl. S. 462). Die planerischen Überlegungen, die sich mit der Überprüfung spezifischer Hypothesen bzw. der Festlegung einer Effektgröße verbinden, sind Gegenstand von Kapitel 9. Da die Festlegung von Effektgrößen vor allem für summative Evaluationen empfohlen wird (vgl. S. 111f.), haben wir Kapitel 9 mit „Evaluationsstudien zur Prüfung von Effekten" überschrieben. Es sei jedoch darauf hingewiesen, daß dieses Kapitel auch für die Planung einer Untersuchung, die sich nicht unbedingt als Evaluationsstudie klassifizieren läßt, zur Kenntnis genommen werden sollte.

8.1 Grundprinzipien der statistischen Hypothesenprüfung

Hypothesen werden in der empirischen Forschung üblicherweise mit statistischen Hypothesentests (*Signifikanztests*) geprüft, deren Grundprinzip wir im folgenden darstellen. Leser, denen die Logik des statistischen Hypothesentestens bereits geläufig ist, können die folgenden Seiten überschlagen und die Lektüre mit Abschnitt 8.2 (Varianten hypothesenprüfender Untersuchungen) bzw. mit Abschnitt 8.1.3 (Probleme der Signifikanztests) wieder aufnehmen.

Den an den historischen Wurzeln des statistischen Hypothesentestens interessierten Leserinnen und Lesern sei zunächst ein Blick in die Arbeiten der „Erfinder" des Signifikanztestens empfohlen (Fisher, 1925, 1935, 1956; Neyman und Pearson, 1928). Wie sich diese Anfänge weiterentwikkelt haben, erörtern z. B. Cowles (1989); Dillmann und Arminger (1986); Gigerenzer (1986); Gigerenzer und Murray (1987); Krauth (1986) sowie Leiser (1986). Welche statistischen Methoden im 19.

Jahrhundert verwendet wurden, erfährt man bei Swijtink (1987).

8.1.1 Hypothesenarten

Die aus Voruntersuchungen, eigenen Beobachtungen, Überlegungen und wissenschaftlichen Theorien abgeleiteten Vermutungen bezüglich des in Frage stehenden Untersuchungsgegenstandes bezeichnen wir als Forschungshypothesen. Forschungshypothesen sind allgemein formuliert, d. h. sie beziehen sich nicht nur auf die konkret geprüften Untersuchungsobjekte, sondern auf diejenige Population, für die die Untersuchungsobjekte repräsentativ sind (vgl. Abschnitt 6.1.1). Mit der Forschungshypothese werden der Geltungsbereich der Hypothese (d. h. die Population, für die die Hypothese gelten soll) und damit auch die Art der zu untersuchenden Stichprobe festgelegt (vgl. hierzu Abschnitt 1.1.2).

Forschungshypothesen: Allgemeine Forschungshypothesen sind z. B.

- Zusammenhangshypothesen: Zwischen zwei oder mehr Merkmalen besteht ein Zusammenhang. (Beispiel: Zwischen den Merkmalen „Fehlzeiten" und „Streß am Arbeitsplatz" besteht ein positiver Zusammenhang.)
- Unterschiedshypothesen: Zwei (oder mehrere) Populationen unterscheiden sich bezüglich einer (oder mehrerer) abhängiger Variablen. (Beispiel: Studierende der Sozialwissenschaften und der Naturwissenschaften unterscheiden sich in ihrem politischen Engagement.)
- Veränderungshypothesen: Die Ausprägungen einer abhängigen Variablen verändern sich im Verlaufe der Zeit. (Beispiel: Wiederholte Werbung für ein Produkt erhöht die Bereitschaft, das Produkt zu kaufen.)

Operationale Hypothesen: Der Forschungshypothese nachgeordnet ist die operationale Hypothese (bzw. empirische Vorhersage). Mit der operationalen Hypothese prognostiziert der Forscher den Ausgang einer konkreten Untersuchung nach den Vorgaben der allgemeinen Forschungshypothese. Die operationale Hypothese resultiert aus der Untersuchungsplanung bzw. der Operationalisierung der unabhängigen und abhängigen Variablen.

Beispiel: Eine Betriebspsychologin möchte die allgemeine Forschungshypothese prüfen, daß Streß am Arbeitsplatz die Fehlzeiten erhöht. Sie plant eine Studie und kann nach Klärung der genauen Untersuchungsbedingungen folgende operationale Hypothese aufstellen: Bei 100 zufällig ausgewählten Mitarbeitern eines bestimmten Betriebes besteht zwischen der Punktzahl in einem Fragebogen zur Erfassung von Streß am Arbeitsplatz und der Anzahl der im vergangenen Jahr registrierten Fehltage ein positiver Zusammenhang.

Die Formulierung einer operationalen Hypothese erleichtert es dem Forscher, nochmals zu überprüfen, ob die geplante Untersuchung auch wirklich zur Klärung der eingangs aufgestellten Forschungshypothese beiträgt. Die operationale Hypothese sollte so präzise formuliert sein, daß leicht entschieden werden kann, welche Untersuchungsausgänge mit der Forschungshypothese in Einklang und welche zu ihr im Widerspruch stehen. Eine Untersuchung erübrigt sich, wenn die operationale Hypothese bereits aufgrund theoretischer Überlegungen nicht falsifizierbar ist.

Statistische Hypothesen: Nachdem feststeht, wie die Forschungshypothese auf operationaler Ebene geprüft werden soll, muß über die statistische Auswertung entschieden bzw. ein statistischer Signifikanztest ausgewählt werden. Jeder Signifikanztest überprüft formal zwei einander ausschließende statistische Hypothesen: die *Nullhypothese* (H_0) und die *Alternativhypothese* (H_1).

Statistische Hypothesen beziehen sich – wie auch Forschungshypothesen – auf Populationen bzw. deren Parameter (vgl. auch S. 10). Wird zur Überprüfung einer Zusammenhangshypothese (wie üblich) ein Korrelationskoeffizient (vgl. Anhang A) berechnet, lautet die H_0: Die Korrelation ϱ zwischen den untersuchten Merkmalen ist in der Population, der die Stichprobe entnommen wurde, Null, oder kurz, H_0: $\varrho=0$. Die entsprechende Alternativhypothese heißt dann: Die Korrelation ϱ zwischen den untersuchten Merkmalen ist in der Population, der die Stichprobe entnommen wurde, ungleich Null, oder kurz, H_1: $\varrho \neq 0$.

Für die Überprüfung von Mittelwertsunterschieden zweier Populationen lautet die H_0: Zwischen den Mittelwertsparametern μ_1 und μ_2 der Populationen, denen die Stichproben entnommen wurden, besteht kein Unterschied (H_0: $\mu_1 = \mu_2$). Hierzu formulieren wir als Alternativhypothese: Zwischen den Mittelwertsparametern μ_1 und μ_2 der Populationen, denen die Stichproben entnommen wurden, besteht ein Unterschied ($H_1 : \mu_1 \neq \mu_2$).

Gerichtete und ungerichtete Hypothesen: Bei statistischen Hypothesen unterscheiden wir ungerichtete Hypothesen (wenn keine Richtung des Zusammenhangs oder Unterschiedes vorgegeben werden kann) und gerichtete Hypothesen (wenn das Vorzeichen der Korrelation oder die Richtung des Unterschiedes hypothetisch vorhergesagt werden kann). Im o.g. Fehlzeitenbeispiel wurde das Vorzeichen des Zusammenhangs spezifiziert (positiver Zusammenhang). Die statistische Alternativhypothese ist dementsprechend gerichtet zu formulieren: Die Korrelation ϱ zwischen den Merkmalen „Fehlzeiten" und „Streß am Arbeitsplatz" ist positiv, oder kurz, H_1: $\varrho > 0$. Hieraus folgt als Nullhypothese: Die Korrelation ϱ zwischen den untersuchten Merkmalen ist in der Population, aus der die Stichprobe entnommen wurde, Null oder sogar kleiner als Null. Kurz, $H_0 : \varrho \leqslant 0$.

Bei Unterschiedshypothesen bedeutet die Vorgabe einer Richtung, daß die Größenrelation der zu vergleichenden Parameter hypothetisch festgelegt werden muß. Eine gerichtete Alternativhypothese zum o.g. Beispiel für eine Unterschiedshypothese könnte also lauten: Das politische Engagement von Studenten der Sozialwissenschaften (μ_1) ist größer als das politische Engagement von Studenten der Naturwissenschaften (μ_2) oder kurz, $H_1 : \mu_1 > \mu_2$. Die hierzu passende Nullhypothese wäre als H_0: $\mu_1 \leq \mu_2$ zu formulieren.

Bei einer gerichtet formulierten Alternativhypothese wird die H_0 durch viele mögliche Parameter (z. B. alle $\varrho \leqslant 0$) repräsentiert. Wir bezeichnen derartige Hypothesen als *zusammengesetzte Hypothesen* in Abhebung von einer *punktuellen* (oder *einfachen*) Hypothese wie z. B. $H_0 : \varrho = 0$, bei der die Hypothese nur durch einen Parameter charakterisiert ist.

Spezifische und unspezifische Hypothesen: Die bisher behandelten statistischen Hypothesen sind unspezifische Hypothesen, wenn die Größe des Unterschiedes bzw. die Höhe des Zusammenhanges, die hypothetisch mindestens erwartet werden, offen bleiben. Dies ist bei spezifischen Hypothesen anders. Eine spezifische, gerichtete Unterschiedshypothese hat z. B. die Form $H_1 : \mu_1 \geqslant \mu_2 + a$, d. h. man erwartet einen Parameter μ_1, der mindestens um den Betrag a über dem Parameter μ_2 liegt. (Aus diesem Betrag a wird in Kapitel 9 eine testspezifische Effektgröße ermittelt). Eine spezifische, gerichtete Zusammenhangshypothese könnte lauten $H_1 : \varrho \geqslant a$, d. h. man legt fest, daß die Korrelation in der Population bei Gültigkeit von H_1 den Wert a nicht unterschreitet.

Übertragen auf die o.g. Beispiele hieße eine spezifische Unterschiedshypothese etwa: Studenten der Sozialwissenschaften sind um mindestens 5 Punkte einer entsprechenden Testskala politisch engagierter als Studenten der Naturwissenschaften ($\mu_1 \geqslant \mu_2 + 5$). Als spezifische Zusammenhangshypothese könnte man formulieren: Der Zusammenhang zwischen den Merkmalen „Fehlzeiten" und „Stress am Arbeitsplatz" wird durch eine Korrelation beschrieben, die nicht unter $\varrho = 0{,}3$ liegt ($\varrho \geqslant 0{,}3$). Die Beispiele verdeutlichen, daß die Formulierung einer spezifischen Hypothese erheblich mehr Vorwissen voraussetzt als die Formulierung einer unspezifischen Hypothese.

Spezifische Hypothesen kommen in der Forschungspraxis meistens nur in Verbindung mit gerichteten Hypothesen vor. Eine ungerichtete spezifische Unterschiedshypothese würde bedeuten, daß das Vorwissen nicht ausreicht, um eine Richtung des Unterschiedes zu begründen, aber gleichzeitig die Spezifizierung der Größe des Unterschiedes zuläßt. (Im Beispiel: Studenten der Sozialwissenschaften sind entweder um mindestens 5 Punkte mehr oder um mindestens 5 Punkte weniger engagiert als Studenten der Naturwissenschaften).

Veränderungshypothesen beziehen sich im einfachsten Fall auf Unterschiede, die bei einer Population zwischen zwei oder mehr Zeitpunkten bezüglich einer abhängigen Variablen erwartet werden (z. B. die Befindlichkeit von Patienten vor und nach einer Behandlung). Die statistischen Hypothesen werden in diesem Falle genauso formuliert wie für Unterschiedshypothesen.

Forschungshypothesen als Alternativhypothesen: Mit den meisten Forschungshypothesen werden Zusammenhänge, Unterschiede oder Veränderungen vorausgesagt, d. h. üblicherweise entspricht die Alternativhypothese (gerichtet oder ungerichtet, spezifisch oder unspezifisch) der Forschungshypothese. Die Nullhypothese umschreibt damit diejenigen Parameterkonstellationen, die mit der Forschungshypothese nicht zu vereinbaren sind. Gelegentlich kommt es jedoch auch vor, daß sich mit einer Forschungshypothese kein Zusammenhang, kein Unterschied oder keine Veränderung verbindet, daß also die Forschungshypothese der Nullhypothese entspricht. In diesem Falle ergeben sich für die statistische Hypothesenüberprüfung Komplikationen, die wir auf den S. 467 ff. behandeln. Zur Vermeidung dieser Komplikationen empfiehlt es sich, die Forschungshypothese, wenn möglich, so zu formulieren, daß sie der Alternativhypothese entspricht.

> **!** Aus einer allgemeinen theoretischen Forschungshypothese wird eine Vorhersage für ein konkretes Untersuchungsergebnis (operationale Hypothese) abgeleitet. Zu der operationalen, inhaltlichen Hypothese ist die passende statistische Alternativhypothese (H_1) zu formulieren und durch eine komplementäre statistische Nullhypothese (H_0) zu einem Hypothesenpaar zu ergänzen. Statistische Hypothesen können gerichtet oder ungerichtet, spezifisch oder unspezifisch sein.

8.1.2 Der Signifikanztest

Zur Logik des Signifikanztests

Tests zur statistischen Überprüfung von Hypothesen heißen Signifikanztests. Der Signifikanztest ermittelt die Wahrscheinlichkeit, mit der das gefundene empirische Ergebnis sowie Ergebnisse, die noch extremer sind als das gefundene Ergebnis, auftreten können, wenn die Populationsverhältnisse der Nullhypothese entsprechen. Ist diese Wahrscheinlichkeit kleiner als α%, bezeichnen wir das Stichprobenergebnis als statistisch signifikant. Für α sind per Konvention die Werte 5% bzw. 1% festgelegt. Stichprobenergebnisse, deren bedingte Wahrscheinlichkeit bei Gültigkeit der H_0 kleiner als 5% ist, sind auf dem 5%-(Signifikanz-)Niveau signifikant (kurz: signifikant) und Stichprobenergebnisse mit Wahrscheinlichkeiten kleiner als 1% sind auf dem 1%-(Signifikanz-)Niveau signifikant (kurz: sehr signifikant).

Ein (sehr) signifikantes Ergebnis ist also ein Ergebnis, das sich mit der Nullhypothese praktisch nicht vereinbaren läßt. Man verwirft deshalb die Nullhypothese und akzeptiert die Alternativhypothese. Andernfalls, bei einem nicht-signifikanten Ergebnis, wird die Nullhypothese beibehalten und die Alternativhypothese verworfen.

Dies ist die Kurzform des Aufbaus eines Signifikanztests (vgl. hierzu auch Abschnitt 1.3). Seine Vor- und Nachteile werden deutlich, wenn wir die mathematische Struktur eines Signifikanztests etwas genauer betrachten.

Stichprobenkennwerteverteilungen: In jeder hypothesenprüfenden Untersuchung bestimmen wir einen statistischen Kennwert, der möglichst die gesamte hypothesenrelevante Information einer Untersuchung zusammenfaßt. Hierbei kann es sich – je nach Art der Hypothese und nach Art des Skalenniveaus der Variablen – um Mittelwertsdifferenzen, Häufigkeitsdifferenzen, Korrelationen, Quotienten zweier Varianzen, Differenzen von Rangsummen, Prozentwertdifferenzen o. ä. handeln. Unabhängig von der Art des Kennwertes gilt, daß die in einer Untersuchung ermittelte Größe des Kennwertes von den spezifischen Besonderheiten der zufällig ausgewählten Stichprobe(n) abhängt. Mit hoher Wahrscheinlichkeit wird der untersuchungsrelevante Kennwert bei einer Wiederholung der Untersuchung mit anderen Untersuchungsobjekten nicht exakt mit dem zuerst ermittelten Wert übereinstimmen. Der Kennwert ist stichprobenabhängig und wird damit wie eine Realisierung einer Zufallsvariablen behandelt (vgl. S. 385 ff.).

> **!** Zieht man aus einer Population theoretisch unendlich viele gleich große Stichproben und berechnet für jede Stichprobe einen Kennwert (z. B. den Stichprobenmittelwert), so verteilen sich diese Stichprobenkennwerte in bekannter Weise um den zugehörigen Populationsparameter (z. B. Populationsmittelwert). Eine solche theoretische (d. h. mathematisch ableitbare) Stichprobenkennwerteverteilung aller möglichen Stichprobenergebnisse dient dazu, ein einzelnes empirisches Stichprobenresultat einschätzen zu können.

Die Feststellung, ob es sich bei dem in einer Untersuchung gefundenen Kennwert um einen „extremen“ oder eher um einen „typischen“ Kennwert handelt, ist nur möglich, wenn die Dichtefunktion (bei stetig verteilten Kennwerten) bzw. die Wahrscheinlichkeitsfunktion (bei diskret verteilten Kennwerten) der Zufallsvariablen „statistischer Kennwert“ bekannt ist (vgl. Tafel 35). Die Verteilung eines statistischen Kennwertes bezeichneten wir auf S. 385 ff. (hier ging es um die Verteilung des Kennwertes „arithmetisches Mittel“) als Stichprobenkennwerteverteilung („Sampling Distribution“). Diese Verteilung ist unbekannt, solange wir die wahren Populationsverhältnisse (z. B. die Differenz $\mu_1 - \mu_2$ oder die Korrelation ϱ zweier Merkmale in der untersuchten Population) nicht kennen.

Signifikanztests werden nur eingesetzt, wenn die Ausprägungen der interessierenden Populationsparameter unbekannt sind, denn sonst würde sich ein Signifikanztest erübrigen. Über die „wahren“ Populationsparameter können wir bestenfalls Vermutungen anstellen (z. B. die Differenz zweier Populationsmittelwerte sei vom Betrage a oder die Populationskorrelation zweier Merkmale sei $\varrho = b$). Wir können aber auch behaupten – und dies ist der übliche Fall – die Nullhypothese sei richtig, d. h. es gelten die mit der Nullhypothese festgelegten Populationsverhältnisse.

Statistische Tabellen: Damit stehen wir vor der Aufgabe, herauszufinden, wie sich ein Stichprobenkennwert (z. B. die Differenz zweier Stichprobenmittelwerte $\bar{x}_1 - \bar{x}_2$ oder die Stichprobenkorrelation r) verteilen würde, wenn die Populationsverhältnisse durch die H_0 charakterisiert sind. Dies ist ein mathematisches Problem, das für die gebräuchlichsten statistischen Kennwerte gelöst ist. Sind in Abhängigkeit von der Art des statistischen Kennwertes unterschiedliche Zusatzannahmen erfüllt (diese finden sich in Statistikbüchern als Voraussetzungen der verschiedenen Signifikanztests wieder), lassen sich die Verteilungen von praktisch allen in der empirischen Forschung gebräuchlichen Kennwerten auf einige wenige mathematisch bekannte Verteilungen zurückführen. Werden die statistischen *Kennwerte* zudem nach mathematisch eindeutigen Vorschriften transformiert (dies sind die Formeln zur Durchführung eines Signifikanztests), resultieren statistische *Testwerte* (z. B. t-Werte, z-Werte, χ^2-Werte, F-Werte etc.), deren Verteilungen (Verteilungsfunktionen) in jedem Statistikbuch in tabellarischer Form aufgeführt sind.

Signifikante Ergebnisse: Der Signifikanztest reduziert sich damit auf den einfachen Vergleich der Größe des empirisch ermittelten, statistischen Testwertes mit demjenigen Wert, der von der entsprechenden Testwerteverteilung $\alpha\%$ ($\alpha = 1\%$ oder $\alpha = 5\%$) abschneidet. Ist der empirische Testwert größer als dieser „kritische“ Tabellenwert, beträgt dessen Wahrscheinlichkeit sowie die Wahrscheinlichkeit aller extremeren Testwerte unter der Annahme, die H_0 sei richtig, weniger als $\alpha\%$. Das Ergebnis ist statistisch signifikant ($\alpha \leqslant 5\%$) bzw. sehr signifikant ($\alpha \leqslant 1\%$). (Zur Begründung der Werte $\alpha = 5\%$ bzw $\alpha = 1\%$ als Signifikanzniveau vgl. Cowly und Davis, 1982.)

Wir fragen also nach der Wahrscheinlichkeit, mit der Stichprobenergebnisse auftreten können, wenn die Nullhypothese gilt. Wir betrachten nur diejenigen extremen Ergebnisse, die bei Gültigkeit der Nullhypothese höchstens mit einer Wahrscheinlichkeit von 5% (1%) vorkommen. Gehört das gefundene Stichprobenergebnis zu diesen Ergebnissen, ist das Stichprobenergebnis „praktisch“ nicht mit der Nullhypothese zu vereinbaren. Wir entscheiden uns deshalb dafür, die Nullhypothese abzulehnen und akzeptieren die Alternativhypothese als Erklärung.

Ein signifikantes Ergebnis sagt also nichts über die Wahrscheinlichkeit von Hypothesen aus, sondern „nur“ etwas über die Wahrscheinlichkeit von statistischen Kennwerten bei Gültigkeit der Nullhypothese. Die Hypothesen (die H_0 oder die H_1) sind entweder richtig oder falsch, d. h. auch unsere Entscheidung, bei einem signifikanten Ergebnis die H_0 zu verwerfen, ist entweder richtig oder falsch. Bei dieser Entscheidungsstrategie riskieren wir, daß mit 5% (oder 1%) Irrtumswahrscheinlichkeit eine tatsächlich richtige H_0 fälschlicherweise verworfen wird.

Ein Beispiel: Der t-Test

Der Gedankengang des Signifikanztests sei wegen seiner Bedeutung nochmals anhand eines Beispiels erläutert. Wir interessieren uns für die psy-

> **!** **Bei einem Signifikanztest geht man zunächst davon aus, die Nullhypothese würde in der Population gelten. Unter dieser Annahme läßt sich für den Populationsparameter, der in der Nullhypothese angesprochen ist, eine Stichprobenkennwerteverteilung konstruieren, die angibt, mit welcher Wahrscheinlichkeit mögliche Stichprobenergebnisse auftreten können. Mit dieser Stichprobenkennwerteverteilung (bzw. H_0-Verteilung, H_0-Modell) wird nun das konkret in der Untersuchung ermittelte Stichprobenresultat verglichen. Ist das gefundene Stichprobenergebnis ein wahrscheinliches Ergebnis, so steht es in Einklang mit der H_0. Ist das Stichprobenergebnis ein unwahrscheinliches Ergebnis, das unter Gültigkeit der H_0 nur extrem selten auftreten kann, entschließt man sich, die Nullhypothese als unplausibel zu verwerfen. Dies geschieht aber nur, wenn die Wahrscheinlichkeit für das Auftreten des gefundenen oder eines extremeren Ergebnisses unter Gültigkeit der H_0 sehr klein, nämlich kleiner als 5% ist. Ein solches, im Sinne der H_0 unplausibles Ergebnis wird als „signifikantes Ergebnis" bezeichnet. Bei einem signifikanten Ergebnis entscheidet man sich dafür, die H_0 abzulehnen und die H_1 anzunehmen.**

chische Belastbarkeit weiblicher und männlicher Erwachsener und formulieren als H_0: $\mu_1 = \mu_2$ bzw. als H_1: $\mu_1 \neq \mu_2$ (mit μ_1 = Populationsmittelwert weiblicher Personen und μ_2 = Populationsmittelwert männlicher Personen). Psychische Belastbarkeit wird mit einem psychologischen Test gemessen, der bei einer Zufallsstichprobe von n_1 männlichen Personen im Durchschnitt – so unsere operationale Hypothese – anders ausfallen soll als bei einer Zufallsstichprobe von n_2 weiblichen Personen (ungerichtete, unspezifische Hypothese).

Der für die Überprüfung von Unterschiedshypothesen bei zwei Stichproben verwendete statistische Kennwert ist die Mittelwertsdifferenz $\bar{x}_1 - \bar{x}_2$. Dieser statistische Kennwert wird nach folgender Gleichung in einen statistischen Testwert transformiert:

$$t = \frac{\bar{x}_1 - \bar{x}_2}{\hat{\sigma}_{(\bar{x}_1 - \bar{x}_2)}} . \tag{8.1}$$

Den Ausdruck $\hat{\sigma}_{(\bar{x}_1 - \bar{x}_2)}$ bezeichnen wir als (geschätzten) Standardfehler der Mittelwertsdifferenz (zur Berechnung vgl. z. B. Bortz, 1993, Kap. 5.1.2).

Der statistische Testwert t folgt bei Gültigkeit der H_0 einer t-Verteilung (mit n_1+n_2-2 Freiheitsgraden), wenn das Merkmal „psychische Belastbarkeit" in beiden Populationen normalverteilt und die Merkmalsvarianz σ^2 in beiden Populationen gleich ist (bzw. die geschätzten Populationsvarianzen $\hat{\sigma}_1^2$ und $\hat{\sigma}_2^2$ homogen sind). Wie bereits auf S. 391 erwähnt, geht die t-Verteilung für $n_1+n_2>30$ in die Standardnormalverteilung über.

Ein- und zweiseitige Tests: Abbildung 33 veranschaulicht die Verteilung des Testwertes t graphisch.

Gerichtete Hypothesen werden anhand dieser Verteilung über einseitige und ungerichtete Hypothesen über zweiseitige Tests geprüft. Bei einem zweiseitigen Test (Abb. 33a) markieren die Werte $t_{(\alpha/2)}$ und $-t_{(\alpha/2)}$ diejenigen t-Werte einer t-Verteilung, die von den Extremen der Verteilungsfläche jeweils $\alpha/2\%$ abschneiden. Empirische t-Werte, die in diese Extrembereiche fallen, haben damit insgesamt eine Wahrscheinlichkeit von höchstens $\alpha\%$, vorausgesetzt, die Nullhypothese ist richtig. Da derart extreme Ergebnisse nur schlecht mit der Annahme, die H_0 sei richtig, zu vereinbaren sind, verwerfen wir die H_0 und akzeptieren die H_1: $\mu_1 \neq \mu_2$. (Die psychische Belastbarkeit männlicher und weiblicher Personen unterscheidet sich.)

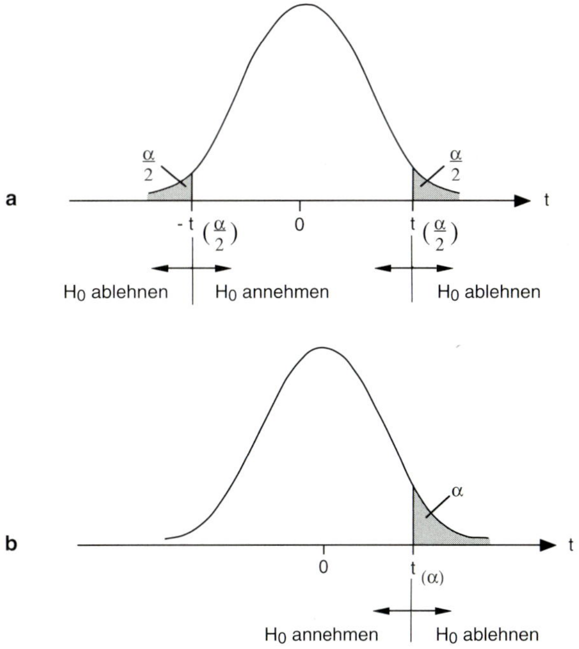

Abb. 33. Annahme- und Ablehnungsbereich der H_0 bei zweiseitigem (**a**) und einseitigem (**b**) Test

Befindet sich der empirisch ermittelte t-Wert jedoch im Annahmebereich der H_0, dann sind das Stichprobenergebnis und die Nullhypothese besser miteinander zu vereinbaren und wir behalten die H_0 bei: $\mu_1 = \mu_2$.

Mit diesem nicht-signifikanten Ergebnis die Aussage zu verbinden, die H_0 sei richtig, wäre allerdings nicht korrekt. Bei einem nicht-signifikanten Ergebnis wird lediglich nachgewiesen, daß die Annahme von H_1 mit einer über das Signifikanzniveau hinausgehenden Irrtumswahrscheinlichkeit verbunden ist, was uns dazu veranlaßt, nicht zugunsten von H_1 zu entscheiden. Auf die in diesem Zusammenhang wichtige Frage, mit welcher Wahrscheinlichkeit wir uns irren würden, wenn wir uns bei einem nicht-signifikanten Ergebnis für die Annahme der H_0 entscheiden, werden wir später eingehen (vgl. S. 467 ff.).

Die Überprüfung einer gerichteten H_1: $\mu_1 > \mu_2$ erfordert einen einseitigen Test, der für die H_0 nicht nur die Parameter $\mu_1 = \mu_2$ zuläßt, sondern alle Parameter, die der Bedingung $\mu_1 \leq \mu_2$ genügen. Damit stellt sich die Frage, wie bei Gültigkeit dieser zusammengesetzten Nullhypothese die Wahrscheinlichkeit eines Stichprobenergebnisses $\bar{x}_1 - \bar{x}_2$ zu ermitteln ist, denn schließlich resultiert für jede unter die H_0 fallende Parameterdifferenz $\mu_1 - \mu_2 \leq 0$ eine andere Wahrscheinlichkeit für das Stichprobenergebnis.

Die Lösung dieses Problems ist einfach. Nehmen wir an, die Differenz der Parameter sei $\mu_1 - \mu_2 = -3$. Resultiert nun eine Stichprobendifferenz von $\bar{x}_1 - \bar{x}_2 = +5$, ist diese bei einer Parameterdifferenz von -3 natürlich noch unwahrscheinlicher als bei einer Parameterdifferenz von $\mu_1 - \mu_2 = 0$. Beträgt die Wahrscheinlichkeit der Stichprobendifferenz bei Gültigkeit der H_0: $\mu_1 = \mu_2$ weniger als α%, muß sie auf jeden Fall noch kleiner sein, wenn die H_0: $\mu_1 < \mu_2$ zutrifft. Eine Stichprobendifferenz $\bar{x}_1 - \bar{x}_2 > 0$, die bezüglich der H_0: $\mu_1 = \mu_2$ signifikant ist, muß gleichzeitig bezüglich aller übrigen Nullhypothesen $\mu_1 < \mu_2$ signifikant sein.

Es genügt deshalb, auch bei einseitigen Tests nur die Wahrscheinlichkeit des Stichprobenergebnisses bei Gültigkeit H_0: $\mu_1 = \mu_2$ zu ermitteln. Die dann resultierende Entscheidungsstrategie wird in Abb. 33b dargestellt. Wir verwerfen die Nullhypothese und akzeptieren die Alternativhypothese, wenn der empirische t-Wert größer ist als derjenige t-Wert, der von der t-Verteilung „einseitig" α% abschneidet. (Um Vorzeichenkomplikationen zu vermeiden, definieren wir bei einseitigen Fragestellungen den größeren Mittelwert als μ_1 und den kleineren als μ_2). Ist der empirische t-Wert jedoch kleiner als der kritische Wert t_α, kann die H_1 nicht angenommen werden (nicht-signifikantes Ergebnis).

Festlegung von H_1 und α vor Untersuchungsbeginn: Die Möglichkeit, eine Hypothese einseitig oder zweiseitig testen zu können, birgt die Gefahr, die Entscheidung hierüber erst nach der Untersuchung zu treffen – eine nicht selten anzutreffende und leider auch nur schwer kontrollierbare Praxis. Da t_α kleiner ist als $t_{(\alpha/2)}$, ergibt sich ein t-Werte-Bereich, in dem empirische t-Werte einseitig getestet signifikant, aber zweiseitig getestet nicht-signifikant werden. Dieser Sachverhalt sollte nicht in der Weise mißbraucht werden, daß eine ursprünglich ungerichtete Alternativhypothese angesichts der Daten in eine gerichtete Hypothese umgewandelt wird. Grundsätzlich gilt, daß die Hypothesenart vor der Untersuchung festgelegt wird. Gerichtete Hypothesen setzen Informationen voraus, die die Art des Unterschiedes bzw. des Zusammenhanges bereits vor Untersuchungsbeginn plausibel erscheinen lassen müssen.

Entsprechendes gilt für die Festsetzung des Signifikanzniveaus. Auch hier sind vor Durchführung der Untersuchung Überlegungen anzustellen, auf welchem Signifikanzniveau die zu treffende Entscheidung abgesichert sein soll. Der nächste Abschnitt wird zeigen, daß diese Forderung nicht nur wichtig ist, um nachträglichen Korrekturen am Signifikanzniveau vorzubeugen (wenn inhaltliche Überlegungen ein 1% Signifikanzniveau erfordern, sollte dieses nicht aufgegeben werden, wenn das Ergebnis tatsächlich nur auf dem 5%-Niveau signifikant ist; vgl. hierzu auch Shine, 1980), sondern auch deshalb, weil – zumindest für die in Kap. 9 zu besprechenden Untersuchungsvarianten – mit der Festlegung des Signifikanzniveaus auch Entscheidungen über die Größe der Stichproben, die sinnvollerweise zu untersuchen sind, getroffen werden.

8.1.3 Probleme des Signifikanztests

Das oben beschriebene Konstruktionsprinzip eines Signifikanztests stellt sicher, daß eine richtige H_0 bei einem signifikanten Ergebnis höchstens mit einer Wahrscheinlichkeit von 5% fälschlicherweise verworfen wird. Diese Wahrscheinlichkeit, sich bei einer Entscheidung zugunsten der H_1 zu irren, bezeichneten wir als *Irrtumswahrscheinlichkeit* (Fehler I. Art oder α-Fehler). Ein Ergebnis heißt statistisch signifikant, wenn die Irrtumswahrscheinlichkeit oder die α-Fehler-Wahrscheinlichkeit einer Entscheidung kleiner ist als das festgelegte α-Fehler-Niveau von 5% oder 1%. (Die α-Fehler-*Wahrscheinlichkeit*, die aus den Stichproben errechnet wird und sich dementsprechend von Untersuchung zu Untersuchung ändert, ist nicht zu verwechseln mit dem α-Fehler-*Niveau*, das stets auf 5% oder 1% fixiert ist.) Das Entscheidungsschema in Tabelle 34 verdeutlicht die Irrtumswahrscheinlichkeit.

Gilt in der Population die H_0, machen wir bei einer Entscheidung zugunsten der H_1 einen α-Fehler. Da wir die Populationsverhältnisse nicht kennen (bei bekannten Populationsverhältnissen würde sich ein Signifikanztest erübrigen), müssen wir damit rechnen, bei einem signifikanten Ergebnis mit einer Wahrscheinlichkeit von $\alpha \leqslant 5\%$ eine Fehlentscheidung zu treffen.

Nun kann jedoch auch die H_1 in der Population richtig sein, was bedeutet, daß wir uns in diesem Falle mit der Entscheidung, die H_0 beizubehalten, irren. Diese Fehlentscheidung nennen wir β-Fehler (oder Fehler II. Art, vgl. Tabelle 34).

Da in der Population nur entweder die H_0 oder die H_1 gelten kann, müssen sich die Wahrscheinlichkeiten für eine korrekte und eine falsche Entscheidung (α und $1-\alpha$ bzw. β und $1-\beta$) zu 1 addieren (vgl. Tabelle 35). Unter der Bedingung, daß die H_0 gilt, ist die Wahrscheinlichkeit, sich entweder fälschlich gegen die H_0 oder richtigerweise für die H_0 zu entscheiden, zusammengenommen 100% (eine andere Entscheidungsmöglichkeit gibt es nicht). Die Wahrscheinlichkeit, einen vorliegenden Effekt in der Population (H_1 gilt) tatsächlich zu erkennen (für H_1 entscheiden), berechnet sich als $1-\beta$ und wird auch als „Teststärke" bezeichnet. Wir werden dieses wichtige Konzept auf S. 565f. ausführlicher behandeln.

Wie aber läßt sich die Wahrscheinlichkeit eines β-Fehlers, den wir bei Akzeptieren der H_0 riskieren, kalkulieren?

Ermittlung der β-Fehler-Wahrscheinlichkeit

Die Bestimmung der β-Fehler-Wahrscheinlichkeit setzt voraus, daß wir in der Lage sind, die in der Alternativhypothese behaupteten Populationsverhältnisse zu präzisieren. Eine (einseitige) Alternativhypothese hatte bisher die Form H_1: $\mu_1 > \mu_2$

Tabelle 34. α- und β-Fehler bei statistischen Entscheidungen

		In der Population gilt die: H_0	H_1
Entscheidungen auf Grund der	H_0	Richtige Entscheidung	β-Fehler
Stichprobe zugunsten der	H_1	α-Fehler	Richtige Entscheidung

Tabelle 35. Wahrscheinlichkeiten für richtige und falsche Entscheidungen

		In der Population gilt die H_0	H_1
Entscheidung auf Grund der	H_0	$1-\alpha$	β-Fehler-Wahrscheinlichkeit
Stichprobe zugunsten der	H_1	α-Fehler-Wahrscheinlichkeit (Irrtumswahrscheinlichkeit)	$1-\beta$ (Teststärke)
		1	1

(erneut sollen die folgenden Überlegungen exemplarisch am Vergleich zweier Mittelwerte verdeutlicht werden). Mit dieser zusammengesetzten Alternativhypothese verträglich sind alle einfachen Alternativhypothesen, mit denen $\mu_1-\mu_2>0$ behauptet wird, also z. B. die Hypothesen $\mu_1-\mu_2=2$ oder $\mu_1-\mu_2=3$. Erst wenn wir annehmen, daß z. B. $\mu_1-\mu_2=2$ ist, sind wir in der Lage, die β-Fehler-Wahrscheinlichkeit zu berechnen.

Die Bestimmung dieser Wahrscheinlichkeit folgt im Prinzip dem gleichen Gedankengang wie die Berechnung der α-Fehler-Wahrscheinlichkeit. Wenn in der Population die H_1: $\mu_1-\mu_2=2$ gilt, resultiert für die Zufallsvariable $(\bar{X}_1-\bar{X}_2)$ eine Dichtefunktion, deren mathematischer Aufbau (in der Regel) bekannt ist. Mit Hilfe dieser Verteilung läßt sich die (bedingte) Wahrscheinlichkeit ermitteln, daß ein Stichprobenergebnis $\bar{x}_1-\bar{x}_2\leqslant a$ auftritt, wenn in der Population die H_1: $\mu_1-\mu_2=2$ gilt. Diese Wahrscheinlichkeit, also die Wahrscheinlichkeit, daß bei Gültigkeit von H_1 eine Stichprobenmittelwertedifferenz vorkommt, die höchstens so groß ist wie die gefundene Differenz a, heißt β-Fehler-Wahrscheinlichkeit.

! Die β-Fehler-Wahrscheinlichkeit kann nur bei spezifischer H_1 bestimmt werden.

Festlegung des β-Fehler-Niveaus: Nun könnte man – in völliger Analogie zum α-Fehler – Grenzen festsetzen, die angeben, wie klein die β-Fehler-Wahrscheinlichkeit mindestens sein muß, um die H_1 abzulehnen und die H_0 anzunehmen (β-Fehler-Niveau). Hierfür haben sich bislang noch keine Konventionen durchgesetzt. In Abhängigkeit davon, für wie gravierend man die fälschliche Ablehnung einer an sich richtigen H_1 hält, operiert man mit einem β-Fehler-Niveau von 20%, 10% oder auch (wenn die fälschliche Ablehnung einer H_1 für genauso gravierend gehalten wird wie die fälschliche Ablehnung einer H_0) mit $\beta=5\%$ bzw. $\beta=1\%$.

Nehmen wir beispielsweise an, in der Arzneimittelforschung soll die Wirksamkeit eines neuen Präparates zur Linderung von Kopfschmerzen getestet werden. Eine fälschliche Ablehnung der H_0 (das Präparat hat keine lindernde Wirkung), also die Inkaufnahme eines α-Fehlers, könnte ohne Konsequenzen sein: Es wird ein eigentlich wirkungsloses Präparat auf den Markt gebracht, das im übrigen harmlos ist, weil es keine schädigenden Nebenwirkungen zeigt. Es könnte aber auch erheblichen Schaden anrichten, wenn die Nebenwirkungen gefährlich sind und der Patient viel Geld für ein wirkungsloses Präparat bezahlt.

Eine fälschliche Ablehnung der H_1 (das Präparat hat eine lindernde Wirkung) bzw. ein β-Fehler kann ebenfalls mehr oder weniger konsequenzenreich sein: Ein wirksames Präparat, das vielen leidenden Patienten helfen könnte, wird nicht hergestellt oder aber auch: Der pharmazeutische Markt, der ohnehin nicht gerade arm an Kopfschmerzpräparaten ist, muß auf ein weiteres Mittel verzichten.

Die Argumente für oder gegen die Inkaufnahme eines α-Fehlers oder eines β-Fehlers ließen sich im konkreten Fall (wenn z. B. bekannt ist, in welchem Ausmaß schwer leidende Patienten bereit sind, bei einem wirksamen Präparat Nebenwirkungen zu tolerieren) sicherlich weiter präzisieren und ergänzen. Immerhin sollte deutlich geworden sein, daß es im Einzelfall schwierig sein kann, die Wahl eines bestimmten β-Fehler-Niveaus und letztlich auch die Wahl des α-Fehler-Niveaus zu begründen.

Bezüglich des α-Fehlers hat die Wissenschaft Konventionen eingeführt. Es ist nun nicht einzusehen, warum man nicht auch für den β-Fehler allgemein verbindliche Regeln einführt. Bei vielen Fragestellungen ist sich der Forscher darüber im Unklaren, welche der beiden möglichen Fehlentscheidungen verhängnisvollere Konsequenzen hat. Dennoch akzeptiert er ohne Umschweife das mehr oder weniger willkürlich festgesetzte α-Fehler-Signifikanzniveau von $\alpha=1\%$ oder $\alpha=5\%$. Warum, so muß man fragen, sollte er dann nicht auch – zumindest bei „symmetrischen Fragestellungen" – bezüglich des β-Fehlers die gleichen Wahrscheinlichkeitsgrenzen akzeptieren? Wir werden diese Frage in Abschnitt 9.1.2 erneut aufgreifen.

Spezifische Alternativhypothesen: Im folgenden gehen wir davon aus, daß die H_1 nur bei einer β-Fehler-Wahrscheinlichkeit von höchstens 5% zugunsten der H_0 verworfen wird. Abbildung 34 stellt die damit resultierende Entscheidungsregel graphisch dar.

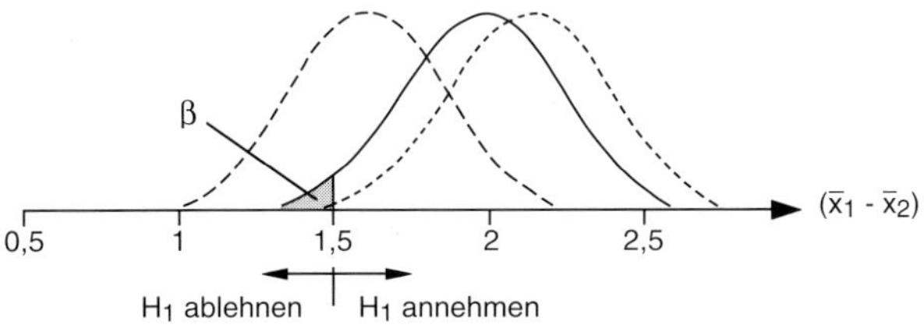

Abb. 34. β-Fehler-Wahrscheinlichkeit bei unterschiedlichen H_1-Parametern

Sie zeigt die Verteilung von Mittelwertsdifferenzen, die wir erhalten, wenn in der Population die spezifische H_1: $\mu_1-\mu_2=2$ (durchgezogene Kurve) gilt. Dargestellt sind ferner die Verteilungen für die H_1: $\mu_1-\mu_2=1{,}6$ (gestrichelte Kurve) und für die H_1: $\mu_1-\mu_2=2{,}2$ (kleiner gestrichelte Kurve). (Einfachheitshalber wurden die Verteilungsformen genauso dargestellt wie die H_0-Verteilung in Abb. 33.)

Nehmen wir an, eine Untersuchung führt zu der Mittelwertsdifferenz $\bar{x}_1 - \bar{x}_2 = 1{,}5$. Wenn dieser Wert höchstens $\beta=5\%$ der Verteilung für die H_1: $\mu_1-\mu_2=2$ abschneidet, verwerfen wir die H_1 und akzeptieren die H_0.

Die zweite Alternativhypothese lautet: H_1: $\mu_1-\mu_2=1{,}6$. Eine empirische Differenz von 1,5 würde von dieser Verteilung mehr als 5% abschneiden, d. h. das β-Fehler-Risiko, diese H_1 fälschlicherweise zu verwerfen, ist größer als 5%. Folgerichtig muß die H_1 beibehalten werden.

Der punktierte Kurvenzug verdeutlicht, daß die H_1: $\mu_1-\mu_2=2{,}2$ wie bereits die H_1: $\mu_1-\mu_2=2{,}0$ bei einem Stichprobenergebnis von $\bar{x}_1 - \bar{x}_2 = 1{,}5$ zu verwerfen ist. Die Fläche, die der Wert $\bar{x}_1 - \bar{x}_2 = 1{,}5$ von der Verteilung für die H_1: $\mu_1-\mu_2=2{,}2$ abschneidet, ist auf jeden Fall kleiner als 5%.

Wenn also eine bestimmte Alternativhypothese bei einem bestimmten Stichprobenergebnis zu verwerfen ist, werden mit demselben Stichprobenergebnis auch alle extremeren Alternativhypothesen verworfen. Wir werden diesen Sachverhalt in einem anderen Zusammenhang erneut aufgreifen (vgl. S. 365 ff.).

Zunächst ist festzuhalten, daß Stichprobenergebnisse mit einer β-Fehler-Wahrscheinlichkeit $\leqslant 5\%$ zur Ablehnung der H_1 und mit einer β-Fehler-Wahrscheinlichkeit $>5\%$ zur Annahme der H_1 führen. Annahme der H_1 bedeutete bisher aber auch gleichzeitig Ablehnung der H_0. Diese sollte jedoch nur verworfen werden, wenn das α-Fehler Risiko nicht größer als 5% (1%) ist. Wie kann man nun dafür Sorge tragen, daß eine Entscheidung: H_0 verwerfen und H_1 akzeptieren (oder umgekehrt: H_0 akzeptieren und H_1 verwerfen) beiden Kriterien gerecht wird? Eine Antwort auf diese Frage gibt Abschnitt 9.1.2.

Effektgrößen

Die Bestimmung einer β-Fehler-Wahrscheinlichkeit – so zeigten die bisherigen Ausführungen – setzt voraus, daß die Parameter der H_1-Verteilung bekannt sind, was (u.a.) bedeutet, daß wir vor Untersuchungsbeginn hypothetisch festlegen müssen, wie groß die wahre Mittelwertsdifferenz $\mu_1-\mu_2$ oder die wahre Korrelation ϱ etc. ist. Diese Forderung stößt in der Praxis auf erhebliche Schwierigkeiten. Nur die wenigsten Fragestellungen lassen sich soweit präzisieren, daß Parameter für die H_1 genau spezifiziert werden können.

Realistischer wäre es, für die H_1 keine einfache (punktuelle), sondern eine zusammengesetzte Hypothese zu fordern, die mehrere Parameterausprägungen zuläßt. Eine solche zusammengesetzte H_1 könnte z. B. behaupten, daß die Differenz zweier Populationsmittelwerte *mindestens* vom Betrag a ist (H_1: $\mu_1-\mu_2 \geqslant a$) oder daß die Korrelation zweier Merkmale in der Population einen bestimmten Minimalwert b nicht unterschreitet (H_1: $\varrho \geqslant b$). Bei dieser Art von Hypothesen machen wir uns den o.g. Umstand zunutze, daß ein Stichprobenergebnis, das eine bestimmte einfache H_1 verwirft (z. B. H_1: $\mu_1-\mu_2=a$), gleichzeitig auch alle extremeren Alternativhypothesen ($\mu_1-\mu_2 \geqslant a$) verwirft.

Das Kriterium der praktischen Bedeutsamkeit: Für die Festsetzung derartiger Mindestbeträge sind praktische Überlegungen hilfreich. Unterscheiden sich zwei Populationsparameter nur geringfügig, oder weicht die wahre Korrelation zweier Merkmale nur wenig von Null ab, kann dies für die Praxis völlig bedeutungslos sein, auch wenn sich das empirische Ergebnis als statistisch signifikant herausstellen sollte. Was bedeutet es schon, wenn die Fehleranzahl in einem Diktat mit Hilfe einer aufwendig entwickelten, programmierten Unterweisung im Durchschnitt gegenüber einer herkömmlichen Unterrichtsform nur um 0,2 Fehler reduziert wird? Oder welche praktischen Konsequenzen hat eine Untersuchung, die der Hypothese, zwischen der Luftfeuchtigkeit und der Konzentrationsfähigkeit des Menschen bestehe eine Korrelation von $\varrho = 0{,}07$, nicht widerspricht? Zu einer spezifischen Alternativhypothese sollten keine Parameter zählen, die praktisch unbedeutenden Effekten entsprechen.

Auch wenn manche Probleme noch nicht genügend durchdrungen sind, um die Festlegung eines bestimmten H_1-Parameters rechtfertigen zu können, sollte man sich im Regelfall darum bemühen, eine minimale Effektgröße festzulegen, die angibt, wie stark der H_1-Parameter mindestens vom H_0-Parameter abweichen muß, damit ein Ergebnis nicht nur statistisch, sondern auch praktisch bedeutsam ist. Über die Besonderheiten von Untersuchungen, die derartige Effektüberprüfungen gestatten, berichten wir in Abschnitt 9.2.

Es soll jedoch nicht verschwiegen werden, daß Untersuchungen ohne Vorgabe einer praktisch bedeutsamen Effektgröße die heutige Forschungspraxis beherrschen, obwohl diese seit langem und mit guten Argumenten heftig kritisiert wurde (vgl. z. B. Bakan, 1966; Bredenkamp, 1969, 1972; Carver, 1978; Cook et al., 1979; Crane, 1980; Greenwald, 1975; Harnatt, 1975; Heerden und Hoogstraten, 1978; Krause und Metzler, 1978; Lane und Dunlap, 1978; Lykken, 1968; Witte, 1977; Wottawa, 1990). Über die Gründe, warum heute noch weitgehend auf die Festlegung von Effektgrößen verzichtet wird, kann man nur mehr oder weniger plausibel spekulieren. Die Ausbildungssituation, die der Behandlung von Problemen des „klassischen" Signifikanztests sicherlich zu wenig Zeit einräumt, stellt hierbei vermutlich ein starkes Argument dar. Abschnitt 9.2 will dazu beitragen, diesen Mißstand zu beenden. Zuvor jedoch wenden wir uns der Anlage hypothesenprüfender Untersuchungen zu, für die sich auch die Bezeichnung „Design-Technik" durchgesetzt hat (vgl. Edwards, 1950).

8.2 Varianten hypothesenprüfender Untersuchungen

Aus den zahlreichen Varianten hypothesenprüfender Untersuchungen den für die eigene Fragestellung am besten geeigneten Untersuchungsplan bzw. ein angemessenes „Design" ausfindig zu machen, bereitet gelegentlich Schwierigkeiten. Diese Auswahl zu erleichtern, ist das Hauptziel dieses Kapitels.

Auf Seite 51 wurde vorgeschlagen, Forschungshypothesen danach zu klassifizieren, ob ein Zusammenhang, ein Unterschied oder eine zeitabhängige Veränderung behauptet wird. Dies ist das Gliederungsprinzip der im folgenden zu behandelnden Untersuchungspläne. Untersuchungen zur Überprüfung von Einzelfallhypothesen beschließen dieses Kapitel.

Unterschiede, Zusammenhänge und Veränderungen sind auch alltagssprachlich geläufige Begriffe, die dem Studienanfänger die Auswahl eines zur Forschungshypothese passenden Untersuchungsplanes erleichtern sollen. Diese Taxonomie von Untersuchungsplänen hat sich didaktisch bewährt, wenngleich auch andere Gliederungsvarianten möglich und sinnvoll sind (vgl. z. B. Hager, 1987). Sie schließt allerdings nicht aus, daß für eine Forschungsfrage mehrere Untersuchungsvarianten gleichberechtigt infrage kommen.

So ließe sich beispielsweise die Unterschiedshypothese: „Soziale Schichten unterscheiden sich im Erziehungsstil" auch als Zusammenhangshypothese formulieren: „Zwischen den Merkmalen ‚Soziale Schicht' und ‚Erziehungsstil' besteht ein Zusammenhang". Ob hierfür ein Untersuchungsplan zur Überprüfung einer Zusammenhangs- oder Unterschiedshypothese gewählt wird, kann unerheblich sein. (In diesem Sinne äquivalente Pläne sind im folgenden Text entsprechend gekennzeichnet.) In vielen Fällen wird es sich jedoch herausstellen, daß sich scheinbar äquivalente Pläne in ihrer Praktikabilität bzw. in der Eindeutigkeit ihrer Ergebnisse unterscheiden. Dies nachzuvollziehen, erfordert theoretische Kenntnisse, die im folgenden vermittelt werden.

Es sei darauf hingewiesen, daß sich die statistischen Tests zur Überprüfung von Zusammenhangs-, Unterschieds- und Veränderungshypothesen auf ein allgemeines Auswertungsprinzip, das sog. Allgemeine Lineare Modell oder kurz: ALM zurückführen lassen, das z. B. bei Bortz (1993, Kap. 14 und 19.3) beschrieben wird. Das ALM macht die hier vorgenommene Unterscheidung von Hypothesenarten also im Prinzip überflüssig. Man beachte jedoch, daß formale Äquivalenzen zwischen statistischen Hypothesentests etwas anderes bedeuten als forschungslogische Gleichwertigkeit von Untersuchungsergebnissen.

Der Behandlung von Untersuchungsplänen seien einige, für hypothesenüberprüfende Untersuchungen generell wichtige Hinweise vorangestellt, die die Sicherung von interner und externer Validität betreffen. Diese Hinweise bereiten einen Satz von Bewertungskriterien vor, anhand derer die sich anschließenden Designvarianten evaluiert werden.

8.2.1 Interne und externe Validität

Über die interne und externe Validität als Gütekriterien empirischer Untersuchungen wurde bereits auf S. 52f. ausführlich berichtet, so daß wir uns hier mit einer Kurzfassung dieser Konzepte begnügen können: Die interne Validität betrifft die Eindeutigkeit und die externe Validität die Generalisierbarkeit der Untersuchungsergebnisse.

Obwohl beide Kriterien teilweise einander ausschließen, sollten die Bemühungen um einen optimalen Untersuchungsplan interne und externe Validität gleichermaßen berücksichtigen (vgl. hierzu auch Tabelle 1 auf S. 57). Hierbei sind die folgenden von Campbell und Stanley (1963) zusammengestellten Gefährdungen zu beachten:

Interne Validität:
Die interne Validität einer Untersuchung ist durch folgende Einflußfaktoren gefährdet:

- *Externe zeitliche Einflüsse*: Bei der Überprüfung von Veränderungshypothesen kann man leicht übersehen, daß andere als die untersuchten Einflußgrößen (die ihrerseits einem zeitlichen Wandel unterliegen) die Veränderung bewirkt haben. (Beispiel: Eine Untersuchung, die nachweisen wollte, daß der Fernsehkonsum von Kindern rückläufig sei, weil das Fernsehangebot für Kinder weniger attraktiv geworden ist, kann nicht bedacht haben, daß die Ursache der Veränderung nicht die Qualität der Sendungen, sondern alternative, neue Freizeitangebote sind.)
- *Reifungsprozesse*: Die Untersuchungsteilnehmer selbst können sich unabhängig vom Untersuchungsgeschehen verändern bzw. „reifen". (Beispiel: Die Untersuchungsteilnehmer verändern deshalb ihr Verhalten, weil sie älter, hungriger, müder, weniger aufmerksam etc. werden.)
- *Testübung*: Das Untersuchungsinstrument (Fragebogen, Beobachtung, physiologische Apparate etc.) beeinflußt das zu Messende. (Beispiel: Allein durch das Ausfüllen eines Einstellungsfragebogens werden die zu messenden Einstellungen verändert.)
- *Mangelnde instrumentelle Reliabilität*: Das Untersuchungsinstrument erfaßt das zu Messende nur ungenau oder fehlerhaft. (Beispiel: Eine Testskala zur Messung von politischem Engagement wurde nicht auf Homogenität bzw. Eindimensionalität überprüft; vgl. S. 200ff.)
- *Statistische Regressionseffekte*: Wenn man Veränderungshypothesen mit nicht zufällig ausgewählten Stichproben überprüft, kann es zu Veränderungen kommen, die artifiziell bzw. statistisch bedingt sind (ausführlicher hierzu siehe S. 517ff.).
- *Selektionseffekte*: Vor allem bei quasiexperimentellen Untersuchungen, also beim Vergleich von Gruppen, die nicht durch Randomisierung gebildet wurden, können Gruppenunterschiede resultieren, die mit der geprüften Intervention oder Maßnahme nichts zu tun haben. (Beispiel: An einer Musikschule für Kinder soll Blockflötenunterricht als Gruppenunterricht oder als Einzelunterricht vergleichend evaluiert werden, wobei auf eine Randomisierung verzichtet wird. Eine Überlegenheit des Einzelunterrichtes ließe sich z. B. dadurch erklären, daß die Eltern von Kindern mit Einzelunterricht wohlhabender sind und sich mehr um das Blockflötenspiel ihrer Kinder kümmern können.)
- *Experimentelle Mortalität*: Wenn die Bereitschaft, an der Untersuchung teilzunehmen und sie auch zu Ende zu führen, nicht unter allen Untersuchungsbedingungen gleich ist, kann es zu erheblichen Ergebnisverfälschungen kommen. (Beispiel: In einer Beobachtungsstudie über prosoziales Verhalten von Kindern muß eine Kindergruppe mit interessantem und eine andere mit langweiligem Spielzeug spielen. Es ist damit zu rechnen, daß in der letztgenannten Gruppe einige Kinder die Untersuchungsteilnahme verweigern und damit die Aussagekraft der Untersuchung schmälern.)

Hinsichtlich der internen Validität können sich bei Felduntersuchungen weitere Gefährdungen ergeben, wenn die zu Vergleichszwecken eingerichtete Kontrollgruppe rückblikkend durch das Untersuchungsgeschehen „verfälscht“ wurde. Cook und Campbell (1979) erwähnen in diesem Zusammenhang:

- *Empörte Demoralisierung (Resentful Demoralization):* Untersuchungsteilnehmer der Kontrollgruppe erfahren, daß die Treatmentgruppe günstigere bzw. vorteilhaftere Behandlungen erfährt und zeigen deshalb durch Neid, Ablehnung oder Empörung beeinträchtigte Reaktionen.
- *Kompensatorischer Wettstreit (Compensatory Rivalry):* Eine wahrgenommene Ungleichheit in der Behandlung der Vergleichsgruppen muß nicht demoralisierend wirken, sondern könnte im Gegenteil den Ehrgeiz der Untersuchungsteilnehmer anstacheln, auch unter schlechteren Untersuchungsbedingungen (z. B. in der Kontrollgruppe) genauso engagiert oder leistungsstark zu reagieren wie unter den günstigeren Experimentalbedingungen.
- *Kompensatorischer Ausgleich (Compensatory Equalization)*: Der Untersuchungsleiter bemerkt Ungerechtigkeiten im Vergleich von Kontroll- und Experimentalgruppe und versucht, diese durch gezielte Maßnahmen auszugleichen. Auch dieser Eingriff würde die interne Validität der Untersuchung gefährden.
- *Treatment-Diffusion (Treatment Diffusion):* Die Kontrollgruppe erhält Kenntnis darüber, was in der Experimentalgruppe geschieht und versucht, die Reaktionen in der Experimentalgruppe zu antizipieren und zu imitieren.

Diese Gefährdungen von Felduntersuchungen zu entschärfen, setzt letztlich voraus, daß das Geschehen in den Vergleichsgruppen – soweit möglich auch außerhalb der eigentlichen Untersuchung – vom Untersuchungsleiter aufmerksam verfolgt wird.

Externe Validität:
Zu den Gefährdungen der externen Validität zählen die folgenden Einflußgrößen:

- *Mangelnde instrumentelle Validität:* Das Untersuchungsinstrument erfaßt nicht das, was es eigentlich erfassen sollte. (Beispiel: Ein Fragebogen, der eigentlich neurotische Verhaltenstendenzen messen sollte, mißt tatsächlich vorwiegend die Tendenz, sich in sozial wünschenswerter Weise darstellen zu wollen; vgl. S. 212 ff.)
  Die Validität eines Untersuchungsinstrumentes hängt auch davon ab, in welchem zeitlichen (epochalen) und kulturellen Kontext es eingesetzt wird. (Beispiel: Eine Pazifismus-Skala, die vor 10 Jahren in den USA erfolgreich eingesetzt wurde, kann heute für deutsche Verhältnisse völlig unbrauchbar sein.)
- *Stichprobenfehler*: Untersuchungsergebnisse einer Stichprobe dürfen nicht auf Grundgesamtheiten verallgemeinert werden, für die die Stichprobe nicht repräsentativ ist. (Beispiel: Wenn ausgewählte Krankengymnastinnen einer Universitätsklinik in einer neuen Atemtechnik trainiert werden, sagen die Trainingserfolge nur wenig darüber aus, wie sich diese Technik in privaten Therapieeinrichtungen bewähren wird.)
- *Experimentelle Reaktivität*: Vor allem bei Laboruntersuchungen ist zu beachten, daß die Ergebnisse zunächst nur unter den Bedingungen valide sind, unter denen sie ermittelt wurden. Über die Laborbedingungen hinausgehende Generalisierungen sind in der Regel problematisch. (Beispiel: Ob Phobiker unter Laborbedingungen das gleiche Abwehrverhalten zeigen wie im „Felde“, ist zu bezweifeln.)
- *Pretest-Effekte:* Auch Pretests können die Generalisierbarkeit der Untersuchungsbefunde einschränken, wenn sie die Sensitivität oder das Problembewußtsein der Untersuchungsteilnehmer verändern. (Beispiel: Die Bewertungen eines Filmes über Ausländerfeindlichkeit werden dazu verwendet, eine Stichprobe nach der Ausprägung dieses Merkmales zu bilden. Dieser Film könnte als Pretest einer Evaluationsstudie über die Wirksamkeit einer Maßnahme zum Abbau von Ausländerfeindlichkeit zur Folge haben, daß die vorgetesteten Personen anders reagieren als nicht vorgetestete Personen.)
- „*Hawthorne-Effekte*“ (Roethlisberger und Dickson, 1964): Das Bewußtsein, Teilnehmer einer wissenschaftlichen Untersuchung zu sein, verändert das Verhalten. (Beispiel: Die Näherin einer Großschneiderei, die erfahren hat, daß ihre Leistungen in einer arbeitsanalytischen Untersuchung ausgewertet werden, verhält sich anders als unter normalen Umständen.)

> **!** **Eine Untersuchung ist intern valide, wenn die Untersuchungsergebnisse eindeutig für oder gegen die Hypothese sprechen und Alternativerklärungen unplausibel erscheinen. Eine Untersuchung ist extern valide, wenn die Untersuchungsergebnisse auf andere, vergleichbare Personen, Orte oder Situationen generalisierbar sind.**

Die externe Validität einer Untersuchung enthält nach Cook und Campbell (1979) einen spezifischen Aspekt, der von ihnen als „Konstruktvalidität“ bezeichnet wird (die nicht mit der Konstruktvalidierung im Kontext einer Testentwicklung zu verwechseln ist; vgl. S. 186 f.). Diese Ergänzung bezieht sich auf das häufig beobachtete Faktum, daß die für eine Generalisierung der Untersuchungsergebnisse geforderte Zufallsauswahl der Untersuchungsteilnehmer gerade in Felduntersuchungen nicht umsetzbar ist. Auch die Implementierung eines Treatments oder einer Intervention gelingt im Felde selten ohne Störungen des natürlichen Umfeldes, so daß auch deshalb mit Einschränkungen der externen Validität zu rechnen ist. Dies sind Randbedingungen, unter denen sich die Gültigkeit der Untersuchungsbefunde nur im Nachhinein „konstruieren" läßt, indem man kritisch prüft, hinsichtlich welcher Untersuchungscharakteristika eine Generalisierung zulässig bzw. nicht zulässig ist. (Über sog. „Methodenartefakte", die die Konstruktvalidität einer Untersuchung infrage stellen können, berichtet Fiske, 1987).

8.2.2 Übersicht formaler Forschungshypothesen

Untersuchungspläne sind sicherlich ebenso verschiedenartig wie Forschungshypothesen. Dennoch soll im folgenden der Versuch unternommen werden, einige Standardpläne hypothesenüberprüfender Untersuchungen zusammenzustellen, die sich als Gerüst für eine konkrete Untersuchung leicht ausbauen oder modifizieren lassen. Die Untersuchungspläne sind – wie bereits erwähnt – nach der Art der Hypothesen, die sie überprüfen, geordnet: Zusammenhangshypothesen (Abschnitt 8.2.3), Unterschiedshypothesen (Abschnitt 8.2.4), Veränderungshypothesen (Abschnitt 8.2.5) und Hypothesen in Einzelfalluntersuchungen (Abschnitt 8.2.6). Zur schnelleren Orientierung sind einige der hier behandelten Hypothesenarten in Tafel 42 zusammengestellt.

Vorrangig für den folgenden Text ist die Beschreibung der Untersuchungspläne und nicht deren statistische Auswertung. Wir werden uns mit Hinweisen, welches statistische Verfahren zur Auswertung des Untersuchungsmaterials bzw. zur statistischen Hypothesenprüfung geeignet ist, begnügen. Eine Zusammenstellung der wichtigsten statistischen Verfahren findet man im Anhang A.

8.2.3 Zusammenhangshypothesen

Untersuchungen zur Überprüfung von Zusammenhangshypothesen bezeichnen wir in Anlehnung an Selg (1971) als *Interdependenzanalysen*. Der in einer Interdependenzanalyse gefundene Zusammenhang sagt zunächst nichts über Kausalbeziehungen der untersuchten Merkmale aus. Schlußfolgerungen, die aus Interdependenzanalysen gezogen werden können, beziehen sich primär nur auf die Art und Intensität des miteinander Variierens (Kovariierens) zweier oder mehrerer Merkmale. Untersuchungstechnische Vorkehrungen oder inhaltliche Überlegungen können jedoch bestimmte kausale Wirkungsmodelle besonders nahelegen, so daß die Anzahl kausaler Erklärungsalternativen eingeschränkt wird. (Zu diesem Problem vgl. auch Jäger, 1974, oder Köbben, 1970.)

Interdependenzanalysen bereiten vergleichsweise wenig Untersuchungsaufwand. Die „klassische" Interdependenzanalyse ist eine einfache Querschnittuntersuchung (Cross-Sectional-Design), bei der man zu einem bestimmten Zeitpunkt zwei oder mehr Merkmale an einer repräsentativen Stichprobe erhebt. Diese Designvariante eignet sich vor allem für Untersuchungen, bei denen man auf eine systematische Kontrolle der Untersuchungsbedingungen weitgehend verzichten muß.

Im folgenden unterscheiden wir Untersuchungen zur Prüfung bivariater Zusammenhangshypothesen (Zusammenhänge zwischen jeweils zwei Variablen) und zur Prüfung multivariater Zusammenhangshypothesen (Zusammenhänge zwischen mehr als zwei Variablen). Der letzte Abschnitt diskutiert Untersuchungsvarianten, die zur Überprüfung kausaler Zusammenhangshypothesen entwickelt wurden.

Bivariate Zusammenhangshypothesen

Die formale Struktur einer ungerichteten bivariaten Zusammenhangshypothese lautet: Zwischen zwei Merkmalen X und Y besteht ein Zusammenhang. Eine gerichtete Hypothese legt zusätzlich die Richtung des Zusammenhangs fest, d. h. bei einer gerichteten Hypothese muß entschieden werden, ob sich die Merkmale gleichsinnig (positiver Zusammenhang) oder gegensinnig verändern (negativer Zusammenhang). Beispiel: Zwischen der Verbalisierungsfähigkeit von Schülern und der Fremdeinschätzung ihrer Intelligenz besteht ein positiver Zusammenhang. Diese gerichtete Hypothese behauptet also, daß höhere Verbalfähigkeiten mit höheren Intelligenzeinschätzungen einhergehen, daß sich die Merkmale also gleichsinnig verändern.

Datenerhebung: Die Untersuchung dieser Hypothese erfordert typischerweise eine Stichprobe, die bezüglich der Population, für die das Untersuchungsergebnis gelten soll, repräsentativ ist (zu

TAFEL 42

Formale Forschungshypothesen

Die wichtigsten **Zusammenhangshypothesen:**

- Zwischen zwei Merkmalen x und y besteht ein Zusammenhang. Beispiel: Zwischen der Verbalisierungsfähigkeit von Schülern und dem Lehrerurteil über die Intelligenz der Schüler besteht ein Zusammenhang (vgl. S. 473).
- Zwischen zwei Merkmalen x und y besteht auch dann ein Zusammenhang, wenn man den Einfluß eines dritten Merkmals z außer acht läßt. Beispiel: Zwischen der Kommunikationsstruktur von Gruppen und ihrer Produktivität besteht ungeachtet der Gruppengröße ein Zusammenhang (vgl. S. 478 f.).
- Zwischen mehreren Prädiktorvariablen (x_1, x_2, ... x_p) und einer (y) oder mehreren (y_1, y_2, ... y_q) Kriteriumsvariablen besteht ein Zusammenhang. Beispiel: Zwischen dem durch mehrere Merkmale beschriebenen Erziehungsverhalten von Eltern und der durch ein oder mehrere Merkmale erfaßten Prosozialität ihrer Kinder besteht ein Zusammenhang (vgl. S. 479).
- Die Zusammenhänge zwischen vielen untersuchten Variablen lassen sich auf wenige hypothetisch festgelegte Faktoren zurückführen. Beispiel: Die Zusammenhänge zwischen den Items eines Persönlichkeitsfragebogens gehen auf die Faktoren „Schlafschwierigkeiten", „Schlagfertigkeit" und „Sorglosigkeit" zurück (vgl. S. 482 f.).

Die wichtigsten **Unterschiedshypothesen:**

- Eine Maßnahme (Treatment) hat einen Einfluß auf eine abhängige Variable. Beispiel: Die Teilnahme an Selbsterfahrungsgruppen führt zu einer realistischen Selbsteinschätzung (vgl. S. 493).
- Zwei Maßnahmen (Treatments) A_1 und A_2 unterscheiden sich in ihrer Wirkung auf eine abhängige Variable. Beispiel: Ein demokratischer Unterrichtsstil fördert die Leistungen von Schülern mehr als ein autoritärer Unterrichtsstil (vgl. S. 493 f.).
- Zwei Populationen unterscheiden sich in bezug auf eine abhängige Variable. Beispiel: Stadtkinder können sich nicht so gut konzentrieren wie Landkinder (vgl. S. 493 f.).
- Mehrere Treatments (Populationen) unterscheiden sich in bezug auf eine abhängige Variable. Beispiel: Die Art des Auftretens des Versuchsleiters in einer Testsituation – streng, neutral oder freundlich – beeinflußt die Testergebnisse der Untersuchungsteilnehmer (vgl. S. 494 f.).
- Zwischen zwei unabhängigen Variablen besteht eine Interaktion. Beispiel: Vermehrter Kaffeekonsum wirkt nachts bei betagten Menschen schlafanstoßend und bei jüngeren Menschen aktivierend (vgl. S. 495 ff.).

Die wichtigsten **Veränderungshypothesen:**

- Ein Treatment übt eine verändernde Wirkung auf eine abhängige Variable aus. Beispiel: Das regelmäßige Lesen einer konservativen Tageszeitung verändert die politischen Ansichten ihrer Leser (vgl. S. 520 ff.).
- Ein Treatment verändert eine abhängige Variable in einer Population A stärker als in einer Population B. Beispiel: Die Leistungen ängstlicher Kinder verbessern sich durch emotionale Zuwendungen des Lehrers stärker als die Leistungen nicht-ängstlicher Kinder (vgl. S. 522 f.).
- Die Veränderung einer abhängigen Variablen hängt von einer Drittvariablen ab. Beispiel: Genesungsfortschritte von Kranken hängen von deren Bereitschaft ab, gesund werden zu wollen (vgl. S. 524 f.).
- Eine Intervention führt zu einer sprunghaften Änderung einer Zeitreihe. Beispiel: Die Verabschiedung eines neuen Scheidungsgesetzes führt schnell zu einer Verdoppelung der Ehescheidungen (vgl. S. 537).

Die wichtigsten **Einzelfallhypothesen:**

- Die Zeitreihe eines quantitativen Merkmals folgt während einer Behandlung einem Trend. Beispiel: Bewußtes Rauchen reduziert die Anzahl täglich gerauchter Zigaretten (vgl. S. 550 f.).

TAFEL 42

- Die zeitliche Abfolge von Ereignissen ist nicht zufällig. Beispiel: Die Migräneanfälle von Frau M. hängen mit beruflichen Mißerfolgen zusammen (vgl. S. 549).
- Ein Treatment senkt die Auftretenswahrscheinlichkeit von Ereignissen. Beispiel: Das Bettnässen eines Kindes tritt im Verlaufe einer verhaltenstherapeutischen Maßnahme zunehmend seltener auf (vgl. S. 552).
- Die bei einem Probanden in zwei Untertests einer Testbatterie aufgetretene Testwertedifferenz ist diagnostisch verwertbar. Beispiel: Das Intelligenzprofil eines Abiturienten weist systematische, nicht durch Zufall erklärbare Schwankungen auf (vgl. S. 556f.).

Stichprobenarten vgl. Abschnitt 7.1 und zur Stichprobengröße vgl. S. 574ff.). Für jedes Untersuchungsobjekt werden die Merkmale X und Y erhoben, d. h. jedem Untersuchungsobjekt sind zwei Meßwerte oder Merkmalsausprägungen zugeordnet. Die Enge des Zusammenhanges wird mit einem *Korrelationskoeffizienten* quantifiziert, dessen statistische Bedeutsamkeit ein Signifikanztest überprüft.

Die Berechnung einer Korrelation setzt allerdings nicht voraus, daß jedem Untersuchungsobjekt zwei Meßwerte zugeordnet sind. Entscheidend ist, daß einem Meßwert ein anderer Meßwert eindeutig zugeordnet ist. Diese Forderung wäre auch erfüllt, wenn z. B. Zusammenhänge zwischen den Neurotizismuswerten von Eheleuten, zwischen dem Körpergewicht von Hundebesitzern und dem Übergewicht ihrer Hunde, dem Einkommen eines Autobesitzers und der PS-Zahl seines Autos etc. untersucht werden.

Prinzipiell wäre es auch denkbar, daß sich alle Meßwertpaare nur auf ein Untersuchungsobjekt beziehen. Man denke beispielsweise an eine Hypothese, die behauptet, daß zwischen der Körpertemperatur eines Krankenhauspatienten und der Stärke von Belastungen, die ihm täglich während seines Krankenhausaufenthaltes widerfahren, ein Zusammenhang besteht. Datenbasis für diese Hypothese wären Fiebermessungen und „Belastungsmessungen" an einer Zufallsauswahl von Krankentagen, d. h. das „paarbildende Merkmal" wäre der Krankentag.

Wollte man diese Hypothese nicht nur auf eine Person beziehen (also nicht als Einzelfallproblematik auffassen; vgl. Abschnitt 8.2.6), würde man – wie üblich – beide Merkmale an einer Stichprobe von Patienten erheben. Je nach Fragestellung kann für alle Patienten ein gemeinsamer Untersuchungstag oder – wenn eine Generalisierung über den gesamten Krankenhausaufenthalt angestrebt wird – pro Patient ein zufällig ausgewählter Untersuchungstag zugrunde gelegt werden.

Die hier skizzierte Vorgehensweise bereitet Probleme, wenn ein Merkmal an Paaren erhoben wurde, deren Paarlinge prinzipiell austauschbar sind. Man denke hierbei etwa an die Überprüfung des Zusammenhanges der Intelligenz zweieiiger Zwillinge, bei der nicht entschieden werden kann, welcher Zwilling zum „Merkmal X" und welcher zum „Merkmal Y" gehört. Für Fragestellungen dieser Art verwendet man statt des üblichen Korrelationskoeffizienten den Intraklassen-Tau-Koeffizienten (vgl. z. B. Bortz et al., 1990, S. 441ff.) oder den in Tafel 27 behandelten Intraklassen-Korrelationskoeffizienten.

Diese Beispiele verdeutlichen für Untersuchungen zur Überprüfung von Zusammenhangshypothesen folgende Leitlinie:

- Es muß zweifelsfrei geklärt sein, welche Meßwerte der untersuchten Variablen Meßwertpaare bilden.
- Soll der Zusammenhang zweier Merkmale für eine Stichprobe von Untersuchungsobjekten bestimmt werden, darf pro Untersuchungsobjekt nur ein Meßwertpaar in die Korrelationsberechnung eingehen.
- Interessiert der Zusammenhang zwischen zwei Stichproben in bezug auf ein Merkmal, müssen die Untersuchungsobjekte beider Stichproben

Tabelle 36. Übersicht bivariater Korrelationen

Merkmal y	Merkmal x Intervallskala	Ordinalskala	Künstliche Dichotomie	Natürliche Dichotomie	Nominalskala
Intervallskala	Produkt-Moment Korrelation	Rangkorrelation	Biseriale Korrelation	Punktbiseriale Korrelation	Kontingenz-Koeffizient
Ordinalskala		Rangkorrelation	Biseriale Rang-korrelation	Biseriale Rang-korrelation	Kontingenz-Koeffizient
Künstliche Dichotomie			Tetrachorische Korrelation	Phi-Koeffizient	Kontingenz-Koeffizient
Natürliche Dichotomie				Phi-Koeffizient	Kontingenz-Koeffizient
Nominalskala					Kontingenz-Koeffizient

Paare bilden, deren Paarlinge nicht austauschbar sein dürfen.

- Sind die Paarlinge der aus zwei Stichproben gebildeten Paare prinzipiell austauschbar, ist die Zusammenhangshypothese über den Intraklassen-Korrelationskoeffizienten zu prüfen.

Bivariate Korrelationen: Das Skalenniveau (vgl. S. 66 ff.) der in der Zusammenhangshypothese genannten Merkmale bestimmt die Korrelationsart, mit der die Hypothese geprüft wird. Tabelle 36 zeigt in einer Übersicht, welche Korrelationsarten welchen Skalenkombinationen zugeordnet sind. (Weitere, spezielle Korrelationstechniken findet man z. B. bei Benninghaus, 1989, 1990 oder Kubinger, 1990. Zur Berechnung der in Tabelle 36 genannten Korrelationen wird auf Bortz, 1993 bzw. Bortz et al., 1990, verwiesen.)

Dichotome Merkmale sind zweifach gestufte Merkmale. Wir sprechen von einer künstlichen Dichotomie, wenn ein eigentlich kontinuierlich verteiltes Merkmal auf zwei Stufen reduziert wird (z. B. Prüfungsleistung: bestanden – nicht bestanden) und von einer natürlichen Dichotomie, wenn das Merkmal tatsächlich nur zwei Ausprägungen hat (Geschlecht: männlich-weiblich).

Nicht jeder Skalenkombination ist eine eigene Korrelationsart zugeordnet. Existiert bei Merkmalen mit verschiedenem Skalenniveau kein spezielles Korrelationsmaß, wird das Merkmal mit dem höheren Skalenniveau auf das Skalenniveau des Vergleichsmerkmals transformiert. Will man beispielsweise das Alter von Untersuchungsteilnehmern (intervallskaliert) mit ihren Farbpräferenzen (nominalskaliert) in Beziehung setzen, ist es erforderlich, das eigentlich kontinuierlich verteilte Altersmerkmal auf einige wenige Alterskategorien zu reduzieren (zur Kategorienbildung bei kontinuierlichen Merkmalen vgl. S. 130 ff.). Der Kontingenzkoeffzient behandelt dann beide Merkmale wie Nominalskalen. Es besteht ferner die Möglichkeit, diese Fragestellung als eine multivariate Zusammenhangshypothese (vgl. S. 479 f.) bzw. als eine Unterschiedshypothese (vgl. S. 494 f.) aufzufassen und zu überprüfen.

Üblicherweise interessieren wir uns bei intervallskalierten Merkmalen für die Enge des *linearen Zusammenhanges*. Es lassen sich jedoch auch nicht-lineare Zusammenhänge mit Verfahren quantifizieren, die z. B. Draper und Smith (1966) oder Lehmann (1980) beschreiben. Allerdings ist hierbei darauf zu achten, daß die Zusammenhangshypothese die Art des nicht-linearen Zusammenhanges (exponentiell, logarithmisch etc.) spezifiziert.

Merkmalsprofile: Nach unserem bisherigen Verständnis betreffen Zusammenhangshypothesen typischerweise die Beziehung zweier Merkmale. Es lassen sich jedoch auch Zusammenhänge (oder besser: Ähnlichkeiten) zweier oder mehrerer Personen (Untersuchungsobjekte) analysieren. Hierbei geht man davon aus, daß für jede der zu vergleichenden Personen bezüglich mehrerer Variablen Messungen vorliegen, die zusammengenommen individuelle Merkmalsprofile ergeben. Maße der Ähnlichkeit von Merkmalsprofilen werden z. B. bei Schlosser (1976) oder allgemein in der

Literatur zur Clusteranalyse (vgl. Anhang A) behandelt. So wird z. B. zur Prüfung der Übereinstimmung zwischen zwei Profilen im semantischen Differential (vgl. S. 172 f.) die sog. Q-Korrelation eingesetzt (vgl. Schäfer, 1983).

Stichprobenfehler: Bei der korrelationsstatistischen Überprüfung von Zusammenhangshypothesen ist darauf zu achten, daß die Stichprobe tatsächlich die gesamte Population, für die das Untersuchungsergebnis gelten soll, repräsentiert. Zu welchen Verzerrungen der Zusammenhangsschätzung es bei Stichprobenfehlern kommen kann, zeigt Stelzl (1982) anhand einiger Beispiele, die als Abb. 35 a-d wiedergegeben sind.

Es geht um die Überprüfung des Zusammenhanges zwischen schulischer Leistung (Y) und Intelligenz (X). Für die Population aller Schüler möge eine Korrelation von $\varrho = 0{,}71$ zutreffend sein. Abbildung 35a zeigt, wie sich der Zusammenhang dieser Merkmale ändert, wenn nur Schüler mit einem IQ über 85 bzw. unter 85 untersucht werden. Sie beträgt im ersten Fall (IQ>85) $r = 0{,}63$ und im zweiten Fall (IQ<85) $r = 0{,}42$.

Ähnliches gilt für die in Abb. 35b vorgenommene Selektion. Hier beträgt die Korrelation in der Teilstichprobe IQ<115 $r = 0{,}59$ und in Teilstichprobe IQ>115 $r = 0{,}48$.

Diesem, zur Unterschätzung des Gesamtzusammenhanges führenden Stichprobenfehler steht ein anderer gegenüber, der eine Überschätzung des Gesamtzusammenhanges bedingt: die *Extremgruppenselektion*. Durch Weglassen von Schülern mit mittleren Intelligenzquotienten erhöht sich die Korrelation auf $r = 0{,}81$ (vgl. Abb. 35c). Verzichtet man zusätzlich auf die Einbeziehung von

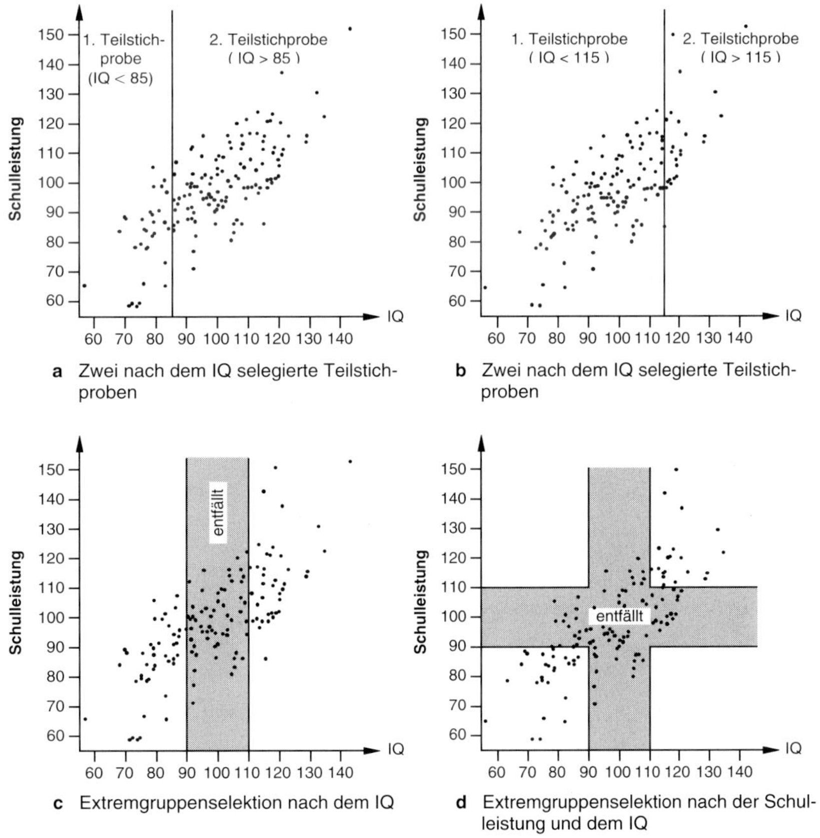

a Zwei nach dem IQ selegierte Teilstichproben

b Zwei nach dem IQ selegierte Teilstichproben

c Extremgruppenselektion nach dem IQ

d Extremgruppenselektion nach der Schulleistung und dem IQ

Abb. 35 a-d. Verzerrung von Korrelationen durch Stichprobenselektion

Schülern mit durchschnittlichen Schulleistungen, erhöht sich der Zusammenhang weiter auf $r = 0{,}91$ (vgl. Abb. 35d).

Stelzl (1982, Kap. 5.2) berichtet ferner über Artefakte bei der Überprüfung von Zusammenhangshypothesen, die durch mathematische Abhängigkeit der untersuchten Merkmale entstehen (Beispiel: Wenn $X+Y=$ konstant ist, resultiert zwangsläufig zwischen X und Y eine negative Korrelation).

> **!** **Ein bivariater positiver Zusammenhang (positive Korrelation) besagt, daß hohe Ausprägungen auf dem einen Merkmal mit hohen Ausprägungen auf dem anderen Merkmal einhergehen. Bei einem negativen Zusammenhang gehen dagegen hohe Ausprägungen auf dem einen Merkmal mit niedrigen Ausprägungen auf dem anderen Merkmal einher.**

Multivariate Zusammenhangshypothesen

Partielle Zusammenhänge: Der Nachweis eines statistisch gesicherten Zusammenhanges zweier Merkmale X und Y verlangt Überlegungen, wie dieser Zusammenhang zu erklären ist. Hierfür bietet sich häufig eine dritte Variable Z an, von der sowohl X als auch Y abhängen. Besteht zwischen X und Z sowie zwischen Y und Z jeweils ein hoher Zusammenhang (was nicht bedeuten muß, daß Z die Merkmale X und Y kausal beeinflußt), erwarten wir zwangsläufig auch zwischen X und Y einen hohen Zusammenhang. Wir könnten nun danach fragen, wie hoch der Zusammenhang zwischen X und Y wäre, wenn wir die Gemeinsamkeiten des Merkmals Z mit den Merkmalen X und Y außer acht lassen. Der Erklärungswert dieses Ansatzes wird anschaulicher, wenn sich die Annahme, Z beeinflusse X und Y kausal, inhaltlich begründen läßt. Wir fragen dann, wie X und Y zusammenhängen, wenn der Einfluß von Z auf X und Y ausgeschaltet wird.

Mit diesen Überlegungen erweitern wir eine einfache bivariate Zusammenhangshypothese zu einer partiellen, bivariaten Zusammenhangshypothese: Zwischen zwei Merkmalen X und Y besteht nur dann ein Zusammenhang, wenn man die Gemeinsamkeiten einer dritten Variablen Z mit X und Y berücksichtigt. Oder: Der Zusammenhang zweier Merkmale X und Y wird unbedeutend, wenn der „Einfluß" einer dritten Variablen Z ausgeschaltet wird. (Wir setzen das Wort „Einfluß" in Anführungszeichen, weil die Beziehung zwischen Z und den Merkmalen X und Y nicht kausal – wie die Bezeichnung „Einfluß" suggeriert – sein muß). Ein Beispiel: Zwischen der Produktivität von Gruppen und ihren Kommunikationsstrukturen besteht auch dann ein Zusammenhang, wenn man den Einfluß der Gruppengröße ausschaltet.

Die Überprüfung dieser erweiterten bivariaten Zusammenhangshypothese erfolgt mit der *Partialkorrelation* (vgl. z. B. Bortz, 1993, Kap. 13.1). Sie läßt sich berechnen, wenn von einer repräsentativen Stichprobe Messungen auf allen drei Variablen vorliegen und setzt in der Regel voraus, daß alle drei untersuchten Merkmale intervallskaliert sind. (Über spezielle Verfahren zur Überprüfung partieller Zusammenhänge bei nicht intervallskalierten Merkmalen berichten z. B. Bortz et al., 1990, Kap. 8.2.4). Man beachte, daß das „Ausschalten" einer Kontrollvariablen statistisch erfolgt und nicht untersuchungstechnisch (wie z. B. durch das Konstanthalten der Kontrollvariablen). Den Vorgang der „Bereinigung" der Merkmale X und Y um diejenigen Anteile, die auf eine Kontrollvariable Z zurückgehen, bezeichnet man als *Herauspartialisieren* von Z.

Zuweilen lassen sich nicht nur eine Kontrollvariable Z, sondern mehrere Kontrollvariable Z_1, Z_2 ... Z_p benennen, von denen man annimmt, sie üben auf den Zusammenhang von X und Y einen „Einfluß" aus. Die Hypothese: „Zwischen zwei Merkmalen X und Y besteht ein Zusammenhang, auch wenn der Einfluß mehrerer Kontrollvariablen außer acht bleibt" wird mit Partialkorrelationen höherer Ordnung überprüft; Beispiel: Zwischen Zigarettenkonsum (X) und Krebsrisiko (Y) besteht auch dann ein Zusammenhang, wenn man den „Einfluß" von Staub am Arbeitsplatz (Z_1) und sportlichen Aktivitäten (Z_2) eliminiert.

Dieses Konzept der Bereinigung von Merkmalen läßt sich in vielfältiger Weise nutzen. Es gestattet beispielsweise auch, Hypothesen zu überprüfen, die behaupten, daß zwischen zwei Merkmalen X und Y ein Zusammenhang besteht, wenn ein Kontrollmerkmal Z nur aus einer der beiden Variablen herauspartialisiert wird. Eine solche Hypothese könnte etwa besagen, daß zwischen den Merkmalen „Prüfungsleistung" und „beruflicher Erfolg" ein Zusammenhang besteht, wenn das Merkmal „Prüfungsangst" aus dem Merkmal „Prüfungsleistung" herauspartialisiert wird, wenn also die Prüfungsleistungen bezüglich der Prüfungsangst „bereinigt" werden. Das Verfahren, mit dem derartige Hypothesen überprüft werden, heißt Partkorrelation bzw. Semi-Partialkorrelation.

Partialkorrelationen sind eigentlich Verfahren zur Überprüfung bivariater Zusammenhangshypothesen. Daß wir sie dennoch unter der Rubrik „Multivariate Zusammenhangshypothesen" behandeln, wird damit begründet, daß diese Verfahren die bivariaten Beziehungen mehrerer Merkmale simultan berücksichtigen.

Multiple Zusammenhänge: Multiple Zusammenhangshypothesen betreffen Beziehungen zwischen einem Merkmalskomplex mit den Merkmalen X_1, $X_2 \ldots X_p$ und einem Merkmal Y. Läßt sich inhaltlich die Richtung eines möglichen kausalen Einflusses begründen, bezeichnet man diese Variablen auch als *Prädiktorvariablen* und als *Kriteriumsvariable*. Die Zusammenhangshypothese lautet dann: Zwischen mehreren Prädiktorvariablen und einer Kriteriumsvariablen besteht ein Zusammenhang.

Viele sozialwissenschaftlichen Zusammenhangshypothesen lassen sich sinnvoll nur als multiple Zusammenhangshypothesen formulieren. Dies trifft um so mehr zu, je komplexer die zu untersuchenden Variablen sind. Ein Sportpsychologe hätte sicherlich keinerlei Schwierigkeiten, die Kriteriumsvariable „Weitsprungleistung" zu messen. Interessiert ihn jedoch der Zusammenhang dieses Merkmals mit dem Prädiktor „Trainingsmotivation", steht er vor der weitaus schwierigeren Aufgabe, diesen komplexen Prädiktor zu operationalisieren und zu quantifizieren. Es erscheint zweifelhaft, daß sich dieses Merkmal durch nur einen Wert eines jeden Untersuchungsteilnehmers – was der Vorgehensweise für die Überprüfung einer bivariaten Zusammenhangshypothese entspräche – vollständig abbilden läßt. Zufriedenstellender wären hier mehrere operationale Indikatoren der Trainingsmotivation wie z. B. die Anzahl freiwillig absolvierter Trainingsstunden, die Konzentration während des Trainings, die Intensität des Trainings, die Anzahl der Pausen etc., also Indikatoren, die verschiedene, wichtig erscheinende Teilaspekte des untersuchten Merkmals erfassen. Die multiple Zusammenhangshypothese würde dann lauten: Zwischen den Indikatorvariablen X_1, $X_2 \ldots X_p$ des Merkmals „Trainingsmotivation" und dem Merkmal „Weitsprungleistung" (Y) besteht ein Zusammenhang.

Die Überprüfung einer multiplen Zusammenhangshypothese, die eine Beziehung zwischen mehreren (Prädiktor-)Variablen und einer (Kriteriums-)Variablen behauptet, erfolgt über die *multiple Korrelation* (vgl. etwa Bortz, 1993, Kap. 13.2). Untersuchungstechnisch bereitet auch diese Hypothesenprüfung wenig Aufwand. Alle Merkmale, d. h. die Prädiktoren und das Kriterium, werden an einer repräsentativen Stichprobe erhoben. Die multiple Korrelation ist berechenbar, wenn zumindest die Kriteriumsvariable intervallskaliert ist. Die Prädiktoren können auch dichotom oder nominalskaliert sein.

Nominalskalierte Prädiktoren: Die Kategorien eines dichotomen Merkmals kodiert man einfachheitshalber mit den Zahlen 0 und 1. Verwendet man z. B. das Geschlecht als Prädiktor, erhalten beispielsweise alle weiblichen Untersuchungsteilnehmer eine 1 und alle männlichen eine 0. Wie man mit einem nominalen Merkmal mit mehr als zwei Kategorien verfährt, zeigt Tafel 43.
Hier wird deutlich, daß eine bivariate Zusammenhangshypothese zwischen einem nominalskalierten und einem intervallskalierten Merkmal, für deren Überprüfung in Tabelle 36 (nach Reduktion des intervallskalierten Merkmals auf einzelne Kategorien) der Kontingenzkoeffizient vorgeschlagen wurde, auch mit Hilfe der multiplen Korrelation geprüft werden kann. Diese verwendet die Kodierungsvariablen als Prädiktoren und die intervallskalierte Variable als Kriterium. Neben dem durch Dummy-Variablen kodierten nominalen Merkmal können in einer multiplen Korrelation gleichzeitig weitere nominal- und/oder intervallskalierte Prädiktorvariablen berücksichtigt werden.

Die multiple Korrelation als Verfahren zur Überprüfung multivariater Zusammenhangshypothesen ist natürlich nicht nur einsetzbar, wenn eine komplexe Prädiktorvariable in Form mehrerer Teilindikatoren untersucht wird, sondern auch dann, wenn die Beziehung mehrerer Prädiktorvariablen mit jeweils spezifischen Inhalten zu einer Kriteriumsvariablen simultan erfaßt werden soll.

TAFEL 43

Die Kodierung eines nominalen Merkmals durch Dummy-Variablen

Es wird die Hypothese untersucht, daß zwischen der Art der Berufsausübung (als Arbeiter, Angestellter, Beamter oder als Selbständiger) und der Anzahl der jährlichen Urlaubstage ein Zusammenhang besteht. Diese Hypothese kann

1. als bivariate Zusammenhangshypothese über den Kontingenzkoeffizienten,
2. als Unterschiedshypothese über die Varianzanalyse oder
3. als multivariate Zusammenhangshypothese über die multiple Korrelation

geprüft werden.

Alle drei Auswertungstechniken erfordern dasselbe Untersuchungsmaterial, nämlich Angaben über die Art der Berufsausübung und die Anzahl jährlicher Urlaubstage einer repräsentativen Stichprobe berufstätiger Personen. Im Ergebnis unterscheidet sich die erste Auswertungsart geringfügig von der zweiten bzw. dritten Auswertungsart. (Durch die Zusammenfassung des Merkmals „Anzahl der jährlichen Urlaubstage" in einzelne Kategorien, die für die Anwendung des Kontingenzkoeffizienten erforderlich ist, gehen Informationen verloren.) Die zweite und dritte Auswertungsart sind genauer und führen zu identischen Resultaten.

Hier soll nur demonstriert werden, wie das Untersuchungsmaterial für eine Auswertung über eine multiple Korrelation vorbereitet wird. Wir nehmen einfachheitshalber an, es seien in jeder Berufskategorie lediglich drei Personen befragt worden:

Berufskategorie	Urlaubstage
Arbeiter	26, 30, 24
Angestellte	28, 25, 25
Beamte	26, 32, 30
Selbständige	30, 16, 26

Wir definieren eine sog. Dummy-Variable d_1, auf der alle Personen der ersten Berufsgruppe eine 1 und die Personen der zweiten und dritten Gruppe eine 0 erhalten. Mit einer zweiten Dummy-Variablen d_2 wird entschieden, welche Personen zur zweiten Berufsgruppe gehören. Diese erhalten hier eine 1 und die Personen der ersten und dritten Gruppe eine 0. Entsprechend verfahren wir mit einer dritten Dummy-Variablen d_3: Personen der dritten Berufskategorie werden hier mit 1 und die der ersten und zweiten Kategorie mit 0 verschlüsselt.

Bei dieser Vorgehensweise bleibt offen, wie mit Personen der vierten Berufskategorie umzugehen ist. Führen wir das Kodierungsprinzip logisch weiter, benötigen wir eine vierte Dummy-Variable d_4, die darüber entscheidet, ob eine Person zur vierten Kategorie gehört ($d_4=1$) oder nicht ($d_4=0$). Diese vierte (oder allgemein bei k Kategorien die k-te) Dummy-Variable ist jedoch überflüssig. Ordnen wir der vierten Kategorie auf allen drei Dummy-Variablen (d_1, d_2, d_3) eine 0 zu, resultieren vier verschiedene Kodierungsmuster, die eindeutig zwischen den vier Kategorien differenzieren: Kategorie 1: 1,0,0; Kategorie 2: 0,1,0; Kategorie 3: 0,0,1 und Kategorie 4: 0,0,0. Die multiple Korrelation wird damit über folgende Datenmatrix berechnet:

Prädiktoren			Kriterium
d_1	d_2	d_3	y
1	0	0	26
1	0	0	30
1	0	0	24
0	1	0	28
0	1	0	25
0	1	0	25
0	0	1	26
0	0	1	32
0	0	1	30
0	0	0	30
0	0	0	16
0	0	0	26

(Über die Theorie dieser Vorgehensweise sowie weitere Ansätze zur Verschlüsselung nominaler Merkmale als Dummy-Variablen berichten z. B. Bortz, 1993, Kap. 14; Gaensslen und Schubö, 1973, Kap. 12.1; Moosbrugger, 1978; Overall und Klett, 1972; Rochel, 1983; Sievers, 1977, sowie Wolf und Cartwright, 1974.)

Eine Untersuchung von Silbereisen (1977) überprüft beispielsweise die Hypothese, daß die Rollenübernahmefähigkeit von Kindern mit Merkmalen wie „Betreuung an Werktagen" „Erziehungsstil der Mutter", „Erwerbstätigkeit der Mutter", „Kindergartenbesuch", „Geschlecht der Kinder" usw. zusammenhängt. Natürlich hätte diese Hypothese auch in einzelne bivariate Zusammenhangshypothesen zerlegt und geprüft werden können. Abgesehen von inferenzstatistischen Schwierigkeiten (die wiederholte Durchführung von Signifikanztests erschwert die Kalkulation der Irrtumswahrscheinlichkeiten, vgl. Bortz et al. 1990, Kap. 2.2.11), übersieht dieser Ansatz, daß viele bivariate Zusammenhänge nicht den gleichen Informationswert haben wie ein entsprechender multivariater Zusammenhang. Die multiple Korrelation nutzt auch Kombinationswirkungen der Prädiktoren und ist deshalb höher als die bivariaten Zusammenhänge.

Kanonische Zusammenhänge: Gelegentlich ist es sinnvoll oder erforderlich, *zwei* Variablen-Komplexe, also mehrere Prädiktorvariablen und mehrere Kriteriumsvariablen, gleichzeitig miteinander in Beziehung zu setzen. Soll beispielsweise die Hypothese geprüft werden, das Wetter beeinflusse die Befindlichkeit des Menschen, wäre einer Studie, die nur ein Merkmal des Wetters (z. B. die Temperatur) mit einem Merkmal der Befindlichkeit (z. B. die Einschätzung der eigenen Leistungsfähigkeit) in Beziehung setzte, von vornherein wenig Erfolg beschieden. Das Wetter ist nur mit einem Merkmalskomplex sinnvoll beschreibbar, der seinerseits mit vielen, sich wechselseitig beeinflussenden Merkmalen der persönlichen Befindlichkeit zusammenhängen könnte.

Die Überprüfung dieses kanonischen Zusammenhanges (mehrere Prädiktoren und mehrere Kriterien) erfolgt mit der *kanonischen Korrelation* (vgl. z. B. Bortz, 1993, Kap. 19). Untersuchungstechnisch erfordert die Überprüfung dieser Hypothese die (multivariate) Erfassung von Witterungsbedingungen und die (multivariate) Erfassung der Befindlichkeit von Personen, die diesen Witterungsbedingungen ausgesetzt sind. Generell ist die kanonische Korrelation als Auswertungstechnik indiziert, wenn von einer Stichprobe von Merkmalsträgern (z. B. Personen) Messungen auf mehreren Prädiktorvariablen und mehreren Kriteriumsvariablen vorliegen.

Nominalskalierte Kriterien: Nicht selten interessieren in den Sozialwissenschaften Zusammenhangshypothesen, die ausschließlich nominale Merkmale, also nominalskalierte Prädiktoren (vgl. Tafel 43) und nominalskalierte Kriterien betreffen. Eine derartige Zusammenhangshypothese könnte z. B. behaupten, daß die Diagnose einer psychischen Krankheit (nominalskaliert: Schizophrenie, Depression, Paranoia etc.) von der sozialen Schicht des Patienten (nominalskaliert: Unterschicht, Mittelschicht, Oberschicht) und seiner Wohngegend (nominalskaliert: städtisch vs. ländlich) abhängt. Hypothesen dieser Art werden z. B. mit der *Konfigurationsfrequenzanalyse* (kurz: KFA; Krauth und Lienert, 1973, Krauth, 1993) bzw., wenn auch die Kriteriumsvariable nach den in Tafel 43 genannten Richtlinien in Dummy-Variablen überführt werden, mit der multiplen bzw. kanonischen Korrelation überprüft. (Vgl. hierzu Bortz et al., 1990, Kap. 8.1 oder auch Bortz, 1993, S. 468 ff. bzw. Kap. 19.3). Auswertungen mit log-linearen Modellen, die für Fragestellungen dieser Art ebenfalls geeignet sind, werden z. B. bei Arminger, (1982); Bishop et al., (1975) oder Langeheine, (1980) beschrieben. (EDV-Programme für log-lineare Modelle findet man im Anhang C.)

Bivariate und multivariate Zusammenhänge im Vergleich: Es wurde bereits erwähnt, daß multivariate Zusammenhänge die Bedeutung von Merkmalskombinationen mitberücksichtigen, die bei isolierter Betrachtung bivariater Zusammenhänge verlorengingen. Sie sagen damit mehr aus als die einzelnen bivariaten Zusammenhänge. Ein besonders eindrucksvolles, auf Nominaldaten bezogenes Beispiel hierfür stellt das sog. „Meehl'sche Paradoxon" dar (Meehl, 1950). Zur Veranschaulichung dieses klassischen Beispiels einer Kombinations- (Interaktions-)wirkung nehmen wir an, 200 Personen hätten drei Aufgaben zu lösen. Die Aufgaben können gelöst werden (+) oder nicht gelöst werden (–). Tabelle 37 zeigt die (fiktiven) Ergebnisse dieser Untersuchung.

Alle Personen, die Aufgabe 1 und 2 lösen, haben auch Aufgabe 3 gelöst. Aufgabe 3 wird aber auch von denjenigen gelöst, die die Aufgaben 1

Tabelle 37. Die Kombinations- (Interaktions-)Wirkung von Variablen. Das Meehl'sche Paradoxon

a		Aufgabe 1			
		+		–	
		Aufgabe 2		Aufgabe 2	
		+	–	+	–
Aufgabe 3	+	50	0	0	50
	–	0	50	50	0

		Aufgabe 1	
		+	–
Aufgabe 2	+	50	50
	–	50	50

b

		Aufgabe 1	
		+	–
Aufgabe 3	+	50	50
	–	50	50

c

		Aufgabe 2	
		+	–
Aufgabe 3	+	50	50
	–	50	50

d

und 2 nicht lösen. Umgekehrt hat jede Person, die nur eine Aufgabe löst (entweder Aufgabe 1 oder Aufgabe 2), Aufgabe 3 nicht gelöst. Damit läßt sich die Lösung oder Nichtlösung von Aufgabe 3 exakt vorhersagen: Personen, die von den Aufgaben 1 und 2 beide oder keine lösen, finden für die dritte Aufgabe die richtige Lösung. Wird von den Aufgaben 1 und 2 jedoch nur eine Aufgabe gelöst, bleibt die dritte Aufgabe ungelöst. Es besteht ein perfekter, multivariater Zusammenhang.

Betrachten wir hingegen nur jeweils zwei Aufgaben (Tabellen 37b, c und d), müssen wir feststellen, daß hier überhaupt keine Zusammenhänge bestehen. Die Tatsache, daß jemand z. B. Aufgabe 1 gelöst hat, sagt nichts über die Lösung oder Nichtlösung von Aufgabe 2 aus. Entsprechendes gilt für die übrigen Zweierkombinationen von Aufgaben. Alle bivariaten Zusammenhänge sind Null bzw. nicht vorhanden.

Das Beispiel zeigt, daß bei der Überprüfung multivariater Hypothesen in Form einzelner bivariater Hypothesen entscheidende Informationen verloren gehen können – ein Befund, der nicht nur für nominale Merkmale gilt.

Faktorielle Zusammenhänge: Eine weitere multivariate Zusammenhangshypothese behauptet, daß die wechselseitigen Zusammenhänge vieler Merkmale durch wenige, in der Regel voneinander unabhängige (orthogonale), hypothetisch festgelegte *Dimensionen* oder *Faktoren* erklärbar sind. Ein Beispiel (nach Mulaik, 1975) soll diese Hypothesenart erläutern.

Untersucht wird ein aus 9 Items bestehender Selbsteinschätzungsfragebogen (vgl. Tabelle 38), der von einer repräsentativen Stichprobe beantwortet wurde. Es wird die Hypothese geprüft, daß diese Items die von Eysenck (1969) berichteten, voneinander unabhängigen Faktoren „Schlafschwierigkeiten", „Schlagfertigkeit" und „Sorglosigkeit" erfassen, bzw. daß die wechselseitigen Zusammenhänge (Interkorrelationen) der 9 Items auf diese drei Faktoren zurückzuführen sind.

Die faktoriellen Hypothesen besagen, daß die ersten 3 Items eindeutig und ausschließlich einem Faktor F I (Schlafschwierigkeiten), die Items 4-6 einem Faktor F II (Schlagfertigkeit) und die 3 letzten Items einem Faktor F III (Sorglosigkeit) zugeordnet sind. Die Hypothesenmatrix a in Tabelle 38 faßt diese faktoriellen Hypothesen symbolisch zusammen. Die hier wiedergegebenen Zahlenwerte sind Korrelationen der Items (Variablen) mit den Faktoren, die man auch als *Faktorladungen* bezeichnet (vgl. S. 355 f.).

Gegenüber der Hypothesenmatrix a ist die Hypothesenmatrix b weniger restriktiv. Hier wird nur behauptet, daß die Items mit denjenigen Faktoren, mit denen sie theoretisch nichts zu tun haben sollten, in keinem Zusammenhang stehen bzw. zu Null korrelieren. Über die Höhe des Zusammenhanges der Items mit den ihnen zugeordneten Faktoren wird keine Aussage gemacht.

Hypothesenmatrix c gibt eine konkrete, empirisch ermittelte Faktorenstruktur vor, die beispielsweise für männliche Personen errechnet wurde. Man könnte nun eine Hypothese formulieren, die behauptet, daß zwischen dieser, für

Tabelle 38. Hypothesenmatrizen für eine konfirmatorische Faktorenanalyse

		Matrix a)			Matrix b)			Matrix c)		
		FI	FII	FIII	FI	FII	FIII	FI	FII	FIII
1.	Ich kann vor lauter Sorgen nicht schlafen.	+1	0	0	?	0	0	0,55	−0,13	0,17
2.	Ich kann schwer einschlafen.	+1	0	0	?	0	0	0,79	−0,16	−0,12
3.	Ich leide unter Schlaflosigkeit.	+1	0	0	?	0	0	0,99	0,15	−0,05
4.	Ich lasse nichts auf mir sitzen.	0	+1	0	0	?	0	0,35	0,94	0,02
5.	Ich bin immer schnell mit einer Antwort zur Hand.	0	+1	0	0	?	0	0,03	0,38	0,15
6.	Aus Streitgesprächen halte ich mich raus.	0	−1	0	0	?	0	−0,01	−0,82	0,17
7.	Ich bin ein rundum glücklicher Mensch.	0	0	+1	0	0	?	−0,05	0,02	0,91
8.	Ich führe ein sorgloses Dasein.	0	0	+1	0	0	?	−0,15	0,14	0,82
9.	Ich liebe Spontanentschlüsse.	0	0	+1	0	0	?	−0,03	0,13	0,46

männliche Personen ermittelten Faktorstruktur und der Faktorstruktur weiblicher Personen ein Zusammenhang besteht. Diese Zusammenhangshypothese wird mit einem Faktorstrukturvergleich überprüft.

Weitere Hypothesen dieser Art beziehen sich auf die Anzahl der Faktoren eines Variablensatzes bzw. darauf, welche Faktoren voneinander unabhängig (orthogonal) bzw. abhängig (oblique) sind. Die Überprüfung derartiger Hypothesen erfolgt mit der *konfirmativen Faktorenanalyse* bzw. mit *Strukturgleichungsmodellen* (s. S. 487).

Kausale Zusammenhangshypothesen

Die Formulierung von Zusammenhangshypothesen leidet unter der Schwierigkeit, daß das deutschsprachige Vokabular (und nicht nur dieses) wenig Ausdrücke enthält, die einen schlichten Zusammenhang zweier oder mehrerer Merkmale, d. h. das Faktum, daß sich bei Veränderung eines Merkmals ein anderes Merkmal der Tendenz nach gleichsinnig oder gegenläufig verändert, treffend beschreiben. So liest man häufig im Zusammenhang mit der Interpretation von Korrelationen, daß ein Merkmal ein anderes „determiniert", „erklärt", „bedingt", „beeinflußt", daß ein Merkmal von einem anderen „abhängt" oder für ein anderes Merkmal „Bedeutung hat", daß sich ein Merkmal auf ein anderes „auswirkt" usw. Gegen den Gebrauch dieser Redewendungen aus sprachlichen Gründen ist sicherlich nichts einzuwenden, wenn dabei aus dem Kontext ersichtlich wird, daß Korrelationen nicht fälschlicherweise – wie die Ausdrücke es nachlegen – als kausale Zusammenhänge interpretiert werden.

Kausalmodelle: Eine Korrelation sagt für sich genommen nichts über einen kausalen Zusammenhang aus. Abbildung 36 zeigt eine Auswahl von Kausalmodellen, die alle durch den Nachweis einer Korrelation r_{xy} bestätigt werden. Es erscheint jedoch fraglich, ob eines der hier dargestellten Kausalmodelle empirisch Bestand hat (s.u.); reale Ursachen-Wirkungsgefüge dürften größtenteils weitaus komplizierter sein, als Kausalbeziehungen, die sich mit 3 oder 4 Merkmalen theoretisch konstruieren lassen.

Kausale Hypothesen können allerdings durch nicht vorhandene Korrelationen widerlegt werden. (Diese theoretische Behauptung setzt praktisch voraus, daß das Ausbleiben einer Korrelation nicht durch Stichprobenselektionsfehler oder Meßfehler erklärt werden kann. Zudem meint „Korrelation" hier Zusammenhänge beliebiger Art, d. h. auch Korrelationen, die ein nicht-lineares Ursachen-Wirkungsgefüge modellieren.)

Wenn z. B. behauptet wird, übermäßiger Alkoholgenuß (X) reduziere die Lebenserwartung (Y)

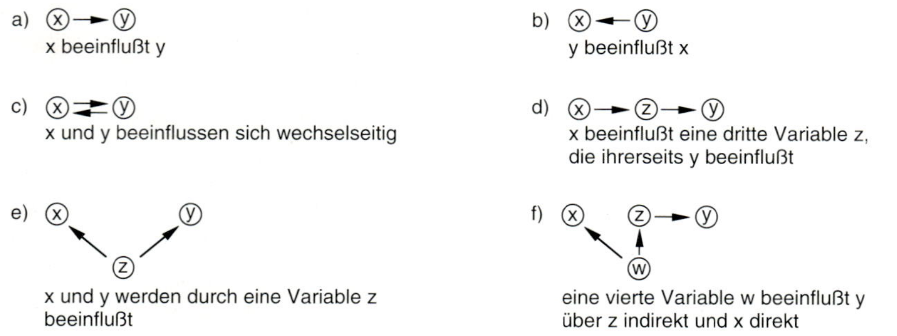

Abb. 36. Kausalmodelle und deren Stützung durch eine Korrelation

(Modell a in Abb. 36), ist diese Kausalhypothese widerlegt, wenn sich zwischen diesen Merkmalen keine irgendwie geartete Korrelation nachweisen läßt. Im umgekehrten Falle, wenn also Lebensdauer und durchschnittlicher Alkoholkonsum zusammenhängen, spricht dieses Ergebnis nicht gegen das behauptete Kausalmodell; es bestätigt aber gleichzeitig auch andere Kausalmodelle. Verwenden wir als Beispiele die in Abb. 36 veranschaulichten formalen Kausalmodelle b bis f, ließen sich diese wie folgt konkretisieren:

Modell b: Eine geringe Lebenserwartung verursacht erhöhten Alkoholkonsum.

Modell c: Erhöhter Alkoholkonsum macht depressiv und verdunkelt damit die Lebensperspektive. Diese Lebensunlust läßt erneut zur Flasche greifen.

Modell d: Durch höheren Alkoholkonsum wird man arbeitsunfähig und damit arm. Armut (Z) bedingt schlechte Ernährung, die das Leben verkürzt.

Modell e: Eine angeborene „Ich-Schwäche" erhöht die Anfälligkeit für lebensbedrohende Krankheiten und für Alkohol.

Modell f: Streß (W) verursacht Trinken und Rauchen (Z). Lebensverkürzend wirkt aber nur das Rauchen.

Die Beispiele sind bewußt unterschiedlich „glaubwürdig" gehalten. Ihre subjektive Glaubwürdigkeit resultiert aber nicht aus der Korrelation; diese bestätigt alle Kausalannahmen gleichermaßen. Es sind vielmehr subjektive Überzeugungen und Hintergrundwissen, die das eine oder andere Kausalmodell als plausibler erscheinen lassen. Eine Korrelationsstudie alleine (hier die Bestimmung der Korrelation zwischen Lebensdauer und Alkoholkonsum) differenziert diese Kausalmodelle nicht.

> **!** **Korrelationen geben nur Auskunft über die Richtung und Enge eines Zusammenhangs, nicht jedoch über seine Ursachen. Mit signifikanten Korrelationen können Kausalmodelle nicht bestätigt werden, da sich für gefundene Zusammenhänge unendlich viele denkbare Kausalmodelle konstruieren lassen. Allerdings ist es möglich, durch nicht-signifikante Korrelationen Kausalmodelle zu falsifizieren, da Kausalrelationen Korrelationen implizieren.**

Korrelationsstudien haben damit nur eine geringe interne Validität und sind den in Abschnitt 8.2.4 zu behandelnden experimentellen und zum Teil auch quasiexperimentellen Plänen unterlegen. Dennoch haben sie in der empirischen Forschung eine wichtige Funktion: Sie gestatten es, ohne besonderen Untersuchungsaufwand bestimmte Kausalhypothesen von vornherein als äußerst unwahrscheinlich auszuschließen.

Kausalinterpretationen von Korrelationen sind – wenn überhaupt – nur inhaltlich bzw. logisch zu begründen. Ließe sich die Hypothese: „Zwischen Witterungsbedingungen und Befindlichkeit besteht ein Zusammenhang" korrelationsstatistisch bestätigen, würde wohl niemand auf die Idee kommen, damit das Kausalmodell: „Die Befindlichkeit beeinflußt das Wetter" bestätigt zu sehen. Unser Wissen über die Entstehung von Wetterverhältnissen läßt als Erklärung dieser Korrelation nur das Kausalmodell: „Wetter beeinflußt Befindlichkeit" zu oder bestenfalls Modelle vom Typus d in Abb. 36, nach denen das Wetter die Befindlichkeit indirekt beeinflußt. Wir favorisieren dieses Kausalmodell jedoch nicht wegen der Korrelation, sondern weil wir (mehr oder weniger) genau wissen, wie das Wetter entsteht bzw. weil wir sicher wissen, daß die menschliche Befindlichkeit das Wetter nicht beeinflußt.

Längsschnittstudien: Die Anzahl konkurrierender Kausalmodelle wird erheblich eingeschränkt, wenn die zu korrelierenden Merkmale zu unterschiedlichen Zeitpunkten erhoben werden, so daß man sicher sein kann, daß das später erhobene Merkmal das früher erhobene Merkmal nicht beeinflußt.

Korrelieren die an einer Stichprobe von Vorschulkindern erhobenen Testwerte eines Schulreifetests mit den späteren schulischen Leistungen derselben Kinder, scheidet die kausale Erklärungsalternative: „Die schulischen Leistungen beeinflussen die Ergebnisse im Vorschultest" aus. Der umgekehrte Erklärungsansatz, die schulischen Leistungen hingen von der Schulreife ab, ist mit dieser Korrelation jedoch keineswegs gesichert.

Die gleiche Korrelation wäre auch zu erwarten, wenn der Zusammenhang beider Merkmale auf ein drittes Merkmal (z. B. kognitive und sprachliche Förderung durch die Eltern im Vorschulalter und im Schulalter) zurückgeht (Modell e) oder wenn sich die Vorschultestergebnisse nur indirekt auf die schulischen Leistungen auswirken (z. B. über die Erwartungshaltungen der Lehrer, die Kinder mit guten Testergebnissen mehr fördern als Kinder mit schlechten Testergebnissen; Modell d). Dennoch kann man davon ausgehen, daß die interne Validität von Korrelationsstudien über zeitlich versetzt erhobene Merkmale (*Längsschnittuntersuchung*) in der Regel höher ist als die interne Validität von Korrelationsstudien, die die selben Merkmale zu einem Zeitpunkt prüfen (*Querschnittuntersuchung*).

Cross-lagged Panel Design: Die Idee, daß konkurrierende Kausalmodelle in korrelativen Längsschnittuntersuchungen unterschiedliche Plausibilität aufweisen, wurde von Campbell (1963) bzw. Pelz und Andrews (1964) aufgegriffen und zu einem eigenständigen Untersuchungstyp ausgebaut: dem „Cross-lagged Panel Design". Abbildung 37 (nach Spector, 1981) verdeutlicht den Aufbau dieser Korrelationsstudie an einem Beispiel.

In diesem Beispiel konkurrieren die Kausalhypothesen „Die Bildung beeinflußt das Einkommen" und „Das Einkommen beeinflußt die Bildung". Hierzu wurde eine Stichprobe wiederholt bezüglich der Merkmale „Bildung" und „Einkommen" untersucht: einmal im Alter von 25 Jahren und ein anderes Mal nach 25 Jahren im Alter von 50 Jahren. Damit ergeben sich sechs mögliche Korrelationen: Zwei Korrelationen eines jeden Merkmals mit sich selbst, gemessen zu zwei Zeitpunkten, zwei Korrelationen zwischen den zwei verschiedenen, zeitversetzt gemessenen Merkmalen und zwei Korrelationen zwischen zwei verschiedenen, gleichzeitig gemessenen Merkmalen. Die vier zuletzt genannten Korrelationen sind für die Entscheidung, welcher der beiden Kausalhypothesen der Vorzug zu geben sei, besonders wichtig.

Vertritt man die Hypothese, daß die Bildung das Einkommen bestimmt, das Einkommen jedoch die Bildung nur schwach beeinflußt, würde man zwischen der Bildung mit 25 Jahren und dem Einkommen mit 50 Jahren eine hohe und zwischen dem Einkommen mit 25 Jahren und der Bildung mit 50 Jahren eine niedrige Korrelation erwarten. Gleichzeitig müßten die Merkmale Bildung und Einkommen mit 50 Jahren höher korrelieren als mit 25 Jahren. Mit 25 Jahren konnte die Bildung das Einkommen erst wenig beeinflussen. Mit 50 Jahren hingegen ist das Einkommen „bildungsgemäß".

Diese Zahlenverhältnisse sind in Abb. 37 wiedergegeben. Die Untersuchung favorisiert also die Hypothese „Bildung beeinflußt das Einkommen" gegenüber der Hypothese „Das Einkommen be-

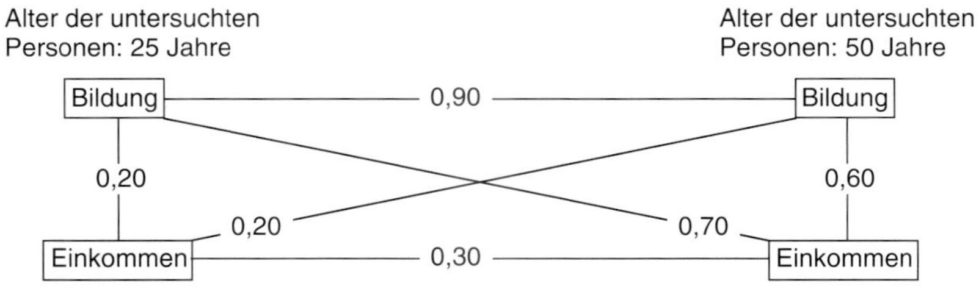

Abb. 37. Cross-Lagged Panel Design

einflußt die Bildung". Es muß jedoch betont werden, daß auch diese Untersuchungsart weitere kausale Erklärungen nicht ausschließt. Sie entscheidet „lediglich" über die relative Plausibilität von zwei konkurrierenden Kausalhypothesen.

Die interne Validität eines Cross-lagged Panel Designs läßt sich durch die Einbeziehung von mehr als zwei Meßpunkten erhöhen. Hierüber und über weitere Modifikationen dieses Untersuchungstyps berichten z. B. Cook und Campbell (1976) sowie Kenny und Harackiewicz (1979).

Lag Sequential Analysis: In diesem Zusammenhang sei auf ein weiteres Verfahren hingewiesen, das unter der Bezeichnung „Lag Sequential Analysis" bekannt wurde. Hierbei handelt es sich um eine explorative Analyse dyadischer Interaktionsprozesse mit dem Ziel, die wechselseitige Bestimmtheit zweier aufeinander bezogener Verhaltenssequenzen zu quantifizieren (z. B. Analyse von Vater-Kind-Interaktionen; Interaktionsprozesse zwischen Ehepartnern oder die wechselseitige Abhängigkeit der Aktionen zweier Tennisspieler). Literatur und Auswertungstechniken zu diesem Verfahren findet man bei Farone und Dorfman (1987) oder Schmitz et al. (1985).

Pfadanalyse: Die Widerlegung komplizierter Kausalmodelle ermöglicht ein Verfahren, dessen Grundzüge auf Wright (1921) zurückgehen und das heute unter der Bezeichnung *Pfadanalyse* bekannt ist (vgl. z. B. Bentler, 1980; Blalock, 1971; Weede, 1970). Ein Kausalmodell, das Gegenstand einer pfadanalytischen Untersuchung sein könnte, zeigt Abb. 38 (nach Spaeth, 1975).

Die hier wiedergegebenen Kausalhypothesen lassen sich verkürzt folgendermaßen formulieren: Es geht darum, die Höhe des Einkommens männlicher Personen zu erklären. Es wird behauptet, dieses sei von der Ausbildung und dem Beruf der Person sowie dem Beruf des Vaters abhängig. Die Ausbildung des Sohnes, die ihrerseits von der Ausbildung und dem Beruf des Vaters abhängt, beeinflußt den Beruf des Sohnes etc.

Wir wollen auf die einzelnen Schritte einer pfadanalytischen Überprüfung dieses Modells verzichten und uns damit begnügen, einen wichtigen Grundgedanken dieses Ansatzes an den Modellen der Abb. 36 zu verdeutlichen (ausführlicher hierzu vgl. etwa Bortz, 1993, Kap. 13.3).

Trivialerweise sind alle dort aufgeführten Modelle widerlegt, wenn die Korrelation der Merkmale X und Y unbedeutend ist. Korrelieren diese Merkmale jedoch substantiell, können alle sechs Modelle (und weitere, in Abb. 36 nicht wiedergegebene Modelle) richtig sein. Eine Differenzierung zwischen den Modellen allein aufgrund einer substantiellen Korrelation r_{xy} ist nicht möglich.

Bei substantieller Korrelation r_{xy} scheiden jedoch die Modelle d und e aus, wenn die Partialkorrelation $r_{xy \cdot z}$ (die Korrelation zwischen X und Y, aus der Z herauspartialisiert wurde; vgl. S. 487f.) gegenüber der Korrelation r_{xy} praktisch unverändert ist. Sie gelten als bestätigt, wenn $r_{xy \cdot z}$ unbedeutend wird. Dies heißt gleichzeitig, daß dann auch die Modelle a, b und c ausscheiden.

Im Widerspruch zu Modell f steht entweder eine bedeutende Partialkorrelation $r_{xz \cdot w}$ (bei gleichzeitig hoher Korrelation r_{xz}) und/oder eine bedeutende Partialkorrelation $r_{xy \cdot z}$. Dieses Modell wird bestätigt, wenn sowohl das Herauspartialisieren von W aus r_{xz} als auch das Herauspartialisieren von Z aus r_{xy} die Korrelation r_{xz} resp. r_{xy} nicht verändern. Man bedenke jedoch, daß diese Korrelationskonstellation z. B. auch ein Modell bestätigen würde, bei dem Z durch Y und W durch Z kausal beeinflußt werden, also ein Modell, bei dem in Abb. 36f die Pfeilrichtungen zwischen Z und Y bzw. W und Z umgekehrt sind.

Erneut zeigt sich also, daß Kausalhypothesen korrelationsstatistisch (und damit auch pfadanalytisch) zu widerlegen, aber nicht eindeutig zu bestätigen sind. Stehen die empirischen Korrelatio-

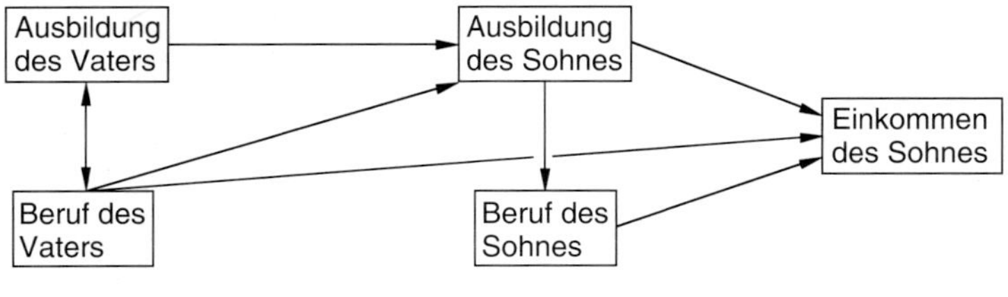

Abb. 38. Beispiel für ein pfadanalytisches Kausalmodell

nen zu einem Kausalmodell nicht im Widerspruch, heißt dies nicht, daß dieses Kausalmodell tatsächlich der Realität entspricht. Dieser Schluß wäre nur zulässig, wenn sich die korrelativen Zusammenhänge durch keine weiteren Kausalmodelle erklären ließen. Wie man sich jedoch leicht anhand Abb. 36 überzeugen kann (indem man z. B. die Pfeilrichtungen ändert oder neue Pfeile einfügt), lassen sich zu einem Korrelationsgefüge mühelos mehrere Kausalmodelle konstruieren, über deren relative Plausibilität die Korrelationen allein nichts aussagen. (Ein eindrucksvolles Beispiel für eine Fehlinterpretation eines pfadanalytischen Ergebnisses findet man bei Stelzl, 1982, Kap. 9.3.3.)

Neben der Tatsache, daß auch die Widerlegung eines Kausalmodells Erkenntnisfortschritt bedeutet, verbindet sich mit pfadanalytischen Ansätzen der Vorteil, daß sie – anders als einfache Korrelationsstudien – den Untersuchenden dazu zwingen, sich über Ursache-Wirkungs-Sequenzen Gedanken zu machen bzw. kausale Modelle zu konstruieren. Prüfungstechnisch kann man die Pfadanalyse als einen Vortest ansehen, der relativ einfach durchzuführen ist und den man häufig einsetzt, bevor man – wenn dies möglich ist – eine Kausalhypothese gezielt mit Untersuchungen überprüft, die eine höhere interne Validität aufweisen als Zusammenhangsanalysen (vgl. Abschnitt 8.2.4).

Lineare Strukturgleichungsmodelle: Weiterentwicklungen der Pfadanalyse überprüfen nicht nur Annahmen bezüglich der wechselseitigen Kausalbeziehungen der untersuchten Merkmale, sondern zusätzlich Hypothesen, die sich auf latente, nicht direkt beobachtbare Merkmale (vgl. S. 6) bzw. deren Beziehungen untereinander und zu den untersuchten Merkmalen beziehen.

Eine kurze Einführung in die Terminologie und das methodische Vorgehen dieser sog. linearen Strukturgleichungsmodelle findet man bei Bortz (1993, Kap. 13.3) und ausführlichere Informationen z. B. bei Bollen (1989); Jöreskog (1970, 1982); Jöreskog und Sörbom (1993); Hayduck (1989); Möbus und Schneider (1986); Pfeifer und Schmidt (1987); Revenstorf (1980), sowie Weede und Jagodzinski (1977). Die bekanntesten EDV-Routinen sind das auf Jöreskog und Sörbom (1989) zurückgehende Programmpaket LISREL sowie das EQS von Bentler (1989).

Wie die Pfadanalyse erfordert auch das LISREL-Programm, daß sich der Benutzer vor Untersuchungsbeginn sehr genau überlegt, zwischen welchen Variablen bzw. Konstrukten kausale Beziehungen oder kausale Wirkketten bestehen könnten. Der LISREL-Ansatz gestattet es jedoch nicht, Kausalität nachzuweisen oder gar zu „beweisen". Dies geht zum einen daraus hervor, daß sich – wie bei der Pfadanalyse – immer mehrere, häufig sehr unterschiedliche Kausalmodelle finden lassen, die mit ein und demselben Satz empirischer Korrelationen im Einklang stehen. Zum anderen sind die Modelltests so geartet, daß lediglich gezeigt werden kann, daß ein geprüftes Modell nicht mit der Realität übereinstimmt, daß es also falsifiziert werden muß. In diesem Sinne sind auch die Pfadkoeffizienten zu interpretieren: Sie geben die relativer Stärke von Kausaleffekten an, wenn das Kausalmodell zutrifft. Über das Zutreffen der in einem Kausalmodell zusammengefaßten Annahmen kann jedoch letztlich nur mit Mitteln der Logik entschieden werden.

Kausale Mikro-Mediatoren: Wenn eine Untersuchung zeigt, daß eine Maßnahme oder ein Treatment wirkt, ist damit keineswegs geklärt, was die tatsächlichen Wirkmechanismen waren, die beim Individuum dieses oder jenes Verhalten auslösten. Die Dekomposition globaler Wirkprozesse in „kausale Mikro-Mediatoren" kann hier Abhilfe schaffen und die Überprüfung kausaler Hypothesen erheblich präzisieren. Man versucht hierbei – z. B. durch qualitative Interviews (vgl. Seite 283 ff.) – die eigentlichen, vom Individuum erlebten Ursachen des (vermeintlich) durch das Treatment ausgelösten Verhaltens zu ergründen. Hat man derartige Mikro-Mediatoren ausfindig gemacht, können Fragen nach der Generalisierbarkeit des kausalen Effektes (unter welchen Umständen ist damit zu rechnen, daß das Individuum ähnlich reagiert wie in der konkreten Untersuchung?) sehr viel leichter beantwortet werden.

Cook und Shadish (1994) berichten in diesem Zusammenhang über einen öffentlich begangenen Mord, der von vielen Schaulustigen tatenlos hingenommen wurde, und erklären dieses Phänomen mit dem von Latane und Darley (1970) eingeführten Konzept der Verantwortungsdiffusion (Diffusion of Responsibility): Keiner hilft, weil alle denken, andere müßten helfen. Diese kausale Erklärung, die aus einer genauen Analyse dessen hervorging, was die Schaulustigen beim Anblick der Tat dachten und erlebten, erwies sich als kausaler Mikromediator für unterlassene Hilfeleistungen in vielen vergleichbaren Situationen als sehr tragfähig.

Metaanalyse: Für die Bestätigung einer Kausalhypothese bzw. zur Klärung der Frage, inwieweit eine kausale Beziehung generalisierbar ist, sind wiederholte Prüfungen der gleichen Kausalhypothese von großem Wert. Da Replikationen eine prototypische Untersuchung niemals deckungsgleich nachstellen können (andere Untersuchungsteilnehmer, anderer Untersuchungszeitpunkt, ggf. modifizierte Untersuchungsbedingungen), erfährt man aus den Ergebnissen vergleichbarer Untersuchungen, wie stark der geprüfte Kausaleffekt ist, bei welchen Subgruppen oder Untersuchungsbedingungen er auftritt bzw. auch, in welcher Weise seine Generalisierung eingeschränkt ist.

Ein Verfahren, das diese Überlegungen konkret umsetzt, ist die Metaanalyse. (Einzelheiten hierzu siehe Cook, 1991, oder Cook et al., 1992). Wir werden über dieses Verfahren in Abschnitt 9.4 ausführlicher berichten.

Hinweis: Weitere Informationen zur Überprüfung kausaler Hypothesen findet man z. B. bei van Koolwijk und Wieken-Mayser (1986).

Zusammenfassende Bewertung

Im folgenden sollen die verschiedenen Untersuchungsvarianten zur Überprüfung von Zusammenhangshypothesen summarisch bewertet werden.

Querschnittliche Interdependenzanalysen haben primär die Aufgabe, vermutete Gemeinsamkeiten zwischen Merkmalen statistisch abzusichern. Solange keine Kausalinterpretationen intendiert sind, stellt dieser einfach zu realisierende Untersuchungstyp ein wirksames Instrument dar, das Beziehungsgefüge der für ein Untersuchungsfeld relevanten Merkmale zu beschreiben.

Da nur zu einem Zeitpunkt untersucht wird, ist die interne Validität durch zeitabhängige Störfaktoren (externe zeitliche Einflüsse, Reifungsprozesse, statistische Regressionseffekte und experimentelle Mortalität; vgl. S. 471) nicht gefährdet. Man beachte jedoch, daß die zeitliche Generalisierbarkeit bei jeder Querschnittsstudie zu problematisieren ist, was zu Lasten der externen Validität geht. Testübung und mangelnde instrumentelle Reliabilität sind Faktoren, die die interne Validität dieser Untersuchungsart beeinträchtigen können.

Die Ergebnisse einer querschnittlichen Interdependenzanalyse lassen sich nur dann kausal interpretieren, wenn inhaltliche Überlegungen eine logische Unterscheidung von unabhängigen und abhängigen Merkmalen (bzw. Prädiktor- und Kriteriumsvariable) rechtfertigen. Mit multivariaten Untersuchungen wird der relative Erklärungswert mehrerer Prädiktorvariablen für eine (oder mehrere) Kriteriumsvariablen bestimmt. Die statistische Neutralisierung von Kontrollvariablen (Partialkorrelation) stellt eine weitere Technik zur Erhöhung der internen Validität korrelativer Studien dar.

Ob ein komplexes Modell über Ursache-Wirkungs-Sequenzen zwischen mehreren Merkmalen die Realität angemessen beschreibt, läßt sich mit der Pfadanalyse überprüfen. Werden in derartigen Modellen auch latente Merkmale integriert, erfolgt die Überprüfung über lineare Strukturgleichungsmodelle. Man beachte jedoch, daß diese Ansätze nicht geeignet sind, kausale Modelle zu „beweisen". Solange sich für ein empirisches Korrelationsgeflecht mehrere Kausalmodelle finden lassen, ist die interne Validität der mit diesen Auswertungen verbundenen Aussagen deutlich eingeschränkt.

Die interne Validität im Sinne einer eindeutigen Kausalaussage läßt sich erheblich steigern, wenn bivariate oder multivariate Zusammenhangsanalysen längsschnittliche Elemente aufweisen, denn Vergangenes kann niemals die Folge von Zukünftigem sein. Längsschnittlich festgestellte Korrelationen zwischen Prädiktoren und Kriterien (z. B. im Kontext eines Cross-lagged-Panel-Designs) haben deshalb einen höheren Aussagegehalt als querschnittliche Korrelationen. Dies setzt allerdings voraus, daß Störfaktoren wie externe zeitliche Einflüsse, Reifungsprozesse der Untersuchungsteilnehmer, Testübung oder experimentelle Mortalität untersuchungstechnisch bzw. statistisch kontrolliert werden.

Bezogen auf die externe Validität der hier behandelten Untersuchungsvarianten ist anzumerken, daß die Ergebnisse – wie bei allen empirischen Untersuchungen – nur auf Zeitpunkte, Situationen und Objekte generalisierbar sind, die mit den in der Untersuchung realisierten Bedingungen vergleichbar sind.

8.2.4 Unterschiedshypothesen

Fragen wie „Hat diese Maßnahme eine Wirkung?" oder „Welchen Effekt löst diese Behandlung aus?" werden in der Grundlagen- und Evaluationsforschung häufig gestellt. Eine Strategie, derartige Fragen zu untersuchen, wäre genauso naheliegend wie falsch: Man führt die Maßnahme ein bzw. die Behandlung durch (wir wollen im folgenden die hierfür übliche, englischsprachige Bezeichnung *Treatment* übernehmen) und prüft deren Auswirkungen bei den betroffenen Personen. Diese Vorgehensweise (bzw. Varianten hiervon, vgl. Tafel 4) führt zu uneindeutigen Ergebnissen, denn man kann niemals sicher sein, daß die registrierten Effekte nicht auf andere Ursachen als das Treatment zurückgehen bzw. daß die vermeintliche Treatmentwirkung auch ohne das eigentliche Treatment eingetreten wäre. Allgemein formuliert lassen die Ergebnisse viele Interpretationen zu, d. h. derartige „Ein-Gruppen-Pläne" (One Shot Case Studies) sind durch eine geringe interne Validität gekennzeichnet.

Dieses Teilkapitel befaßt sich mit Untersuchungsplänen, welche die eingangs gestellten Forschungsfragen präziser bzw. eindeutiger beantworten. Charakteristisch für diese Untersuchungspläne ist der Vergleich zweier (oder mehrerer) Stichproben, die sich in bezug auf eine (oder mehrere) unabhängige Variable(n) unterscheiden. Im einfachsten Fall, der auf viele Varianten derartiger Forschungsfragen anwendbar sein dürfte, hat man nur eine unabhängige Variable mit zwei Stufen: behandelt vs. nicht behandelt. Die Untersuchung liefe damit auf den Vergleich zweier Gruppen, nämlich einer behandelten „*Treatmentgruppe*" und einer nicht behandelten „*Kontrollgruppe*" hinaus. Unterscheiden sich diese beiden Gruppen in bezug auf eine abhängige Variable, ist damit eine Treatmentwirkung eindeutiger nachgewiesen als mit einem „Ein-Gruppen-Plan".

Unterschiedshypothesen können auf vielfältige Weise geprüft werden. Wir behandeln im folgenden Zwei-Gruppen-Pläne, Mehr-Gruppen-Pläne, faktorielle Pläne, hierarchische Pläne, quadratische Pläne, Pläne mit Kontrollvariablen sowie multivariate Pläne. Erneut stehen untersuchungstechnische Fragen und nicht auswertungstechnische Fragen im Vordergrund, d. h. bezüglich der statistischen Auswertung werden wir uns auch in diesem Teilkapitel mit Hinweisen auf einschlägige Verfahren begnügen, die im Anhang A näher erläutert werden. Diese Verfahren setzen in der Regel intervallskalierte Daten voraus.

Wir beginnen dieses Teilkapitel mit einigen Bemerkungen zu Kontrolltechniken, die bei allen später behandelten Untersuchungsplänen zur Erhöhung der internen Validität beitragen. Diese Kontrolltechniken beziehen sich auf personengebundene und untersuchungsbedingte Störvariablen.

Kontrolltechniken

Die Schlußfolgerung, der Unterschied zwischen einer Experimental- und einer Kontrollgruppe repräsentiere Treatmenteffekte, ist nur zulässig, wenn gewährleistet ist, daß die Stichproben vor der Untersuchung in bezug auf alle untersuchungsrelevanten Merkmale vergleichbar bzw. äquivalent sind.

Wie diese Äquivalenz untersuchungstechnisch herzustellen ist, wird im folgenden behandelt.

Kontrolle personengebundener Störvariablen: Die interne Validität einer experimentellen Untersuchung ist gefährdet, wenn sich die Untersuchungsteilnehmer der einen Stichprobe von den Untersuchungsteilnehmern der anderen Stichprobe(n) nicht nur bezüglich der unabhängigen Variablen, sondern auch in bezug auf weitere, mit der abhängigen Variablen zusammenhängende Merkmale unterscheiden. Wir wollen diese Merkmale personengebundene Störvariablen nennen. *Randomisierung* und ggf. Vortests zielen darauf ab, die Stichproben bezüglich der personengebundenen Störvariablen vergleichbar zu machen.

Die Randomisierung bzw. die zufällige Zuweisung der Untersuchungsteilnehmer zu den Untersuchungsbedingungen (vgl. S. 53f.) setzt voraus, daß das Treatment vom Untersuchungsleiter „gesetzt" werden kann bzw. daß die Untersuchungsbedingungen – wie bei *experimentellen Untersuchungen* – vom Untersuchungsleiter willkürlich manipulierbar sind. Wäre dies die einzig mögliche Technik zur Überprüfung von Unterschiedshypothesen, würde die sozialwissenschaftliche Experimentalforschung bald an ihre Grenzen stoßen. Viele sozialwissenschaftliche „Treatments" entziehen sich einer künstlichen Manipulation, obwohl sie existent sind und durchaus wirksam sein können. Diesbezügliche Probleme dürften z. B. die Hypothesen bereiten, daß der Erfolg einer Behandlung davon abhängt, ob Krankenhauspatienten in einem Einzelzimmer oder in einem Mehrbettzimmer behandelt werden, daß die Integrationsaussichten für ausländische Kinder dadurch bestimmt sind, daß sie mit deutschen Kindern zusammen oder in „Spezialeinrichtungen" ausgebildet werden, daß Menschen katholischen Glaubens eine andere Einstellung zur Abtreibung haben als Menschen, die keiner Kirche angehören etc. Die Effekte der hier angesprochenen „Treatments" experimentell überprüfen zu wollen, hieße, Patienten zufällig entweder in einem Einzelzimmer oder in einem Mehrbettzimmer zu behandeln, ausländische Kinder zufällig entweder mit deutschen Kindern zusammen oder „unter sich" auszubilden, Menschen willkürlich katholisch oder konfessionslos sein zu lassen – Manipulationen, deren Bewertungen von „ethisch bedenklich" bis „unmöglich" reichen.

Viele sozialwissenschaftliche Fragestellungen beziehen sich auf Unterschiede zwischen bereits existierenden, also nicht künstlich durch bestimmte Treatments herzustellenden Teilpopulationen, die man in der sozialen Umwelt real antrifft. Der für diese Unterschiedshypothesen einschlägige Untersuchungstyp ist formal durch eine unabhängige Variable gekennzeichnet, deren Stufen den zu vergleichenden Teilpopulationen entsprechen (Einzelzimmerpatienten vs. Mehrbettzimmerpatienten, integrierte Ausbildung vs. isolierte Ausbildung von Ausländerkindern, katholisch vs. konfessionslos etc.). Diese Untersuchungsart muß zwangsläufig auf eine Randomisierung der Untersuchungsteilnehmer verzichten, denn die Zuordnung der Untersuchungsteilnehmer zu den Stufen der unabhängigen Variablen ist vorgegeben. Die Auswahl der Untersuchungsteilnehmer aus den jeweils zu vergleichenden Teilpopulationen erfolgt hingegen auch hier zufällig. Untersuchungen mit diesen Charakteristika bezeichneten wir in Anlehnung an Campbell und Stanley (1963a, b) auf S. 53f. als *quasiexperimentelle Untersuchungen*.

Nehmen wir einmal an, quasiexperimentelle Untersuchungen hätten gezeigt, daß Patienten in Einzelzimmern schneller gesunden als in Mehrbettzimmern, daß ausländische Kinder, die in gemischten Klassen ausgebildet werden, leichter integrierbar sind als ausländische Kinder in isolierten Schulklassen, daß Katholiken die Abtreibung negativer bewerten als Konfessionslose etc. Sind damit Aussagen zu rechtfertigen, die Unterschiede bzgl. der abhängigen Variablen seien auf die unabhängige Variable kausal zurückzuführen?

Diese Frage zielt auf einen wichtigen Schwachpunkt quasiexperimenteller Untersuchungen. Ihre Ergebnisse sind nicht so zwingend interpretierbar wie die Ergebnisse rein experimenteller Untersuchungen. Bezogen auf die drei genannten Beispiele lassen sich mühelos zahlreiche Alternativerklärungen der berichteten Befunde nennen. Vielleicht ist der Heilerfolg von Krankenhauspatienten von der Anzahl der Betten, die sich in ihrem Krankenzimmer befinden, völlig unabhängig. Für den Heilerfolg ausschlaggebend könnte vielmehr sein, daß Einzelzimmer im Unterschied zu Mehrbettzimmern sonnig sind und den Blick ins Grüne freigeben, daß Patienten dieser Zimmerkategorie eine bessere ärztliche Betreuung erfahren, daß diese Patienten eine andere Einstellung zu ihrer Krankheit haben als Patienten in Mehrbettzimmern etc. Auch die Integrationsaussichten ausländischer Kinder brauchen nichts damit zu tun haben, in welchen Klassen sie unterrichtet werden. Entscheidend hierfür könnten die Qualität des Lehrers sein, die Förderung der Kinder durch die Eltern oder die Sprachkenntnisse, die die Kinder schon vor Schulbeginn erwarben. Schließlich muß auch – im dritten Beispiel – die Aussage, Konfessionslosigkeit begünstige eine positive Einstellung zur Abtreibung, keineswegs schlüssig sein. Nicht die Tatsache, ob jemand katholischen Glaubens oder konfessionslos ist, determiniert die Einstellung zur Abtreibung, sondern z. B. der

Wunsch nach persönlicher Unabhängigkeit (der bei Konfessionslosen stärker ausgeprägt sein könnte).

Ähnlich wie bei Korrelationsstudien (die manche Autoren ebenfalls zu den quasiexperimentellen Untersuchungen zählen) sind auch die Ergebnisse quasiexperimenteller Untersuchungen mehrdeutig interpretierbar. Dies ist in erster Linie eine Konsequenz des notwendigen Verzichts auf die Randomisierung. Dadurch, daß die Zuordnung der Untersuchungsteilnehmer zu den Stufen der unabhängigen Variablen vorgegeben, also nicht willkürlich manipulierbar ist, besteht die Gefahr, daß die unabhängige Variable mit weiteren Variablen, die die abhängige Variable ebenfalls beeinflussen, *konfundiert* bzw. überlagert ist, so daß letztlich nicht entschieden werden kann, welche Variablen für die Unterschiede in der abhängigen Variablen verantwortlich sind. Anders als im Experiment unterscheiden sich die Untersuchungsgruppen eben nicht nur in bezug auf eine unabhängige Variable, sondern möglicherweise in bezug auf viele weitere Variablen, so daß es offen bleiben muß, welche Variable(n) die registrierten Effekte tatsächlich bewirkten. Die Ergebnisse von quasiexperimentellen Untersuchungen lassen mehr Erklärungsalternativen zu als die Ergebnisse reiner experimenteller Untersuchungen, d. h. sie haben eine geringere interne Validität als experimentelle Untersuchungen.

> **!** **Bei experimentellen Untersuchungen werden die Probanden den Untersuchungsbedingungen per Zufallsprinzip zugeordnet (Randomisierung) und somit die Untersuchungsgruppen vom Forscher künstlich zusammengestellt. Bei quasiexperimentellen Untersuchungen arbeitet man mit vorgefundenen Gruppen, wodurch Störeinflüsse weniger gut kontrollierbar sind.**

Falls eine Randomisierung nicht möglich ist, stehen für die Kontrolle personengebundener Störvariablen in quasiexperimentellen Untersuchungen folgende Techniken zur Verfügung:

- *Konstanthalten* von personengebundenen Störvariablen: Personengebundene Störvariablen beeinflussen die Unterschiedlichkeit von Vergleichsgruppen nicht, wenn sie konstant gehalten werden. Durch das Konstanthalten von Störvariablen verringert sich jedoch die externe Validität.

  Eine Untersuchung vergleicht beispielsweise das Abstraktionsvermögen (abhängige Variable) von Physikern und Informatikern (unabhängige Variable). Man befürchtet, daß individuelle Berufserfahrung die abhängige Variable ebenfalls beeinflussen könnte und daß sich in der Zufallsstichprobe der Informatiker durchschnittlich Personen mit mehr Erfahrung befinden als in der anderen Stichprobe. Es wird deshalb entschieden, nur Personen zu untersuchen, die sich in ihrem ersten Berufsjahr befinden.
- *Parallelisierung* der Stichproben in bezug auf personengebundene Störvariablen: Der Einfluß von Störvariablen wird irrelevant, wenn die Störvariablen in allen Vergleichsgruppen gleichermaßen wirksam sind. Man erreicht dies durch Parallelisierung der Vergleichsgruppen in bezug auf die Störvariablen. Die Vergleichsgruppen sind parallel, wenn sie hinsichtlich der Störvariablen annähernd gleiche Mittelwerte und Streuungen aufweisen. Die Parallelisierung geht häufig zu Lasten externer Validität.

  Die Untersuchung des Abstraktionsvermögens der o.g. Berufsgruppen führt zu eindeutigeren Resultaten, wenn man dafür Sorge trägt, daß sich die beiden Vergleichsgruppen im Durchschnitt ähnlich lange im Beruf befinden und daß die Anzahl der Berufsjahre in beiden Gruppen annähernd gleich streut. Hierbei müßte man allerdings in Kauf nehmen, daß diejenige Stichprobe, die auf die Altersverteilung der anderen Stichprobe hin abgestimmt wurde, ihre entsprechende Population nicht mehr richtig repräsentiert.
- Bildung von *Matched Samples*: Vor allem bei kleineren Stichproben (nicht mehr als ca. 20 Untersuchungsteilnehmer pro Vergleichsgruppe) wendet man statt der Parallelisierung nach Mittelwert und Streuung häufig ein Verfahren an, bei dem die Untersuchungsteilnehmer der Stichproben einander paarweise (bei zwei Vergleichsgruppen) in bezug auf das oder die zu kontrollierenden Merkmale zugeordnet werden. Für diesen Vorgang übernehmen wir den englischsprachigen Ausdruck „Matching" (Matched Samples).

Zur Verdeutlichung dieser Technik greifen wir erneut den Vergleich isoliert bzw. integriert ausgebildeter Ausländerkinder auf. Will man verhindern, daß die unabhängige Variable „isoliert vs. integriert" durch die Merkmale „Sprachkenntnisse" und „Betreuung durch die Eltern" überlagert ist, würde man bei einer Parallelisierung nach dem Matching-Verfahren wie folgt vorgehen: Jedem Schüler der ersten Stichprobe wird ein Schüler der zweiten Stichprobe zugeordnet, der in bezug auf die Merkmale „Sprachkenntnisse" und „Betreuung durch die Eltern" ungefähr die gleichen Werte aufweist wie der Schüler der ersten Stichprobe. So entstehen zwei (oder bei entsprechender Erweiterung des Verfahrens auch mehrere) Stichproben, die in bezug auf die Parallelisierungsmerkmale (weitgehend) identisch sind, d. h. diese Merkmale kommen als Ursachen für mögliche Unterschiede in der abhängigen Variablen nicht in Betracht.

Erfolgt das Matching in bezug auf mehrere Störvariablen, kann es gelegentlich Schwierigkeiten bereiten, für einzelne Untersuchungsteilnehmer der einen Stichprobe „passende Partner" in der (den) anderen Stichprobe(n) zu finden. Die Zufälligkeit der Stichprobe ist dann nicht mehr gegeben, d. h. die externe Validität wird eingeschränkt.

- Kontrolle von personengebundenen Störvariablen in *mehr-faktoriellen Plänen*: Die Bedeutung einer Störvariablen läßt sich kontrollieren, wenn man sie als gesonderten Faktor in einem mehr-faktoriellen Untersuchungsplan mit berücksichtigt. Wir werden diese Kontrollvariante im Abschnitt über faktorielle Pläne (vgl. S. 495 ff.) behandeln.
- *Kovarianzanalytische Kontrolle* personengebundener Störvariablen: Die Beeinflussung einer abhängigen Variablen durch Störvariablen kann auf rechnerischem Wege mit Hilfe der Kovarianzanalyse kontrolliert werden. (Näheres hierzu siehe S. 508 f.)

Kontrolle untersuchungsbedingter Störvariablen: Untersuchungsbedingte Störvariablen bzw. den Untersuchungsablauf betreffende Störvariablen sind eine weitere Ursache für mangelnde Validität. Die Wirksamkeit dieser Störvariablen läßt sich durch Randomisierung der Untersuchungsteilnehmer nicht ausschalten. Hierfür sind Kontrolltechniken erforderlich, die sicherstellen, daß sich die äußeren Rahmenbedingungen der Untersuchungsdurchführung für alle Stichproben nicht unterscheiden mit Ausnahme derjenigen Unterschiede, die auf die unabhängige Variable bzw. die zu prüfenden Treatments zurückgehen. Untersuchungsbedingte Störvariablen lassen sich in folgender Weise kontrollieren bzw. neutralisieren:

- *Ausschalten* von untersuchungsbedingten Störvariablen: Wenn möglich, sollte dafür Sorge getragen werden, daß die Untersuchungen aller Vergleichsgruppen störungsfrei verlaufen.
- *Konstanthalten* von untersuchungsbedingten Störvariablen: Wenn schon der Einfluß von Störvariablen nicht zu beseitigen ist, sollte man zumindest darauf achten, daß die Störungen in allen Versuchsdurchführungen gleich sind. Wenn man beispielsweise vermutet, daß die Art des Untersuchungsraumes die Untersuchungsergebnisse beeinflussen könnte, sollten die Untersuchungsteilnehmer im selben Raum untersucht werden. Mögliche Unterschiede zwischen den Vergleichsgruppen können dann nicht auf unterschiedliche Störbedingungen zurückgeführt werden (wenn man von Interaktionen zwischen den Störvariablen und den Untersuchungsbedingungen einmal absieht; zum Interaktionsbegriff siehe S. 496 ff.).
- *Registrieren* von Störvariablen: Ist nicht sicherzustellen daß die Untersuchungsbedingungen in bezug auf Störvariablen vergleichbar sind, sollte man sich bemühen, Art und Intensität von Störungen möglichst genau zu protokollieren; ggf. besteht dann nachträglich die Möglichkeit, die Ergebnisse bezüglich des Einflusses von Störvariablen statistisch zu korrigieren (vgl. S. 508 f.).

Die erste Kontrolltechnik ist typisch für *Laboruntersuchungen* (vgl. Abschnitt 2.3.3) und geht zu Lasten der externen Validität. Die Untersuchungsergebnisse sind ohne weitere Zusatzinformationen nur auf vergleichbare Laborsituationen generalisierbar. Ähnliches gilt für die zweite Kontrolltechnik, es sei denn, es gelingt, Störvariablen in einer Weise konstant zu halten, die auch für natürliche Umfelder typisch ist. Die dritte Kontrolltechnik kommt vor allem bei experimentellen *Felduntersuchungen* zum Einsatz, bei denen auf das Ausschalten oder Konstanthalten von Störvariablen bewußt verzichtet wird (oder verzichtet werden muß). Sie gefährdet die externe Validität einer Untersuchung nur wenig und versucht, die interne Validität im Nachhinein zu sichern.

Zwei-Gruppen-Pläne

Einfache Effekthypothesen der Art „Treatment X hat einen Einfluß auf die abhängige Variable Y“ sollten grundsätzlich als Unterschiedshypothesen geprüft werden. Die entsprechende Unterschiedshypothese lautet: „Die mit einem Treatment X behandelte Population unterscheidet sich von einer nicht-behandelten Population“ (bezüglich der Formulierung einer gerichteten Unterschiedshypothese vgl. S. 462).

Experimentelle Untersuchungen: Die Durchführung dieser Untersuchungsart beginnt mit der Ziehung einer Stichprobe des Umfangs n aus derjenigen Population, für die die Untersuchungsergebnisse gelten sollen (zur Art der Stichprobe vgl. Abschnitt 7.2 und zur Größe der Stichprobe Abschnitt 9.2). Die n Untersuchungsteilnehmer werden nach einem Zufallsverfahren in zwei Stichproben S_1 und S_2 mit den Umfängen n_1 und n_2 aufgeteilt (*Randomisierung*), wobei n_1 und n_2 nach Möglichkeit gleich groß sein sollten. Bei kleineren Stichproben muß die Vergleichbarkeit der Stichproben bezüglich der abhängigen Variablen durch Vortests geprüft werden. Eine Stichprobe erhält das Treatment (*Treatmentgruppe*), die andere bleibt unbehandelt (*Kontrollgruppe*). Es resultiert das in Abb. 39 wiedergegebene Untersuchungsschema. Die Untersuchung endet mit der Erhebung der abhängigen Variablen in beiden Stichproben bzw. mit der Überprüfung des Unterschiedes der beiden Stichprobenmittelwerte auf statistische Signifikanz.

Treatmentgruppe	Kontrollgruppe
S_1	S_2

Abb. 39. Untersuchungsschema eines Zwei-Gruppen-Planes mit einer Kontrollgruppe

Es interessiert beispielsweise die Hypothese, daß sich ein Förderkurs in Logik positiv auf die Mathematikleistungen von Gymnasialschülern des achten Schuljahres auswirkt. Die entsprechende (gerichtete) Unterschiedshypothese heißt: Schüler, die an einem Förderkurs teilnehmen, zeigen bessere Mathematikleistungen als Schüler, die an diesem Kurs nicht teilnehmen. Der Zufall entscheidet, welcher von n zufällig ausgewählten Schülern zur Treatmentgruppe (Förderkurs) bzw. zur Kontrollgruppe (kein Förderkurs) gehört. Die Treatmentgruppe nimmt zusätzlich zum regulären Unterricht an einem Logikkurs teil, und die Kontrollgruppe wird nur regulär unterrichtet. Mögliche untersuchungsbedingte Störvariablen sind auszuschalten oder zu kontrollieren (vgl. S. 492). Nach Abschluß der Förderung werden die Mathematikleistungen beider Schülergruppen ermittelt und in einem Signifikanztest miteinander verglichen.

Die Randomisierung qualifiziert diese Untersuchung als eine *experimentelle Untersuchung*. Sie gewährleistet (zumindest bei genügend großen Stichproben), daß sich die Vergleichsgruppen vor Durchführung der Untersuchung in bezug auf die abhängige Variable nicht oder nur geringfügig unterscheiden. (Wie im Falle unterschiedlicher Vortestmittelwerte zu verfahren ist, wird auf S. 521 f. beschrieben.)

Hypothesen, die sich auf die unterschiedliche Wirkung von zwei Treatments A_1 und A_2 beziehen, werden ebenfalls mit einem Zwei-Gruppen-Plan geprüft (Beispiel: Förderkurs A_1 hat eine andere Wirkung als Förderkurs A_2). Die Untersuchungsdurchführung unterscheidet sich von der oben beschriebenen nur darin, daß statt der Kontrollgruppe eine zweite Treatmentgruppe untersucht wird. (Der Vergleich mehrerer Treatmentgruppen mit einer oder mehreren Kontrollgruppen wird auf S. 494 f. behandelt.)

Quasiexperimentelle Untersuchungen: Zwei-Gruppen-Pläne sind auch für die Durchführung von *quasiexperimentellen Untersuchungen* geeignet, d. h. für Untersuchungen, bei denen die Zugehörigkeit der Untersuchungsteilnehmer zu den zwei Stufen einer unabhängigen Variablen vorgegeben ist bzw. bei denen eine Randomisierung nicht möglich oder sinnvoll ist. In diesem Sinne quasi-

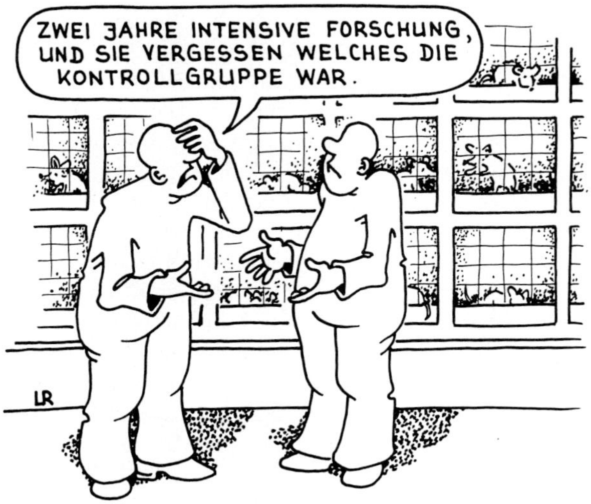
ZWEI JAHRE INTENSIVE FORSCHUNG, UND SIE VERGESSEN WELCHES DIE KONTROLLGRUPPE WAR.
LR

Die Kontrollgruppe sollte der Treatmentgruppe mit Ausnahme einer einzigen Variablen (der UV) möglichst ähnlich sein. (Zeichnung: R. Löffler, Dinkelsbühl)

experimentell wäre beispielsweise eine Untersuchung, die die Mathematikleistungen von Gymnasialschülern und Realschülern vergleicht.

Vor allem bei quasiexperimentellen Untersuchungen besteht die Gefahr, daß die unabhängige Variable (d. h. die zu vergleichenden Populationen), mit anderen, für die abhängige Variable bedeutsamen Variablen konfundiert ist. Diese Störvariablen können personengebunden oder untersuchungsbedingt sein. Maßnahmen zur Kontrolle derartiger Störvariablen wurden auf S. 489 ff. diskutiert. Wählt man als Kontrolltechnik eine Matching-Prozedur, ist die Unterschiedshypothese mit einem *t-Test für abhängige Stichproben* zu überprüfen.

Ansonsten steht für die statistische Überprüfung von Unterschiedshypothesen, die experimentell in Zwei-Gruppen-Plänen untersucht werden, der *t-Test für unabhängige Stichproben* zur Verfügung (vgl. Anhang A). Läßt die Skalenqualität der abhängigen Variablen keine sinnvolle Mittelwertbildung zu, ist als Signifikanztest ein Verfahren aus der Klasse der verteilungsfreien Methoden (vgl. z. B. Bortz et al., 1990) wie beispielsweise der *U-Test* zu wählen.

Extremgruppenvergleich: Eine spezielle Variante des quasiexperimentellen Zwei-Gruppen-Planes stellt der sog. Extremgruppenvergleich dar. Hierbei werden nur Untersuchungsteilnehmer berücksichtigt, die bezüglich einer kontinuierlichen, unabhängigen Variablen extreme Ausprägungen, d. h. besonders hohe oder besonders niedrige Ausprägungen aufweisen. Als einfaches Beispiel hierfür dient der Vergleich besonders ehrgeiziger und besonders nachlässiger Studenten hinsichtlich ihrer Examensleistungen.

Extremgruppenvergleiche sollten nicht zu den hypothesenprüfenden Untersuchungen, sondern zur Klasse der explorativen Studien gezählt werden, denn sie erkunden letztlich nur, ob eine unabhängige Variable potentiellen Erklärungswert für eine abhängige Variable haben kann. Sie stehen auf der gleichen Stufe wie die auf S. 477 f. kritisierten Korrelationsstudien, die den mittleren Bereich einer Variablen außer acht lassen (vgl. Abb. 35 c). Folgerichtig überschätzen ihre Ergebnisse die Bedeutung der untersuchten unabhängigen Variablen. Als Signifikanztest sollte für Extremgruppenvergleiche nicht der t-Test gewählt werden (dieser ist an Voraussetzungen geknüpft, die Extremgruppenvergleiche in der Regel nicht erfüllen), sondern – wenn überhaupt – ein verteilungsfreies Verfahren.

Mehr-Gruppen-Pläne

Unterschiedshypothesen, die sich nicht nur auf zwei, sondern auf mehr als zwei Treatments (allgemein: p Treatments A_1, A_2...A_p) beziehen, werden mit einem Mehr-Gruppen-Plan untersucht. Die *experimentelle* Vorgehensweise entspricht der eines Zwei-Gruppen-Planes: Man zieht eine Zufallsstichprobe des Umfangs n und teilt diese zufällig in p Stichproben S_1, S_2 ... S_p mit den Umfängen n_1, n_2 ... n_p auf. Hierbei ist es von Vorteil, wenn alle Stichproben gleich groß sind. Jeder Stichprobe wird dann ein Treatment zugeordnet. Es resultiert das in Abb. 40 wiedergegebene Untersuchungsschema. Die durchschnittliche Ausprägung der abhängigen Variablen in den einzelnen Treatmentgruppen informiert über die Treatmentwirkung.

Ein Beispiel: Es wird die Hypothese überprüft, daß die Reproduktion eines Textes von der Art der Informationsaufnahme abhängt. Eine Stich-

Treatments

A_1	A_2	A_3	---	A_p
S_1	S_2	S_3	---	S_p

Abb. 40. Untersuchungsschema eines Mehr-Gruppen-Planes

probe muß sich den Text durch leises Lesen einprägen (Treatment A_1), eine zweite durch lautes Lesen (Treatment A_2) und einer dritten Stichprobe wird der Text vorgelesen (A_3). Als abhängige Variable werden die Fehler gezählt, die die Untersuchungsteilnehmer bei einer abschließenden Befragung über den Text machen.

Die statistische Überprüfung dieser Unterschiedshypothese erfolgt mit Hilfe der *einfaktoriellen Varianzanalyse* (vgl. Anhang A). Zusätzlich kann man mit Hilfe sog. *Einzelvergleiche* oder *Kontraste* überprüfen, ob sich bestimmte Treatments signifikant voneinander unterscheiden (Im Beispiel: Haben lautes und leises Lesen unterschiedliche Wirkung?). Hierbei werden a priori Einzelvergleiche, die die Formulierung gezielter Einzelvergleichshypothesen vor der Untersuchung voraussetzen, und a posteriori Einzelvergleiche unterschieden, mit denen man im nachhinein feststellt, welche Treatments sich signifikant voneinander unterscheiden.

Einzelvergleichsverfahren verwendet man auch, um Kombinationen einzelner Treatments mit anderen Treatments zu vergleichen. Diese Auswertungsvariante ist besonders vorteilhaft, wenn neben mehreren Treatmentgruppen eine oder mehrere Kontrollgruppen untersucht werden, und man an der Hypothese interessiert ist, daß sich die behandelten Untersuchungsteilnehmer von nicht behandelten unterscheiden. Ein typisches Beispiel hierfür ist der Vergleich verschiedener Medikamente mit einem Placebo (einer chemisch wirkungslosen Substanz), bei dem zunächst die Frage interessiert, ob die Wirkung der Medikamente überhaupt einer möglichen Placebo-Wirkung überlegen ist.

Weitere Zusatzauswertungen sind möglich, wenn nicht nur die abhängige Variable, sondern auch die unabhängige Variable intervallskaliert ist (z. B. Reaktionszeiten in Abhängigkeit von verschiedenen Alkoholmengen). Mit sog. *Trendtests* kann dann z. B. die Hypothese geprüft werden, ob sich die abhängige Variable linear zur unabhängigen Variablen (oder einem anderen Trend folgend) verändert. (Im Beispiel: Die Reaktionszeit verlängert sich proportional zur Alkoholmenge.)

Mehr-Gruppen-Pläne sind auch in *quasiexperimentellen Untersuchungen* einsetzbar. Statt verschiedener Treatmentgruppen werden dann Stichproben aus den Populationen, auf die sich die Unterschiedshypothese bezieht, miteinander verglichen. Ein einfaches Beispiel hierfür wäre der Vergleich von Studenten verschiedener Fachrichtungen hinsichtlich ihrer durchschnittlichen Studiendauer.

Wie bereits mehrfach erwähnt, sind Quasiexperimente weniger aussagekräftig als experimentelle Untersuchungen. Die interne Validität läßt sich jedoch auch hier durch die auf S. 489 ff. genannten Kontrolltechniken erhöhen. Auf die Matching-Prozedur wird man bei Mehr-Stichproben-Plänen realistischerweise nur zurückgreifen, wenn höchstens drei oder vier Stichproben kleineren Umfangs zu vergleichen sind. Die Auswertung erfolgt dann mit einer Varianzanalyse für abhängige Stichproben (vgl. Anhang A).

Faktorielle Pläne

Bisher behandelten wir die Treatments bzw. die zu vergleichenden Populationen als Stufen *einer* unabhängigen Variablen, was untersuchungstechnisch zu Zwei- oder Mehr-Gruppen-Plänen führte, mit denen Hypothesen über die Bedeutsamkeit dieser unabhängigen Variablen geprüft werden. Für viele Forschungsfragen ist es jedoch realistisch, davon auszugehen, daß mehrere unabhängige Variablen simultan wirksam sind. Lassen sich diese hypothetisch benennen, empfiehlt sich eine Untersuchung nach den Regeln faktorieller Pläne.

Zweifaktorielle Pläne: Die einfachste Variante faktorieller Pläne, der zweifaktorielle Plan, kontrolliert gleichzeitig die Bedeutung von zwei unabhängigen Variablen (Faktoren) für eine abhängige Variable. Zusätzlich informiert dieser Plan über die Kombinationswirkung (*Interaktion* oder *Wechselwirkung*) der beiden unabhängigen Variablen.

Nehmen wir an, die erste unabhängige Variable (Faktor A) sei p-fach und die zweite unabhängige

	B_1	B_2	B_3	----	B_q
A_1	S_{11}	S_{12}	S_{13}	----	S_{1q}
A_2	S_{21}	S_{22}	S_{23}	----	S_{2q}
A_3	S_{31}	S_{32}	S_{33}	----	S_{3q}
⋮	⋮	⋮	⋮	–+–	⋮
A_p	S_{p1}	S_{p2}	S_{p3}	----	$S_{q\,p}$

Abb. 41. Untersuchungsschema eines zweifaktoriellen Planes

Variable (Faktor B) q-fach gestuft. Es ergeben sich damit insgesamt p×q Faktorstufenkombinationen. In einem vollständigen experimentellen Plan (unvollständige Pläne behandeln wir auf S. 504 ff.) werden jeder Faktorstufenkombination per Zufall n Untersuchungsobjekte zugeordnet, d. h. wir benötigen insgesamt p·q Stichproben (S_{11}, S_{12} ... S_{pq}) bzw. p·q·n Untersuchungsobjekte, von denen jeweils eine Messung der abhängigen Variablen erhoben wird (zu ungleich großen Stichproben vgl. z. B. Bortz, 1993, Kap. 8.4). Abbildung 41 zeigt das Grundschema eines zweifaktoriellen Planes.

Ein Beispiel: Überprüft werden die Hypothesen, daß die Ablesegenauigkeit für Anzeigegeräte (z. B. für Tachometer) von der Form des Gerätes (Faktor A mit den Stufen: A_1 = oval, A_2 = viereckig, A_3 = rund) und von der Art der Zahlendarstellung (Faktor B mit den Stufen: B_1 = analog, B_2 = digital) abhängt. Insgesamt resultieren also 3·2 = 6 Faktorstufenkombinationen (Arten von Anzeigegeräten). Für jede Faktorstufenkombination erhält eine Stichprobe von Untersuchungsteilnehmern die Aufgabe, in mehreren Durchgängen in einer vorgegebenen Zeit die angezeigte Zahl zu nennen. Die Anzahl falscher Reaktionen eines jeden Untersuchungsteilnehmers sind die Messungen der abhängigen Variablen.

Die nach diesem Schema erhobenen Daten werden mit einer zweifaktoriellen Varianzanalyse (vgl. Anhang A) statistisch ausgewertet. Diese Auswertung entspricht nicht – wie man meinen könnte – einer zweifachen Anwendung der einfaktoriellen Varianzanalyse, denn es wird zusätzlich überprüft, ob auch die Kombinationswirkungen der untersuchten Faktoren (Interaktionen) statistisch bedeutsam sind.

Haupteffekte und Interaktionen: Betrachten wir den einfachsten Fall einer zweifaktoriellen Varianzanalyse mit je nur zwei Stufen für Faktor A und Faktor B. Ein solcher Plan entsteht z. B., wenn man in einem Experiment die Wirksamkeit eines Placebos (A_1) im Vergleich zu einem herkömmlichen Beruhigungsmittel (A_2) testen will und dabei auch mögliche Geschlechtseffekte (B_1: männlich, B_2: weiblich) miteinbezieht. Als abhängige Variable wäre ein Selbstrating der subjektiven Befindlichkeit (z. B. „Ich fühle mich nervös und angespannt“: stimmt gar nicht – wenig – teils/teils – ziemlich – völlig) oder auch ein physiologisches Maß (z. B. ein hirnphysiologischer Erregungsindikator, vgl. S. 263) denkbar.

Bei der (fiktiven) Untersuchung von fünf Personen pro Untersuchungsgruppe könnte sich das in Tabelle 39 dargestellte Datenschema ergeben.

In diesem zweifaktoriellen varianzanalytischen Design können drei Fragestellungen geprüft werden:

1. Unterscheidet sich die durchschnittliche Befindlichkeit zwischen Placebo- und Beruhigungsmittel-Gruppe (Haupteffekt A)?
2. Unterscheiden sich Männer und Frauen in der durchschnittlichen Befindlichkeit (Haupteffekt B)?
3. Gibt es besondere Auffälligkeiten hinsichtlich der Placebo- und Beruhigungsmittelwirkungen bei beiden Geschlechtern (Interaktionseffekt)?

Auch ohne statistische Analyse kann man zunächst durch Inspektion der Stichprobenergebnisse Vermutungen darüber anstellen, ob signifikante Haupteffekte und ein signifikanter Interaktionseffekt vorliegen könnten. Je größer die Unterschiede zwischen den Spaltenmittelwerten (hier: $\bar{A}_1$ und $\bar{A}_2$) bzw. zwischen den Zeilenmittelwerten (hier: $\bar{B}_1$ und $\bar{B}_2$) desto eher spricht dies für einen signifikanten Haupteffekt A bzw. Haupteffekt B. Ob möglicherweise ein signifikanter Interaktionseffekt vorliegt, erkennt man durch Betrachtung der Zellenmittelwerte ($\overline{AB}_{ij}$), die man ergänzend

Tabelle 39. Datenschema einer 2×2 Varianzanalyse

	A_1 Placebo	A_2 Beruhigungsmittel	$\bar{B}_j$
B_1 Männer	9 10 8 8 9	6 7 6 6 7	7,6
B_2 Frauen	7 8 6 8 7	8 8 7 6 6	7,1
$\bar{A}_i$	8,0	6,7	7,35

Tabelle 40. Zellenmittelwerte $\overline{AB}_{ij}$ für eine 2×2 Varianzanalyse

	A_1 Placebo	A_2 Beruhigungsmittel	$\bar{B}_i$
B_1 Männer	8,8	6,4	7,6
B_2 Frauen	7,2	7,0	7,1
$\bar{A}_i$	8,0	6,7	7,35

zum obigen Datenschema meist separat in einer kleinen Tabelle einträgt (s. Tabelle 40).

Man beachte, daß mit dem Vorliegen eines Interaktionseffektes *nicht* gemeint ist, *daß* zwei Faktoren zusammenwirken bzw. *daß* sie gemeinsam einen Effekt erzeugen, sondern es geht darum, *auf welche Weise* die Faktorstufen zusammenwirken! (Verstärken sie sich? Schwächen sie sich ab? Kommen beim Zusammenspiel einiger Faktorstufen überraschende Wirkungen zustande?) Ein additives Zusammenwirken beider Faktoren ist als „Normalfall" definiert; überzufällige Abweichungen von der Additivität werden als „*Interaktionseffekt*" bezeichnet. Beispiel: Wenn eine digitale Anzeige für sich genommen im Durchschnitt zu geringen Fehlerraten führt und ein rechteckiges Display seinerseits besonders günstige Fehlerraten hat, muß bei additivem Zusammenwirken der beiden Faktorstufen ein rechteckiges digitales Anzeigegerät ebenfalls geringe Fehlerdurchschnitte erzeugen (kein Interaktionseffekt). Das Vorliegen eines Interaktionseffektes wäre daran erkennbar, daß trotz guter Einzelergebnisse von digitaler Anzeige und rechteckigem Display in der Kombination plötzlich überraschend schlechtere Werte zustandekommen oder aber die Fehlerraten auffallend extrem verringert sind.

Um die Art des Zusammenwirkens zweier Faktoren sichtbar zu machen, fertigt man ergänzend zur Tabelle der Zellenmittelwerte (Tabelle 40) sog. *Interaktionsdiagramme* an, in die jeweils alle Zellenmittelwerte (in Tabelle 40 sind es vier) einzutragen sind. Im Interaktionsdiagramm werden die Werte der abhängigen Variablen AV (hier: die Werte für die Befindlichkeit) auf der Ordinate (y-Achse) und die Stufen einer der beiden Faktoren (z. B. Faktor A) auf der Abszisse (x-Achse) abgetragen. Für jede Stufe des anderen Faktors (hier B) wird ein Linienzug angefertigt, der die Mittelwerte der entsprechenden Faktorstufenkombinationen verbindet. Damit erhält man das Interaktionsdiagramm für Faktor A. Um ein Interaktionsdiagramm für Faktor B zu erstellen, trägt man die Stufen von Faktor B auf der x-Achse ab und zeichnet für die Stufen von Faktor A jeweils einen Graphen. In den Interaktionsdiagrammen für A und B werden somit dieselben Zellenmittelwerte nur jeweils anders gruppiert dargestellt. Für unser Beispiel ergeben sich folgende Interaktionsdiagramme (Abb. 42a und 42b).

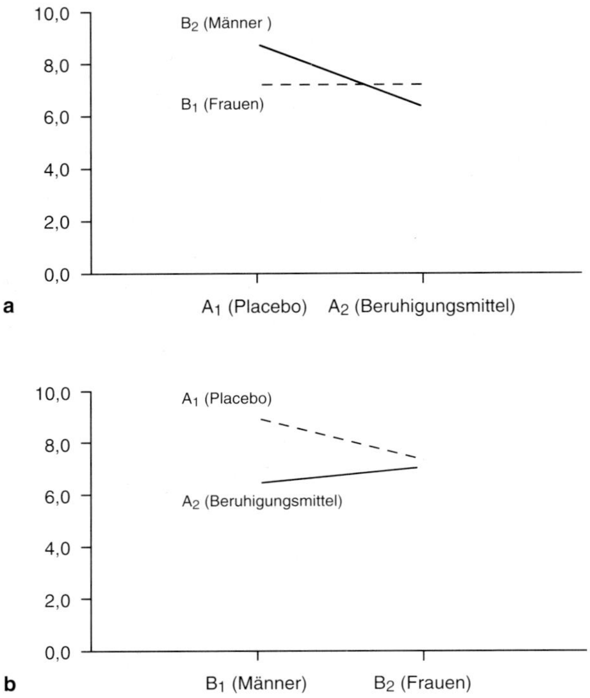

Abb. 42. **a** Interaktionsdiagramm für Faktor A. **b** Interaktionsdiagramm für Faktor B

Wenn keine Interaktion vorliegt und die Faktoren „nur" additiv zusammenwirken, sind die im Interaktionsdiagramm abgetragenen Graphen parallel. Je stärker sie von der Parallelität abweichen, umso eher spricht dies für das Vorliegen eines Interaktionseffektes.

Wenn eine Interaktion vorliegt, lassen sich drei Typen von Interaktionen unterscheiden (vgl. Leigh und Kinnear, 1981): Die *ordinale Interaktion* ist dadurch gekennzeichnet, daß die Graphen in *beiden* Interaktionsdiagrammen zwar nicht parallel, aber doch *gleichsinnig* verlaufen (z.B. beide aufsteigend, beide abfallend, s. Abb. 43a). Bei der *hybriden Interaktion* dagegen verlaufen die Graphen nur in *einem* Interaktionsdiagramm gleichsinnig, im anderen nicht (Abb. 43b). Wenn in beiden Interaktionsdiagrammen die Graphen *nicht* gleichsinnig verlaufen, spricht man von *disordinaler Interaktion* (Abb. 43c). Man beachte, daß die Frage, ob Graphen gleichsinnig verlaufen, nichts damit zu tun hat, ob sie sich durchkreuzen. Zwei Graphen können z. B. beide aufsteigend sein, und sich durchkreuzen, während gegenläufige Graphen ohne Schnittpunkte auftreten können.

Mit diesem Wissen können wir nun die im Beispiel aufgetretene Interaktion als hybride Interaktion kennzeichnen.

Die Frage, welcher Interaktionstyp vorliegt, ist für die Interpretation der Haupteffekte von Belang. Wenn keine Interaktion oder eine ordinale Interaktion vorliegt, darf man signifikante Haupteffekte *global* interpretieren und dabei über die Stufen des anderen Faktors hinweg generalisieren. Im vorliegenden Beispiel würde man dann sagen, das Beruhigungsmittel sei wirksamer als das Placebo und Männer seien im Durchschnitt angespannter als Frauen. Eine solche globale Interpretation ist immer falsch, wenn eine hybride Interaktion vorliegt. Bei der hybriden Interaktion kann nämlich nur *ein* Faktor global interpretiert werden, wie im Beispiel Faktor A: Sowohl bei den Frauen als auch bei den Männern ist der Erregungsgrad mit Placebo (A_1) höher als bei Einnahme des Beruhigungmittels (A_2), d. h. das Beruhigungsmittel ist generell wirkungsvoller als das Placebo. Faktor B ist dagegen nicht global interpretierbar, d. h. man kann nicht pauschal sagen, daß Männer nervöser und angespannter sind als Frauen, sondern muß differenziert zum Ausdruck bringen, daß die durchschnittliche Erregung bei den Männern in der Placebo-Bedingung höher ist als bei den Frauen, daß die Männer aber unter der Beruhigungmittel-Bedingung einen niedrigeren durchschnittlichen Erregungs-Index als die Frauen aufweisen.

Bei einer disordinalen Interaktion kann keiner der beiden Faktoren global interpretiert werden; stattdessen muß eine differenzierte Betrachtung der einzelnen Zellen erfolgen. Man beachte, daß die Frage nach globaler oder differenzierter Interpretation von Haupteffekten nur relevant ist, wenn die Haupteffekte signifikant sind.

! **Liegt ein signifikanter Interaktionseffekt vor, so ist die Interpretation der signifikanten Haupteffekte ggf. zu modifizieren. Ob und inwiefern sich die Interpretation der Haupteffekte ändert, hängt von der Art der vorliegenden Interaktion ab. Es sind drei Arten von Interaktionen zu unterscheiden:**

- **die ordinale Interaktion, bei der beide Haupteffekte global interpretierbar sind,**
- **die hybride Interaktion, bei der nur einer der beiden Haupteffekte global interpretierbar ist und**
- **die disordinale Interaktion, bei der keiner der beiden Haupteffekte global interpretierbar ist, sondern eine differenzierte Betrachtung auf Zellenebene erfolgen muß.**

Um einen Interaktionseffekt zu klassifizieren, betrachtet man entweder die Tabelle der empirischen Zellenmittelwerte oder deren graphische Darstellung in einem Interaktionsdiagramm.

Interaktionen bilden Sachverhalte ab, die für viele sozialwissenschafliche Fragen realistischer sind als Haupteffekte. Mit einem Haupteffekt überprüfen wir eine Hypothese, die sich auf die gesamte Zielpopulation bezieht, die also aussagt, daß die durch verschiedene Treatments bewirkten Unterschiede für die gesamte untersuchte Population gelten. Interaktionshypothesen hingegen beziehen sich auf die differentielle Wirkung der einzelnen Treatments, d. h. auf Treatmentwirkungen, die von der Art der untersuchten Population abhängen bzw. auf die Wirkung von Treatmentkombinationen.

Die Abbildungen 43 a-c verdeutlichen einige typische, aber keineswegs alle möglichen Muster für eine Interaktion. Die Gesamtzahl aller Interaktionsmuster nimmt rasch zu, wenn man pro Faktor mehr Stufen untersucht als in dem Beispiel untersucht wurden (allgemein: p×q-Pläne). Es ist deshalb durchaus denkbar, daß sich ein empirisch gefundenes Interaktionsmuster als statistisch bedeutsam erweist, obwohl man – wenn überhaupt – ein anderes erwartet hat. Der allgemeinen Leitlinie hypothesenprüfender Untersuchungen folgend, ist auch in bezug auf die Prüfung von Interaktionen zu fordern, daß ihr eine möglichst gezielte Interaktionshypothese voranzustellen ist. Statistisch signifikante Interaktionen, die nicht durch eine Hypothese vorhergesagt wurden, haben letztlich nur deskriptiven Wert.

Experimentelle und quasiexperimentelle Pläne: Zur Erläuterung von Interaktionen in einem zweifaktoriellen Untersuchungsplan diente ein Beispiel mit einem experimentellen (Treatment) und einem quasiexperimentellen Faktor (Geschlecht). Der Treatmentfaktor gestattet eine Randomisierung, der Geschlechtsfaktor jedoch nicht. Damit sind die auf den Treatmentfaktor bezogenen Ergebnisse schlüssiger interpretierbar als die Resultate des quasiexperimentellen Geschlechtsfaktors bzw. dessen Interaktion mit dem Treatmentfaktor. Für letzteren stellt sich das Problem der Vergleichbarkeit der beiden untersuchten Geschlechtergruppen in bezug auf die abhängige Variable bzw. andere Merkmale, die die abhängige Variable ebenfalls beeinflussen können. Muß man an der Vergleichbarkeit der Gruppen zweifeln, sind männliche und weibliche Untersuchungsteilnehmer in bezug auf diesbezüglich wichtig erscheinende Merkmale zu parallelisieren oder andere Kontrolltechniken anzuwenden (vgl. S. 489 ff.).

Selbstverständlich sind zweifaktorielle Untersuchungen auch rein experimentell bzw. rein quasiexperimentell auslegbar. Für eine rein experimentelle zweifaktorielle Untersuchung müssen beide Faktoren so beschaffen sein, daß die Zuordnung der Untersuchungsteilnehmer zu allen Faktorstufenkombinationen zufällig erfolgen kann (z. B. Faktor A: drei verschiedene Unterrichtsvarianten, Faktor B: vier verschiedene Unterrichtsfächer; die Zuweisung von n Schülern zu den zwölf Faktorstufenkombinationen erfolgt zufällig). Eine rein quasiexperimentelle Untersuchung hingegen überprüft die Unterschiede zwischen natürlich vorgegebenen Teilpopulationen, die sich in bezug auf zwei Faktoren unterscheiden. Eine Randomisierung ist hier nicht möglich (z. B. Faktor A: soziale Schichten; Faktor B: Kinder aus Familien mit geschiedenen Ehen vs. Kinder aus Familien mit nicht-geschiedenen Ehen). Die bisher erörterten Konsequenzen einer experimentellen bzw. quasiexperimentellen Vorgehensweise in bezug auf die Kriterien interne und externe Validität gelten natürlich auch für diese Untersuchungspläne.

Kontrollfaktoren: Zweifaktorielle Untersuchungspläne überprüfen simultan drei verschiedene Unterschiedshypothesen: Zwei Haupteffekthypothesen und eine Interaktionshypothese. Diese drei

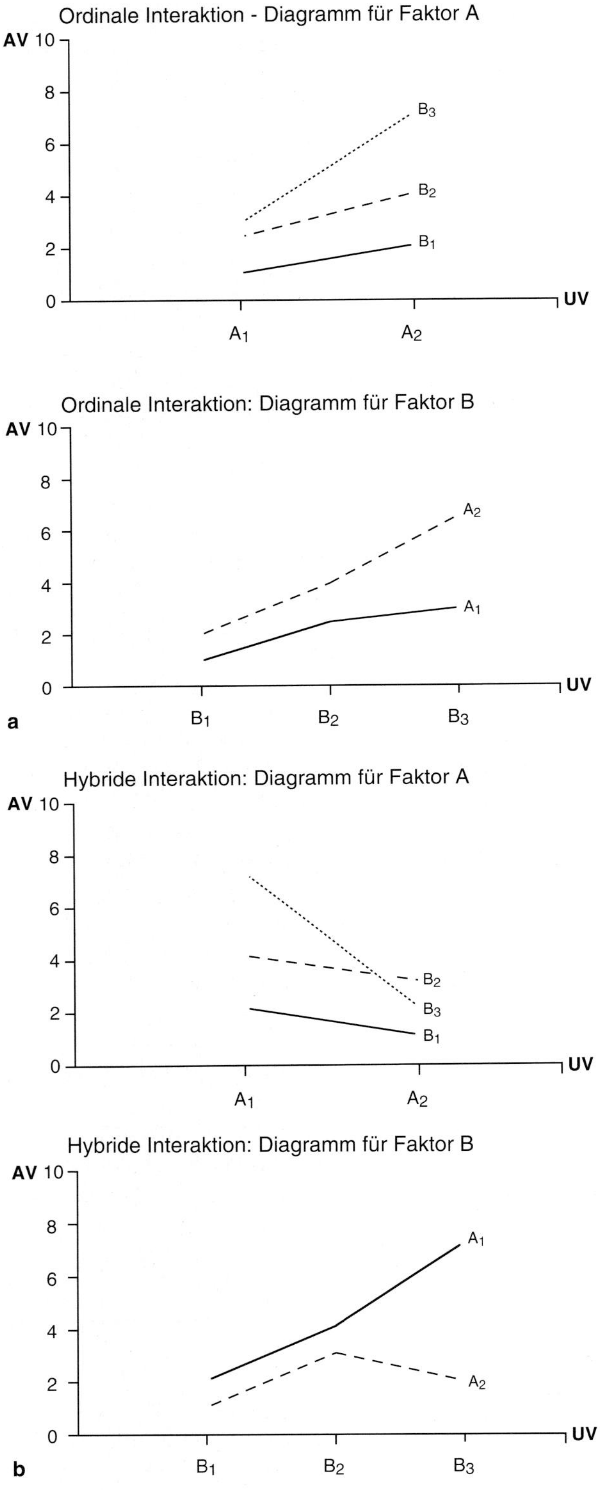

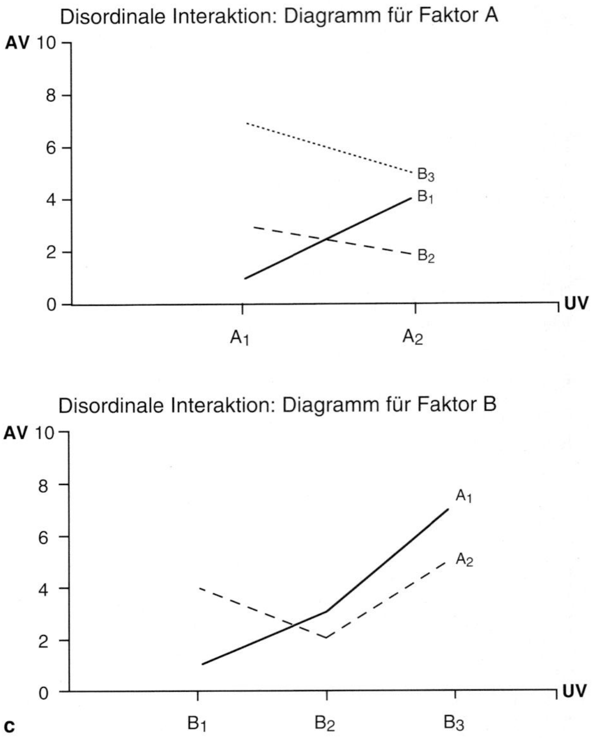

Abb. 43. a Ordinale Interaktion. **b** Hybride Interaktion. **c** Disordinale Interaktion

Hypothesen müssen jedoch nicht immer explizit formuliert sein. Häufig steht nur eine Hypothese im Vordergrund (z. B. eine Hypothese über die unterschiedliche Wirkung verschiedener Treatments) und der zweite Faktor wird nur zu Kontrollzwecken eingeführt.

So wurde im Kontext der auf S. 489 ff. berichteten Kontrolltechniken darauf hingewiesen, daß die gruppenkonstituierende unabhängige Variable durch andere Merkmale überlagert sein kann, die als Erklärung der gefundenen Gruppenunterschiede ebenfalls in Frage kommen. Läßt sich hierbei ein Merkmal benennen, das mit hoher Wahrscheinlichkeit mit der unabhängigen Variablen konfundiert ist, kann dieses als Kontrollfaktor in die Untersuchung aufgenommen werden, obwohl sich die Forschungshypothese auf den anderen Faktor, die eigentlich interessierende unabhängige Variable bezieht.

Zusammen mit den Kontrolltechniken wurde ein Beispiel erwähnt, das den Vergleich von Physi-

		Stark (A_1)		Schwach (A_2)		← Ausdruck
		Schwer (B_1)	Leicht (B_2)	Schwer (B_1)	Leicht (B_2)	← Inhalt
Reputation	Hoch (C_1)	S_{111}	S_{121}	S_{211}	S_{221}	
	Gering (C_2)	S_{112}	S_{122}	S_{212}	S_{222}	

Abb. 44. Untersuchungsschema eines dreifaktoriellen 2×2×2 Planes

kern und Informatikern hinsichtlich ihrer Abstraktionsfähigkeit beinhaltete. Als kritische Störvariable nannten wir die Berufserfahrung der Untersuchungsteilnehmer. Hier könnte es sinnvoll sein, neben dem Faktor „Beruf" (Physiker vs. Informatiker) einen zweiten (Kontroll-)Faktor zu berücksichtigen, der die Untersuchungsteilnehmer nach Maßgabe ihrer Berufserfahrung in homogene Teilgruppen (Blöcke) einteilt (z. B. wenig Erfahrung, mittelmäßige Erfahrung, viel Erfahrung). Damit ist derjenige Varianzanteil der abhängigen Variablen, der auf die Berufserfahrung bzw. die Interaktion der beiden Faktoren zurückgeht, varianzanalytisch bestimmbar und die zwischen den Berufsgruppen registrierten Unterschiede sind von der Berufserfahrung unabhängig. In der englischsprachigen Literatur wird dieser Plan gelegentlich „Randomized Block Design" genannt.

Drei- und mehrfaktorielle Pläne: In faktoriellen Untersuchungsplänen können nicht nur zwei, sondern drei oder mehr Faktoren (unabhängige Variablen) sowie deren Interaktionen simultan kontrolliert werden. Bei vollständigen, mehrfaktoriellen Plänen ist darauf zu achten, daß die Stufen eines jeden Faktors mit den Stufen aller anderen Faktoren kombiniert werden und daß unter jeder Faktorstufenkombination eine Zufallsstichprobe des Umfanges n untersucht wird (für ungleich große Stichproben vgl. z. B. Bortz, 1993, Kap. 14.2.4). Allerdings nimmt die Anzahl der benötigten Untersuchungsteilnehmer mit wachsender Faktorzahl exponentiell zu. (Ein dreifaktorieller Plan mit jeweils zwei Stufen benötigt $2^3 \cdot n$ Untersuchungsteilnehmer, ein vierfaktorieller Plan $2^4 \cdot n$ Untersuchungsteilnehmer usf. Für einen dreifaktoriellen Plan mit beliebigen Faktorstufenzahlen p, q und r benötigt man insgesamt $p \cdot q \cdot r \cdot n$ Untersuchungsteilnehmer.)

Als Beispiel für Hypothesen, die mit einem 2×2×2 Plan prüfbar sind, wählen wir eine Untersuchung von Perry et al. (1979, zit. nach Spector, 1981). Diese Untersuchung überprüft die Hypothesen, daß die Bewertung des Unterrichtes eines Dozenten von der Ausdrucksstärke des Dozenten, dem Schwierigkeitsgrad des Unterrichtsstoffes und der Reputation des Dozenten abhängt. Die Autoren fertigten acht Videoaufnahmen des Unterrichtes eines Dozenten an, die sich in bezug auf folgende drei Faktoren unterschieden:
Faktor A: Ausdrucksstärke des Dozenten (A_1: mit Humor, viel Gestik und Enthusiasmus, A_2: ohne Humor, wenig Gestik und kein Enthusiasmus),
Faktor B: Schwierigkeitsgrad des Unterrichtsstoffes (B_1: schwer, B2: leicht),
Faktor C: Reputation des Dozenten (C_1: Dozent wird als Person mit hoher Reputation vorgestellt, C_2: Dozent wird als Person mit geringer Reputation vorgestellt).
Abbildung 44 veranschaulicht diesen Untersuchungsplan graphisch. Jeder Faktorstufenkombination wird eine Zufallsstichprobe S des Umfanges n zugewiesen, d. h. jede Videoaufnahme wird von n Untersuchungsteilnehmern (hier Studenten) beurteilt.

Dreifaktorielle Pläne werden ebenfalls varianzanalytisch (dreifaktorielle Varianzanalyse) ausgewertet. Eine dreifaktorielle Varianzanalyse überprüft sieben voneinander unabhängige Hypothesen: drei Haupteffekte (A, B, C), drei Interaktionen erster Ordnung (A×B, A×C, B×C) und eine Interaktion zweiter Ordnung (A×B×C). Üblicherweise ist man jedoch nicht in der Lage, alle sieben Hypothesen vor Untersuchungsbeginn genau zu spezifizieren, sondern nur einige. Werden dennoch alle sieben Effekte geprüft, sind signifikante Effekte, zu denen keine Hypothesen formuliert wurden, nur deskriptiv zu verwerten.

Interaktionen zweiter Ordnung: Interaktionen zweiter oder höherer Ordnung sind im allgemeinen schwer interpretierbar. Auch hier wird die Bedeu-

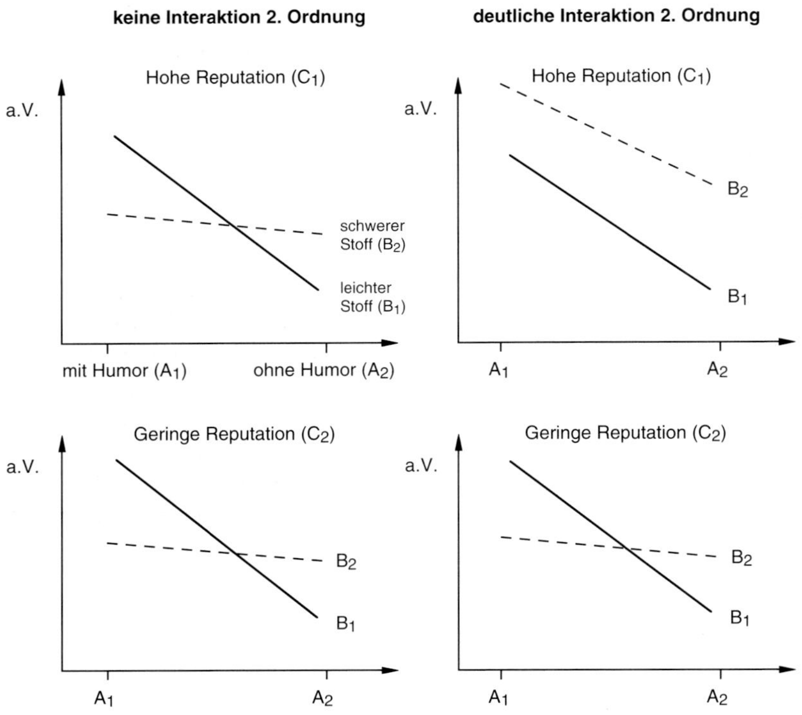

Abb. 45. Graphische Darstellung einer Interaktion zweiter Ordnung

tung einer Interaktion leichter erkennbar, wenn man sie graphisch illustriert (vgl. Abb. 45).

Zur Veranschaulichung wählen wir erneut das o.g. Beispiel (allerdings mit fiktiven Daten). Die beiden linken Abbildungen verdeutlichen zusammengenommen, daß die Interaktion 2. Ordnung unbedeutend ist. Die Tatsache, daß ein Unterrichtsstil humorvoll oder nicht humorvoll ist, spielt bei einem schweren Unterrichtsstoff kaum eine Rolle. Ist der Unterrichtsstoff hingegen leicht, wird ein Unterricht mit Humor weitaus positiver bewertet als ein Unterricht ohne Humor (Interaktion A×B). Diese Interaktion ist – wie die beiden linken Abbildungen zeigen – von der Reputation des Dozenten unabhängig (keine A×B×C-Interaktion).

Im Unterschied hierzu verdeutlichen die beiden rechten Abbildungen eine vorhandene A×B×C-Interaktion. Für Dozenten mit geringer Reputation gilt die oben beschriebene A×B-Interaktion praktisch unverändert. Verfügt ein Dozent jedoch über eine hohe Reputation, wird ein schwieriger Unterrichtsstoff unabhängig davon, ob der Unterrichtsstil humorvoll ist oder nicht, positiver bewertet als ein leichter Unterrichtsstoff. Zusätzlich wird auch hier ein humorvoller Unterricht besser beurteilt als ein humorloser Unterricht.

Allgemein gilt: Ist das Muster der A×B-Interaktion auf allen Stufen des Faktors C ungefähr gleich, besteht keine Interaktion 2. Ordnung. Unterscheiden sich die Muster der A×B-Interaktion für verschiedene C-Stufen, ist dies als Hinweis für eine Interaktion 2. Ordnung zu werten.

Statt die A×B-Interaktion für die Stufen des Faktors C darzustellen, hätte man auch die A×C-Interaktion für die Stufen des Faktors B bzw. die B×C-Interaktion für die Stufen des Faktors A graphisch veranschaulichen können. Grundsätzlich sollte diejenige Darstellungsart gewählt werden, die die inhaltliche Bedeutung der Interaktion möglichst einfach und treffend beschreibt.

Solomon-Vier-Gruppen-Plan: Bei experimentellen Untersuchungen mit kleineren Stichproben ist es erforderlich, die Vergleichbarkeit der Stichproben durch Vortests zu überprüfen. Diese an sich sinnvolle Kontrolle hat den Nachteil, daß die Untersuchungsteilnehmer durch den Pretest für das Treatment bzw. für die zweite Messung (Posttestmessung) „sensibilisiert" werden können (instrumentelle Reaktivität bzw. Testübung). Sie reagieren auf das Treatment anders als wenn kein Pretest durchgeführt worden wäre, d. h. die interne Validität der Untersuchung ist eingeschränkt.

Nehmen wir an, mit einer empirischen Untersuchung soll die Tauglichkeit einer programmierten Unterweisung zur Vermittlung von Grammatikregeln überprüft werden. Nachdem die Untersuchungsteilnehmer einer Experimentalgruppe und einer Kontrollgruppe zufällig zugewiesen wurden, will man vor dem Training überprüfen, ob die beiden Stichproben im Durchschnitt annähernd gleich gute Grammatikkenntnisse aufweisen oder ob durch die Randomisierung zufällig zwei Stichproben entstanden sind, die sich in bezug auf ihre Grammatikkenntnisse unterscheiden. Hierzu werden Pretests durchgeführt.

Nun kann man allerdings nicht ausschließen, daß bereits die im Pretest gestellten Grammatikfragen Lerneffekte auslösen, in dem sie z. B. vergessenes Wissen reaktivieren oder zum Nachdenken über grammatische Regeln anregen. Der Pretest selbst übt eine Treatmentwirkung aus und verändert die abhängige Variable, d. h. die Posttestergebnisse können durch die Pretests verfälscht sein.

Zur Kontrolle derartiger *Pretest-Effekte* wurde ein spezielles Untersuchungsschema entwickelt, das in der Literatur unter der Bezeichnung „Solomon-Vier-Gruppen-Plan" geführt wird (vgl. Abb. 46).

Der Plan erfordert vier randomisierte Gruppen. Die erste Gruppe ist eine „klassische" Experimentalgruppe (mit Pretest, Treatment und Posttest) und die zweite Gruppe eine „klassische" Kontrollgruppe (Pretest und Posttest ohne Treatment). Die dritte Gruppe realisiert ein One Shot Case-Design, bei dem nach appliziertem Treatment nur eine Posttestmessung durchgeführt wird. Die vierte Gruppe schließlich wird nur einem „Posttest" unterzogen.

Dieser Plan eröffnet zahlreiche Kontrollmöglichkeiten. Die Veränderung in der ersten Gruppe (D_1 = Pretest-Posttestdifferenz) enthält neben einem möglichen Treatmenteffekt (T) Pretesteffekte

Gruppe 1:	Pretest	–	Treatment	–	Posttest
Gruppe 2:	Pretest		–		Posttest
Gruppe 3:	–		Treatment	–	Posttest
Gruppe 4:	–		–		Posttest

Abb. 46. Solomon-Vier-Gruppen-Plan

(P) und Effekte zeitgebundener Störvariablen (Z; externe zeitliche Einflüsse, Reifungsprozesse, Testübung; vgl. S. 471). Symbolisch schreiben wir:

$$D_1 = f(T, P, Z).$$

Die Differenz in der ersten Gruppe ist eine Funktion von Treatmenteffekten, Pretesteffekten und Zeiteffekten. Mit dieser Symbolik können wir die Veränderungen in den übrigen Gruppen wie folgt charakterisieren:

$$D_2 = f(P, Z),$$

$$D_3 = f(T, Z),$$

$$D_4 = f(Z).$$

Eine Gegenüberstellung von D_1 und D_2 informiert damit über „reine" Treatmenteffekte (Netto-Effekt; vgl. auch Tabelle 41). Das Resultat dieses Vergleiches müßte mit dem Vergleich von D_3 und D_4 übereinstimmen, denn auch dieser Vergleich isoliert den „reinen" Treatmenteffekt. Es wäre allerdings möglich, daß der Pretest in der Experimentalgruppe andere Wirkungen hat als in der Kontrollgruppe (Interaktion Pretest x Gruppen), was dazu führen würde, daß die Ergebnisse der Vergleiche D_1 vs. D_2 und D_3 vs. D_4 nicht übereinstimmen.

Der Vergleich von D_2 und D_4 dient der Abschätzung von Pretesteffekten. Beide Gruppen sind ohne Treatment und unterscheiden sich nur darin, daß Gruppe 2, aber nicht Gruppe 4 vorgetestet wurden. Will man erfahren, ob das Treatment in Kombination mit dem Vortest anders wirkt als ohne Vortest (Interaktion Pretest x Treatment), wären der Durchschnitt von D_2 (Pretest-und Zeiteffekte) und D_3 (Treatment- und Zeiteffekte) mit D_1 (Treatment-, Pretest- und Zeiteffekte) zu vergleichen.

A_1		A_2		A_3		← Art des Textes
B_1	B_2	B_3	B_4	B_5	B_6	← Schreibmaschinentyp
S_{11}	S_{12}	S_{23}	S_{24}	S_{35}	S_{36}	

Abb. 47. Zweifaktorieller, hierarchischer Plan

Ausführliche Hinweise zur statistischen Auswertung dieses Planes findet man bei Braver und Braver (1988).

Der Solomon-Vier-Gruppen-Plan läßt sich auch in komplexere mehrfaktorielle Pläne einbauen. Entscheidend ist, daß grundsätzlich ein weiterer Faktor einbezogen wird, der vorgetestete und nicht-vorgetestete Untersuchungsteilnehmer unterscheidet.

Formal ähnlich aufgebaut wie der Solomon-Vier-Gruppen-Plan ist ein von Huck und Chuang (1977) vorgeschlagener Plan, der sog. „*Posttesteffekte*" prüft. Gemeint sind hiermit Veränderungen der Treatmentwirkung, die mit der Erwartung, nach Abschluß des Treatments getestet, geprüft oder untersucht zu werden, verknüpft sind. Da jedoch die Treatmentwirkung ohne Posttestmessung überhaupt nicht erfaßbar und damit ein Vergleich von Untersuchungsteilnehmern mit Posttest und ohne Posttest nicht möglich ist, schlagen die Autoren vor, Untersuchungsteilnehmer mit doppeltem Posttest und einfachem Posttest zu vergleichen.

Hierarchische Pläne

Nur selten werden alle Hypothesen, die ein vollständiger mehrfaktorieller Plan prüft, tatsächlich vor Untersuchungsbeginn explizit formuliert. Meistens sind es Interaktionen höherer Ordnung, über deren Gestalt der Untersuchende keine Aussagen machen kann oder machen will, weil sie ihn nicht interessieren. Dennoch werden viele Fragestellungen mit vollständigen, mehrfaktoriellen Untersuchungen geprüft, obwohl dieser Untersuchungsplan mehr Fragen beantwortet als ursprünglich gestellt wurden.

Dieser „Luxus" erfordert einen untersuchungstechnischen Aufwand, der sich angemessen reduzieren läßt, wenn man statt vollständiger, mehrfaktorieller Pläne unvollständige Pläne einsetzen kann, die nur einige der möglichen Faktorstufenkombinationen berücksichtigen. Zu diesen unvollständigen Plänen gehören die hierarchischen und die im nächsten Abschnitt zu behandelnden quadratischen Pläne. Beide Planvarianten können experimentell oder quasiexperimentell aufgebaut sein (vgl. S. 53f.).

Zweifaktorielle Pläne: Abbildung 47 verdeutlicht das Prinzip eines *zweifaktoriellen, hierarchischen Versuchsplans.* Es besteht darin, daß nicht alle Stufen des Faktors B mit allen Stufen von A, sondern daß mit A_1 nur q Stufen von B, mit A_2 q andere Stufen von B, mit A_3 wiederum q andere Stufen von B usf. kombiniert werden. Die Stufen des Faktors B sind unter die Stufen des Faktors A „geschachtelt" (englisch: „nested"). Mit diesem Plan lassen sich beispielsweise die Hypothesen überprüfen, daß die Schreibgeschwindigkeit von Stenotypistinnen von der Schwere des Textes (Faktor A: leicht-mittel-schwer) und vom Schreibmaschinentyp abhängt (Faktor B: sechs verschiedene Schreibmaschinentypen), wobei jeweils zwei Schreibmaschinentypen den drei Textvarianten zugeordnet sind.

Der Vorteil dieser Untersuchungsanlage liegt auf der Hand. Statt der 18 Stichproben, die ein vollständiger zweifaktorieller Plan zur Überprüfung der genannten Hypothesen erfordert, kommt der hierarchische Plan mit nur 6 Stichproben aus. Hierarchische Pläne erfordern also weniger Untersuchungsteilnehmer als vollständige Pläne.

Diesem Vorteil steht jedoch ein gravierender Nachteil gegenüber. Unterschiede zwischen den Stufen des Faktors A sind nur in Verbindung mit den jeweiligen Stufen des Faktors B, die unter die entsprechenden Stufen des Faktors A geschachtelt sind, interpretierbar. Der Effekt, den die Art des Textes auslöst, gilt nur für die Maschinentypen, mit denen der jeweilige Text geschrieben wurde. In ähnlicher Weise können auch Unterschiede zwischen den Stufen von B durch Effekte des Faktors A überlagert sein. Dies bedeutet, daß Texteffekte von der Art der Schreibmaschinen und Schreibmaschineneffekte von der Art der Texte unabhängig sein müssen oder kurz: daß zwischen den Faktoren keine Interaktion besteht.

A_1						A_2						A_3						← Therapien
B_1			B_2			B_3			B_4			B_5			B_6			← Kliniken
C_1	C_2	C_3	C_4	C_5	C_6	C_7	C_8	C_9	C_{10}	C_{11}	C_{12}	C_{13}	C_{14}	C_{15}	C_{16}	C_{17}	C_{18}	← Ärzte
S_{111}	S_{112}	S_{113}	S_{124}	S_{125}	S_{126}	S_{237}	S_{238}	S_{239}	S_{2410}	S_{2411}	S_{2412}	S_{3513}	S_{3514}	S_{3515}	S_{3616}	S_{3617}	S_{3618}	

Abb. 48. Dreifaktorieller, vollständiger hierarchischer Plan

Interaktionen sind jedoch in hierarchischen Plänen statistisch nicht überprüfbar. Die Interpretierbarkeit eines hierarchischen Versuchsplans hängt deshalb davon ab, daß sich das Nichtvorhandensein von Interaktionen theoretisch rechtfertigen oder durch andere Untersuchungen belegen läßt.

Angesichts dieser Einschränkungen könnte man den praktischen Wert hierarchischer Versuchspläne bezweifeln. Dem ist entgegenzuhalten, daß manche Fragestellungen überhaupt nur mit hierarchischen Plänen überprüfbar sind, weil die vollständige Kombination der Faktorstufen unsinnig oder unmöglich wäre. Eine Untersuchung, die beispielsweise die Wirksamkeit verschiedener therapeutischer Techniken überprüft, kann darauf angewiesen sein, Kliniken zu finden, die sich auf die zu vergleichenden Therapien spezialisiert haben. Bei dieser Fragestellung wäre es unrealistisch, davon auszugehen, daß jede Klinik jede der zu untersuchenden Therapien praktiziert. Man könnte vielmehr feststellen, daß Therapie A_1 in den Kliniken B_1, B_2 und B_3, Therapie A_2 in den Kliniken B_4, B_5 und B_6 etc. zum Einsatz gelangen, d. h. als Untersuchungstechnik kommt prinzipiell nur ein hierarchischer Plan in Frage.

Erweist sich der Haupteffekt „Therapieart" als signifikant, ist dieses Ergebnis nur in Verbindung mit denjenigen Kliniken, die die untersuchten Therapien praktizieren, interpretierbar. Umgekehrt muß bei bedeutsamen Klinikunterschieden in Rechnung gestellt werden, daß die Kliniken verschiedene Therapien einsetzen. Diese interpretativen Vorbehalte entfallen, wenn man davon ausgehen kann, daß zwischen den Faktoren „Therapieart" und „Kliniken" keine Interaktion besteht, daß also die Wirksamkeit einer Therapie nicht davon abhängt, in welcher Klinik sie ausgeübt wird.

Dreifaktorielle Pläne: Von einem vollständig hierarchischen dreifaktoriellen Plan spricht man, wenn nicht nur die Stufen des Faktors B unter die Stufen des Faktors A, sondern auch die Stufen eines dritten Faktors C unter die Stufen von B geschachtelt sind. Im zuletzt genannten Beispiel könnte man sich zusätzlich dafür interessieren, ob der Therapieerfolg auch vom behandelnden Arzt (Therapeuten) abhängt. Erneut müssen wir davon ausgehen, daß ein Arzt nicht alle untersuchten Therapien beherrscht und schon gar nicht gleichzeitig in allen untersuchten Kliniken praktiziert, d. h. auch dieser Faktor läßt sich nicht vollständig mit allen Stufen der beiden übrigen Faktoren kombinieren. Man wird deshalb pro Klinik verschiedene Ärzte auswählen und erhält damit den in Abb. 48 dargestellten Untersuchungsplan (mit $p=3$ verschiedenen Therapien, $q=2$ Kliniken pro Therapie und $r=3$ Ärzten pro Klinik).

Gegenüber dem entsprechenden vollständigen, dreifaktoriellen Plan mit $3 \cdot 6 \cdot 18 = 324$ Patientenstichproben des Umfanges n benötigt der hierarchische Plan nur 18 Stichproben. Überprüfbar sind mit diesem Plan allerdings nur die drei Haupteffekte und keine Interaktionen.

Teilhierarchische Pläne: Läßt sich im Beispiel die Hypothese begründen, daß der Therapieerfolg zusätzlich auch vom Geschlecht der Patienten (oder einem anderen Merkmal) abhängt, ist es ratsam, die Untersuchung nach einem mehrfaktoriellen, teilhierarchischen Plan anzulegen. Der Plan heißt deshalb teilhierarchisch, weil der Geschlechtsfaktor mit allen drei Faktoren kombinierbar ist. Verzichten wir auf den Ärztefaktor, resultiert der in Abb. 49 wiedergegebene dreifaktorielle, teilhierarchische Plan.

Dieser Plan überprüft nicht nur die drei Haupteffekte, sondern zusätzlich auch die Interaktionen zwischen denjenigen Faktoren, die vollständig mit-

	A_1		A_2		A_3		← Therapien
	B_1	B_2	B_3	B_4	B_5	B_6	← Kliniken
C_1 (weiblich)	S_{111}	S_{121}	S_{231}	S_{241}	S_{351}	S_{361}	
C_2 (männlich)	S_{112}	S_{122}	S_{232}	S_{242}	S_{352}	S_{362}	

Abb. 49. Dreifaktorieller, teilhierarchischer Plan

einander kombiniert sind (im Beispiel: A×C und B×C).

Über die Auswertung von hierarchischen und teilhierarchischen Untersuchungsplänen wird z. B. bei Bortz (1993, Kap. 11.1) berichtet.

> **!** **Bei hierarchischen Plänen können keine, bei teilhierarchischen Plänen nur einige Interaktionseffekte getestet werden. Unvollständige Pläne sollten deswegen trotz Versuchspersonenersparnis nur eingesetzt werden, wenn Interaktionseffekte unwahrscheinlich sind.**

Quadratische Pläne

Das Untersuchungsschema eines zweifaktoriellen Plans, der zwei Faktoren mit gleicher Stufenzahl kontrolliert, läßt sich als ein Quadrat darstellen. Wenn jeder Faktor p Stufen aufweist, erfordert dieser Plan p^2 Stichproben des Umfangs n. Er überprüft zwei Haupteffekthypothesen und eine Interaktion. Mit dem gleichen Aufwand an Untersuchungsteilnehmern lassen sich jedoch auch drei Haupteffekthypothesen testen, vorausgesetzt, alle Faktoren haben die gleiche Stufenzahl. Das hierfür erforderliche Untersuchungsschema ist in Abb. 80 wiedergegeben.

Lateinische Quadrate: Der in Abb. 50 wiedergegebene Plan geht davon aus, daß jeder Faktor vier Stufen hat, d. h. insgesamt benötigt der Plan 16 Stichproben. In einer experimentellen Untersuchung wird die erste Stichprobe der Faktorstufenkombination $A_1 B_1 C_1$ zugewiesen, die zweite Stichprobe der Kombination $A_1 B_2 C_2$, die dritte Stichprobe der Kombination $A_1 B_3 C_3$ usf. Wie man dem Untersuchungsschema leicht entnehmen kann, ist jede Stufe eines jeden Faktors mit allen Stufen der beiden übrigen Faktoren vollständig kombiniert. Man sagt, der Plan ist in bezug auf

	A_1	A_2	A_3	A_4
B_1	C_1	C_2	C_3	C_4
B_2	C_2	C_3	C_4	C_1
B_3	C_3	C_4	C_1	C_2
B_4	C_4	C_1	C_2	C_3

Abb. 50. Lateinisches Quadrat (p=4)

die Haupteffekte ausbalanciert. Pläne dieser Art heißen lateinische Quadrate.

Als Beispiel für ein lateinisches Quadrat (mit p=3) wählen wir folgende quasiexperimentelle Untersuchung: Es soll überprüft werden, ob die Einstellung zur Atomenergie von

1. der in einem Haushalt zur Wärmeerzeugung genutzten Energieart (Faktor A: Kohle, Öl, elektrischer Strom),
2. der sozialen Schicht (Faktor B: Unterschicht, Mittelschicht, Oberschicht) und/oder
3. der Wohngegend (ländlich, kleinstädtisch, großstädtisch)

abhängt.

Man benötigt damit Stichproben aus folgenden Populationen:

Stichprobe 1: Kohle-Unterschicht-ländlich
Stichprobe 2: Kohle-Mittelschicht-kleinstädtisch
Stichprobe 3: Kohle-Oberschicht-großstädtisch
Stichprobe 4: Öl-Unterschicht-kleinstädtisch
:
Stichprobe 9: Strom-Oberschicht-kleinstädtisch.

Als Konstruktionsprinzip für die Erstellung eines lateinischen Quadrates wählt man einfachheitshalber die sog. zyklische Permutation. Hierbei enthält die erste Zeile des lateinischen Quadrates die C-Stufen in natürlicher Abfolge. Die zweite Zeile bilden wir, indem zu den Indizes der ersten Zeile der Wert 1 addiert und von dem Index, der durch die Addition den Wert p+1 erhält, p abgezogen wird. Wird die zweite Zeile in gleicher Weise geändert, resultiert die dritte Zeile usw. Man erhält so eine Anordnung, die als Standardform eines lateinischen Quadrates bezeichnet wird. Für ein lateinisches Quadrat mit fünf Stufen ergibt sich z. B. folgende Standardform für die Abfolge der C-Stufen:

$C_1 \quad C_2 \quad C_3 \quad C_4 \quad C_5$
$C_2 \quad C_3 \quad C_4 \quad C_5 \quad C_1$
$C_3 \quad C_4 \quad C_5 \quad C_1 \quad C_2$
$C_4 \quad C_5 \quad C_1 \quad C_2 \quad C_3$
$C_5 \quad C_1 \quad C_2 \quad C_3 \quad C_4$

(Auf die Eintragung der Faktoren A und B wurde verzichtet.)

Vollständige faktorielle Pläne sind nicht nur in bezug auf die Haupteffekte, sondern auch in bezug auf die Interaktionen ausbalanciert. Letzteres gilt nicht für lateinische Quadrate. Wie man Abb. 50 leicht entnehmen kann, ist z. B. die Stufe C_1 nur mit A_1 B_1, A_4 B_2, A_3 B_3 und A_2 B_4 kombiniert. Die verbleibenden 12 A×B-Kombinationen sind mit anderen C-Stufen verbunden. Dies hat nicht nur zur Folge, daß in lateinischen Quadraten keine Interaktionshypothesen geprüft werden können; zusätzlich sind die Haupteffekte nur dann eindeutig interpretierbar, wenn die Interaktionen zwischen den Faktoren zu vernachlässigen sind.

Griechisch-lateinische Quadrate: Neben der Standardform gibt es weitere Anordnungen, die ebenfalls den Anforderungen eines lateinischen Quadrates genügen (ausbalanciert in bezug auf die Haupteffekte). Für unsere Zwecke interessieren nur sog. *orthogonale lateinische Quadrate,* d. h. lateinische Quadrate, deren Kombination zu einer neuen Anordnung führt, in der jede Zweierkombination der Faktorstufen genau einmal vorkommt. Der Unterschied zwischen orthogonalen und nicht-orthogonalen lateinischen Quadraten wird in Abb. 51 verdeutlicht.

Die beiden rechts aufgeführten lateinischen Quadrate bezeichnet man als nicht-orthogonal, weil ihre Kombination zu einer Anordnung führt, in der sich die Faktorstufenpaare A_1 B_2, A_2 B_3 und A_3 B_1 jeweils dreimal wiederholen. Die beiden linken lateinischen Quadrate hingegen sind orthogonal, denn deren Kombination enthält alle Faktorstufenpaare.

Mit Hilfe zweier orthogonaler lateinischer Quadrate lassen sich sog. „griechisch-lateinische Quadrate" konstruieren, mit denen sich in einer Untersuchung vier Faktoren kontrollieren lassen. Will man beispielsweise experimentell überprüfen, wie sich vier verschiedene Lärmbedingungen (Faktor A), vier Temperaturbedingungen (Faktor B), vier Beleuchtungsbedingungen (Faktor C) und vier Luftfeuchtigkeitsbedingungen (Faktor D) auf die Arbeitszufriedenheit von Fließbandarbeiterinnen auswirken, kann statt eines vollständigen, vierfaktoriellen Planes das folgende, weniger aufwendige griechisch-lateinische Quadrat eingesetzt werden (vgl. Abb. 52).

Statt der $4^4 = 256$ Stichproben des Umfanges n im vollständigen Plan kommt das griechisch-lateinische Quadrat mit nur 16 Stichproben aus. Mit jeder dieser 16 Stichproben wird eine andere Kombination der vier Faktoren untersucht. Die Kombinationen sind so zusammengestellt, daß die Stufen eines jeden Faktors mit allen Stufen der

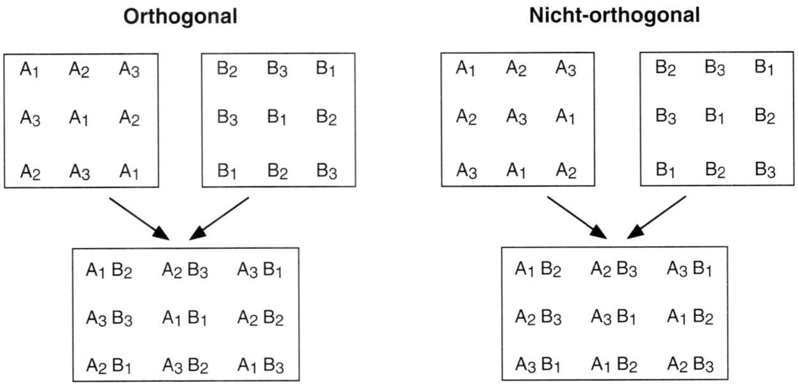

Abb. 51. Orthogonale und nicht-orthogonale lateinische Quadrate

	A_1	A_2	A_3	A_4
B_1	C_1 D_1	C_2 D_3	C_3 D_4	C_4 D_2
B_2	C_2 D_2	C_1 D_4	C_4 D_3	C_3 D_1
B_3	C_3 D_3	C_4 D_1	C_1 D_2	C_2 D_4
B_4	C_4 D_4	C_3 D_2	C_2 D_1	C_1 D_3

Abb. 52. Griechisch-lateinisches Quadrat (p=4)

verbleibenden drei Faktoren genau einmal verbunden sind, d. h. auch dieser Plan ist in bezug auf die Haupteffekte ausbalanciert. Interaktionen sind erneut nicht prüfbar und sollten für eine bessere Interpretierbarkeit der Haupteffekte zu vernachlässigen sein.

Untersuchungen nach dem Schema eines griechisch-lateinischen Quadrates sind durchführbar, wenn die Faktorstufenzahl aller Faktoren gleich ist und die Konstruktion zweier orthogonaler lateinischer Quadrate zuläßt. Dies gelingt nur, wenn die Faktorstufenzahl als ganzzahlige Potenz einer Primzahl darstellbar ist (z. B. $p=3=3^1$, $p=4=2^2$, $p=5=5^1$ etc.). Für $p=6$ und $p=10$ lassen sich beispielsweise keine griechisch-lateinischen Quadrate konstruieren. (Näheres hierzu vgl. z. B. Cochran und Cox, 1966, S. 146 ff.)

Über die statistische Auswertung lateinischer bzw. griechisch-lateinischer Quadrate wird z. B. bei Bortz (1993, Kap. 11.2 u. 11.3) berichtet.

> **!** **Quadratische Pläne sind eine Sonderform der unvollständigen Pläne, bei denen alle Faktoren die gleiche Stufenzahl aufweisen.**

Pläne mit Kontrollvariablen

Der Katalog von Maßnahmen zur Erhöhung der internen Validität einer Untersuchung (vgl. S. 491 f.) enthält eine Technik, nach der die Untersuchungsteilnehmer bezüglich einer personengebundenen Störvariablen, die die abhängige Variable neben der eigentlich interessierenden unabhängigen Variablen ebenfalls beeinflussen könnte, in möglichst homogene Gruppen (Blöcke) eingeteilt werden. Dies führte zu den auf S. 495 ff. behandelten, mehrfaktoriellen Plänen mit Kontrollfaktoren.

Bei kontinuierlichen Störvariablen (Alter, Testwerte, etc.) führt diese Blockbildung zu einem Informationsverlust, denn Untersuchungsteilnehmer innerhalb eines Blocks (z. B. in einer Altersgruppe) werden so behandelt, als wäre die Störvariable bei diesen Untersuchungsteilnehmern gleich ausgeprägt, was meistens nicht der Fall ist. Genauer ist deshalb eine Vorgehensweise, welche die tatsächlichen Ausprägungen der Störvariablen bei allen Untersuchungsteilnehmern vollständig berücksichtigt. Dies können auch untersuchungsbedingte Störvariabeln sein, wenn die Störungen personenspezifisch auftreten und individuell registriert werden.

Derartige Störvariablen können mit einer *kovarianzanalytischen Auswertung* der Untersuchung statistisch kontrolliert werden. Läßt sich schon vor der Untersuchung ein Merkmal identifizieren, das die abhängige Variable vermutlich ebenfalls beeinflußt, wird dieses als Kontrollvariable vorsorglich mit erhoben, um nach der Untersuchung die abhängige Variable bezüglich dieser Kontrollvariablen statistisch zu „bereinigen". Die Eliminierung des Einflusses einer Kontrollvariablen auf die abhängige Variable geschieht regressionstechnisch und entspricht dem Prinzip nach einer Partialkorrelation (vgl. S. 478 f.) zwischen der unabhängigen Variablen und der abhängigen Variablen unter Ausschaltung der Kontrollvariablen.

Will man beispielsweise den Behandlungserfolg verschiedener psychotherapeutischer Techniken evaluieren und hält es für wahrscheinlich, daß die Heilerfolge auch von der Verbalisierungsfähigkeit der Patienten abhängen, wird diese als Kontrollvariable miterhoben. Die kovarianzanalytische Auswertung der Untersuchung führt zu Ergebnissen, die die Wirkung der psychotherapeutischen Methoden unabhängig von den Verbalfähigkeiten der untersuchten Patienten widerspiegeln.

Bei experimentellen Untersuchungen, die die Randomisierung der Untersuchungsteilnehmer zulassen, ist – wie auf S. 489 ff. erwähnt – die interne Validität durch personengebundene Störvariablen weniger gefährdet als bei quasiexperimentellen Untersuchungen. Kovarianzanalytische Auswertungen kommen deshalb in quasiexperimentellen Untersuchungen häufiger zum Einsatz als in experimentellen Untersuchungen. Hier hat die kovarianzanalytische Berücksichtigung einer Kontrollvariablen in erster Linie die Funktion, die Fehlervarianz der abhängigen Variablen zu reduzieren (näheres hierzu vgl. z. B. Bortz, 1993, Kap. 10).

Grundsätzlich besteht auch die Möglichkeit, in einer Untersuchung mehrere Kontrollvariablen zu berücksichtigen. Das kovarianzanalytische Verrechnungsmodell entspricht dann dem einer Partialkorrelation höherer Ordnung. Qualitative, nominalskalierte Kontrollvariablen können ebenfalls kovarianzanalytisch verarbeitet werden, wenn sie zuvor als Dummy-Variablen kodiert wurden (vgl. Tafel 43).

Man beachte allerdings, daß die Kontrollvariablen mit der abhängigen und nicht mit der unabhängigen Variablen korrelieren, denn eine Korrelation zwischen der unabhängigen Variablen und einer Kontrollvariablen kann den eigentlich interessierenden Effekt reduzieren oder gar zum Verschwinden bringen (vgl. hierzu auch Lieberson, 1985)

In Sonderfällen kann es jedoch gerade erwünscht sein, einen Effekt durch das Herauspartialisieren einer Kontrollvariablen „zum Verschwinden" zu bringen. Dies ist immer dann der Fall, wenn die Forschungshypothese der Nullhypothese entspricht und sich ein unerwarteter Effekt einstellt, den man aufgrund des theoretischen Vorwissens zunächst nicht zum Anlaß nehmen will, die Nullhypothese zu falsifizieren, sondern den man als Artefakt interpretiert. Beispiel: In einer wissenschaftssoziologischen Untersuchung werden Publikationsregeln und Publikationsverhalten in unterschiedlichen Disziplinen und Subdisziplinen verglichen. Dabei könnte sich herausstellen, daß die in der Studie erfaßten Mediziner im Durchschnitt signifikant mehr Publikationen aufweisen als die Pharmakologen. Bevor Hypothesen formuliert werden, die diesen Effekt inhaltlich begründen (etwa durch einen „oberflächlicheren Stil" der Arbeiten oder weniger strenge Begutachtungsmaßstäbe), versucht man zu klären, ob es sich nicht um ein Artefakt handelt. So wäre es z. B. möglich, daß die untersuchten medizinischen Forschungseinrichtungen einfach besser mit Hilfskräften ausgestattet sind und es sich somit nicht um einen fachspezifischen Effekt, sondern allein um einen personellen Ausstattungfaktor handelt. Ein Herauspartialisieren der Anzahl der den untersuchten Forschern zugeordneten Hilfskraftstellen müßte im Falle eines Artefaktes die Gruppenunterschiede nivellieren.

Die Kovarianzanalyse ist an einige Voraussetzungen geknüpft, die die Breite ihrer Einsatzmöglichkeiten einschränken. Erweist sich das kovarianzanalytische Auswertungsmodell für eine konkrete Untersuchung als unangemessen, sollte das Block-Bildungs-Verfahren (Randomized Block Design, S. 499 ff.) vorgezogen werden. (Ausführliche Informationen zum Vergleich Kovarianzanalyse und Randomized Block Design findet man z. B. bei Feldt, 1958.)

> ! **Eine Kontrollvariable ist eine Störvariable, deren Einfluß mittels Kovarianzanalyse aus der abhängigen Variablen herausgerechnet (herauspartialisiert) wird.**

Multivariate Pläne

Alle bisher behandelten Pläne zur Überprüfung von Unterschiedshypothesen gingen davon aus, daß jeweils nur eine abhängige Variable untersucht wird. Man bezeichnet sie deshalb auch als univariate Pläne, wobei es unerheblich ist, ob nur eine (einfaktorieller Plan) oder mehrere (mehrfaktorieller Plan) unabhängige Variablen geprüft werden. Ein Plan heißt multivariat, wenn man in einer Untersuchung mehrere abhängige Variablen erhebt.

Viele sozialwissenschaftliche Unterschiedshypothesen können angemessen nur multivariat formuliert werden. Der Vorteil des multivariaten Ansatzes gegenüber dem univariaten Ansatz ist darin zu sehen, daß er die wechselseitigen Beziehungen der abhängigen Variablen untereinander berücksichtigt und aufdeckt. Dies kann besonders wichtig sein, wenn die abhängige Variable komplex ist und sich sinnvoll nur durch mehrere operationale Indikatoren erfassen läßt (vgl. S. 479). Arbeitsleistung, Therapieerfolg, Einstellungen etc. sind Beispiele für komplexe Variablen, die sich mit einem einzigen operationalen Indikator nur sehr ungenau beschreiben lassen.

Hat man für eine komplexe abhängige Variable mehrere operationale Indikatoren definiert (z. B. Arbeitsmenge und Anzahl der Fehler als Indikatoren von Arbeitsleistung), wäre zunächst daran zu denken, die Unterschiedshypothese in mehreren getrennten, univariaten Analysen zu überprüfen. Neben dem bereits erwähnten Nachteil, daß bei dieser Vorgehensweise die Beziehungen der abhängigen Variablen untereinander unentdeckt bleiben, führt die wiederholte Durchführung univariater Analysen zur Überprüfung einer Hypothese zu gravierenden inferenzstatistischen Problemen. Auf S. 464 wurde berichtet, daß die Alternativhypothese üblicherweise angenommen wird, wenn die α-Fehlerwahrscheinlichkeit kleiner als 5% (1%) ist. Diese läßt sich jedoch nur schwer kalkulieren, wenn über eine Hypothese aufgrund mehrerer Signifikanztests entschieden wird.

Wenn beispielsweise 100 Signifikanztests durchgeführt werden, erwarten wir bei Gültigkeit der Nullhypothese, daß ungefähr fünf Signifikanztests zufällig signifikant werden. Führen nun die Analysen von 10 abhängigen Variablen zu signifikanten Resultaten, kann nicht mehr entschieden werden, welche dieser Signifikanzen „zufällig" und welche „echt" sind, es sei denn, man korrigiert das Signifikanzniveau (näheres hierzu vgl. z. B. Bortz, 1993, Kap. 7.3.3). Diese Schwierigkeiten lassen sich vermeiden, wenn statt vieler univariater Analysen eine multivariate Analyse durchgeführt wird.

Sämtliche hier besprochenen Pläne zur Überprüfung von Unterschiedshypothesen lassen sich zu multivariaten Plänen erweitern. Die aufgeführten Beispiele gelten somit auch für multivariate Pläne, wenn statt einer mehrere abhängige Variablen untersucht werden.

Die Auswertungstechniken für multivariate Pläne sind unter der Bezeichnung „multivariate Varianzanalyse" bzw. „Diskriminanzanalyse" zusammengefaßt (vgl. Bortz, 1993, Kap. 17 und 18 oder Anhang A).

! An einem mehrfaktoriellen Plan sind mehrere unabhängige Variablen (Faktoren, UVs), an einem multivariaten Plan mehrere abhängige Variablen (AVs) beteiligt.

Zusammenfassende Bewertung

Zwei-Gruppen- oder auch Mehr-Gruppenpläne haben eine hohe interne Validität, wenn sie experimentell, d. h. mit randomisierten Gruppen durchgeführt werden. Vergleicht man z. B. eine behandelte Experimentalgruppe und eine nicht-behandelte Kontrollgruppe, kann man davon ausgehen, daß die Differenz der Durchschnittswerte auf der abhängigen Variablen tatsächlich auf den Behandlungs- oder Treatmenteffekt und nicht auf personengebundene Störvariablen zurückgeht. Dies setzt natürlich voraus, daß mögliche untersuchungsbedingte Störvariablen keinen differentiellen Einfluß auf die Ergebnisse von Experimental- und Kontrollgruppe ausüben.

Bei großen Stichproben sorgt das Randomisierungsprinzip dafür, daß sich die verglichenen Stichproben vor der Behandlung nicht oder nur unwesentlich unterscheiden. Handelt es sich jedoch um eher kleine Stichproben ($n<30$), sind zufällige Pretestunterschiede nicht auszuschließen. Parallelisierung, die Bildung von Matched Samples oder das Konstanthalten wichtiger personengebundener Störvariablen sind hier die Methoden der Wahl, die interne Validität zu sichern (vgl. S. 489 ff.). Man beachte jedoch, daß diese Kontrolltechniken zu Lasten der externen Validität gehen können.

Quasiexperimentelle Untersuchungen arbeiten mit natürlichen Gruppen und müssen auf eine Randomisierung verzichten. Hier sind ergänzende Kontrolltechniken zur Sicherung der internen Validität unverzichtbar. Neben den bereits erwähnten Maßnahmen (Parallelisierung, Matching, Konstanthalten) ist sorgfältig nach wichtigen personengebundenen Störvariablen Ausschau zu halten, die als Kontrollvariablen vorsorglich miterhoben und kovarianzanalytisch berücksichtigt werden oder die – vor allem bei diskreten Störvariablen mit nur wenig Stufen – als Kontrollfaktoren eine Blockbildung homogener Gruppen ermöglichen.

Faktorielle Pläne tragen insoweit zur Erhöhung der internen Validität bei, als sie die abhängige Variable durch die Berücksichtigung von Interaktionen besser erklären als die Haupteffekte einfaktorieller Pläne. Auch hier gilt natürlich, daß experimentelle Untersuchungen mit randomisierten Stichproben einem quasiexperimentellen Ansatz weit überlegen sind. Dies gilt vor allem, weil alle Kontrollstrategien wie z.B. Matching oder Parallelisieren nur auf Störvariablen angewendet werden können, die bereits bekannt sind; d.h. die Maßnahmen verfehlen ihr Ziel, wenn relevante Störvariablen übersehen wurden oder die als Störvariablen berücksichtigten Merkmale unbedeutend sind. Der große Vorteil der Randomisierung liegt darin, daß sie pauschal alle personengebundenen

Störvariablen ausschalten kann, auch solche, die man gar nicht kennt.

Multivariate Pläne haben im Vergleich zu univariaten Plänen eine höhere externe Validität, weil sie das untersuchte Konstrukt nicht nur über einen, sondern über viele Indikatoren erfassen, so daß die Ergebnisse breiter generalisierbar sind.

Externe zeitliche Einflüsse, Reifungsprozesse und Testübung (vgl. S. 471) sind bei querschnittlichen Untersuchungen zur Überprüfung von Unterschiedshypothesen irrelevant, wenn die Vergleichsgruppen randomisiert wurden. Bei quasiexperimentellen Untersuchungen können sie die Ursache von Pretestunterschieden sein und sollten deshalb mit den oben beschriebenen Maßnahmen kontrolliert werden. Im Zweifelsfall empfiehlt sich der Einsatz eines Solomon-Vier-Gruppen-Planes.

Wie bei allen „Momentaufnahmen" sind querschnittlich ermittelte Untersuchungsergebnisse nur in Grenzen über den Untersuchungszeitpunkt hinaus generalisierbar.

8.2.5 Veränderungshypothesen

Die Analyse von Veränderungen zählt zu den interessantesten, aber auch schwierigsten Aufgaben der Sozialwissenschaften. Cattell (1966b, zit. nach Petermann, 1978) stellte für eine Zufallsauswahl von 100 Zeitschriftenartikeln fest, daß sich hiervon über 50% mit Veränderungsproblemen befassen – eine Tendenz, die nach Baltes et al. (1977) zunehmend an Bedeutung gewinnt.

Beispiele für Hypothesen, die sich auf Veränderungen beziehen, lassen sich mühelos zusammenstellen: Die intensive Auseinandersetzung mit den schädigenden Wirkungen von Nikotingenuß verändert die Rauchgewohnheiten von Rauchern; konservativ eingestellte Menschen verändern ihre Lebensgewohnheiten seltener als „fortschrittliche" Menschen; das Kurzzeitgedächtnis läßt bei älteren Menschen nach; die Anzahl der Krebserkrankungen steigt von Jahr zu Jahr etc.

Arbeiten, die sich mit Methoden zur Überprüfung von Veränderungshypothesen beschäftigen, erscheinen nach wie vor zahlreich. Sie belegen, daß das Problem der Messung von Veränderung nicht einfach zu lösen ist. Cronbach und Furby (1970) kommen resignierend zu dem Schluß, daß man gut beraten sei, auf Veränderungsmessungen gänzlich zu verzichten. Diese pessimistische Einschätzung, die zum überwiegenden Teil auf ein Mißverständnis der mathematisch-statistischen Zusammenhänge bei der Erfassung von Veränderung zurückgeht, trifft die aktuelle Forschungssituation jedoch nur noch bedingt (vgl. S. 516 f.).

Es kann nicht Aufgabe dieses Textes sein, die mathematisch-statistischen Details der Veränderungsmessung ausführlich darzulegen. Auch hier werden wir den Leser, der an einer gründlicheren Behandlung der mit Veränderungsmessung verbundenen Probleme interessiert ist, auf weiterführende Literatur verweisen müssen und uns damit begnügen, die wichtigsten Untersuchungspläne zur Erfassung von Veränderungen zu beschreiben und diejenigen statistischen Ansätze zu nennen, die aufgrund der Literatur am wenigsten problematisch erscheinen.

Die eingangs aufgeführten Beispiele vertreten jeweils einen Abschnitt dieses Teilkapitels. Wir beginnen mit der Überprüfung von Veränderungshypothesen im Rahmen experimenteller Untersuchungen, d. h. also Untersuchungen mit randomisierter Zuweisung der Untersuchungsteilnehmer. Es folgt die Behandlung von Veränderungshypothesen, die nur mit quasiexperimentellen Untersuchungen überprüfbar sind. Eine spezielle Art dieser Hypothesen betrifft alters- bzw. entwicklungsbedingte Veränderungen, die daran anschließend aufgegriffen werden. Wir beenden dieses Teilkapitel mit Veränderungshypothesen, die sich auf viele, zeitlich aufeinanderfolgende Messungen eines Merkmals bzw. auf Zeitreihen beziehen.

Nicht behandelt werden z.B. Untersuchungspläne im Kontext der sog. „*Survival Analysis*", die sich der Frage widmen, ob bzw. wann bestimmte Ereignisse im Lebenslauf einer Zielpopulation eintreten (z.B. erste Anzeichen für Lungenkrebs bei Rauchern, die „ersten Schritte" bei Kleinkindern, die erste Heirat, das erste Kind etc.). Eine Einführung in diese Thematik und weiterführende Literatur findet man bei Singer und Willett (1991). Mit einer weiteren Thematik befaßt sich die sog. „Ereignisanalyse", bei der die Zeitintervalle zwischen aufeinanderfolgenden Ereignissen untersucht werden (z. B. die Frage, mit welcher Wahrscheinlichkeit einzelne Individuen innerhalb eines festgelegten Zeitraumes den Beruf wechseln). Über diese Technik informieren Blossfeld et al. (1986).

Experimentelle Untersuchungen
Veränderungshypothesen vom Typus „Treatment A bewirkt eine Veränderung der abhängigen Variablen" sind die „klassischen" Hypothesen der Grundlagen-, Interventions- und Evaluationsforschung. Die Ausführungen auf Seite 108f. sollten verdeutlicht haben, daß die Überprüfung derartiger Hypothesen mit dem sog. „One-Shot Case Design" (man appliziert das Treatment an einer Stichprobe und prüft anschließend die „Wirkung") von wenig Verständnis für die Logik empirischer Forschung zeugt.

Auch das Ein-Gruppen-Pretest-Posttest-Design (vgl. Tafel 4 oder S. 520f.), bei dem zusätzlich vor Anwendung des Treatments ein Pretest durchgeführt wird, ist nur bedingt eine sinnvolle Alternative, weil die Pretest-Posttestdifferenzen nicht nur indikativ für den Treatmenteffekt sind, sondern auch für die Wirksamkeit mehrerer Störgrößen der internen Validität. Hierzu zählen externe zeitliche Einflüsse, Reifungsprozesse, Testübung, statistische Regressionseffekte, Selektionseffekte sowie experimentelle Mortalität (zur Erläuterung dieser Gefährdungen der internen Validität vgl. S. 471).

Ein Treatment: Veränderungshypothesen der genannten Art werden experimentell wie Unterschiedshypothesen geprüft, d. h. man stellt per Randomisierung eine Experimentalgruppe (mit dem zu prüfenden Treatment) und eine Kontrollgruppe (ohne Treatment) zusammen und interpretiert die resultierende Differenz auf der abhängigen Variablen als verändernde Wirkung des Treatments. Zumindest bei großen Stichproben gewährleistet die Randomisierung auch ohne Pretestkontrolle vergleichbare Ausgangsbedingungen für die Experimental- und Kontrollgruppe.

Pretests sind erforderlich, wenn Zweifel an der korrekten Durchführung der Randomisierungsprozedur bestehen oder die Stichproben zu klein sind, um dem zufälligen Ausgleich personenbedingter Störvariablen in Experimental- und Kontrollgruppe trauen zu können. Wann immer sich herausstellt, daß die Randomisierung mißlang, daß also die Experimental- und Kontrollgruppen in bezug auf die abhängige Variable vor Applikation des Treatments nicht äquivalent waren, sollten die Vergleichsgruppen wie „natürliche" Gruppen behandelt und nach den Richtlinien quasiexperimenteller Untersuchungen ausgewertet werden. Wie man feststellen kann, ob der Unterschied zwischen den Pretestwerten von Experimental- und Kontrollgruppe genügend klein ist, um von äquivalenten Vergleichsgruppen sprechen zu können, wird bei Rogosa et al. (1993) beschrieben („Equivalency Testing").

Mehrere Treatments: Komplexere Veränderungshypothesen beziehen sich nicht nur auf die Wirkung eines Treatments, sondern auf die differentielle Wirkung mehrerer Treatments. Auch diese werden experimentell wie Unterschiedshypothesen geprüft. Solange durch Randomisierung sichergestellt ist, daß sich die Treatmentgruppen (und ggf. die Kontrollgruppe) vor der Behandlung bezüglich der abhängigen Variablen gleichen, sind Posttestunterschiede zwischen den Gruppen indikativ für verändernde Wirkungen der einzelnen Treatments. Der auf S. 494f. beschriebenen Mehr-Gruppen-Plan entscheidet damit über die Richtigkeit der Veränderungshypothese.

Das Prinzip, daß Posttestunterschiede bei identischen, durchschnittlichen Pretestwerten aller zu vergleichenden Gruppen Veränderung bedeuten, gilt auch für Veränderungshypothesen, die mit mehrfaktoriellen, hierarchischen oder quadratischen Plänen überprüft werden. (Beispiel: Es wird die Hypothese getestet, daß eine Therapieform A_1 nur in Verbindung mit einem Psychopharmakon B_1 Ängstlichkeit reduziert und daß eine andere Therapieform A_2 zwar ohne das Psychopharmakon B_1, aber dafür nur in Verbindung mit einem Präparat B_2 wirksam ist. Die Interaktionshypothese sagt damit unterschiedliche Wirkungen für verschiedene Kombinationen von Behandlungsarten voraus. Haben die zu vergleichenden Patientengruppen vor der Behandlung im Durchschnitt gleiche Ängstlichkeitswerte, bestätigt eine signifikante Interaktion der Posttestwerte diese Hypothese.)

Mehrere Messungen: Häufig genügt es nicht, die verändernde Wirkung eines Treatments mit nur einer Posttestmessung nachzuweisen. Eine Entzugstherapie für Raucher mag zwar kurzfristig zu einer Veränderung der Rauchgewohnheiten führen; der tatsächliche Wert dieser Therapie wird jedoch erst deutlich, wenn sie den Tabakkonsum

	1. Posttest-Messung	2. Posttest-Messung	...	letzte Posttestmessung
Experimentalgruppe	S_1	S_1	...	S_1
Kontrollgruppe	S_2	S_2	...	S_2

Abb. 53. Zweifaktorieller Meßwiederholungsplan mit Experimentalgruppe und Kontrollgruppe

längerfristig reduziert bzw. letztlich zum Einstellen des Rauchens führt.

Hypothesen, die sich wie diese auf langfristige Veränderungen beziehen oder auch Hypothesen, die Veränderungen nach mehrfacher Anwendung eines Treatments beinhalten, untersucht man sinnvollerweise durch wiederholte Messungen der abhängigen Variablen. Für den einfachen Vergleich einer randomisierten Experimentalgruppe (S_1) mit einer randomisierten Kontrollgruppe (S_2) resultiert dann das in Abb. 53 wiedergegebene Untersuchungsschema.

Oberflächlich ähnelt dieser Plan dem in Abb. 41 wiedergegebenen zweifaktoriellen Untersuchungsplan; dennoch besteht zwischen beiden Plänen ein gravierender Unterschied: Der zweifaktorielle Plan ohne Meßwiederholungen untersucht für jede Faktorstufenkombination eine andere Stichprobe, während im Meßwiederholungsplan dieselben Stichproben mehrfach untersucht werden. Dies hat zur Folge, daß – anders als bei zweifaktoriellen Plänen ohne Meßwiederholungen – die Meßwerte einer Stichprobe von Messung zu Messung voneinander abhängen bzw. korrelieren, womit die Voraussetzungen für eine „normale" varianzanalytische Auswertung verletzt sind.

Für die statistische Auswertung eines Meßwiederholungsplanes wird deshalb üblicherweise eine spezielle Variante der Varianzanalyse, die *Varianzanalyse mit Meßwiederholung* (Repeated Measurements Analysis) eingesetzt. Über die Entwicklungsgeschichte dieses Verfahrens berichtet Lovie (1981). Es setzt u.a. voraus, daß die zu verschiedenen Zeitpunkten erhobenen Messungen gleichförmig miteinander korrelieren, daß also z. B. die erste Messung mit der zweiten Messung genau so hoch korreliert wie mit der letzten Messung – eine Voraussetzung, die in vielen Meßwiederholungsplänen verletzt ist (vgl. z. B. Ludwig, 1979). Wie man diese Voraussetzung überprüft und wie zu verfahren ist, wenn das Datenmaterial diesen Voraussetzungen nicht genügt, wird z. B. bei Bortz (1993, Kap. 9) näher erläutert.

Veränderungshypothesen, die wie in Abb. 53 mit zweifaktoriellen Meßwiederholungsplänen überprüft werden, gelten als bestätigt, wenn der Haupteffekt „Experimental- vs. Kontrollgruppe" signifikant ist (in diesem Falle unterscheiden sich die beiden Gruppen gleichförmig über alle Messungen hinweg) oder die Interaktion zwischen dem Gruppierungsfaktor und dem Meßwiederholungsfaktor statistisch bedeutsam ist (was ein Beleg dafür wäre, daß sich die Experimentalgruppe im Verlaufe der Zeit anders verändert als die Kontrollgruppe).

Der einfache Zwei-Gruppen-Plan mit mehrfacher Meßwiederholung läßt sich zu einem Mehr-Gruppen-Meßwiederholungsplan erweitern, wenn die verändernden Wirkungen mehrerer Treatments zu vergleichen sind. Des weiteren können die Untersuchungsteilnehmer nicht nur nach den Stufen eines Faktors, sondern nach den Kombinationen der Stufen mehrerer Faktoren gruppiert sein.

Meßwiederholungspläne werden nicht nur für die Überprüfung von Veränderungshypothesen im engeren Sinne benötigt (ein Treatment verändert die abhängige Variable), sondern können generell eingesetzt werden, wenn von einer Stichprobe wiederholte Messungen erhoben werden. Auf S. 496 erwähnten wir ein Beispiel, bei dem es um die Ablesbarkeit von Anzeigegeräten ging, die sich bezüglich der Faktoren A („Form") und B („Art der Zahlendarstellung") unterschieden. Es wurde ein zweifaktorieller Plan vorgestellt, der die Unterschiedshypothese, die Ablesefehler seien von der Form des Anzeigegerätes sowie der Art der Zahlendarstellung abhängig, überprüft. Dieser Plan benötigte $3 \cdot 3$ (bzw. allgemein $p \cdot q$) Stichproben.

Die gleiche Unterschiedshypothese ließe sich auch mit einem Meßwiederholungsplan prüfen, in dem eine Stichprobe z. B. alle zur Stufe A_1 gehörenden Anzeigegeräte, eine weitere Stichprobe alle zur Stufe A_2 gehörenden Anzeigegeräte usf. beurteilt. Statt der 2 Stichproben in Abb. 53 benötigt man also p Stichproben, die jeweils q Anzeigegeräte beurteilen.

Kontrolle von Sequenzeffekten: Bei Untersuchungen, in denen von einer Stichprobe unter mehreren Untersuchungsbedingungen Messungen erhoben werden, kann die Abfolge der Untersuchungsbedingungen von ausschlaggebender Bedeutung sein. Zur Kontrolle derartiger *Sequenzeffekte* empfiehlt sich der in Abb. 54 wiedergegebene experimentelle Untersuchungsplan.

Mit diesem Plan wird der Einfluß von drei verschiedenen Abfolgen ermittelt. Jeder Abfolge wird eine Zufallstichprobe zugewiesen, die die Untersuchungsbedingungen in der entsprechenden Reihenfolge erhält. (Man beachte, daß das in Abb. 54 wiedergegebene Datenschema nur eine Abfolge: A_1, A_2 ... A_p enthält, d. h. die Untersuchungsergebnisse der einzelnen Stichproben müssen für dieses Datenschema jeweils „umsortiert" werden.) Unterscheiden sich die Stichproben nicht bzw. ist der „Abfolge-Faktor" nicht signifikant, ist die Reihenfolge der Untersuchungsbedingungen unerheblich. Eine Interaktion zwischen den Untersuchungsbedingungen und den Abfolgen weist auf *Positionseffekte* hin, mit denen man beispielsweise rechnen muß, wenn die Untersuchungsteilnehmer im Verlaufe der Untersuchung ermüden, so daß z. B. auf die erste Untersuchungsbedingung unabhängig von der Art dieser Bedingung anders reagiert wird als auf die letzte.

	A_1	A_2	A_3	...	A_p
Abfolge 1	S_1	S_1	S_1	...	S_1
Abfolge 2	S_2	S_2	S_2	...	S_2
Abfolge 3	S_3	S_3	S_3	...	S_3

Abb. 54. Zweifaktorieller Meßwiederholungsplan zur Kontrolle von Sequenzeffekten

> **!** **In einem varianzanalytischen Plan für unabhängige Stichproben absolvieren alle Probanden nur jeweils eine Untersuchungsbedingung. In einem varianzanalytischen Plan mit Meßwiederholungen (bzw. abhängigen Stichproben) durchläuft dieselbe Person hintereinander mehrere Untersuchungsbedingungen.**

Quasiexperimentelle Untersuchungen

Veränderungshypothesen, die sich auf Populationen beziehen, aus denen keine äquivalenten Stichproben entnommen werden können, überprüft man mit quasiexperimentellen Untersuchungen. Typische Beispiele hierfür sind Vergleiche zwischen „natürlich gewachsenen" Gruppen oder auch Vergleiche zwischen Experimental- und Kontrollgruppe, deren Äquivalenz auch durch Randomisierung nicht hergestellt werden kann.

Wir beginnen dieses Teilkapitel mit einigen für quasiexperimentelle Untersuchungen charakteristischen Fragestellungen sowie den hiermit verbundenen Problemen. Es folgen grundsätzliche Überlegungen zur Messung von Veränderung sowie eine Behandlung der bereits auf S. 471 erwähnten Regressionseffekte. Nach einigen allgemeinen Empfehlungen zur Analyse quasiexperimenteller Untersuchungen im Kontext von Veränderungshypothesen werden anschließend konkrete Untersuchungspläne dargestellt und diskutiert. Wir beenden dieses Teilkapitel mit Hinweisen zu Korrelaten von Veränderung.

Fragestellungen und Probleme: Hypothesen, die behaupten, eine oder mehrere abhängige Variablen verändern sich im Laufe der Zeit ohne eine konkret zu benennende Treatmentwirkung, werden mit einfachen Ein-Gruppen-Plänen überprüft. (Beispiele: Das Konzentrationsvermögen von Kindern ist morgens höher als abends; Arbeitsausfälle durch Krankmeldungen treten am Anfang der Woche häufiger auf als am Wochenende; die Bereitschaft der Bevölkerung, aktiv etwas gegen die Zerstörung der Umwelt zu unternehmen, hat in den letzten Jahren zugenommen.) Für die Überprüfung derartiger Hypothesen benötigt man wiederholte Messungen einer Zufallsstichprobe aus der Population, auf die sich die Hypothese bezieht.

Die interne Validität derartiger Ein-Gruppen-Pläne zur Überprüfung zeitbedingter Veränderungen ist in der Regel gering. Abgesehen von Validitätsproblemen, die mit der häufigen Anwendung eines Untersuchungsinstrumentes verbunden sind, gefährden praktisch alle auf S. 471 genannten Einflußgrößen die interne Validität dieser Untersuchungspläne (vgl. hierzu auch Fahrenberg et al., 1977). Nur selten lassen sich in diesen Untersuchungen Variablen benennen, die die registrierten Veränderungen tatsächlich bewirkten. Die Zeit wird als ein globaler Variablenkomplex angesehen, dessen verändernde Wirkung auf viele unkontrollierte und zeitabhängige Merkmale zurückgeht.

Eindeutigere Schlüsse lassen – wie auf S. 493 berichtet – Untersuchungen zu, in denen die verändernde Wirkung eines „Treatments" durch den Vergleich einer Experimentalgruppe mit einer „nicht-behandelten" Kontrollgruppe überprüft wird. Allerdings ist der besondere Wert dieser Untersuchungstechnik daran gebunden, daß sich die Untersuchungsteilnehmer per Zufall in Experimental- und Kontrollgruppe aufteilen lassen. Diese Möglichkeit entfällt, wenn eine Hypothese behauptet, das Treatment habe in verschiedenen, real existierenden Populationen eine unterschiedliche Wirkung. Die Zugehörigkeit der Untersuchungsteilnehmer zu diesen Populationen macht eine Randomisierung unmöglich.

Ähnliche Schwierigkeiten bereiten Untersuchungen, die die Wirkung eines „Treatments" überprüfen, von dem alle potentiellen Untersuchungsteilnehmer betroffen sind (wie z. B. von einer gesetzgeberischen Maßnahme), so daß keine „nicht-behandelten" Untersuchungsteilnehmer, die die Kontrollgruppe bilden könnten, anzutreffen sind (vgl. hierzu auch S. 108ff.). Hypothesen dieser Art überprüfen wir mit quasiexperimentellen Untersuchungen.

Einige Beispiele mögen die hier gemeinten Fragestellungen verdeutlichen: Die Leistungen ängstlicher Kinder werden durch emotionale Zuwendungen des Lehrers mehr gefördert als die Leistungen nicht-ängstlicher Kinder. Die Einführung von Mikroprozessoren gefährdet die Arbeitsplätze von ungelernten Arbeitern stärker als die von Arbeitern mit abgeschlossener Ausbildung. Informierte Menschen sind in ihren Einstellungen weniger leicht beeinflußbar als uninformierte Menschen. Eine neu entwickelte Schlankheitsdiät ist nur bei Jugendlichen, aber nicht bei Erwachsenen wirksam. Die technischen Fähigkeiten von Männern werden durch einen Technikkurs mehr gefördert als die von Frauen etc.

Allen Beispielen gemeinsam ist eine abhängige Variable, die sich laut Hypothese bei den jeweils verglichenen Populationen unterschiedlich ändert. Ein bestimmtes „Treatment" hat in verschiedenen Populationen unterschiedliche Auswirkungen. Um diese unterschiedlichen Wirkungen zu erfassen, wäre es vielleicht naheliegend, die abhängige Variable nach Einführung des Treatments an Zufallsstichproben der Populationen zu erheben und die Resultate zu vergleichen. Führt dieser Vergleich zu unterschiedlichen Durchschnittswerten, ist damit jedoch keineswegs sichergestellt, daß diese Unterschiede von einer differentiellen Treatmentwirkung herrühren. In quasiexperimentellen Untersuchungen muß auf eine Randomisierung verzichtet werden, was in der Regel zur Folge hat, daß die Ausgangswerte der Stichproben nicht gleich sind. Mögliche Posttest-Unterschiede können also schon vor Einführung des Treatments bestanden haben.

Vortests sind deshalb in quasiexperimentellen Untersuchungen unabdingbar. Anders als in experimentellen Untersuchungen, in denen man mit Vortests bestenfalls überprüft, ob die Randomisierung zu vergleichbaren Stichproben geführt hat, haben Vortests in quasiexperimentellen Untersuchungen die Funktion, Unterschiede zwischen den Stichproben zu Beginn der Untersuchung festzustellen. Die stichprobenspezifischen „Startbedingungen" sind die Referenzdaten, auf die sich treatmentbedingte Veränderungen beziehen. (Das genaue Vorgehen wird auf S. 522f. unter dem Stichwort „Faktorielle Pretest-Posttestpläne" erläutert.)

Veränderung wird damit in quasiexperimentellen Untersuchungen durch Differenzen zwischen Durchschnittswerten angezeigt, die für eine Stichprobe zu zwei oder mehr Meßzeitpunkten ermittelt wurden. Anders als Differenzen zwischen Stichproben, die in randomisierten Experimenten die verändernde Wirkung eines Treatments signalisieren, bereiten Differenzen „innerhalb" von Stichproben einige Schwierigkeiten, auf die im folgenden eingegangen wird.

Zur Messung von Veränderung: Das einfache Differenzmaß innerhalb von Stichproben als Indikator von Veränderung war in der Vergangenheit häufig heftiger Kritik ausgesetzt (vgl. z. B. Bereiter, 1963; Bohrnstedt, 1969; Cronbach und Furby, 1970; Linn und Slinde, 1977; O'Connor, 1972 oder Rennert, 1977). Das zentrale Argument betraf die mangelnde Reliabilität dieser Differenzwerte.

Wenn schon die Reliabilität (zum Reliabilitätsbegriff vgl. S. 181ff.) vieler sozialwissenschaftlicher Messungen sehr zu wünschen übrig läßt, trifft dies – so die übliche Kritik – in noch stärkerem Maße auf Differenzen dieser Messungen zu. Allgemein gilt, daß in den Meßfehler von Differenzwerten zweier Variablen X und Y sowohl der Meßfehler von X als auch der Meßfehler von Y eingehen. Bezogen auf die hier interessierende Pretest-Posttest-Situation besagt dieser Sachverhalt, daß ein Meßinstrument, das eine Reliabilität von beispielsweise $r=0{,}90$ aufweist (eine für sozialwissenschaftliche Messungen beachtliche Reliabilität), zu Meßwertdifferenzen mit einer Reliabilität von 0,67 führt, wenn Pretest- und Posttest-Messungen zu $r=0{,}70$ miteinander korrelieren. (Zur rechnerischen Ermittlung der Reliabilität von Differenzwerten vgl. z. B. Guilford, 1954, S. 394; Spezialfälle behandeln Williams und Zimmermann, 1977.) Geht man davon aus, daß die Reliabilität der Messungen eher niedriger ist als im Beispiel, kommt man zu Reliabilitäten des Differenzmaßes, die in der Tat problematisch erscheinen.

Diese Auffassung gilt jedoch als überholt bzw. revisionsbedürftig (vgl. z. B. Rogosa et al., 1982; Rogosa und Willet, 1983, 1985; Zimmerman und Williams, 1982). Es wird argumentiert, daß die Reliabilität von Differenzmaßen nicht nur von der Reliabilität der Merkmalserfassung, sondern insgesamt von drei Einflußgrößen abhängt, die im folgenden behandelt werden.

Unterschiedlichkeit der wahren individuellen Veränderungen: Bei nur zwei Meßpunkten t_1 und t_2 entspricht die gemessene Veränderung eines Individuums i der Differenz d_i der Meßwerte für die Zeitpunkte t_1 und t_2. Je stärker sich die wahren, den d_i-Werten zugrundeliegenden Veränderungen in einer Stichprobe von Individuen unterscheiden, desto größer ist die Reliabilität der Differenzwerte. Die Streuung der d_i-Werte ist damit ein wichtiger Indikator für die Reliabilität von Differenzmaßen.

Nach Rogosa et al. (1982) zeigt die Reliabilität der Differenzen an, wie verläßlich die untersuchten Individuen nach Maßgabe ihrer d_i-Werte in eine Rangreihe gebracht werden können. Dies gelingt natürlich umso besser, je größer die Streuung der d_i-Werte ist. Unterscheiden sich die d_i-Werte hingegen nur wenig, ist damit auch deren Reliabilität gering.

Eine niedrige Reliabilität impliziert jedoch keineswegs zwangsläufig, daß die Veränderungsmessungen unpräzise sind. Wie Rogosa et al. (1982) zeigen, können nahezu identische wahre Veränderungen in einer Stichprobe sehr präzise gemessen werden, auch wenn die Reliabilität der Differenzwerte wegen ihrer geringen Streuung nahezu 0 ist.

Werden mehr als zwei Messungen vorgenommen, tritt an die Stelle der einfachen Differenz die Steigung einer an die zeitabhängigen Messungen angepaßten Geraden (Steigung der Regressionsgeraden zur Vorhersage der individuellen Messungen aufgrund der Meßzeitpunkte). Dieser Steigungsparameter charakterisiert die individuelle Wachstumsrate pro Zeiteinheit (je nach Untersuchungsanlage sind dies Stunden, Tage, Wochen, Monate, Jahre o.ä.). Daß eine Gerade (anstelle einer nicht-linearen Funktion) zur Charakterisierung eines individuellen Veränderungsverlaufes in der Regel ausreichend ist, wird bei Willet (1989) begründet.

Wie für die einfachen Differenzmaße gilt auch für die Steigungsmaße, daß deren Reliabilität mit zunehmender Streuung der Steigungsmaße steigt.

Genauigkeit der Messungen: Über die Abhängigkeit der Veränderungsmessungen von der Genauigkeit der Messungen bzw. deren Reliabilität wurde eingangs bereits berichtet. Mit zunehmendem Meßfehler bzw. mit abnehmender Reliabilität der Messungen sinkt die Reliabilität der Differenzmaße. Man beachte, daß niedrige Reliabilität der Messungen nicht zwangsläufig niedrige Reliabilität der Differenzen bzw. – bei mehr als zwei Messungen – der Steigungskoeffizienten bedeutet. Obwohl die Reliabilität der Messungen die Reliabilität der Differenzen negativ beeinflußt, kann die

Reliabilität der Differenzen beachtlich sein, wenn die wahren individuellen Veränderungsraten sehr heterogen sind.

Verteilung und Anzahl der Meßzeitpunkte: Die wohl wichtigste, weil untersuchungstechnisch einfach zu manipulierende Determinante der Reliabilität von Veränderungsmessungen ist die Anzahl der pro Person vorgenommenen Messungen bzw. die Art ihrer Verteilung über die Zeit. Bezogen auf die Verteilung der Meßpunkte argumentiert Willett (1980), daß mehrere Messungen zu Beginn und am Ende der Untersuchungsperiode äquidistanten Meßintervallen deutlich überlegen seien. Diesem statistisch begründeten Desiderat steht allerdings entgegen, daß die individuelle Veränderungscharakteristik bei gleichförmig verteilten Meßpunkten besser erkannt werden kann. Dennoch sollte – soweit die Untersuchungsanlage dies zuläßt – darauf geachtet werden, daß die Messungen am Anfang und am Ende des Untersuchungszeitraumes häufiger wiederholt werden als im mittleren Bereich.

Die Reliabilität der Veränderungsmaße läßt sich zudem drastisch verbessern, wenn die Anzahl der Meßpunkte erhöht wird, wobei der Reliabilitätszugewinn am größten ist, wenn der Untersuchungsplan statt zwei Meßzeitpunkte (z. B. Pre- und Posttest) drei Meßzeitpunkte vorsieht. Willett (1989) berichtet, daß die Reliabilität allein durch das Hinzufügen eines dritten Meßzeitpunktes um 250% und mehr erhöht werden kann. Mit wachsender Anzahl der Meßzeitpunkte wird der Einfluß eines fehlerhaften bzw. wenig reliablen Meßinstrumentes auf die Reliabilität der Veränderungsmaße zunehmend kompensiert.

Schlußfolgerungen: Für die Überprüfung von Veränderungshypothesen mit quasiexperimentellen Untersuchungen läßt sich hieraus zusammenfassend folgern, daß man in verstärktem Maße auf einfache Pretest/Posttest-Pläne bzw. Pläne mit nur zwei Messungen verzichten und stattdessen Untersuchungspläne mit mehr als zwei Meßzeitpunkten vorsehen sollte. Wenn es zudem möglich ist, die Meßzeitpunkte am Anfang und am Ende des Untersuchungszeitraumes stärker zu konzentrieren als im mittleren Bereich, erhält man verläßliche Schätzungen der wahren individuellen Veränderungsraten, auch wenn das eingesetzte Meßinstrument wenig reliabel ist.

Falls aus untersuchungstechnischen Gründen Pläne mit mehr als zwei Meßzeitpunkten nicht umsetzbar sind, ist gegen die Verwendung einfacher Differenzmaße als Veränderungsindikator nichts einzuwenden. Wird ein Meßinstrument eingesetzt, dessen Reliabilität bekannt ist, kann diese zu einer verbesserten Schätzung der wahren individuellen Veränderungen genutzt werden. Einzelheiten hierzu findet man bei Rogosa et al. (1982).

Maxwell (1994) macht zudem darauf aufmerksam, daß sich die Teststärke eines Pretest-Posttest-Planes (also die Wahrscheinlichkeit, mit diesem Plan einen Treatmenteffekt nachzuweisen), beträchtlich erhöhen läßt, wenn ca. 25% der gesamten Erhebungszeit auf den Pretest und ca. 75% auf den Posttest entfallen. Praktisch bedeutet dies, daß der Aufwand zur Operationalisierung der abhängigen Variablen (z. B. Anzahl der Items einer Testskala oder Dauer der Verhaltensbeobachtung) im Pretest gegenüber dem Posttest reduziert werden kann.

Regressionseffekte: Bei einer quasiexperimentellen Untersuchung zur Überprüfung von Veränderungshypothesen besteht die Gefahr, daß die Ergebnisse durch sog. Regressionseffekte verfälscht werden. Hiermit sind statistische Artefakte angesprochen, die durch mangelnde Reliabilität der Meßinstrumente verursacht sind. Extreme Pretestwerte haben die Tendenz, sich bei einer wiederholten Messung zur Mitte der Merkmalsverteilung hin zu verändern (Regression zur Mitte). Genau genommen müßte es heißen, daß sich die Messungen zur größten Dichte der Verteilung (zum Dichtebegriff vgl. S. 378) hin verändern. Bei symmetrischen Verteilungen (z. B. Normalverteilung) entspricht der Bereich mit der größten Dichte dem mittleren Merkmalsbereich. Diese Veränderung erfolgt unabhängig vom Treatment.

Beispiel: Wie ist das von Galton (1886) erstmals beschriebene Phänomen der Regression zur Mitte zu erklären? Nehmen wir einmal an, ein Weitspringer absolviert 100 Trainingssprünge. Wenn die Bedingungen für alle Sprünge exakt identisch sind, wenn durch das Training keine Leistungsverbesserung erzielt wird und zudem die Messungen der Sprungweiten absolut fehlerfrei sind, müßte – eine konstante „wahre" Weitsprungleistung vorausgesetzt – mit allen Sprüngen die gleiche Weite erzielt werden. Dies entspricht natürlich nicht der Realität. Manche Sprünge gelingen besonders gut, weil „alles stimmte" und andere weniger, weil mehrere „Störfaktoren" gleichzeitig wirksam waren. Kurz: Die Messungen des Merkmals „Weitsprungleistung" sind nicht perfekt reliabel, d. h. wiederholte Messungen desselben Merkmals führen zu unterschiedlichen

Ergebnissen. Nimmt man an, daß mit den Trainingssprüngen keine merkbaren Leistungsverbesserungen einhergehen und daß Störfaktoren zufällig wirksam sind, werden sich die Weitsprungleistungen des Sportlers normalverteilen (zur Begründung dieser Behauptung vgl. z. B. Bortz, 1993, S. 77 f.).

Wir beobachten nun einen besonders gelungenen Sprung, bei dem die Weite deutlich über dem individuellen Durchschnitt liegt. Wird nun der nächste Sprung vergleichbar weit oder gar noch weiter sein? Vermutlich eher nicht, denn die Wahrscheinlichkeit, daß sich die Sprungbedingungen erneut so günstig fügen, ist geringer als die Wahrscheinlichkeit für die am häufigsten anzutreffenden „durchschnittlichen“ Sprungbedingungen. Man wäre deshalb mit einer Wette gut beraten, die darauf setzt, daß auf eine hervorragende Sprungweite eine mäßigere folgt. (Betrachten wir die einzelnen Sprünge als stochastisch voneinander unabhängige Ereignisse, ist die Wahrscheinlichkeit jeder beliebigen Sprungweite natürlich unabhängig von der vorangegangenen Sprungweite. Der einfache Hintergrund dieser auf Regressionseffekte zugespitzten Argumentation lautet, daß bei normalverteilten Merkmalen mittlere Ausprägungen häufiger auftreten als extreme.)

Nun registrieren wir statt vieler Sprünge eines Springers jeweils einen Sprung vieler Springer. Auch diese Sprungleistungen mögen sich normalverteilen. Greifen wir nun einen Springer heraus, dessen Sprungleistung weit über dem Mittelwert der Stichprobe liegt, kann man vermuten, daß am Zustandekommen dieser Sprungleistung neben der „wahren“ Sprungstärke auch günstige Bedingungen beteiligt sind. Sofern die Sprungbedingungen von der „wahren“ Sprungleistung unabhängig sind, ist damit zu rechnen, daß diese bei einem zweiten Sprung nicht so günstig ausfallen wie beim ersten Sprung, d. h. der zweite Sprung wäre weniger weit.

Natürlich kann die überdurchschnittliche Sprungweite auch von einem sehr guten Springer erzielt worden sein, der mit diesem Sprung (wegen ungünstiger Bedingungen) unter seiner individuellen Norm bleibt. Dieser Springer würde sich bei einem zweiten Sprung vermutlich verbessern. Die Wahrscheinlichkeit, daß gute Sprungleistungen (im Vergleich zur Gruppennorm) unter günstigen Bedingungen erzielt werden, ist jedoch größer als die Wahrscheinlichkeit guter Sprungleistungen unter schlechten Bedingungen.

Die mangelnde Reliabilität eines Merkmals hat zur Folge, daß wiederholte Messungen nicht perfekt miteinander korrelieren. Bei völlig unreliablen Merkmalen korrelieren wiederholte Messungen mit den ersten Messungen zu Null, d. h. Personen, die bei der ersten Messung einheitlich einen bestimmten Wert erzielen, der deutlich vom Gesamtmittel aller Erstmessungen abweicht, haben bei der zweiten Messung beliebige Werte, deren Mittelwert allerdings weniger vom Stichprobenmittel aller Zweitmessungen abweicht.

Dieser Sachverhalt wird „Regression zur Mitte“ genannt. Die Regression extremer Werte zur Mitte der Verteilung (allgemein: zur höchsten Dichte der Verteilung) nimmt mit abnehmender Reliabilität des Merkmals zu.

Abbildung 55 verdeutlicht den Regressionseffekt für eine Testskala mit mittlerer Reliabilität. 10 Personen, die im Pretest einen Wert von 100 erzielten, haben im Posttest Werte zwischen 65 und 110 mit einem Mittelwert von $\bar{x}_2 = 87{,}5$. Dieser Mittelwert unterscheidet sich weniger von $\mu = 70$ als der Mittelwert der Pretestmessungen ($\bar{x}_1 = 100$).

Eine formale Analyse der Regressionseffekte findet man bei Rogosa und Willett (1985, S. 217 f.). Danach sind Regressionseffekte an die Voraussetzung geknüpft, daß die Erstmessungen mit den Veränderungsraten negativ korrelieren.

Praktische Implikationen: Welche Konsequenzen haben nun Regressionseffekte für quasiexperimentelle Untersuchungen zur Überprüfung von Ver-

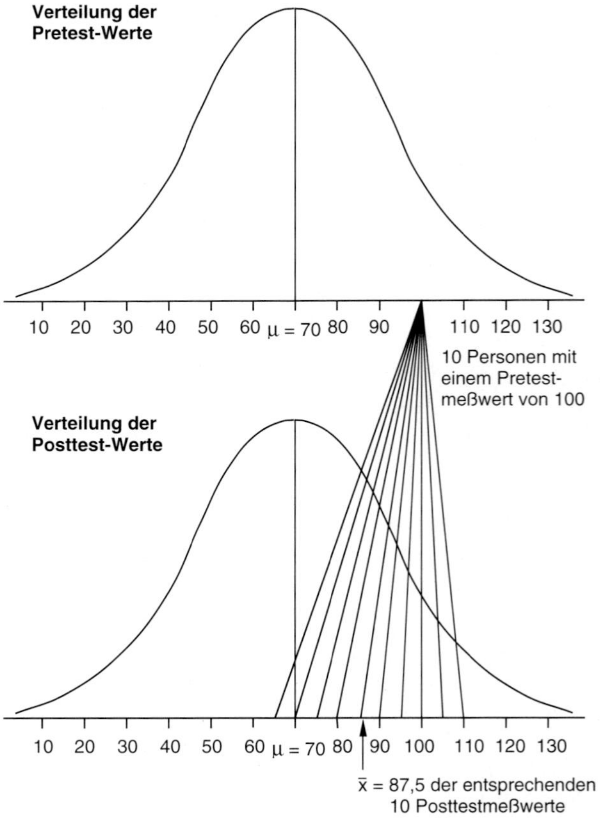

Abb. 55. Regressionseffekt bei Pretest-Posttest-Untersuchungen

änderungshypothesen? Sie können konsequenzlos sein oder aber zu völlig falschen Schlüssen führen. Beide Fälle seien an einem einfachen Beispiel verdeutlicht.

Es geht um die Frage, ob ein Programm zur Förderung kognitiver Fähigkeiten von Vorschulkindern nur für Oberschichtkinder geeignet ist oder ob es Unterschichtkindern in gleicher Weise hilft. Einfachheitshalber nehmen wir an, das Merkmal „kognitive Fähigkeiten" sei sowohl in der Population der Unterschichtkinder als auch in der Population der Oberschichtkinder normalverteilt. Die Reliabilität dieses Merkmals sei nicht vollkommen. Man zieht aus den entsprechenden Populationen jeweils eine *Zufallsstichprobe* und stellt anhand von Vortests fest, daß die kognitiven Fähigkeiten der Oberschichtkinder weiter entwikkelt sind als die der Unterschichtkinder. Nach Absolvierung des Förderprogramms erhebt man die kognitiven Fähigkeiten der Kinder erneut (Posttests). Hat das Förderprogramm keine Wirkung, dürften sich weder der Durchschnittswert der Oberschichtkinder noch der Durchschnittswert der Unterschichtkinder bedeutsam geändert haben (wenn man von Störeffekten wie instrumentelle Reaktivität o.ä. einmal absieht).

Regressionseffekte sind hier ausgeschlossen, da aus beiden Populationen repräsentative Zufallsstichproben gezogen wurden. Zwar werden innerhalb der Stichproben extreme Pretestwerte im Posttest zur Mitte tendieren; gleichzeitig verändern sich jedoch mittlere Werte zu den Extremen hin, d. h. insgesamt bleiben Pretest- und Posttestverteilung unverändert.

Nun wollen wir annehmen, daß aus den Populationen statt repräsentativer Stichproben *selegierte Stichproben* gezogen werden. Man parallelisiert die Stichproben nach den Vortestergebnissen, so daß die durchschnittlichen kognitiven Fähigkeiten von Oberschichtkindern und Unterschichtkindern im Vortest gleich sind. Diese Parallelisierung ist nur möglich, wenn sich in der Oberschicht-Stichprobe überwiegend unterdurchschnittliche Kinder und in der Unterschicht-Stichprobe überwiegend überdurchschnittliche Kinder befinden. Erneut wollen wir annehmen, daß das Förderprogramm wirkungslos sei. Dennoch werden sich die Posttestwerte von den Pretestwerten unterscheiden: Beide Stichproben regredieren zum Mittelwert ihrer Referenzpopulation, d. h. die Durchschnittsleistungen der Oberschichtkinder nehmen zu, und die der Unterschichtkinder nehmen ab. Obwohl dieses Ergebnis die eingangs formulierte Hypothese zu bestätigen scheint, ist es völlig belanglos: Die registrierten Veränderungen sind ausschließlich durch Regressionseffekte erklärbar.

Allgemein: Will man die differentielle Wirkung eines Treatments an *Extremgruppen* überprüfen (z. B. gute vs. schlechte Schüler, ängstliche vs. nicht ängstliche Personen etc.), muß mit Regressionseffekten gerechnet werden. (Auf weitere Probleme des Extremgruppenvergleiches wurde bereits auf S. 494 hingewiesen; Möglichkeiten zur Korrektur von Untersuchungsergebnissen in bezug auf Regressionseffekte diskutieren Thistlethwaite und Campell, 1960 sowie Vagt, 1976.)

Allgemeine Empfehlungen: Für die quasiexperimentelle Überprüfung von Veränderungshypothesen läßt sich zusammenfassend feststellen, daß die einfachen Differenzen zwischen den Messungen verschiedener Meßzeitpunkte sinnvolle, unverzerrte Schätzungen für „wahre" Veränderungen darstellen (siehe hierzu auch die vergleichenden Untersuchungen von Corder-Bolz, 1978; Kenny, 1975 oder Zielke, 1980).

Andere in der Literatur diskutierte Veränderungsmaße wie z. B. Regressionsresiduen, (Du Bois, 1957; Lord, 1956, 1963; McNemar, 1958; Malgady und Colon-Malgady, 1991; Minsel und Langer, 1973) der „Change-Quotient" von Lacey und Lacey (1962) oder auch sog. „wahre" Differenzwerte (Lord, 1953, 1963; McNemar, 1958) sind unter Gesichtspunkten der Praktikabilität für die Erfassung von Veränderungen weniger geeignet (vgl. zusammenfassend Rogosa et al., 1982). Zur Vermeidung von Regressionseffekten sollten die in quasiexperimentellen Untersuchungen eingesetzten Stichproben zufällig aus den zu vergleichenden Populationen ausgewählt werden; der Vergleich von Veränderungen in Extremgruppen ist äußerst problematisch.

Die Messungen sollten selbstverständlich (mindestens) intervallskaliert sein, denn Differenzen sind bei einem niedrigeren Skalenniveau inhaltlich sinnlos. (Beispiele hierfür gibt Stelzl, 1982, Kap. 7.1). Abzuraten ist ferner von Meßskalen, die in extremen Merkmalsbereichen begrenzt sind

(z. B. Rating-Skalen). Extrem hohe Meßwerte können sich dann nicht mehr vergrößern („*Ceiling*"- *oder Deckeneffekt*) und extrem niedrige Meßwerte nicht mehr verringern („*Floor- oder Bodeneffekt*"). Für die Auswertung von Untersuchungen, bei denen Veränderungen mit nominalen Daten erfaßt wurden, findet man bei Langeheine und van de Pol (1990) einschlägige Verfahren.

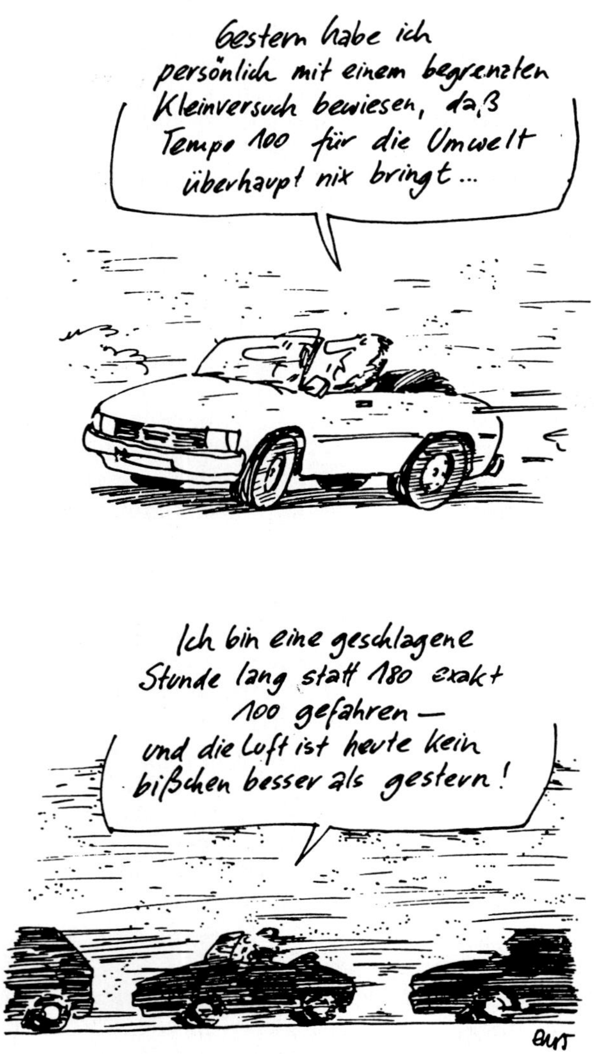
Gestern habe ich persönlich mit einem begrenzten Kleinversuch bewiesen, daß Tempo 100 für die Umwelt überhaupt nix bringt...
Ich bin eine geschlagene Stunde lang statt 180 exakt 100 gefahren — und die Luft ist heute kein bißchen besser als gestern!

Bei der experimentellen Prüfung von Veränderungshypothesen büßt man interne Validität ein, wenn das Treatment nicht angemessen dimensioniert wurde. (Zeichnung: Erich Rauschenbach, Berlin)

Mit Nachdruck ist darauf hinzuweisen, daß Untersuchungen mit drei oder mehr Meßzeitpunkten erheblich vorteilhafter sind als Untersuchungen mit nur zwei Meßzeitpunkten. Die Präzision der Veränderungsmessung läßt sich zudem erhöhen, wenn sich die Meßzeitpunkte am Anfang und am Ende des Untersuchungszeitraumes stärker konzentrieren als im mittleren Bereich.

Die statistische Auswertung quasiexperimenteller Untersuchungen zur Überprüfung von Veränderungshypothesen sollte mit Verfahren vorgenommen werden, die auf individuelle Differenzmaße zurückgreifen (z. B. t-Test für abhängige Stichproben, Varianzanalyse mit Meßwiederholungen).

Im folgenden werden einige quasiexperimentelle Untersuchungspläne vorgestellt, die in der Praxis häufig eingesetzt werden bzw. die für die Praxis besonders wichtig erscheinen.

Ein-Gruppen-Pretest-Posttest-Pläne: Bei einem Ein-Gruppen-Pretest-Posttest-Plan wird eine repräsentative Stichprobe der interessierenden Zielpopulation einmal vor und einmal nach dem Treatment untersucht. Die durchschnittliche Differenz auf der abhängigen Variablen gilt behelfsweise als Indikator für die Treatmentwirkung, obwohl praktisch alle auf S. 471 genannten Störeinflüsse die Veränderung bzw. Nichtveränderung ebenfalls bewirkt haben könnten. Die interne Validität dieses Designs ist also gering.

Dennoch wird man gelegentlich auf den Einsatz dieses Planes angewiesen sein. Dies gilt vor allem für Fragestellungen, bei denen ein Treatment interessiert, von dem praktisch alle Personen betroffen sind, so daß auf die Bildung einer Kontrollgruppe verzichtet werden muß. Beispiele hierfür sind Untersuchungen zur Wirkung des Fernsehens oder eines neuen Gesetzes. Auch ethische Gründe können den Einsatz einer Kontrollgruppe unmöglich machen.

Bei Plänen ohne Kontrollgruppen können Pretest-Posttest-Unterschiede auf alle möglichen zeitabhängigen Ursachen zurückgeführt werden, was einen eindeutigen Nachweis von Treatmentwirkungen erheblich erschwert. Die interne Validität läßt sich jedoch durch die vorsorgliche Erhebung zeitabhängiger Variablen verbessern, die die abhängige Variable ebenfalls beeinflussen können und deren Einfluß nachträglich kontrolliert wird (Partialkorrelation; vgl. S. 478 f.).

Eine höhere interne Validität haben Untersuchungen mit mehreren Pretest-Posttestmessungen (vgl. S. 517). Wenn sich hierbei zeigt, daß sich das Niveau der Pretestmessungen deutlich vom Niveau der Posttestmessungen unterscheidet, ist dies ein guter Beleg für Treatmentwirkungen. Man beachte jedoch, daß die interne Validität derartiger Untersuchungen, die sich in der Regel über einen längeren Zeitraum erstrecken, besonders durch Testübung und experimentelle Mortalität gefährdet ist.

Als Signifikanztest wendet man bei zwei Messungen z. B. den t-Test für abhängige Stichproben und bei mehr als zwei Messungen die einfaktorielle Varianzanalyse mit Meßwiederholungen an. Kommt eine varianzanalytische Auswertung nicht in Betracht (z. B. wegen verletzter Voraussetzungen), kann auf eine regressionsanalytische Auswertungstechnik von Swaminathan und Algina (1977) oder auf zeitreihenanalytische Techniken (vgl. S. 531 ff.) zurückgegriffen werden.

Eine Modifikation des einfachen Pretest-Posttest-Planes wurde von Johnson (1986) vorgeschlagen. Ein typischer Anwendungsfall dieses Planes könnte ein zu evaluierendes Bildungsprogramm sein, das der interessierten Öffentlichkeit in mehreren sich wiederholenden Workshops angeboten wird (z. B. Workshop über Steuerrecht). Es seien beispielsweise vier Termine mit identischem Unterrichtsangebot vorgesehen, auf die die „Voranmeldungen" zufällig verteilt werden. Die einem Termin zugeordneten Personen werden überdies zufällig in vier Gruppen eingeteilt: Eine Pre-Pretestgruppe, eine Pretestgruppe, eine Posttestgruppe und eine Post-Posttestgruppe. Die erste Gruppe wird z. B. zwei Wochen, die zweite Gruppe eine Woche vor dem Workshoptermin, die dritte Gruppe eine Woche und die vierte Gruppe zwei Wochen nach dem Workshoptermin hinsichtlich der abhängigen Variablen (Steuerkenntnisse) getestet. Zusammengefaßt über die verschiedenen Workshoptermine erhält man so vier Gruppen (Pre-Pre, Pre, Post, Post-Post), die vier Stufen einer unabhängigen Variablen für eine einfaktorielle Varianzanalyse bilden.

Nach Johnson (1986) ist die interne Validität dieses Planes der einer experimentellen Untersuchung mit einer Kontrollgruppe nahezu ebenbürtig. Dadurch, daß jede Stichprobe nur einmal untersucht wird, werden vor allem Testübungseffekte bzw. instrumentelle Reaktivität vermieden.

Zwei-Gruppen-Pretest-Posttest-Pläne: Eine Verbesserung der internen Validität läßt sich in quasiexperimentellen Untersuchungen dadurch erzielen, daß neben der Experimentalgruppe eine Kontrollgruppe geprüft wird. Da hier jedoch auf eine Randomisierung verzichtet werden muß, sind – wie bereits erwähnt – Vortests unerläßlich.

Beispiel: Es geht um die Evaluation von computergestütztem Unterricht in Mathematik. Da eine Randomisierung von Experimental- und Kontrollgruppe seitens der Schulleitung abgelehnt wird, ist man auf den Vergleich „natürlicher" Gruppen (hier: Schulklassen) angewiesen. Zwei Schulklassen werden für die Untersuchung ausgewählt und mit einem einheitlichen Instrument vorgetestet. Nach den Vortests erhält eine Klasse computergestützten Unterricht (Experimentalgruppe) und die Parallelklasse vom gleichen Lehrer Normalunterricht. Den Abschluß der Untersuchung bilden Posttests in beiden Klassen.

Für die statistische Auswertung dieses Planes empfiehlt sich eine 2-faktorielle Varianzanalyse mit Meßwiederholungen. Um den „Netto-Effekt" des Treatments zu ermitteln, berechnet man nach Rossi und Freeman (1985, S. 238) die Differenz der Veränderung in der Experimental- und der Kontrollgruppe (vgl. Tabelle 41).

Tabelle 41. Schema zur Ermittlung eines Treatmenteffektes

	Pretest	Posttest	Differenz
Experimentalgruppe	E_1	E_2	$E=E_1-E_2$
Kontrollgruppe	K_1	K_2	$\underline{K=K_1-K_2}$
			Nettoeffekt = E–K

Die Buchstaben E und K stehen hier für Durchschnittswerte in der Experimental- bzw. Kontrollgruppe. Ein statistisch signifikanter „Netto-Effekt“ wird durch eine signifikante Interaktion zwischen dem Gruppenfaktor und dem Meßwiederholungsfaktor nachgewiesen.

Die interne Validität dieses Planes ist akzeptabel, solange sich die durchschnittlichen Vortestwerte aus Experimental- und Kontrollgruppe (und auch deren Streuungen) nicht allzu stark unterscheiden. Bei großen Diskrepanzen besteht die Gefahr von Regressionseffekten, die sich darin äußern würden, daß sich eine hohe Pretestdifferenz im Posttest verkleinert. (Im Beispiel bestünde diese Gefahr, wenn man eine Schulklasse mit guten Mathematikkenntnissen und eine Schulklasse mit schlechten Mathematikkenntnissen vergleicht).

Externe zeitliche Einflüsse, Reifungsprozesse und Testübung werden in diesem Plan durch die Berücksichtigung einer Kontrollgruppe kontrolliert. Falls derartige Effekte wirksam sind, würden sie beide Gruppen in gleicher Weise beeinflussen, es sei denn, eine der beiden Gruppen ist für diese Störeffekte „anfälliger“ als die andere (Interaktion von Störeinflüssen mit dem Gruppierungsfaktor). Wie auf S. 472 bereits erwähnt, ist also auf Vergleichbarkeit von Experimental- und Kontrollgruppe auch außerhalb des eigentlichen Untersuchungsfeldes zu achten.

Experimentelle Mortalität kann zu einem Problem werden, wenn der zeitliche Abstand zwischen Pre- und Posttest groß ist und einige Untersuchungsteilnehmer für den Posttest nicht mehr zur Verfügung stehen. Kommt es hierbei zu systematischen Selektionsfehlern, weil die Ausfälle in Experimental- oder Kontrollgruppe nicht zufällig sind, ist die interne Validität der Untersuchung erheblich gefährdet.

Zur Steigerung der internen Validität ist ferner zu erwägen, ob sich das einfache Pretest-Posttest-Design durch mehrere Pretests und/oder mehrere Posttests erweitern läßt. (Zur formalen Begründung dieser Maßnahme vgl. S. 517).

Faktorielle Pretest-Posttest-Pläne: Faktorielle Pretest-Posttest-Pläne überprüfen differentielle Wirkungen eines Treatments auf verschiedene Populationen (z. B. Kopfschmerztherapie bei männlichen und weiblichen Migränepatienten). Hierfür sind zunächst aus den jeweiligen Referenzpopulationen Zufallsstichproben zu ziehen. Jede Stichprobe wird (möglichst zufällig) in eine Kontrollgruppe und eine Experimentalgruppe aufgeteilt. (Im Beispiel wären also zwei Experimental- und zwei Kontrollgruppen zu bilden.) Mit Pretests der abhängigen Variablen ermittelt man für alle Gruppen die Ausgangsbedingungen. Unterschiede im Pretest zwischen Experimental- und Kontrollgruppen, die aus derselben Population stammen, sind durch Parallelisierung (ggf. Matching) auszugleichen. Pretestunterschiede zwischen Stichproben verschiedener Populationen werden akzeptiert und – um Regressionseffekte zu vermeiden – nicht durch eine selektive Auswahl von Untersuchungseinheiten ausgeglichen. Nach Einführung des Treatments erhebt man eine Posttestmessung oder – besser noch – mehrere Wiederholungsmessungen. Über alle Pretest- und Posttestwerte wird eine dreifaktorielle Varianzanalyse mit Meßwiederholungen gerechnet.

Im Beispiel hätte diese Varianzanalyse die Faktoren männlich-weiblich (Faktor A), Kontrollgruppe vs. Experimentalgruppe (Faktor B) und Pretest-Posttest oder ggf. weitere Meßwiederholungen (Faktor C) (vgl. Abb. 56). Ist eine signifikante Interaktion zweiter Ordnung ($A \times B \times C$) darauf zurückzuführen, daß sich die beiden Experimentalgruppen unterschiedlich und die beiden Kontrollgruppen nicht verändert haben, wird damit eine differentielle Veränderungshypothese bestätigt, nach der z. B. nur weibliche Migränepatienten von der Therapie profitieren. (Dieses Interaktionsmuster sollte durch Einzelvergleiche bestätigt werden.) Verändern sich auch die Mittelwerte der Kontrollgruppen, muß man damit rechnen, daß außer dem Treatment weitere Variablen wirksam sind. Populationsspezifische Treatmentwirkungen sind dann nicht mehr eindeutig, sondern nur in Verbindung mit den Veränderungen der Kontrollgruppen interpretierbar (im einzelnen vgl. die entsprechenden Ausführungen zum Zwei-Gruppen-Pretest-Posttest-Plan).

Nicht alle Fragestellungen lassen die Bildung von Experimental- und Kontrollgruppen innerhalb der zu vergleichenden Stichproben zu. Will man beispielsweise überprüfen, wie sich die Herabsetzung der Regelstudienzeit von 10 auf 8 Seme-

		Pretest (C_1)	Posttest (C_2)	(weitere Posttests)
A_1 (männlich)	B_1 (Experimentalgruppe)	S_1	S_1	(S_1)
	B_2 (Kontrollgruppe)	S_2	S_2	(S_2)
A_2 (weiblich)	B_1 (Experimentalgruppe)	S_3	S_3	(S_3)
	B_2 (Kontrollgruppe)	S_4	S_4	(S_4)

Abb. 56. Dreifaktorieller Pretest-Posttest-Plan

ster auf die durchschnittliche Studienleistung in verschiedenen Fächern auswirkt, kann man innerhalb der einzelnen Studentenstichproben nicht zwischen Untersuchungsteilnehmern, die von der Maßnahme betroffen sind (Experimentalgruppe), und solchen, die sie nicht betrifft (Kontrollgruppe), unterscheiden. Die Untersuchung könnte deshalb nur die Leistungen von Stichproben vor dieser Maßnahme mit Leistungen danach vergleichen. Führt die statistische Auswertung des Materials (zweifaktorielle Varianzanalyse ohne Meßwiederholungen bzw. mit Meßwiederholungen, wenn „Matched Samples" untersucht werden) zu einer signifikanten Interaktion, ist dies allerdings nur ein schwacher Beleg für eine differentielle Wirkung der Maßnahme, denn man kann nicht ausschließen, daß andere Ursachen als die Verkürzung der Studienzeit für die Leistungsveränderungen in den einzelnen Studienfächern verantwortlich sind.

Solomon-Vier-Gruppen-Plan: Der auf Seite 502ff. beschriebene Solomon-Vier-Gruppen-Plan kann auch quasiexperimentell, d. h. mit nicht-randomisierten Gruppen eingesetzt werden. Man beachte allerdings, daß die Einbeziehung der Gruppen 3 und 4 in die Designanalyse Probleme bereiten kann, wenn man davon ausgehen muß, daß diese Gruppen zu den Gruppen 1 und 2 nicht äquivalent sind. (Da die Gruppen 3 und 4 nicht vorgetestet werden, muß im experimentellen Ansatz unterstellt werden, daß diese Gruppen zu den anderen äquivalent sind. Die Rechtfertigung hierfür liefert die Randomisierung, auf die bei quasiexperimentellem Vorgehen verzichtet werden muß.)

„Regression Discontinuity"-Plan: Quasiexperimentelle Untersuchungen mit Experimentalgruppe und nicht-äquivalenter Kontrollgruppe sind nur bedingt aussagekräftig, wenn man nicht weiß, ob die Unterschiede zwischen den Gruppen bezüglich der abhängigen Variablen allein auf das Treatment oder auf andere Besonderheiten der verglichenen Gruppe zurückzuführen sind. Bei der Auswahl der Untersuchungsteilnehmer wird man deshalb besonders darauf achten, daß sich Experimental- und Kontrollgruppe möglichst wenig unterscheiden.

Einen anderen Weg beschreitet das „Regression Discontinuity-Design", denn hier werden Unterschiede zwischen Experimental- und Kontrollgruppe bewußt herbeigeführt: Personen, die einen bestimmten Wert („Cutoff-Point") einer kontinuierlichen „Assignement"- oder „Zuweisungs"-Variablen unterschreiten, zählen zur Kontrollgruppe und Personen oberhalb dieses Wertes zur Experimentalgruppe (oder umgekehrt). Eine Treatmentwirkung liegt in diesem Untersuchungsplan vor, wenn die Regressionsgerade zur Beschreibung des Zusammenhangs zwischen der „Zuweisungs"-Variablen und der abhängigen Variablen am Cutoff-Point diskontinuierlich verläuft und gleichzeitig die entsprechende Regression ohne Treatment einen kontinuierlichen Verlauf nimmt.

Ein kleines Beispiel soll diesen Versuchsplan verdeutlichen. Man habe festgestellt, daß der Gesundheitszustand vieler Kinder, deren Eltern über ein geringes Einkommen verfügen, zu wünschen übrig läßt und vermutet als Ursache hierfür eine schlechte bzw. unausgewogene Ernährung. Man plant eine Aufklärungsaktion „gesunde Ernährung" und will diese anläßlich eines Ferienlageraufenthaltes mit ausgewählten Kindern evaluieren.

Ein Regression Discontinuity-Plan könnte hier wie folgt aussehen: Eine Zufallsstichprobe von Kindern wird in einem Vortest bezüglich ihres Gesundheitszustandes untersucht. Zusätzlich wird das Einkommen der Eltern erfragt. Abb. 57a verdeutlicht den Zusammenhang dieser beiden Variablen aufgrund der Vortestergebnisse.

Zur Bildung von Experimental- und Kontrollgruppe legt man ein Mindesteinkommen fest

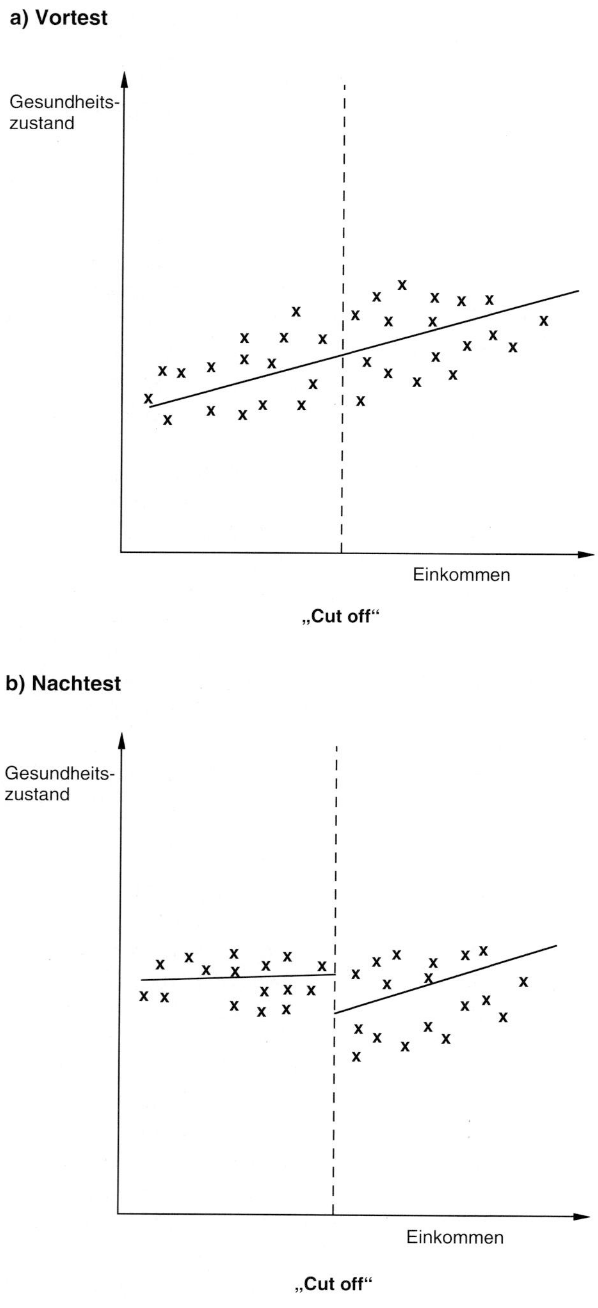

Abb. 57. Beispiel für einen „Regression Discontinuity“-Plan. **a** Vortest; **b** Nachtest

(Cutoff-Point) und entscheidet, daß alle Kinder der Zufallsstichprobe mit Eltern, deren Einkommen unterhalb des Cutoff-Points liegen, zur Experimentalgruppe gehören. Die Kinder reicherer Eltern bilden die Kontrollgruppe (ohne Ferienlager).

Vier Wochen nach Abschluß des Ferienlagers „gesunde Ernährung“ wird der Gesundheitszustand der Kinder erneut geprüft. Das Ergebnis zeigt Abb. 57b).

Offensichtlich hat das Treatment gewirkt. Die Vortestergebnisse zeigen einen tendenziell besseren Gesundheitszustand mit wachsendem Einkommen. Die Regressionsgerade, die den Trend der „Punktewolke“ kennzeichnet, ist kontinuierlich. Im Nachtest hingegen sind es zwei Regressionsgleichungen, die den Trend in der Experimental- und Kontrollgruppe am besten beschreiben. Die Kinder ärmerer Eltern (vor dem Cutoff-Point) befinden sich nach dem Ferienlageraufenthalt in einem besseren Gesundheitszustand als vor dem Ferienlager. Die Regressionsgerade ist diskontinuierlich.

Hinweis: Bei der Anlage eines Regression Discontinuity-Planes ist darauf zu achten, daß zwischen der „Zuweisungs“-Variablen und der abhängigen Variablen ein Zusammenhang besteht. Nach Mosteller (1990) ist der Regression Discontinuity-Plan einer experimentellen Untersuchung qualitativ gleichwertig (vgl. hierzu auch Rubin, 1977). Weitere Informationen zu diesem Plan findet man bei Trochim und Cappelleri (1992).

Korrelate von Veränderung: Abschließend seien Veränderungshypothesen erwähnt, mit denen behauptet wird, daß die Veränderung eines Merkmals mit einem anderen Merkmal (*Drittvariable*) korreliert. Als Beispiel lassen sich die Hypothesen nennen, daß der Lernfortschritt von Schülern mit ihrer Intelligenz zusammenhängt, daß Fortschritte in der Genesung Kranker von ihrer Bereitschaft, gesund werden zu wollen, abhängen oder daß Einstellungsänderungen mit zunehmendem Alter unwahrscheinlicher werden. In allen Beispielen geht es um den Zusammenhang zwischen der Veränderung einer Variablen und den Ausprägungen einer Drittvariablen. Bei der Überprüfung derartiger Hypothesen unterscheiden wir drei Fälle:

a) Die Differenzen stehen in keinem Zusammenhang zu den Eingangswerten, d. h. Stärke und Richtung der Veränderungen sind von den Vortestmessungen unabhängig. In diesem Falle überprüft eine Korrelation zwischen den Differenzwerten und der Drittvariablen die Veränderungshypothese.
b) Die Veränderungen hängen von den Vortestergebnissen ab (z. B. in der Weise, daß mit wachsender Vortestmeldung auch größere Veränderungen auftreten), und diese Abhängigkeit soll bei der Überprüfung der Veränderungshypothese mitberücksichtigt werden. Auch in diesem Falle empfiehlt sich die Berechnung einer Korrelation zwischen den Differenzen und der Drittvariablen.
c) Es besteht eine Abhängigkeit zwischen den Vortestergebnissen und den Veränderungen, aber diese Abhängigkeit soll unberücksichtigt bleiben. In dieser Situation bestätigt eine signifikante Partialkorrelation zwischen den Differenzwerten und der Drittvariablen unter Ausschaltung des Einflusses der Vortestwerte die Veränderungshypothese. Man kommt zu identischen Resultaten, wenn in diese Partialkorrelation statt der Differenzwerte die Posttestwerte eingesetzt werden. (Näheres hierzu vgl. z. B. Helmreich, 1977, Kap. 4.4; eine formale Analyse dieser Thematik findet man bei Rogosa und Willett, 1985.)

Allgemeine Designempfehlungen: Zur Erhöhung der internen Validität quasiexperimenteller Untersuchungen, mit denen die Wirksamkeit eines Treatments überprüft werden soll, seien die folgenden Maßnahmen empfohlen (vgl. hierzu auch Cook u. Shadish, 1994):

- *Einsatz mehrerer abhängiger Variablen oder Wirkkriterien*: Zu den eingesetzten abhängigen Variablen sollten auch nicht-redundante Variablen zählen. Neben der theoretisch mit dem Treatment verbundenen abhängigen Variablen sind also auch solche Variablen vorzusehen, die mögliche alternative Erklärungen der Maßnahmewirkung ausgrenzen helfen. (Zu multivariaten Versuchsplänen vgl. Seite 509 f..)
- *Wiederholte Treatmentphasen*: Falls es die Untersuchungsumstände zulassen, empfiehlt es sich, das Treatment bei derselben Stichprobe nach einem sinnvollen Zeitabstand erneut oder sogar mehrfach einzusetzen. Zeigen sich identische Treatmentwirkungen wiederholt, so ist dies ein guter Beleg dafür, daß die Untersuchung intern valide ist.
- *Wiederholte Pretest-Messungen*: Werden Experimental- *und* Kontrollgruppe zwei oder mehreren Pretest-Messungen unterzogen, erfährt man, ob bzw. wie sich die verglichenen Stichproben auch ohne Treatmentwirkungen verändern. Differentielle Veränderungen in der Pretestphase haben dann die Funktion einer „Baseline", die die Interpretation gruppenspezifischer Veränderungen während oder nach der Treatmentphase, die ursächlich auf Treatmentwirkungen in der Experimentalgruppe zurückgeführt werden sollen, präzisieren hilft. (Zu den statistischen Vorteilen wiederholter Messungen vgl. S. 517).
- *Mehr als zwei Vergleichsgruppen*: Mehrere Experimentalgruppen neben der Kontrollgruppe sind von großem Vorteil, wenn sich theoretisch begründen läßt, daß bestimmte Gruppen stärker und andere weniger stark auf das Treatment reagieren. Werden derartige Erwartungen empirisch bestätigt, ist dies ein guter Beleg für die interne Validität der Studie (vgl. hierzu auch Holland, 1986).
- *Abgestufte Treatmentintensität*: Bei manchen Untersuchungen ist es möglich, daß verschiedene – evtl. auch ex-post gebildete – Teilgruppen das Treatment mit unterschiedlicher Intensität oder „Dosis" erhalten. Hier wäre – ähnlich wie bei Teilgruppen, die auf ein konstantes Treatment unterschiedlich sensibel reagieren – ebenfalls mit abgestuften Treatmentwirkungen zu rechnen.
- *Parallelisierung:* Soweit möglich, sollten die zu vergleichenden Gruppen parallelisiert sein. Das Matching (vgl. Seite 491) sollte auf stabilen Merkmalen beruhen, die zudem – zumindest theoretisch – mit der abhängigen Variablen zusammenhängen. Man achte hierbei jedoch auf mögliche Regressionseffekte (vgl. Seite 517 ff.).
- *Analyse der Gruppenselektion*: Wie auf Seite 110 bereits erwähnt, ist es von großem Vorteil, wenn der Selektionsprozeß, der zur Bildung von Experimental- und Kontrollgruppe führte, genau reanalysiert werden kann. Wenn schon

in quasiexperimentellen Untersuchungen mit nicht-äquivalenten Vergleichsgruppen gearbeitet werden muß, sollte zumindest – so gut wie möglich – in Erfahrung gebracht werden, bezüglich welcher Merkmale Gruppenunterschiede bestehen, um diese ggf. im nachhinein statistisch zu kontrollieren.

- *Konfundierte Merkmale*: Zu betonen ist erneut die Notwendigkeit, nach allen Merkmalen zu suchen, die neben dem Treatment ebenfalls auf die abhängige Variable Einfluß nehmen können (vgl. S. 471). Diese Merkmale sind unschädlich, wenn sie – wie in randomisierten Experimenten – in Experimental- und Kontrollgruppe vergleichbar ausgeprägt sind. Sie können eine quasiexperimentelle Untersuchung jedoch völlig invalidieren, wenn ihr Beitrag zur Nicht-Äquivalenz erheblich bzw. nicht kontrollierbar oder gar unbekannt ist.

Fassen wir zusammen: Quasiexperimentelle Untersuchungen mit nicht-äquivalenten Vergleichsgruppen sind hinsichtlich ihrer internen Validität experimentellen Untersuchungen mit randomisierten Vergleichsgruppen unterlegen. Dennoch sind sie für viele Fragestellungen unersetzbar. Eine Verbesserung der internen Validität dieser Untersuchungsart läßt sich „mechanisch" oder „standardisiert" kaum erzielen, denn die hier genannten Empfehlungen sind keineswegs durchgängig für jede Fragestellung praktikabel. Die Empfehlungen sollten jedoch ein Problembewußtsein fördern, durch eine kreative Designgestaltung auch quasiexperimentelle Untersuchungen so anzulegen, daß deren interne Validität bestmöglich gesichert ist.

Veränderungshypothesen für Entwicklungen

Quasiexperimentelle Untersuchungen zur Überprüfung von Veränderungshypothesen führen – so zeigten die beiden letzten Abschnitte – zu weniger eindeutigen Resultaten als experimentelle Untersuchungen. Die Defizite treten bei einer speziellen Kategorie quasiexperimenteller Untersuchungen, nämlich Untersuchungen zur Überprüfung von Entwicklungshypothesen, besonders deutlich zutage. Gemeint sind hiermit vorrangig entwicklungspsychologische Hypothesen, mit denen Veränderung in Abhängigkeit vom *Alter* postuliert wird.

Neben dem Alter als unabhängige Variable berücksichtigt die entwicklungspsychologische Forschung auch die Wirkung zweier weiterer unabhängiger Variablen: *Zeiteffekte* (oder epochale *Effekte*) sowie *Generationseffekte* (vgl. z. B. Rudinger, 1981; wir verwenden hier statt der von Baltes, 1967 eingeführten Bezeichnung „Kohorte" den im Deutschen üblicheren Ausdruck „Generation"). Die folgenden drei Hypothesen sollen die Bedeutung der drei unabhängigen Variablen Alter, Epoche und Generation vermitteln:

- Die Gedächtnisleistung des Menschen läßt mit zunehmendem Alter nach. Hier werden Veränderungen des Gedächtnisses auf die unabhängige Variable Alter zurückgeführt. Nach Schaie (1965, zit. nach Hoppe et al., 1977, S. 141) sind mit Alterseffekten Verhaltensänderungen gemeint, die auf neurophysiologische Reifungsprozesse der Individuen zurückgehen.
- Die Studenten der frühen 70er Jahre waren politisch aktiver als die Studenten der frühen 80er Jahre. Diese Hypothese behauptet unterschiedliche studentische Aktivitäten in verschiedenen Zeitabschnitten oder Epochen. Allgemein betreffen epochale Effekte Verhaltensbesonderheiten, die für eine Population in einem begrenzten Zeitabschnitt typisch sind. Stichworte wie „Mode", „Zeitgeist", „gesellschaftlicher Wandel" etc. sind für epochale Erscheinungen typisch. Sie sind Ausdruck kultureller, wissenschaftlicher, ökonomischer und ökologischer Veränderungen.
- Menschen der Nachkriegsgenerationen sind leistungsmotivierter als Menschen, deren Geburt in die 60er Jahre fiel. In diesem Beispiel werden Unterschiede auf die Zeit der Geburt zurückgeführt. Menschen, die in einem bestimmten Zeitabschnitt (z. B. einem bestimmten Jahr) geboren wurden (diese werden zusammenfassend als „Generation" bezeichnet), unterscheiden sich von Menschen, deren Geburt in einen anderen Zeitabschnitt fällt. Menschen einer bestimmten Generation haben als Gleichaltrige dieselben Epochen durchgemacht und verfügen damit über homogenere Erfahrungen als Menschen verschiedener Generationen.

Beobachten wir zu einem bestimmten Zeitpunkt das Verhalten eines Menschen, wird dieses – neben weiteren Determinanten – sowohl vom Alter des Menschen, den Besonderheiten seiner Generation als auch den epochalen Eigentümlichkeiten der Zeit, in der die Beobachtung stattfindet, abhängen. Fragestellungen und Methoden, die auf die Isolierung dieser drei unabhängigen Variablen abheben, sind damit naheliegend und Gegenstand eines großen Teiles der entwicklungspsychologischen Grundlagenforschung.

! Bei entwicklungspsychologischen Fragestellungen sind Epoche, Generation und Alter konfundiert. Es sind besondere Techniken einzusetzen, um separate Aussagen über diese drei Variablen treffen zu können.

Methodische Probleme bei einfaktoriellen Plänen: Für die Untersuchung der Bedeutung der drei unabhängigen Variablen Alter (A), Generation (G) und Epoche (E) sowie deren Kombinationen für eine abhängige Variable wäre zweifellos ein vollständiger dreifaktorieller Untersuchungsplan mit den Faktoren A, G und E (vgl. S. 501) ideal. Dieser Plan ist jedoch leider nicht realisierbar, denn er verlangt die vollständige Kombination der Stufen aller drei Faktoren (z. B. gehören 20jährige und 40jährige zu einem bestimmten Zeitpunkt zwei verschiedenen Generationen an, d. h. die Stufen des Generationsfaktors lassen sich für einen bestimmten Zeitpunkt nicht mit verschiedenen Altersstufen kombinieren).

Offensichtlich sind die drei hier interessierenden unabhängigen Variablen so geartet, daß Interaktionswirkungen von jeweils zwei Faktoren nicht bestimmbar sind. Es soll deshalb überprüft werden, welche Möglichkeiten bestehen, nur die Wirkung der drei *Haupteffekte* (A, G und E) zu erfassen. Eine Untersuchungsvariante, die dies zumindest theoretisch gestattet, besteht darin, einen Faktor systematisch zu variieren und die beiden übrigen konstant zu halten. Unter der Annahme, daß weitere Variablen nicht wirken, sind Veränderungen der abhängigen Variablen dann auf den variierten Faktor zurückzuführen. Die folgenden Ausführungen prüfen, ob sich dieser Ansatz mit den unabhängigen Variablen A, G und E realisieren läßt.

Alterseffekte: Um Alterseffekte zu isolieren, müssen die unabhängigen Variablen G und E konstant gehalten werden. Dies ist jedoch unmöglich, denn man findet zu einem bestimmten Zeitpunkt (E konstant) keine Menschen verschiedenen Alters, die nur einer Generation angehören, d. h. G kann nicht konstant gehalten werden. Entweder man läßt zu einem bestimmten Zeitpunkt neben verschiedenen Altersklassen auch variable Generationen zu (erster Untersuchungstyp) oder man verfolgt eine Generation über verschiedene Zeitpunkte (zweiter Untersuchungstyp).

Der erste Untersuchungstyp entspricht der klassischen *Querschnittuntersuchung* (vgl. Abb. 58). Sie vergleicht zu einem Zeitpunkt Stichproben aus verschiedenen Generationen (d. h. Personen mit unterschiedlichem Alter), um Unterschiede zwischen den Altersgruppen auf die unabhängige Variable „Alter" zurückführen zu können. Dies ist jedoch nur möglich, wenn Generationsunterschiede zu vernachlässigen sind. Mit gleichem Recht könnte man auch behaupten, daß die Querschnittuntersuchung zu interpretierbaren Generationsunterschieden führt, wenn die Bedeutung der Altersunterschiede zu vernachlässigen

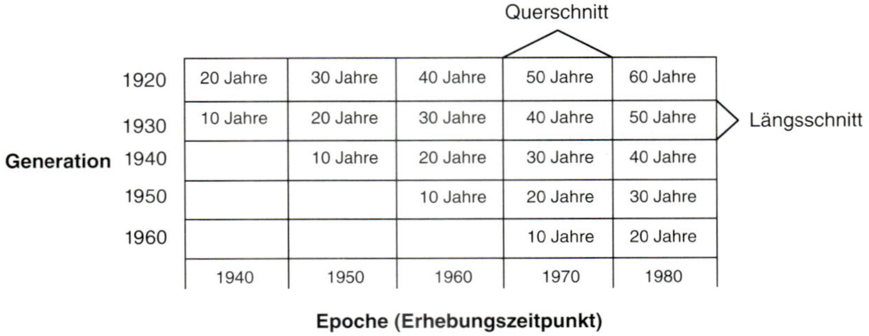

Abb. 58. Querschnittstudie und Längsschnittstudie

ist. Beide Annahmen erscheinen zumindest für Fragestellungen, die nicht im biologisch-physiologischen Bereich angesiedelt sind, zweifelhaft.

Die zweite Untersuchungsart zur Überprüfung der Altersvariablen wird üblicherweise *Längsschnittuntersuchung* genannt (vgl. Abb. 58). Hier wird die Variation des Alters dadurch erreicht, daß man eine Generations-Stichprobe zu verschiedenen Zeitpunkten (d. h. mit unterschiedlichem Alter) untersucht. Die Analyse der Veränderungen einer Stichprobe aus einer Generation führt jedoch nur dann zu brauchbaren Angaben über den Alterseinfluß, wenn epochale Effekte zu vernachlässigen sind. Umgekehrt kann die Längsschnittuntersuchung unter der Annahme, Alterseffekte seien zu vernachlässigen, zur Überprüfung der unabhängigen Variablen „Epochen" herangezogen werden. Erneut müssen wir – ohne weitere Informationen – beiden Annahmen skeptisch gegenüberstehen.

Wegen ihrer Bedeutung für die entwicklungspsychologische Forschung seien im folgenden weitere Schwächen der Querschnittsanalyse und der Längsschnittanalyse aufgezeigt (ausführlicher hierzu vgl. z. B. Hoppe et al., 1977).

Querschnittuntersuchung

- Selektive Populationsveränderung: Mit fortschreitendem Alter verändern sich die Stichproben systematisch in bezug auf einige Merkmale. Nehmen wir an, wir wollen das menschliche Körpergewicht in Abhängigkeit vom Alter untersuchen. Dabei müßte man davon ausgehen, daß die Wahrscheinlichkeit, an Übergewicht zu sterben, nicht konstant ist, sondern mit zunehmendem Alter steigt. In der Population alter Menschen wären dann prozentual weniger Übergewichtige anzutreffen als in der Population jüngerer Menschen. Vergleicht man nun das durchschnittliche Gewicht von Stichproben verschiedener Alterspopulationen, müßte dieses mit wachsendem Alter abnehmen. Hieraus zu folgern, der Mensch würde im Verlaufe seines Lebens an Gewicht verlieren, wäre sicherlich falsch. Diese Behauptung wäre nur durch eine Stichprobe mehrerer individueller Entwicklungsverläufe zu begründen.
- Vergleichbarkeit der Meßinstrumente: Die Validität eines Meßinstrumentes kann vom Alter der untersuchten Personen abhängen. Testaufgaben, die bei jüngeren Menschen kreative Denkleistungen erfordern, können von älteren Menschen durch Erfahrung und Routine gelöst werden (vgl. hierzu auch Eckensberger, 1973; Gulliksen, 1968 und Vagt, 1977).

Längsschnittuntersuchung

- Ausfälle von Untersuchungseinheiten: Wird eine Stichprobe über einen langen Untersuchungszeitraum hinweg beobachtet, muß man damit rechnen, daß sich die Stichprobe durch Ausfall von Untersuchungsteilnehmern im Verlaufe der Zeit systematisch verändert.
- Vergleichbarkeit der Meßinstrumente: Dieser schon auf die Querschnittuntersuchung bezogene Kritikpunkt trifft auch auf Längsschnittuntersuchungen zu. Mit zunehmendem Alter kann sich die Bedeutung eines Meßinstrumentes verändern.
- Generationsspezifische Aussagen: Die Resultate einer Längsschnittuntersuchung gelten nur für die untersuchte Generation und sind auf andere Generationen nicht ohne weiteres übertragbar.
- Testübung: Die häufige Untersuchung einer Stichprobe birgt die Gefahr, daß die Ergebnisse durch Erinnerungs-, Übungs- oder Gewöhnungseffekte verfälscht sind.
- Untersuchungsaufwand: Längsschnittuntersuchungen erfordern einen erheblichen Zeitaufwand.

Querschnittsdaten werden – soweit sie intervallskaliert sind – üblicherweise mit der einfaktoriellen Varianzanalyse ausgewertet. Bei Längsschnittuntersuchungen wird eine Stichprobe wiederholt untersucht, d. h. hier sind Auswertungsmodelle, die die Abhängigkeit der Messungen berücksichtigen, einschlägig. Über die Auswertung nominaler Daten im Rahmen von Längsschnittuntersuchungen berichtet Plewis (1981).

Je nachdem, welche Variable man konstant hält, ergeben sich auch für die Überprüfung von Generationseffekten und epochalen Effekten jeweils zwei Untersuchungspläne.

Generationseffekte: Der erste Plan variiert die Generationen und hält das Alter konstant. Hierbei muß zwangsläufig auch eine Veränderung der Epochen, in denen untersucht wird, in Kauf genommen werden. Bezogen auf das Schema in Abb. 58 werden z. B. 10jährige des Jahrganges 1930 im Jahre 1940 untersucht, 10jährige des Jahrganges 1940 im Jahre 1950 usf. Unterschiede zwischen diesen Stichproben sind mit gleichem Recht auf Generationseffekte wie auch auf epochale Effekte zurückzuführen.

Der zweite Plan variiert die Generationen und hält die Epoche (Erhebungszeitpunkt) konstant, d. h. er vergleicht z. B. im Jahre 1980 Personen der Jahrgänge 1930, 1940, 1950 etc. Diese Untersuchung ist nur möglich, wenn man auch eine Variation des Alters zuläßt. Damit entspricht dieser Untersuchungstyp einer Querschnittuntersuchung.

Epochale Effekte: Der erste Plan variiert die Epoche und hält das Alter konstant, d. h. er untersucht z. B. die 10jährigen im Jahre 1940, die 10jährigen im Jahre 1950 usw.; damit variieren gleichzeitig auch die Generationen. Dieser Plan entspricht also dem ersten Plan zur Überprüfung von Generationseffekten. Baltes (1967) bezeichnet dieses Vorgehen als *Zeitwandelmethode*.

Der zweite Plan variiert die Epochen und hält die Generationen konstant. Damit muß zwangsläufig auch das Alter variiert werden, so daß die

a

		Generation		
		1920	1930	1940
Alter	20 Jahre	1940	1950	1960
	30 Jahre	1950	1960	1970
	40 Jahre	1960	1970	1980

← Epochen (Erhebungszeitpunkte)

b

		Epoche		
		1960	1970	1980
Alter	20 Jahre	1940	1950	1960
	30 Jahre	1930	1940	1950
	40 Jahre	1920	1930	1940

← Generationen

c

		Generation		
		1920	1930	1940
Epoche	1960	40 Jahre	30 Jahre	20 Jahre
	1970	50 Jahre	40 Jahre	30 Jahre
	1980	60 Jahre	50 Jahre	40 Jahre

← Alter

Abb. 59 a–c. Sequenzmodelle

bereits behandelte Längsschnittuntersuchung resultiert.

Zusammenfassend führt also keiner der sechs Pläne (unter denen sich nur drei tatsächlich verschiedene Pläne befinden) zu eindeutigen Resultaten. Die Problematik quasiexperimenteller Pläne, daß die unabhängige Variable von anderen Variablen überlagert ist, die die abhängige Variable möglicherweise ebenfalls beeinflussen, zeigt sich hier besonders drastisch. Es ist untersuchungstechnisch unmöglich, die Bedeutung einer der drei unabhängigen Variablen A, G und E isoliert zu erfassen.

Methodische Probleme bei zweifaktoriellen Plänen: Wenn man in einer Untersuchung nicht nur eine, sondern zwei unabhängige Variablen systematisch variiert, resultieren zweifaktorielle Pläne (sequentielle Untersuchungspläne nach Schaie, 1977). Es sind dann drei verschiedene Untersuchungstypen denkbar, für die Abb. 59 jeweils ein Beispiel gibt.

„Cohort-Sequential-Method“: Betrachten wir zunächst eine Untersuchung, in der die *Generationen und das Alter* der Untersuchungsteilnehmer systematisch variiert werden (Abb. 59 a; nach Schaie, 1977 „Cohort-Sequential Method“). Da jede Generationsstichprobe (1920, 1930, 1940) wiederholt (im Alter von 20 Jahren, 30 Jahren und 40 Jahren) untersucht wird, handelt es sich um einen Meßwiederholungsplan. Hier resultieren zwangsläufig für die verschiedenen Generationen unterschiedliche Erhebungszeitpunkte (Epochen, in denen untersucht wird). Die Generation „1920“ wird in den Jahren 1940, 1950 und 1960, die Generation „1930“ in den Jahren 1950, 1960 und 1970 und die Generation „1940“ in den Jahren 1960, 1970 sowie 1980 untersucht. Damit ist der Haupteffekt „Generationen“ zwar in bezug auf das Alter, aber nicht in bezug auf die Erhebungszeitpunkte ausbalanciert. (Entsprechendes gilt für den Haupteffekt „Alter“.) Unterschiede zwischen den Generationen (und zwischen den Altersgruppen) sind nicht nur auf Generationseffekte (Alterseffekte), sondern zusätzlich auf verschiedene epochale Einflüsse zurückzuführen. Die Haupteffekte „Generationen“ und „Alter“ sind nur bei zu vernachlässigenden epochalen Effekten interpretierbar. Im

Beispiel müßten also die epochalen Effekte der Jahre 1940 bis 1960 (dies sind die Erhebungszeitpunkte für die 1920er Generation) mit den epochalen Effekten der Jahre 1960 bis 1980 (Erhebungszeitpunkte der 1940er Generation) identisch sein – eine Annahme, die auch bei großzügiger Auslegung epochaler Effekte der Realität widersprechen dürfte.

„*Time-Sequential-Method*“: Werden *Epochen und Alter* systematisch variiert (vgl. Abb. 59b; Schaie, 1977, nennt diesen Plan „Time-Sequential Method“), resultiert ein Plan ohne Meßwiederholungen, d. h. jeder Faktorstufenkombination läßt sich eine andere Zufallsstichprobe zuordnen. Diese Zufallsstichproben stammen jedoch nicht – wie es ein zweifaktorieller Plan erfordert, aus derselben, sondern aus verschiedenen Populationen. Die im Beispiel gewählte Variation der Erhebungszeitpunkte (Epochen) und der Altersgruppen macht die Untersuchung von Stichproben aus den Generationen 1920 bis 1960 erforderlich. Die Haupteffekte sind hier also mit dem Generationsfaktor konfundiert; sie wären nur interpretierbar, wenn Generationseffekte zu vernachlässigen sind, d. h. wenn man behaupten könnte, daß es keinen Unterschied macht, ob die Untersuchungsteilnehmer z. B. 1920 oder 1960 geboren wurden.

„*Cross-Sequential-Method*“: Der dritte Plan variiert den *Epochen- und den Generationsfaktor* (Abb. 59c; „Cross-Sequential Method“ nach Schaie, 1977), was notwendigerweise zu unterschiedlichen Altersgruppen unter den einzelnen Faktorstufen führt. Dieser auf Meßwiederholungen aufbauende Plan (Stichproben aus den Generationen werden wiederholt untersucht) muß also Alterseffekte ignorieren, wenn Unterschiede zwischen den Generationen bzw. zwischen den Epochen interpretierbar sein sollen. Auch aus diesem Plan sollten nur vorsichtige Schlüsse gezogen werden, denn es macht sicherlich einen Unterschied, ob z. B. 20- bis 40jährige oder 40- bis 60jährige untersucht werden.

Resumée: Ein Vergleich dieser Pläne mit einem lateinischen Quadrat (vgl. S. 506f.) zeigt deren Eigenschaften auf einer formaleren Basis. (Dieser Vergleich bietet sich an, weil für die Beispiele in Abb. 59 quadratische Pläne mit gleicher Stufenzahl der jeweils variierten Faktoren ausgewählt wurden, was natürlich nicht zwingend ist. Die Argumente gelten jedoch analog für nicht-quadratische Sequenzpläne.) Lateinische Quadrate sind vollständig in bezug auf die drei Haupteffekte, aber nur partiell hinsichtlich der Interaktionen ausbalanciert. Hieraus wurde gefolgert, daß die Haupteffekte nur interpretierbar sind, wenn man die Interaktionen vernachlässigen kann. Da man jedoch meistens nicht weiß, ob bzw. welche Faktoren miteinander interagieren, sind Ergebnisse, die man mit einem lateinischen Quadrat findet, nur bedingt verwertbar.

Die Pläne in Abb. 59 müssen nicht nur auf eine Ausbalancierung in bezug auf die Interaktion verzichten (diese läge vor, wenn jede Faktorstufe eines Faktors mit allen Faktorstufenkombinationen der beiden übrigen Faktoren aufträte, wenn also z. B. 20jährige aus allen Generationen zu allen Erhebungszeitpunkten untersuchbar wären), sondern zusätzlich auf eine Ausbalancierung in bezug auf die Haupteffekte (die Stufen eines Faktors können nicht mit allen Stufen der übrigen Faktoren kombiniert werden; 20jährige werden z. B. in anderen Jahren untersucht als 40jährige). Damit sind die beiden jeweils als Haupteffekte variierten unabhängigen Variablen nur interpretierbar, wenn die dritte unabhängige Variable, deren Interaktion mit den beiden Haupteffekten sowie die Interaktion zweiter Ordnung (Triple-Interaktion) zu vernachlässigen sind. Die interne Validität dieser Pläne liegt also unter der eines lateinischen Quadrates. (Eine formal-statistische Analyse der Sequenzmodelle, die ebenfalls darauf hinausläuft, daß Alters-, Generations- und epochale Effekte nicht voneinander unabhängig bestimmbar sind, findet man bei Adam, 1978.)

Wir haben es hier offensichtlich mit Variablen zu tun, deren wechselseitige Konfundierung untersuchungstechnisch nicht zu beseitigen ist. Hypothesen, die sich z. B. auf epochale Effekte beziehen, können immer nur für bestimmte Kombinationen von Altersgruppen und Generationen überprüft werden. Man kann beispielsweise fragen, ob die 20jährigen des Jahres 1970 politisch aktiver waren als die 20jährigen des Jahres 1950. Eine Antwort auf diese Frage muß jedoch immer in Rechnung stellen, daß mögliche Unterschiede nicht nur epochal, sondern auch generationsbedingt sein können. (Neuere Überlegungen zu dieser Thematik findet man bei Mayer und Huinink, 1990.)

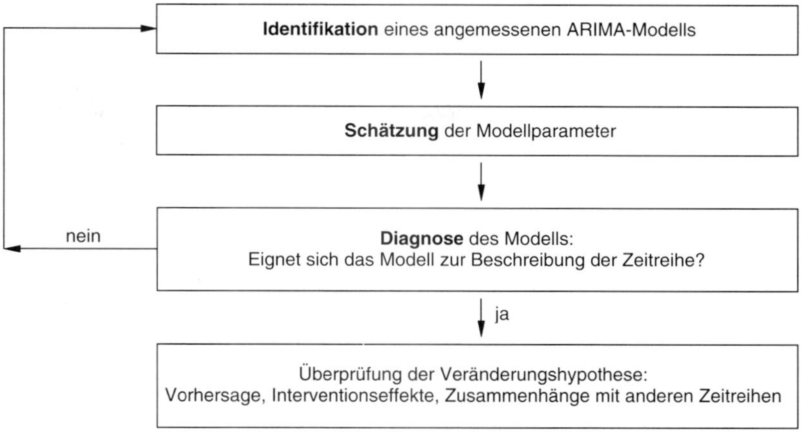

Abb. 60. Überprüfung von Veränderungshypothesen nach der Box-Jenkins-Methode

Veränderungshypothesen für Zeitreihen
Ausprägungen einer Variablen, die in gleichen Zeitabständen wiederholt gemessen werden, bilden eine Zeitreihe. Für eine Zeitreihe ist es unerheblich, ob die Messungen von einer einzelnen Person stammen (vgl. hierzu auch S. 542ff. über Hypothesen in Einzelfalluntersuchungen), ob es sich um Durchschnittswerte einer Stichprobe (z. B. durchschnittliche Anzahl von Vokabeln, die eine Schülerstichprobe in einer neu zu erlernenden Fremdsprache beherrscht) oder um Indizes zur Beschreibung von Populationen anhand vieler Stichproben handelt (z. B. Lebenserwartung weiblicher Personen in den vergangenen 60 Jahren). Formal unterscheiden wir im Kontext von Zeitreihenanalysen drei verschiedene Hypothesenarten:
- Die in einer Zeitreihe entdeckten Regelmäßigkeiten setzen sich auch zukünftig fort (Vorhersagemodelle).
- Ein „Treatment" verändert eine Zeitreihe in einer bestimmten Weise (Interventionsmodelle).
- Änderungen in der Verlaufsform einer Zeitreihe sind auf eine oder mehrere andere Zeitreihen zurückzuführen (Transferfunktionsmodelle).

In diesem Abschnitt beschäftigen wir uns mit langen Zeitreihen, die aus mindestens 50 Meßpunkten bestehen. (Kürzere Zeitreihen werden auf S. 544ff. behandelt. Zur Bestimmung der Reliabilität von Zeitreihen wird auf Schweizer, 1988, verwiesen. Weitere Informationen zur Zeitreihen- und Verlaufsanalyse findet man bei Metzler und Nickel, 1986.)

Von zunehmender Bedeutung für die Analyse langer Zeitreihen ist ein in der Ökonometrie entwickeltes Verfahren, das unter der Bezeichnung Box-Jenkins-Methode (vgl. z.B. Box und Jenkins, 1976) bekannt wurde. Die bisher vorliegenden sozialwissenschaftlichen Anwendungen dieser Methode sind vielversprechend und lassen hoffen, daß der Box-Jenkins-Ansatz zukünftig häufiger zur Überprüfung langfristiger Veränderungen herangezogen wird (vgl. z. B. Deutsch und Alt, 1977; Erbring, 1975; Glass et al., 1971; Gudat und Revenstorff, 1976; Hennigan et al., 1979; Hibbs, 1977; Keeser, 1979; Kette, 1990; Meier, 1988; Pawlik und Buse, 1994).

Es kann nicht Aufgabe dieses Textes sein, die mathematisch aufwendige Box-Jenkins-Methode im Detail darzustellen. Verständliche Einführungen findet man z. B. bei Glass et al. (1975); Gudat und Revenstorff (1976); McDowall et al. (1980); McCain und McCleary (1979); Nelson (1973); Rottleuthner-Lutter (1985); Schlittgen und Streitberg (1994) sowie Schmitz (1989). Ziel dieses Abschnittes ist es, eine erste Orientierung über den Aufbau dieser Methode zu geben, den wichtigen Schritt der Modellidentifikation zu erläutern und Hinweise zur Überprüfung der eingangs erwähnten Hypothesen zu geben. (Angaben über Programmpakete für die Box-Jenkins-Methode findet man im Anhang C. Harrop und Velicer, 1990 vergleichen die Benutzerfreundlichkeit einschlägiger Computerprogramme).

Der Überprüfung von Veränderungshypothesen nach dem Box-Jenkins-Verfahren vorangestellt ist die Beschreibung der Regelmäßigkeit einer Zeitreihe in Form eines sog. ARIMA-Modells (**A**uto-**R**egressive **I**ntegrated **M**oving **A**verage-Modell). Erst nachdem die Eigendynamik einer Zeitreihe mit einem ARIMA-Modell spezifiziert wurde, lassen sich zukünftige Entwicklungen vorhersagen, Wirkungen einzelner Interventionen überprüfen oder Zusammenhänge mit anderen Zeitreihen feststellen. Die hierfür erforderlichen Schritte faßt Abb. 60 in Kurzform zusammen.

Die Identifikation des ARIMA-Modells, das der Zeitreihe vermutlich zugrunde liegt, erfordert die Bestimmung von drei Kennwerten: p charakterisiert den autoregressiven Anteil der Zeitreihe, d gibt an, wie häufig eine Zeitreihe „differenziert" werden muß, um sie stationär zu machen, und q beschreibt den in einer Zeitreihe evtl. vorhandenen Gleitmittel-Prozeß (Moving Average Process). Auf die Bedeutung dieser Kennwerte geht der folgende an Rottleuthner-Lutter (1985) orientierte Abschnitt einführend ein.

Die Bedeutung von ARIMA (p,d,q)-Modellen: Eine Zeitreihe stellt die Realisation eines Zufallsprozesses dar, bei der jede der n Messungen selbst als eine Realisierung einer Zufallsvariablen aufgefaßt wird. Man geht also von der Vorstellung aus, daß z. B. die k-te zum Zeitpunkt t_k erhobene Messung x_k eine Realisierung der Zufallsvariablen X_k darstellt. Insgesamt haben wir es also mit n Zufallsvariablen zu tun, deren Verteilungen unbekannt sind. Ferner ist es realistisch anzunehmen, daß diese Zufallsvariablen nicht unabhängig voneinander sind, d.h. zur vollständigen Beschreibung der n-dimensionalen Wahrscheinlichkeitsverteilung benötigen wir bei normalverteilten Merkmalen neben den Mittelwerten und Varianzen auch die Korrelationen zwischen den Messungen.

Bekannt sind jedoch nur die n Messungen der Zeitreihe. Um die für die Zeitreihe charakteristische n-dimensionale Wahrscheinlichkeitsverteilung dennoch beschreiben zu können, sind eine Reihe einschränkender Annahmen erforderlich. Hierzu zählen zunächst die sogenannten „Stationaritätsbedingungen":

a) Alle n Zufallsvariablen haben den gleichen Mittelwert (Erwartungswert).
b) Alle n Zufallsvariablen haben die gleiche Varianz.
c) Die Korrelation zwischen zwei Meßpunkten hängt nur von der Anzahl der zwischen ihnen liegenden Meßpunkte ab, aber nicht von den Positionen innerhalb der Zeitreihe.

Eine Zeitreihe, die diese Bedingungen erfüllt, wird „*stationär*" genannt. Wie diese Annahmen zu überprüfen sind, soll hier nicht weiter diskutiert werden (Rottleuthner-Lutter, 1985, nennt die hierfür einschlägige Literatur). Es ist jedoch offenkundig, daß die auf die Mittelwerte bezogene Stationaritätsannahme (Bedingung a) nur selten erfüllt ist, denn diese setzt voraus, daß die Zeitreihe im Niveau gleich bleibt und keinem Trend folgt. Man hat nun zeigen können, daß sich die Eigenschaften der n-dimensionalen Wahrscheinlichkeitsverteilung nicht ändern, wenn die Zeitreihe durch einmalige oder wiederholte Differenzenbildung („Differenzieren") stationär gemacht, bzw. auf diese Weise ein Trend eliminiert wird.

Der d-Paramter: Zur Illustration des Effektes der Differenzenbildung nehmen wir einfachheitshalber an, eine Zeitreihe bestehe aus den Messungen 1, 2, 3, 4, 5 ... n. Diese Zeitreihe hat einen (linear) steigenden Trend und ist damit nicht stationär. Bilden wir jedoch die Differenz zwischen einer Messung x_t und der vorausgegangenen Messung x_{t-1}, resultiert eine stationäre Zeitreihe:

$$
\begin{aligned}
&2-1=1\\
&3-2=1\\
&4-3=1\\
&5-4=1\\
&\vdots\\
&n-(n-1)=1
\end{aligned}
$$

Eine Zeitreihe, die durch (einmalige) Differenzenbildung stationär wird, kennzeichnet man mit d = 1: ARIMA (0,1,0).

Gelegentlich reicht – wie das folgende Beispiel zeigt – eine einfache Differenzenbildung nicht aus, um Stationarität der Zeitreihe zu erzielen. Für die Zeitreihe 1, 4, 9, 16, 25 ... resultiert folgende Differenzenbildung:

$$
\begin{aligned}
&4-1=3\\
&9-4=5
\end{aligned}
$$

16−9=7
25−16=9
⋮
$n^2-(n-1)^2$

Die Differenzierung führt zu einer Zeitreihe mit einem (linearen) Trend. Erst eine zweite Differenzenbildung macht diese Reihe stationär:

5−3=2
7−5=2
9−7=2
11−9=2
⋮

Für Zeitreihen, die erst nach zweimaliger Differenzierung stationär werden (was in der Praxis selten vorkommt), ist das Modell ARIMA (0,2,0) charakteristisch.

Die (auf Mittelwerte bezogene) Stationaritätsannahme kann damit (gegebenenfalls nach Differenzenbildung) als erfüllt gelten. Nehmen wir überdies an, die Varianzen der Zufallsvariablen seien homogen, können wir davon ausgehen, daß die Messungen für beliebige Zeitpunkte aus derselben Wahrscheinlichkeitsverteilung stammen, bzw. daß die n Meßwiederholungen Realisierungen einer Zufallsvariablen darstellen. Damit sind wir in der Lage, die Korrelationen zwischen zwei benachbarten Messungen (bzw. weiter auseinanderliegender Messungen) zu ermitteln. Tabelle 42 zeigt, wie die Meßwerte einer Zeitreihe für diese Korrelationsberechnungen aufbereitet werden.

Der p-Paramter: Korrelationen, die man durch zeitliche Versetzungen der Meßwerte einer Zeitreihe errechnet, heißen *Autokorrelationen*. Je nachdem, um wie viele Zeitintervalle (*Lags*) die Zeitreihen versetzt sind, unterscheidet man Autokorrelationen 1. Ordnung (1 Lag), Autokorrelationen 2. Ordnung (2 Lags), 3. Ordnung (3 Lags) etc.

Für die Identifizierung des ARIMA-Modells einer Zeitreihe ist es wichtig, ihren autoregressiven Anteil bzw. ihre Autokorrelationsstruktur zu kennen. Besteht nur eine Abhängigkeit zwischen benachbarten Messungen, gilt das folgende Regressionsmodell:

$$x_t = \phi_1 \cdot x_{t-1} + a. \tag{8.2}$$

ϕ_1 (griech.: phi) beschreibt die Enge des Zusammenhanges zwischen benachbarten Beobachtungen. Die Ausprägung einer Messung zum Zeitpunkt t hängt nur von der vorangehenden Messung x_{t-1} sowie einer Zufallskomponente a ab. Diese um Null normalverteilte Zufallskomponente heißt im Rahmen der Box-Jenkins-Modelle „White Noise" oder „Random Shock". Eine Zeitreihe mit diesen Eigenschaften wird durch ein ARIMA (1, d, 0)-Modell beschrieben.

Besteht nicht nur zwischen benachbarten, sondern auch zwischen Messungen mit 2 Lags eine Abhängigkeit, lautet das autoregressive Modell:

$$x_t = \phi_1 \cdot x_{t-1} + \phi_2 \cdot x_{t-2} + a. \tag{8.3}$$

Die Tatsache, daß zwei autoregressive Komponenten substantiell sind, wird durch ARIMA (2, d, 0) zum Ausdruck gebracht. ARIMA-Modelle mit mehr als zwei autoregressiven Komponenten kommen in der Praxis selten vor.

Der q-Paramter: Die zu einem Zeitpunkt t erhobene Messung x_t kann nicht nur von den vorangegangenen Messungen x_{t-1}, x_{t-2} etc. abhängen, sondern auch von den vorangehenden Zufallskomponenten a_{t-1}, a_{t-2} etc. Regressionsmodelle

Tabelle 42. Datenschema für die Berechnung von Autokorrelationen einer Zeitreihe

r_1	r_2	r_3	r_4	...
x_1 x_2	x_1 x_3	x_1 x_4	x_1 x_5	
x_2 x_3	x_2 x_4	x_2 x_5	x_2 x_6	
x_3 x_4	x_3 x_5	x_3 x_6	x_3 x_7	
⋮	⋮	⋮	⋮	
x_{n-1} x_n	x_{n-2} x_n	x_{n-3} x_n	x_{n-4} x_n	

r_1 = Autokorrelation 1. Ordnung
r_2 = Autokorrelation 2. Ordnung
r_3 = Autokorrelation 3. Ordnung etc.

dieser Art bezeichnet man als Gleitmittelmodelle (Moving Average bzw. MA-Modelle). Dieses lautet im einfachsten Fall:

$$x_t = a_t - \theta_1 \cdot a_{t-1}. \quad (8.4)$$

Formal wird dieser Sachverhalt durch ARIMA (p, d, 1) zum Ausdruck gebracht. Hängt eine Messung nicht nur von der jeweils letzten, sondern auch von der vorletzten Zufallskomponente ab, resultiert

$$x_t = a_t - \theta_1 \cdot a_{t-1} - \theta_2 \cdot a_{t-2} \quad (8.5)$$

bzw. ARIMA (p, d, 2). MA-Modelle mit $q>2$ findet man in der Praxis selten. θ_1 und θ_2 (griech.: theta) sind Gewichte, deren Berechnung wir hier nicht näher erläutern.

Die Systematik einer Zeitreihe ist durch ein ARIMA (p,d,q)-Modell vollständig beschreibbar: p gibt die Anzahl der autoregressiven Anteile an, d entspricht der Anzahl der Differenzierungen, die erforderlich sind, um die Zeitreihe stationär zu machen, und q informiert über die Anzahl der Gleitmittelkomponenten. Ein ARIMA (1,1,1)-Modell hat demnach eine autoregressive Komponente 1. Ordnung und eine Gleitmittelkomponente 1. Ordnung und zeigt zudem einen linearen Trend, der durch einfache Differenzierung zu beseitigen ist. Wie das ARIMA-Modell einer empirisch gefundenen Zeitreihe identifiziert wird, erläutert der folgende Abschnitt.

Identifikation eines ARIMA (p,d,q)-Modells: Bisher wurde eine Zeitreihe mit n Messungen entweder durch die Mittelwerte (Erwartungswerte), die Varianzen und die Autokorrelationen der n Zufallsvariablen beschrieben oder durch die Gleichungen (8.2) bis (8.5). Zwischen den Gewichten der Gleichungen (8.2) bis (8.5) und den Autokorrelationen besteht jedoch eine genau definierte mathematische Beziehung, die in den sog. „Yule-Walker-Gleichungen“ zusammengefaßt ist. Sie gestatten es, die eine Beschreibungsart in die andere zu überführen.

ACF und PACF: Jede durch bestimmte ϕ- und θ-Gewichte beschreibbare Zeitreihe zeigt für sie typische Autokorrelationen, die in einem *Autokorrelogramm* (Autocorrelational Function oder kurz: ACF) darstellbar sind (vgl. Abb. 61). Folgt das Autokorrelogramm z. B. einem exponentiell abschwingenden Verlauf, wird dies als Hinweis gewertet, daß die empirische Zeitreihe eine Realisation eines autoregressiven Prozesses ist.

Eine zusätzliche Identifikationshilfe stellt das sog. *Partialautokorrelogramm* (Partial Autocorrelational Function oder kurz: PACF) dar. In ihm werden die Partialautokorrelationen zwischen verschiedenen Meßpunkten abgetragen, wobei die zwischen den Zeitpunkten liegenden Messungen herauspartialisiert werden. Die Partialautokorrelation 1. Ordnung heißt $r_{13.2}$ und gibt den Zusammenhang zwischen x_t und x_{t-2} (Lag 2) wieder, wobei der Einfluß der dazwischenliegenden Messungen x_{t-1} neutralisiert wird. Die Partialautokorrelation 2. Ordnung erfaßt den Zusammenhang der Messungen x_t und x_{t-3} (Lag 3) unter Ausschaltung des Einflusses von x_{t-1} und x_{t-2}. Entsprechendes gilt für Partialautokorrelationen höherer Ordnung. (Definitionsgemäß ist die Partialautokorrelation 0. Ordnung mit Lag 1 die einfache Autokorrelation zwischen der 1. und der 2. Messung.)

Bei einem autoregressiven Prozeß 1. Ordnung oder kurz: AR(1)-Prozeß wäre demnach zu erwarten, daß die Partialautokorrelation 1. Ordnung und natürlich auch alle Partialautokorrelationen höherer Ordnung Null werden. Dies zeigt ebenfalls Abb. 61: ARIMA (1,0,0).

Auch Gleitmittelprozesse oder MA(q)-Prozesse zeigen typische Muster des Autokorrelogramms und des Partialautokorrelogramms. Für MA(1)-Prozesse beispielsweise fällt das Partialautokorrelogramm exponentiell ab und das Autokorrelogramm hat nur bei Lag 1 (d. h. bei der Korrelation benachbarter Werte) einen hohen Wert („Spike“): ARIMA (0,0,1).

Nichtstationarität resultiert in einem Autokorrelogramm, dessen Autorkorrelationen sehr allmählich abnehmen: ARIMA (0,1,0). Das Partialautokorrelogramm hat bei Lag 1 (Partialkorrelation 0. Ordnung) einen hohen Wert, der nahe bei 1 liegt. Wird die Zeitreihe durch einmaliges Differenzieren stationär, sinkt das Autokorrelogramm rasch ab und erreicht nach 4 bis 5 Lags nur noch unbedeutende Korrelationen.

Abbildung 61 zeigt die typischen Muster des Autokorrelogramms (ACF) und Partialautokorrelogramms (PACF) für die in der Praxis am häufigsten vorkommenden Zeitreihen. Die Abbildungen

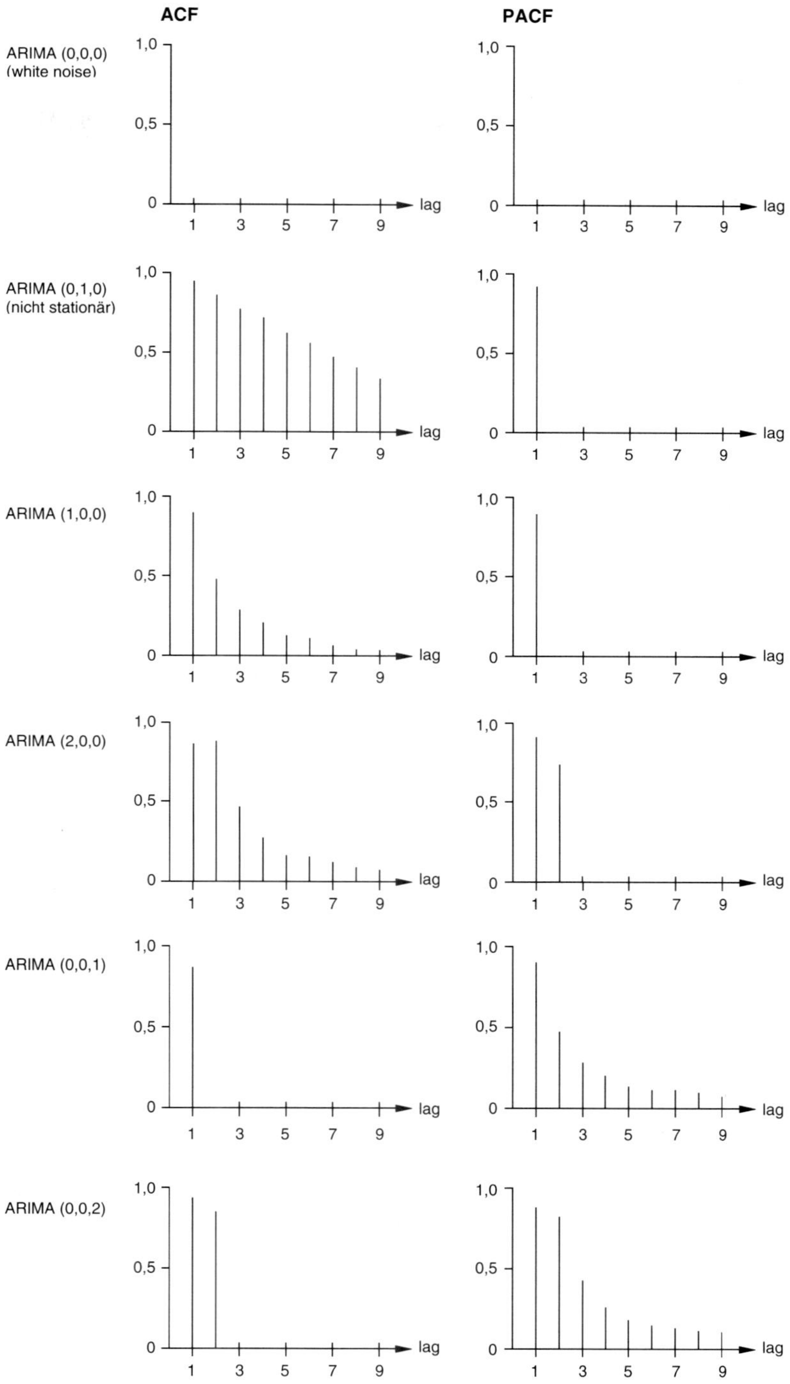

Abb. 61. Erwartete Autokorrelationen (ACF) und Partialautokorrelationen (PACF) für einige ARIMA (p, d, q)-Modelle

Tabelle 43. Zusammenfassung der Identifikationshilfen für die wichtigsten ARIMA-Modelle

	„White Noise“	AR-Prozeß	MA-Prozeß	Mischprozeß
Autokorrelationen	Für alle Lags: Null	Für alle Lags, beginnend mit Lag 1: rascher exponentieller Abfall bzw. gedämpfte Sinusschwingung	Die ersten q Lags: ungleich Null. Für Lag k, k>q: Null	Für Lag k, k>q–p: gedämpfte exponentielle und/oder Sinusschwingung
Partialautokorrelationen	Für alle Lags: Null	Die ersten p Lags: ungleich Null. Für Lag k, k>p: Null	Für alle Lags, beginnend mit Lag 1: rascher exponentieller Abfall bzw. gedämpfte Sinusschwingung	Für Lag k, k>p–q: gedämpfte exponentielle und/oder Sinusschwingung

gehen von positiven Autokorrelationen 1. Ordnung aus. Bei negativen Autokorrelationen 1. Ordnung folgen abwechselnd negative und positive Autokorrelationen aufeinander. An den Verlaufsmustern ändert sich jedoch nichts, wenn man nur die Beträge betrachtet.

Identifikationshilfen: Gelegentlich hat eine Zeitreihe sowohl AR-Anteile als auch MA-Anteile, was die Identifikation erschwert. Deshalb empfiehlt es sich, bei der Identifikation des ARIMA (p,d,q)-Modells einer Zeitreihe in folgenden Schritten vorzugehen (nach McCain und McCleary 1979, S. 249 f.)

1. Wenn die ACF nicht schnell absinkt, ist die Zeitreihe nicht stationär. Sie muß (gegebenenfalls wiederholt) differenziert werden, bis die ACF schnell absinkt. Die Anzahl der hierfür erforderlichen Differenzierungen entspricht d.
2. Für eine stationäre (oder stationär gemachte) Zeitreihe sind als nächstes die ACF und die PACF zu prüfen. Fällt die ACF exponentiell ab, ist dies als Hinweis auf ein AR-Modell zu werten. Eine exponentiell abfallende PACF deutet auf einen MA-Prozeß hin.
3. Ist es möglich, die Zeitreihe entweder als AR-Prozeß oder als MA-Prozeß zu identifizieren, gibt die Anzahl der signifikanten „Spikes“ in der PACF den p-Wert des AR-Prozesses bzw. die Anzahl der signifikanten „Spikes“ der ACF den q-Wert des MA-Prozesses an. Hierbei sollte man mit möglichst niedrigen Werten als Anfangsschätzungen für p und q beginnen, denn zu kleine Werte werden in der anschließenden „Diagnostik“ erkannt, zu große Werte hingegen nicht.
4. Wenn sowohl die ACF als auch die PACF exponentiell fallen, hat die Zeitreihe AR- und MA-Anteile. Für p und q sollte dann probeweise zunächst der Wert 1 angenommen werden. Ist dieses ARIMA-Modell unangemessen, sind p und q abwechselnd (ggf. auch gemeinsam) auf 2 zu erhöhen.
5. Wenn sich kein angemessenes ARIMA-Modell identifizieren läßt, besteht schließlich die Möglichkeit, die Zeitreihe zu transformieren. (Näheres hierzu vgl. McCain und McCleary, 1979, S. 250.)

Tabelle 43 faßt die wichtigsten Identifikationshilfen nochmals zusammen.

Saisonale Modelle: Gelegentlich zeigen Zeitreihen saisonale Schwankungen bzw. periodisch wiederkehrende Regelmäßigkeiten. Erhebt man beispielsweise monatliche Messungen über viele Jahre hinweg, können die Jahresverläufe einander stark ähneln. Dies hat zur Folge, daß sich in der ACF (und/oder ggf. in der PACF) nicht nur die bereits beschriebenen anfänglichen „Spikes“, sondern zusätzlich hohe Korrelationen für Lag 12, Lag 24, Lag 36 etc. zeigen. Das ARIMA(p,d,q)-Modell ist dann zu einem saisonalen ARIMA(p,d,q)-(P,D,Q)-Modell zu erweitern.

Die Werte P, D und Q charakterisieren hierbei das saisonale ARIMA-Modell. Es wird genauso identifiziert wie das ARIMA-Modell der regulären Zeitreihe. Wählen wir als Beispiel eine Zeitreihe mit Jahresschwankungen, gehen wir wie folgt vor:

Nicht stationäre saisonale Schwankungen besagen, daß die Jahresdurchschnitte einem (steigenden oder fallenden) Trend folgen. Sie zeigen sich in allmählich abfallenden Autokorrelationen für die Lags 12, 24, 36 etc. Die saisonale Stationarität wird durch eine jahreweise vorgenommene Differenzierung hergestellt.

Eine autoregressive saisonale Komponente führt zu einem exponentiellen Abfall der Autokorrelationen für die Lags 12, 24, 36 etc. Für P wird 1 gesetzt, wenn die PACF nur bei Lag 12 einen „Spike" zeigt. Ist die Partialautokorrelation für Lag 24 ebenfalls hoch, nimmt man für P den Wert 2 an.

Für saisonal beeinflußte Gleitmittelprozesse erwarten wir einen exponentiellen Abfall der PACF für die Lags 12, 24, 36 etc. In Abhängigkeit davon, ob die ACF nur bei Lag 12 oder zusätzlich auch bei Lag 24 einen „Spike" hat, ist $Q=1$ oder $Q=2$ zu setzen.

Modelldiagnose: Nach einer (ggf. vorläufigen) Identifikation des ARIMA-Modells werden die Parameter ϕ und θ geschätzt. Es schließt sich eine „Diagnostik" an, die überprüft, ob das ARIMA-Modell die Zeitreihe hinreichend genau beschreibt oder ob die Abweichungen der empirischen Zeitreihe von der für das ARIMA-Modell vorhergesagten Zeitreihe substantiell sind. Hierfür werden eine residuale ACF und PACF errechnet, die bei guter Anpassung des Modells nur noch „White Noise", d. h. nicht-signifikante Autokorrelationen und Partialautokorrelationen aufweisen dürfen.

Beispiel: Tafel 44 zeigt die Identifikation eines ARIMA-Modells an einem Beispiel (nach McCleary und Hay, 1980, S. 104 ff.)

Vorhersagen, Interventionen und Zusammenhänge: Die Beschreibung einer Zeitreihe durch ein ARIMA-Modell ist für sich genommen belanglos (deshalb wurde in Tafel 44 auf die Wiedergabe der Parameter ϕ und θ verzichtet, da diese in den meisten Fällen ohnehin nichtssagend sind).

Liegt das ARIMA-Modell einer Zeitreihe hingegen fest, kann dieses zur Vorhersage zukünftiger Entwicklungen (Forecasting), zur Überprüfung der verändernden Wirkung einer Intervention (Treatment) oder zur Ermittlung des Einflusses einer anderen Zeitreihe auf die untersuchte Zeitreihe herangezogen werden.

Vorhersagen: Der erste Anwendungsfall, die Vorhersage, ist unkompliziert. Man nutzt die im ARIMA-Modell zusammengefaßten Informationen bzgl. der vergangenen Entwicklungen für die Prognose eines oder mehrerer zukünftiger Meßpunkte. Die Vorhersagen sind umso genauer, je länger und stabiler die Zeitreihe ist. Weit in die Zukunft reichende Vorhersagen sind natürlich weniger präzise als die Vorhersage des sich unmittelbar an die Zeitreihe anschließenden nächsten Meßpunktes.

Interventionsprüfungen: Der zweite Anwendungsfall betrifft die Überprüfung von Veränderungen, die eine *Intervention* oder ein Treatment bei einer Zeitreihe bewirken. Hierbei unterschieden wir drei Arten von Interventionen (Erläuterungen s.u.):

- einmalige Intervention (Impuls; Beispiel: Wie wirkt sich der einmalige Aufruf eines Bundeskanzlers, einmal wöchentlich einen fernsehfreien Tag einzulegen, auf das Fernsehzuschauerverhalten aus?)
  (0000010000 ...)
- wiederholte Interventionen (Beispiel: Wie wirken sich wiederholte Sparappelle auf das Konsumverhalten der Bürger aus?)
  (00100001001 ...)
- dauerhafte Interventionen („Step Input"; Beispiel: Wie wirkt sich die Verabschiedung eines neues Scheidungsgesetzes auf die Anzahl der Scheidungen aus?)
  (0000011111 ...)

Für jede der drei Interventionsarten wird eine spezifische Inputvariable definiert, die bei einer qualitativen Intervention aus Einsen und Nullen (Intervention vorhanden – nicht vorhanden) besteht. Jede Null bzw. Eins ist einem Meßzeitpunkt zugeordnet. Man kann nun überprüfen, wie die Intervention die Zeitreihe ändert.

Das ARIMA-Modell der Zeitreihe sollte anhand jener Daten ermittelt werden, die vor dem Zeitpunkt der Intervention liegen. Ist die Periode vor der Intervention zu kurz, um eine eindeutige Identifikation zu erlauben, schlägt Jenkins (1979, S. 72, zit. nach Rottleuthner-Lutter, 1985) vor, für die Bestimmung des ARIMA-Modells die gesamte Zeitreihe einschließlich der auf die Intervention folgenden Meßzeitpunkte zu verwenden.

Die Art der Wirkung, die eine Intervention auslöst, kann beliebig sein oder vorher hypothetisch festgelegt und entsprechend überprüft wer-

TAFEL 44

Die Belegschaft eines Betriebes im Verlaufe von 20 Jahren: Identifikation eines ARIMA-Modells

Die in der folgenden Abbildung wiedergegebene Zeitreihe gibt – nach Monaten aufgeschlüsselt – die Anzahl der Werktätigen eines Betriebes in den Jahren 1945 bis 1966 wieder.

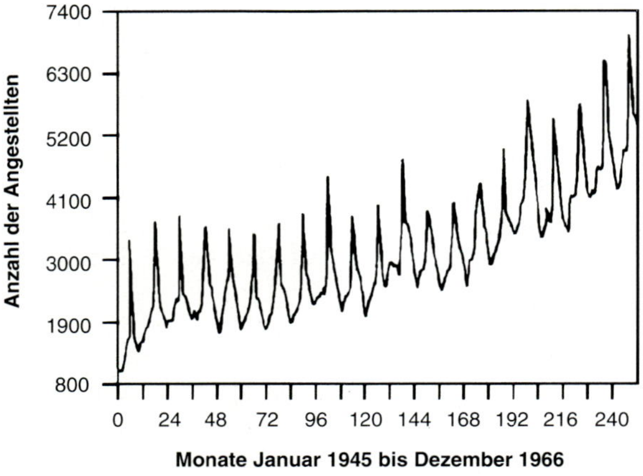

Abb. I. Zeitreihe

Der Grafik ist – bei starken monatlichen Schwankungen – eine ständige Zunahme der Zahl der Betriebsangehörigen zu entnehmen. Jeweils im August werden die meisten Mitarbeiter gezählt. Die beiden folgenden Diagramme verdeutlichen den Verlauf der Autokorrelation (ACF) und der Partialautokorrelation (PACF).

ACF

```
LAG   CORR    SE   -1   -.8  -.6  -.4  -.2   0    .2   .4   .6   .8   +1
                   +----+----+----+----+----+----+----+----+----+----+
  1   .874  .063                         (  IXX)XXXXXXXXXXXXXXXXXXX
  2   .757  .100                       (    IXXXX)XXXXXXXXXXXXXX
  3   .664  .121                      (     IXXXXX)XXXXXXXXXXX
  4   .585  .134                     (      IXXXXXX)XXXXXXXX
  5   .514  .144                     (      IXXXXXX)XXXXXX
  6   .484  .151                    (       IXXXXXXX)XXXX
  7   .490  .157                    (       IXXXXXXX)XXXX
  8   .534  .163                    (       IXXXXXXX)XXXXX
  9   .580  .170                   (        IXXXXXXXX)XXXXX
 10   .633  .178                   (        IXXXXXXXX)XXXXXXX
 11   .722  .186                   (        IXXXXXXXX)XXXXXXXXX
 12   .792  .197                  (         IXXXXXXXXX)XXXXXXXXXX
 13   .700  .209                  (         IXXXXXXXXX)XXXXXXX
 14   .595  .219                 (          IXXXXXXXXXX)XXXX
 15   .512  .225                 (          IXXXXXXXXXX)XX
 16   .432  .229                 (          IXXXXXXXXXX*
 17   .368  .233                (           IXXXXXXXXX  )
 18   .341  .235                (           IXXXXXXXXX  )
 19   .347  .237                (           IXXXXXXXXX  )
 20   .392  .239                (           IXXXXXXXXXX )
 21   .444  .241                (           IXXXXXXXXXXX)
 22   .499  .245                (           IXXXXXXXXXXX*
 23   .578  .249                (           IXXXXXXXXXXX)XX
 24   .653  .254               (            IXXXXXXXXXXXX)XXX
 25   .578  .261               (            IXXXXXXXXXXXX)X
 26   .486  .266               (            IXXXXXXXXXXXX)
 27   .405  .269               (            IXXXXXXXXXX  )
 28   .333  .272              (             IXXXXXXXX     )
 29   .278  .273              (             IXXXXXXX      )
 30   .249  .274              (             IXXXXXX       )
                            -2SE                        +2SE
```

PACF

```
LAG   CORR    SE   -1   -.8  -.6  -.4  -.2   0    .2   .4   .6   .8   +1
                   +----+----+----+----+----+----+----+----+----+----+
  1   .874  .063                         (  IXX)XXXXXXXXXXXXXXXXXXX
  2  -.027  .063                         ( XI  )
  3   .038  .063                         (  IX )
  4   .007  .063                         (  I  )
  5  -.008  .063                         (  I  )
  6   .142  .063                         (  IXX)X
  7   .149  .063                         (  IXX)X
  8   .217  .063                         (  IXX)XX
  9   .114  .063                         (  IXX*
 10   .165  .063                         (  IXX)X
 11   .336  .063                         (  IXX)XXXXX
 12   .224  .063                         (  IXX)XXX
 13  -.512  .063               XXXXXXXXXX(XXI  )
 14  -.163  .063                        X(XXI  )
 15  -.005  .063                         (  I  )
 16  -.047  .063                         ( XI  )
 17   .024  .063                         (  IX )
 18   .003  .063                         (  I  )
 19  -.004  .063                         (  I  )
 20   .062  .063                         (  IXX)
 21   .106  .063                         (  IXX*
 22   .052  .063                         (  IX )
 23  -.009  .063                         (  I  )
 24   .200  .063                         (  IXX)XX
 25  -.182  .063                       XX(XXI  )
 26  -.072  .063                         (XXI  )
 27  -.018  .063                         (  I  )
 28   .012  .063                         (  I  )
 29   .022  .063                         (  IX )
 30  -.050  .063                         ( XI  )
                                       -2SE  +2SE
```

Abb. II. ACF und PACF der Zeitreihe

TAFEL 44

Die Klammern geben die Signifikanzgrenzen der jeweiligen Korrelation wieder. Die Autokorrelationen bleiben hier über mehrere Lags hinweg signifikant und weisen damit – wie schon vermutet – die Zeitreihe als nicht stationär aus. Sie wird deshalb zunächst regulär differenziert. Das Ergebnis dieser Differenzierung zeigt die folgende Grafik:

ACF

```
LAG  CORR     SE   -1  -.8  -.6  -.4  -.2   0   .2   .4   .6   .8  +1
                   +----+----+----+----+----+----+----+----+----+----+
  1  -.046  .063                         ( XI  )
  2  -.116  .063                         *XXI  )
  3  -.062  .064                         (XXI  )
  4  -.066  .064                         (XXI  )
  5  -.124  .065                         *XXI  )
  6  -.151  .066                        X(XXI  )
  7  -.116  .067                         *XXI  )
  8  -.041  .068                         ( XI  )
  9  -.043  .068                         ( XI  )
 10  -.157  .068                        X(XXI  )
 11   .080  .069                         (  IXX)
 12   .713  .070                         (  IXX)XXXXXXXXXXXXXXX
 13   .045  .094                       (    IX   )
 14  -.096  .095                       (  XXI    )
 15  -.051  .095                       (   XI    )
 16  -.074  .095                       (  XXI    )
 17  -.101  .095                       ( XXXI    )
 18  -.144  .096                       (XXXXI    )
 19  -.127  .097                       ( XXXI    )
 20  -.049  .097                       (   XI    )
 21  -.032  .097                       (   XI    )
 22  -.111  .097                       ( XXXI    )
 23   .021  .098                       (    IX   )
 24   .651  .098                       (    IXXXX)XXXXXXXXXXX
 25   .074  .114                      (     IXX   )
 26  -.057  .114                      (    XI     )
 27  -.072  .114                      (   XXI     )
 28  -.069  .114                      (   XXI     )
 29  -.077  .114                      (   XXI     )
 30  -.171  .115                      ( XXXXI     )
                                  -2SE        +2SE
```

PACF

```
LAG  CORR     SE   -1  -.8  -.6  -.4  -.2   0   .2   .4   .6   .8  +1
                   +----+----+----+----+----+----+----+----+----+----+
  1  -.048  .063                         ( XI  )
  2  -.119  .063                         *XXI  )
  3  -.075  .063                         (XXI  )
  4  -.090  .063                         (XXI  )
  5  -.156  .063                        X(XXI  )
  6  -.208  .063                       XX(XXI  )
  7  -.221  .063                      XXX(XXI  )
  8  -.199  .063                       XX(XXI  )
  9  -.249  .063                      XXX(XXI  )
 10  -.472  .063                XXXXXXXXX(XXI  )
 11  -.496  .063                XXXXXXXXX(XXI  )
 12   .406  .063                         (  IXX)XXXXXXX
 13   .183  .063                         (  IXX)XX
 14   .028  .063                         (  IX )
 15   .019  .063                         (  I  )
 16   .008  .063                         (  I  )
 17   .060  .063                         (  IX )
 18   .060  .063                         (  IX )
 19  -.013  .063                         (  I  )
 20  -.093  .063                         (XXI  )
 21  -.055  .063                         ( XI  )
 22   .055  .063                         (  IX )
 23  -.257  .063                      XXX(XXI  )
 24   .066  .063                         (  IXX)
 25   .033  .063                         (  IX )
 26   .029  .063                         (  IX )
 27  -.035  .063                         ( XI  )
 28  -.026  .063                         ( XI  )
 29   .020  .063                         (  IX )
 30  -.075  .063                         (XXI  )
                                       -2SE +2SE
```

Abb. III. ACF und PACF der regulär differenzierten Zeitreihe.

Es zeigen sich nun deutliche Spikes in der ACF für die Lags 12 und 24. Da die Korrelationen für diese beiden Lags nur geringfügig verschieden sind, ist die Zeitreihe auch saisonal nicht stationär. Eine erneute Differenzierung für Lag 12 ist erforderlich. Es resultieren die in Abb. IV wiedergegebenen ACF und PACF.

ACF

```
LAG  CORR     SE   -1  -.8  -.6  -.4  -.2   0   .2   .4   .6   .8  +1
                   +----+----+----+----+----+----+----+----+----+----+
  1  -.430  .065                 XXXXXXXX(XXI  )
  2   .065  .076                        (   IXX )
  3  -.076  .076                        ( XXI   )
  4   .002  .076                        (   I   )
  5  -.056  .076                        (  XI   )
  6   .014  .076                        (   I   )
  7   .049  .076                        (   IX  )
  8   .039  .077                        (   IX  )
  9   .040  .077                        (   IX  )
 10  -.144  .077                        *XXXI   )
 11   .306  .078                        (   IXXX)XXXX
 12  -.439  .083                 XXXXXXX(XXXI   )
 13   .120  .092                       (    IXXX )
 14  -.037  .093                       (   XI    )
 15   .066  .093                       (    IXX  )
 16  -.045  .093                       (   XI    )
 17   .025  .093                       (    IX   )
 18   .058  .093                       (    IX   )
 19  -.105  .093                       ( XXXI    )
 20   .030  .094                       (    IX   )
 21  -.021  .094                       (   XI    )
 22   .088  .094                       (    IXX  )
 23  -.150  .094                       (XXXXI    )
 24   .049  .095                       (    IX   )
 25   .001  .095                       (    I    )
 26   .131  .095                       (    IXXX )
 27  -.132  .096                       ( XXXI    )
 28   .030  .097                       (    IX   )
 29   .060  .097                       (    IXX  )
 30  -.123  .097                       ( XXXI    )
                                   -2SE      +2SE
```

PACF

```
LAG  CORR     SE   -1  -.8  -.6  -.4  -.2   0   .2   .4   .6   .8  +1
                   +----+----+----+----+----+----+----+----+----+----+
  1  -.430  .065                 XXXXXXXX(XXI  )
  2  -.147  .065                        X(XXI  )
  3  -.135  .065                         *XXI  )
  4  -.103  .065                         *XXI  )
  5  -.136  .065                         *XXI  )
  6  -.104  .065                         *XXI  )
  7  -.007  .065                         (  I  )
  8   .061  .065                         (  IXX)
  9   .115  .065                         (  IXX*
 10  -.081  .065                         (XXI  )
 11   .300  .065                         (  IXX)XXXXX
 12  -.230  .065                      XXX(XXI  )
 13  -.191  .065                       XX(XXI  )
 14  -.134  .065                         *XXI  )
 15  -.090  .065                         (XXI  )
 16  -.119  .065                         *XXI  )
 17  -.129  .065                         *XXI  )
 18   .008  .065                         (  I  )
 19  -.103  .065                         *XXI  )
 20  -.011  .065                         (  I  )
 21   .082  .065                         (  IXX)
 22   .029  .065                         (  IX )
 23   .062  .065                         (  IXX)
 24  -.162  .065                        X(XXI  )
 25  -.141  .065                        X(XXI  )
 26   .040  .065                         (  IX )
 27  -.093  .065                         (XXI  )
 28  -.129  .065                         *XXI  )
 29  -.041  .065                         ( XI  )
 30  -.074  .065                         (XXI  )
                                       -2SE +2SE
```

Abb. IV. ACF und PACF der regulär und saisonal differenzierten Zeitreihe

TAFEL 44

Die PACF sinkt nach Lag 1 und nach Lag 12 relativ rasch ab, und die ACF hat bei Lag 1 und bei Lag 12 jeweils einen Spike. Man kann deshalb vermuten, daß für diese Zeitreihe das ARIMA $(0,1,1)(0,1,1)_{12}$-Modell angemessen ist. Abbildung V bestätigt diese Vermutung. Die Residuen dieses Modells sind statistisch nicht mehr signifikant und stellen „White Noise" dar.

ACF

```
LAG   CORR    SE  -1    -.8   -.6   -.4   -.2    0     .2    .4    .6    .8   +1
                    +-----+-----+-----+-----+-----+-----+-----+-----+-----+-----+
  1   .050  .065                              (   IX )
  2  -.016  .065                              (   I  )
  3  -.112  .065                              *XXI   )
  4  -.054  .066                              ( XI   )
  5  -.024  .066                              ( XI   )
  6   .077  .066                              (   IXX)
  7   .080  .066                              (   IXX)
  8   .087  .067                              (   IXX)
  9  -.025  .067                              ( XI   )
 10  -.127  .067                              *XXI   )
 11   .037  .068                              (   IX )
 12  -.009  .068                              (   I  )
 13  -.034  .068                              ( XI   )
 14  -.031  .068                              ( XI   )
 15  -.065  .068                              (XXI   )
 16  -.061  .069                              (XXI   )
 17   .025  .069                              (   IX )
 18   .034  .069                              (   IX )
 19  -.033  .069                              ( XI   )
 20   .008  .069                              (   I  )
 21  -.020  .069                              ( XI   )
 22  -.034  .069                              ( XI   )
 23  -.113  .069                              *XXI   )
 24   .017  .070                              (   I  )
 25   .123  .070                              (   IXX*
 26   .098  .071                             (    IXX )
 27  -.072  .071                             ( XXI    )
 28  -.024  .072                             (  XI    )
 29   .037  .072                             (    IX  )
 30  -.043  .072                             (  XI    )
                                           -2SE     +2SE
```

PACF

```
LAG   CORR    SE  -1    -.8   -.6   -.4   -.2    0     .2    .4    .6    .8   +1
                    +-----+-----+-----+-----+-----+-----+-----+-----+-----+-----+
  1   .050  .065                              (   IX )
  2  -.018  .065                              (   I  )
  3  -.111  .065                              *XXI   )
  4  -.044  .065                              ( XI   )
  5  -.023  .065                              ( XI   )
  6   .067  .065                              (   IXX)
  7   .064  .065                              (   IXX)
  8   .078  .065                              (   IXX)
  9  -.017  .065                              (   I  )
 10  -.106  .065                              *XXI   )
 11   .074  .065                              (   IXX)
 12  -.016  .065                              (   I  )
 13  -.065  .065                              (XXI   )
 14  -.044  .065                              ( XI   )
 15  -.078  .065                              (XXI   )
 16  -.056  .065                              ( XI   )
 17   .029  .065                              (   IX )
 18   .029  .065                              (   IX )
 19  -.062  .065                              (XXI   )
 20   .013  .065                              (   I  )
 21   .021  .065                              (   IX )
 22  -.025  .065                              ( XI   )
 23  -.113  .065                              *XXI   )
 24   .021  .065                              (   IX )
 25   .104  .065                              (   IXX*
 26   .060  .065                              (   IXX)
 27  -.074  .065                              (XXI   )
 28  -.007  .065                              (   I  )
 29   .064  .065                              (   IXX)
 30  -.032  .065                              ( XI   )
                                            -2SE  +2SE
```

Abb. V. Diagnose: ACF und PACF der Modellresiduen

den. Tafel 45 zeigt einige Beispiele für mögliche Interventionseffekte (Glass et al., 1975, zit. nach Petermann, 1978, S. 95).

Zusammenhänge: Der dritte Anwendungsfall schließlich läßt nicht nur eine binär kodierte Inputvariable, sondern beliebige andere Zeitreihen als Inputvariablen zu. (Beispiele: Wie beeinflußt die Anzahl berufstätiger Frauen die Geburtenrate? Verändert die selbst eingeschätzte Befindlichkeit eines Therapeuten das Befinden seines Patienten?) Hierbei wird explizit zwischen einer abhängigen und einer unabhängigen Zeitreihe unterschieden. Diese multivariate Variante der Zeitreihenanalyse gestattet die Überprüfung *kausaler Hypothesen*; es wird ein beide Zeitreihen umfassendes Transferfunktions-ARIMA-Modell erstellt, dessen Interpretation z. B. Fragen folgender Art beantwortet:

- Mit welchem zeitlichen Verzug wirkt sich eine unabhängige Zeitreihe auf die abhängige Zeitreihe aus?
- Welche Veränderungen der unabhängigen Zeitreihe lösen welche Veränderungen der abhängigen Zeitreihe aus?
- Lassen sich Vorhersagen der Entwicklung einer Zeitreihe verbessern, wenn die gemeinsamen Regelmäßigkeiten von weiteren Zeitreihen berücksichtigt werden?

(Beispiele und Einzelheiten hierzu findet man z. B. bei McCleary und Hay, 1980, Kap. 5.)

! **Eine Zeitreihe besteht aus Variablenmessungen, die in regelmäßigen Abständen wiederholt vorgenommen wurden. Mit Hilfe unterschiedlicher Varianten von statistischen Zeitreihenanalysen versucht man, in der Meßwertreihe einen Trend zu identifizieren, Zeitreihenhypothesen zu prüfen oder die zukünftige Entwicklung der Zeitreihe zu prognostizieren.**

TAFEL 45

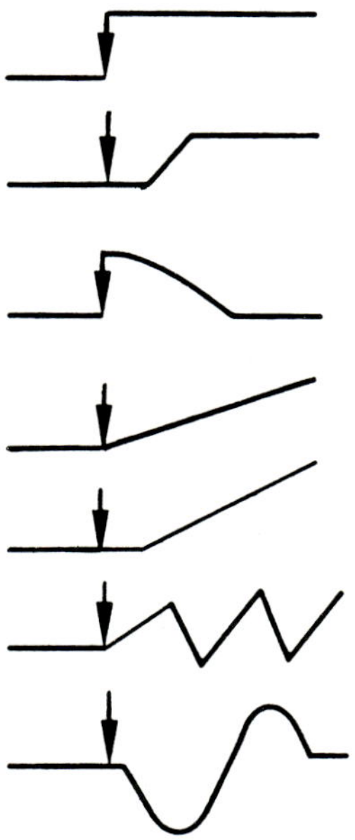

Interventionseffekte in Zeitreihenanalysen

1. **Abrupte Niveauänderung:** Die Intervention löst eine sofortige Wirkung aus.
2. **Verzögerte Niveauänderung:** Die Intervention löst eine allmählich einsetzende Wirkung aus.
3. **Temporäre Niveauänderung:** Es tritt eine abrupte Änderung ein, die kontinuierlich abnimmt und auf das Ausgangsniveau zurückgeht.
4. **Abrupte Richtungsänderung:** Es tritt eine sofort einsetzende Richtungsänderung auf.
5. **Verzögerte Richtungsänderung:** Die Intervention löst eine allmählich einsetzende Trendänderung aus.
6. **Abrupte Variabilitätsänderung:** Die Intervention löst eine allmählich einsetzende, oszillierende Änderung aus.
7. **Kompensatorische Änderung:** Es tritt eine Veränderung in einer Richtung ein, die durch einen entgegengesetzten Trend ausgeglichen wird.

Zusammenfassende Bewertung

Dieses Teilkapitel behandelte unterschiedliche Arten von Veränderungshypothesen und verschiedene methodische Varianten zu ihrer Überprüfung. Experimentelle Untersuchungen mit großen randomisierten Stichproben haben die höchste interne Validität. Hier kann auf Vortests verzichtet werden, weil die Randomisierung der beste Garant dafür ist, daß die Experimental- und die Kontrollgruppe (oder andere zu vergleichende Gruppen) vor Durchführung des Treatments äquivalent sind. Kleinere Stichproben sollten trotz Randomisierung durch Vortests auf Äquivalenz geprüft werden. Damit ist auch die experimentelle Untersuchung anfällig für die meisten auf Seite 471 genannten Gefährdungen der internen Validität. Beste Kontrollmöglichkeiten dieser Gefährdungen bietet der Solomon-Vier-Gruppen-Plan.

Die interne Validität quasiexperimenteller Untersuchungen zur Überprüfung von Veränderungshypothesen hängt in starkem Maße davon ab, ob eine Kontrollgruppe eingesetzt werden kann und ob diese Kontrollgruppe zur Experimentalgruppe äquivalent ist. In diesem Falle führt der Zwei-Gruppen-Pretest-Posttest-Plan zu Resultaten mit akzeptabler interner Validität. Ist es zudem erforderlich, Vortesteffekte abzuschätzen, sollte auch bei quasiexperimentellen Untersuchungen der Einsatz eines Solomon-Vier-Gruppen-Planes erwogen werden.

„One Shot Case"-Studien sind abzulehnen. Der Eingruppen-Pretest-Posttest-Plan muß als Notbehelf akzeptiert werden, wenn die Untersuchungsumstände eine Kontrollgruppenbildung nicht zulassen. Faktorielle Pläne mit äquivalenten Kontrollgruppen sind die Methode der Wahl, wenn es um den Nachweis von differentiellen Wirkungen eines Treatments geht. Falls es gelingt, eine sinnvolle „Assignement"-Variable zu finden, können mit dem „Regression Discontinuity"-Design Ergebnisse mit hoher interner Validität erzielt werden. (Zu beachten sind ferner die auf S. 510 bzw.

S. 519f. genannten allgemeinen Empfehlungen für quasiexperimentelle Untersuchungen).

Die längs- oder querschnittliche Überprüfung entwicklungsbedingter Veränderungshypothesen ist wegen der Konfundierung von Alters-, Generations- und epochalen Effekten problematisch. Hier ist man zur Verbesserung der internen Validität auf Kontrolltechniken angewiesen, die z. B. verschiedene Altersgruppen oder Stichproben aus verschiedenen Generationen bezüglich potentieller Störeinflüsse so gut wie möglich vergleichbar machen (Parallelisierung, Matching etc., vgl. S. 489ff.).

Zeitreihenanalytische Untersuchungen haben eine hohe interne Validität, wenn es gelingt, den zeitlichen Verzug einer Interventionswirkung (unmittelbar nach der Intervention oder mit einem bestimmten „Timelag“) theoretisch genau zu fixieren. Ist dies nicht möglich, hat die Zeitreihenanalyse den Status einer explorativen Studie, mit der Hypothesen über den Wirkverlauf einer Intervention erkundet werden. Dies ist typischerweise bei Interventionen der Fall, auf die individuell sehr unterschiedlich reagiert wird (z. B. symptomabhängige Wirkungen einer psychotherapeutischen Maßnahme) oder die nur langfristig Auswirkungen zeigen (z. B. Gehaltsverbesserungen nach einer beruflichen Fördermaßnahme).

Die interne Validität kann zudem durch instrumentelle Reaktivität (die abhängige Variable wird sehr häufig gemessen) sowie durch Zeiteffekte (andere, die abhängige Variable beeinflussende Ereignisse könnten zeitgleich mit der Intervention auftreten) erheblich gefährdet sein. Zeiteffekte lassen sich durch eine Kontrollgruppenzeitreihe ohne Intervention überprüfen; zeigt diese Zeitreihe einen ähnlichen Verlauf bzw. eine ähnliche Struktur wie die Zeitreihe der Experimentalgruppe, war die Intervention mit hoher Wahrscheinlichkeit wirkungslos.

Zur Kontrolle der instrumentellen Reaktivität bietet es sich an, Zeitreihen mit wiederholten Interventionen zu erheben. Verändert sich die Zeitreihe auch in Phasen ohne Intervention, wäre dies ein Hinweis auf instrumentelle Reaktivität, wenn gleichzeitig die Wirksamkeit von Zeiteffekten ausgeschlossen werden kann.

8.2.6 Hypothesen in Einzelfalluntersuchungen

Das intensive Studium einzelner Personen regte die Sozialwissenschaften in der Vergangenheit zu zahlreichen wichtigen Erkenntnissen an (vgl. z. B. Dukes, 1965; Lazarus und Davison, 1971). Einzelfallstudien zeichnen sich gegenüber Stichprobenuntersuchungen mit vielen Untersuchungsteilnehmern durch eine bessere Überschaubarkeit des Untersuchungsumfeldes und damit durch eine bessere Kontrollierbarkeit potentieller Störvariablen aus; sie eignen sich besonders zur Erkundung psychologischer, medizinischer, pädagogischer o.ä. Hypothesen (vgl. Kapitel 6).

Auch durch Einzelfallstudien angeregte Hypothesen beanspruchen Allgemeingültigkeit und erfordern somit hypothesenprüfende Untersuchungen, die die im Einzelfall beobachteten Regelmäßigkeiten oder Zusammenhänge an repräsentativen Stichproben bestätigen. Gelegentlich ist man jedoch gar nicht daran interessiert, die Tragfähigkeit einer durch eine *Einzelfallstudie* angeregten Hypothese für andere Personen zu erkunden. Das Untersuchungsfeld bleibt auf ein Individuum begrenzt, und man ist daran interessiert, Vermutungen, die durch lange Beobachtung eines Individuums entstanden sind, durch eine systematische Untersuchung desselben Individuums zu bestätigen („Intensive Design“ nach Chassan, 1967; „Operant Experiments“ nach Sidman, 1967; „Ideographic Approach“ nach Jones, 1971, oder „Single Case Analysis“ nach Du Mas, 1955).

Wenngleich sich der überwiegende Teil der bislang durchgeführten und bekannt gewordenen Einzelfalluntersuchungen auf Personen bezieht, kommen für diese Untersuchungsart prinzipiell auch andere Untersuchungsobjekte wie z. B. eine einzelne Schulklasse, ein Betrieb, eine Familie, eine Stadt o.ä. in Frage.

Bevor wir uns verschiedenen Untersuchungsarten zuwenden, ist es angebracht, sich zunächst ein wenig mit dem Sinn hypothesenprüfender Einzelfalluntersuchungen auseinanderzusetzen. Als Beispiel wählen wir die Hypothese: „Frau M. reagiert auf berufliche Mißerfolge mit Migräne“. Aus der Menge aller das Verhalten und Erleben von Frau M. beeinflussenden Merkmale wird ein (hier dichotomes) Merkmal als unabhängige Variable (beruflicher Mißerfolg vs. kein beruflicher Mißerfolg) herausgegriffen, das der Hypothese nach die abhängige Variable „Migräne" (mit den Stufen „vorhanden vs. nicht vorhanden" bzw. mit unterschiedlichen Intensitätsstufen) beeinflußt. Zweifellos reicht es nicht aus, die Hypothese als bestätigt anzusehen, wenn auf ein einmaliges berufliches Versagen mit Migräne reagiert wird, denn diese Koinzidenz könnte zufällig sein und bei vergleichbaren Anlässen nicht wiederholt auftreten. Für die Überprüfung der Hypothese müssen mehrere Phasen mit bzw. ohne berufliche Mißerfolge hinsichtlich ihrer Auswirkungen auf die abhängige Variable überprüft werden.

Damit stellt sich das für die statistische Hypothesenüberprüfung wichtige Problem der „Stichprobe" bzw. der Art von Generalisierung, die für das Ergebnis einer Einzelfalluntersuchung angestrebt wird. Solange der Geltungsbereich der Hypothese nicht durch die Nennung von (z. B. zeitlichen) Rahmenbedingungen eingeschränkt ist, besteht die Population, für die die Untersuchung aussagekräftig sein soll, aus allen erfolglosen bzw. nicht erfolglosen Phasen des Berufslebens von Frau M. Übertragen wir die Erfordernisse einer Zufallsstichprobe konsequent auf Einzelfalluntersuchungen, müßte zum einen die Liste aller „Elemente" dieser Population bekannt sein und zum anderen wäre die zu untersuchende Stichprobe (hier die zu untersuchenden Berufsphasen) nach einem Zufallsverfahren aus den Elementen der Population zusammenzustellen (vgl. Abschnitt 7.1.1).

Wohl die meisten Einzelfalluntersuchungen dürften weder das eine noch das andere Kriterium erfüllen. Die vollständige Liste aller Elemente der Population ist in der Regel unbekannt, und die Auswahl erfolgt üblicherweise willkürlich, indem z. B. mehrere in einem begrenzten Zeitabschnitt zeitlich aufeinanderfolgende Phasen untersucht werden. Für derartige Stichproben lassen sich bestenfalls fiktive Referenzpopulationen konstruieren (vgl. S. 375 f.), die mit der eigentlich interessierenden Population (im Beispiel das gesamte Berufsleben von Frau M.) nur wenig zu tun haben. (Vgl. z. B. auch Edgington, 1967; zum Problem der interindividuellen Generalisierbarkeit von Einzelfallergebnissen s. z. B. Westmeyer, 1979).

Will man Einzelfallhypothesen überprüfen, ist man darauf angewiesen, eine Stichprobe vergleichbarer Verhaltensausschnitte zu untersuchen, die zwangsläufig über einen mehr oder weniger langen Zeitabschnitt verteilt sind. Dieses Faktum ist entscheidend, wenn man die *interne Validität* von Einzelfalluntersuchungen einschätzen will. Ob nun – wie im Beispiel – die Bedeutung von nicht geplant auftretenden Ereignissen oder von willkürlich gesetzten Interventionen interessiert; der statistische Nachweis einer Veränderung des untersuchten Merkmals ist kein sicherer Beleg für die Wirksamkeit der Ereignisse oder der Intervention. Wie bei allen Untersuchungen zur Überprüfung von Veränderungen, die sich über die Zeit erstrecken, muß damit gerechnet werden, daß andere, mit der Zeit kovariierende Merkmale die Veränderung verursachen. Derartige Störbedingungen lassen sich allerdings in Einzelfalluntersuchungen leichter kontrollieren als in Untersuchungen mit Stichproben.

Wiederholte Messungen können nicht nur die interne Validität von Einzelfalluntersuchungen beeinträchtigen, sondern auch deren statistische Auswertung erschweren. Viele „klassische" Auswertungsroutinen basieren auf der Annahme der Unabhängigkeit der Messungen (bzw. der Meßfehler), die bei wiederholten Messungen einer Person – zumal, wenn diese in kurzen Abständen erfolgen – meistens nicht zutrifft (vgl. z. B. Gottman, 1973). Dies wurde bei vielen Auswertungen von Einzelfalldaten und auch bei der Entwicklung spezieller statistischer Verfahren zur Einzelfallsanalyse übersehen, was häufig zur Folge hatte, daß die Bedeutung der überprüften Interventionseffekte überschätzt wurde (vgl. z. B. Nicolich und Weinstein, 1977; zit. nach Levin et. al., 1978, oder auch Revenstorf und Keeser, 1979, S. 220).

Diese Überlegungen sind bei der Auswertung und der Interpretation zu beachten. Dessen ungeachtet zeichnet sich ein Trend ab, auch die in Einzelfalluntersuchungen gewonnenen Erkenntnisse statistisch abzusichern (vgl. hierzu z. B. die Überblicksarbeiten von Barlow und Hersen, 1973, 1984; Edgar und Billingsby, 1974; Huber, 1978; Kratochwill, 1978; Miller und Warner, 1975; Petermann, 1981, 1982; Thoresen und Anton, 1974 sowie Schmidt, 1974). Deshalb seien im folgenden einige Untersuchungsstrategien zur Überprüfung von

Einzelfallhypothesen dargelegt. Abschließend gehen wir auf Probleme der Einzelfalldiagnostik ein.

> **!** **Für hypothesenprüfende Einzelfallanalysen ist die Ziehung von Zufallsstichproben ebenso notwendig wie bei Gruppenuntersuchungen. Allerdings werden bei Einzelfallstudien nicht Stichproben von Untersuchungsobjekten gezogen, sondern Verhaltensstichproben derselben Person in verschiedenen Situationen, zu unterschiedlichen Zeitpunkten oder unter anderen Aufgabenstellungen.**

Individuelle Veränderungen

Wir behandeln Untersuchungspläne, mit denen Hypothesen über die Wirksamkeit eines Treatments für eine oder mehrere abhängige Variablen überprüft werden können. Allen Untersuchungsplänen gemeinsam ist die wiederholte Erhebung von Messungen an einem Einzelfall, wobei wir zwischen Erhebungsphasen ohne Intervention (*A-Phasen*) und Erhebungsphasen mit Intervention (*B-Phasen*) unterscheiden. Bei Untersuchungen mit willkürlich manipulierbaren Interventionen kann der Wechsel von A- und B-Phasen vom Untersuchungsleiter gesteuert werden (z. B. in einer Verhaltenstherapie, in der das erwünschte Verhalten phasenweise belohnt und phasenweise nicht belohnt wird); geht es um die Wirkung von Ereignissen, deren zeitliche Abfolge nicht vorhersagbar ist (wie im o.g. Migräne-Beispiel) wechseln A- und B-Phasen nach Maßgabe des Auftretens des jeweils untersuchten Ereignisses.

Um Auffälligkeiten der abhängigen Variablen während einer B-Phase feststellen zu können, muß das „Normalverhalten" bzw. die *Baseline* der abhängigen Variablen bekannt sein. Man bestimmt sie durch mehrere Messungen vor dem ersten Einsetzen einer Intervention, wobei die Anzahl der Messungen während dieser ersten A-Phasen genügend groß sein sollte, um mehr oder weniger regelmäßige Schwankungen im Normalverhalten eindeutig identifizieren zu können (vgl. hierzu auch S. 537). Mögliche Interventionseffekte während der B-Phase sind dann einfacher vom Normalverhalten zu unterscheiden (zur graphischen Aufbereitung individueller Zeitreihen vgl. Parsonson und Baer, 1978).

Einzelfalluntersuchungspläne unterscheiden sich in erster Linie darin, wie häufig und auf welche Art sich A- und B-Phasen abwechseln. Soweit die Grenzen der Belastbarkeit des Einzelfalles nicht überschritten werden, sind hierbei relativ beliebige Kombinationen denkbar. Die in der Literatur am häufigsten erwähnten Pläne seien im folgenden kurz vorgestellt (Beispiele zu den einzelnen Plänen findet man z. B. bei Kratochwill, 1978; Kratochwill und Levin, 1992; Barlow und Hersen, 1973 oder bei Fichter, 1979).

- **A-B-Plan:** Untersuchungen nach diesem Plan bestehen nur aus einer A-Phase mit einer darauffolgenden B-Phase. Zur Feststellung der Baseline werden in der A-Phase unter kontrollierten Bedingungen mehrere Messungen erhoben, die anschließend mit den in der B-Phase anfallenden Messungen verglichen werden. Dieser Plan ist zur statistischen Überprüfung einer individuellen Veränderungshypothese wenig geeignet (vgl. S. 546).
- **A-B-A-Plan:** Auch dieser Plan beginnt mit einer Baseline Phase. An die Interventionsphase schließt sich eine weitere Baseline Phase an, die eindeutigere Aussagen über die Wirksamkeit der Intervention zuläßt als der einfache A-B-Plan. Gleicht sich die abhängige Variable in der zweiten A-Phase wieder der Baseline an, ist dies – soweit hierfür keine Zufallsschwankungen verantwortlich sind – ein deutlicher Beleg für die kurzzeitige Wirksamkeit der Intervention.
- **B-A-B-Plan:** In vielen klinischen Einzelfallstudien erweist es sich als ungünstig (bzw. ethisch bedenklich), wenn die Untersuchung wie im A-B-A-Plan mit einer Baseline Phase endet. Dies wird im B-A-B-Plan vermieden. Die Aussagekraft dieses Planes ist jedoch durch die zwischen zwei B-Phasen eingeschobene A-Phase erheblich eingeschränkt, wenn man damit rechnen muß, daß das Normalverhalten vor der erstmaligen Wirkung einer Intervention anders geartet ist als nach einer Intervention.
- **A-B-A-B-Plan:** Dieser Plan verbindet die Vorteile des A-B-A-Planes und des B-A-B-Planes und kommt deshalb in die Einzelfallforschung am häufigsten zur Anwendung. Nach der Etablierung einer stabilen Baseline untersucht er die Konsequenzen des Abbruchs einer Intervention und ihres erneuten Einsetzens. Das Prinzip des Planes besteht also darin, durch das Alternieren von A- und B-Phasen einen

möglichen Interventionseffekt bei einem Einzelfall zu replizieren.

- **A-BC-B-BC-Plan:** Auch dieser Plan besteht (in seiner einfachsten Form) aus vier Phasen. Dennoch führt er zu anderen Aussagen als der A-B-A-B-Plan. Er erfordert zwei Interventionen B und C (z. B. eine medikamentöse und eine gesprächstherapeutische Behandlung), die in kombinierter Form und auch einzeln eingesetzt werden. Die A-Phase dient wiederum der Festlegung einer stabilen Baseline. Es folgt eine BC-Phase, in der beide Interventionen gleichzeitig eingesetzt werden. Die anschließende B-Phase liefert darüber Aufschluß, welcher Anteil der Kombinations-(Interaktions-)Wirkung von BC auf B zurückzuführen ist. Um die Wirkung beider Interventionen isoliert erfassen zu können, muß der Plan um eine C-Phase (und ggf. um eine weitere BC-Phase) erweitert werden.
- **„Multiple Baseline"-Plan:** Dieser von Baer et al. (1968) beschriebene Plan findet vor allem in der verhaltenstherapeutischen Einzelfallanalyse Beachtung. Er überprüft die Auswirkungen einer Behandlung auf mehrere Variablen (z. B. phobische Reaktionen auf verschiedene Auslöser). Nachdem die Baselines für alle Variablen feststehen, beginnt zunächst die auf eine Variable ausgerichtete Behandlung. Danach wird die zweite Variable mit in die Behandlung einbezogen usw. Zusammengenommen besteht dieser Plan also aus mehreren zeitversetzten A-B-Plänen (Einzelheiten zu diesem Plan s. z.B. Kazdin, 1976, 1978, 1982).

Die inferenzstatistische Auswertung dieser (oder ähnlicher) Pläne bereitet wegen der bereits erwähnten seriellen Abhängigkeit der Messungen erhebliche Schwierigkeiten (vgl. Kratochvill et al., 1974). Da „klassische" Routineauswertungen wie z.B. der t-Test für Einzelfalldaten offenbar ungeeignet sind, wollen wir uns dem Problem der statistischen Hypothesenüberprüfung in Einzelfalluntersuchungen im folgenden etwas ausführlicher zuwenden. Wir unterscheiden hierbei zwischen quantitativen Merkmalen (Testwerte, physiologische Messungen, Rating-Skalen, Häufigkeiten eines Merkmals etc.) und qualitativen Merkmalen (dichotome Merkmale, Kategorien nominaler Merkmale).

Intervallskalierte Merkmale: Für Einzelfallzeitreihen mit mehr als 50 Messungen ist die Zeitreihenanalyse nach dem Box-Jenkins-Modell (vgl. S. 531 ff.) einschlägig. Als vergleichsweise voraussetzungsarmes Verfahren vermittelt sie Einblicke in die seriellen Abhängigkeitsstrukturen und periodischen Regelmäßigkeiten der Daten, sie überprüft direkte oder zeitlich versetzte Wirkungen von Interventionen auf die abhängige Variable und gestattet die Überprüfung spezieller Trendhypothesen. Daten aus „multiplen Baseline"-Plänen, in denen mehrere Zeitreihen gleichzeitig anfallen, lassen sich mit multiplen Transferfunktionsmodellen erschöpfend auswerten.

Es sei jedoch nicht verschwiegen, daß das sinnvolle Arbeiten mit der Box-Jenkins-Zeitreihenanalyse erhebliche Vorkenntnisse und viel Routine voraussetzt. Es soll deshalb im folgenden eine alternative, allerdings weitaus weniger erschöpfende Auswertungsstrategie vorgeschlagen werden, die jedoch auch dann anwendbar ist, wenn die Zeitreihe aus weniger als 50 Messungen besteht. Dem Verfahren, das Levin et al. (1978) unter der Bezeichnung *Non-Parametric Randomization Test* ausführlicher beschreiben, liegt folgender Gedankengang zugrunde.

Randomisierungstests: Die serielle Abhängigkeit von Einzelfalldaten verbietet es, diese als Realisierungen von unabhängigen Zufallsvariablen zu behandeln. Sie ist jedoch für praktische Zwecke zu vernachlässigen, wenn für mehrere Messungen der Zeitreihe jeweils zusammenfassende Statistiken wie z. B. Mittelwerte berechnet werden. Bei der Analyse von Interventionseffekten bietet es sich an, die Einzelmessungen verschiedener A- und B-Phasen zu Mittelwerten zusammenzufassen. Wenn beispielsweise in einem A-B-A-Plan pro Phase 15 Messungen vorliegen, stehen für die Hypothesenüberprüfung statt der 45 abhängigen Einzelmessungen 3 weitgehend unabhängige Phasenmittelwerte zur Verfügung. Bei mäßiger Autokorrelation 1. Ordnung (vgl. S. 533) kann man davon ausgehen, daß Phasenmittelwerte, die mindestens auf jeweils 10 Einzelmessungen beruhen, praktisch voneinander unabhängig sind (vgl. Levin et al., 1978, S. 179, Tabelle 3.1; bei der Auslegung dieser Tabelle folgen wir einer Einschätzung von Glass et al., 1975, nach der für die meisten sozialwissenschaftlichen Zeitreihen Autokorrelationen 1. Ordnung im Bereich $r \leqslant 0{,}50$ typisch sind).

Angenommen, eine Logopädin behandelt ein Kind mit schweren Sprachstörungen und möchte die Bedeutung kleiner Belohnungen für die Therapie dieses Kindes mit einem A-B-A-B-Plan überprüfen. Sie stellt 15 Blöcke von jeweils 10 schwierig auszusprechenden Wörtern zusammen und bittet das Kind, diese Wörter in der ersten A-Phase nachzusprechen. Für jeden Block wird die Anzahl richtig wiederholter Wörter notiert und die durchschnittliche Zahl korrekt ausgesprochener Wörter über alle Blöcke errechnet (ein Block entspricht damit einer Messung).

Für die erste A-Phase möge sich ein Durchschnittswert von 2 ergeben haben. In der ersten B-Phase erhält das Kind nach jedem Block in Abhängigkeit von der Anzahl der richtig gesprochenen Wörter Belohnungen. Es resultiert ein Durchschnittswert von 7 richtigen Wörtern. In den beiden folgenden Phasen erreicht das Kind im Durchschnitt 3 richtige Wörter für die zweite A-Phase und 8 richtige Wörter für die zweite B-Phase. Damit führt der A-B-A-B-Plan insgesamt zu den Durchschnittswerten 2, 7, 3 und 8.

Unter der Annahme, die Belohnungen seien wirkungslos (Nullhypothese), sind die Unterschiede zwischen den Phasen auf Zufälligkeiten zurückzuführen (von Wiederholungseffekten wollen wir hier absehen; diese wären durch die Verwendung verschiedener Wörter in den einzelnen Phasen auszuschalten). Jeder dieser vier Mittelwerte hätte bei Gültigkeit der H_0 in jeder Phase auftreten können. Fassen wir jeweils zwei gleiche Phasen zusammen, resultieren bei Gültigkeit der H_0 die folgenden 6 möglichen Kombinationen:

	A-Phasen	*B-Phasen*
1. Kombination	2+3=5	7+8=15
2. Kombination	2+7=9	3+8=11
3. Kombination	2+8=10	3+7=10
4. Kombination	3+7=10	2+8=10
5. Kombination	3+8=11	2+7=9
6. Kombination	7+8=15	2+3=5

Bei Gültigkeit der Nullhypothese tritt jede dieser 6 Kombinationen mit gleicher Wahrscheinlichkeit ($p=1/6$) auf. (Wir beziehen uns nur auf die beobachteten Mittelwerte. Über mögliche andere Mittelwerte, die in der Untersuchung auch hätten auftreten können, werden keine Aussagen gemacht.)

Nehmen wir zunächst an, die eingangs aufgestellte Nullhypothese soll zweiseitig getestet werden, d. h. die Alternativhypothese heißt A>B oder B>A. Am deutlichsten für diese H_1 (bzw. gegen die H_0) sprechen die Kombinationen 1 ($A=5$, $B=15$) und 6 ($A=15$, $B=5$), die zusammen mit einer Wahrscheinlichkeit von $2/6=1/3$ auftreten, d. h., die Wahrscheinlichkeit dieser Ergebnisse bei Gültigkeit der H_0 (α-Fehler-Wahrscheinlichkeit, vgl. S. 467) beträgt $\alpha=0{,}3\bar{3}$.

Die empirische Einzelfalluntersuchung führt in unserem Beispiel zu einem dieser extremen Resultate; in den A-Phasen werden durchschnittliche 2 bzw. 3 (also zusammen 5) Wörter und in den B-Phasen 7 und 8 (zusammen 15) Wörter richtig gesprochen. Bei Gültigkeit der H_0 und zweiseitigem Test tritt dieses Ergebnis mit einer Wahrscheinlichkeit von $\alpha=0{,}3\bar{3}$ auf. Diese Irrtumswahrscheinlichkeit liegt weit über den üblichen Signifikanzgrenzen von 5% bzw. 1% ($\alpha=0{,}05$ bzw. $\alpha=0{,}01$), d. h., das Ergebnis ist statistisch nicht signifikant. Die H_0, die Belohnungen haben keinen Effekt, muß beibehalten werden.

Diese Entscheidung ist unabhängig von den tatsächlichen gefundenen Phasenmittelwerten. Auch extremere Unterschiede zwischen den A- und B-Phasen hätten nach diesem Ansatz nicht zum Verwerfen der H_0 führen können. Bei zweiseitigem Test kann ein ABAB-Plan (und natürlich auch alle Pläne mit weniger als 4 Phasen) niemals ein Ergebnis hervorbringen, dessen Irrtumswahrscheinlichkeit kleiner als $33{,}\bar{3}$% ist.

Nun wird man zu Recht einwenden, daß eine ungerichtete Hypothese dem Informationsstand der Logopädin nicht entspricht. Sie hat hinreichend Gründe anzunehmen, daß Belohnungen das Sprechverhalten des Kindes verbessern und wird deshalb eine gerichtete H_1: A<B formulieren. In diesem Falle gibt es nur ein Ergebnis, das der H_1 am besten entspricht, nämlich die 1. Kombination mit den Werten 5 für A und 15 für B, die auch tatsächlich beobachtet wurde. Dieses Ergebnis tritt bei Gültigkeit der H_0 mit einer Wahrscheinlichkeit von $p=1/6=0,16$ auf, d. h. die Irrtumswahrscheinlichkeit ist gemessen an den traditionellen Standards immer noch zu groß. Auch bei einer gerichteten Alternativhypothese muß die H_0 beibehalten werden.

Trendtests: Die gerichtete Alternativhypothese (A<B) sagt nichts über mögliche Unterschiede zwischen den beiden A-Phasen bzw. zwischen den beiden B-Phasen aus. Wenn wir jedoch davon ausgehen, daß die Sprechtherapie erfolgreich ist, ließe sich auch die weitergehende Hypothese rechtfertigen, daß $A_1<A_2$ und daß $B_1<B_2$, bzw. daß zusammengenommen $A_1<A_2<B_1<B_2$ gilt. Diese *monotone Trendhypothese* gilt als bestätigt, wenn die 4 Phasenmittelwerte genau diese Ordnungsrelation aufweisen. Erfolgt die Verteilung der Mittelwerte auf die 4 Phasen gemäß der Nullhypothese zufällig, treten alle 4! = 24 möglichen Reihenfolgen mit gleicher Wahrscheinlichkeit auf (p = 1/24 = 0,042). Entspricht – wie im Beispiel – die vorhergesagte Reihenfolge der empirisch gefundenen Reihenfolge, gilt die monotone Trendhypothese auf dem 5%-Signifikanzniveau als bestätigt.

Man beachte, daß die H_0: „Die Reihenfolge der Mittelwerte ist zufällig" theoretisch durch jede beliebige Reihenfolge auf dem $\alpha = 5\%$-Niveau verworfen wird, denn jede Reihenfolge tritt mit einer Wahrscheinlichkeit von p = 0,042 auf. Die Alternativhypothese impliziert jedoch eine abgestufte Treatmentwirkung der Form $A_1<A_2<B_1<B_2$, d. h. jede hiervon abweichende Reihenfolge steht im Widerspruch zur Alternativhypothese. Damit kann die H_0 nur mit dieser einen Reihenfolge verworfen werden.

Allerdings hätte die Alternativhypothese auch weniger restriktiv formuliert werden können. Zwar ist man sicher, daß die zweite Treatmentphase wirksamer ist als die erste ($B_1<B_2$) und daß unter Treatmentbedingungen insgesamt mehr Wörter richtig gesprochen werden als unter Baselinebedingungen (A<B); über Unterschiede zwischen den Baselinephasen will man jedoch keine Aussagen machen. Damit umfaßt die Alternativhypothese zwei Rangreihen, nämlich $A_1<A_2<B_1<B_2$ und $A_2<A_1<B_1<B_2$. Die Wahrscheinlichkeit, daß eine die Alternativhypothese bestätigende Rangreihe auftritt, beträgt dann $p = 2/24 = 0{,}08\bar{3}$. Die H_0 wäre auf dem $\alpha = 5\%$-Niveau beizubehalten.

Auch bei dieser Vorgehensweise muß die H_1 verworfen werden, wenn eine Rangreihe auftritt, die nicht als Alternativhypothese vorhergesagt wurde. Ob diese Rangreihe nur geringfügig oder sehr deutlich von der oder den vorhergesagten Rangreihen abweicht, ist hierbei unerheblich. Für diese Entscheidungsstrategie ist es also ohne Belang, ob z. B. die Alternativhypothese H_1: $A_1<A_2<B_1<B_2$ durch die Rangreihe $A_2<A_1<B_1<B_2$ oder durch die Rangreihe $B_2<B_1<A_2<A_1$ verworfen wird, obwohl letztere zur Alternativhypothese in deutlicherem Widerspruch steht als erstere.

Exakter Permutationstest: Dieser Sachverhalt wird mitberücksichtigt, wenn man die gefundenen Mittelwerte mit allen Permutationen der möglichen Rangplätze gewichtet und für jede Permutation die Summe der so gewichteten Mittelwerte berechnet. Bezogen auf das Beispiel resultieren die in Tabelle 44 (nach Levin et al., 1978) wiedergegebenen Werte (der Wert der 1. Permutation resultiert aus $1 \cdot 2+2 \cdot 7+3 \cdot 3+4 \cdot 8=57$, für die 2. Permutation ergibt sich $1 \cdot 2+2 \cdot 7+4 \cdot 3+3 \cdot 8=52$ usw.)

In Tabelle 45 sind die Wahrscheinlichkeiten der nach ihrer Größe geordneten Produktsummen (PS) aufgeführt.

Es wird deutlich, daß die Rangreihe $A_1<A_2<B_2<B_1$ (5. Permutation mit PS = 60) und die Rangreihe $A_2<A_1<B_1<B_2$ (9. Permutation mit PS=60) mit der vorhergesagten (und auch aufgetretenen) Rangreihe $A_1<A_2<B_1<B_2$ (3. Permutation mit PS = 61) am wenigsten im Widerspruch stehen. Umfaßt die Alternativhypothese nicht nur eine, sondern auch in diesem Sinne ähnliche Rangreihen, wird die H_1 angenommen, wenn die empirische Rangreihe zu denjenigen extremen Rangreihen zählt, die zusammengenommen eine Wahrscheinlichkeit $\alpha \leqslant 5\%$ (1%) haben. Bei vier Phasen haben zwei Rangreihen bereits eine Wahrscheinlichkeit $\alpha > 5\%$ ($p = 1/12 = 0{,}08\bar{3}$), d. h. auch bei dieser Vorgehensweise muß die empirische Rangreihe exakt der vorhergesagten entsprechen. Dies ändert sich natürlich, wenn mehr als 4 Phasen untersucht werden.

Die Gewichtung der Mittelwerte mit den Rangnummern 1 bis 4 impliziert die Hypothese gleicher Abstände zwischen den Phasenmittelwerten (*lineare Trendhypothese*). Diese Gewichte können – wenn entsprechende Vorkenntnisse vorliegen – durch beliebige andere Gewichtszahlen ersetzt werden, die den hypothetisch vorhergesagten Größenverhältnissen der Mittelwerte entsprechen (Einzelheiten hierzu vgl. Levin et al., 1978, S. 185 oder Tafel 46).

Asymptotischer Permutationstest: Die Anzahl möglicher Permutationen wird mit wachsender

Tabelle 44. Produktsummen aus Phasenmittelwerten und permutierten Rangplätzen

Permutation	Mittelwerte 2,0	7,0	3,0	8,0	Produktsumme (PS)
1	1	2	3	4	57
2	1	2	4	3	52
3	1	3	2	4	61
4	1	3	4	2	51
5	1	4	2	3	60
6	1	4	3	2	55
7	2	1	3	4	52
8	2	1	4	3	47
9	2	3	1	4	60
10	2	3	4	1	45
11	2	4	1	3	59
12	2	4	3	1	49
13	3	1	2	4	51
14	3	1	4	2	41
15	3	2	1	4	55
16	3	2	4	1	40
17	3	4	1	2	53
18	3	4	2	1	48
19	4	1	2	3	45
20	4	1	3	2	40
21	4	2	1	3	49
22	4	2	3	1	39
23	4	3	1	2	48
24	4	3	2	1	43

Tabelle 45. Wahrscheinlichkeiten der Produktsummen aus Tabelle 44

Produktsumme	Wahrscheinlichkeit
39	1/24
40	2/24
41	1/24
43	1/24
45	2/24
47	1/24
48	2/24
49	2/24
51	2/24
52	2/24
53	1/24
55	2/24
57	1/24
59	1/24
60	2/24
61	1/24

Phasenzahl schnell sehr groß. Für 5 Phasen (z. B. A, BC, B, BC, C) ergeben sich bereits 120 verschiedene Abfolgen, d. h. eine auf dem α=5%-Niveau bestätigte Alternativhypothese kann 6 im Sinne von Tabelle 44 ähnliche Abfolgen umfassen. Bei Einzelfalluntersuchungen mit 6 Phasen (z. B. ABABAB) sind 720 Abfolgen der Phasenmittelwerte möglich; hier wird eine Alternativhypothese durch 36 einander ähnliche Abfolgen auf dem 5%-Niveau bestätigt.

Für mehr als 8 Phasen (für 8 Phasen sind 40320 Abfolgen denkbar) geht die Wahrscheinlichkeitsverteilung der Produktsummen (PS) in eine Normalverteilung über (asymptotischer Test). Der Erwartungswert (Mittelwert) und die Varianz dieser Normalverteilung sind

$$E(PS) = \frac{1}{n} \cdot \left(\sum_{i=1}^{n} \bar{x}_i\right) \cdot \left(\sum_{i=1}^{n} y_i\right) \tag{8.6}$$

$$VAR(PS) = \frac{1}{n-1} \cdot \left[\sum_{i=1}^{n} (\bar{x}_i - \bar{\bar{x}})^2\right] \cdot \left[\sum_{i=1}^{n} (y_i - \bar{y})^2\right] \tag{8.7}$$

mit $\bar{x}_i$ = Mittelwert der i-ten Phase
$\bar{\bar{x}}$ = Mittelwert der Phasenmittelwerte
y_i = Gewicht des i-ten Phasenmittelwertes
n = Anzahl der Phasen
$\bar{y}$ = durchschnittliches Gewicht

Eine empirisch gefundene Produktsumme

$$PS = \sum_{i=1}^{n} y_i \bar{x}_i \tag{8.8}$$

läßt sich dann nach der schon bekannten z-Transformation (Gl. 7.6)

$$z = \frac{PS - E(PS)}{\sqrt{VAR(PS)}} \tag{8.9}$$

in einen z-Wert der Standardnormalverteilung (vgl. Tabelle E 1) überführen. Schneidet dieser bei einseitigem Test von der Standardnormalverteilungsfläche weniger als 5% ($z = 1{,}65$) bzw. weniger als 1% ($z = 2{,}33$) ab, gilt die Alternativhypothese, die durch die Wahl der Gewichte y_i festgelegt ist, als bestätigt. Tafel 46 verdeutlicht diesen Ansatz anhand eines Zahlenbeispiels.

Die bisherigen Ausführungen zeigen, daß derselbe empirische Befund je nach Art der Hypothese statistisch signifikant oder statistisch unbedeutend sein kann. Je präziser eine Hypothese das beschreibt, was empirisch auch eintritt, desto größer ist die Wahrscheinlichkeit, daß dieses Ergebnis statistisch signifikant wird. Allerdings wächst mit zunehmender Präzision der Hypothese auch die Anzahl möglicher Ergebnisse, die der Hypothese widersprechen. Diesen Sachverhalt haben wir bereits beim Vergleich eines einseitigen Tests mit einem zweiseitigen Test kennengelernt (vgl. S. 466).

Hier wird nun die Notwendigkeit, Hypothesen vor der Datenerhebung zu formulieren, noch deutlicher. Es ist nahezu unmöglich, eine Hypothese statistisch zu widerlegen, die erst nach Vorliegen der Daten dem Ergebnis entsprechend formuliert wurde. Hier verliert das statistische Hypothesentesten seinen Sinn. Hypothesen sind vor Untersuchungsbeginn so präzise wie möglich aufzustellen.

Nachzutragen bleibt, daß der hier behandelte Randomisierungstest auf der Annahme beruht, Baseline- und Interventionsphasen folgen zufällig aufeinander. Dies ist bei den auf S. 544f. genannten Einzelfallplänen nicht der Fall. In Ermangelung voraussetzungsärmerer und dennoch teststarker Auswertungsverfahren für Einzelfalldaten stellen auf systematische Abfolgen angewandte Randomisierungstests jedoch eine angemessene Näherungslösung dar (vgl. Edgington, 1975, 1980, sowie Levin et al., 1978; weitere Anregungen zur statistischen Analyse quantitativer Einzelfalldaten geben Bortz et al., 1990, Kap. 11).

Nominalskalierte Merkmale: In Einzelfallanalysen fallen gelegentlich wiederholte Messungen eines dichotomen Merkmales (z. B. Symptom vorhanden – nicht vorhanden) bzw. eines mehrstufigen nominalen Merkmals (z. B. Art des Symptoms) an. Tritt das in einer Untersuchung interessierende Ereignis häufig auf, empfiehlt es sich, Beobachtungszeiträume (Baseline- und Interventionsphasen) so festzulegen, daß mehrere Ereignisse in eine Phase fallen. Man erhält dann für die einzelnen Phasen unterschiedliche Häufigkeiten, die wie eine quantitative Zeitreihe (vgl. letzten Abschnitt) behandelt werden.

Im folgenden gehen wir davon aus, daß solche Zusammenfassungen nicht möglich oder sinnvoll sind, so daß bei einem dichotomen Merkmal eine Abfolge von Merkmalsalternativen (z. B. 001010 etc.) und bei einem mehrstufigen nominalen Merkmal eine Abfolge von Merkmalskategorien (z. B. AACDBBCAB etc.) zu untersuchen sind. Wir beginnen mit der Überprüfung von Hypothesen, die sich auf *Zeitreihen dichotomer bzw. binär kodierter Merkmale* beziehen.

Iterationshäufigkeitstest: Bezeichnen wir die Merkmalsalternativen eines dichotomen Merkmals mit 0 und 1, sind beispielsweise die beiden folgenden Zeitreihen denkbar: 00001111 und 01010101. Beide Abfolgen scheinen nicht zufällig zustandegekommen zu sein. In der ersten Abfolge treten zunächst nur Nullen und dann nur Einsen auf, und in der zweiten Abfolge wechseln sich Nullen und Einsen regelmäßig ab. Weder die erste noch die zweite Abfolge stimmt mit unserer Vorstellung über eine zufällige Abfolge (die etwa für die Ereignisse „Zahl" und „Adler" bei wiederholten Münzwürfen auftritt) überein. Für eine zufällige Durchmischung von Nullen und Einsen wechseln die Zahlen in der ersten Abfolge zu selten und in der zweiten Abfolge zu häufig.

Die Häufigkeit des Wechsels zwischen Nullen und Einsen in einer Zeitreihe bezeichnen wir als *Iterationshäufigkeit*. Nach dieser Definition weist die erste Zeitreihe 2 und die zweite Zeitreihe 8 Iterationen auf. Die erste Hypothese, die wir hier ausführlicher behandeln wollen, bezieht sich auf

TAFEL 46

Nikotinentzug durch Selbstkontrolle: Die Überprüfung von Hypothesen in einer Einzelfalluntersuchung

Ein starker Raucher will zeigen, daß es ihm gelingt, seinen Zigarettenkonsum durch Selbstdisziplin („bewußtes" Rauchen) deutlich zu reduzieren. Er beabsichtigt, abwechselnd 14 Tage „normal" zu rauchen (Baseline-Phase) und 14 Tage „bewußt" zu rauchen („Therapie-Phase") mit insgesamt fünf Baseline-Phasen und fünf „Therapie"-Phasen. Während dieser insgesamt 140 Tage wird täglich sorgfältig die Anzahl gerauchter Zigaretten registriert.

Dieses Material soll drei Hypothesen unterschiedlicher Präzision überprüfen. (Selbstverständlich stellt man üblicherweise nur diejenige Hypothese auf, die die vermutete Veränderung am präzisesten wiedergibt. Zu Demonstrationszwecken sei jedoch im folgenden dasselbe Material zur Überprüfung von 3 unterschiedlich genauen Hypothesen verwendet.)

1. Hypothese: In den Baseline-Phasen wird mehr geraucht als in den Therapie-Phasen (A>B).
2. Hypothese: Der Zigarettenkonsum sinkt sowohl in den Baseline-Phasen als auch in den Therapie-Phasen kontinuierlich; dennoch wird in der letzten Baseline-Phase noch mehr geraucht als in der ersten Therapie-Phase ($A_1>A_2>A_3>A_4>A_5>B_1>B_2>B_3>B_4>B_5$)
3. Hypothese: Wie 2., jedoch werden in jeder Therapie-Phase mindestens 10 Zigaretten weniger geraucht als in der jeweils vorangegangenen Baseline-Phase (für die Abfolge $A_1B_1A_2B_2A_3B_3$ etc. wären dann z. B. die Gewichte 15, 5, 14, 4, 13, 3, 12, 2, 11, 1 zu verwenden).

Für die 10 Phasen registriert der Raucher die folgenden Tagesdurchschnitte:

1. Baseline-Phase: 45 Zigaretten
1. Therapie-Phase: 25 Zigaretten

2. Baseline-Phase: 41 Zigaretten
2. Therapie-Phase: 28 Zigaretten

3. Baseline-Phase: 38 Zigaretten
3. Therapie-Phase: 21 Zigaretten

4. Baseline-Phase: 32 Zigaretten
4. Therapie-Phase: 19 Zigaretten

5. Baseline-Phase: 33 Zigaretten
5. Therapie-Phase: 14 Zigaretten

Auf die A-Phasen entfallen damit 189 Zigaretten (Summe der 5 A-Phasen-Mittelwerte) und auf die B-Phasen 107 Zigaretten (Summe der 5 B-Phasen-Mittelwerte). Diese Aufteilung der Mittelwerte auf A- und B-Phasen ist eine unter $\binom{10}{5} = \frac{10 \cdot 9 \cdot 8 \cdot 7 \cdot 6}{5 \cdot 4 \cdot 3 \cdot 2 \cdot 1} = 252$ möglichen Aufteilungen. Da keine dieser Aufteilungen für die H_1 günstiger wäre als die empirisch ermittelte (bei jeder anderen Aufteilung resultiert ein kleinerer Unterschied zwischen A und B), kann die Alternativhypothese A>B mit einer Irrtumswahrscheinlichkeit von $\alpha = 1/252 = 0{,}004$ akzeptiert werden.

Mit n>8 wählen wir zur Überprüfung der 2. Hypothese die Normalverteilungsapproximation nach Gl. (8.9). Da in dieser Hypothese keine Angaben über die Größe des Unterschiedes zweier Phasen gemacht wurden, wählen wir als Gewichte y_i die einfachsten Zahlen, die dem in der Hypothese behaupteten monotonen Trend genügen. Dies sind die Zahlen 1, 2 ... 10; sie repräsentieren einen linearen Trend.

Für die Produktsumme (PS) ergibt sich nach Gl. (8.8)

$$PS = 10 \cdot 45 + 9 \cdot 41 + 8 \cdot 38 + 7 \cdot 32 + 6 \cdot 33 + 5 \cdot 25 + 4 \cdot 28 + 3 \cdot 21 + 2 \cdot 19 + 1 \cdot 14 = 1897.$$

Nach Gl. (8.6) ermitteln wir

$$E(PS) = \frac{1}{n} \cdot \left(\sum_{i=1}^{n} \bar{x}_i\right) \cdot \left(\sum_{i=1}^{n} y_i\right) = \frac{1}{10} \cdot 296 \cdot 55 = 1628$$

und nach Gl. (8.7)

TAFEL 46

$$\mathrm{VAR(PS)} = \frac{1}{n-1} \cdot \left[\sum_{i=1}^{n} (\bar{x}_i - \bar{\bar{x}})^2\right] \cdot \left[\sum_{i=1}^{n} (y_i - \bar{y})^2\right] = \frac{1}{9} \cdot 908{,}4 \cdot 82{,}5 = 8327.$$

Der z-Wert heißt also

$$z = \frac{1897 - 1628}{\sqrt{8327}} = 2{,}95.$$

Dieser z-Wert schneidet nach Tabelle 1 (Anhang E 0,51% von der Standardnormalverteilungsfläche ab, d. h. die Alternativhypothese kann auf dem 1%-Niveau akzeptiert werden.

Die 3. Hypothese überprüfen wir in gleicher Weise. Es werden lediglich statt der Zahlen 1 bis 10 die in der Hypothese festgelegten Gewichte y_i eingesetzt. Es resultieren:
PS = 2842, E(PS) = 2368 und VAR(PS) = 27252
und damit z = 2,87. Dieser Wert schneidet 0,65% der Standardnormalverteilungsfläche ab, d.h. auch die spezifizierte Trendhypothese kann auf dem $\alpha = 1\%$ -Niveau akzeptiert werden.

Offensichtlich sind die Veränderungen im Zigarettenkonsum nicht durch Zufall erklärbar. In Therapiephasen wird signifikant weniger geraucht als in Baseline-Phasen (Hypothese 1), und die Mittelwerte der Phasen A_1A_2 ... B_4B_5 scheinen eher einem linearen Trend ($\alpha = 0{,}51\%$) zu folgen als dem in Hypothese 3 behaupteten modifizierten Trend ($\alpha = 0{,}65\%$).

die Häufigkeit der Iterationen in Zeitreihen dichotomer Merkmale. Der Nullhypothese (zufällige Abfolge) steht die Alternativhypothese gegenüber, daß die Anzahl der Iterationen zu groß oder zu klein ist. Diese Hypothese überprüft der Iterationshäufigkeitstest (Stevens, 1939), den das folgende Beispiel näher erläutert:

Untersucht wird ein verhaltensgestörtes Kind, das unter Bettnässen leidet. Es soll überprüft werden, ob symptomfreie Tage (0 = kein Einnässen) und Tage mit Symptom (1 = Einnässen) zufällig aufeinanderfolgen oder ob sich längere symptomfreie Phasen mit längeren Symptomphasen abwechseln, was dafür spräche, daß die das Einnässen auslösenden Faktoren nicht zufällig, sondern phasenweise wirksam sind. Die letztgenannte (gerichtete) Hypothese wird an folgender Zeitreihe von N = 32 Ereignissen überprüft:

0 0 0 1 0 0 1 1 1 1 1 0 0 0 0 1 0
Nr. der Messung:
1 2 3 4 5 6 7 8 9 10 11 12 13 14 15 16 17

1 1 1 0 0 0 0 0 0 1 0 0 0 1 1
Nr. der Messung:
18 19 20 21 22 23 24 25 26 27 28 29 30 31 32

Insgesamt zählen wir $N_1 = 19$ Nächte ohne Symptom und $N_2 = 13$ Nächte mit Symptom. Die Anzahl der Iterationen (über- bzw. unterstrichene Zahlengruppen) beläuft sich auf r = 12. Gemäß der H_0 (zufällige Abfolge) erwarten wir

$$\mu_r = 1 + \frac{2 \cdot N_1 \cdot N_2}{N} = 1 + \frac{2 \cdot 19 \cdot 13}{32} = 1 + 15{,}4 \approx 16 \qquad (8.10)$$

Iterationen, d. h. die Zahl empirischer Iterationen liegt hypothesengemäß unter der Zufallserwartung. Ob sie auch statistisch bedeutsam von ihr abweicht, entscheiden wir anhand der im Anhang E wiedergegebenen Tabelle 6 (auf die Berechnung der exakten Wahrscheinlichkeiten wollen wir verzichten. Hierfür findet sich eine ausführliche Anleitung bei Bortz et al., 1990, S. 545ff.). Danach dürfen bei einer Irrtumswahrscheinlichkeit von $\alpha = 5\%$ höchstens r = 11 Iterationen auftreten. Diese Zahl wird von der Anzahl der Iterationen in der empirischen Zeitreihe überschritten, d. h. die H_0 kann nicht verworfen werden. Die aufgetretenen Phasen mit oder ohne Symptom sind also nicht überzufällig lang.

Für $N_1 > 30$ und $N_2 > 30$ folgt die Prüfgröße r einer Normalverteilung mit dem in Gl. (8.10) angegebenen Erwartungswert (Mittelwert) und der Streuung

$$\sigma_r = \sqrt{\frac{2 \cdot N_1 \cdot N_2 \cdot (2N_1 \cdot N_2 - N)}{N^2 \cdot (N-1)}}. \tag{8.11}$$

Der folgende z-Wert kann anhand der Standardnormalverteilungstabelle (vgl. Tabelle E 1) zufallskritisch bewertet werden:

$$z = \frac{r - \mu_r}{\sigma_r}. \tag{8.12}$$

Obwohl das Beispiel die Erfordernisse einer brauchbaren Normalverteilungsapproximation nicht erfüllt ($N_1 = 19$, $N_2 = 13$), soll der in Gl. (8.12) angegebene asymptotische Test auch anhand der oben erwähnten Zahlen verdeutlicht werden.

Wir ermitteln

$$\sigma_r = \sqrt{\frac{2 \cdot 19 \cdot 13 \cdot (2 \cdot 19 \cdot 13 - 32)}{32^2 \cdot (32-1)}} = 2{,}68$$

und

$$z = \frac{12 - 16}{2{,}68} = -1{,}49.$$

Diesem z-Wert entspricht gemäß Tabelle E 1 bei einseitigem Test eine Irrtumswahrscheinlichkeit von 6,81% .

Rangsummentest: Eine zweite, auf Zeitreihen binärer Daten bezogene Hypothese könnte lauten, daß die *Zeitreihe einem monotonen Trend* folgt, bzw. daß – auf das Beispiel bezogen – die Häufigkeit des Einnässens im Verlaufe der Zeit abnimmt. Diese Hypothese überprüfen wir nach Meyer-Bahlburg (1969, zit. nach Lienert, 1978, S. 263 f.) mit dem Rangsummentest.

Hierzu betrachten wir die laufenden Nummern der Messungen des selteneren Ereignisses, also im Beispiel die Nummern derjenigen Nächte, in denen eingenäßt wurde. Diese lauten 4, 7, 8, 9, 10, 11, 16 usw. Die Summe dieser Zahlen beträgt $T = 212$ und ihre Anzahl $N_1 = 13$. Je kleiner diese Summe ist, desto deutlicher wird unsere Hypothese eines monoton fallenden Trends für das seltenere Ereignis bestätigt (umgekehrt erwarten wir bei einem monoton steigenden Trend einen höheren Wert für T). Folgen die 0/1-Werte keinem Trend, sondern einer Zufallsabfolge, erwarten wir für T

$$\mu_T = \frac{N_1 \cdot (N+1)}{2} = \frac{13 \cdot (32+1)}{2} = 214{,}5. \tag{8.13}$$

Der beobachtete T-Wert ist kleiner als μ_T und spricht damit der Tendenz nach für unsere Hypothese. Ob T auch signifikant von μ_T abweicht, entscheiden wir anhand der im Anhang E wiedergegebenen Tabelle 7. Für $N_1 = 13$, $N_2 = 19$ und $\alpha = 5\%$ lesen wir dort den Wert $T_{krit} = 171$ ab. Dieser Wert darf vom empirischen T-Wert nicht überschritten werden. Unser T-Wert ist erheblich größer als T_{krit}, d. h. wir müssen die H_0 beibehalten. Die Veränderung der Symptomhäufigkeit folgt keinem abfallenden Trend.

Überprüfen wir einen monoton steigenden Trend, ist statt des T-Wertes der Komplementärwert $T' = N_1 \cdot (N+1) - T$ mit T_{krit} zu vergleichen. Bei zweiseitigem Test – der Trend ist entweder monoton steigend oder fallend – muß der kleinere der beiden Werte T oder T′ mit dem Tabellenwert verglichen und die Alpha-Wahrscheinlichkeit verdoppelt werden.

Wenn eines der beiden Ereignisse häufiger als 25 mal auftritt, ist die Prüfgröße T praktisch normalverteilt. Die Verteilung hat den nach Gl. (8.13) definierten Mittelwert und eine Streuung von

$$\sigma_T = \sqrt{\frac{N_1 \cdot N_2 \cdot (N+1)}{12}}. \tag{8.14}$$

Der folgende z-Wert wird wiederum anhand der Standardnormalverteilungsfläche (vgl. Tabelle E 1) zufallskritisch bewertet:

$$z = \frac{T - \mu_T}{\sigma_T}. \tag{8.15}$$

Für unser Beispiel ermitteln wir zu Demonstrationszwecken (der asymptotische Test ist wegen $N_1 = 13$ und $N_2 = 19$ nicht indiziert):

$$\sigma_T = \sqrt{\frac{13 \cdot 19 \cdot (32+1)}{12}} = 26{,}06$$

und

$$z = \frac{212 - 214{,}5}{26{,}06} = -0{,}096.$$

Dieser z-Wert ist nicht signifikant. (Hinweis: Der Rangsummentest entspricht formal dem sog. *U*-Test; vgl. hierzu Bortz et al., 1990, S. 200 ff.)

Multipler Iterationshäufigkeitstest: Bisher gingen wir von Zeitreihen dichotomer Merkmale aus. Wir wollen nun die gleichen Hypothesen für *mehrkategorielle nominale Merkmale* überprüfen. Zunächst wenden wir uns der Nullhypothese zu, daß die Anzahl der Iterationen in einer Zeitreihe einer zufälligen Abfolge entspricht. Die Überprüfung dieser Hypothese erfolgt mit dem multiplen Iterationshäufigkeitstest, der im folgenden an einem Beispiel, das wir einer Anregung Lienerts (1978, S. 270) verdanken, verdeutlicht wird.

Angenommen, ein Student habe 20 gleich schwere Aufgaben eines Tests zu lösen. Jede Aufgabe kann gelöst (G), nicht gelöst (N) oder ausgelassen (A) werden. Folgende Zeitreihe zeigt das Resultat:

A.V.:

G G A N N N G G G G A A G N N G G G G G

Nr. d. Aufg.:

1 2 3 4 5 6 7 8 9 10 11 12 13 14 15 16 17 18 19 20

Erneut fragen wir, ob die Mischung der k=3 nominalen Kategorien G, N und A zufällig ist (H_o) oder ob die Wechsel zwischen je 2 Kategorien zu häufig oder zu selten auftreten (H_1). Mit letzterem wäre beispielsweise zu rechnen, wenn zwischen aufeinanderfolgenden Aufgaben Übertragungseffekte auftreten. Wir stellen zunächst fest, daß die Ereignisabfolge mit N=20 Ereignissen r=8 Iterationen aufweist. Die für den (asymptotischen) multiplen Iterationshäufigkeitstest benötigte Prüfgröße v lautet

$$v = N - r = 20 - 8 = 12. \tag{8.16}$$

Ihr steht gemäß der H_o ein Erwartungswert von

$$\mu_v = \frac{\sum_{i=1}^{k} N_i \cdot (N_i - 1)}{N} = \frac{12 \cdot 11 + 5 \cdot 4 + 3 \cdot 2}{20} = 7{,}9 \tag{8.17}$$

gegenüber (mit N_i = Häufigkeiten des Auftretens der Kategorie i). Der Unterschied zwischen v und μ_v spricht also für eine zu kleine Anzahl von Iterationen (man beachte, daß v=N–r).

Für N>12 ist die Prüfgröße v approximativ normalverteilt mit einer Varianz von

$$\sigma_v^2 = \frac{\sum_{i=1}^{k}(N_i \cdot (N_i - 1)) \cdot (N-3)}{N \cdot (N-1)} + \frac{\left[\sum_{i=1}^{k} N_i \cdot (N_i - 1)\right]^2}{N^2 \cdot (N-1)} - \frac{2 \cdot \sum_{i=1}^{k} N_i \cdot (N_i - 1) \cdot (N_i - 2)}{N \cdot (N-1)}. \tag{8.18}$$

Setzen wir die Werte des Beispiels ein, resultiert

$$\sigma_v^2 = \frac{(12 \cdot 11 + 5 \cdot 4 + 3 \cdot 2) \cdot (20 - 3)}{20 \cdot 19} + \frac{(12 \cdot 11 + 5 \cdot 4 + 3 \cdot 2)^2}{20^2 \cdot 19} - \frac{2 \cdot (12 \cdot 11 \cdot 10 + 5 \cdot 4 \cdot 3 + 3 \cdot 2 \cdot 1)}{20 \cdot 19}$$

$$\sigma_v = \sqrt{7{,}07 + 3{,}28 - 3{,}65} = \sqrt{6{,}70} = 2{,}59.$$

Damit ergibt sich für z:

$$z = \frac{v - \mu_v}{\sigma_v} = \frac{12 - 7{,}9}{2{,}59} = 1{,}58. \tag{8.19}$$

Dieser z-Wert schneidet 5,71% der Fläche der Standardnormalverteilungsfläche ab. Da wir gemäß der Alternativhypothese entweder zu viele oder zu wenige Iterationen erwarten, testen wir zweiseitig, d. h. die H_o ist mit einer Irrtumswahrscheinlichkeit von α=11,42% beizubehalten. Die Reihenfolge der Ereignisse G, N und A ist zufällig.

Für Zeitreihen mit höchstens 12 Ereignissen ermittelt man die exakte Wahrscheinlichkeit einer

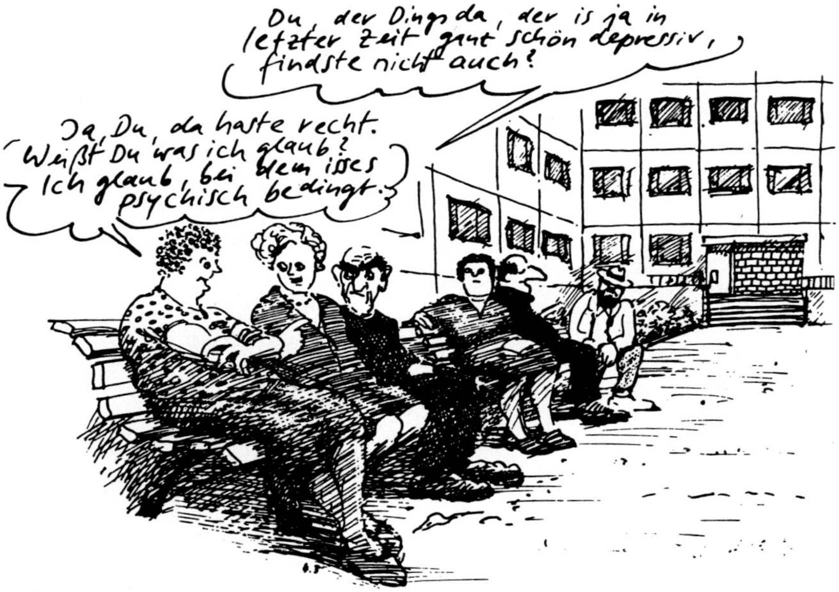
Du, der Dingsda, der is ja in letzter Zeit gant schön depressiv, findste nicht auch?
Ja, Du, da haste recht. Weißt Du was ich glaub? Ich glaub, bei dem isses psychisch bedingt.

Die alltägliche Einzelfalldiagnostik ist selten völlig zufriedenstellend. (Aus: Goldmanns Großer Cartoonband: Schweine mit Igeln (1989). München: Goldmann. S. 172)

Abfolge nach den bei Bortz et al. (1990, S. 566 ff.) beschriebenen Rechenvorschriften.

Der multiple Iterationshäufigkeitstest erfaßt beliebige Abweichungen einer k-kategoriellen Zeitreihe von einer entsprechenden Zufallsabfolge. Interessiert jedoch als spezielle Art der Abweichung ein *monoton steigender oder fallender Trend* für die Wahrscheinlichkeiten des Auftretens der einzelnen Kategorien, ist ein spezieller Trendtest indiziert.

Für diesen Test ist es erforderlich, daß hypothetisch festgelegt wird, in welcher Reihenfolge die Häufigkeiten der Merkmalskategorien im Verlaufe der Zeitreihe zunehmen oder abnehmen. Werden beispielsweise die Kategorien A, B und C untersucht, könnte die Alternativhypothese lauten: A>B>C. Man beachte, daß mit dieser Hypothese nicht behauptet wird, daß A häufiger als B und B häufiger als C auftritt, sondern daß die Wahrscheinlichkeit für A im Verlaufe der Zeitreihe am meisten wächst, gefolgt von den Wahrscheinlichkeitszuwächsen für B und C.

Ermüdungs- und Sättigungseffekte lassen es im o.g. Beispiel plausibel erscheinen, daß die Anzahl nicht gelöster Aufgaben (N) am meisten, die Anzahl ausgelassener Aufgaben (A) am zweitmeisten, und die Anzahl gelöster Aufgaben (G) am wenigsten zunimmt (bzw. am stärksten abnimmt). Die Alternativhypothese lautet damit N>A>G.

Eine Beschreibung des hier einschlägigen Verfahrens findet man bei Bortz et al. (1990), S. 569 f.). Ein weiteres Verfahren zur Überprüfung von Verläufen für mehrkategorielle Merkmale wurde von Noach und Petermann (1982) vorgeschlagen.

Einzelfalldiagnostik

Ging es in den letzten Abschnitten um Hypothesen über den Verlauf individueller Zeitreihen, wenden wir uns nun Fragen zu, die die Bewertung einmalig erhobener *Testergebnisse* einer Person betreffen. Erhebungsinstrumente sind hierbei die in der psychologischen Diagnostik gängigen Testverfahren bzw. andere standardisierte Meßinstrumente, deren testtheoretische Eigenschaften (vgl. Abschnitt 4.3.3) bekannt sind.

Viele psychologische Tests umfassen mehrere Untertests (Testbatterien), d. h. das Testergebnis besteht häufig nicht nur aus einem Gesamttestergebnis, sondern aus mehreren Teilergebnissen (Untertestergebnissen), die zusammengenommen ein individuelles Testprofil ergeben. Die Gestalt eines Testprofils liefert dem Diagnostiker wichtige Hinweise über die geprüfte Person, wenn davon auszugehen ist, daß die Differenzen zwischen den Untertestergebnissen nicht zufällig sind, sondern „wahre" Merkmalsunterschiede abbilden. Aufgabe der Einzelfalldiagnostik ist es, die Zufälligkeit bzw. Bedeutsamkeit individueller Testergebnisse abzuschätzen.

Die Einzelfalldiagnostik betrachtet jeden individuellen Testwert als eine Realisierung einer Zufallsvariablen, deren Verteilung man erhielte, wenn eine Person beliebig häufig unter identischen Bedingungen mit demselben Test untersucht wird. Je kleiner die (Fehler-)Varianz dieser Verteilung, desto verläßlicher (reliabler) wäre eine Einzelmessung und desto unbedenklicher könnte man auch geringfügige Unterschiede zweier Testergebnisse interpretieren. Diese Verteilung auf empirischem Wege ermitteln zu wollen, ist nicht nur für die Testperson unzumutbar, sondern auch aus inhaltlichen Gründen fragwürdig, denn in der Regel dürfte sich die eigentlich interessierende „wahre" Merkmalsausprägung im Laufe der wiederholten Messungen durch Lern-, Übungs- und ähnliche Effekte verändern. Außerdem würde dieses Ansinnen die Praktikabilität einer Testanwendung erheblich in Frage stellen.

Man ist deshalb darauf angewiesen, die Fehlervarianz bzw. Reliabilität einer individuellen Messung indirekt zu schätzen. Wie Huber (1973, S. 55 ff.) zeigt, ist dies möglich, wenn man annimmt, daß die individuellen, auf einen Test bezogenen Fehlervarianzen zwischen den Individuen einer bestimmten Population nur geringfügig differieren. Zieht man eine repräsentative Stichprobe aus dieser Population, kann die Varianz der Testwerte zwischen den Personen (Gruppenfehlervarianz) als Schätzwert der individuellen Fehlervarianzen der Individuen dieser Population verwendet werden. Damit wären dann auch die anhand repräsentativer Stichproben ermittelten Reliabilitäten (die nach einem der auf S. 181 ff. beschriebenen Verfahren geschätzt werden müssen) auf einzelne Individuen der Referenzpopulation übertragbar.

Tests und vergleichbare Untersuchungsinstrumente, von denen verläßliche (d. h. an genügend großen und repräsentativen Stichproben gewonnene) Reliabilitäten bekannt sind, eignen sich somit, unter der (nicht unproblematischen) Annahme annähernd gleich großer individueller Fehlervarianzen, auch für die Einzelfalldiagnostik. Im folgenden behandeln wir fünf in der Einzelfalldiagnostik häufig gestellte Fragen:

- Unterscheiden sich zwei Testwerte einer Person aus zwei verschiedenen Tests statistisch bedeutsam?
- Besteht zwischen einem Untertestwert und dem Gesamttestwert einer Person ein signifikanter Unterschied?
- Sind die Schwankungen innerhalb eines individuellen Testprofils zufällig oder bedeutsam?
- Hat sich ein Testwert oder ein Testprofil nach einer Intervention (z. B. einer Behandlung) signifikant geändert?
- Weicht ein Individualprofil signifikant von einem Referenzprofil ab?

Wir begnügen uns damit, die Verfahren zur Überprüfung der Hypothesen, die diese Fragen implizieren, jeweils kurz an einem Beispiel zu demonstrieren. An Einzelheiten interessierte Leser verweisen wir auf Huber (1973). Ein ausführlicheres Beispiel für eine zufallskritische Einzelfalldiagnostik findet man bei Steinmeyer (1976).

> **!** **In der Einzelfalldiagnostik werden Testergebnisse einer einzelnen Person zufallskritisch miteinander verglichen.**

Vergleich zweier Testwerte: Die Intelligenzuntersuchung einer 21jährigen Frau mit dem Intelligenzstrukturtest (IST, Amthauer, 1971) führte in den Untertests „Gemeinsamkeiten" (GE) und „Figurenauswahl" (FA) zu den Testwerten $GE = 118$ und $FA = 99$. Es interessiert die Frage, ob diese Testwertedifferenz statistisch signifikant und damit diagnostisch verwertbar ist.

Dem IST-Manual entnehmen wir, daß jeder Untertest auf einen Mittelwert von $\mu = 100$ und eine Streuung von $\sigma = 10$ normiert ist und daß die hier angesprochenen Untertests Reliabilitäten von $r_{GE} = 0{,}93$ und $r_{FA} = 0{,}84$ aufweisen. Der deutliche Reliabilitätsunterschied legt eine Normierung der Testwerte nahe, die die unterschiedlichen Reliabilitätskoeffzienten berücksichtigt [sog. τ (griech. tau)-Normierung; vgl. Huber, 1973, Kap. 4.5]. Dies geschieht, indem die beiden Testwerte nach folgender Gleichung transformiert werden:

$$\tau = \frac{y}{\sqrt{r}} + \mu \cdot \left(1 - \frac{1}{\sqrt{r}}\right) \qquad (8.20)$$

mit τ = normierter Testwert
y = Testwert
r = Reliabilität des Tests
μ = Erwartungswert (Mittelwert) des Tests.

Nach dieser Beziehung errechnen wir für die beiden Testwerte

$$\tau_1 = \frac{118}{\sqrt{0{,}93}} + 100 \cdot \left(1 - \frac{1}{\sqrt{0{,}93}}\right) = 118{,}67$$

$$\tau_2 = \frac{99}{\sqrt{0{,}84}} + 100 \cdot \left(1 - \frac{1}{\sqrt{0{,}84}}\right) = 98{,}91.$$

Den Unterschied der beiden τ-Werte überprüfen wir nach der Gl. (8.21).

$$z = \frac{\tau_1 - \tau_2}{\sigma \cdot \sqrt{\left(\frac{1-r_1}{r_1}\right) + \left(\frac{1-r_2}{r_2}\right)}} \qquad (8.21)$$

Mit σ=10, r_1 = 0,93 und r_2 = 0,84 resultiert in unserem Beispiel:

$$z = \frac{118{,}67 - 98{,}91}{10 \cdot \sqrt{\left(\frac{1-0{,}93}{0{,}93}\right) + \left(\frac{1-0{,}84}{0{,}84}\right)}} = 3{,}83.$$

Dieser Wert schneidet von der Standardnormalverteilungsfläche (vgl. Tabelle E 1) weniger als 0,5% ab, d. h. die Differenz ist bei zweiseitigem Test (also nach Verdopplung des Flächenwertes) auf dem α = 1%-Niveau signifikant.

Weitere Hinweise zum Vergleich zweier Subtestwerte findet man bei Cahan (1989).

Vergleich eines Untertestwertes mit dem Gesamttestwert: Gelegentlich möchte man wissen, ob sich die Leistung in einem einzelnen Untertest deutlich bzw. statistisch signifikant von der Gesamttestleistung unterscheidet. Im Rahmen einer Umschulungsberatung führte eine Intelligenzprüfung mit dem Hamburg-Wechsler-Intelligenztest (HAWIE, Wechsler et al., 1964) bei einem Angestellten im Untertest „Zahlen Nachsprechen" (ZN) zu einem Testwert von 14. Als Gesamt-IQ ergab sich ein Wert von 96. Man interessiert sich nun für die Frage, ob diese Abweichung auf eine spezielle Begabung hinweist oder ob sie zufällig zustande kam.

Die Beantwortung dieser Frage setzt voraus, daß die Korrelation zwischen dem Untertest und dem Gesamt-IQ bekannt ist. Sie lautet im Beispiel $r_{ZN\text{-}G}$ = 0,63. Mit Hilfe dieser Korrelation läßt sich regressionsanalytisch ermitteln, welcher Untertestwert bei einem IQ von 96 zu erwarten ist. Die Regressionsgleichung lautet:

$$\hat{y}_1 = \mu_1 + \frac{\sigma_1}{\sigma_G} \cdot r_{1G} \cdot (y_G - \mu_G) \qquad (8.22)$$

mit μ_1 = Mittelwert des Untertests
σ_1 = Streuung des Untertests
μ_G = Mittelwert des Gesamttests
σ_G = Streuung des Gesamttests
r_{1G} = Korrelation zwischen Untertest und Gesamttest
y_G = Gesamttestwert.

Für $\mu_1 = 10$, $\sigma_1 = 3$, $\mu_G = 100$, $\sigma_G = 15$, $r_{1G} = 0{,}63$ (diese Werte sind dem jeweiligen Testhandbuch zu entnehmen) und $y_G = 96$ errechnen wir für $\hat{y}_1$:

$$\hat{y}_1 = 10 + \frac{3}{15} \cdot 0{,}63 \cdot (96 - 100) = 9{,}5.$$

Die statistische Bedeutsamkeit der Differenz zwischen dem erwarteten und dem erzielten Untertestwert überprüfen wir in folgender Weise:

$$z = \frac{y_1 - \hat{y}_1}{\sigma_1 \cdot \sqrt{1 - r_{1G}^2}} = \frac{14 - 9{,}5}{3 \cdot \sqrt{1 - 0{,}63^2}} = 1{,}93. \qquad (8.23)$$

Dieser Wert ist bei zweiseitigem Test gem. Tabelle E 1 nicht signifikant.

Profilverlauf: Nicht nur die Höhe eines Testprofils, sondern auch dessen Verlauf liefert oftmals wichtige diagnostische Hinweise. Bevor man jedoch aus einem Profilverlauf diagnostische Schlüsse zieht, sollte man sich vergewissern, daß die Schwankungen der Untertestwerte tatsächlich vorhandene Merkmalsunterschiede abbilden und nicht zufällig sind.

Nehmen wir an, ein Proband habe in einem Persönlichkeitstest mit sechs Untertests die folgenden Werte erhalten:

$$y_1 = 38;\ y_2 = 44;\ y_3 = 42;$$
$$y_4 = 49;\ y_5 = 35;\ y_6 = 51.$$

Alle Untertests seien auf den Mittelwert $\mu = 50$ und die Streuung $\sigma = 5$ normiert. Als Reliabilitäten der Untertests werden berichtet:

$$r_1 = 0{,}72;\ r_2 = 0{,}64;\ r_3 = 0{,}80;$$
$$r_4 = 0{,}78;\ r_5 = 0{,}67;\ r_6 = 0{,}76.$$

Die unterschiedlichen Reliabilitäten lassen eine τ-Normierung der Testwerte ratsam erscheinen. Wir ermitteln nach Gl. (8.20)

$$\tau_1 = 35{,}86;\ \tau_2 = 42{,}50;\ \tau_3 = 41{,}06;$$
$$\tau_4 = 48{,}87;\ \tau_5 = 31{,}67;\ \tau_6 = 51{,}15.$$

Über die H_0, daß die Differenzen zufällig sind, entscheidet folgende Prüfgröße:

$$\chi^2 = \frac{1}{\sigma^2} \cdot \sum_{j=1}^{m} \frac{r_j}{1 - r_j} \cdot (\tau_j - \bar{\tau})^2 \tag{8.24}$$

mit σ^2 = Varianz der Untertests
r_j = Reliabilität des Untertests j
τ_j = τ-normierter Testwert im Untertest j
$\bar{\tau}$ = Durchschnitt der τ_j-Werte
m = Anzahl der Untertests.

Unter der Annahme, daß die Fehleranteile der Testwerte in den einzelnen Untertests voneinander unabhängig und normalverteilt sind, ist diese Prüfgröße mit m – 1 Freiheitsgraden χ^2-verteilt.

Für das Beispiel resultiert

$$\chi^2 = \frac{1}{5^2} \cdot \left[\frac{0{,}72}{1 - 0{,}72} \cdot (35{,}86 - 41{,}85)^2 + \frac{0{,}64}{1 - 0{,}64} \cdot (42{,}50 - 41{,}85)^2 + \ldots + \frac{0{,}76}{1 - 0{,}76} \cdot (51{,}15 - 41{,}85)^2 \right] = \frac{754{,}52}{25} = 30{,}18.$$

Mit 6–1=5 Freiheitsgraden ist dieser χ^2-Wert auf dem $\alpha = 1\%$-Niveau gem. Tabelle E 8 signifikant, d. h. wir können davon ausgehen, daß die Profilgestalt nicht zufällig zustandekam, sondern tatsächliche Merkmalsunterschiede wiedergibt.

Ein Verfahren zur Überprüfung der Reliabilität eines Testprofils findet man bei Rae (1991) bzw. Yarnold (1984). Die statistischen Probleme, die sich bei mehreren Vergleichen von Untertestwerten eines Probanden ergeben, behandelt Bird (1991).

Vergleich von Testwerten bei wiederholter Testanwendung: Psychologische Tests werden nicht nur zu diagnostischen Zwecken, sondern z. B. auch zur Kontrolle therapeutischer oder anderer Maßnahmen eingesetzt. Es stellt sich dann die Frage, ob die mit der Intervention einhergehenden Merkmalsveränderungen zufällig oder bedeutsam sind.

In einem Test über berufliche Interessen erhielt ein Abiturient in m=5 Untertests die folgenden Werte:

$$y_{11} = 18;\ y_{21} = 22;\ y_{31} = 25;\ y_{41} = 20;\ y_{51} = 19.$$

Die Testskalen sind auf $\mu = 20$ und $\sigma = 3$ normiert. Ihre Reliabilitäten lauten

$$r_1 = 0{,}72;\ r_2 = 0{,}89;\ r_3 = 0{,}81;$$
$$r_4 = 0{,}90;\ r_5 = 0{,}85.$$

Nach der ersten Testvorgabe arbeitet der Abiturient Informationsmaterial über einige ihn interessierende Berufe durch. Danach läßt er seine Berufsinteressen erneut prüfen und erzielt diesmal folgende Werte:

$$y_{12} = 17;\ y_{22} = 22;\ y_{32} = 20;\ y_{42} = 22;\ y_{52} = 18.$$

Sind die aufgetretenen Veränderungen mit den nicht perfekten Reliabilitäten der Untertests erklärbar, oder hat die Auseinandersetzung mit den in einigen Berufen tatsächlich anfallenden Tätigkeiten und Aufgaben das Interessenprofil des Abiturienten verändert? Diese Frage beantwortet folgender Test:

$$\chi^2 = \frac{1}{2 \cdot \sigma^2} \cdot \sum_{j=1}^{m} \frac{(y_{j1} - y_{j2})^2}{1 - r_j}$$

$$= \frac{1}{2 \cdot 3^2} \cdot \left[\frac{(18-17)^2}{1-0{,}72} + \frac{(22-22)^2}{1-0{,}89} + \frac{(25-20)^2}{1-0{,}81} + \frac{(20-22)^2}{1-0{,}90} + \frac{(19-18)^2}{1-0{,}85}\right]$$

$$= \frac{1}{18} \cdot 181{,}82 = 10{,}10. \quad (8.25)$$

Mit $m = 5$ Freiheitsgraden ist dieser χ^2-Wert auf dem $\alpha = 5\%$-Niveau nicht signifikant (vgl. Tabelle E 8. Die in den einzelnen Untertests festgestellten Veränderungen liegen im Zufallsbereich.

Weitere Informationen zum Vergleich individueller Testwerte bei mehrfacher Testanwendung findet man bei Yarnold (1988).

Vergleich eines Individualprofils mit einem Referenzprofil: Von vielen Tests, die in der Praxis häufig benötigt werden, sind Profile bestimmter Subpopulationen bekannt, wie z. B. die einer bestimmten Alterspopulation, Berufspopulation oder Patientenpopulation. Der Vergleich eines Individualprofils mit derartigen Referenzprofilen informiert über die mutmaßliche Zugehörigkeit der untersuchten Personen zu einer der in Frage kommenden Referenzpopulationen.

Nehmen wir an, das zweite Interessenprofil des im letzten Beispiel erwähnten Abiturienten veranlaßt den Berufsberater zu der Hypothese, daß dessen Interessen den durchschnittlichen Interessen von Steuerberatern ähneln. Er entnimmt dem Testhandbuch, daß eine Stichprobe von $n = 60$ Steuerberatern folgendes Durchschnittsprofil erzielte:

$$\bar{y}_1 = 18; \; \bar{y}_2 = 23; \; \bar{y}_3 = 21; \; \bar{y}_4 = 24; \; \bar{y}_5 = 16.$$

Gl. (8.26) überprüft die Zufälligkeit der Abweichung eines Individualprofils von einem Referenzprofil.

$$\chi^2 = \frac{n}{(1+n) \cdot \sigma^2} \cdot \sum_{j=1}^{m} \frac{(y_j - \bar{y}_j)^2}{1 - r_j}. \quad (8.26)$$

Unter der Voraussetzung, daß sich die zu einem Durchschnittsprofil zusammengefaßten Einzelprofile nur zufällig unterscheiden und daß die Meßfehler voneinander unabhängig und normalverteilt sind, ist diese Prüfgröße mit m Freiheitsgraden χ^2-verteilt. Für das Beispiel errechnen wir:

$$\chi^2 = \frac{60}{(60+1) \cdot 3^2} \cdot \left[\frac{(18-17)^2}{1-0{,}72} + \frac{(22-23)^2}{1-0{,}89} + \frac{(20-21)^2}{1-0{,}81} + \frac{(22-24)^2}{1-0{,}90} + \frac{(18-16)^2}{1-0{,}85}\right]$$

$$= 0{,}11 \cdot 84{,}59 = 9{,}30.$$

Dieser Wert ist nach Tabelle E 8 bei 5 Freiheitsgraden auf dem 5%-Niveau nicht signifikant. Allerdings beantwortet dieses Ergebnis nicht die den Berufsberater eigentlich interessierende Frage; er wollte nicht wissen, ob das Individualprofil eventuell signifikant vom Referenzprofil abweicht, sondern, ob das Individualprofil dem Referenzprofil genügend ähnelt, um davon ausgehen zu können, daß der untersuchte Abiturient potentiell zur Referenzpopulation der Steuerberater zählt. Bei dieser Fragestellung interessiert nicht der α-Fehler (den man begeht, wenn man die H_0 fälschlicherweise verwirft), sondern der β-Fehler, d. h. die Wahrscheinlichkeit, eine H_1 fälschlicherweise abzulehnen. Die Bestimmung des β-Fehlers setzt aber voraus, daß die bei Gültigkeit der H_1 zu erwartenden Parameter bekannt sind (vgl. S. 467 f.), d. h. der Berufsberater hätte vor der Untersuchung spezifizieren müssen, wie groß die Abweichungen des Individualprofils vom Referenzprofil mindestens sein müssen, um davon ausgehen zu können, der Abiturient gehöre nicht zur Population der Steuerberater. Da dies nicht geschehen ist, kann man die Wahrscheinlichkeit, die H_0 irrtümlicherweise zu akzeptieren, nur dadurch gering halten, daß man das α-Fehlerniveau (z. B. auf 10% oder auf 25%) heraufsetzt. Gemäß Tabelle E 8 schneidet der Wert $\chi^2 = 9{,}24$ 10% der χ^2-Verteilung mit 5 Freiheitsgraden ab, d. h. auch nach dieser Entscheidungsstrategie dürfte der Berufsberater die H_0 nicht akzeptieren.

Der hier beschriebene Vergleich eines Individualprofils mit einem Referenzprofil sollte mit allen infrage kommenden Referenzpopulationen durchgeführt werden. Der Vergleich mit dem kleinsten χ^2-Wert stellt dann die bestmögliche

Option dar. (Ein anderes Zuordnungsverfahren wird bei Bortz, 1993, Kap. 18.4 beschrieben.)

Zusammenfassende Bewertung

Anhand einiger Beispiele wurde verdeutlicht, daß auch Einzelfallstudien zur Hypothesenprüfung geeignet sind, wenn es gelingt, für das interessierende Phänomen repräsentative Verhaltenausschnitte zu finden. Hierbei wird es sich in der Regel um eine mehrere Meßzeitpunkte umfassende Zeitreihe handeln, deren Systematik man in Abhängigkeit von Interventionen oder Ereignissen mit der hypothetischen Erwartung vergleicht. Die externe Validität derartiger Untersuchungen hängt vor allem davon ab, wie gut mit der Zeitreihe „typisches" Verhalten repräsentiert wird.

Die interne Validität ist wegen der vielen durchzuführenden Messungen vor allem durch Testübungseffekte gefährdet. Um Treatmenteffekte zu isolieren, wäre prinzipiell auch hier der Einsatz einer „Kontrollperson" denkbar, die ebenfalls – ohne Anwendung des Treatments – wiederholt untersucht wird. Vergleiche der Zeitreihen von Experimental- und Kontrollperson(en) dürften hier jedoch nur aussagekräftig sein, wenn die „Äquivalenz" der verglichenen Personen sichergestellt ist.

Weitere zeitbedingte Gefährdungen der internen Validität (externe zeitliche Einflüsse und Reifungsprozesse; vgl. S. 471) können in Einzelfallanalysen möglicherweise besser kontrolliert werden als in Gruppenvergleichen. Dies setzt allerdings voraus, daß die geprüfte oder behandelte Person bereit ist, über die äußeren Begleitumstände der Untersuchung und ihre persönliche Wahrnehmung des Untersuchungsgeschehens offen Auskunft zu erteilen.

ÜBUNGSAUFGABEN

1. Worin besteht der Unterschied zwischen einer spezifischen und einer unspezifischen Hypothese?
2. Was versteht man unter einem β-Fehler?
3. Welche Voraussetzung muß für die Bestimmung der β-Fehler-Wahrscheinlichkeit erfüllt sein?
4. Was ist ein Regressionseffekt?
5. Was versteht man unter einer Kontrollgruppe?
6. In einem Zeitschriftenartikel lesen Sie den Satz: „Bei der vorliegenden Untersuchung handelt es sich um ein univariates 2×4×2-Design."
   a) Welcher Typ von Forschungshypothese wurde getestet?
   b) Welcher Typ von Untersuchungsplan liegt vor?
   c) Wieviele Stichproben wurden untersucht?
   d) Wieviele Variablen welchen Skalenniveaus waren beteiligt?
7. Nennen Sie Möglichkeiten zur Kontrolle personengebundener Störvariablen!
8. Wie werden Unterschiedshypothesen
   a) in experimentellen Untersuchungen und
   b) in quasiexperimentellen Untersuchungen geprüft?
9. Wie ist ein Cross-Lagged-Panel-Design aufgebaut und wozu braucht man es?
10. In einem Untersuchungsbericht lesen Sie folgende Sätze: „Daraufhin wurde der Einfluß der Präsentationsdauer und des Präsentationsmediums auf die Lernleistung untersucht. Zwischen beiden Haupteffekten bestand eine signifikante Interaktion." Was ist damit gemeint?
11. Was versteht man unter einer Pfadanalyse?
12. Woran erkennt man rein optisch das Vorhandensein einer Interaktion zweiter Ordnung?
13. Sie nehmen an einem Leistungstest teil, der u.a. Aufgaben zum logischen Denken (Reliabilität $r=.64$) und zur Konzentration ($r=.81$) enthält. Sie erzielen beim logischen Denken 12 Punkte und bei der Konzentrationsfähigkeit 14 Punkte (der Erwartungswert beider Tests liegt bei 10 Punkten, die Streuung bei 2 Punkten). Bedeutet dies, daß Ihre Konzentrationsfähigkeit besser als Ihr logisches Denkvermögen ist?
14. Was sind Sequenzeffekte und wie kann man sie kontrollieren?
15. Skizzieren Sie die Vorgehensweise bei einem „Regression Discontinuity-Plan"!
16. Diskutieren Sie Vorteile und Nachteile von Querschnitt- und Längsschnittstudien!
17. Welche Aussagen stimmen nicht?
   a) Derselbe empirische Wert kann bei einseitigem Testen signifikant, bei zweiseitigem Testen nicht-signifikant sein.
   b) Maßnahmen, die die interne Validität vergrößern, vergrößern meist auch die externe Validität.
   c) Bei diesem Datenschema handelt es sich um einen zweifaktoriellen hierarchischen Plan.

A1			A2		
B1	B2	B3	B1	B2	B3
S1	S2	S3	S4	S5	S6

   d) Es ist günstiger, eine intervallskalierte Störvariable als weiteren Faktor in ein Design aufzunehmen, als sie als Kontrollvariable kovarianzanalytisch zu behandeln.
   e) Wenn sich die Graphen im Interaktionsdiagramm überschneiden, liegt eine Interaktion vor.
18. Was ist eine Zeitreihe?

ÜBUNGSAUFGABEN

19. Was versteht man unter einer Autokorrelation?
20. Wie ist ein A-B-A-B-Plan aufgebaut?
21. Inwiefern können bei Einzelfallanalysen statistische Signifikanztests eingesetzt werden?
22. Was bedeutet externe Validität im Kontext der Einzelfalldiagnostik?
23. Zeichnen Sie für diesen zweifaktoriellen Plan die zugehörigen Interaktionsdiagramme! Liegt nach Augenschein ein Interaktionseffekt vor? Wenn ja, welcher Typ von Interaktion?

	A1	A2	A3	$\bar{B}_j$
B1	1	4	2	
	2	5	1	2,58
	1	4	1	
	1	6	3	
B2	2	5	6	
	3	6	9	5,16
	3	8	7	
	2	6	5	
$\bar{A}_i$	1,88	5,50	4,25	3,88

Kapitel 9
Evaluationsstudien zur Prüfung von Effekten

Übersicht

▸ Teststärke ▸ optimale Stichprobenumfänge ▸ Effektgrößen ▸ kleine/mittlere/große Effekte ▸ Übersicht über Effektgrößen ▸ Übersicht über Stichprobengrößen ▸ t-Tests ▸ Korrelationen ▸ Anteile ▸ Häufigkeitstabellen ▸ Varianzanalysen ▸ Metaanalyse ▸ Δ-Maß – ▸ Signifikanztest für den Gesamteffekt ▸ Kombinierte Signifikanztests

Die Konzeption des „klassischen" Signifikanztests gestattet es, die Wahrscheinlichkeit empirischer Ergebnisse bei Gültigkeit der Nullhypothese zu bestimmen. Wir sprechen von einem signifikanten Ergebnis, wenn das gefundene Ergebnis einer Ergebnisklasse angehört, die bei Gültigkeit von H_0 höchstens mit einer Wahrscheinlichkeit von $\alpha=0{,}05$ ($\alpha=0{,}01$) auftritt. Diese „Unvereinbarkeit" von Nullhypothese und empirischem Ergebnis wird dann üblicherweise zum Anlaß genommen, die Alternativhypothese, zu der nach unseren bisherigen Ausführungen alle mit der Nullhypothese nicht erfaßten Populationsverhältnisse zählen, anzunehmen.

Hierin liegt – so wurde auf S. 469 ff. argumentiert – ein Nachteil des Signifikanztests. Behauptet die Nullhypothese, es existiere kein Effekt (also z. B. kein Zusammenhang oder kein Unterschied), geben auch die kleinsten Effekte Anlaß zur Entscheidung für die Alternativhypothese, wenn sie sich als statistisch signifikant erweisen. Da aber nun – wie im folgenden gezeigt wird – die statistische Signifikanz eines Effektes vom Umfang der untersuchten Stichprobe abhängt, ist die Nullhypothese als theoretische Aussage, die auf die Realität praktisch niemals exakt zutrifft, gewissermaßen chancenlos. Setzte der Untersuchungsaufwand der Wahl des Stichprobenumfanges keine Grenzen, wäre wohl jede H_0 zu verwerfen.

Statistische Signifikanz kann deshalb nicht allein als Gradmesser des Aussagegehaltes hypothesenprüfender Untersuchungen angesehen werden. Neben die wichtige Forderung, an Stichproben gewonnene Ergebnisse gegen den Zufall abzusichern, tritt eine weitere, die besagt, daß bedeutsame empirische Ergebnisse für Populationsverhältnisse sprechen müssen, die sich in einer für die Praxis nicht zu vernachlässigenden Weise von den in der H_0 behaupteten Populationsverhältnissen unterscheiden oder kurz: signifikante Ergebnisse müssen auch praktisch bedeutsam sein.

Beiden Forderungen ließe sich einfach nachkommen, wenn man empirische Ergebnisse in der bisher gewohnten Weise auf Signifikanz testet und nur diejenigen signifikanten Ergebnisse wissenschaftlich oder praktisch weiterverwendet, die nach eigener Einschätzung oder im Vergleich zu Ergebnissen ähnlicher Untersuchungen auch inhaltlich bedeutsam erscheinen. Diese Empfehlung birgt jedoch die Gefahr, daß Untersuchungen vergebens durchgeführt werden, weil wegen unangemessener Stichprobenumfänge von vornherein keine (oder nur eine sehr geringe) Chance bestand, praktisch bedeutsam erscheinende Effekte auch statistisch abzusichern. Der für die Planung empirischer Untersuchungen so wichtige Zusammenhang zwischen der Wahl eines angemessenen Stichprobenumfanges und der Wahrscheinlichkeit, ein praktisch bedeutsames Ergebnis auch statistisch absichern zu können, steht im Mittelpunkt der folgenden Ausführungen.

Wir haben dieses Kapitel mit „Evaluationsstudien zur Prüfung von Effekten" überschrieben und wollen damit zum Ausdruck bringen, daß die Festlegung und Überprüfung von Effektgrößen vor allem für summative Evaluationsstudien unverzichtbar ist. Gerade für diese Untersuchungsart, bei der es um die Überprüfung der Wirksamkeit gut durchdachter Maßnahmen und Interventionen geht, sollte es möglich sein, eine an Nützlichkeitserwägungen orientierte Mindestwirkung der Maßnahme als Zielvorgabe im Untersuchungsplan festzuschreiben (vgl. S. 111ff.). Hiermit verbunden ist der immense Vorteil, daß der Umfang der zu überprüfenden Stichprobe (und damit die mit der Stichprobenerhebung verbundenen Kosten) rational begründet werden kann.

Natürlich sind Effektgrößen nicht nur für die Evaluationsforschung, sondern für jede empirische Hypothesenprüfung essentiell. Die Forschungspraxis zeigt jedoch, daß diese Art des Umganges mit statistischen Hypothesen trotz vieler guter Argumente bislang leider erst wenig verbreitet ist (vgl. Cohen, 1962, 1990 oder Sedlmeier und Gigerenzer, 1989). Man kann nur hoffen, daß die jüngst von der American Psychological Association (APA) veröffentlichten Richtlinien zur Gestaltung von Berichten über empirische Arbeiten (APA, 1994; vgl. auch Thompson, 1994), die explizit eine Auseinandersetzung mit dieser Thematik fordern, hier Abhilfe schaffen. In diesem Sinne will auch dieses Kapitel dazu beitragen, die Akzeptanz der Empfehlungen zu erhöhen, die J. Cohen bereits 1969 in seinem Buch „Statistical Power Analysis for the Behavioural Sciences" (3. Auflage, 1988) nachvollziehbar vorgetragen hat.

Wir beginnen dieses Kapitel mit einigen Überlegungen zur statistischen und praktischen Bedeutsamkeit von Untersuchungsergebnissen (Abschnitt 9.1) und stellen Effektgrößen für die in der Forschungspraxis am häufigsten eingesetzten Signifikanztests zusammen. Hiermit verbunden ist die Festlegung sog. „optimaler" Stichprobenumfänge, worunter wir Stichproben verstehen, die gerade groß genug sind, um einen für praktisch bedeutsam erachteten Effekt statistisch absichern zu können (Abschnitt 9.2). Die Zusammenhänge zwischen Stichprobenumfang, α-Fehler-Niveau, Teststärke und Effektgröße werden in Abschnitt 9.3 anhand einiger Beispiele aus der Evaluationsforschung erläutert. Wir beenden dieses Kapitel mit einer in den vergangenen Jahren zunehmend an Bedeutung gewinnenden Technik, die es gestattet, den in vielen empirischen Untersuchungen dokumentierten Forschungsstand für einen bestimmten Themenbereich zu aggregieren und zu evaluieren. Diese auf die Zusammenfassung von Effektgrößen hinauslaufende Technik ist in der Literatur unter der Bezeichnung „Metaanalyse" bekannt (Abschnitt 9.4).

9.1 Statistische Signifikanz und praktische Bedeutsamkeit

Ein Student wählt als Thema seiner Diplomarbeit die Evaluierung eines neuentwickelten Diätprogrammes. Vorschriftsmäßig beabsichtigt er, die durchschnittliche Gewichtsabnahme in einer mit dem Diätprogramm behandelten Experimentalgruppe den Gewichtsveränderungen in einer nicht behandelten Kontrollgruppe gegenüberzustellen. Von einer auf das Diätprogramm zurückgehenden Wirkung soll ausgegangen werden, wenn sich das Durchschnittsgewicht der Experimentalgruppe nach Abschluß der Behandlung bei einseitiger Fragestellung auf dem $\alpha=5\%$-Niveau signifikant vom Durchschnittsgewicht der Kontrollgruppe unterscheidet. Zusätzlich möge es sich jedoch in Vorgesprächen mit Personen, die sich für diese Behandlung interessieren, herausgestellt haben, daß eine Behandlung nur sinnvoll bzw. „praktisch bedeutsam" ist, wenn sie zu einer Gewichtsabnahme von mindestens 5 kg führt. Als Kriterium für einen Behandlungserfolg setzt der Student damit einen auf dem $\alpha=5\%$-Niveau gesicherten Effekt von mindestens $d=5$ kg fest. Für die Untersuchung sind $n=20$ Personen in der Experimentalgruppe und $n=20$ Personen in der Kontrollgruppe vorgesehen, und die Signifikanzüberprüfung soll mit dem t-Test für unabhängige Stichproben (vgl. Anhang A) erfolgen.

Bereits in dieser Phase der Untersuchungsplanung steht fest (wenn wir die Streuung der Körpergewichte mit $\sigma=10$ kg als bekannt annehmen), mit welcher Wahrscheinlichkeit die Untersuchung zu dem erhofften Ergebnis führen wird. Sie beträgt 46% und liegt damit unter der Wahrscheinlichkeit, mit der bei einem Münzwurf z. B. das Ereignis „Zahl" auftritt. Es fragt sich, ob der Student mit dieser Erfolgsaussicht bereit ist, sich dem Untersuchungsaufwand zu stellen.

Ein zweites (fiktives) Beispiel: Das Kultusministerium eines Landes plant die Evaluierung verschiedener Schulsysteme. Die großzügig angelegte

Untersuchung gestattet es, ca. 10000 Schüler aus Hauptschulen, Realschulen und Gymnasien zu prüfen. Leistungsvergleiche anhand standardisierter Tests führen zu dem Ergebnis, daß sich die Leistungen gleichaltriger Schüler verschiedener Schultypen signifikant voneinander unterscheiden. Eine genaue Inspektion der Ergebnisse verdeutlicht jedoch, daß die Leistungsunterschiede der Schüler verschiedener Schulen minimal sind bzw. daß nur ein Prozent der Leistungsvarianz (1% aufgeklärte Varianz) auf die verschiedenen Schultypen zurückgeht. Man muß sich fragen, ob dieser Befund praktische Bedeutung hat, ungeachtet der Tatsache, daß er statistisch signifikant ist. Statistische Signifikanz – so zeigt dieses Beispiel – muß kein Beleg für praktische Bedeutsamkeit sein.

Im Unterschied zu Hypothesen ohne festgelegte Effektgrößen, die an Stichproben überprüft werden, für deren Größe es keine verbindlichen Kriterien gibt, sollten Hypothesen mit Effektgrößen an Stichproben geprüft werden, deren Umfänge den Rahmenbedingungen der Fragestellung genau entsprechen. Der Grundgedanke, der zur Bestimmung dieser Stichprobenumfänge (und zu der oben erwähnten Wahrscheinlichkeit von 46%) führt, sei im folgenden am Beispiel des Vergleiches zweier Mittelwerte entwickelt. Hierbei setzen wir voraus, daß die Ausführungen des Abschnitts 8.1 bekannt sind.

9.1.1 Teststärke

Die H_0: $\mu_A = \mu_B$ wird durch jede Mittelwertdifferenz $\bar{x}_A - \bar{x}_B \neq 0$ verworfen, wenn der Stichprobenumfang (n) genügend groß ist. Will man die H_0 jedoch nur aufgrund einer praktisch bedeutsamen Differenz vom Betrage $\bar{x}_A - \bar{x}_B = d$ verwerfen, ist es naheliegend, für die Untersuchung einen Stichprobenumfang zu wählen, der gerade die praktisch bedeutsame Differenz d (bzw. alle größeren Differenzen, aber keine kleineren Differenzen) signifikant werden läßt. Der Stichprobenumfang bestimmt bei konstanter Populationsstreuung den Standardfehler der Mittelwertdifferenz (s. S. 465). Der Stichprobenumfang ist also so festzulegen, daß ein Standardfehler resultiert, der bei einseitigem Test mit $\alpha = 5\%$ zu einer standardisierten Mittelwertdifferenz von $z = 1{,}65$ führt. Abbildung 62 a gibt diesen Sachverhalt graphisch wieder. Der Stichprobenumfang wurde so gewählt, daß d genau α% von der Stichprobenkennwerteverteilung bei Gültigkeit der H_0 (kurz: H_0-Verteilung bzw. H_0-Modell) abschneidet, d. h. es werden nur Differenzen $\bar{x}_A - \bar{x}_B \geqslant d$ signifikant.

Mit der Wahl dieses Stichprobenumfanges ist jedoch ein gravierender Nachteil verbunden. Nehmen wir an, die wahre Mittelwertdifferenz ent-

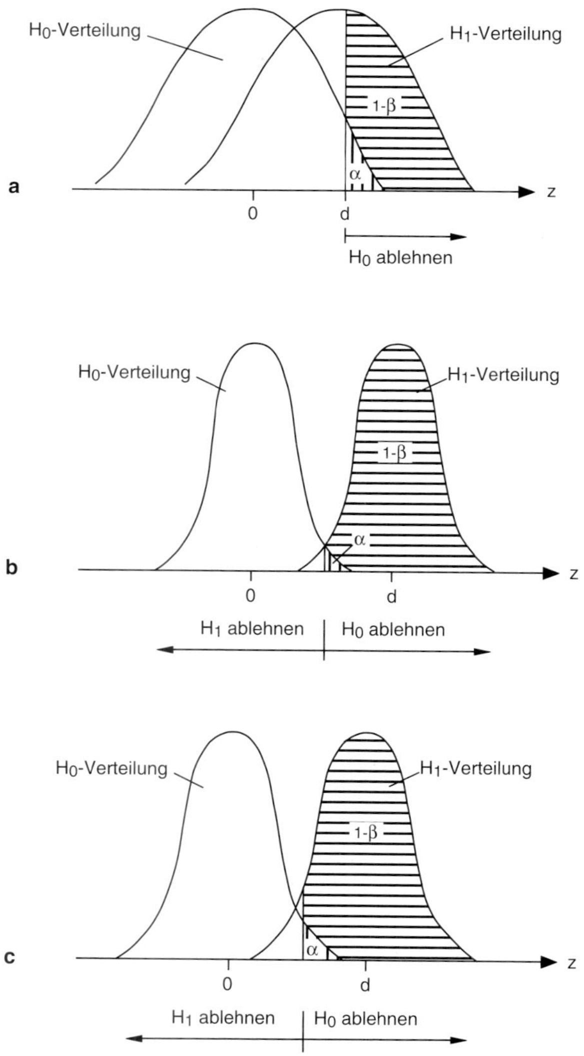

Abb. 62. Teststärke ($1-\beta$) in Abhängigkeit vom Stichprobenumfang

spräche tatsächlich dem praktisch bedeutsamen Effekt d (Alternativhypothese H_1: $\mu_A - \mu_B = d$). Es resultiert dann eine Verteilung der Mittelwertdifferenzen (H_1-Verteilung) mit $\mu_A - \mu_B = d$ als Mittelwert. Diese Verteilung ist ebenfalls in Abb. 62a eingezeichnet. Wie man sieht, erhält man bei Gültigkeit der H_1 mit einer Wahrscheinlichkeit von 50% signifikante Mittelwertdifferenzen bzw. Mittelwertdifferenzen $\bar{x}_A - \bar{x}_B \geqslant d$. Dies wird in Abb. 62a durch die Fläche $1-\beta$ verdeutlicht. Wenn sich die Populationsmittelwerte um den praktisch bedeutsamen Betrag d unterscheiden, können Differenzen von Stichprobenmittelwerten nur mit einer Wahrscheinlichkeit von 50% signifikant werden. Für andere d-Werte, die weniger als α% von der H_0-Verteilung abschneiden, ist diese Wahrscheinlichkeit noch geringer.

β wurde auf S. 467 als diejenige Wahrscheinlichkeit eingeführt, mit der wir bei einem nichtsignifikanten Ergebnis eine richtige H_1 irrtümlicherweise verwerfen. $1-\beta$ ist damit diejenige Wahrscheinlichkeit, mit der wir uns bei einer richtigen H_1 auch zugunsten der H_1 entscheiden. Diese Wahrscheinlichkeit wird üblicherweise *Teststärke (Power)* genannt. Der Vorschlag, den Stichprobenumfang ausschließlich davon abhängig zu machen, daß nur praktisch bedeutsame Differenzen statistisch signifikant werden, führt also zu einem Signifikanztest mit geringer Teststärke. Wir wollen deshalb überlegen, was zu tun ist, um die Teststärke des Signifikanztests zu erhöhen.

Die Festlegung eines H_0- und eines H_1-Parameters versetzt uns in die Lage, nicht nur die Wahrscheinlichkeit eines empirischen Ergebnisses (samt aller – im Beispiel – größeren Ergebnisse) bei Gültigkeit der H_0 (α-Fehler-Wahrscheinlichkeit), sondern auch die Wahrscheinlichkeit des empirischen Ergebnisses (samt aller kleineren Ergebnisse) bei Gültigkeit der H_1 (β-Fehler-Wahrscheinlichkeit) zu bestimmen. Wir verwerfen die H_0, wenn die Irrtumswahrscheinlichkeit α_{emp} kleiner ist als ein zuvor festgesetztes Signifikanzniveau. Bedeutet das Verwerfen der H_0 jedoch gleichzeitig, daß die H_1 zu akzeptieren ist?

Diese Frage war bislang – bei Annahme einer unspezifischen Alternativhypothese ohne Effektgröße – zu bejahen. Nun haben wir es jedoch mit einer spezifischen, durch eine Effektgröße bestimmten Alternativhypothese zu tun, die – wie die H_0 bei einem signifikanten Ergebnis – das empirische Ergebnis ggf. nur schlecht erklären kann. Untersuchen wir nämlich sehr große Stichproben (die zu einem sehr kleinen Standardfehler führen), sind Differenzen denkbar, die weder mit der H_0 noch mit der H_1 zu vereinbaren sind, weil nicht nur die α-Fehler-Wahrscheinlichkeit, sondern auch die β-Fehler-Wahrscheinlichkeit unter 5% liegen. Die Teststärke, also die Wahrscheinlichkeit eines signifikanten Ergebnisses bei Gültigkeit von H_1, wäre in diesem Falle mit über 95% zwar sehr hoch; diese hohe Teststärke bedeutet jedoch lediglich, daß die H_0 bei Gültigkeit von H_1 mit hoher Wahrscheinlichkeit zu verwerfen ist und nicht, daß damit gleichzeitig die spezifische (!) H_1 bestätigt wird. Es sind empirische Differenzen denkbar, die bei einer großen (standardisierten) Differenz der Parameter μ_A und μ_B weder mit der H_0 ($\mu_A - \mu_B = 0$) noch mit der H_1 ($\mu_A - \mu_B = d$) zu vereinbaren sind.

> **!** **Die Wahrscheinlichkeit, mit der ein Signifikanztest bei Gültigkeit der H_1 auch zu einem signifikanten Ergebnis führt, nennt man Teststärke (Power, $1-\beta$).**

9.1.2 „Optimale" Stichprobenumfänge

Eine eindeutige Entscheidungssituation tritt ein, wenn wir den Stichprobenumfang so festlegen, daß aufgrund eines empirischen Ergebnisses entweder die H_0 zu verwerfen ist (weil $\alpha_{emp} < 5\%$) oder die H_1 zu verwerfen ist (weil $\beta_{emp} < 5\%$) (vgl. Abb. 62 b). Dieser Stichprobenumfang führt zu einer Teststärke von $1 - 0{,}05 = 0{,}95$, d. h. die Wahrscheinlichkeit, sich zugunsten der H_1 (die der praktisch bedeutsamen Effektgröße entspricht) zu entscheiden, beträgt bei Richtigkeit dieser H_1 95%. (Eine genauere Erörterung dieser Entscheidungssituation findet man bei Bortz, 1993, S. 114 ff.)

Dieser Ansatz löst damit die auf Seite 468 gestellte Forderung nach gleich großem α- und β-Fehler-Risiko ein. Nach dieser Regel sollte verfahren werden, wenn das Risiko, eine richtige H_0 fälschlicherweise zu verwerfen, für genauso gravierend gehalten wird wie das Risiko, eine richtige H_1 fälschlicherweise zu verwerfen. Diese Absicherung erfordert allerdings recht große Stichprobenumfänge.

Die Stichprobenumfänge lassen sich reduzieren, wenn aufgrund inhaltlicher Überlegungen ein größeres β-Fehlerrisiko toleriert werden kann – eine Situation, die nach Cohen (1988) auf die Mehrzahl sozialwissenschaftlicher Fragestellungen zutrifft. Seine heute weitgehend akzeptierte Auffassung geht davon aus, daß die Konsequenzen eines α-Fehlers in der Regel etwa viermal so gravierend sind wie die Konsequenzen eines β-Fehlers. Er empfiehlt deshalb für die meisten sozialwissenschaftlichen Fragestellungen ein α/β-Fehler-Verhältnis von 1:4, d. h. z. B. $\alpha=5\%$ und $\beta=20\%$. Damit resultiert eine Teststärke von 80%, was in etwa den in Abb. 62c wiedergegebenen Verhältnissen entspricht.

Fassen wir zusammen: Durch die Festlegung einer Effektgröße sind wir in der Lage, neben dem H_0-Parameter auch einen H_1-Parameter zu spezifizieren. Damit wird bei einem nicht-signifikanten Ergebnis (H_0 annehmen) die β-Fehler-Wahrscheinlichkeit bzw. bei einem signifikanten Ergebnis (H_1 annehmen) die α-Fehler-Wahrscheinlichkeit kalkulierbar. Die β-Fehler-Wahrscheinlichkeit bzw. die Teststärke $1-\beta$ hängen jedoch bei vorgegebenem α-Fehler-Niveau und vorgegebener Effektgröße vom Stichprobenumfang ab. Wir wählen einen Stichprobenumfang, der dem Signifikanztest eine Teststärke von $1-\beta=0{,}8$ bzw. 80% verleiht. Stichprobenumfänge mit dieser Eigenschaft bezeichnen wir im folgenden als optimale Stichprobenumfänge.

> **!** **Ein optimaler Stichprobenumfang gewährleistet, daß ein Signifikanztest mit einer Wahrscheinlichkeit von 80% zu einem signifikanten Ergebnis führt, wenn die spezifische H_1 den Populationsverhältnissen entspricht. Das Risiko einer Fehlentscheidung bei Annahme dieser H_1 aufgrund eines signifikanten Ergebnisses entspricht hierbei dem Signifikanzniveau (5% bzw. 1%).**

α-Fehler-Wahrscheinlichkeit, Teststärke, Effektgröße und Stichprobenumfang sind funktional auf eine Weise miteinander verbunden, die es erlaubt, bei Vorgabe von drei Größen die jeweils vierte eindeutig zu bestimmen (vgl. hierzu z. B. Shiffler und Harwood, 1985 oder auch Bortz, 1993, S. 120f.). Dies ist die Grundlage optimaler Stichproben, deren Umfang sich bei festgelegten Werten für das α-Niveau, die Teststärke und die Effektgröße errechnen läßt. (Zum mathematischen Hintergrund dieser Berechnungen vgl. Cohen, 1988.)

9.2 Bestimmung von Effektgrößen und Stichprobenumfängen

Die nächsten an Cohen (1988, 1992) orientierten Ausführungen verfolgen zwei Hauptziele: Zum einen werden für die in der Praxis am häufigsten verwendeten Signifikanztests Hilfen gegeben, eine Effektgröße festzusetzen (vgl. hierzu auch Bredenkamp, 1980, und Witte, 1980). Zum anderen enthält der Text Tabellen, die es gestatten, bereits in der Planungsphase den für eine Untersuchung erforderlichen Stichprobenumfang festzulegen.

9.2.1 Effektgrößen der wichtigsten Signifikanztests

Im ersten Beispiel des Abschnitts 9.1 wurde eine Effektgröße d eingeführt, die der Differenz zweier Populationsparameter μ_A und μ_B entspricht. Diese Effektgröße hat einen entscheidenden Nachteil, denn sie läßt die Streuung des Merkmals (σ) unberücksichtigt. Bei einer hohen Merkmalsstreuung kann eine bestimmte Differenz d praktisch unbedeutend sein, während die gleiche Differenz bei einer geringen Merkmalsstreuung durchaus einen beachtlichen Effekt signalisieren kann. Es ist deshalb sinnvoll, die Differenz d zu „normieren", indem man sie an der Merkmalsstreuung relativiert.

Differenzen zweier Mittelwerte aus unabhängigen Stichproben werden mit dem t-Test für unabhängige Stichproben auf Signifikanz geprüft. Die mit diesem Signifikanztest verbundene Effektgröße heißt also $(\mu_A-\mu_B)/\sigma$. Dies ist die Effektgröße des ersten in Tabelle 46 aufgeführten Signifikanztests. In dieser Tabelle sind die normierten Effektgrößen der in der Forschungspraxis am häufigsten benötigten Signifikanztests zusammengestellt. Nicht aufgeführt in Tabelle 46 sind Effektgrößen für mehrfaktorielle Varianzanalysen (Haupteffekte, Interaktionen), die auf S. 572ff. gesondert behandelt werden.

Tabelle 46. Effektgrößen der wichtigsten Signifikanztests (Erläuterungen s. Text)

	Test	Effektgröße	Klassifikation der Effektgrößen		
			klein	mittel	groß
1)	t-Test für unabhängige Stichproben	$d = \frac{\mu_A - \mu_B}{\sigma}$	0,20	0,50	0,80
2)	Korrelationstest (r)	r	0,10	0,30	0,50
3)	Test für Korrelationsdifferenzen ($r_A - r_B$)	$q = Z_A - Z_B$	0,10	0,30	0,50
4)	Test für die Abweichung eines Anteilswertes P von $\pi = 0{,}5$	$g = P - 0{,}5$	0,05	0,15	0,25
5)	Test für den Unterschied zweier unabhängiger Anteilswerte P_A und P_B	$h = \phi_A - \phi_B$	0,20	0,50	0,80
6)	χ^2-Test (Kontingenztafel, Goodness of Fit)	$w = \sqrt{\sum_{i=1}^{k} \frac{(P_{0i} - P_{1i})^2}{P_{0i}}}$	0,10	0,30	0,50
7)	Varianzanalyse	$f = \frac{\sigma_\mu}{\sigma}$	0,10	0,25	0,40
8)	Multiple Korrelation (R)	$f^2 = \frac{R^2}{1 - R^2}$	0,02	0,15	0,35

Bedeutung der Effektgrößen

Im folgenden wird erläutert, wie man die Effektgrößen ermittelt. Diese Erläuterungen kann man ohne weiteres übergehen, wenn man lediglich daran interessiert ist, den optimalen Stichprobenumfang für die geplante Untersuchung herauszufinden. In diesem Falle ist lediglich festzulegen, ob man für die geprüfte Maßnahme einen kleinen, mittleren oder großen Effekt erwartet (vgl. Tab. 46); für diese Effektgröße ist dann Tabelle 47 der optimale Stichprobenumfang für den gewählten Signifikanztest zu entnehmen (näheres hierzu siehe S. 575 ff.). Wichtig ist jedoch der Hinweis, daß auf die Ermittlung der in einer Untersuchung tatsächlich erzielten Effektgröße nach den in Tabelle 46 genannten Regeln niemals verzichtet werden sollte (sog. ex-post-Bestimmung von Effektgrößen).

Beispiele für Effektgrößenbestimmungen findet man in Abschnitt 9.3 und eine Beschreibung der in Tabelle 46 angesprochenen Signifikanztests z. B. bei Bortz (1993).

1. t-Test für unabhängige Stichproben: Die Effektgrößenbestimmung setzt voraus, daß man eine Vorstellung darüber hat, wie stark sich zwei Populationen A und B (z. B. unter Experimental- und Kontrollbedingungen) angesichts der Merkmalsstreuung σ mindestens unterscheiden müssen, um von einem praktisch bedeutsamen Effekt sprechen zu können. Will man die Effektgröße ex-post, also nach Abschluß der Untersuchung, bestimmen, verwendet man $\bar{x}_A$ und $\bar{x}_B$ als Schätzwerte für μ_A und μ_B und die Streuung des Merkmals in den Stichproben als Schätzung für σ (zur Zusammenfassung von Streuungen siehe Gl. 9.1).

Für die Bestimmung einer Effektgröße d in der Planungsphase lassen sich vergleichbaren Untersuchungen oftmals brauchbare Schätzwerte für σ entnehmen. Stehen entsprechende Angaben nicht zur Verfügung, stellt der *Range*, der einfacher zu schätzen ist als die Standardabweichung, eine geeignete Hilfsgröße dar (vgl. S. 398 f.). Bei normalverteilten Merkmalen ist die Differenz zwischen dem mutmaßlich größten Wert in der Population und dem mutmaßlichen kleinsten Wert zu bilden und durch 5,15 zu dividieren (genauer hierzu vgl. Abb. 25). Es ist darauf zu achten, daß sich die Schätzung des Range auf die Messungen innerhalb der zu vergleichenden Populationen bezieht und nicht auf die beiden zusammengefaßten Populationen, denn die Streuung der zusammengefaßten Populationen enthält auch Unterschiede zwischen den Populationen. Wenn bekannt oder damit zu rechnen ist, daß die Streuungen in den Populationen unterschiedlich sind, müssen zwei getrennte Streuungsschätzungen vorgenommen werden. Die Zusammenfassung dieser Schätzungen erfolgt nach Gl. (9.1).

$$\hat{\sigma} = \sqrt{\frac{\hat{\sigma}_A^2 + \hat{\sigma}_B^2}{2}} \quad (n_A = n_B) \tag{9.1}$$

Das d-Maß läßt sich auch durch den Überschneidungsbereich der beiden zu vergleichenden Verteilungen veranschaulichen (vgl. Abb. 63).

Als Überschneidungsbereich zweier normalverteilter Verteilungen (mit $\sigma = 1$) definieren wir denjenigen Bereich, in dem sich sowohl Elemente der

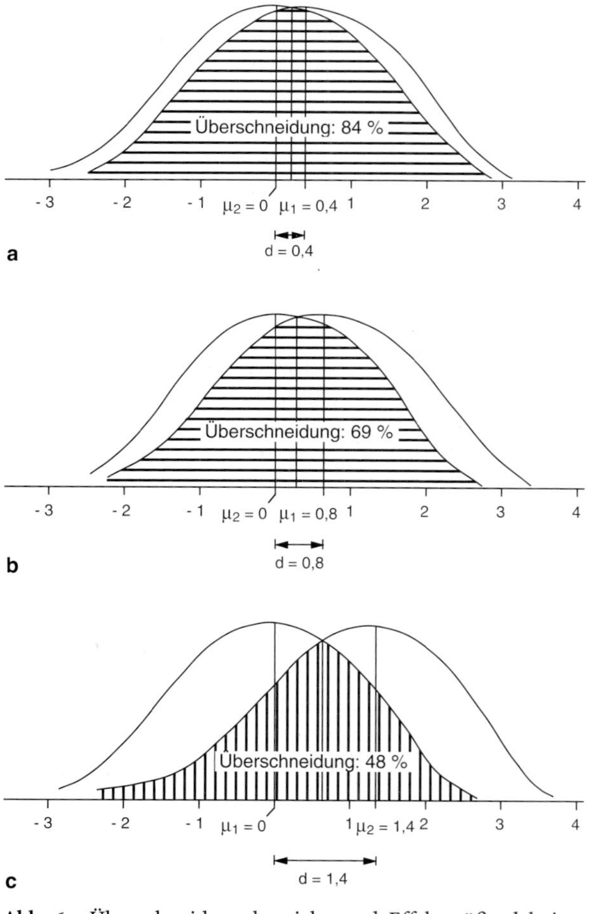

Abb. 63. Überschneidungsbereiche und Effektgröße d beim t-Test

einen als auch der anderen Verteilung befinden. Abbildung 63a zeigt, daß einem d = 0,4 ein Überschneidungsbereich von 84% zugeordnet ist. In den beiden übrigen Abbildungen sind d = 0,8 mit einer Überschneidung von 69% und d = 1,4 mit einer Überschneidung von 48% dargestellt. Allgemein läßt sich ein Überschneidungsbereich einfach anhand der Standardnormalverteilungstabelle (vgl. Tabelle E 1) ermitteln: Wir lesen diejenige Fläche ab, den der Wert d/2 von der Standardnormalverteilungsfläche abschneidet und verdoppeln diese Fläche. Es resultiert der Überschneidungsbereich.

t-Test für abhängige Stichproben: Der t-Test für abhängige Stichproben überprüft die H_0, daß sich die Mittelwerte μ_1 und μ_2 einer zum Zeitpunkt t_1 und t_2 gemessenen abhängigen Variablen in einer Population nicht unterscheiden bzw. daß der Mittelwert der Einzeldifferenzen $\mu_D = 0$ ist. Der typische Anwendungsfall ist also gegeben, wenn eine Stichprobe wiederholt untersucht wird und entschieden werden soll, ob sich der Stichprobenmittelwert $\bar{x}$ signifikant verändert hat. Dieses Verfahren kommt auch zum Einsatz, wenn „Matched Samples“ zu vergleichen sind (vgl. S. 491).

Als Effektgröße definieren wir:

$$d' = \frac{\mu_1 - \mu_2}{\sigma_D} \cdot \sqrt{2} \tag{9.2}$$

σ_D ist die Streuung der Differenzen, die wir wie folgt ermitteln:

$$\sigma_D = \sqrt{\sigma_{x_1}^2 + \sigma_{x_2}^2 - 2r\sigma_{x_1}\sigma_{x_2}} \tag{9.3}$$

bzw. bei gleichen Varianzen $(\sigma_{x_1}^2 = \sigma_{x_2}^2 = \sigma^2)$

$$\sigma_D = \sqrt{2\sigma^2 - 2r\sigma^2} = \sigma \cdot \sqrt{2 \cdot (1 - r)}. \tag{9.4}$$

r ist hierbei die Korrelation der Messungen zu den Zeitpunkten t_1 und t_2. Für gleiche Varianzen resultiert als Effektgröße des t-Tests für abhängige Stichproben also auch:

$$d' = \frac{\mu_1 - \mu_2}{\sigma \cdot \sqrt{1 - r}} \tag{9.5}$$

(Über eine genauere Effektgröße berichtet Hsu, 1980. Diese setzt allerdings voraus, daß die Reliabilitäten der Messungen bekannt sind.)

σ ist hierbei die Merkmalsstreuung, deren Schätzung wir bereits beim t-Test für unabhängige Stichproben behandelt haben.

Mit σ_D wird die Streuung der individuellen Differenzen oder Veränderungsraten symbolisiert, die man für die ex-post-Bestimmung von d′ aus den Daten ermittelt. Stehen für die Schätzung von σ_D in der Planungsphase keine Vergleichsstudien zur Verfügung, stellt auch hier der Range der vermuteten individuellen Differenzen eine Hilfsgröße dar, aus der sich nach den Regeln in Abb. 25 ein akzeptabler Schätzwert ableiten läßt. Wie die Effektgröße d, kann auch die Effektgröße d′ durch Überschneidungsbereiche veranschaulicht werden (vgl. S. 569).

2. Korrelationstest (r): Der Korrelationstest überprüft die Signifikanz einer Produkt-Moment-Korrelation. Die Effektgröße dieses Signifikanztests ist direkt der Korrelationskoeffizient r. Zur Veranschaulichung von r wird häufig der Determinationskoeffizient r^2 herangezogen, dem der Anteil gemeinsamer Varianz bzw. – bei Kausalmodellen mit X als Prädiktor- und Y als Kriteriumsvariablen – dem durch X erklärten Varianzanteil von Y entspricht (weitere Interpretationshilfen von r findet man z. B. bei Bortz, 1993, S. 194 ff.).

3. Test für Korrelationsdifferenzen (r_A–r_B): Dieser Test überprüft, ob sich die für eine Stichprobe A ermittelte Korrelation zweier Variablen von der entsprechenden Korrelation in einer Stichprobe B signifikant unterscheidet. Die Bestimmung der Effektgröße q erfordert, daß die Korrelationen zunächst in sog. Fishers Z-Werte transformiert werden. Diese Transformation wird einfachheitshalber anhand einer Tabelle vorgenommen, die als Tabelle 9 im Anhang E wiedergegeben ist.

4. Test für die Abweichung eines Anteilswertes P von $\pi = 0{,}5$: Dieser Test wird bei kleineren Stichproben über die sog. Binomialverteilung und bei größeren Stichproben über die Standardnormalverteilung durchgeführt. Er kommt beispielsweise zur Anwendung, wenn man erwartet, daß eine Maßnahme überwiegend positive Veränderungen bewirkt und die Nullhypothese behauptet, daß positive und negative Veränderungen zufällig auftreten bzw. gleich wahrscheinlich sind ($\pi = 0{,}5$). Die Effektgröße g ergibt sich hier als Abweichung des Anteilswertes P mit positiven Veränderungen von $\pi = 0{,}5$.

5. Test für den Unterschied zweier unabhängiger Anteilswerte P_A und P_B: Dieser Test wird benötigt, um zu überprüfen, ob eine bestimmte Merkmalsausprägung in einer Stichprobe A signifikant häufiger vorkommt als in einer Stichprobe B. Für die Bestimmung der Effektgröße h müssen die erwarteten Anteilswerte in ϕ (Phi)-Werte transformiert werden, wobei ϕ einer arcus sinus-Transformation von P entspricht ($\phi = 2 \cdot \arcsin\sqrt{P}$). Auch diese Transformation findet man im Anhang E (Tabelle 10).

6. χ^2-Test (Kontingenztafel, Goodness of Fit): Mit diesem Test wird überprüft, ob zwischen zwei nominalskalierten Merkmalen ein Zusammenhang besteht (Kontingenztafeltest) oder wie gut sich die Verteilung eines Merkmals an einen bestimmten Verteilungstyp wie Gleichverteilung oder Normalverteilung anpaßt (Goodness of Fit-Test). Beim Kontingenztafeltest entspricht k der Anzahl der Felder in der Kontingenztafel (für ein r-stufiges und ein c-stufiges Merkmal wäre $k = r \cdot c$) und beim Goodness of Fit-Test der Anzahl der Merkmalsausprägungen oder Kategorien.

P_{0i} steht für die gem. H_0 erwarteten relativen Häufigkeiten (im Kontingenztest: Zeilensumme · Spaltensumme/n^2) und die P_{1i}-Werte sind Anteilswerte, die man bei Gültigkeit von H_1 erwartet. Die Bestimmung von w in der Planungsphase setzt also voraus, daß man eine Vorstellung davon hat, wie die Kontingenztafel bei Gültigkeit von H_1 und H_0 besetzt bzw. wie das Merkmal verteilt ist.

7. Einfaktorielle Varianzanalyse: Die einfaktorielle Varianzanalyse testet, ob sich die Mittelwerte aus p unabhängigen Stichproben signifikant unterscheiden. Die Effektgröße f entspricht dem Quotienten aus σ_μ, der Streuung der gem. H_1 erwarteten Populationsmittelwerte und σ, der Streuung des Merkmals innerhalb der Populationen.

Für die Bestimmung der Streuung σ innerhalb der Populationen übernehmen wir die Empfehlungen, die bereits im Zusammenhang mit der Effektgröße d des t-Tests genannt wurden. Stehen keine vergleichbaren Untersuchungen, denen

Streuungsschätzungen entnommen werden können, zur Verfügung, dividieren wir den vermuteten Range der Werte innerhalb der Populationen durch 5,15 und erhalten so für angenähert normalverteilte Merkmale eine brauchbare Schätzung von σ (für andere Verteilungsformen vgl. Abb. 25). σ entspricht im Kontext der einfaktoriellen Varianzanalyse der sog. Fehlerstreuung, die durch $\hat{\sigma}_{\text{Fehler}}$ geschätzt wird. In komplexeren Plänen ist σ^2 die Prüfvarianz des zu testenden Effektes.

Für die Schätzung von σ_μ legen wir zunächst den Mindestrange der Mittelwerte fest, d. h., wir überlegen, wie groß der Unterschied zwischen dem kleinsten und dem größten Mittelwert mindestens sein sollte, damit er praktisch bedeutsam wird. Dividiert durch die Streuung innerhalb der Population σ resultiert folgende Größe d

$$d = \frac{\mu_{\max} - \mu_{\min}}{\sigma}. \tag{9.6}$$

Damit ist σ_μ natürlich noch nicht bestimmt, denn die Anordnung der mittleren μ-Werte, die σ_μ ebenfalls beeinflussen, bleibt unberücksichtigt. Theoretisch sind für die mittleren μ-Werte beliebig viele Anordnungen denkbar; für praktische Zwecke genügt es jedoch, drei typische Anordnungen zu unterscheiden:

- Alle verbleibenden p-2 Mittelwerte liegen genau in der Mitte von $\mu_{\max}$ und $\mu_{\min}$ (Beispiel: $\mu_{\max} = 10$ und $\mu_{\min} = 6$; alle übrigen μ Werte haben den Wert 8). Für diesen Fall erhält man für die in Tabelle 46 genannte Effektgröße

$$f_1 = d \cdot \sqrt{\frac{1}{2 \cdot p}}. \tag{9.7}$$

- Die verbleibenden p–2 Mittelwerte liegen in gleichen Abständen zwischen $\mu_{\max}$ und $\mu_{\min}$ (Beispiel: $p = 5$, $\mu_{\max} = 9$, $\mu_{\min} = 5$; die verbleibenden drei Mittelwerte lauten dann 6, 7 und 8). Für diese Anordnung ergibt sich die Effektgröße

$$f_2 = \frac{d}{2} \cdot \sqrt{\frac{p+1}{3 \cdot (p-1)}}. \tag{9.8}$$

- Bei gradzahligem p ist die eine Hälfte der verbleibenden p–2 Mittelwerte mit $\mu_{\max}$ und die andere mit $\mu_{\min}$ identisch (Beispiel: $p = 6$, $\mu_{\max} = 7$ und $\mu_{\min} = 4$; zwei weitere Mittelwerte haben dann den Wert 7 und die beiden übrigen den Wert 4). Für diese Anordnung erhalten wir die Effektgröße

$$f_3 = \frac{1}{2} d. \tag{9.9}$$

- Bei ungradzahligem p nehmen wir an, daß ein Extremwert einmal häufiger vertreten ist als der andere (z. B. für $p = 7$; 4 mal $\mu_{\max}$ und 3 mal $\mu_{\min}$ bzw. umgekehrt). Hierfür berechnen wir

$$f_4 = d \cdot \sqrt{\frac{p^2 - 1}{2p}}. \tag{9.10}$$

Die Effektgröße f der einfaktoriellen Varianzanalyse läßt sich auch durch den Anteil an der Gesamtvarianz, der auf die unabhängige Variable (Gruppenzugehörigkeiten) zurückgeht, veranschaulichen. Der entsprechende Kennwert η^2 (eta-Quadrat) lautet:

$$\eta^2 = \frac{f^2}{1 + f^2} \tag{9.11}$$

Will man die Effektgröße durch η^2 festlegen, erhält man f nach folgender Beziehung:

$$f = \sqrt{\frac{\eta^2}{1 - \eta^2}}. \tag{9.12}$$

Einfaktorielle Varianzanalyse mit Meßwiederholungen: Wird eine Stichprobe p-fach untersucht, läßt sich mit der einfaktoriellen Varianzanalyse mit Meßwiederholungen überprüfen, ob sich die Messungen signifikant verändert haben. Das Verfahren dient auch dem Vergleich der Mittelwerte aus p abhängigen Stichproben („Matched Samples", vgl. S. 491).

Effektgrößen werden für Varianzanalysen mit Meßwiederholungen im Prinzip genauso bestimmt wie für Varianzanalysen ohne Meßwiederholungen. Problematisch ist lediglich die Streuung σ, die in einer Varianzanalyse ohne Meßwiederholungen die Streuung innerhalb der Populationen bzw. die Fehlerstreuung angibt, an deren Quadrat die Varianz der Mittelwerte getestet wird.

In der einfaktoriellen Varianzanalyse mit Meßwiederholungen wird die Varianz der Mittelwerte an einer sog. Residualvarianz (σ^2_{res}) getestet, die der Varianz der „ipsativen" Meßwerte entspricht (vgl. Bortz, 1993, S. 310). Diese Varianz ist in der Regel kleiner als die Varianz innerhalb der Populationen. Wie auch beim t-Test für abhängige Stichproben hängt ihre Größe von den Korrelationen der zu p Zeitpunkten erhobenen Messungen ab. Mit wachsender Korrelation wird die Residualvarianz kleiner.

Leider bedarf es erheblicher Erfahrungen, die Residualvarianz vor Durchführung der Untersuchung verläßlich zu schätzen. Im Zweifelsfalle verwendet man statt der Residualvarianz auch für Meßwiederholungsanalysen die Varianz innerhalb der Populationen (d. h. die durchschnittliche Varianz der Messungen zu den p Meßzeitpunkten), obwohl diese die Residualvarianz um denjenigen Anteil, der auf die Unterschiedlichkeit zwischen den Untersuchungsteilnehmern zurückgeht, überschätzt.

Eine Schätzung der Residualvarianz (bzw. der entsprechenden Streuung) erhält man auch nach folgender Gleichung, die allerdings voraussetzt, daß die durchschnittliche Korrelation $\bar{r}$ zwischen den Messungen zu den verschiedenen Meßzeitpunkten bekannt ist (vgl. Winer et al., 1991, S. 237 ff.):

$$\sigma_{res} = \sigma \cdot \sqrt{1 - \bar{r}}. \tag{9.13}$$

Hieraus ergibt sich

$$f' = \frac{\sigma_\mu}{\sigma_{res}}. \tag{9.14}$$

In Analogie zu Gl. (9.6) resultiert ferner

$$d' = \frac{\mu_{max} - \mu_{min}}{\sigma \cdot \sqrt{1 - \bar{r}}}. \tag{9.15}$$

Dieser d'-Wert ersetzt den d-Wert in den Gl. (9.7) bis (9.10).

Eine weitere Schätzung von σ_{res} erhält man, wenn die erwarteten individuellen Veränderungen ihrer Größenordnung nach bekannt sind. Der Range der Veränderungen, also die größte Veränderung abzüglich der kleinsten Veränderung, wäre bei normalverteilter Veränderung durch 5,15 zu dividieren (vgl. Abb. 25).

8. Multiple Korrelation (R): Die multiple Korrelation R prüft die H_0, daß zwischen p Prädiktorvariablen X_1, X_2 ... X_p und einer Kriteriumsvariablen Y kein Zusammenhang besteht. Die Überprüfung dieser H_0 erfolgt über den F-Test. Eine spezifische H_1 legt fest, welcher Zusammenhang zwischen den Prädiktoren und dem Kriterium mindestens erwartet wird. R^2 als derjenige Varianzanteil, den die Prädiktorvariablen zusammengenommen an der Kriteriumsvarianz aufklären, dient auch hier – wie bei der Produkt-Moment-Korrelation – als Interpretationshilfe.

Die Effektgröße f^2 ist definiert als Quotient aus erklärtem Varianzanteil (R^2) und nicht erklärtem Varianzanteil ($1-R^2$). Dies ist gleichzeitig die Effektgröße für Partialkorrelationen.

Effektgrößen für mehrfaktorielle Pläne

Mehrfaktorielle Pläne werden mit mehrfaktoriellen Varianzanalysen ausgewertet. Eine zweifaktorielle Varianzanalyse beispielsweise prüft mit F-Tests drei voneinander unabhängige Nullhypothesen (hier und im folgenden gehen wir davon aus, daß unter allen Faktorstufenkombinationen gleich große Stichprobenumfänge untersucht werden):

Faktor A: Die den Stufen eines Faktors A zugeordneten Populationen unterscheiden sich nicht (H_0: $\mu_{1.} = \mu_{2.} = ... = \mu_{p.}$ oder $\sigma^2_A = 0$)
Faktor B: Die den Stufen eines Faktors B zugeordneten Populationen unterscheiden sich nicht (H_0: $\mu_{.1} = \mu_{.2} = ... = \mu_{.q}$ oder $\sigma^2_B = 0$)
Interaktion A×B: Die Mittelwerte der den Faktorstufenkombinationen zugeordneten Populationen ergeben sich nach der Gleichung $\mu_{ij} = \mu_{i.} + \mu_{.j} - \mu_{..}$ (H_0: $\sigma^2_{A \times B} = 0$).

Für jede dieser Nullhypothesen sind durch Effektgrößen spezifizierte Alternativhypothesen zu formulieren. Wir beginnen mit den Effektgrößen für die Faktoren A und B (kurz: Haupteffekte) und behandeln anschließend Effektgrößen der Interaktion.

Haupteffekte: Für die Haupteffekte einer zweifaktoriellen Varianzanalyse werden Effektgrößen genauso spezifiziert wie in einer einfaktoriellen Varianzanalyse, d. h. wir schätzen die Streuung σ innerhalb der den Faktorstufenkombinationen zugewiesenen Populationen und ermitteln eine Effektgröße f wie unter Ziffer 7 in Tabelle 46 beschrieben.

Wie in der einfaktoriellen Varianzanalyse kann die Effektgröße f des Haupteffektes (oder auch eines Interaktionseffektes) in einer mehrfaktoriellen Varianzanalyse ebenfalls nach Gl. (9.11) in ein η^2 transformiert werden. η^2 gibt in mehrfaktoriellen Plänen jedoch nicht den Anteil an der Gesamtvarianz an, sondern an einer Varianz, die sich aus der Varianz innerhalb der Populationen sowie der Varianz des zu prüfenden Effektes zusammensetzt (vgl. hierzu auch Keren und Lewis, 1979; zum Vergleich der relativen Bedeutung verschiedener Haupteffekte vgl. Fowler, 1987).

Interaktionen: Die Bestimmung einer Effektgröße für Interaktionen setzt relativ genaue Vorkenntnisse über den Untersuchungsgegenstand voraus. Es ist erforderlich, daß man bereits vor Durchführung der Untersuchung die Größenordnung der zu erwartenden Mittelwerte $\overline{AB}_{ij}$ für alle Faktorstufenkombinationen angeben kann. Hierbei hilft eine graphische Darstellung der Interaktion (vgl. Abb. 42, S. 498), in der jede Abweichung von der Parallelität der Mittelwertsverläufe die Interaktionsvarianz erhöht. Die Größe der Haupteffekte spielt hierbei keine Rolle.

Ist das Muster der erwarteten Interaktion festgelegt, gestaltet sich die Bestimmung der Effektgröße $f_{A\times B}$ für die Interaktion relativ einfach. Zunächst ermitteln wir nach folgender Gleichung diejenigen Zellenmittelwerte $\overline{AB}'_{ij}$, die nach der H_0 zu erwarten wären:

$$\overline{AB}'_{ij} = \bar{A}_i + \bar{B}_j - \bar{G} \tag{9.16}$$

wobei

$$\bar{A}_i = \frac{\sum_{j=1}^{q} \overline{AB}_{ij}}{q}$$

$$\bar{B}_j = \frac{\sum_{i=1}^{p} \overline{AB}_{ij}}{p}$$

und

$$\bar{G} = \frac{\sum_{i=1}^{p} \bar{A}_i}{p} = \frac{\sum_{j=1}^{q} \bar{B}_j}{q}$$

(für gleich große Stichproben).

$\overline{AB}_{ij}$ sind die gem. der H_1 geschätzten Mittelwerte. Die Effektgröße f resultiert nach folgender Gleichung:

$$f_{A\times B} = \frac{1}{\sigma} \cdot \sqrt{\frac{\sum_{i=1}^{p}\sum_{j=1}^{q}(\overline{AB}_{ij} - \overline{AB}'_{ij})^2}{p \cdot q}}. \tag{9.17}$$

(Kontrolle: $\sum_{i=1}^{p} \sum_{j=1}^{q}(\overline{AB}'_{ij} - \overline{AB}_{ij}) = 0$.) σ ist hierbei die Streuung innerhalb der Populationen, auf deren Schätzung wir auf S. 570 f. eingingen. Die in Tabelle 46 genannte Klassifikation der varianzanalytischen Effekte gilt auch für Interaktionen.

Dreifaktorielle Pläne: Gl. (9.6) bis (9.17) lassen sich mühelos auch für Effektgrößenbestimmungen in *dreifaktoriellen Varianzanalysen* (mit p×q×r Stufen) einsetzen. In den Bestimmungsgleichungen für die Effektgrößen der Haupteffekte (Gl. 9.7 bis 9.10) ersetzen wir p durch die Anzahl der Faktorstufen des jeweiligen Haupteffektes.

Für Interaktionen 1. Ordnung in einer dreifaktoriellen Varianzanalyse gilt die oben beschriebene Vorgehensweise. Will man – was selten vorkommt – eine Effektgröße für eine Interaktion 2. Ordnung bestimmen, fertigt man sinnvollerweise zunächst eine graphische Darstellung des gemäß der H_1 erwarteten Interaktionsmusters an (vgl. Abb. 45, S. 502). Die gemäß der H_0 erwarteten Zellenmittelwerte bestimmt man nach folgender Gleichung:

$$\begin{aligned}\overline{ABC}'_{ijk} = {} & \overline{AB}_{ij} + \overline{AC}_{ik} + \overline{BC}_{jk} \\ & - \bar{A}_i - \bar{B}_j - \bar{C}_k + \bar{G}.\end{aligned} \tag{9.18}$$

In Analogie zu Gl. (9.17) resultiert als Effektgröße

$$f = \frac{1}{\sigma} \cdot \sqrt{\frac{\sum_{i=1}^{p}\sum_{j=1}^{q}\sum_{k=1}^{r}(\overline{ABC}'_{ijk} - \overline{ABC}_{ijk})^2}{p \cdot q \cdot r}}. \tag{9.19}$$

Die bisherigen Ausführungen gelten für mehrfaktorielle Pläne, deren Faktoren *feste* Stufenauswahlen aufweisen (Fixed Factors). Enthält ein mehrfaktorieller Plan einen oder mehrere Faktoren mit *zufälligen* Stufenauswahlen (Random Factors), ändern sich dadurch die Prüfvarianzen (vgl. z. B. Bortz, 1993, Kap. 8). Dies ist bei der Festlegung von Effektgrößen zu beachten. Statt der Streuung innerhalb der Populationen in den Gl. (9.6, 9.17 und 9.19) – in varianzanalytischer Terminologie: Fehlervarianz – verwenden wir allgemein eine Schätzung derjenigen Varianz, an der der zu prüfende Effekt getestet wird.

Pläne mit Meßwiederholungen: In der zweifaktoriellen Varianzanalyse mit Meßwiederholungen (oder mit abhängigen Stichproben) werden der Meßwiederholungsfaktor (z. B. Faktor B mit q Stufen) und die Interaktion A×B an der Interaktionsvarianz B×Vpn und der Gruppierungsfaktor (Faktor A mit p Stufen) an der Varianz innerhalb der Stichproben getestet (vgl. z. B. Bortz, 1993, Kap. 9.2). Dies sind gleichzeitig die Varianzen, die für die Bestimmung der Effektgrößen eines Haupteffektes nach den Gl. (9.6 ff.) bzw. für die Bestimmung der Effektgröße einer Interaktion nach Gl. (9.17) zu schätzen sind. (Vergleiche hierzu die Ausführungen zur einfaktoriellen Varianzanalyse mit und ohne Meßwiederholungen.) Überwiegend interessiert in einer zweifaktoriellen Varianzanalyse mit Meßwiederholungen jedoch die Interaktion, weil diese über gruppenspezifische Veränderungen (z. B. Experimentalgruppe vs. Kontrollgruppe, vgl. S. 521 f.) informiert.

Eine Effektgröße für die Interaktion kann nach Gl. (9.17) bestimmt werden. Man beachte jedoch, daß σ in dieser Gleichung die auf individuellen Veränderungen basierende Streuung ($\sigma_{B \times Vpn}$) in der Regel überschätzt. Eine günstigere Schätzung erhält man über Gl. (9.13), wenn man die Größenordnung für $\bar{r}$ (hier: durchschnittliche Korrelation zwischen den Meßzeitpunkten, gemittelt über die Gruppen des Faktors A) kennt.

Klassifikation der Effektgrößen

In den letzten Abschnitten wurde beschrieben, wie man Effektgrößen für verschiedene Signifikanztests bestimmt. Die Ausführungen machten deutlich, daß die Festlegung einer Effektgröße z.T. erhebliche Erfahrungen im Untersuchungsterrain voraussetzt. Wie jedoch soll man vorgehen, wenn man über keine entsprechenden Erfahrungen verfügt bzw. bei der Effektgrößenbestimmung unsicher ist?

Hierfür hat Cohen (1988, 1992) eine an der empirischen Forschungspraxis orientierte Klassifikation von Effektgrößen vorgeschlagen, die inzwischen weitgehend akzeptiert ist. Diese Klassifikation erleichtert die Arbeit erheblich, denn man muß lediglich entscheiden, ob die zu prüfende Maßnahme vermutlich einen kleinen, einen mittleren oder einen starken Effekt auslöst. Falls auch hierüber keine Klarheit besteht, sollte man sich im Zweifelsfalle für einen mittleren Effekt und den hierfür in Tabelle 47 angegebenen, erforderlichen Stichprobenumfang entscheiden.

Dessen ungeachtet ist zu fordern, daß die mit einer Maßnahme tatsächlich erzielte Effektgröße im Untersuchungsbericht genannt und klassifiziert wird. Zur Sicherung der Vergleichbarkeit von effektbezogenen Untersuchungsergebnissen sollten hierfür die in Tabelle 46 genannten Berechnungsvorschriften und Klassifikationsregeln verwendet werden.

Abschnitt 9.4 (Metaanalyse) wird die Notwendigkeit, Effektgrößen zu vereinheitlichen bzw. zu normieren, ausführlich begründen. Hier werden zusätzlich Transformationsregeln genannt, mit denen sich die signifikanztestspezifischen Effektgrößen in eine einheitliche Effektgröße überführen lassen. Damit stellt sich die Frage nach der Vergleichbarkeit z. B. einer mittleren Effektgröße für verschiedene Signifikanztests. Diese Vergleichbarkeit bzw. Austauschbarkeit der Effektgrößen ist nach Cohen (1992) zumindest approximativ gegeben.

9.2.2 Optimale Stichprobenumfänge für die wichtigsten Signifikanztests

Das Signifikanzniveau (α), die Teststärke ($1-\beta$), die Effektgröße eines Signifikanztests sowie der Stichprobenumfang (n) sind wechselseitig funktional verknüpft (vgl. Abb. 64): Bei Fixierung von drei Bestimmungsstücken läßt sich die vierte Größe errechnen. Das Signifikanzniveau ist in der empirischen Forschung mit $\alpha = 0{,}01$ bzw. $\alpha = 0{,}05$ per Konvention festgelegt. Eine ähnliche Normierung zeichnet sich für die Vorgabe von Effektgrößen ab (klein, mittel, groß; vgl. Tabelle 46). Auch bezogen auf die Teststärke scheint sich die „Scientific Community“ mittlerweile auf $1-\beta = 0{,}80$ als einem für

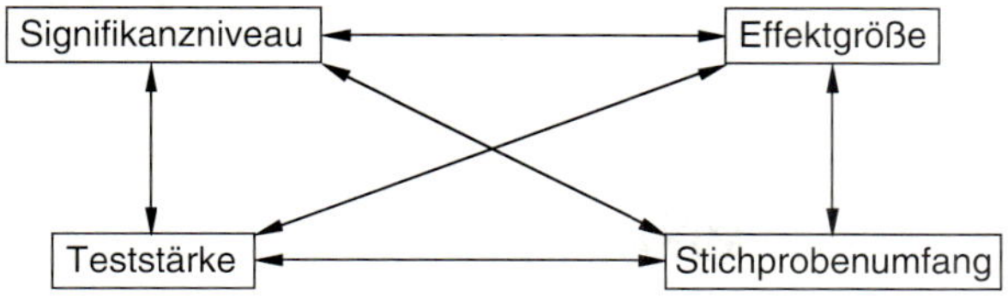

Abb. 64. Wechselseitige Beziehungen im Signifikanztest

viele Fragestellungen angemessenen Wert geeinigt zu haben. Damit sind drei von vier Bestimmungsstücken „konventionalisiert", aus denen man den Stichprobenumfang rechnerisch ableiten kann (vgl. z. B. Cohen, 1988). Die sich hierbei ergebenden Stichprobenumfänge bezeichneten wir auf S. 566 f. als „optimale" Stichprobenumfänge.

Tabelle der optimalen Stichprobenumfänge

Tabelle 47 enthält die optimalen Stichprobenumfänge der bisher genannten Signifikanztests für $\alpha = 0{,}01$ bzw. $\alpha = 0{,}05$ und kleine, mittlere sowie große Effekte. Alle Stichprobenumfänge basieren auf einer Teststärke von $1-\beta = 0{,}80$.

Abweichend von Cohen (1992) gelten die zu den Ziffern 1–5 genannten Stichprobenumfänge für einseitige Tests. Wie auf S. 111 ff. ausgeführt, sind wir der Auffassung, daß es bei einer zu evaluierenden Maßnahme möglich sein müßte, die Richtung ihrer Wirkung vorzugeben, so daß einseitige Tests gerechtfertigt sind. Die übrigen Stichprobenumfänge gelten für zweiseitige Tests, da bei diesen Signifikanztests gerichtete Hypothesen keinen Sinn machen.

Erläuterungen und Ergänzungen

1. Differenz $\bar{x}_A - \bar{x}_B$: Wenn man beispielsweise einen in der Population gültigen, großen Effekt (d = 0,8) über die Mittelwerte zweier unabhängi-

Tabelle 47. Optimale Stichprobenumfänge für verschiedene Signifikanztests

	Test	$\alpha = 0{,}01$			$\alpha = 0{,}05$		
		klein	mittel	groß	klein	mittel	groß
1)	Differenz $\bar{x}_A - \bar{x}_B$	503	82	33	310	50	20
2)	Korrelation (r)	998	107	36	618	68	22
3)	Differenz $r_A - r_B$	2010	226	83	1240	140	52
4)	Differenz P – 0,5	1001	109	37	616	67	23
5)	Differenz $P_A - P_B$	502	80	31	309	49	19
6)	Häufigkeitsdifferenzen (χ^2)						
	df = 1	1168	130	38	785	87	26
	df = 2	1388	154	56	964	107	39
	df = 3	1546	172	62	1090	121	44
	df = 4	1675	186	67	1194	133	48
	df = 5	1787	199	71	1293	143	51
	df = 6	1887	210	75	1362	151	54
7)	Varianzanalyse						
	df = 1	586	95	38	393	64	26
	df = 2	464	76	30	322	52	21
	df = 3	388	63	25	274	45	18
	df = 4	336	55	22	240	39	16
	df = 5	299	49	20	215	35	14
	df = 6	271	44	18	195	32	13
8)	Multiple Korrelation						
	2 Prädiktoren	698	97	45	481	67	30
	3 Prädiktoren	780	108	50	547	76	34
	4 Prädiktoren	841	118	55	599	84	38
	5 Prädiktoren	901	126	59	645	91	42
	6 Prädiktoren	953	134	63	686	97	45
	7 Prädiktoren	998	141	66	726	102	48
	8 Prädiktoren	1039	147	69	757	107	50

Tabelle 48. Optimale Stichprobenumfänge für den Vergleich von zwei Mittelwerten aus abhängigen Stichproben bei unterschiedlichen Korrelationen

Korrelation	α = 0,01			α = 0,05		
	klein	mittel	groß	klein	mittel	groß
r = 0,2	447	67	28	276	43	16
r = 0,4	336	50	21	207	30	13
r = 0,6	205	33	14	126	20	8
r = 0,8	105	19	7	64	12	5

ger Stichproben mit einer Irrtumswahrscheinlichkeit von $\alpha=0{,}05$ statistisch absichern will, benötigt man pro Stichprobe n = 20 Untersuchungsobjekte.

Ungleich große Stichproben: Es empfiehlt sich, den ermittelten Gesamtstichprobenumfang (im Beispiel N = 40) auf die beiden Stichproben gleich zu verteilen, da sonst der t-Test an Teststärke verliert (vgl. hierzu Kraemer und Thieman, 1987). Sollten die Untersuchungsumstände eine ungleiche Verteilung erfordern, ist wie folgt vorzugehen: Man entnimmt zunächst Tabelle 47 den optimalen Stichprobenumfang (im Beispiel n = 20). Wenn nun $n_A=15$ für die Stichprobe A vorgesehen sind, errechnet man den Stichprobenumfang n_B wie folgt:

$$n_B = \frac{n_A \cdot n}{2 \cdot n_A - n} = \frac{15 \cdot 20}{30 - 20} = 30 \qquad (9.20)$$

Mit $n_B=30$ und $n_A=15$ hat der t-Test die gleiche Teststärke wie mit gleich großen Stichproben ($n_A=n_B=20$), d. h. mit diesen Stichproben entscheidet der t-Test bei einem großen Effekt und $\alpha=0{,}05$ mit 80%iger Wahrscheinlichkeit zugunsten von H_1, falls diese zutrifft. Man beachte, daß Gl. (9.20) $2 \cdot n_A > n$ voraussetzt.

Abhängige Stichproben: Bei abhängigen Stichproben werden für die statistische Absicherung eines bestimmten wahren Mittelwertes von Differenzen weniger Untersuchungsobjekte benötigt als bei unabhängigen Stichproben. Gem. Gl. (9.5) ist die Reduktion der Stichprobenumfänge von der Korrelation r zwischen den beiden Meßwertreihen abhängig. Tabelle 48 zeigt, wie sich einige ausgewählte Korrelationskoeffizienten auf die optimalen Stichprobenumfänge auswirken.

Tabelle 48 nennt die Anzahl der Untersuchungsobjekte (mit zweimaliger Messung) bzw. die Anzahl der benötigten Paare von Untersuchungsobjekten. Es wird deutlich, daß mit wachsender Korrelation erhebliche Einsparungen im Stichprobenaufwand erzielt werden. Die gleiche Ersparnis ergibt sich, wenn die Effektgröße d′ über Gl. (9.2), d. h. mit einer Schätzung von σ_D ermittelt wird. (Über den Zusammenhang von σ_D und r berichtet Cohen, 1977, S. 65 f.) Kennt man die Größenordnung von d′, wird diese gem. Tabelle 46 als großer, mittlerer oder kleiner Effekt klassifiziert; der erforderliche Stichprobenumfang ist dann Tabelle 47 zu entnehmen.

2. Korrelation (r): Will man z. B. eine Korrelation, die einem mittleren Effekt entspricht (r = 0,3), mit $\alpha=0{,}05$ statistisch absichern, sollte n = 68 sein.

3. Differenz $r_A - r_B$: Soll z. B. ein mittlerer Unterschied zweier Korrelationen r_A und r_B (q = 0,3) aus unabhängigen Stichproben mit $\alpha=0{,}01$ abgesichert werden, benötigt man aus den Populationen A und B jeweils eine Stichprobe mit n = 226. Der mittleren Effektgröße q = 0,3 entsprechen z. B. die Korrelationspaare 0,00 – 0,29; 0,20 – 0,46; 0,40 – 0,62; 0,60 – 0,76; 0,80 – 0,89 oder 0,90 – 0,94.

Ungleich große Stichproben: Wenn es die Untersuchungsumstände erforderlich machen, daß die Stichproben aus den Populationen A und B nicht gleich groß sein können, geht man wie folgt vor: Man entnimmt zunächst Tabelle 47 den optimalen Stichprobenumfang n und legt n_A fest. Der Wert für n_B ergibt sich dann nach folgender Gleichung:

$$n_B = \frac{n_A \cdot (n+3) - 6 \cdot n}{2 \cdot n_A - n - 3} \qquad (9.21)$$

Der Test mit diesem Stichprobenumfang hat die gleiche Teststärke wie der entsprechende Test mit $n_A=n_B=n$.

Im Beispiel (für $n=226$ und $n_A=150$):

$$n_B = \frac{150 \cdot (226+3) - 6 \cdot 226}{2 \cdot 150 - 226 - 3} = 465$$

n_A ist so zu wählen, daß $2 \cdot n_A > (n+3)$ ist.

4. Differenz P–0,5: Zur statistischen Absicherung einer kleinen Abweichung eines Anteilswertes P von 0,5 (g=0,55 – 0,50=0,05) werden (für $\alpha=0{,}01$) n=1001 Untersuchungsobjekte benötigt.

5. Differenz P_A–P_B: Wird erwartet, daß die Differenz zweier Anteilswerte P_A und P_B in zwei unabhängigen Populationen klein ist (h=0,2), benötigt man für $\alpha=0{,}05$ pro Stichprobe $n_A=n_B=309$ Untersuchungsobjekte. Der Effektgröße h=0,2 entsprechen z. B. die folgenden Anteilsdifferenzen: 0,05 – 0,10; 0,20 – 0,29; 0,40 – 0,50; 0,60 – 0,70; 0,80 – 0,87 oder 0,90 – 0,95.

Ungleich große Stichproben: Muß die Planung von ungleich großen Stichproben aus den Populationen A und B ausgehen, wählt man n gem. Tabelle 47, legt n_A fest und errechnet n_B nach folgender Gleichung:

$$n_B = \frac{n \cdot n_A}{2 \cdot n_A - n}. \qquad (9.22)$$

Im Beispiel (mit $n=309$ und $n_A=200$):

$$n_B = \frac{309 \cdot 200}{2 \cdot 200 - 309} = 679.$$

Man beachte, daß $2n_A > n$ ist.

6. Häufigkeitsdifferenzen (χ^2): Ein χ^2-Test über eine rxc-Kontingenztafel hat (r–1)·(c–1) Freiheitsgrade (df). Erwartet man beispielsweise für eine 3×4-Tafel eine große Kontingenz der geprüften Merkmale (w=0,5 gem. Tabelle 46), ergäbe sich df=6 und für $\alpha=0{,}05$ ein optimaler Gesamtstichprobenumfang von n= 54. Ein Goodness of Fit-Test auf Gleichverteilung hat k–1 Freiheitsgrade.

7. Varianzanalyse: Eine einfaktorielle Varianzanalyse über p Gruppen hat p–1 Zählerfreiheitsgrade (df). Erwartet man beispielsweise, daß sich vier Gruppen (df=3) insgesamt mittelmäßig unterscheiden (f=0,25), benötigt man für eine statistische Absicherung der Unterschiede mit $\alpha=0{,}05$ pro Gruppe 45 oder als Gesamtstichprobe 4·45 =180 Untersuchungsobjekte. Die 180 Untersuchungsobjekte können – falls erforderlich – auch auf ungleich große Stichproben verteilt werden.

Varianzanalyse mit Meßwiederholungen: Durch die mehrfache Untersuchung derselben Stichprobe läßt sich der optimale Stichprobenumfang erheblich reduzieren. Hierfür benötigt man allerdings gem. Gl. (9.14) eine Schätzung von σ_{res}. Liegen keine vergleichbaren Untersuchungen vor, kann man σ_{res} über Gl. (9.13) unter Verwendung der durchschnittlichen Korrelation $\bar{r}$ zwischen den Meßwertreihen schätzen. Die in Tabelle 46 genannten Effektgrößen erhöhen sich dann auf $f' = f/\sqrt{1-\bar{r}}$.

Die Planung des optimalen Stichprobenumfanges für eine Varianzanalyse mit Meßwiederholungen bereitet ohne Zuhilfenahme vergleichbarer Untersuchungen einige Probleme. Hat man weder eine plausible Schätzung der zu erwartenden Residualvarianz noch eine Vorstellung über die durchschnittliche Korrelation der p Meßwertreihen, ist man immer auf der „sicheren Seite“, wenn man von $\bar{r}=0$ ausgeht und damit die optimalen Stichprobenumfänge der Varianzanalyse mit unabhän-

Tabelle 49. Optimale Stichprobenumfänge der einfaktoriellen Varianzanalyse mit Meßwiederholungen und $\bar{r}=0{,}5$

Freiheitsgrade	$\alpha=0{,}01$			$\alpha=0{,}05$		
	klein	mittel	groß	klein	mittel	groß
df = 1	324	49	20	217	33	14
df = 2	258	39	16	180	27	11
df = 3	218	33	14	153	23	10
df = 4	187	29	12	134	20	9
df = 5	167	26	11	120	18	8
df = 6	151	23	10	109	17	7

gigen Stichproben einsetzt. Geht man jedoch von der für viele Fragestellungen vorsichtigen Annahme aus, daß die Meßwertreihen im Durchschnitt etwa zu $\bar{r} = 0{,}5$ korrelieren, ergeben sich die in Tabelle 49 genannten optimalen Stichprobenumfänge (mit $df = p - 1$).

Um mittlere Veränderungen bei dreimaliger Untersuchung ($df = 2$) auf einem α-Niveau von 0,05 statistisch abzusichern, sollte eine Stichprobe mit $n = 27$ Untersuchungsobjekten dreifach untersucht werden. (Ohne Meßwiederholungen wären gem. Tabelle 47 3·52 Untersuchungsobjekte erforderlich!)

Faktorielle Pläne: Die Auswertung faktorieller Pläne erfolgt mit mehrfaktoriellen Varianzanalysen. Dieses Verfahren überprüft die in einer Untersuchung interessierenden Haupteffekte und Interaktionen. Erwartet man keine Interaktionen, werden die optimalen Stichproben zur Absicherung der Haupteffekte nach den Regeln für einfaktorielle Pläne bestimmt. Wenn hierbei in Abhängigkeit von den Haupteffekten unterschiedliche Gesamtstichprobenumfänge resultieren, entscheidet man sich im Regelfall für die größere Gesamtstichprobe, wodurch sich die Teststärke für Haupteffekte, für deren Absicherung eigentlich ein kleinerer Gesamtstichprobenumfang ausreichen würde, erhöht. Entscheidet man sich für eine kleinere Stichprobe, sind Teststärkeeinbußen für diejenigen Effekte hinzunehmen, deren Absicherung größere Stichproben erforderlich machen.

Typischerweise ist man jedoch bei mehrfaktoriellen Plänen an Interaktionen interessiert und sollte deshalb die Festlegung des Stichprobenumfanges vom erwarteten Interaktionseffekt abhängig machen. Ausgehend von den in Tabelle 47 unter Ziffer 7 für unterschiedliche Zählerfreiheitsgrade (df) genannten optimalen Stichprobenumfänge (n) errechnet sich der optimale Stichprobenumfang für eine Zelle des mehrfaktoriellen Planes wie folgt:

$$n_{\text{Zelle}} = \frac{(n-1) \cdot (df + 1)}{\text{Anzahl der Zellen}} + 1. \qquad (9.23)$$

In einem dreifaktoriellen Plan mit p Stufen für Faktor A, q Stufen für Faktor B und r Stufen für Faktor C erhält man p·q·r Zellen. Will man z. B. in einem 2×3×3-Plan für die A×B-Interaktion einen mittleren Effekt ($f = 0{,}25$) auf dem $\alpha = 0{,}05$-Niveau absichern, resultieren für Gl. (9.22) $df = (2-1) \cdot (3-1) = 2$, $n = 52$ (gem. Tabelle 47 für $df = 2$, $\alpha = 0{,}05$ und einen mittleren Effekt), Anzahl der Zellen = 2·3·3 = 18 und damit

$$n_{\text{Zelle}} = \frac{(52-1) \cdot (2+1)}{18} + 1 = 9{,}5 \approx 10.$$

Man benötigt also pro Zelle 10 Untersuchungsobjekte bzw. eine Gesamtstichprobe von N = 18·10 = 180 (diese und die folgenden Ausführungen gehen von gleich großen Stichproben pro Zelle aus).

Für die Absicherung eines mittleren Effektes ($f = 0{,}25$) für die Interaktion 2. Ordnung erhält man entsprechend (mit $\alpha = 0{,}05$):

$$df = (2-1) \cdot (3-1) \cdot (3-1) = 4,$$

$$n = 39,$$

Anzahl der Zellen = 2·3·3 = 18,

$$n_{\text{Zelle}} = \frac{(39-1) \cdot (4+1)}{18} + 1 = 11{,}5 \approx 12.$$

Als optimale Gesamtstichprobe wäre hier also N = 18·12 = 216 anzusetzen.

Tabelle 50 enthält die optimalen Stichprobenumfänge pro Zelle für einige ausgewählte Versuchspläne. Die Stichprobenumfänge orientieren sich jeweils an der höchsten Interaktion, also bei zweifaktoriellen A×B-Plänen und der A×B-Interaktion und bei dreifaktoriellen A×B×C-Plänen an der Interaktion 2. Ordnung (A×B×C).

Beispiel: In einem 3×4 (oder 4×3)-Plan soll für die A×B-Interaktion eine mittlere Effektgröße für $\alpha = 0{,}05$ abgesichert werden. Hierfür sollten pro Zelle 19 bzw. insgesamt 12·19 = 228 Untersuchungsobjekte vorgesehen werden. Im 3×4-Plan würde der Haupteffekt A auf 4·19 = 76 Objekten pro A-Stufe und der Haupteffekt B auf 3·19 = 57 Objekten pro B-Stufe beruhen, d. h. der Stichprobenumfang wäre für den Haupteffekt A ($df = 2$) und auch für den Haupteffekt B ($df = 3$) ausreichend, um jeweils einen mittleren Effekt mit $\alpha = 0{,}05$ abzusichern ($n_{opt(A)} = 52$; $n_{opt(B)} = 45$ gem. Tabelle 47).

Tabelle 50. Optimale Stichprobenumfänge für einige mehrfaktorielle Versuchspläne

Versuchsplan	α = 0,01			α = 0,05		
	klein	mittel	groß	klein	mittel	groß
2 x 2	294	48	20	197	33	14
2 x 3	233	39	16	162	27	11
3 x 3	187	32	13	134	22	9
3 x 4	159	26	11	114	19	8
4 x 4	136	23	10	99	17	7
2 x 2 x 2	147	25	10	99	17	7
2 x 2 x 3	117	20	8	81	14	6
2 x 3 x 3	94	16	7	67	12	5
3 x 3 x 3	77	13	6	57	10	4
2 x 3 x 4	80	14	6	58	10	5

Tabelle 51. Optimale Stichprobenumfänge für einige mehrfaktorielle Meßwiederholungspläne mit $\bar{r}=0{,}5$

Versuchsplan	α = 0,01			α = 0,05		
	klein	mittel	groß	klein	mittel	groß
2 x 2	162	25	11	109	17	8
2 x 3	130	20	9	91	14	6
3 x 3	104	17	7	75	12	6
3 x 4	89	14	6	64	11	5
4 x 4	76	13	6	55	9	5
2 x 2 x 2	82	13	6	55	9	5
2 x 2 x 3	65	11	5	46	8	4
2 x 3 x 3	53	9	4	40	7	4
3 x 3 x 3	43	8	4	32	6	3
2 x 3 x 4	45	8	4	33	7	3

Faktorielle Pläne mit Meßwiederholungen: Hat man einen mehrfaktoriellen Untersuchungsplan mit Meßwiederholungen, ergeben sich – wie bei einfaktoriellen Plänen mit Meßwiederholungen – in Abhängigkeit von $\bar{r}$ gegenüber Tabelle 50 Stichprobenersparnisse. Gehen wir erneut von $\bar{r}=0{,}5$ aus, werden die unter Ziffer 7 in Tabelle 47 genannten Effektgrößen zunächst durch $\sqrt{1-0{,}5}$ dividiert, um für die so korrigierten Effektgrößen die optimalen Stichprobenumfänge festzulegen. Die Resultate haben wir bereits in Tabelle 49 kennengelernt; die optimalen Stichprobenumfänge für mehrfaktorielle Pläne ergeben sich hieraus über Gl. (9.23).

Die Ergebnisse für einige ausgewählte Pläne faßt Tabelle 51 zusammen. Bei A×B-Plänen ist A der Gruppierungsfaktor und B der Meßwiederholungsfaktor, und bei A×B×C-Plänen sind A und B die Gruppierungsfaktoren mit C als Meßwiederholungsfaktor. Die Stichprobenumfänge orientieren sich erneut jeweils an der höchsten Interaktion (Interaktion 1. Ordnung bei zweifaktoriellen und Interaktion 2. Ordnung bei dreifaktoriellen Plänen) und gelten für jede Stufe des Gruppierungsfaktors oder – bei dreifaktoriellen Plänen – für jede Kombination der gruppenbildenden Faktorenstufen.

Beispiel: Für einen 2×2-Plan (z. B. Pre-Posttest-Plan mit Experimental- und Kontrollgruppe) würde man 17 Untersuchungsteilnehmer für die Kontrollgruppe und 17 Untersuchungsteilnehmer für die Experimentalgruppe benötigen, wenn ein mittlerer Interaktionseffekt mit $\alpha=0{,}05$ abgesichert werden soll. Da der Gruppierungsfaktor A von der Meßwiederholung nicht „profitiert" (er wird an der Streuung innerhalb der Gruppen bzw.

an $\hat{\sigma}^2_{\text{in S}}$ getestet), reicht dieser Stichprobenumfang nur aus, um einen „sehr" großen Effekt bezüglich Faktor A abzusichern. Der Meßwiederholungsfaktor B hingegen basiert pro Stufe auf 2×17=34 Untersuchungsteilnehmern, was zur Absicherung eines mittleren Effektes ausreicht (vgl. Tabelle 49).

Für einen 2×2×3-Plan (z. B. Kontrollgruppe vs. Experimentalgruppe als Faktor A und männlich vs. weiblich als Faktor B mit drei Messungen pro A×B-Kombination) benötigt man vier Stichproben à 65 Untersuchungsteilnehmer, wenn ein kleiner Effekt für die Interaktion 2. Ordnung auf dem $\alpha=0{,}01$-Niveau abgesichert werden soll. Die Haupteffekte A und B basieren damit pro Stufe jeweils auf 2×65=130 Untersuchungsteilnehmern, was zur Absicherung mittlerer Effekte ausreicht ($n_{opt(A)}=n_{opt(B)}=95$ für df=1, $\alpha=0{,}01$ und mittlerem Effekt gem. Tabelle 47 für einfaktorielle Pläne). Für die A×B-Interaktion hat man pro Gruppe 65 Untersuchungsteilnehmer. Da diese Interaktion einer A×B-Interaktion in einem 2×2-Plan ohne Meßwiederholungen entspricht, entnimmt man Tabelle 50 $n_{opt(A\times B)}=48$ für einen mittleren Effekt und $\alpha=0{,}01$. Der Stichprobenumfang n=65 ist also zur Absicherung eines mittleren bis kleinen Effektes ausreichend.

Für die A×C- (bzw. B×C)-Interaktion stehen pro Faktorstufenkombination 2×65=130 Messungen zur Verfügung. Dieser Wert ist mit dem optimalen Stichprobenumfang für eine Interaktion in 2×3-Plänen mit Meßwiederholungen zu vergleichen. Wir entnehmen Tabelle 51 $n_{opt}=130$ für die Absicherung eines kleinen Interaktionseffektes mit $\alpha=0{,}01$, d. h. mit 65 Untersuchungsteilnehmern pro Gruppe können ebenfalls kleine Effekte für die A×C- und die B×C-Interaktion mit $\alpha=0{,}01$ abgesichert werden.

Man beachte, daß diese Stichprobenumfänge für r=0,5 gelten. Muß man mit einer geringeren Durchschnittskorrelation rechnen, sind größere Stichprobenumfänge anzusetzen. Wenn man ungeachtet der Höhe von $\bar{r}$ sichergehen will, daß mindestens mit einer Teststärke von 0,8 geprüft wird, sind die in Tabelle 50 genannten Stichprobenumfänge einzusetzen.

8. Multiple Korrelation: Für eine Studie mit sechs Prädiktorvariablen werden 97 Untersuchungsteilnehmer benötigt, wenn man einen mittleren Effekt ($f^2=0{,}15$) mit $\alpha=0{,}05$ absichern will (vgl. Tablle 47). Diesem mittleren Effekt entspricht eine multiple Korrelation von R=0,36. (Zur Bestimmung von Effektgrößen und optimalen Stichprobenumfängen bei kanonischen Korrelationen s. Thompson, 1988.)

Verallgemeinerungen

Die Tabellen für optimale Stichproben gelten für drei Effektgrößen (klein, mittel, groß), für zwei Signifikanzniveaus ($\alpha=0{,}01$; $\alpha=0{,}05$) und eine Teststärke von $1-\beta=0{,}8$. Dies sind die hier empfohlenen Konfigurationen. Optimale Stichproben für andere Konfigurationen sind dem Standardwerk von Cohen (1977, 1988) zu entnehmen.

Generell gilt, daß sich (bei sonst konstanten Einflußgrößen)

- der optimale Stichprobenumfang verkleinert, wenn die Effektgröße zunimmt,
- der optimale Stichprobenumfang vergrößert, wenn man die Teststärke erhöht,
- der optimale Stichprobenumfang verkleinert, wenn man das Signifikanzniveau heraufsetzt (z. B. $\alpha=0{,}1$).

9.3 Fallbeispiele für die Planung von Stichprobenumfängen

Nachdem in den letzten Abschnitten optimale Stichproben für verschiedene Signifikanztests genannt wurden, soll nun anhand von (fiktiven) Beispielen aus der Evaluationsforschung die Benutzung der Tabellen praktisch demonstriert werden. Erneut folgen wir hierbei der in Tabelle 46 vorgegebenen Gliederung.

9.3.1 Vergleich von zwei Mittelwerten

Unabhängige Stichproben

Eine Schulpsychologin möchte die Effektivität einer neu auf dem Markt erschienenen Multimedia-Anwendung für den Englischunterricht evaluieren. Hierzu will sie eine herkömmlich unterrichtete und eine nach der neuen Methode unterrichtete Schülerstichprobe vergleichen. Die Planung sieht vor, zwei gleich große Stichproben (Experimental-

und Kontrollgruppe) durch Randomisierung zusammenzustellen. Den Lernerfolg operationalisiert die Evaluatorin durch die Fehleranzahl in einem Testdiktat.

Da man bislang noch keine Erfahrungen mit der neuen Methode gemacht hat, entscheidet sich die Evaluatorin für einen mittleren Effekt ($d=0{,}5$ gem. Tabelle 46), d. h. sie erwartet, daß die durchschnittliche Leistung der mit der interaktiven Multimedia-Anwendung lernenden Schüler um mindestens eine halbe Streuungseinheit der Fehlerzahlen unter dem Durchschnittswert der Kontrollgruppe liegt. Da die neue Methode nach erfolgreicher Evaluation der zuständigen Schulbehörde empfohlen werden soll, ist die Evaluatorin vorsichtig und will nur mit einer Wahrscheinlichkeit von höchstens $\alpha=0{,}01$ fälschlicherweise für die Überlegenheit der neuen Methode plädieren. Eine Teststärke von $1-\beta=0{,}8$ erscheint ihr angemessen.

Ausgerüstet mit diesen Informationen entnimmt sie Tabelle 47, daß pro Gruppe 82 Schüler untersucht werden sollen.

Die statistische Auswertung der Untersuchung führt zu $\bar{x}_{Exp}=14{,}5$ und $\bar{x}_{Kon}=18{,}0$ mit $\hat{\sigma}_{Exp}=7$ sowie $\hat{\sigma}_{Kon}=6$. Über Gl. (9.1) wird die Merkmalsstreuung mit $\sigma=6{,}52$ geschätzt. Dieser Wert führt mit der in Tabelle 46 genannten Effektgrößenformel zu $d=0{,}54$. Nach dem t-Test ist die gefundene Differenz der Mittelwerte auf dem $\alpha=0{,}01$-Niveau signifikant, d. h. die Evaluatorin kann der Schulbehörde guten Gewissens die neue Methode empfehlen.

Abhängige Stichproben

Nach einer schweren Flutkatastrophe registrieren Vertreter der evangelischen Kirche eine tendenzielle Zunahme der Gottesdienstbesuche. Sie beauftragen ein demoskopisches Institut zu überprüfen, ob diese Veränderung durch Zufall zu erklären sei oder ob die Flutkatastrophe eine verstärkte Hinwendung zu religiösen Themen bewirkt haben könnte.

Nach einem ersten Kontaktgespräch mit den Auftraggebern schlägt der Experte vor, von einem kleinen Effekt auszugehen. Man einigt sich ferner auf $\alpha=0{,}05$ und $1-\beta=0{,}8$. Aus Statistiken über die Frequenzen sonntäglicher Kirchbesuche errechnet der Experte, daß die Kirchbesuche in einer kleinen Zufallsauswahl von Gemeinden in einem achtwöchigen Intervall von Sonntag zu Sonntag im Durchschnitt zu $r=0{,}62$ korrelieren. Mit diesen Angaben entnimmt er Tabelle 48, daß eine Zufallsstichprobe von $n=126$ von der Sturmflut betroffenen Gemeinden für die Untersuchung ausreichen müßte. Zu vergleichen ist pro Gemeinde die Anzahl der Gottesdienstteilnehmer an vier Sonntagen vor der Katastrophe mit der entsprechenden Anzahl danach.

Nach Abschluß der Untersuchung werden $\bar{x}_{vor}=166$, $\bar{x}_{nach}=180$ und $\hat{\sigma}_D=35$ errechnet, was nach Gl. (9.2) zu $d'=0{,}57$ führt, d. h. der aufgetretene Effekt ist als mittelmäßig zu klassifizieren. Der t-Test für abhängige Stichproben führt zu einem signifikanten Ergebnis und bestätigt damit die Hypothese der Kirchenvertreter. Bei der Ergebnispräsentation weist der Experte des demoskopischen Institutes jedoch zu Recht darauf hin, daß die interne Validität der Untersuchung nicht überschätzt werden dürfe, da auf die parallele Untersuchung einer Kontrollgruppe (Gemeinden aus Gebieten, die nicht von der Flutkatastrophe betroffen waren) verzichtet wurde.

9.3.2 Korrelation

Die zahnärztliche Kassenvereinigung will in Erfahrung bringen, ob es sich lohnt, unter Schülern eine Aufklärungsbroschüre über Mundhygiene zu verteilen. Da diese Schrift vermutlich zunächst nur die Einstellung der Schüler zur Mundhygiene verändert, ist man daran interessiert, in einer Pilotstudie die Einstellungen bzgl. Zahnpflege und Mundhygiene mit der tatsächlich für die Zahnpflege aufgewendeten Zeit in Beziehung zu setzen. Der Zusammenhang soll mit dem Signifikanztest für eine Produkt-Moment-Korrelation statistisch überprüft werden.

Da die zahnärztlichen Bemühungen der Vereinigung bekanntlich viel Geld kosten, hält man bereits einen geringen Zusammenhang ($r=0{,}10$) für praktisch bedeutsam. Mit $\alpha=0{,}01$ und $1-\beta=0{,}8$ wird gem. Tabelle 47 geplant, den Zusammenhang von Einstellung und Verhalten an einer Stichprobe von $n=998$ Schülern zu überprüfen.

Die Untersuchung führt zu der signifikanten Korrelation von $r=0{,}48$, also einer Korrelation, die nahezu einem großen Effekt entspricht. Möglicherweise hätte man in der Planungsphase mehr Wert auf die Recherche vergleichbarer Untersuchungen legen sollen. Hätte sich hierbei herausgestellt, daß Korrelationen in dieser Größenordnung zu erwarten sind, wäre hiermit eine erhebliche Einsparung verbunden, denn statt der untersuchten 998 Schüler wären dann gem. Tabelle 47 ca. 40 Schüler für einen Signifikanznachweis ausreichend gewesen.

9.3.3 Vergleich von zwei Korrelationen

Die Personalchefin einer großen Werbeagentur hat einen Kreativitätstest entwickelt, der allerdings wenig tauglich ist, weil seine Testhalbierungs-Reliabilität (vgl. S. 183) nur $r_{tt(A)}=0{,}54$ beträgt. Die Geschäftsleitung verlangt eine Revision der Testskala und fordert, daß die Endversion mindestens eine Reliabilität von $r_{tt(B)}=0{,}8$ aufweist. Nach Überarbeitung des Tests überlegt die Personalchefin, an wievielen Probanden sie die Reliabilität des neuen Tests überprüfen soll. Der Reliabilitätszuwachs soll mit $\alpha=0{,}05$ bei einer Teststärke von 80% abgesichert werden.

Die Fishers Z-Werte der Korrelationen lauten nach Tabelle 9 im Anhang E $Z_A(r=0{,}54)=0{,}604$ und $Z_B(r=0{,}8)=1{,}099$, d. h. nach Tabelle 46 resultiert eine Effektgröße von $q=1{,}099-0{,}604=0{,}495$ (das Vorzeichen von q ist hier unerheblich). Dieser Wert entspricht nahezu exakt einem großen Effekt ($q=0{,}5$), für dessen Absicherung nach Tabelle 47 pro Stichprobe (A und B) $n=52$ Probanden benötigt werden.

Nun hat die Personalchefin jedoch die Reliabilität der ersten Version ihres Tests nur für $n_A=40$ Probanden ermittelt. Um den Korrelationsunterschied dennoch mit $\alpha=0{,}05$ und $1-\beta=0{,}8$ absichern zu können, ist es erforderlich, für die zweite Stichprobe n_B mehr als 52 Probanden vorzusehen. Nach Gl. (9.21) wird ermittelt:

$$n_B=\frac{40\cdot(52+3)-6\cdot 52}{2\cdot 40-52-3}=76.$$

Nach Abschluß der Studie errechnet die Personalchefin eine Reliabilität von $r_{tt(B)}=0{,}72$. Die Erhöhung der Reliabilität erweist sich als nicht signifikant. Da dieser Erhöhung ein mittlerer Effekt entspricht ($Z_A=0{,}604$; $Z_B=0{,}908$; $Z_B-Z_A=0{,}304\approx 0{,}3$), wären – bei gleicher Verteilung – $n_A=n_B=140$ Probanden erforderlich gewesen, um den Reliabilitätszugewinn mit $\alpha=0{,}05$ statistisch absichern zu können. Da jedoch $n_A=40$ für die erste Testform bereits festliegt, wird probeweise über Gl. (9.21) errechnet, an wievielen Probanden die zweite Testform hätte geprüft werden müssen, um einen mittleren Effekt mit $\alpha=0{,}05$ und $1-\beta=0{,}8$ abzusichern. Hierbei stellt sich leider heraus, daß dieser Stichprobenumfang nicht existiert (der Nenner in Gl. (9.21) wird negativ).

Die Personalchefin macht sich also erneut an die Arbeit, zumal die Geschäftsleitung ohnehin nur an einem Test mit $r_{tt}\geqslant 0{,}8$ interessiert ist.

9.3.4 Abweichung eines Anteilswertes P von $\pi=0{,}5$

Ein pharmazeutischer Konzern hat ein „sanftes" blutzuckersenkendes Mittel entwickelt, dessen Wirksamkeit in einem Feldversuch evaluiert werden soll. Der Konzernleitung ist sehr daran gelegen, daß die Studie eine „signifikante Wirkung" des Medikamentes nachweist, weil diese Qualifikation für den späteren Verkaufserfolg von großer Bedeutung sei.

Die biometrische Abteilung plant, in einem Großversuch Proben des Medikamentes über Arztpraxen an Diabetikerpatienten (Typ II A) verteilen zu lassen. Die Patienten erhalten außerdem zwei Harnteststreifen, mit denen der Zuckergehalt vor und nach Medikamenteinnahme geprüft werden soll. Die Instruktion für die Patienten weist u.a. darauf hin, daß man anhand der Einfärbung der Teststreifen den Zuckergehalt feststellen kann. Die Patienten werden gebeten, auf einem vorgefertigten Kontrollzettel zu markieren, ob der Zuckergehalt abgenommen (–) bzw. zugenommen hat (+) oder ob keine Veränderung der Einfärbung festzustellen ist (o). Für die Mitwirkung an der Untersuchung erhalten die Patienten ein kleines Entgelt von DM 10,–.

Der Großversuch soll mit einer repräsentativen Stichprobe von $n=25\,000$ Patienten (realisiert als Klumpenstichprobe aus der Population bundesdeutscher Arztpraxen) durchgeführt werden. Die Nullhypothese (das Medikament hat keine Wirkung bzw. positive und negative Veränderungen sind mit $\pi = 0{,}5$ zufällig bzw. gleich wahrscheinlich) soll einseitig mit $\alpha = 0{,}01$ getestet werden.

Bei der Auswertung der Daten weist man Patienten der (0)-Kategorie (keine Veränderung) zu gleichen Teilen der (–)-Kategorie und der (+)-Kategorie zu. Der Signifikanztest bestätigt die Hypothese: Der einseitige Test ist mit $\alpha = 0{,}01$ signifikant.

Der Ergebnisbericht wird in der Konzernleitung aufmerksam studiert. Hierbei stellt man mit Entsetzen fest, daß sich in der (–)-Kategorie, also der Kategorie mit Blutzuckerabnahme, lediglich 51% der Patienten (einschließlich der Hälfte der Patienten aus der (0)-Kategorie) befinden. Dies entspricht einer Effektgröße von $g = 0{,}51 - 0{,}50 = 0{,}01$. Man beschließt selbstverständlich, auf eine Veröffentlichung dieses schwachen, klinisch bedeutungslosen Ergebnisses zu verzichten und die Arbeit am Projekt einzustellen, zumal finanzielle Überlegungen deutlich gemacht hatten, daß eine Fortführung des Projektes nur sinnvoll ist, wenn der medikamentöse Effekt um mindestens 5% über der Zufallserwartung von 50% liegt.

In dieser Untersuchung wurden offenbar statistische Signifikanz und praktische Bedeutsamkeit verwechselt. Der Planungsfehler, der der biometrischen Abteilung anzulasten ist, besteht in dem Versäumnis, die Geschäftsleitung nach einem praktisch bzw. klinisch bedeutsamen Mindesteffekt gefragt zu haben. Hätte man gewußt, daß die Geschäftsleitung einen Mindesteffekt von $g = 0{,}05$ erwartet, wäre ein Stichprobenumfang von 1001 Patienten ausreichend gewesen (vgl. Tabelle 47). Diese Untersuchung hätte aller Voraussicht nach zwar zu keinem statistisch signifikanten Ergebnis geführt; der Firma wären jedoch erhebliche Kosten erspart geblieben. Da sowohl klinische Bedeutungslosigkeit des Präparates als auch ein nicht-signifikanter Effekt Gründe sind, das Projekt einzustellen, hätte man diese Entscheidung besser auf der Basis des weniger aufwendigen Projektes treffen sollen.

9.3.5 Vergleich von zwei Anteilswerten P_A und P_B

Ein wenig beliebter Politiker steht vor einem wichtigen Fernsehauftritt. Er möchte überprüfen lassen, ob dieser Fernsehauftritt dazu beiträgt, seine Popularität bzw. Sympathie in der Bevölkerung zu verbessern. Das mit dieser Aufgabe beauftragte Meinungsforschungsinstitut weiß aus älteren Untersuchungen, daß nur ca. 20 % der Bevölkerung diesen Politiker sympathisch finden (Skala: unsympathisch – neutral – sympathisch – keine Meinung). In Vorgesprächen mit dem Politiker stellt sich nun heraus, daß er nicht daran interessiert sei, eine zu vernachlässigende Sympathiesteigerung nachgewiesen zu bekommen. Das Ganze sei erst dann interessant für ihn, wenn sein Sympathiewert nach dem Fernsehauftritt auf mindestens 30% steigt.

Das Meinungsforschungsinstitut plant die Befragung einer repräsentativen Stichprobe vor dem Fernsehauftritt und einer weiteren Stichprobe danach. Man rechnet damit, daß über den Fernsehauftritt auch in den Printmedien berichtet wird und legt deshalb keinen Wert darauf, daß die Stichprobe nur aus der Fernsehbevölkerung bzw. aus den Nutzern der fraglichen Sendung gezogen wird.

Zur Klärung der Frage, wieviele Personen pro Stichprobe befragt werden sollen, ist zunächst die Effektgröße h zu bestimmen (vgl. Tabelle 46). Ausgehend von $P_A = 0{,}2$ und $P_B = 0{,}3$ ergibt sich nach Tabelle 10 (Anhang E) ϕ (A) = 0,9273 und ϕ (B) = 1,1593 und damit $h = 1{,}1593 - 0{,}9273 = 0{,}23$. Dieser Wert entspricht ungefähr einem kleinen Effekt ($h = 0{,}2$). Eine Entscheidung zugunsten von H_1: $\pi_B - \pi_A \geqslant 0{,}3 - 0{,}2 \geqslant 0{,}1$ will man mit einer Irrtumswahrscheinlichkeit von $\alpha = 0{,}01$ absichern. Bei Gültigkeit von H_1 sollte der Test mit einer Wahrscheinlichkeit von 80% ($1-\beta = 0{,}8$) zugunsten von H_1 entscheiden. Nach Tabelle 47 sind pro Stichprobe ca. 500 Personen zu befragen.

Die Auswertung der Befragungen führt zu $P_A = 0{,}18$ und $P_B = 0{,}25$. Dieser Unterschied ist bei einseitigem Test und $\alpha = 0{,}01$ signifikant. Als Effektgröße resultiert $h = 1{,}0472 - 0{,}8763 = 0{,}17$, d. h. der angestrebte kleine Effekt wurde nicht ganz erreicht. Daß das Ergebnis dennoch signifikant wurde, ist mit den Stichprobenumfängen ($n_A = n_B = 500$) zu erklären, die für $h = 0{,}23$ etwas zu groß sind.

9.3.6 Häufigkeitsanalysen

Kontingenztafel

Eine Fernsehanstalt will den Einfluß kurzer Inhaltsangaben über Fernsehfilme, die in Fernsehzeitschriften abgedruckt werden, überprüfen. In einer experimentellen Untersuchung soll eine Gruppe von Personen nach dem Lesen der Inhaltsangabe von drei Filmen (incl. Angaben über die Hauptdarsteller) entscheiden, welchen Film sie sich ansehen würden, falls die drei Filme im Fernsehen parallel angeboten werden (Experimentalgruppe). Eine zweite Gruppe trifft ihre Entscheidung nur aufgrund des Titels und der Hauptdarsteller der Filme (Kontrollgruppe). Die Nullhypothese: „Die Inhaltsangaben haben keinen Einfluß auf die Programmpräferenzen" soll über einen 3×2 -χ^2-Test mit $\alpha = 0{,}05$ und $1-\beta = 0{,}8$ geprüft werden. Man entscheidet sich für einen mittleren Effekt (w = 0,3) und benötigt damit für die Untersuchung gem. Tabelle 47 (df = 2) eine Gesamtstichprobe von n = 107 bzw. – um gleich große Gruppen bilden zu können – 108 Testpersonen. 54 Personen werden per Zufall der Kontrollbedingung und 54 Personen der Experimentalbedingung zugeordnet. Tabelle 52 zeigt die Ergebnisse der Untersuchung.

Der resultierende χ^2-Wert der 3×2-Kontingenztafel ist statistisch signifikant. Die Art der Vorankündigung von Fernsehfilmen hat offenbar einen Einfluß auf die Filmwahlen. Unter Verwendung der Tabellen 52b und 52c ergibt sich für die in Tabelle 46 genannte Effektgröße w = 0,42. Dies ist tendenziell eher ein größerer als ein mittlerer Effekt, der inhaltlich darauf zurückzuführen ist, daß die Kontrollgruppe Film A und die Experimentalgruppe Film B stärker präferiert.

Goodness of Fit (Gleichverteilung)

In einem Supermarkt wird an drei verschiedenen Ständen das gleiche Brot verkauft. Die drei Verkaufsstände unterscheiden sich lediglich in ihrer Aufmachung. Man möchte überprüfen, ob die Art der Warenpräsentation einen Einfluß auf die Verkaufszahlen ausübt. Die Nullhypothese (die Brotverkäufe an den drei Ständen unterscheiden sich nicht) soll über einen Goodness of Fit-χ^2-Test (df = 3–1 = 2) mit $\alpha = 0{,}01$ überprüft werden. Die H_1 wird durch einen mittleren Effekt (w = 0,3) spezifiziert. Tabelle 47 zeigt, daß über diese Hypothese aufgrund von insgesamt 154 Brotverkäufen entschieden werden sollte ($1-\beta = 0{,}8$).

Nachdem 154 Brote verkauft sind, ergibt sich folgende Verteilung (vgl. Tabelle 53):
Die Verkaufszahlenunterschiede sind statistisch nicht signifikant. Die Nullhypothese wird deshalb mit $\beta = 0{,}2$ beibehalten. Der erzielte Standeffekt beträgt w = 0,07. Da dieser Wert unter dem Wert für einen kleinen Effekt liegt (w = 0,10), müßten mehr als 1388 Brotverkäufe getätigt sein, um einen Effekt in dieser Größenordnung gegen den Zufall abzusichern.

Tabelle 52. Beispiel für eine Kontingenztafelanalyse

a) Absolute Häufigkeiten				
	Film A	Film B	Film C	Summe
Experimentalgruppe	7	30	17	54
Kontrollgruppe	26	12	16	54
	33	42	33	108
b) Relative Häufigkeiten				
	Film A	Film B	Film C	
Experimentalgruppe	0,065	0,278	0,157	0,5
Kontrollgruppe	0,241	0,111	0,148	0,5
	0,31	0,39	0,30	1,00
c) Relative Häufigkeiten gem. H_0				
	Film A	Film B	Film C	
Experimentalgruppe	0,153	0,194	0,153	0,5
Kontrollgruppe	0,153	0,194	0,153	0,5

Tabelle 53. Beispiele für einen Goodness of Fit – Test (Gleichverteilung)

Verkaufsstand	absolute Häufigkeit	relative Häufigkeit	relative Häufigkeit gem. H_0
Stand I	48	0,312	0,333
Stand II	56	0,364	0,333
Stand III	50	0,324	0,333
	154	1,000	1,000

9.3.7 Varianzanalysen

Einfaktorielle Varianzanalyse

Im Amt für Soziales einer Großstadt interessiert man sich für die Frage, durch welche Kanäle Personen, die Anspruch auf soziale Leistungen haben (Sozialhilfe, Kindergeld, Arbeitslosengeld etc.), über die ihnen zustehende Hilfe informiert werden. Vor allem will man wissen, wieviel Zeit von der ersten Information bis zur tatsächlichen Entgegennahme der Hilfsleistung vergeht. Die folgenden Informationskanäle sollen vergleichend evaluiert werden:

a_1) Bekannte, Freunde, Verwandte;
a_2) öffentliche Medien;
a_3) Beratungsstellen der Leistungsträger.

Man plant, aus dem bereits geförderten Personenkreis drei Stichproben zu ziehen, deren Mitglieder retrospektiv angeben sollen, wieviel Zeit in Tagen (abhängige Variable) vom ersten Bekanntwerden der Hilfsmöglichkeit bis zur Entgegennahme der konkreten Hilfe verging. Da vergleichbare Daten nicht bekannt sind, entscheidet man sich einfachheitshalber für einen optimalen Stichprobenumfang, der eine mittlere Effektgröße (f=0,25; vgl. Tabelle 46) mit α=0,05 und 1-β=0,8 absichert. Die Nullhypothese (die Informationsquellen unterscheiden sich nicht in bezug auf die abhängige Variable) soll mit einer einfaktoriellen Varianzanalyse (df=2) überprüft werden. Gemäß Tabelle 47 benötigt man pro Informationsquelle n=52 Hilfeempfänger. Falls gleich große Stichproben nicht zu realisieren sind, soll darauf geachtet werden, daß sich eine Gesamtstichprobe von N=156 ergibt.

Nach der Datenerhebung errechnet man die folgenden Durchschnittswerte:

a_1: 13 Tage (n=62);
a_2: 18 Tage (n=58);
a_3: 16 Tage (n=36).

Die Unterschiede sind statistisch signifikant, d.h. die H_0 ist abzulehnen. Zur Ex-post-Bestimmung der in der Untersuchung erzielten Effektgröße wird zunächst ein Schätzwert für σ_μ bestimmt. Ausgehend von einem Gesamtmittelwert von 15,55 erhält man

$$\hat{\sigma}_\mu^2 = \frac{62 \cdot (13 - 15{,}55)^2 + 58 \cdot (18 - 15{,}55)^2}{156} + \frac{36 \cdot (16 - 15{,}55)^2}{156} = 4{,}86 \text{ bzw. } \hat{\sigma}_\mu = 2{,}2.$$

Für die Merkmalsstreuung schätzt man aus den (hier nicht wiedergegebenen) Einzeldaten σ=8,8, so daß sich f=2,2/8,8=0,25 ergibt. Der geplante mittlere Effekt ist auch faktisch eingetreten, d. h. der Stichprobenumfang war wirklich optimal.

Einfaktorielle Varianzanalyse mit Meßwiederholungen

Es soll ein neues Mittel gegen Nikotinsucht geprüft werden. Geplant ist ein Untersuchungszeitraum von 16 Wochen, der in vier vierwöchige Phasen unterteilt wird. Um sich den Aufwand einer Kontrollgruppe zu ersparen, werden nur Raucher in die Untersuchung einbezogen, deren Zigarettenkonsum seit mehreren Jahren stabil ist. Man beabsichtigt, einen ABAB-Plan (vgl. S. 545f.) einzusetzen, bei dem das Rauchverhalten in der ersten und dritten Phase ohne und in der zweiten und vierten Phase mit Medikamenten registriert wird (abhängige Variable: durchschnittlicher Tageskonsum pro Woche). Die Auswertung soll mit einer einfaktoriellen Varianzanalyse mit Meßwiederholungen erfolgen (df=3).

Die Planung des Stichprobenumfanges geht von einem kleinen Effekt (f=0,1), α=0,05 und 1–β=0,8 aus. Außerdem ist man davon überzeugt, daß die durchschnittliche Korrelation zwischen dem viermal gemessenen Rauchverhalten keinesfalls unter $\bar{r}$=0,5 liegt. Für diese Konstellation entnimmt man Tabelle 49 einen Stichprobenumfang von n=153.

Nach Abschluß der Untersuchung liegen folgende Durchschnittswerte vor:

1. Phase: 24 Zigaretten;
2. Phase: 20 Zigaretten;
3. Phase: 22 Zigaretten;
4. Phase: 18 Zigaretten.

Das Ergebnis der Varianzanalyse ist nicht signifikant. Als ex-post bestimmte Effektgröße erhält man mit $\hat{\sigma}_\mu = 2{,}24$ und $\hat{\sigma} = 24{,}8$ (geschätzt durch $\hat{\sigma}_{res}$) f=2,24/24,8=0,09. Der Effekt liegt also geringfügig unter dem für praktisch bedeutsam erachteten Mindesteffekt von f=0,1. Allerdings beträgt die durchschnittliche Korrelation der vier Meßwertreihen nur $\bar{r}$=0,46. Eine höhere Korrelation hätte $\hat{\sigma}(=\hat{\sigma}_{res})$ stärker reduziert, was mit einem größeren Effekt und einem vermutlich signifikanten Ergebnis verbunden wäre.

Zweifaktorielle Varianzanalyse

Eine Regierung plant, die gesetzlichen Fördermaßnahmen zum Mutterschutz einzuschränken. Zuvor will man durch eine Befragung mögliche Reaktionen auf diese Gesetzesänderung erkunden, denn man befürchtet, daß dieses Vorhaben der Regierungspartei (a_1) wichtige Wählerstimmen kosten könnte. Es interessiert die Einstellung zur Gesetzesänderung (abhängige Variable) in Abhängigkeit vom Geschlecht der Befragten (Faktor B: männlich – weiblich) und von ihren Parteipräferenzen (Faktor A: die Parteien a_1, a_2 und a_3). Man vermutet, daß zwischen dem Geschlecht und den Parteipräferenzen in bezug auf die Einstellung eine Interaktion besteht: Männliche Anhänger der Partei a_1 befürworten die Änderung stärker als weibliche, während die männlichen Anhänger der Partei a_2 die Änderung stärker ablehnen als die weiblichen (H_1). Für Angehörige der Partei a_3 werden keine geschlechtsspezifischen Unterschiede vorhergesagt. Die abhängige Variable soll mit einem Einstellungsfragebogen erhoben werden, der zu Einstellungswerten zwischen –5 (starke Ablehnung) und +5 (starke Befürwortung) führen kann.

In Vorgesprächen mit einer Evaluatorin stellt sich natürlich die Frage nach den Kosten für die Studie. Diese – so die Evaluatorin – hingen vor allem von der einzusetzenden Stichprobe ab, deren Größe nicht beliebig sei, sondern sehr genau kalkuliert werden könne. Dies setze allerdings voraus, daß die Auftraggeber eine Vorstellung davon haben, welche parteispezifischen Effekte der Gesetzesänderung für praktisch bedeutsam gehalten werden. In diesem Falle könne der Stichprobenumfang so festgelegt werden, daß bei Gültigkeit von H_1 genau dieser Effekt und keine kleineren, unbedeutenden Effekte statistisch signifikant werden.

Da die Auftraggeber nur sehr vage Vorstellungen davon haben, wie Wählerinnen und Wähler der drei Parteien auf die Gesetzesänderung reagieren würden, präsentiert die Evaluatorin einige vorbereitete Folien (nach Art von Abb. 65), die einen kleinen, einen mittleren und einen großen Interaktionseffekt veranschaulichen. (Bei der Vorbereitung dieser Folien ging die Evaluatorin davon aus, daß in der Befragung der gesamte Range der Einstellungsskala – von –5 bis +5 – genutzt wird. Unter der Annahme normalverteilter Einstellungen schätzt sie die Merkmalsstreuung unter Bezug auf Abb. 25 mit $\hat{\sigma}=1{,}6$). Man einigt sich auf einen mittleren Effekt (f=0,25). Da der Vorschlag, von α=0,01 und 1–β=0,8 auszugehen, akzeptiert wird, legt die Evaluatorin eine Kostenkalkulation vor, die von 39 Personen pro Faktorstufenkombination bzw. einer Gesamtstichprobe von 6×39=234 Personen ausgeht (vgl. Tabelle 50 für einen 2×3-Versuchsplan).

Nach Abschluß der genehmigten Untersuchung resultieren die in Tabelle 54 zusammengefaßten empirischen Zellenmittelwerte $\overline{AB}_{ij}$.

Die Interaktion ist statistisch nicht signifikant. (Bei der Prüfung der Interaktion wurde einfachheitshalber angenommen, daß die geschätzte Merkmalsstreuung von $\hat{\sigma}$=1,6 der empirischen Fehlerstreuung $\hat{\sigma}_{Fehler}$ entspricht.) Der mit der Interaktion verbundene Effekt beträgt nach Gl. (9.17) $f_{A\times B}$=0,19. Die zur Berechnung dieses Wertes benötigten Mittelwerte $\overline{AB}'_{ij}$ (Zellenmittelwerte ohne Interaktion, sprich: „AB_{ij} quer Strich") erge-

Tabelle 54. Empirische Zellenmittelwerte $\overline{AB}_{ij}$ des Beispiels für eine zweifaktorielle Varianzanalyse

	Partei a_1	a_2	a_3	$\overline{B}_j$
b_1 männlich	1,00	−3,00	−1,50	−1,17
b_2 weiblich	0,50	−2,00	−1,50	−1,00
$\overline{A}_i$	0,75	−2,50	−1,50	$\overline{G}=-1{,}08$

Tabelle 55. Theoretische Zellenmittelwerte $\overline{AB}'_{ij}$ des Beispiels für eine zweifaktorielle Varianzanalyse

	Partei a_1	a_2	a_3	$\overline{B}_j$
b_1 männlich	0,66	−2,59	−1,59	−1,17
b_2 weiblich	0,83	−2,42	−1,42	−1,00
$\overline{A}_i$	0,75	−2,50	−1,50	$\overline{G}=-1{,}08$

ben sich nach Gl. (9.16) zu den in Tabelle 55 dargestellten Werten.
Der Effekt ist kleiner als geplant und damit praktisch zu vernachlässigen. Da die Planung von einem optimalen Stichprobenumfang für $f_{A\times B}=0{,}25$ ausging, ist der Effekt auch statistisch unbedeutend.

Abbildung 65 veranschaulicht das Interaktionsmuster graphisch (Interaktionsdiagramm). In Abb. 65a sind die empirischen Zellenmittelwerte abgetragen, deren Größe auch von den Haupteffekten beeinflußt ist. Ein klareres Bild von der Interaktion vermittelt Abb. 65b, bei der die Haupteffekte aus den Zellenmittelwerten „herausgerechnet" sind ($\overline{AB}_{ij} - \overline{AB}'_{ij}$).

Der Haupteffekt A (Parteienunterschiede) ist statistisch signifikant und mit einem sehr großen Effekt von $f_A=1{,}36/1{,}6=0{,}85$ verbunden. Wenn die für die Stichprobe errechneten Mittelwerte tatsächlich den Populationsverhältnissen entsprechen, hätten zur Absicherung dieses Effektes sehr viel kleinere Stichprobenumfänge ausgereicht ($n<16$).

Der Haupteffekt B (Geschlechtsunterschied) ist statistisch nicht signifikant. Der ihm zugeordnete Effekt ist mit $f_B=0{,}085/1{,}6=0{,}05$ sehr klein. Hätte man sich dafür interessiert, einen derart kleinen Effekt statistisch abzusichern, wären pro Faktorstufenkombination Stichproben mit $n>233$ erforderlich gewesen.

Zusammenfassend stellt die Evaluatorin fest, daß die Anhänger der Regierungspartei (a_1) die geplante Gesetzesänderung unabhängig vom Ge-

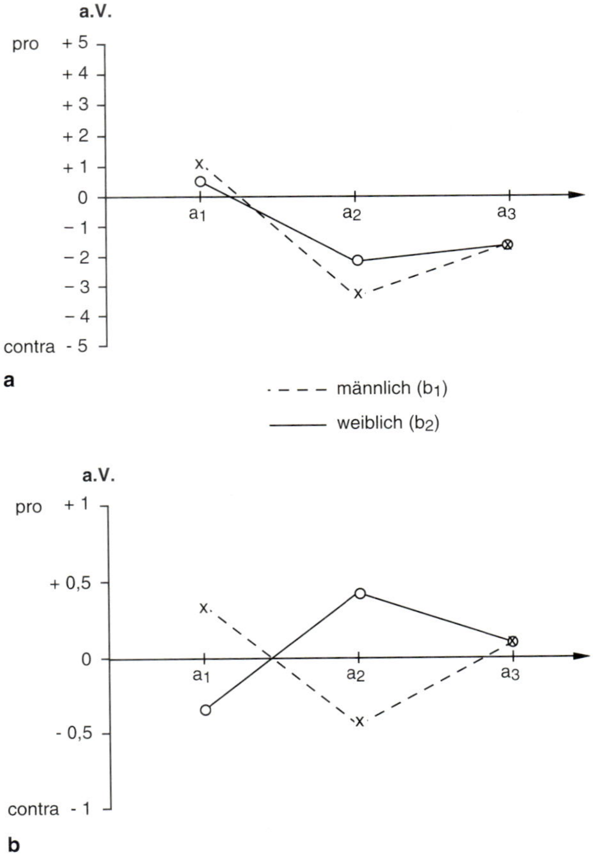

Abb. 65. Beispiel einer spezifischen Alternativhypothese für eine Interaktion. **a** mit Haupteffekten; **b** ohne Haupteffekte

schlecht eher positiv aufnehmen. Geschlechtsspezifische Aufklärungsarbeit zur Vorbereitung der Gesetzesänderung ist also offenbar nicht erforderlich. Mit einer negativen Bewertung muß – wie zu erwarten – vor allem bei Anhängern der Oppositionsparteien gerechnet werden. Insbesondere die Wähler der Partei a_2 lehnen die Maßnahme entschieden ab.

Tabelle 56. Mittelwerte des Beispiels für eine zweifaktorielle Varianzanalyse mit Meßwiederholung

		Faktor B vorher	nachher
Faktor A	Experimentalgruppe	45	37
	Kontrollgruppe	47	45

Zweifaktorielle Varianzanalyse mit Meßwiederholungen

Die Stadtreinigung beabsichtigt, eine Aufklärungsbroschüre über die Notwendigkeit von Mülltrennung zu evaluieren. Insbesondere ist ihr daran gelegen, die Akzeptanz der öffentlich aufgestellten Papier- und Glascontainer zu erhöhen. Man wählt als Untersuchungsdesign einen Pretest – Posttest-Plan mit randomisierter Experimental- und Kontrollgruppe (vgl. S. 521 f.). In der Experimentalgruppe soll die Broschüre über die Hauspostkästen verteilt werden; die Kontrollgruppe erhält keine diesbezüglichen Informationen. Das durchschnittliche, an vier Entleerungstagen gemessene Gewicht (in kg) des Mülls in den Hausmülltonnen – gemessen vor und nach der Maßnahme – dient als abhängige Variable.

Schon ein geringer Effekt macht eine Verteilung der Broschüre an die Gesamtbevölkerung rentabel. Für die Kalkulation der hierfür optimalen Stichprobenumfänge für Experimental- und Kontrollgruppe benötigt man Angaben über die Korrelation der Müllmengen bei den wöchentlichen Entleerungen. Experten schätzen, daß diese Korrelation (in der Kontrollgruppe) nicht unter $r=0{,}5$ liegen dürfte. Man entnimmt deshalb (für $\alpha=0{,}01$ und $1-\beta=0{,}8$) Tabelle 51, daß für einen 2×2-Meßwiederholungsplan $n_{Exp}=n_{Kon}=162$ Haushalte optimal wären.

Die Untersuchung führt zu den in Tabelle 56 zusammengefaßten Müllgewichten.

Die Interaktion (Gruppe×Meßzeitpunkt) ist statistisch nicht signifikant ($\alpha=0{,}01$). Ihr entspricht ein Effekt von $f_{A\times B}=0{,}09$ (für $\hat{\sigma}_{\mu}=1{,}5$ und einer ex-post ermittelten Fehlerstreuung von $\hat{\sigma}_{B\times vpn}=16{,}7$). Dieser Effekt ist der Stadtreinigung zu klein. Man beschließt deshalb mit einer ansprechender gestalteten Informationsbroschüre einen neuen Evaluationsversuch.

9.3.8 Multiple Korrelation

Die Betriebspsychologin eines großen Werkes möchte eine Testbatterie zur Vorhersage von Arbeitszufriedenheit (Kriteriumsvariable Y) zusammenstellen. Sie beabsichtigt, die folgenden sechs Prädiktorvariablen einzusetzen:

X_1: Entlohnung,
X_2: Möglichkeiten zur flexiblen Arbeitszeitgestaltung,
X_3: Abwechslungsreichtum am Arbeitsplatz,
X_4: Betriebsklima,
X_5: Beeinträchtigungen durch Lärm, Staub, Hitze etc. sowie
X_6: Sicherheit des Arbeitsplatzes.

In der Literatur wird über eine ähnliche Untersuchung berichtet, die bei $p=7$ vergleichbaren Prädiktoren zu einer multiplen Korrelation von $R=0{,}50$ führte. Dieser Wert entspricht einer Effektgröße von $f^2=0{,}5^2/(1-0{,}5^2)=0{,}33$, die in Tabelle 46 als nahezu „großer Effekt" klassifiziert wird. Der zur statistischen Absicherung ($\alpha=0{,}05$, $1-\beta=0{,}8$) dieses Effektes optimale Stichprobenumfang beträgt nach Tabelle 47 (mit 6 Prädiktoren) $n=45$.

Nach einer Befragung von 45 Werktätigen errechnet die Betriebspsychologin $R=0{,}49$. Der Signifikanztest für multiple Korrelationen (F-Test) weist diese Korrelation als nicht-signifikant aus. Da jedoch die Prädiktoren X_2 (Möglichkeit zur flexiblen Arbeitszeitgestaltung) und X_3 (Abwechslungsreichtum am Arbeitsplatz) sehr hoch miteinander korrelieren, beschließt die Betriebspsychologin, auf den Prädiktor X_3 zu verzichten (redundanter Prädiktor). Dadurch sinkt die multiple Korrelation zwar auf $R=0{,}48$ bzw. $f=0{,}30$; dennoch ist dieser Zusammenhang wegen der reduzierten Prädiktorzahl statistisch signifikant. Sie beabsichtigt, den redundanten Prädiktor durch einen besseren zu ersetzen in der Hoffnung, dadurch den angestrebten großen Effekt von $f^2=0,35$ zu erreichen.

9.4 Metaanalyse

Im folgenden wird ein Verfahren vorgestellt, das in den vergangenen Jahren unter der Bezeichnung „Metaanalyse" zunehmend Verbreitung fand (vgl. Myers, 1991). Nach einigen einleitenden Bemerkungen zur Zielsetzung des Verfahrens (Abschnitt 9.4.1) erörtern wir in Abschnitt 9.4.2 das Auswahlproblem für die in eine Metaanalyse einzubeziehenden Untersuchungen, im Abschnitt 9.4.3 Verfahren, mit denen verschiedenartige statistische Untersuchungsergebnisse auf einen einheitlichen „Nenner" gebracht werden können und in Abschnitt 9.4.4 Homogenitätstests zur Überprüfung der Aggregierbarkeit verschiedener Untersuchungsergebnisse. Ein Beispiel in Abschnitt 9.4.5 beschreibt die praktische Durchführung einer Metaanalyse. Der letzte Abschnitt behandelt sog. „kombinierte Signifikanztests", die vor allem dann eingesetzt werden, wenn in den Untersuchungen Angaben über Effektgrößen fehlen.

9.4.1 Zielsetzung

Unter der Bezeichnung „Metaanalyse" versteht man eine Gruppe von Verfahren, mit denen die Ergebnisse verschiedener Untersuchungen mit gemeinsamer Thematik zusammengefaßt werden, um so einen Überblick über den aktuellen Stand der Forschung zu gewinnen. Mit dieser Zielsetzung rivalisiert die Metaanalyse mit dem traditionellen narrativen Review, dessen primäre Aufgabe ebenfalls darin besteht, den aktuellen Forschungsstand zu einer bestimmten Thematik anhand neuerer Literatur aufzuarbeiten und zu verdichten. Vertreter der Metaanalyse kritisieren hierbei vor allem die Subjektivität, die dem Reviewer die Auswahl und Gewichtung der zu integrierenden Untersuchungen weitgehend überläßt. (Über Herausgeberrichtlinien für die Anfertigung eines Reviews informiert Becker, 1991.) Demgegenüber seien Metaanalysen objektiver, weil die Integration von Forschungsergebnissen hier nicht auf der sprachlichen Ebene, sondern auf der Ebene statistischer Indikatoren ansetzt. (Zum Vergleich Review vs. Metaanalyse siehe auch Beaman, 1991.)

Als Glass (1976) erstmals den Begriff „Metaanalyse" einführte, verstand er hierunter weniger eine eigenständige Technik, sondern eher eine Kombination statistischer Analysemethoden zur quantitativen Zusammenfassung einzelner Untersuchungsergebnisse (vgl. auch Glass et al., 1981, S. 21). Diese Auffassung charakterisiert auch die heutige Situation recht gut, denn von einer einheitlichen Methodik der Metaanalyse kann nach immerhin 15 Jahren Erfahrung mit dieser Technik noch keine Rede sein. Wie die ständig steigende Anzahl methodisch orientierter Publikationen zu dieser Thematik belegt, befindet sich die Metaanalyse in einem Entwicklungsprozeß, dessen Ende heute noch nicht absehbar ist.

Die verschiedenen methodischen Varianten (einen Überblick findet man bei Bangert-Drowns, 1986 oder Beelmann und Bliesner, 1994), führen selbst bei identischen, metaanalytisch aufgearbeiteten Untersuchungen keineswegs zu deckungsgleichen Ergebnissen (vgl. z. B. Drinkmann et al., 1989, oder Steiner et al., 1991), was allerdings nicht zwingend den metaanalytischen Techniken anzulasten ist. Eine wichtige Ursache für diesen Mißstand ist das Fehlen einer Norm, die die Art der Ergebnispräsentation in Publikationen festlegt. Solange Metaanalysen auf unvollständige bzw. unterschiedlich genaue Ausgangsinformationen zurückgreifen müssen (z. B. Ergebnisdarstellungen, in denen nur zwischen signifikanten und nicht-signifikanten Ergebnissen unterschieden wird, Ergebnisdarstellungen mit exakten Irrtumswahrscheinlichkeiten bzw. der immer noch seltenen Angabe von Effektgrößen etc.), ist zwangsläufig damit zu rechnen, daß sich Metaanalysen in Abhängigkeit von den jeweils verarbeiteten statistischen Ergebnisindikatoren unterscheiden. Eine Vereinheitlichung der Metaanalyse im Sinne eines allgemein akzeptierten methodischen Vorgehens ist also auch an Vorschriften gebunden, die die Art der Ergebnisdarstellung verbindlich regeln (vgl. hierzu S. 603 f.).

Das für alle metaanalytischen Techniken vorrangige Ziel besteht in der statistischen Aggregierung von Einzelergebnissen inhaltlich homogener Primäruntersuchungen. Von besonderer Bedeutung ist hierbei die Frage nach der Wirksamkeit einer Maßnahme oder eines Treatments, deren Beantwortung alle einschlägigen Forschungsergebnisse berücksichtigen soll. Ein zentraler Begriff der Metaanalyse ist damit die Effektgröße bzw. der durch viele Einzeluntersuchungen geschätzte „wahre" Effekt einer Maßnahme.

Metaanalysen sind nicht nur zur Beschreibung des Forschungsstandes in einem begrenzten Forschungsfeld, sondern auch für die Vorbereitung größerer Evaluationsprojekte wichtig. Evaluationsstudien – so wurde auf S. 111 ff. empfohlen – sollten sich nicht mit dem Nachweis einer irgendwie gearteten Maßnahmewirkung begnügen, sondern einen mit Kosten-Nutzen-Überlegungen gestützten Effekt vorgeben, der mindestens zu erreichen ist. Derartige Angaben werden erheblich erleichtert, wenn man auf bereits vorhandene bzw. selbst durchgeführte Metaanalysen zurückgreifen kann.

> **!** **Metaanalysen dienen der statistischen Aggregierung von Einzelergebnissen inhaltlich homogener Primäruntersuchungen. Sie liefern damit eine komprimierte Darstellung des Forschungsstandes in einem Gebiet.**

9.4.2
Auswahl der Untersuchungen

Das Ergebnis einer Metaanalyse ist selbstverständlich von der Auswahl der einbezogenen Primäruntersuchungen abhängig, die im Kontext einer Metaanalyse die zu aggregierenden Untersuchungseinheiten darstellen (vgl. S. 591 f.). Akribische Bemühungen um eine möglichst vollständige Erfassung aller thematisch einschlägigen Arbeiten (Monographien, Zeitschriftenartikel, Dissertationen, institutsinterne Reports etc.) sind hierbei unerläßlich. Fachspezifische Bibliotheken, Sammelreferate, Literaturdatenbanken, die Informationsvermittlungsstellen der Universitätsbibliotheken, aber auch ein regelmäßiger Informationsaustausch zwischen Wissenschaftlern mit vergleichbaren inhaltlichen Arbeitsschwerpunkten erleichtern diese wichtige Aufgabe erheblich. (Genauere Angaben über Fachinformationsdienste findet man im Anhang B).

Selektionskriterien

Der Metaanalyse wird gelegentlich vorgehalten, ihre Ergebnisse seien wenig valide, weil unkritisch jede thematisch einschlägige Studie unabhängig von ihrer methodischen Qualität berücksichtigt wird („Garbage in – Garbage out"-Argument) bzw. weil Studien verwendet werden, deren inhaltliche Kohärenz nicht überzeugt („Äpfel und Birnen"-Argument). Den Vertretern dieser Argumentation (z. B. Eysenck, 1978, oder Mansfield und Busse, 1977) ist natürlich Recht zu geben, wenn Studien mit offensichtlichen methodischen Mängeln bzw. wenigen inhaltlichen Gemeinsamkeiten metaanalytisch verarbeitet werden. Im übrigen hat sich jedoch die Auffassung durchgesetzt, daß bei der Auswahl von Studien eher liberale Kriterien von Nutzen seien (vgl. z. B. Bangert-Drowns, 1986).

Das „Garbage in – Garbage out"-Argument: Liberale Selektionskriterien werden gegenüber Vertretern des „Garbage in- Garbage out"-Argumentes damit begründet, daß sich der Einfluß der methodischen Qualität (typischerweise sind hiermit Beeinträchtigungen der internen Validität gemeint; vgl. Gottfredson, 1978) auf die Ergebnisse einer Metaanalyse empirisch kontrollieren läßt. Hierzu werden die einzelnen Studien bezüglich relevant erscheinender Qualitätskriterien anhand von Rating-Skalen bewertet (z. B. Einsatz einer Kontrollgruppe, Größe, Art und Auswahl der Stichprobe, Reliabilität der verwendeten Meßinstrumente, Fehlerkontrollen, Genauigkeit der Treatmentimplementierung, Angemessenheit der eingesetzten statistischen Verfahren etc.; vgl. z. B. Stock et al. 1982), die anschließend mit den studienspezifischen Effektgrößen in Beziehung gesetzt werden. Systematische Zusammenhänge zwischen Studienmerkmalen und Effektgrößen erleichtern eine evtl. aufgrund eines signifikanten Homogenitätstests (vgl. Abschnitt 9.4.4) erforderliche Einteilung der Untersuchungen in homogene Subgruppen. Allerdings weist Hedges (1982) darauf hin, daß sich methodisch gute bzw. schlechte Untersuchungen kaum in ihren Effektstärken unterscheiden, daß jedoch die Variabilität der Effektgrößen von schlecht kontrollierten Studien (z. B. keine Randomisierung) größer sei als bei methodisch gut durchdachten Studien.

Vor die Alternative gestellt, bestimmte Untersuchungen wegen mangelnder methodischer Qualität von einer Metaanalyse auszuschließen oder alle Untersuchungen einzubeziehen, die zumindest einem minimalen methodischen Standard genügen, ist dem zweiten Vorgehen der Vorrang zu geben. Wichtig hierbei ist jedoch, daß die Auswahl der Qualitätskriterien begründet wird und daß die Bewertung der Untersuchungen anhand dieser Kriterien möglichst objektiv erfolgt (mehrere Urteiler mit Nennung der Urteilerübereinstimmung, so daß die Metaanalyse prinzipiell replizierbar ist).

Das „Äpfel und Birnen"-Argument: Die Diskussion des sog. „Äpfel und Birnen"-Argumentes hat zwei Aspekte zu berücksichtigen: Die Homogenität der Untersuchungen in bezug auf die unabhängige Variable und in bezug auf die abhängige Variable.

Bezogen auf die unabhängige Variable ist zunächst festzustellen, daß das mit einer Metaanalyse verbundene Forschungsinteresse in der Regel umfassender ist als in der Primärforschung. Metaanalytische Fragestellungen thematisieren beispielsweise die Wirkung psychotherapeutischer Maßnahmen oder den Einfluß des Lehrers auf das Schülerverhalten, wobei Abstraktionen von konkreten Ausprägungen der unabhängigen Variablen (z. B. konkrete Therapieformen oder bestimmte Unterrichtsstile) häufig bewußt angestrebt werden. Hier eine objektivierbare Abgrenzungsstrategie zu entwickeln, ist schwierig und sollte den spezifischen Besonderheiten der inhaltlichen Fragestellung bzw. dem Erkenntnisinteresse des einzelnen Forschers überlassen bleiben. Sehr heterogene Varianten der Operationalisierung einer unabhängigen Variablen können im Nachhinein in getrennt zu analysierende, homogene Untersuchungsgruppen aufgeteilt werden.

Für die Auswahl der Operationalisierungsvarianten der abhängigen Variablen sollten hingegen strengere Kriterien gelten, denn eine Zusammenfassung von Untersuchungsergebnissen macht nur Sinn, wenn die verschiedenen abhängigen Variablen Indikatoren eines gemeinsamen inhaltlichen Konstruktes und damit hoch korreliert sind. Würde man beispielsweise die Beeinflussung kognitiver und sozialer Schülerfähigkeiten durch das Lehrerverhalten metaanalytisch integrieren, könnte ein nichtssagender Gesamteffekt resultieren, obwohl jede dieser Schülerfähigkeiten für sich genommen sehr wohl, und zwar unabhängig voneinander oder gar kompensatorisch, vom Lehrerverhalten abhängt. Auf eine genaue Definition der abhängigen Variablen einschließlich der Ausgrenzung nicht zulässiger Operationalisierungsvarianten ist deshalb besonderer Wert zu legen.

Abhängige Untersuchungsergebnisse

Es ist eher die Regel als die Ausnahme, daß in einer Publikation mehrere Teilergebnisse zu einer Fragestellung dargestellt werden. Solange diese Teilergebnisse an ein- und derselben Stichprobe gewonnen wurden, sind sie voneinander abhängig und sollten deshalb nicht als Einzelbefunde metaanalytisch verarbeitet werden. Die Untersuchungseinheiten einer Metaanalyse sind verschiedene Studien und nicht die Teilergebnisse der Studien, es sei denn, daß pro Studie nur ein Teilergebnis verwendet wird. Generell gilt, daß metaanalytische Aussagen auf einer Gesamtstichprobe basieren, die sich additiv aus den Stichprobenumfängen der Einzelstudien zusammensetzt, bei der also keine Teilstichprobe doppelt oder gar mehrfach gezählt wird. (Zur Begründung dieser Forderung vgl. Kraemer, 1983; weitere Gefährdungen der Unabhängigkeitsforderung für Metaanalysen erörtern Landman und Dawes, 1982.)

Abhängige Testergebnisse aus einer Untersuchung werden für metaanalytische Auswertungen zu einem Gesamtergebnis zusammengefaßt. Bestehen diese Einzelergebnisse z. B. aus Korrelationen, verwendet man das arithmetische Mittel der Korrelationen als Schätzwert für das Gesamtergebnis (vgl. Hunter et al. 1982). Wenn also z. B. der Zusammenhang zwischen dem Erziehungsverhalten der Eltern und den schulischen Leistungen ihrer Kinder durch drei Korrelationen beschrieben wird, (der Betreuungsaufwand bei Hausaufgaben korreliert mit der Deutschnote zu $r=0{,}4$, mit der Mathematiknote zu $r=0{,}6$ und der Musiknote zu $r=0{,}3$), ergäbe sich als geschätzter Gesamteffekt der Wert $\bar{r}=(0{,}4+0{,}6+0{,}3)/3=0{,}43$. Dieser Wert wäre also unter Zugrundelegung des einfachen Stichprobenumfanges der Untersuchung metaanalytisch weiter zu verarbeiten. (Warum die Durchschnittsbildung nicht über Fisher's Z-Werte erfolgt, wird bei Fricke und Treinies, 1985, S. 98 ff. begründet.)

Abschnitt 9.2.1 behandelte Effektgrößen der wichtigsten Signifikanztests, die vor einer metaanalytischen Verarbeitung auf einen einheitlichen Maßstab gebracht werden müssen. Wir empfehlen hierfür das von Kraemer und Thiemann (1987) bzw. von Kraemer (1985) vorgeschlagene Δ-Maß (griech. Delta), das dem Korrelationskoeffizienten entspricht. Abhängige Effektgrößen einer Untersuchung sind also – soweit es sich nicht bereits um Korrelationen handelt – zuvor in Korrelationsäquivalente zu transformieren, um diese anschließend – wie oben beschrieben – arithmetisch zu mitteln.

Unter der Voraussetzung, daß die Interkorrelationen der abhängigen Variablen einer Studie bekannt und homogen sind, läßt sich die Schätzung des Gesamteffektes mit einem bei Rosenthal und Rubin (1986) beschriebenen Verfahren verbessern. Weitere Informationen zur metaanalytischen Behandlung abhängiger Ergebnisse findet man z. B. bei Tracz et al. (1992).

! **Die Untersuchungen bzw. Daten für eine Metaanalyse sind so auszuwählen, daß möglichst alle einschlägigen Arbeiten berücksichtigt werden, die methodische Mindestkriterien erfüllen und vergleichbare abhängige Variablen untersuchen. Die in die Metaanalyse eingehenden Einzelergebnisse sollten von unabhängigen Stichproben stammen (Teilergebnisse derselben Stichprobe sind ggf. zu einem Gesamtwert zu aggregieren).**

9.4.3 Vereinheitlichung von Effektgrößen: Das Δ-Maß

Die metaanalytische Zusammenfassung von k Effektgrößen aus k unabhängigen Untersuchungen ist nur sinnvoll, wenn die einzelnen Effektgrößen Schätzungen einer gemeinsamen Populationseffektgröße darstellen, was Homogenität der untersuchungsspezifischen Effektgrößen impliziert. Die in Abschnitt 9.4.4 zu behandelnden Homogenitätsprüfungen gehen von einer einheitlichen Effektgröße Δ aus, die der bivariaten Produkt-Momentkorrelation r entspricht. Es ist deshalb zunächst nach Transformationsregeln zu fragen, die verschiedene Effektgrößen bzw. Teststatistiken in ein einheitliches Maß, das Δ-Maß, überführen.

Diese Transformationsregeln gehen auf Kraemer (1985) bzw. Kraemer und Thiemann (1987) zurück. Man beachte, daß die nach diesen Regeln errechneten Δ-Werte die „wahren", über r ermittelten Merkmalszusammenhänge nur approximativ schätzen, wobei jedoch die Schätzgenauigkeit für metaanalytische Zwecke ausreichend ist. (Leider stimmen die von Kraemer, 1985, genannten Effektgrößen nur teilweise mit den in Abschnitt 9.2.1 genannten, auf Cohen, 1988, zurückgehenden Effektgrößen überein. Eine Umrechnung in die Kraemersche Terminologie dürfte jedoch problemlos sein.)

Die folgenden Transformationsregeln werden an einem abschließenden Beispiel (vgl. S. 599 ff.) numerisch erläutert.

Produkt-Moment-Korrelation

Wird in einer Untersuchung der Populationszusammenhang zweier Merkmale ϱ (griech.: rho) durch r geschätzt, resultiert Δ nach folgender Transformation

$$\Delta = \frac{(\varrho - \varrho_0)}{1 - \varrho \cdot \varrho_0}. \qquad (9.24)$$

Setzen wir gem. H_0: $\varrho_0 = 0$, erhält man also

$$\Delta = \varrho \qquad (9.24\,a)$$

t-Test für unabhängige Stichproben

Sind die zu vergleichenden Stichproben gleich groß ($n_1 = n_2$), ermitteln wir

$$r_{pbis} = \frac{d}{\sqrt{d^2 + 4}}. \qquad (9.25)$$

Die Bestimmungsgleichung für d findet man in Tabelle 46 unter Ziffer 1. Die in Gl. (9.25) genannte Transformation ist bei Gilpin (1993) tabelliert.

Bei ungleich großen Stichproben errechnet man nach Kraemer und Thiemann (1987):

$$r_{pbis} = \frac{d}{\sqrt{d^2 + 1/(p \cdot q)}}, \qquad (9.26)$$

mit $p = n_1/n$ und $q = n_2/n$ $(n_1 + n_2 = n)$.

Um eine bessere Vergleichbarkeit mit der Produkt-Moment-Korrelation herzustellen, empfehlen Glass et al. (1981, S. 149), die punktbiseriale Korrelation für metaanalytische Zwecke in eine biseriale Korrelation zu überführen:

$$\Delta = r_{bis} = r_{pbis} \cdot \frac{\sqrt{n_1 \cdot n_2}}{\upsilon \cdot n}. \qquad (9.27)$$

υ (griech.: ypsilon) ist hierbei die Ordinate (Dichte) desjenigen z-Wertes der Standardnormalverteilung, die die Grenze zwischen den Teilflächen $p = n_1/n$ und $q = n_2/n$ markiert (vgl. Tabelle 1 im Anhang E). Für $0{,}2 < p < 0{,}8$ kann Gl. (9.27) nach Magnusson (1966) wie folgt approximiert werden:

$$\Delta = r_{bis} = 1{,}25 \cdot r_{pbis}. \qquad (9.28)$$

Falls die Ergebnisdarstellung in einer Untersuchung nicht genügend Angaben enthält, um die für Gl. (9.28) benötigte Effektgröße berechnen zu können, stattdessen aber ein t-Wert genannt wird, errechnet man r_{pbis} nach Cohen (1977, S. 457) wie folgt:

$$r_{pbis} = \sqrt{\frac{t^2}{t^2 + df}}, \qquad (9.29)$$

mit $df = n_1 + n_2 - 2$.

t-Test für abhängige Stichproben

Das Ergebnis eines t-Tests für abhängige Stichproben wird nach Kraemer (1985, S. 183) folgendermaßen in ein Korrelationsäquivalent transformiert:

$$\Delta = \frac{d'}{\sqrt{d'^2 + 1}}, \qquad (9.30)$$

mit

$$d' = \frac{\bar{x}_1 - \bar{x}_2}{\hat{\sigma} \cdot \sqrt{2 \cdot (1 - r)}}.$$

Die Parameter μ_1 und μ_2 werden hier durch $\bar{x}_1$ und $\bar{x}_2$ geschätzt. Gl. (9.30) setzt voraus, daß die Korrelation r zwischen den beiden Meßwertreihen sowie die geschätzte Populationsstreuung $\hat{\sigma}$ des untersuchten Merkmals bekannt sind. Werden die Streuungen der beiden Meßwertreihen $\hat{\sigma}_{x_1}$ und $\hat{\sigma}_{x_2}$ genannt, läßt sich $\hat{\sigma}$ nach Gl. (9.1) schätzen.

Abweichung eines Anteilwertes P von π_0 (Binomialtest)

Es wird geprüft, wie stark ein Anteilswert P (bzw. ein Prozentwert) als Schätzer für π von einem bekannten Populationswert π_0 abweicht. Eine korrelationsäquivalente Effektgröße Δ kann hier wie folgt berechnet werden:

$$\Delta = \frac{e^{2 \cdot d} - 1}{e^{2 \cdot d} + 1}, \qquad (9.31)$$

mit

$$d = 2 \cdot (\arcsin \pi^{1/2} - \arcsin \pi_0^{1/2}). \qquad (9.32)$$

Eine Tabelle für die Arcus-sinus-Transformation ($\phi = 2 \arcsin \sqrt{\pi}$) findet man in Anhang E (Tabelle 10).

Mit diesem Ansatz läßt sich auch eine Effektgröße für den McNemar-Test bestimmen. (Das Verfahren wird z. B. bei Bortz, 1993, S. 150 f. behandelt.) Die H_0 behauptet, daß der Anteil der Personen mit Änderung von „+" nach „–" gleich dem Anteil der Veränderung von „–" nach „+" ist ($\pi_0 = 0{,}5$). Der in Gl. (9.32) genannte π-Wert entspricht dann dem empirischen Anteil der Veränderer von „+" nach „–" (bzw. von „–" nach „+") an der Gesamtzahl aller Veränderer.

Eine weitere Anwendungsvariante von Gl. (9.31) stellt der Vorzeichentest dar (vgl. z. B. Bortz et al., 1990, Kap. 6.2.1.1). Bei der Bildung von Differenzen der Messungen zweier abhängiger Meßwertreihen werden gem. H_0 zu gleichen Teilen positive und negative Vorzeichen erwartet ($\pi_0 = 0{,}5$). Der Parameter π wird hier durch den Anteil positiver (bzw. negativer) Vorzeichen geschätzt.

Vergleich von Anteilswerten aus zwei unabhängigen Stichproben (Vierfeldertafel)

Man ermittelt für zwei Stichproben 1 und 2 jeweils den Anteil einer Merkmalsalternative als Schätzwerte für π_1 und π_2 sowie $p = n_1/N$ und $q = n_2/N$ mit $N = n_1 + n_2$. Hiervon ausgehend wird das Korrelationsäquivalent wie folgt berechnet:

$$\Delta = \frac{e^{2d} - 1}{e^{2d} + 1}, \tag{9.33}$$

mit

$$d = 2 \cdot (p \cdot q)^{1/2} \cdot (\arcsin \pi_1^{1/2} - \arcsin \pi_2^{1/2}). \tag{9.34}$$

Δ entspricht dem Phi-Koeffizienten für eine Vierfeldertafel mit den Häufigkeiten für zwei Merkmalsalternativen in den verglichenen Stichproben. (Zum Phi-Koeffizienten vgl. z. B. Bortz, 1993, S. 210 f.) Handelt es sich bei den Merkmalsalternativen um künstliche Dichotomien zweier normalverteilter Merkmale, ist die tetrachorische Korrelation als Effektgröße vorzuziehen (vgl. z. B. Bortz, 1993, S. 211 f.).

rxc-Kontingenztafel

In der Praxis kommt es nur selten vor, daß in verschiedenen Untersuchungen Kontingenztafeln mit identischen Merkmalskategorien analysiert werden, die sich metaanalytisch zusammenfassen lassen. Gelegentlich sind Kontingenztafeln jedoch teilidentisch, weil eine der r Kategorien des Merkmals a und eine der c Kategorien des Merkmals b in den zu integrierenden Untersuchungen vorkommen. Sind dies die Kategorien a_i und b_j, läßt sich eine reduzierte Kontingenztafel nach Art der Tabelle 57 erstellen.

Das Korrelationsäquivalent für diese Vierfeldertafel errechnet man nach Gl. (9.33), wobei sich die zu vergleichenden Stichproben auf das Merkmal a oder das Merkmal b beziehen können.

Macht es im Kontext einer Metaanalyse Sinn, den Effekt auf die gesamte Kontingenztafel zu beziehen, läßt sich der χ^2-Wert einer rx2-Tafel wie folgt in eine (multiple) Korrelation (R) überführen (vgl. z. B. Bortz, 1993, Kap. 14.2.11):

$$R = \sqrt{\chi^2/n}. \tag{9.35}$$

Tabelle 57. Reduzierte 2×2-Tafel

		Merkmal b b_j	nicht b_j
Merkmal a	a_i		
	nicht a_i		

Im allgemeinen Fall einer rxc-Tafel kann ein Korrelationsäquivalent zum χ^2-Wert über die sog. „Set Correlation" bestimmt werden (vgl. z. B. Bortz, 1993, S. 584 f.; zur Ermittlung der hierfür erforderlichen kanonischen Korrelation vgl. Bortz, 1993, S. 596 f.).

Varianzanalyse

Hat ein varianzanalytischer Effekt nur einen Zählerfreiheitsgrad, kann der entsprechende F-Wert über

$$t = \sqrt{F_{(1,\, df)}} \tag{9.36}$$

in einen t-Wert überführt werden, der wiederum über Gl. (9.25) in eine punktbiseriale und weiter über Gl. (9.27) bzw. Gl. (9.28) in eine biseriale Korrelation zu transformieren wäre. Bei varianzanalytischen Effekten mit mehr als einem Freiheitsgrad ist es für metaanalytische Zwecke in der Regel ausreichend, wenn nur die zur metaanalytischen Fragestellung passenden Einzelvergleiche bzw. Kontraste (mit jeweils einem Freiheitsgrad) ausgewertet werden. (Zur Überprüfung von Einzelvergleichen im Kontext der einfaktoriellen Varianzanalyse vgl. z. B. Bortz, 1993, Kap. 7.3.)

Die auf mehr als zwei Gruppen bezogenen Ergebnisse einfaktorieller Varianzanalysen können über das Korrelationsäquivalent η (griech.: eta) zusammengefaßt werden:

$$\eta = \sqrt{\frac{QS_{treat}}{QS_{tot}}}; \tag{9.37}$$

(Zur Beziehung von η und der Effektgröße f s. Gl. 9.12).

η^2 entspricht dem Varianzanteil der abhängigen Variablen, der durch die unabhängige Variable erklärt wird. (Zur Terminologie und Durchführung von Varianzanalysen vgl. z. B. Bortz, 1993, Kap. 7 und 8.)

Falls die für Gl. (9.37) erforderlichen Quadratsummen nicht genannt werden, kann η auch über den F-Wert der einfaktoriellen Varianzanalyse mit den dazugehörenden Freiheitsgraden bestimmt werden:

$$\eta = \sqrt{\frac{df_{treat} \cdot F}{df_{treat} \cdot F + df_{Fehler}}}. \tag{9.38}$$

Interessiert in einer mehrfaktoriellen Varianzanalyse der mit einem Faktor j verbundene Effekt, bestimmt man nach Glass et al. (1981, S. 150):

$$\eta = \sqrt{\frac{QS_j}{QS_j + QS_{Fehler}}}, \qquad (9.39)$$

bzw.

$$\eta = \sqrt{\frac{df_j \cdot F_j}{df_j \cdot F_j + df_{Fehler}}}. \qquad (9.40)$$

In zweifaktoriellen Plänen mit p Stufen für Faktor A und q Stufen für Faktor B gelten $df_A = p-1$, $df_B = q-1$ und $df_{Fehler} = p \cdot q \cdot (n-1)$.

Oft benötigt man auch bei mehrfaktoriellen Varianzanalysen lediglich einen auf Faktor j bezogenen Einzelvergleich D(j). Für die in einem Einzelvergleich (z. B. $\bar{A}_1$ vs $\bar{A}_2$) gebundene Quadratsumme errechnet man im Kontext einer zweifaktoriellen Varianzanalyse (vgl. z. B. Bortz, 1993, Kap. 8.2):

$$QS_{D(A)} = \frac{n \cdot q \cdot (\bar{A}_1 - \bar{A}_2)^2}{2}, \qquad (9.41)$$

mit n = Stichprobenumfang pro Faktorstufenkombination und p = Anzahl der Stufen des Faktors B.

Hieraus bestimmt man in Analogie zu Gl. (9.39) bzw. Gl. (9.40) folgenden, durch einen Einzelvergleich erklärten Varianzanteil η^2:

$$\eta^2 = \frac{QS_{D(A)}}{QS_{D(A)} + QS_{Fehler}} \qquad (9.42)$$

oder

$$\eta^2 = \frac{F_D}{F_D + df_{Fehler}}. \qquad (9.43)$$

Der Wert für η entspricht dem Korrelationsäquivalent Δ.

Weitere wichtige Hinweise, wie aus unvollständigen varianzanalytischen Ergebnisdarstellungen die für metaanalytische Zwecke benötigten Effektgrößen zu bestimmen sind, findet man bei Seifert (1991).

Spearmans rho (r_s)
Für die Rangkorrelation r_s (zur Berechnung siehe z. B. Bortz et al. 1990, Kap. 8.2.1) erhält man nach folgender Beziehung eine zur Produkt-Moment-Korrelation äquivalente Effektgröße:

$$\Delta = \frac{6}{\pi} \cdot \arcsin\left(\frac{r_s}{2}\right). \qquad (9.44)$$

Kendalls tau (τ)
Für diese Rangkorrelation (zur Berechnung siehe Bortz et al., 1990. Kap 8.2.2) gilt die in Gl. (9.45) genannte Transformation

$$\Delta = \frac{2}{\pi} \cdot \arcsin \tau. \qquad (9.45)$$

Eine Transformationstabelle für r_s, τ und r findet man bei Gilpin (1993).

9.4.4 Prüfung der Ergebnishomogenität

Zur Prüfung der Homogenität von Δ-Maßen aus verschiedenen Primäruntersuchungen werden im folgenden ein Homogenitätstest sowie die sog. 75%-Regel vorgestellt.

Homogenitätstest für verschiedene Δ-Maße
Nach Transformation von k unabhängigen Effektgrößen in Δ-Maße ist vor einer Zusammenfassung der Δ-Maße zu überprüfen, ob die untersuchungsspezifischen Effektgrößen als Schätzungen eines gemeinsamen Populationsparameters δ (griech.: delta) anzusehen sind. Für diese Überprüfung verwenden wir den folgenden, von Hunter et al., (1982, S. 47) vorgeschlagenen Homogenitätstest:

$$\chi^2 = \frac{N \cdot \hat{\sigma}^2_\Delta}{(1 - \bar{\Delta}^2)^2}, \qquad (9.46)$$

mit

$$\bar{\Delta} = \frac{\sum_{i=1}^k n_i \cdot \Delta_i}{N}, \qquad (9.46\,a)$$

$$\hat{\sigma}^2_\Delta = \frac{\sum_{i=1}^k n_i \cdot (\Delta_i - \bar{\Delta})^2}{N}, \qquad (9.46\,b)$$

$$N = \sum_{i=1}^k n_i,$$

n_i= Stichprobenumfang in der Untersuchung i,
k = Anzahl der Untersuchungen.

Die in Gl. (9.46) definierte Prüfgröße ist mit k-1 Freiheitsgraden approximativ χ^2-verteilt. Ein signifikanter χ^2-Wert weist darauf hin, daß die Varianz der durch die einzelnen Untersuchungen geschätzten wahren Effektgrößen (σ_δ^2) ungleich Null ist, so daß von einem Modell heterogener Effektgrößen auszugehen ist. Dieses Ergebnis würde mehrere Metaanalysen über homogene Teilgruppen von Untersuchungen erforderlich machen.

Stichprobenbedingte Ergebnisunterschiede: Bei der Interpretation von $\hat{\sigma}_\Delta^2$ gem. Gl. (9.46) ist zu beachten, daß die Δ-Werte auch dann nicht ohne Varianz sind, wenn in allen Untersuchungen dieselbe wahre Effektgröße geschätzt wird. In diesem Falle entspricht $\hat{\sigma}_\Delta^2$ der Fehlervarianz (σ_e^2) bzw. der stichprobenbedingten Unterschiedlichkeit der Δ-Werte. Diese Varianz läßt sich nach Hunter et al. (1982) wie folgt schätzen:

$$\hat{\sigma}_e^2 = \frac{(1-\bar{\Delta}^2)^2 \cdot k}{N}. \qquad (9.47)$$

Nimmt man weiter an, daß sich die Varianz $\hat{\sigma}_\Delta^2$ additiv aus der stichprobenbedingten Fehlervarianz und der Varianz der wahren Effektgrößen δ_i zusammensetzt, kann letztere wie folgt geschätzt werden:

$$\hat{\sigma}_\delta^2 = \hat{\sigma}_\Delta^2 - \hat{\sigma}_e^2. \qquad (9.48)$$

Da $\hat{\sigma}_\delta^2$ in der Regel kleiner ausfällt als $\hat{\sigma}_\Delta^2$, wird empfohlen, im Homogenitätstest nach Gl. (9.46) $\hat{\sigma}_\Delta^2$ durch $\hat{\sigma}_\delta^2$ zu ersetzen, weil sonst auf Heterogenität der Δ-Werte geschlossen werden könnte, obwohl deren Heterogenität nur stichprobenbedingt ist (vgl. hierzu auch Sackett et al., 1986).

Reliabilität der Merkmalsmessung: Die Varianz bzw. auch der Mittelwert der Δ-Werte hängt zudem von der Reliabilität der in Beziehung gesetzten Merkmalsmessungen ab. Bezogen auf eine empirisch ermittelte Produkt-Moment-Korrelation r_{xy}, erhält man über folgende Gleichung einen „minderungskorrigierten" Korrelationskoeffizienten $r_{xy(corr)}$:

$$r_{xy(corr)} = \frac{r_{xy}}{\sqrt{r_{xx} \cdot r_{yy}}}, \qquad (9.49)$$

mit r_{xx} und r_{yy} als Reliabilitätsmaße der Variablen x und y.
Soweit die entsprechenden Reliabilitätsmaße bekannt sind, kann Gl. (9.49) auch auf das Korrelationsäquivalent Δ angewandt werden. Falls in den zusammenzufassenden Untersuchungen keine Reliabilitätswerte genannt werden, verzichtet man auf eine Minderungskorrektur und setzt die Reliabilitäten $r_{xx}=r_{yy}=1$. Beträgt der Anteil der Studien mit bekannten Reliabilitäten mindestens 40%, wird empfohlen, alle Effektgrößen über den Durchschnittswert der bekannten Reliabilitäten zu korrigieren (vgl. Bangert-Drowns, 1986). Man errechnet für die bekannten Reliabilitäten pro Studie i

$$a_i = \frac{1}{\sqrt{r_{xx(i)} \cdot r_{yy(i)}}} \qquad (9.50)$$

und bildet als Korrekturfaktor für alle Einzeleffekte den Durchschnitt der bekannten a_i-Werte.

Für die stichprobenbedingte Fehlervarianz der Δ-Maße benötigen wir den Mittelwert $\bar{a}^2$ aller a_i^2-Werte. Eine reliabilitätskorrigierte Schätzung der Fehlervarianz resultiert dann über folgende Gleichung:

$$\hat{\sigma}_{e(corr)}^2 = \frac{\bar{a}^2 \cdot (1-\bar{\Delta}_{corr}^2)^2 \cdot k}{N} \qquad (9.51)$$

Diese Korrektur führt zu einer Vergrößerung der Fehlervarianz und damit über Gl. (9.48) zu einer Verkleinerung von $\hat{\sigma}_\delta^2$, d. h. die Wahrscheinlichkeit, über Gl. (9.46) Homogenität der Δ-Maße nachzuweisen, wird durch diese Korrektur erhöht.

Die 75%-Regel
Unterschiedliche Stichproben und mangelnde bzw. fehlende Reliabilitäten sind nicht die einzigen Gründe, die die Streuung der Δ-Maße als Schätzung für die Streuung der wahren Effektgrößen wenig geeignet erscheinen lassen. Als weitere Einflußgrößen, von denen die Unterschiedlichkeit der Δ-Maße abhängen kann, sind zu nennen: Verschiedene Meßbereiche der in Beziehung gesetzten Merkmale (Restriction of Range), Operationalisierungsunterschiede bei der Erfassung der untersuchten Konstrukte, Unterschiede bezüglich Art

und Ausmaß der Kontrolle von Störvariablen, Fehler in den Ergebnisberichten etc.. Es wird deshalb empfohlen, die Entscheidung über die Homogenität der Δ-Maße nicht nur vom Ergebnis des Homogenitätstests gem. Gl. (9.46) abhängig zu machen, sondern auch von einem deskriptiven Maß (der sog. 75%-Regel), das sich auf denjenigen Anteil der Varianz der Δ-Maße bezieht, der auf Stichprobenfehler und sonstige Artefakte zurückgeht. Wenn mindestens 75% der Varianz der Δ-Maße durch die Verschiedenartigkeit der Untersuchungen erklärbar sind, kann – so lautet die Empfehlung – auf Homogenität der Δ-Maße geschlossen werden. Die 75%-Regel lautet also:

$$\frac{\hat{\sigma}_e^2}{\hat{\sigma}_\Delta^2} \geqslant 0{,}75 \qquad (9.52)$$

(Ausführlicher hierzu vgl. Cornwell und Ladd, 1993; zur Anwendung der 75%-Regel s. u.).

> **!** **Bevor die Effektgrößen mehrerer Einzeluntersuchungen metaanalytisch aggregiert werden, muß geprüft werden, ob die betreffenden Effektgrößen auch homogen sind. Dazu können ein Homogenitätstest und/oder die 75%-Regel eingesetzt werden.**

Signifikanztest für den Gesamteffekt

Ist die Homogenitätshypothese – geprüft über Gl. (9.46) und/oder über die 75%-Regel (zur Bewertung dieser beiden Homogenitätskriterien s.u.) – beizubehalten, stellt das durchschnittliche $\bar{\Delta}$-Maß (ggf. unter Berücksichtigung minderungskorrigierter Korrelationen gem. Gl. 9.49) einen akzeptablen Schätzwert der wahren Effektgröße δ dar. Um zu überprüfen, ob dieser Schätzwert signifikant (z. B. für $\alpha = 0{,}05$) von Null abweicht, wird unter Verwendung von $\hat{\sigma}_\delta^2$ gem. Gl. (9.48) (wobei $\hat{\sigma}_e^2$ nach Gl. (9.47) bzw. in der korrigierten Fassung nach Gl. (9.51) ermittelt werden kann) ein Konfidenzintervall berechnet ($\bar{\Delta} \pm 1{,}96 \cdot \hat{\sigma}_\delta$). Umschließt dieses Konfidenzintervall den Wert Null, muß davon ausgegangen werden, daß die metaanalytisch ermittelte Gesamteffektgröße nicht signifikant ist. Liegt der Wert Null außerhalb des Konfidenzintervalls, ist der Gesamteffekt statistisch signifikant. (Für die Einschätzung der praktischen Bedeutsamkeit gelten die Ausführungen auf S. 574.)

> **!** **Die Metaanalyse faßt die Effektgrößen bzw. Δ-Maße der Einzeluntersuchungen zu einem durchschnittlichen $\bar{\Delta}$-Maß zusammen, mit dem die Populationseffektgröße δ geschätzt wird. Umschließt das 95%ige Konfidenzintervall für die Populationseffektgröße den Wert Null, so ist der Gesamteffekt nicht signifikant; umschließt es nicht die Null, ist von einem signifikanten Populationseffekt auszugehen.**
>
> $$\bar{\Delta} - z_{(2,5\%)} \cdot \hat{\sigma}_\delta \leq \delta \leq \bar{\Delta} + z_{(2,5\%)} \cdot \hat{\sigma}_\delta .$$

Moderatorvariablen

Bei heterogenen Δ-Maßen sollte der Einfluß von Moderatorvariablen geprüft werden, die die Unterschiede in den Δ-Maßen erklären könnten. Diese Moderatorvariablen erfassen – ggf. über ein Expertenrating – Besonderheiten der zusammengefaßten Studien wie z. B. den Designtyp, Operationalisierungsvarianten, Kontrolltechniken, Art der Publikation, Jahr der Veröffentlichung etc. oder weitere Merkmale, die sich aus dem inhaltlichen oder methodischen Vergleich der metaanalytisch aggregierten Studien ergeben.

Zwischen diesen Moderatorvariablen (nominal- oder ordinal-skalierte Merkmale werden zuvor in Indikatorvariablen überführt; vgl. S. 479 f.) und den studienspezifischen Δ-Maßen berechnet man eine (multiple) Korrelation, deren Höhe über die Bedeutung der Studienmerkmale für die Heterogenität der Δ-Maße informiert. Signifikante bzw. praktisch bedeutsame Korrelationen sollten zum Anlaß genommen werden, die Studien in homogene Subgruppen aufzuteilen, für die nach dem hier beschriebenen Vorgehen getrennte Metaanalysen durchzuführen wären. Die Subgruppenbildung ist ggf. clusteranalytisch abzusichern (vgl. Light und Smith, 1971).

Läßt sich bei einem signifikanten Homogenitätstest die Bildung homogener Subgruppen nicht sinnvoll begründen, sollte auf eine Metaanalyse verzichtet werden, denn metaanalytische Aussagen, die auf heterogenen Studien basieren, sind eher irreführend als klärend.

Homogenitätstest und 75%-Regel im Vergleich

Die mit den Namen Hunter und Schmidt verbundenen metaanalytischen Verfahren (die nach Bangert-Drowns, 1986, in ihren Zielen mit anderen Varianten der Metaanalyse wie z. B. Hedges und Olkin, 1985 oder Rosenthal und Rubin, 1982 a, b,

1986, weitgehend übereinstimmen), wurden in mehreren Monte-Carlo-Studien hinsichtlich der Leistungsfähigkeit überprüft (vgl. zusammenfassend Cornwell und Ladd, 1993). Im Mittelpunkt dieser Studien stehen die o.g. Kriterien, anhand derer über Homogenität oder Heterogenität der zu aggregierenden Effektgrößen entschieden wird.

Eigenschaften des Homogenitätstests: Bezogen auf den in Gl. (9.46) genannten Homogenitätstest kommen Sackett et al. (1986) zu dem Ergebnis, daß dieser Test den α-Fehler unter verschiedenen Randbedingungen (variiert wurde die Anzahl der Studien, der durchschnittliche Stichprobenumfang der Studien sowie die Reliabilität der Messungen) angemessen kontrolliert: Bei Gültigkeit von H_0 (Homogenität) entspricht der Anteil der fälschlichen Entscheidungen zugunsten von H_1 (Heterogenität) in etwa dem nominalen α-Niveau (hier $\alpha = 0{,}05$).

Weniger günstig sind die Ergebnisse bezüglich der Teststärke (Power) des Homogenitätstests: Unterscheiden sich die wahren Effektgrößen (hier Populationskorrelationen) nur um einen Betrag von 0,1, erreicht der Anteil der richtigen Entscheidungen zugunsten von H_1 erst dann eine akzeptable Teststärke (hier: $1-\beta = 0{,}8$), wenn mindestens $k = 60$ Studien mit einem durchschnittlichen Stichprobenumfang von $n \geqslant 200$ aggregiert werden. Bei einer Korrelationsdifferenz von 0,2 lauten die entsprechenden Werte $k \geqslant 16$ und $n \geqslant 100$. Erst bei einer Differenz von 0,3 ist die Teststärke generell akzeptabel, es sei denn, $k = 4$ und $n = 50$ werden unterschritten.

Diese Ergebnisse gelten für perfekt reliable Messungen. Mit abnehmender Reliabilität kommt es zu weiteren Teststärkeverlusten, die nur durch größere k-Werte und/oder größere n-Werte kompensiert werden können.

Eigenschaften der 75%-Regel: Der 75%-Regel bescheinigen Cornwell und Ladd (1993) eine überhöhte α-Fehler-Wahrscheinlichkeit und eine geringe Teststärke, die jedoch nach Sackett et al. (1986) deutlich über der Teststärke des Homogenitätstests liegt. Die 75%-Regel entscheidet bei homogenen Effektgrößen also zu häufig zugunsten der H_1 (Heterogenität) und bei heterogenen Effektgrößen zu selten zugunsten der H_1. Auch hier gilt jedoch, daß sich die entsprechenden Fehlentscheidungsraten reduzieren lassen, wenn man k und/oder n erhöhen kann.

α- und β-Fehler im Kontext von Metaanalysen

Eine zusammenfassende Einschätzung der Leistungsfähigkeit der beiden Entscheidungshilfen – Homogenitätstest oder 75%-Regel – macht einige Überlegungen zur Bedeutung von α- und β-Fehlern im Kontext von Metaanalysen erforderlich. Bei einem α-Fehler wird fälschlicherweise zugunsten der H_1 (Heterogenität) entschieden, womit sich eine überflüssige Suche nach Moderatorvariablen zum Zwecke der Subgruppenbildung verbindet. Weil die Effektgrößen tatsächlich homogen sind, besteht nur wenig Aussicht auf eine sinnvolle Subgruppenbildung, was wegen der vermeintlichen Heterogenität letztlich zu einem Abbruch der metaanalytischen Bemühungen führen müßte.

Eine geringe Teststärke ist mit einem hohen β-Fehler-Risiko verbunden, d. h. es wird fälschlicherweise zu häufig Homogenität angenommen, obwohl die Effektgrößen eigentlich heterogen sind. Da metaanalytische Ergebnisse über heterogene Effektgrößen jedoch wenig aussagekräftig bzw. gar irreführend sind, riskiert man bei einer Entscheidungsregel mit einer geringen Teststärke wissenschaftlich nicht zu rechtfertigende Behauptungen über die Wirksamkeit der geprüften Maßnahme.

Kurz formuliert: Entscheidungsregeln mit einem hohen α-Fehler-Risiko führen eher zum Verzicht auf eine Metaanalyse und Entscheidungsregeln mit einem hohen β-Fehler-Risiko eher zu unsinnigen metaanalytischen Aussagen. Wir halten die mit dem β-Fehler verbundene Konsequenz für bedenklicher als die mit einem α-Fehler verbundenen Folgen (vgl. hierzu auch Sackett et al., 1986).

Wenden wir dieses Fazit auf die beiden o.g. Entscheidungsregeln an, ergibt sich eine deutliche Präferenz für die 75%-Regel. Der Homogenitätstest ist der 75%-Regel zwar bezüglich des α-Fehler-Risikos deutlich überlegen; das überhöhte α-Fehler-Risiko bei Anwendung der 75%-Regel führt jedoch zu wenig gravierenden Konsequenzen bzw. ggf. zum Verzicht auf die metaanalytische Auswertung.

Der entscheidende Grund für die hier bevorzugte 75%-Regel liegt in ihrer vergleichsweise hohen Teststärke. Wie Sackett et al. (1986) zeigen, hat die 75%-Regel bei kleineren bis mittleren Stichprobenumfängen und maximal 30 Untersuchungen eine Teststärke, die um das 3–4fache über der des Homogenitätstests liegt. Das β-Fehler-Risiko bzw. das Risiko einer fälschlichen Annahme von Homogenität, wenn die Effektgrößen tatsächlich heterogen sind, ist also bei der 75%-Regel erheblich geringer als beim Homogenitätstest. Bei Anwendung der 75%-Regel ist damit die Gefahr, daß Effektgrößen zusammengefaßt werden, die eigentlich nicht zusammengefaßt werden dürften, geringer als beim Homogenitätstest.

Diese Analyse kann jedoch letztlich nicht darüber hinweg täuschen, daß die wichtige Frage nach Homogenität oder Heterogenität der Effektgrößen aufgrund des derzeitigen Kenntnisstandes nicht befriedigend beantwortet ist.

9.4.5 Ein kleines Beispiel

Im folgenden wird die rechnerische Durchführung einer Metaanalyse an einem kleinen Beispiel demonstriert, das 5 (fiktive) Untersuchungen integriert. Thematisch geht es um die Hypothese, daß die Erwartungshaltung von Lehrern gegenüber den Leistungen ihrer Schüler das Lehrerurteil beeinflußt bzw. nach Rosenthal und Jacobson (1968, zit. nach Saner, 1994) um die Voreingenommenheit von Lehrern bei der Bewertung ihrer Schüler („Self-Fulfilling Prophecy"-Hypothese im Klassenzimmer).

Fünf Untersuchungen zum Lehrerurteil

Untersuchung 1: 100 Schülern wird zufällig ein IQ-Wert (X) im Bereich $80 \leqslant IQ \leqslant 120$ zugeordnet. Die fiktiven IQ-Werte von jeweils 20 Schülern werden 5 Lehrern als „wahre" Intelligenzwerte mitgeteilt, die mit diesen Hintergrundinformationen Aufsätze der Schüler anhand von 10-Punkte-Skalen beurteilen (Y). Man ermittelt zwischen den fiktiven IQ-Werten und den Aufsatzbewertungen eine durchschnittliche Korrelation von $r_{xy}=0{,}4$. Die Reliabilitäten werden mit $r_{xx}=0{,}9$ für die Intelligenzquotienten und $r_{yy}=0{,}6$ für die Aufsatzbewertungen geschätzt.

Untersuchung 2: 4 Klassenlehrer von 86 Abiturienten werden vor Bekanntwerden der Abschlußnoten gebeten, die Leistungen ihrer Schüler (Y: Durchschnittsnoten) zu schätzen. Sie erhalten zusätzlich die Ergebnisse eines Intelligenztests, die allerdings bei 50% der Schüler um 10 IQ-Punkte zu hoch (X_+) und bei 50% um 10 IQ-Punkte zu niedrig angegeben werden (X_-). Als mittlere Durchschnittsnoten errechnet man $\bar{y}=2{,}5$ für die (x_+)-Gruppe und $\bar{y}=3{,}1$ für die (x_-)-Gruppe bei einer Streuung von $\hat{\sigma}=1{,}1$ für die geschätzten Durchschnittsnoten. Die Hypothese, nach der die Leistungen der vermeintlich intelligenteren Schüler besser eingeschätzt werden als die Leistungen der vermeintlich weniger intelligenten Schüler, konnte über einen t-Test für unabhängige Stichproben bestätigt werden ($t=-2{,}53$, $df=84$). Die Untersuchung weist darauf hin, daß der eingesetzte Intelligenztest nahezu perfekt reliabel ist ($r_{xx}=1$) und daß bezüglich der Notenschätzungen von $r_{yy}=0{,}7$ auszugehen ist.

Untersuchung 3: 60 Schüler werden in politischer Weltkunde getestet, und 2 Lehrer A und B beurteilen die Testprotokolle anhand einer 10-Punkte-Skala (X). Lehrer A erhält zusätzlich die Information, daß es sich bei den 60 Schülern um eine einfache Zufallsauswahl von Schülern handele, und Lehrer B wird mitgeteilt, daß sich die Stichprobe nur aus Schülern zusammensetzt, die regelmäßig eine Tageszeitung lesen.

Zwischen den Urteilen der beiden Lehrer ermittelt man eine Korrelation von $r_{AB}=0{,}63$. Als Mittelwerte und Varianzen werden genannt: $\bar{x}_A=7{,}2$; $\hat{\sigma}^2_{X(A)}=4{,}8$; $\bar{x}_B=7{,}9$; $\hat{\sigma}^2_{X(B)}=4{,}0$. Die Hypothese, nach der die (vermeintlich) zeitungslesenden Schüler besser beurteilt werden als „normale" Schüler, konnte mit einem t-Test für abhängige Stichproben nicht bestätigt werden ($\alpha=0{,}05$). Über die Reliabilität der Lehrerurteile macht die Studie keine Angaben.

Untersuchung 4: In dieser Studie geht es um die Benotung der Hausarbeitshefte von 180 Schülern der 6. Schulklasse. 90 zufällig ausgewählte Hausarbeitshefte werden 5 Lehrern und die restlichen

Tabelle 58. Ergebnis der 5. Untersuchung

	positive Information	negative Information
Leistung verbessert	10	10
Leistung verschlechtert	30	50
keine Leistungs-änderung	60	40
	100	100

Hefte 5 Lehrerinnen zur Beurteilung vorgelegt. Per Zufall wird jeweils ein Drittel der von einem Lehrer/einer Lehrerin beurteilten Hefte mit dem Vermerk „mit Gymnasialempfehlung", „ohne Gymnasialempfehlung" oder „Gymnasialempfehlung fraglich" versehen. Abhängige Variable (x) ist pro Schüler der Durchschnittswert der 5 Lehrer- bzw. Lehrerinnenurteile (als Schulnoten).

Die varianzanalytische Auswertung der Daten (Faktor A: Geschlecht des Lehrers, Faktor B: Art der Empfehlung) führte zu einem signifikanten Haupteffekt B ($F_B=7{,}2$; $df_{Zähler}=2$, $df_{Nenner}=174$). Die Mittelwerte für die 3 Stufen des Faktors B lauten: Mit Gymnasialempfehlung: $\bar{x}=2{,}2$; ohne Gymnasialempfehlung: $\bar{x}=3{,}4$; Gymnasialempfehlung fraglich: $\bar{x}=2{,}9$.

Untersuchung 5: 10 Mathematiklehrer haben nach Ablauf eines Schulhalbjahres die Leistungen ihrer 200 Schüler benotet. Zu Beginn des zweiten Schulhalbjahres berichten vom Untersuchungsleiter instruierte Fachkollegen den „Experimentalkollegen" über ihre Erfahrungen mit den schulischen Leistungen von älteren Geschwistern der 200 Schüler. Nach deren Angaben haben 100 zufällig ausgewählte Schüler einen Bruder bzw. eine Schwester mit hervorragenden schulischen Leistungen (positive Informationen) und die restlichen Schüler Geschwister mit schlechten Leistungen (negative Informationen). Es interessiert die Frage, ob das fiktive Urteil der Kollegen über die Leistungsfähigkeit der Geschwister die Benotung der 200 Schüler durch die 10 Lehrer beeinflußt.

Hierfür wurden die Mathematiknoten der 200 Schüler nach dem ersten Schulhalbjahr mit den Noten nach dem zweiten Halbjahr verglichen um festzustellen, bei welchen Schülern die Mathematiklehrer eine Leistungsverbesserung, Leistungsverschlechterung bzw. keine Leistungsveränderung konstatiert hatten. Tabelle 58 zeigt die Ergebnisse:

Für diese Kontingenztafel wird $\chi^2=9{,}4$ (df=2) errechnet, was die Hypothese bestätigt, daß positive bzw. negative Hintergrundinformationen über die Schüler das Lehrerurteil beeinflussen.

Transformation der Untersuchungsergebnisse in Δ-Werte

Untersuchung 1: In Untersuchung 1 wurde für $n_1=100$ Schüler eine Produkt-Moment-Korrelation errechnet, die nach Gl. (9.24a) dem Δ-Wert direkt entspricht. Wir erhalten also $\Delta_1=0{,}4$. Da Schätzwerte für die Reliabilitäten vorliegen, ermitteln wir nach Gl. (9.49)

$$\Delta_{1(corr)} = \frac{0{,}4}{\sqrt{0{,}9 \cdot 0{,}6}} = 0{,}54\,.$$

Untersuchung 2: Diese Untersuchung vergleicht die Lehrerurteile über zwei gleich große Stichproben ($n_+=n_-=43$ bzw. $n_2=86$) anhand eines t-Tests für unabhängige Stichproben. Wir errechnen zunächst d

$$d = \frac{2{,}5-3{,}1}{1{,}1} = -0{,}55$$

und bestimmen für diesen Wert die punktbiseriale Korrelation nach Gl. (9.26)

$$r_{pbis} = \frac{-0{,}55}{\sqrt{0{,}55^2+4}} = -0{,}26\,.$$

Wegen p=q=0,5 ermittelt man dann nach Gl. (9.28) die folgende, dem Δ-Wert entsprechende biseriale Korrelation:

$$\Delta_2 = r_{bis} = 1{,}25 \cdot -0{,}26 = -0{,}33\,.$$

Auch hier sind die Reliabilitäten bekannt, so daß wir über Gl. (9.49) einen minderungskorrigierten Δ-Wert bestimmen können:

$$\Delta_{2(corr)} = \frac{-0{,}33}{\sqrt{1{,}0 \cdot 0{,}7}} = -0{,}39\,.$$

Da das Ergebnis der Untersuchung hypothesenkonform ist (positive Informationen führen zu besseren Noten), ignorieren wir das negative Vorzeichen und setzen $\Delta_{2(corr)} = 0{,}39$.

Die punktbiseriale Korrelation ermittelt man – bis auf Rundungsungenauigkeiten – auch über Gl. (9.29)

$$r_{pbis} = \sqrt{\frac{-2{,}53^2}{-2{,}53^2 + 84}} = 0{,}266\,.$$

Untersuchung 3: Das Ergebnis des t-Tests für abhängige Stichproben in der 3. Untersuchung ($n_3 = 60$) wird wie folgt transformiert:

Wir errechnen zunächst nach Gl. (9.1) die durchschnittliche Streuung

$$\hat{\sigma} = \sqrt{\frac{4{,}8 + 4{,}0}{2}} = 2{,}1\,.$$

Mit diesem Wert und r = 0,63 ergibt sich

$$d' = \frac{7{,}2 - 7{,}9}{2{,}1 \cdot \sqrt{2 \cdot (1 - 0{,}63)}} = -0{,}39$$

bzw. nach Gl. (9.30)

$$\Delta_3 = \frac{-0{,}39}{\sqrt{0{,}39^2 + 1}} = -0{,}36\,.$$

Auch dieses Ergebnis unterstützt die metaanalytische Hypothese, d. h. wir setzen $\Delta_3 = 0{,}36$.

Untersuchung 4: Aus der 4. Untersuchung (N = 180) benötigen wir für die metaanalytische Integration lediglich die den Faktor B (Art der Gymnasialempfehlung) betreffenden Informationen. Wir bestimmen zunächst die auf Faktor B bezogene Varianzaufklärung (η^2) nach Gl. (9.40) mit $F_B = 7{,}2$; $df_B = q-1 = 2$; n = 30 und $df_{Fehler} = p \cdot q \cdot (n-1) = 174$

$$\eta^2_B = \frac{2 \cdot 7{,}2}{2 \cdot 7{,}2 + 174} = 0{,}076\,.$$

Als Δ-Wert für Faktor B würde man also $\Delta = \sqrt{0{,}076} = 0{,}28$ errechnen. Interessiert im Kontext der Metaanalyse jedoch vorrangig das Ausmaß der Voreingenommenheit bzw. der Urteilsbeeinflussung durch positive bzw. negative Schülerinformationen, wäre der mit dem Einzelvergleich B_1 (mit Gymnasialempfehlung) vs. B_2 (ohne Gymnasialempfehlung) verbundene Effekt zu ermitteln. Die auf diesen Einzelvergleich bezogene Quadratsumme ergibt sich nach Gl. (9.41) zu

$$QS_{D(B)} = \frac{30 \cdot 2 \cdot (2{,}2 - 3{,}4)^2}{2} = 43{,}2\,.$$

(Da sich der Einzelvergleich auf Faktor B bezieht, wurde q in Gl. 9.41 durch p = 2 ersetzt.)

Für die Bestimmung von η^2 nach Gl. (9.42) benötigen wir die in der Untersuchung nicht genannte QS_{Fehler}. Wir errechnen zunächst QS_B (vgl. z. B. Bortz, 1993, S. 269) mit $\bar{G} = (2{,}2+3{,}4+2{,}9)/3 = 2{,}83$:

$$\begin{aligned} QS_B &= 30 \cdot 2 \cdot [(2{,}2 - 2{,}83)^2 + (3{,}4 - 2{,}83)^2 \\ &\quad + (2{,}9 - 2{,}83)^2] \\ &= 43{,}6\,. \end{aligned}$$

Mit $df_B = 2$ resultiert $\hat{\sigma}^2_B = 43{,}6/2 = 21{,}8$ und wegen $F_B = \hat{\sigma}^2_B / \hat{\sigma}^2_{Fehler}$ erhält man $\hat{\sigma}^2_{Fehler} = \hat{\sigma}^2_B / F_B = 21{,}8/7{,}2 = 3{,}03$. Diese Varianzschätzung hat $p \cdot q \cdot (n-1) = 2 \cdot 3 (30-1) = 174$ Freiheitsgrade, so daß sich $QS_{Fehler} = \hat{\sigma}^2_{Fehler} \cdot df_{Fehler} = 3{,}03 \cdot 174 = 527{,}2$ ergibt. Der vierten Untersuchung entnehmen wir also gem. Gl. (9.42) den folgenden Effekt:

$$\Delta_4 = \eta_{D(B)} = \sqrt{\frac{43{,}2}{43{,}2 + 527{,}2}} = 0{,}28\,.$$

Mit $F_{D(B)} = 43{,}2/3{,}03 = 14{,}26$ resultiert dieser Wert auch nach Gl. (9.43).

$$\Delta_4 = \eta_{D(B)} = \sqrt{\frac{14{,}26}{14{,}26 + 174}} = 0{,}28\,.$$

Da die Mittelwerte $\bar{B}_1$ und $\bar{B}_2$ jeweils auf 60 Schülern basieren, liegen dem Einzelvergleich $n_4 = 120$ Schüler zugrunde.

Untersuchung 5: In der 5. Untersuchung resultierte für die 3×2-Kontingenztafel $\chi^2 = 9{,}49$ ($n_5 = 200$). Will man das auf die gesamte Tafel bezogene Ergebnis metaanalytisch integrieren, erhält man nach Gl. (9.35):

$$R = \sqrt{9{,}49/200} = 0{,}22\,.$$

Man könnte jedoch auch argumentieren, daß die 100 Schüler, die sich im Lehrerurteil nicht (oder nicht merklich) verändert haben, eigentlich gegen

Tabelle 59. Korrigiertes Ergebnis der 5. Untersuchung

	positive Informationen	negative Informationen
verbessert	40	30
verschlechtert	60	70

die metaanalytische Hypothese sprechen. Um diese Fälle zu „neutralisieren", werden sie – getrennt für die Kategorien „positive Informationen" und „negative Informationen" – zu gleichen Teilen in den Kategorien „verbessert" und „verschlechtert" mitgezählt. Damit resultiert folgende Vierfeldertafel (Tabelle 59):

Auch in dieser Tafel deutet sich die Tendenz an, daß vor allem negative Informationen das Lehrerurteil hypothesengemäß beeinflussen. Den mit dieser Vierfeldertafel verbundenen Effekt ermitteln wir nach Gl. (9.33), wobei wir – um die in Tabelle E 10 tabellierten Werte ($\phi = 2 \arcsin\sqrt{x}$) benutzen zu können – Gl. (9.34) wie folgt umstellen

$$d = (p \cdot q)^{1/2} \cdot (2 \arcsin \pi_1^{1/2} - 2 \arcsin \pi_2^{1/2}).$$

Wir erhalten p=q=100/200=0,5 und schätzen den Anteil für „verbessert" in der 1. Stichprobe mit π_1=40/100=0,4 und in der 2. Stichprobe mit π_2=30/100=0,3. Nach Tabelle E 10 ergeben sich $2 \arcsin\sqrt{0,4}=1,3694$ und $2 \arcsin\sqrt{0,3}=1,1593$, was zu

$$d = \sqrt{0,5 \cdot 0,5} \cdot (1,3694 - 1,1593) = 0,1051$$

führt. Für das Korrelationsäquivalent Δ erhält man also

$$\Delta_5 = \frac{e^{2 \cdot 0,1051} - 1}{e^{2 \cdot 0,1051} + 1} = 0,105$$

(e=2,7183).
Dieser Δ-Wert entspricht mit χ^2=2,198 dem Phi-Koeffizienten der Vierfeldertafel: $\sqrt{2,198/200}$= 0,105.

Prüfung der Ergebnishomogenität

Homogenitätstest: Tabelle 60 faßt die transformierten Ergebnisse der 5 Untersuchungen (zunächst ohne Berücksichtigung der Minderungsskorrektur) sowie die Stichprobenumfänge zusammen.

Tabelle 60. Zusammenfassung der transformierten Ergebnisse

Untersuchung (i)	Δ_i	n_i
1	0,40	100
2	0,33	86
3	0,36	60
4	0,28	120
5	0,10	200
		N= 566

Als durchschnittliche Effektgröße ergibt sich nach Gl. (9.46 a)

$$\bar{\Delta} = \frac{143,58}{566} = 0,25.$$

Die Varianz der Δ-Werte ermitteln wir nach Gl. (9,46 b)

$$\hat{\sigma}_\Delta^2 = \frac{8,1268}{566} = 0,0144.$$

Damit resultiert nach Gl. (9.46)

$$\chi^2 = \frac{566 \cdot 0,0144}{(1 - 0,25^2)^2} = 9,27.$$

Dieser χ^2-Wert ist bei 4 Freiheitsgraden nicht signifikant (α=0,05), d. h. die Untersuchungsergebnisse können als homogen gelten.

Als nächstes prüfen wir, wie sich der χ^2-Wert verändert, wenn die stichprobenbedingte Unterschiedlichkeit der Δ-Werte bzw. deren Fehlervarianz berücksichtigt wird. Wir ermitteln nach Gl. (9.47):

$$\hat{\sigma}_e^2 = \frac{(1 - 0,25^2)^2 \cdot 5}{566} = 0,0078.$$

Die Varianz der „wahren" Effektgrößen δ_i schätzen wir über Gl. (9.48):

$$\hat{\sigma}_\delta^2 = 0,0144 - 0,0078 = 0,0066\,.$$

Diese Varianz ist deutlich kleiner als die Varianz der Δ-Werte. (Falls stichprobenbedingt $\hat{\sigma}_\Delta^2 \leq \hat{\sigma}_e^2$ auftritt, ist von Homogenität auszugehen). Der

Homogenitätstest führt mit $\hat{\sigma}^2_\delta$ zu folgendem Wert:

$$\chi^2_{corr} = \frac{566 \cdot 0{,}0066}{(1 - 0{,}25^2)^2} = 4{,}25\,.$$

Wie zu erwarten hat sich durch die Berücksichtigung von $\hat{\sigma}^2_e$ die Homogenität erhöht.

75%-Regel: Mit diesen Angaben sind wir in der Lage, die Homogenität der Δ-Werte auch über die 75%-Regel nach Gl. (9.52) abzuschätzen. Mit $\hat{\sigma}^2_\Delta = 0{,}0144$ und $\hat{\sigma}^2_e = 0{,}0078$ stellen wir fest, daß 54,2% (0,0078/0,0144=0,542) von $\hat{\sigma}^2_\Delta$ stichprobenbedingt sind bzw. daß 45,8% auf „wahre" Effektgrößenunterschiede zurückgehen. Damit wäre die 75%-Regel verletzt, d. h. wir müßten von heterogenen Effekten ausgehen.

Nun sind jedoch in zwei Untersuchungen (bzw. in 2 von 5 Untersuchungen, d. h. bei 40% aller Untersuchungen) die Reliabilitäten der geprüften Merkmale bekannt, die wir für eine Korrektur von $\hat{\sigma}^2_e$ nutzen können. Wenn wir davon ausgehen, daß die in Untersuchung 1 und Untersuchung 2 genannten Reliabilitäten typisch für alle Merkmale in den zu aggregierenden Untersuchungen sind, können wir über Gl. (9.50) einen Korrekturfaktor $\bar{a}$ ermitteln. In unserem Beispiel resultieren

$$a_1 = \frac{1}{\sqrt{0{,}9 \cdot 0{,}6}} = 1{,}3608\,,$$

$$a_2 = \frac{1}{\sqrt{1{,}0 \cdot 0{,}7}} = 1{,}1952$$

bzw. $\bar{a} = (1{,}3608 + 1{,}1952)/2 = 1{,}2780$. Dieser Wert führt zu einer durchschnittlichen Effektgröße von

$$\bar{\Delta}_{corr} = 0{,}25 \cdot 1{,}2780 = 0{,}32\,.$$

Die korrigierte Fehlervarianz erhält damit über Gl. (9.51) folgenden Wert:

$$\hat{\sigma}^2_{e(corr)} = \frac{1{,}2780^2 \cdot (1 - 0{,}32^2)^2 \cdot 5}{566} = 0{,}0116\,.$$

Diese Fehlervarianz macht 80,6% von $\hat{\sigma}^2_\Delta$ aus (0,0116/0,0144=0,806), d. h. wir können auch nach der 75%-Regel von homogenen Effekten ausgehen.

Signifikanzüberprüfung

Die Metaanalyse über 5 Einzeluntersuchungen führt zu dem Ergebnis, daß zwischen der Bewertung von Schülerleistungen und dem „Vorurteil" der Lehrer bzw. deren Voreingenommenheit gegenüber den Schülern eine „wahre" Korrelation von r=0,32 besteht bzw. daß ca. 10% der Varianz des Lehrerurteils auf eigentlich leistungsirrelevante Informationen zurückgehen. Dies wäre nach Cohen (1988) ein mittlerer Effekt (vgl. S. 568, Tabelle 46).

Um zu überprüfen, ob dieser Effekt auch statistisch signifikant ist, berechnen wir das Konfidenzintervall für 99%. Mit einer Schätzung der Varianz der wahren Effektgrößen von $\hat{\sigma}^2_\delta = 0{,}0144 - 0{,}0116 = 0{,}0028$ erhält man

$$0{,}32 \pm 2{,}58 \cdot \sqrt{0{,}0028} = 0{,}32 \pm 0{,}14\,.$$

Der Wert Null wird von diesem Konfidenzintervall nicht umschlossen, d. h. der Zusammenhang ist signifikant ($\alpha = 0{,}01$).

9.4.6 Kombinierte Signifikanztests

Der Wert einer Metaanalyse hängt in entscheidendem Maße von der Ausführlichkeit ab, mit der die Untersuchungsergebnisse in den zu integrierenden Primärstudien dargestellt werden. Leider fehlen auch heute noch in vielen Publikationen Angaben über Effektgrößen, die erforderlich sind, um eine Metaanalyse nach den in den Abschnitten 9.4.3 und 9.4.4 beschriebenen Richtlinien durchführen zu können. Viele Untersuchungsberichte begnügen sich mit der Nennung des Stichprobenumfanges und des Ausganges der statistischen Signifikanzüberprüfung, wobei zunehmend häufiger exakte Irrtumswahrscheinlichkeiten, die die meisten Statistik-Softwarepakete routinemäßig berechnen, berichtet werden.

Untersuchungen mit unbekannten Effektgrößen erschweren metaanalytisches Arbeiten erheblich. Dennoch hat die metaanalytische Entwicklung Wege aufgezeigt, auch unvollständige Untersuchungsberichte dieser Art zu aggregieren. Bei den hierfür einschlägigen Verfahren handelt es sich um sog. kombinierte Signifikanztests, die aus den einfachen Signifikanzaussagen eine Gesamtaussage über die Existenz eines Effektes zu formulieren suchen. Die Kritik an diesen Verfahren richtet sich im wesentlichen auf zwei Aspekte (vgl. z. B. Becker, 1987 oder Fricke und Treinies, 1985, Kap. 5):

- Die Aussage, daß ein Zusammenhang oder Unterschied statistisch signifikant sei, enthält keinerlei Informationen über die Größe des zugrunde liegenden Effektes. Wie auf Seite 564ff. ausgeführt, wird einerseits jeder auch noch so kleine Effekt statistisch signifikant, wenn die untersuchte Stichprobe genügend groß ist und andererseits können beachtliche Effekte wegen zu kleiner Stichproben statistisch unbedeutend sein. Die metaanalytische Zusammenfassung einzelner Signifikanzprüfungen kann deshalb bestenfalls in die Aussage münden, daß mit hoher Wahrscheinlichkeit von einem irgendwie gearteten Effekt auszugehen ist.
- Wenn die Effekte der Primärstudien nicht bekannt sind, läßt sich deren Homogenität nicht überprüfen, d. h. die metaanalytische Gesamtaussage kann unsinnig sein, weil sie sich möglicherweise auf Einzelergebnisse zu nicht kompatiblen inhaltlichen Konstrukten bezieht (vgl. hierzu das „Äpfel und Birnen"-Argument auf Seite 591).

Nach diesen Vorbemerkungen sind kombinierte Signifikanztests nur als ein selten einzusetzender Notbehelf anzusehen. Sie bereiten allerdings weniger Probleme, wenn die metaanalytisch zu integrierenden Untersuchungen auf (nahezu) identischen Stichprobenumfängen beruhen und wenn nach sorgfältiger Inspektion der Variablenoperationalisierungen von „gleichartigen" Untersuchungen ausgegangen werden kann. Dennoch muß man sich darüber im klaren sein, daß kombinierte Signifikanztests an der eigentlichen Zielsetzung der Metaanalyse, nämlich der Abschätzung der Stärke eines Effektes oder einer Maßnahme aus vielen Einzeluntersuchungen, letztlich vorbeigehen.

Die im folgenden behandelten Verfahren beziehen sich auf Untersuchungen, aus denen lediglich hervorgeht, ob das Untersuchungsergebnis im Sinne der Forschungshypothese signifikant ist, und auf Untersuchungen, in denen exakte Irrtumswahrscheinlichkeiten genannt werden. Ein weiterer, auf Rosenthal (1979) zurückgehender Ansatz greift eine Problematik auf, die mit der „Herausgeberpolitik" vieler Zeitschriften verbunden ist: Es werden vorrangig Arbeiten mit hypothesenbestätigenden bzw. „signifikanten" Ergebnissen veröffentlicht, was dazu führt, daß metaanalytische Untersuchungen zu häufig die Existenz eines Effektes behaupten. „Mißlungene" Untersuchungen ohne signifikante Ergebnisse hingegen bleiben unveröffentlicht in der „Schublade" und entziehen sich damit einer metaanalytischen Berücksichtigung (File-Drawer-Problem bzw. Publication Bias).

Signifikante und nicht-signifikante Untersuchungsergebnisse

Auszählungen: Für metaanalytische Zwecke am wenigsten geeignet sind Untersuchungen, die lediglich nach dem Kriterium „Ergebnis signifikant" bzw. „Ergebnis nicht-signifikant" klassifiziert werden können. (Man beachte, daß Untersuchungen mit ausführlicheren Informationen wie z. B. Effektgrößen bei der Anwendung kombinierter Signifikanztests genauso behandelt werden müssen wie Untersuchungen, die lediglich Signifikanzaussagen enthalten. Solange Berichte über hypothesenprüfende Untersuchungen nicht routinemäßig Angaben über Effektgrößen enthalten, sind die wenigen positiven Ausnahmen für metaanalytische Zwecke nicht so verwertbar, wie es ihnen eigentlich zustünde.)

Einen ersten Überblick über den Forschungsstand vermitteln Auszählungen der Untersuchungen nach den Kategorien „signifikant positiv" und „nicht-signifikant", evtl. ergänzt durch die Kategorie „signifikant negativ" („Vote Counting" oder „Box-Score-Review" nach Light und Smith, 1971). Die modale bzw. die am häufigsten besetzte Kategorie gilt dann als bester Repräsentant der Untersuchungsergebnisse des geprüften Forschungsfeldes.

Vorzeichentest: Wenn man – insbesondere bei ungerichteten Hypothesen – entscheiden will, ob positive oder negative Ergebnisse unbeschadet ihrer Signifikanz statistisch überwiegen (z. B. Über- oder Unterlegenheit einer Experimentalgruppe gegenüber einer Kontrollgruppe), kann hierfür der Vorzeichentest eingesetzt werden (vgl. z. B. Bortz

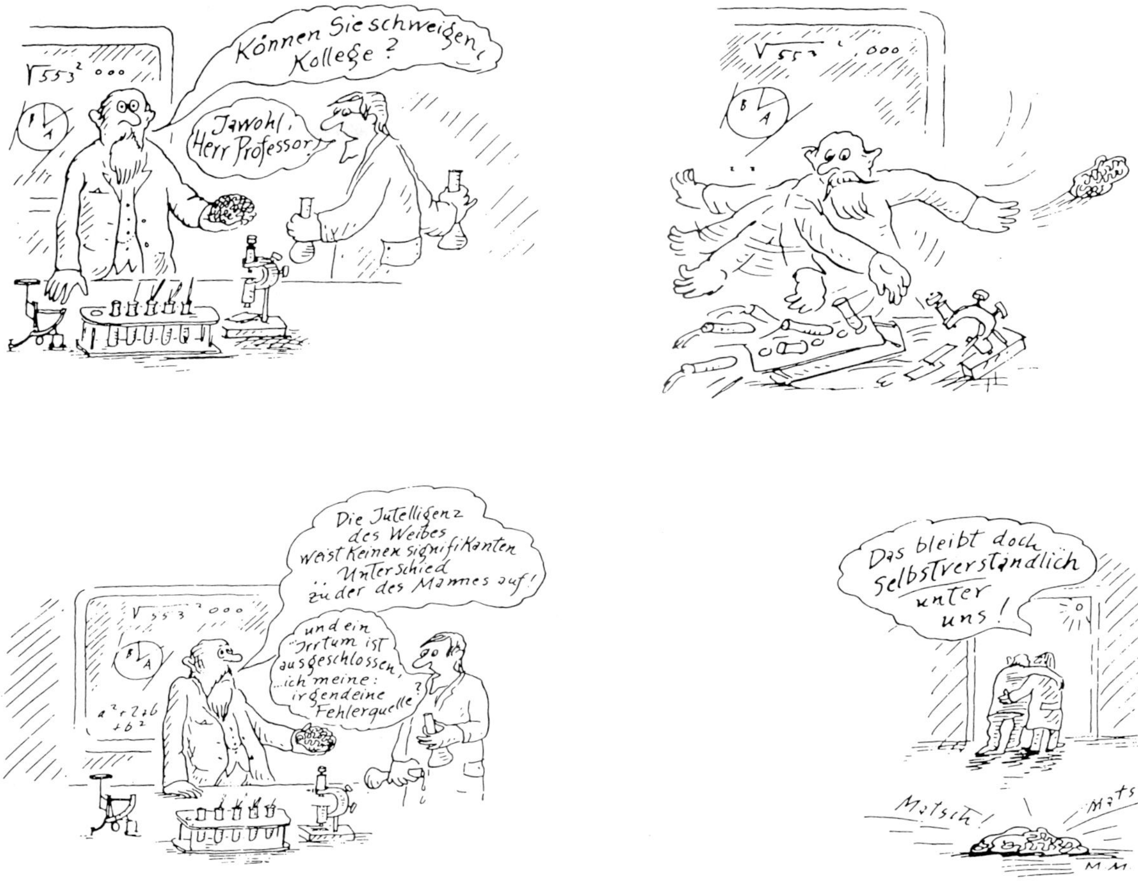
Können Sie schweigen, Kollege?
Jawohl, Herr Professor
Die Intelligenz des Weibes weist keinen signifikanten Unterschied zu der des Mannes auf!
und ein Irrtum ist ausgeschlossen, ... ich meine: irgendeine Fehlerquelle?
Das bleibt doch selbstverständlich unter uns!
Matsch!
Matsch!
MM

„Mißlungene" Untersuchungen ohne signifikanten Effekt bleiben oft unveröffentlicht. (Aus Marcks, M. (1984). Schöne Aussichten. Karikaturen. München: dtv)

et al. 1990, Kap. 6.2.1.1). Gemäß H_0 nimmt man an, daß positive und negative Ergebnisse mit gleicher Wahrscheinlichkeit auftreten und ermittelt für die Wahrscheinlichkeit, daß unter k Untersuchungen bei Gültigkeit von H_0 mindestens x Untersuchungen (z. B.) positiv ausfallen, folgenden Wert:

$$P = 0{,}5^k \cdot \sum_{i=x}^{k} \binom{k}{i}. \tag{9.53}$$

Bei ungerichteten Hypothesen ist für $2 \cdot P < \alpha$ die H_0 zu verwerfen. (Man beachte, daß dieser Ansatz nicht zwischen signifikanten und nicht-signifikanten Ergebnissen unterscheidet, d. h. bei vielen nicht-signifikanten negativen Ergebnissen und wenigen hoch signifikanten positiven Ergebnissen könnte zugunsten der negativen Ergebnisse entschieden werden).

Beispiel: Von k=12 Untersuchungen zur Prüfung einer ungerichteten Hypothese führen x=8 zu einem positiven und k–x=4 Untersuchungen zu einem negativen Ergebnis. Man ermittelt hierfür

$$P = 0{,}5^{12} \cdot \left[\binom{12}{8} + \binom{12}{9} + \binom{12}{10} + \binom{12}{11} + \binom{12}{12}\right]$$
$$= \frac{1}{4096} \cdot (495 + 220 + 66 + 12 + 1) = 0{,}19.$$

Da $2 \cdot P = 0{,}38 > \alpha = 0{,}05$ ist, kann aus diesem Ergebnis nicht gefolgert werden, daß positive Ergebnisse statistisch signifikant überwiegen.

Binomialtest: Überprüfen die zusammenzufassenden Untersuchungen einheitlich eine gerichtete Hypothese, läßt sich die empirische Anzahl signifikanter Ergebnisse über den Binomialtest mit der für ein bestimmtes α-Niveau zufällig zu erwartender Anzahl signifikanter Ergebnisse vergleichen (Wilkinson, 1951). Wenn von k voneinander unabhängigen Untersuchungen x signifikant sind, erhält man nach folgender Gleichung die unter der Bedingung $\pi = \alpha$ gültige Wahrscheinlichkeit für x oder mehr signifikante Ergebnisse:

$$P = \sum_{i=x}^{k} \binom{k}{i} \cdot \pi^i \cdot (1-\pi)^{k-i} . \qquad (9.54)$$

Beispiel: Von $k = 6$ Untersuchungen seien $x = 2$ auf dem $\alpha = 0{,}05$-Niveau signifikant. Wir errechnen hierfür

$$\begin{aligned} P = &\binom{6}{2} 0{,}05^2 \cdot 0{,}95^4 + \binom{6}{3} \cdot 0{,}05^3 \cdot 0{,}95^3 \\ &+ \binom{6}{4} 0{,}05^4 \cdot 0{,}95^2 + \binom{6}{5} 0{,}05^5 \cdot 0{,}95^1 \\ &+ \binom{6}{6} \cdot 0{,}05^6 \cdot 0{,}95^0 = 0{,}0328 . \end{aligned}$$

Dieser P-Wert unterschreitet das 5%ige Signifikanzniveau, d.h. aufgrund der 6 Untersuchungen wäre insgesamt von einem signifikanten Effekt auszugehen. In diesem Beispiel würde man erwarten, daß $\pi \cdot k = 0{,}05 \cdot 6 = 0{,}3$ Untersuchungen zufällig signifikant werden.

Der Binomialtest wie auch der Vorzeichentest ist z. B. bei Bortz (1993) oder Bortz et al. (1990) vertafelt, was die rechnerische Durchführung erheblich erleichtert.

Exakte Irrtumswahrscheinlichkeiten

Die am häufigsten eingesetzte Methode, exakte Irrtumswahrscheinlichkeiten aus mehreren Untersuchungen (ggf. für unterschiedliche statistische Kennwerte) zu aggregieren, geht auf Stouffer et al. (1949) zurück. (Weitere Verfahren werden z. B. bei Fricke und Treinies, 1985, Kap. 5; Mudholkar und George, 1979 bzw. Rosenthal, 1978, erörtert. Einen Teststärkevergleich dieser Verfahren findet man bei Strube und Miller, 1986).

Man transformiert zunächst die untersuchungsspezifischen Irrtumswahrscheinlichkeiten (P-Werte) in z-Werte der Standardnormalverteilung, aus denen folgende Prüfgröße ermittelt wird:

$$Z_S = \frac{\sum_{i=1}^{k} z_i}{\sqrt{k}} . \qquad (9.55)$$

Z_s ist standardnormalverteilt, so daß anhand Tabelle E 1 die zu Z_s gehörende Wahrscheinlichkeit $P(Z_s)$ abgelesen werden kann. Das metaanalytische Gesamtergebnis ist für $P(Z_s) < \alpha$ signifikant. Über die Teststärke dieses Verfahrens berichten Hedges et al. (1992).

Beispiel: Die gleiche Nullhypothese wird in 5 Studien mit unterschiedlichen statistischen Verfahren geprüft. 2 Studien berichten für die ermittelten Korrelationen einseitige Irrtumswahrscheinlichkeiten von $P_1 = 0{,}04$ und $P_2 = 0{,}17$, in 2 weiteren Studien wurden für die jeweiligen t-Werte Irrtumswahrscheinlichkeiten von $P_3 = 0{,}18$ und $P_4 = 0{,}02$ genannt und die 5. Studie mündet in einem χ^2-Wert mit $P_5 = 0{,}25$. Die entsprechenden z-Werte lauten nach Tabelle E 1:

$$\begin{aligned} z_1 &= -1{,}75, \\ z_2 &= -0{,}95, \\ z_3 &= -0{,}92, \\ z_4 &= -2{,}05, \\ z_5 &= \underline{-0{,}67} \\ &\ -6{,}34 \end{aligned}$$

Wir dividieren die Summe (−6,34) durch $\sqrt{5}$ und erhalten $Z_s = -2{,}84$. Diesem Z_s-Wert entspricht gem. Tabelle E 1 eine Wahrscheinlichkeit (Fläche) von $P(Z_s) = 0{,}0023$, d. h. die Nullhypothese wird aufgrund der 5 Untersuchungen eindeutig verworfen.

Hinweis: Gelegentlich befinden sich unter den zu aggregierenden Untersuchungen Studien mit extremen Irrtumswahrscheinlichkeiten, die aus dem Niveau der anderen Irrtumswahrscheinlichkeiten deutlich herausfallen und deshalb auf außergewöhnliche Untersuchungsumstände schließen lassen. Für diesen Fall hat Saner (1994) eine „Trimmed Statistic“ entwickelt, die dieser „Ausreißerproblematik“ gerecht wird.

„Fail-Safe“-N

Es wurde bereits darauf hingewiesen, daß die Publikationsstrategie vieler Fachzeitschriften positive metaanalytische Ergebnisse begünstigt, weil überwiegend Studien mit signifikanten Ergebnissen veröffentlicht werden und nicht-signifikante Studien unberücksichtigt bleiben. Dies hat Rosenthal (1979) fragen lassen, wie viele nicht-signifikante Studien erforderlich wären, um einen signifikanten Gesamteffekt statistisch unbedeutend werden zu lassen („Fail-Safe“-N oder „widerlegungssichere“ Untersuchungszahl).

Diese Frage läßt sich unter Verwendung der Stouffer-Methode (Gl. 9.55) relativ einfach beantworten: Man erhöht k (bzw. N in der „Fail-Safe“-Terminologie) um so viele Untersuchungen ohne Effekt (mit $z=0$) bis ein Z_s-Wert resultiert, dem eine Irrtumswahrscheinlichkeit von $P>\alpha$ entspricht. In unserem Beispiel wären 10 weitere Untersuchungen ohne Effekt erforderlich, um das Gesamtergebnis nicht-signifikant werden zu lassen:

$$Z_S = \frac{-6{,}34}{\sqrt{5+10}} = -1{,}637\,.$$

Diesem Z_s-Wert entspricht bei einseitigem Test eine Irrtumswahrscheinlichkeit von $P=0{,}051>0{,}05$, d.h. den 5 publizierten und berücksichtigten Untersuchungen müßten mindestens 10 „Schubladenuntersuchungen“ ohne Effekt gegenüberstehen, um auf Beibehaltung der H_0 plädieren zu können.

Allgemein errechnet man das „Fail-Safe“-N(N_{FS}) wie folgt:

$$N_{FS} = \frac{\left(\sum_{i=1}^{k} z_i\right)^2 - k \cdot z_\alpha^2}{z_\alpha^2}\,. \qquad (9.56)$$

In dieser Gleichung steht z_α für denjenigen Wert, der bei einseitigem Test α% der Standardnormalverteilung abschneidet. Für $\alpha=0{,}05$ resultiert $z_\alpha=1{,}645$, d. h. wir erhalten nach Gl. (9.56):

$$N_{FS} = \frac{(-6{,}34)^2 - 5 \cdot (-1{,}645)^2}{-1{,}645^2} = 9{,}85\,.$$

Wird dieser Wert ganzzahlig nach oben abgerundet, erhält man die bereits bekannten 10 Untersuchungen ohne Effekt. Generell gilt, daß mit größer werdendem N_{FS} die Stabilität des metaanalytischen Ergebnisses steigt.

Weitere Informationen zum „Fail-Safe“-N bzw. Erweiterungen dieser Idee auf Effektgrößen findet man bei Carson et al. (1990).

! **Sind in den Primärstudien weder Effektgrößen noch exakte Irrtumswahrscheinlichkeiten zu finden, kann man auch die Populationseffektgröße δ nicht schätzen. Behelfsweise ist es möglich, sich durch Auszählen der deskriptiv positiven und negativen oder signifikanten und nicht-signifikanten Ergebnisse ein grobes Bild der Populationsverhältnisse zu verschaffen. Werden immerhin die exakten Irrtumswahrscheinlichkeiten berichtet, ist es möglich, diese zusammenzufassen und auf Signifikanz zu prüfen.**

Hinweis: Ausführlicher wird das Thema „Metaanalyse“ z. B. bei Cooper (1989, 1991); Cooper und Hedges (1994); Fricke und Treinies (1985); Glass et al. (1981); Green und Hall (1984); Hedges et al. (1992); Hunter und Schmidt (1990); Hunter et al. (1982); Lösel und Breuer-Kreuzer (1990); Mullen (1989); Mullen und Rosenthal (1985); Rosenthal (1991); Wachter und Straf (1990) sowie Wolf (1987) erörtert.

ÜBUNGSAUFGABEN

1. Ein Signifikanztest wird umso eher signifikant, je
   a) größer/kleiner der Effekt,
   b) größer/kleiner die Stichprobengröße,
   c) größer/kleiner das Signifikanzniveau,
   d) größer/kleiner die Teststärke.
   Welche Angaben sind richtig?

2. Grenzen Sie Vor- und Nachteile der Metaanalyse und des narrativen Review voneinander ab.

3. Was versteht man unter „Effektgröße"?

4. Was ist mit „Power" im Kontext von Signifikanztests gemeint?

5. Welche Aussagen stimmen?
   a) Methodisch schlechte Untersuchungen sind mit geringeren Effektgrößen verbunden.
   b) Um große Effekte zu entdecken, benötigt man teststarke Tests.
   c) In der Metaanalyse ist die genaue Definition und Übereinstimmung der abhängigen Variablen wichtiger als der unabhängigen.
   d) Auch wenn die Effektgrößen der Primärstudien nicht bekannt sind, läßt sich die Homogenität prüfen.

6. Was versteht man im Kontext der Metaanalyse unter abhängigen Untersuchungsergebnissen? Wie ist mit ihnen zu verfahren?

7. Erklären Sie das Δ-Maß!

8. Eine neue Therapierichtung wirbt mit „garantierten Besserungsraten" von 67% (neueste Untersuchung) und 59% (Untersuchung drei Jahre zuvor). Berechnen Sie die Effektgröße für die Veränderung. Handelt es sich um einen kleinen, mittleren oder großen Effekt?

9. Was ist mit der 75%-Regel gemeint?

10. Was sind kombinierte Signifikanztests?

11. Ihnen liegen drei Untersuchungen zum Zusammenhang zwischen Neurotizismus und Unfallhäufigkeit vor, die folgende Ergebnisse berichten: $r_1=0{,}44$ $(n_1=240)$, $r_2=0{,}35$ $(n_2=26)$ und $r_3=0{,}26$ $(n_3=118)$. Schätzen Sie den Gesamteffekt über $\bar{\Delta}$ und berechnen Sie das 95%ige Konfidenzintervall des Populationseffektes. Beurteilen Sie die Größe des Effektes! Sind die drei Untersuchungsergebnisse homogen?

12. Sie entwickeln Entspannungsübungen, bei denen auch die Biofeedback-Methode zum Einsatz kommt. Ihr fertiges Übungsprogramm wollen Sie in einer Evaluationsstudie auf seine Wirksamkeit prüfen. Dazu untersuchen Sie sechs Gruppen (30 Personen) hinsichtlich ihres Spannungszustandes vor Beginn und nach Abschluß des Trainings (Indexwert von 1 = völlig angespannt bis 5 = völlig entspannt). Es ergeben sich folgende Gruppenmittelwerte:

	vorher	nachher	p (einseitig)
1	3,1	3,7	0,022
2	2,5	2,3	0,387
3	1,9	2,4	0,219
4	2,2	3,6	0,001
5	3,1	2,9	0,046
6	2,6	3,5	0,042

   Fassen Sie diese Ergebnisse durch kombinierte Signifikanztests zusammen! (Vote Counting, Vorzeichentest, Binomialtest, Stouffer-Test)

13. Wieviele Personen müssen Sie untersuchen, um folgende Hypothesen bei einer Teststärke von 80% auf dem $\alpha=5\%$-Niveau abzusichern? Nennen Sie jeweils auch den indizierten Signifikanztest!
   a) Der Erfolg einer betrieblichen Weiterbildungsmaßnahme (gemessen anhand eines Leistungstests am Ende der Maßnahme) hängt davon ab, wie lange die Maßnahme dauert (einen Tag, zwei Tage, drei Tage oder 1 Woche), ob und wie oft die Maßnahme mit denselben Teilnehmern wiederholt und vertieft wird (keinmal, einmal, zweimal) und ob die Schulung im Betrieb oder in einem Tagungshotel

ÜBUNGSAUFGABEN

durchgeführt wird. Erwartet wird ein mittlerer Interaktionseffekt zweiter Ordnung.

b) 50% aller Fahrschüler fallen bei der ersten Führerscheinprüfung durch (fiktive Angabe). Anhand einer Zufallsauswahl von Schülern Ihrer Fahrschule wollen Sie nachweisen, daß die bei Ihnen angebotene Fahrausbildung sehr viel besser auf die Prüfung vorbereitet. Wie groß sollte Ihre Stichprobe sein?

14. Anhand von Urlauberbefragungen hat ein Tourismusunternehmen 30 zufällig ausgewählte Ferienorte am Meer mit einem Punktwert versehen, der die Zufriedenheit mit dem Urlaubsort ausdrückt. Dann wurde untersucht, welche Bedeutung folgende Faktoren für die Bewertung des Urlaubsortes haben: Tageshöchsttemperatur, Wassertemperatur, Seegang, Wasserverschmutzung, Verschmutzung des Strandes, Anzahl der Besucher am Strand sowie Anzahl der aktiven Wassersportler im Umkreis von 1 km vor dem Strand. Interessanterweise konnte kein signifikanter Effekt nachgewiesen werden. Woran könnte das liegen?

Anhang A. Glossar

A-B-A-Plan: Untersuchungsplan zur Erfassung individueller Veränderungen, bei dem sich Erhebungsphasen ohne *Intervention* (A-Phasen) und Erhebungsphasen mit Intervention (B-Phasen) abwechseln.

abhängige Variable (AV): *Variable*, die zum „Dann"-Teil einer *Hypothese* gehört und in der sich die Wirkungen der *unabhängigen Variablen* (Ursachen, Bedingungen) widerspiegeln. In der Welt der *Varianzanalysen* spricht man von „abhängigen Variablen", in der Welt der *Korrelations-* und *Regressionsanalysen* von „Kriteriumsvariablen" oder kurz von „Kriterien"; vgl. *Kriterium.*

Abstract: Zusammenfassung eines wissenschaftlichen Textes (meist Zeitschriftenaufsatz oder Buchbeitrag) in ca. 10–20 Zeilen. Der Abstract wird üblicherweise an den Anfang einer Publikation gestellt.

Ad-hoc-Stichprobe (Bequemlichkeitsauswahl): Willkürliche Untersuchung von gerade zur Verfügung stehenden Untersuchungsteilnehmern bzw. -objekten. Bei Ad-hoc-Stichproben ist unklar, welche Population sie eigentlich repräsentieren sollen. Als *nicht-probabilistische Stichprobe* kann die Ad-hoc-Stichprobe keine hohe *„Repräsentativität"* beanspruchen. Zielpopulationen, die allenfalls im nachhinein konstruiert werden können (z. B. Population aller Passanten, die samstags um 12.15 Uhr eine bestimmte Einkaufspassage besuchen), sind oft von geringer theoretischer Bedeutung; vgl. *Stichprobe.*

Aktionsforschung (Action Research, Handlungsforschung): Forschungsansatz, der sich inhaltlich mit sozialen Problemen und *Interventionen* in der Praxis beschäftigt und die Betroffenen zu aktiven Mitbeteiligten am Forschungsprozeß macht.

alpha-Fehler (α-Fehler): Entscheidung für die *Alternativhypothese*, obwohl in der *Population* die *Nullhypothese* gilt. Die Wahrscheinlichkeit, einen α-Fehler zu begehen, heißt *α-Fehler-Wahrscheinlichkeit*; vgl. *beta-Fehler.*

alpha-Fehler-Niveau (α-Fehler-Niveau): Vgl. *Signifikanzniveau.*

alpha-Fehler-Wahrscheinlichkeit (α-Fehler-Wahrscheinlichkeit, Irrtumswahrscheinlichkeit): Wahrscheinlichkeit, mit der das empirisch gefundene (oder ein extremeres) Stichprobenergebnis zustandekommen kann, wenn die *Nullhypothese* gilt. Ist diese *Wahrscheinlichkeit* groß, spricht das Ergebnis für die Nullhypothese. Läßt sich das Stichprobenergebnis nur schlecht mit der Nullhypothese vereinbaren (geringe Irrtumswahrscheinlichkeit), legt dies eine Ablehnung der Nullhypothese und eine Entscheidung für die *Alternativhypothese* nahe. Per Konvention wurde festgelegt, daß diese Entscheidung nur zu treffen ist, wenn die α-Fehler-Wahrscheinlichkeit sehr klein (kleiner als das *α-Fehler-Niveau*) ausfällt (*signifikantes Ergebnis*). Die α-Fehler-Wahrscheinlichkeit wird durch einen *Signifikanztest* berechnet.

Alternativhypothese (H_1): Inhaltlich behauptet die Alternativhypothese, daß in der Population ein *Effekt* vorliegt bzw. daß sich *Populationsparameter* unterscheiden. Da man Untersuchungen in der Regel durchführt, um Effekte nachzuweisen, entspricht die *Forschungshypothese* üblicherweise der Alternativhypothese. Man unterscheidet

- gerichtete oder ungerichtete Alternativhypothesen, bei denen die Richtung des Parameterunterschiedes entweder vorgegeben (z. B. H_1: $\mu_1 > \mu_2$) oder nicht vorgegeben (z. B. H_1: $\mu_1 \neq \mu_2$) wird, sowie

- spezifische oder unspezifische Alternativhypothesen, bei denen die Größe des Parameterunterschiedes entweder vorgegeben (z. B. H_1: $\mu_1>\mu_2+10$) oder nicht vorgegeben (z. B. H_1: $\mu_1>\mu_2$) wird.

ANOVA (Analysis of Variance, univariate Varianzanalyse): Vgl. *Varianzanalyse.*

Artefakt: *Stichprobeneffekt*, der trügerisch ist, weil er durch Untersuchungsfehler (z. B. unbewußte Einflußnahme des Versuchsleiters, Meßfehler, verzerrte Stichproben) und nicht durch Parameterdifferenzen in der Population hervorgerufen wurde.

Bayes'sche Statistik: Teilbereich der Statistik, in dem neben frequentistischen Wahrscheinlichkeiten auch subjektive Wahrscheinlichkeiten zur *Parameterschätzung* und zur Hypothesenprüfung herangezogen werden. Demgegenüber arbeitet die sog. „klassische" Statistik nicht mit subjektiven Wahrscheinlichkeiten. Die Bayes'sche Statistik geht auf das Theorem von Bayes zurück, das angibt, wie man a-priori-Wahrscheinlichkeiten (Vorwissen und empirische Befunde) in eine a-posteriori-Wahrscheinlichkeit (zusammenfassende Wahrscheinlichkeitsangabe, die alle Vorinformationen vereint) überführen kann.

beta-Fehler (β-Fehler): Entscheidung für die *Nullhypothese*, obwohl in der *Population* die *Alternativhypothese* gilt; vgl. *alpha-Fehler.*

beta-Fehler-Wahrscheinlichkeit (β-Fehler-Wahrscheinlichkeit): Bei der Entscheidung für die *Alternativhypothese* geht man das Risiko eines *α-Fehlers* ein (Annahme der H_1, obwohl die H_0 gilt). Dieses Risiko wird dadurch reduziert, daß per Konvention die Entscheidung für die H_1 nur getroffen wird, wenn die *α-Fehler-Wahrscheinlichkeit* kleiner als 5%, 1% oder 0,1% ist. Bei größerer Irrtumswahrscheinlichkeit (nicht-signifikantes Ergebnis) entscheidet man sich für die *Nullhypothese.* Bei dieser Entscheidung kann man jedoch einen *β-Fehler* begehen (Annahme der H_0, obwohl die H_1 gilt). Die β-Fehler-Wahrscheinlichkeit berechnet sich als Wahrscheinlichkeit, mit der das empirisch gefundene oder ein extremeres Stichprobenergebnis zustande kommen kann, wenn die Alternativhypothese gilt. Obwohl die Stichprobendaten recht gut zum H_0-Modell passen (hohe α-Fehler-Wahrscheinlichkeit), können sie doch gleichzeitig auch gut (oder sogar besser) zum H_1-Modell passen (hohe β-Fehler-Wahrscheinlichkeit). Um eine Fehlentscheidung zu vermeiden, sollte man möglichst α- und β-Fehler-Wahrscheinlichkeit gleichzeitig kontrollieren. Nur wenn die β-Fehler-Wahrscheinlichkeit sehr klein und die α-Fehler-Wahrscheinlichkeit sehr groß ist, sollte man sich für die Nullhypothese entscheiden. Bei einem signifikanten Ergebnis (geringe α-Fehler-Wahrscheinlichkeit) ist die Entscheidung für die Alternativhypothese sicherer, wenn die β-Fehler-Wahrscheinlichkeit groß ist. Die β-Fehler-Wahrscheinlichkeit ist nur bei spezifischer Alternativhypothese (Hypothese mit vorgegebener *Effektgröße*) kalkulierbar.

Beta-Verteilung (β-Verteilung): Verteilungsgruppe, die in der *Bayes'schen Statistik* verwendet wird, um eine Priorverteilung für einen Populationsanteil zu konstruieren. Läßt sich die Priorverteilung als Beta-Verteilung angeben, ist auch die Posteriorverteilung eine Beta-Verteilung; vgl. *Bayes'sche Statistik.*

Bivariate Methoden: Statistische Analyse mit zwei Variablen, z. B. *Korrelations-* und *Regressionsanalysen*, an denen nur ein *Prädiktor* und ein *Kriterium* beteiligt sind.

Blindversuch: Empirische Untersuchung, bei der die Probanden das Ziel der Untersuchung nicht kennen. Die meisten empirischen Untersuchungen sind Blindversuche, weil man hofft, auf diesem Wege Störeinflüsse und die Gefahr von *Artefakten* zu verringern; vgl. *Doppelblindversuch.*

Chi-Quadrat-Verfahren (χ^2-Verfahren): Gruppe von Verfahren zur statistischen Analyse von Häufigkeitsverteilungen, bei denen immer die empirisch beobachteten Häufigkeiten mit den gemäß H_0 erwarteten Häufigkeiten verglichen werden. Man unterscheidet

- eindimensionale χ^2-Verfahren (z. B. zur Überprüfung der Frage, ob ein Merkmal *gleichverteilt* oder *normalverteilt* ist),
- zweidimensionale χ^2-Verfahren (zur Überprüfung der Frage, ob zwei Merkmale abhängig oder unabhängig voneinander sind) und

- mehrdimensionale χ^2-Verfahren (z. B. die Konfigurationsfrequenzanalyse, KFA, die überprüft, welche Merkmalskombinationen über- bzw. unterrepräsentiert sind).

Clusteranalyse: *Multivariate Methode*, die Untersuchungsobjekte nach Maßgabe der Ähnlichkeit ihrer Merkmalsausprägungen in Gruppen (Cluster) aufteilt. In sich sollten die Cluster möglichst homogen, untereinander möglichst unterschiedlich sein. Die Clusteranalyse wird üblicherweise verwendet, um Untersuchungsobjekte in homogene Gruppen einzuteilen.

Cronbach's alpha-Koeffizient (Cronbach's α): Ein Maß für die *interne Konsistenz* eines *Tests* oder *Fragebogens* (Wertebereich: 0 bis 1). α-Werte über 0,8 gelten als gut (nicht zu verwechseln mit der α-Fehler-Wahrscheinlichkeit!); vgl. *Reliabilität.*

Δ-Maß: Ein allgemeines Maß, um die spezifischen *Effektgrößen*-Maße der einzelnen *Signifikanztests* vergleichbar zu machen, wird v.a. für die *Metaanalyse* gebraucht.

Deduktion: Logischer Schluß oder logische Ableitung vom Allgemeinen auf das Spezielle, vom Ganzen auf das Teil, von der Theorie auf die Hypothese. Bei richtigen Prämissen und korrekter Ableitung sind deduktive Schlüsse immer richtig. Inhaltlich liefern sie aber im Grunde nur redundante Information; vgl. *Induktion.*

Demographie: Bevölkerungsforschung.

Demoskopie: Meinungsforschung, Umfrageforschung (Survey Research). Arbeitet v.a. mit standardisierten mündlichen und schriftlichen (ggf. postalischen) Befragungen (Interview, Fragebogen), um Meinungen (z. B. über Umweltschutz, Parteien) und Verhaltensweisen (z. B. Fernsehkonsum, Wahlverhalten) der Bevölkerung zu erfassen; vgl. *Marktforschung.*

df (Degress of Freedom): Vgl. *Freiheitsgrade.*

dichotome Variable: *Variable*, die nur zwei Werte annehmen kann. Man unterscheidet natürlich dichotome Variablen, deren Ausprägungen „von Natur aus" zweistufig vorgegeben sind (z. B. Geschlecht: weiblich – männlich) und künstlich dichotome Merkmale, deren Ausprägungen vom Forscher willkürlich in zwei Stufen eingeteilt werden (z. B. Alter: jung – alt). Um ein intervallskaliertes Merkmal künstlich zu dichotomisieren, verwendet man häufig den Median-Split, d.h. alle Werte, die über dem *Medianwert* liegen, werden der einen Stufe, die übrigen der anderen Stufe zugeteilt.

diskrete (diskontinuierliche) Variable: *Variable*, die „nur" abzählbar viele Ausprägungen hat (z. B. Berufe, Familienform, Unfallzahl); vgl. *stetige Variable.*

Diskriminanzanalyse (Discriminant Analysis): *Multivariate Methode* zur Überprüfung von Unterschieden zwischen mehreren *Stichproben*, die durch mehrere *abhängige Variablen* beschrieben sind. Die Diskriminanzanalyse ermittelt Gewichte, die angeben, wie bedeutsam die abhängigen Variablen für die Unterscheidung der Stichproben sind. Damit liefert die Diskriminanzanalyse mehr Informationen als die multivariate *Varianzanalyse*, die nur angibt, ob sich mehrere Gruppen hinsichtlich der untersuchten AV überzufällig voneinander unterscheiden, ohne dabei eine Gewichtung der abhängigen Variablen vorzunehmen.

Dispersion: Neben der *zentralen Tendenz* wichtigstes Beschreibungsmerkmal einer Verteilung, das Auskunft gibt über die Unterschiedlichkeit der einzelnen Meßwerte. Bei einer kleinen Dispersion verteilen sich die meisten Werte eng, bei einer großen Dispersion weit um einen zentralen Tendenzwert. Die wichtigsten *Kennwerte* der Dispersion sind *Varianz, Standardabweichung* und *Range*; vgl. *zentrale Tendenz.*

Doppelblindversuch: Empirische Untersuchung, bei der Probanden und Untersuchungsleiter das Ziel der Studie nicht kennen. Die Versuchsleiter werden instruiert, „blind" Anweisungen an die Probanden zu geben und die Untersuchung in vorgegebener Weise durchzuführen. Ein „blinder" Versuchsleiter weiß z. B. nicht, ob er die Kontroll- oder die Treatment-Gruppe vor sich hat. Ein Doppelblindversuch soll ergänzend zu den Vorteilen eines *Blindversuches* unbewußt Beeinflussung der Probanden durch die Versuchsleiter ausschalten.

EDA (Exploratory Data Analysis; Explorative Datenanalyse): Verschiedene (v.a. graphische) Auswertungs- und Darstellungsweisen für quantitative Daten, die besondere Effekte in einem komplexen Datensatz transparent machen sollen.

Effekt: Differenz zwischen *Parametern* aus unterschiedlichen *Populationen* bzw. Abweichung eines Parameters von Null; vgl. *Artefakt.*

Effektgröße (Effect Size): Größe eines *Effektes* bzw. einer Parameterdifferenz. Um eine spezifische *Alternativhypothese* formulieren zu können, muß man die erwartete Effektgröße im voraus angeben können. Die Festlegung einer Effektgröße ist auch notwendig, um den für die geplante Untersuchung *optimalen Stichprobenumfang* zu bestimmen bzw. die *Teststärke* eines Signifikanztests angeben zu können. Da sich bei großen *Stichproben* auch sehr kleine (für die Praxis unbedeutende) Effekte als statistisch signifikant (d.h. auf die *Population* übertragbar) erweisen können, sollte ergänzend zur statistischen Signifikanz immer auch die Effektgröße betrachtet werden.

Evaluation: Überprüfung der Wirksamkeit einer sozialen *Intervention* (z. B. Therapiemaßnahme, Aufklärungskampagne) mit den Mitteln der empirischen Forschung. Neben einer Überprüfung des Endergebnisses einer Maßnahme (summative Evaluation) wird auch der Verlauf der Intervention in einer Evaluationsstudie mitverfolgt und ggf. beeinflußt (formative Evaluation); vgl. *Intervention.*

Exhaustion: Wenn ein in Form einer Wenn-Dann-Hypothese prognostizierter Effekt in einer empirischen Untersuchung nicht eintritt, kann man a) die Hypothese als falsifiziert ablehnen oder b) die Hypothese verändern, indem man die Wenn-Komponente der Hypothese um weitere unabhängige Variablen ergänzt (Exhaustion). Dadurch wird der Geltungsbereich der Hypothese eingeschränkt. In einer weiteren Untersuchung muß die exhaurierte Hypothese dann erneut geprüft werden.

experimentelle Untersuchung (Experiment): Empirische Untersuchung, bei der gezielt bestimmte Bedingungen (Stufen der *unabhängigen Variablen*) hergestellt und in ihren Auswirkungen auf ausgewählte *abhängige Variablen* beobachtet werden. Ein Experiment ist die methodisch beste Möglichkeit, um Kausalhypothesen zu prüfen. Kennzeichnend für eine experimentelle Untersuchung (im Unterschied zur *quasiexperimentellen Untersuchung*) ist die *Randomisierung* der Untersuchungsobjekte; vgl. *Parallelisierung.*

Exploration (Erkundung): 1. Offenes Gespräch oder Interview, um die Lebenssituation, die Persönlichkeit und die aktuellen Probleme oder Beschwerden eines Menschen zu ergründen; wird meist im Vorfeld von therapeutischen Maßnahmen und in der *qualitativen Forschung* durchgeführt. 2. Erkundung eines Untersuchungsobjektes, über das noch wenig Vorinformationen zur Verfügung stehen, meist unter Einsatz offener bzw. unstrukturierter Datenerhebungsmethoden (offene Gespräche, freies Beobachten etc.). 3. Im allgemeinen Sinne Maßnahmen und Strategien zur Formulierung neuer oder Reformulierung alter Hypothesen und Theorien. In diesem Sinne steht Exploration (Hypothesen- bzw. Theoriebildung) der Explanation (Hypothesen- bzw. Theorieprüfung) gegenüber. Exploration und Explanation stehen im Forschungsalltag in ständigem Wechselspiel.

Explorative Datenanalyse: 1. Im allgemeinen Sinne Datenanalyse mit dem Ziel, neue *Hypothesen* zu finden. 2. Im engeren Sinne der *EDA-Ansatz.*

externe Validität: Generalisierbarkeit eines Untersuchungsergebnisses auf andere Personen, Situationen und/oder Zeitpunkte. Die externe Validität wächst mit zunehmender Natürlichkeit der Untersuchungssituation (ökologische Validität) und wachsender *Repräsentativität* der untersuchten *Stichproben*; vgl. *Validität.*

F-Test: Signifikanztest zur Überprüfung des Unterschiedes zwischen zwei Varianzschätzungen. F-Tests finden im Kontext der *Varianzanalysen* ihr wichtigstes Anwendungsfeld; vgl. *Varianz.*

Faktor: 1. *Unabhängige Variable* in der *Varianzanalyse*, wobei zwischen festen und zufälligen Faktoren zu unterscheiden ist. 2. Zusammenfassung mehrerer korrelierter Variablen zu einem gemeinsamen Konstrukt (Faktor) mittels *Faktorenanalyse.*

Faktorenanalyse (Factor Analysis): *Multivariate Methode*, die viele wechselseitig korrelierte *Variablen* in wenigen Dimensionen (*Faktoren*) zusammenfaßt. Ein Faktor umfaßt inhaltlich das Gemeinsame der zu ihm gehörenden korrelierenden Variablen. Statt eine Person durch viele (letztlich redundante) Werte auf den einzelnen korrelierten

Variablen zu kennzeichnen, kann man sie nach der Faktorenanalyse durch wenige Faktorwerte charakterisieren. Die *Korrelation* einer Variablen mit dem Faktor nennt man Faktorladung (Wertebereich: −1 bis +1). Dem Betrag nach hohe Faktorladungen geben an, welche Variablen einen Faktor prägen bzw. zu welchem Faktor eine Variable gehört. Für die Faktorenanalyse existieren unterschiedliche Methoden der Berechnung (Extraktion) von Faktoren. Eine sehr bekannte Extraktionsmethode ist die Hauptkomponentenanalyse (PCA: Principal Components Analysis). Wieviele Faktoren zu extrahieren sind, ist letztlich eine Frage der Interpretation; man orientiert sich allenfalls an Faustregeln. Zur Interpretation einer Faktorenlösung werden die Faktorladungen herangezogen. Zur besseren Interpretierbarkeit faktorenanalytischer Ergebnisse wird häufig eine Rotation durchgeführt, die zu einer prägnanteren Verteilung der Faktorladungen auf den beteiligten Faktoren führt. Genau wie bei der Extraktion gibt es auch für die Rotation mehrere Verfahren, darunter die sehr verbreitete Varimax-Rotation.

Falsifikation: Widerlegung einer *Hypothese* oder Theorie. Nach dem Wissenschaftstheoretiker Karl Popper (1902–1994) und dem von ihm begründeten kritischen Rationalismus sind Theorien anhand einzelner empirischer Untersuchungen niemals zu verifizieren (vgl. *Verifikation*), sondern nur zu falsifizieren: Wenn die in der Theorie behaupteten Zusammenhänge oder Unterschiede bereits in der untersuchten *Stichprobe* nicht gefunden werden, können sie auch nicht für die ganze *Population* gelten. Diese Schlußfolgerung ist aber nur gültig, wenn Untersuchungsfehler ausgeschlossen werden können und es sich bei der geprüften Hypothese um eine deterministische All-Aussage handelt. Probabilistische Hypothesen (statistische, stochastische Hypothesen), die nicht verlangen, daß die postulierten Effekte auf jedes einzelne Objekt der Population gleichermaßen zutreffen, sondern die nur eine pauschale Gesamtaussage über *Populationsparameter* und deren *Verteilung* treffen, sind durch hypothesenkonträre Stichprobenergebnisse nicht „automatisch" falsifiziert. Zur Prüfung probabilistischer Hypothesen ist die Festlegung eines Falsifikationskriteriums notwendig, d.h. man entscheidet sich dafür, bei bestimmten, extrem unwahrscheinlichen Befunden, die geprüfte Hypothese vorläufig (d.h. bis zum Auftreten neuer Befunde) abzulehnen. Man kann das *Signifikanzniveau* als Falsifikationskriterium auffassen. Die Ablehnung von Hypothesen auf empirischer Basis ist forschungslogisch stringenter als deren Bestätigung bzw. *Verifikation.*

Feldforschung (Field Research): Untersuchung natürlicher sozialer Einheiten (z. B. Straßengang, Waschsalon) v.a. mittels teilnehmender Beobachtung.

Felduntersuchung: Untersuchung, die im natürlichen Umfeld stattfindet, d.h. Störvariablen können kaum kontrolliert werden (geringe *interne Validität*). Dafür ist jedoch die *externe Validität* durch die Natürlichkeit der Situation ggf. höher als bei einer *Laboruntersuchung.*

Formalisierung: Übersichtliche Darstellung komplexer Sachverhalte in Form von Grafiken und Schaubildern oder in einer formalen Sprache (z. B. mathematische oder logische Ausdrücke). Bei der Formalisierung durch eine Programmiersprache entsteht eine Computersimulation. Wissenschaftliche Theorien sollten formalisiert werden, damit ihr Kerngehalt und ggf. logische Inkonsistenzen, Lücken oder Widersprüche erkennbar werden.

Forschungshypothese: Inhaltliche wissenschaftliche Hypothese über einen Populationseffekt. Die üblicherweise verbal und in theoretischen Begriffen formulierte Forschungshypothese muß vor dem eigentlichen empirisch-statistischen Hypothesentest in eine *operationale Hypothese* und daraufhin noch in ein statistisches Hypothesenpaar bestehend aus *Nullhypothese* und *Alternativhypothese* umformuliert werden. Bei der Interpretation der Untersuchungsergebnisse ist genau zu beachten, inwieweit vom statistischen Signifikanztest über die statistischen Hypothesen auf die operationale Hypothese und schließlich auf die Forschungshypothese zurückgeschlossen werden kann.

Fragebogen: Empirisches Datenerhebungsinstrument vom Typ schriftliche Befragung. Ein Fragebogen enthält entweder tatsächlich Fragen, die zu beantworten, oder Aussagen (Statements), die auf *Ratingskalen* einzuschätzen sind. Fragebögen werden genau wie Tests nach den Kriterien der *Test-*

theorie sowie mit den Methoden der *Itemanalyse* konstruiert; vgl. *Item, Test, Gütekriterien.*

Freiheitsgrade (df, Degrees of Freedom): Diejenigen Bestimmungsstücke, die bei der Berechnung einer statistischen Prüfgröße (z. B. eines t-Wertes oder F-Wertes) frei bzw. unabhängig voneinander variieren können. In Abhängigkeit von der Anzahl der Freiheitsgrade einer empirischen Prüfgröße wird für den *Signifikanztest* aus der jeweiligen Verteilungsfamilie (z. B. t-Verteilungen, F-Verteilungen) die passende Verteilung herausgesucht.

geschichtete Stichprobe (Stratified Sample): Für eine geschichtete Stichprobe wird die *Population* hinsichtlich relevanter Hintergrundvariablen in möglichst homogene Subgruppen (Schichten bzw. Teillisten der gesamten Populationsliste) eingeteilt (z. B. Personen derselben Alters- oder Berufsgruppe). Aus diesen Schichten werden dann jeweils *Zufallsstichproben* gezogen, die vom Umfang her die prozentualen Anteile der Merkmalsverteilung in der Population widerspiegeln können (proportional geschichtete Stichprobe). Wenn bekannt ist, welche Hintergrundvariablen für die untersuchten Variablen relevant sind und die Populationsliste in die entsprechenden Teillisten (Schichten) gegliedert werden kann, führt die geschichtete Stichprobe zu genaueren Parameterschätzungen als die einfache Zufallsstichprobe; vgl. *Klumpenstichprobe.*

Gleichverteilung: Verteilung, bei der alle Werte mit derselben Häufigkeit oder Wahrscheinlichkeit auftreten. Graphisch hat die Gleichverteilung die Form einer waagerechten Linie parallel zur x-Achse. Ob die Ausprägungen eines Merkmals mit gleicher Wahrscheinlichkeit auftreten, kann z. B. mit einem *Chi-Quadrat-Verfahren (eindimensionales* χ^2) überprüft werden.

Grounded Theory: Besonderer Ansatz der qualitativen *Inhaltsanalyse*, der auf einer besonders gründlichen und möglichst unvoreingenommenen Textinterpretation beruht und auf die Formulierung neuer, gegenstandverankerter Theorien zielt.

Gütekriterien: Kriterien, um die Qualität von Untersuchungen, Datenerhebungsverfahren oder statistischen Methoden einzuschätzen. Für Untersuchungen sind *interne* und *externe Validität* die entscheidenden Gütekriterien. Für Datenerhebungsverfahren sind hohe *Objektivität, Reliabilität* und *Validität* des gesamten Instrumentes sowie spezielle Eigenschaften bei den einzelnen *Items* (vgl. *Itemanalyse*) wünschenswert. Die Güte einer *Punktschätzung* wird an den vier Kriterien Effizienz, Konsistenz, Suffizienz und Erwartungstreue festgemacht.

Histogramm (Block Diagram): Graphische Darstellung einer Häufigkeitsverteilung durch einzelne Rechtecke, Quader oder Säulen, die jeweils umso höher sind, je häufiger ein Meßwert auftritt.

Hypothese: Annahme über einen realen (empirisch erfaßbaren) Sachverhalt in Form eines Konditionalsatzes („Wenn-Dann"-Satz, „Je-Desto"-Satz). Wissenschaftliche Hypothesen müssen über den Einzelfall hinausgehen (Generalisierbarkeit, Allgemeinheitsgrad) und anhand von Beobachtungsdaten falsifizierbar sein.

idiographisch: Den Einzelfall beschreibend; Einzelfallbeschreibungen haben in der empirischen Forschung explorativen Charakter, d.h. sie bereiten Hypothesenprüfungen vor; vgl. *nomothetisch.*

Index: 1. Zusammenfassung mehrerer Einzelindikatoren zu einem Gesamtwert, der die Ausprägung eines komplexen Merkmals repräsentieren soll. Es gibt gewichtete und ungewichtete additive Indizes sowie multiplikative Indizes. Indexwerte entstehen z. B. bei der Auswertung eines *Fragebogens*, bei der die Punktwerte für die einzelnen beantworteten *Items* zu einem Gesamtpunktwert für das gemessene Merkmal zusammengefaßt werden. 2. Verhältniszahl, die gebildet wird, indem eine inhaltlich interessierende Größe (z. B. Anzahl der Scheidungen) mit einer Basisgröße (z. B. Anzahl der bestehenden Ehen) in Beziehung gesetzt wird, um so vergleichbare Werte für unterschiedliche Zeitpunkte, Regionen, Länder o.ä. zu erhalten (Indexzahl).

Induktion: Schluß vom Speziellen auf das Allgemeine, vom Teil auf das Ganze, von Daten auf die Theorie. Induktionsschlüsse sind im Unterschied zur *Deduktion* immer unsichere Schlüsse. Induktives Vorgehen dient der Theorienbildung.

Inhaltsanalyse (Content Analysis): Oberbegriff für eine heterogene Gruppe von Verfahren, die darauf zielen, den Bedeutungsgehalt und die Gestaltungsmerkmale von Texten (oder auch Bildern, Kunstgegenständen, Kleidungsstücken etc.) zu erfassen. Bei der quantitativen Inhaltsanalyse werden Merkmale des Textmaterials im Hinblick auf ausgewählte Variablen (Kategorien) quantifiziert, indem der Text in kleine Teile (Kodiereinheiten) aufgeteilt wird (z. B. Sätze, Absätze), die den deduktiv aus der Theorie abgeleiteten Kategorien von Kodierern zugeordnet werden. Die Häufigkeiten, mit der die Teile eines Textes bestimmte Kategorien belegen, charakterisieren den Text und ermöglichen den Vergleich mit anderen Texten. Bei der qualitativen Inhaltsanalyse werden ebenfalls Kodiereinheiten einem Kategoriensystem zugeordnet. Allerdings wird das Kategoriensystem hierbei meist während der Analyse noch verändert oder erst gebildet (indukte Kategorienbildung). Zudem interessiert weniger die Anzahl der zugeordneten Kodiereinheiten als vielmehr deren Bedeutungsgehalt. Durch die Interpretation der unter den Kategorien gebündelten Kodiereinheiten werden die inhaltlichen Facetten der einzelnen Kategorien herausgearbeitet.

Instruktion: Anweisung an die Untersuchungsteilnehmer, wie sie Testaufgaben, Urteilsaufgaben, Fragebögen usw. bearbeiten sollen. Damit alle Teilnehmer unter den gleichen Bedingungen arbeiten und um *Artefakte* zu verhindern, werden Instruktionen oftmals standardisiert; vgl. *Objektivität.*

Interaktion: Art des Zusammenwirkens von zwei *Faktoren* (Interaktion erster Ordnung) in der zweifaktoriellen *Varianzanalyse* oder von mehr Faktoren (Interaktion zweiter, dritter ... Ordnung) in der mehrfaktoriellen Varianzanalyse. Ein additives Zusammenwirken von Faktoren wird als „Normalfall" (Geltung der H_0) interpretiert. Bei überzufälligen Abweichungen von der Additivität spricht man vom „Interaktionseffekt". Es sind drei Typen von Interaktionseffekten zu unterscheiden: die ordinale, die hybride und die disordinale Interaktion. Ist ein Interaktionseffekt signifikant, kann man durch Interaktionsdiagramme veranschaulichen, welcher Interaktionstyp vorliegt. Bei einer ordinalen Interaktion können beide Haupteffekte global interpretiert werden, bei der hybriden nur einer und bei der disordinalen keiner.

interne Konsistenz: Wechselseitige *Korrelationen* der Beantwortung des einzelnen *Items* eines *Tests* oder *Fragebogens.* Hohe interne Konsistenz (berechnet über *Cronbach's* α) wird als Hinweis auf eine hohe *Reliabilität* des Instruments gewertet; vgl. *Reliabilität.*

interne Validität: Eindeutigkeit der Interpretierbarkeit eines Untersuchungsergebnisses im Hinblick auf die zu prüfenden *Hypothesen.* Die interne Validität sinkt mit wachsender Anzahl plausibler Alternativerklärungen für das Ergebnis aufgrund nicht kontrollierter *Störvariablen*; vgl. *Validität.*

Intervallskala: Meßwerte einer Intervallskala spiegeln nicht nur die Rangreihe der Merkmalsausprägungen wider (vgl. *Ordinalskala*), sondern auch die Größe der Merkmalsunterschiede. Die Punkte einer Intervallskala sind gleichabständig (äquidistant). Intervallskalenniveau ist für die Berechnung von sinnvoll interpretierbaren *Mittelwerten* und *Varianzen* bzw. *Standardabweichungen* notwendig.

Intervention: Eingriff, Veränderung, Behandlung. In einer experimentellen Untersuchung gelten die Stufen der unabhängigen Variablen als „Treatments", „Behandlungen" oder „Interventionen". In einer Evaluationsstudie wird die soziale Veränderungsmaßnahme (z. B. Aufklärungskampagne, Therapie), deren Wirksamkeit zu evaluieren ist, als „Intervention" bezeichnet.

Irrtumswahrscheinlichkeit: Vgl. *alpha-Fehler-Wahrscheinlichkeit.*

Item: Frage oder Aussage in einem *Fragebogen* bzw. Aufgabe in einem *Test.*

Itemanalyse (Aufgabenanalyse): Überprüfung der Güteeigenschaften einzelner *Items*, um die Qualität eines *Tests* oder *Fragebogens* einschätzen zu können und ggf. durch Austausch oder Veränderung einzelner Items (Testrevision) zu Verbesserungen zu kommen. Insbesondere werden die Trennschärfe, die Itemschwierigkeit, die Homogenität und die Validität der Items geprüft; vgl. *Gütekriterien.*

Kanonische Korrelation: Vgl. *Korrelation.*

Kardinalskala: Oberbegriff für *Intervall-* und *Verhältnisskala,* vgl. *Skalenniveau.*

Kelly Grid (Grid-Technik): Datenerhebungsverfahren zur Erfassung des individuellen Konstruktsystems eines Menschen. Durch Vergleiche von Personen oder Situationen generieren die Probanden selbst z. B. die Adjektive, hinsichtlich derer sich die fraglichen Personen ähneln oder unterscheiden.

Kennwert (Stichprobenkennwert): Quantitative Größe, die charakteristische Merkmale einer *Verteilung* zusammenfaßt. Man unterscheidet Kennwerte der zentralen Tendenz (*Mittelwert, Modalwert, Medianwert*) und Kennwerte der Dispersion (*Varianz, Standardabweichung, Range*), die die Unterschiedlichkeit der Werte, d.h. die Breite einer Verteilung kennzeichnen. Kennwerte existieren für empirisch erfaßbare Stichprobenverteilungen (Stichprobenkennwerte, symbolisiert durch lateinische Buchstaben) und für unbekannte Populationsverteilungen (*Populationsparameter*, symbolisiert durch griechische Buchstaben). Die unbekannten Populationskennwerte bzw. *Parameter* werden anhand von Stichprobendaten geschätzt (*Parameterschätzung*).

Klumpenstichprobe (Cluster Sample): Besteht eine Population aus natürlichen Gruppen (Klumpen, Cluster, nicht zu verwechseln mit der *Clusteranalyse*!) von Untersuchungsobjekten (z. B. Schulklassen, Krankenhäuser), so kann aus einer vollständigen Liste dieser Klumpen eine Zufallsauswahl von Klumpen gezogen werden. Die Klumpen sind dann vollständig zu untersuchen. Bei einer guten Klumpenstichprobe sollten die Klumpen in sich möglichst heterogen sein und einzeln jeweils ein möglichst gutes Miniaturbild der Population darstellen; vgl. *geschichtete Stichprobe.*

Konfidenzintervall: Das Konfidenzintervall kennzeichnet denjenigen Bereich eines Merkmals, in dem sich 95% (99%) aller möglichen *Populationsparameter* befinden, die den empirisch ermittelten *Stichprobenkennwert* erzeugt haben können. Die Bestimmung des Konfidenzintervalls Δ_{krit} ist eine Form der *Parameterschätzung.*

Konfigurationsfrequenzanalyse (KFA): Vgl. *Chi-Quadrat-Verfahren.*

Konkordanzkoeffizient: Nonparametrischer Koeffizient zur Festlegung des Grades der Übereinstimmung mehrerer Rangreihen. Vgl. *nonparametrische Verfahren.*

Konstrukt (theoretisches Konstrukt, hypothetisches Konstrukt, Konzept, latente Variable): Begriff für ein psychisches oder soziales Phänomen, das nicht direkt beobachtbar (manifest) ist, sondern aus manifesten Indikatoren erschlossen wird. Der Zusammenhang zwischen manifesten Indikatoren (z. B. Gesichtsausdruck, Blutdruck) und der latenten Variablen (z. B. Emotion) kann nur auf der Basis theoretischer Überlegungen hergestellt werden.

Kontingenzkoeffizient: Vgl. *Korrelation.*

Kontrollvariable: Potentielle *Störvariable*, die während der Untersuchung auf *Intervallskalenniveau* gemessen wird und bei den späteren statistischen Auswertungen herausgerechnet (herauspartialisiert, statistisch kontrolliert) werden kann; vgl. *Kovarianzanalyse.*

Korrelation: Allgemeine Bezeichnung zur Beschreibung von Zusammenhängen zwischen Variablen. Die wichtigsten *bivariaten* Korrelationen sind
- Produkt-Moment-Korrelation (linearer Zusammenhang zweier intervallskalierter Merkmale),
- Rangkorrelation (Zusammenhang zweier ordinalskalierter Merkmale) und
- Kontingenzkoeffizient (Zusammenhang zweier nominalskalierter Merkmale).

Weitere bivariate Korrelationen sind Tabelle 36 auf S. 476 zu entnehmen. Zu den multivariaten Korrelationen zählen:
- Partialkorrelation (Zusammenhang zweier Merkmale, der von einer dritten oder weiteren Variablen unabhängig ist),
- multiple Korrelation (Zusammenhang zwischen mehreren Prädiktorvariablen und einer Kriteriumsvariablen) und
- kanonische Korrelation (Zusammenhang zwischen mehreren Prädiktorvariablen und mehreren Kriteriumsvariablen).

Wenn von „Korrelation" die Rede ist, wird meist die Produkt-Moment-Korrelation gemeint. Die Enge eines Zusammenhangs wird mit dem *Korrelationskoeffizienten* ausgedrückt.

Korrelationsanalyse: Oberbegriff für die Berechnung von *Korrelationskoeffizienten* und die Durchführung von *Korrelationstests*; vgl. *Regressionsanalyse.*

Korrelationskoeffizient: Quantitatives Maß für Enge und Richtung des Zusammenhangs zweier oder mehrerer Variablen. Ein Korrelationskoeffizient vom Wert 0 (oder nahe 0) gibt an, daß kein Zusammenhang vorliegt. Je höher der Betrag eines Korrelationskoeffizienten, umso enger der Zusammenhang. Ob es sich um eine statistisch bedeutsame Korrelation handelt, zeigt jedoch erst der *Korrelationstest.* Zudem muß man überlegen, ob ein signifikanter Korrelationseffekt auch groß genug ist, um praktisch bedeutsam zu sein. Der Richtung des Zusammenhangs nach unterscheidet man positive und negative Korrelationen. Eine positive Korrelation besagt, daß hohe Werte in der einen Variablen mit hohen Werten bei der anderen Variablen einhergehen („je mehr – desto mehr", „je weniger – desto weniger", z. B. Wohnungsgröße und Mietzins, Übungsdauer und Leistung). Bei einer negativen Korrelation ist die Beziehung zwischen den Variablen gegensinnig: hohe Werte in der einen Variablen gehen mit niedrigen Werten in der anderen Variablen einher und umgekehrt („je mehr – desto weniger", „je weniger – desto mehr", z. B. Testangst und Testleistung, Selbstwertgefühl und Depressivität).

Korrelationstest: Signifikanztest, der die Nullhypothese prüft, daß der Korrelationskoeffizient in der Population den Wert Null hat: H_0: $\varrho=0$.

Kovarianzanalyse: *Varianzanalyse*, bei der eine oder mehrere intervallskalierte *Kontrollvariablen* aus der *abhängigen Variablen* herausgerechnet (herauspartialisiert) werden. Die Kovarianzanalyse stellt eine Möglichkeit dar, den Einfluß von *Störvariablen* statistisch zu kontrollieren und damit die *interne Validität* einer Untersuchung zu erhöhen; vgl. *Varianzanalyse, Störvariable.*

Kriterium: 1. *Abhängige Variable* in den *Korrelations-* und *Regressionsanalysen*, 2. Merkmal, das mit einem psychologischen *Test* vorhergesagt werden soll (z. B. Berufseignung, Schulreife). Die *Validität* des Tests wird ermittelt als *Korrelation* des Testergebnisses mit dem Kriterium (Kriteriumsvalidität).

Laboruntersuchung: Untersuchung, bei der die äußeren Rahmenbedingungen (Räumlichkeiten, Gegenstände, Beleuchtung etc.) genau kontrolliert werden können und die tatsächlich häufig in einem Labor bzw. in einem speziellen Untersuchungsraum stattfindet. In einer Laboruntersuchung ist die *interne Validität* relativ hoch, die *externe Validität* dagegen oft verringert; vgl. *Felduntersuchung.*

Längsschnittstudie (Longitudinalstudie, Längsschnitt-Untersuchung): Untersuchung, bei der Untersuchungseinheiten wiederholt hinsichtlich derselben Variablen untersucht werden. Man unterscheidet Trend-Untersuchungen, bei denen nacheinander unterschiedliche Stichproben aus derselben Population gezogen und untersucht werden, von Panel-Untersuchungen, bei denen dieselbe *Stichprobe* (das *Panel*) über längere Zeit hinweg beobachtet und untersucht wird. Längsschnittstudien spielen z. B. in der Entwicklungspsychologie eine große Rolle. Problematisch sind sie wegen des relativ großen untersuchungstechnischen Aufwandes und der langen Wartezeit bis zum Untersuchungsresultat; vgl. *Querschnittstudie.*

Lateinisches Quadrat (Latin Square): Varianzanalytischer Plan, in dem drei *Faktoren* mit gleicher Stufenzahl in ihrem Einfluß auf die abhängige Variable untersucht werden. Da die Faktoren nicht vollständig miteinander kombiniert werden, können nur die Haupteffekte, nicht jedoch die *Interaktionen* getestet werden. Eine Erweiterung auf vier Faktoren ist das Griechisch-lateinische Quadrat.

LISREL (Linear Structural Relationships, Lineare Strukturgleichungsmodelle): Statistisches Verfahren und zugehörige Software, um Beziehungen zwischen manifesten Variablen (Indikatoren) und latenten Variablen (Faktoren, analog den Faktoren der *Faktorenanalyse*) in einem sog. Meßmodell sowie Beziehungen zwischen den latenten Variablen in einem sog. Strukturmodell darzustellen und zu testen. Mittels LISREL kann ermittelt werden, wie gut die empirischen Stichprobendaten zu einem Meßmodell oder Strukturmodell passen (fitten) bzw. wie gut der Modell-Fit ist.

MANOVA (Multivariate Analysis of Variance, Multivariate Varianzanalyse): Vgl. *Varianzanalyse.*

Marktforschung: Empirische Forschung im Bereich Konsumentenverhalten und Absatzmärkte, deren Ergebnisse bei Unternehmensentscheidungen berücksichtigt werden. Marktforschung und Meinungsforschung (*Demoskopie*) arbeiten mit vergleichbaren Methoden und werden meist als Auftragsforschung abgewickelt, weshalb sich die Sammelbezeichnung „Markt- und Meinungsforschung" eingebürgert hat; vgl. *Demoskopie.*

Matched Samples: Strategie zur Erhöhung der *internen Validität* bei *quasiexperimentellen Untersuchungen* mit kleinen Gruppen. Zur Erstellung von Matched Samples wird die Gesamtmenge der Untersuchungsobjekte in (hinsichtlich der relevanten Hintergrundvariablen) möglichst ähnliche Paare gruppiert. Die beiden Untersuchungsgruppen werden anschließend so zusammengestellt, daß jeweils ein Paarling der einen Gruppe, der andere Paarling der anderen Gruppe zugeordnet wird. Man beachte, daß Matched Samples abhängige Stichproben sind, die entsprechend auch mit Signifikanztests für abhängige Stichproben (z. B. t-Test für abhängige Stichproben) auszuwerten sind; vgl. *Parallelisierung.*

Maximum-Likelihood-Methode: Methode, nach der *Populationsparameter* so geschätzt werden, daß die „Wahrscheinlichkeit" (Likelihood) des Auftretens der beobachteten Daten maximiert wird. Man probiert quasi eine Reihe möglicher Parameter durch, berechnet jedesmal die bedingte Wahrscheinlichkeit des gefundenen Stichprobenergebnisses unter dem gerade betrachteten Parameter. Der Parameter, bei dem die Likelihood für das Stichprobenergebnis maximal ist, wird als Schätzer des Populationsparameters verwendet. Man spricht hier statt von bedingten Wahrscheinlichkeiten (die üblicherweise alle von einem Populationsparameter abgeleitet werden und sich insgesamt zu 1 addieren) lieber von Likelihoods, da für ein Stichprobenergebnis Wahrscheinlichkeitswerte aus verschiedenen Populationsparametern abgeleitet werden, die sich insgesamt auch nicht zu 1 addieren.

MDS (Multidimensionale Skalierung): Vgl. *Multidimensionale Skalierung.*

Medianwert (Median): Der Median teilt eine Verteilung mindestens *ordinalskalierter* Meßwerte in zwei gleich große Hälften; vgl. *zentrale Tendenz.*

mehrstufige Stichprobe (gestufte Stichprobe, Multi-Stage Sample): Da einfache Zufallsauswahlen aus der gesamten Populationsliste bei großen *Populationen* (z. B. bundesdeutsche Bevölkerung) extrem aufwendig sind, arbeitet man oftmals mit mehreren Ziehungsstufen, z. B. zieht man zunächst Bundesländer, dann Wahlkreise, dann Haushalte, dann Personen.

Messen: Zuordnung von Zahlen zu Objekten in Abhängigkeit von deren Merkmalsausprägung nach festgelegten Regeln der Meßtheorie. In der Relation der Meßwerte (numerisches Relativ) muß sich die Relation der gemessenen Objekte (empirisches Relativ) widerspiegeln. Man kann auch sagen, das empirische Relativ wird in das numerische Relativ abgebildet und zwar als homomorphe Abbildung. Die homomorphe Abbildungsfunktion (die den Elementen des empirischen Relativs Elemente des numerischen Relativs in der Weise zuordnet, daß die Relationen zwischen zwei beliebigen Objekten a und b im empirischen Relativ den Relationen der zugeordneten Zahlen im numerischen Relativ entsprechen), zusammen mit einem empirischen und einem numerischen Relativ nennt man *Skala.* Je mehr Eigenschaften des empirischen Relativs auch auf das numerische Relativ zutreffen, umso informativer sind die Meßwerte bzw. ist die Skala; vgl. *Skalenniveau, Skalierung.*

Metaanalyse: Zusammenfassung der Ergebnisse mehrerer Untersuchungen zum selben Thema zu einer Gesamtschätzung des untersuchten Effektes im Hinblick auf Signifikanz und *Effektgröße*; vgl. *Primäranalyse, Sekundäranalyse.*

Mittelwert (Mittel, Durchschnitt): Der Mittelwert (genauer: das arithmetische Mittel) als Summe aller Meßwerte dividiert durch die Anzahl der eingehenden Werte ist der bekannteste *Kennwert* überhaupt. Neben dem arithmetischen Mittelwert ($\bar{x}$) gibt es aber noch andere Mittelwerte, die allerdings seltener gebraucht werden (geometrisches Mittel, harmonisches Mittel). Der Populationsmittelwert hat das Symbol μ (sprich: mü); vgl. *zentrale Tendenz.*

Modalwert (Modus): Der in einer Verteilung am häufigsten vertretene Wert. Gibt es in einer Verteilung nur einen häufigsten Wert, spricht man von einer unimodalen Verteilung, bei zwei Modalwerten von einer bimodalen Verteilung; vgl. *zentrale Tendenz.*

MTMM (Multi-Trait Multi-Method-Methode): Besonderer Ansatz, um die Konstruktvalidität von Datenerhebungen bzw. Datenerhebungsverfahren zu bestimmen. Die MTMM-Methode arbeitet mit den *Korrelationen*, die sich ergeben, wenn man an derselben Stichprobe mehrere Merkmale (Traits) mit mehreren Methoden (Methods) erfaßt und die Ergebnisse wechselseitig korreliert. Die Höhe und das Muster dieser Korrelationen sind indikativ für konkordante und diskriminante Validität als Teilformen der Konstruktvalidität; vgl. *Validität.*

Multidimensionale Skalierung (MDS): *Multivariate Methode* zur Darstellung von Ähnlichkeitsurteilen in einem mehrdimensionalen Raum. Probanden schätzen eine Menge von Objekten oder Begriffen (z. B. Berufe) jeweils paarweise hinsichtlich ihrer globalen Ähnlichkeit auf einer *Ratingskala* ein. Es interessiert nun, welche Begriffe nahe beieinander liegend bzw. ähnlich (z. B. Physiker – Psychologe, Physiker – Architekt) und welche unähnlich (z. B. Physiker – Arbeiter, Physiker – Bankangestellter) wahrgenommen werden (Konfiguration der Objekte). Darüber hinaus läßt sich ermitteln, mit wievielen Dimensionen die Konfiguration beschrieben werden kann. Anzahl und Position der Dimensionen lassen sich inhaltlich interpretieren als Merkmale, anhand derer die Urteiler ihre Ähnlichkeitseinschätzungen vorgenommen haben (z. B. berufliches Prestige, berufliche Unabhängigkeit). Im Unterschied zur *Faktorenanalyse*, die vorgegebene Merkmale (*Items*) zu *Faktoren* bündelt, spaltet die MDS globale Ähnlichkeitsurteile in einzelne Dimensionen auf.

multiple Korrelation: Vgl. *Korrelation.*

Multi-Trait Multi-Method-Methode: vgl. MTMM

multivariate Methoden: *Korrelations-* und *Regressionsanalysen*, an denen mehr als zwei *Variablen* beteiligt sind bzw. *Varianzanalysen*, in denen mehrere *abhängige Variablen* analysiert werden. Zudem gibt es einige statistische Verfahren, die viele Variablen verarbeiten, ohne zwischen *Prädiktoren* und *Kriterien* bzw. *unabhängigen* und *abhängigen Variablen* zu unterscheiden. Dazu zählen etwa die *Clusteranalyse*, die *Faktorenanalyse* und die *Multidimensionale Skalierung*, die auch unter die multivariaten Methoden subsumiert werden.

nicht-probabilistische Stichprobe: *Stichprobe*, die nicht nach Zufallsprinzipien, sondern in irgendeiner Form willkürlich oder bewußt aus der Population gezogen wurde. Wichtige nicht-probabilistische Stichproben sind die *Ad-hoc-Stichprobe*, die *theoretische Stichprobe* und die *Quoten-Stichprobe*; vgl. *probabilistische Stichprobe.*

nichtreaktive (nonreaktive) Verfahren: Empirische Datenerhebungsverfahren, bei denen man verdeckt beobachtet oder nur Spuren und Ablagerungen von Verhalten erfaßt, ohne mit den Untersuchungsobjekten selbst in Kontakt zu kommen. Nonreaktive Verfahren haben den Vorteil, daß die Untersuchungsphänomene nicht durch den Forschungsprozeß beeinflußt werden können. Gleichzeitig haben sie den Nachteil, daß die Verhaltensspuren interpretativ mit psychischen und sozialen Phänomen verknüpft werden müssen, was die *interne Validität* der Ergebnisse beeinträchtigen kann.

Nominalskala: Eine Nominalskala ordnet den Objekten eines empirischen Relativs Zahlen zu, die so geartet sind, daß Objekte mit gleicher Merkmalsausprägung gleiche Zahlen und Objekte mit verschiedener Merkmalsausprägung verschiedene Zahlen erhalten. Statistische Verfahren bei nominalskalierten Merkmalen beschränken sich in der Regel darauf auszuzählen, wieviele Objekte jeweils bestimmte Merkmalsausprägungen aufweisen. Die *Chi-Quadrat-Verfahren* sind zur Analyse solcher Häufigkeitsdaten konzipiert, vgl. *Messen.*

nomothetisch: Allgemeingültige Gesetze aufstellend. Ziel der empirischen Sozialforschung ist es, generalisierende (nomothetische) Aussagen zu treffen und nicht nur singuläre Fälle zu beschreiben; vgl. *idiographisch.*

nonparametrische Verfahren (nichtparametrische, verteilungsfreie Verfahren): Die Domäne der nonparametrischen Statistik sind hypothesenprüfende Untersuchungen von nicht-normalverteilten Merkmalen mit kleinen Stichproben. Im weiteren Verständnis zählen zu den nonparametrischen Verfahren auch alle Methoden zur Analyse von Häufigkeiten. Vgl. *parametrische Verfahren.*

Normalverteilung: Verteilungstyp mit charakteristischer Glockenform (auch: Glockenkurve, Gauss-Kurve). Es gibt unendlich viele Normalverteilungen, die sich in Mittelwert und Streuung, nicht jedoch in der Proportion der Glockenform unterscheiden. Tip: Die Formel der Normalverteilung und ein Bild einer Normalverteilung findet man auf dem 10,– DM-Schein.

Nullhypothese (H_0): Inhaltlich negiert die Nullhypothese das Vorliegen eines *Effektes* und widerspricht damit der *Alternativhypothese*. Typischerweise sind Nullhypothesen spezifisch, d.h. sie enthalten das Gleichheitszeichen, um auszudrücken, daß Parameter sich gleichen (z. B. H_0: $\mu_1=\mu_2$) oder daß ein Parameter den Wert 0 annimmt (z. B. H_0:$\varrho=0$). Die „klassischen" Signifikanztests sind Nullhypothesen-Tests, d.h. aus der spezifischen H_0 wird eine theoretische *Stichprobenkennwerteverteilung* für den Test konstruiert (sog. H_0-Verteilung, H_0-Modell, z. B. Standardnormalverteilung, t-Verteilung, F-Verteilung), anhand der das empirische Stichproben- bzw. Testergebnis bewertet wird bzw. aus der die bedingte Wahrscheinlichkeit für das Auftreten des gefundenen (oder eines extremeren) Stichprobenergebnisses als α-Fehler-Wahrscheinlichkeit abgeleitet wird. Die am häufigsten verwendeten H_0-Modelle sind austabelliert, so daß die fraglichen Wahrscheinlichkeiten aus der Tabelle abgelesen werden können. Die Konstruktion einer Stichprobenkennwerteverteilung bzw. eines H_0-Modells für einen Signifikanztest ist an *Voraussetzungen* gebunden; vgl. *Alternativhypothese*.

Objektivität: 1. Allgemeines *Gütekriterium* wissenschaftlicher Aussagen. Objektivität in diesem Sinne bedeutet nicht unumstößliche „Wahrheit" und erfordert auch nicht eine „neutrale" bzw. „objektive" Haltung einzelner Forscher, sondern meint intersubjektive Übereinstimmung zwischen Forschenden. Eine objektive oder objektivierbare Aussage stützt sich nicht nur auf die Überzeugung eines einzelnen, sondern kann von anderen theoretisch und empirisch nachvollzogen werden (vgl. *Replikation*). 2. Gütekriterium eines *Tests* oder Fragebogens. Objektivität in diesem Sinne meint Unabhängigkeit von der Person des Testanwenders. Sie ist gegeben, wenn unterschiedliche Testanwender unabhängig voneinander beim Testen derselben Person zu denselben Ergebnissen kommen. Man unterscheidet Durchführungs-, Auswertungs- und Interpretationsobjektivität.

operationale Hypothese (empirische Vorhersage): Empirische Vorhersage des Ergebnisses einer konkreten Untersuchung aufgrund einer allgemeinen theoretischen *Forschungshypothese* unter Berücksichtigung der *Operationalisierung* der *Variablen* und des gesamten Untersuchungsdesigns.

Operationalisierung: Maßnahme zur empirischen Erfassung von Merkmalsausprägungen. Zur Operationalisierung gehören die Wahl eines Datenerhebungsverfahrens (z. B. Fragebogen, Test, physiologische Messung, Leitfadeninterview) und die Festlegung von Meßoperationen (v.a. Festlegung des Skalenniveaus). In vielen Datenerhebungsmethoden sind die Regeln für die Messung bereits enthalten, etwa wenn beim Test genau festgelegt ist, welchen Aufgabenlösungen (empirisches Relativ) welche Punktzahlen (numerisches Relativ) zuzuordnen sind; vgl. *Messen*.

optimaler Stichprobenumfang: Stichprobenumfänge sind optimal, wenn sie einem Signifikanztest genügend *Teststärke* geben, um einen getesteten *Effekt* bei vorgegebener *Effektgröße* entdecken und auf einem vorgegebenen *Signifikanzniveau* absichern zu können. Wählt man den Stichprobenumfang zu klein, verliert ein Test an Teststärke, wählt man ihn zu groß, betreibt man unnötigen Aufwand, da nun auch kleinste Effekte signifikant werden können, die praktisch bedeutungslos sind. Mit optimalen Stichprobenumfängen zu arbeiten ist ökonomisch und führt zu eindeutigen statistischen Ergebnissen. Da jeder *Signifikanztest* durch die vier funktional miteinander verknüpften Maße *Teststärke* ($1-\beta$), *Effektgröße* (ε), *alpha-Fehler-Niveau* und *Stichprobenumfang* (n) gekennzeichnet ist, braucht man nur drei dieser Größen festzulegen, um die vierte abzuleiten. Für die Bestimmung des optimalen Stichprobenumfangs (n_{opt}) einer geplanten Untersuchung legt man üblicherweise das α-Fehler-Niveau auf 5% oder 1% fest, die Teststärke auf 80% und die Effektgröße wählt man als „gering", „mittel" oder „hoch". Welcher Stichprobenumfang nun optimal ist, kann man den entsprechenden Tabellen entnehmen.

Ordinalskala: Eine Ordinalskala ordnet den Objekten des empirischen Relativs Zahlen zu, die so geartet sind, daß von jeweils zwei Objekten das Objekt mit der größeren Merkmalsausprägung die größere Zahl erhält. Ordinalskalierte Werte bilden eine Rangreihe und werden meist mit *nonparametrischen Verfahren* ausgewertet; vgl. *Messen.*

Panel: Eine in regelmäßigen Abständen mehrfach untersuchte Stichprobe; vgl. *Längsschnittstudie.*

Paradigma: 1. Wichtige und oft verwendete experimentelle Anordnung zur Untersuchung eines bestimmten Phänomens (Untersuchungsparadigma). 2. Eine allgemeine inhaltliche Theorie, die in breiten Kreisen innerhalb der Scientific Community anerkannt wird und die Sichtweise in einer Disziplin zeitweise stark dominiert. Paradigmen können sich ablösen (Paradigmenwechsel) oder parallel nebeneinander bestehen. Dieser Paradigmen-Begriff stammt von dem Wissenschaftstheoretiker Thomas Kuhn (1967), der damit das Falsifikations-Prinzip von Popper (vgl. *Falsifikation*) als unrealistisch kritisierte: Widersprüchliche Befunde können nach Kuhn den „Glauben" an ein Theoriegebäude bzw. an ein Paradigma nur schwer erschüttern.

Parallelisierung: Zusammenstellung von möglichst vergleichbaren Untersuchungsgruppen (z. B. Behandlungsgruppe und Kontrollgruppe), indem man hinsichtlich wichtiger Hintergrundvariablen (z. B. Alter oder Bildungsstand) in Stichproben für annähernd gleiche Verteilungen bzw. Kennwerte sorgt (z. B. gleicher Altersdurchschnitt oder gleicher Anteil von Abiturienten). Parallelisierung ist eine Maßnahme zur Erhöhung der *internen Validität* von *quasiexperimentellen Untersuchungen* und stellt einen (schlechteren) Ersatz der in experimentellen Untersuchungen durchgeführten *Randomisierung* dar. Bei kleinen Gruppen arbeitet man statt mit Parallelisierung mit *Matched Samples.*

Parameter: Vgl. *Populationsparameter.*

Parameterschätzung: Ermittlung eines Näherungswertes für einen unbekannten *Populationsparameter* auf der Basis von *Stichprobenkennwerten.* Man unterscheidet *Punktschätzung* und Intervallschätzung. Bei Punktschätzungen wird durch Zusammenfassung von Stichprobenwerten genau ein geschätzter Populationsparameter berechnet. Punktschätzer werden durch ein Dach „^" gekennzeichnet (z. B. $\hat{\sigma}^2$: geschätzte Populationsvarianz). Bei Intervallschätzungen wird für den gesuchten Populationsparameter ein geschätzter Wertebereich (*Konfidenzintervall* Δ_{krit}) angegeben.

parametrische Verfahren (verteilungsgebundene Verfahren): Statistische Verfahren bzw. *Signifikanztests,* die an bestimmte Verteilungsformen der *Stichprobenkennwerte* gebunden sind (z. B. *t-Test, F-Test*). Im Unterschied zu *nonparametrischen Verfahren* setzen parametrische Verfahren größere *Stichproben* voraus. Bei kleineren Stichproben sind die parametrischen Verfahren an das Vorliegen normalverteilter kardinalskalierter Merkmale gebunden. Vgl. *Stichprobenkennwerteverteilung.*

Partialkorrelation: Vgl. *Korrelation.*

Plot: Graphische Darstellung des Zusammenhangs zwischen zwei oder mehr Variablen in einem Koordinantensystem. Der einfachste Fall ist der bivariate Plot, in dem die Ausprägungen der einen Variablen auf der x-Achse, die der anderen auf der y-Achse abgetragen werden. Der Merkmalszusammenhang ist dann als Punktewolke (Punkteschwarm) verdeutlicht. Plots spielen im *EDA-Ansatz* eine wichtige Rolle.

polytome Variable: *Nominalskalierte* Variable mit mehr als zwei Stufen; vgl. *dichotome Variable.*

Population (Grundgesamtheit): Menge aller potentiellen Untersuchungsobjekte, über die etwas ausgesagt werden soll. Populationen sind im allgemeinen so groß, daß statt einer Vollerhebung (Zensus) nur eine stichprobenartige Untersuchung in Frage kommt; vgl. *Stichprobe.*

Populationsparameter: *Kennwert* einer Populationsverteilung (z. B. Populationsmittelwert μ, Populationsstreuung σ, Populationsanteil π etc.). Populationsparameter sind in der Regel unbekannt und werden anhand von *Stichprobenkennwerten* geschätzt; vgl. *Parameterschätzung.*

Prädiktor: Unabhängige Variable in den *Korrelations-* und *Regressionsanalysen*; vgl. *Faktor, Kriterium.*

Primäranalyse: Erstauswertung der Ergebnisse einer empirischen Untersuchung; vgl. *Sekundäranalyse, Metaanalyse.*

Probabilistische Stichprobe: Stichprobe, die nach Zufallsprinzipien aus der *Population* gezogen wurde, so daß die Auswahlwahrscheinlichkeiten aller Objekte gleich oder zumindest bekannt sind. Wichtige probabilistische Stichproben sind die einfache *Zufallsstichprobe*, die *Klumpenstichprobe* und die *geschichtete Stichprobe* sowie die *mehrstufige Stichprobe*; vgl. *nicht-probabilistische Stichprobe.*

Produkt-Moment-Korrelation (Bravais-Pearson'sche Korrelation): Vgl. *Korrelation.*

Punktschätzung: Art der *Parameterschätzung.* Punktschätzer sollen vier Kriterien erfüllen: Konsistenz, Suffizienz, Effizienz und Erwartungstreue.

qualitative Daten: 1. *Nominalskalierte* quantitative Daten, 2. nicht-numerische Daten, verbales, anschauliches Datenmaterial, das v.a. in der *qualitativen Forschung* verwendet wird.

qualitative Forschung: Empirische Forschung, die mit besonderen Datenerhebungsverfahren in erster Linie *qualitative Daten* erzeugt und interpretativ verarbeitet, um dadurch neue *Effekte* zu entdekken (Exploration) und (seltener) auch *Hypothesen* zu prüfen (Explanation). Inhaltlich ist es ein besonderes Anliegen der qualitativen Forschung, soziale Phänomene aus der Sicht der Akteure zu rekonstruieren; vgl. *quantitative Forschung.*

quantitative Forschung: Empirische Forschung, die mit besonderen Datenerhebungsverfahren quantitative Daten erzeugt und statistisch verarbeitet, um dadurch neue *Effekte* zu entdecken (Exploration), Populationen zu beschreiben und *Hypothesen* zu prüfen (Explanation); vgl. *qualitative Forschung.*

quasiexperimentelle Untersuchung: Untersuchung mit natürlichen Gruppen. Die *unabhängigen Variablen* sind sämtlich oder zum Teil Personenvariablen, so daß eine *Randomisierung* nicht möglich ist, sondern nur eine *Parallelisierung* oder die Bildung von *Matched Samples.* Quasiexperimentelle Untersuchungen haben eine geringere *interne Validität* als experimentelle Untersuchungen; vgl. *experimentelle Untersuchung.*

Querschnittstudie: Mehrere Stichproben (z. B. Altersgruppen) werden zum selben Zeitpunkt untersucht. Die Interpretation der Gruppenunterschiede als z. B. Alterseffekte ist in diesem Design nur von geringer *interner Validität*, da die Altersunterschiede mit Kohorteneffekten (Generationseffekten) konfundiert sind; vgl. *Längsschnittstudie.*

Quoten-Stichprobe: Aus der Population werden willkürlich nach einem vorgegebenen Schlüssel „passende" Probanden ausgewählt. Quoten-Vorgaben können z. B. so aussehen, daß die Untersuchung von 50% Frauen und 50% Männern, 20% Ostdeutschen und 80% Westdeutschen etc. gefordert wird. Quoten-Stichproben gehören zu den *nicht-probabilistischen Stichproben* und werden in der kommerziellen *Marktforschung* häufig eingesetzt.

Randomisierung: Zufällige Zuordnung von Untersuchungsobjekten zu Untersuchungsbedingungen durch die Untersuchungsleiterin bzw. den Untersuchungsleiter. Die Randomisierung ist das kennzeichnende Merkmal einer *experimentellen Untersuchung.*

Range: Kennwert der *Dispersion*, berechnet sich als Differenz zwischen dem kleinsten und größten Wert einer Verteilung. Da der Range nur aus zwei Extremwerten gebildet wird (bei denen es sich möglicherweise um Ausreißer oder Meßfehler handelt), ist er ein recht unzuverlässiges Dispersionsmaß.

Rangkorrelation: Vgl. *Korrelation.*

Rating-Skala: Eine unterschiedlich etikettierte und abgestufte Darstellung einer Dimension (meist gerade Linie), auf der Urteiler ihre Schätzurteile abgeben, indem sie den Skalenpunkt markieren, der dem Schätzurteil (eingeschätzte Merkmalsausprägung) am besten entspricht. Man unterscheidet unterschiedliche Typen von Rating-Skalen nach formalen Gesichtspunkten (z. B. gerade oder ungerade Stufenzahl, verbale oder numerische Etiketten) und inhaltlichen Aspekten (Skala zur Messung von Intensität, Häufigkeit, Wahrscheinlichkeit, Valenz). Die mit Rating-Skalen erzeugten Daten werden meist als Werte einer *Intervallskala* interpretiert.

Regression: Vorhersage von Merkmalsausprägungen einer oder mehrerer Kriteriumsvariablen auf der Basis einer oder mehrerer Prädiktorvariablen mittels *Regressionsgeraden* und *Regressionsgleichungen* bzw. *Regressionsanalyse*; vgl. *Korrelation.*

Regressionsanalyse: Oberbegriff für die Bestimmung von *Regressionsgleichungen, Regressionsgeraden* und die statistische Absicherung der Regressionskoeffizienten. Korrelations- und Regressionsanalyse sind eng miteinander verknüpft, da eine Merkmalsvorhersage von *Prädiktoren* auf *Kriterien* nur sinnvoll ist, wenn die fraglichen Prädiktoren und Kriterien miteinander korrelieren; vgl. *Korrelationsanalyse.*

Regressionsgerade: Graphische Darstellung einer linearen *Regressionsgleichung.* Trägt man in einem x-y-Koordinatensystem die einzelnen Meßwertpaare (x, y) einer bivariaten Meßwertreihe als Punkte ein (vgl. *Plot*), so kann man die zugehörige Regressionsgerade für eine erste Analyse auch per Hand anpassen, indem man die Gerade so zeichnet, daß die Abstände zwischen den Punkten und der Geraden möglichst klein sind; vgl. *Regressionsgleichung.*

Regressionsgleichung: Gleichung, mit der die Ausprägung eines Merkmals aufgrund der Ausprägung eines anderen, korrelierenden Merkmals vorhergesagt werden kann. Die einfachste Regressionsgleichung ist die lineare bivariate Regressionsgleichung der Form: $\hat{y}_i = b \cdot x_i + a$. Unter der Voraussetzung, daß zwischen dem *Prädiktor* x und dem *Kriterium* y ein signifikanter linearer Zusammenhang besteht, kann man einzelne x-Werte durch Multiplikation mit b und Addition von a in vorhergesagte $\hat{y}$-Werte umrechnen. Die Regressionskoeffizienten a und b sind nach einfachen Formeln aus den Stichprobendaten zu errechnen. Diese Formeln beruhen auf dem Kriterium der kleinsten Quadrate (Kleinste-Quadrat-Kriterium), d.h. die Regressionsgleichung (bzw. die Regressionskoeffizienten) werden so bestimmt, daß die quadrierten Abweichungen zwischen den empirischen y_i-Werten und den vorhergesagten $\hat{y}_i$-Werten minimal sind. Genau wie man bei anderen statistischen Maßen zwischen *Stichprobenkennwerten* und *Populationsparametern* unterscheidet, werden die Regressionskoeffizienten in der Stichprobe (a, b) von den Regressionskoeffizienten in der Population (α, β; nicht zu verwechseln mit α- und *β-Fehler*!) unterschieden, d.h. Parameterschätzungen (wie groß sind α und β?) und Signifikanztests (weicht b signifikant von o ab?) sind auch in den *Regressionsanalysen* anzuwenden; vgl. *Regressionsgerade.*

Reliabilität: *Gütekriterium* eines *Tests* oder *Fragebogens*, das angibt, wie stark die Meßwerte durch Störeinflüsse und Fehler belastet sind. Um die Reliabilität eines Erhebungsinstruments empirisch abzuschätzen, werden vier Techniken eingesetzt: Testhalbierungsmethode (Split-Half-Reliabilität), Testwiederholungsmethode (Retest-Reliabilität), Paralleltestmethode und *interne Konsistenz*; vgl. *Gütekriterium.*

Replikation: Die Wiederholung einer Untersuchung zur Überprüfung ihres Befundes. Replikationsstudien werden häufig von anderen Forschern vorgenommen; zuweilen wird man aber im Rahmen eines umfangreicheren Forschungsprojektes auch Selbst-Replikationen durchführen. Ein mehrfach replizierter (und dadurch gut gesicherter) Effekt wird meist quasi als „Gesetzmäßigkeit" anerkannt; vgl. *Gütekriterium, Verifikation.*

Repräsentativität: Ausmaß, in dem die Zusammensetzung einer *Stichprobe* mit der Zusammensetzung der *Population*, aus der sie stammt und über die Aussagen getroffen werden sollen, übereinstimmt. Die Repräsentativität einer Stichprobe hängt weniger von ihrer Größe als vielmehr vom Auswahlverfahren ab. Der beste Garant für möglichst hohe Repräsentativität sind *probabilistische Stichproben.*

Rücklaufcharakteristik: Zeitliche Verteilung der eingehenden Fragebögen bei einer postalischen (oder computervermittelten) Befragung. Diese Verteilung ist üblicherweise J-förmig. Je steiler sie ausfällt, umso mehr spricht dies für eine homogene Respondenten-Gruppe. Bei zeitlicher Verzögerung oder wellenförmigem Rücklauf sollte geprüft werden, ob und hinsichtlich welcher Variablen sich die ersten und die letzten Respondenten unterscheiden.

Rücklaufquote: Anteil der beantworteten Fragebögen (Netto-Stichprobe) an allen verteilten Fragebögen (Brutto-Stichprobe) bzw. Anteil der tatsächlichen Respondenten an allen kontaktierten Personen.

Sampling-Distribution: Vgl. *Stichprobenkennwerteverteilung.*

Scheinkorrelation (Spurious Correlation): *Korrelation* zwischen zwei *Variablen*, die sich nach dem Herausfiltern (Herauspartialisieren, *Partialkorrelation*) des Einflusses einer dritten Variablen auf Null (oder fast Null) reduziert. So könnte z. B. eine internationale Studie ergeben, daß in den Städten mit den meisten Polizisten die meisten Straftaten begangen werden, während bei geringer Polizistenzahl auch die Straftaten seltener vorkommen.

Provozieren also die Polizisten geradezu die Straftaten? Diese Kausalinterpretation wäre falsch, denn der gefundene Zusammenhang löst sich auf, wenn man die Einwohnerzahl berücksichtigt. Bei einer Scheinkorrelation handelt es sich nicht um einen numerisch falschen *Korrelationskoeffizienten*, sondern um eine irrtümliche Interpretation, die den Einfluß einer (oder mehrerer) Drittvariablen vernachlässigt!

Score (Skore): Punktwert in einem *Test* oder *Fragebogen.*

Sekundäranalyse: Zweitauswertung der Ergebnisse einer empirischen Untersuchung, oft mit dem Ziel, mehrere Untersuchungen unter einer neuen Fragestellung zusammenzufassen. Eine Sonderform der Sekundäranalyse ist die *Metaanalyse*; vgl. *Primäranalyse.*

Semantisches Differential (Polaritätsprofil): Datenerhebungsmethode auf der Basis von Urteilen auf ca. 20 *Rating-Skalen*, die mit bipolaren Adjektivpaaren (z. B. eckig-rund, aktiv-passiv) etikettiert sind. Den Untersuchungsteilnehmern wird ein Begriff vorgelegt, der anhand der Rating-Skalen auf den Adjektivpaaren einzuschätzen ist. Das Ergebnis repräsentiert die konnotative (assoziative) Bedeutung des Begriffes oder Objektes.

signifikantes Ergebnis: Ein Ergebnis ist statistisch signifikant, wenn es zu einer Ergebnisklasse gehört, deren *Wahrscheinlichkeit* bei Gültigkeit der *Nullhypothese* kleiner als ein zuvor festgesetzes *Signifikanzniveau* ist.

Signifikanzniveau (α-Fehler-Niveau): Per Konvention festgelegte Höchstgrenze der *α-Fehler-Wahrscheinlichkeit:* $\alpha < 5\%$ (signifikant, „*"), $\alpha < 1\%$ (sehr signifikant, „**") oder $\alpha < 0{,}1\%$ (hoch signifikant, „***"). Das 5%-Niveau ist im Forschungsbereich üblich. In Forschungsberichten werden Ergebnisse statistischer Analysen z. B. so beschrieben: „Hypothesenkonform bestand ein deutlicher Leistungsunterschied ($t_{df=87}=10{,}2$, $p < 0{,}001$) (oder: $t_{df=87}=10{,}2^{***}$) zwischen Kontrollgruppe ($\bar{x}=26{,}3$; $s=2{,}8$) und Experimentalgruppe ($\bar{x}=14{,}5$; $s=2{,}1$)".

Signifikanztest: Statistisches Verfahren zur Bestimmung der *alpha-Fehler-Wahrscheinlichkeit.* Je nachdem, welche *Hypothese* geprüft werden soll, welches *Skalenniveau* bzw. welche Verteilungseigenschaften die beteiligten Variablen haben (vgl. *Voraussetzungen*) und wieviele Meßwerte vorliegen, muß jeweils ein geeigneter Signifikanztest ausgewählt werden. Zwei große Gruppen von Signifikanztests sind die verteilungsgebundenen (*parametrischen*) und die verteilungsfreien (*nonparametrischen*) Verfahren.

Skala: Vgl. *Messen.*

Skalenniveau (Skalentyp, Meßniveau): Für praktische Zwecke unterscheidet man in der empirischen Forschung vier Skalentypen bzw. Skalenniveaus: *Nominalskala, Ordinalskala, Intervallskala* und *Verhältnisskala.* Die Nominalskala hat das geringste Skalenniveau, die Verhältnisskala den höchsten Informationsgehalt. Intervallskala und Verhältnisskala zusammen werden als *Kardinalskala* bezeichnet. Das Skalenniveau der Meßwerte ist bei der Berechnung von *Kennwerten* und der Auswahl von *Signifikanztests* mitzuberücksichtigen. Die meisten *parametrischen Verfahren* verlangen, daß die *abhängigen Variablen* kardinalskaliert sind; vgl. *Messen.*

Skalierung (Scaling): Konstruktion einer *Skala* durch die Auswahl und Prüfung der *Gütekriterien* von *Items* und die Festlegung von Berechnungsvorschriften für den zuzuordnenden Meßwert. Skalierungsmethoden sind z.B. die Thurstone-Skala, die Guttman-Skala und – am häufigsten eingesetzt – die Likert-Skala (Punktsummenskala), die den meisten psychometrischen *Fragebögen* und *Tests* zugrundeliegt; vgl. *Multidimensionale Skalierung.*

Standardabweichung (Streuung): Gebräuchlichstes quantitatives Maß für die Variabilität (*Dispersion*) eines Datensatzes. Die Standardabweichung entspricht der Wurzel aus der *Varianz* (s^2). Die Stichprobenstreuung hat das Symbol s, die Populationsstreuung das Symbol σ (sigma).

Standardfehler: *Standardabweichung* einer *Stichprobenkennwerte-Verteilung.* Das Symbol für die Streuung der Stichprobenkennwerte-Verteilung des *Mittelwertes* heißt z. B. $\sigma_{\bar{x}}$, das Symbol für den Standardfehler des *Medianwertes heißt* σ_{Md}. Der Standardfehler ist zunächst unbekannt und wird aus den Stichprobendaten geschätzt. Der Schätzwert hat dann das Symbol $\hat{\sigma}_{\bar{x}}$ (sprich: „sigma Dach x quer“ bzw. „geschätzter Standardfehler des Mittelwertes“).

Standardnormalverteilung: *Normalverteilung* mit einem *Mittelwert* (Erwartungswert) von 0 und einer *Streuung* bzw. *Varianz* von 1.

Statistik: 1. Graphische oder tabellarische Darstellung von Zahlen (z. B. Arbeitslosenstatistik). 2. Menge von Auswertungsverfahren für numerische Daten. Hierbei unterscheidet man die deskriptive Statistik (Darstellung von Stichprobenergebnissen) und die analytische Statistik (Inferenzstatistik, schließende Statistik), die auf der Basis von *Stichprobenkennwerten Populationsparameter* schätzt und mit Hilfe von *Signifikanztests* Populationshypothesen testet.

Statistik-Software: Vgl. Anhang C.

stetige (kontinuierliche) Variable: Variable mit unendlich vielen Ausprägungen, die „fließend“ ineinander übergehen (z. B. Blutdruck, Intelligenz, Körpergröße); vgl. *diskrete Variable.*

Stichprobe (Sample): Auswahl aus einer *Population.* Stichproben unterscheiden sich in ihrer Größe und in ihrem Auswahlverfahren. Man unterscheidet *probabilistische* und *nicht-probabilistische Stichproben* danach, ob bei der Ziehung ein Zufallsprinzip eingesetzt wird oder bewußte Auswahlen vorliegen; vgl. *optimaler Stichprobenumfang, Repräsentativität.*

Stichprobenkennwert: Vgl. *Kennwert.*

Stichprobenkennwerte-Verteilung (Sampling Distribution): Theoretische Verteilung, die zustande kommt, wenn man hypothetisch aus einer *Population* unendlich viele gleichgroße *Zufallsstichproben* zieht, jeweils den interessierenden *Stichprobenkennwert* (z. B. den Mittelwert) berechnet und die Verteilung dieser *Kennwerte* darstellt. Diese Verteilung ist um den Populationsmittelwert *normalverteilt*, d.h. viele Stichprobenmittelwerte werden nahe am Populationsmittelwert liegen und abweichende Stichprobenergebnisse werden umso seltener vorkommen, je extremer die Abweichung ist. Diese Normalverteilung resultiert für beliebig verteilte Populationen (mit endlicher Varianz). Daß die Stichprobenkennwerteverteilung des Mittelwertes tatsächlich eine *Normalverteilung* um den Populationsmittelwert bildet, läßt sich sowohl empirisch (mit Computersimulationen, bei denen mehrere tausend Stichproben aus einer beliebigen Population gezogen werden) als auch analytisch (durch mathematische Ableitungen) zeigen. Den mathematischen Satz, der diese Gesetzmäßigkeit beschreibt, nennt man „Zentrales Grenzwerttheorem“. Die Streuung der Stichprobenkennwerteverteilung nennt man *Standardfehler.* Jeder statistische *Signifikanztest* operiert mit einer Stichprobenkennwerteverteilung, die für die Gültigkeit der *Nullhypothese* konstruiert wird und alle möglichen Stichprobenergebnisse enthält. Das gefundene empirische Ergebnis wird dann im Kontext dieser (theoretischen!) Stichprobenkennwerteverteilung beurteilt.

Stichprobenumfang (Symbol: n): Anzahl der Objekte in einer *Stichprobe.* Große Stichproben erlauben eine genauere *Parameterschätzung* als kleine Stichproben. Für *Signifikanztests* ist es allerdings in der Regel nicht sinnvoll, möglichst große Stichproben zu ziehen. Besser ist es, *optimale Stichprobenumfänge* zu realisieren. Stichproben mit weniger als 30 Objekten müssen mit *nonparametrischen Verfahren* ausgewertet werden, sofern die untersuchten Merkmale nicht *normalverteilt* sind. Ist der Stichprobenumfang größer als 30 oder sind die untersuchten Merkmale normalverteilt, sind *parametrische Verfahren* indiziert.

Störvariable: Variable, die nicht als *unabhängige Variable* in der Hypothese vorkommt und dennoch auf die *abhängige/n Variable/n* Einfluß nimmt. Störvariablen sollten entweder untersuchungstechnisch (z. B. Konstanthalten) oder statistisch kontrolliert werden; vgl. *Kontrollvariable.*

Streuung: Vgl. *Standardabweichung.*

t-Test: Verfahren zur Überprüfung des Unterschiedes zweier Stichprobenmittelwerte. Man unterscheidet den

- t-Test für unabhängige Stichproben (Vergleich der Mittelwerte von Stichproben aus zwei verschiedenen Populationen) und den
- t-Test für abhängige Stichproben (Vergleich zweier Mittelwerte einer Variablen, die an derselben Stichprobe zu zwei verschiedenen Zeitpunkten oder an „Matched Samples“ erhoben wurden).

Test: 1. *Signifikanztest.* 2. Wissenschaftliches Standardverfahren zur Messung der Ausprägung von Persönlichkeitsmerkmalen (Persönlichkeitstest) und Fähigkeiten (Leistungstest). Ein Test unterscheidet sich vom *Fragebogen* dahingehend, daß er durch Eichung und Normung besonders präzise Werte für die Individualdiagnose liefert, während Fragebögen eher für Forschungszwecke eingesetzt und über Gruppenmittelwerte ausgewertet werden. Zudem ist der inhaltliche Bereich von Fragebögen größer als von psychologischen Tests.

Teststärke (Power): Wahrscheinlichkeit, mit der eine richtige *Alternativhypothese* durch einen *Signifikanztest* entdeckt wird. Sie entspricht der *Wahrscheinlichkeit* 1-β, vgl. *beta-Fehler-Wahrscheinlichkeit.*

Testtheorie: Die Testtheorie befaßt sich mit der Frage, wie die empirischen Testwerte und die zu messenden Merkmalsausprägungen zusammenhängen. Aus den Vorgaben der Testtheorie können die *Gütekriterien* und deren Berechnung abgeleitet werden. Man unterscheidet zwischen klassischer Testtheorie, die den meisten, heute gängigen Tests und Fragebögen zugrundeliegt, und der probabilistischen Testtheorie.

theoretische Stichprobe (Theoretical Sampling): Willkürliche Auswahl von besonders typischen, besonders interessanten oder besonders extremen Fällen aus einer Population. Theoretische Stichproben gehören zur Gruppe der *nicht-probabilistischen Stichproben*, die vor allem für explorative Zwecke und in der *qualitativen Forschung* eingesetzt werden.

Theorie: Ein kohärentes System von *Hypothesen*, die mehr oder weniger gut empirisch gesichert und mehr oder weniger stark formalisiert sind.

Triangulation: Eine Untersuchungsfrage bzw. ein Untersuchungsgegenstand wird mit unterschiedlichen Methoden, an unterschiedlichem Datenmaterial, von unterschiedlichen Forschern und/oder vor dem Hintergrund unterschiedlicher Theorien untersucht. Die Triangulationsmodelle sollen der Steigerung der *Validität* von Untersuchungen in der *qualitativen Forschung* dienen. Inhaltlich entspricht z. B. die Triangulation mit unterschiedlichen Beobachtern dem Kriterium der *Objektivität* (im Sinne von Beobachterübereinstimmung) in der *quantitativen Forschung.*

unabhängige Variable: *Variable*, die zum „Wenn"-Teil einer *Hypothese* gehört; vgl. *Prädiktor, Faktor, abhängige Variable.*

univariate Methoden: Statistische Verfahren, in denen nur eine Variable analysiert wird (z. B. eindimensionales χ^2 oder *Varianzanalyse* mit einer abhängigen Variablen; vgl. *bivariate Methoden, multivariate Methoden*).

Urteilsfehler: Systematische Verzerrung von Urteilen (z. B. auf *Rating-Skalen*) aufgrund bekannter psychologischer Phänomene, von denen prinzipiell alle Urteiler betroffen sein können. Urteilsfehler sollen durch eine bewußte Gestaltung der *Instruktion*, der *Items* und der Untersuchungssituation möglichst minimiert werden. Bekannte Urteilsfehler sind z. B. der Halo-Effekt, die Akquieszenz und die soziale Erwünschtheit.

Validität: 1. *Interne* und *externe Validität* sind zentrale *Gütekriterien* einer Untersuchung. 2. Die Validität ist auch das wichtigste Gütekriterium eines *Tests* oder *Fragebogens.* Ein Erhebungsinstrument ist valide, wenn es das mißt, was es zu messen vorgibt. Es gibt drei Techniken, um die Validität eines Tests oder Fragebogens zu bestimmen: Inhaltsvalidität, Kriteriumsvalidität (vgl. *Kriterium*) und Konstruktvalidität (vgl. *MTMM*).

Variable: Symbol für eine Menge von Merkmalsausprägungen. Variablen sind Ausschnitte der Beobachtungsrealität, über deren Ausprägung und Relationen in der empirischen Forschung *Hypothesen* formuliert und geprüft werden; vgl. *Operationalisierung, Messen.*

Varianz: Ein quantitatives Maß für die Unterschiedlichkeit (Variabilität) einer Menge von Meßwerten. Wenn alle Meßwerte identisch sind, d.h. keine Variabilität aufweisen, nimmt die Varianz den Wert 0 an. Je größer die Differenzen zwischen den einzelnen Meßwerten, umso größer wird auch die Varianz (der Wertebereich ist nach oben nicht beschränkt). Die Stichprobenvarianz (s^2) wird berechnet, indem man von jedem einzelnen Meßwert den Stichprobenmittelwert abzieht, diese Differenz quadriert und über alle Meßwerte aufsummiert. Diese Summe von quadrierten Differenzwerten (Quadratsumme, QS) wird anschließend noch durch die Anzahl der eingehenden Werte dividiert:

$$s^2 = \sum_{i=1}^{n} (x_i - \bar{x})^2 / n.$$

Man bezeichnet die Varianz auch als durchschnittliches Abweichungsquadrat. Da die Varianz mit quadrierten Einheiten operiert, was inhaltlich etwa zu „Quadrat-Jahren" oder „Quadrat-Intelligenz" führt, benutzt man häufiger ein aus der Varianz ableitbares Variationsmaß mit einfacher Einheit, nämlich die *Standardabweichung* (s). Man unterscheidet:

- Stichprobenvarianz s^2 (empirisch aus den Stichprobendaten zu berechnen),
- Populationsvarianz σ^2 (in der Regel unbekannt) und
- geschätzte Populationsvarianz $\hat{\ }^2$ (Punktschätzer errechnet aus den Stichprobendaten als korrigierte Stichprobenvarianz: $\hat{\ }^2 = s^2 \cdot \frac{n}{n-1}$).

Varianzanalyse (Analysis of Variance, ANOVA): Verfahren zur Überprüfung von Mittelwertsunterschieden zwischen Gruppen. Die wichtigsten Einteilungskriterien für varianzanalytische Verfahren sind

- einfaktorielle Varianzanalysen, bei denen die Stufen einer kategorialen unabhängigen Variablen in bezug auf eine intervallskalierte abhängige Variable verglichen werden, oder mehrfaktorielle Varianzanalysen, in denen die Stufen mehrerer kategorialer unabhängiger Variablen sowie deren Kombinationen in bezug auf eine intervallskalierte abhängige Variable verglichen werden;
- univariate Varianzanalysen, bei denen beliebig viele unabhängige Variablen bzw. Gruppen im Hinblick auf nur eine abhängige Variable untersucht werden oder multivariate Varianzanalysen (Multivariate Analysis of Variance, *MANOVA*), bei denen beliebig viele unabhängige Variablen bzw. Gruppen im Hinblick auf mehrere abhängige Variable untersucht werden;
- Varianzanalysen für unabhängige Stichproben, bei denen die untersuchten Gruppen voneinander unabhängig sind oder Varianzanalysen für abhängige Stichproben bzw. mit Meßwiederholungen, bei denen wiederholte Messungen einer oder mehrerer Stichproben bzw. *Matched Samples* miteinander verglichen werden.

Varimax-Rotation: Vgl. *Faktorenanalyse.*

Verhältnisskala (Ratio-Skala): Eine Verhältnisskala ordnet den Objekten des empirischen Relativs Zahlen zu, die so geartet sind, daß das Verhältnis (Division, Ratio) zwischen je zwei Zahlen dem Verhältnis der Merkmalsausprägungen der jeweiligen Objekte entspricht. Eine Verhältnisskala ist eine *Intervallskala* mit absolutem Nullpunkt; vgl. *Messen, Kardinalskala, Skalenniveau.*

Verifikation: Bestätigung einer *Hypothese* oder *Theorie.* Die Verifikation von allgemeingültigen Aussagen über die *Population* anhand von Stichprobendaten ist logisch nicht möglich, da man nie weiß, ob nicht ein hypothesenkonformes Ergebnis in der einen *Stichprobe* durch eine andere, nicht untersuchte Stichprobe in Frage gestellt werden könnte. Ein hypothesenkonformes Ergebnis ist deswegen nicht als Verifikation zu verstehen, sondern nur als vorläufiger Anlaß, die Hypothese bis zum Auftauchen gegenteiliger Befunde beizubehalten. Kann ein vermuteter *Effekt* in mehreren unabhängigen Untersuchungen bestätigt werden, gilt er als zuverlässiger abgesichert, aber dennoch nicht als endgültig verifiziert; vgl. *Falsifikation, Replikation.*

Verteilungsfreie Verfahren (verteilungsfreie Methoden): Vgl. nonparametrische Verfahren.

Voraussetzungen: Grundsätzlich können alle *Signifikanztests* mit beliebigen Daten oder Zahlenwerten arbeiten. Will man jedoch inhaltlich sinnvoll interpretierbare Ergebnisse erhalten, ist es notwendig, bestimmte Voraussetzungen zu erfüllen. Zunächst sollte man auf das angemessene *Skalenniveau* der Variablen achten. Ein Test, der *Mittelwerte* oder *Varianzen* vergleicht, ist nur sinnvoll, wenn die eingehenden Werte *kardinalskaliert* sind. Zudem sind die meisten Signifikanztests an bestimmte mathematisch-statistische Voraussetzungen geknüpft (z. B. normalverteilte Merkmale oder varianzhomogene Stichproben), die man per Augenschein oder mit speziellen Tests überprüft. Zum Glück sind viele Signifikanztests robust, d.h. bei großen Stichproben entscheiden sie trotz Voraussetzungsverletzungen richtig. Problematisch sind Tests, die bei Voraussetzungsverletzungen konservativ (Tendenz zur fälschlichen Produktion nicht-signifikanter Ergebnisse) oder progressiv (Tendenz zur fälschlichen Produktion *signifikanter Ergebnisse*) reagieren. Relativ voraussetzungsarm sind die Signifikanztests aus der Gruppe der sog. *verteilungsfreien Verfahren.*

Wahrscheinlichkeit: Die Wahrscheinlichkeit ist eine reelle Zahl zwischen 0 und 1, die einem Ereignis A unter bestimmten Bedingungen zugeordnet wird: p(A). Man unterscheidet drei wichtige Konzepte von Wahrscheinlichkeit:

- Klassische (logische, mathematische) Wahrscheinlichkeit: Gilt nur für gleich wahrscheinliche, wiederholbare Ereignisse (z. B. Würfel, Roulette) und läßt sich auch ohne empirische Daten genau vorhersagen. Formel: Anzahl der günstigen Fälle dividiert durch die Anzahl der möglichen Fälle.
- Empirische (frequentistische, statistische) Wahrscheinlichkeit: Gilt nur für wiederholbare Ereignisse, die aber nicht unbedingt gleichwahrscheinlich sein müssen, weshalb man empirische Daten zur Wahrscheinlichkeitsbestimmung benötigt. Formel: Die relative Häufigkeit wird als Schätzwert der Wahrscheinlichkeit betrachtet.
- Subjektive Wahrscheinlichkeit: Gilt auch für nicht-wiederholbare (singuläre) Ereignisse und drückt den subjektiven Überzeugungsgrad über das Eintreffen oder Nicht-Eintreffen eines Ereignisses aus. Dieser Überzeugungsgrad entsteht durch Überlegungen und Vorwissen und spielt in der *Bayes'schen Statistik* eine wichtige Rolle. Um subjektive Wahrscheinlichkeiten zu erfassen, benutzt man üblicherweise Wetten.

z-Transformation: In der Statistik häufig eingesetzte Transformation, um verschiedene *Variablen* oder Meßwerte derselben Variablen aus unterschiedlichen Stichproben auf den gleichen Maßstab zu bringen (Standardisierung). Bei einer z-Transformation werden die Abweichungen der ursprünglichen Werte x_i von ihrem *Mittelwert* $\bar{x}$ durch ihre *Standardabweichung* s dividiert: $z_i=(x_i-\bar{x})/s$. Dadurch erhalten z-transformierte Variablen einen Mittelwert von 0 und eine Streuung von 1, d.h. die z-Transformation überführt jede beliebige Verteilung in eine Verteilung mit dem Mittelwert 0 und der Streuung 1. Wird eine *Normalverteilung* z-standardisiert, entsteht die *Standardnormalverteilung.* Diese z-Transformation ist nicht zu verwechseln mit Fishers Z-Transformation, bei der Korrelationskoeffizienten in normalverteilte Werte überführt werden.

Zeitreihenanalyse (Time Series Analysis): Eine Zeitreihe besteht aus einer Reihe von Meßwerten derselben *Variablen*, die in gleichen Zeitabständen wiederholt erhoben wurden. Ziel der Zeitreihenanalyse ist es, den Verlauf (Trend) der Zeitreihe zu beschreiben, zu prüfen oder vorherzusagen.

Zentrale Tendenz: Merkmal einer Verteilung. Die zentrale Tendenz charakterisiert das „Zentrum" der Verteilung bzw. die Position besonders typischer oder häufiger Werte. Die wichtigsten Kennwerte der zentralen Tendenz sind *Mittelwert, Modalwert* und *Medianwert*; vgl. *Dispersion.*

Zentrales Grenzwerttheorem: Vgl. *Stichprobenkennwerte-Verteilung.*

Zufallsstichprobe: *Stichprobe*, die per Zufallsprinzip (z. B. mittels Zufallszahlen) aus einer vollständigen Liste aller Objekte der *Population* gezogen wird, so daß jedes Objekt dieselbe Auswahlwahrscheinlichkeit hat (einfache Zufallsstichprobe). Vgl. *probabilistische Stichprobe.*

Anhang B. Literatur- und Informationsquellen

Zugang zu wissenschaftlicher Literatur und Forschungsinformationen für ausgewählte Themen erhält man über *Bibliotheken* und *Buchhandlungen*, zudem über *globale Datennetze*, spezialisierte *Fachinformationsdienste* und diverse *weitere Quellen*.

1. Bibliotheken und Buchhandlungen

Sich für die Literatur- und Informationssuche in Bibliotheken und Buchhandlungen zu begeben, ist naheliegend. Für Anfänger ist es empfehlenswert, sich an einer der regelmäßig angebotenen Führungen durch die zu nutzenden Bibliotheken zu beteiligen, bei denen Systematik und Handhabung von Suchhilfen erklärt werden. Die gängigsten Hilfsmittel bei der Literaturrecherche sind Kataloge in Karteikartenform und Mikrofiche sowie Nachschlagewerke in Buchform und auf CD-ROM.

Neben den Institutsbibliotheken, die an jeder Hochschule zu finden sind, gibt es fachspezifische Sondersammelstellen für das gesamte Bundesgebiet. Für das Fach Psychologie sind hier Trier und Saarbrücken zu nennen:

- **Zentralstelle für psychologische Information und Dokumentation Universität Trier.** Universitätsring 15, 54286 Trier. Telefon: 0651/201-2877, Fax: 0651/201 2071.
- **Universitätsbibliothek Saarbrücken, DFG-Sondersammelgebiet Psychologie.** Postfach 151141, 66041 Saarbrücken. Telefon: 0681/302-3076, Fax: 0681/302-2796.

Kataloge in Karteikartenform

Bibliothekskataloge (Karteikarten alphabetisch sortiert nach Autoren, Titeln und Sachgebieten) sind in gesonderten Karteikästen zu finden. Man beachte, daß Karteikästen nicht immer auf dem allerneuesten Stand sind und erst mit einigen Wochen oder Monaten Verzögerung vervollständigt werden.

Kataloge auf Mikrofiche

Mikrofiches sind Folien, auf denen sehr kleinformatig eine große Anzahl von Karteikarten oder Katalogseiten abfotographiert sind. Mikrofiches sind mit entsprechenden Sichtgeräten anzuschauen, die in den meisten Bibliotheken zur Verfügung stehen. Auf Mikrofiche sind z. B. alle Fachzeitschriften mit ihren Standorten in der gesamten Bundesrepublik erhältlich.

Nachschlagewerke in Buchform

Nachschlagewerke wie z. B. das Verzeichnis lieferbarer Bücher und Zeitschriften liegen in Buchhandlungen und Bibliotheken aus. Weitere wichtige Nachschlagewerke sind Bibliographien, die Hinweise auf Publikationen zu ausgewählten Themen zusammenstellen, und Abstract-Bände (z. B. Psychological Abstracts, Sociological Abstracts), die jährlich alle angemeldeten Zusammenfassungen (Abstracts) von Zeitschriftenartikeln, Buchbeiträgen und Büchern eines Faches publizieren.

Nachschlagewerke auf CD-ROM

Die CD-ROM (Compact Disk – Read Only Memory) ist ein Speichermedium für digitale Informationen, dessen Inhalt vom Nutzer nur gelesen werden kann; ein Aufspielen von eigenen Informationen auf eine solche CD-ROM ist (im Unterschied zum Kopieren auf eine Diskette) nicht möglich (es gibt jedoch auch beschreibbare CD-ROMs). Eine CD-ROM hat ein Volumen von etwa 600 MegaBytes (MB). Zum Vergleich: eine 3,5′ Diskette hat ein Volumen von 1,44 MB, d.h. auf eine CD-ROM paßt der Inhalt von gut 400 Disketten, dies entspricht etwa 330000 Druckseiten, da pro Druckseite ca. 1,8 KB (KiloBytes) anfallen.

Den Inhalt von buchförmigen Nachschlagewerken (z. B. Abstracts, Verzeichnis lieferbarer Bücher) auf CD-ROM zu bringen, hat drei entscheidende Vorteile: 1. Platzersparnis, 2. bequemes Recherchieren, da ein mühsames Durchblättern von unhandlichen Büchern durch eine einfache Systemabfrage am Computer ersetzt wird und 3. digitale Speicherung von Rechercheergebnissen für die direkte Weiterverarbeitung (Speichern auf Diskette) oder Ausdruck statt eines mühsamen Herausschreibens per Hand.

CD-ROMs können genau wie Disketten über ein entsprechendes Laufwerk (CD-ROM-Laufwerk) eingelesen werden. Die Literaturrecherche über CD-ROM (CD-ROM-Recherche) läßt sich also prinzipiell am eigenen Personalcomputer durchführen. Während CD-ROM-Laufwerke mittlerweile sehr preisgünstig sind, ist der Erwerb der entsprechenden Nachschlagewerke auf CD-ROM für den Privatnutzer jedoch unrentabel. CD-ROM-Recherchen werden deswegen üblicherweise in Bibliotheken in Auftrag gegeben oder von den Nutzerinnen und Nutzern selbst dort durchgeführt. Neben Nachschlagewerken und Lexika sind mittlerweile auch diverse Fachzeitschriften auf CD-ROM erhältlich.

Aufgrund der großen Informationsmengen, die auf einer CD-ROM untergebracht werden können, spricht man auch von „Datenbanken", d.h. eine CD-ROM-Recherche ist eine Datenbank-Recherche. Bei Datenbank-Recherchen unterscheidet man zwischen off-line und on-line Recherchen. *On-line-Recherchen* zeichnen sich dadurch aus, daß sich die abgefragte Datenbank auf der Festplatte (Hard Disk) eines Computersystems befindet, mit dem man sich vom eigenen Rechner über ein Datennetz in Verbindung setzt (on-line), während bei *off-line-Recherchen* die Datenbank auf einem separaten Datenträger residiert (z. B. auf einer CD-ROM) und keine Vernetzung notwendig ist, d.h. CD-ROM-Recherchen sind off-line-Datenbank-Recherchen.

2. Globale Datennetze

Globale Datennetze haben sich Anfang der 90er Jahre sehr stark verbreitet und gehören mittlerweile zum Standardinstrument wissenschaftlichen Arbeitens. Das im akademischen Bereich wichtigste globale Datennetz ist das *Internet.* Das Internet ist ein Netzwerk, das lokale Computernetze und einzelne Rechner miteinander verbindet, im Hochschul- und Forschungsbereich sehr verbreitet ist und den Datentransfer über das Protokoll TCP/IP (Transfer Control Protocol/Internet Protocol) regelt.

Der Internet-Zugang für Studierende wird an den einzelnen Hochschulen sehr unterschiedlich geregelt. Hier gibt das lokale Hochschulrechenzentrum Auskunft. Wer seinen heimischen Personalcomputer mit dem Internet verbinden will, stellt über Telefonleitung und Modem (Modulator Demodulator: Gerät, um digitale Daten über das Telefonnetz zu verschicken) oder über ISDN (Integrad Services Digital Network: digitales Netz, das neben Telefon auch z. B. Fax und Datenübertragung erlaubt und dafür die herkömmlichen Kupferkabel des Telefonnetzes nutzt) und ISDN-Karte (PC-Zubehör, um den ISDN-Anschluß mit dem Rechner zu verbinden) eine Verbindung zum nächstgelegenen Einwählknoten des Internet her. Solche Einwählknoten werden von Hochschulen, Vereinen oder Dienstleistungsunternehmen (sog. Internet Provider) betrieben, die für den Service Beiträge bzw. Gebühren verlangen.

Ist die Internet-Verbindung hergestellt, kann man eine Reihe von Informationsangeboten und Kommunikationsdiensten (allen voran Email: Electronic Mail) nutzen, die gerade das wissenschaftliche Arbeiten und Recherchieren sehr erleichtern. Hier können die vielfältigen Einsatzmöglichkeiten des Internet nur kurz skizziert werden. Da die internationale Netzgemeinschaft englischsprachig ist, werden auch die Kernbegriffe aus dem Englischen beibehalten. Informationen im Internet werden durch eindeutige „Adressenangaben" (sog. URLs: Uniform Resource Locators) lokalisiert, die jeweils aus dem angesprochenen Internet-Dienst, dem Server-Namen und ggf. dem Dokumentennamen bestehen. Beispiel: URL:

ftp://ftp.gmd.de/Learning/neural/HeKoNN94/faltblatt.txt. bedeutet, daß mit dem Internet-Dienst FTP (s.u.) auf dem FTP-Server der GMD (Gesellschaft für Mathematik und Datenverarbeitung) „ftp.gmd.de“ ein Dokument „faltblatt.txt.“ im Unterverzeichnis Learning/neural/HeKoNN94 liegt. Die unten angegebenen URLs sind auf dem Stand Juli 1995 und können sich ggf. ändern.

Mailing-Lists

Mailing-Listen (Listservs, Lists) nutzen das Prinzip der elektronischen Post, um mehrere Fachleute und Interessierte im Rahmen einer elektronischen Konferenz miteinander ins Gespräch zu bringen. Jede Mailing-Liste ist einem genau definierten Thema gewidmet. Die internationalen Teilnehmerinnen und Teilnehmer der Liste „diskutieren“, indem jeder Diskussionsbeitrag als Email an alle anderen Teilnehmer der Liste geschickt wird. In sehr aktiven Listen oder bei aktuell brisanten Themen können so leicht Dutzende bis Hunderte von Emails pro Tag zusammenkommen. Um an einer Liste teilzunehmen, genügt eine Email an das Listenverwaltungsprogramm „Listserv“, in der man den Namen der zu abonnierenden Liste sowie seinen eigenen Namen angibt. Beispiele für sozialwissenschaftlich interessante Listen sind:

- Public Opinion Research
  „POR“ listserv@unc.edu
- Social Science Data
  „SOS-Data“ listserv@unc.edu
- Psyche
  „psyche-1“ listserv@nki.bitnet
- Family Research
  „FAMILYSCI“, listserv@ukcc.uky.cdu
- Child Maltreatment Research
  „Child-Maltreatment-Research-L“-listserv@cornell.edu

News

Newsgroups sind genau wie Mailing-Listen elektronische Diskussionsforen. Der Unterschied besteht jedoch darin, daß die Diskussionsbeiträge nicht per Email an eine ausgewählte Gruppe von Teilnehmern geschickt werden, sondern auf News-Servern zur Verfügung stehen und dort von allen Interessierten mit entsprechenden Client-Programmen (sog. Newsreader) eingesehen und beantwortet werden können. Im Internet sehr bekannt sind die Usenet Newsgroups (Usenet News, News), die technisch genaugenommen nicht zum Internet (definiert über das Protokoll TCP/IP), sondern zum Usenet (einem anderen globalen Netzwerk mit dem Protokoll UUCP: Unix to Unix Copy) gehören. Da die meisten Internet-Rechner Unix-Maschinen sind, die UUCP „sprechen“, ist das Angebot von Usenet News im Internet kein Problem. Es existieren weit mehr als 10000 Newsgroups mit den unterschiedlichsten Themen. Nach einem festgelegten Abstimmungsverfahren können auch neue Newsgroups gegründet werden.

Um die Newsgroups zu strukturieren, werden sie grob in thematische Rubriken eingeteilt, von denen die sieben größten und wichtigsten (sog. Big Seven) folgendermaßen heißen: 1. news.* (Newsorganisation), 2. comp.* (Computer), 3. sci.* (Wissenschaft), 4. soc.* (Soziales und Politik), 5. rec.* (Freizeit), 6. talk.* (Diskussion), 7. misc.* (Verschiedenes). Zusätzlich gibt es die nach liberalen Regeln organisierte alt.*-Hierarchie. Der Name einer Newsgroup setzt sich aus dem Namen der Rubrik (ggf. auch Unterrubriken) und schließlich dem Thema (jeweils durch Punkte getrennt) zusammen. Sozialwissenschaftlich interessante Newsgroups sind z. B.:

- Methoden- und Statistik-Beratung
  news://sci. stat.consult
- Psychologische Forschung
  news://sci.psychology.research
- Kognitionsforschung
  news://sci.cognitive
- Wissenschaftsgeschichte
  news://soc.history. science
- Fragen zu SPSS
  news://comp.soft-sys.spss
- Fragen zu SAS
  news://comp.soft-sys.sas

Gopher

Während bei Mailing-Listen und Newsgroups die Informationsrezipienten gleichzeitig auch die Informationsproduzenten sind, hat der Gopher-Service einen weniger kommunikativen Anstrich. Gopher-Server sind verteilte Informationssysteme (online-Datenbanken), in denen z. B. die Vorlesungsverzeichnisse, Mitarbeiterverzeichnisse, Forschungsbeiträge, Fachpublikationen etc. einzelner

Forschungseinrichtungen und Hochschulen zu finden sind. Der wichtigste gopher-Server in Deutschland wird von der Technischen Universität Clausthal betrieben und stellt als „Heimat aller deutschen Gopher" eine vollständige Liste aller deutschen sowie internationalen Gopher zur Verfügung. Beispiele für Gopher-Server sind:

- TU Clausthal
  gopher://gopher.tu-clausthal.de
- Informationszentrum Rassismusforschung e.V.
  gopher://gopher.uni-marburg.de:70/11/einrichtungen/dir

FTP

FTP (File Transfer Protocol) ermöglicht den Transfer von Daten und Programmen zwischen vernetzten Rechnern. Im Internet stehen eine Reihe von FTP-Servern zur Verfügung, die ein breites Spektrum von Dateien (Bilder, Filme, Artikel, Bücher, Software etc.) vorhalten, die von Netznutzern kostenlos auf den eigenen Rechner herunterkopiert werden können (sog. Downloading). FTP-Server sind damit online Archive bzw. Datenbanken. Umgekehrt können Netznutzer selbst Beiträge für FTP-Server zur Verfügung stellen, indem sie etwa eigene Programme oder Artikel auf den Server kopieren (sog. Uploading). Um auf FTP-Server zugreifen zu können, benötigt man wiederum die entsprechende Client-Software. Beispiel für einen FTP-Server:

- Gesellschaft für Mathematik und Datenverarbeitung (GMD)
  ftp://ftp.gmd.de

Telnet

Telnet Sites bieten im Unterschied zu FTP-Servern nicht nur die Möglichkeit, Daten herauf- oder herunterzukopieren, sondern erlauben nach dem einloggen auch das Ausführen anderer Kommandos. Viele Datenbanken oder Bibliothekskataloge sind auf Telnet Sites zu finden. Eine Liste von Online-Bibliothekskatalogen findet man auf dem Gopher-Server der TU Clausthal. Die NSF (National Science Foundation), die auch wesentlich am Aufbau des Internet beteiligt war, unterhält folgendes Informationssystem auf einer Telnet Site:

- Science/Technology Information System
  telnet://stis.nsf.gov (login: public)

WWW

Das World Wide Web (kurz Web, WWW oder W3) ist zweifellos der attraktivste Internet-Dienst. Das 1989 am Europäischen Kernforschungszentrum in Genf (CERN: Centre Européen pour la Recherche Nucléaire) entwickelte WWW stellt eine graphische Benutzeroberfläche für alle herkömmlichen Internet-Dienste zur Verfügung und ermöglicht zusätzlich den Betrieb von verteilten multimedialen Hypertext-Datenbanken. Eine Web-Seite ist im Unterschied zu einer Gopher- oder News-Seite nicht nur ein Textdokument, sondern enthält auch Bilder, Filme und Töne. Um diese Multimedia-Elemente einzubinden, verwendet man die Dokumentenbeschreibungssprache HTML (HyperText Markup Language). Web-Seiten sind somit HTML-Dokumente, die mit dem WWW-Protokoll HTTP (HyperText Transfer Protocol) im Internet transferiert werden. Ein WWW-Server ist ein HTTP-Server. Damit man sich die HTML-Dokumente ansehen kann, benötigt man wieder ein entsprechendes Client-Programm (sog. HTML-Viewer oder WWW-Browser).

Der Vorteil des Web ist aber nicht nur die ansprechendere Informationsaufbereitung, sondern auch das verbesserte Navigieren durch die Hypertextfunktion, d.h. man kann von Schlüsselbegriffen direkt auf andere Dokumente oder Server verzweigen, ohne sich in linearer Abfolge durch vorgegebene Datenstrukturen „durchhangeln" zu müssen. Von einer Web-Seite kann man durch Mausklick in ein elektronisches Archiv (FTP-Server) verzweigen, ein Programm herunterkopieren, dann die News lesen oder Emails an Autoren von Web-Seiten verschicken. Gopher-Server werden zunehmend durch HTTP-Server ersetzt. Sozialwissenschaftlich interessante WWW-Server sind z. B.:

- Datenarchive
  http://ssdc.ucsd.edu
- Psychological Societies
  http://psych.hanover.edu/Krantz/psy.html
- Universitätsbibliothek Trier (Online Karteikartenrecherche)
  http://www.uni-trier.de/ubt.html.
- Bibliotheken und Verlage
  http://www.potsdam.ifag.de/server/biblio.html.
- Politische Weltorganisationen
  http://www.laum.uni-hannover.de/iln/bibliotheken/politik-orgs.html.

- Lehrmaterial für diverse Wissenschaftsdisziplinen
  http://wwwhost.cc.utexas.edu/world/instruction

3. Spezialisierte Fachinformationsdienste

Für diverse Forschungsthemen existieren spezialisierte Fachinformationsdienste, die z. B. dem Psychologen-Kalender (s.u.) zu entnehmen sind. Beispielhaft seien Informationsquellen für drei Themengebiete genannt:

Arbeitsmarkt- und Berufsforschung

- Institut für Arbeitsmarkt- und Berufsforschung der Bundesanstalt für Arbeit (BA) „Forschungsdokumentation zur Arbeitsmarkt- und Berufsforschung", Regensburger Straße 104, 90327 Nürnberg, Telefon: 0911/179-0.

Begabungsforschung

- Begabungspsychologische Beratungsstelle an der Ludwig Maximilian Universität München, Literaturdokumentation „Hochbegabungsforschung", Leopoldstraße 13, 80802 München, Telefon: 089/2180-6333, Fax: 089/2180-5250.
- Institut für Test- und Begabungsforschung der Studienstiftung des Deutschen Volkes, Koblenzer Straße 77, 53177 Bonn, Tel.: 0228/82090-0.

Jugendforschung

- Deutsches Jugendinstitut e.V., Postfach 900352, 81503 München (Hausanschrift: Freibadstraße 30, 81543 München), Telefon: 089/62306-0.

4. Weitere Quellen

Psychologen-Kalender

Der Psychologen-Kalender wird unter Mitwirkung der Deutschen Gesellschaft für Psychologie vom Hogrefe Verlag in Göttingen herausgegeben und ist nur direkt beim Verlag zu bestellen. Nicht so wichtig wie der Kalender ist das vollständige Verzeichnis aller deutschsprachigen psychologischen Institute an Hochschulen und sonstigen Forschungseinrichtungen mit Telefonnummern und Adressen ihrer Mitarbeiter, das sich z. B. zur Anforderung von grauer Literatur oder Sonderdrucken direkt bei den Autoren als sehr nützlich erweist. Zudem findet man im Psychologen-Kalender die Anschriften von psychologischen Vereinigungen, Kongreßtermine und eine Aufstellung der wichtigsten Fachzeitschriften.

GESIS

Gesellschaft Sozialwissenschaftlicher Infrastruktureinrichtungen e.V. Geschäftsstelle: Postfach 122155, 68072 Mannheim. Telefon: 621/1246-172. Fax: 621/1246-100.
gopher://gopher.social-science-gesis.de.
http://www.zuma-mannheim.de.

Ziele der GESIS sind die methodische Unterstützung der sozialwissenschaftlichen Forschung, Verbesserung des Zugangs zu sozialwissenschaftlich relevanten Daten und die Effektivierung der Wissenschaftskommunikation. Die GESIS gliedert sich in drei regionale Zentren: das IZ in Bonn, das ZA in Köln und das ZUMA in Mannheim.

IZ

InformationsZentrum Sozialwissenschaften in Bonn, Lennestraße 30, 53113 Bonn. Telefon: 0228/2281-145. Fax: 0228/2281-120.
gopher://gopher.bonn.iz-soz.de
http://www.zuma-mannheim.de/iz.html.

Hauptaufgabe des IZ ist es, den Stand der sozialwissenschaftlichen Forschung und die Literatur zu dokumentieren und darüber zu berichten. Das IZ baut die Datenbanken FORIS (Forschungsinformationssystem Sozialwissenschaften: Berichte über geplante, laufende und abgeschlossene Forschungsprojekte) und SOLIS (Sozialwissenschaftliches Literaturinformationssystem: bibliographische Angaben und Abstracts sozialwissenschaftlicher Literatur, auch „graue Literatur") auf. Aktuelle Informationen sind dem „IZ Telegramm" zu entnehmen.

ZA

Zentralarchiv für Empirische Sozialforschung der Universität zu Köln. Postfach 410960, 50869 Köln (Hausanschrift: Bachemer Straße 40, 50931 Köln). Telefon: 0221/47694-0, Fax: 0221/47694-44.
gopher://gopher.za.uni-koeln.de:70/11/gesis/za.
http://www.zuma-mannheim.de/za.html.

Das ZA archiviert Primärmaterial (Daten, Fragebögen, Codepläne) und Ergebnisse empirischer Untersuchungen, um es für wissenschaftliche Sekundäranalysen aufzubereiten und der interessierten Öffentlichkeit zur Verfügung zu stellen. Es ist zudem Herausgeber der zweimal jährlich (im Mai und im November) erscheinenden „ZA-Information".

ZUMA

Zentrum für Umfragen, Methoden und Analysen. Postfach 122155, 68072 Mannheim. (Hausanschrift: B2, 1, 68159 Mannheim). Telefon: 0621/1246-0, Fax: 0621/1246-100.
gopher://gopher.zuma-mannheim.de
http://www.zuma-mannheim.de/zuma.html.

Das ZUMA unterstützt die empirische Sozialforschung durch Methodenentwicklung und Methodenberatung, Sozialindikatorenforschung und Umfragen. Das ZUMA betreut die Allgemeine Bevölkerungsumfrage der Sozialwissenschaften (ALLBUS), den Sozialwissenschaften-Bus (SOWI-BUS) und das International Social Survey Programm (ISSP). Zweimal jährlich erscheinen die „ZUMA Nachrichten".

DGPs

Die Deutsche Gesellschaft für Psychologie (DGPs) ist ab 1.10.1995 im World Wide Web erreichbar. Das vom Vorstand 1994–1996 der DGPs initiierte Projekt „*DGPs Online*" soll u.a. folgenden Zielen dienen:

- Verbesserung der Außenwirkung der DGPs durch Präsenz im Internet,
- kohärente Präsentation der deutschsprachigen wissenschaftlichen Psychologie,
- kostengünstige, rasche Verbreitung von öffentlichen und gesellschaftsinternen Informationen,
- Verbesserung des Informationsaustausches zwischen Vorstand, Fachgruppen, Kommissionen und Mitgliedern,
- Stellenangebote und Stellengesuche,
- Experten-Datenbank, die zu einzelnen Gebieten der Psychologie kompetente Ansprechpartner zu wissenschaftlichen Fragen vermittelt,
- Einrichtung von Informations- und Diskussionsforen.

Zur Evaluation des Dienstes dient eine wissenschaftliche Begleitstudie, die in anonymisierter Form das Nutzungsverhalten aufzeichnet und auswertet. DGPs Online ist erreichbar unter dem URL: http://www.psychologie.uni-freiburg.de/dgps.html.
Email: dgps-info@psychologie.uni-freiburg.de.

Anhang C. Statistik-Software

Im Bereich der Statistik-Software haben sich sog. Programm-Pakete, die eine Reihe von Einzelprogrammen enthalten, als sehr nützlich erwiesen, da bei der Auswertung empirischer Daten in der Regel ganz unterschiedliche Arbeitsschritte und Analysen durchzuführen sind – beginnend mit der Berechnung einfacher Kennwerte bis hin zu mathematisch aufwendigen multivariaten Signifikanztests. Zudem benötigt man Prozeduren zum Datenmanagement (Bildung neuer Variablen, Zusammenfassung mehrerer Dateien etc.) und Möglichkeiten zur graphischen Darstellung. All diese Funktionen bietet ein statistisches Standard-Programmpaket.

Neben den Standard-Programmpaketen, die die gesamte Bandbreite der häufig eingesetzten statistischen Verfahren abdecken, gibt es noch Pakete, die auf bestimmte Teilprobleme der Statistik spezialisiert sind. Die folgende Zusammenstellung nennt einige wichtige Statistik-Pakete, die an vielen Universitäten in den öffentlichen PC-Pools zur Verfügung stehen und generell verbreitet sind. Von all diesen Software-Paketen, deren Vorläufer in den 60er und 70er Jahren für Großrechner entwickelt wurden, existieren heute Ausführungen für unterschiedliche Hardware- bzw. Betriebssystem-Plattformen, wobei die PC-Programme mittlerweile die Leistungsfähigkeit der alten Großrechner-Versionen erreichen.

Da die Benutzeroberflächen der Programme immer komfortabler werden (Navigieren per Mausklick ersetzt die Eingabe von Steuerkommandos), ist die autodidaktische Aneignung der Software-Bedienung für EDV-Geübte unter Anleitung der entsprechenden Hand- oder Lehrbücher in der Regel unproblematisch. Zudem bieten viele Hochschulrechenzentren und Institute Einführungskurse an.

Nicht selten stellt die Interpretation des Programm-Outputs ein größeres Problem dar als die Erzeugung desselben. Es ist zu beachten, daß gängige Programmpakete oftmals einen sehr umfangreichen Output produzieren, aus dem letztlich nur einige wenige relevante Zahlen (z. B. Irrtumswahrscheinlichkeiten, Schätzwerte) herauszusuchen und zu interpretieren sind. Überflüssigen Programm-Output kann man getrost übergehen. Im Untersuchungsbericht sollte erwähnt werden, mit welcher Software die Analysen durchgeführt wurden.

1. Allgemeine Statistik-Pakete

SPSS
Statistical Package for the Social Sciences. SPSS ist das weltweit verbreitetste Statistik-Paket, das in den neueren Versionen mit graphischer Benutzeroberfläche sehr leicht zu bedienen ist.

SAS
Statistical Analysis System. SAS ist das umfangreichste Statistik-Paket, das weit mehr als 100 MByte auf der Festplatte beansprucht. Vorteile von SAS liegen in den durch günstigere Programmierung deutlich verkürzten Rechenzeiten (z. B. im Unterschied zu SPSS) sowie in der guten Dokumentation der Software, d.h. es ist in den Handbüchern genau nachvollziehbar, nach welchen Algorithmen die einzelnen Verfahren arbeiten (bei SPSS ist die Dokumentation in diesem Punkt weniger transparent). Für Anfänger ist SAS wegen seiner Komplexität etwas schwieriger zu bedienen als SPSS.

Systat
Systat hat besondere Stärken im Bereich der deskriptiven und explorativen Datenanalyse. Vielfältige und auch ausgefallene graphische Darstellungsmöglichkeiten machen es zu einem guten Hilfsmittel für EDA.

BMDP
BioMeDical Computer Programs P-Series. BMDP ist das älteste Statistik-Paket (die Vorläufer-Version BMD kam bereits 1963 auf den Mark), das heute vor allem in den Biowissenschaften und im medizinischen Bereich verbreitet ist.

In den Grundfunktionen (deskriptive Statistik; Elementarstatistik; univariate und multivariate Varianzanalysen und Kovarianzanalysen; bivariate und multivariate Korrelationsanalysen und Regressionsanalysen; Faktorenanalysen; Clusteranalysen; Diskriminanzanalysen; Kanonische Korrelation; Zeitreihenanalyse; nonparametrische Verfahren) unterscheiden sich die genannten Programme kaum. Sie bieten zudem die Möglichkeit, eigene Programme zum Datenmanagement sowie zur Datenanalyse zu schreiben.

2. Spezielle Statistik-Pakete

MDS
MultiDimensional Scaling. Lose Gruppe von Einzelprogrammen, die in den 60er und 70er Jahren in den Bell Laboratories entwickelt wurden. Sie bieten unterschiedliche MDS-Methoden, z. B. Skalierung individueller Differenzen (INDSCAL), Coombs Skalierung (Unfolding) und „Smallest Space Analysis". Die einzelnen Programme sind vom FTP-Server des Konrad-Zuse-Zentrums für Informationstechnik in Berlin (ZIB) zu beziehen: ftp://elib.zib-berlin.de/pub/netlib/mds.

GLIM
Generalised Linear Interactive Modelling. Das Paket wurde von einer Arbeitsgruppe der Royal Statistical Society entwickelt, kam erstmals 1972 auf den Markt und bietet z. B. Prozeduren zur Auswertung mehrdimensionaler Kontingenztafeln, Logit- und Probit-Analysen sowie lineare und logistische Regressionsanalysen. Die statistischen Modelle, die GLIM anpassen kann, sind als „allgemeine lineare Modelle" (ALM, auf englisch: GLM) bekannt und geben dem Programm-Paket seinen Namen.

CLUSTAN
Ein Programmpaket, das mehr als 15 verschiedene Methoden zur Datenklassifikation und für Clusteranalysen bietet. Es wurde in den 60er Jahren von David Wishart an der Universität Edinburgh entwickelt.

LISREL
Linear Structural Relationships. Programm zur Berechnung linearer Strukturgleichungsmodelle und konfirmatorischer Faktorenanalysen, das von Karl Jöreskog und Dag Sörbom (Universität Uppsala) entwickelt wurde. Als Input wird üblicherweise eine Korrelations- oder Kovarianzmatrix verlangt. Will man mit Daten arbeiten, die kein Intervallskalenniveau erreichen, müssen diese mit dem Zusatzprogramm PRELIS zunächst für die LISREL-Analysen vorbereitet werden.

Da sich Leistungsfähigkeit und Umfang der allgemeinen Statistik-Pakete von Version zu Version vergrößern, verlieren spezielle Statistik-Pakete zunehmend an Bedeutung. Die Erweiterbarkeit der großen Standard-Programm-Pakete ist durch ihren modularen Aufbau gegeben, d.h. es können auf leichte Weise Teil-Programme entfernt, ausgetauscht und neue hinzugenommen werden. So ist etwa LISREL in der Weise programmiert, daß es sich nahtlos in SPSS einfügt.

3. Informationen und Bezugsquellen für Statistik-Software und Daten

Neben Büchern und Fachzeitschriften auf Papier gibt es auch eine Reihe elektronischer Informationsquellen, die den Vorteil haben, daß die erklärten Programme und ausgewerteten Datensätze von interessierten Leserinnen und Lesern gleich herunterkopiert und selbst ausprobiert und begutachtet werden können. Angesichts der Fülle und Dynamik elektronischer Datenquellen im Internet ist es unmöglich, eine erschöpfende Liste zusammenzustellen. Exemplarisch seien nur einige Informationssysteme genannt (Stand der URLs: Juli 1995):

SoftStat

Das ZUMA (Zentrum für Umfragen, Methoden und Analysen in Mannheim, vgl. Anhang B) organisiert seit 1981 alle zwei Jahre die „Soft-Stat", eine Konferenz, bei der Neu- und Weiterentwicklungen von Statistik-Software vorgestellt und später auch in einem Kongreßband beschrieben werden. Das ZUMA veranstaltet zudem regelmäßig Software-Workshops, die in den jeweils im Mai und November eines Jahres erscheinenden „ZUMA Nachrichten" angekündigt werden. Verweise findet man auf dem WWW-Server der GESIS (http://www.social-science-gesis.de, vgl. Anhang B).

elib und StatLib

Wichtige elektronische Software-Archive für Statistik und Mathematik sind die „Electronic Library" (elib) des Konrad-Zuse-Zentrums für Informationstechnik in Berlin (ZIB, http://elib.zib-berlin.de) und die StatLib der Carnegie Mellon University (CMU, http://lib.stat.cmu.edu).

Statistisches Labor der Universität Heidelberg

Viele nützliche Hinweise sind auf dem WWW-Server des Statistischen Labors der Universität Heidelberg zu finden (http://statlab.uni-heidelberg.de), u.a. die vom Labor herausgegebenen „Beiträge zur Statistik" und Informationen über die AG „Computational Statistics" der Deutschen Region der Internationalen Biometrischen Gesellschaft.

Verweise auf Statistik- und Statistik-Software-Informationen

Übersichten elektronischer Statistik-Informationen im WWW bzw. im Internet findet man unter http://www.stat.ufl.edu/ulib/statistics.html und http://stat.unipg.it/IASC/. Eine Liste internationaler Statistik-Server befindet sich hier: http://www.isds.duke.edu. Diese Server und Informationsdatenbanken liefern eine Reihe von Hinweisen zu Statistik-Software und stellen teilweise auch Programme oder Programm-Module kostenlos zur Verfügung. Die Statistik-Abteilung der UCLA (University of California Los Angeles) bietet eine Reihe von Datensätzen, Beispielaufgaben und Lehrtexten an: http://www.stat.ucla.edu; viele interessante Links sind zudem in Köln zusammengetragen: http://www.uni-koeln.de/themen/Statistik.

Anhang D. Forschungsförderung

Fördermaßnahmen unterstützen die Qualifizierung von Forschenden durch Stipendien für Studium, Promotion und Habilitation, helfen bei Auslandsaufenthalten und bei der Finanzierung geplanter Forschungsprojekte. Für die letztgenannte eigentliche Forschungsförderung ist es erforderlich, ein Exposé des Projektes bei einem Gutachtergremium einzureichen. Die einzelnen Forschungsförderer haben individuelle Richtlinien für die Gestaltung von Förderungsanträgen, die man anfordern kann.

1. Wichtige Forschungsförderer

DFG

Deutsche Forschungsgemeinschaft. Kennedyallee 40, 53170 Bonn, Telefon: 0228/885-1. Fax: 0228/885-2180. Richtlinien zur Antragsgestaltung sind der Broschüre „Hinweise für Antragsteller" zu entnehmen.

Volkswagen-Stiftung

Kastanienallee 35, 30519 Hannover. Telefon: 0511/8381-0. Fax: 0511/8381-344. Das gesamte Förderprogramm ist in der Broschüre „Informationen für Antragsteller" dargestellt.

BMBF

Bundesministerium für Bildung, Wissenschaft, Forschung und Technologie. Referat Öffentlichkeitsarbeit, 53170 Bonn. Fax: 0228/59-2094. Email: information@bmbf.bund400.de. WWW:http://www.dfn.de/bmbf. Schriftlich können die jährlich erscheinenden Broschüren „Förderfibel" und „Förderkatalog" angefordert werden, die auch auf dem o.g. www-Server zur Verfügung stehen.

2. Informationen zu weiteren Fördermöglichkeiten

- Die Broschüre „Forschungsfördernde Institutionen – Hinweise zur Antragstellung" ist beim Niedersächsischen Ministerium für Wissenschaft und Kultur, Referat Presse- und Öffentlichkeitsarbeit, Leibnizufer 9 in 30169 Hannover zu beziehen. Fax: 0511/120-2601.
- Die Publikation „Förderkartei" der Universität Konstanz, die Hinweise zur Forschungsförderung durch Dritte an Universitäten gibt, ist anzufordern bei der Universität Konstanz, EG- und Forschungsreferent, Postfach 5560, 78434 Konstanz. Telefon: 07531/88-3605. Fax: 07531/88-3727.
- Adressen diverser öffentlicher Einrichtungen – darunter auch von forschungsfördernden Institutionen – sind im jährlich aktualisierten „Taschenbuch des öffentlichen Lebens" von A. Oeckl aufgelistet (Bonn: Festland Verlag), das in fast jeder Bibliothek verfügbar ist.
- Eine lange elektronische Liste von Fördereinrichtungen ist auf dem Gopher-Server der Universität Gießen unter dem Stichwort „Wissenschaftsförderung" zu finden: gopher://gopher.uni-giessen. de
- Diverse Fördermöglichkeiten und Fördereinrichtungen sind auf dem HTTP-Server der TU Clausthal zusammengetragen: http://www.tu-clausthal.de/ztw/fofoe.

Anhang E. Tabellen

Tabelle E1. Standardnormalverteilung (Quelle: Glass, G.V., Stanley, J.C. (1970). Statistical Methods in Education and Psychology, New Jersey: Prentice-Hall, pp. 513–519)

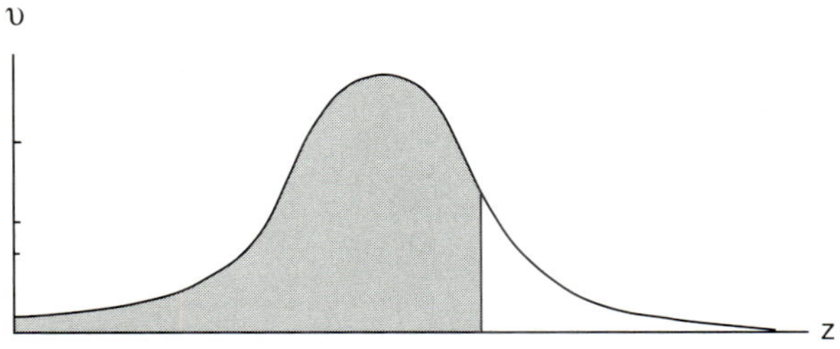

z	Fläche	υ Ordinate	z	Fläche	υ Ordinate	z	Fläche	υ Ordinate
−3,00	0,0013	0,0044						
−2,99	0,0014	0,0046	−2,74	0,0031	0,0093	−2,49	0,0064	0,0180
−2,98	0,0014	0,0047	−2,73	0,0032	0,0096	−2,48	0,0066	0,0184
−2,97	0,0015	0,0048	−2,72	0,0033	0,0099	−2,47	0,0068	0,0189
−2,96	0,0015	0,0050	−2,71	0,0034	0,0101	−2,46	0,0069	0,0194
−2,95	0,0016	0,0051	−2,70	0,0035	0,0104	−2,45	0,0071	0,0198
−2,94	0,0016	0,0053	−2,69	0,0036	0,0107	−2,44	0,0073	0,0203
−2,93	0,0017	0,0055	−2,68	0,0037	0,0110	−2,43	0,0075	0,0208
−2,92	0,0018	0,0056	−2,67	0,0038	0,0113	−2,42	0,0078	0,0213
−2,91	0,0018	0,0058	−2,66	0,0039	0,0116	−2,41	0,0080	0,0219
−2,90	0,0019	0,0060	−2,65	0,0040	0,0119	−2,40	0,0082	0,0224
−2,89	0,0019	0,0061	−2,64	0,0041	0,0122	−2,39	0,0084	0,0229
−2,88	0,0020	0,0063	−2,63	0,0043	0,0126	−2,38	0,0087	0,0235
−2,87	0,0021	0,0065	−2,62	0,0044	0,0129	−2,37	0,0089	0,0241
−2,86	0,0021	0,0067	−2,61	0,0045	0,0132	−2,36	0,0091	0,0246
−2,85	0,0022	0,0069	−2,60	0,0047	0,0136	−2,35	0,0094	0,0252
−2,84	0,0023	0,0071	−2,59	0,0048	0,0139	−2,34	0,0096	0,0258
−2,83	0,0023	0,0073	−2,58	0,0049	0,0143	−2,33	0,0099	0,0264
−2,82	0,0024	0,0075	−2,57	0,0051	0,0147	−2,32	0,0102	0,0270
−2,81	0,0025	0,0077	−2,56	0,0052	0,0151	−2,31	0,0104	0,0277
−2,80	0,0026	0,0079	−2,55	0,0054	0,0154	−2,30	0,0107	0,0283
−2,79	0,0026	0,0081	−2,54	0,0055	0,0158	−2,29	0,0110	0,0290
−2,78	0,0027	0,0084	−2,53	0,0057	0,0163	−2,28	0,0113	0,0297
−2,77	0,0028	0,0086	−2,52	0,0059	0,0167	−2,27	0,0116	0,0303
−2,76	0,0029	0,0088	−2,51	0,0060	0,0171	−2,26	0,0119	0,0310
−2,75	0,0030	0,0091	−2,50	0,0062	0,0175	−2,25	0,0122	0,0317

Tabelle E 1 (Fortsetzung)

z	Fläche	υ Ordinate	z	Fläche	υ Ordinate	z	Fläche	υ Ordinate
−2,24	0,0125	0,0325	−1,69	0,0455	0,0957	−1,14	0,1271	0,2083
−2,23	0,0129	0,0332	−1,68	0,0465	0,0973	−1,13	0,1292	0,2107
−2,22	0,0132	0,0339	−1,67	0,0475	0,0989	−1,12	0,1314	0,2131
−2,21	0,0136	0,0347	−1,66	0,0485	0,1006	−1,11	0,1335	0,2155
−2,20	0,0139	0,0355	−1,65	0,0495	0,1023	−1,10	0,1357	0,2179
−2,19	0,0143	0,0363	−1,64	0,0505	0,1040	−1,09	0,1379	0,2203
−2,18	0,0146	0,0371	−1,63	0,0516	0,1057	−1,08	0,1401	0,2227
−2,17	0,0150	0,0379	−1,62	0,0526	0,1074	−1,07	0,1423	0,2251
−2,16	0,0154	0,0387	−1,61	0,0537	0,1092	−1,06	0,1446	0,2275
−2,15	0,0158	0,0396	−1,60	0,0548	0,1109	−1,05	0,1469	0,2299
−2,14	0,0162	0,0404	−1,59	0,0559	0,1127	−1,04	0,1492	0,2323
−2,13	0,0166	0,0413	−1,58	0,0571	0,1145	−1,03	0,1515	0,2347
−2,12	0,0170	0,0422	−1,57	0,0582	0,1163	−1,02	0,1539	0,2371
−2,11	0,0174	0,0431	−1,56	0,0594	0,1182	−1,01	0,1562	0,2396
−2,10	0,0179	0,0440	−1,55	0,0606	0,1200	−1,00	0,1587	0,2420
−2,09	0,0183	0,0449	−1,54	0,0618	0,1219	−0,99	0,1611	0,2444
−2,08	0,0188	0,0459	−1,53	0,0630	0,1238	−0,98	0,1635	0,2468
−2,07	0,0192	0,0468	−1,52	0,0643	0,1257	−0,97	0,1660	0,2492
−2,06	0,0197	0,0478	−1,51	0,0655	0,1276	−0,96	0,1685	0,2516
−2,05	0,0202	0,0488	−1,50	0,0668	0,1295	−0,95	0,1711	0,2541
−2,04	0,0207	0,0498	−1,49	0,0681	0,1315	−0,94	0,1736	0,2565
−2,03	0,0212	0,0508	−1,48	0,0694	0,1334	−0,93	0,1762	0,2589
−2,02	0,0217	0,0519	−1,47	0,0708	0,1354	−0,92	0,1788	0,2613
−2,01	0,0222	0,0529	−1,46	0,0721	0,1374	−0,91	0,1814	0,2637
−2,00	0,0228	0,0540	−1,45	0,0735	0,1394	−0,90	0,1841	0,2661
−1,99	0,0233	0,0551	−1,44	0,0749	0,1415	−0,89	0,1867	0,2685
−1,98	0,0239	0,0562	−1,43	0,0764	0,1435	−0,88	0,1894	0,2709
−1,97	0,0244	0,0573	−1,42	0,0778	0,1456	−0,87	0,1922	0,2732
−1,96	0,0250	0,0584	−1,41	0,0793	0,1476	−0,86	0,1949	0,2756
−1,95	0,0256	0,0596	−1,40	0,0808	0,1497	−0,85	0,1977	0,2780
−1,94	0,0262	0,0608	−1,39	0,0823	0,1518	−0,84	0,2005	0,2803
−1,93	0,0268	0,0620	−1,38	0,0838	0,1539	−0,83	0,2033	0,2827
−1,92	0,0274	0,0632	−1,37	0,0853	0,1561	−0,82	0,2061	0,2850
−1,91	0,0281	0,0644	−1,36	0,0869	0,1582	−0,81	0,2090	0,2874
−1,90	0,0287	0,0656	−1,35	0,0885	0,1604	−0,80	0,2119	0,2897
−1,89	0,0294	0,0669	−1,34	0,0901	0,1626	−0,79	0,2148	0,2920
−1,88	0,0301	0,0681	−1,33	0,0918	0,1647	−0,78	0,2177	0,2943
−1,87	0,0307	0,0694	−1,32	0,0934	0,1669	−0,77	0,2206	0,2966
−1,86	0,0314	0,0707	−1,31	0,0951	0,1691	−0,76	0,2236	0,2989
−1,85	0,0322	0,0721	−1,30	0,0968	0,1714	−0,75	0,2266	0,3011
−1,84	0,0329	0,0734	−1,29	0,0985	0,1736	−0,74	0,2296	0,3034
−1,83	0,0336	0,0748	−1,28	0,1003	0,1758	−0,73	0,2327	0,3056
−1,82	0,0344	0,0761	−1,27	0,1020	0,1781	−0,72	0,2358	0,3079
−1,81	0,0351	0,0775	−1,26	0,1038	0,1804	−0,71	0,2389	0,3101
−1,80	0,0359	0,0790	−1,25	0,1056	0,1826	−0,70	0,2420	0,3123
−1,79	0,0367	0,0804	−1,24	0,1075	0,1849	−0,69	0,2451	0,3144
−1,78	0,0375	0,0818	−1,23	0,1093	0,1872	−0,68	0,2483	0,3166
−1,77	0,0384	0,0833	−1,22	0,1112	0,1895	−0,67	0,2514	0,3187
−1,76	0,0392	0,0848	−1,21	0,1131	0,1919	−0,66	0,2546	0,3209
−1,75	0,0401	0,0863	−1,20	0,1151	0,1942	−0,65	0,2578	0,3230
−1,74	0,0409	0,0878	−1,19	0,1170	0,1965	−0,64	0,2611	0,3251
−1,73	0,0418	0,0893	−1,18	0,1190	0,1989	−0,63	0,2643	0,3271
−1,72	0,0427	0,0909	−1,17	0,1210	0,2012	−0,62	0,2676	0,3292
−1,71	0,0436	0,0925	−1,16	0,1230	0,2036	−0,61	0,2709	0,3312
−1,70	0,0446	0,0940	−1,15	0,1251	0,2059	−0,60	0,2749	0,3332

Tabelle E1 (Fortsetzung)

z	Fläche	υ Ordinate	z	Fläche	υ Ordinate	z	Fläche	υ Ordinate
−0,59	0,2776	0,3352	−0,04	0,4840	0,3986	0,51	0,6950	0,3503
−0,58	0,2810	0,3372	−0,03	0,4880	0,3988	0,52	0,6985	0,3485
−0,57	0,2843	0,3391	−0,02	0,4920	0,3989	0,53	0,7019	0,3467
−0,56	0,2877	0,3410	−0,01	0,4960	0,3989	0,54	0,7054	0,3448
−0,55	0,2912	0,3429	0,00	0,5000	0,3989	0,55	0,7088	0,3429
−0,54	0,2946	0,3448	0,01	0,5040	0,3989	0,56	0,7123	0,3410
−0,53	0,2981	0,3467	0,02	0,5080	0,3989	0,57	0,7157	0,3391
−0,52	0,3015	0,3485	0,03	0,5120	0,3988	0,58	0,7190	0,3372
−0,51	0,3050	0,3503	0,04	0,5160	0,3986	0,59	0,7224	0,3352
−0,50	0,3085	0,3521	0,05	0,5199	0,3984	0,60	0,7257	0,3332
−0,49	0,3121	0,3538	0,06	0,5239	0,3982	0,61	0,7291	0,3312
−0,48	0,3156	0,3555	0,07	0,5279	0,3980	0,62	0,7324	0,3292
−0,47	0,3192	0,3572	0,08	0,5319	0,3977	0,63	0,7357	0,3271
−0,46	0,3228	0,3589	0,09	0,5359	0,3973	0,64	0,7389	0,3251
−0,45	0,3264	0,3605	0,10	0,5398	0,3970	0,65	0,7422	0,3230
−0,44	0,3300	0,3621	0,11	0,5438	0,3965	0,66	0,7454	0,3209
−0,43	0,3336	0,3637	0,12	0,5478	0,3961	0,67	0,7486	0,3187
−0,42	0,3372	0,3653	0,13	0,5517	0,3956	0,68	0,7517	0,3166
−0,41	0,3409	0,3668	0,14	0,5557	0,3951	0,69	0,7549	0,3144
−0,40	0,3446	0,3683	0,15	0,5596	0,3945	0,70	0,7580	0,3123
−0,39	0,3483	0,3697	0,16	0,5636	0,3939	0,71	0,7611	0,3101
−0,38	0,3520	0,3712	0,17	0,5675	0,3932	0,72	0,7642	0,3079
−0,37	0,3557	0,3725	0,18	0,5714	0,3925	0,73	0,7673	0,3056
−0,36	0,3594	0,3739	0,19	0,5753	0,3918	0,74	0,7704	0,3034
−0,35	0,3632	0,3752	0,20	0,5793	0,3910	0,75	0,7734	0,3011
−0,34	0,3669	0,3765	0,21	0,5832	0,3902	0,76	0,7764	0,2989
−0,33	0,3707	0,3778	0,22	0,5871	0,3894	0,77	0,7794	0,2966
−0,32	0,3745	0,3790	0,23	0,5910	0,3885	0,78	0,7823	0,2943
−0,31	0,3783	0,3802	0,24	0,5948	0,3876	0,79	0,7852	0,2920
−0,30	0,3821	0,3814	0,25	0,5987	0,3867	0,80	0,7881	0,2897
−0,29	0,3859	0,3825	0,26	0,6026	0,3857	0,81	0,7910	0,2874
−0,28	0,3897	0,3836	0,27	0,6064	0,3847	0,82	0,7939	0,2850
−0,27	0,3936	0,3847	0,28	0,6103	0,3836	0,83	0,7967	0,2827
−0,26	0,3974	0,3857	0,29	0,6141	0,3825	0,84	0,7995	0,2803
−0,25	0,4013	0,3867	0,30	0,6179	0,3814	0,85	0,8023	0,2780
−0,24	0,4052	0,3876	0,31	0,6217	0,3802	0,86	0,8051	0,2756
−0,23	0,4090	0,3885	0,32	0,6255	0,3790	0,87	0,8078	0,2732
−0,22	0,4129	0,3894	0,33	0,6293	0,3778	0,88	0,8106	0,2709
−0,21	0,4168	0,3902	0,34	0,6331	0,3765	0,89	0,8133	0,2685
−0,20	0,4207	0,3910	0,35	0,6368	0,3752	0,90	0,8159	0,2661
−0,19	0,4247	0,3918	0,36	0,6406	0,3739	0,91	0,8186	0,2637
−0,18	0,4286	0,3925	0,37	0,6443	0,3725	0,92	0,8212	0,2613
−0,17	0,4325	0,3932	0,38	0,6480	0,3712	0,93	0,8238	0,2589
−0,16	0,4364	0,3939	0,39	0,6517	0,3697	0,94	0,8264	0,2565
−0,15	0,4404	0,3945	0,40	0,6554	0,3683	0,95	0,8289	0,2541
−0,14	0,4443	0,3951	0,41	0,6591	0,3668	0,96	0,8315	0,2516
−0,13	0,4483	0,3956	0,42	0,6628	0,3653	0,97	0,8340	0,2492
−0,12	0,4522	0,3961	0,43	0,6664	0,3637	0,98	0,8365	0,2468
−0,11	0,4562	0,3965	0,44	0,6700	0,3621	0,99	0,8389	0,2444
−0,10	0,4602	0,3970	0,45	0,6736	0,3605	1,00	0,8413	0,2420
−0,09	0,4641	0,3973	0,46	0,6772	0,3589	1,01	0,8438	0,2396
−0,08	0,4681	0,3977	0,47	0,6808	0,3572	1,02	0,8461	0,2371
−0,07	0,4721	0,3980	0,48	0,6844	0,3555	1,03	0,8485	0,2347
−0,06	0,4761	0,3982	0,49	0,6879	0,3538	1,04	0,8508	0,2323
−0,05	0,4801	0,3984	0,50	0,6915	0,3521	1,05	0,8531	0,2299

Tabelle E1 (Fortsetzung)

z	Fläche	υ Ordinate	z	Fläche	υ Ordinate	z	Fläche	υ Ordinate
1,06	0,8554	0,2275	1,61	0,9463	0,1092	2,16	0,9846	0,0387
1,07	0,8577	0,2251	1,62	0,9474	0,1074	2,17	0,9850	0,0379
1,08	0,8599	0,2227	1,63	0,9484	0,1057	2,18	0,9854	0,0371
1,09	0,8621	0,2203	1,64	0,9495	0,1040	2,19	0,9857	0,0363
1,10	0,8643	0,2179	1,65	0,9505	0,1023	2,20	0,9861	0,0355
1,11	0,8665	0,2155	1,66	0,9515	0,1006	2,21	0,9864	0,0347
1,12	0,8686	0,2131	1,67	0,9525	0,0989	2,22	0,9868	0,0339
1,13	0,8708	0,2107	1,68	0,9535	0,0973	2,23	0,9871	0,0332
1,14	0,8729	0,2083	1,69	0,9545	0,0957	2,24	0,9875	0,0325
1,15	0,8749	0,2059	1,70	0,9554	0,0940	2,25	0,9878	0,0317
1,16	0,8770	0,2036	1,71	0,9564	0,0925	2,26	0,9881	0,0310
1,17	0,8790	0,2012	1,72	0,9573	0,0909	2,27	0,9884	0,0303
1,18	0,8810	0,1989	1,73	0,9582	0,0893	2,28	0,9887	0,0297
1,19	0,8830	0,1965	1,74	0,9591	0,0878	2,29	0,9890	0,0290
1,20	0,8849	0,1942	1,75	0,9599	0,0863	2,30	0,9893	0,0283
1,21	0,8869	0,1919	1,76	0,9608	0,0848	2,31	0,9896	0,0277
1,22	0,8888	0,1895	1,77	0,9616	0,0833	2,32	0,9898	0,0270
1,23	0,8907	0,1872	1,78	0,9625	0,0818	2,33	0,9901	0,0264
1,24	0,8925	0,1849	1,79	0,9633	0,0804	2,34	0,9904	0,0258
1,25	0,8944	0,1826	1,80	0,9641	0,0790	2,35	0,9906	0,0252
1,26	0,8962	0,1804	1,81	0,9649	0,0775	2,36	0,9909	0,0246
1,27	0,8980	0,1781	1,82	0,9656	0,0761	2,37	0,9911	0,0241
1,28	0,8997	0,1758	1,83	0,9664	0,0748	2,38	0,9913	0,0235
1,29	0,9015	0,1736	1,84	0,9671	0,0734	2,39	0,9916	0,0229
1,30	0,9032	0,1714	1,85	0,9678	0,0721	2,40	0,9918	0,0224
1,31	0,9049	0,1691	1,86	0,9686	0,0707	2,41	0,9920	0,0219
1,32	0,9066	0,1669	1,87	0,9693	0,0694	2,42	0,9922	0,0213
1,33	0,9082	0,1647	1,88	0,9699	0,0681	2,43	0,9925	0,0208
1,34	0,9099	0,1626	1,89	0,9706	0,0669	2,44	0,9927	0,0203
1,35	0,9115	0,1604	1,90	0,9713	0,0656	2,45	0,9929	0,0198
1,36	0,9131	0,1582	1,91	0,9719	0,0644	2,46	0,9931	0,0194
1,37	0,9147	0,1561	1,92	0,9726	0,0632	2,47	0,9932	0,0189
1,38	0,9162	0,1539	1,93	0,9732	0,0620	2,48	0,9934	0,0184
1,39	0,9177	0,1518	1,94	0,9738	0,0608	2,49	0,9936	0,0180
1,40	0,9192	0,1497	1,95	0,9744	0,0596	2,50	0,9938	0,0175
1,41	0,9207	0,1476	1,96	0,9750	0,0584	2,51	0,9940	0,0171
1,42	0,9222	0,1456	1,97	0,9756	0,0573	2,52	0,9941	0,0167
1,43	0,9236	0,1435	1,98	0,9761	0,0562	2,53	0,9943	0,0163
1,44	0,9251	0,1415	1,99	0,9767	0,0551	2,54	0,9945	0,0158
1,45	0,9265	0,1394	2,00	0,9772	0,0540	2,55	0,9946	0,0154
1,46	0,9279	0,1374	2,01	0,9778	0,0529	2,56	0,9948	0,0151
1,47	0,9292	0,1354	2,02	0,9783	0,0519	2,57	0,9949	0,0147
1,48	0,9306	0,1334	2,03	0,9788	0,0508	2,58	0,9951	0,0143
1,49	0,9319	0,1315	2,04	0,9793	0,0498	2,59	0,9952	0,0139
1,50	0,9332	0,1295	2,05	0,9798	0,0488	2,60	0,9953	0,0136
1,51	0,9345	0,1276	2,06	0,9803	0,0478	2,61	0,9955	0,0132
1,52	0,9357	0,1257	2,07	0,9808	0,0468	2,62	0,9956	0,0129
1,53	0,9370	0,1238	2,08	0,9812	0,0459	2,63	0,9957	0,0126
1,54	0,9382	0,1219	2,09	0,9817	0,0449	2,64	0,9959	0,0122
1,55	0,9394	0,1200	2,10	0,9821	0,0440	2,65	0,9960	0,0119
1,56	0,9406	0,1182	2,11	0,9826	0,0431	2,66	0,9961	0,0116
1,57	0,9418	0,1163	2,12	0,9830	0,0422	2,67	0,9962	0,0113
1,58	0,9429	0,1145	2,13	0,9834	0,0413	2,68	0,9963	0,0110
1,59	0,9441	0,1127	2,14	0,9838	0,0404	2,69	0,9964	0,0107
1,60	0,9452	0,1109	2,15	0,9842	0,0396	2,70	0,9965	0,0104

Tabelle E1 (Fortsetzung)

z	Fläche	υ Ordinate	z	Fläche	υ Ordinate	z	Fläche	υ Ordinate
2,71	0,9966	0,0101	2,81	0,9975	0,0077	2,91	0,9982	0,0058
2,72	0,9967	0,0099	2,82	0,9976	0,0075	2,92	0,9982	0,0056
2,73	0,9968	0,0096	2,83	0,9977	0,0073	2,93	0,9983	0,0055
2,74	0,9969	0,0093	2,84	0,9977	0,0071	2,94	0,9984	0,0053
2,75	0,9970	0,0091	2,85	0,9978	0,0069	2,95	0,9984	0,0051
2,76	0,9971	0,0088	2,86	0,9979	0,0067	2,96	0,9985	0,0050
2,77	0,9972	0,0086	2,87	0,9979	0,0065	2,97	0,9985	0,0048
2,78	0,9973	0,0084	2,88	0,9980	0,0063	2,98	0,9986	0,0047
2,79	0,9974	0,0081	2,89	0,9981	0,0061	2,99	0,9986	0,0046
2,80	0,9974	0,0079	2,90	0,9981	0,0060	3,00	0,9987	0,0044

Tabelle E 2. Zufallszahlen

11500	88473	86062	26357	01678	05270	80406	62301	23293	85734	32590
11501	00677	42981	84552	44832	67946	61532	79109	32073	13354	78578
11502	25227	51260	14800	19101	03146	12068	18261	06193	45909	65339
11503	15386	68200	21492	71402	76801	35235	49676	75306	52969	77447
11504	42021	40308	91104	34789	93269	77750	51646	95883	27282	26277
11505	63058	06498	49339	33314	49597	95931	44854	67348	91633	79473
11506	32548	69104	89073	32037	14556	70568	58821	37003	04390	86496
11507	03521	52177	24816	01706	79363	84378	70843	02090	85945	64113
11508	39975	90626	35889	82962	93756	92582	20979	57479	65739	11110
11509	58252	56687	60412	05060	95974	50183	88659	76568	45373	54231
11510	56440	69169	05929	57516	85127	74159	53295	29028	07409	28140
11511	16812	18195	88209	39856	03187	05605	43348	65589	51283	68224
11512	56503	14023	69475	37217	11465	15872	05551	37231	68175	18132
11513	96508	90101	11990	61199	75399	78214	84891	01376	05039	43632
11514	68958	56862	60433	07784	37721	96521	58412	13941	63969	45395
11515	21721	12583	44793	12071	83645	44062	86684	80890	09153	60050
11516	01476	19255	58656	26401	27356	38443	55210	51493	89832	07578
11517	45924	27655	27730	78321	45402	46568	64052	39819	74960	60944
11518	79516	79027	96227	72473	21231	68748	90204	92330	16216	09483
11519	59946	54123	38645	56734	87427	38049	88471	07421	53080	28515
11520	89056	71858	84058	44154	47929	94196	90847	40905	39151	12029
11521	07056	34611	45456	68268	31718	09715	80414	64095	24464	52799
11522	66189	04099	16595	30601	31691	38657	59600	24443	47978	35730
11523	85281	53288	58972	51531	02406	72117	85547	27445	79581	61608
11524	34761	22435	75006	61261	48628	62840	62633	34982	79051	76314
11525	45549	16045	96353	80376	64802	46062	39519	08688	18254	09915
11526	29337	45746	00844	79084	45838	22246	11095	05209	05113	83895
11527	44509	72387	39414	01011	46568	25718	92591	00174	38633	52966
11528	15068	41200	32705	47327	64665	50395	97110	31292	02965	37147
11529	59253	23492	55166	76780	33945	90298	39736	62674	00787	98482
11530	17140	07016	53376	07582	06899	32503	24412	29650	97759	02905
11531	87048	20624	23285	78268	13122	78242	40515	18454	97122	29628
11532	90254	79631	05936	68057	22760	38809	29233	81372	49252	28497
11533	66090	41296	19263	10253	33878	80280	33407	44464	23229	60740
11534	54672	30805	03962	93237	40900	90912	20746	63914	65456	32138
11535	99080	08088	99211	80001	88691	58425	52324	11449	18830	45387
11536	22859	21563	17374	20731	42124	17219	99392	63681	20452	19714
11537	65013	58031	22092	79881	34695	01615	28233	68809	35091	82223
11538	87296	05362	99779	54816	80032	94335	71581	72691	84058	39495
11539	61336	19425	24404	74091	19730	39832	49166	84284	01851	29579
11540	93134	41529	85992	45493	68165	02129	73658	54280	20281	12449
11541	80388	28010	93018	21552	32608	88409	63041	77051	93107	68856
11542	80214	71603	52837	90272	52141	58642	93933	25183	30994	54332
11543	74165	63881	71261	69394	29194	25046	23948	13048	57594	58886
11544	31361	68333	55171	96461	20694	31275	88884	71366	13054	03764
11545	48570	53579	64703	97498	67888	07817	34223	61667	43474	29179
11546	97894	36631	14389	59041	32600	08865	69364	99415	81194	82304
11547	77563	53771	54527	83456	23914	57808	67250	93991	91474	96012
11548	39903	34555	47585	70546	15704	61087	81728	03972	80652	22179
11549	83877	07815	14813	40666	43906	85802	42125	07164	13057	83161

Quelle: The Rand Corporation (1955). A Million Random Digits with 100 000 Normal Deviates. Glencoe, Illinois: Free Press

Tabelle E3. t-Verteilungen und 2seitige Signifikanzgrenzen für Produkt-Moment-Korrelationen. (Quelle: Glass, G.V., Stanley, J.C. (1970). Statistical Methods in Education and Psychology, New Jersey: Prentice Hall, p. 521)

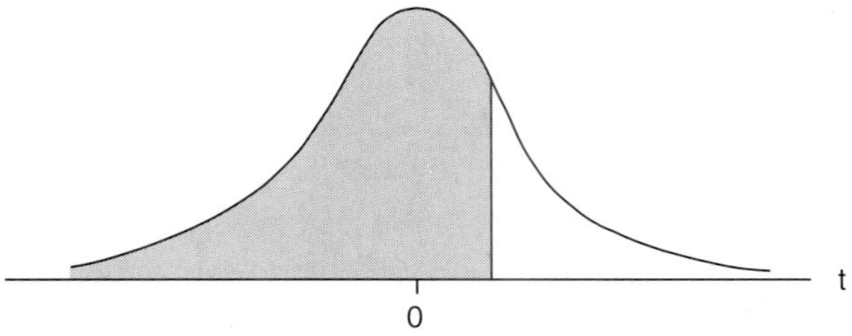

df \ Fläche	0,55	0,60	0,65	0,70	0,75	0,80	0,85	0,90	0,95	0,975	0,990	0,995	0,9995	$r_{0,05}$	$r_{0,01}$
1	0,158	0,325	0,510	0,727	1,000	1,376	1,963	3,078	6,314	12,706	31,821	63,657	636,619	0,997	1,000
2	0,142	0,289	0,445	0,617	0,816	1,061	1,386	1,886	2,920	4,303	6,965	9,925	31,598	0,950	0,990
3	0,137	0,277	0,424	0,584	0,765	0,978	1,250	1,638	2,353	3,182	4,541	5,841	12,941	0,878	0,959
4	0,134	0,271	0,414	0,569	0,741	0,941	1,190	1,533	2,132	2,776	3,747	4,604	8,610	0,811	0,917
5	0,132	0,267	0,408	0,559	0,727	0,920	1,156	1,476	2,015	2,571	3,365	4,032	6,859	0,754	0,874
6	0,131	0,265	0,404	0,553	0,718	0,906	1,134	1,440	1,943	2,447	3,143	3,707	5,959	0,707	0,834
7	0,130	0,263	0,402	0,549	0,711	0,896	1,119	1,415	1,895	2,365	2,998	3,499	5,405	0,666	0,798
8	0,130	0,262	0,399	0,546	0,706	0,889	1,108	1,397	1,860	2,306	2,896	3,355	5,041	0,632	0,765
9	0,129	0,261	0,398	0,543	0,703	0,883	1,100	1,383	1,833	2,262	2,821	3,250	4,781	0,602	0,735
10	0,129	0,260	0,397	0,542	0,700	0,879	1,093	1,372	1,812	2,228	2,764	3,169	4,587	0,576	0,708
11	0,129	0,260	0,396	0,540	0,697	0,876	1,088	1,363	1,796	2.201	2,718	3,106	4,437	0,553	0,684
12	0,128	0,259	0,395	0,539	0,695	0,873	1,083	1,356	1,782	2,179	2,681	3,055	4,318	0,532	0,661
13	0,128	0,259	0,394	0,538	0,694	0,870	1,079	1,350	1,771	2,160	2,650	3,012	4,221	0,514	0,641
14	0,128	0,258	0,393	0,537	0,692	0,868	1,076	1,345	1,761	2,145	2,624	2,977	4,140	0,497	0,623
15	0,128	0,258	0,393	0,536	0,691	0,866	1,074	1,341	1,753	2,131	2,602	2,947	4,073	0,482	0,606
16	0,128	0,258	0,392	0,535	0,690	0,865	1,071	1,337	1,746	2,120	2,583	2,921	4,015	0,468	0,590
17	0,128	0,257	0,392	0,534	0,689	0,863	1,069	1,333	1,740	2,110	2,567	2,898	3,965	0,456	0,575
18	0,127	0,257	0,392	0,534	0,688	0,862	1,067	1,330	1,734	2,101	2,552	2,878	3,922	0,444	0,561
19	0,127	0,257	0,391	0,533	0,688	0,861	1,066	1,328	1,729	2,093	2,539	2,861	3,883	0,433	0,549
20	0,127	0,257	0,391	0,533	0,687	0,860	1,064	1,325	1,725	2,086	2,528	2,845	3,850	0,423	0,537
21	0,127	0,257	0,391	0,532	0,686	0,859	1,063	1,323	1,721	2,080	2,518	2,831	3,819	0,413	0,526
22	0,127	0,256	0,390	0,532	0,686	0,858	1,061	1,321	1,717	2,074	2,508	2,819	3,792	0,404	0,515
23	0,127	0,256	0,390	0,532	0,685	0,858	1,060	1,319	1,714	2,069	2,500	2,807	3,767	0,396	0,505
24	0,127	0,256	0,390	0,531	0,685	0,857	1,059	1,318	1,711	2,064	2,492	2,797	3,745	0,388	0,496
25	0,127	0,256	0,390	0,531	0,684	0,856	1,058	1,316	1,708	2,060	2,485	2,787	3,725	0,381	0,487
26	0,127	0,256	0,390	0,531	0,684	0,856	1,058	1,315	1,706	2,056	2,479	2,779	3,707	0,374	0,478
27	0,127	0,256	0,389	0,531	0,684	0,855	1,057	1,314	1,703	2,052	2,473	2,771	3,690	0,367	0,470
28	0,127	0,256	0,389	0,530	0,683	0,855	1,056	1,313	1,701	2,048	2,467	2,763	3,674	0,361	0,463
29	0,127	0,256	0,389	0,530	0,683	0,854	1,055	1,311	1,699	2,045	3,462	2,756	3,659	0,355	0,456
30	0,127	0,256	0,389	0,530	0,683	0,854	1,055	1,310	1,697	2,042	2,457	2,750	3,646	0,349	0,449
40	0,126	0,255	0,388	0,529	0,681	0,851	1,050	1,303	1,684	2,021	2,423	2,704	3,551	0,304	0,393
60	0,126	0,254	0,387	0,527	0,679	0,848	1,046	1,296	1,671	2,000	2,390	2,660	3,460	0,250	0,325
120	0,126	0,254	0,386	0,526	0,677	0,845	1,041	1,289	1,658	1,980	2,358	2,617	3,373	0,178	0,232
z	0,126	0,253	0,385	0,524	0,674	0,842	1,036	1,282	1,645	1,960	2,326	2,576	3,291		

* Die Flächenanteile für negative t-Werte ergeben sich nach der Beziehung $p(-t_{df}) = 1 - p(t_{df})$

Tabelle E4. Beta-Verteilungen

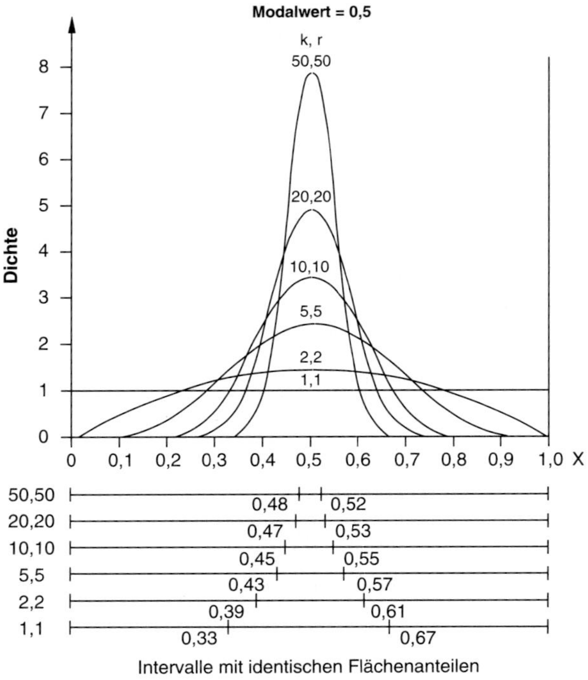

E4a

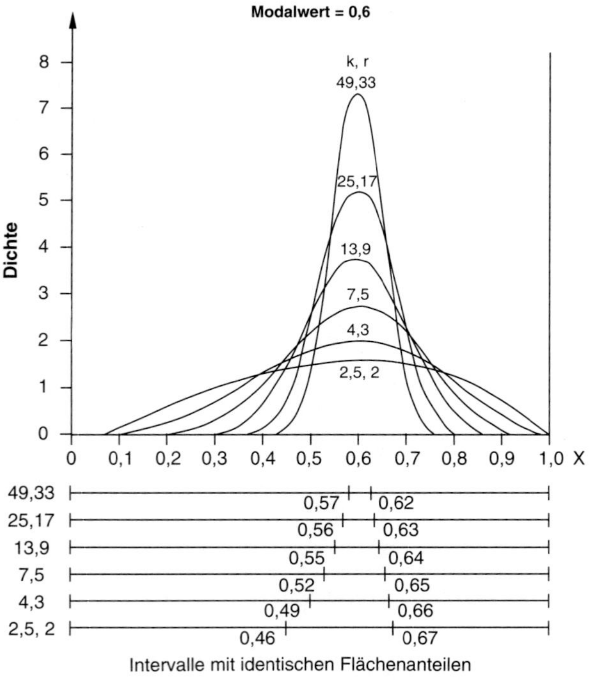

E4b

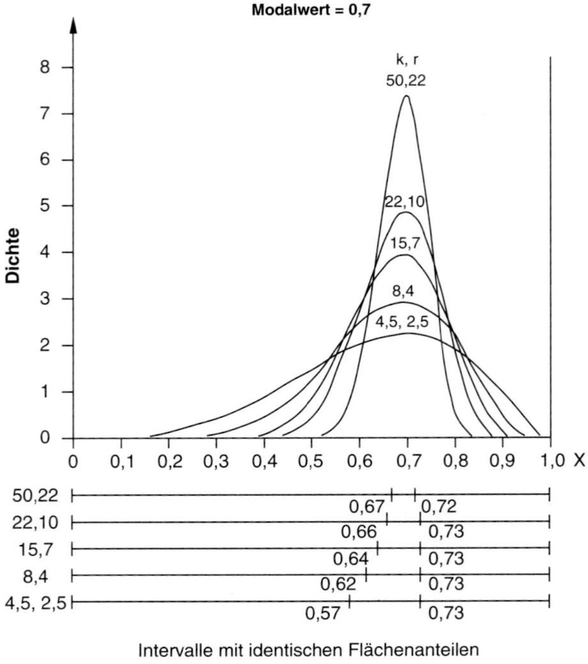

E4c

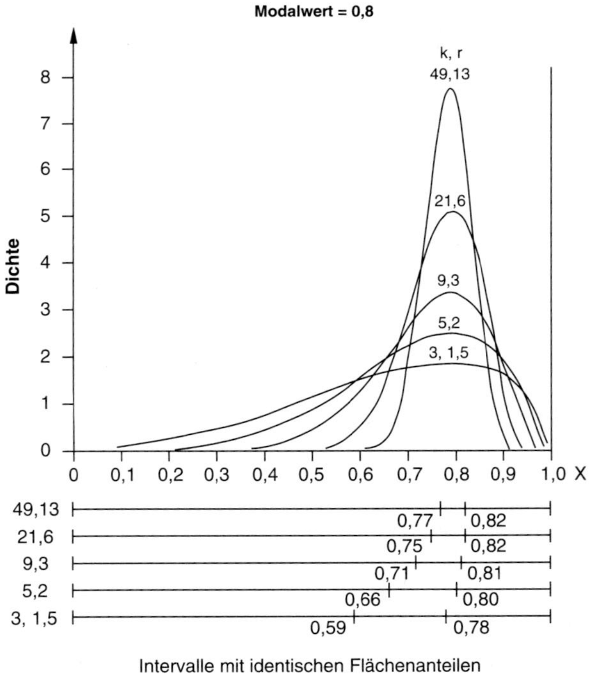

E4d

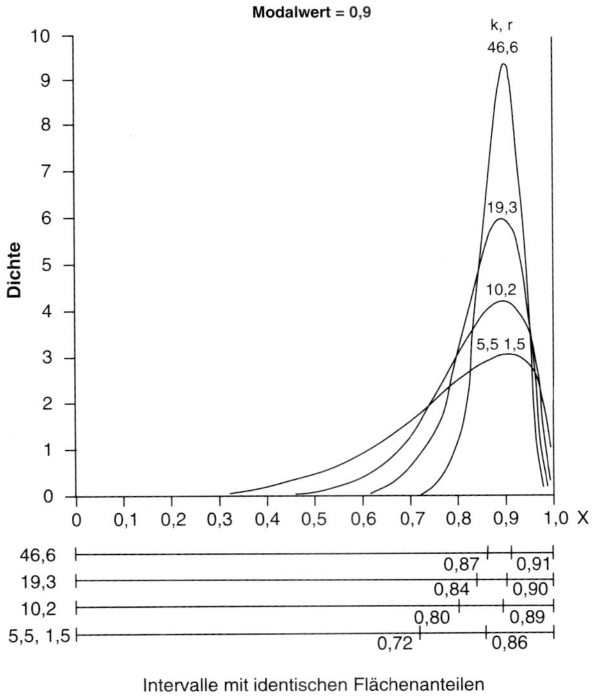

Modalwert = 0,9
k, r
46,6
19,3
10,2
5,5 1,5
Dichte
0
1
2
3
4
5
6
7
8
9
10
0
0,1
0,2
0,3
0,4
0,5
0,6
0,7
0,8
0,9
1,0 X
46,6
19,3
10,2
5,5, 1,5
0,87
0,91
0,84
0,90
0,80
0,89
0,72
0,86
Intervalle mit identischen Flächenanteilen

E4e

Tabelle E5a. Beta-Verteilungen: 95%-Intervalle mit höchster Dichte

r=	2		3		4		5		6	
	Low	High	Low	High	Low	High	Low	High	Low	High
k= 2	0,0943	0,9057	0,0438	0,7724	0,0260	0,6702	0,0178	0,5906	0,0133	0,5270
k= 3	0,2276	0,9562	0,1466	0,8534	0,1048	0,7613	0,0805	0,6846	0,0650	0,6210
k= 4	0,3298	0,9740	0,2387	0,8952	0,1840	0,8160	0,1485	0,7464	0,1245	0,6854
k= 5	0,4094	0,9822	0,3154	0,9195	0,2586	0,8515	0,2120	0,7880	0,1814	0,7318
k= 6	0,4730	0,9867	0,3790	0,9350	0,3146	0,8755	0,2682	0,8186	0,2338	0,7662
k= 7	0,5244	0,9895	0,4324	0,9458	0,3668	0,8932	0,3178	0,8417	0,2808	0,7931
k= 8	0,5665	0,9914	0,4776	0,9536	0,4120	0,9066	0,3618	0,8596	0,3230	0,8146
k= 9	0,6022	0,9927	0,5163	0,9594	0,4515	0,9171	0,4008	0,8740	0,3609	0,8320
k=10	0,6325	0,9937	0,5497	0,9640	0,4862	0,9255	0,4355	0,8857	0,3951	0,8465
k=11	0,6587	0,9945	0,5790	0,9677	0,5168	0,9324	0,4671	0,8952	0,4261	0,8587
k=12	0,6813	0,9951	0,6047	0,9707	0,5441	0,9381	0,4951	0,9034	0,4541	0,8691
k=13	0,7012	0,9955	0,6274	0,9732	0,5685	0,9430	0,5203	0,9105	0,4796	0,8781
k=14	0,7187	0,9960	0,6478	0,9754	0,5905	0,9471	0,5432	0,9166	0,5029	0,8860
k=15	0,7343	0,9963	0,6660	0,9772	0,6103	0,9507	0,5640	0,9219	0,5242	0,8929
k=16	0,7482	0,9966	0,6825	0,9787	0,6284	0,9539	0,5830	0,9266	0,5438	0,8990
k=17	0,7607	0,9968	0,6974	0,9801	0,6449	0,9567	0,6005	0,9308	0,5619	0,9045
k=18	0,7721	0,9970	0,7110	0,9813	0,6599	0,9591	0,6166	0,9345	0,5791	0,9092
k=19	0,7825	0,9972	0,7236	0,9824	0,6738	0,9613	0,6314	0,9378	0,5947	0,9136
k=20	0,7916	0,9974	0,7349	0,9833	0,6866	0,9633	0,6452	0,9409	0,6091	0,9176
k=21	0,8010	0,9975	0,7454	0,9842	0,6984	0,9651	0,6580	0,9436	0,6225	0,9213
k=22	0,8087	0,9977	0,7551	0,9850	0,7094	0,9667	0,6699	0,9461	0,6351	0,9247
k=23	0,8160	0,9978	0,7641	0,9857	0,7196	0,9682	0,6810	0,9484	0,6469	0,9277
k=24	0,8227	0,9979	0,7724	0,9863	0,7291	0,9695	0,6913	0,9505	0,6579	0,9306
k=25	0,8291	0,9980	0,7802	0,9869	0,7380	0,9708	0,7011	0,9524	0,6683	0,9332
k=26	0,8350	0,9981	0,7875	0,9874	0,7464	0,9719	0,7102	0,9542	0,6781	0,9356
k=27	0,8406	0,9982	0,7943	0,9879	0,7542	0,9730	0,7188	0,9559	0,6873	0,9379
k=28	0,8458	0,9982	0,8007	0,9884	0,7616	0,9739	0,7269	0,9574	0,6960	0,9400
k=29	0,8506	0,9983	0,8067	0,9888	0,7685	0,9749	0,7346	0,9589	0,7042	0,9420
k=30	0,8552	0,9984	0,8123	0,9892	0,7750	0,9757	0,7418	0,9602	0,7120	0,9438
k=31	0,8594	0,9984	0,8177	0,9896	0,7811	0,9765	0,7487	0,9615	0,7194	0,9456
k=32	0,8637	0,9985	0,8227	0,9899	0,7870	0,9773	0,7552	0,9627	0,7265	0,9472
k=33	0,8673	0,9985	0,8275	0,9902	0,7925	0,9780	0,7613	0,9638	0,7331	0,9487
k=34	0,8710	0,9986	0,8320	0,9906	0,7978	0,9786	0,7673	0,9649	0,7395	0,9502
k=35	0,8744	0,9986	0,8363	0,9908	0,8028	0,9792	0,7729	0,9658	0,7456	0,9516
k=36	0,8776	0,9987	0,8404	0,9911	0,8076	0,9798	0,7782	0,9668	0,7514	0,9528
k=37	0,8806	0,9987	0,8443	0,9914	0,8121	0,9804	0,7833	0,9677	0,7569	0,9541
k=38	0,8836	0,9987	0,8479	0,9916	0,8165	0,9809	0,7881	0,9685	0,7622	0,9552
k=39	0,8863	0,9988	0,8515	0,9918	0,8206	0,9814	0,7928	0,9693	0,7673	0,9563
k=40	0,8890	0,9988	0,8548	0,9920	0,8245	0,9819	0,7972	0,9701	0,7722	0,9574
k=41	0,8915	0,9989	0,8581	0,9922	0,8283	0,9823	0,8015	0,9708	0,7768	0,9584
k=42	0,8939	0,9989	0,8611	0,9924	0,8320	0,9828	0,8056	0,9715	0,7813	0,9594
k=43	0,8962	0,9989	0,8641	0,9926	0,8354	0,9832	0,8095	0,9721	0,7856	0,9603
k=44	0,8984	0,9989	0,8669	0,9928	0,8388	0,9836	0,8133	0,9728	0,7898	0,9612
k=45	0,9005	0,9990	0,8696	0,9930	0,8420	0,9839	0,8169	0,9734	0,7937	0,9620
k=46	0,9026	0,9990	0,8722	0,9931	0,8450	0,9843	0,8204	0,9739	0,7976	0,9628
k=47	0,9047	0,9990	0,8747	0,9933	0,8480	0,9846	0,8237	0,9745	0,8013	0,9636
k=48	0,9064	0,9990	0,8771	0,9934	0,8509	0,9849	0,8270	0,9750	0,8049	0,9643
k=49	0,9082	0,9991	0,8794	0,9936	0,8536	0,9853	0,8301	0,9755	0,8083	0,9650
k=50	0,9099	0,9991	0,8817	0,9937	0,8562	0,9856	0,8331	0,9760	0,8116	0,9657
k=51	0,9116	0,9991	0,8838	0,9938	0,8588	0,9858	0,8360	0,9765	0,8148	0,9664
k=52	0,9132	0,9991	0,8859	0,9939	0,8613	0,9861	0,8388	0,9769	0,8179	0,9670
k=53	0,9148	0,9991	0,8878	0,9941	0,8636	0,9864	0,8415	0,9773	0,8209	0,9676
k=54	0,9163	0,9991	0,8898	0.9942	0,8659	0,9866	0,8441	0,9778	0,8238	0,9682
k=55	0,9177	0,9992	0,8916	0,9943	0,8682	0,9869	0,8467	0,9782	0,8266	0,9687
k=56	0,9191	0,9992	0,8934	0,9944	0,8703	0,9871	0,8491	0,9785	0,8294	0,9693
k=57	0,9204	0,9992	0,8952	0,9945	0,8724	0,9873	0,8515	0,9789	0,8320	0,9698
k=58	0,9218	0,9992	0,8969	0,9946	0,8744	0,9876	0,8537	0,9793	0,8346	0,9703
k=59	0,9230	0,9992	0,8985	0,9947	0,8764	0,9878	0,8560	0,9796	0,8370	0,9708
k=60	0,9242	0,9992	0,9001	0,9948	0,8782	0,9880	0,8581	0,9800	0,8394	0,9713

(Quelle: Philipps, L. D. (1973). Bayesian Statistics for Social Scientists. London: Nelson).
Low = untere Intervallgrenze; *High* = obere Intervallgrenze

Tabelle E5 a (Fortsetzung) **95%-Intervalle**

7		8		9		10		11	
Low	High	Low	High	Low	High	Low	High	Low	High
0,0105	0,4756	0,0086	0,4335	0,0073	0,3978	0,0063	0,3675	0,0055	0,3413
0,0542	0,5676	0,0464	0,5224	0,0406	0,4837	0,0360	0,4503	0,0323	0,4210
0,1068	0,6332	0,0934	0,5880	0,0829	0,5485	0,0745	0,5138	0,0676	0,4832
0,1583	0,6822	0,1404	0,6382	0,1260	0,5992	0,1143	0,5645	0,1048	0,5329
0,2069	0,7192	0,1854	0,6770	0,1680	0,6391	0,1535	0,6049	0,1413	0,5739
0,2513	0,7487	0,2273	0,7084	0,2074	0,6717	0,1907	0,6383	0,1765	0,6079
0,2916	0,7727	0,2659	0,7341	0,2441	0,6989	0,2257	0,6665	0,2098	0,6367
0,3283	0,7926	0,3011	0,7559	0,2781	0,7219	0,2583	0,6905	0,2411	0,6616
0,3617	0,8093	0,3335	0,7743	0,3095	0,7417	0,2886	0,7114	0,2704	0,6832
0,3921	0,8235	0,3633	0,7902	0,3384	0,7589	0,3168	0,7296	0,2978	0,7022
0,4199	0,8357	0,3907	0,8040	0,3653	0,7739	0,3430	0,7457	0,3234	0,7191
0,4454	0,8464	0,4159	0,8161	0,3902	0,7872	0,3675	0,7599	0,3473	0,7341
0,4688	0,8558	0,4392	0,8267	0,4133	0,7990	0,3903	0,7726	0,3697	0,7477
0,4904	0,8641	0,4609	0,8363	0,4348	0,8096	0,4116	0,7841	0,3908	0,7599
0,5103	0.8715	0,4809	0,8448	0,4548	0,8191	0,4315	0,7944	0,4105	0,7710
0,5288	0,8782	0,4996	0,8525	0,4735	0,8277	0,4502	0,8038	0,4291	0,7811
0,5460	0,8842	0,5170	0,8594	0,4910	0,8355	0,4677	0,8124	0,4465	0,7903
0,5619	0,8896	0,5332	0,8658	0,5074	0,8426	0,4842	0,8203	0,4630	0,7988
0,5768	0,8945	0,5484	0,8716	0,5229	0,8492	0,4997	0,8275	0,4786	0,8066
0,5908	0,8991	0,5627	0,8769	0,5374	0,8552	0,5143	0,8342	0,4933	0,8139
0,6038	0,9032	0,5761	0,8818	0,5510	0,8608	0,5281	0,8404	0,5072	0,8206
0,6161	0,9070	0,5887	0,8863	0,5639	0,8659	0,5412	0,8461	0,5204	0,8268
0,6276	0,9106	0,6006	0,8905	0,5761	0,8707	0,5536	0,8514	0,5329	0,8327
0,6385	0,9139	0,6119	0,8944	0,5876	0,8752	0,5653	0,8564	0,5448	0,8381
0,6487	0,9169	0,6225	0,8980	0,5985	0,8793	0,5765	0,8611	0,5561	0,8432
0,6588	0,9196	0,6326	0,9014	0,6089	0,8832	0,5871	0,8654	0,5669	0,8480
0,6680	0,9222	0,6421	0,9046	0,6187	0,8869	0,5972	0,8695	0,5771	0,8525
0,6767	0,9247	0,6512	0,9075	0,6281	0,8903	0,6068	0,8734	0,5869	0,8568
0,6849	0,9270	0,6598	0,9103	0,6370	0,8935	0,6159	0,8770	0,5963	0,8608
0,6928	0,9292	0,6681	0,9129	0,6456	0,8966	0,6247	0,8804	0,6052	0,8646
0,7002	0,9313	0,6759	0,9154	0,6537	0,8995	0,6331	0,8837	0,6138	0,8682
0,7074	0,9332	0,6834	0,9178	0,6615	0,9022	0,6411	0,8867	0,6220	0,8716
0,7142	0,9351	0,6905	0,9200	0,6689	0,9047	0,6487	0,8897	0,6299	0,8748
0,7206	0,9368	0,6973	0,9221	0,6760	0,9072	0,6561	0,8924	0,6374	0,8779
0,7268	0,9385	0,7038	0,9241	0,6828	0,9095	0,6631	0,8951	0,6447	0,8808
0,7328	0,9400	0,7101	0,9260	0,6893	0,9117	0,6699	0,8976	0,6517	0,8836
0,7384	0,9415	0,7161	0,9278	0,6956	0,9138	0,6764	0,9000	0,6584	0,8863
0,7439	0,9424	0,7219	0,9295	0,7016	0,9158	0,6827	0,9022	0,6648	0,8888
0,7491	0,9443	0,7274	0,9311	0,7074	0,9177	0,6887	0,9044	0,6710	0,8912
0,7541	0,9456	0,7330	0,9325	0,7130	0,9196	0,6945	0,9065	0,6770	0,8936
0,7589	0,9468	0,7381	0,9340	0,7184	0,9213	0,7001	0,9085	0,6828	0,8958
0,7636	0,9480	0,7430	0,9355	0,7235	0,9230	0,7055	0,9104	0,6884	0,8979
0,7680	0,9491	0,7478	0,9368	0,7285	0,9246	0,7107	0,9122	0,6938	0,9000
0,7723	0,9502	0,7523	0,9381	0,7333	0,9261	0,7157	0,9140	0,6990	0,9020
0,7765	0,9512	0,7567	0,9394	0,7380	0,9276	0,7205	0,9157	0,7040	0,9038
0,7805	0,9522	0,7610	0,9406	0,7424	0,9290	0,7252	0,9173	0,7089	0,9057
0,7843	0,9532	0,7651	0,9418	0,7468	0,9304	0,7297	0,9189	0,7136	0,9074
0,7880	0,9541	0,7691	0,9429	0,7510	0,9317	0,7341	0,9204	0,7181	0,9091
0,7916	0,9549	0,7729	0,9440	0,7550	0,9330	0,7384	0,9218	0,7226	0,9108
0,7951	0,9558	0,7766	0,9450	0,7589	0,9342	0,7425	0,9232	0,7268	0,9123
0,7985	0,9566	0,7802	0,9460	0,7627	0,9354	0,7465	0,9246	0,7310	0,9138
0,8017	0,9574	0,7837	0,9470	0,7664	0,9365	0,7503	0,9259	0,7350	0,9153
0,8049	0,9582	0,7870	0,9479	0,7700	0,9376	0,7541	0,9272	0,7389	0,9167
0,8079	0,9589	0,7903	0,9488	0,7735	0,9387	0,7577	0,9284	0,7427	0,9181
0,8109	0,9596	0,7935	0,9497	0,7768	0,9397	0,7613	0,9296	0,7464	0,9194
0,8138	0,9603	0,7966	0,9505	0,7801	0,9407	0,7647	0,9307	0,7500	0,9207
0,8165	0,9609	0,7995	0,9513	0,7832	0,9416	0,7680	0,9318	0,7535	0,9220
0,8192	0,9616	0,8024	0,9521	0,7863	0,9426	0,7713	0,9329	0,7569	0,9232
0,8219	0,9622	0,8053	0,9528	0,7895	0,9434	0,7744	0,9339	0,7602	0,9243

Tabelle E5a (Fortsetzung) **95%-Intervalle**

r=	12		13		14		15		16	
	Low	High	Low	High	Low	High	Low	High	Low	High
k= 2	0,0049	0,3187	0,0045	0,2988	0,0040	0,2813	0,0037	0,2657	0,0034	0,2518
k= 3	0,0293	0,3953	0,0268	0,3726	0,0246	0,3522	0,0228	0,3340	0,0213	0,3175
k= 4	0,0619	0,4559	0,0570	0,4315	0,0529	0,4095	0,0493	0,3897	0,0461	0,3716
k= 5	0,0966	0,5049	0,0895	0,4797	0,0834	0,4568	0,0781	0,4360	0,0734	0,4170
k= 6	0,1309	0,5459	0,1219	0,5204	0,1140	0,4971	0,1071	0,4758	0,1010	0,4562
k= 7	0,1643	0,5801	0,1536	0,5546	0,1442	0,5312	0,1359	0,5096	0,1285	0,4897
k= 8	0,1960	0,6093	0,1839	0,5841	0,1733	0,5608	0,1637	0,5391	0,1552	0,5191
k= 9	0,2261	0,6347	0,2128	0,6098	0,2010	0,5867	0,1904	0,5652	0,1809	0,5452
k=10	0,2543	0,6570	0,2401	0,6325	0,2274	0,6097	0,2159	0,5884	0,2056	0,5685
k=11	0,2809	0,6766	0,2659	0,6527	0,2523	0,6303	0,2401	0,6092	0,2290	0,5895
k=12	0,3059	0,6941	0,2902	0,6707	0,2760	0,6487	0,2631	0,6280	0,2514	0,6085
k=13	0,3293	0,7098	0,3131	0,6869	0,2983	0,6654	0,2850	0,6450	0,2727	0,6258
k=14	0,3513	0,7240	0,3346	0,7017	0,3195	0,6805	0,3057	0,6605	0,2930	0,6416
k=15	0,3720	0,7369	0,3550	0,7150	0,3395	0,6943	0,3253	0,6747	0,3123	0,6560
k=16	0,3915	0,7486	0,3742	0,7273	0,3584	0,7070	0,3440	0,6877	0,3306	0,6694
k=17	0,4099	0,7593	0,3924	0,7385	0,3764	0,7187	0,3617	0,6998	0,3481	0,6817
k=18	0,4273	0,7691	0,4096	0,7488	0,3934	0,7294	0,3785	0,7109	0,3647	0,6932
k=19	0,4437	0,7781	0,4260	0,7583	0,4096	0,7394	0,3945	0,7212	0,3805	0,7039
k=20	0,4592	0,7865	0,4414	0,7672	0,4250	0,7486	0,4098	0,7308	0,3956	0,7138
k=21	0,4739	0,7943	0,4561	0,7754	0,4396	0,7572	0,4243	0,7398	0,4101	0,7231
k=22	0,4879	0,8015	0,4701	0,7830	0,4536	0,7653	0,4382	0,7482	0,4239	0,7318
k=23	0,5012	0,8082	0,4834	0,7902	0,4668	0,7728	0,4514	0,7560	0,4371	0,7399
k=24	0,5138	0,8145	0,4960	0,7969	0,4795	0,7799	0,4641	0,7634	0,4497	0,7476
k=25	0,5257	0,8203	0,5081	0,8031	0,4916	0,7865	0,4762	0,7704	0,4618	0,7548
k=26	0,5372	0,8259	0,5196	0,8090	0,5031	0,7927	0,4878	0,7769	0,4733	0,7616
k=27	0,5481	0,8311	0,5306	0,8146	0,5142	0,7986	0,4989	0,7831	0,4844	0,7681
k=28	0,5585	0,8359	0,5411	0,8198	0,5248	0,8041	0,5095	0,7889	0,4951	0,7742
k=29	0,5684	0,8406	0,5511	0,8248	0,5349	0,8094	0,5197	0,7945	0,5053	0,7800
k=30	0,5780	0,8449	0,5608	0,8294	0,5447	0,8144	0,5295	0,7997	0,5152	0,7855
k=31	0,5871	0,8490	0,5700	0,8339	0,5540	0,8191	0,5389	0,8047	0,5246	0,7908
k=32	0,5958	0,8530	0,5789	0,8381	0,5630	0,8236	0,5479	0,8095	0,5337	0,7957
k=33	0,6042	0,8567	0,5874	0,8421	0,5716	0,8279	0,5566	0,8140	0,5425	0,8005
k=34	0,6122	0,8602	0,5956	0,8459	0,5799	0,8320	0,5650	0,8183	0,5510	0,8050
k=35	0,6199	0,8636	0,6034	0,8495	0,5878	0,8358	0,5731	0,8224	0,5591	0,8094
k=36	0,6274	0,8668	0,6110	0,8530	0,5955	0,8395	0,5809	0,8264	0,5670	0,8135
k=37	0,6345	0,8698	0,6183	0,8563	0,6029	0,8431	0,5884	0,8301	0,5746	0,8175
k=38	0,6414	0,8727	0,6253	0,8595	0,6101	0,8465	0,5957	0,8337	0,5819	0,8213
k=39	0,6480	0,8755	0,6321	0,8625	0,6170	0,8497	0,6027	0,8372	0,5890	0,8249
k=40	0,6544	0,8782	0,6386	0,8654	0,6236	0,8528	0,6094	0,8405	0,5959	0,8284
k=41	0,6605	0,8808	0,6449	0,8682	0,6301	0,8558	0,6160	0,8437	0,6025	0,8318
k=42	0,6665	0,8832	0,6510	0,8709	0,6363	0,8587	0,6223	0,8467	0,6089	0,8350
k=43	0,6722	0,8856	0,6569	0,8734	0,6423	0,8614	0,6284	0,8497	0,6152	0,8381
k=44	0,6778	0,8878	0,6626	0,8759	0,6481	0,8641	0,6343	0,8525	0,6212	0,8411
k=45	0,6831	0,8900	0,6681	0,8782	0,6538	0,8666	0,6401	0,8552	0,6270	0,8440
k=46	0,6883	0,8921	0,6734	0,8805	0,6592	0,8691	0,6457	0,8578	0,6327	0,8468
k=47	0,6934	0,8941	0,6786	0,8827	0,6645	0,8715	0,6511	0,8604	0,6382	0,8495
k=48	0,6982	0,8961	0,6836	0,8848	0,6696	0,8737	0,6563	0,8628	0,6435	0,8521
k=49	0,7029	0,8979	0,6885	0,8869	0,6746	0,8759	0,6614	0,8652	0,6487	0,8546
k=50	0,7075	0,8997	0,6932	0,8888	0,6794	0,8781	0,6663	0,8675	0,6538	0,8570
k=51	0,7119	0,9015	0,6977	0,8907	0,6841	0,8801	0,6711	0,8697	0,6587	0,8593
k=52	0,7162	0,9032	0,7022	0,8926	0,6887	0,8821	0,6758	0,8718	0,6634	0,8616
k=53	0,7204	0,9048	0,7065	0,8944	0,6931	0,8840	0,6803	0,8738	0,6680	0,8638
k=54	0,7245	0,9064	0,7107	0,8961	0,6974	0,8859	0,6847	0,8758	0,6725	0,8659
k=55	0,7284	0,9079	0,7147	0,8977	0,7016	0,8877	0,6890	0,8778	0,6769	0,8680
k=56	0,7322	0,9093	0,7187	0,8993	0,7057	0,8894	0,6932	0,8797	0,6812	0,8700
k=57	0,7360	0,9108	0,7225	0,9009	0,7096	0,8911	0,6973	0,8815	0,6854	0,8719
k=58	0,7396	0,9122	0,7263	0,9024	0,7135	0,8928	0,7012	0,8832	0,6894	0,8738
k=59	0,7431	0,9135	0,7299	0,9039	0,7173	0,8944	0,7051	0,8849	0,6934	0,8756
k=60	0,7465	0,9148	0,7335	0,9053	0,7209	0,8959	0,7088	0,8866	0,6972	0,8774

Tabelle E5a (Fortsetzung) **95%-Intervalle**

17		18		19		20		21	
Low	High	Low	High	Low	High	Low	High	Low	High
0,0032	0,2393	0,0030	0,2279	0,0028	0,2175	0,0026	0,2084	0,0025	0,1990
0,0199	0,3026	0,0187	0,2890	0,0176	0,2764	0,0167	0,2651	0,0158	0,2546
0,0433	0,3551	0,0409	0,3401	0,0387	0,3262	0,0367	0,3134	0,0349	0,3016
0,0692	0,3995	0,0655	0,3834	0,0622	0,3686	0,0591	0,3548	0,0564	0,3420
0,0955	0,4381	0,0908	0,4209	0,0864	0,4053	0,0824	0,3909	0,0787	0,3775
0,1218	0,4712	0,1158	0,4540	0,1104	0,4381	0,1055	0,4232	0,1009	0,4092
0,1475	0,5004	0,1406	0,4830	0,1342	0,4668	0,1284	0,4516	0,1231	0,4373
0,1723	0,5265	0,1645	0,5090	0,1574	0,4926	0,1508	0,4771	0,1448	0,4626
0,1962	0,5498	0,1876	0,5323	0,1797	0,5158	0,1725	0,5003	0,1658	0,4857
0,2189	0,5709	0,2097	0,5535	0,2012	0,5370	0,1934	0,5214	0,1861	0,5067
0,2407	0,5901	0,2309	0,5727	0,2219	0,5563	0,2135	0,5408	0,2057	0,5261
0,2615	0,6076	0,2512	0,5904	0,2417	0,5740	0,2328	0,5586	0,2246	0,5439
0,2813	0,6236	0,2706	0,6066	0,2606	0,5904	0,2514	0,5750	0,2428	0,5604
0,3002	0,6383	0,2891	0,6215	0,2788	0,6055	0,2692	0,5902	0,2602	0,5757
0,3183	0,6519	0,3068	0,6353	0,2961	0,6195	0,2862	0,6044	0,2769	0,5899
0,3354	0,6646	0,3237	0,6482	0,3128	0,6325	0,3026	0,6175	0,2930	0,6032
0,3518	0,6763	0,3399	0,6601	0,3287	0,6446	0,3183	0,6298	0,3085	0,6157
0,3675	0,6872	0,3554	0,6713	0,3440	0,6560	0,3333	0,6414	0,3233	0,6273
0,3825	0,6974	0,3702	0,6817	0,3586	0,6667	0,3478	0,6522	0,3376	0,6383
0,3968	0,7070	0,3843	0,6915	0,3727	0,6767	0,3617	0,6624	0,3513	0,6487
0,4105	0,7159	0,3979	0,7007	0,3861	0,6861	0,3750	0,6720	0,3645	0,6584
0,4236	0,7244	0,4109	0,7094	0,3990	0,6950	0,3878	0,6810	0,3772	0,6676
0,4361	0,7323	0,4234	0,7176	0,4115	0,7033	0,4002	0,6896	0,3895	0,6764
0,4482	0,7398	0,4354	0,7253	0,4234	0,7113	0,4120	0,6977	0,4013	0,6847
0,4598	0,7469	0,4470	0,7326	0,4349	0,7188	0,4234	0,7054	0,4126	0,6925
0,4709	0,7536	0,4580	0,7395	0,4459	0,7259	0,4345	0,7127	0,4236	0,7000
0,4815	0,7599	0,4687	0,7461	0,4566	0,7327	0,4451	0,7197	0,4341	0,7071
0,4918	0,7660	0,4790	0,7523	0,4668	0,7391	0,4553	0,7263	0,4443	0,7139
0,5016	0,7717	0,4888	0,7583	0,4767	0,7453	0,4652	0,7326	0,4542	0,7204
0,5111	0,7772	0,4984	0,7640	0,4862	0,7511	0,4747	0,7387	0,4637	0,7266
0,5203	0,7824	0,5075	0,7694	0,4954	0,7567	0,4839	0,7444	0,4729	0,7325
0,5291	0,7873	0,5164	0,7745	0,5043	0,7621	0,4928	0,7499	0,4818	0,7382
0,5376	0,7921	0,5250	0,7795	0,5129	0,7672	0,5014	0,7552	0,4904	0,7436
0,5458	0,7966	0,5332	0,7842	0,5212	0,7721	0,5097	0,7603	0,4987	0,7488
0,5538	0,8009	0,5412	0,7887	0,5292	0,7768	0,5178	0,7651	0,5068	0,7538
0,5614	0,8051	0,5489	0,7930	0,5370	0,7813	0,5256	0,7698	0,5146	0,7586
0,5689	0,8091	0,5564	0,7972	0,5445	0,7856	0,5331	0,7743	0,5222	0,7632
0,5760	0,8129	0,5636	0,8012	0,5518	0,7897	0,5404	0,7786	0,5296	0,7676
0,5830	0,8166	0,5706	0,8050	0,5588	0,7937	0,5475	0,7827	0,5367	0,7719
0,5897	0,8201	0,5774	0,8087	0,5657	0,7976	0,5544	0,7867	0,5436	0,7760
0,5962	0,8235	0,5840	0,8123	0,5723	0,8013	0,5611	0,7905	0,5504	0,7800
0,6025	0,8268	0,5904	0,8157	0,5787	0,8049	0,5676	0,7943	0,5569	0,7839
0,6086	0,8300	0,5965	0,8190	0,5850	0,8083	0,5739	0,7978	0,5632	0,7876
0,6145	0,8330	0,6025	0,8222	0,5911	0,8116	0,5800	0,8013	0,5694	0,7911
0,6203	0,8359	0,6084	0,8253	0,5970	0,8149	0,5860	0,8046	0,5754	0,7946
0,6259	0,8388	0,6140	0,8283	0,6027	0,8180	0,5918	0,8079	0,5813	0,7980
0,6313	0,8415	0,6195	0,8311	0,6083	0,8210	0,5974	0,8110	0,5869	0,8012
0,6366	0,8442	0,6249	0,8339	0,6137	0,8239	0,6029	0,8140	0,5925	0,8043
0,6417	0,8467	0,6301	0,8366	0,6189	0,8267	0,6082	0,8169	0,5979	0,8074
0,6467	0,8492	0,6352	0,8392	0,6241	0,8294	0,6134	0,8198	0,6031	0,8103
0,6515	0,8516	0,6401	0,8417	0,6291	0,8320	0,6185	0,8225	0,6082	0,8132
0,6562	0,8539	0,6449	0,8442	0,6339	0,8346	0,6234	0,8252	0,6132	0,8159
0,6608	0,8562	0,6496	0,8465	0,6387	0,8371	0,6282	0,8278	0,6181	0,8186
0,6653	0,8583	0,6541	0,8488	0,6433	0,8395	0,6329	0,8303	0,6228	0,8212
0,6697	0,8605	0,6585	0,8511	0,6478	0,8418	0,6375	0,8327	0,6275	0,8238
0,6739	0,8625	0,6629	0,8532	0,6522	0,8441	0,6419	0,8351	0,6320	0,8263
0,6780	0,8645	0,6671	0,8553	0,6565	0,8463	0,6463	0,8374	0,6364	0,8287
0,6821	0,8664	0,6712	0,8574	0,6607	0,8484	0,6505	0,8396	0,6407	0,8310
0,6860	0,8683	0,6752	0,8594	0,6648	0,8505	0,6547	0,8418	0,6449	0,8333

Tabelle E5a (Fortsetzung) **95%-Intervalle**

r=	22		23		24		25		26	
	Low	High	Low	High	Low	High	Low	High	Low	High
k= 2	0,0023	0,1913	0,0022	0,1840	0,0021	0,1773	0,0020	0,1709	0,0019	0,1650
k= 3	0,0150	0,2449	0,0143	0,2359	0,0137	0,2276	0,0131	0,2198	0,0126	0,2125
k= 4	0,0333	0,2906	0,0318	0,2804	0,0305	0,2709	0,0292	0,2620	0,0281	0,2536
k= 5	0,0539	0,3301	0,0516	0,3190	0,0495	0,3087	0,0476	0,2989	0,0458	0,2898
k= 6	0,0753	0,3649	0,0723	0,3531	0,0694	0,3421	0,0668	0,3317	0,0644	0,3219
k= 7	0,0968	0,3962	0,0930	0,3839	0,0894	0,3724	0,0861	0,3615	0,0831	0,3513
k= 8	0,1182	0,4239	0,1137	0,4113	0,1095	0,3994	0,1056	0,3881	0,1020	0,3775
k= 9	0,1392	0,4490	0,1341	0,4361	0,1293	0,4239	0,1248	0,4124	0,1207	0,4015
k=10	0,1596	0,4719	0,1539	0,4588	0,1486	0,4464	0,1436	0,4347	0,1389	0,4235
k=11	0,1794	0,4928	0,1732	0,4796	0,1673	0,4671	0,1619	0,4552	0,1568	0,4439
k=12	0,1985	0,5121	0,1918	0,4988	0,1855	0,4862	0,1797	0,4743	0,1741	0,4628
k=13	0,2170	0,5299	0,2098	0,5166	0,2031	0,5040	0,1969	0,4919	0,1910	0,4804
k=14	0,2347	0,5464	0,2272	0,5332	0,2201	0,5205	0,2135	0,5084	0,2073	0,4969
k=15	0,2518	0,5618	0,2440	0,5486	0,2366	0,5359	0,2296	0,5238	0,2231	0,5122
k=16	0,2682	0,5761	0,2601	0,5629	0,2524	0,5503	0,2452	0,5382	0,2384	0,5267
k=17	0,2841	0,5895	0,2756	0,5764	0,2677	0,5639	0,2602	0,5518	0,2531	0,5402
k=18	0,2993	0,6021	0,2906	0,5891	0,2824	0,5766	0,2747	0,5646	0,2674	0,5530
k=19	0,3139	0,6139	0,3050	0,6010	0,2967	0,5885	0,2887	0,5766	0,2812	0,5651
k=20	0,3280	0,6250	0,3190	0,6122	0,3104	0,5998	0,3023	0,5880	0,2946	0,5766
k=21	0,3416	0,6355	0,3324	0,6228	0,3236	0,6105	0,3153	0,5987	0,3075	0,5874
k=22	0,3546	0,6454	0,3453	0,6328	0,3364	0,6206	0,3280	0,6089	0,3200	0,5977
k=23	0,3672	0,6547	0,3577	0,6423	0,3487	0,6302	0,3402	0,6186	0,3320	0,6074
k=24	0,3794	0,6636	0,3698	0,6513	0,3606	0,6394	0,3520	0,6279	0,3437	0,6167
k=25	0,3911	0,6720	0,3814	0,6598	0,3721	0,6480	0,3634	0,6366	0,3550	0,6256
k=26	0,4023	0,6800	0,3926	0,6680	0,3833	0,6563	0,3744	0,6450	0,3660	0,6340
k=27	0,4132	0,6877	0,4034	0,6757	0,3940	0,6642	0,3851	0,6530	0,3766	0,6421
k=28	0,4237	0,6949	0,4139	0,6831	0,4044	0,6717	0,3954	0,6606	0,3868	0,6498
k=29	0,4339	0,7019	0,4240	0,6902	0,4145	0,6789	0,4054	0,6679	0,3968	0,6572
k=30	0,4437	0,7085	0,4338	0,6970	0,4242	0,6858	0,4151	0,6749	0,4064	0,6643
k=31	0,4532	0,7148	0,4432	0,7034	0,4337	0,6923	0,4245	0,6816	0,4158	0,6711
k=32	0,4624	0,7209	0,4524	0,7096	0,4428	0,6986	0,4336	0,6880	0,4248	0,6776
k=33	0,4713	0,7267	0,4613	0,7155	0,4517	0,7047	0,4425	0,6942	0,4336	0,6839
k=34	0,4799	0,7323	0,4699	0,7212	0,4603	0,7105	0,4510	0,7001	0,4422	0,6899
k=35	0,4883	0,7376	0,4782	0,7267	0,4686	0,7161	0,4594	0,7058	0,4505	0,6957
k=36	0,4963	0,7427	0,4863	0,7320	0,4767	0,7215	0,4674	0,7113	0,4586	0,7013
k=37	0,5042	0,7477	0,4942	0,7370	0,4845	0,7267	0,4753	0,7165	0,4664	0,7067
k=38	0,5118	0,7524	0,5018	0,7419	0,4922	0,7316	0,4824	0,7216	0,4740	0,7119
k=39	0,5192	0,7570	0,5092	0,7466	0,4996	0,7364	0,4903	0,7265	0,4814	0,7169
k=40	0,5263	0,7614	0,5164	0,7511	0,5068	0,7411	0,4975	0,7313	0,4886	0,7217
k=41	0,5333	0,7656	0,5233	0,7555	0,5138	0,7455	0,5045	0,7358	0,4957	0,7264
k=42	0,5400	0,7697	0,5301	0,7597	0,5206	0,7499	0,5114	0,7403	0,5025	0,7309
k=43	0,5466	0,7737	0,5367	0,7638	0,5272	0,7540	0,5180	0,7445	0,5092	0,7352
k=44	0,5530	0,7775	0,5431	0,7677	0,5336	0,7581	0,5245	0,7487	0,5156	0,7395
k=45	0,5592	0,7812	0,5494	0,7715	0,5399	0,7620	0,5308	0,7527	0,5220	0,7436
k=46	0,5653	0,7848	0,5555	0,7752	0,5460	0,7658	0,5369	0,7565	0,5281	0,7475
k=47	0,5711	0,7882	0,5614	0,7787	0,5520	0,7694	0,5429	0,7603	0,5341	0,7514
k=48	0,5769	0,7916	0,5672	0,7822	0,5578	0,7730	0,5487	0,7639	0,5400	0,7551
k=49	0,5825	0,7948	0,5728	0,7855	0,5634	0,7764	0,5544	0,7675	0,5457	0,7587
k=50	0,5879	0,7980	0,5783	0,7888	0,5690	0,7798	0,5600	0,7709	0,5513	0,7622
k=51	0,5932	0,8010	0,5836	0,7919	0,5743	0,7830	0,5654	0,7742	0,5567	0,7656
k=52	0,5984	0,8040	0,5888	0,7950	0,5796	0,7861	0,5706	0,7775	0,5620	0,7689
k=53	0,6034	0,8069	0,5939	0,7979	0,5847	0,7892	0,5758	0,7806	0,5672	0,7722
k=54	0,6083	0,8097	0,5988	0,8008	0,5897	0,7922	0,5808	0,7837	0,5723	0,7753
k=55	0,6131	0,8124	0,6037	0,8036	0,5946	0,7950	0,5858	0,7866	0,5772	0,7783
k=56	0,6178	0,8150	0,6084	0,8063	0,5994	0,7979	0,5906	0,7895	0,5821	0,7813
k=57	0,6223	0,8176	0,6130	0,8090	0,6040	0,8006	0,5953	0,7923	0,5868	0,7842
k=58	0,6268	0,8200	0,6175	0,8116	0,6086	0,8032	0,5999	0,7951	0,5914	0,7870
k=59	0,6312	0,8225	0,6219	0,8141	0,6130	0,8058	0,6043	0,7977	0,5959	0,7897
k=60	0,6354	0,8248	0,6263	0,8165	0,6174	0,8084	0,6087	0,8003	0,6004	0,7924

Tabelle E5a (Fortsetzung) **95%-Intervalle**

27		28		29		30		31	
Low	High	Low	High	Low	High	Low	High	Low	High
0,0018	0,1594	0,0018	0,1542	0,0017	0,1494	0,0016	0,1448	0,0016	0,1406
0,0121	0,2057	0,0116	0,1993	0,0112	0,1933	0,0108	0,1877	0,0104	0,1823
0,0270	0,2458	0,0261	0,2384	0,0251	0,2315	0,0243	0,2250	0,0235	0,2189
0,0441	0,2812	0,0426	0,2731	0,0411	0,2654	0,0398	0,2582	0,0385	0,2513
0,0621	0,3127	0,0600	0,3040	0,0580	0,2958	0,0562	0,2880	0,0544	0,2806
0,0804	0,3412	0,0778	0,3320	0,0753	0,3233	0,0730	0,3151	0,0708	0,3072
0,0986	0,3674	0,0954	0,3579	0,0925	0,3488	0,0897	0,3402	0,0871	0,3319
0,1168	0,3911	0,1131	0,3813	0,1097	0,3719	0,1065	0,3630	0,1034	0,3544
0,1346	0,4129	0,1305	0,4028	0,1266	0,3932	0,1230	0,3841	0,1196	0,3753
0,1520	0,4331	0,1475	0,4229	0,1432	0,4131	0,1392	0,4037	0,1354	0,3948
0,1689	0,4519	0,1641	0,4415	0,1594	0,4316	0,1551	0,4220	0,1510	0,4129
0,1854	0,4694	0,1802	0,4589	0,1752	0,4489	0,1706	0,4392	0,1661	0,4300
0,2014	0,4858	0,1959	0,4752	0,1906	0,4651	0,1856	0,4553	0,1809	0,4460
0,2169	0,5011	0,2111	0,4905	0,2055	0,4803	0,2003	0,4705	0,1953	0,4611
0,2319	0,5156	0,2258	0,5049	0,2200	0,4947	0,2145	0,4848	0,2092	0,4754
0,2464	0,5291	0,2401	0,5185	0,2340	0,5082	0,2283	0,4984	0,2228	0,4889
0,2605	0,5420	0,2539	0,5313	0,2477	0,5210	0,2417	0,5112	0,2360	0,5016
0,2741	0,5541	0,2673	0,5434	0,2609	0,5332	0,2547	0,5233	0,2489	0,5138
0,2873	0,5655	0,2803	0,5549	0,2737	0,5447	0,2674	0,5348	0,2613	0,5253
0,3000	0,5764	0,2929	0,5659	0,2861	0,5557	0,2796	0,5458	0,2734	0,5363
0,3123	0,5868	0,3051	0,5763	0,2981	0,5661	0,2915	0,5563	0,2852	0,5468
0,3243	0,5966	0,3169	0,5861	0,3098	0,5760	0,3030	0,5662	0,2966	0,5568
0,3358	0,6060	0,3283	0,5956	0,3211	0,5855	0,3142	0,5758	0,3077	0,5663
0,3470	0,6149	0,3349	0,6046	0,3321	0,5946	0,3251	0,5849	0,3184	0,5755
0,3579	0,6234	0,3502	0,6132	0,3428	0,6032	0,3357	0,5936	0,3289	0,5842
0,3684	0,6316	0,3606	0,6214	0,3531	0,6115	0,3459	0,6019	0,3391	0,5926
0,3786	0,6394	0,3707	0,6293	0,3631	0,6195	0,3559	0,6099	0,3489	0,6007
0,3885	0,6469	0,3805	0,6369	0,3729	0,6271	0,3656	0,6176	0,3585	0,6084
0,3981	0,6541	0,3901	0,6441	0,3824	0,6344	0,3750	0,6250	0,3679	0,6159
0,4074	0,6609	0,3993	0,6511	0,3916	0,6415	0,3841	0,6321	0,3770	0,6230
0,4164	0,6676	0,4083	0,6578	0,4005	0,6482	0,3930	0,6390	0,3858	0,6299
0,4252	0,6739	0,4170	0,6642	0,4092	0,6547	0,4017	0,6455	0,3944	0,6366
0,4337	0,6800	0,4255	0,6704	0,4177	0,6610	0,4101	0,6519	0,4028	0,6430
0,4420	0,6859	0,4338	0,6764	0,4259	0,6671	0,4183	0,6580	0,4109	0,6492
0,4500	0,6916	0,4418	0,6821	0,4339	0,6729	0,4263	0,6639	0,4189	0,6551
0,4578	0,6971	0,4496	0,6877	0,4417	0,6785	0,4340	0,6696	0,4266	0,6609
0,4655	0,7023	0,4572	0,6930	0,4493	0,6840	0,4416	0,6751	0,4342	0,6665
0,4729	0,7074	0,4646	0,6982	0,4567	0,6892	0,4490	0,6804	0,4415	0,6719
0,4801	0,7123	0,4718	0,7032	0,4638	0,6943	0,4561	0,6856	0,4487	0,6771
0,4871	0,7171	0,4788	0,7081	0,4709	0,6992	0,4632	0,6906	0,4557	0,6821
0,4939	0,7217	0,4857	0,7127	0,4777	0,7040	0,4700	0,6954	0,4625	0,6870
0,5006	0,7262	0,4924	0,7173	0,4844	0,7086	0,4767	0,7001	0,4692	0,6918
0,5071	0,7305	0,4989	0,7217	0,4909	0,7130	0,4832	0,7046	0,4757	0,6964
0,5134	0,7346	0,5052	0,7259	0,4972	0,7174	0,4895	0,7090	0,4820	0,7008
0,5196	0,7387	0,5114	0,7300	0,5034	0,7216	0,4957	0,7133	0,4882	0,7052
0,5256	0,7426	0,5174	0,7340	0,5095	0,7257	0,5018	0,7174	0,4943	0,7094
0,5315	0,7464	0,5233	0,7379	0,5154	0,7296	0,5077	0,7215	0,5002	0,7135
0,5372	0,7501	0,5291	0,7417	0,5211	0,7335	0,5134	0,7254	0,5060	0,7174
0,5428	0,7537	0,5347	0,7454	0,5268	0,7372	0,5191	0,7292	0,5116	0,7213
0,5483	0,7572	0,5402	0,7489	0,5323	0,7408	0,5246	0,7329	0,5172	0,7251
0,5536	0,7606	0,5455	0,7524	0,5376	0,7444	0,5300	0,7365	0,5226	0,7287
0,5588	0,7639	0,5508	0,7558	0,5429	0,7478	0,5353	0,7400	0,5279	0,7323
0,5639	0,7671	0,5559	0,7590	0,5480	0,7511	0,5404	0,7434	0,5330	0,7358
0,5689	0,7702	0,5609	0,7622	0,5531	0,7544	0,5455	0,7467	0,5381	0,7392
0,5738	0,7733	0,5658	0,7653	0,5580	0,7576	0,5504	0,7499	0,5431	0,7425
0,5786	0,7762	0,5706	0,7684	0,5628	0,7607	0,5553	0,7531	0,5479	0,7457
0,5832	0,7791	0,5753	0,7713	0,5675	0,7637	0,5600	0,7562	0,5527	0,7488
0,5878	0,7819	0,5798	0,7742	0,5721	0,7666	0,5646	0,7592	0,5573	0,7519
0,5922	0,7846	0,5843	0,7770	0,5766	0,7695	0,5692	0,7621	0,5619	0,7548

Tabelle E5a (Fortsetzung) **95%-Intervalle**

r=	32		33		34		35		36	
	Low	High	Low	High	Low	High	Low	High	Low	High
k= 2	0,0015	0,1363	0,0015	0,1327	0,0014	0,1290	0,0014	0,1256	0,0013	0,1224
k= 3	0,0101	0,1773	0,0098	0,1725	0,0094	0,1680	0,0092	0,1637	0,0089	0,1596
k= 4	0,0227	0,2130	0,0220	0,2075	0,0214	0,2022	0,0208	0,1972	0,0202	0,1924
k= 5	0,0373	0,2448	0,0362	0,2387	0,0351	0,2327	0,0342	0,2271	0,0332	0,2218
k= 6	0,0528	0,2735	0,0513	0,2669	0,0498	0,2605	0,0484	0,2544	0,0472	0,2486
k= 7	0,0687	0,2998	0,0668	0,2926	0,0649	0,2858	0,0632	0,2794	0,0615	0,2732
k= 8	0,0846	0,3241	0,0822	0,3166	0,0800	0,3095	0,0779	0,3027	0,0759	0,2962
k= 9	0,1005	0,3463	0,0978	0,3385	0,0953	0,3311	0,0928	0,3240	0,0905	0,3172
k=10	0,1163	0,3669	0,1133	0,3589	0,1103	0,3513	0,1076	0,3439	0,1049	0,3369
k=11	0,1318	0,3862	0,1284	0,3780	0,1252	0,3701	0,1221	0,3626	0,1192	0,3553
k=12	0,1470	0,4042	0,1433	0,3958	0,1398	0,3878	0,1364	0,3801	0,1332	0,3726
k=13	0,1619	0,4211	0,1579	0,4126	0,1541	0,4044	0,1505	0,3966	0,1470	0,3890
k=14	0,1764	0,4370	0,1721	0,4284	0,1680	0,4201	0,1642	0,4122	0,1605	0,4045
k=15	0,1905	0,4521	0,1860	0,4434	0,1817	0,4350	0,1776	0,4269	0,1736	0,4191
k=16	0,2043	0,4663	0,1995	0,4575	0,1950	0,4490	0,1906	0,4409	0,1865	0,4330
k=17	0,2176	0,4797	0,2127	0,4709	0,2079	0,4624	0,2034	0,4542	0,1991	0,4462
k=18	0,2306	0,4925	0,2255	0,4836	0,2205	0,4750	0,2158	0,4668	0,2113	0,4588
k=19	0,2433	0,5046	0,2379	0,4957	0,2328	0,4871	0,2279	0,4788	0,2232	0,4708
k=20	0,2556	0,5161	0,2501	0,5072	0,2448	0,4986	0,2397	0,4903	0,2349	0,4822
k=21	0,2675	0,5271	0,2618	0,5182	0,2564	0,5096	0,2512	0,5013	0,2462	0,4932
k=22	0,2791	0,5376	0,2733	0,5287	0,2677	0,5201	0,2624	0,5117	0,2573	0,5037
k=23	0,2904	0,5476	0,2845	0,5387	0,2788	0,5301	0,2733	0,5218	0,2680	0,5137
k=24	0,3014	0,5572	0,2953	0,5483	0,2895	0,5397	0,2839	0,5314	0,2785	0,5233
k=25	0,3120	0,5664	0,3058	0,5575	0,2999	0,5490	0,2942	0,5406	0,2887	0,5326
k=26	0,3224	0,5752	0,3161	0,5664	0,3101	0,5578	0,3043	0,5495	0,2987	0,5414
k=27	0,3324	0,5836	0,3261	0,5748	0,3200	0,5663	0,3141	0,5580	0,3084	0,5500
k=28	0,3422	0,5917	0,3358	0,5830	0,3296	0,5745	0,3236	0,5662	0,3179	0,5582
k=29	0,3518	0,5995	0,3453	0,5908	0,3390	0,5823	0,3329	0,5741	0,3271	0,5661
k=30	0,3610	0,6070	0,3545	0,5983	0,3481	0,5899	0,3420	0,5817	0,3361	0,5737
k=31	0,3701	0,6142	0,3634	0,6056	0,3570	0,5972	0,3508	0,5891	0,3449	0,5811
k=32	0,3789	0,6211	0,3722	0,6126	0,3657	0,6042	0,3595	0,5961	0,3534	0,5882
k=33	0,3874	0,6278	0,3807	0,6193	0,3742	0,6110	0,3679	0,6030	0,3618	0,5951
k=34	0,3958	0,6343	0,3890	0,6258	0,3824	0,6176	0,3761	0,6096	0,3699	0,6017
k=35	0,4039	0,6405	0,3970	0,6321	0,3904	0,6239	0,3841	0,6159	0,3779	0,6081
k=36	0,4118	0,6466	0,4049	0,6382	0,3983	0,6301	0,3919	0,6221	0,3857	0,6143
k=37	0,4195	0,6524	0,4126	0,6441	0,4059	0,6360	0,3995	0,6281	0,3932	0,6204
k=38	0,4270	0,6580	0,4201	0,6498	0,4134	0,6417	0,4069	0,6339	0,4006	0,6262
k=39	0,4343	0,6635	0,4274	0,6553	0,4207	0,6473	0,4142	0,6395	0,4079	0,6318
k=40	0,4415	0,6688	0,4345	0,6606	0,4278	0,6527	0,4213	0,6449	0,4149	0,6373
k=41	0,4485	0,6739	0,4415	0,6658	0,4347	0,6579	0,4282	0,6502	0,4218	0,6426
k=42	0,4553	0,6788	0,4483	0,6708	0,4415	0,6630	0,4349	0,6553	0,4286	0,6478
k=43	0,4620	0,6836	0,4549	0,6757	0,4481	0,6679	0,4416	0,6603	0,4352	0,6528
k=44	0,4684	0,6883	0,4614	0,6804	0,4546	0,6727	0,4480	0,6651	0,4416	0,6577
k=45	0,4748	0,6928	0,4678	0,6850	0,4610	0,6773	0,4543	0,6698	0,4479	0,6624
k=46	0,4810	0,6972	0,4740	0,6894	0,4671	0,6818	0,4605	0,6743	0,4541	0,6670
k=47	0,4870	0,7015	0,4800	0,6938	0,4732	0,6862	0,4666	0,6788	0,4601	0,6715
k=48	0,4930	0,7056	0,4859	0,6980	0,4791	0,6905	0,4725	0,6831	0,4661	0,6759
k=49	0,4988	0,7097	0,4917	0,7021	0,4849	0,6946	0,4783	0,6873	0,4718	0,6801
k=50	0,5044	0,7136	0,4974	0,7060	0,6906	0,6986	0,4839	0,6914	0,4775	0,6842
k=51	0,5100	0,7174	0,5029	0,7099	0,4961	0,7026	0,4895	0,6953	0,4830	0,6883
k=52	0,5154	0,7211	0,5084	0,7137	0,5016	0,7064	0,4949	0,6992	0,4885	0,6922
k=53	0,5207	0,7248	0,5137	0,7174	0,5069	0,7101	0,5002	0,7030	0,4938	0,6960
k=54	0,5259	0,7283	0,5189	0,7210	0,5121	0,7138	0,5055	0,7067	0,4990	0,6997
k=55	0,5309	0,7317	0,5240	0,7245	0,5172	0,7173	0,5106	0,7103	0,5041	0,7034
k=56	0,5359	0,7351	0,5289	0,7279	0,5222	0,7208	0,5156	0,7138	0,5091	0,7069
k=57	0,5408	0,7384	0,5338	0,7312	0,5271	0,7241	0,5205	0,7172	0,5141	0,7104
k=58	0,5456	0,7416	0,5386	0,7344	0,5319	0,7274	0,5253	0,7206	0,5189	0,7138
k=59	0,5502	0,7447	0,5433	0,7376	0,5366	0,7306	0,5300	0,7238	0,5236	0,7171
k=60	0,5548	0,7477	0,5479	0,7407	0,5412	0,7338	0,5346	0,7270	0,5282	0,7203

Tabelle E5a (Fortsetzung) **95%-Intervalle**

37		38		39		40		41	
Low	High	Low	High	Low	High	Low	High	Low	High
0,0013	0,1194	0,0013	0,1164	0,0012	0,1137	0,0012	0,1110	0,0011	0,1085
0,0086	0,1557	0,0084	0,1521	0,0082	0,1485	0,0080	0,1452	0,0078	0,1419
0,0196	0,1879	0,0191	0,1835	0,0186	0,1794	0,0181	0,1755	0,0177	0,1717
0,0323	0,2167	0,0315	0,2119	0,0307	0,2072	0,0299	0,2028	0,0292	0,1985
0,0459	0,2431	0,0448	0,2378	0,0437	0,2327	0,0426	0,2278	0,0416	0,2232
0,0600	0,2672	0,0585	0,2616	0,0571	0,2561	0,0557	0,2509	0,0544	0,2459
0,0740	0,2899	0,0722	0,2839	0,0705	0,2781	0,0689	0,2726	0,0675	0,2670
0,0883	0,3107	0,0862	0,3044	0,0842	0,2984	0,0823	0,2926	0,0804	0,2870
0,1024	0,3301	0,1000	0,3236	0,0978	0,3173	0,0956	0,3113	0,0935	0,3055
0,1164	0,3483	0,1137	0,3416	0,1112	0,3352	0,1088	0,3290	0,1064	0,3230
0,1302	0,3655	0,1273	0,3586	0,1245	0,3520	0,1218	0,3456	0,1192	0,3395
0,1437	0,3817	0,1405	0,3747	0,1375	0,3679	0,1346	0,3614	0,1318	0,3551
0,1569	0,3971	0,1535	0,3899	0,1503	0,3830	0,1472	0,3764	0,1442	0,3699
0,1699	0,4116	0,1663	0,4043	0,1628	0,3973	0,1595	0,3906	0,1563	0,3840
0,1825	0,4254	0,1787	0,4181	0,1751	0,4110	0,1716	0,4041	0,1682	0,3975
0,1949	0,4386	0,1909	0,4311	0,1871	0,4240	0,1834	0,4170	0,1799	0,4103
0,2070	0,4511	0,2028	0,4436	0,1988	0,4364	0,1950	0,4294	0,1913	0,4226
0,2187	0,4630	0,2144	0,4555	0,2103	0,4482	0,2063	0,4412	0,2024	0,4343
0,2302	0,4744	0,2257	0,4669	0,2214	0,4596	0,2173	0,4525	0,2133	0,4456
0,2414	0,4854	0,2368	0,4778	0,2324	0,4704	0,2281	0,4633	0,2240	0,4564
0,2523	0,4958	0,2476	0,4882	0,2430	0,4808	0,2386	0,4737	0,2344	0,4667
0,2630	0,5058	0,2581	0,4982	0,2534	0,4908	0,2489	0,4836	0,2445	0,4767
0,2733	0,5155	0,2684	0,5078	0,2636	0,5004	0,2589	0,4932	0,2545	0,4862
0,2835	0,5247	0,2784	0,5171	0,2735	0,5097	0,2687	0,5025	0,2642	0,4955
0,2933	0,5336	0,2881	0,5260	0,2831	0,5186	0,2783	0,5114	0,2736	0,5043
0,3029	0,5422	0,2977	0,5345	0,2926	0,5271	0,2877	0,5199	0,2829	0,5129
0,3123	0,5504	0,3070	0,5428	0,3018	0,5354	0,2968	0,5282	0,2919	0,5212
0,3215	0,5583	0,3160	0,5507	0,3108	0,5433	0,3057	0,5362	0,3008	0,5291
0,3304	0,5660	0,3249	0,5584	0,3196	0,5510	0,3144	0,5439	0,3094	0,5368
0,3391	0,5734	0,3335	0,5658	0,3281	0,5585	0,3229	0,5513	0,3179	0,5443
0,3476	0,5805	0,3420	0,5730	0,3365	0,5657	0,3312	0,5585	0,3261	0,5515
0,3559	0,5874	0,3502	0,5799	0,3447	0,5726	0,3394	0,5655	0,3342	0,5585
0,3640	0,5941	0,3583	0,5866	0,3527	0,5793	0,3473	0,5722	0,3421	0,5653
0,3719	0,6005	0,3661	0,5931	0,3605	0,5858	0,3551	0,5787	0,3498	0,5718
0,3796	0,6068	0,3738	0,5994	0,3682	0,5921	0,3627	0,5851	0,3574	0,5782
0,3872	0,6128	0,3813	0,6055	0,3756	0,5983	0,3701	0,5912	0,3647	0,5843
0,3945	0,6187	0,3887	0,6113	0,3829	0,6042	0,3774	0,5972	0,3720	0,5903
0,4017	0,6244	0,3958	0,6171	0,3901	0,6099	0,3845	0,6030	0,3790	0,5961
0,4088	0,6299	0,4028	0,6226	0,3970	0,6155	0,3914	0,6086	0,3859	0,6018
0,4157	0,6353	0,4097	0,6280	0,4039	0,6210	0,3982	0,6141	0,3928	0,6072
0,4224	0,6405	0,4164	0,6333	0,4105	0,6262	0,4049	0,6194	0,3993	0,6126
0,4290	0,6455	0,4229	0,6384	0,4171	0,6314	0,4114	0,6245	0,4058	0,6178
0,4354	0,6504	0,4293	0,6433	0,4235	0,6364	0,4178	0,6296	0,4122	0,6229
0,4417	0,6552	0,4356	0,6481	0,4297	0,6412	0,4240	0,6344	0,4184	0,6278
0,4479	0,6599	0,4418	0,6528	0,4359	0,6459	0,4301	0,6392	0,4245	0,6326
0,4539	0,6644	0,4478	0,6574	0,4419	0,6505	0,4361	0,6438	0,4305	0,6373
0,4598	0,6688	0,4537	0,6618	0,4478	0,6550	0,4420	0,6484	0,4364	0,6418
0,4656	0,6731	0,4595	0,6662	0,4535	0,6594	0,4477	0,6528	0,4421	0,6462
0,4712	0,6772	0,4651	0,6704	0,4592	0,6637	0,4534	0,6570	0,4477	0,6506
0,4768	0,6813	0,4707	0,6745	0,4647	0,6678	0,4589	0,6612	0,4533	0,6548
0,4822	0,6853	0,4761	0,6785	0,4701	0,6719	0,4643	0,6653	0,4587	0,6589
0,4875	0,6892	0,4814	0,6824	0,4755	0,6758	0,4696	0,6693	0,4640	0,6629
0,4927	0,6929	0,4866	0,6862	0,4807	0,6797	0,4749	0,6732	0,4692	0,6669
0,4979	0,6966	0,4917	0,6900	0,4858	0,6834	0,4800	0,6770	0,4743	0,6707
0,5029	0,7002	0,4968	0,6936	0,4908	0,6871	0,4850	0,6807	0,4793	0,6744
0,5078	0,7037	0,5017	0,6971	0,4957	0,6907	0,4899	0,6843	0,4842	0,6781
0,5126	0,7071	0,5065	0,7006	0,5006	0,6942	0,4947	0,6879	0,4891	0,6817
0,5173	0,7105	0,5112	0,7040	0,5053	0,6976	0,4995	0,6913	0,4938	0,6852
0,5220	0,7138	0,5159	0,7073	0,5100	0,7010	0,5042	0,6947	0,4985	0,6886

Tabelle E5a (Fortsetzung) **95%-Intervalle**

r=	42		43		44		45		46	
	Low	High	Low	High	Low	High	Low	High	Low	High
k= 2	0,0011	0,1061	0,0011	0,1038	0,0011	0,1016	0,0010	0,0995	0,0010	0,0974
k= 3	0,0076	0,1389	0,0074	0,1359	0,0072	0,1331	0,0070	0,1304	0,0069	0,1278
k= 4	0,0172	0,1680	0,0168	0,1646	0,0164	0,1612	0,0161	0,1580	0,0157	0,1550
k= 5	0,0285	0,1944	0,0279	0,1905	0,0272	0,1867	0,0266	0,1831	0,0261	0,1796
k= 6	0,0406	0,2187	0,0397	0,2144	0,0388	0,2102	0,0380	0,2063	0,0372	0,2024
k= 7	0,0532	0,2411	0,0520	0,2364	0,0509	0,2320	0,0498	0,2277	0,0488	0,2235
k= 8	0,0660	0,2619	0,0645	0,2570	0,0632	0,2522	0,0619	0,2477	0,0606	0,2433
k= 9	0,0787	0,2816	0,0770	0,2765	0,0754	0,2715	0,0739	0,2667	0,0724	0,2620
k=10	0,0915	0,2999	0,0896	0,2945	0,0878	0,2893	0,0860	0,2843	0,0843	0,2795
k=11	0,1042	0,3172	0,1021	0,3116	0,1000	0,3062	0,0980	0,3010	0,0962	0,2960
k=12	0,1168	0,3335	0,1144	0,3278	0,1122	0,3222	0,1100	0,3169	0,1079	0,3117
k=13	0,1291	0,3490	0,1266	0,3431	0,1241	0,3374	0,1218	0,3319	0,1195	0,3266
k=14	0,1413	0,3637	0,1386	0,3577	0,1359	0,3519	0,1334	0,3462	0,1309	0,3408
k=15	0,1533	0,3777	0,1503	0,3716	0,1475	0,3657	0,1448	0,3599	0,1422	0,3543
k=16	0,1650	0,3911	0,1619	0,3848	0,1589	0,3788	0,1560	0,3730	0,1532	0,3673
k=17	0,1765	0,4038	0,1732	0,3975	0,1700	0,3914	0,1670	0,3855	0,1641	0,3797
k=18	0,1877	0,4160	0,1843	0,4096	0,1810	0,4035	0,1778	0,3975	0,1747	0,3916
k=19	0,1987	0,4277	0,1951	0,4213	0,1917	0,4150	0,1884	0,4089	0,1851	0,4030
k=20	0,2095	0,4389	0,2057	0,4324	0,2022	0,4261	0,1987	0,4200	0,1954	0,4140
k=21	0,2200	0,4496	0,2161	0,4431	0,2124	0,4368	0,2089	0,4306	0,2054	0,4246
k=22	0,2303	0,4600	0,2263	0,4534	0,2225	0,4470	0,2188	0,4408	0,2152	0,4347
k=23	0,2403	0,4699	0,2362	0,4633	0,2323	0,4569	0,2285	0,4506	0,2248	0,4445
k=24	0,2501	0,4794	0,2460	0,4728	0,2419	0,4664	0,2380	0,4601	0,2342	0,4540
k=25	0,2597	0,4886	0,2555	0,4820	0,2513	0,4755	0,2473	0,4692	0,2435	0,4631
k=26	0,2691	0,4975	0,2648	0,4908	0,2605	0,4844	0,2564	0,4780	0,2525	0,4719
k=27	0,2783	0,5061	0,2738	0,4994	0,2695	0,4929	0,2654	0,4866	0,2613	0,4804
k=28	0,2873	0,5143	0,2827	0,5076	0,2783	0,5011	0,2741	0,4948	0,2700	0,4886
k=29	0,2960	0,5223	0,2914	0,5156	0,2870	0,5091	0,2826	0,5028	0,2784	0,4966
k=30	0,3046	0,5300	0,2999	0,5233	0,2954	0,5168	0,2910	0,5105	0,2867	0,5043
k=31	0,3130	0,5375	0,3082	0,5308	0,3036	0,5243	0,2992	0,5180	0,2948	0,5118
k=32	0,3212	0,5447	0,3164	0,5380	0,3117	0,5316	0,3072	0,5252	0,3028	0,5190
k=33	0,3292	0,5517	0,3243	0,5451	0,3196	0,5386	0,3150	0,5322	0,3106	0,5260
k=34	0,3370	0,5585	0,3321	0,5519	0,3273	0,5454	0,3227	0,5390	0,3182	0,5329
k=35	0,3447	0,5651	0,3397	0,5584	0,3349	0,5520	0,3302	0,5457	0,3257	0,5395
k=36	0,3522	0,5714	0,3472	0,5648	0,3423	0,5584	0,3376	0,5521	0,3330	0,5459
k=37	0,3595	0,5776	0,3545	0,5710	0,3496	0,5646	0,3448	0,5583	0,3401	0,5521
k=38	0,3667	0,5836	0,3616	0,5771	0,3567	0,5707	0,3519	0,5644	0,3472	0,5582
k=39	0,3738	0,5895	0,3686	0,5829	0,3636	0,5765	0,3588	0,5703	0,3541	0,5641
k=40	0,3806	0,5951	0,3755	0,5886	0,3704	0,5822	0,3656	0,5760	0,3608	0,5699
k=41	0,3874	0,6007	0,3822	0,5942	0,3771	0,5878	0,3722	0,5816	0,3674	0,5755
k=42	0,3940	0,6060	0,3885	0,5998	0,3837	0,5932	0,3787	0,5870	0,3739	0,5809
k=43	0,4002	0,6115	0,3952	0,6048	0,3899	0,5987	0,3851	0,5923	0,3803	0,5862
k=44	0,4068	0,6163	0,4013	0,6101	0,3964	0,6036	0,3912	0,5977	0,3865	0,5914
k=45	0,4130	0,6213	0,4077	0,6149	0,4023	0,6088	0,3976	0,6024	0,3924	0,5967
k=46	0,4191	0,6251	0,4138	0,6197	0,4086	0,6135	0,4033	0,6076	0,3987	0,6013
k=47	0,4250	0,6308	0,4197	0,6245	0,4145	0,6183	0,4094	0,6122	0,4043	0,6064
k=48	0,4309	0,6354	0,4255	0,6291	0,4203	0,6229	0,4152	0,6168	0,4103	0,6109
k=49	0,4366	0,6398	0,4312	0,6336	0,4260	0,6274	0,4209	0,6214	0,4160	0,6154
k=50	0,4422	0,6442	0,4369	0,6380	0,4316	0,6318	0,4265	0,6258	0,4215	0,6199
k=51	0,4477	0,6485	0,4424	0,6422	0,4371	0,6361	0,4320	0,6302	0,4270	0,6243
k=52	0,4531	0,6526	0,4478	0,6464	0,4425	0,6404	0,4374	0,6344	0,4324	0,6285
k=53	0,4584	0,6567	0,4531	0,6505	0,4478	0,6445	0,4426	0,6385	0,4376	0,6327
k=54	0,4637	0,6606	0,4583	0,6545	0,4530	0,6485	0,4478	0,6426	0,4428	0,6368
k=55	0,4688	0,6645	0,4634	0,6584	0,4581	0,6524	0,4529	0,6465	0,4479	0,6407
k=56	0,4738	0,6683	0,4684	0,6622	0,4631	0,6563	0,4579	0,6504	0,4529	0,6446
k=57	0,4787	0,6720	0,4733	0,6659	0,4680	0,6600	0,4628	0,6542	0,4578	0,6484
k=58	0,4835	0,6756	0,4781	0,6696	0,4728	0,6637	0,4677	0,6579	0,4626	0,6522
k=59	0,4883	0,6791	0,4829	0,6731	0,4776	0,6673	0,4724	0,6615	0,4673	0,6558
k=60	0,4929	0,6826	0,4875	0,6766	0,4822	0,6708	0,4771	0,6650	0,4720	0,6594

Tabelle E5a (Fortsetzung) **95%-Intervalle**

47		48		49		50		51	
Low	High	Low	High	Low	High	Low	High	Low	High
0,0010	0,0955	0,0010	0,0936	0,0009	0,0918	0,0009	0,0901	0,0009	0,0884
0,0067	0,1253	0,0066	0,1229	0,0064	0,1206	0,0063	0,1183	0,0062	0,1162
0,0154	0,1520	0,0151	0,1491	0,0147	0,1454	0,0144	0,1438	0,0142	0,1412
0,0255	0,1763	0,0250	0,1730	0,0245	0,1699	0,0240	0,1669	0,0235	0,1640
0,0364	0,1987	0,0357	0,1951	0,0350	0,1917	0,0343	0,1884	0,0336	0,1852
0,0478	0,2195	0,0468	0,2157	0,0459	0,2120	0,0451	0,2084	0,0442	0,2049
0,0594	0,2390	0,0582	0,2349	0,0571	0,2309	0,0560	0,2271	0,0550	0,2234
0,0710	0,2576	0,0696	0,2532	0,0683	0,2490	0,0670	0,2450	0,0658	0,2411
0,0827	0,2748	0,0811	0,2703	0,0796	0,2659	0,0782	0,2616	0,0768	0,2575
0,0943	0,2911	0,0926	0,2864	0,0909	0,2819	0,0892	0,2774	0,0877	0,2732
0,1059	0,3066	0,1039	0,3018	0,1021	0,2971	0,1003	0,2925	0,0985	0,2881
0,1173	0,3214	0,1152	0,3164	0,1131	0,3115	0,1112	0,3068	0,1093	0,3023
0,1285	0,3355	0,1263	0,3304	0,1241	0,3254	0,1219	0,3206	0,1199	0,3159
0,1396	0,3489	0,1372	0,3437	0,1348	0,3386	0,1325	0,3337	0,1303	0,3289
0,1505	0,3618	0,1479	0,3565	0,1454	0,3513	0,1430	0,3462	0,1407	0,3413
0,1612	0,3741	0,1585	0,3687	0,1558	0,3634	0,1533	0,3583	0,1508	0,3533
0,1717	0,3860	0,1689	0,3805	0,1661	0,3751	0,1634	0,3699	0,1608	0,3648
0,1820	0,3973	0,1790	0,3917	0,1761	0,3863	0,1733	0,3811	0,1706	0,3759
0,1921	0,4082	0,1890	0,4026	0,1860	0,3971	0,1831	0,3918	0,1802	0,3866
0,2020	0,4187	0,1988	0,4131	0,1957	0,4075	0,1926	0,4021	0,1897	0,3969
0,2118	0,4289	0,2084	0,4231	0,2052	0,4175	0,2020	0,4121	0,1990	0,4068
0,2213	0,4386	0,2178	0,4328	0,2145	0,4272	0,2112	0,4217	0,2081	0,4164
0,2306	0,4480	0,2270	0,4422	0,2236	0,4366	0,2202	0,4310	0,2170	0,4257
0,2397	0,4571	0,2361	0,4513	0,2325	0,4456	0,2291	0,4400	0,2258	0,4346
0,2486	0,4659	0,2449	0,4600	0,2413	0,4543	0,2378	0,4487	0,2344	0,4433
0,2574	0,4744	0,2536	0,4685	0,2499	0,4628	0,2463	0,4572	0,2428	0,4517
0,2660	0,4826	0,2621	0,4767	0,2583	0,4709	0,2546	0,4653	0,2511	0,4598
0,2743	0,4905	0,2704	0,4846	0,2665	0,4789	0,2628	0,4732	0,2592	0,4677
0,2826	0,4982	0,2785	0,4923	0,2746	0,4866	0,2708	0,4809	0,2671	0,4753
0,2906	0,5057	0,2865	0,4998	0,2826	0,4940	0,2787	0,4884	0,2749	0,4828
0,2985	0,5130	0,2944	0,5070	0,2903	0,5012	0,2864	0,4956	0,2826	0,4900
0,3062	0,5200	0,3020	0,5141	0,2979	0,5083	0,2940	0,5026	0,2901	0,4971
0,3138	0,5268	0,3095	0,5209	0,3054	0,5151	0,3014	0,5094	0,2974	0,5039
0,3212	0,5334	0,3169	0,5275	0,3127	0,5217	0,3086	0,5161	0,3047	0,5105
0,3285	0,5399	0,3241	0,5339	0,3199	0,5282	0,3158	0,5225	0,3117	0,5170
0,3356	0,5461	0,3312	0,5402	0,3269	0,5344	0,3228	0,5288	0,3187	0,5232
0,3426	0,5522	0,3382	0,5463	0,3338	0,5405	0,3296	0,5349	0,3255	0,5293
0,3495	0,5581	0,3450	0,5522	0,3406	0,5465	0,3363	0,5408	0,3322	0,5353
0,3562	0,5639	0,3516	0,5580	0,3472	0,5523	0,3430	0,5466	0,3388	0,5411
0,3627	0,5695	0,3582	0,5636	0,3538	0,5579	0,3494	0,5523	0,3452	0,5467
0,3692	0,5750	0,3646	0,5691	0,3602	0,5634	0,3558	0,5578	0,3515	0,5523
0,3755	0,5803	0,3709	0,5745	0,3664	0,5688	0,3620	0,5631	0,3578	0,5576
0,3817	0,5855	0,3771	0,5797	0,3726	0,5740	0,3682	0,5684	0,3639	0,5629
0,3878	0,5906	0,3832	0,5848	0,3786	0,5791	0,3742	0,5735	0,3698	0,5680
0,3936	0,5957	0,3891	0,5897	0,3846	0,5840	0,3801	0,5785	0,3757	0,5730
0,3997	0,6003	0,3948	0,5947	0,3904	0,5889	0,3859	0,5834	0,3815	0,5779
0,4053	0,6052	0,4008	0,5992	0,3959	0,5938	0,3916	0,5881	0,3872	0,5827
0,4111	0,6096	0,4062	0,6041	0,4018	0,5982	0,3970	0,5929	0,3928	0,5873
0,4166	0,6141	0,4119	0,6084	0,4071	0,6030	0,4027	0,5973	0,3981	0,5921
0,4221	0,6185	0,4173	0,6128	0,4127	0,6072	0,4079	0,6019	0,4037	0,5963
0,4275	0,6228	0,4227	0,6171	0,4178	0,6118	0,4134	0,6061	0,4088	0,6009
0,4327	0,6270	0,4279	0,6213	0,4232	0,6158	0,4184	0,6105	0,4141	0,6050
0,4379	0,6311	0,4331	0,6254	0,4284	0,6199	0,4238	0,6145	0,4191	0,6094
0,4429	0,6351	0,4381	0,6295	0,4334	0,6240	0,4286	0,6188	0,4243	0,6132
0,4479	0,6390	0,4431	0,6334	0,4384	0,6279	0,4338	0,6225	0,4290	0,6174
0,4528	0,6428	0,4480	0,6373	0,4433	0,6318	0,4386	0,6264	0,4341	0,6212
0,4576	0,6466	0,4528	0,6410	0,4481	0,6356	0,4434	0,6303	0,4387	0,6252
0,4624	0,6502	0,4575	0,6447	0,4528	0,6393	0,4481	0,6343	0,4436	0,6288
0,4670	0,6538	0,4622	0,6484	0,4574	0,6430	0,4528	0,6377	0,4482	0,6324

Tabelle E5a (Fortsetzung) **95%-Intervalle**

r=	52		53		54		55		56	
	Low	High	Low	High	Low	High	Low	High	Low	High
k= 2	0,0009	0,0868	0,0009	0,0852	0,0009	0,0837	0,0008	0,0823	0,0008	0,0809
k= 3	0,0061	0,1141	0,0059	0,1122	0,0058	0,1102	0,0057	0,1084	0,0056	0,1066
k= 4	0,0139	0,1387	0,0136	0,1364	0,0134	0,1341	0,0131	0,1318	0,0129	0,1297
k= 5	0,0231	0,1612	0,0227	0,1585	0,0222	0,1559	0,0218	0,1533	0,0215	0,1509
k= 6	0,0330	0,1821	0,0324	0,1791	0,0318	0,1762	0,0313	0,1734	0,0307	0,1706
k= 7	0,0434	0,2015	0,0426	0,1983	0,0418	0,1951	0,0411	0,1921	0,0404	0,1891
k= 8	0,0540	0,2198	0,0530	0,2163	0,0521	0,2130	0,0512	0,2097	0,0503	0,2065
k= 9	0,0646	0,2373	0,0635	0,2336	0,0624	0,2300	0,0613	0,2265	0,0603	0,2232
k=10	0,0754	0,2535	0,0741	0,2497	0,0728	0,2459	0,0716	0,2423	0,0704	0,2387
k=11	0,0862	0,2690	0,0847	0,2650	0,0833	0,2611	0,0819	0,2573	0,0806	0,2536
k=12	0,0968	0,2838	0,0952	0,2796	0,0936	0,2755	0,0921	0,2716	0,0907	0,2678
k=13	0,1074	0,2978	0,1056	0,2935	0,1039	0,2893	0,1023	0,2853	0,1007	0,2813
k=14	0,1179	0,3113	0,1160	0,3069	0,1141	0,3026	0,1123	0,2984	0,1106	0,2943
k=15	0,1282	0,3242	0,1262	0,3197	0,1242	0,3153	0,1222	0,3110	0,1203	0,3068
k=16	0,1384	0,3366	0,1362	0,3320	0,1341	0,3275	0,1320	0,3231	0,1300	0,3188
k=17	0,1484	0,3485	0,1461	0,3438	0,1438	0,3392	0,1417	0,3347	0,1395	0,3303
k=18	0,1583	0,3599	0,1558	0,3551	0,1535	0,3504	0,1512	0,3459	0,1489	0,3415
k=19	0,1680	0,3709	0,1654	0,3661	0,1629	0,3613	0,1605	0,3567	0,1582	0,3522
k=20	0,1775	0,3815	0,1748	0,3766	0,1722	0,3718	0,1697	0,3671	0,1673	0,3625
k=21	0,1868	0,3918	0,1841	0,3868	0,1814	0,3819	0,1788	0,3772	0,1762	0,3725
k=22	0,1960	0,4016	0,1931	0,3966	0,1903	0,3917	0,1876	0,3869	0,1850	0,3822
k=23	0,2050	0,4112	0,2021	0,4061	0,1992	0,4012	0,1964	0,3963	0,1937	0,3916
k=24	0,2139	0,4204	0,2108	0,4153	0,2078	0,4103	0,2050	0,4054	0,2021	0,4006
k=25	0,2225	0,4294	0,2194	0,4242	0,2163	0,4192	0,2134	0,4142	0,2105	0,4094
k=26	0,2311	0,4380	0,2278	0,4328	0,2247	0,4277	0,2217	0,4228	0,2187	0,4179
k=27	0,2394	0,4464	0,2361	0,4412	0,2329	0,4361	0,2298	0,4311	0,2267	0,4262
k=28	0,2476	0,4545	0,2442	0,4492	0,2410	0,4441	0,2378	0,4391	0,2347	0,4342
k=29	0,2556	0,4624	0,2522	0,4571	0,2489	0,4520	0,2456	0,4469	0,2424	0,4420
k=30	0,2635	0,4700	0,2600	0,4647	0,2566	0,4596	0,2533	0,4545	0,2501	0,4496
k=31	0,2713	0,4774	0,2677	0,4721	0,2642	0,4670	0,2608	0,4619	0,2575	0,4569
k=32	0,2789	0,4846	0,2752	0,4793	0,2717	0,4741	0,2683	0,4691	0,2649	0,4641
k=33	0,2863	0,4916	0,2826	0,4863	0,2790	0,4811	0,2755	0,4760	0,2721	0,4711
k=34	0,2936	0,4984	0,2899	0,4931	0,2862	0,4879	0,2827	0,4828	0,2792	0,4778
k=35	0,3008	0,5051	0,2970	0,4998	0,2933	0,4945	0,2897	0,4894	0,2862	0,4844
k=36	0,3078	0,5115	0,3040	0,5062	0,3003	0,5010	0,2966	0,4959	0,2931	0,4909
k=37	0,3147	0,5178	0,3108	0,5125	0,3071	0,5073	0,3034	0,5021	0,2998	0,4971
k=38	0,3215	0,5239	0,3176	0,5186	0,3138	0,5134	0,3100	0,5083	0,3064	0,5032
k=39	0,3281	0,5299	0,3242	0,5245	0,3203	0,5193	0,3166	0,5142	0,3129	0,5092
k=40	0,3347	0,5357	0,3307	0,5304	0,3268	0,5251	0,3230	0,5200	0,3193	0,5150
k=41	0,3411	0,5413	0,3371	0,5360	0,3331	0,5308	0,3293	0,5257	0,3256	0,5207
k=42	0,3474	0,5469	0,3433	0,5416	0,3394	0,5363	0,3355	0,5312	0,3317	0,5252
k=43	0,3536	0,5522	0,3495	0,5469	0,3455	0,5417	0,3416	0,5366	0,3378	0,5316
k=44	0,3596	0,5575	0,3555	0,5522	0,3515	0,5470	0,3476	0,5419	0,3437	0,5369
k=45	0,3656	0,5626	0,3615	0,5574	0,3574	0,5522	0,3535	0,5471	0,3496	0,5421
k=46	0,3715	0,5676	0,3673	0,5624	0,3632	0,5572	0,3593	0,5521	0,3554	0,5471
k=47	0,3772	0,5725	0,3730	0,5673	0,3689	0,5621	0,3649	0,5571	0,3610	0,5521
k=48	0,3829	0,5773	0,3787	0,5721	0,3746	0,5669	0,3705	0,5619	0,3666	0,5569
k=49	0,3882	0,5822	0,3842	0,5768	0,3801	0,5716	0,3760	0,5666	0,3721	0,5616
k=50	0,3939	0,5866	0,3895	0,5816	0,3855	0,5762	0,3812	0,5714	0,3775	0,5662
k=51	0,3991	0,5912	0,3950	0,5859	0,3906	0,5809	0,3868	0,5757	0,3826	0,5710
k=52	0,4046	0,5954	0,4001	0,5904	0,3961	0,5851	0,3918	0,5803	0,3880	0,5752
k=53	0,4096	0,5999	0,4055	0,5945	0,4011	0,5896	0,3971	0,5845	0,3929	0,5797
k=54	0,4149	0,6039	0,4104	0,5989	0,4063	0,5937	0,4020	0,5889	0,3981	0,5838
k=55	0,4197	0,6082	0,4155	0,6029	0,4111	0,5980	0,4072	0,5928	0,4029	0,5881
k=56	0,4248	0,6120	0,4203	0,6071	0,4162	0,6019	0,4119	0,5971	0,4080	0,5920
k=57	0,4295	0,6162	0,4253	0,6109	0,4209	0,6060	0,4169	0,6009	0,4126	0,5962
k=58	0,4344	0,6198	0,4299	0,6149	0,4258	0,6097	0,4215	0,6049	0,4175	0,5999
k=59	0,4389	0,6238	0,4348	0,6185	0,4303	0,6137	0,4263	0,6086	0,4220	0,6039
k=60	0,4438	0,6273	0,4392	0,6224	0,4351	0,6173	0,4307	0,6125	0,4268	0,6075

Tabelle E5a (Fortsetzung) **95%-Intervalle**

57		58		59		60	
Low	High	Low	High	Low	High	Low	High
0,0008	0,0796	0,0008	0,0782	0,0008	0,0770	0,0008	0,0758
0,0055	0,1048	0,0054	0,1031	0,0053	0,1015	0,0052	0,0999
0,0127	0,1276	0,0124	0,1256	0,0122	0,1236	0,0120	0,1218
0,0211	0,1485	0,0207	0,1463	0,0204	0,1440	0,0200	0,1419
0,0302	0,1680	0,0297	0,1654	0,0292	0,1630	0,0287	0,1606
0,0397	0,1862	0,0391	0,1835	0,0384	0,1808	0,0378	0,1781
0,0495	0,2034	0,0487	0,2005	0,0479	0,1976	0,0472	0,1947
0,0593	0,2199	0,0584	0,2168	0,0574	0,2137	0,0566	0,2105
0,0693	0,2353	0,0682	0,2320	0,0671	0,2287	0,0661	0,2256
0,0793	0,2500	0,0780	0,2465	0,0768	0,2431	0,0757	0,2398
0,0892	0,2640	0,0878	0,2604	0,0865	0,2569	0,0852	0,2535
0,0991	0,2775	0,0976	0,2737	0,0961	0,2701	0,0947	0,2665
0,1089	0,2904	0,1072	0,2865	0,1056	0,2827	0,1041	0,2791
0,1185	0,3027	0,1168	0,2988	0,1151	0,2949	0,1134	0,2912
0,1281	0,3146	0,1262	0,3106	0,1244	0,3066	0,1226	0,3028
0,1375	0,3261	0,1355	0,3220	0,1336	0,3179	0,1317	0,3140
0,1468	0,3371	0,1447	0,3329	0,1426	0,3288	0,1406	0,3248
0,1559	0,3478	0,1537	0,3435	0,1516	0,3393	0,1495	0,3352
0,1649	0,3581	0,1626	0,3537	0,1604	0,3495	0,1582	0,3453
0,1737	0,3680	0,1713	0,3636	0,1690	0,3593	0,1667	0,3551
0,1824	0,3777	0,1800	0,3732	0,1775	0,3688	0,1752	0,3646
0,1910	0,3870	0,1884	0,3825	0,1859	0,3781	0,1835	0,3737
0,1994	0,3960	0,1968	0,3914	0,1942	0,3870	0,1916	0,3826
0,2077	0,4047	0,2049	0,4001	0,2023	0,3957	0,1997	0,3913
0,2158	0,4132	0,2130	0,4086	0,2103	0,4041	0,2076	0,3996
0,2238	0,4214	0,2209	0,4168	0,2181	0,4122	0,2154	0,4078
0,2316	0,4294	0,2287	0,4247	0,2258	0,4202	0,2230	0,4157
0,2393	0,4372	0,2363	0,4325	0,2334	0,4279	0,2305	0,4234
0,2469	0,4447	0,2438	0,4400	0,2408	0,4354	0,2379	0,4308
0,2543	0,4521	0,2512	0,4473	0,2481	0,4427	0,2452	0,4381
0,2616	0,4592	0,2584	0,4544	0,2553	0,4498	0,2523	0,4452
0,2688	0,4662	0,2656	0,4614	0,2624	0,4567	0,2593	0,4521
0,2759	0,4729	0,2726	0,4681	0,2694	0,4634	0,2662	0,4588
0,2828	0,4795	0,2794	0,4747	0,2762	0,4700	0,2730	0,4654
0,2896	0,4859	0,2862	0,4811	0,2829	0,4764	0,2797	0,4718
0,2963	0,4922	0,2929	0,4874	0,2895	0,4827	0,2862	0,4780
0,3029	0,4983	0,2994	0,4935	0,2960	0,4888	0,2927	0,4841
0,3093	0,5043	0,3058	0,4994	0,3024	0,4947	0,2990	0,4900
0,3157	0,5101	0,3121	0,5053	0,3087	0,5005	0,3053	0,4958
0,3219	0,5158	0,3183	0,5109	0,3148	0,5062	0,3114	0,5015
0,3280	0,5213	0,3244	0,5165	0,3209	0,5117	0,3174	0,5071
0,3341	0,5267	0,3304	0,5219	0,3269	0,5171	0,3234	0,5125
0,3400	0,5320	0,3363	0,5272	0,3327	0,5224	0,3292	0,5178
0,3458	0,5372	0,3421	0,5323	0,3385	0,5276	0,3350	0,5229
0,3516	0,5422	0,3478	0,5374	0,3442	0,5327	0,3406	0,5280
0,3572	0,5472	0,3534	0,5424	0,3498	0,5376	0,3462	0,5330
0,3627	0,5520	0,3590	0,5472	0,3553	0,5425	0,3516	0,5378
0,3682	0,5567	0,3644	0,5519	0,3607	0,5472	0,3570	0,5426
0,3736	0,5614	0,3697	0,5566	0,3660	0,5519	0,3623	0,5472
0,3788	0,5659	0,3748	0,5613	0,3712	0,5564	0,3676	0,5518
0,3838	0,5705	0,3802	0,5656	0,3762	0,5611	0,3727	0,5562
0,3891	0,5747	0,3851	0,5701	0,3815	0,5652	0,3776	0,5608
0,3940	0,5791	0,3903	0,5742	0,3863	0,5697	0,3827	0,5649
0,3991	0,5831	0,3951	0,5785	0,3914	0,5737	0,3875	0,5693
0,4038	0,5874	0,4001	0,5825	0,3961	0,5780	0,3925	0,5732
0,4088	0,5912	0,4047	0,5866	0,4010	0,5818	0,3971	0,5774
0,4134	0,5953	0,4096	0,5904	0,4056	0,5859	0,4019	0,5812
0,4182	0,5990	0,4141	0,5944	0,4103	0,5897	0,4064	0,5852
0,4226	0,6029	0,4188	0,5981	0,4148	0,5936	0,4111	0,5889

Tabelle E5b 99%-Intervalle

r=	2		3		4		5		6	
	Low	High	Low	High	Low	High	Low	High	Low	High
k= 2	0,0414	0,9586	0,0159	0,8668	0,0083	0,7820	0,0052	0,7083	0,0037	0,6452
k= 3	0,1332	0,9841	0,0828	0,9172	0,0567	0,8441	0,0421	0,7769	0,0331	0,7174
k= 4	0,2180	0,9917	0,1559	0,9433	0,1177	0,8823	0,0934	0,8227	0,0769	0,7679
k= 5	0,2917	0,9948	0,2231	0,9579	0,1773	0,9066	0,1461	0,8539	0,1237	0,8039
k= 6	0,3548	0,9963	0,2826	0,9669	0,2321	0,9231	0,1961	0,8763	0,1693	0,8307
k= 7	0,4087	0,9972	0,3349	0,9729	0,2816	0,9348	0,2422	0,8929	0,2122	0,8512
k= 8	0,4549	0,9978	0,3807	0,9771	0,3259	0,9436	0,2844	0,9058	0,2521	0,8674
k= 9	0,4947	0,9982	0,4212	0,9803	0,3656	0,9503	0,3227	0,9159	0,2888	0,8805
k=10	0,5294	0,9984	0,4569	0,9827	0,4013	0,9557	0,3576	0,9241	0,3225	0,8913
k=11	0,5598	0,9987	0,4887	0,9846	0,4334	0,9600	0,3893	0,9309	0,3535	0,9003
k=12	0,5866	0,9988	0,5171	0,9861	0,4624	0,9636	0,4183	0,9366	0,3820	0,9080
k=13	0,6104	0,9989	0,5426	0,9874	0,4887	0,9666	0,4448	0,9415	0,4083	0,9146
k=14	0,6316	0,9990	0,5657	0,9885	0,5126	0,9692	0,4690	0,9456	0,4326	0,9203
k=15	0,6507	0,9991	0,5865	0,9894	0,5344	0,9713	0,4914	0,9492	0,4551	0,9253
k=16	0,6680	0,9992	0,6055	0,9901	0,5545	0,9733	0,5120	0,9524	0,4759	0,9297
k=17	0,6836	0,9993	0,6229	0,9908	0,5729	0,9749	0,5310	0,9552	0,4952	0,9336
k=18	0,6979	0,9993	0,6388	0,9914	0,5899	0,9764	0,5486	0,9577	0,5132	0,9372
k=19	0,7109	0,9994	0,6534	0,9919	0,6056	0,9777	0,5650	0,9599	0,5300	0,9403
k=20	0,7229	0,9994	0,6669	0,9924	0,6202	0,9789	0,5803	0,9620	0,5457	0,9432
k=21	0,7339	0,9994	0,6794	0,9928	0,6337	0,9800	0,5945	0,9638	0,5605	0,9458
k=22	0,7441	0,9995	0,6911	0,9931	0,6463	0,9809	0,6079	0,9654	0,5743	0,9482
k=23	0,7535	0,9995	0,7019	0,9935	0,6581	0,9818	0,6204	0,9669	0,5873	0,9504
k=24	0,7623	0,9995	0,7120	0,9938	0,6692	0,9826	0,6321	0,9683	0,5995	0,9524
k=25	0,7705	0,9996	0,7214	0,9941	0,6795	0,9833	0,6431	0,9696	0,6110	0,9542
k=26	0,7781	0,9996	0,7302	0,9943	0,6893	0,9840	0,6535	0,9708	0,6219	0,9559
k=27	0,7852	0,9996	0,7385	0,9945	0,6984	0,9846	0,6634	0,9719	0,6323	0,9575
k=28	0,7919	0,9996	0,7463	0,9948	0,7071	0,9852	0,6726	0,9729	0,6420	0,9590
k=29	0,7982	0,9996	0,7537	0,9950	0,7152	0,9857	0,6814	0,9738	0,6513	0,9604
k=30	0,8042	0,9996	0,7606	0,9951	0,7230	0,9862	0,6898	0,9747	0,6601	0,9617
k=31	0,8097	0,9997	0,7672	0,9953	0,7303	0,9867	0,6977	0,9755	0,6685	0,9629
k=32	0,8150	0,9997	0,7734	0,9955	0,7372	0,9871	0,7052	0,9763	0,6765	0,9640
k=33	0,8200	0,9997	0,7793	0,9956	0,7438	0,9875	0,7124	0,9770	0,6841	0,9651
k=34	0,8248	0,9997	0,7849	0,9958	0,7501	0,9879	0,7192	0,9777	0,6914	0,9661
k=35	0,8292	0,9997	0,7902	0,9959	0,7561	0,9883	0,7257	0,9783	0,6983	0,9670
k=36	0,8335	0,9997	0,7953	0,9960	0,7618	0,9886	0,7319	0,9789	0,7049	0,9679
k=37	0,8376	0,9997	0,8001	0,9961	0,7673	0,9889	0,7379	0,9795	0,7113	0,9688
k=38	0,8414	0,9997	0,8047	0,9962	0,7725	0,9892	0,7435	0,9801	0,7174	0,9696
k=39	0,8451	0,9997	0,8091	0,9963	0,7774	0,9895	0,7490	0,9806	0,7232	0,9704
k=40	0,8487	0,9997	0,8133	0,9964	0,7822	0,9898	0,7542	0,9811	0,7288	0,9711
k=41	0,8520	0,9998	0,8173	0,9965	0,7867	0,9900	0,7592	0,9815	0,7342	0,9718
k=42	0,8552	0,9998	0,8212	0,9966	0,7911	0,9903	0,7641	0,9820	0,7394	0,9724
k=43	0,8583	0,9998	0,8249	0,9967	0,7953	0,9905	0,7687	0,9824	0,7444	0,9731
k=44	0,8613	0,9998	0,8285	0,9968	0,7993	0,9907	0,7731	0,9828	0,7491	0,9737
k=45	0,8641	0,9998	0,8318	0,9969	0,8032	0,9910	0,7774	0,9832	0,7538	0,9742
k=46	0,8668	0,9998	0,8351	0,9969	0,8070	0,9912	0,7815	0,9836	0,7582	0,9748
k=47	0,8694	0,9998	0,8383	0,9970	0,8105	0,9914	0,7855	0,9839	0,7625	0,9753
k=48	0,8720	0,9998	0,8413	0,9971	0,8140	0,9915	0,7893	0,9842	0,7666	0,9758
k=49	0,8744	0,9998	0,8442	0,9971	0,8174	0,9917	0,7930	0,9846	0,7706	0,9763
k=50	0,8767	0,9998	0,8470	0,9972	0,8206	0,9919	0,7966	0,9849	0,7745	0,9768
k=51	0,8779	0,9998	0,8498	0,9972	0,8237	0,9921	0,8000	0,9852	0,7783	0,9772
k=52	0,8811	0,9998	0,8524	0,9973	0,8267	0,9922	0,8034	0,9855	0,7819	0,9777
k=53	0,8832	0,9998	0,8549	0,9974	0,8296	0,9924	0,8066	0,9857	0,7854	0,9781
k=54	0,8852	0,9998	0,8573	0,9974	0,8324	0,9925	0,8097	0,9860	0,7888	0,9785
k=55	0,8871	0,9998	0,8597	0,9975	0,8351	0,9926	0,8127	0,9863	0,7921	0,9789
k=56	0,8890	0,9998	0,8620	0,9975	0,8378	0,9928	0,8156	0,9865	0,7953	0,9793
k=57	0,8909	0,9998	0,8642	0,9976	0,8403	0,9929	0,8185	0,9868	0,7984	0,9796
k=58	0,8926	0,9998	0,8664	0,9976	0,8428	0,9930	0,8212	0,9870	0,8013	0,9800
k=59	0,8943	0,9998	0,8684	0,9976	0,8452	0,9932	0,8239	0,9872	0,8042	0,9803
k=60	0,8960	0,9998	0,8705	0,9977	0,8475	0,9933	0,8265	0,9874	0,8071	0,9806

Tabelle E5b (Fortsetzung) **99%-Intervalle**

7		8		9		10		11	
Low	High	Low	High	Low	High	Low	High	Low	High
0,0028	0,5913	0,0022	0,5451	0,0018	0,5053	0,0016	0,4706	0,0013	0,4402
0,0271	0,6651	0,0229	0,6193	0,0197	0,5788	0,0173	0,5431	0,0154	0,5113
0,0652	0,7184	0,0564	0,6741	0,0497	0,6344	0,0443	0,5987	0,0400	0,5666
0,1071	0,7578	0,0942	0,7156	0,0841	0,6773	0,0759	0,6424	0,0691	0,6107
0,1488	0,7878	0,1326	0,7479	0,1195	0,7112	0,1087	0,6775	0,0997	0,6465
0,1887	0,8113	0,1698	0,7738	0,1542	0,7388	0,1413	0,7063	0,1303	0,6762
0,2262	0,8302	0,2051	0,7949	0,1876	0,7616	0,1728	0,7304	0,1601	0,7013
0,2612	0,8458	0,2384	0,8124	0,2193	0,7807	0,2030	0,7508	0,1889	0,7228
0,2937	0,8587	0,2696	0,8272	0,2492	0,7970	0,2316	0,7684	0,2164	0,7413
0,3238	0,8697	0,2987	0,8399	0,2772	0,8111	0,2587	0,7836	0,2424	0,7576
0,3517	0,8791	0,3259	0,8508	0,3036	0,8234	0,2842	0,7970	0,2672	0,7719
0,3776	0,8873	0,3512	0,8603	0,3283	0,8341	0,3083	0,8088	0,2906	0,7846
0,4016	0,8944	0,3749	0,8688	0,3515	0,8437	0,3310	0,8193	0,3128	0,7959
0,4240	0,9007	0,3970	0,8762	0,3733	0,8522	0,3524	0,8288	0,3338	0,8062
0,4448	0,9063	0,4177	0,8829	0,3938	0,8598	0,3726	0,8373	0,3536	0,8154
0,4642	0,9113	0,4371	0,8889	0,4131	0,8667	0,3916	0,8449	0,3724	0,8238
0,4824	0,9158	0,4553	0,8943	0,4312	0,8729	0,4096	0,8519	0,3902	0,8315
0,4994	0,9199	0,4724	0,8992	0,4483	0,8786	0,4267	0,8583	0,4071	0,8385
0,5154	0,9236	0,4885	0,9037	0,4645	0,8838	0,4428	0,8642	0,4231	0,8450
0,5304	0,9269	0,5037	0,9078	0,4797	0,8886	0,4581	0,8696	0,4384	0,8510
0,5446	0,9300	0,5181	0,9115	0,4942	0,8930	0,4726	0,8746	0,4528	0,8565
0,5579	0,9329	0,5316	0,9150	0,5079	0,8970	0,4863	0,8792	0,4666	0,8616
0,5705	0,9355	0,5445	0,9182	0,5209	0,9008	0,4994	0,8835	0,4798	0,8664
0,5824	0,9379	0,5566	0,9212	0,5332	0,9043	0,5119	0,8875	0,4923	0,8709
0,5937	0,9402	0,5682	0,9239	0,5450	0,9076	0,5237	0,8912	0,5042	0,8750
0,6044	0,9422	0,5791	0,9265	0,5561	0,9106	0,5351	0,8947	0,5157	0,8789
0,6145	0,9442	0,5896	0,9289	0,5668	0,9135	0,5459	0,8980	0,5266	0,8826
0,6242	0,9460	0,5995	0,9312	0,5770	0,9161	0,5562	0,9011	0,5370	0,8861
0,6334	0,9477	0,6090	0,9333	0,5867	0,9187	0,5661	0,9040	0,5470	0,8893
0,6421	0,9493	0,6180	0,9353	0,5959	0,9210	0,5755	0,9067	0,5566	0,8924
0,6505	0,9508	0,6267	0,9372	0,6048	0,9233	0,5846	0,9093	0,5658	0,8953
0,6584	0,9523	0,6350	0,9390	0,6133	0,9254	0,5933	0,9117	0,5747	0,8981
0,6661	0,9536	0,6429	0,9406	0,6215	0,9274	0,6016	0,9140	0,5832	0,9007
0,6734	0,9549	0,6504	0,9422	0,6293	0,9293	0,6096	0,9162	0,5913	0,9032
0,6803	0,9561	0,6577	0,9437	0,6368	0,9311	0,6173	0,9183	0,5992	0,9055
0,6870	0,9572	0,6647	0,9451	0,6440	0,9328	0,6247	0,9203	0,6067	0,9078
0,6934	0,9583	0,6714	0,9465	0,6509	0,9344	0,6319	0,9222	0,6140	0,9099
0,6996	0,9593	0,6778	0,9478	0,6576	0,9360	0,6387	0,9240	0,6211	0,9120
0,7055	0,9603	0,6840	0,9490	0,6640	0,9375	0,6453	0,9257	0,6278	0,9140
0,7112	0,9612	0,6900	0,9502	0,6702	0,9389	0,6517	0,9274	0,6344	0,9158
0,7167	0,9621	0,6957	0,9513	0,6762	0,9402	0,6579	0,9290	0,6407	0,9176
0,7220	0,9630	0,7013	0,9524	0,6819	0,9415	0,6638	0,9305	0,6468	0,9193
0,7271	0,9638	0,7066	0,9534	0,6875	0,9427	0,6696	0,9319	0,6527	0,9210
0,7320	0,9646	0,7117	0,9544	0,6928	0,9439	0,6751	0,9333	0,6584	0,9226
0,7367	0,9653	0,7167	0,9553	0,6980	0,9451	0,6805	0,9346	0,6639	0,9241
0,7413	0,9660	0,7215	0,9562	0,7030	0,9462	0,6857	0,9359	0,6693	0,9255
0,7457	0,9667	0,7262	0,9571	0,7079	0,9472	0,6907	0,9371	0,6745	0,9270
0,7500	0,9674	0,7307	0,9579	0,7126	0,9482	0,6956	0,9383	0,6795	0,9283
0,7541	0,9680	0,7350	0,9587	0,7172	0,9492	0,7003	0,9395	0,6844	0,9296
0,7581	0,9686	0,7392	0,9595	0,7216	0,9501	0,7049	0,9406	0,6891	0,9309
0,7619	0,9692	0,7433	0,9603	0,7258	0,9510	0,7093	0,9416	0,6937	0,9321
0,7657	0,9698	0,7473	0,9610	0,7300	0,9519	0,7136	0,9426	0,6982	0,9333
0,7693	0,9703	0,7511	0,9617	0,7340	0,9527	0,7178	0,9436	0,7025	0,9344
0,7728	0,9708	0,7548	0,9623	0,7379	0,9536	0,7219	0,9446	0,7067	0,9355
0,7762	0,9713	0,7585	0,9630	0,7417	0,9543	0,7259	0,9455	0,7108	0,9365
0,7796	0,9718	0,7620	0,9636	0,7454	0,9551	0,7297	0,9464	0,7148	0,9376
0,7828	0,9723	0,7654	0,9642	0,7490	0,9558	0,7334	0,9473	0,7187	0,9386
0,7859	0,9728	0,7687	0,9648	0,7525	0,9565	0,7371	0,9481	0,7225	0,9395
0,7889	0,9732	0,7719	0,9654	0,7558	0,9572	0,7406	0,9489	0,7261	0,9405

Tabelle E5b (Fortsetzung) **99%-Intervalle**

r=	12		13		14		15		16	
	Low	High	Low	High	Low	High	Low	High	Low	High
k= 2	0,0012	0,4134	0,0011	0,3896	0,0010	0,3684	0,0009	0,3493	0,0008	0,3320
k= 3	0,0139	0,4829	0,0126	0,4574	0,0115	0,4343	0,0106	0,4135	0,0099	0,3945
k= 4	0,0364	0,5376	0,0334	0,5113	0,0308	0,4874	0,0287	0,4656	0,0267	0,4455
k= 5	0,0634	0,5817	0,0585	0,5552	0,0544	0,5310	0,0508	0,5086	0,0476	0,4880
k= 6	0,0920	0,6180	0,0854	0,5917	0,0797	0,5674	0,0747	0,5449	0,0703	0,5241
k= 7	0,1209	0,6483	0,1127	0,6224	0,1056	0,5984	0,0993	0,5760	0,0937	0,5552
k= 8	0,1492	0,6741	0,1397	0,6488	0,1312	0,6251	0,1238	0,6030	0,1171	0,5823
k= 9	0,1766	0,6964	0,1659	0,6717	0,1563	0,6485	0,1478	0,6267	0,1402	0,6062
k=10	0,2030	0,7158	0,1912	0,6917	0,1807	0,6690	0,1712	0,6476	0,1627	0,6274
k=11	0,2281	0,7328	0,2154	0,7094	0,2041	0,6872	0,1938	0,6662	0,1846	0,6464
k=12	0,2521	0,7479	0,2386	0,7251	0,2265	0,7035	0,2156	0,6830	0,2057	0,6635
k=13	0,2749	0,7614	0,2607	0,7393	0,2480	0,7182	0,2365	0,6981	0,2260	0,6790
k=14	0,2965	0,7735	0,2818	0,7520	0,2686	0,7314	0,2565	0,7118	0,2455	0,6931
k=15	0,3170	0,7844	0,3019	0,7635	0,2882	0,7435	0,2757	0,7243	0,2642	0,7060
k=16	0,3365	0,7943	0,3210	0,7740	0,3069	0,7545	0,2940	0,7358	0,2822	0,7178
k=17	0,3550	0,8034	0,3392	0,7836	0,3248	0,7646	0,3115	0,7464	0,2993	0,7288
k=18	0,3726	0,8116	0,3565	0,7925	0,3418	0,7739	0,3283	0,7561	0,3158	0,7389
k=19	0,3893	0,8193	0,3730	0,8006	0,3581	0,7825	0,3444	0,7651	0,3317	0,7482
k=20	0,4052	0,8263	0,3888	0,8081	0,3737	0,7905	0,3597	0,7734	0,3468	0,7570
k=21	0,4203	0,8328	0,4038	0,8151	0,3886	0,7979	0,3745	0,7812	0,3614	0,7651
k=22	0,4348	0,8388	0,4182	0,8215	0,4028	0,8048	0,3886	0,7885	0,3753	0,7727
k=23	0,4485	0,8444	0,4319	0,8276	0,4164	0,8112	0,4021	0,7953	0,3887	0,7798
k=24	0,4617	0,8496	0,4450	0,8332	0,4295	0,8172	0,4151	0,8016	0,4016	0,7865
k=25	0,4742	0,8545	0,4575	0,8385	0,4420	0,8229	0,4275	0,8076	0,4140	0,7928
k=26	0,4862	0,8591	0,4695	0,8435	0,4540	0,8282	0,4395	0,8132	0,4259	0,7987
k=27	0,4977	0,8634	0,4810	0,8481	0,4655	0,8332	0,4509	0,8185	0,4373	0,8043
k=28	0,5087	0,8674	0,4920	0,8525	0,4765	0,8379	0,4620	0,8236	0,4484	0,8096
k=29	0,5192	0,8713	0,5026	0,8567	0,4871	0,8423	0,4726	0,8283	0,4590	0,8146
k=30	0,5293	0,8749	0,5128	0,8606	0,4973	0,8465	0,4828	0,8328	0,4692	0,8193
k=31	0,5390	0,8783	0,5226	0,8643	0,5072	0,8505	0,4927	0,8371	0,4791	0,8239
k=32	0,5483	0,8815	0,5320	0,8678	0,5166	0,8543	0,5022	0,8411	0,4886	0,8281
k=33	0,5573	0,8845	0,5410	0,8711	0,5257	0,8579	0,5113	0,8450	0,4978	0,8322
k=34	0,5659	0,8874	0,5497	0,8743	0,5345	0,8614	0,5202	0,8486	0,5066	0,8361
k=35	0,5742	0,8902	0,5581	0,8773	0,5430	0,8646	0,5287	0,8521	0,5152	0,8399
k=36	0,5822	0,8928	0,5662	0,8802	0,5511	0,8678	0,5369	0,8555	0,5235	0,8434
k=37	0,5899	0,8953	0,5740	0,8830	0,5590	0,8707	0,5449	0,8587	0,5315	0,8468
k=38	0,5973	0,8977	0,5815	0,8856	0,5667	0,8736	0,5526	0,8617	0,5393	0,8501
k=39	0,6045	0,9000	0,5888	0,8881	0,5740	0,8763	0,5600	0,8647	0,5468	0,8532
k=40	0,6114	0,9022	0,5958	0,8905	0,5812	0,8789	0,5672	0,8675	0,5540	0,8562
k=41	0,6180	0,9043	0,6026	0,8928	0,5881	0,8814	0,5742	0,8702	0,5611	0,8590
k=42	0,6245	0,9063	0,6092	0,8950	0,5947	0,8838	0,5810	0,8727	0,5679	0,8618
k=43	0,6308	0,9082	0,6156	0,8971	0,6012	0,8861	0,5875	0,8752	0,5745	0,8645
k=44	0,6368	0,9101	0,6217	0,8992	0,6075	0,8883	0,5939	0,8776	0,5810	0,8670
k=45	0,6426	0,9118	0,6277	0,9011	0,6135	0,8905	0,6001	0,8799	0,5872	0,8695
k=46	0,6483	0,9135	0,6335	0,9030	0,6194	0,8925	0,6060	0,8821	0,5933	0,8718
k=47	0,6538	0,9152	0,6391	0,9048	0,6251	0,8945	0,6118	0,8843	0,5992	0,8741
k=48	0,6591	0,9167	0,6446	0,9065	0,6307	0,8964	0,6175	0,8863	0,6049	0,8763
k=49	0,6643	0,9183	0,6498	0,9082	0,6361	0,8982	0,6230	0,8883	0,6104	0,8785
k=50	0,6693	0,9197	0,6550	0,9098	0,6413	0,9000	0,6283	0,8902	0,6158	0,8805
k=51	0,6742	0,9211	0,6600	0,9114	0,6464	0,9017	0,6335	0,8921	0,6211	0,8825
k=52	0,6789	0,9225	0,6648	0,9129	0,6514	0,9034	0,6385	0,8939	0,6262	0,8844
k=53	0,6835	0,9238	0,6695	0,9144	0,6562	0,9050	0,6434	0,8956	0,6312	0,8863
k=54	0,6880	0,9251	0,6741	0,9158	0,6609	0,9065	0,6482	0,8973	0,6361	0,8881
k=55	0,6923	0,9263	0,6786	0,9172	0,6654	0,9080	0,6529	0,8989	0,6408	0,8898
k=56	0,6965	0,9275	0,6829	0,9185	0,6699	0,9095	0,6574	0,9005	0,6454	0,8915
k=57	0,7006	0,9287	0,6871	0,9198	0,6742	0,9109	0,6618	0,9020	0,6499	0,8932
k=58	0,7046	0,9298	0,6912	0,9210	0,6784	0,9122	0,6661	0,9035	0,6543	0,8948
k=59	0,7085	0,9309	0,6952	0,9222	0,6825	0,9135	0,6703	0,9049	0,6586	0,8963
k=60	0,7123	0,9319	0,6991	0,9234	0,6865	0,9148	0,6744	0,9063	0,6628	0,8978

Tabelle E5b (Fortsetzung) **99%-Intervalle**

17		18		19		20		21	
Low	High	Low	High	Low	High	Low	High	Low	High
0,0007	0,3164	0,0007	0,3021	0,0006	0,2891	0,0006	0,2771	0,0006	0,2661
0,0092	0,3771	0,0086	0,3612	0,0081	0,3466	0,0076	0,3331	0,0072	0,3206
0,0251	0,4271	0,0236	0,4101	0,0223	0,3944	0,0211	0,3798	0,0200	0,3663
0,0448	0,4690	0,0423	0,4514	0,0401	0,4350	0,0380	0,4197	0,0362	0,4055
0,0664	0,5048	0,0628	0,4868	0,0597	0,4700	0,0568	0,4543	0,0542	0,4395
0,0887	0,5358	0,0842	0,5176	0,0801	0,5006	0,0764	0,4846	0,0731	0,4696
0,1111	0,5629	0,1057	0,5447	0,1008	0,5276	0,0963	0,5115	0,0922	0,4963
0,1333	0,5869	0,1271	0,5688	0,1214	0,5517	0,1162	0,5355	0,1114	0,5203
0,1551	0,6084	0,1481	0,5904	0,1417	0,5733	0,1358	0,5572	0,1304	0,5419
0,1762	0,6276	0,1685	0,6098	0,1615	0,5929	0,1550	0,5769	0,1490	0,5616
0,1966	0,6450	0,1884	0,6274	0,1807	0,6107	0,1737	0,5948	0,1672	0,5797
0,2164	0,6608	0,2075	0,6435	0,1994	0,6270	0,1919	0,6112	0,1849	0,5962
0,2354	0,6752	0,2261	0,6582	0,2175	0,6419	0,2095	0,6263	0,2021	0,6114
0,2536	0,6885	0,2439	0,6717	0,2349	0,6556	0,2266	0,6403	0,2188	0,6255
0,2712	0,7007	0,2611	0,6842	0,2518	0,6683	0,2430	0,6532	0,2349	0,6386
0,2881	0,7119	0,2777	0,6957	0,2680	0,6801	0,2589	0,6652	0,2505	0,6508
0,3043	0,7223	0,2936	0,7064	0,2836	0,6911	0,2743	0,6764	0,2656	0,6622
0,3199	0,7320	0,3089	0,7164	0,2987	0,7013	0,2891	0,6868	0,2801	0,6728
0,3348	0,7411	0,3236	0,7257	0,3132	0,7109	0,3034	0,6966	0,2942	0,6828
0,3492	0,7495	0,3378	0,7344	0,3272	0,7199	0,3172	0,7058	0,3078	0,6922
0,3630	0,7574	0,3514	0,7426	0,3406	0,7283	0,3305	0,7144	0,3209	0,7010
0,3763	0,7648	0,3646	0,7503	0,3536	0,7362	0,3434	0,7225	0,3337	0,7093
0,3891	0,7718	0,3773	0,7575	0,3662	0,7437	0,3558	0,7302	0,3459	0,7172
0,4013	0,7783	0,3895	0,7643	0,3783	0,7507	0,3677	0,7375	0,3578	0,7247
0,4132	0,7845	0,4012	0,7708	0,3899	0,7574	0,3793	0,7444	0,3692	0,7317
0,4246	0,7904	0,4125	0,7769	0,4012	0,7637	0,3905	0,7509	0,3803	0,7385
0,4356	0,7959	0,4235	0,7826	0,4121	0,7697	0,4013	0,7571	0,3911	0,7448
0,4461	0,8012	0,4340	0,7881	0,4226	0,7754	0,4117	0,7630	0,4014	0,7509
0,4564	0,8062	0,4442	0,7933	0,4327	0,7808	0,4219	0,7686	0,4115	0,7567
0,4662	0,8109	0,4541	0,7983	0,4426	0,7860	0,4316	0,7739	0,4213	0,7622
0,4757	0,8154	0,4636	0,8030	0,4521	0,7909	0,4411	0,7790	0,4307	0,7675
0,4849	0,8198	0,4728	0,8075	0,4613	0,7956	0,4503	0,7839	0,4399	0,7725
0,4938	0,8239	0,4817	0,8119	0,4702	0,8001	0,4592	0,7886	0,4487	0,7773
0,5024	0,8278	0,4903	0,8160	0,4788	0,8044	0,4678	0,7931	0,4573	0,7820
0,5107	0,8315	0,4986	0,8199	0,4871	0,8085	0,4762	0,7973	0,4657	0,7864
0,5188	0,8351	0,5067	0,8237	0,4952	0,8125	0,4843	0,8015	0,4738	0,7907
0,5266	0,8386	0,5146	0,8273	0,5031	0,8162	0,4921	0,8054	0,4817	0,7948
0,5342	0,8419	0,5221	0,8308	0,5107	0,8199	0,4998	0,8092	0,4893	0,7987
0,5415	0,8451	0,5295	0,8341	0,5181	0,8234	0,5072	0,8128	0,4967	0,8025
0,5486	0,8481	0,5367	0,8373	0,5253	0,8267	0,5144	0,8163	0,5040	0,8061
0,5555	0,8510	0,5436	0,8404	0,5322	0,8300	0,5214	0,8197	0,5110	0,8096
0,5622	0,8538	0,5503	0,8434	0,5390	0,8331	0,5282	0,8230	0,5178	0,8130
0,5686	0,8566	0,5569	0,8462	0,5456	0,8361	0,5348	0,8261	0,5245	0,8163
0,5749	0,8592	0,5632	0,8490	0,5520	0,8390	0,5413	0,8291	0,5310	0,8195
0,5811	0,8617	0,5694	0,8517	0,5582	0,8418	0,5475	0,8321	0,5373	0,8225
0,5870	0,8641	0,5754	0,8542	0,5643	0,8445	0,5536	0,8349	0,5434	0,8254
0,5928	0,8665	0,5813	0,8567	0,5702	0,8471	0,5596	0,8376	0,5494	0,8283
0,5985	0,8687	0,5870	0,8591	0,5760	0,8496	0,5654	0,8403	0,5552	0,8311
0,6039	0,8709	0,5925	0,8614	0,5816	0,8521	0,5710	0,8428	0,5609	0,8337
0,6093	0,8730	0,5979	0,8637	0,5870	0,8544	0,5765	0,8453	0,5664	0,8363
0,6145	0,8751	0,6032	0,8658	0,5923	0,8567	0,5819	0,8477	0,5718	0,8388
0,6195	0,8771	0,6083	0,8679	0,5975	0,8589	0,5871	0,8500	0,5771	0,8413
0,6245	0,8790	0,6133	0,8700	0,6026	0,8611	0,5922	0,8523	0,5823	0,8436
0,6293	0,8809	0,6182	0,8720	0,6075	0,8632	0,5972	0,8545	0,5873	0,8459
0,6340	0,8827	0,6229	0,8739	0,6123	0,8652	0,6021	0,8566	0,5922	0,8481
0,6385	0,8844	0,6276	0,8757	0,6170	0,8672	0,6068	0,8587	0,5970	0,8503
0,6430	0,8861	0,6321	0,8775	0,6216	0,8691	0,6115	0,8607	0,6017	0,8524
0,6473	0,8878	0,6365	0,8793	0,6261	0,8709	0,6160	0,8626	0,6063	0,8544
0,6516	0,8894	0,6408	0,8810	0,6304	0,8727	0,6204	0,8645	0,6107	0,8564

Tabelle E5b (Fortsetzung) **99%-Intervalle**

r=	22		23		24		25		26	
	Low	High	Low	High	Low	High	Low	High	Low	High
k=2	0,0005	0,2559	0,0005	0,2465	0,0005	0,2377	0,0004	0,2295	0,0004	0,2219
k=3	0,0069	0,3089	0,0065	0,2981	0,0062	0,2880	0,0059	0,2786	0,0057	0,2698
k=4	0,0191	0,3537	0,0182	0,3419	0,0174	0,3308	0,0167	0,3205	0,0160	0,3107
k=5	0,0346	0,3921	0,0331	0,3796	0,0317	0,3679	0,0304	0,3569	0,0292	0,3465
k=6	0,0518	0,4257	0,0496	0,4127	0,0476	0,4005	0,0458	0,3890	0,0441	0,3781
k=7	0,0700	0,4554	0,0671	0,4421	0,0645	0,4295	0,0621	0,4176	0,0598	0,4063
k=8	0,0885	0,4819	0,0850	0,4684	0,0818	0,4555	0,0788	0,4434	0,0761	0,4318
k=9	0,1070	0,5058	0,1030	0,4921	0,0992	0,4791	0,0957	0,4668	0,0924	0,4550
k=10	0,1254	0,5274	0,1208	0,5137	0,1165	0,5006	0,1125	0,4881	0,1088	0,4763
k=11	0,1435	0,5472	0,1384	0,5334	0,1336	0,5202	0,1291	0,5077	0,1250	0,4958
k=12	0,1612	0,5652	0,1556	0,5515	0,1504	0,5383	0,1455	0,5258	0,1409	0,5138
k=13	0,1785	0,5818	0,1724	0,5681	0,1668	0,5550	0,1615	0,5425	0,1565	0,5305
k=14	0,1952	0,5972	0,1888	0,5836	0,1828	0,5705	0,1771	0,5580	0,1718	0,5460
k=15	0,2115	0,6114	0,2047	0,5979	0,1984	0,5849	0,1924	0,5725	0,1868	0,5605
k=16	0,2273	0,6247	0,2202	0,6113	0,2135	0,5984	0,2072	0,5860	0,2013	0,5741
k=17	0,2426	0,6370	0,2352	0,6237	0,2282	0,6109	0,2217	0,5987	0,2155	0,5868
k=18	0,2574	0,6486	0,2497	0,6354	0,2425	0,6227	0,2357	0,6105	0,2292	0,5988
k=19	0,2717	0,6594	0,2638	0,6464	0,2563	0,6338	0,2493	0,6217	0,2426	0,6101
k=20	0,2856	0,6695	0,2775	0,6566	0,2698	0,6442	0,2625	0,6323	0,2556	0,6207
k=21	0,2990	0,6791	0,2907	0,6663	0,2828	0,6541	0,2753	0,6422	0,2683	0,6308
k=22	0,3120	0,6880	0,3034	0,6755	0,2954	0,6634	0,2878	0,6516	0,2805	0,6403
k=23	0,3245	0,6966	0,3158	0,6842	0,3076	0,6722	0,2998	0,6606	0,2925	0,6493
k=24	0,3366	0,7046	0,3278	0,6924	0,3195	0,6805	0,3115	0,6690	0,3040	0,6579
k=25	0,3484	0,7122	0,3394	0,7002	0,3310	0,6885	0,3229	0,6771	0,3153	0,6661
k=26	0,3597	0,7195	0,3507	0,7075	0,3421	0,6960	0,3339	0,6847	0,3262	0,6738
k=27	0,3707	0,7263	0,3616	0,7146	0,3529	0,7032	0,3446	0,6921	0,3368	0,6813
k=28	0,3814	0,7329	0,3722	0,7213	0,3634	0,7100	0,3550	0,6990	0,3471	0,6883
k=29	0,3917	0,7391	0,3824	0,7277	0,3736	0,7165	0,3651	0,7057	0,3571	0,6951
k=30	0,4017	0,7451	0,3923	0,7338	0,3834	0,7228	0,3749	0,7120	0,3668	0,7016
k=31	0,4114	0,7508	0,4020	0,7396	0,3930	0,7287	0,3844	0,7181	0,3762	0,7078
k=32	0,4208	0,7562	0,4113	0,7452	0,4023	0,7344	0,3937	0,7240	0,3855	0,7137
k=33	0,4299	0,7614	0,4204	0,7505	0,4114	0,7399	0,4027	0,7296	0,3944	0,7194
k=34	0,4387	0,7664	0,4292	0,7556	0,4201	0,7452	0,4114	0,7349	0,4031	0,7249
k=35	0,4474	0,7711	0,4378	0,7606	0,4287	0,7502	0,4199	0,7401	0,4115	0,7302
k=36	0,4557	0,7757	0,4461	0,7653	0,4370	0,7550	0,4282	0,7450	0,4198	0,7353
k=37	0,4638	0,7801	0,4542	0,7698	0,4450	0,7597	0,4362	0,7498	0,4278	0,7402
k=38	0,4717	0,7844	0,4621	0,7742	0,4529	0,7642	0,4441	0,7544	0,4356	0,7449
k=39	0,4793	0,7884	0,4697	0,7784	0,4605	0,7685	0,4517	0,7588	0,4432	0,7494
k=40	0,4868	0,7923	0,4772	0,7824	0,4680	0,7727	0,4591	0,7631	0,4506	0,7538
k=41	0,4940	0,7961	0,4844	0,7863	0,4752	0,7767	0,4664	0,7672	0,4579	0,7580
k=42	0,5010	0,7998	0,4915	0,7901	0,4823	0,7805	0,4734	0,7712	0,4649	0,7621
k=43	0,5079	0,8033	0,4983	0,7937	0,4891	0,7843	0,4803	0,7751	0,4718	0,7660
k=44	0,5146	0,8067	0,5050	0,7972	0,4958	0,7879	0,4870	0,7788	0,4785	0,7698
k=45	0,5211	0,8099	0,5115	0,8006	0,5024	0,7914	0,4935	0,7824	0,4850	0,7735
k=46	0,5274	0,8131	0,5179	0,8039	0,5087	0,7948	0,4999	0,7859	0,4914	0,7771
k=47	0,5336	0,8162	0,5241	0,8070	0,5149	0,7980	0,5061	0,7892	0,4976	0,7806
k=48	0,5396	0,8191	0,5301	0,8101	0,5210	0,8012	0,5122	0,7925	0,5037	0,7839
k=49	0,5454	0,8220	0,5360	0,8131	0,5269	0,8043	0,5182	0,7956	0,5097	0,7872
k=50	0,5511	0,8248	0,5417	0,8159	0,5327	0,8073	0,5239	0,7987	0,5155	0,7903
k=51	0,5567	0,8275	0,5474	0,8187	0,5383	0,8101	0,5296	0,8017	0,5211	0,7934
k=52	0,5622	0,8301	0,5528	0,8214	0,5438	0,8129	0,5351	0,8046	0,5267	0,7964
k=53	0,5675	0,8326	0,5582	0,8241	0,5492	0,8157	0,5405	0,8074	0,5321	0,7992
k=54	0,5727	0,8351	0,5634	0,8266	0,5545	0,8183	0,5458	0,8101	0,5374	0,8021
k=55	0,5777	0,8374	0,5685	0,8291	0,5596	0,8209	0,5510	0,8128	0,5426	0,8048
k=56	0,5827	0,8398	0,5735	0,8315	0,5646	0,8234	0,5560	0,8153	0,5477	0,8074
k=57	0,5875	0,8420	0,5784	0,8338	0,5695	0,8258	0,5609	0,8179	0,5526	0,8100
k=58	0,5923	0,8442	0,5831	0,8361	0,5743	0,8282	0,5658	0,8203	0,5575	0,8125
k=59	0,5969	0,8463	0,5878	0,8383	0,5790	0,8304	0,5705	0,8227	0,5622	0,8150
k=60	0,6014	0,8484	0,5924	0,8405	0,5836	0,8327	0,5751	0,8250	0,5669	0,8174

Tabelle E5b (Fortsetzung) **99%-Intervalle**

27		28		29		30		31	
Low	High	Low	High	Low	High	Low	High	Low	High
0,0004	0,2148	0,0004	0,2081	0,0004	0,2018	0,0004	0,1958	0,0003	0,1903
0,0055	0,2615	0,0052	0,2537	0,0050	0,2463	0,0049	0,2394	0,0047	0,2328
0,0154	0,3016	0,0148	0,2929	0,0143	0,2848	0,0136	0,2770	0,0133	0,2697
0,0281	0,3366	0,0271	0,3274	0,0262	0,3186	0,0253	0,3102	0,0245	0,3023
0,0425	0,3677	0,0410	0,3580	0,0396	0,3487	0,0383	0,3399	0,0371	0,3315
0,0578	0,3956	0,0558	0,3855	0,0540	0,3758	0,0523	0,3666	0,0507	0,3579
0,0735	0,4209	0,0711	0,4104	0,0688	0,4005	0,0667	0,3910	0,0647	0,3820
0,0894	0,4439	0,0865	0,4332	0,0839	0,4230	0,0813	0,4133	0,0790	0,4041
0,1053	0,4649	0,1020	0,4541	0,0989	0,4438	0,0960	0,4339	0,0933	0,4245
0,1211	0,4843	0,1174	0,4734	0,1139	0,4630	0,1107	0,4530	0,1076	0,4434
0,1366	0,5023	0,1326	0,4913	0,1287	0,4808	0,1251	0,4707	0,1217	0,4610
0,1519	0,5190	0,1475	0,5080	0,1433	0,4974	0,1394	0,4872	0,1357	0,4774
0,1668	0,5345	0,1621	0,5235	0,1577	0,5129	0,1535	0,5027	0,1495	0,4928
0,1815	0,5491	0,1764	0,5380	0,1717	0,5274	0,1672	0,5172	0,1629	0,5073
0,1957	0,5627	0,1904	0,5516	0,1854	0,5410	0,1807	0,5308	0,1761	0,5209
0,2096	0,5754	0,2041	0,5644	0,1988	0,5539	0,1938	0,5436	0,1891	0,5338
0,2231	0,5875	0,2174	0,5765	0,2119	0,5660	0,2067	0,5558	0,2017	0,5459
0,2363	0,5988	0,2303	0,5879	0,2246	0,5774	0,2192	0,5673	0,2140	0,5574
0,2491	0,6095	0,2429	0,5987	0,2370	0,5883	0,2314	0,5781	0,2261	0,5684
0,2615	0,6197	0,2552	0,6089	0,2491	0,5986	0,2433	0,5885	0,2378	0,5787
0,2737	0,6293	0,2671	0,6186	0,2609	0,6083	0,2549	0,5983	0,2492	0,5886
0,2854	0,6384	0,2787	0,6278	0,2723	0,6176	0,2662	0,6077	0,2604	0,5980
0,2968	0,6471	0,2900	0,6366	0,2835	0,6264	0,2772	0,6166	0,2713	0,6070
0,3079	0,6554	0,3010	0,6450	0,2943	0,6349	0,2880	0,6251	0,2819	0,6156
0,3187	0,6632	0,3117	0,6529	0,3049	0,6429	0,2984	0,6332	0,2922	0,6238
0,3293	0,6707	0,3221	0,6606	0,3152	0,6506	0,3086	0,6410	0,3023	0,6316
0,3394	0,6779	0,3322	0,6678	0,3252	0,6580	0,3185	0,6484	0,3121	0,6391
0,3494	0,6848	0,3420	0,6748	0,3350	0,6650	0,3282	0,6556	0,3217	0,6463
0,3590	0,6914	0,3516	0,6815	0,3444	0,6718	0,3376	0,6624	0,3310	0,6532
0,3684	0,6977	0,3609	0,6879	0,3537	0,6783	0,3468	0,6690	0,3401	0,6599
0,3775	0,7038	0,3700	0,6941	0,3627	0,6846	0,3557	0,6753	0,3490	0,6663
0,3864	0,7096	0,3788	0,7000	0,3715	0,6906	0,3644	0,6814	0,3576	0,6725
0,3951	0,7152	0,3874	0,7057	0,3800	0,6963	0,3729	0,6873	0,3661	0,6784
0,4035	0,7205	0,3958	0,7111	0,3883	0,7019	0,3812	0,6929	0,3743	0,6841
0,4117	0,7257	0,4039	0,7164	0,3965	0,7073	0,3893	0,6983	0,3823	0,6896
0,4197	0,7307	0,4119	0,7215	0,4044	0,7124	0,3972	0,7036	0,3902	0,6949
0,4275	0,7355	0,4197	0,7264	0,4121	0,7174	0,4048	0,7087	0,3978	0,7001
0,4351	0,7401	0,4272	0,7311	0,4197	0,7222	0,4124	0,7135	0,4053	0,7051
0,4425	0,7446	0,4346	0,7356	0,4270	0,7269	0,4197	0,7183	0,4126	0,7099
0,4497	0,7489	0,4418	0,7401	0,4342	0,7314	0,4269	0,7228	0,4198	0,7145
0,4567	0,7531	0,4488	0,7443	0,4412	0,7357	0,4338	0,7273	0,4267	0,7190
0,4636	0,7571	0,4557	0,7484	0,4480	0,7399	0,4407	0,7316	0,4335	0,7234
0,4703	0,7611	0,4624	0,7524	0,4547	0,7440	0,4473	0,7357	0,4402	0,7276
0,4768	0,7648	0,4689	0,7563	0,4613	0,7479	0,4539	0,7397	0,4467	0,7317
0,4832	0,7685	0,4753	0,7601	0,4676	0,7518	0,4602	0,7436	0,4531	0,7357
0,4894	0,7720	0,4815	0,7637	0,4739	0,7555	0,4665	0,7474	0,4593	0,7395
0,4955	0,7755	0,4876	0,7672	0,4800	0,7591	0,4726	0,7511	0,4654	0,7433
0,5015	0,7788	0,4936	0,7706	0,4859	0,7626	0,4785	0,7547	0,4713	0,7469
0,5073	0,7821	0,4994	0,7740	0,4918	0,7660	0,4844	0,7581	0,4772	0,7504
0,5130	0,7852	0,5051	0,7772	0,4975	0,7693	0,4901	0,7615	0,4829	0,7539
0,5185	0,7883	0,5107	0,7803	0,5030	0,7725	0,4956	0,7648	0,4885	0,7572
0,5240	0,7912	0,5161	0,7834	0,5085	0,7756	0,5011	0,7680	0,4939	0,7605
0,5293	0,7941	0,5215	0,7863	0,5138	0,7786	0,5065	0,7711	0,4993	0,7636
0,5345	0,7969	0,5267	0,7892	0,5191	0,7816	0,5117	0,7741	0,5045	0,7667
0,5396	0,7997	0,5318	0,7920	0,5242	0,7845	0,5168	0,7770	0,5097	0,7697
0,5446	0,8023	0,5368	0,7947	0,5292	0,7873	0,5219	0,7799	0,5147	0,7726
0,5495	0,8049	0,5417	0,7974	0,5341	0,7900	0,5268	0,7827	0,5197	0,7755
0,5542	0,8074	0,5465	0,8000	0,5389	0,7926	0,5316	0,7854	0,5245	0,7783
0,5589	0,8099	0,5512	0,8025	0,5437	0,7952	0,5364	0,7881	0,5293	0,7810

Tabelle E5b (Fortsetzung) **99%-Intervalle**

r=	32		33		34		35		36	
	Low	High	Low	High	Low	High	Low	High	Low	High
k= 2	0,0003	0,1850	0,0003	0,1800	0,0003	0,1752	0,0003	0,1708	0,0003	0,1665
k= 3	0,0045	0,2266	0,0044	0,2207	0,0042	0,2151	0,0041	0,2098	0,0040	0,2047
k= 4	0,0129	0,2628	0,0125	0,2562	0,0121	0,2499	0,0117	0,2439	0,0114	0,2382
k= 5	0,0237	0,2948	0,0230	0,2876	0,0223	0,2808	0,0217	0,2743	0,0211	0,2681
k= 6	0,0360	0,3235	0,0349	0,3159	0,0339	0,3086	0,0330	0,3017	0,0321	0,2951
k= 7	0,0492	0,3495	0,0477	0,3416	0,0464	0,3339	0,0451	0,3266	0,0439	0,3197
k= 8	0,0628	0,3733	0,0610	0,3650	0,0594	0,3571	0,0578	0,3496	0,0563	0,3423
k= 9	0,0767	0,3952	0,0746	0,3867	0,0726	0,3785	0,0707	0,3707	0,0689	0,3632
k=10	0,0907	0,4154	0,0883	0,4067	0,0860	0,3984	0,0838	0,3904	0,0817	0,3827
k=11	0,1047	0,4342	0,1019	0,4253	0,0993	0,4168	0,0968	0,4087	0,0945	0,4008
k=12	0,1185	0,4517	0,1155	0,4427	0,1126	0,4341	0,1098	0,4258	0,1072	0,4178
k=13	0,1322	0,4680	0,1289	0,4590	0,1257	0,4503	0,1227	0,4419	0,1198	0,4338
k=14	0,1457	0,4834	0,1421	0,4743	0,1386	0,4655	0,1354	0,4570	0,1322	0,4489
k=15	0,1589	0,4978	0,1550	0,4887	0,1514	0,4798	0,1479	0,4713	0,1445	0,4631
k=16	0,1719	0,5114	0,1678	0,5022	0,1639	0,4934	0,1601	0,4848	0,1566	0,4765
k=17	0,1846	0,5243	0,1802	0,5151	0,1761	0,5062	0,1722	0,4976	0,1685	0,4893
k=18	0,1970	0,5364	0,1925	0,5272	0,1881	0,5183	0,1840	0,5097	0,1801	0,5014
k=19	0,2091	0,5479	0,2044	0,5387	0,1999	0,5298	0,1956	0,5212	0,1915	0,5129
k=20	0,2210	0,5589	0,2161	0,5497	0,2114	0,5408	0,2069	0,5322	0,2027	0,5238
k=21	0,2325	0,5693	0,2275	0,5601	0,2227	0,5513	0,2180	0,5427	0,2136	0,5343
k=22	0,2438	0,5792	0,2386	0,5701	0,2336	0,5613	0,2289	0,5526	0,2243	0,5443
k=23	0,2548	0,5887	0,2495	0,5796	0,2444	0,5708	0,2394	0,5622	0,2347	0,5539
k=24	0,2656	0,5977	0,2601	0,5886	0,2548	0,5799	0,2498	0,5713	0,2450	0,5630
k=25	0,2760	0,6063	0,2704	0,5973	0,2651	0,5886	0,2599	0,5801	0,2550	0,5718
k=26	0,2863	0,6145	0,2806	0,6056	0,2751	0,5969	0,2698	0,5885	0,2647	0,5802
k=27	0,2962	0,6225	0,2904	0,6136	0,2848	0,6049	0,2795	0,5965	0,2743	0,5883
k=28	0,3059	0,6300	0,3000	0,6212	0,2943	0,6126	0,2889	0,6042	0,2836	0,5961
k=29	0,3154	0,6373	0,3094	0,6285	0,3037	0,6200	0,2981	0,6117	0,2927	0,6035
k=30	0,3247	0,6443	0,3186	0,6356	0,3127	0,6271	0,3071	0,6188	0,3017	0,6107
k=31	0,3337	0,6510	0,3275	0,6424	0,3216	0,6339	0,3159	0,6257	0,3104	0,6177
k=32	0,3425	0,6575	0,3363	0,6489	0,3303	0,6405	0,3245	0,6323	0,3189	0,6243
k=33	0,3511	0,6637	0,3448	0,6552	0,3387	0,6469	0,3329	0,6387	0,3272	0,6308
k=34	0,3595	0,6697	0,3531	0,6613	0,3470	0,6530	0,3411	0,6449	0,3354	0,6370
k=35	0,3677	0,6755	0,3613	0,6671	0,3551	0,6589	0,3491	0,6509	0,3434	0,6430
k=36	0,3757	0,6811	0,3692	0,6728	0,3630	0,6646	0,3570	0,6566	0,3512	0,6488
k=37	0,3835	0,6865	0,3770	0,6782	0,3707	0,6701	0,3646	0,6622	0,3588	0,6545
k=38	0,3911	0,6917	0,3845	0,6835	0,3782	0,6755	0,3721	0,6676	0,3662	0,6599
k=39	0,3985	0,6967	0,3920	0,6886	0,3856	0,6806	0,3795	0,6728	0,3735	0,6652
k=40	0,4058	0,7016	0,3992	0,6935	0,3928	0,6856	0,3866	0,6779	0,3807	0,6703
k=41	0,4129	0,7063	0,4063	0,6983	0,3999	0,6905	0,3937	0,6828	0,3876	0,6753
k=42	0,4198	0,7109	0,4132	0,7030	0,4068	0,6952	0,4005	0,6875	0,3945	0,6801
k=43	0,4266	0,7153	0,4200	0,7075	0,4135	0,6997	0,4072	0,6922	0,4012	0,6847
k=44	0,4333	0,7196	0,4266	0,7118	0,4201	0,7041	0,4138	0,6966	0,4077	0,6893
k=45	0,4398	0,7238	0,4331	0,7160	0,4266	0,7084	0,4203	0,7010	0,4142	0,6937
k=46	0,4461	0,7278	0,4394	0,7201	0,4329	0,7126	0,4266	0,7052	0,4204	0,6979
k=47	0,4524	0,7317	0,4456	0,7241	0,4391	0,7166	0,4327	0,7093	0,4266	0,7021
k=48	0,4584	0,7356	0,4517	0,7280	0,4452	0,7206	0,4388	0,7133	0,4326	0,7061
k=49	0,4644	0,7393	0,4576	0,7318	0,4511	0,7244	0,4447	0,7172	0,4386	0,7101
k=50	0,4702	0,7429	0,4635	0,7354	0,4569	0,7281	0,4505	0,7209	0,4443	0,7139
k=51	0,4759	0,7464	0,4692	0,7390	0,4626	0,7317	0,4562	0,7246	0,4500	0,7176
k=52	0,4815	0,7498	0,4748	0,7425	0,4682	0,7353	0,4618	0,7282	0,4556	0,7212
k=53	0,4870	0,7531	0,4802	0,7458	0,4737	0,7387	0,4673	0,7317	0,4611	0,7248
k=54	0,4923	0,7563	0,4856	0,7491	0,4790	0,7420	0,4726	0,7351	0,4664	0,7282
k=55	0,4976	0,7595	0,4908	0,7523	0,4843	0,7453	0,4779	0,7384	0,4717	0,7316
k=56	0,5027	0,7625	0,4960	0,7554	0,4894	0,7485	0,4831	0,7416	0,4768	0,7349
k=57	0,5078	0,7655	0,5011	0,7585	0,4945	0,7516	0,4881	0,7448	0,4819	0,7381
k=58	0,5127	0,7684	0,5060	0,7615	0,4995	0,7546	0,4931	0,7478	0,4869	0,7412
k=59	0,5176	0,7713	0,5109	0,7643	0,5043	0,7575	0,4979	0,7508	0,4917	0,7442
k=60	0,5224	0,7740	0,5156	0,7672	0,5091	0,7604	0,5027	0,7538	0,4965	0,7472

Tabelle E5b (Fortsetzung) **99%-Intervalle**

37		38		39		40		41	
Low	High	Low	High	Low	High	Low	High	Low	High
0,0003	0,1624	0,0003	0,1586	0,0003	0,1549	0,0003	0,1513	0,0002	0,1480
0,0039	0,1999	0,0038	0,1953	0,0037	0,1909	0,0036	0,1867	0,0035	0,1827
0,0111	0,2327	0,0108	0,2275	0,0105	0,2226	0,0102	0,2178	0,0100	0,2133
0,0205	0,2621	0,0199	0,2565	0,0194	0,2510	0,0189	0,2458	0,0185	0,2408
0,0312	0,2887	0,0304	0,2826	0,0296	0,2768	0,0289	0,2712	0,0282	0,2658
0,0428	0,3130	0,0417	0,3066	0,0407	0,3004	0,0397	0,2945	0,0388	0,2888
0,0549	0,3353	0,0535	0,3286	0,0522	0,3222	0,0510	0,3160	0,0498	0,3100
0,0672	0,3560	0,0656	0,3491	0,0640	0,3424	0,0625	0,3360	0,0611	0,3298
0,0797	0,3753	0,0778	0,3681	0,0760	0,3613	0,0743	0,3547	0,0726	0,3483
0,0922	0,3933	0,0901	0,3860	0,0880	0,3789	0,0860	0,3722	0,0842	0,3656
0,1047	0,4101	0,1023	0,4027	0,1000	0,3955	0,0978	0,3886	0,0957	0,3820
0,1170	0,4260	0,1144	0,4185	0,1119	0,4112	0,1095	0,4042	0,1072	0,3974
0,1293	0,4410	0,1264	0,4333	0,1237	0,4260	0,1211	0,4188	0,1186	0,4119
0,1413	0,4551	0,1383	0,4474	0,1353	0,4400	0,1325	0,4328	0,1298	0,4258
0,1532	0,4685	0,1499	0,4607	0,1468	0,4532	0,1438	0,4460	0,1410	0,4389
0,1649	0,4812	0,1614	0,4734	0,1581	0,4658	0,1549	0,4585	0,1519	0,4514
0,1763	0,4933	0,1727	0,4854	0,1692	0,4779	0,1659	0,4705	0,1627	0,4633
0,1875	0,5048	0,1838	0,4969	0,1801	0,4893	0,1766	0,4819	0,1733	0,4747
0,1985	0,5157	0,1946	0,5079	0,1908	0,5002	0,1872	0,4928	0,1837	0,4856
0,2093	0,5262	0,2052	0,5183	0,2013	0,5107	0,1975	0,5033	0,1939	0,4960
0,2199	0,5362	0,2156	0,5283	0,2116	0,5207	0,2077	0,5132	0,2039	0,5060
0,2302	0,5458	0,2258	0,5379	0,2216	0,5303	0,2176	0,5228	0,2137	0,5156
0,2403	0,5550	0,2358	0,5471	0,2315	0,5395	0,2273	0,5320	0,2233	0,5248
0,2502	0,5638	0,2456	0,5559	0,2412	0,5483	0,2369	0,5409	0,2328	0,5336
0,2598	0,5722	0,2551	0,5644	0,2506	0,5568	0,2462	0,5494	0,2420	0,5421
0,2693	0,5803	0,2645	0,5725	0,2599	0,5649	0,2554	0,5575	0,2511	0,5503
0,2785	0,5881	0,2736	0,5803	0,2689	0,5728	0,2644	0,5654	0,2599	0,5582
0,2876	0,5956	0,2826	0,5879	0,2778	0,5803	0,2731	0,5730	0,2686	0,5658
0,2964	0,6028	0,2913	0,5952	0,2865	0,5876	0,2817	0,5803	0,2772	0,5731
0,3051	0,6098	0,2999	0,6022	0,2949	0,5947	0,2901	0,5874	0,2855	0,5802
0,3135	0,6165	0,3083	0,6089	0,3033	0,6015	0,2984	0,5942	0,2937	0,5871
0,3218	0,6230	0,3165	0,6155	0,3114	0,6080	0,3065	0,6008	0,3017	0,5937
0,3299	0,6293	0,3245	0,6218	0,3194	0,6144	0,3144	0,6072	0,3095	0,6001
0,3378	0,6354	0,3324	0,6279	0,3272	0,6205	0,3221	0,6134	0,3172	0,6063
0,3455	0,6412	0,3401	0,6338	0,3348	0,6265	0,3297	0,6193	0,3247	0,6124
0,3531	0,6469	0,3476	0,6395	0,3423	0,6322	0,3371	0,6251	0,3321	0,6182
0,3605	0,6524	0,3550	0,6450	0,3496	0,6378	0,3444	0,6307	0,3393	0,6238
0,3678	0,6577	0,3622	0,6504	0,3568	0,6432	0,3515	0,6362	0,3464	0,6293
0,3749	0,6629	0,3693	0,6556	0,3638	0,6485	0,3585	0,6415	0,3534	0,6346
0,3818	0,6679	0,3762	0,6607	0,3707	0,6536	0,3654	0,6466	0,3602	0,6398
0,3886	0,6727	0,3829	0,6656	0,3774	0,6585	0,3721	0,6516	0,3669	0,6448
0,3953	0,6775	0,3896	0,6703	0,3840	0,6633	0,3787	0,6564	0,3734	0,6497
0,4018	0,6820	0,3961	0,6749	0,3905	0,6680	0,3851	0,6612	0,3798	0,6545
0,4082	0,6865	0,4025	0,6794	0,3969	0,6725	0,3914	0,6657	0,3861	0,6591
0,4145	0,6908	0,4087	0,6838	0,4031	0,6769	0,3976	0,6702	0,3923	0,6636
0,4206	0,6950	0,4148	0,6881	0,4092	0,6812	0,4037	0,6745	0,3984	0,6680
0,4266	0,6991	0,4208	0,6922	0,4152	0,6854	0,4097	0,6788	0,4043	0,6722
0,4325	0,7031	0,4267	0,6962	0,4210	0,6895	0,4155	0,6829	0,4101	0,6764
0,4383	0,7070	0,4325	0,7002	0,4268	0,6935	0,4213	0,6869	0,4159	0,6804
0,4440	0,7107	0,4382	0,7040	0,4324	0,6973	0,4269	0,6908	0,4215	0,6844
0,4496	0,7144	0,4437	0,7077	0,4380	0,7011	0,4324	0,6946	0,4270	0,6882
0,4550	0,7180	0,4492	0,7113	0,4434	0,7048	0,4379	0,6983	0,4324	0,6920
0,4604	0,7215	0,4545	0,7149	0,4488	0,7084	0,4432	0,7019	0,4377	0,6956
0,4656	0,7249	0,4597	0,7183	0,4540	0,7119	0,4484	0,7055	0,4430	0,6992
0,4708	0,7282	0,4649	0,7217	0,4592	0,7153	0,4536	0,7089	0,4481	0,7027
0,4759	0,7315	0,4700	0,7250	0,4642	0,7186	0,4586	0,7123	0,4531	0,7061
0,4808	0,7346	0,4749	0,7282	0,4692	0,7218	0,4636	0,7156	0,4581	0,7095
0,4857	0,7377	0,4798	0,7313	0,4740	0,7250	0,4684	0,7188	0,4630	0,7127
0,4905	0,7408	0,4846	0,7344	0,4788	0,7281	0,4732	0,7220	0,4677	0,7159

Tabelle E5b (Fortsetzung) **99%-Intervalle**

r=	42		43		44		45		46	
	Low	High	Low	High	Low	High	Low	High	Low	High
k= 2	0,0002	0,1448	0,0002	0,1417	0,0002	0,1387	0,0002	0,1359	0,0002	0,1332
k= 3	0,0034	0,1788	0,0033	0,1751	0,0032	0,1715	0,0031	0,1682	0,0031	0,1649
k= 4	0,0097	0,2089	0,0095	0,2047	0,0093	0,2007	0,0090	0,1968	0,0088	0,1930
k= 5	0,0180	0,2359	0,0176	0,2313	0,0172	0,2269	0,0168	0,2226	0,0164	0,2185
k= 6	0,0276	0,2606	0,0269	0,2556	0,0263	0,2509	0,0258	0,2462	0,0252	0,2418
k= 7	0,0379	0,2833	0,0370	0,2780	0,0362	0,2729	0,0354	0,2680	0,0347	0,2633
k= 8	0,0487	0,3043	0,0476	0,2987	0,0466	0,2934	0,0456	0,2883	0,0447	0,2833
k= 9	0,0598	0,3238	0,0585	0,3181	0,0573	0,3125	0,0561	0,3072	0,0549	0,3020
k=10	0,0710	0,3421	0,0695	0,3362	0,0681	0,3304	0,0667	0,3249	0,0654	0,3195
k=11	0,0824	0,3593	0,0807	0,3532	0,0790	0,3473	0,0774	0,3416	0,0759	0,3361
k=12	0,0937	0,3755	0,0918	0,3692	0,0899	0,3632	0,0882	0,3574	0,0865	0,3517
k=13	0,1050	0,3908	0,1029	0,3844	0,1008	0,3783	0,0989	0,3723	0,0970	0,3665
k=14	0,1162	0,4053	0,1139	0,3988	0,1117	0,3925	0,1095	0,3865	0,1075	0,3806
k=15	0,1273	0,4190	0,1248	0,4125	0,1224	0,4061	0,1201	0,3999	0,1179	0,3940
k=16	0,1382	0,4321	0,1355	0,4255	0,1330	0,4190	0,1305	0,4128	0,1282	0,4067
k=17	0,1490	0,4445	0,1462	0,4378	0,1434	0,4314	0,1408	0,4251	0,1383	0,4189
k=18	0,1596	0,4564	0,1566	0,4497	0,1538	0,4431	0,1510	0,4368	0,1483	0,4306
k=19	0,1700	0,4678	0,1669	0,4610	0,1639	0,4544	0,1610	0,4480	0,1582	0,4418
k=20	0,1803	0,4786	0,1770	0,4718	0,1739	0,4652	0,1709	0,4587	0,1679	0,4525
k=21	0,1904	0,4890	0,1870	0,4822	0,1837	0,4755	0,1805	0,4690	0,1775	0,4627
k=22	0,2002	0,4990	0,1967	0,4921	0,1933	0,4854	0,1901	0,4789	0,1869	0,4726
k=23	0,2099	0,5085	0,2063	0,5017	0,2028	0,4950	0,1994	0,4885	0,1961	0,4821
k=24	0,2195	0,5177	0,2157	0,5109	0,2121	0,5042	0,2086	0,4976	0,2052	0,4913
k=25	0,2288	0,5266	0,2249	0,5197	0,2212	0,5130	0,2176	0,5065	0,2141	0,5001
k=26	0,2379	0,6351	0,2340	0,5282	0,2302	0,5215	0,2265	0,5150	0,2229	0,5086
k=27	0,2469	0,5433	0,2429	0,5364	0,2389	0,5297	0,2352	0,5232	0,2315	0,5168
k=28	0,2557	0,5512	0,2516	0,5443	0,2476	0,5376	0,2437	0,5311	0,2399	0,5247
k=29	0,2643	0,5588	0,2601	0,5520	0,2560	0,5453	0,2521	0,5387	0,2482	0,5324
k=30	0,2727	0,5662	0,2684	0,5593	0,2643	0,5527	0,2603	0,5461	0,2564	0,5398
k=31	0,2810	0,5733	0,2766	0,5665	0,2724	0,5598	0,2683	0,5533	0,2643	0,5469
k=32	0,2891	0,5802	0,2847	0,5734	0,2804	0,5667	0,2762	0,5602	0,2722	0,5539
k=33	0,2970	0,5868	0,2925	0,5800	0,2882	0,5734	0,2840	0,5669	0,2799	0,5606
k=34	0,3048	0,5932	0,3003	0,5865	0,2959	0,5799	0,2916	0,5734	0,2874	0,5671
k=35	0,3125	0,5995	0,3078	0,5928	0,3034	0,5862	0,2990	0,5797	0,2948	0,5734
k=36	0,3199	0,6055	0,3153	0,5988	0,3107	0,5923	0,3063	0,5858	0,3021	0,5796
k=37	0,3273	0,6114	0,3225	0,6047	0,3180	0,5982	0,3135	0,5918	0,3092	0,5855
k=38	0,3344	0,6171	0,3297	0,6104	0,3251	0,6039	0,3206	0,5975	0,3162	0,5913
k=39	0,3415	0,6226	0,3367	0,6160	0,3320	0,6095	0,3275	0,6031	0,3231	0,5969
k=40	0,3484	0,6279	0,3436	0,6213	0,3388	0,6149	0,3343	0,6086	0,3298	0,6024
k=41	0,3552	0,6331	0,3503	0,6266	0,3455	0,6202	0,3409	0,6139	0,3364	0,6077
k=42	0,3618	0,6382	0,3569	0,6317	0,3521	0,6253	0,3475	0,6190	0,3429	0,6129
k=43	0,3683	0,6431	0,3634	0,6366	0,3586	0,6303	0,3539	0,6240	0,3493	0,6179
k=44	0,3747	0,6479	0,3697	0,6414	0,3649	0,6351	0,3602	0,6289	0,3556	0,6228
k=45	0,3810	0,6525	0,3760	0,6461	0,3711	0,6398	0,3664	0,6336	0,3617	0,6276
k=46	0,3871	0,6571	0,3821	0,6507	0,3772	0,6444	0,3724	0,6383	0,3678	0,6322
k=47	0,3932	0,6615	0,3881	0,6551	0,3832	0,6489	0,3784	0,6428	0,3737	0,6368
k=48	0,3991	0,6658	0,3940	0,6595	0,3891	0,6533	0,3842	0,6472	0,3795	0,6412
k=49	0,4049	0,6700	0,3998	0,6637	0,3948	0,6575	0,3900	0,6515	0,3853	0,6455
k=50	0,4106	0,6741	0,4055	0,6678	0,4005	0,6617	0,3956	0,6557	0,3909	0,6497
k=51	0,4162	0,6781	0,4111	0,6718	0,4061	0,6657	0,4012	0,6597	0,3964	0,6538
k=52	0,4217	0,6819	0,4166	0,6758	0,4115	0,6697	0,4066	0,6637	0,4019	0,6579
k=53	0,4271	0,6857	0,4220	0,6796	0,4169	0,6736	0,4120	0,6676	0,4072	0,6618
k=54	0,4324	0,6894	0,4273	0,6833	0,4222	0,6773	0,4173	0,6714	0,4125	0,6656
k=55	0,4376	0,6931	0,4325	0,6870	0,4274	0,6810	0,4224	0,6751	0,4176	0,6694
k=56	0,4428	0,6966	0,4376	0,6906	0,4325	0,6846	0,4275	0,6788	0,4227	0,6730
k=57	0,4478	0,7000	0,4426	0,6940	0,4375	0,6881	0,4325	0,6823	0,4277	0,6766
k=58	0,4528	0,7034	0,4475	0,6974	0,4425	0,6916	0,4375	0,6858	0,4326	0,6801
k=59	0,4576	0,7067	0,4524	0,7008	0,4473	0,6949	0,4423	0,6892	0,4374	0,6835
k=60	0,4624	0,7099	0,4572	0,7040	0,4521	0,6982	0,4471	0,6925	0,4422	0,6869

Tabelle E5b (Fortsetzung) **99%-Intervalle**

47		48		49		50		51	
Low	High	Low	High	Low	High	Low	High	Low	High
0,0002	0,1306	0,0002	0,1280	0,0002	0,1256	0,0002	0,1233	0,0002	0,1211
0,0030	0,1617	0,0029	0,1587	0,0029	0,1558	0,0028	0,1530	0,0028	0,1502
0,0086	0,1895	0,0085	0,1860	0,0083	0,1826	0,0081	0,1794	0,0079	0,1763
0,0161	0,2145	0,0158	0,2107	0,0154	0,2070	0,0151	0,2034	0,0148	0,2000
0,0247	0,2375	0,0242	0,2334	0,0237	0,2294	0,0232	0,2255	0,0228	0,2217
0,0340	0,2587	0,0333	0,2543	0,0326	0,2500	0,0320	0,2459	0,0314	0,2419
0,0438	0,2785	0,0429	0,2738	0,0421	0,2693	0,0413	0,2650	0,0405	0,2608
0,0538	0,2970	0,0528	0,2921	0,0518	0,2874	0,0508	0,2828	0,0499	0,2784
0,0641	0,3143	0,0629	0,3093	0,0617	0,3044	0,0605	0,2997	0,0594	0,2951
0,0745	0,3307	0,0730	0,3255	0,0717	0,3205	0,0704	0,3156	0,0691	0,3109
0,0848	0,3462	0,0833	0,3409	0,0817	0,3357	0,0803	0,3307	0,0789	0,3258
0,0952	0,3609	0,0935	0,3554	0,0918	0,3502	0,0902	0,3450	0,0886	0,3400
0,1055	0,3749	0,1036	0,3693	0,1018	0,3639	0,1000	0,3587	0,0983	0,3536
0,1157	0,3882	0,1137	0,3825	0,1117	0,3770	0,1098	0,3717	0,1079	0,3665
0,1259	0,4008	0,1237	0,3951	0,1215	0,3896	0,1195	0,3842	0,1175	0,3789
0,1359	0,4130	0,1335	0,4072	0,1313	0,4015	0,1291	0,3961	0,1270	0,3907
0,1458	0,4246	0,1433	0,4187	0,1409	0,4130	0,1386	0,4075	0,1363	0,4021
0,1555	0,4357	0,1529	0,4298	0,1504	0,4240	0,1479	0,4184	0,1456	0,4130
0,1651	0,4464	0,1624	0,4404	0,1597	0,4346	0,1572	0,4290	0,1547	0,4235
0,1746	0,4566	0,1717	0,4506	0,1689	0,4448	0,1663	0,4391	0,1637	0,4336
0,1838	0,4664	0,1809	0,4604	0,1780	0,4546	0,1752	0,4489	0,1725	0,4433
0,1930	0,4759	0,1899	0,4699	0,1869	0,4640	0,1841	0,4583	0,1813	0,4526
0,2020	0,4851	0,1988	0,4790	0,1957	0,4731	0,1927	0,4673	0,1899	0,4617
0,2108	0,4939	0,2075	0,4878	0,2044	0,4818	0,2013	0,4761	0,1983	0,4704
0,2194	0,5024	0,2161	0,4963	0,2128	0,4903	0,2097	0,4845	0,2066	0,4789
0,2280	0,5106	0,2245	0,5045	0,2212	0,4985	0,2179	0,4927	0,2148	0,4870
0,2363	0,5185	0,2328	0,5124	0,2294	0,5064	0,2260	0,5006	0,2228	0,4949
0,2445	0,5261	0,2409	0,5200	0,2374	0,5141	0,2340	0,5082	0,2307	0,5025
0,2526	0,5335	0,2489	0,5274	0,2453	0,5215	0,2419	0,5156	0,2385	0,5099
0,2605	0,5407	0,2567	0,5346	0,2531	0,5287	0,2496	0,5228	0,2461	0,5171
0,2683	0,5476	0,2644	0,5416	0,2607	0,5356	0,2571	0,5298	0,2536	0,5241
0,2759	0,5544	0,2720	0,5483	0,2682	0,5424	0,2646	0,5365	0,2610	0,5308
0,2834	0,5609	0,2794	0,5548	0,2756	0,5489	0,2719	0,5431	0,2683	0,5374
0,2907	0,5673	0,2867	0,5612	0,2828	0,5553	0,2791	0,5495	0,2754	0,5438
0,2979	0,5734	0,2939	0,5674	0,2899	0,5614	0,2861	0,5557	0,2824	0,5500
0,3050	0,5794	0,3009	0,5734	0,2969	0,5675	0,2930	0,5617	0,2893	0,5560
0,3119	0,5852	0,3078	0,5792	0,3038	0,5733	0,2998	0,5675	0,2960	0,5618
0,3188	0,5908	0,3146	0,5848	0,3105	0,5790	0,3065	0,5732	0,3027	0,5676
0,3255	0,5963	0,3212	0,5903	0,3171	0,5845	0,3131	0,5787	0,3092	0,5731
0,3320	0,6016	0,3278	0,5957	0,3236	0,5899	0,3196	0,5841	0,3156	0,5785
0,3385	0,6068	0,3342	0,6009	0,3300	0,5951	0,3259	0,5894	0,3219	0,5838
0,3449	0,6119	0,3405	0,6060	0,3363	0,6002	0,3322	0,5945	0,3282	0,5889
0,3511	0,6168	0,3467	0,6109	0,3425	0,6052	0,3383	0,5995	0,3343	0,5939
0,3572	0,6216	0,3528	0,6158	0,3485	0,6100	0,3443	0,6044	0,3403	0,5988
0,3632	0,6263	0,3588	0,6205	0,3545	0,6147	0,3503	0,6091	0,3462	0,6036
0,3691	0,6309	0,3647	0,6251	0,3603	0,6194	0,3561	0,6137	0,3520	0,6082
0,3749	0,6353	0,3705	0,6295	0,3661	0,6239	0,3618	0,6183	0,3577	0,6128
0,3806	0,6397	0,3761	0,6339	0,3718	0,6282	0,3675	0,6227	0,3633	0,6172
0,3863	0,6439	0,3817	0,6382	0,3773	0,6325	0,3730	0,6270	0,3688	0,6215
0,3918	0,6480	0,3872	0,6423	0,3828	0,6367	0,3785	0,6312	0,3742	0,6258
0,3972	0,6521	0,3926	0,6464	0,3882	0,6408	0,3838	0,6353	0,3796	0,6299
0,4025	0,6560	0,3979	0,6504	0,3935	0,6448	0,3891	0,6393	0,3848	0,6340
0,4078	0,6599	0,4032	0,6543	0,3987	0,6487	0,3943	0,6433	0,3900	0,6379
0,4129	0,6637	0,4083	0,6581	0,4038	0,6526	0,3994	0,6471	0,3951	0,6418
0,4180	0,6674	0,4133	0,6618	0,4088	0,6563	0,4044	0,6509	0,4001	0,6456
0,4230	0,6710	0,4183	0,6654	0,4138	0,6600	0,4094	0,6546	0,4050	0,6493
0,4279	0,6745	0,4232	0,6690	0,4187	0,6636	0,4142	0,6582	0,4099	0,6529
0,4327	0,6780	0,4280	0,6725	0,4235	0,6671	0,4190	0,6617	0,4147	0,6565
0,4374	0,6813	0,4328	0,6759	0,4282	0,6705	0,4237	0,6652	0,4194	0,6600

Tabelle E5b (Fortsetzung) **99%-Intervalle**

r=	52		53		54		55		56	
	Low	High	Low	High	Low	High	Low	High	Low	High
k= 2	0,0002	0,1189	0,0002	0,1168	0,0002	0,1148	0,0002	0,1129	0,0002	0,1110
k= 3	0,0027	0,1476	0,0026	0,1451	0,0026	0,1427	0,0025	0,1403	0,0025	0,1380
k= 4	0,0078	0,1733	0,0076	0,1704	0,0075	0,1676	0,0074	0,1649	0,0072	0,1622
k= 5	0,0145	0,1966	0,0143	0,1934	0,0140	0,1903	0,0137	0,1873	0,0135	0,1844
k= 6	0,0223	0,2181	0,0219	0,2146	0,0215	0,2112	0,0211	0,2079	0,0207	0,2047
k= 7	0,0308	0,2381	0,0302	0,2343	0,0297	0,2307	0,0292	0,2272	0,0287	0,2238
k= 8	0,0397	0,2567	0,0390	0,2527	0,0383	0,2489	0,0377	0,2452	0,0370	0,2415
k= 9	0,0490	0,2742	0,0481	0,2700	0,0473	0,2660	0,0464	0,2621	0,0457	0,2583
k=10	0,0584	0,2907	0,0574	0,2864	0,0564	0,2822	0,0554	0,2781	0,0545	0,2741
k=11	0,0679	0,3063	0,0667	0,3018	0,0656	0,2975	0,0645	0,2933	0,0635	0,2892
k=12	0,0775	0,3211	0,0762	0,3165	0,0749	0,3120	0,0737	0,3077	0,0725	0,3035
k=13	0,0871	0,3352	0,0856	0,3305	0,0842	0,3259	0,0828	0,3214	0,0815	0,3171
k=14	0,0966	0,3486	0,0950	0,3438	0,0935	0,3391	0,0920	0,3346	0,0905	0,3301
k=15	0,1061	0,3615	0,1044	0,3566	0,1027	0,3518	0,1011	0,3471	0,0995	0,3426
k=16	0,1156	0,3738	0,1137	0,3688	0,1119	0,3639	0,1102	0,3592	0,1085	0,3546
k=17	0,1249	0,3855	0,1229	0,3805	0,1210	0,3755	0,1191	0,3707	0,1173	0,3660
k=18	0,1342	0,3968	0,1321	0,3917	0,1300	0,3867	0,1280	0,3818	0,1261	0,3771
k=19	0,1433	0,4077	0,1411	0,4025	0,1389	0,3974	0,1368	0,3925	0,1348	0,3877
k=20	0,1523	0,4181	0,1500	0,4129	0,1477	0,4078	0,1455	0,4028	0,1434	0,3979
k=21	0,1612	0,4282	0,1587	0,4229	0,1564	0,4177	0,1541	0,4127	0,1519	0,4078
k=22	0,1699	0,4378	0,1674	0,4325	0,1649	0,4273	0,1626	0,4223	0,1602	0,4173
k=23	0,1786	0,4472	0,1759	0,4418	0,1734	0,4366	0,1709	0,4315	0,1685	0,4265
k=24	0,1871	0,4562	0,1843	0,4508	0,1817	0,4455	0,1791	0,4404	0,1766	0,4354
k=25	0,1954	0,4649	0,1926	0,4595	0,1899	0,4542	0,1872	0,4490	0,1847	0,4440
k=26	0,2036	0,4733	0,2008	0,4679	0,1979	0,4626	0,1952	0,4574	0,1926	0,4523
k=27	0,2117	0,4815	0,2088	0,4760	0,2059	0,4707	0,2031	0,4655	0,2003	0,4604
k=28	0,2197	0,4893	0,2166	0,4839	0,2137	0,4785	0,2108	0,4733	0,2080	0,4682
k=29	0,2275	0,4970	0,2244	0,4915	0,2214	0,4862	0,2184	0,4809	0,2155	0,4758
k=30	0,2352	0,5044	0,2320	0,4989	0,2289	0,4935	0,2259	0,4883	0,2230	0,4832
k=31	0,2428	0,5115	0,2395	0,5061	0,2364	0,5007	0,2333	0,4955	0,2303	0,4903
k=32	0,2502	0,5185	0,2469	0,5130	0,2437	0,5077	0,2405	0,5024	0,2375	0,4973
k=33	0,2575	0,5252	0,2542	0,5198	0,2509	0,5144	0,2477	0,5092	0,2446	0,5040
k=34	0,2647	0,5318	0,2613	0,5263	0,2580	0,5210	0,2547	0,5157	0,2515	0,5106
k=35	0,2718	0,5382	0,2683	0,5327	0,2649	0,5274	0,2616	0,5221	0,2584	0,5169
k=36	0,2788	0,5444	0,2752	0,5389	0,2718	0,5336	0,2684	0,5283	0,2651	0,5232
k=37	0,2856	0,5504	0,2820	0,5450	0,2785	0,5396	0,2751	0,5344	0,2718	0,5292
k=38	0,2923	0,5563	0,2887	0,5508	0,2851	0,5455	0,2817	0,5403	0,2783	0,5351
k=39	0,2989	0,5620	0,2952	0,5566	0,2916	0,5512	0,2881	0,5460	0,2847	0,5408
k=40	0,3054	0,5676	0,3017	0,5621	0,2981	0,5568	0,2945	0,5516	0,2911	0,5464
k=41	0,3118	0,5730	0,3080	0,5676	0,3044	0,5623	0,3008	0,5570	0,2973	0,5519
k=42	0,3181	0,5783	0,3143	0,5729	0,3106	0,5676	0,3069	0,5624	0,3034	0,5572
k=43	0,3242	0,5834	0,3204	0,5780	0,3167	0,5727	0,3130	0,5675	0,3094	0,5624
k=44	0,3303	0,5885	0,3264	0,5831	0,3227	0,5778	0,3190	0,5726	0,3154	0,5675
k=45	0,3363	0,5934	0,3324	0,5880	0,3286	0,5827	0,3249	0,5776	0,3212	0,5725
k=46	0,3421	0,5981	0,3382	0,5928	0,3344	0,5875	0,3306	0,5824	0,3270	0,5773
k=47	0,3479	0,6028	0,3440	0,5975	0,3401	0,5922	0,3363	0,5871	0,3326	0,5820
k=48	0,3536	0,6074	0,3496	0,6021	0,3457	0,5968	0,3419	0,5917	0,3382	0,5867
k=49	0,3592	0,6118	0,3552	0,6065	0,3513	0,6013	0,3474	0,5962	0,3437	0,5912
k=50	0,3647	0,6162	0,3607	0,6109	0,3567	0,6057	0,3529	0,6006	0,3491	0,5956
k=51	0,3701	0,6204	0,3660	0,6152	0,3621	0,6100	0,3582	0,6049	0,3544	0,5999
k=52	0,3754	0,6246	0,3713	0,6194	0,3674	0,6142	0,3635	0,6091	0,3597	0,6041
k=53	0,3806	0,6287	0,3766	0,6234	0,3726	0,6183	0,3686	0,6133	0,3648	0,6083
k=54	0,3858	0,6326	0,3817	0,6274	0,3777	0,6223	0,3737	0,6173	0,3699	0,6123
k=55	0,3909	0,6365	0,3867	0,6314	0,3827	0,6263	0,3788	0,6212	0,3749	0,6163
k=56	0,3959	0,6403	0,3917	0,6352	0,3877	0,6301	0,3837	0,6251	0,3798	0,6202
k=57	0,4008	0,6441	0,3966	0,6389	0,3926	0,6339	0,3886	0,6289	0,3847	0,6240
k=58	0,4056	0,6477	0,4015	0,6426	0,3974	0,6376	0,3934	0,6326	0,3895	0,6277
k=59	0,4104	0,6513	0,4062	0,6462	0,4021	0,6412	0,3981	0,6362	0,3942	0,6314
k=60	0,4151	0,6548	0,4109	0,6497	0,4068	0,6447	0,4028	0,6398	0,3988	0,6350

Tabelle E5b (Fortsetzung) **99%-Intervalle**

57		58		59		60	
Low	High	Low	High	Low	High	Low	High
0,0002	0,1091	0,0002	0,1074	0,0002	0,1057	0,0002	0,1040
0,0024	0,1358	0,0024	0,1336	0,0024	0,1316	0,0023	0,1295
0,0071	0,1597	0,0070	0,1572	0,0068	0,1548	0,0067	0,1525
0,0132	0,1815	0,0130	0,1788	0,0128	0,1761	0,0126	0,1735
0,0204	0,2016	0,0200	0,1987	0,0197	0,1958	0,0194	0,1929
0,0282	0,2204	0,0277	0,2172	0,0272	0,2141	0,0268	0,2111
0,0364	0,2380	0,0358	0,2346	0,0352	0,2313	0,0346	0,2281
0,0449	0,2546	0,0442	0,2510	0,0435	0,2475	0,0428	0,2442
0,0536	0,2703	0,0527	0,2666	0,0519	0,2629	0,0511	0,2594
0,0624	0,2852	0,0614	0,2813	0,0605	0,2775	0,0595	0,2739
0,0713	0,2994	0,0702	0,2954	0,0691	0,2915	0,0681	0,2877
0,0802	0,3129	0,0790	0,3088	0,0778	0,3048	0,0766	0,3009
0,0891	0,3258	0,0878	0,3216	0,0865	0,3175	0,0852	0,3135
0,0980	0,3382	0,0965	0,3339	0,0951	0,3297	0,0937	0,3256
0,1068	0,3501	0,1052	0,3457	0,1037	0,3414	0,1022	0,3372
0,1156	0,3615	0,1139	0,3570	0,1122	0,3527	0,1106	0,3484
0,1243	0,3724	0,1225	0,3679	0,1207	0,3635	0,1190	0,3592
0,1328	0,3830	0,1309	0,3784	0,1291	0,3739	0,1273	0,3696
0,1413	0,3932	0,1393	0,3885	0,1374	0,3840	0,1355	0,3796
0,1497	0,4030	0,1476	0,3983	0,1456	0,3937	0,1436	0,3893
0,1580	0,4125	0,1558	0,4077	0,1537	0,4031	0,1516	0,3986
0,1662	0,4216	0,1639	0,4169	0,1617	0,4122	0,1595	0,4076
0,1742	0,4305	0,1718	0,4257	0,1696	0,4210	0,1673	0,4164
0,1821	0,4391	0,1797	0,4342	0,1773	0,4295	0,1750	0,4249
0,1900	0,4474	0,1875	0,4425	0,1850	0,4378	0,1826	0,4331
0,1977	0,4554	0,1951	0,4505	0,1926	0,4458	0,1901	0,4411
0,2053	0,4632	0,2026	0,4583	0,2000	0,4535	0,1975	0,4488
0,2127	0,4708	0,2100	0,4659	0,2074	0,4611	0,2048	0,4563
0,2201	0,4781	0,2173	0,4732	0,2146	0,4684	0,2119	0,4636
0,2274	0,4853	0,2245	0,4803	0,2217	0,4755	0,2190	0,4707
0,2345	0,4922	0,2316	0,4873	0,2287	0,4824	0,2260	0,4776
0,2415	0,4989	0,2385	0,4940	0,2357	0,4891	0,2328	0,4844
0,2484	0,5055	0,2454	0,5005	0,2425	0,4957	0,2396	0,4909
0,2552	0,5119	0,2522	0,5069	0,2492	0,5021	0,2462	0,4973
0,2619	0,5181	0,2588	0,5131	0,2558	0,5083	0,2528	0,5035
0,2685	0,5241	0,2654	0,5192	0,2623	0,5143	0,2592	0,5095
0,2750	0,5300	0,2718	0,5251	0,2687	0,5202	0,2656	0,5154
0,2814	0,5358	0,2782	0,5308	0,2750	0,5260	0,2719	0,5212
0,2877	0,5414	0,2844	0,5364	0,2812	0,5316	0,2780	0,5268
0,2939	0,5469	0,2905	0,5419	0,2873	0,5370	0,2841	0,5323
0,3000	0,5522	0,2966	0,5472	0,2933	0,5424	0,2901	0,5376
0,3060	0,5574	0,3026	0,5525	0,2992	0,5476	0,2960	0,5428
0,3119	0,5625	0,3084	0,5575	0,3051	0,5527	0,3018	0,5479
0,3177	0,5675	0,3142	0,5625	0,3108	0,5577	0,3075	0,5529
0,3234	0,5723	0,3199	0,5674	0,3165	0,5626	0,3131	0,5578
0,3290	0,5770	0,3255	0,5721	0,3220	0,5673	0,3187	0,5626
0,3346	0,5817	0,3310	0,5768	0,3275	0,5720	0,3241	0,5672
0,3400	0,5862	0,3364	0,5813	0,3329	0,5765	0,3295	0,5718
0,3454	0,5906	0,3418	0,5858	0,3383	0,5810	0,3348	0,5763
0,3507	0,5950	0,3471	0,5901	0,3435	0,5853	0,3400	0,5806
0,3559	0,5992	0,3523	0,5944	0,3487	0,5896	0,3452	0,5849
0,3611	0,6034	0,3574	0,5985	0,3538	0,5938	0,3503	0,5891
0,3661	0,6074	0,3624	0,6026	0,3588	0,5979	0,3553	0,5932
0,3711	0,6114	0,3674	0,6066	0,3638	0,6019	0,3602	0,5972
0,3760	0,6153	0,3723	0,6105	0,3686	0,6058	0,3650	0,6012
0,3809	0,6191	0,3771	0,6144	0,3734	0,6097	0,3698	0,6050
0,3856	0,6229	0,3819	0,6181	0,3782	0,6135	0,3746	0,6088
0,3903	0,6266	0,3865	0,6218	0,3829	0,6171	0,3792	0,6126
0,3950	0,6302	0,3912	0,6254	0,3874	0,6208	0,3838	0,6162

Tabelle E 6. Iterationshäufigkeitstest (Quelle: Lienert, G. A. (1975) Verteilungsfreie Methoden in der Biostatistik, Tafelband. Meisenheim: Hain)

N_1	N_2	α				$1-\alpha$			
		0,005	0,01	0,025	0,05	0,95	0,975	0,99	0,995
2	2	–	–	–	–	4	4	4	4
	3	–	–	–	–	5	5	5	5
	4	–	–	–	–	5	5	5	5
	5	–	–	–	–	5	5	5	5
2	6	–	–	–	–	5	5	5	5
	7	–	–	–	–	5	5	5	5
	8	–	–	–	2	5	5	5	5
	9	–	–	–	2	5	5	5	5
	10	–	–	–	2	5	5	5	5
2	11	–	–	–	2	5	5	5	5
	12	–	–	2	2	5	5	5	5
	13	–	–	2	2	5	5	5	5
	14	–	–	2	2	5	5	5	5
	15	–	–	2	2	5	5	5	5
2	16	–	–	2	2	5	5	5	5
	17	–	–	2	2	5	5	5	5
	18	–	–	2	2	5	5	5	5
	19	–	2	2	2	5	5	5	5
	20	–	2	2	2	5	5	5	5
3	3	–	–	–	–	6	6	6	6
	4	–	–	–	–	6	7	7	7
	5	–	–	–	2	7	7	7	7
	6	–	–	2	2	7	7	7	7
	7	–	–	2	2	7	7	7	7
3	8	–	–	2	2	7	7	7	7
	9	–	2	2	2	7	7	7	7
	10	–	2	2	3	7	7	7	7
	11	–	2	2	3	7	7	7	7
	12	2	2	2	3	7	7	7	7
3	13	2	2	2	3	7	7	7	7
	14	2	2	2	3	7	7	7	7
	15	2	2	3	3	7	7	7	7
	16	2	2	3	3	7	7	7	7
	17	2	2	3	3	7	7	7	7
3	18	2	2	3	3	7	7	7	7
	19	2	2	3	3	7	7	7	7
	20	2	2	3	3	7	7	7	7

Für die Handhabung der Tabelle gibt Lienert (1975, S. 182) folgende Anleitung:

„Die Tafel enthält die unteren Schranken der Prüfgröße r_α = Zahl der Iterationen zweier Alternativen für $\alpha = 0{,}005$, 0,01, 0,025 und 0,05 sowie die oberen Schranken der Prüfgröße $r'_{1-\alpha}$ für $1-\alpha = 0{,}95$, 0,975, 0,99 und 0,995, beide für Alternativenumfänge von $N_1 = 2(1)\ 20$ und $N_2 = N_1(1)\ 20$, so daß $N_1 \leq N_2$ zu vereinbaren ist. Ein beobachteter r-Wert muß die untere Schranke r_α erreichen oder unterschreiten, um auf der Stufe α signifikant zu sein, hingegen die obere Schranke $r'_{1-\alpha}$ um mindestens eine Einheit übersteigen, um auf der Stufe α signifikant zu sein. Beide Tests sind einseitige Tests gegen zu ‚wenige' bzw. zu ‚viele' Iterationen. Will man zweiseitig sowohl gegen zu wenige wie gegen zu viele Iterationen auf der Stufe α prüfen, so lese man die untere Schranke $r_{\alpha/2}$ und die obere Schranke $r'_{1-\alpha/2}$ ab, und stelle fest, ob die untere Schranke erreicht bzw. unterschritten oder die obere Schranke überschritten wird.

Ablesebeispiele: (1) Einseitiger Test gegen zu wenig Iterationen: für $N_1 = 3$ Einsen und $N_2 = 10$ Zweien dürfen höchstens $r_{0,05} = 3$ Iterationen auftreten, wenn Einsen und Zweien zu schlecht durchmischt sein sollen. (2) Einseitiger Test gegen zu viele Iterationen: Für $N_1 = 3$ und $N_2 = 4$ müssen mehr als $r'_{0,95} = 6$ Iterationen beobachtet werden, wenn Einsen und Zweien zu gut durchmischt sein sollen. (3) Zweiseitiger Test: Für $N_1 = 3$ und $N_2 = 10$ dürfen bei $\alpha = 0{,}05$ höchstens $r_{0,025} = 2$ bzw. müssen mehr als $r'_{0,975} = 7$ Iterationen beobachtet werden, wenn Einsen und Zweien außerzufällig durchmischt sein sollen."

Tabelle E 6 (Fortsetzung)

N_1	N_2	α				$1-\alpha$			
		0,005	0,01	0,025	0,05	0,95	0,975	0,99	0,995
4	4	–	–	–	2	7	8	8	8
	5	–	–	2	2	8	8	8	9
	6	–	2	2	3	8	8	9	9
	7	–	2	2	3	8	9	9	9
	8	2	2	3	3	9	9	9	9
4	9	2	2	3	3	9	9	9	9
	10	2	2	3	3	9	9	9	9
	11	2	2	3	3	9	9	9	9
	12	2	3	3	4	9	9	9	9
	13	2	3	3	4	9	9	9	9
	14	2	3	3	4	9	9	9	9
4	15	3	3	3	4	9	9	9	9
	16	3	3	4	4	9	9	9	9
	17	3	3	4	4	9	9	9	9
	18	3	3	4	4	9	9	9	9
	19	3	3	4	4	9	9	9	9
	20	3	3	4	4	9	9	9	9
5	5	–	2	2	3	8	9	9	10
	6	2	2	3	3	9	9	10	10
	7	2	2	3	3	9	10	10	11
	8	2	2	3	3	10	10	11	11
	9	2	3	3	4	10	11	11	11
5	10	3	3	3	4	10	11	11	11
	11	3	3	4	4	11	11	11	11
	12	3	3	4	4	11	11	11	11
	13	3	3	4	4	11	11	11	11
	14	3	3	4	5	11	11	11	11
5	15	3	4	4	5	11	11	11	11
	16	3	4	4	5	11	11	11	11
	17	3	4	4	5	11	11	11	11
	18	4	4	5	5	11	11	11	11
	19	4	4	5	5	11	11	11	11
	20	4	4	5	5	11	11	11	11
6	6	2	2	3	3	10	10	11	11
	7	2	3	3	4	10	11	11	12
	8	3	3	3	4	11	11	12	12
	9	3	3	4	4	11	12	12	13
	10	3	3	4	5	11	12	13	13
6	11	3	4	4	5	12	12	13	13
	12	3	4	4	5	12	12	13	13
	13	3	4	5	5	12	13	13	13
	14	4	4	5	5	12	13	13	13
	15	4	4	5	6	13	13	13	13
6	16	4	4	5	6	13	13	13	13
	17	4	5	5	6	13	13	13	13
	18	4	5	5	6	13	13	13	13
	19	4	5	6	6	13	13	13	13
	20	4	5	6	6	13	13	13	13
7	7	3	3	3	4	11	12	12	12
	8	3	3	4	4	12	12	13	13
	9	3	4	4	5	12	13	13	14

Tabelle E 6 (Fortsetzung)

N_1	N_2	α				$1-\alpha$			
		0,005	0,01	0,025	0,05	0,95	0,975	0,99	0,995
7	10	3	4	5	5	12	13	14	14
	11	4	4	5	5	13	13	14	14
7	12	4	4	5	6	13	13	14	15
	13	4	5	5	6	13	14	15	15
	14	4	5	5	6	13	14	15	15
	15	4	5	6	6	14	14	15	15
	16	5	5	6	6	14	15	15	15
7	17	5	5	6	7	14	15	15	15
	18	5	5	6	7	14	15	15	15
	19	5	6	6	7	14	15	15	15
	20	5	6	6	7	14	15	15	15
8	8	3	4	4	5	12	13	13	14
	9	3	4	5	5	13	13	14	14
	10	4	4	5	6	13	14	14	15
	11	4	5	5	6	14	14	15	15
	12	4	5	6	6	14	15	15	16
8	13	5	5	6	6	14	15	16	16
	14	5	5	6	7	15	15	16	16
	15	5	5	6	7	15	15	16	17
	16	5	6	6	7	15	16	16	17
	17	5	6	7	7	15	16	17	17
8	18	6	6	7	8	15	16	17	17
	19	6	6	7	8	15	16	17	17
	20	6	6	7	8	16	16	17	17
9	9	4	4	5	6	13	14	15	15
	10	4	5	5	6	14	15	15	16
	11	5	5	6	6	14	15	16	16
	12	5	5	6	7	15	15	16	17
	13	5	6	6	7	15	16	17	17
	14	5	6	7	7	16	16	17	17
9	15	6	6	7	8	16	17	17	18
	16	6	6	7	8	16	17	17	18
	17	6	7	7	8	16	17	18	18
	18	6	7	8	8	17	17	18	19
	19	6	7	8	8	17	17	18	19
	20	7	7	8	9	17	17	18	19
10	10	5	5	6	6	15	15	16	16
	11	5	5	6	7	15	16	17	17
	12	5	6	7	7	16	16	17	18
	13	5	6	7	8	16	17	18	18
	14	6	6	7	8	16	17	18	18
10	15	6	7	7	8	17	17	18	19
	16	6	7	8	8	17	18	19	19
	17	7	7	8	9	17	18	19	19
	18	7	7	8	9	18	18	19	20
	19	7	8	8	9	18	19	19	20
	20	7	8	9	9	18	19	19	20
11	11	5	6	7	7	16	16	17	18
	12	6	6	7	8	16	17	18	18
	13	6	6	7	8	17	18	18	19
	14	6	7	8	8	17	18	19	19
	15	7	7	8	9	18	18	19	20

Tabelle E 6 (Fortsetzung)

N_1	N_2	α				1–α			
		0,005	0,01	0,025	0,05	0,95	0,975	0,99	0,995
11	16	7	7	8	9	18	19	20	20
	17	7	8	9	9	18	19	20	21
	18	7	8	9	10	19	19	20	21
	19	8	8	9	10	19	20	21	21
	20	8	8	9	10	19	20	21	21
12	12	6	7	7	8	17	18	18	19
	13	6	7	8	9	17	18	19	20
	14	7	7	8	9	18	19	20	20
	15	7	8	8	9	18	19	20	21
	16	7	8	9	10	19	20	21	21
12	17	8	8	9	10	19	20	21	21
	18	8	8	9	10	20	20	21	21
	19	8	9	10	10	20	21	22	22
	20	8	9	10	11	20	21	22	22
13	13	7	7	8	9	18	19	20	20
	14	7	8	9	9	19	19	20	21
	15	7	8	9	10	19	20	21	21
	16	8	8	9	10	20	20	21	22
	17	8	9	10	10	20	21	22	22
13	18	8	9	10	11	20	21	22	23
	19	9	9	10	11	21	22	23	23
	20	9	10	10	11	21	22	23	23
14	14	7	8	9	10	19	20	21	22
	15	8	8	9	10	20	21	22	22
	16	8	9	10	11	20	21	22	23
	17	8	9	10	11	21	22	23	23
	18	9	9	10	11	21	22	23	24
14	19	9	10	11	12	22	22	23	24
	20	9	10	11	12	22	23	24	24
15	15	8	9	10	11	20	21	22	23
	16	9	9	10	11	21	22	23	23
	17	9	10	11	11	21	22	23	24
	18	9	10	11	12	22	23	24	24
	19	10	10	11	12	22	23	24	25
	20	10	11	12	12	23	24	25	25
16	16	9	10	11	11	22	22	23	24
	17	9	10	11	12	22	23	24	25
	18	10	10	11	12	23	24	25	25
	19	10	11	12	13	23	24	25	26
	20	10	11	12	13	24	24	25	26
17	17	10	10	11	12	23	24	25	25
	18	10	11	12	13	23	24	25	26
	19	10	11	12	13	24	25	26	26
	20	11	11	13	13	24	25	26	27
18	18	11	11	12	13	24	25	26	26
	19	11	12	13	14	24	25	26	27
	20	11	12	13	14	25	26	27	28
19	19	11	12	13	14	25	26	27	28
	20	12	12	13	14	26	26	28	28
20	20	12	13	14	15	26	27	28	29

Tabelle E7. Rangsummentest
(Quelle: Lienert, G.A. (1975). Verteilungsfreie Methoden in der Biostatistik. Tafelband. Meisenheim: Hain)

N_2	$N_1 = 1$						$2\bar{T}$	$N_1=2$						$2\bar{T}$
	0,1%	0,5%	1%	2,5%	5%	10%		0,1%	0,5%	1%	2,5%	5%	10%	
2							4						–	10
3							5						3	12
4							6					–	3	14
5							7					3	4	16
6							8					3	4	18
7							9				–	3	4	20
8						–	10				3	4	5	22
9						–	11				3	4	5	24
10						1	12				3	4	6	26
11						1	13				3	4	6	28
12						1	14			–	4	5	7	30
13						1	15			3	4	5	7	32
14						1	16			3	4	6	8	34
15						1	17			3	4	6	8	36
16						1	18			3	4	6	8	38
17						1	19			3	5	6	9	40
18					–	1	20		–	4	5	7	9	42
19					–	2	21		3	4	5	7	10	44
20					1	2	22		3	4	5	7	10	46
21					1	2	23		3	4	6	8	11	48
22					1	2	24		3	4	6	8	11	50
23					1	2	25		3	4	6	8	12	52
24					1	2	26		3	4	6	9	12	54
25	–	–	–	–	1	2	27	–	3	4	6	9	12	56

Für die Handhabung der Tabelle gibt Lienert (1975, S. 76) folgende Anleitung:

„Die Tafel enthält für Stichproben von $N_1 \leq N_2$ Beobachtungen die unteren Schranken der Prüfgröße T, wobei T als die Rangsumme T_1 der kleineren Stichprobe mit N_1 Beobachtungen oder als deren Komplement $2\bar{T}-T_1$ definiert ist, falls $T>2\bar{T}-T_1$. Beobachtete T-Werte, die die angegebenen Schranken erreichen oder unterschreiten, sind auf der bezeichneten α-Stufe signifikant. Die α-Werte gelten für einseitige Fragestellung und sind bei zweiseitiger Fragestellung zu verdoppeln!

Ablesebeispiel: Eine Versuchsgruppe mit $N_1 = 2$ Meßwerten (22, 25) und eine Kontrollgruppe mit $N_2 = 5$ Meßwerten (14, 15, 17, 17, 21) liefert eine Rangsumme $T_1 = 6+7 = 13$ und ein Komplement $T'_1 = 2\bar{T}-T_1 = 16-13 = 3 = T$, welcher T-Wert bei einseitiger Fragestellung eben auf der 5%-Stufe signifikant ist, da Subtafel $N_1 = 2$ in Zeile $N_2 = 5$ unter Spalte 5% ein $T = 3$ verzeichnet."

Tabelle E7 (Fortsetzung)

N_2	$N_1=3$						$2\bar{T}$	$N_1=4$						$2\bar{T}$
	0,1%	0,5%	1%	2,5%	5%	10%		0,1%	0,5%	1%	2,5%	5%	10%	
3					6	7	21							
4				–	6	7	24			–	10	11	13	36
5				6	7	8	27		–	10	11	12	14	40
6			–	7	8	9	30		10	11	12	13	15	44
7			6	7	8	10	33		10	11	13	14	16	48
8		–	6	8	9	11	36		11	12	14	15	17	52
9		6	7	8	10	11	39	–	11	13	14	16	19	56
10		6	7	9	10	12	42	10	12	13	15	17	20	60
11		6	7	9	11	13	45	10	12	14	16	18	21	64
12		7	8	10	11	14	48	10	13	15	17	19	22	68
13		7	8	10	12	15	51	11	13	15	18	20	23	72
14		7	8	11	13	16	54	11	14	16	19	21	25	76
15		8	9	11	13	16	57	11	15	17	20	22	26	80
16	–	8	9	12	14	17	60	12	15	17	21	24	27	84
17	6	8	10	12	15	18	63	12	16	18	21	25	28	88
18	6	8	10	13	15	19	66	13	16	19	22	26	30	92
19	6	9	10	13	16	20	69	13	17	19	23	27	31	96
20	6	9	11	14	17	21	72	13	18	20	24	28	32	100
21	7	9	11	14	17	21	75	14	18	21	25	29	33	104
22	7	10	12	15	18	22	78	14	19	21	26	30	35	108
23	7	10	12	15	19	23	81	14	19	22	27	31	36	112
24	7	10	12	16	19	24	84	15	20	23	27	32	38	116
25	7	11	13	16	20	25	87	15	20	23	28	33	38	120

N_2	$N_1=5$						$2\bar{T}$	$N_1=6$						$2\bar{T}$
	0,1%	0,5%	1%	2,5%	5%	10%		0,1%	0,5%	1%	2,5%	5%	10%	
5		15	16	17	19	20	55							
6		16	17	18	20	22	60	–	23	24	26	28	30	78
7	–	16	18	20	21	23	65	21	24	25	27	29	32	84
8	15	17	19	21	23	25	70	22	25	27	29	31	34	90
9	16	18	20	22	24	27	75	23	26	28	31	33	36	96
10	16	19	21	23	26	28	80	24	27	29	32	35	38	102
11	17	20	22	24	27	30	85	25	28	30	34	37	40	108
12	17	21	23	26	28	32	90	25	30	32	35	38	42	114
13	18	22	24	27	30	33	95	26	31	33	37	40	44	120
14	18	22	25	28	31	35	100	27	32	34	38	42	46	126
15	19	23	26	29	33	37	105	28	33	36	40	44	48	132
16	20	24	27	30	34	38	110	29	34	37	42	46	50	138
17	20	25	28	32	35	40	115	30	36	39	43	47	52	144
18	21	26	29	33	37	42	120	31	37	40	45	49	55	150
19	22	27	30	34	38	43	125	32	38	41	46	51	57	156
20	22	28	31	35	40	45	130	33	39	43	48	53	59	162
21	23	29	32	37	41	47	135	33	40	44	50	55	61	168
22	23	29	33	38	43	48	140	34	42	45	51	57	63	174
23	24	30	34	39	44	50	145	35	43	47	53	58	65	180
24	25	31	35	40	45	51	150	36	44	48	54	60	67	186
25	25	32	36	42	47	53	155	37	45	50	56	62	69	192

Tabelle E7 (Fortsetzung)

N_2	$N_1=7$						$2\bar{T}$	$N_1=8$						$2\bar{T}$
	0,1%	0,5%	1%	2,5%	5%	10%		0,1%	0,5%	1%	2,5%	5%	10%	
7	29	32	34	36	39	41	105							
8	30	34	35	38	41	44	112	40	43	45	49	51	55	136
9	31	35	37	40	43	46	119	41	45	47	51	54	58	144
10	33	37	39	42	45	49	126	42	47	49	53	56	60	152
11	34	38	40	44	47	51	133	44	49	51	55	59	63	160
12	35	40	42	46	49	54	140	45	51	53	58	62	66	168
13	36	41	44	48	52	56	147	47	53	56	60	64	69	176
14	37	43	45	50	54	59	154	48	54	58	62	67	72	184
15	38	44	47	52	56	61	161	50	56	60	65	69	75	192
16	39	46	49	54	58	64	168	51	58	62	67	72	78	200
17	41	47	51	56	61	66	175	53	60	64	70	75	81	208
18	42	49	52	58	63	69	182	54	62	66	72	77	84	216
19	43	50	54	60	65	71	189	56	64	68	74	80	87	224
20	44	52	56	62	67	74	196	57	66	70	77	83	90	232
21	46	53	57	64	69	76	203	59	68	72	79	85	92	240
22	47	55	59	66	72	79	210	60	70	74	81	88	95	248
23	48	57	61	68	74	81	217	62	71	76	84	90	98	256
24	49	58	63	70	76	84	224	64	73	78	86	93	101	264
25	50	60	64	72	78	86	231	65	75	81	89	96	104	272

N_2	$N_1=9$						$2\bar{T}$	$N_1=10$						$2\bar{T}$
	0,1%	0,5%	1%	2,5%	5%	10%		0,1%	0,5%	1%	2,5%	5%	10%	
9	52	56	59	62	66	70	171							
10	53	58	61	65	69	73	180	65	71	74	78	82	87	210
11	55	61	63	68	72	76	189	67	73	77	81	86	91	220
12	57	63	66	71	75	80	198	69	76	79	84	89	94	230
13	59	65	68	73	78	83	207	72	79	82	88	92	98	240
14	60	67	71	76	81	86	216	74	81	85	91	96	102	250
15	62	69	73	79	84	90	225	76	84	88	94	99	106	260
16	64	72	76	82	87	93	234	78	86	91	97	103	109	270
17	66	74	78	84	90	97	243	80	89	93	100	106	113	280
18	68	76	81	87	93	100	252	82	92	96	103	110	117	290
19	70	78	83	90	96	103	261	84	94	99	107	113	121	300
20	71	81	85	93	99	107	270	87	97	102	110	117	125	310
21	73	83	88	95	102	110	279	89	99	105	113	120	128	320
22	75	85	90	98	105	113	288	91	102	108	116	123	132	330
23	77	88	93	101	108	117	297	93	105	110	119	127	136	340
24	79	90	95	104	111	120	306	95	107	113	122	130	140	350
25	81	92	98	107	114	123	315	98	110	116	126	134	144	360

Tabelle E7 (Fortsetzung)

N_2	$N_1=11$ 0,1%	0,5%	1%	2,5%	5%	10%	$2\bar{T}$	$N_1=12$ 0,1%	0,5%	1%	2,5%	5%	10%	$2\bar{T}$
11	81	87	91	96	100	106	253							
12	83	90	94	99	104	110	264	98	105	109	115	120	127	300
13	86	93	97	103	108	114	275	101	109	113	119	125	131	312
14	88	96	100	106	112	118	286	103	112	116	123	129	136	324
15	90	99	103	110	116	123	297	106	115	120	127	133	141	336
16	93	102	107	113	120	127	308	109	119	124	131	138	145	348
17	95	105	110	117	123	131	319	112	122	127	135	142	150	360
18	98	108	113	121	127	135	330	115	125	131	139	146	155	372
19	100	111	116	124	131	139	341	118	129	134	143	150	159	384
20	103	114	119	128	135	144	352	120	132	138	147	155	164	396
21	106	117	123	131	139	148	363	123	136	142	151	159	169	408
22	108	120	126	135	143	152	374	126	139	145	155	163	173	420
23	111	123	129	139	147	156	385	129	142	149	159	168	178	432
24	113	126	132	142	151	161	396	132	146	153	163	172	183	444
25	116	129	136	146	155	165	407	135	149	156	167	176	187	456

N_2	$N_1=13$ 0,1%	0,5%	1%	2,5%	5%	10%	$2\bar{T}$	$N_1=14$ 0,1%	0,5%	1%	2,5%	5%	10%	$2\bar{T}$
13	117	125	130	136	142	149	351							
14	120	129	134	141	147	154	364	137	147	152	160	166	174	406
15	123	133	138	145	152	159	377	141	151	156	164	171	179	420
16	126	136	142	150	156	165	390	144	155	161	169	176	185	434
17	129	140	146	154	161	170	403	148	159	165	174	182	190	448
18	133	144	150	158	166	175	416	151	163	170	179	187	196	462
19	136	148	154	163	171	180	429	155	168	174	183	192	202	476
20	139	151	158	167	175	185	442	159	172	178	188	197	207	490
21	142	155	162	171	180	190	455	162	176	183	193	202	213	504
22	145	159	166	176	185	195	468	166	180	187	198	207	218	518
23	149	163	170	180	189	200	481	169	184	192	203	212	224	532
24	152	166	174	185	194	205	494	173	188	196	207	218	229	546
25	155	170	178	189	199	211	507	177	192	200	212	223	235	560

N_2	$N_1=15$ 0,1%	0,5%	1%	2,5%	5%	10%	$2\bar{T}$	$N_1=16$ 0,1%	0,5%	1%	2,5%	5%	10%	$2\bar{T}$
15	160	171	176	184	192	200	465							
16	163	175	181	190	197	206	480	184	196	202	211	219	229	528
17	167	180	184	195	203	212	495	188	201	207	217	225	235	544
18	171	184	190	200	208	218	510	192	206	212	222	231	242	560
19	175	189	195	205	214	224	525	196	210	218	228	237	248	576
20	179	193	200	210	220	230	540	201	215	223	234	243	255	592
21	183	198	205	216	225	236	555	205	220	228	239	249	261	608
22	187	202	210	221	231	242	570	209	225	233	245	255	267	624
23	191	207	214	226	236	248	585	214	230	238	251	261	274	640
24	195	211	219	231	242	254	600	218	235	244	256	267	280	656
25	199	216	224	237	248	260	615	222	240	249	262	273	287	672

Tabelle E7 (Fortsetzung)

N_2	$N_1 = 17$						$2\bar{T}$	$N_1 = 18$						$2\bar{T}$
	0,1%	0,5%	1%	2,5%	5%	10%		0,1%	0,5%	1%	2,5%	5%	10%	
17	210	223	230	240	249	259	595							
18	214	228	235	246	255	266	612	237	252	259	270	280	291	666
19	219	234	241	252	262	273	629	242	258	265	277	287	299	684
20	223	239	246	258	268	280	646	247	263	271	283	294	306	702
21	228	244	252	264	274	287	663	252	269	277	290	301	313	720
22	233	249	258	270	281	294	680	257	275	283	296	307	321	738
23	238	255	263	276	287	300	697	262	280	289	303	314	328	756
24	242	260	269	282	294	307	714	267	286	295	309	321	335	774
25	247	265	275	288	300	314	731	273	292	301	316	328	343	792

N_2	$N_1 = 19$						$2\bar{T}$	$N_1 = 20$						$2\bar{T}$
	0,1%	0,5%	1%	2,5%	5%	10%		0,1%	0,5%	1%	2,5%	5%	10%	
19	267	283	291	303	313	325	741							
20	272	289	297	309	320	333	760	298	315	324	337	348	361	820
21	277	295	303	316	328	341	779	304	322	331	344	356	370	840
22	283	301	310	323	335	349	798	309	328	337	351	364	378	860
23	288	307	316	330	342	357	817	315	335	344	359	371	386	880
24	294	313	323	337	350	364	836	321	341	351	366	379	394	900
25	299	319	329	344	357	372	855	327	348	358	373	387	403	920

N_2	$N_1 = 21$						$2\bar{T}$	$N_1 = 22$						$2\bar{T}$
	0,1%	0,5%	1%	2,5%	5%	10%		0,1%	0,5%	1%	2,5%	5%	10%	
21	331	349	359	373	385	399	903							
22	337	356	366	381	393	408	924	365	386	396	411	424	439	990
23	343	363	373	388	401	417	945	372	393	403	419	432	448	1012
24	349	370	381	396	410	425	966	379	400	411	427	441	457	1034
25	356	377	388	404	418	434	987	385	408	419	435	450	467	1056

N_2	$N_1 = 23$						$2\bar{T}$	$N_1 = 24$						$2\bar{T}$
	0,1%	0,5%	1%	2,5%	5%	10%		0,1%	0,5%	1%	2,5%	5%	10%	
23	402	424	434	451	465	481	1081							
24	409	431	443	459	474	491	1104	440	464	475	492	507	525	1176
25	416	439	451	468	483	500	1127	448	472	484	501	517	535	1200

N_2	$N_1 = 25$						$2\bar{T}$
	0,1%	0,5%	1%	2,5%	5%	10%	
25	480	505	517	536	552	570	1275

Tabelle E8. χ^2-Verteilungen (Quelle: Hays, W. L., Winkler, R. L. (1970). Statistics, Vol. I, New York: Holt, Rinehart and Winston, pp. 604–605.)

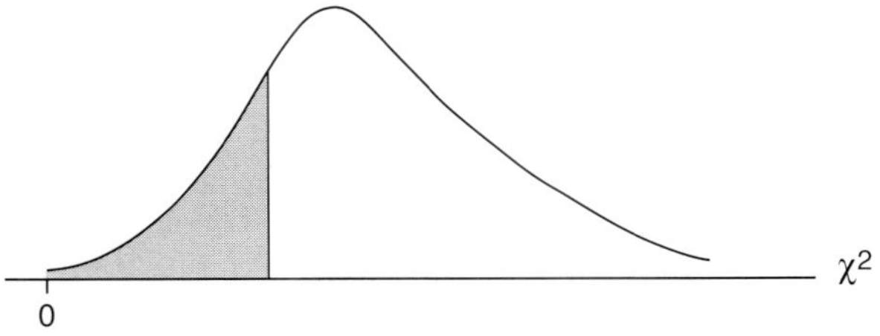

df \ Fläche	0,005	0,010	0,025	0,050	0,100	0,250	0,500
1	$392704 \cdot 10^{-10}$	$157088 \cdot 10^{-9}$	$982069 \cdot 10^{-9}$	$393214 \cdot 10^{-8}$	0,0157908	0,1015308	0,454937
2	0,0100251	0,0201007	0,0506356	0,102587	0,210720	0,575364	1,38629
3	0,0717212	0,114832	0,215795	0,351846	0,584375	1,212534	2,36597
4	0,206990	0,297110	0,484419	0,710721	1,063623	1,92255	3,35670
5	0,411740	0,554300	0,831211	1,145476	1,61031	2,67460	4,35146
6	0,675727	0,872085	1,237347	1,63539	2,20413	3,45460	5,34812
7	0,989265	1,239043	1,68987	2,16735	2,83311	4,25485	6,34581
8	1,344419	1,646482	2,17973	2,73264	3,48954	5,07064	7,34412
9	1,734926	2,087912	2,70039	3,32511	4,16816	5,89883	8,34283
10	2,15585	2,55821	3,24697	3,94030	4,86518	6,73720	9,34182
11	2,60321	3,05347	3,81575	4,57481	5,57779	7,58412	10,3410
12	3,07382	3,57056	4,40379	5,22603	6,30380	8,43842	11,3403
13	3,56503	4,10691	5,00874	5,89186	7,04150	9,29906	12,3398
14	4,07468	4,66043	5,62872	6,57063	7,78953	10,1653	13,3393
15	4,60094	5,22935	6,26214	7,26094	8,54675	11,0365	14,3389
16	5,14224	5,81221	6,90766	7,76164	9,31223	11,9122	15,3385
17	5,69724	6,40776	7,56418	8,67176	10,0852	12,7919	16,3381
18	6,26481	7,01491	8,23075	9,39046	10,8649	13,6753	17,3379
19	6,84398	7,63273	8,90655	10,1170	11,6509	14,5620	18,3376
20	7,43386	8,26040	9,59083	10,8508	12,4426	15,4518	19,3374
21	8,03366	8,89720	10,28293	11,5913	13,2396	16,3444	20,3372
22	8,64272	9,54249	10,9823	12,3380	14,0415	17,2396	21,3370

Tabelle E8 (Fortsetzung)

df \ Fläche	0,005	0,010	0,025	0,050	0,100	0,250	0,500
23	9,26042	10,19567	11,6885	13,0905	14,8479	18,1373	22,3369
24	9,88623	10,8564	12,4011	13,8484	15,6587	19,0372	23,3367
25	10,5197	11,5240	13,1197	14,6114	16,4734	19,9393	24,3366
26	11,1603	12,1981	13,8439	15,3791	17,2919	20,8434	25,3364
27	11,8076	12,8786	14,5733	16,1513	18,1148	21,7494	26,3363
28	12,4613	13,5648	15,3079	16,9279	18,9392	22,6572	27,3363
29	13,1211	14,2565	16,0471	17,7083	19,7677	23,5666	28,3362
30	13,7867	14,9535	16,7908	18,4926	20,5992	24,4776	29,3360
40	20,7065	22,1643	24,4331	26,5093	29,0505	33,6603	39,3354
50	27,9907	29,7067	32,3574	34,7642	37,6886	42,9421	49,3349
60	35,5346	37,4848	40,4817	43,1879	46,4589	52,2938	59,3347
70	43,2752	45,4418	48,7576	51,7393	55,3290	61,6983	69,3344
80	51,1720	53,5400	57,1532	60,3915	64,2778	71,1445	79,3343
90	59,1963	61,7541	65,6466	69,1260	73,2912	80,6247	89,3342
100	67,3276	70,0648	74,2219	77,9295	82,3581	90,1332	99,3341
z	−2,5758	−2,3263	−1,9600	−1,6449	−1,2816	−0,6745	0,0000

df \ Fläche	0,750	0,900	0,950	0,975	0,990	0,995	0,999
1	1,32330	2,70554	3,84146	5,02389	6,63490	7,87944	10,828
2	2,77259	4,60517	5,99147	7,37776	9,21034	10,5966	13,816
3	4,10835	6,25139	7,81473	9,34840	11,3449	12,8381	16,266
4	5,38527	7,77944	9,48773	11,1433	13,2767	14,8602	18,467
5	6,62568	9,23635	11,0705	12,8325	15,0863	16,7496	20,515
6	7,84080	10,6446	12,5916	14,4494	16,8119	18,5476	22,458
7	9,03715	12,0170	14,0671	16,0128	18,4753	20,2777	24,322
8	10,2188	13,3616	15,5073	17,5346	20,0902	21,9550	26,125
9	11,3887	14,6837	16,9190	19,0228	21,6660	23,5893	27,877
10	12,5489	15,9871	18,3070	20,4831	23,2093	25,1882	29,588
11	13,7007	17,2750	19,6751	21,9200	24,7250	26,7569	31,264

Tabelle E 8 (Fortsetzung)

df \ Fläche	0,750	0,900	0,950	0,975	0,990	0,995	0,999
12	14,8454	18,5494	21,0261	23,3367	26,2170	28,2995	32,909
13	15,9839	19,8119	22,3621	24,7356	27,6883	29,8194	34,528
14	17,1170	21,0642	23,6848	26,1190	29,1413	31,3193	36,123
15	18,2451	22,3072	24,9958	27,4884	30,5779	32,8013	37,697
16	19,3688	23,5418	26,2962	28,8454	31,9999	34,2672	39,252
17	20,4887	24,7690	27,5871	30,1910	33,4087	35,7185	40,790
18	21,6049	25,9894	28,8693	31,5264	34,8053	37,1564	42,312
19	22,7178	27,2036	30,1435	32,8523	36,1908	38,5822	43,820
20	23,8277	28,4120	31,4104	34,1696	37,5662	39,9968	45,315
21	24,9348	29,6151	32,6705	35,4789	38,9321	41,4010	46,797
22	26,0393	30,8133	33,9244	36,7807	40,2894	42,7956	48,268
23	27,1413	32,0069	35,1725	38,0757	41,6384	44,1813	49,728
24	28,2412	33,1963	36,4151	39,3641	42,9798	45,5585	51,179
25	29,3389	34,3816	37,6525	40,6465	44,3141	46,9278	52,620
26	30,4345	35,5631	38,8852	41,9232	45,6417	48,2899	54,052
27	31,5284	36,7412	40,1133	43,1944	46,9630	49,6449	55,476
28	32,6205	37,9159	41,3372	44,4607	48,2782	50,9933	56,892
29	33,7109	39,0875	42,5569	45,7222	49,5879	52,3356	58,302
30	34,7998	40,2560	43,7729	46,9792	50,8922	53,6720	59,703
40	45,6160	51,8050	55,7585	59,3417	63,6907	66,7659	73,402
50	56,3336	63,1671	67,5048	71,4202	76,1539	79,4900	86,661
60	66,9814	74,3970	79,0819	83,2976	88,3794	91,9517	99,607
70	77,5766	85,5271	90,5312	95,0231	100,425	104,215	112,317
80	88,1303	96,5782	101,879	106,629	112,329	116,321	124,839
90	98,6499	107,565	113,145	118,136	124,116	128,299	137,208
100	109,141	118,498	124,342	129,561	135,807	140,169	149,449
z	+0,6745	+1,2816	+1,6449	+1,9600	+2,3263	+2,5758	+3,0902

Tabelle E9. Fishers Z-Werte (Quelle: Glass, G.V., Stanley, J.C. (1970). Statistical Methods in Education and Psychology, New Jersey: Prentice Hall, p. 534.)

r	Z	r	Z	r	Z	r	Z	r	Z
0,000	0,000	0,200	0,203	0,400	0,424	0,600	0,693	0,800	1,099
0,005	0,005	0,205	0,208	0,405	0,430	0,605	0,701	0,805	1,113
0,010	0,010	0,210	0,213	0,410	0,436	0,610	0,709	0,810	1,127
0,015	0,015	0,215	0,218	0,415	0,442	0,615	0,717	0,815	1,142
0,020	0,020	0,220	0,224	0,420	0,448	0,620	0,725	0,820	1,157
0,025	0,025	0,225	0,229	0,425	0,454	0,625	0,733	0,825	1,172
0,030	0,030	0,230	0,234	0,430	0,460	0,630	0,741	0,830	1,188
0,035	0,035	0,235	0,239	0,435	0,466	0,635	0,750	0,835	1,204
0,040	0,040	0,240	0,245	0,440	0,472	0,640	0,758	0,840	1,221
0,045	0,045	0,245	0,250	0,445	0,478	0,645	0,767	0,845	1,238
0,050	0,050	0,250	0,255	0,450	0,485	0,650	0,775	0,850	1,256
0,055	0,055	0,255	0,261	0,455	0,491	0,655	0,784	0,855	1,274
0,060	0,060	0,260	0,266	0,460	0,497	0,660	0,793	0,860	1,293
0,065	0,065	0,265	0,271	0,465	0,504	0,665	0,802	0,865	1,313
0,070	0,070	0,270	0,277	0,470	0,510	0,670	0,811	0,870	1,333
0,075	0,075	0,275	0,282	0,475	0,517	0,675	0,820	0,875	1,354
0,080	0,080	0,280	0,288	0,480	0,523	0,680	0,829	0,880	1,376
0,085	0,085	0,285	0,293	0,485	0,530	0,685	0,838	0,885	1,398
0,090	0,090	0,290	0,299	0,490	0,536	0,690	0,848	0,890	1,422
0,095	0,095	0,295	0,304	0,495	0,543	0,695	0,858	0,895	1,447
0,100	0,100	0,300	0,310	0,500	0,549	0,700	0,867	0,900	1,472
0,105	0,105	0,305	0,315	0,505	0,556	0,705	0,877	0,905	1,499
0,110	0,110	0,310	0,321	0,510	0,563	0,710	0,887	0,910	1,528
0,115	0,116	0,315	0,326	0,515	0,570	0,715	0,897	0,915	1,557
0,120	0,121	0,320	0,332	0,520	0,576	0,720	0,908	0,920	1,589
0,125	0,126	0,325	0,337	0,525	0,583	0,725	0,918	0,925	1,623
0,130	0,131	0,330	0,343	0,530	0,590	0,730	0,929	0,930	1,658
0,135	0,136	0,335	0,348	0,535	0,597	0,735	0,940	0,935	1,697
0,140	0,141	0,340	0,354	0,540	0,604	0,740	0,950	0,940	1,738
0,145	0,146	0,345	0,360	0,545	0,611	0,745	0,962	0,945	1,783
0,150	0,151	0,350	0,365	0,550	0,618	0,750	0,973	0,950	1,832
0,155	0,156	0,355	0,371	0,555	0,626	0,755	0,984	0,955	1,886
0,160	0,161	0,360	0,377	0,560	0,633	0,760	0,996	0,960	1,946
0,165	0,167	0,365	0,383	0,565	0,640	0,765	1,008	0,965	2,014
0,170	0,172	0,370	0,388	0,570	0,648	0,770	1,020	0,970	2,092
0,175	0,177	0,375	0,394	0,575	0,655	0,775	1,033	0,975	2,185
0,180	0,182	0,380	0,400	0,580	0,662	0,780	1,045	0,980	2,298
0,185	0,187	0,385	0,406	0,585	0,670	0,785	1,058	0,985	2,443
0,190	0,192	0,390	0,412	0,590	0,678	0,790	1,071	0,990	2,647
0,195	0,198	0,395	0,418	0,595	0,685	0,795	1,085	0,995	2,994

Tabelle E10. Arcus-sinus Transformation ($\phi = 2 \arcsin \sqrt{x}$). (Quelle: Winer, B. J. (1962). Statistical Principles in Experimental Design. New York: Mc Graw Hill)

X	ϕ	X	ϕ	X	ϕ	X	ϕ	X	ϕ
0,001	0,0633	0,041	0,4078	0,36	1,2870	0,76	2,1177	0,971	2,7993
0,002	0,0895	0,042	0,4128	0,37	1,3078	0,77	2,1412	0,972	2,8053
0,003	0,1096	0,043	0,4178	0,38	1,3284	0,78	2,1652	0,973	2,8115
0,004	0,1266	0,044	0,4227	0,39	1,3490	0,79	2,1895	0,974	2,8177
0,005	0,1415	0,045	0,4275	0,40	1,3694	0,80	2,2143	0,975	2,8240
0,006	0,1551	0,046	0,4323	0,41	1,3898	0,81	2,2395	0,976	2,8305
0,007	0,1675	0,047	0,4371	0,42	1,4101	0,82	2,2653	0,977	2,8371
0,008	0,1791	0,048	0,4418	0,43	1,4303	0,83	2,2916	0,978	2,8438
0,009	0,1900	0,049	0,4464	0,44	1,4505	0,84	2,3186	0,979	2,8507
0,010	0,2003	0,050	0,4510	0,45	1,4706	0,85	2,3462	0,980	2,8578
0,011	0,2101	0,06	0,4949	0,46	1,4907	0,86	2,3746	0,981	2,8650
0,012	0,2195	0,07	0,5355	0,47	1,5108	0,87	2,4039	0,982	2,8725
0,013	0,2285	0,08	0,5735	0,48	1,5308	0,88	2,4341	0,983	2,8801
0,014	0,2372	0,09	0,6094	0,49	1,5508	0,89	2,4655	0,984	2,8879
0,015	0,2456	0,10	0,6435	0,50	1,5708	0,90	2,4981	0,985	2,8960
0,016	0,2537	0,11	0,6761	0,51	1,5908	0,91	2,5322	0,986	2,9044
0,017	0,2615	0,12	0,7075	0,52	1,6108	0,92	2,5681	0,987	2,9131
0,018	0,2691	0,13	0,7377	0,53	1,6308	0,93	2,6062	0,988	2,9221
0,019	0,2766	0,14	0,7670	0,54	1,6509	0,94	2,6467	0,989	2,9315
0,020	0,2838	0,15	0,7954	0,55	1,6710	0,95	2,6906	0,990	2,9413
0,021	0,2909	0,16	0,8230	0,56	1,6911	0,951	2,6952	0,991	2,9516
0,022	0,2978	0,17	0,8500	0,57	1,7113	0,952	2,6998	0,992	2,9625
0,023	0,3045	0,18	0,8763	0,58	1,7315	0,953	2,7045	0,993	2,9741
0,024	0,3111	0,19	0,9021	0,59	1,7518	0,954	2,7093	0,994	2,9865
0,025	0,3176	0,20	0,9273	0,60	1,7722	0,955	2,7141	0,995	3,0001
0,026	0,3239	0,21	0,9521	0,61	1,7926	0,956	2,7189	0,996	3,0150
0,027	0,3301	0,22	0,9764	0,62	1,8132	0,957	2,7238	0,997	3,0320
0,028	0,3363	0,23	1,0004	0,63	1,8338	0,958	2,7288	0,998	3,0521
0,029	0,3423	0,24	1,0239	0,64	1,8546	0,959	2,7338	0,999	3,0783
0,030	0,3482	0,25	1,0472	0,65	1,8755	0,960	2,7389		
0,031	0,3540	0,26	1,0701	0,66	1,8965	0,961	2,7440		
0,032	0,3597	0,27	1,0928	0,67	1,9177	0,962	2,7492		
0,033	0,3654	0,28	1,1152	0,68	1,9391	0,963	2,7545		
0,034	0,3709	0,29	1,1374	0,69	1,9606	0,964	2,7598		
0,035	0,3764	0,30	1,1593	0,70	1,9823	0,965	2,7652		
0,036	0,3818	0,31	1,1810	0,71	2,0042	0,966	2,7707		
0,037	0,3871	0,32	1,2025	0,72	2,0264	0,967	2,7762		
0,038	0,3924	0,33	1,2239	0,73	2,0488	0,968	2,7819		
0,039	0,3976	0,34	1,2451	0,74	2,0715	0,969	2,7876		
0,040	0,4027	0,35	1,2661	0,75	2,0944	0,970	2,7934		

Anhang F. Lösungen der Übungsaufgaben

Kapitel 1

1.
Im Sinne Kuhns ist ein *Paradigma* ein Grundkonsens einer wissenschaftlichen Disziplin hinsichtlich ihrer Methodologie, ihrer zentralen Inhalte, Wissensbestände und Theorien, der das wissenschaftliche Arbeiten und Denken der Forscherinnen und Forscher prägt.

2.
Die Exhaustion ist eine Theorieveränderung, bei der der Geltungsbereich der Theorie eingeschränkt wird, indem man die Bedingungen für das Auftreten der interessierenden Phänomene stärker präzisiert (Erweiterung des Wenn-Teils von Hypothesen).

3.
Variablen: Meßfehler, Alter, Haarfarbe, Belastbarkeit
Variablenausprägungen: grün, geringes Selbstwertgefühl, schlechtes Gewissen, schlechtes Wetter, Deutschnote 2, Porschefahrerin
manifest: grün, Alter, schlechtes Wetter, Haarfarbe, Deutschnote 2, Porschefahrerin
latent: Meßfehler, geringes Selbstwertgefühl, schlechtes Gewissen, Belastbarkeit
diskret: grün, Haarfarbe, Deutschnote 2, Porschefahrerin
stetig: Meßfehler, Alter, geringes Selbstwertgefühl, schlechtes Gewissen, schlechtes Wetter, Belastbarkeit

4.
a) konditionale Struktur (Wenn-Dann-Satz),
b) generalisierend (auf Populationen bezogen),
c) empirischer Gehalt (operationalisierbare Variablen),
d) falsifizierbar (hypothesenkonträre Ergebnisse sind möglich).

5.
Für eine inhaltliche Hypothese über einen Effekt wird eine adäquate statistische Alternativhypothese (H_1) formuliert. Die komplementär zur H_1 konstruierte Nullhypothese (H_0), die den vermuteten Effekt negiert, wird probehalber als gültig angesehen. Auf der Basis dieser H_0 wird ein Wahrscheinlichkeitsmodell konstruiert, das angibt, wie wahrscheinlich Stichprobenergebnisse unter Gültigkeit der H_0 sind. Das konkrete, bei der empirischen Untersuchung gefundene Stichprobenergebnis wird mit diesem Wahrscheinlichkeitsmodell (H_0-Modell) verglichen, d.h. es wird ermittelt, wie wahrscheinlich das gefundene oder extremere Ergebnisse zustandekommen, wenn die H_0 in der Population gilt (Irrtumswahrscheinlichkeit). Stellt sich heraus, daß das gefundene Ergebnis gut mit der H_0 zu vereinbaren ist (hohe Irrtumswahrscheinlichkeit), so wird die H_0 nicht verworfen (nicht-signifikantes Ergebnis). Zur Ablehnung der H_0 und (vorläufigen) Annahme der favorisierten H_1 entscheidet man sich nur, wenn das gefundene Stichprobenergebnis zu Ergebnissen zählt, die unter Gültigkeit der H_0 sehr unwahrscheinlich sind (geringe Irrtumswahrscheinlichkeit). Liegt die Irrtumswahrscheinlichkeit unter 5%, so sprechen wir von einem signifikanten Ergebnis.

6.
Keine wissenschaftlichen Hypothesen sind: c (kein All-Satz); d (Werturteil; eine empirisch prüfbare Hypothese könnte z.B. lauten: „Studierende empfinden Übungsaufgaben als überflüssig“); f (empirisch nicht prüfbar, da entsprechende Daten

über die Befindlichkeit der Bevölkerung im 17. Jahrhundert fehlen).

7.
Es besteht ein geringer Gruppenunterschied von 0,2 Punkten auf Stichprobenebene. Ob Populationsunterschiede bestehen, kann konventionsgemäß nur aufgrund eines Signifikanztests entschieden werden. Ein Umzug ist nur dann eine sinnvolle Intervention, wenn a) von einem kausalen Einfluß des Wohnortes auf die Lebenszufriedenheit auszugehen ist und b) mit einer relevanten Effektgröße beim Zufriedenheitszuwachs zu rechnen ist.

8.
Aus einem allgemeinen Gesetz (nomos) oder einer Theorie wird eine Erklärung oder Hypothese abgeleitet (deduziert), indem man das in Form eines Gesetzes oder einer Theorie vorliegende Wissen auf einen konkreten Anwendungsfall bezieht.

9.
Bei einem *signifikanten Ergebnis* ist die mittels Signifikanztest berechnete Irrtumswahrscheinlichkeit (α-Fehler-Wahrscheinlichkeit) kleiner als das Signifikanzniveau (α-Fehler-Niveau) von 5%, so daß die Nullhypothese abgelehnt und die Alternativhypothese angenommen wird. Bei einem signifikanten Ergebnis kann von den Stichprobeneffekten auf die Populationseffekte geschlossen werden. Ob die Populationseffekte groß oder klein sind, wird mit der *Effektgröße* ausgedrückt.

Kapitel 2

1.
Eine Untersuchung ist *intern valide,* wenn ihre Ergebnisse eindeutig interpretierbar sind, d.h. die Effekte in den abhängigen Variablen eindeutig auf die Wirkungen der unabhängigen Variablen zurückzuführen sind. Eine Untersuchung ist *extern valide,* wenn ihre Ergebnisse auf andere als die konkret untersuchten Personen, Zeitpunkte oder Situationen generalisierbar sind.

2.
- Interesse wecken (Inhalt der Untersuchung erklären, Bedeutung für die einzelne Untersuchungsperson, die Praxis und die Wissenschaft erläutern),
- Vertrauen schaffen (Seriosität und Identität des Projektes klarstellen, Anonymität zusichern und sicherstellen, Freiwilligkeit der Teilnahme und Möglichkeit zum Abbruch betonen),
- günstige Rahmenbedingungen schaffen (persönliche Ansprache durch statushohes Projektmitglied, persönliche Geschenke, Möglichkeiten zur Ergebnis-Rückmeldung nach der Untersuchung schaffen).

3.
Richtig sind a und e. Falsch sind b (die Probanden müssen zufällig ausgewählt und zufällig den Bedingungen *zugeordnet* bzw. randomisiert werden), c (interne Validität ist die Voraussetzung für externe Validität, denn wenn die Hypothese schon für die Stichprobendaten nicht gilt, wie soll sie dann sinnvoll generalisiert werden), d (in Experimenten können simultan mehrere UVs variiert werden, durch die Merkmalskombinationen der UVs entstehen weitere Untersuchungsgruppen), f (zwischen Skalenniveau und Validität besteht kein Zusammenhang).

4.
Eine Skala besteht aus einem empirischen Relativ, einem numerischen Relativ und einer die beiden Relative verknüpfenden homomorphen Abbildungsfunktion.

5.
Augenfarbe (Nominalskala: blau, braun, grün etc.; Beobachtung); Haustierhaltung (Nominalskala: ja/nein oder Art des Tiers, Nominalskala: Katze, Hund, Vogel etc.; Befragung); Blutdruck (Kardinalskala; physiologische Blutdruckmessung); Berufserfahrung (Kardinalskala: Jahre der Berufszugehörigkeit; Befragung oder Aktenlage); Bildungsstand (Ordinalskala: Hauptschule, Realschule, Gymnasium, Hochschule; Befragung); Intelligenz (Kardinalskala; Intelligenztest); Fernsehkonsum (Kardinalskala: Minuten pro Tag; Befragung oder telemetrische Messung)

6.
In einer *Laboruntersuchung* können die situativen Rahmenbedingungen (und damit auch die untersuchungsbedingten Störvariablen) in hohem Maße vom Forscher kontrolliert werden, während in einer *Felduntersuchung* die natürlich vorgegebenen Rahmenbedingungen nur wenig beeinflußt werden können.

7.
Ma, H.K. (1993). The relationship of altruistic orientation to human relationships and situational factors in Chinese children. *Journal of Genetic Psychology, 154 (1),* 85–96. [Psychological Abstracts 1993: Nr. 32971, zu finden im Author Index unter „Ma, H.K."]

Mays, V.M., Cochran, S.D., Hamilton, E., und Miller, N. (1993). Just cover up: Barriers to heterosexual and gay young adults' use of condoms. *Health Values: The Journal of Health Behavior, Education & Promotion, 17 (4),* 41–47. [Psychological Abstracts 1993: Nr. 45154, zu finden im Subject Index unter „Condoms"]

8.
a) quasiexperimentelle Untersuchung (Talismantragen wurde nicht durch Randomisierung hergestellt, sondern vorgefunden),
b) H_1: $\mu_1>\mu_2$, H_0: $\mu_1\leq\mu_2$.
c) Die interne Validität betrifft die Frage, ob das Talismantragen die Zufriedenheit verursacht. Hier sind – wie bei allen quasiexperimentellen Untersuchungen – Zweifel angebracht, denn das Talismantragen und die Zufriedenheit könnten gemeinsame Ursachen haben (z.B. könnte finanzieller Wohlstand sowohl zu verstärkter Zufriedenheit als auch zu vermehrtem Talismantragen führen, etwa weil man mehr Zeit und Geld auf sein Äußeres verwenden kann). Aufgrund der Zufallsauswahl der Probanden sind die Ergebnisse generalisierbar auf die Population Berliner Telefonkunden und evtl. mit vertretbarer Unsicherheit auch auf alle Berliner bzw. alle Bewohner deutscher Großstädte (gute externe Validität),
d) Versuchsleiter-Effekte sind bei der Telefonbefragung Interviewer-Effekte. Besondere Merkmale von Interviewern (z.B. Unfreundlichkeit, merkwürdige Stimme) könnten z.B. die Antwortbereitschaft beeinflussen. Bei standardisierten Fragen und „blinden" Interviewern ist nicht mit großen Verzerrungen zu rechnen, es sei denn, die beteiligten Interviewer sind voreingenommen gegenüber Talismanträgern und suggerieren oder provozieren (bewußt oder unbewußt) bestimmte Antworten.

9.
Ergebnisse von Untersuchungen mit Studierenden sollten zunächst nur auf die Population der Studierenden generalisiert werden.

10.
UV: Therapieverfahren (künstlich dichotom: HT: Hypnosetherapie, VT: Verhaltenstherapie), AV: Therapiedauer in Monaten (kardinalskaliert)
H_1: $\mu_{HT}\leq\mu_{VT}-6$
H_0: $\mu_{HT}>\mu_{VT}-6$

11.
Freiwillige Untersuchungsteilnehmer unterscheiden sich von Nicht-Teilnehmern v.a. in folgenden Punkten:
- bessere schulische Ausbildung
- höherer sozialer Status
- höhere Intelligenz
- geselliger
- stärkerer Wunsch nach sozialer Anerkennung
- geringere Tendenz zu konformem Verhalten
- häufiger weiblichen Geschlechts
- unkonventioneller hinsichtlich geschlechtsspezifischen Verhaltens
- weniger autoritär

Insbesondere Ausbildungs- und Geschlechtseffekte spielen bei vielen Fragestellungen eine wichtige Rolle, so daß entsprechenden Selektionseffekten möglichst schon bei der Probanden-Anwerbung entgegenzuwirken ist (z.B. gezielte Ansprache männlicher Probanden).

Kapitel 3

1.
Die *summative Evaluation* beurteilt zusammenfassend die Wirksamkeit einer vorkonzipierten Intervention, während die *formative Evaluation* fortlaufend Zwischenergebnisse erstellt, die dazu ver-

wendet werden, die Interventionsmaßnahme noch während ihrer Durchführung zu modifizieren.

2.
Die *Interventionsforschung* entwickelt (soziale) Veränderungsmaßnahmen und die *Evaluationsforschung* überprüft die Wirksamkeit dieser Maßnahmen.

3.
Die *Prävalenz* gibt an, wie häufig ein bestimmter Sachverhalt in einer definierten Population auftritt (Verbreitungsgrad), während sich die *Inzidenz* auf zeitlich oder örtlich begrenzte Besonderheiten bzw. Abweichungen von der allgemeinen Prävalenz bezieht.

4.
Die *Ausschöpfungsqualität* gibt an, welcher Anteil der Zielgruppe einer Maßnahme durch ein konkretes Programm tatsächlich erreicht wurde. Die Ausschöpfungsqualität ist umso höher, je mehr Personen der Zielgruppe und je weniger „Unbefugte" an der Maßnahme teilnehmen.

6.
Interne Validität: Wie könnte ein positives Resultat bei der Experimentalgruppe zustandekommen, obwohl „in Wirklichkeit" die Hypnosebehandlung gar nicht besonders erfolgreich ist? Probanden-Effekt: wer sich für die Hypnosebehandlung entscheidet, ist weniger schmerzempfindlich (Problem der Selbstselektion bei dem vorliegenden quasiexperimentellen Design, Schmerzempfindlichkeit wäre als Kontrollvariable zu erheben). Arzt-Effekt: Ärzte, die Hypnose anbieten, arbeiten besonders gut und schmerzfrei. Behandlungseffekt: Hypnose wird besonders bei „leichteren", weniger schmerzintensiven Behandlungen eingesetzt (die Art der Behandlung wäre als Kontrollvariable bzw. Moderatorvariable zu berücksichtigen).
Externe Validität: Zielpopulation sind prinzipiell alle Zahnarztpatientinnen und -patienten. Bei der realisierten Stichprobe von Zahnarztpraxen ist jedoch zunächst nur auf Gesamtheit der Patienten der lokalen Zahnarztpraxen der untersuchten Großstadt zu generalisieren.

5.

Evaluationsfrage	Ist eine Hypnosebehandlung der herkömmlichen Schmerztherapie überlegen oder zumindest gleichwertig?
unabhängige Variable	Form der Schmerztherapie (Hypnose oder Schmerzmittel), nominale bzw. dichotome Variable
Moderatorvariablen	Geschlecht und Art der Zahnbehandlung (beide nominalskaliert), Alter (kardinalskaliert)
abhängige Variablen	Intensität negativer Empfindungen während und nach der Behandlung (jeweils fünf Intensitätsstufen), Zufriedenheit mit der Behandlung (bessere Versorgung gewünscht ja/nein)
Datenerhebungsmethode	standardisierte Befragung der Patienten (mündlich und fernmündlich)
Untersuchungsdesign	quasiexperimentelle Untersuchung mit einer Experimentalgruppe (Hypnose) und einer Kontrollgruppe (Schmerzmittel). (Randomisierung ist nicht möglich, da die Patienten selbst entscheiden, welche Behandlungsform sie haben möchten)
Verhältnis von Interventions- und Evaluationsstichprobe	Da es sich nicht um ein gezielt initiiertes Interventions-Projekt handelt, ist die Interventionsstichprobe (Anzahl der Patienten, die unter Hypnose behandelt werden) unbekannt
Erfolgskriterium	Die Experimentalgruppe empfindet die Behandlung signifikant weniger unangenehm und wünscht signifikant seltener eine bessere Versorgung als die Kontrollgruppe (gerichtete Alternativhypothese als „starkes" Erfolgskriterium). Keine signifikanten Unterschiede zwischen Hypnose und Schmerzmittel (Nullhypothese) wären immerhin ein „schwaches" Erfolgskriterium, da bei gleicher Wirksamkeit die kostengünstigere und ökologisch wie medizinisch schonendere Hypnosebehandlung vorzuziehen ist.

7.
Technologische Theorien sind anwendungsorientierte Theorien, die als wissenschaftlich begründete Handlungsanleitungen in der Praxis eingesetzt werden können und denen zu entnehmen ist, wie man vorgehen muß, um bestimmte Resultate zu erzielen.

8.
Die präskriptive Entscheidungstheorie kann mit ihren Hilfsmitteln (Entscheidungsanalyse, Bestimmung von Nutzenfunktionen) dazu beitragen, Entscheidungen zu optimieren, indem sie komplexe Entscheidungssituationen in einfache Präferenzentscheidungen zerlegt, die von Entscheidungspersonen leichter und zuverlässiger getroffen werden können als Globalentscheidungen. Auf der Basis der einzelnen Präferenzentscheidungen wird dann nach rationalen Entscheidungsregeln die Gesamtentscheidung synthetisiert. Im Kontext der Evaluationsforschung kann die Entscheidungsanalyse angewendet werden, wenn
a) zwischen unterschiedlichen Evaluationsvarianten zu wählen ist (Methodenentscheidung),
b) zwischen mehreren möglichen Zielsetzungen für eine Maßnahme abzuwägen ist (Zielexplikation bzw. Festlegung der abhängigen Variablen),
c) zwischen alternativen Maßnahmen für dasselbe Ziel zu wählen ist (Festlegung der unabhängigen Variablen) oder
d) der Nutzen unterschiedlicher Kombinationen von Wirkfaktoren bestimmt werden soll (Präzisierung der unabhängigen Variablen).

Mittels Entscheidungsanalyse können nicht nur Einzelentscheidungen von Einzelpersonen, sondern auch von Gruppen kombiniert werden (Gruppenentscheidung).

9.
Zur Festlegung von Bewertungsmaßstäben bzw. Erfolgskriterien von Interventionen können folgende Informationsquellen genutzt werden:

- *Expertenurteile:* Experten können Praktiker oder Theoretiker sein, die mit dem Forschungsfeld gut vertraut sind und ggf. mit den Evaluationsergebnissen weiterarbeiten. Werden mehrere Experten befragt, ist es notwendig, einen Konsens bzw. eine Entscheidung herbeizuführen (z.B. Entwicklungspsychologen, Pädagogen, Programmgestalter einigen sich im Rahmen einer Zielexplikation auf Kriterien für „kindgerechte" Fernsehsendungen; Übereinstimmung mit diesen Kriterien gilt als Erfolg).
- *Vorgaben von Betroffenen:* Betroffene bzw. potentielle Teilnehmer einer Maßnahme artikulieren ihre Veränderungserwartungen (z.B. Altenpfleger definieren den erwünschten Wissenszuwachs in einem Erste-Hilfe-Kurs; Übereinstimmung des Lernerfolgs mit dem erwünschten Wissenszuwachs gilt als Erfolg).
- *Status Quo:* Die bisherigen Leistungen oder Zustände eines Evaluationsobjektes werden als Standard definiert. Veränderungen, die deutlich über den Status Quo hinausgehen, gelten als Erfolg (z.B. Krankenstand eines Betriebes; Unterschreitung des bisherigen Krankenstandes gilt als Erfolg).
- *Normen, epidemiologische Daten:* Bei „großen" Evaluationsobjekten wird man zur Einschätzung des Status Quo auf Normen oder epidemiologische Daten zurückgreifen (z.B. Prävalenz der Säuglingssterblichkeit in der Bundesrepublik Deutschland; Unterschreitung der bundesdeutschen Säuglingssterblichkeit in den Zielkrankenhäusern, d.h. geringere Inzidenz, gilt als Erfolg).
- *Gruppenvergleiche:* Der Erfolg einer Maßnahme wird durch Gruppenvergleiche definiert, bei denen unbehandelte Gruppen („Normalgruppen"), Extremgruppen oder anders behandelte Gruppen zum Vergleich herangezogen werden können (z.B. herkömmliche Behandlung, neue Behandlung; Überlegenheit der Experimentalgruppe gilt als Erfolg).

10.
One-Shot-Studien sind Untersuchungen mit nur einem einzigen Erhebungszeitpunkt und somit nicht geeignet, auf Interventionen zurückgehende Veränderungen zu erfassen. One-Shot-Studien sind für Evaluationszwecke ungeeignet, da ihre interne Validität nicht gesichert ist.

Kapitel 4

1.
Alle zu skalierenden Objekte werden paarweise verglichen und daraufhin beurteilt, bei welchem Objekt das interessierende Merkmal stärker ausgeprägt ist. Es kann dann z.B. die Rangreihe der Objekte indirekt danach aufgestellt werden, welches Objekt am häufigsten, am zweithäufigsten, am dritthäufigsten etc. über die anderen Objekte dominierte. Weitere Auswertungsmöglichkeiten von Daten aus Dominanz-Paarvergleichen sind eindimensionale Skalierungen (Law of Comparative Judgement) und psychophysische Schwellenbestimmungen nach der Konstanzmethode oder dem Signal-Entdeckungs-Paradigma.

2.

$$\frac{20 \cdot 19}{2} = 190 \text{ Paarvergleiche.}$$

3.
Beim Dominanzpaarvergleich werden Objekte hinsichtlich eines konkreten Merkmals paarweise verglichen; beim Ähnlichkeitspaarvergleich werden jeweils zwei Objekte hinsichtlich ihrer globalen Ähnlichkeit auf einer Rating-Skala eingeschätzt.

4.

	Urteil	Rangplätze
P1	1	1,5
P2	2	4,0
P3	2	4,0
P4	1	1,5
P5	5	9,5
P6	4	7,0
P7	2	4,0
P8	4	7,0
P9	4	7,0
P10	5	9,5

5.
Eine MDS (Multidimensionale Skalierung) ist ein statistisches Verfahren zur Analyse von Ähnlichkeitsurteilen über eine Objektmenge. Die MDS ermittelt die Dimensionen, die den globalen Ähnlichkeitsurteilen zugrundeliegen.

6.
Generell werden Urteilsfehler vermieden, wenn die Urteiler in Ruhe und mit Sorgfalt antworten (nicht in Eile), wenn sie eine detaillierte und gut verständliche Instruktion erhalten, wenn ihnen realistische und eindeutige Antwortvorgaben präsentiert werden, wenn sie die zu beurteilenden Objekte kennen und wenn sie vorher über mögliche Urteilsfehler (z.B. Halo-Effekt, Milde-Härte-Fehler) aufgeklärt werden.

7.
Das semantische Differential ist eine von Osgood et al. (1957) entwickelte Datenerhebungsmethode aus dem Bereich Urteilen, die es ermöglicht, die konnotative Bedeutung von Begriffen oder Objekten bzw. den emotionalen Gesamteindruck, den sie beim Urteiler auslösen, zu erfassen. Dabei werden die zu beurteilenden Objekte anhand von ca. 20–30 bipolaren Adjektivpaaren auf Rating-Skalen eingeschätzt.

8.
Die Grid-Technik ist eine von Kelly (1955) entwickelte Datenerhebungsmethode aus dem Bereich Urteilen, mit deren Hilfe die subjektiven Konstrukte einer Person, die ihre individuelle Weltsicht prägen, erfaßt werden können. Dazu werden zunächst Personen oder Objekte nach vorgegebenen Rollen ausgewählt und dann in Dreier-Gruppen verglichen. Welche Konstrukte bzw. Merkmale die Urteiler bei diesen Vergleichen heranziehen, bleibt ihnen überlassen und ist indikativ für die individuelle Konstruktwelt der Probanden.

9.
Objektivität ist definiert als Unabhängigkeit der Testergebnisse von der Person des Testanwenders. Die Reliabilität ist die Meßgenauigkeit (möglichst geringe Beeinträchtigung des Testergebnisses durch Stör- bzw. Fehlereinflüsse). Validität oder Gültigkeit ist definiert als Zusammenhang eines Testergebnisses mit dem interessierenden Konstrukt. Die interne Validität einer Untersuchung meint eindeutige Interpretierbarkeit der Ergebnisse hinsichtlich der Forschungshypothese, die

externe Validität ist definiert als Generalisierbarkeit der Ergebnisse. Die Verwendung eines invaliden Tests reduziert die interne Validität der Untersuchung.

10.
Retest-Methode, Paralleltest-Methode, Testhalbierungs-Methode, Interne Konsistenz-Methode.

11.

Kandidat	Indexwert
1	14
2	8
3	6
4	8
5	8
6	6

12.
Den Zusammenhang zwischen den Merkmalsausprägungen („Fähigkeiten") von Probanden und ihren Lösungswahrscheinlichkeiten für ein Item.

13.
Aufgaben mit offener Beantwortung, halboffener Beantwortung und geschlossener Beantwortung (Antwortvorgaben).

14.
Die Anzahl der gelösten Aufgaben in einem Test wird um die Anzahl der Lösungen, die rein zufällig erraten werden können, reduziert.

15.
Cronbachs Alpha ist ein Maß für die interne Konsistenz bzw. Reliabilität eines Tests. Ein α-Wert von 0,67 deutet auf eine unterdurchschnittliche Konsistenz hin (üblicherweise sind Werte über 0,80 zu fordern).

16.
Die Trennschärfe ist die Korrelation eines Items mit dem Gesamttestwert.

17.
Den ersten Test, denn der 2. Test wird offensichtlich durch falsche Angaben gekennzeichnet (die Validität kann nicht größer sein als die Reliabilität).

18.
Generell mindert eine glaubwürdige Zusicherung von Anonymität sozial erwünschtes Antworten. Zudem sind folgende Techniken gängig: ausbalancierte Antwortvorgaben, Kontrollskalen, objektive Tests, Aufforderung zu korrektem Antworten und Random Response-Technik.

19.
Eine Antworttendenz, bei der Probanden dazu neigen, Items in stereotyper Weise (unabhängig vom Inhalt) zu bejahen.

20.

	Alter	Rangplatz	Dichotomisierung
Vp1	34	10,5	1
Vp2	18	1	0
Vp3	19	2,5	0
Vp4	36	12	1
Vp5	22	4	0
Vp6	31	9	1
Vp7	28	8	1
Vp8	34	10,5	1
Vp9	19	2,5	0
Vp10	27	7	1
Vp11	26	6	0
Vp12	25	5	0

Die Dichotomisierung erfolgt hier nach dem sog. Median-Split, d.h. diejenigen 50% der Probanden mit dem niedrigsten Alter werden in die eine Gruppe (hier mit 0 kodiert) und die 50% mit dem höchsten Alter in die andere Gruppe (hier mit 1 kodiert) eingeteilt.

21.
Die Rücklaufquote ist der Anteil der beantworteten bzw. zurückgeschickten Fragebögen an der Gesamtzahl aller versendeten Fragebögen bei einer postalischen Befragung. Eine geringe Rücklaufquote wirft die Frage auf, ob und inwiefern sich die Nicht-Antwortenden systematisch von den Antwortenden unterscheiden und somit die Untersuchungsergebnisse nur für die Teilpopulation der Antwortenden Gültigkeit besitzen (eingeschränkte externe Validität). Durch eine Nachbefragung der zunächst nicht erreichten Probanden können Informationen über die Population der Nicht-Antwortenden gewonnen werden; ggf. wird man die Stichprobe auch durch systematische Nachbefragungen auffüllen.

22.
Soll ein Geschehen beobachtet und protokolliert werden, das zeitlich länger ausgedehnt ist, werden – speziell bei standardisierten Beobachtungen – meist Ausschnitte des Geschehens ausgewählt und nur diese betrachtet. Dabei wählt man entweder besondere Ereignisse (Ereignisstichprobe) oder definierte Zeitintervalle (Zeitstichprobe) des Verhaltensstromes aus. Die Ereignisstichprobe erfaßt Einzelereignisse vollständig, die Zeitstichprobe gibt dagegen einen besseren Überblick über das Gesamtgeschehen.

23.
Die Urteilerübereinstimmung kann nur ermittelt werden, wenn das Beobachtungsprotokoll nach Ereignissen aufgeschlüsselt ist.

24.
a) EKG (Elektrokardiographie zur Messung der Herzschlagfrequenz) und Manschettendruckverfahren (zur Messung des Blutdrucks)
b) EMG (Elektromyographie zur Messung der elektrischen Muskelaktivität)
c) EEG (Elektroencephalographie zur Messung der elektrischen Hirnaktivität)

Kapitel 5

1.
Forschende und Beforschte werden als gleichberechtigte Partner betrachtet, so daß die Untersuchungsteilnehmer wesentlich mitentscheiden über Untersuchungsthema, Untersuchungsmethode, Ergebnisinterpretation und Ergebnisdarstellung. Die Anwendungsfelder der Aktionsforschung liegen v.a. im sozialen, politischen sowie im Bildungsbereich, wo es mit Hilfe von Aktionsforschung zu praktischen Verbesserungen (speziell für benachteiligte Personengruppen) kommen soll (emanzipatorische Zielsetzung).

2.
Die in den 60er Jahren stattgefundene Auseinandersetzung zwischen den Vertretern der Frankfurter Schule (Kritische Theorie) und den Vertretern des kritischen Rationalismus. Inhaltlich ging es um die Angemessenheit wissenschaftlicher Methoden (dialektisches vs. empirisches Vorgehen) und die gesellschaftliche Funktion von Wissenschaft (Stichwort „Vernunft“ vs. „Zweckrationalität“).

3.
Der Grounded Theory-Ansatz ist ein interpretatives Verfahren zur gegenstandsverankerten Bildung und Prüfung von Theorien. Theorien sollen möglichst unvoreingenommen dem vorliegenden Textmaterial entnommen werden (induktives Vorgehen). Die aus dem Text herausgefilterten Konzepte (Kodes) und ihre Verknüpfungen, die sich insgesamt zur Theorie zusammensetzen, werden anhand einzelner Textteile immer wieder auf ihre Gültigkeit geprüft.

4.
falsch: a) reine Idiographie, d.h. Einzelfallbeschreibung, ist als wissenschaftliche Methode nicht ausreichend; b) quantitative Untersuchungen können im Feld stattfinden, qualitative Forschung verzichtet aber weitgehend auf Erhebungen unter kontrollierten Bedingungen (Labor); d) einzelne Forscher können nicht „wertfrei“ oder „neutral“ arbeiten, allein durch die Themenauswahl wird Stellung bezogen.

5.
Hermeneutik ist die Kunst bzw. die allgemeine Methode der Textinterpretation. Ein Kernelement der Hermeneutik ist der hermeneutische Zirkel, der eine schrittweise Annäherung an die Textbedeutung anstrebt, indem zunächst ein grobes Gesamtverständnis erlangt wird, dann einzelne Textteile genauer betrachtet und mit der Gesamtdeutung verglichen werden, wobei es zu Modifikationen des Gesamtverständnisses kommen kann. Diese Arbeitsschritte werden mehrfach wiederholt.

6.
Unter Chicagoer Schule versteht man die in den 20er/30er Jahren an der Universität Chicago durchgeführten Forschungsarbeiten, die für die qualitative Forschung wegweisend waren und u.a. den Symbolischen Interaktionismus und die Ethnomethodologie hervorbrachten. Inhaltlich standen v.a. soziale Probleme im Vordergrund, die mit Methoden der teilnehmenden Beobachtung untersucht wurden (Feldforschung).

7.

a) nonreaktives Verfahren: Bücher, die in Augenhöhe stehen, sollten bei Ad-hoc-Auswahl stärker abgenutzt sein als die übrigen Bücher. Bei einer Auswahl nach Literaturrecherche dürfte sich kein Unterschied zeigen.
b) Beobachtung von Rollenspielen, in denen männliche und weibliche Jugendliche demonstrieren, wie sie mit ihren Eltern über das Ausgehen verhandeln. (Befragungen wären hier weniger effektiv, da sich die wenigsten darüber im klaren sein dürften, welche Argumentationstechnik sie einsetzen und welche nonverbalen Signale sie dabei geben etc.).
c) Gruppendiskussion mit Schülern und Lehrern, um auch kontroverse Positionen zu erfassen und Kompromißvorschläge erarbeiten zu können.

8.

Die *Moderationsmethode* ist eine besondere Form der Organisation und Durchführung von Gruppenprozessen v.a. in Arbeits- und Lerngruppen. Kennzeichnend sind eine klare Strukturierung und Planung aller Arbeitsschritte, viele Visualisierungen und die aktive Mitarbeit aller Teilnehmenden. Kurzmoderationen können in explorativen Studien eingesetzt werden, z.B. als teilstrukturierte Gruppenbefragungen, in deren Verlauf eine Gruppe (z.B. Abteilung eines Betriebes, Lehrerkollegium einer Schule) ihre Meinungen, Erfahrungen, Probleme etc. zu einem bestimmten Thema artikuliert, diskutiert, bewertet und protokolliert. Auch in der Evaluationsforschung können Moderationen eingesetzt werden z.B. zur Rückmeldung von Evaluationsergebnissen (und Diskussion der daraus folgenden praktischen Konsequenzen) oder für die Besprechung von Zwischenbilanzen in der formativen Evaluation sowie auch in der Aktionsforschung.

9.

Unter *Frauenforschung* versteht man Sozialforschung, die Geschlechterasymmetrien (speziell die Benachteiligung von Frauen) bei der Behandlung prinzipiell aller sozialwissenschaftlichen Themen mitberücksichtigt; dabei wird nicht nur Weiblichkeit, sondern auch Männlichkeit als soziale Konstruktion analysiert (Gender Theory).

10.

Einstimmung vor einem Interview; Nachspielen realer Situationen, die nicht direkt beobachtet werden können; Training von Versuchsleitern und Interviewern im Rollenspiel; Entwicklung von Rollenspielen in der Interventionsforschung für Trainings- und Therapiezwecke.

11.

- *Zusammenfassung:* Frau D. lebt mit ihrer 11jährigen Tochter und ihrem 17jährigen Sohn in Buch, arbeitet als Kindergärtnerin und engagiert sich für die PDS (z.B. Mitwirkung an Informationsständen). Frau D. möchte nicht, daß ihre PDS-Mitarbeit in Buch bekannt wird, um sich und den Kindern unangenehme Reaktionen der Umwelt zu ersparen. Sie beschreibt sich als fortschrittlich, hilfsbereit und tolerant, gleichzeitig im Rückblick als zu gutgläubig, was die Politik der DDR-Regierung angeht.
- *Stichwortverzeichnis:* Gesundheit, Arbeit, soziales Leben, Kinder, Staat (BRD), PDS, DDR-Regierung.
- *Interpretationsideen für das Thema „PDS“:* In ihrer Antwort auf die Frage, was für sie im Leben wichtig sei, nimmt die PDS den größten Raum ein. Dies könnte auf ein zentrales Lebensthema hindeuten, andererseits könnte es sich auch um einen situativen Effekt handeln, da die Interviewerin (aus dem Westen?) beim Thema PDS nachfragt: „Infostände von der PDS?“ und damit weitere Erläuterungen (Rechtfertigungen?) hervorlockt. Wirkte Ende 1992 in Buch die PDS-Mitgliedschaft im sozialen Umfeld von Frau D. tatsächlich so stigmatisierend („deine Mutter ist 'ne Rote“), daß mit negativen Reaktionen zu rechnen war, oder drückt sich in der „Geheimhaltung“ der PDS-Mitarbeit auch eigene Unsicherheit aus? Müßte Frau D., die im Nachhinein die DDR-Verhältnisse kritisch beurteilt und ihre Gutgläubigkeit bereut, nicht befürchten, wieder „zu gutgläubig“ zu sein? Eventuell sieht Frau D. einen deutlichen Bruch zwischen SED und PDS; sie bezeichnet ihre politische Position als „fortschrittlich“. Was bedeutet „fortschrittlich“ für sie?
- *Bewertung des Gesprächsverlaufs:* Frau D. verhält sich kooperativ, sie erzählt flüssig und klar verständlich.

12.
Bei *nonreaktiven Verfahren* werden die untersuchten Personen nicht mit einer Forschungssituation konfrontiert, weil entweder verdeckt beobachtet wird oder nur Verhaltensspuren analysiert werden. Beispiele für die nonreaktive Erforschung von Hilfeverhalten: a) Hinterlassen von Gegenständen in der U-Bahn und Ermittlung des Prozentsatzes der im Fundbüro abgegebenen Gegenstände als Maß der Hilfsbereitschaft (experimentell variierbar wären materieller und/oder ideeller Wert der Objekte: z.B. Brillenetui, Uhr, Roman, Tagebuch etc. oder die Tageszeiten der Erhebung); b) fingierte Autopanne und Registrierung der potentiellen Helfer, die anhalten (experimentell variierbar: Geschlecht und Anzahl der betroffenen Personen; Straßentyp; Automarke).

13.
methodische Probleme: a) Bewältigung der Fülle und Komplexität der Eindrücke und Erfahrungen (Wahrnehmung, Dokumentation und Ergebnisdarstellung sollen einerseits ausführlich, offen und anschaulich sein, andererseits muß ausgewählt und fokussiert werden); b) Konflikte zwischen Teilnehmer- und Beobachter-Rolle (tieferes Verständnis wird einerseits oft nur durch intensives „Mitmachen" möglich, dieses verhindert gleichzeitig durch „Aufgehen" im Geschehen die aufmerksame Beobachtung und Analyse); ethische Probleme: a) bei verdeckter teilnehmender Beobachtung werden die Feldsubjekte, zu denen man persönliche Beziehungen aufbaut, absichtlich getäuscht; b) Konflikte zwischen Beobachter- und Teilnehmer-Rolle haben nicht nur Einfluß auf den Erkenntnisgewinn (s.o), sondern auch auf die Handlungsmöglichkeiten im Feld. Während die Beobachterrolle ein „Laufenlassen" des natürlichen Geschehens nahelegt, kann die Teilnehmer-Rolle zu engagiertem Eingreifen gemäß den eigenen Wert- und Normvorstellungen verpflichten.

14.
Der *Lebenslauf* umfaßt die Kette wichtiger Ereignisse, die in einem Menschenleben stattfinden. Die *Biographie* ist die subjektive Rekonstruktion und Interpretation eines Lebenslaufes durch das Individuum. Biographien werden im Laufe des Lebens „umgeschrieben", da Lebensereignisse im Lichte neuer Erfahrungen anders bewertet werden und zudem in der Erinnerung Verzerrungen auftreten können (z.B. Vergessen, Verwechseln, Hinzuphantasieren etc.).

15.
Beim *Leitfaden-Interview* wird das Gespräch durch ein Gerüst von Kernfragen (den Leitfaden) strukturiert, während das *narrative Interview* mit einem Erzählanstoß beginnt und dann im Hauptteil aus einer freien Stegreiferzählung der interviewten Person besteht. Das Leitfaden-Interview hat den Vorteil, daß durch die halbstrukturierte Form von mehreren Interviewpartnern Äußerungen zu denselben Themen erfaßt und miteinander verglichen werden können, während beim narrativen Interview derselbe Erzählanstoß zu ganz unterschiedlichen Erzählungen mit unterschiedlichen Themenschwerpunkten führen kann. Das narrative Interview hat jedoch den Vorteil, daß durch die Erzählzwänge teilweise andere und tiefergehende Informationen offenbart werden als bei direktem Nachfragen.

Kapitel 6

1.
Eine Heuristik ist eine Daumenregel zur Lösung einer komplexen Aufgabe oder eines Problems (im Unterschied zum Algorithmus bietet die Heuristik keine „Lösungsgarantie").

2.
a) eine Datenerhebungsmethode (offene bzw. halbstandardisierte Befragung z.B. im Kontext der Anamnese), b) einen Untersuchungstyp, der das Ziel verfolgt, neue Aspekte eines Untersuchungsgegenstandes zu erkunden und auf der Basis dieser Informationen neue Hypothesen zu formulieren (auch: Erkundungsstudie oder hypothesenfindende Untersuchung im Unterschied zur hypothesenprüfenden Untersuchung).

3.
a) theoriebasierte Exploration (Generierung neuer Hypothesen aus Alltagstheorien oder durch Analyse wissenschaftlicher Theorien); b) methodenba-

sierte Exploration (Betrachtung der Beziehungen zwischen Methoden und Untersuchungsgegenständen zur Anregung neuer Ideen); c) empirisch-quantitative Exploration (Suche nach Regelläufigkeiten und Mustern in quantitativen Datensätzen, die die Hypothesenbildung anregen); d) empirisch-qualitative Exploration (Hypothesenbildung anhand qualitativen Datenmaterials, z.B. durch Aufstellen von Inventaren oder Typenbildung).

4.

a) Kinder mit ungewöhnlichem Namen werden häufiger gehänselt und ausgelacht, sie geraten in eine Außenseiterposition, aus der heraus sie sich dann auch weniger „liebenswert" verhalten.
b) Eltern, die ihren Kindern ungewöhnliche, altmodische bzw. „merkwürdige" Namen geben, weisen besondere Merkmale auf, die die Entwicklung und soziale Kompetenz der Kinder negativ beeinflussen (z.B. Behandlung des Kindes als „Schmuckstück" etc.).
c) Ungewöhnliche Namen wecken teilweise unangenehme Assoziationen (z.B. Erinnerungen an „böse" Gestalten im Märchen o.ä.), die mit dem Namensträger in Verbindung gebracht werden (Projektion).
d) Wer einen ungewöhnlichen Namen trägt, sticht aus der Masse heraus, lenkt die Aufmerksamkeit der anderen auf sich, was wiederum die Selbstaufmerksamkeit erhöht, d.h. man beobachtet sich selbst genau, um nichts falsch zu machen. Erhöhte Selbstaufmerksamkeit begünstigt soziale Ängstlichkeit und macht den Umgang mit anderen schwieriger.

5.

Computersimulationen können als Instrument der Theorieanalyse verwendet werden: a) die Programmierung einer Theorie zwingt zur Formalisierung der Aussagen und macht die Struktur des Aussagengebäudes transparenter (unklare Begriffe, Widersprüche o.ä. werden leichter entdeckt); b) ist das Programm nicht lauffähig, gibt dies (sofern Programmierfehler ausgeschlossen sind) Hinweise zur Programm- bzw. Theoriemodifikation; c) produziert das Programm unplausiblen oder mit empirischen Daten nicht vereinbaren Output, gibt dies (sofern Programmierfehler ausgeschlossen sind) Hinweise zur Programm- bzw. Theoriemodifikation.

6.

Eine Metapher beschreibt einen (meist immateriellen) Gegenstand mit den Merkmalen eines anderen (meist materiellen) Gegenstands oder Prozesses. Beispiele:
a) die Beherrschung verlieren (Beherrschung als wertvoller Gegenstand)
b) der Geduldsfaden reißt (Geduld als wenig belastbares Material)
c) sich an die Hoffnung klammern (Hoffnung als fester Halt).

7.

Das Prinzip der Entscheidungsdelegation

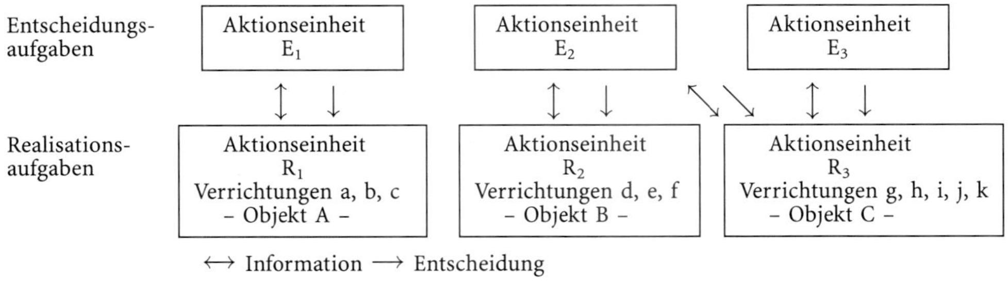

8.
Faktor 1: volkstümlicher Lebensstil (sparsam, bastelt gern, häuslich, mag Haustiere, sicherheitsorientiert)
Faktor 2: abenteuerlustiger Lebensstil (sportbegeistert, abenteuerlustig, gesellig, mag legere Kleidung, geht gern in Diskotheken)
Faktor 3: kultureller Lebensstil (kulturell interessiert, theaterbegeistert, politisch informiert, berufsorientiert, liest gerne).

9.
Der EDA-Ansatz (Exploratory Data Analysis) umfaßt eine Gruppe graphischer Analyseverfahren, die Muster, Regelläufigkeiten, Zusammenhänge oder andere besondere Effekte in einem komplexen qualitativen Datensatz erkennbar machen.

10.
Clusteranalyse (zur Zusammenstellung von homogenen Personen- bzw. Objektgruppen) und Faktorenanalyse (zur Bündelung von korrelierenden Variablen).

11.
a) Analyse natürlich variierender Begleitumstände (Beobachtung desselben Sachverhalts zu unterschiedlichen Zeiten, an unterschiedlichen Orten, bei verschiedenen Personen oder Gruppen etc.)
b) Analyse willkürlich manipulierter Begleitumstände (qualitatives Experimentieren)
c) Veränderungen aufgrund besonderer Ereignisse (besondere Ereignisse, Extremfälle betrachten)
d) Ursachen erfragen (Alltagstheorien bzw. naive Theorien analysieren)
e) Auffälligkeiten in der Lebensgeschichte (biographische Methode einsetzen)
f) Eigene Initiativen erkunden (Fremdbeobachtung und ggf. systematische Selbstbeobachtung der Betroffenen anregen)
g) Systematische Vergleiche (Kontrastierung mehrerer Einzelfälle, Suche nach Gemeinsamkeiten und Unterschieden).

12.
- Krankheit (a, d)
- Temperatur (b, c, h, i)
- Kraft (e, f, g).

13.
Ein Inventar ist eine Zusammenstellung aller zu einem ausgewählten Sachverhalt gehörenden Objekte bzw. Teilelemente. Das Inventarisieren ist eine besonders gründliche Form der Beschreibung und Dokumentation von Sachverhalten anhand ihrer einzelnen Aspekte. Hat man durch das Inventar Übersicht über alle Teilaspekte gewonnen, können sich Hypothesenbildungen anschließen, etwa über die Bedeutung einzelner Teilelemente, über die Gründe für das Fehlen oder das häufige Vorkommen bestimmter Elemente etc..

14.

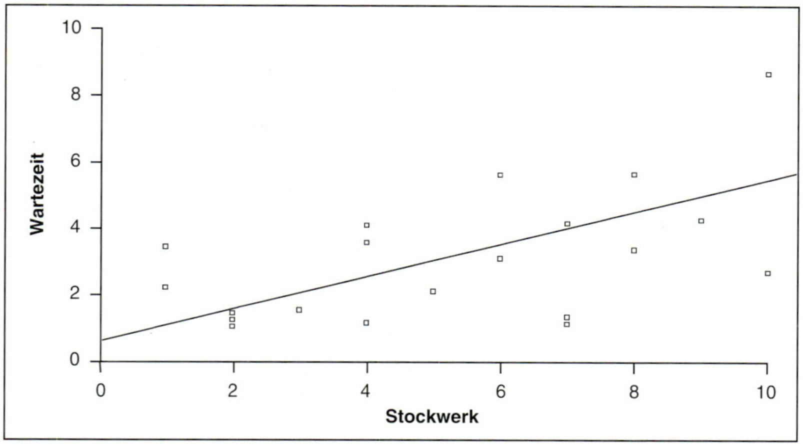

a) Scatter-Plot

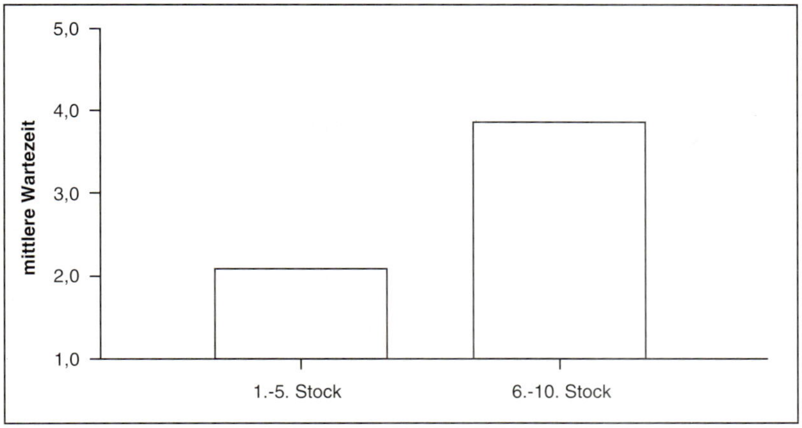

b) Balkendiagramm

c) Stem-and-Leaf-Plot

Häufigkeit	Wartezeiten
7	1.0012245
3	2.025
4	3.0245
3	4.001
2	5.55
0	6.
0	7.
1	8.5

d) Tendenziell steigt die Wartedauer mit zunehmender Stockwerkzahl (positiver Zusammenhang), in den oberen fünf Stockwerken wird durchschnittlich knapp zwei Minuten länger gewartet als in den unteren fünf Stockwerken.

Kapitel 7

1.
Aus einer vollständigen Liste aller zur Population gehörenden Objekte werden zufällig n Objekte gezogen, so daß jedes Objekt dieselbe Auswahlwahrscheinlichkeit hat.

2.
In probabilistischen Stichproben sind die Auswahlwahrscheinlichkeiten bekannt.

3.
Klumpen sind natürliche Teilgruppen einer Population (z.B. Ärzteteams verschiedener Krankenhäuser), Schichten sind nach Vorgabe bestimmter Merkmale oder Merkmalskombinationen definierte Teilgruppen einer Population (z.B. Ärzte unter 40 Jahre, Ärzte über 40 Jahre).

4.
- Vom korrelativen Zusammenhang zwischen Müdigkeit und Schulleistung einerseits und Haschisch-Konsum andererseits kann nicht auf kausale Wirkungsrichtungen geschlossen werden (vielleicht motiviert Müdigkeit zum Haschisch-Konsum oder es spielen noch ganz andere Faktoren eine Rolle).
- Es werden Aussagen über die Population aller Haschisch-Konsumenten gemacht. Diese Population ist unbekannt, so daß keine probabilistischen („repräsentativen“) Stichproben gezogen werden können. Statt von einer „Repräsentativstudie“ zu sprechen, wäre hier eine kurze Beschreibung der Untersuchungsteilnehmer und des Auswahlverfahrens sinnvoller gewesen.
- Auf der Basis von Stichprobenergebnissen lassen sich Populationsparameter nur unter Unsicherheit schätzen. Die „70%“-Angabe müßte also in irgendeiner Weise relativiert werden (etwa durch Angabe des Konfidenzintervalls).
- „Überdurchschnittliches“ Schlafen und „unterdurchschnittliche“ Leistungen – damit ist allein die Richtung von Unterschieden angesprochen. Die entscheidende Frage lautet nun, wie groß

diese Unterschiede sind. „Überdurchschnittlich" kann z.B. bedeuten „3 Minuten länger" oder „vier Stunden länger" – dies bleibt der Phantasie (und den Vorurteilen) der Leserschaft überlassen.
- Die praktische Schlußfolgerung, daß eine „liberale Drogenpolitik" „gefährlich" sei, steht mit dem Thema der Untersuchung in keinerlei Zusammenhang; sie behandelt Merkmalsausprägungen bei Haschisch-Konsumenten und kann weder sagen, ob die Merkmalsausprägungen vom Haschisch-Konsum verursacht werden, noch ob eine „liberale Drogenpolitik" zum Haschisch-Konsum führt (wie implizit angedeutet wird).

5.
- erste Ziehungsstufe: Museen (Zufallsauswahl von Klumpen aus der Liste bundesdeutscher Museen)
- zweite Ziehungsstufe: Kalendertage (z.B. Zufallsauswahl aus dem Kalender)
- dritte Ziehungsstufe: Besucher (z.B. jeder 40. Besucher eines Tages, wobei durch diese systematische Auswahl eine Zufallsauswahl angenähert werden soll).

6.
- *Erwartungstreue:* Der Mittelwert mehrerer Punktschätzungen desselben Parameters ist identisch mit dem gesuchten Populationsparameter.
- *Konsistenz:* Je größer die Stichprobe, umso mehr nähern sich die Punktschätzungen dem Parameter an.
- *Effizienz:* Die Varianz der Verteilung des Punktschätzers ist geringer als die Varianz der Verteilung anderer, möglicherweise als Schätzer geeigneter Kennwerte.
- *Suffizienz:* Der Punktschätzer berücksichtigt alle relevanten Stichprobendaten.

7.
Auf der Basis von Vorinformationen wird geschätzt, wie wahrscheinlich verschiedene Schätzwerte des interessierenden Populationsparameters sind (Priorwahrscheinlichkeiten). Es folgt eine empirische Stichprobenuntersuchung. Daraufhin werden die Likelihoods des gefundenen Stichprobenergebnisses unter Gültigkeit der verschiedenen Parameterschätzungen bestimmt (entweder direkt oder über ausgewählte Likelihood-Verteilungen). Aus den Priorwahrscheinlichkeiten und den Likelihoods können Posteriorwahrscheinlichkeiten (bedingte Wahrscheinlichkeiten der geschätzten Populationsparameter unter der Gültigkeit des Stichprobenergebnisses) berechnet werden. Die Posteriorwahrscheinlichkeiten integrieren Vorwissen und Stichprobenergebnis zu einer genaueren Schätzung als sie allein auf der Basis eines Stichprobenergebnisses möglich wäre.

8.
a) Für $\pi=0{,}05$ genügt ein Stichprobenumfang von $n=500$, um den Populationsparameter mit der angestrebten Fehlertoleranz von 3% zu schätzen (für $p=0{,}05$ und $n=500$ reicht das 99%ige Konfidenzintervall von 3% bis 8%). Sollte der Populationsanteil der tauschwilligen Studierenden jedoch 20% betragen, würde man 1000 Probanden benötigen, um den Parameter mit der gewünschten Genauigkeit (99%iges Konfidenzintervall mit den Grenzen 17% bis 23%) zu schätzen (vgl. Tabelle 24).
b) Klumpenstichprobe (Klumpen sind jeweils die Studierenden je einer Universität).

9.
- *Zufallsstichprobe:* Vorwissen über Priorwahrscheinlichkeiten und Likelihoods ermöglicht eine Parameterschätzung nach dem Bayes'schen Ansatz.
- *Klumpenstichprobe:* Vorwissen über natürliche Gruppen in der Population gibt Anhaltspunkte für die Definition von Klumpen.
- *geschichtete Stichprobe:* Bekannt sein sollte (mindestens) ein Schichtungsmerkmal, das hoch mit dem untersuchten Merkmal korreliert. Zudem sollte man die Umfänge der Teilpopulationen (Schichten) kennen sowie die Merkmalsstreuungen innerhalb der Schichten.
- *mehrstufige Stichprobe:* Die Zusammensetzung der Population sollte insoweit bekannt sein, daß geeignete Klumpen und Schichtungsmerkmale (s.o.) definiert werden können.
- *wiederholte Stichprobenziehung:* Bei bekannter Korrelation der Meßwerte zum ersten und zweiten Meßzeitpunkt (Retest-Reliabilität) kann das optimale Mischungsverhältnis wiederverwendeter und neuer Untersuchungsteilnehmer vor der Stichprobenziehung berechnet werden.

10.

Die Schätzung von Populationsparametern auf der Basis von Daten über nur einen (meist verhältnismäßig kleinen) Teil der Population (Stichprobenuntersuchung) ist mit Unsicherheit behaftet. Bei der Intervallschätzung mittels Konfidenzintervall kann diese Unsicherheit in Form eines Wahrscheinlichkeitswertes (Konfidenzkoeffizient) quantifiziert und kontrolliert werden.

11.

es stimmen: a, d, e

12.

Person	Geschl.	Population (n=20)	Zufallsstichprobe (n=10)	Systematische Stichprobe (n=4)	Quotenstichprobe (n=10)	Gewichte	Gewichtete Quotenstichprobe (n=10)
1	1	**0**	0 (01.)	–	0 (w)	0,625	0
2	1	**3**	3 (02.)	–	3 (w)	0,625	1,875
3	2	**2**	–	–	1 (m)	2,5	2,5
4	2	**0**	0 (04.)	–	0 (m)	2,5	0
5	1	**0**	0 (05.)	0 (5.)	0 (w)	0,625	0
6	1	**1**	–	–	1 (w)	0,625	0,625
7	2	**0**	0 (07.)	–	–	–	–
8	1	**1**	–	–	1 (w)	0,625	0,625
9	2	**3**	3 (09.)	–	–	–	–
10	2	**2**	–	2 (10.)	–	–	–
11	2	**0**	–	–	–	–	–
12	2	**4**	–	–	–	–	–
13	1	**0**	0 (13.)	–	0 (w)	0,625	0
14	1	**1**	–	–	1 (w)	0,625	0,625
15	1	**1**	–	1 (15.)	1 (w)	0,625	0,625
16	1	**2**	2 (16.)	–	–	–	–
17	1	**0**	–	–	–	–	–
18	2	**3**	3 (18.)	–	–	–	–
19	2	**2**	–	–	–	–	–
20	2	**0**	0 (20.)	0 (20.)	–	–	–
Mittelwert		**1,25**	1,1	0,75	0,8		0,688

Gewichte: Gewichtungsfaktor Frauen: 5/8 = 0,625; Männer: 5/2 = 2,5
Gewichtete Unfälle: Unfallzahl * Gewichtungsfaktor

13.

$$p(\text{Diebe}|\text{Alarm}) = \frac{p(\text{Alarm}|\text{Diebe}) \cdot p(\text{Diebe})}{p(\text{Alarm}|\text{Diebe}) \cdot p(\text{Diebe}) + p(\text{Alarm}|\text{Besucher}) \cdot p(\text{Besucher}) + p(\text{Alarm}|\text{niemand}) \cdot p(\text{niemand})}$$

$$p(\text{Diebe}|\text{Alarm}) = \frac{0,9 \cdot 0,01}{0,9 \cdot 0,01 + 0,7 \cdot 0,8 + 0,1 \cdot 0,19} = \frac{0,009}{0,588} = 0,0153 = 1,53\%$$

14.
Eine Priorverteilung, die beim Fehlen jeglicher Vorkenntnisse über die Verteilung des interessierenden Merkmals als Gleichverteilung formuliert wird.

15.

$\bar{x}$	Mittelwert in der Stichprobe
μ	Mittelwert (Erwartungswert) in der Population
$\hat{\sigma}_{\bar{x}}$	geschätzter Standardfehler (Streuung der $\bar{X}$-Werte-Verteilung)
μ'	Erwartungswert der Priorverteilung
μ''	Erwartungswert der Posteriorverteilung
s^2	Stichprobenvarianz
df	Freiheitsgrade (Degrees of Freedom)
Δ_{krit}	Konfidenzintervall
$z_{(2{,}5\%)}$	Wert, der 2,5% der Fläche am Rand der Standardnormalverteilung abschneidet
π	Anteilswert in der Population
$p(X = 30\%\|\pi)$	bedingte Wahrscheinlichkeit, daß ein Anteilswert in der Stichprobe 30% beträgt, wenn in der Population ein Anteilswert von π vorliegt.

Kapitel 8

1.
Eine unspezifische Hypothese sagt nur „irgendwelche" Unterschiede/Zusammenhänge/Veränderungen vorher (*ungerichtete* unspezifische Hypothese) oder gibt allenfalls noch die Richtung von Unterschieden/Zusammenhängen/Veränderungen an (*gerichtete* unspezifische Hypothese), während eine spezifische Hypothese auch den Betrag bzw. die Größe des postulierten Effektes festlegt.

2.
Der β-Fehler ist der Fehler, den man begeht, wenn man die H_0 beibehält, obwohl in der Population die H_1 gilt.

3.
Die Alternativhypothese H_1 muß spezifisch sein.

4.
Ein Regressionseffekt kommt zustande, wenn selegierte Stichproben (in denen überproportional viele Extremfälle enthalten sind) wiederholt untersucht werden. Extrem niedrige oder hohe Werte tendieren bei der Wiederholungsmessung zur Mitte bzw. zur höchsten Dichte der Verteilung. Dieser Regressionseffekt (Verringerung extrem hoher Werte bzw. Erhöhung extrem niedriger Werte) repräsentiert keine zwischenzeitliche Merkmalsveränderung, sondern ist ein reines Methodenartefakt, das durch nicht perfekt reliable Messungen erzeugt wird.

5.
Eine Kontrollgruppe ist eine unbehandelte oder nur „scheinbar" behandelte Untersuchungsgruppe, die der eigentlich interessierenden Treatment- bzw. Experimentalgruppe vergleichend gegenübergestellt wird. Mit Ausnahme der eigentlich interessierenden unabhängigen Variable/n sollte die Kontrollgruppe der Experimentalgruppe möglichst ähnlich sein.

6.
a) Unterschiedshypothesen
b) ein faktorieller Plan mit 3 unabhängigen Variablen (Faktoren), die 2-fach, 4-fach und 2-fach gestuft sind.
c) 2×4×2=16 Stichproben in einem vollständigen Plan ohne Meßwiederholungen
d) 3 UVs (in der Regel nominalskaliert), und – wenn es sich um einen univariaten Plan handelt – 1 AV (intervallskaliert) bzw. – wenn es sich um einen multivariaten Plan handelt – mehrere AVs (intervallskaliert).

7.
- für experimentelle Untersuchungen: Randomisierung (Voraussetzung: die interessierenden unabhängigen Variablen sind Treatments);
- für quasiexperimentelle Untersuchungen: a) Störvariablen konstanthalten, b) Stichproben parallelisieren, c) Matched Samples bilden, d) nominalskalierte Störvariablen als Kontrollfaktoren in das Design aufnehmen oder e) intervallskalierte Störvariablen als Kontrollvariablen

zur Bereinigung der AVs verwenden (Voraussetzung für alle vier Techniken: die relevanten Störvariablen sind bekannt).

8.
Experimentelle und quasiexperimentelle Untersuchungen zur Prüfung von Hypothesen über Gruppenunterschiede (Mittelwertsdifferenzen) werden mit t-Tests (Zwei-Gruppen-Pläne), einfaktoriellen Varianzanalysen (Mehr-Gruppen-Pläne) und mehrfaktoriellen Varianzanalysen (faktorielle Pläne) ausgewertet. Ob die beteiligten unabhängigen Variablen Personenvariablen oder Treatments sind, ist für die statistische Auswertung unerheblich, allerdings sind die für quasiexperimentelle Untersuchungen typischen Einschränkungen der internen Validität in der Ergebnisinterpretation und -diskussion zu berücksichtigen.

9.
Ein *Cross-Lagged-Panel-Design* dient dazu, die Richtung einer theoretisch bzw. hypothetisch vorgegebenen Kausalbeziehung zwischen Variablen mit hoher interner Validität zu prüfen. Dabei macht man sich den Zeitfaktor zunutze, indem man die Variablen, zwischen denen eine Kausalrelation bestehen soll, mit zeitlichem Abstand (Lag) zweimal (oder auch mehrfach) erfaßt (1. Messung: x_1, y_1; 2. Messung: x_2, y_2). Berechnet werden dann (im Fall von zwei Messungen) alle sechs bivariaten Korrelationen zwischen den vier Meßwertreihen (x_1x_2, y_1y_2, x_1y_1, x_1y_2, x_2y_1, x_2y_2). Anhand der Größenverhältnisse dieser Korrelationen kann die Kausalrichtung abgeschätzt werden.

10.
Ein *signifikanter Interaktionseffekt* besagt, daß die beiden Haupteffekte nicht additiv zusammenwirken, sondern daß sich für einzelne Faktorstufenkombinationen besondere bzw. „überraschende" Merkmalsausprägungen ergeben.

11.
Die *Pfadanalyse* nutzt die Techniken der Korrelations- und Regressionsanalyse (insbesondere die Partial- und Semipartialkorrelation), um ein a priori formuliertes komplexes Kausalmodell mit höherer interner Validätät zu prüfen als es einfache bivariate (oder multiple) Korrelationen zwischen den beteiligten Variablen ermöglichen. Auch die Pfadanalyse kann jedoch Kausalhypothesen nur falsifizieren und nicht verifizieren.

12.
Um eine Interaktion 2. Ordnung (Tripel-Interaktion, z.B. A×B×C-Interaktion) zu identifizieren, betrachtet man das Muster der Interaktion 1. Ordnung zwischen zwei der beteiligten Faktoren (z.B. A×B) unter den einzelnen Stufen des dritten Faktors (hier: C) und fertigt dazu am besten Interaktionsdiagramme an. Unterscheidet sich das Muster der AxB-Interaktion auf den einzelnen Stufen von Faktor C deutlich, so liegt eine Interaktion 2. Ordnung vor.

13.
Tau-Normierung der beiden Testwerte:

$$y_{\text{logisches Denken}} = 12, \quad \tau_{\text{logisches Denken}} = 12{,}5$$
$$\text{versus} \quad y_{\text{Konzentration}} = 14, \quad \tau_{\text{Konzentration}} = 14{,}45$$
$$z = 1{,}09, \quad \alpha = 13{,}8\%$$

Es besteht kein überzufälliger Unterschied zwischen beiden Testergebnissen. Die deskriptive Differenz von 2 Testpunkten zwischen Denk- unsd Konzentrationsfähigkeit kann man als Zufallsschwankung auffassen.

14.
Sequenzeffekte sind vorhanden, wenn z.B. die Reihenfolge der Bearbeitung von Testaufgaben einen Einfluß auf die Beantwortung hat. Sequenzeffekte können als untersuchungsbedingte Störvariablen aufgefaßt werden und sind z.B. durch Konstanthalten auszuschalten (allerdings auf Kosten der externen Validität). Häufig läßt man die Probanden die Aufgaben auch in unterschiedlicher Reihenfolge bearbeiten und berücksichtigt die Reihenfolge als Kontrollfaktor im Untersuchungsdesign.

15.
Beim *Regression Discontinuity Plan* wird zur Bildung einer Experimental- und einer Kontrollgruppe eine kontinuierliche Personenvariable herangezogen (Zuweisungsvariable). Die Gruppeneinteilung wird anhand eines Cutoff-Points (z.B. Medianwert: Median-Split) vorgenommen. Vor der In-

tervention wird für beide Gruppen der Zusammenhang bzw. die Regression zwischen der Zuweisungsvariablen und der AV berechnet, nach dem Treatment geschieht dasselbe. Eine Wirkung des Treatments ist daran ablesbar, daß die Regression in der Experimentalgruppe nach dem Treatment anders verläuft als vor dem Treatment („Knick" bzw. „Diskontinuität") und daß die Regression in der Experimentalgruppe anders verläuft als in der Kontrollgruppe.

16.
Mit untersuchungstechnisch sehr aufwendigen und teuren Längsschnittstudien können *intra*individuelle Veränderungen (von Angehörigen einer oder mehrerer Generationen in einer bestimmten Epoche) verfolgt werden. Längsschnittstudien sind zur Prüfung von Entwicklungshypothesen besser geeignet als Querschnittuntersuchungen, weil letztere Alterseffekte nur *inter*personal erfassen (die unterschiedlichen Altersgruppen werden parallel untersucht und entstammen verschiedenen Geburtsjahrgängen). Querschnittstudien sind untersuchungstechnisch weniger aufwendig. Die Konfundierung von Alter, Generation und Epoche kann mit beiden Plänen nicht gänzlich aufgelöst werden und beide Untersuchungsformen sind mit Fehlerquellen behaftet: Selektive Ausfälle (bei Querschnittstudien in der Population, bei Längsschnittstudien in der Stichprobe), mangelnde Vergleichbarkeit der Meßinstrumente und damit auch der Meßergebnisse (für unterschiedliche Altersgruppen) oder Testübung (beim Längsschnitt).

17.
falsch:
b) Maßnahmen zur Erhöhung der internen Validität haben meistens einen negativen Einfluß auf die externe Validität
c) vollständiger Plan
d) ein Faktor ist kategorial, eine Kontrollvariable intervallskaliert, also informativer
e) bei einem Interaktionseffekt weichen die Graphen deutlich von der Parallelität ab; ob sie sich überkreuzen oder nicht, ist irrelevant.

18.
Eine Zeitreihe setzt sich aus den Meßwerten einer Variablen zusammen, die in gleichen Zeitabständen wiederholt erhoben wurden. Zeitreihen können sehr viele Meßzeitpunkte enthalten und werden mit speziellen statistischen Verfahren (Zeitreihenanalyse) ausgewertet.

19.
Im Kontext der Zeitreihenanalyse spricht man von *Autokorrelationen*, wenn man durch zeitliche Versetzung der Meßwerte um eine bestimmte Anzahl von Zeitintervallen (Lags) neue Meßwertpaare erzeugt und diese dann korreliert.

20.
Bei einem A-B-A-B-Plan wechseln sich eine unbehandelte Normalphase (Baseline), eine erste Treatment-Phase, eine unbehandelte Phase und eine zweite Treatmentphase ab. Während der vier Phasen werden jeweils an derselben Person (bzw. demselben Untersuchungsobjekt) mehrere Messungen vorgenommen.

21.
Bei der statistischen Überprüfung von Einzelfallhypothesen ist die untersuchte Population keine Grundgesamtheit von Personen, sondern von Verhaltensweisen. Die an einer Person untersuchten Verhaltensausschnitte (z.B. einzelne Testwerte) sollten eine repräsentative Stichprobe der interessierenden Verhaltenspopulation darstellen. Der Signifikanztest prüft dann, ob Effekte in der empirisch erfaßten Verhaltensstichprobe auf die Verhaltenspopulation generalisierbar sind.

- Messung von Veränderungen eines Einzelfalls: a) Randomisierungstest (testet Trendhypothesen über den Verlauf von Phasen-Mittelwerten, d.h. er ist auf intervallskalierte Variablen anwendbar); b) Iterationshäufigkeitstest und Rangsummentest (testet Veränderungen bei binären Variablen); c) multipler Iterationshäufigkeitstest (testet Veränderungen bei nominalskalierten Variablen).
- Vergleiche von einzelnen Gesamttestwerten, Untertestwerten oder ganzen Testprofilen: a) z-Tests und b) χ^2-Tests (Voraussetzung: Mittelwert, Streuung und Reliabilität des Tests sind bekannt).

22.
Im Kontext von statistisch abgesicherten Einzelfalluntersuchungen bedeutet externe Validität, daß die Untersuchungsbefunde auf die Population ähnlicher Verhaltensweisen derselben Person generalisierbar sind. Eine Generalisierung auf andere, nicht untersuchte Personen wird nicht vorgenommen.

23.
Zur Betrachtung des Interaktionseffektes werden die empirischen Zellenmittelwerte benötigt, die tabellarisch und graphisch (als Interaktionsdiagramm) dargestellt werden:

	A_1	A_2	A_3	$\bar{B}_j$
B_1	1,25	4,75	1,75	2,58
B_2	2,50	6,25	6,75	5,16
$\bar{A}_i$	1,88	5,50	4,25	3,88

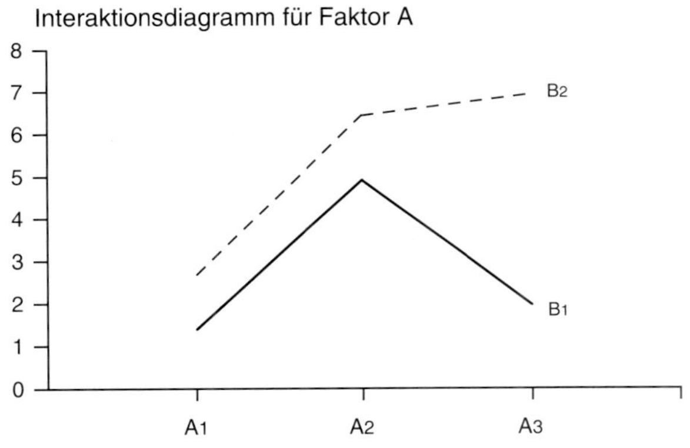

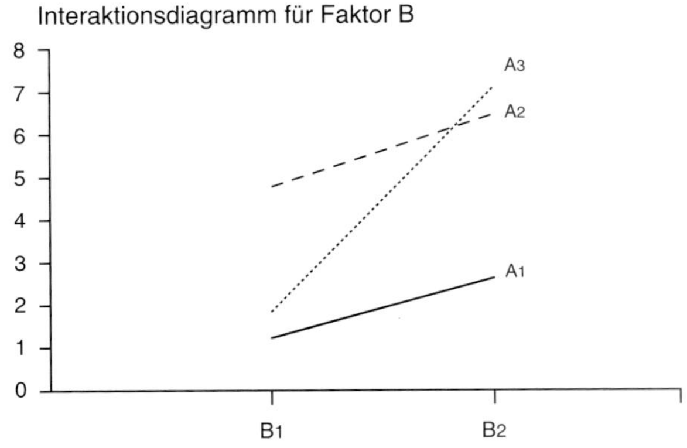

Im Interaktionsdiagramm für Faktor A sind deutliche Abweichungen von der Parallelität festzustellen, so daß mit einem Interaktionseffekt zu rechnen ist. Von A_1 zu A_2 steigen die Werte in beiden Stufen von Faktor B, von A_2 zu A_3 wird der Zellenmittelwert in B_1 kleiner und in B_2 größer (gegenläufiges Verhalten), d.h. Faktor A ist nicht global interpretierbar. Faktor B dagegen ist global interpretierbar: für alle Stufen von A gilt: B_2 ist größer als B_1 (aufsteigender Trend). Da ein Faktor global interpretierbar ist (B), der andere aber nicht (A), ist die Interaktion als „hybrid“ zu kennzeichnen.

Kapitel 9

1.
a) größer
b) größer
c) größer (z.B. 5%>1%)
d) größer

2.
Ein narratives Review eignet sich besser zur Zusammenfassung des theoretischen Wissensstandes, die Metaanalyse ist günstiger für die Aggregierung von empirischen Befunden. Die Metaanalyse zwingt zu einer systematischen Durcharbeitung der vorliegenden Publikationen, indem zunächst alle einschlägigen Untersuchungen gesammelt, hinsichtlich ihrer Methoden bewertet und statistisch zu einem Gesamtergebnis zusammengefaßt werden. Diese Vorgehensweise erscheint häufig intersubjektiv nachvollziehbarer (objektiver) als das selektive oder summarische Zitieren von Arbeiten, wie es im narrativen Review üblich ist. Urteilseffekte können hierbei zu deutlichen Verzerrungen führen, etwa in der Weise, daß die Untersuchungsbefunde prominenter Autorinnen und Autoren unbewußt stärker berücksichtigt werden. Andererseits ist auch die Gleichbehandlung aller Untersuchungen in der Metaanalyse problematisch: alle Befunde werden entweder bei der gemeinsamen Effektgrößenschätzung mit gleichem Gewicht berücksichtigt oder wegen Methodenmängeln gänzlich ausgeschlossen, während im narrativen Review methodische Besonderheiten differenziert diskutiert und gegeneinander abgewogen werden können.

3.
Unterschiede, Zusammenhänge oder Veränderungen in bzw. zwischen Populationen bezeichnet man als „Effekte". Die Größe bzw. den Betrag der standardisierten Unterschiede, Zusammenhänge oder Veränderungen nennt man „*Effektgröße*". Effektgrößen werden benötigt, um spezifische Alternativhypothesen zu formulieren.

4.
Die *Power* ist die Wahrscheinlichkeit, mit der ein Signifikanztest zu einem signifikanten Ergebnis führt, wenn in der Population die H_1 gilt.

5.
richtig: c.

6.
Abhängige Untersuchungsergebnisse sind Teilergebnisse, die an derselben Stichprobe gewonnen wurden. Teilergebnisse sollten nicht mehrfach in eine Metaanalyse eingebracht werden. Entweder man wählt ein Teilergebnis aus oder man aggregiert die Teilergebnisse zu einem Gesamtbefund.

7.
Das Δ-Maß ist ein universelles Effektgrößen-Maß, in das jedes testspezifische Effektgrößen-Maß (z.B. „d" beim t-Test, „w" beim χ^2-Test oder „f" bei der Varianzanalyse) überführt werden kann. Die Δ-Maße verschiedener Tests bzw. Untersuchungen sind dann direkt vergleichbar bzw. statistisch aggregierbar. Das Δ-Maß entspricht der bivariaten Produkt-Moment-Korrelation, d.h. es ist ein Korrelations-Äquivalent.

8.

$$\begin{aligned} p_A &= 59\% \rightarrow \phi_A = 1,7518 \\ p_B &= 67\% \rightarrow \phi_B = 1,9177 \\ h &= \phi_B - \phi_A = 1,9177 - 1,7518 \approx 0,17 \\ &\quad \text{(kleiner Effekt)} \end{aligned}$$

9.
Δ-Maße aus verschiedenen Untersuchungen sollen nach der 75%-Regel nur dann als homogen bzw. als Schätzungen desselben Populationseffektes angesehen werden, wenn 75% der Varianz der Δ-Werte (σ^2_Δ) auf stichprobenbedingte Fehlereinflüsse (σ^2_e) – und damit nicht auf bedeutsame systematische Unterschiede – zurückgehen:

$$75\%\text{-Regel}: \ \frac{\hat{\sigma}^2_e}{\hat{\sigma}^2_\Delta} \geq 0,75$$

10.
Wenn Primärstudien metaanalytisch zusammengefaßt werden sollen, bei denen Angaben über Effektgrößen ganz oder teilweise fehlen, können mit Hilfe eines kombinierten Signifikanztests zumindest folgende Aussagen getroffen werden:

- Deskriptiv: Ob signifikante oder nicht-signifikante Ergebnisse häufiger auftreten.
- Test: Ob positive oder negative Ergebnisse (unabhängig von ihrer Signifikanz) überzufällig auftreten (Vorzeichentest).
- Test: Ob überzufällig viele Ergebnisse signifikant bzw. nicht-signifikant sind (Binomialtest).
- Test: Ob die exakten Irrtumswahrscheinlichkeiten insgesamt 5% unterschreiten (Stouffer-Test).

11.
Die Korrelationskoeffizienten entsprechen den Δ-Maßen:

$\Delta_1=0{,}44$ $\Delta_2=0{,}35$ $\Delta_3=0{,}26$

Das durchschnittliche $\bar{\Delta}$-Maß ist eine Punktschätzung des Populationseffektes:

$$\begin{aligned} \bar{\Delta} &= \frac{(240 \cdot 0,44) + (26 \cdot 0,35) + (118 \cdot 0,26)}{240 + 26 + 118} \\ &= \frac{157,18}{384} = 0,41 \end{aligned}$$

Mit einem 95%igen Konfidenzintervall kann folgende Intervallschätzung des Populationseffektes vorgenommen werden:

$$\begin{aligned} &\bar{\Delta} - z_{2,5\%} \cdot \hat{\sigma}_\delta \leq \delta \leq \bar{\Delta} + z_{2,5\%} \cdot \hat{\sigma}_\delta \\ &0,41 - (1,96 \cdot 0,048) \leq \delta \leq 0,41 + (1,96 \cdot 0,048) \\ &0,31 \leq \delta \leq 0,51 \end{aligned}$$

Da das Konfidenzintervall den Wert Null nicht umschließt, ist der Populationseffekt signifikant. Für die Schätzung der Populationsstreuung wurden berechnet:

$$\hat{\sigma}^2_\Delta = \frac{(240 \cdot 0,0009) + (26 \cdot 0,0036) + (118 \cdot 0,0225)}{384} = \frac{2,965}{384} = 0,0077$$

$$\hat{\sigma}^2_e = \frac{(1 - 0,168)^2 \cdot 3}{384} = \frac{2,077}{384} = 0,0054$$

$$\hat{\sigma}^2_\delta = \hat{\sigma}^2_\Delta - \hat{\sigma}^2_e = 0,0077 - 0,0054 = 0,0023$$

$$\hat{\sigma}^2_\delta = \sqrt{0,0023} = 0,048$$

Bei einer Populationskorrelation von 0,31 bis 0,51 handelt es sich um einen mittleren bis starken Effekt (vgl. Tabelle 46).

Die Homogenität der Δ-Werte kann anhand eines Homogenitätstests und anhand der 75%-Regel festgestellt werden:

Nach der 75%-Regel sind die Δ-Maße nicht homogen, denn nur ca. 70% der Varianz der Δ-Maße ist Fehlervarianz:

$$\frac{\hat{\sigma}^2_e}{\hat{\sigma}^2_\Delta} = \frac{0,0054}{0,0077} = 70,1\% \,.$$

Nach dem Homogenitätstest von Hunter ergibt sich, daß die Δ-Werte homogen sind, da der empirische χ^2-Wert kleiner ist als der kritische (nicht-signifikantes Ergebnis, d.h. die Varianzen unterscheiden sich nicht).

$$\chi^2_{\text{emp}} = \frac{N \cdot \hat{\sigma}^2_\Delta}{(1 - \bar{\Delta}^2)^2} = \frac{384 \cdot 0,0077}{(1 - 0,1681)^2} = \frac{2,96}{0,692} = 4,28 \text{ n.s.}$$

$$\chi^2_{\text{krit}(df=2;\alpha=95\%)} = 5,99$$

Da die Homogenitäts-Voraussetzung nach der 75%-Regel verletzt ist, ist eine gemeinsame Schätzung des Populationseffektes aus den drei Primäruntersuchungen problematisch. Es sollte geprüft werden, ob studienbedingte Unterschiede (z.B. Art der Operationalisierung der AV) das Ergebnis erklären können.

12.

Ergebnis-Übersicht:

	signifikant	nicht-signifikant
positiv (vorher < nachher)	3 (1, 4, 6)	1 (3)
negativ (vorher > nachher)	–	2 (2, 5)

Man beachte, daß die für Untersuchung 5 angegebene einseitige Irrtumswahrscheinlichkeit von p=0,046 trotz Unterschreitung des Signifikanzniveaus von 5% kein signifikantes Ergebnis darstellt, da die empirische Mittelwertdifferenz ($\bar{x}_{\text{nachher}} = 2,9 < \bar{x}_{\text{vorher}} = 3,1$) im Widerspruch zur H_1: $\mu_{\text{nachher}} > \mu_{\text{vorher}}$ steht. Differenzen in falscher Richtung sind bei einseitiger Fragestellung kein Anlaß, die H_1 anzunehmen, selbst wenn sie (auf der falschen Seite) im Extrembereich des H_0-Modells liegen. Sinnvollerweise wird man die – z.B. von einem Statistik-Programm berechnete – einseitige Irrtumswahrscheinlichkeit durch die komplementäre Wahrscheinlichkeit (1–p) ersetzen, wenn eine Differenz in hypothesenwidriger Richtung vorliegt. Für Untersuchung 5 ergibt sich damit p=0,954.

Auszähl-Methode:

Von 6 Untersuchungen sind 3 signifikant positiv und 3 nicht-signifikant, so daß die Wirksamkeit des Trainings unklar bleibt.

Vorzeichentest:

Der Vorzeichentest ergibt, daß bei 6 Untersuchungen das Auftreten von mindestens 4 positiven (bzw. hypothesenkonformen) Ergebnissen (die signifikant oder nicht-signifikant sein können) mit einer Wahrscheinlichkeit von 34% vorkommt, also nicht statistisch bedeutsam ist:

$$p = 0,34 < \alpha = 0,05 \text{ (einseitiger Test)}$$

$$P = 0,5^6 \cdot \left[\binom{6}{4} + \binom{6}{5} + \binom{6}{6}\right] = \frac{1}{64} \cdot (15 + 6 + 1) = \frac{22}{64} = 0,34$$

Binomialtest:

Nach dem Binomialtest ergibt sich, daß insgesamt von einem signifikanten Effekt auszugehen ist, da es bei 6 Untersuchungen nur mit einer Wahrscheinlichkeit von 0,25% vorkommt, daß drei Ergebnisse auf dem 5%-Niveau signifikant werden.

$$P = \binom{6}{3} \cdot 0,05^3 \cdot 0,95^3 + \binom{6}{4} \cdot 0,05^4 \cdot 0,95^2 + \binom{6}{5} \cdot 0,05^5 \cdot 0,95^1 + \binom{6}{6} \cdot 0,05^6 \cdot 0,95^0$$
$$= (20 \cdot 0,00012) + (15 \cdot 0,000006) + (6 \cdot 0,0000003) + (1 \cdot 0,000000015)$$
$$= 0,0024 + 0,00009 + 0,0000018 + 0,000000015 = 0,00249 \approx 0,25\%$$

Exakte Irrtumswahrscheinlichkeit
Da alle 6 Untersuchungen gemäß dem Stouffer-Test eine gemeinsame Irrtumswahrscheinlichkeit von 0,6% aufweisen, die deutlich unter dem 5%-Niveau liegt, ist von der Wirksamkeit des Entspannungstrainings auszugehen.

$$Z_{s(emp)} = \frac{\sum_{i=1}^{k} z_i}{\sqrt{k}} = \frac{-2,01 - 0,29 - 0,78 - 3,00 + 1,69 - 1,73}{\sqrt{6}} = \frac{-6,12}{2,45} = -2,50$$

$$p_{(z_s=-2,5)} = 0,0062 \approx 0,6\% < 5\%$$

Zusammenfassend läßt sich sagen, daß die Auszähl-Methode zu keinem eindeutigen Ergebnis führt, der Vorzeichentest gegen die Wirksamkeit des Entspannungstrainings und Binomialtest sowie Stouffer-Test für die Wirksamkeit des Entspannungstrainings sprechen. Tendenziell ist somit auf der Basis der sechs vorliegenden Untersuchungen eher von der Wirksamkeit der Übungen auszugehen.

13.
a) Test: dreifaktorielle Varianzanalyse für unabhängige Stichproben (4×3×2). $n_{opt}=10$ pro Zelle (vgl. Tab. 50 für den 2×3×4-Plan), d.h. für 24 Zellen werden insgesamt 240 Teilnehmer benötigt.
b) Test: Abweichung eines Anteilswertes p von $\pi=50\%$. Zum Nachweis eines großen Effektes ist $n_{opt}=23$ zu wählen.

14.
Der Stichprobenumfang war zu gering: Bei einer multiplen Korrelationsanalyse mit 7 Prädiktoren benötigt man 48 Untersuchungsobjekte (hier: Urlaubsorte), um einen großen Effekt, 102 Untersuchungsobjekte, um einen mittleren Effekt und sogar 726 Untersuchungsobjekte, um einen kleinen Effekt mit einer Teststärke von 80% auf dem 5%-Niveau absichern zu können. Es kann natürlich auch sein, daß tatsächlich kein Zusammenhang besteht, z.B. weil sich die Vergabe der Punktwerte an anderen Kriterien orientierte.

Literaturverzeichnis

Abrams, M. (1949). Possibilities and Problems of Group Interviewing. *Public Opinion Quaterly, XIII,* 502–506.

Adair, J.G. (1973). *The Human Subject. The Social Psychology of the Psychological Experiment.* Boston: Little, Brown and Co.

Adam, J. (1978). Sequential Strategies and the Separation of Age, Cohort, and Time of Measurement Contributions to Developmental Data. *Psychological Bulletin, 85,* 1309–1316.

Adamson, R.E. (1952). Functional Fixedness as Related to Problem-Solving. *Journal of Experimental Psychology, 44,* 288–291.

Adelson, J. (1969). Personality. In P.H. Mussen and M.R. Rosenzweig (Eds.), *Annual Review of Psychology, 20,* 217–252.

Ader, R. (1981). *Psychoneuroimmunology.* New York: Academic Press.

Ader, R., Felten, D.L. and Cohen N. (1991). *Psychoneuroimmunology* (2nd Edition). San Diego: Academic Press.

Adler, F. (1947). Operational Definitions in Sociology. *American Journal of Sociology, 52,* 438–444.

Adler, P. and Adler, P. (1994). Observational Techniques. In N.K. Denzin and Y.S. Lincoln (Eds.), *Handbook of Qualitative Research* (pp. 377–392). Thousand Oaks: Sage.

Adorno, T.W., Albert, H., Dahrendorf, R., Habermas, J., Pilot, H. und Popper, K.R. (1969). *Der Positivismusstreit in der deutschen Soziologie.* Neuwied und Berlin: Luchterhand.

Aguirre, D.O. (1994). Der Einsatz von ATLAS/ti bei der Untersuchung interkultureller Kommunikationsprozesse. In A. Boehm, A. Mengel und T. Muhr (Hrsg.), *Texte verstehen. Konzepte, Methoden, Werkzeuge* (S. 341–349). Konstanz: Universitätsverlag.

Ahrens, H.J. (1974). *Multidimensionale Skalierung.* Weinheim: Beltz.

Aiken, L.R., Jr. (1976). *Psychological Testing and Assessment.* Boston: Allyn and Bacon.

Aiken, L.R. (1980). Content Validity and Reliability of Single Items or Questionnaires. *Educational and Psychological Measurement, 40,* 955–959.

Aiken, L.R. (1981). Proportions of Returns in Survey Research. Educational and Psychological Measurement, 41, 1033–1038.

Aiken, L.R. (1985a). Three Coefficients for Analyzing the Reliability and Validity of Ratings. *Educational and Psychological Measurement, 45,* 131–142.

Aiken, L.R. (1985b). Evaluating Ratings on Bidirectional Scales. *Educational and Psychological Measurement, 45,* 195–202.

Aiken, L.R. (1987). Formulas for Equating Ratings on Different Scales. *Educational and Psychological Measurement, 47,* 51–54.

Aiken, L.R. (1994). Some Observations and Recommendations Concerning Research Methodology in the Behavioral Sciences. *Educational and Psychological Measurement, 54,* 848–860.

Aiken, L.R. and Williams, E.N. (1978). Effects of Instructions, Option Keying, and Knowledge of Test Material on Seven Methods of Scoring Two-Options Items. *Educational and Psychological Measurement, 38,* 53–59.

Ajzen, I. (1988). *Attitudes, Personality and Behavior.* Milton Keynes: Open University Press.

Albert, H. (1972). *Konstruktion und Kritik.* Hamburg: Hoffmann u. Campe.

Alder, D. (1992). *Die Wurzel der Polaritäten. Geschlechtstheorie zwischen Naturrecht und Natur der Frau.* Frankfurt am Main, New York: Campus.

Alkin, M.C. (1990). *Debates on Evaluation.* London: Sage.

Alliger, G.M. and Williams, K.J. (1989). Confounding Among Measures of Leniency and Halo. *Educational and Psychological Measurement, 49,* 1–10.

Alliger, G.M. and Williams, K.J. (1992). Relating the Internal Consistency of Scales to Rater Response Tendencies. *Educational and Psychological Measurement, 52,* 337–343.

Allport, G.W. (1970). *Gestalt und Wachstum in der Persönlichkeit.* Meisenheim: Hain.

Alpert, H. (1938). Operational Definitions in Sociology. *American Sociological Revue 3,* 855–861.

Altheide, D.L. and Johnson, J.M. (1994). Criteria for Assessing Validity in Qualitative Research. In N.K. Denzin and Y.S. Lincoln (Eds.), *Handbook of Qualitative Research* (pp. 485–499). Thousand Oaks: Sage.

Amelang, M. (1976). Erfassung einiger Kriterien des Studienerfolges in mehreren Fachrichtungen mit Hilfe von Leistungs- und Persönlichkeitstests. *Psychologie in Erziehung und Unterricht, 23,* 259–272.

Amelang, M. und Bartussek, D. (1970). Untersuchung zur Validität einer neuen Lügenskala. *Diagnostica, 16,* 103–122.

Amelang, M. und Kühn, R. (1970). Warum sind die Schulnoten von Mädchen durch Leistungstests besser vorhersagbar als diejenigen von Jungen? *Zeitschrift für Entwicklungspyschologie und Pädagogische Psychologie, 2,* 210–220.

American Psychological Association (Ed.) (1975). *Publication Manual of the American Psychological Association* (2nd Edition) Washington, D.C.: APA.

American Psychological Association (1994). *Publication Manual of the American Psychologcial Association* (4th. Edition). Washington, D.C.: APA.

Amir, Y. and Sharon, I. (1991). Replication Research: A "Must" for the Scientific Advancement of Psychology. In W. Neuleip (Ed.), *Replication Research in the Social Sciences.* Newbury Park: Sage.

Amthauer, R. (1971). Intelligenz-Struktur-Test I-S-T 70. Göttingen: Hogrefe.

Anastasi, A. (1963). *Psychological Testing.* New York: Macmillan.

Anderson, H.H. and Anderson, G.L. (Eds.) (1951). *An Introduction to Projective Techniques.* New York: Prentice Hall.

Anderson, N.H. (1967). Averaging Model Analysis of Set-Size Effect in Impression Formation. *Journal of Experimental Psychology, 75,* 158–165.

Anderson, J.G., Aydin, C.E. and Jay, S.J. (1993). *Evaluating Health Care Information Systems.* London: Sage.

Andersson, G. (1988). *Kritik und Wissenschaftsgeschichte. Kuhns, Lakatos und Feyerabends Kritik des kritischen Rationalismus.* Tübingen: Mohr.

Andreasen, A.R. (1970). Personalizing Mail-Questionnaires Correspondence. *Public Opinion Quarterly, 34,* 273–277.

Andrews, D.F. and Herzberg, A.M. (1985). *Data. A Collection of Problems from Many Fields for the Student and Research Worker.* New York: Springer.

Anger, H. (1967). Befragung und Erhebung. In C. Graumann (Hrsg.), *Handbuch der Psychologie, Band 7, Sozialpsychologie, 1. Halbband, Theorien und Methoden* (S. 567–618). Göttingen: Hogrefe.

Antaki, C. (Hrsg.) (1988). *Analysing Everyday Explanation. A Casebook of Methods.* London: Sage.

APA Committee on Ethical Standards (1973). *Ethical Principles in the Conduct of Research with Human Participants.* Washington, D.C.: American Psychological Association.

APA (American Psychological Associaton) (1994). *Publication Manual of the American Psychological Association* (4th Edition). Washington, D.C.: APA.

Arabie, P. and Hubert, L.J. (1992). *Combinatorial Data Analysis. Annual Revue of Psychology, 43,* 169–203.

Arminger, G. (1982). Klassische Anwendungen verallgemeinerter linearer Modelle in der empirischen Sozialforschung. *ZUMA-Arbeitsberichte, Nr. 1982/03.* Mannheim.

Arminger, G. und Müller, F. (1990). *Lineare Modelle zur Analyse von Paneldaten.* Opladen: Westdeutscher Verlag.

Asendorpf, J. und Wallbott, H.G. (1979). Maße der Beobachterübereinstimmung: Ein systematischer Vergleich. *Zeitschrift für Sozialpsychologie, 10,* 243–252.

Ashby, F.G. (Ed.). (1992). *Multidimensional Models of Reception and Cognition.* Hillsdale, NY: Erlbaum.

Assael, H. and Eastlack, J.O. (1966). Better Telephone Surveys through Centralized Interviewing. *Journal of Advertising Research, 6,* 2–7.

Atteslander, P. (1956). The Interaction-Gram. *Human Organisation, Bd. 13.*

Atteslander, P. und Kneubühler, H.U. (1975). *Verzerrungen im Interview. Zu einer Fehlertheorie der Befragung.* Opladen: Westdeutscher Verlag.

Attneave, F. (1949). A Method of Graded Dichtomies for the Scaling of Judgements. *Psychological Review, 56,* 334–340.

Attneave, F. (1950). Dimensions of Similarity. *American Journal of Psychology, 63,* 516–556.

Austin, J.L. (1972). Zu Theorie der Sprechakte. Stuttgart: Reclam.

Auhagen, A.E. (1991). *Freundschaft im Alltag. Eine Untersuchung mit dem Doppeltagebuch.* Bern, Stuttgart: Huber.

Baacke, D. und Schulze, T. (Hrsg.) (1979). *Aus Geschichten lernen. Zur Einübung pädagogischen Verstehens.* München: Juventa.

Bachrack, S.D. und Scoble, H.M. (1967). Mail Questionnaire Efficiency: Controlled Reduction of Nonresponse. *Public Opinion Quarterly, 31,* 265–271.

Badia, P., Haber, A. and Runyon, R.P. (Eds.) (1970). *Research Problems in Psychology.* Reading, Mass.: Addision-Wesley.

Baer, D.M., Wolf, M.M. and Risley, T.R. (1968). Some Current Dimensions of Applied Behavior Analysis. *Journal of Applied Behavior Analysis, 7,* 71–76.

Bailar, B.A., Bailey, L. and Corby, C. (1979). A Comparison of some Adjustment and Weighting Procedures for Survey Data. In N.K. Namboodiri (Ed.), *Survey Sampling and Measurement.* New York: Academic Press.

Bailey, K.D. (1994). *Typologies and Taxonomies. An Introduction to Classification Techniques.* Thouasand Oaks: Sage.

Bakan, D. (1966). The Test of Significance in Psychological Research. *Psychological Bulletin, 66,* 423–437.

Baker, B.O., Hardyck, C.D. and Petrinovich, L.F. (1966). Weak Measurement vs. Strong Statistics: An Empirical Critique of S.S. Stevens Proscriptions of Statistics. *Educational and Psychological Measurement, 26,* 291–309.

Baldwin, A.L. (1942). Personal Structure Analysis: A Statistical Method for Investigating the Single Personality. *Journal of Abnormal Psychology, 37,* 163–183.

Ball, S. and Bogatz, G.A. (1970). *The First Year of Sesame Street: An Evaluation.* Princeton, New York: Educational Testing Service.

Ballstaedt, S.-P. (1994). Dokumentenanalyse. In G.L. Huber und H. Mandl. (Hrsg.), *Verbale Daten. Eine Einführung in die Grundlagen und Methoden der Erhebung und Auswertung* (S. 165–176). Weinheim: Beltz.

Baltes, P.B. (1967). *Längsschnitt- und Querschnittsequenzen zur Erfassung von Alters- und Generationseffekten.* Phil. Diss., Saarbrücken: Universität des Saarlandes.

Baltes, P.B., Reese, H.W. and Nesselroade, J.R. (1977). *Lifespan Development Psychology: Introduction to Research Methods.* Monterey: Brooks.

Baltissen, R. und Heimann, H. (1995). Aktivierung, Orientierung und Habituation bei Gesunden und psychisch Kranken. In G. Debus, G. Erdmann und K.W. Kallus (Hrsg.), *Biopsychologie von Streß und emotionalen Reaktionen* (S. 233–246). Göttingen: Hogrefe.

Bamberg, E. und Mohr, G. (1982). Frauen als Forschungsthema: Ein blinder Fleck in der Psychologie. In G. Mohr, M. Rummel und D. Rückert (Hrsg.), *Frauen. Psychologische Beiträge zur Arbeits- und Lebenssituation* (S. 1–19). München: Urban und Schwarzenberg.

Banaka, W. (1971). *Training in Depth Interviewing.* New York: Harper und Row.

Bancroft, G. and Welch, E.H. (1946). Recent Experience with Problems of Labor Force Measurement. *Journal of the American Statistical Association, 41,* 303–312.

Bangert-Drowns, R.L. (1986). Review of Development in Meta-Analytic Method. *Psychological Bulletin, 99,* 388–399.

Bannister, B.D., Kinicki, A.J. Denisi, A.S. and Horn, P.W. (1987). A New Method for the Statistical Control of Rating Error in Performance Ratings. *Educational and Psychological Measurement, 47,* 583–596.

Barber, T.X. (1972). Pitfalls in Research: Nine Investigator and Experimenter Effects. In Travers, R.M. (Ed.), *Handbook of Research and Teaching.* Chicago: Rand McNally.

Barber, T.X. (1976). *Pitfalls in Human Research.* New York: Pergamon Press.

Barber, T.X. and Silver, M.J. (1968). Fact, Fiction and the Experimenter Bias Effect. Psychological Bulletin, 70. *Monograph Nr. 6*, II 1–29.

Barker, R.G. (1963). *The Stream of Behavior.* New York: Appleton Century Crofts.

Barker, R.G. and Wrigth, H.F. (1955). *Midwest and its Children.* New York: Harper.

Barlow, D.H. and Hersen, M. (1973). Single Case Experimental Designs. *Archives of General Psychiatry 29*, 319–325.

Barlow, D.H. and Hersen, M. (Eds.) (1984). *Single Case Experimental Designs: Strategies for Studying Behaviour Change.* New York: Pergamon.

Baron, R.M. and Kenny, D.A. (1986). The Moderator-Mediator Variable Distinction in Social Psychological Research: Conceptual, Strategic and Statistical Consideration. *Journal of Personality and Social Psychology, 51*, 1173–1182.

Barratt, E.S. (1987). Impulsiveness and Anxiety: Information Processing and Electroencephalograph Topography. *Journal of Research in Personality, 21*, 453–463.

Barratt, E.S. and Patton, J.H. (1983). Impulsivity: Cognitive, Behavioral and Psychophysiological Correlates. In M. Zuckerman (Ed.), *Biological Bases of Sensation Seeking, Impulsivity, and Anxiety* (pp. 77–166). Hillsdale: Erlbaum.

Barth, N. (1973). Modelle zur Ratewahrscheinlichkeit bei Mehrfach-Antwort-Aufgaben. *Zeitschrift für erziehungswissenschaftliche Forschung, 7*, 63–70.

Barton, A.H. und Lazarsfeld, P.F. (1979). Einige Funktionen von qualitativer Analyse in der Sozialforschung. In C. Hopf und E. Weingarten (Hrsg.), *Qualitative Sozialforschung*, Stuttgart: Klett.

Batinic, B. (1995). *Die Durchführung von Fragebogenuntersuchungen im Internat.* Elektronische Publikation. URL: http://www.psychol.uni-giessen.de/frageb/frag-faq.html.

Baumbach, F.-S. (1994). *Entwicklung und Evaluation eines Trainingsprogramms zum Verhalten in der psychiatrischen Rehabilitation.* Unveröffentlichte Diplomarbeit. Berlin: Technische Universität Berlin, Institut für Psychologie.

Baumrind, D. (1964). Some Thoughts on Ethics of Research: after Reading Milgram's "Behavioral Study of Obediennce". *American Psychologist, 19*, 421–423.

Bayes, T. (1958). An Essay Towards Solving a Problem in the Doctrine of Chance. *Philosophical Transactions of the Royal Society, 53*, 370–418 (1763). [Neu aufgelegt mit einer Biographie von Bayes in G.A. Barnard: Studies in the History of Probability and Statistics: IX. *Biometrika, 45*, 293–315.

Beach, F.A. (1970). The Snark was a Boojum. In D.P. Schultz (Ed.), *The Science of Psychology: Critical Reflections.* New York: Appleton-Century-Crofts.

Beals, R., Krantz, D.H. and Tversky, A. (1968). Foundations of Multidimensional Scaling. *Psychological Revue, 75*, 127–142.

Beaman, A.L. (1991). An Empirical Comparison of Meta-Analytic and Traditional Reviews. *Personality and Social Psychology Bulletin, 17*, 252–257.

Beaumont, J.G. (1987). *Einführung in die Neuropsychologie.* München: PVU.

Bechtel, G.G. (1968). Folded and Unfolded Scaling from Preferential Paired Comparisons. *Journal of Mathematical Psychology, 5*, 333–357.

Beck, U. und Beck-Gernsheim, E. (1990). *Das ganz normale Chaos der Liebe.* Frankfurt am Main: Suhrkamp.

Beck, U. und Beck-Gernsheim, E. (1993). Nicht Autonomie, sondern Bastelbiographie. Anmerkungen zur Individualisierungsdiskussion am Beispiel des Aufsatzes von Günter Burkhart. *Zeitschrift für Soziologie, 22 (3)*, 178–187.

Becker-Carus, C. (1981). *Grundriß der Physiologischen Psychologie.* Heidelberg: Quelle und Meyer.

Becker, B.J. (1987). Applying Tests of Combinded Significance in Meta-Analysis. *Psychological Bulletin, 102*, 164–172.

Becker, B.J. (1991). The Quality and Credibility of Research Reviews. What the Editors say. *Personality and Social Psychology Bulletin, 17*, 267–272.

Becker, H.S. and Geer, B. (1970). Participant Observation and Interviewing: A Comparison. In W.J. Filstead (Ed.), *Qualitative Methodology* (pp. 133–142). Chicago: Rand McNally.

Becker-Schmidt, R. und Bilden, H. (1995). Impulse für die qualitative Sozialforschung aus der Frauenforschung. In U. Flick, E. v. Kardorff, H., Keupp, L. v. Rosenstiel und S. Wolff (Hrsg.), *Handbuch qualitativer Sozialforschung* (Kap. 1.2). München: Psychologie Verlags Union.

Becker-Schmidt, R., Brandes-Erlhoff, U., Rumpf, M. und Schmidt, B. (1982). *„Nicht wir haben die Minuten, die Minuten haben uns." Zeitprobleme und Zeiterfahrungen von Arbeitermüttern in Fabrik und Familie.* Bonn: Verlag Neue Gesellschaft.

Beelmann, A. und Bliesner, T. (1994). Aktuelle Probleme und Strategien der Metaanalyse. *Psychologische Rundschau, 45*, 211–233.

Belenky, M.F., Clinchy, B., Goldberger, N. und Tarule, J. (1989). *Das andere Denken. Persönlichkeit, Moral und Intellekt der Frau.* Frankfurt, New York: Campus.

Benjamin, A.C. (1955). *Operationism.* Springfield, III. C.C. Thomas.

Benjamini, B. und Leskowitz, S. (1988). *Immunologie. Ein Kurzlehrbuch.* Stuttgart: Schwer.

Bennett, J.F. and Hays, W.L. (1960). Multidimensional Unfolding: Determining the Dimensionality of Ranked Preference Data. *Psychometrika 4*, 19–25.

Benninghaus, H. (1973). Soziale Einstellungen und soziales Verhalten. Zur Kritik des Attitüdenkonzeptes. In G. Albrecht, H.J. Daheim und F. Sack (Hrsg.), *Soziologie, Sprache, Bezug zur Praxis, Verhältnis zu anderen Wissenschaften. Festschrift für R. König zum 65. Geburtstag.* (S. 671–707) Opladen: Westdeutscher Verlag.

Benninghaus, H. (1989). *Deskriptive Statistik. Statistik für Soziologen, Band I,* (6. Aufl.). Stuttgart: Teubner.

Benninghaus, H. (1990). *Einführung in die sozialwissenschaftliche Datenanalyse.* München: Oldenbourg.

Bentler, P.M. (1980). Multivariate Analysis with Variables: Causal Modeling. *Annual Review of Psychology, 31*, 419–456.

Bentler, P.M. (1989). *EQS. Structural Equations Program Manual.* Los Angeles: BMPD Statistical Software.

Bereiter, C. (1963). Some Persisting Dilemmas in the Measurement of Change. In C.W. Harris (Ed.), *Problems in Measurement of Change.* Madison: University of Wisconsin Press.

Berelson, B. (1952). *Content Analysis in Communication Research.* New York: Hafner.

Berg, B. (1989). *Qualitative Research Methods for the Social Sciences.* Boston: Allyn and Bacon.

Berg, I.A. (Ed.) (1967). *Response Set in Personality Assessment.* Chicago: Aldine Publ. Comp.

Berger, H. (1929). Über das Elektroenzephalogramm des Menschen. *Archiv für Psychiatrie und Nervenkrankheiten, 87,* 527–570.

Berger, J.O. (1980). *Statistical Decision Theory.* New York: Springer.

Bergmann, G. (1965). Sinn und Unsinn des Operationalismus. In E. Topitsch (Hrsg.), *Logik der Sozialwissenschaften.* Köln: Kiepenheuer & Witsch.

Bergmann, G. and Spence, K.W. (1941). Operationism and Theory in Psychology. *Psychological Review, 48,* 1–14.

Bergmann, J. (1995). Konversationsanalyse. In U. Flick, E. v. Kardorff, H. Keupp, L. Rosenstiel und S. Wolff (Hrsg.), *Handbuch Qualitativer Sozialforschung* (S. 213–218). München: PVU.

Bergold, J.B. und Flick, U. (Hrsg.) (1989). *Einsichten. Zugänge zur Sicht des Subjekts mittels qualitativer Forschung.* dgvt, Forum 14. Deutsche Gesellschaft für Verhaltenstherapie.

Berk, R.A. and Rossi, P.H. (1990). *Thinking about Program Evaluation.* London: Sage.

Berlyne, D.E. (Ed.) (1974). *Studies in the New Experimental Aesthetics: Steps Toward an Objektiv Psychology of Aesthetic Appreciation.* Washington D.C.: Hemisphere.

Bernal, J.D. (1970). *Sozialgeschichte der Wissenschaften.* Reinbek: Rowohlt.

Bernardin, H.J. (1977). Behavioral Expectation Scales versus Summated Ratings: A Fairer Comparison. *Journal of Applied Psychology, 62,* 422–427.

Bernardin, H.J. and Walter, C.S. (1977). Effects of Rater Training and Diary-Helping on Psychometric Error in Ratings. *Journal of Applied Psychology, 62,* 64–69.

Bernstein, B. (1972). *Studien zur sprachlichen Sozialisation.* Düsseldorf: Pädagogischer Verlag Schwann.

Berres, M. (1987). Stepwise Procedures for the Construction of Scales from Dichotomous Items. *Psychologische Beiträge, 29,* 42–59.

Bertram, H. (Hrsg.) (1992). *Die Familie in den neuen Bundesländern. Stabilität und Wandel in der gesellschaftlichen Umbruchsituation.* Opladen: Leske und Budrich.

Berufsverband deutscher Psychologen (1967). Berufsethische Verpflichtungen für Psychologen. Psychologische Rundschau, Beilage.

Beutelsbacher, A. (1992). *„Das ist o. B. d. A. trivial!". Tips und Tricks zur Formulierung mathematischer Gedanken.* Braunschweig/Wiesbaden: Vieweg.

Bichlbauer, D. (1991). *Interpretative Methodologie.* Wien: Braumüller.

Biddle, J.B. and Thomas, E.J. (Eds.) (1966). *Role Theory: Conceps and Research.* New York: Wiley.

Biefang, S. (Hrsg.) (1980). *Evaluationsforschung in der Psychiatrie. Fragestellungen und Methoden.* Stuttgart: Enke.

Bijl, W. van der (1951). Fünf Fehlerquellen in wissenschaftlicher statistischer Forschung. *Annalen der Meteorologie, 4,* 183–212.

Billeter, E.P. (1970). *Grundlagen der repräsentativen Statistik.* Wien: Springer.

Binder, J., Sieber, M. und Angst, J. (1979). Verzerrungen bei postalischen Befragungen: das Problem der Nichtbeantworter. *Zeitschrift für experimentelle und angewandte Psychologie 26,* 53–71.

Bintig, A. (1980). The Efficiency of Various Estimations of Reliability of Rating-Scales. *Educational and Psychological Measurement, 40,* 619–644.

Birbaumer, N. (1975). *Physiologische Psychologie.* Berlin: Springer.

Birbaumer, N. und Schmidt, R.F. (1991). *Biologische Psychologie* (2. Auflage). Berlin: Springer.

Bird, K.D. (1991). Exploratory N=1 Profile Analysis. *Educational and Psychological Measurement, 51,* 523–530.

Bishop, Y.M.M., Fienberg, S.E. and Holland, P.W. (1975). *Discrete multivariate analysis.* Cambridge, Mass: MIT Press.

Black, T.R. (1993). *Evaluating Social Science Research.* London: Sage.

Blalock, H. Jr. (1969). *Theory Construction. From Verbal to Mathematical Formulations.* Englewood Clifss, New Jersey: Prentice-Hall.

Blalock, H.M. (Ed.) (1971). *Causal Models in the Social Sciences.* London: MacMillan.

Bleicher, J. (1983). *Contemporary Hermeneutics. Hermeneutics as Method, Philosophy and Critique.* London: Routledge & Kegan.

Blossfeld, H.P., Hamerle, A. und Mayer, K.U. (1986). *Ereignisanalyse. Statistische Theorie und Anwendungen in den Wirtschafts- und Sozialwissenschaften.* Frankfurt: Campus.

Blumer, H. (1969). Der methodologische Standort des Symbolischen Interaktionismus. In Arbeitsgruppe Bielefelder Soziologen (Hrsg.) (1973), *Alltagswissen, Interaktion und gesellschaftliche Wirklichkeit* (S. 80–146). Reinbek bei Hamburg: Rowohlt.

Blumer, H. (1979). Methodologische Prinzipien empirischer Wisssenschaft. In K. Gerdes (Hrsg.), *Explorative Sozialforschung.* Stuttgart: Enke

Blundell, J.E., Hill, A.J. and Lawton, C.L. (1989). Neurochemical Factors Involved in Normal and Abnormal Eating in Humans. In R. Sheperd (Ed.), *Handbook of the Psychophysiology of Human Eating* (pp. 85–112). Chichester: Wiley.

Boden, U., Bortz, J., Braune, P. und Franke, J. (1975). Langzeiteffekte zweier Tageszeitungen auf politische Einstellungen der Leser. *Kölner Zeitschrift für Soziologie u. Sozialpsychologie, 27,* 754–780.

Boehm, A., Braun, F. und Pishwa, H. (1990). *Offene Interviews - Dokumentation, Transkription und Datenschutz.* (Manuskript aus dem Interdisziplinären Forschungsprojekt ATLAS). Berlin: Technische Universität Berlin.

Boehm, A., Legewie, H. und Muhr T. (1993). *Textinterpretation und Theoriebildung in den Sozialwissenschaften.* (Forschungsbericht Nr. 92-3 aus dem Interdisziplinären Forschungsprojekt ATLAS). Berlin: Technische Universität Berlin.

Boehm A., Mengel, A. und Muhr, T. (Hrsg.) (1994). *Texte verstehen. Konzepte, Methoden, Werkzeuge.* Konstanz: Universitätsverlag.

Böltken, F. (1976). *Auswahlverfahren.* Stuttgart: Teubner.

Böttcher, W. und Zielinski, J. (1973). *Wissenschaftliches Arbeiten.* Düsseldorf: Droste Verlag.

Bohnsack, R. (1991). *Rekonstruktive Sozialforschung. Einführung in die Methodologie und Praxis qualitativer Forschung.* Opladen: Leske und Budrich.

Bohrnstedt, G.W. (1969). Observations on the Measurement of Change. In E.F. Borgetta (Ed.), *Sociological Methodology.* San Francisco: Jossey Bass.

Bollen, A. (1989). *Structural Equations with Latent Variables.* New York: Wiley.

Bongers, D. und Rehm, G. (1973). *Kontaktwunsch und Kontaktwirklichkeit von Bewohnern einer Siedlung.* Unveröffentlichte Diplomarbeit. Bonn: Universität.

Borg, I. (1981). *Anwendungsorientierte multidimensionale Skalierung.* Heidelberg: Springer.

Borg, I. (1992). Grundlagen und Ergebnisse der Facettentheorie. In Pawlik, K. (Hrsg.), *Methoden der Psychologie,* Band 13. Göttingen: Huber.

Borg, I. (1994). *Mitarbeiterbefragungen.* Göttingen: Hogrefe.

Borg, I. und Staufenbiel, T. (1989). *Theorien und Methoden der Skalierung.* Bern: Huber.

Borg, I., Müller, M. und Staufenbiel, T. (1990). Ein empirischer Vergleich von fünf Standard-Verfahren zur eindimensionalen Skalierung. *Archiv für Psychologie, 142,* 25–33.

Borg, W.R. and Gall, M.D. (1989). *Educational Research. An Introduction.* New York: Longman.

Boring, E.G. (1923). Intelligence as the Tests Test it. *New Report, 6,* 35–37.

Borman, W.C. (1975). Effects of Instructions to Avoid Error on Reliability and Validity of Performance Evaluation Ratings. *Journal of Applied Psychology, 60,* 556–560.

Bornschier, V. (Hrsg.) (1991). *Das Ende der sozialen Schichtung? Züricher Arbeiten zur gesellschaftlichen Konstruktion von sozialer Lage und Bewußtsein in der westlichen Zentrumsgesellschaft.* Zürich: Seismo-Verlag.

Bortz, J. (1972). Beiträge zur Anwendung der Psychologie auf den Städtebau II. Erkundungsexperiment zur Beziehung zwischen Fassadengestaltung und ihrer Wirkung auf den Betrachter. *Zeitschrift für experimentelle und angewandte Psychologie, 19,* 226–281.

Bortz, J. (1974). Kritische Bemerkungen über den Einsatz nichteuklidischer Metriken im Rahmen der multidimensionalen Skalierung. *Arch. ges. Psychol., 126,* 196–212.

Bortz, J. (1975a). Kritische Bemerkungen zur Verwendung nicht-euklidischer Metriken in der multidimensionalen Skalierung. In W.H. Tack (Hrsg.), *Bericht über den 29. Kongress der Deutschen Gesellschaft für Psychologie in Salzburg 1974,* Band 1 (S. 405–407). Göttingen: Hogrefe.

Bortz, J. (1975b). Das INDSCAL-Verfahren als Methode zur Differenzierung kognitiver Strukturen. *Zeitschrift für experimentelle und angewandte Psychologie, 22,* 33–46.

Bortz, J. (1978). Psychologische Ästhetikforschung. Bestandsaufnahme und Kritik. *Psychologische Beiträge, 20,* 481–508.

Bortz, J. (1991). Methodik eines Studienentwurfes. In H. Tüchler und D. Lutz (Hrsg.), *Lebensqualität und Krankheit* (S. 100–111). Köln: Deutscher Ärzte-Verlag.

Bortz, J. (1993). *Statistik* (4. Auflage). Berlin: Springer.

Bortz, J. and Braune, P. (1980). The Effects of Daily Newspapers on their Readers – Exemplary Presentation of a Study and its Results. *European Journal of Social Psychology, 10,* 165–193.

Bortz, J., Lienert, G.A. und Boehnke, K. (1990). *Verteilungsfreie Methoden in der Biostatistik.* Heidelberg: Springer.

Bos, W. und Tarnai, C. (Hrsg.) (1989). *Angewandte Inhaltsanalyse in empirischer Pädagogik und Psychologie.* Münster: Waxmann.

Bouchard, T.J. (1976). Field Research Methods: Interviewing, Questionnaires, Participant Observation, Systematic Observation, Unobtrusive Measures. In M.D. Dunette (Ed.), *Handbook of Industrial and Organizational Psychology.* Chicago: Rand McNally.

Boucsein, W. (1988). *Elektrodermale Aktivität: Grundlagen, Methoden, Anwendungen.* Berlin: Springer.

Boucsein, W. (1991). Arbeitspsychologische Beanspruchungsforschung heute – eine Herausforderung an die Psychophysiologie. *Psychologische Rundschau, 42,* 129–144.

Boucsein, W. (1992). *Electrodermal Activity.* New York: Plenum Press.

Boucsein, W. (1995). Die elektrodermale Aktivität als Emotionsindikator. In G. Debus, G. Erdmann und K.W. Kallus (Hrsg.), *Biopsychologie von Streß und emotionalen Reaktionen* (S. 143–162). Göttingen: Hogrefe.

Box, G.E.P. and Jenkins, G.M. (1976). *Time Series Analysis: Forecasting and Control.* San Francisco: Holden-Day.

Bradley, R.A. and Terry, M.E. (1952). The Rank Analysis of Incomplete Block Designs. I: The Method of Paired Comparison. *Biometrika, 39,* 324–345.

Bräunling, G. (Hrsg.) (1982). *Wirkungsanalyse in ausgewählten Zielaspekten des Aktionsprogramms Forschung zur Humanisierung des Arbeitslebens.* Frankfurt: Campus.

Brandt, L.W. (1971). $(Vl \equiv Vp)v(Vl \not\equiv Vp)$. *Zeitschrift für Sozialpsychologie, 2,* 271–272.

Brandt, L.W. (1975). Experimenter-Effect Research. *Psychologische Beiträge, 17,* 133–140.

Brandt, L.W. (1978). Measuring of a Measurement: Empirical Investigation of the Semantic Differential. *Probleme und Ergebnisse der Psychologie, 66,* 71–74.

Brandt, L.W. und Brandt, E.P. (1974). Der Psychologe und der Mensch. *Psychologische Rundschau, 25,* 255–266.

Braune, P., Boden, U., Bortz, J. und Franke, J. (1976). Der Einfluß von Tageszeitungen auf die Bewertung eines aktuellen politischen Ereignisses. *Zeitschrift für Sozialpsychologie, 7,* 154–167.

Brauns, H.P. (1984). On the Methodological Dinstinction between Ideographic and Nomothetic Approaches in Personality Psychology. *Studia Psychologika, 26,* 199–218.

Brauns, H.P. (1992). Über die Herkunft des Begriffspaares ideographisch/nomothetisch und seine frühe Verwendung in der Differentiellen Psychologie. In L. Montada (Hrsg.), *Bericht über den 38. Kongreß der Deutschen Gesellschaft für Psychologie in Trier,* Band 1 (S. 674). Göttingen: Hogrefe.

Braver, M.C. and Braver, S.L. (1988). Statistical Treatment of the Solomon Four-Groups Design: A Meta-Analytic Approach. *Psychological Bulletin, 104,* 150–154.

Bredenkamp, J. (1969). Über Maße der praktischen Signifikanz. *Zeitschrift für Psychologie, 177,* 310–318.

Bredenkamp, J. (1972). *Der Signifikanztest in der psychologischen Forschung.* Frankfurt/Main: Akademische Verlagsanstalt.

Bredenkamp, J. (1980). *Theorie und Planung psychologischer Experimente.* Darmstadt: Steinkopff.

Brehm, J.W. (1966). *A Theory of Psychological Reactance.* New York: Academic Press.

Brentano, F. (1874). *Psychologie vom empirischen Standpunkte.* Leipzig: Duncker & Humblot.

Breuer, F. (1988). *Wissenschaftstheorie für Psychologen.* (Arbeiten zur sozialwissenschaftlichen Psychologie, Beiheft 1, 4. Auflage). Münster: Aschendorff.

Brickenkamp, R. (1975). *Handbuch psychologischer und pädagogischer Tests.* Göttingen: Hogrefe.

Brickenkamp, R. (1983). *Erster Ergänzungsband zum Handbuch psychologischer und pädagogischer Tests.* Göttingen: Hogrefe.

Bridgman, P.W. (1927). *The Logic of Modern Physics.* New York: MacMillan.

Bridgman, P.W. (1945). Some General Principles of Operational Analysis. *Psychological Review, 52,* 246–249.

Bridgman, P.W. (1950). *Reflections of a Physicist.* New York: Philosophical Library.

Bridgman, P.W. (1959). *The Way Things are.* New York: Viking Press.

Briggs, S.R. and Cheek, J.M. (1986). The Role of Factor Analysis in the Development and Evaluation of Personality Scales. *Journal of Personality and Social Psychology, 54 (1), 106–148.*

Brod, H. (1987). The Case for Men's Studies. In H. Brod (Ed.), *The Making of Masculinities. The New Men's Studies.* Boston: Beacon Press.

Brunner, E.J. (1994). Interpretative Auswertung. In G.L. Huber und H. Mandl (Hrsg.), *Verbale Daten. Eine Einführung in die Grundlagen und Methoden der Erhebung und Auswertung* (S. 197–219). Weinheim: Beltz.

Brunswik, E. (1955). Representative Design and Probability Theory in a Functional Psychology. *Psychological Revue, 62,* 193–217.

Bryant, F.B. and Wortman, P.M. (1978). Secondary Analysis: The Case for Data Archives. *American Psychologist, 33,* 381–387.

Bryman, Alan (1988). *Quantity and Quality in Social Research.* London: Unwin Hyman.

Bude, H. (1985). Der Sozialforscher als Narrationsanimateur. Kritische Anmerkungen zu einer erzähltheoretischen Fundierung der interpretativen Sozialforschung. *Kölner Zeitschrift für Soziologie und Sozialpsychologie, 37,* 327–336.

Bugental, J.F.T. and Zelen, S.L. (1950) Investigations into the Self-Concept. I: The W-A-Y technique. *Journal of Personality, 18,* 483–498.

Bühler, K. (1934). *Sprachtheorie.* Jena: G. Fischer.

Bullerwell-Ravar, J. (1991). How Important is Body Image for Normal Weight Bulimics? Implications for research and treatment. In B. Dolan and I. Gitzinger (Eds.), *Why Women? Gender Issues and Eating Disorders.* London.

Bungard, W. (1979). Methodische Probleme bei der Befragung älterer Menschen. *Zeitschrift für experimentelle und angewandte Psychologie, 26,* 211–237.

Bungard, W. (Hrsg.) (1980). *Die „gute" Versuchsperson denkt nicht. Artefakte in der Sozialpsychologie.* München: Urban und Schwarzenberg.

Bungard, D.W. und Lück, H.E. (1974). *Forschungsartefakte und nicht-reaktive Meßverfahren.* Stuttgart: Teubner.

Bungard, W., Schultz-Gambard, J. und Antony, J. (1992) Zur Methodik der angewandten Psychologie. In D. Frey, C. Graf Hoyos und D. Stahlberg (Hrsg.), *Angewandte Psychologie* (S. 589–606). Weinheim: Psychologie Verlags Union.

Burton, M. (1972). Semantic Dimensions of Occupation Names. In A.K. Romney, R.N. Shepard and S.B. Nerlove (Eds.), *Multidimensional Scaling,* Vol. II. New York: Seminar Press.

Buse, L. (1976). Zur Interpretation einer Lügenskala. *Diagnostica, 22,* 34–48.

Buse, L. (1977). Die Abhängigkeit des Reliabilitätskoeffizienten von Rateeinflüssen. *Zeitschrift für experimentelle und angewandte Psychologie, 24,* 546–558.

Buse, L. (1980). Kritik am Moderatoransatz in der Akquieszenz-Forschung. *Psychologische Beiträge, 22,* 119–127.

Buss, A. (1986). *Social Behavior and Personality.* Hillsdale, New Jersey: Erlbaum.

Busz, M., Cohen, R., Poser, U., Schümer, A., Schümer, R. und Sonnenfeld, C. (1972). Die soziale Bewertung von 880 Eigenschaftsbegriffen sowie die Analyse der Ähnlichkeitsbeziehungen zwischen einigen dieser Begriffe. *Zeitschrift für experimentelle und angewandte Psychologie, 19,* 282–308.

Cahan, S. (1989). A Critical Examination of the "Relibability" and "Abnormality" Approaches to the Evaluation of Subtest Score Differences. *Educational and Psychological Measurement, 49,* 807–814.

Campbell, D.T. (1957). Factors Relevant to the Validity of Experiments in Social Settings. *Psychological Bulletin, 54,* 297–311

Campbell, D.T. (1963). From Description to Experimentation: Interpreting Trends as Quasi-Experiments. In C.W. Harris (Ed.), *Problems in Measuring Change.* Madison: University of Wisconsin Press.

Campbell, D.T. (1986). Relabeling Internal and External Validity for Applied Social Sciences. In W.M.K. Trochin (Ed.), *Advances in Quasiexperimental Design Analysis. New Directions for Program Evaluation,* Vol. 31, (pp. 67–77). San Francisco: Jossey Boos.

Campbell, D.T. and Fiske, D.W. (1959). Convergent and Discriminant Validation by the Multitrait-Multimethod Matrix. *Psychological Bulletin, 103,* 276–279.

Campbell, D.T. and Stanley, J.C. (1963a). *Experimental and Quasi-Experimental Designs for Research.* Chicago: Rand McNally.

Campbell, D.T. and Stanley, J.C. (1963b). Experimental and Quasi-Experimental Designs for Research on Teaching. In N.L. Gage (Ed.), *Handbook of Research on Teaching.* Chicago: Rand McNally.

Campbell, J.P., Dunnette, M.D., Arvey, R.D. and Hellervik, L.N. (1973). The Development of Behaviorally Based Rating Scales. *Journal of Applied Psychology, 57,* 15–22.

Cannell, C.F. and Kahn, R.L. (1968). Interviewing. In G. Lindzey and E. Aronsson (Eds.), *The Handbook of Social Psychology.* (pp. 526–595). Reading, Mass.: Addison-Wesley.

Cannell, C.F., Miller, P.V. and Oksenberg, L. (1981). Research on Interviewing Techniques. In S. Leinhardt (Ed.), *Sociological Methodology* (S. 389–437). San Francisco: Jossey-Bass.

Cannon, W.B. (1932). *The Wisdom of the Body.* New York: Norton.

Carlsmith, J.M., Ellsworth, P.C. and Aronson, E. (1976). *Research Methods in Social Psychology.* Reading, Mass.: Addison-Wesley.

Carroll, J.D. (1972). Individual Differences and Multidimensional Scaling. In R.N. Shephard, A.K. Romney and S.B. Nerlove (Eds.), *Multidimensional Scaling* (pp. 105–155). New York: Seminar Press.

Carroll, J.D. and Chang, J.J. (1970) Analysis of Individual Differences in Multidimensional Scaling via an N-Way Generalization of "Eckard-Young" Decomposition. *Psychometrika, 35,* 283–319.

Carroll, J.D. and Wish, M. (1974). Modells and Methods for Three-Way Multidimensional Scaling. In D.H. Krantz, R.C. Atkinson, R.D. Luce and P. Suppes (Eds.), *Contemporary Developments in Mathematical Psychology, Vol. II. Measurement, Psychophysics, and Neural Information Processing* (pp. 57–105). San Francisco: Freeman and Co.

Carson, K.P., Schriesheim, C.A. and Kinicki, A.J. (1990). The Usefullness of the "Fail-Safe" Statistic in Meta-Analysis. *Educational and Psychological Measurement, 50,* 233–243.

Carter, D.S. (1979). Comparison of Different Shrinkage Formulas in Estimating Population Multiple Correlation Coefficient. *Educational and Psychological Measurement, 39,* 261–266.

Carver, R.P. (1978). The Case against Statistical Significance Testing. *Harvard Educ. Rev., 48,* 378–399.

Cascio, W.F., Valenzi, E.R. and Silbey, V. (1978). Validation and Statistical Power: Implication for Applied Research. *Journal of Applied Psychology, 63*, 589–595.

Caton, R. (1875). The Electric Currents of the Brain. *Br. med. J., 2*, 278.

Cattell, R.B. (1966). Patterns of Change: Measurement in Relation to State-Dimension, Trait Change, Lability, and Process Concepts. In Cattell, R.B. (Ed.): *Handbook of Multivariate Experimental Psychology.* Chicago: Rand McNally.

Cattel, R.B., Warburton, F.W. (1967). *Objective Personality and Motivation Tests.* Urbana: University of Illinois Press.

Chalmers, A.F. (1986). *Wege der Wissenschaft.* Berlin: Springer.

Champion, D.H. and Sear, A.M. (1968). Questionnaire Response Rate: A Methodological Analysis. *Social Forces, 47*, 335–339.

Champion, C.H., Green, S.B. and Sauser, W.J. (1988). Development and Evaluation of Shortcut-Dirived Behaviourally Anchored Rating Scales. *Educational and Psychological Measurement, 48*, 29–41.

Champney, H. and Marshall, H. (1939). Optimal Refinement of the Rating Scale. *Journal of applied Psychology, 23*, 323–331.

Chapanis, A. (1970). The Relevance of Laboratory Studies to Practical Situations. In D.P. Schultz (Ed.), *The Science of Psychology: Critical Reflections.* New York: Appleton-Century-Crofts.

Chapanis, A. (1976). Engineering Psychology. In M.D. Dunnette (Ed.), *Handbook of Industrial and Organizational Psychology.* Chicago: Rand McNally.

Chassan, J.B. (1967). *Research Designs in Clinical Psychology and Psychiatry.* New York: Appleton-Century Crofts.

Chelune, G.J. and Associates (1979). *Self-Disclosure.* San Francisco: Jossey-Bass.

Chen, H. (1990). *Theory – Driven Evaluations.* London: Sage.

Chignell, M.H. and Pattey, B.W. (1987). Unidimensional Scaling with Efficient Ranking Methods. *Psychological Bulletin, 101*, 304–311.

Christie, R. (1970). Experimental Naïveté and Experiental Naïveté. In D.P. Schultz (Ed.), *The Science of Psychology: Critical Reflections.* New York: Appleton-Century-Crofts.

Chrousos, G.P., Loriaux, D.L. and Gold, P.W. (Eds.) (1988). Mechanisms of Physical and Emotional Stress. New York: Plenum Press.

Cicourel, A.V. (1970). *Methode und Messung in der Sozialpsychologie.* Frankfurt/Main: Suhrkamp.

Cicourel, A.V. (1975). *Sprache in der sozialen Interaktion.* München: List.

Clark, C.W. (1974). Pain Sensitivity and the Report of Pain. *Aneasthesiology, 40*, 272–287.

Clark, J.A. (1977). A Method of Scaling with Incomplete Pair-Comparison Data. *Educational and Psychological Measurement, 37*, 603–611.

Classen, W. und Netter, P. (1985). Signalentdeckungstheoretische Analyse subjektiver Schmerzbeurteilungen unter medikamentösen Reizbedingungen. *Archiv für Physiologie, 137*, 29–37.

Clement, U. (1990). Empirische Studien zu heterosexuellem Verhalten. *Zeitschrift für Sexualforschung, 3*, 298–319.

Cleveland, W.S. (1993). *Visualizing Data.* Summit, NJ: Hobart Press.

Cliff, N. (1988). The Eigenvalue-Grater-Than-One Rule and the Reliability of Components. *Psychological Bulletin, 103*, 276–279.

Cochran, W.G. (1972). *Stichprobenverfahren.* Berlin: de Gruyter.

Cochran, W.G. and Cox, G.M. (1966). *Experimental Designs.* New York: Wiley.

Cohen, J. (1960). A Coefficient of Agreement for Nominal Scales. *Educational and psychological measurement, 20*, 37–46.

Cohen, J. (1962). The Statistical Power of Abnormal-Social Psychological Research: A Review. *Journal of Abnormal and Social Research, 65*, 145–153.

Cohen, J. (1966). Some Statistical Issues in Psychological Research. In B.B. Wolman (Ed.), *Handbook of Clinical Psychology* (pp. 95–121), New York: McGraw Hill.

Cohen, J. (1968). Weighted Kappa. Nominal Scale Agreement with Provision for Scaled Disagreement or Partial Credit. *Psychological Bulletin, 70*, 213–220.

Cohen, J. (1970). Approximate Power and Sample Size Determination for Common One-Sample and Two-Sample Hypothesis Tests. *Educational and Pyschological Measurement, 30*, 811–831.

Cohen, J. (1977). *Statistical Power Analysis for the Behavioral Sciences.* New York: Academic Press.

Cohen, J. (1988). *Statistical Power Analysis for the Behavioral Sciences.* New York: Erlbaum.

Cohen, J. (1990). Things I have Learned (so far). *American Psychologist, 45*, 1304–1312.

Cohen, J. (1992). A Power Primer. *Psychological Bulletin, 112*, 155–159.

Cohen, L.H. (Ed.) (1988). *Life Events and Psychological Functioning.* London: Sage.

Cohen, R. (1969). *Systematische Tendenzen bei Persönlichkeitsbeurteilungen.* Bern: Huber.

Collani, G. v. (1987). *Zur Stabilität und Veränderung in sozialen Netzwerken. Methoden, Modelle, Anwendungen.* Bern: Huber.

Conrad, E. and Maul, T. (1981). *Introduction to Experimental Psychology.* New York: Wiley.

Conrad, W., Bollinger, G., Eberle, G., Kurdorf, B., Mohr, V. und Nagel, B. (1976a). Beiträge zum Problem der Metrik von subjektiven Persönlichkeitsfragebögen, dargestellt am Beispiel der Skalen E und N des HANES, KJI. *Diagnostica, 22*, 13–26.

Conrad, W., Bollinger, G., Eberle, G. Kurdorf, B. Mohr, V. und Nagel, B. (1976b). Erstellung von Rasch-Skalen für den Angst-Fragebogen FS5-10 und KAT. *Diagnostica, 22*, 110–125.

Cook, T.D. (1991). Meta-Analysis: Its Potential for Causal Description and Causal Explanation within Program Evaluation. In G. Albrecht, H.U. Otto, S. Karstedt-Henke and K. Bollert (Eds.), *Social Prevention and the Social Sciences. Theoretical Controversies. Research Problems and Evaluation Stategies* (pp. 245–285). Berlin, New York: de Gruyter.

Cook, T.D. and Campbell, D.T. (1976). The Design and Conduct of Quasi-Experiments and True Experiments in Field Settings. In M. Dunnette (Ed.), *Handbook of Industrial and Organizational Research.* Chicago: Rand McNally.

Cook, T.D. and Campbell, D.T. (1979). *Quasi-Experimentation: Design and Analysis Issues for Field Settings.* Chicago: Rand-McNally.

Cook, T.D. and Reichardt, C.S. (Eds.) (1979). *Quantitative and Qualitative Methods in Evaluation Research.* Beverly Hills: Sage.

Cook, T.D. und Matt, G.E. (1990). Theorien der Programmevaluation: Ein kurzer Abriß. In U. Koch und W.W.

Wittmann (Hrsg.) *Evaluationsforschung. Bewertungsgrundlage für Sozial- und Gesundheitsprogramme* (S. 15–38). Heidelberg: Springer.

Cook, T.D. and Shadish, W.R. (1994). Social Experiments: Some Developments over the Past Fifteen Years. *Annual Review of Psychology, 45*, 548–580.

Cook, T.D., Appleton, H., Conner, R.F., Shaffer, A., Tamkin, G. and Weber, S.J. (1975). "Sesame Street" Revisited. New York: Russell Sage.

Cook, T.D., Grader, C.L., Hennigan, K.M. and Flay, B.R. (1979). The History of the Sleeper Effect: Some Logical Pitfalls in Accepting the Null Hypothesis. *Psychological Bulletin, 86*, 662–679.

Cook, T.D., Cooper, H., Cordray, D., Hartmann, H., Hedges, L., Light, R., Louis, T. and Mosteller, F. (Eds.) (1992). *Meta-Analysis for Exploration: A Casebook.* New York: Russell Sage Found.

Coombs, C.H. (1948). Some Hypotheses for the Analysis of Qualitative Variables. *Psychological Review, 55*, 167–174.

Coombs, C.H. (1952). *A Theory of Psychological Scaling.* Engineering Research Institute Bulletin, no. 34. Ann Arbor: University of Michigan Press.

Coombs, C.H. (1953). Theory and Methods of Social Measurements. In L. Festinger and D. Katz (Eds.), *Research Methods in the Behavioral Sciences.* New York: The Dryden Press.

Coombs, C.H. (1964). *A Theory of Behavioral Data.* New York: Wiley.

Coombs, C.H., Dawes, R.M. and Tversky, A. (1970). *Mathematical Psychology.* Englewood Cliffs, New Jersey: Prentice Hall.

Coombs, C.H., Dawes, R.M. und Tversky, A. (1975). *Mathematische Psychologie.* Weinheim: Beltz.

Coombs, L. and Freedman, R. (1964). Use of Telephone Interviews in a Longitudinal Fertility Study. *Public Opinion Quarterly, 28*, 112–117.

Cooper, L.G. (1972). A New Solution to the Additive Constant Problem in Metric Multidimensional Scaling. *Psychometrika, 37*, 311–323.

Cooper, H.M. (1989). *The Integrative Research Review. A Social Science Approach.* Newbury Park, CA.: Sage.

Cooper, H.M. (1991). An Introduction to Meta-Analysis and the Integrated Research Review. In G. Albrecht and H.U. Otto (Eds.), *Social Prevention and the Social Sciences.* (pp. 287–304). Berlin: de Gruyter.

Cooper, H.M. and Hedges, L.V. (Eds.) (1994). *The Handbook of Research Synthesis.* New York: Russell Sage Foundation.

Corder-Bolz, C.R. (1978). The Evaluation of Change: New Evidence. *Educational and Psychological Measurement, 38*, 959–976.

Cornwell, J.M. and Ladd, R.T. (1993). Power and Accuracy of the Schmidt and Hunter Meta-Analytic Procedures. *Educational and Psychological Measurement, 53*, 877–895.

Cowles, M. (1989). *Statistics in Psychology: An Historical Perspective.* Hillsdale: Erlbaum.

Cowles, M. and Davis, C. (1982). On the Origins of the .05 Level of Significance. *American Psychologist, 37*, 553–558.

Crabtree, B.F. and Miller, W.L. (Eds.) (1992). *Doing Qualitative Research.* London: Sage.

Cranach, M. und Frenz, H.G. (1975). Systematische Beobachtung. In C.F. Graumann (Hrsg.), *Handbuch der Psychologie, Bd. 7, Sozialpsychologie.* Göttingen: Hogrefe.

Crane, J.A. (1980). Relative Likelihood Analysis versus Significance Tests. *Evaluation Review, 4*, 824–842.

Crespi, L.P. (1950). The Influence of Military Government Sponsorship in German Opinion Polling. *International Journal of Opinion and Attitude Research, 4*, 151–178.

Crino, M.D., Rubenfeld, S.A. and Willoughby, F.W. (1985). The Random Response Technic as an Indicator of Questionnaire Item Social Desirability/Personal Sensitivity. *Educational and Psychological Measurement, 45*, 453–468.

Crockett, W.H. and Nidorf, L.J. (1967). Individual Differences in Response to Semantic Differential. *Journal of Social Psychology, 73*, 211–218.

Cronbach, L.J. (1951). Coefficient Alpha and the Internal Structure of Tests. *Psychometrika, 16*, 297–334.

Cronbach, L.J. (1960). *Essentials of Psychological Testing.* New York: Harper.

Cronbach, L.J. (1982). *Designing Evaluation of Educational and Social Programs.* San Francisco: Jossey Bass.

Cronbach, L.J. and Furby, L. (1970). How Should We Measure "Change" - or Should We?. *Psychological Bulletin, 74*, 68–80.

Cronbach, L.J. and Gleser, G.C. (1957). *Psychological Tests and Personnel Decisions.* Urbana: University of Illinois Press.

Cronbach, L.J. and Meehl, P.E. (1955). Construct Validity in Psychological Tests. *Psychological Bulletin, 52*, 281–302.

Cronkhite, G. (1976). Effects of Rater-Concept-Scale Interactions and Use of Different Factoring Procedures upon Evaluative Factor Structure. *Human Communication Research, 2*, 316–329.

Cross, D.V. (1965). Metric Properties of Multidimensional Stimulus Control. In D.J. Mostofsky (Ed.), *Stimulus Generalization (pp. 72–93).* Stanford: University Press.

Crowne, D.P. and Marlowe, D. (1964). *The Approval Motive.* New York: Wiley.

Csikszentmihalyi, M. und Rochberg-Halton, E. (1981). *Der Sinn der Dinge. Das Selbst und die Symbole des Wohnbereichs.* München: PVU.

Dahl, G. (1971). Zur Berechnung des Schwierigkeitsindex bei quantitativ abgestufter Aufgabenbewertung. *Diagnostica, 17*, 139–142.

Daniel, C. and Wood, F.S. (1971). *Fitting Equations to Data.* New York: Wiley-Interscience.

David, H.A. (1963). *The Method of Paried Comparison.* London: Griffin.

Davis, J.D. and Skinner, A. (1974). Reciprocity of Self-Disclosure in Interviews. *Journal of Personality and Social Psychology, 29*, 779–784.

Davison, M.L. and Sharma, A.R. (1988). Parametric Statistics and Level of Measurement. *Psychological Bulletin, 104*, 137–144.

Dawes, R.M. und Moore, M. (1979). Die Guttman-Skalierung orthodoxer und randomisierter Reaktionen. In F. Petermann (Hrsg.), *Einstellungsmessung und Einstellungsforschung.* Göttingen: Hogrefe.

De Cotiis, T.A. (1977). An Analysis of the External Validity and Applied Relevance of Three Rating Formats. *Organizational Behavior and Human Performance, 19*, 247–266.

De Cotiis, T.A. (1978). A Critique and Suggested Revision of Behaviorally Anchored Rating Scales Developmental Procedures. *Educational and Psychological Measurement, 38*, 681–690.

De Groot, M.D. (1970). *Optimal Statistical Decisions.* New York: McGraw Hill.

Deichsel, A. und Holzscheck, K. (Hrsg.) (1976). *Maschinelle Inhaltsanalyse.* Hamburg: Seminar für Sozialwissenschaften der Universität Hamburg.

Denzin, N. (1989). *Interpretative Interactionism.* Newbury Park: Sage.

Denzin, N. and Lincoln, Y. (Eds.) (1994). *Handbook of Qualitative Research.* Thousand Oaks: Sage.

Deutsch, M. (1973). Die Rolle der sozialen Schicht in Sprachentwicklung und Kognition. In W. Klein und D. Wunderlich (Hrsg.), *Aspekte der Soziolinguistik.* Frankfurt: Fischer.

Deutsch, S.J., Alt, F.B. (1977). The Effect of Massachusetts Gun Control Law on Gun-Related Crimes in the City of Boston. *Evaluation Quarterly,* 543–568.

Deutsche Gesellschaft für Psychologie (1987). *Richtlinien zur Manuskriptgestaltung.* Göttingen: Hofgrefe.

Deutsches Institut für Normung e.V. (1983). *Veröffentlichungen aus Wissenschaft, Technik, Wirtschaft und Verwaltung. Gestaltung von Manuskripten und Typoskripten* (DIN 1422), Berlin: Beuth-Verlag.

Die Zeit (1994). Protokoll einer Aussonderung. *Die Zeit, Nr. 25 (17. Juni 1994),* 13–16.

Diederich, W. (Hrsg.) (1974). *Theorien der Wissenschaftsgeschichte.* Frankfurt: Suhrkamp.

Dillman, D.A. (1978). *Mail and Telephone Surveys.* New York: Wiley.

Dillmann, R. und Arminger, G. (1986). Statistisches Schließen und wissenschaftliche Erkenntnis. Überschätzung statistischer Konzepte durch die Begründer oder Frustration mancher Anwender nach Erkenntnis der Tücke des Objektes. *Zeitschrift für Sozialpsychologie, 17,* 177–182.

Dilthey, W. (1923). *Ideen über eine beschreibende und zergliedernde Psychologie.* Ges. Schrifttum, Band 5. Leipzig: Teubner.

Dingler, H. (1923). *Grundlagen der Physik. Synthetische Prinzipien der nomothetischen Naturphilosophie.* Berlin: de Gruyter.

Dipboye, R.L. and Flanagan, M.F. (1979). Research Settings in Industrial and Organizational Psychology: Are Findings in the Field More Generalizable than in the Laboratory? *American Psychologist, 34,* 141–150.

Dodd, S.C. (1942). Operational Definitions Operationally Defined. *American Journal of Sociology, 48,* 482–489.

Doll, J. (1988). Kognition und Präferenz: Die Bedeutung des Halo-Effektes für multiattributive Einstellungsmodelle. *Zeitschrift für Sozialpsychologie, 19,* 41–52.

Donchin, E. and Fabiani, M. (1991). The Use of Event-Related Brain Potentials in the Study of Memory: Is P300 a Measure of Event Distinctiveness? In J.R. Jennings and M.G.H. Coles (Eds.), *Handbook of Cognitive Psychophysiology. Central and Autonomic Nervous System Approaches* (pp. 471–498). Chichester: Wiley.

Döring, N. (1995). *Isolation und Einsamkeit bei Netznutzern? Öffentliche Diskussion und empirische Daten.* Elektronische Publikation. URL: ftp://ftp.uni-stuttgart. de/pub/doc/networks/misc/netz-und-einsamkeit.

Dörner, D. (1983). *Lohhausen: Vom Umgang mit Unbestimmtheit und Komplexität. Ein Forschungsbericht.* Bern: Huber

Dörner, D. (1994). Heuristik der Theoriebildung. In T. Herrmann und W.H. Tack (Hrsg.), *Methodologische Grundlagen der Psychologie. (Enzyklopädie der Psychologie, Themenbereich, B, Serie I, Band I)* (S. 343–388). Göttingen: Hogrefe.

Dörner, D. und Lantermann, E.E. (1991). Experiment und Empirie in der Psychologie. In K. Grawe, R. Hänni, H. Semmer und F. Tschan (Hrsg)., *Über die richtige Art, Psychologie zu betreiben* (S. 37–57). Göttingen: Hogrefe.

Dorroch, H. (1994). *Meinungsmacher-Report. Wie Umfrageergebnisse entstehen.* Göttingen: Steidl.

Dorsch, F., Häcker, H. und Stapf, K.-H. (Hrsg.) (1987). *Dorsch Psychologisches Wörterbuch* (11. Auflage). Bern: Huber.

Douglas, J.D., Rasmussen, P.K. and Flanagan, C.A. (1977). *The Nude Beach.* Beverly Hills, CA: Sage.

Downs, C.W., Smeyak, G.P. and Martin, E. (1980). *Professional Interviewing.* New York: Harper and Row.

Draper, N. and Smith, H. (1966). *Applied Regression Analysis.* New York: Wiley.

Dreher, M. und Dreher, E. (1994). Gruppendiskussion. In G. Huber und H. Mandl (Hrsg.), *Verbale Daten. Eine einführung in die Grundlagen der Erhebung und Auswertung* (S. 141–164). Weinheim: Beltz.

Drever, J. und Fröhlich, W.D. (1970). *Wörterbuch zur Psychologie.* München: Dtv.

Drinkmann, A., Vollmeyer, R. und Wagner, R.F. (1989). Argumente und Belege für eine multimethodale Strategie der Metaanalyse. *Psychologische Beiträge, 31,* 285–296.

Drösler, J. (1989). *Quantitative Psychology.* Toronto-Göttingen: Hogrefe und Huber.

Du Bois, P.H. (1957). *Multivariate Correlational Analysis.* New York: Harper.

Dührssen, A. (1981). *Die biographische Anamnese unter tiefenpsychologischem Aspekt.* Göttingen: Vandenhoeck und Ruprecht.

Düker, H. (1943). Psychopharmakologische Untersuchungen über die Wirkung von Keimdrüsenhormonen auf die geistige Leistungsfähigkeit. *Archiv für experimentelle Pathologie und Pharmakologie, 202,* 262–313.

Düker, H. (1957). *Leistungsfähigkeit und Keimdrüsenhormone.* München: Barth.

Düßler, S. (1989). *Computerspiel und Narzißmus.* Frankfurt am Main: Klotz.

Dukes, W.F. (1965). N=1. *Psychological Bulletin, 64,* 74–79.

Du Mas, F.M. (1955). Science and the Single Case. *Psychological Reports, 1,* 65–76.

Duncan, O.D. (1981). Two Faces of Panel Analysis: Parallels with Comparative Cross-Sectional Analysis and Time-Lagged Association. In G. Leinhardt (Ed.), *Sociological Methodology* (pp. 281–318). San Francisco: Jossey-Bass.

Duncan, S. Jr. and Rosenthal, R. (1968). Vocal Emphasis in Experimenters' Instruction Reading as Unintended Determinant of Subjects' Responses. *Language and Speech,* 11, 20–26.

Duncker, K. (1935). *Zur Psychologie des produktiven Denkens* (Neudruck 1963). Berlin: Springer.

Dutoit, E.F. and Penfield, D.A. (1979). Tables for Determining the Minimum Incremental Significance of the Multiple Correlation Coefficient. *Educational and Psychological Measurement, 39,* 767–778.

Dykstra, L.A. and Appel, J.B. (1974). Effects of LSD on Auditory Perception: a Signal Detection Analysis. *Psychopharmacologia, 34,* 289–307.

Ebbinghaus, H. (1885). *Über das Gedächtnis.* Leipzig. (Neudruck 1971: Darmstadt: Wissenschaftliche Buchgesellschaft).

Eberhard, K. und Kohlmetz, G. (1973). *Verwahrlosung und Gesellschaft.* Göttingen: Vandenhoeck und Ruprecht.

Eckensberger, L.H. (1973). Methodological Issues of Crosscultural Research in Development Psychology. In J. Nesselroade and H. W. Reese (Eds.), *Life-Span Developmental Psychology – Methodological Issues.* New York: Academic Press.

Eckensberger, L.H. und Reinshagen, H. (1980). Kohlbergs Stufentheorie der Entwicklung des moralischen Urteils: Ein Versuch ihrer Reinterpretation im Bezugsrahmen handlungstheoretischer Konzepte. In L.H. Eckensberger und R. K. Silbereisen (Hrsg.), *Entwicklung sozialer Kognitionen* (S. 65–131). Stuttgart: Klett.

Eckes, T. und Roßbach, H. (1980). *Clusteranalysen.* Stuttgart: Kohlhammer.

Edelberg, R. (1967). Electrical Properties of the Skin. In C.C. Brown (Ed.), *Methods in psychophysiology.* Baltimore: Wiliams and Wilkins.

Edelberg, R. (1972). Electrical Activity of the Skin. In N.S. Greenfield, R. A. Sternbach (Eds.), *Handbook of Psychophysiology.* New York: Holt, Rinehart and Winston.

Edgar, E. and Billingsby, F. (1974). Believability when N=1. *Psychological Record, 24*, 147–160.

Edgerton, H.A. (1947). Objective Differences among Various Types of Respondence to a Mailed Questionnaire. *Amer. Sociol. Rev., 12*, 435–444.

Edgington, E.S. (1967). Statistical Inference from N=1 Experiments. *The Journal of Psychology, 65*, 195–199.

Edgington, E.S. (1975). Randomization Tests for One-Subject Operant Experiments. *Journal of Psychology, 90*, 57–68.

Edgington, E.S. (1980). Overcoming Obstacles to Single-Subject Experimentation. *Journal Educat. Statistics, 5*, 261–267.

Edwards, A.L. (1950). *Experimental Design in Psychological Research.* New York: Rinehardt.

Edwards, A.L. (1953). *Edwards Personal Preference Schedule.* New York: Psychol. Corps.

Edwards, A.L. (1957). *The Social Desirability Variable in Personality Research.* New York: Dryden.

Edwards, A.L. (1970). *The Measurement of Personality Traits by Scales and Inventories.* New York: Holt, Rinehardt and Winston.

Edwards, A.L. and Kilpatrick, F.P. (1948). A Technique for the Construction of Attitude Scales. *Journal of Applied Psychology, 32*, 374–384.

Edwards, W., Lindmann, H. and Savage, L.J. (1963). Bayesian Statistical Inference for Psychological Research. *Psychological Review, 70*, 193–242.

Effler, M. und Böhmecke, W. (1977). Eine Analyse des Verweigererproblems mit Beinahe-Verweigerern. *Zeitschrift für experimentelle und angewandte Psychologie, 24*, 35–48.

Egan, J.P. (1975). *Signal Detection Theory and ROC Analysis.* New York: Academic Press.

Eheim, W.P. (1977). Zur Beeinflußbarkeit der Schwierigkeit von Mehrfachwahl-Aufgaben. *Diagnostica, 23*, 193–198.

Ehlich, K. und Switalla, B. (1976). Transkriptionssysteme. Eine exemplarische Übersicht. *Studium Linguistik, 2*, 78–105.

Eijkman, E.G.J. (1979). *Psychophysics.* In J.A. Michon, E.G.J. Eijkman and F.W. deKlerk (Eds.), *Handbook of Psychonomics.* Amsterdam: North-Holland publ. Comp.

Eisenführ, F. und Weber, M. (1993). *Rationales Entscheiden.* Heidelberg: Springer.

Eiser, J.R. and Ströbe, W. (1972). *Categorisation and Social Judgement.* New York: Academic Press.

Ekman, G. (1951). On Typological and Dimensional Systems of Reference in Describing Personality. *Acta Psychologica, 8*, 1–24.

Elder, G.H., Pavalko, E.K. and Clipp, E.C. (1993). *Working with Archival Data.* Newbury Park: Sage.

Ellsworth, P.C. (1977). From Abstract Ideas to Concrete Instances. Some Guidelines for Choosing Natural Research Settings. *American Psychologist, 32*, 604–615.

Elms, A.C. (1995). *Uncovering Lives. The Uneasy Alliance of Biography and Psychology.* Oxford: Oxford University Press.

Emerson, R.M. (1983). *Contemporary Field Research.* Prospect Heights, Illinois: Waveland.

Emerson, J.D. and Hoaglin, D.C. (1983). Steam-and-Leaf-Displays. In D.C. Hoaglin, F. Mosteller and J.W. Tukey (Eds.), *Understanding Robust and Exploratory Data Analysis* (pp. 1–32). New York: Wiley.

Emerson, J.D. and Strenio, J. (1983). Boxplots and Batch Comparison. In D.C. Hoaglin, F. Mosteller and J.W. Tukey (Eds.), *Understanding Robust and Exploratory Data Analysis* (pp. 58–96). New York: Wiley.

Engel, B.T. (1972). Response Specifity. In N.S. Greenfield and R.A. Sternbach (Eds.), *Handbook of Psychophysiology* (pp. 571–576). New York: Holt, Reinhart and Winston.

Engel, G. (1969). *Psychisches Verhalten in Gesundheit und Krankheit.* Bern: Huber.

England, P. (Ed.) (1993). *Theory on Gender. Feminism on Theory.* New York: Aldine.

Epstein, Y.M., Suedfeld, P. and Silverstein, S.J. (1973). The Experimental Contract. Subjects' Expectations of and Reactions to Some Behavior of Experimenters. *American Psychologist, 28*, 212–221.

Erbring, L. (1975). *The Impact of Political Events on Mass Publics: The Time Dimension of Public Opinion and an Approach to Dynamic Analysis.* Diss. Univ. of Michigan: Ann Arber.

Erbslöh, E. and Timaeus, E. (1972). The Influences of Interviewers on Intelligence Test Performance. *European Journal of social Psychology, 2–4*, 449–452.

Erbslöh, E. und Wiendieck, G. (1974). Der Interviewer. In J. van Koolwijk und M. Wieken-Mayser (Hrsg.), *Techniken der empirischen Sozialforschung* Band 4. München: Oldenbourg.

Erbslöh, E., Esser, H., Reschka, W. und Schöne, D. (1973). *Studien zum Interview.* Meisenheim: Hain.

Erdfelder, E. (1994). Erzeugung und Verwendung empirischer Daten. In T. Herrmann und W. Tack (Hrsg.), *Methodologische Grundlagen der Psychologie. (Enzyklopädie der Psychologie, Themenbereich B, Serie I, Band 1)* (S. 47–97). Göttingen: Hogrefe.

Erdfelder, E. und Bredenkamp, J. (1994). Hypothesenprüfung. In T. Herrmann und W.T. Tack (Hrsg.), *Methodologische Grundlagen der Psychologie. (Enzyklopädie der Psychologie. Themenbereich B, Serie I, Band 1)* (S. 604–648). Göttingen: Hogrefe.

Erdmann, G. und Voigt, K.H. (1995). Vegetative und endokrine Reaktionen im Paradigma „Öffentliches Sprechen". Was indizieren sie? In G. Debus, G. Erdmann und K.W. Kallus (Hrsg.), *Biopsychologie von Streß und emotionalen Reaktionen* (S. 113–128). Göttingen: Hogrefe.

Ericson, K.A. and Simon, H.A. (1978). *Retrospective Verbal Reports as Data.* CIP Working Paper No. 388, Carnegie-Mellon University.

Ericsson, K.A. and Simon, H.A. (1980). Verbal Reports as Data. *Psychological Review, 87*, 215–251.

Ertel, S. (1972). Erkenntnis und Dogmatismus. *Psychologische Rundschau, 23*, 241–269.

Ertel, S. (1975). Die Dogmatismus-Skala „darf" nicht zuverlässig sein. Replik auf Keilers „Replikation". *Psychologische Rundschau, 26*, 30–59.

Esser, H. (1974). Der Befragte, In J. van Koolwijk und M. Wieken-Mayser (Hrsg). *Techniken der empirischen Sozialforschung,* Band 4. *Die Befragung.* München: Oldenbourg.

Esser, H. (1975). *Soziale Regelmäßigkeiten des Befragtenverhaltens.* Meisenheim: Hain.

Esser, H. (1977). Response Set – Methodische Problematik und soziologische Interpretation. *Zeitschrift für Soziologie, 6,* 253–263.

Esser, H. und Troitzsch, K.G. (Hrsg.) (1991). *Modellierung sozialer Prozesse. Neuere Aufsätze und Überlegungen zur soziologischen Theoriebildung.* Bonn: Informationszentrum Sozialwissenschaften.

Esser, H., Klenovits, K. und Zehnpfennig, H. (1977). *Wissenschaftstheorie* (2 Bände). Stuttgart: Teubner.

Evans, F. (1961). On Interviewer Cheating. *Public Opinion Quarterly, 25,* 126–127.

Everett, A.V. (1973). Personality Assessment at the Individual Level Using the Semantic Differential. *Educational and Psychological Measurement, 33,* 837–844.

Eysenck, H.J. (1969). *Personality Structure and Measurement.* London: Routledge und Paul.

Eysenck, H.J. (1978). An Exercise in Mega-Silliness. *American Pyschologist, 33,* 517.

Fahrenberg, J. (1983). Psychophysiologische Methodik. In K.J. Groffmann und I. Michel (Hrsg)., *Verhaltensdiagnostik (Enzyklopädie der Psychologie. Themenbereich B, Serie 2, Bd. 4)* (S. 1–115). Göttingen: Hogrefe.

Fahrenberg, J., Kuhn, M., Kulich, B. und Myrtek, M. (1977). Methodenentwicklung für psychologische Zeitreihenstudien. *Diagnostica, 23,* 15–36.

Farone, S.V. and Dorfman, D.D. (1987). Lag Sequential Analysis: Robust Statistical Methods. *Psychological Bulletin, 101,* 312–323.

Faßnacht, G. (1979). *Systematische Verhaltensbeobachtung.* München: Reinhardt.

Fechner, G.T. (1860). *Elemente der Psychophysik.* (Nachdruck: Amsterdam: Bonse 1964.)

Feigl, H. (1945). Operationism and Scientific Method. *Psychological Review, 52,* 250–259.

Feild, H.S., Holley, W.H. and Armenakis, A.A. (1978). Computerized Answer Sheets: what Effects on Response to a Mail Survey? *Educational and Psychological Measurement, 38,* 755–759.

Feldt, L.S. (1958). A Comparison of the Precision of Three Experimental Designs Employing a Concomitant Variable. *Psychometrika, 23,* 335–353.

Fend, H. (1982). *Gesamtschule im Vergleich. Bilanz des Gesamtschulenvergleichs.* Weinheim: Beltz.

Féré, C. (1888). Note sur les Modifications de la Résistance Électrique Sous l'influence des Excitations Sensorielles et des Émotions. *Comptes Rendus des Séances de la Société de Biologie, 5,* 217–219.

Feyerabend, P. (1976). *Wider den Methodenzwang.* Frankfurt am Main: Suhrkamp.

Fichter, M.M. (1979). Versuchsplanung experimenteller Einzelfalluntersuchungen in der Psychotherapieforschung. In F. Petermann und F.J. Hehl (Hrsg.), *Einzelfallanalyse.* München: Urban und Schwarzenberg.

Fidler, D.S. and Kleinknecht, R.E. (1977). Randomized Response versus Direct Questioning: Two Data Collection Methods for Sensitive Information. *Psychological Bulletin, 84,* 1045–1046.

Fiedler, K. (1989). Lügendetektion aus alltapspsychologischer Sicht. *Psychologische Rundschau, 40,* 127–140.

Fielding, N. and Lee, R.M. (Hrsg.) (1991). *Using Computers in Qualitative Research.* London: Sage.

Filipp, S.H. (1981). *Kritische Lebensereignisse.* München: Urban und Schwarzenberg.

Filstead, W.J. (1970). *Qualitative Methology. Firsthand Involvement with the Social World.* Chicago, Ill.: Rand McNelly.

Filstead, W.J. (1981). Using Qualitative Methods in Evaluation Research. *Evaluation review, 5,* 259–268.

Fink, A. (1993). *Evaluation Fundamentals.* London: Sage.

Fink, A. (1995). *Evaluation for Education and Psychology.* London: Sage.

Finkner, A.L. and Nisselson, H. (1978). Some Statistical Problems Associated with Continuing Cross-Sectional Surveys. In N.K. Namboodiri (Ed.), *Survey Sampling and Measurement* (pp. 45–68). New York: Academic Press.

Finstuen, K. (1977). Use of Osgood's Semantic Differential. *Psychological Reports, 41,* 1219–1222.

Fisch, R., Ugarte, W. (1977). Richtlinien für die Abfassung einer wissenschaftlichen Arbeit auf dem Gebiet der Psychologie. *Psychologische Rundschau, 28,* 153–174.

Fischer, G. (1974). *Einführung in die Theorie psychologischer Tests.* Bern: Huber.

Fischer, H. (1985). Erste Kontakte. Neuguinea 1958. In H. Fischer (Hrsg.), *Feldforschungen. Berichte zur Einführung in Probleme und Methoden* (S. 23–48). Berlin: Reimer.

Fishbein, M. and Hunter, R. (1964). Summation vs. Balance in Attitude Organization and Change. *Journal of Abnormal and Social Psychology, 69,* 505–510.

Fisher, R.A. (1922). *On the Mathematical Foundations of Theoretical Statistics.* Phil. Trans. Roy. Soc. London, Series A, 222.

Fisher, R.A. (1925a). Theory of Statistical Estimation. *Proc. Camb. Phil. Soc., 22,* 700–725.

Fisher, R.A. (1925b). Statistical Methods for Research Workers. In R.A. Fisher (1990). *Statistical Methods, Experimental Design and Scientific Interence.* Oxford: Oxford University Press.

Fisher, R.A. (1935). The Design of Epxeriments. In R.A. Fisher (1990), *Statistical Methods, Exerimental Design and Scientific Interence.* Oxford: Oxford University Press.

Fisher, R.A. (1956). *Statistical Methods and Scientific inference.* New York: Hafner.

Fisher, R.A. (1957). Statistical Methods and Scientific Inference. In R.A. Fisher (1990). *Statistical Methods, Experimental Design and Scientific Inference.* Oxford: Oxford University Press.

Fisher, R.A. and MacKenzie, M.A. (1923). Studies in Crop Variation. II: The Manurial Response of Different Potato Varieties. *Journal of Agriculture Science, 13,* 311–320.

Fiske, D.W. (1987). Construct Invalidity Comes From Method Effects. *Educational and Psychological Measurement, 47,* 285–307.

Fisseni, H.J. (1974). Zur Zuverlässigkeit von Interviews. *Archiv für Psychologie, 126,* 71–84.

Fisseni, H.J. (1990). *Lehrbuch der psychologischen Diagnostik.* Göttingen: Hogrefe.

Flade, A. (1978). Die Beurteilung umweltpsychologischer Konzepte mit einem konzeptspezifischen und einem universellen semantischen Differential. *Zeitschrift für experimentelle und angewandte Psychologie, 25,* 367–378.

Flaugher, R.L. (1978). The Many Definitions of Test Bias. *American Psychologist, 33,* 671–679.

Flebus, G.B. (1990). A Program to Select the Best Items that Maximize Cronbach's Alpha. *Educational and Psychological Measurement, 50,* 831–833.

Fleck, C. (1992). Vom „Neuanfang“ zur Disziplin? Überlegungen zur deutschsprachigen qualitativen Sozialforschung anläßlich einiger neuer Lehrbücher. *Kölner Zeitschrift für Soziologie und Sozialpsychologie, 44 (4)*, 747–765.

Fleiss, J.L. (1971). Measuring Nominal Scale Agreement among many Raters. *Psychological Bulletin*, 76, 378–382

Flick, U. (Hrsg.) (1991). *Alltagswissen über Gesundheit und Krankheit. Subjektive Theorien und soziale Repräsentationen.* Heidelberg: Asanger.

Flick, U. (1995a). Stationen des qualitativen Forchungsprozesses. In U. Flick, E. v. Kardorff, H. Keupp, L. Rosenstiel und S. Wolff (Hrsg.), *Handbuch Qualitativer Sozialforschung* (S. 148–176). München: PVU.

Flick, U. (1995b). Triangulation. In U. Flick, E. v. Kardorff, H. Keupp, L. Rosenstiel und S. Wolff (Hrsg.), *Handbuch Qualitativer Sozialforschung* (S. 432–434). München: PVU.

Flick, U., v. Kardorff, E., Keupp, H. Rosenstiel, L. und Wolff, S. (Hrsg.) (1995). *Handbuch Qualitativer Sozialforschung Grundlagen, Konzepte, Methoden und Anwendungen.* München: Psychologie Verlags Union.

Foerster, F., Schneider, H.J. und Walschburger, P. (1983). *Psychophysiologische Reaktionsmuster.* München: Minerva.

Fontana, A. and Frey, J.H. (1994). Interviewing. In N.K. Denzin and Y.S. Lincoln (Eds.), *Handbook of Qualitative Research* (pp. 361–391). Thousand Oaks: Sage.

Forrester, J.W. (1971). *World Dynamics.* Cambridge, Mass: Wright-Alben.

Fowler, F.J. and Mangione, T.W. (1990). *Standardized Survey Interviewing: Minimizing Interviewer-Related Error.* London: Sage.

Fowler, R.L. (1987). A General Method for Comparing Effect-Magnitudes in ANOVA designs. *Educational and Psychological Measurement, 47*, 361–367.

Fowles, D.C. (1980). The Three Arousal Model: Implications of Gray's Two-Factor Learning Theory for Heart Rate, Electrodermal Activity, and Psychopathy. *Psychophysiology, 17*, 87–104.

Frane, J.W. (1976). Some Simple Procedures for Handling Missing Data in Multivariate Analysis. *Psychometrika, 41*, 409–415.

Franke, J. und Bortz, J. (1972). Beiträge zur Anwendung der Psychologie auf den Städtebau I. Vorüberlegungen und erste Erkundungsuntersuchung zur Beziehung zwischen Siedlungsgestaltung und Erleben der Wohnumgebung. *Zeitschrift für experimentelle und angewandte Psychologie, 19*, 76–108.

Frankenhaeuser, M. (1986). A Psychobiological Framework for Research on Human Stress. In M.H. Appley and R. Trumbull (Eds.), *Dynamics of stress. Physiological, psychological, and social perspectives* (pp. 99–116). New York: Plenum Press.

Frederiksen, C.H. (1975). Representing Logical and Semantic Structure of Knowledge Acquired from Discourse. *Cognitive Psychology, 7*, 371–457.

Freedman, D., Pisani, R. and Purves, R. (1978). *Statistics.* New York: Norton.

Freitag, C.B. and Barry, J.R. (1974). Interaction and Interviewer-Bias in a Survey of the Aged. *Psychological Reports, 34*, 771–774.

Freud, S. (1953). *Abriß der Psychoanalyse (Gesammelte Werke, Band XVII).* Frankfurt am Main: Fischer.

Frey, S. und Frenz, H.G. (1982). Experiment und Quasi-Experiment im Feld. In J.L. Patry (Hrsg.). *Feldforschung* (S. 229–258). Bern: Huber.

Frey, D. und Irle, M. (Hrsg.) (1993). *Theorien der Sozialpsychologie* (2. Auflage). Göttingen: Hogrefe.

Frey, J.H., Kunz, G. und Lüschen, G. (1990). *Telefonumfragen in der Sozialforschung. Methoden, Techniken, Befragungspraxis.* Opladen: Westdeutscher Verlag.

Fricke, R. (1974). *Kriteriumsorientierte Leistungsmessung.* Stuttgart: Kohlhammer.

Fricke, R. und Treinies, G. (1985). *Einführung in die Metaanalyse.* Bern. Huber.

Friede, C.K. (1981). Verfahren zur Bestimmung der Intercoderreliabilität für nominalskalierte Daten. *Zeitschrift für Empirische Pädagogik, 5*, 1–25.

Friedman, A.F., Webb, J.T. and Lewak, R. (1989). *Psychological Assessment with the MMPI.* Hillsdale, New Jersey: Erlbaum.

Friedman, B.A. and Cornelius III, E.T. (1976). Effect of Rater Participation on Scale Construction on the Psychometric Characteristics of Two Ratingscale Formats. *Journal of Applied Psychology, 61*, 210–216.

Friedman, H. (1982). Simplified Determinations of Statistical Power, Magnitude of Effect and Research Sample Sizes. *Educational and Psychological Measurement, 42*, 521–526.

Friedman, N. (1967). *The Social Nature of Psychological Research.* New York: Basic Books.

Friedrichs, J. (1985). *Methoden empirischer Sozialforschung.* Opladen: Westdeutscher Verlag. 13. Aufl.

Friedrichs, J. und Lüdtke, H. (1973). *Teilnehmende Beobachtung.* Weinheim: Beltz.

Friedrichs, J. und Wolf, C. (1990). Die Methode der Passantenbefragung. *Zeitschrift für Soziologie, 19*, 46–56.

Fritze, J. (1989). *Einführung in die biologische Psychiatrie.* Stuttgart: Fischer-Verlag.

Frodi, A. (1978). Experimental and Physiological Responses Associated with Anger and Aggression in Women and Men. *Journal of Research in Personality, 12*, 335–349.

Fromkin, H.L. and Ostrom, T.M. (1974). Laboratory Research and the Organization: Generalizing From Lab to Life. In H.L. Fromkin and J. Sherwood (Eds.), *Integrating the Organization: A Social Psychological Analysis.* New York: Free Press.

Fromkin, H.L. and Streufert, S. (1976). Laboratory Experimentation. In M.D. Dunnette (Ed.), *Handbook of Industrial and Organizational Psychology.* Chicago: Rand McNally.

Fruchtgott, E. (1984). Replicate, Again and Again. *American Psychologist, 33*, 1315–1316.

Früh, W. (1981). *Inhaltsanalyse.* Theorie und Praxis. München: Ölschläger.

Fuchs, W. (1970/71). Empirische Sozialforschung als politische Aktion. *SW, 21/22*, 1–17.

Fuchs, W. (1984). *Biographische Forschung.* Opladen: Westdeutscher Verlag.

Furnham, A.F. (1988). *Lay Theories. Everyday Understanding of Problems in the Social Sciences.* Oxford: Pergamon Press.

Fürntratt, E. (1969). Zur Bestimmung der Anzahl interpretierbarer gemeinsamer Faktoren in Faktorenanalysen psychologischer Daten. *Diagnostica, 15*, 62–75.

Gadenne, V. (1976). *Die Gültigkeit psychologischer Untersuchungen.* Stuttgart: Kohlhammer.

Gadenne, V. und Oswald, M. (1986). Entstehung und Veränderung von Bestätigungstendenzen beim Testen von Hypothesen. *Zeitschrift für experimentelle und angewandte Psychologie, 33*, 360–374.

Gaensslen, H. und Schubö, W. (1973). *Einfache und komplexe statistische Analyse.* München: Reinhardt.

Gaito, J. (1980). Measurement Scales and Statistics. Resurgence of an Old Misconception. *Psychological Bulletin, 87,* 564–567.

Galton, F. (1886). Family Likeness in Stature. *Proc. Roy. Soc., 15,* 49–53.

Ganter, B., Wille, R. und Wolff, K.E. (Hrsg.) (1987). *Beiträge zur Begriffsanalyse.* Mannheim: B.I. Wiss. Verlag.

Garfinkel, H. (1967). *Studies in Ethnomethodology.* Englewood Cliffs: Prentice Hall.

Garfinkel, H. (1986). *Ethnomethodological Studies of Work.* London: Routledge and Kegan.

Garner, W.R. and Hake, H.W. (1951). The Amount of Information in Absolute Judgements. *Psychological Review, 58,* 446–459.

Garz, D. und Kraimer, K. (Hrsg.) (1991). *Qualitativ-empirische Sozialforschung. Konzepte, Methoden, Analysen.* Opladen: Westdeutscher Verlag.

Geertz, C. (1993). *Dichte Beschreibung. Beiträge zum Verstehen kultureller Systeme.* Frankfurt: Suhrkamp.

Geissler, H.G. and Zabrodin, Y.M. (1976). *Advances in Psychophysics.* Berlin: VEB Deutscher Verlag der Wissenschaften.

Geißler, R. (1992). *Die Sozialstruktur Deutschland: ein Studienbuch zur sozialstrukturellen Entwicklung im geteilten und vereinten Deutschland.* Opladen: Westdeutscher Verlag.

Geldsetzer, L. (1992). Hermeneutik. In H. Seiffert und G. Radnitzky (Hrsg.), *Lexikon zur Wissenschaftstheorie* (S. 127–138). München: Deutscher Taschenbuch Verlag.

Gell, H. und Pehl, K. (1970). *Evaluation in der Erwachsenenbildung.* Bad Heilbrunn: Klinikhardt.

Gerber, W.D. (1986). Chronischer Kopfschmerz. In W. Miltner, N. Birbaumer und W.D. Gerber (Hrsg.), *Verhaltensmedizin* (S. 135–170). Berlin: Springer.

Gerbner, G., Holsti, O.R., Krippendorf, K., Paisley, W.J. and Stone, P.J. (Eds.) (1969). *The Analysis of Communication Content. Developments in Scientific Theories and Computer Techniques.* New York: Wiley

Gerdes, K. (Hrsg.) (1979). *Explorative Sozialforschung.* Stuttgart: Enke.

Gergen, K.J. and Beck, K.W. (1966). Communication in the Interview and the Disengaged Respondent. *Public Opinion Quarterly, 30,* 385–398.

Gerhard, U. und Limbach, J. (Hrsg.) (1988). *Rechtsalltag von Frauen.* Frankfurt am Main: Suhrkamp.

Gerhard, U. (1990). *Gleichheit ohne Angleichung. Frauen im Recht.* München: Beck.

Gerhardt, U. (1985). Erzähldaten und Hypothesenkonstruktion. Überlegungen zum Gültigkeitsproblem in der biographischen Sozialforschung. *Kölner Zeitschrift für Soziologie und Sozialpsychologie, 37,* 230–256.

Gerhardt, U. (1986). Verstehende Strukturanalyse. Die Konstruktion von Idealtypen bei der Auswertung qualitativer Forschungsmaterialien. In H.G. Soeffner (Hrsg.), *Sozialstruktur und soziale Typik* (S. 31–83). Frankfurt: Campus.

Gescheider, G.A. (1988). Psychophysical Scaling. *Annual Revue of Psychology, 33,* 169–200.

Gibson, J.J. (1982). *Wahrnehmung und Umwelt.* München, Wien: Urban & Schwarzenberg.

Gigerenzer, G. (1981). *Messung und Modellbildung in der Psychologie.* München. Reinhardt.

Gigerenzer, G. (1986). Wissenschaftliche Erkenntnis und die Funktion der Inferenzstatistik. Anmerkungen zu E. Leiser. *Zeitschrift für Sozialpsychologie, 17,* 183–189.

Gigerenzer, G. (1991). From Tools to Theories: A Heuristic of Discovery in Cognitive Psychology. *Psychological Review, 98,* 254–267.

Gigerenzer, G. (1994). Woher kommen die Theorien über kognitive Prozesse? In A. Schorr (Hrsg.), *Die Psychologie und die Methodenfrage. Reflexionen zu einem zeitlosen Thema.* Göttingen: Hogrefe.

Gigerenzer, G. and Murray, D.J. (1987). *Cognition as Intuitive Statistics.* Hillsdale. New Jersey: Erlbaum.

Gilpin, A.R. (1993). Table for Conversion of Kendall's Tau to Spearman's Rho within the Context of Measures of Magnitude Effect for Meta-Analysis. *Educational and Psychological Measurement, 53,* 87–92.

Ginsberg, A. (1955). Operational Definitions and Theories. *Journal of General Psychology, 52,* 223–248.

Girtler, R. (1984). *Methoden der qualitativen Sozialforschung. Anleitung zur Feldarbeit.* Wien: Böhlaus.

Gladitz, J. and Troitzsch, K.G. (1990). *Computer Aided Sociological Research.* Berlin: Akademie Verlag.

Glaser, B.G. and Strauss, A.L. (1967). *The Discovery of Grounded Theory.* Chicago: Illinois: Aldine Pub.

Glaser, B.G. and Strauss, A.L. (1979). Die Entdeckung gegenstandsbezogener Theorie: Eine Grundstrategie qualitativer Sozialforschung. In C. Hopf und E. Weingarten (Hrsg.), *Qualitative Sozialforschung.* Stuttgart: Klett.

Glass, G.V. (1976). Primary, Secundary, and Meta-Analysis of Research. *Educational Researcher, 5,* 3–8.

Glass, G.V. and Stanley, J.C. (1970). *Statistical Methods in Education and Psychology.* Englewood Cliffs, New Jersey: Printice Hall.

Glass, G.V. and Ellet, F.S. (1980). Evalution Research. *Annual Revue of Psychology, 31,* 221–228.

Glass, G.V., Willson, V.L. and Gottman, J.M. (1975). *Design and Analysis of Time-Series Experiments.* Boulder, Colorado: University Press.

Glass, G.V., McGraw, B. and Smith, M.L. (1981). *Meta-Analysis in Social Research.* Beverly Hills, C.A.: Sage.

Glass, G.W., Tiao, G.O. and Maguire, T.O. (1971). Analysis of Data on the 1900 Revision of German Divorce Laws as a Time-Series Quasi-Experiment. *Law and Society Review, 4,* 539–562.

Gleiss, I., Seidel, R. und Abholz, H. (1973). *Soziale Psychiatrie.* Frankfurt: Fischer.

Gniech, G. (1976). *Störeffekte in psychologischen Experimenten.* Stuttgart: Kohlhammer.

Glueckauf, R.L., Sechrest, L.B., Bond, G.R. and McDonel, E.C. (1993). *Improving Assessment in Rehabilitation and Health.* London: Sage.

Goffman, E. (1969). *Wir alle spielen Theater. Die Selbstdarstellung im Alltag.* München: Piper.

Gösslbauer, J.P. (1977). Tests als Selektionsinstrumente – fair oder unfair? *Psychologie und Praxis, 21,* 95–111.

Goldberg, H. (1979). *Der verunsicherte Mann.* Reinbek: Rowohlt.

Golovin, N.E. (1964). The Creative Person in Science. In C.W. Taylor and F. Barron (Eds.), *Scientific Creativity.* New York: Wiley.

Goodstadt, M.S. and Magid, S. (1977) When Thurstone and Likert agree – A Confounding of Methodologies. *Educational and Psychological Measurement, 37,* 811–818.

Gordon, M.E. and Gross, R.H. (1978). A Critique of Methods for Operationalizing the Concept of Fakeability. *Educational and Psychological Measurement, 38,* 771–782.

Gottfredson, S.D. (1978). Evaluating Psychological Research Reports. Dimensions, Reliability, and Correlates of

Quality Judgements. *American Psychologists, 33*, 920–934.

Gottman, J.M. (1973). N-of-One and N-of-Two Research in Psychotherapy. *Psychological Bulletin, 80*, 93–105.

Gottschaldt, K. (1942). *Die Methodik der Persönlichkeitsforschung in der Erbpsychologie*. Leipzig: Barth.

Grabitz-Gniech, G. und Dickenberger, M. (1975). Opposition bei Versuchspersonen im psychologischen Experiment, hervorgerufen durch Hypothesenkenntnis, Argwohn gegenüber Täuschung sowie erzwungener Teilnahme. *Psychologische Beiträge, 17*, 392–405.

Grabitz-Gniech, G. und Zeisel, B. (1974). Bedingungen für Widerstandsverhalten in psychologischen Experimenten: Ton der Instruktion sowie Einstellung zum Forschungsgegenstand und Studienfach der Versuchsperson. *Zeitschrift für Soziologie, 3*, 138–148.

Graham, F.K and Hackley, S.A. (1991). Passive Attention and Generalized Orienting. In J.R. Jennings and M.G.H. Coles (Eds.), *Handbook of Cognitive Psychophysiology. Central and Autonomic Nervous System Approaches* (pp. 253–299). Chichester: Wiley.

Graham, J.R. (1990). *MMPI-2. Assessing Personality and Psychopathology*. Oxford: Oxford University Press.

Graumann, C.F. (1966). Grundzüge der Verhaltensbeobachtung. In E. Meyer (Hrsg.), *Fernsehen in der Lehrerbildung* (S. 86–107). München: Manz-Verlag.

Grawe, K. (1980). *Verhaltenstherapie in Gruppen*. München: Urban & Schwarzenberg.

Grawe, K., Donati, R. und Bernauer, F. (1993). *Psychotherapie im Wandel. Von der Konfession zur Profession*. Göttingen: Hogrefe.

Greden, J.F., Genero, N., Price, L., Feinberg, M. and Levine, S. (1986). Facial Electromyography in Depression. *Archives of General Psychiatry, 43*, 269–274.

Green, B.F. (1978). In Defense of Measurement. *American Psychologist, 33*, 664–670.

Green, B.F. and Hall, J.A. (1984). Quantitative Methods for Literature Review's. *Annual Revue of Psychology, 35*, 37–53.

Green, D.M. and Swets, J.A. (1966). *Signal Detection and Psychophysics*. New York: Wiley.

Green, K. (1984). Effects of Item Characteristics on Multiple-Choice Item Difficulty. *Educational and Psychological Measurement, 44*, 551–561.

Greenberg, J. and Folger, R. (1988). *Controversial Issues in Social Research Methods*. Heidelberg: Springer.

Greenwald, A.G. (1975). Consequences of Prejudice Against the Null Hypothesis. *Psychological Bulletin, 82*, 1–20.

Gregoire, T.G. and Driver, B.L. (1987). Analysis of Ordinal Data to Detect Population Differences. *Psychological Bulletin, 101*, 159–165.

Groeben, N. (1986). *Handeln, Tun, Verhalten als Einheiten einer verstehend-erklärenden Psychologie. Wissenschaftstheoretischer Überblick und Programmentwurf zur Integration von Hermeneutik und Empirismus*. Tübingen: Francke.

Groeben, N. und Scheele, B. (1977). *Argumente für eine Psychologie des reflexiven Subjekts*. Darmstadt: Steinkopf.

Groeben, N. und Westmeyer, H. (1981). *Kriterien psychologischer Forschung*. München: Juventa. 2. Aufl.

Grosse, M.E. and Wright, B.D. (1985). Validity and Reliability of True-False Tests. *Educational and Psychological Measurement, 45*, 1–13.

Groß, B., Metz, A.M. und Ullsperger, P. (1992). Die P 300-Komponente des ereigniskorrelierten Hirnpotentials in einem Kurzzeitgedächtnisparadigma. *Zeitschrift für experimentelle und angewandte Psychologie, 39*, 56–67.

Grubitzsch, S. (1991). *Testtheorie – Testpraxis: psychologische Tests und Prüfverfahren im kritischen Überblick* (2. Auflage). Reinbek bei Hamburg: Rowohlt.

Grundmann, M. (1992). *Familienstruktur und Lebensverlauf. Historische und gesellschaftliche Bedingungen individueller Entwicklung*. Frankfurt am Main – New York: Campus.

Gstettner, P. (1980). Biographische Methoden in der Sozialisationsforschung. In K. Hurrelmann und D. Ulich (Hrsg.), *Handbuch Qualitativer Sozialforschung* (S. 371–392). Weinheim: Beltz.

Gstettner, P. (1995). Handlungsforschung. In U. Flick, E. v. Kardorff, H. Keupp, L. Rosenstiel und S. Wolff (Hrsg.), *Handbuch Qualitativer Sozialforschung* (S. 266–268). München: PVU.

Gudat, U. und Revenstorff, D. (1976). Interventionseffekte in klinischen Zeitreihen. *Arch. f. Psychol., 128*, 16–44.

Guilford, J.P. (1938). The Computation of Psychological Values from Judgements in Absolute Categories. *Journal of Experimental Psychology, 22*, 34–42.

Guilford, J.P. (1954). *Psychometric Methods*. New York: McGraw Hill.

Gulliksen, H. (1950). *Theory of mental tests*. New York: Wiley.

Gulliksen, H. (1968). Methods of Determining Equivalence of Measures. *Psychological Bulletin, 70*, 534–544.

Guthke, J., Bötcher, H.R. und Sprung, L. (1990, 1991). *Psyodiagnostik*, Band 1 und 2. Berlin: Deutscher Verlag der Wissenschaften.

Gutjahr, W. (1974). *Die Messung psychischer Eigenschaften*. Berlin: VEB Deutscher Verlag der Wissenschaften.

Guttman, L. (1950). The Basis of Scalogramm Analysis. In S.A. Stouffer et al. (Eds.), *Studies on Social Psychology in World War II, Vol. IV*. Princeton, New York: Princeton University Press.

Guttman, L. (1968). A General Nonmetric Technique for Finding the Smallest Euclidean Space for a Configuration of Points. *Psychometrika, 33*, 469–506.

Guttman, L. and Suchman, E.A. (1947). Intensity and a Zero Point for Attitude Analysis. *American Sociological Review, 12*, 57–67.

Haag, F., Krüger, H. et al. (Hrsg.) (1972). *Aktionsforschung, Forschungsstrategien, Forschungsfelder und Forschungspläne*. München: Juventa.

Habermas, J. (1969). Analytische Wissenschaftstheorie und Dialektik. In T.W. Adorno, H. Albert, R. Dahrendorf, J. Habermas, H. Pilot und K.R. Popper (Hrsg.). *Der Positivismusstreit in der deutschen Soziologie* (S. 155–192). Neuwied und Berlin: Luchterhand.

Habermas, J. (1983). *Zur Logik der Sozialwissenschaften*. Frankfurt am Main: Suhrkamp.

Häcker, H., Schwenkmezger, P. und Utz, H. (1979). Über die Verfälschbarkeit von Persönlichkeitsfragebogen und objektiven Persönlichkeitstests unter SD-Instruktion und in einer Auslesesituation. *Diagnostica, 25*, 7–23.

Haeberlin, U. (1970). *Sozialbedingte Wortschatzstrukturen von Abiturienten*. Univ. Konstanz: mimeo.

Haedrich, G. (1964). *Der Interviewereinfluß in der Marktforschung*. Wiesbaden: Gabler.

Hager, W. (1987). Grundlagen einer Versuchsplanung zur Prüfung empirischer Hypothesen in der Psychologie. In G. Lüer (Hrsg.), *Allgemeine experimentelle Psychologie* (S. 43–264), Stuttgart: Fischer.

Hager, W. (1992). *Jenseits von Experiment und Quasi-Experiment. Zur Struktur psychologischer Versuche und zur Ableitung von Vorhersagen.* Göttingen: Hogrefe.

Hager, W., Mecklenbräuker, S., Möller, H. und Westermann, R. (1985). Emotionsgehalt, Bildhaftigkeit, Konkretheit und Bedeutungshaltigkeit von 580 Adjektiven: Ein Beitrag zur Normierung und zur Prüfung einiger Zusammenhangshypothesen. *Archiv für Psychologie, 137,* 75–97.

Haladyna, T.M. and Bowning, S.M. (1990a). A Taxonomy of Multiple-Choice Item-Writing Rules. *Applied Measurement in Education, 2,* 37–50.

Haladyna, T.M. and Downing, S.M. (1990b). Validity of a Taxonomy of Multiple-Choice Item-Writing Rules. *Applied Measurement in Education, 2,* 57–78.

Halbach, A. (1972). *Theorie und Praxis der Evaluierung von Projekten in Entwicklungsländern.* München: Weltforum.

Haley, J. (1977). *Direktive Familientherapie.* München: Pfeiffer.

Hamel, J. (1993). *Case Study Methods.* London: Sage.

Hancock, G.R., Thiede, K.W., Sax, G. and Michael, W.B. (1993). Reliability of Comparably Written Two-Option Multiple-Choice and True-False Test Items. *Educational and Psychological Measurement, 53,* 651–660.

Hanneman, R.A. (1988). *Computer Assisted Theory Building.* Newbury Park: Sage.

Hansen, M.H. and Hurwitz, W.N. (1946). The Problem of Non-Response in Sample Surveys. *J. amer. stat. assoc., 41,* 517–529.

Hare, R.D. (1978). Electrodermal and Cardiovascular Correlates of Psychopathy. In R.D. Hare and D. Schalling (Eds.), *Psychopathic Behaviour: Approaches to Research* (pp. 107–143). Chichester: Wiley.

Harnatt, J. (1975). Der statistische Signifikanztest in kritischer Betrachtung: *Psychologische Beiträge, 17,* 595–612.

Harrop, J.W. and Velicer, W.F. (1990). Computer Programs for Interrupted Time Series Analysis 1. A Qualitative Evaluation. *Multivariate Behavior Research, 25,* 219–231.

Hartmann, P. (1991). *Wunsch und Wirklichkeit. Theorie und Praxis der sozialen Erwünschtheit.* Wiesbaden: Deutscher Universitätsverlag.

Haug, F. (1980). Opfer oder Täter? Über das Verhalten von Frauen. *Das Argument, 123,* 643–661.

Hausen, K. und Nowotny, H. (1986). *Wie männlich ist die Wissenschaft?* Frankfurt am Main: Suhrkamp.

Hautzinger, M. and de Jong-Meyer, R. (1994). Depression. In H. Reinecker (Hrsg.), *Lehrbuch der Klinischen Psychologie. Modelle psychischer Störungen* (2. Auflage) (S. 177–218). Göttingen: Hogrefe.

Hayes, D.P., Meltzer, L., and Wolf, G. (1970). Substantive Conclusions are Dependent Upon Techniques of Measurement. *Behavioral Science, 15,* 265–273.

Hayduck, L.A. (1989). *Structural Equation Modelling with LISREL: Essentials and Advances.* Baltimore: The John Hopkins University Press.

Hays, W.L. (1963). *Statistics for Psychologists.* New York: Holt, Rinehart and Winston.

Hays, W.L. and Bennet, J.F. (1961). Multidimensional Unfolding: Determining Configuration from Complete Order of Preference Data. *Psychometrika, 26,* 221–238.

Hays, W.L. and Winkler, R.L. (1970). *Statistics.* New York: Holt, Rinehart and Winston.

Heckhausen, H. (1980). *Motivation und Handeln.* Heidelberg: Springer.

Heckhausen, H. (1987). Perspektiven einer Psychologie des Wollens. In H. Heckhausen, P.M. Gollwitzer und F.E. Weinert (Hrsg.), *Jenseits des Rubikon: Der Wille in den Humanwissenschaften* (S. 121–142). Berlin, Heidelberg, New York: Springer.

Heckhausen, H., Gollwitzer, P.M. und Weinert, F.E. (Hrsg.) (1987). *Jenseits des Rubikon: Der Wille in den Humanwissenschaften.* Berlin, Heidelberg, New York: Springer.

Heckman, J.J. and Hotz, V.J. (1989). Choosing Among Alternative Nonexperimental Methods for Estimating the Impact of Social Programs: The Case of Manpower Training. *Journal of the American Statistical Association, 84,* 862–874.

Hedges, L.V. (1982). Estimation of Effect Size from a Series of Independent Experiments. *Psychological Bulletin, 92,* 490–499.

Hedges, L.V. and Olkin, J. (1985). *Statistical Methods for Meta-Analysis.* Orlando: Academic Press.

Hedges, L.V., Cooper, H. and Bushman, B.J. (1992). Testing the Null Hypothesis in Meta-Analysis: A Comparison of Combined Probability and Confidence Intervall Procedures. *Psychological Bulletin, 111,* 188–194.

Heerden, J.V. and van Hoogstraten, J. (1978). Significance as a Determinant of Interest in Scientific Research. *European Journal of Social Psychology, 8,* 141–143.

Heidtmann, F. und Habermann, A. (1974). *Wie finde ich soziologische Literatur.* Berlin: Berlin Verlag.

Heise, D.R. (1969). Some Methodological Issues in Semantic Differential Research. *Psychological Bulletin, 72,* 406–423.

Helfen, P. und Laga, G. (1975). Ein Vergleich zweier Instrumente zur Messung sozialer Schichtung. *Kölner Zeitschrift für Soziologie und Sozialpsychologie, 27,* 141–154.

Heller, D. und Krüger, H.P. (1976). Analyse dreistufig zu beantwortender Fragebogenitems. *Psychologische Beiträge, 18,* 431–442.

Hellstern, G.M. und Wollmann, H. (1983a). *Evaluierungsforschung. Ansätze und Methoden – dargestellt am Beispiel des Städtebaus.* Basel: Birkhäuser.

Hellstern, G.M. und Wollmann, H. (Hrsg.) (1983b). *Experimentelle Politik – Reformstrohfeuer oder Lernstrategie. Bestandsaufnahme und Evaluierung.* Opladen: Westdeutscher Verlag.

Hellstern, G.M. und Wollmann, H. (Hrsg.) (1984). *Handbuch zur Evaluierungsforschung,* Bd. 1. Opladen: Westdeutscher Verlag.

Helmers, S. (1994). *Internet im Auge der Ethnographin.* (WZB Paper FS II 94–102). Berlin: Wissenschaftszentrum Berlin (WZB).

Helmholtz, H. von (1959). *Die Tatsachen in der Wahrnehmung. Zählen und Messen erkenntnistheoretisch betrachtet.* Darmstadt: Wissenschaftliche Buchgesellschaft. (Original: Zählen und Messen. Philosophische Aufsätze. Leipzig: Fues 1887).

Helmreich, R. (1977). *Strategien zur Auswertung von Längsschnittdaten.* Stuttgart: Klett.

Helten, E. (1974). Wahrscheinlichkeitsrechnung. In J.v. Koolwijk und M. Wieken-Mayser (Hrsg.), *Techniken der empirischen Sozialforschung, Band 6, Statistische Forschungsstrategien.* München: Oldenbourg.

Hempel, C.G. (1952). *Fundamentals of Concept Formation in Empirical Science.* Chicago: The University of Chicago Press.

Hempel, C.G. (1954). A Logical Appraisal of Operationism. *Scientific Monthly, 79,* 215–220.

Hempel, C.G. and Oppenheim, P. (1948). Studies in the Logic of Explanation. *Philosophy of Science, 15* (2), 135–175.

Hendricks, W.A. (1949). Adjustment for Bias Caused by Nonresponse in Mailed Surveys. *Agricultural Economic Research, 1*, 52–56.

Henne, H. und Rehbock, H. (1982). Einführung in die Gesprächsanalyse (2. Auflage). Berlin: de Gruyter.

Hennig, J. (1994). *Die psychobiologische Bedeutung des sekretorischen Immunglobulin A im Speichel.* Münster: Waxmann.

Hennigan, K.M., Del Rosario, M.L., Heath, L., Cock, T.D., Calder, B.J. and Wharton, J.D. (1979). *How the Introduction of Television Affected the Level of Voilent and Instrumental Crime in the United States.* Report of the National Science Foundation.

Henry, J.P. and Stephens, P.M. (1977). *Stress, Health, and the Social Environment. A Sociobiologic Approach to Medicine.* New York: Springer.

Henss, R. (1989). Zur Vergleichbarkeit von Ratingskalen unterschiedlicher Kategorienzahl. *Psychologische Beiträge, 31*, 264–284.

Herd, J.A. (1991). Cardiovascular Response to Stress. *Physiological Review, 71*, 305–330.

Heritage, J. (1988). Explanations as Accounts: a Conversation Analytic Perspective. In C. Antaki (Ed.), *Analysing Everyday Explanation. A Casebook of Methods.* London: Sage.

Herman, J.L. (1988). *Program Evaluation Kit*, Vol. 1–8. London: Sage.

Herrick, C.F. (1949). George Elliot. Coghill, Chicago: University of Chicago Press.

Herrmann, T. (1976). *Die Psychologie und ihre Forschungsprogramme.* Göttingen: Hogrefe.

Herrmann, T. (1979). *Psychologie als Problem.* Stuttgart: Klett.

Herrmann, W.M. und Schärer, E. (1987). *Pharmako-EEG. Grundlagen – Methodik – Anwendung. Einführung und Leitfaden für die Praxis.* Landsberg: Ecomed.

Heyde, J.E. (1970). *Technik des wissenschaftlichen Arbeitens.* Berlin: Kiepert.

Hibbs, D. (1977). On Analyzing the Effects of Policy Interventions: Box-Jenkins and Box-Tiao vs. Structural Equation Models. In D.R. Heise (Ed.), *Sociological Methodology.* San Francisco.

Higbee, K.L. and Wells, M.G. (1972). Some Research Trends in Social Psychology during the 1960s. *American Psychologist, 27*, 963–966.

Hilke, R. (1980). *Grundlagen normorientierter und kriteriumsorientierter Tests.* Bern: Huber.

Hiltmann, H. (1977). *Kompendium der psychodiagnostischen Tests.* Bern: Huber.

Hippler, H.J., Schwarz, N. and Sudman, S. (1987). *Social Information Processing and Survey Methodology.* New York: Springer.

Hitpass, J.H. (1978). Hochschulzulassung – Besondere Auswahltests Zahnmedizin (BATZ). *Zeitschrift für experimentelle und angewandte Psychologie, 25*, 75–96.

Hoaglin, D.C., Mosteller, F. and Tukey, J. (Eds.) (1983). *Understanding Robust and Exploratory Data Analysis.* New York: Wiley.

Hoaglin, D.C., Mosteller, F. and Tukey, J.W. (Eds.) (1985). *Exploring Data, Tables, Trends, and Shapes.* New York: Wiley & Sons.

Hochstim, J.R. and Athanasopoulus, D.A. (1970). Personal Follow-Up in Mail Survey: its Contribution and its Costs. *Public Opinion Quarterly, 34*, 69–81.

Hodder, I. (1994). The Interpretation of Documents and Material Culture. In N.K. Denzin and Y.S. Lincoln (Eds.), *Handbook of Qualitative Research* (pp. 393–402). Thousand Oaks: Sage.

Hodos, W. (1970). Non-Parametric Index of Response Bias for Use in Detection and Recognition Experiments. *Psychological Bulletin, 74*, 351–356.

Hoerning, E.M. (1980). Biographische Methode in der Sozialforschung. *Das Argument, 22*, 677–697.

Hoeth, F. und Gregor, H. (1964). Guter Eindruck und Persönlichkeitsfragebogen. *Psychologische Forschung, 28*, 64–88.

Hoeth, F. und Köbler, V. (1967). Zusatzinstruktionen gegen Verfälschungstendenzen bei der Beantwortung von Persönlichkeitsfragebogen. *Diagnostica, 13*, 117–130.

Hoffmeyer-Zlotnik, J. (Hrsg.) (1992). *Analyse verbaler Daten. Über den Umgang mit qualitativen Daten.* Opladen: Westdeutscher Verlag.

Hofstätter, P.R. (1957). *Psychologie.* Frankfurt/M.: Fischer.

Hofstätter, P.R. (1963). *Einführung in die Sozialpsychologie.* Stuttgart: Kröner.

Hofstätter, P.R. (1977). *Persönlichkeitsforschung.* Stuttgart: Kröner.

Höge, H. (1994). *Schriftliche Arbeiten im Studium.* Stuttgart: Kohlhammer.

Hohn, K. (1972). *Sind Versuchspersonen bei psychologischen Experimenten vorwiegend Psychologiestudenten?* Unveröffentlichte Zulassungsarbeit zur Diplom-Hauptprüfung für Psychologie. Tübingen: Universität Tübingen.

Holland, P.W. (1986). Statistical and Causel Inference (with Discussion). *Journal of the American Statistical Association, 81*, 945–970.

Holm, K. (1974a). Theorie der Frage. *Kölner Zeitschrift für Soziologie und Sozialpsychologie, 26*, 91–114.

Holm, K. (1974b). Theorie der Fragebatterie. *Kölner Zeitschrift für Soziologie und Sozialpsychologie, 26*, 316–341.

Holsti, O.R. (1969). *Content Analysis for the Social Sciences.* Reading, Mass.: Addison-Wesley.

Holz-Ebeling, F. (1989). Zur Frage der Trivialität von Forschungsergebnissen. *Zeitschrift für Sozialpsychologie, 20*, 141–156.

Holz-Ebeling, F. (1990). Das Unbehagen in der Facettenanalyse: Zeit für eine Neubestimmung. *Archiv für Psychologie, 142*, 265–292.

Holz-Ebeling, F. (1995). Faktorenanalyse und was dann? Zur Frage der Validität von Dimensionsinterpretationen. *Psychologische Rundschau, 46*, 18–35.

Holzkamp. K. (1964). *Theorie und Experiment in der Psychologie.* Berlin: de Gruyter.

Holzkamp, K. (1968). Wissenschaft als Handlung. Berlin: de Gruyter.

Holzkamp, K. (1972). *Kritische Psychologie.* Frankfurt: Fischer.

Holzkamp, K. (1986). Die Verkennung von Handlungsbegründungen als empirische Zusammenhangsannahmen in sozialpsychologischen Theorien: Methodologische Fehlorientierung infolge von Begriffsverwirrung. *Zeitschrift für Psychologie, 17*, 216–238.

Hopf, C. (1978). Die Pseudo-Exploration – Überlegungen zur Technik qualitativer Interviews in der Sozialforschung. *Zeitschrift für Soziologie, 7*, 97–115.

Hopf, C. (1982). Norm und Interpretation. Einige methodische und theoretische Probleme der Erhebung und Analyse subjektiver Interpretationen in qualitativen Untersuchungen. *Zeitschrift für Soziologie, 11*, 307–329.

Hopf, C. (1995). Qualitative Interviews in der Sozialforschung – ein Überblick. In U. Flick, E. v. Kardorff, H.

Keupp, L. v. Rosenstiel und S. Wolff (Hrsg.), *Handbuch Qualitative Sozialforschung* (S. 177–181). München: Psychologie Verlags Union.
Hopf, C. und Weingarten, E. (Hrsg.) (1979). *Qualitative Sozialforschung*. Stuttgart: Klett.
Hoppe, S., Schmid-Schönbein, C. und Seiler, T.B. (1977). *Entwicklungssequenzen*. Bern: Huber.
Hormuth, S.E. und Brückner, E. (1985). Telefoninterviews in Sozialforschung und Sozialpsychologie. Ausgewählte Probleme der Stichprobengewinnung. Kontaktierung und Versuchsplanung. *Kölner Zeitschrift für Soziologie und Sozialpsychologie, 37*, 526–545.
Horowitz, L.M., Inouye, D. and Seigelmann, E.Y. (1979). On Avaraging Judges' Rating to Increase their Correlation with an External Criterion. *Journal of Consulting and Clinical Psychology, 47*, 453–458.
House, E.R. (1993). *Professional Evaluation*. London: Sage.
Hoyos, C, Graf (1988). Angewandte Psychologie. In R. Asanger und G. Wenninger (Hrsg.). *Handwörterbuch Psychologie* (S. 25–33). München: Psychologie Verlags Union.
Hron, A. (1982). *Interview*. In G.L. Huber und H. Mandl (Hrsg.), *Verbale Daten*. Weinheim: Beltz.
Hsu, L.M. (1979). A Comparison of Three Methods of Scoring True-False Tests. *Educational and Psychological Measurement, 39*, 785–790.
Hsu, L.M. (1980). A Chi-Squared/d.f. Test for Interaction in Two-Treatment Repeated Measurements Designs. *Educational and Psychological Measurement, 40*, 291–299.
Huber, G.L. und Mandl, H. (1994a). Verbalisationsmethoden zur Erfassung von Kognitionen im Handlungszusammenhang. In G.L. Huber und H. Mandl (Hrsg.), *Verbale Daten*. Weinheim: Beltz, 11–42.
Huber, G.L. und Mandl, H. (Hrsg.) (1994b). *Verbale Daten. Eine Einführung in die Grundlagen und Methoden der Erhebung und Auswertung*. Weinheim: Beltz.
Huber, G.L. und Mandl, H. (1994c). Gedankenstichproben. In G.L. Huber und H. Mandl (Hrsg.), *Verbale Daten. Eine Einführung in die Grundlagen und Methoden der Erhebung und Auswertung* (S. 104–118). Weinheim: Beltz.
Huber, H.P. (1973). *Psychometrische Einzelfalldiagnostik*. Weinheim: Beltz.
Huber, H.P. (1978). *Kontrollierte Fallstudie*. In K. Gottschaldt, P. Lersch, F. Sander und H. Thomae (Hrsg.), *Handbuch der Psychologie*, Bd. 8. Göttingen: Hogrefe.
Huber, O. (1993). *Das psychologische Experiment*. Göttingen: Hogrefe.
Hubert, W. (1990). Psychotropic Effects of Testosterone. In E. Nieschlag and H.M. Behre (Eds.), *Testosterone-Action, Deficiency, Substitution* (pp. 51–71). Berlin: Springer.
Huck, S.W. and Chuang, I.C. (1977). A Quasi-Experimental Design for the Assessment of Posttest Sensitization. *Educational and Psychological Measurement, 37*, 409–416.
Hufnagel, E. (1965). *Einführung in die Hermeneutik*. Stuttgart: Kohlhammer.
Humphreys, L. (1970). *Tea-Room Trade*. Chicago: Aldine.
Hunter, J.E. and Schmidt, F.L. (1989). *Methods of Meta-Analysis. Correcting Error and Bias in Research Findings*. Newbury Park, CA: Sage.
Hunter, J.E. and Schmidt, F.L. (1990). *Methods of Meta-Analysis*. Newbury Park: Sage.
Hunter, J.E., Schmidt, F.L. and Jackson, G.B. (1982). *Meta-Analysis Cumulating Research Finding across Studies*. Beverly Hill: Sage.
Hürsch, L. (1968). Die Wirkung nicht kognitiver Versuchsbedingungen auf die Faktorenstruktur von Intelligenzleistungen. In G.H. Fischer (Hrsg.), *Psychologische Testtheorie*. Bern: Huber.
Hull, R.B., IV and Buhyoff, G.J. (1981). On the Law of Comparative Judgement: Scaling with Intransitive Observers and Multidimensional Stimuli. *Educational and Psychological Measurement, 41*, 1083–1089.
Husserl, E. (1950). *Husserliana – Edmund Husserls Gesammelte Werke*. Den Haag: Nijhoff.
Husserl, E. (1962). *Phänomenologische Psychologie*. Gesammelte Werke Band 9. Den Haag: Martinus Nijhoff.
Hyman, H.H., Cobb, W.J., Feldman, J.J., Hart, C.W. and Stember, C.H. (1954). *Interviewing in Social Research*. Chicago: The University of Chicago Press.
Ingenkamp, K. (1973). Beobachtung und Analyse von Unterricht. In K. Ingenkamp (Hrsg.), *Handbuch der Unterrichtsforschung*. Weinheim: Beltz.
Innes, J.M. and Fraser, C. (1971). Experimenter Bias and other Possible Biases in Psychological Research. *European Journal of Social Psychology, 1*, 297–310.
Institute of Communications Research. (1967). *A Contemporary Bibliography of Research Related to the Semantic Differential Technique*. Unpublished manuscript, University of Illinois.
Instruction for the Preparation of Abstracts. (1961). *American Psychologist, 16*, 833.
IPOS (Institut für praxisorientierte Sozialforschung, München) (1992). *Gleichberechtigung von Frauen und Männern – Wirklichkeit und Einstellungen in der Bevölkerung*. Stuttgart: Kohlhammer.
Irle, M. (1975). *Lehrbuch der Sozialpsychologie*. Göttingen: Hogrefe.
Irtel, H. (1993). *Experimentalpsychologisches Praktikum*. Berlin: Springer.
Isaac, C. and Michael, W.B. (1972). *Handbook in Research and Evaluation*. San Diego: Knapp, Publisher.
Israel, H.E. (1945). Two Difficulties in Operational Thinking. *Psychological Review, 52*, 260–261.
Issing, L.J. und Ullrich, B. (1969). Einfluß eines Verbalisierungstrainings auf die Denkleistung von Kindern. *Zeitschrift für Entwicklungspsychologie und Pädagogische Psychologie, 1*, 32–40.
Jackson, C.W. and Pollard, J.C. (1966). Some Nondeprivation Variables which Influence the "Effects" of Experimental Sensory Deprivation. *Journal of Abnormal and Social Psychology, 71*, 383–388.
Jackson, D.N. (1967). Acquiescence Response Styles: Problems of Identification and Control. In I.A. Berg (Ed.), *Response Set in Personality Assessment*. Chicago: Aldine Publishing Company.
Jäger, R. (1974). Zur Gültigkeit von Aussagen, die auf korrelationsstatistischen Verfahren beruhen. *Archiv für Psychologie, 126*, 253–264.
Jäger, R.S. und Petermann, F. (1992). *Psychologische Diagnostik* (2. Auflage). Weinheim: Psychologie Verlags Union.
Janke, W. (1976). Psychophysiologische Grundlagen des Verhaltens. In M. v. Kerekjarto (Hrsg.), *Medizinische Psychologie* (S. 1–101). Berlin: Springer.
Janke, W. und Kallus, K.W. (1995, im Druck). Reaktivität. In M. Amelang (Hrsg.), *Enzyklopädie der Psychologie*. Göttingen: Hogrefe.
Janssen, J.P. (1973). Versuchsleiter – Erwartungseffekt: Artefakt nicht standardisierter Untersuchungsbedingungen? Eine Untersuchung zu Rosenthals „experimenter-bias" unter standardisierten Gruppenprüfungsbedingungen. *Psychologische Beiträge, 15*, 230–248.

Janssen, J.P. (1979). Studenten: die typischen Versuchspersonen psychologischer Experimente - Gedanken zur Forschungspraxis. *Psychologische Rundschau, 30*, 99–109.

Jaradad, D. and Tollefson, N. (1988). The Impact of Alternative Scoring Procedures for Multiple-Choice on Test Reliability, Validity, and Grading. *Educational and Psychological Measurement, 48*, 627–635.

Jasper, H.H. (1958). The Ten-Twenty Electrode System of the International Federation. *Electroencephalography and Clinical Neurophysiology, 10*, 371–375.

Jenkins, G.M. (1979). *Practical Experiences with Modelling and Forcasting Time Series.* Jersey: Channel Islands.

Jillson, J.A. (1975). The National Drug-Abuse Policy Delphi: Progress Report and Findings to Date. In H.A. Linstone and M. Turoff (Eds.), *The Delphi Method.* London: Addison-Wesley.

Jin, P. (1992). Toward a Reconceptualization of the Law of Initial Value. *Psychological Bulletin, 111*, 176–184.

Johnson, C.W. (1986). A more Rigorous Quasi-Experimental Alternative to the One-Group Pretest-Posttest Design. *Educational and Psychological Measurement, 46*, 585–591.

Johnson, J.C. (1990). *Selectintg Ethnographic Informants.* Newbury Park, California: Sage.

Jones, E.E. (1990). *Interpersonal Perception.* New York: Freeman.

Jones, L.V. and Appelbaum, M.I. (1989). Psychometric methods. *Annual Revue of Psychology, 40*, 23–43.

Jöreskog, K.G. (1970). A General Method for Analysis of Covariance Structures. *Biometrika, 57*, 239–251.

Jöreskog, K.G. (1982). The LISREL-Approach to Causal Model Building in the Social Sciences. In K.G. Jöreskog and H. Wold (Eds.), *System under Indirect Observation*, Part 1 (pp. 81–99). Amsterdam: North-Holland Publishing.

Jöreskog, K.G. and Sörbom, D. (1978). *LISREL IV, User's Guide.* Chicago: Educational Services.

Jöreskog, K.G. and Sörbom, D. (1979). *Advances in Factor Analysis and Structural Equation Models.* Cambridge, MA: Abt. Books.

Jöreskog, K.G. and Sörbom, D. (1989). *LISREL 7: User's Reference Guide.* Moreville: Scientific Software International.

Jöreskog, K.G. and Sörbom, D. (1993). *LISREL 8 und PRELIS Documentation.* Chicago: Scientific Software International.

Johnson, D.-M. and Vidulich, R.N. (1956). Experimental Manipulation of the Halo-Effect. *Journal of Applied Psychology, 40*, 130–134.

Jones, H.G. (1971). In Search of an Ideographic Psychology. *Bull. of the Brit. Psychol. Soc., 24*, 279–290.

Jones, L.V. (1959). Some Invariant Findings under the Method of Successive Intervalls. *American Journal of Psychology, 72*, 210–220.

Jones, L.V. and Thurstone, L.L. (1955). The Psychophysics of Semantics: An Empirical Investigation. *Journal of Applied Psychology, 39*, 31–36.

Jones, R.A. and Cooper, J. (1971). Mediation of Experimenter Effects. *Journal of Personality and Social Psychology, 20*, 70–74.

Jones, W.H. (1979). Generalizing Mail Survey Inducement Methods: Population Interactions with Anonymity and Sponsorship. *Public Opinion Quarterly, 43*, 102–112.

Jorgensen, D.L. (1990). *Participant Observation. A Methodology for Human Studies.* Newbury Park: Sage.

Jourard, S.M. (1973). Brief einer Vp an einen Vl. *Gruppendynamik, 4*, 27–30.

Judd, R.C. (1966). Telephone Usage and Survey Research. *Journal of Advertising Research, 6*, 38–39.

Jung, J. (1969). Current Practices and Problems in the Use of College Students for Psychological Research. *Canadian Psychologist, 10*, 280–290.

Jung, J. (Ed.) (1971). *The Experimenter's Dilemma.* New York: Harper and Row.

Jüttemann, G. (1981). Komparative Kasuistik als Strategie psychologischer Forschung. *Zeitschrift für klinische Psychologie und Psychotherapie, 29*, 101–118.

Jüttemann, G. (Hrsg.) (1989). *Qualitative Forschung in der Psychologie. Grundfragen, Verfahrensweisen, Anwendungsfelder.* Heidelberg: Asanger.

Jüttemann, G. (Hrsg.) (1990). *Komparative Kasuistik.* Heidelberg: Asanger.

Jüttemann, G. und Thomae, H. (Hrsg.) (1987). *Biographie und Psychologie.* Berlin: Springer.

Kadie, C. (1992). *Banned Computer Material 1992.* Elektronische Publikation. URL: ftp://ftp.eff.org/pub/CAF/banned. 1992.

Kahle, L.R. and Sales, B.D. (1978). Personalization of the Outside Envelope in Mail Surveys. *Public Opinion Quarterly, 42*, 545–550.

Kallus, K.W. (1992). *Ausgangszustand und Beanspruchung.* Weinheim: PVU.

Kane, R.B. (1971). Minimizing Order Effects in the Semantic Differential. *Educational and Psychological Measurement, 31*, 137–144.

Kaplan, K.J. (1972). On the Ambivalence-Indifference Problem in Attitude Theory and Measurement. *Psychological Bulletin, 77*, 361–372.

Kasprzyk, D., Duncan, G., Kalton, G. and Singh, M.P. (Eds.) (1989). *Panel Surveys.* New York: Wiley.

Katz, D. (1942). Do Interviewers Bias Polls? *Public Opinion Quarterly, 6*, 248–268.

Kaufman, H. (1967). The Price of Obedience and the Price of Knowledge. *American Psychologist, 22*, 321–322.

Kavanau, J.L. (1970). Behavior: Confinement, Adaptions and Compulsory Regimes in Laboratory Studies. In D.P. Schultz (Ed.), *The Science of Psychology: Critical Reflections.* New York: Appleton-Century-Crofts.

Kazdin, A.E. (1976). Statistical Analysis for Single-Case Experimental Designs. In M. Hersen and D.H. Barlow (Eds.), *Single Case Experimental Designs: Strategies for Studying Behavior Change.* New York: Pergamon.

Kazdin, A.E. (1978). Methodological and Interpretative Problems of Single-Case Experimental Designs. *Journal of consulting and Clinical Psychology, 46*, 629–642.

Kazdin, A.F. (1982). *Single Case Research Designs: Methods for Clinical and Applied Settings.* New York: Oxford University Press.

Keats, J.A., Taft, R., Heath, R.A. and Lovibond, S.H. (Eds.) (1989). *Mathematical and Theoretical Systems.* Amsterdam: North-Holland.

Kebeck, G. und Lohaus, A. (1985). Versuchsleiterverhalten und Versuchsergebnis. *Zeitschrift für experimentelle und angewandte Psychologie, 32*, 75–89.

Keeney, R.L. (1992). *Value-Focused Thinking.* Cambridge, MS: Harvard University Press.

Keeney, R.L. and Raiffa, H. (1976). *Decisions with Multiple Objectives: Preferences and Value Tradeoffs.* New York: Wiley.

Keeser, W. (1979). *Zeitreihenanalyse in der klinischen Psychologie. Ein Beitrag zur Box-Jenkins Methodologie.* Unveröffentlichte Dissertation, München.

Keiler, P. (1975). Ertels „Dogmatismus“-Skala. Eine Dokumentation. *Psychologische Rundschau, 26*, 1–25.

Keller, E.F. (1986). *Liebe, Macht und Erkenntnis. Männliche oder weibliche Wissenschaft?* München: Hanser.

Kelley, H.H., Hovland, C.J., Schwartz, M. and Abelson, R.P. (1955). The Influence of Judges Attitudes in Three Modes of Attitude Scaling. *Journal of Social Psychology, 42*, 147–158.

Kelly, G.A. (1955). *The Psychology of Personal Constructs* (Vol. 1 and 2). New York: Norton.

Kelman, H.C. (1967). Human Use of Human Subjects. *Psychological Bulletin, 67*, 1–11.

Kelman, H.C. (1968). *A Time to Speak: On Human Values and Social Research.* San Francisco: Jossey-Bass.

Kelman, H.C. (1970). Human Use of Human Subjects: The Problem of Deception in Social Psychological Experiments. In D.P. Schultz (Ed.), *The Science of Psychology: Critical Reflections.* New York: Appleton-Century-Crofts.

Kelman, H.C. (1972). The Rights of the Subject in Social Research: An Analysis in Terms of Relative Power and Ligitimacy. *American Psychologist, 27*, 989–1016.

Kempf, W.F. (1974). Dynamische Modelle zur Messung sozialer Verhaltensdispositionen. In W.F. Kempf (Hrsg.), *Probabilistische Modelle in der Sozialpsychologie.* Bern: Huber.

Kendall, M.G. (1955a). Further Contributions to the Theory of Paired Comparison. *Biometrics 11*, 43–62.

Kendall, M.G. (1955b). *Rank Correlation Methods.* New York: Haffner.

Kendall, M.G. and Stuart, A. (1973). *The Advanced Theory of Statistics, Vol. 2.* London: Griffin.

Kenny, D.A. (1975). A Quasi-Experimental Approach to Assessing Treatment Effects in the Nonequivalent Control Group Design. *Psychological Bulletin, 82*, 345–362.

Kenny, D.A. and Harackiewicz, J.M. (1979). Cross-Lagged Panel Correlation. Practice and Promise. *Journal of Applied Psychology, 64*, 372–379.

Keren, G. and Lewis, C. (1979). Partial Omega Squared for ANOVA Designs. *Educational and Psychological Measurement, 39*, 119–128.

Kerlinger, F.N. (1979). *Grundlagen der Sozialwissenschaften*, Band 2. Weinheim: Beltz.

Kerlinger, F.N. (1986). *Foundations of Behavioral Research* (3rd Ed.). New York: Holt, Rinehart and Winston.

Kette, G. (1990). Determinanten der Geschworenenentscheidung: Ein Anwendungsbeispiel für die Zeitreihenanalyse der Rechtspsychologie. *Archiv für Psychologie, 142*, 59–81.

Kettner, P.M., Moroney, R.K. and Martin, L.L. (1990). *Designing and Managing Programs.* London: Sage.

Keuth, H. (1989). *Wissenschaft und Werturteil. Zu Werturteilsdiskussion und Positivismusstreit.* Tübingen: Mohr.

Kim, J.O. (1975). Multivariate Analysis of Ordinal Variables. *American Journal of Sociology, 81*, 261–298.

Kincaid, H.V. and Bright, M. (1957). The Tandem Interview: A Trial of the Two-Interviewer Team. *Public Opinion Quarterly, 21*, 304–312.

Kinicki, A.J. and Bannister, B.D. (1988). A Test of the Measurement Assumptions Underlying Behaviorally Anchored Rating Scales. *Educational and Psychological Measurement, 48*, 17–27.

Kinicki, A.J., Bannister, B.D., Horn, P.W. and Denisi, A.S. (1985). Behaviorally Anchored Rating Scales vs. Summated Rating Scales: Psychometric Properties and Susceptibility of Rating Bias. *Educational and Psychological Measurement, 45*, 535–549.

Kinsey, A., Pomeroy, W.B. and Martin, C.E. (1948). *Sexual Behavior in the Human Male.* Philadelphia: Saunders.

Kinsey, A. (1953). *Sexual Behavior in the Human Female.* Philadelphia: Saunders.

Kintsch, W. (1974). *The Representation of Meaning in Memory.* Hillsdale, New York: Erlbaum.

Kirk, J. and Miller, M.I. (1986). Reliability and Validity in Qualitative Research. London: Sage.

Kirschbaum, C., Strasburger, C.J., Jammers, W. and Hellhammer, D. (1989). Cortisol and behavior: 1. Adaptation of a Radio-Immuno-Assay Kit for Reliable and Inexpensive Salivary Cortisol Determination. *Pharmacology, Biochemistry and Behavior, 34*, 747–751.

Kish, L. (1965). *Survey Sampling.* New York: Wiley.

Kisil, A. und Birbaumer, N. (1992). Biofeedback langsamer Hirnpotentiale. *Zeitschrift für experimentelle und angewandte Psychologie, 39*, 216–228.

Kivlin, J.E. (1965). Contribution to the Study of Mail-Back-Bias. *Rural Sociology, 30*, 322–326.

Klapproth, J. (1972). Erwünschtheit und Bedeutung von 338 alltagspsychologischen Eigenschaftsbegriffen. *Psychologische Beiträge, 14*, 496–520.

Klauer, K.C. (1989). Untersuchungen zur Robustheit von Zuschreibungs-mal-Bewertungsmodellen: Die Bedeutung von Halo-Effekten und Dominanz. *Zeitschrift für Sozialpsychologie, 20*, 14–26.

Klauer, K.C. und Schmeling, A. (1990). Sind Halo-Fehler Flüchtigkeitsfehler? *Zeitschrift für experimentelle und angewandte Psychologie, 37*, 594–607.

Klebert, K., Schrader, E. und Straub, W. (1984). *Moderations-Methode. Gestaltung der Meinungs- und Willensbildung in Gruppen, die miteinander lernen und leben, arbeiten und spielen.* Rimsting am Chiemsee: Preisinger.

Kleiber, D. und Velten, D. (1994). *Prostitutionskunden. Eine Untersuchung über soziale und psychologische Charakteristika von Besuchern weiblicher Prostituierter in Zeiten von AIDS.* Baden-Baden: Nomos Verlagsgesellschaft.

Klein, P. (1974). Soziale Erwünschtheit von Eigenschaften in Abhängigkeit von Nationalität, Schulbildung und Geschlecht der Beurteiler. *Psychologie und Praxis, 18*, 86–92.

Kleining, G. (1986). Das qualitative Experiment. *Kölner Zeitschrift für Soziologie und Sozialpsychologie, 38*, 724–750.

Kleining, G. (1991). Heuristik für Psychologie und Sozialwissenschaften. In G. Jüttemann (Hrsg.), *Individuelle und soziale Regeln des Handelns. Beiträge zur Weiterentwicklung geisteswissenschaftlicher Ansätze in der Psychologie* (S. 197–207). Heidelberg: Asanger.

Kleining, G. (1994). *Qualitativ-heuristische Sozialforschung. Schriften zur Theorie und Praxis.* Hamburg: Rolf Fechner.

Kleining, G. (1995). Methodologie und Geschichte qualitativer Sozialforschung. In U. Flick, E. v. Kardorff, H. Keupp, L. Rosenstiel und S. Wolff (Hrsg.), *Handbuch Qualitativer Sozialforschung* (S. 11–22). München: PVU.

Kleining, G., Moore, H. (1968). Soziale Selbsteinstufung. *Kölner Zeitschrift für Soziologie und Sozialpsychologie, 20*, 502–552.

Kliemann, H. (1971). *Anleitungen zum wissenschaftlichen Arbeiten. Eine Einführung in die Praxis.* Freiburg: Rombach.

Klix, F. (1971) *Informationen und Verhalten.* Berlin: VEB Deutscher Verlag der Wissenschaften.

Klosterhafen, W. und Klosterhafen, S. (1989). Psychologische Faktoren, Immunität und Krankheit. In H. Speidel und B. Strauß (Hrsg.), *Zukunftsaufgaben der psychosomatischen Medizin* (S. 135–156). Heidelberg: Springer.

Knab, B. (1990). *Schlafstörungen.* Stuttgart: Kohlhammer.

Kneer, V. (1994). *Computernetze und Kommunikation.* Elektronische Publikation. URL: ftp://ftp.uni-stuttgart.de/pub/doc/networks/misc/computer-und-kommunikation.

Knolle, D. and Kuklinski, J.H. (1982). *Network Analysis:* London: Sage.

Koch, J.J. (1976). „Guter Eindruck" und Attitüden. *Archiv für Psychologie, 128*, 135–149.

Koch-Klenske, E. (Hrsg.) (1988). *WeibsGedanken. Studentinnen be-schreiben feministische Theorien der achtziger Jahre.* Frankfurt am Main: tende.

Koch, U. und Wittmann, W.W. (1990). *Evaluationsforschung. Bewertungsgrundlage für Sozial- und Gesundheitsprogramme.* Heidelberg: Springer.

Köbben, A. (1970). Cause and Intention. In R. Naroll and R. Cohen (Eds.), *A Handbook of Method in Cultural Anthropology.* Garden City, New York: Natural History Press.

Köckeis-Stangl, E. (1980). Interpretative Methoden kontrollierten Fremdverstehens. In K. Hurrelmann und D. Ulrich (Hrsg.), *Handbuch der Sozialisationsforschung.* Weinheim: Beltz.

Köhler, T. (1989). *Psychosomatische Krankheiten* (2. Auflage). Stuttgart: Kohlhammer.

Köhler, T. (1992). *Die Zahl aktiver Schweißdrüsen (PSI, palmar sweat index) als Aktivierungsparameter in Labor- und Feldstudien.* Frankfurt: Lang.

Köhnken, G. (1986). Verhaltenskorrelate von Täuschung und Wahrheit – Neue Perspektive in der Glaubwürdigkeitsdiagnostik. *Psychologische Rundschau, 37*, 177–194.

König, R. (Hrsg.) (1962). *Das Interview.* Köln: Kiepenheuer und Witsch.

Kohlberg, L. (1971). From is to Ought: How to Commit the Naturalistic Fallacy and Get away with it in the Study of Moral Development. In T. Mischel (Ed.), *Cognitive Development and Epistemology* (pp. 151–235). New York: Academic Press.

Kohli, M. (1978). „Offenes" und „geschlossenes" Interview: Neue Argumente zu einer alten Kontroverse. *Soziale Welt, 29*, 1–25.

Kohli, M. (1986). Normalbiographie und Individualität. Zur institutionellen Dynamik des gegenwärtigen Lebenslaufregimes. In J. Friedrichs (Hrsg.), *23. Deutscher Soziologentag 1986. Sektions- und Ad-hoc-Gruppen* (S. 432–435). Opladen: Westdeutscher Verlag.

Koolwijk, J. van. (1974a). Die Befragungsmethode. In J. van Koolwijk und M. Wieken-Mayser (Hrsg.), *Techniken der empirischen Sozialforschung,* Band 4: *Die Befragung.* München: Oldenbourg.

Koolwijk, J. van (1974b). Das Quotenverfahren: Paradigma sozialwissenschaftlicher Auswahlpraxis. In J. van Koolwijk und M. Wieken-Mayser (Hrsg.), *Techniken der empirischen Sozialforschung,* Band 6: *Statistische Forschungsstrategien.* München: Oldenbourg.

Kordes, H. (1995). *Das Aussonderungs-Experiment.* München: Lit Verlag.

Korman, A.K. (1971). *Industrial and Organizational Psychology.* Englewood Cliffs, New Jersey: Prentice Hall.

Kraemer, H.C. (1983). Theory of Estimation and Testing of Effect Sizes: Use in Meta-Analysis. *Journal of Educational Statistics, 8*, 93–101.

Kraemer, H.C. (1985). A Strategy to Teach the Concept and Application of Power of Statistical Tests. *Journal of Educational Statistics, 10*, 173–195.

Kraemer, H.C. und Thiemann, S. (1987). *How Many Subjects? Statistical Power Analysis in Research.* Beverly Hills: Sage.

Krakauer, E. (1972). Für eine qualitative Inhaltsanalyse. *Ästhetik und Kommunikation, 3*, 53–58.

Kramer, A. and Spinks, J. (1991). Central Nervous System Measures of Capacity. In J.R. Jennings and M.G.H. Coles (Eds.), *Handbook of Cognitive Psychology. Central and Autonomic Nervous System Approaches* (S. 194–208). Chichester: Wiley

Krampen, G., Hense, H. und Schneider, J.F. (1992). Reliabilität und Validität von Fragebogenskalen bei Standardreihenfolge versus inhaltshomogener Blockbildung ihrer Items. *Zeitschrift für experimentelle und angewandte Psychologie, 39*, 229–248.

Kratochwill, T.R. (Ed.) (1978a). *Single Subject Research.* New York: Academic Press.

Kratochwill T.R. (1978b). Foundation of Time-Series Research. In T.R. Kratochwill (Ed.), *Single Subject Research.* New York: *Academic Press.*

Kratochwill, T.R. and Levin, J.R. (Eds.) (1992) *Single Case Research Design and Analysis.* Hillsdale, NY: Erlbaum.

Kratochwill, T.R., Alden, K., Demuth, D., Dawson, D., Panicucci, C., Arnston, P., McMurray, N., Hempstead, J. and Lewin, J.A. (1974). A Further Consideration in the Application of an Analysis-of-Variance Model for the Intrasubject Replication Design. *Journal of Applied Behavior Analysis, 7*, 629–633.

Krause, B. und Metzler, P. (1978). Zur Anwendung der Inferenzstatistik in der psychologischen Forschung. *Zeitschrift für Psychologie, 186*, 244–267.

Krauth, J. (1986). Zur Verwendbarkeit statistischer Entscheidungsverfahren in der Psychologie: Ein Kommentar zu Leiser. *Zeitschrift für Sozialpsychologie, 17*, 190–199.

Krauth, J. (1993). *Einführung in die Konfigurationsfrequenzanalyse (KFA).* Weinheim, Basel: Beltz, PVU.

Krauth, J. und Lienert, G.A. (1975). *KFA. Die Konfigurationsfrequenzanalyse.* Freiburg: Alber.

Krech, D., Crutchfield, R. and Ballachey, E.L. (1962). *Individual in Society.* New York: McGraw Hill.

Krenz, C. and Sax, G. (1987). Acquiescence as a Function of Test Type and Subject Uncertainty. *Educational and Psychological Measurement, 47*, 575–581.

Kretschmer, E. (1961). *Körperbau und Charakter* (24. Aufl.). Berlin: Springer.

Kreutz, H. (1972). *Soziologie der empirischen Sozialforschung. Theoretische Analyse von Befragungstechniken und Ansätze zur Entwicklung neuer Verfahren.* Stuttgart Enke.

Kreutz H. (Hrsg.) (1991). *Pragmatische Analyse von Texten, Bildern und Ergebnissen. Qualitative Methoden, Oral History und Feldexperimente.* Opladen: Leske und Budrich.

Kreutz, H. und Bacher, J. (Hrsg.) (1991). *Disziplin und Kreativität. Sozialwissenschaftliche Computersimulation: theoretische Experimente und praktische Anwendung.* Opladen: Leske und Budrich.

Kreutz, H. und Titscher, S. (1974). Die Konstruktion von Fragebögen. In J. van Koolwijk und M. Wieken-Mayser, (Hrsg.), *Techniken der empirischen Sozialforschung,* Band 4: *Erhebungsmethoden: Die Befragung.* München: Oldenbourg.

Kreyszig, E. (1973). *Statistische Methoden und ihre Anwendungen.* Göttingen: Vandenhoeck and Ruprecht.

Krippendorf, K. (1980). *Content Analysis. An Introduction to its Methodology.* Beverly Hills, London: Sage.

Kröner-Herwig, B. und Weich, K.W. (1987). Biofeedback bei chronischem Kopfschmerz: Ist ein Lernprozeß in physiologischen Funktionsparametern nachweisbar? *Zeitschrift für experimentelle und angewandte Psychologie, 34*, 382–401.

Kruglanski, A.W. (1975). The Human Subject in the Psychological Experiment: Fact and Artefact. *Advances in Experimental and Social Psychology, 8*, 101–147.

Kruse, L. und Kumpf, M. (Eds.) (1981). *Psychologische Grundlagenforschung: Ethik und Recht.* Bern: Huber.

Kruskal, J.B. (1964a). Multidimensional Scaling by Optimizing Goodness of Fit to a Nonmetric Hypothesis. *Psychometrika, 29*, 2–27.

Kruskal, J.B. (1964b). Nonmetric Multidimensional Scaling: a Numerical Method. *Psychometrika, 29*, 115–129.

Kruskal, J.B. (1968) *How to Use MDSCAL, a Program to Do Multidimensional Scaling and Multidimensional Unfolding.* Unpubl. Report, Bell Telephone Laboratories.

Kubinger, K.D. (1990). Übersicht und Interpretation der verschiedenen Assoziationsmaße. *Psychologische Beiträge, 22*, 290–346.

Küchler, M. (1980). Qualitative Sozialforschung. Modetrend oder Neuanfang? *Kölner Zeitschrift für Soziologie und Sozialpsychologie, 32*, 373–386.

Kuckartz, U. (1988). *Computer und verbale Daten.* Frankfurt am Main: Lang.

Kuhn, M.H. and Partland, T.S. (1954). An Empirical Investigation of Self-Attitudes. *American Sociological Review, 19*, 68–76.

Kuhn, T.S. (1967). *Die Struktur wissenschaftlicher Revolutionen.* Frankfurt: Suhrkamp.

Kuhn, T.S. (1974). Logik der Forschung oder Psychologie der wissenschaftlichen Arbeit. In I. Lakatos und A. Musgrave (Hrsg), *Kritik und Erkenntnisfortschritt.* Braunschweig: Vieweg.

Kuhn, T.S. (1977). *The Essential Tension. Selected Studies in Scientific Tradition and Change.* Chicago: University of Chicago Press.

Kühn, W. (1976). *Einführung in die multidimensionale Skalierung.* München: Reinhardt.

Kulke, C. (Hrsg.) (1988). *Rationalität und sinnliche Vernunft. Frauen in der patriarchalen Realität.* Pfaffenweiler: Centaurus.

Kumpf, M. und Irle, M. (1977). Juristische Probleme bei sozialpsychologischen Experimenten. In *Bericht über den 30. Kongreß der DGfP in Regensburg*, Bd. 2, (S. 407–413). Göttingen: Hogrefe.

Laatz, W. (1993). *Empirische Methoden. Ein Lehrbuch für Sozialwissenschaftler.* Thun und Frankfurt am Main: Harri Deutsch.

Labov, W. (1973). Das Studium der Sprache im sozialen Kontext. In W. Klein und D. Wunderlich (Hrsg.), *Aspekte der Soziolinguistik.* Frankfurt: Fischer.

Lacey, J.E. and Lacey, B.C. (1962). The Law of Initial Value in the Longitudinal Study of Autonomic Constitution. *Ann. New York Acad. Sci., 98*, 1257–1290.

Lacey, J.I. (1967). Somatic Response Patterning and Stress: Some Revisions of Activation Theory. In M.H. Appley and R. Trumbull (Eds.), *Psychological Stress: Issues in Research.* New York: Appleton-Century-Croft.

Lacey, J.I., Bateman, D.E. and Van Lehn, R. (1953). Autonomic Response Specifity: An Experimental Study. *Psychosomatic Medicine, 15*, 8–21.

Lachnit, H. und Wolter, J. (1994). Hautleitwertreaktion als Indikatoren kognitiver und emotionaler Prozesse. *Zeitschrift für experimentelle und angewandte Psychologie, 41*, 116–124.

Lakatos, I. (1974). Die Geschichte der Wissenschaft und ihre rationalen Rekonstruktionen. In I. Lakatos und A. Musgrave (Hrsg.), *Kritik und Erkenntnisfortschritt.* Braunschweig: Vieweg.

Lamnek, S. (1993a). *Qualitative Sozialforschung. Band 1: Methodologie.* Weinheim: Psychologie Verlags Union.

Lamnek, S. (1993b). *Qualitative Sozialforschung. Band 2: Methoden und Techniken.* Weinheim: Psychologie Verlags Union.

Landman, J.R. and Dawes, R.M. (1982). Psychotherapy Outcome: Smith and Glass' Conclusions Stand up under Scrutinity. *American Psychologist, 37*, 504–516.

Lane, D.M. and Dunlap, W.P. (1978). Estimating Effect Size: Bias Resulting from the Significance Criterion in Editorial Decisions. *Brit. J. of math. stat. Psychol., 31*, 107–112.

Lane, R.E. (1962). *Political Ideology.* New York: Free Press.

Lang, E. (1978). Die methodische Funktion der Frage in der Forschung. In H. Parthey (Hrsg.), *Problem und Methode in der Forschung.* Berlin: Akademie Verlag.

Lange, C., Knopf, M. und Gaensler-Jordan, C. (1993). Die Asymmetrie der Geschlechter - der blinde Fleck. In M. Dannecker, G. Schmidt und V. Sigusch (Hrsg.), *Jugendsexualität. Sozialer Wandel, Gruppenunterschiede, Konfliktfelder* (S. 197–200). Stuttgart: Enke.

Lange, E. (1983). Zur Entwicklung und Methodik der Evaluationsforschung in der Bundesrepublik Deutschland. *Zeitschrift für Soziologie, 3*, 253–270.

Langeheine, R. (1980). Multivariate Hypothesentestung bei qualitativen Daten. *Zeitschrift für Sozialpsychologie, 11*, 140–151.

Langeheine, R. und Van de Pol, F. (1990). Veränderungsmessung bei kategorialen Daten. *Zeitschrift für Sozialpsychologie, 21*, 88–100.

Langmaack B. (1994). *Themenzentrierte Interaktion* (2. Auflage). Beltz: Psychologie Verlags Union.

Lantermann, E.D. (1976). Zum Problem der Angemessenheit eines inferenzstatistischen Verfahrens. *Psychologische Beiträge, 18*, 99–104.

Latane, B. and Darley, J.M. (1970). *The Unresponsive Bystander: Why Doesn't he Help?* New York: Appleton Crofts.

Latham, G.P., Wexley, K.N. and Pursell, E.D. (1975). Training Managers to Minimize Rating Error in the Observation of Behavior. *Journal of Applied Psychology, 60*, 550–555.

Laux, L. und Weber, H. (1993). *Emotionsbewältigung und Selbstdarstellung.* Stuttgart: Kohlhammer.

Lazarsfeld, P.F. und Henry, N.W. (1968). *Latent Structure Analysis.* Boston: Houghton Mifflin Comp.

Lazarus, A.A. and Davison, G.C. (1971) Clinical Innovation in Research and Practice. In A.E. Bergin and S.L. Garfield (Eds.), *Handbook of Psychotherapy and Behavior Change: An Empirical Analysis* (pp. 196–213). New York: Wiley.

Lavrakas, P.J. (1993). *Telephone Survey Methods.* London: Sage.

Leary, D.E. (Ed.) (1990). *Metaphors in the History of Psychology.* Cambridge: Cambridge University Press.

Lecher, T. (1988). *Datenschutz und psychologische Forschung.* Göttingen. Hogrefe.

Lechler, P. (1994). Kommunikative Validierung. In G.L. Huber und H. Mandl (Hrsg.), *Verbale Daten. Eine Einführung in die Grundlagen und Methoden der Erhebung und Auswertung* (S. 243–258). Weinheim: Beltz.

Legewie, H. (1977). Subjektive Korrelate der Alpha-Aktivität im EEG: Unterscheidungslernen oder Aberglaube? *Zeitschrift für experimentelle und angewandte Psychologie, 24*, 443–454.

Legewie, H. (1983). Gemeindepsychologische Lebensweltanalysen. Plädoyer für einen Perspektivenwechsel in der epidemiologischen Feldforschung. In O. Kommer und B. Röhrle (Hrsg.), *Gemeindepsychologische Perspektiven.* München: Steinbauer und Rau.

Legewie, H. (1987). *Alltag und seelische Gesundheit. Gespräch mit Menschen aus dem Berliner Stephansviertel.* Bonn: Psychiatrie-Verlag.

Legewie H. (1988). *„Dichte Beschreibung": zur Bedeutung der Feldforschung für eine Psychologie des Alltagslebens.* (Vortrag auf dem 36. Kongreß der Deutschen Gesellschaft für Psychologie, 3.–6.10.1988). Berlin: Technische Universität Berlin, Institut für Psychologie.

Legewie, H. (1994). Globalauswertung von Dokumenten. In A. Boehm, A. Mengel und T. Muhr (Hrsg.), *Texte verstehen. Konzepte, Methoden, Werkzeuge* (S. 177–182). Konstanz: Universitätsverlag.

Legewie, H. (1995). Feldforschung und teilnehmende Beobachtung: In U. Flick, E.v. Kardorff, H. Keupp, L.v. Rosenstiel und S. Wolff (Hrsg.), *Handbuch Qualitative Sozialforschung* (S. 189–192). München: Psychologie Verlags Union.

Legewie, H. und Nusselt, L. (Eds.) (1975). *Biofeedback-Therapie.* München: Urban & Schwarzenberg.

Legewie, H. und Probst, W. (1971). Computereinsatz in der Neuropsychologie. In M. Haider (Hrsg.), *Neuropsychologie.* Bern: Huber.

Legewie, H., Böhm, A., Boehnke, K., Faas, A., Gross B. und Jaeggi, E. (1990). *Längerfristige psychische Folgen von Umweltbelastungen: Das Beispiel Tschernobyl.* (Abschlußbericht des Forschungsinitiativprojektes FIP 2/17 der TU Berlin). Berlin: Technische Universität Berlin, Institut für Psychologie.

Lehmann, G. (1980). Nichtlineare „Kausal"- bzw. Dominanz-Analysen in psychologischen Variablensystemen. *Zeitschrift für experimentelle und angewandte Psychologie, 27*, 257–276.

Lehr, U. (1964). Diagnostische Erfahrungen aus explorativen Untersuchungen bei Erwachsenen. *Psychologische Rundschau, 15*, 97–106.

Lehr, U. und Thomae, H. (1965). *Konflikt, seelische Belastung und Lebensalter.* Opladen: Westdeutscher Verlag.

Leibbrand, T. (1976). *Versuchspersonen und Stichproben in lern- und denkpsychologischen Untersuchungen. Eine Inhaltsanalyse.* Unveröffentlichte Zulassungsarbeit zur Diplom-Hauptprüfung für Psychologie, Tübingen.

Leigh, J.H. and Kinnear, T.C. (1980). On Interaction Classification. *Educational and Psychological Measurement, 40*, 841–843.

Leiser, E. (1982). Wie funktioniert sozialwissenschaftliche Statistik? *Zeitschrift für Sozialpsychologie, 13*, 125–139.

Leiser, E. (1986). Statistisches Schließen und wissenschaftliche Erkenntnis. Gesichtspunkte für eine Kritik und Neubestimmung. *Zeitschrift für Sozialpsychologie, 17*, 146–159.

Lenski, G. (1963). *The Religious Factor.* New York, Garden City: Doubleday.

Leonhardt, A.B. (1983). *Soziale Identität bei Kindern ausländischer Arbeitnehmer und ihre Bewertung.* Unveröffentlichte Diplomarbeit. Berlin: TU Berlin.

Leverkus-Brüning, I. (1966). *Die Meinungslosen.* In G. Schmölders (Hrsg.), *Beiträge zur Verhaltensforschung,* Heft 6, Berlin.

Levin, J.R., Marascuilo, L.A. and Hubert, L.J. (1978). *N=1. Nonparametric Randomization Tests.* In T.R. Kratochwill (Ed.), *Single Subject Research.* New York: Academic Press.

Levin, H.N. (1983). *Cost Effectiveness: A Primer.* Beverly Hills, CA: Sage.

Lewin, K. (1936). *Principles of Topological Psychology.* New York: MacGraw-Hill. (deutsch 1969: Grundzüge der topologischen Psychologie. Bern: Huber).

Lewin, K. (1953). Tat-Forschung und Minderheitenprobleme. In K. Lewin, *Die Lösung sozialer Konflikte* (S. 278–298). Bad Neuheim: Christian-Verlag. (Erstdruck: 1946).

Lewin, M. (1979). *Understanding Psychological Research. The Student Researcher's Handbook.* New York: Wiley.

Lieberson, S. (1985). *Making it Count. The Improvement of Social Research and Theory.* Berkeley: University of California Press.

Lienert, G.A. (1969). *Testaufbau und Testanalyse.* Weinheim: Beltz.

Lienert, G.A. (1973). *Verteilungsfreie Methoden in der Biostatistik*, Band I. Meisenheim: Hain.

Lienert, G.A. (1975). *Verteilungsfreie Methoden in der Biostatistik*, Tafelband. Meisenheim: Hain.

Lienert, G.A. (1978). *Verteilungsfreie Methoden in der Biostatistik*, Band II. Meisenheim: Hain.

Lienert, G.A. and Raatz, U. (1994). *Testaufbau und Testanalyse* (5. Auflage). Weinheim: Beltz, PVU.

Light R.J. and Smith, P.V. (1971). Accumulating Evidence: Procedure for Resolving Contradictions among Different Research Studies. *Harvard Educational Review, 41*, 429–471.

Likert, R. (1932). A Technique for the Measurement of Attitudes. *Archives of psychology, 140*, 1–55.

Lind, G., Grocholewska, K. und Langer, J. (1987). Haben Frauen eine andere Moral? In L. Unterkircher und I. Wagner (Hrsg.), *Die andere Hälfte der Gesellschaft. Österreichischer Soziologentag 1985.* Wien: Verlag des Österreichischen Gewerkschaftsbundes.

Lindley, D.V. (1965). *Introduction to Probability and Statistics from a Bayesian Viewpoint.* Cambridge: Cambridge University Press.

Lindsay, P.H. and Norman, D.A. (1977). *Human Information Processing.* New York: Academic Press.

Lingoes, J.C. (1966). An IBM 7090 Program for Guttman-Lingoes Smallest Space Analysis III. *Behavioral Science, 11*, 75–76.

Lingoes, J.C. (1972). A General Survey of the Guttman-Lingoes Nonmetric Program Series. In R.N. Shepard et al. (Eds.), *Multidimensional Scaling. Theory and Applications in the Behavioral Sciences.* Vol. (pp. 52–69) I. New York: Seminar Press.

Linn, R.L. and Slinde, J.A. (1977). Significance of Pre- and Posttest Change. *Review of Educational Research, 47*, 121–150.

Linstone, H.A. and Turoff, M. (Eds.) (1975). *The Delphi Method.* London: Addison-Wesley.

Lippe, P.M. (1972). *Statistische Methoden zur Messung der sozialen Schichtung.* Göppingen: Kümmerle.

Lisch, R. und Kriz, J. (1978) *Grundlagen und Modelle der Inhaltsanalyse.* Reinbeck: Rowohlt.

Lissitz, R.W. and Green, S.B. (1975). Effect of Number of Scale Points on Reliability: A Monte Carlo Approach. *Journal of Applied Psychology, 60*, 10–13.

Loftus, E. (1975). Leading Questions and the Eye Witness Report. *Cognitive Psychology, 7*, 560–572.

Longworth, D.S. (1953). Use of a Mail Questionnaire. *American Sociological Review, 18*, 310–313.

Lord, F.M. (1953). On the Statistical Treatment of Football Numbers. *American Psychologist, 8*, 750–751.

Lord, F.M. (1956). The Measurement of Growth. *Educational and Psychological Measurement, 16*, 421–437.

Lord, F.M. (1963). Elementary Models for Measuring Change. In C.W. Harris (Ed.), *Problems in Measuring Change.* Madison: University of Wisconsin Press.

Lord, F.M. and Novick, M.R. (1968). *Statistical Theories of Mental Test Scores.* Reading, Mass.: Addison-Wesley.

Lösel, F. und Wüstendörfer, W. (1974). Zum Problem unvollständiger Datenmatrizen in der empirischen Sozialforschung. *Zeitschrift für Soziologie und Sozialpsychologie, 26*, 342–357.

Lösel, F. und Breuer-Kreuzer, D. (1990). Metaanalyse in der Evaluationsforschung: Allgemeine Probleme und eine Studie über den Zusammenhang zwischen Familienmerkmalen und psychischen Auffälligkeiten bei Kindern und Jugendlichen. *Zeitschrift für Pädagogische Psychologie, 4*, 253–268.

Lovie, A.D. (1981). On the Early History of ANOVA in the Analysis of Repeated Measure Designs in Psychology. *Brit. J. Math. Stat. Psychol., 34*, 1–15.

Lovie, A.D. and Lovie, P. (1991). Graphical Methods for Exploring Data. In P. Lovie and A.D. Lovie (Eds.), *New Developments in Statistics for Psychology and the Social Sciences* (pp. 19–48). London, New York: The British Psychological Society and Routledge.

Luce, R.D. (1959) *Individual choice behavior.* New York: Wiley.

Lück, H.E. (1968). Zur sozialen Erwünschtheit von Eigenschaftsbezeichnungen. *Psychologische Rundschau, 19*, 258–266.

Lück, H.E. und Timaeus E. (1969) Skalen zur Messung manifester Angst (MAS) und sozialer Wünschbarkeit (SD-E und SD-CM). *Diagnostica, 15*, 134–141.

Lück, H.E., Regelmann, S. und Schönbach, P. (1976). Zur sozialen Erwünschtheit von Eigenschaftsbezeichnungen. Datenvergleiche Köln 1966 – Bochum 1971 – Köln 1972. *Zeitschrift für experimentelle und angewandte Psychologie, 23*, 253–266.

Ludwig, D.A. (1979) Statistical Considerations for the Univariate Analysis of Repeated-Measures Experiments. *Perceptual Motor Skills, 49*, 899–905.

Lüer, G. (1987). *Allgemeine experimentelle Psychologie.* Stuttgart: Fischer.

Lüer, G. und Fillbrandt, H. (1969). Ein Verfahren zur Bestimmung der additiven Konstanten in der multidimensionalen Skalierung. *Arch ges. Psychol., 121*, 202–204.

Luhman, N. (1987). *Soziale Systeme. Grundriß einer allgemeinen Theorie.* Frankfurt am Main: Suhrkamp.

Lukie, M. (1987). Evaluation innerbetrieblicher Traineeprogramme. In H. Will, A. Winkler und A. Krapp (Hrsg.), *Evaluation in der beruflichen Aus- und Weiterbildung.* Heidelberg: Sauer.

Lundberg, G.A. (1941). Operational Definitions in the Social Sciences. *American Journal of Sociology, 47*, 727–743.

Lusted, L.B. (1968) *Introduction to Medical Decision Making.* Springfield, III.: C.C. Thomas.

Lutz, R. (1978). *Das verhaltensdiagnostische Interview.* Stuttgart: Kohlhammer.

Lutzenberger, W., Elbert, T., Rockstroh, B. und Birbaumer, N. (1985). *Das EEG.* (S. 94–105). Heidelberg: Springer.

Lykken, D.T. (1968). Statistical Significance in Psychological Research. *Psychological Bulletin, 70*, 151–157.

Madge, J. (1965). *The Tools of Social Science.* Garden City, New York: Doubleday Anchor.

Madow, W.G., Nisselson, H. and Olkin. I. (Eds.) (1983). *Incomplete Data in Sample Surveys. Vol. 1: Report and Case Studies, Vol 2: Theory and Bibliographies, Vol. 3: Proceedings of the Symposium.* New York: Academic Press.

Magnusson, D. (1966). *Test Theory.* Reading. MA: Addison-Wesley.

Magnusson, D. (1969). *Testtheorie.* Wien: Deuticke.

Maier, D. (1980). Zur Informationspflicht bei psychologischen Eignungsuntersuchungen. *Psychologie und Praxis, 24*, 49–57.

Malgady, R.G. and Colon-Malgady, G. (1991). Comparing the Reliability of Difference Scores and Residuals in Analysis of Covariance. *Educational and Psychological Measurement, 51*, 803–807.

Malinowski, B. (1979). *Argonauten des westlichen Pazifik.* Frankfurt: Syndikat (Erstdruck: 1922).

Mandl, H., Ballstaedt, S.P., Schnotz, W. und Tergan, S.O. (1980). Lernen mit Texten. *Zeitschrift für Entwicklungspsychologie und pädagogische Psychologie, 12*, 44–74.

Mangold, W. (1960). *Gegenstand und Methode des Gruppendiskussionsverfahrens.* Frankfurt: Europäische Verlagsanstalt.

Mangold, W. (1962). *Gruppendiskussion.* In R. König (Hrsg.), *Handbuch der empirischen Sozialforschung*, Band I. Stuttgart: Enke.

Mann, I.T., Phillips, J.L. and Thompson, E.G. (1979). An Examination of Methodological Issues Relevant to the Use and Interpretation of the Semantic Differential. *Applied Psychological Measurement, 3*, 213–229.

Manns, M., Hermann, C., Schultze, J. und Westmeyer, H. (1987). *Beobachtungsverfahren in der Verhaltensdiagnostik.* Salzburg: Otto Müller.

Mansfield, R.S. und Busse, T.V. (1977). Meta-Analysis of Research: A Rejoinder to Glass. *Educational Researcher, 6*, 3.

Manski, C.F. and Garfinkel, I. (Eds.) (1992). *Evaluating Welfare and Training Programs.* Cambridge: Harvard University Press.

Markus H. and Nurusius P. (1986). Possibles Selves. *American Psychologist, 41*, 858–866.

Marshall, C. and Rossman, G.B. (1995). *Designing Qualitative Research.* London: Sage.

Maschewsky, W. (1977). *Das Experiment in der Psychologie.* Frankfurt: Campus.

Matarazzo, J.D. and Wiens, A.N. (1972). *The Interview. Research on its Anatomy and Structure.* Chicago: Aldine.

Matell, M.S. and Jacoby, J. (1971). Is there an Optimal Number of Alternatives for Likert Scale Items? Study I: Reliability and Validity. *Educational and Psychological Measurement, 31*, 657–674.

Matthes, J. (1985). Zur transkulturellen Relativität erzählanalytischer Verfahren in der empirischen Sozialforschung. *Kölner Zeitschrift für Soziologie und Sozialpsychologie, 37*, 310–326.

Matthews, K.A. (1986). Summary, Conclusions, and Implications. In K.A. Mathews, S.M. Weiss, T. Detre, T.M. Dembroski, B. Falkner, S.B. Manuck and R.B. Williams Jr (Eds.), *Handbook of Stress, Reactivity, and Cardiovascular Disease* (pp. 461–474). New York: Wiley.

Matthews, K.A., Weiss, S.M., Detre, T., Dembroski, T.M., Falkner, B., Manuck, A.B. and Williams Jr., R.B. (Eds.)

(1986). *Handbook of Stress, Reactivity, and Cardiovascular Disease.* New York: Wiley.
Maxwell, S.E. (1994). Optimal Allocation of Assessment Time in Randomized Pretest-Posttest Designs. *Psychological Bulletin, 115*, 142–152.
Mayer, K.U. und Huinink, J. (1990). Alters-, Perioden- und Kohorteneffekte in der Analyse von Lebensverläufen oder: Lexis ade? In K.U. Mayer (Hrsg.), Lebensverläufe und sozialer Wandel. *Kölner Zeitschrift für Soziologie und Sozialpsychologie, Sonderheft 31*, 442–459.
Mayring, P. (1989). Qualitative Inhaltsanalyse. In G. Jüttemann (Hrsg.), *Qualitative Forschung in der Psychologie* (S. 187–211). Heidelberg: Asanger.
Mayring, P. (1990). *Einführung in die qualitative Sozialforschung.* München: Psychologie Verlags Union.
Mayring, P. (1993). *Qualitative Inhaltsanalyse. Grundlagen und Techniken.* Weinheim: Deutscher Studien Verlag.
Mayring, P. (1994). Qualitative Inhaltsanalyse. In A. Boehm, A. Mengel und A.T. Muhr (Hrsg.), *Texte verstehen – Konzepte, Methoden, Werkzeuge* (S. 159–176). Konstanz: Universitätsverlag Konstanz.
McCain, L.J. and McCleary, R. (1979). *The Statistical Analysis of the Simple Interrupted Times Series Quasi-Experiment.* In T.D. Cook and D.T. Campbell (Eds.), *Quasi-Experimentation: Design and Analysis Issues for Field Settings.* Chicago: Rand-McNally.
McCleary, R. and Hay, Jr., R.A. (1980). *Applied Time Series Analysis for the Social Sciences.* Beverly Hills: Sage.
McCullough, B.C. (1978). Effects of Variables Using Panel Data: A Review of Techniques. *Public Opinion Quarterly, 42*, 199–220.
McDowall, D., McCleary, R., Meidinger, E.E. and Hay, Jr., R.A. (1980). *Interrupted Time Series.* Beverly Hills, C.A: Sage.
McFall, R.M. and Saxman, J.H. (1968). Verbal Communication as a Mediator of Expectancy Effects: Methodological Artefact? *Psychological Reports, 23*, 1223–1228.
McGinley, H., Lefevre, R. and McGinley, P. (1975). The Influence of Communicator's Body Position on Opinion Change in Others. *Journal of Personality and Social Psychology, 31*, 686–690.
McGuire, W.J. (1964). Inducing Resistence to Persuasion. In L. Berkowitz (Ed.), *Advances in Experimental Social Psychology, Vol. 1.* New York: Academic Press.
McGuire, W.J. (1967). Some Impending Reorientations in Social Psychology: Some Thoughts Provoked by Kenneth Ring. *Journal of Experimental and Social Psychology, 3*, 124–139.
McNemar Q. (1946). Opinion-Attitude Methodology. *Psychological Bulletin, 43*, 289–374.
McNemar, Q. (1958). On Growth Measurement. *Educational and Psychological Measurement, 18*, 47–55.
McNicol, D.A. (1972). *A Primer of Signal Detection.* London: George Allen and Unwin.
Mead, G. (1934). *Mind, Self and Society.* (deutsch 1975: Geist, Identität und Gesellschaft. Aus der Sicht des Sozialbehaviorismus. Frankurt am Main: Suhrkamp).
Mecklinger, A. (1992). *Gedächtnissuchprozesse. Eine Analyse ereigniskorrelierter Potentiale und der EEG-Spontanaktivität.* Weinheim: Psychologische Verlags Union.
Meehl, P.E. (1950). Configural Scoring. *Journal of Consulting Psychology*, 14, 165.
Mehrabian, A. (1969). Significance of Posture and Position in the Communication of Attitude and Status Relationships. *Psychological Bulletin, 71*, 359–372.
Mehrabian A. (1972). *Nonverbal Communication.* New York: Aldine-Atherton.
Meier, F. (Hrsg.) (1988). *Prozeßforschung in den Sozialwissenschaften. Anwendungen, zeitreihenanalytischer Methoden.* Stuttgart: Fischer.
Meili, R. und Steingrüber, H.J. (1978). *Lehrbuch der psychologischen Diagnostik.* Bern: Huber.
Menges, R.J. (1973). Openness and Honesty versus Coercion and Deception in Psychological Research. *American Psychologist, 28*, 1030–1034.
Mertens, W. (1977a). *Sozialpsychologie des Experiments.* Hamburg: Hoffmann & Campe.
Mertens, W. (1977b). *Aspekte einer sozialwissenschaftlichen Psychologie.* München: Ehrenwirth.
Merton, R.K. and Kendall, P.L. (1945/46). The Focused Interview. *American Journal of Sociology, 51*, 541–557.
Merton, R.K. und Kendall, P.L. (1979). Das fokussierte Interview. In C. Hopf und E. Weingarten (Hrsg.), *Qualitative Sozialforschung.* Stuttgart: Klett, S. 171–203.
Merton, R.K., Fiske, M. and Kendall, P.L. (1956). *The Focussed Interview. A Manual of Problems and Procedures.* Glencoe, Illinois: The Free Press.
Merzbacher, F. (1980). Hexen und Zauberei. In C. Hinckeldey (Hrsg.), Strafjustiz in alter Zeit. Rothenburg o.d.T.: Mittelalterliches Kriminalmuseum.
Messick, S. (1980). Test Validity and the Ethics of Assessment. *American Psychologist, 35*, 1012–1027.
Messick, S.J. (1967). The Psychology of Acquiescence: an Interpretation of Research Evidence. In I.A. Berg (Eds.), *Response Set in Personality Assessment.* Chicago: Aldine Publ. Comp.
Messick, S.J. and Abelson, R.P. (1956). The Additive Constant Problem in Multidimensional Scaling. *Psychometrika, 21*, 1–15.
Metzger, W. (1956). Über das Abfassen einer wissenschaftlichen Arbeit auf dem Gebiet der Psychologie. *Psychologische Beiträge, 2*, 203–214.
Metz-Göckel, S. und Müller, U. (1986). *Der Mann.* Weinheim: Beltz.
Metzler, P. und Nickel, B. (1986). *Zeitreihen- und Verlaufsanalyse.* Leipzig: Hirzel.
Metzner, H. and Mann, F.A. (1952). A Limited Comparison of two Methods of Data Collection. The Fixed Alternative Questionnaire and the Open-Ended Interview. *American Sciological Review, 17.*
Meyer, S. und Schulze, E. (1988). Nichteheliche Lebensgemeinschaften – Eine Möglichkeit zur Veränderung des Geschlechterverhältnisses. *Kölner Zeitschrift für Soziologie und Sozialpsychologie, 40*, 316–336.
Meyer-Bahlburg, H.F.L. (1969). Spearmans rho als punktbiserialer Rangkorrelationskoeffizient. *Biometrische Zeitschrift, 11*, 60–66.
Michell, J. (1986). Measurement Scales and Statistics. A Clash of Paradigms. *Psychological Bulletin, 100*, 398–407.
Micko, H.C. and Fischer, W. (1970). The Metric of Multidimensional Psychological Spaces as a Function of the Differential Attention to Subjective Attributes. *Journal of Mathematical Psychology, 7*, 118–143.
Mies, M. (1978). Methodische Postulate der Frauenforschung. *Beiträge zur feministischen Theorie und Praxis, 1*, 41–63.
Miles, M.B. and Huberman, A.M. (1994). *Qualitative Data Analysis. A Sourcebook of New Methods.* Beverly Hills: Sage.

Milgram, S. (1963). Behavioral Study of Obedience. *Journal of Abnormal and Social Psychology, 67*, 371–378.
Milgram, S. (1964). Issues in the Study of Obedience: A Reply to Baumrind. *American Psychologist, 19*, 848–852.
Milgram, S., Mann, L. and Harter, S. (1965). The Lost Letter Technique: A Tool of Social Research. *Public Opinion Quarterly, 29*, 437–438.
Miller, A.G. (1972). *The Social Psychology of Psychological Research.* New York: Free Press.
Miller, D.B. (1977). Roles of Naturalistic Observation in Comparative Psychology. *American Psychologist, 32*, 211–219.
Miller, D.C. (1970). *Handbook of Research Design and Social Measurement.* New York.
Miller, D.C. (1991). *Handbook of Research Design and Social Measurement.* London: Sage.
Miller, E. and Warner, R.W. (1975). Single Subject Research and Evaluation. *Personnel and Guidance Journal, 54*, 130–133.
Miller, B.C., Card, J.J., Paikoff, R.L. and Peterson, J.L. (Eds.) (1992). *Preventing Adolescent Pregnancy. Model Programs and Evaluations.* London: Sage.
Millman, J. and Darling-Hammend, L. (1990). *The New Handbook of Teacher Evaluation.* London: Sage.
Minsel, W.R. und Langer, I. (1973). Methodisches Vorgehen zum Erfassen von psychotherapeutisch bedingten Veränderungen. In G. Reinert (Hrsg.), *Bericht über den 27. Kongreß der Deutschen Gesellschaft für Psychologie in Kiel 1970* (S. 646–648). Göttingen: Hogrefe.
Möbus, C. (1978). Zur Fairness psychologischer Intelligenztests. Ein unlösbares Trilemma zwischen den Zeilen von Gruppen, Individuen und Institutionen? *Diagnostica, 24*, 191–234.
Möbus, C. und Schneider, W. (1986). *Strukturmodelle zur Analyse von Längsschnittdaten.* Bern: Huber.
Moffitt, R. (1991). The Use of Selection Modeling to Evaluate AIDS Interventions with Observational Data. *Evaluation Review, 15*, 291–314.
Mohr, G., Rummel, M. und Rückert, D. (Hrsg.) (1982). *Frauen. Psychologische Beiträge zur Arbeits- und Lebenssituation.* München: Urban & Schwarzenberg.
Mohr, L.B. (1992). *Impact Analysis for Program Evaluation.* London: Sage.
Mollenhauer, K. (1968). *Einführung in die Sozialpädagogik.* Weinheim: Beltz.
Moosbrugger, H. (1978). *Multivariate statistische Analyseverfahren.* Stuttgart: Kohlhammer.
Morell, J.A. (1979). *Programm Evaluation in Social Research.* New York: Pergamon.
Moreno, J.L. (1953). *Who Shall Survive? Foundation of Sociometry, Grouppsychotherapy and Sociodrama.* New York: Beacon House.
Morrison, D.E. and Henkel, R.E. (Hrsg.) (1970). *The Significance Test Controversy.* Chicago: Aldine.
Moser, H. (1975). *Aktionsforschung als kritische Theorie der Sozialwissenschaften.* München: Kösel.
Moser, K. (1986). Repräsentativität als Kriterium psychologischer Forschung. *Archiv für Psychologie, 138*, 139–151.
Mosier, C.J. (1941). A Psychometric Study of Meaning. *Journal of Social Psychology, 13*, 123–140.
Mosteller, F. (1990). Improving Research Methodology: An Overview. In L. Sechrest, E. Perrin and J. Bunker, (Eds.), *Research Methodology. Strengthening Causal Interpretations of Nonexperimental Data* (pp. 221–230). Rockville, MD: AHCPR, PHS.
Moustakas, C. (1994). *Phenomenological Research Methods.* London: Sage.
Mudholkar, G.S. and George, E.O. (1979). The Logit Statistic for Combining Probabilities: An Overview. In J.S. Rustagi (Ed.), *Optimizing Methods in Statistics* (pp. 345–366). New York: Academic Press.
Muhr, T. (1994). ATLAS/ti: Ein Werkzeug für die Textinterpretation. In A. Boehm, A. Mengel und T. Muhr (Hrsg.), *Texte verstehen. Konzepte, Methoden, Werkzeuge* (S. 317–324). Konstanz: Universitätsverlag.
Mulaik, S.A. (1975). Confirmatory Factor Analysis. In D.J. Amick and H.J. Walberg (Eds.), *Introductory Multivariate Analysis.* Berkeley, Cal.: McCutchan.
Mullen, B. (1989). *Advanced BASIC META-Analysis.* Hillsdale, N.Y.: Lawrence Erlbaum.
Mullen, B. and Rosenthal, R. (1985). *BASIC Meta-Analysis: Procedures and Program.* Hillsdale, N.Y.: Erlbaum.
Müller, G.F. (1987). Dilemmata psychologischer Evaluationsforschung. *Psychologische Rundschau, 38*, 204–212.
Müller, K.E. (1989). *Die bessere und die schlechtere Hälfte. Ethnologie des Geschlechterkonflikts.* Frankfurt am Main, New York: Campus.
Mummendy, H.D. (1987). *Die Fragebogenmethode.* Göttingen: Hogrefe.
Mummendy, H.D. (1990). *Psychologie der Selbstdarstellung.* Göttingen: Hogrefe.
Myers, D.G. (1991). Union is Strength: A Consumer's View of Meta-Analysis. *Personality and Social Psychology, 17*, 265–266.
Myrtek, M., Foerster, F. und Wittmann, W. (1977). Das Ausgangswertproblem. *Zeitschrift für Experimentelle und Angewandte Psychologie, 24*, 463–491.
Nehnevajsa, J. (1967). Panel-Befragungen. In R. König (Hrsg.), *Handbuch der empirischen Sozialforschung*, Band 1. Stuttgart: Enke, S. 197–208.
Neisser, U. (1979). *Kognition und Wirklichkeit.* Stuttgart: Klett.
Nelson, C.R. (1973) *Applied Time Series Analysis for Managerial Forecasting.* San Francisco: Holden-Day.
Netter, P. und Matussek, N. (1995). Endokrine Aktivität und Emotionen. In G. Debus, G. Erdmann, und K.W. Kallus (Hrsg.), *Biopsychologie von Streß und emotionalen Reaktionen* (S. 163–186). Göttingen: Hogrefe.
Nettler G. (1959). Test Burning in Texas. *American Psychologist, 14*, 682–683.
Neuliep, W. (Ed.) (1991). *Replication Research in the Social Sciences.* Newbury Park: Sage.
Newbury, E. (1953). Philosophic Assumptions on Operational Psychology. *Journal of Psychology, 35*, 371–378.
Newcomb, T. (1931). An Experiment Designed to Test the Validity of a Rating Technique. *Journal of Educational Psychology, 22*, 279–289.
Newstead, S.E. and Arnold, J. (1989). The Effect of Response Format on Ratings of Teaching. *Educational and Psychological Measurement, 49*, 33–43.
Neyman, J. (1937). *Outline of a Theory of Statistical Estimation Based on the Classical Theory of Probability.* Philosophical Transactions of the Royal Society, Serie A, p. 236.
Neyman, J. and Pearson, E. (1928). On the Use and Interpretation of Certain Test Criteria for Purposes of Statistical Inference. Part I and II. *Biometrika, 20A*, 2175–240; 263–294.
Neyman, J. and Pearson, E.S. (1933). On the Problem of the Most Efficient Tests of Statistical Hypothesis. *Philosophi-*

cal Transaction of the Royal Society of London, Series A. 231, 289–337.

Nichols, R.C. and Meyer, M.A. (1966). Timing Postcard Follow-Ups in Mail Questionnaire Surveys. *Public Opinion Quarterly, 30*, 306–307.

Nicolich, M.J. and Weinstein, C.S. (1977). *Time Series Analysis of Behavioral Changes in an Open Class-Room*. Paper presented at the annual meeting of the American Educational Research Association, New York, April.

Niethammer, L. (1976). Oral History in den USA. *Archiv für Sozialgeschichte, 18*, 454–501.

Niewiarra, S. (1994). Die Macht der Gewalt – Subjektive Konflikt- und Gewalttheorien von Jugendgruppen. In A. Boehm, A. Mengel und T. Muhr (Hrsg.), *Texte verstehen. Konzepte, Methoden, Werkzeuge* (S. 335–340). Konstanz: Universitätsverlag.

Nisbett, R.E. and Wilson, T.D. (1977). Telling more than we know. Verbal Reports on Mental Processes. *Psychological Review, 84*, 231–259.

Noach, H. und Petermann, F. (1982). Die Prüfung von Verlaufsannahmen in der therapeutischen Praxis. *Zeitschrift für personenzentrierte Psychologie und Psychotherapie, 1*, 9–27.

Noelle, E. (1967). *Umfragen in der Massengesellschaft*. Reinbeck: Rowohlt.

Noelle-Neumann, E. (1970). Wanted: Rules for Structured Questionnaires. *Public Opinion Quarterly, 34*, 191–201.

Noelle-Neumann, E. und Köcher, R. (Hrsg.) (1993). *Allensbacher Jahrbuch der Demoskopie 1984–1992. Band 9*. München: Saur.

Norman, D.A. and Rumelhart, D.E. (1975). *Exploration in cognition*. San Francisco: Freeman.

Nosofsky, R.M. (1992). Similarity Scaling and Cognitive Process Models. *Annual Review of Psychology, 43*, 25–53.

Novick, M.R. (1966). The Axioms and Principle Results of Classical Test Theory. *Journal of Mathematical Psychology, 3*, 1–18.

Obrist, P.A. (1981). *Cardiovascular Psychophysiology. A Perspective*. New York: Plenum Press.

O'Connor, E.F. (1972). Extending Classical Test Theory to the Measurement of Change. *Review of Educational Research, 42*, 73–98.

Oeckl, A. (Hrsg.) (1994/95). *Taschenbuch des öffentlichen Lebens*. Bonn: Festland Verlag.

O'Leary, A. (1990). Stress, Emotion, and Human Immune Function. *Psychological Bulletin, 108*, 363–382.

Oerter, R. (1987). Entwicklung der Motivation und Handlungssteuerung. In R. Oerter und L. Montada (Hrsg.), *Entwicklungspsychologie* (S. 637–695). München, Weinheim: Psychologie Verlags Union.

Oevermann, U. (1986). Kontroversen über sinnverstehende Soziologie: einige wiederkehrende Probleme und Mißverständnisse in der Rezeption der „objektiven Hermeneutik". In S. Aufenager und M. Lenssen (Hrsg.), *Handlung und Sinnstruktur, Bedeutung und Anwendung der objektiven Hermeneutik* (S. 19–83). München: Juventa.

Oevermann, U., Allert, T., Gripp, H., Konau, E., Krambeck, J., Schröder-Caesar, E. und Schütze, G. (1976). Beobachtungen zur Struktur der sozialisationstheoretischen Interaktion. In M. Anwärter, E. Kirsch und M. Schröter (Hrsg.), *Seminar: Kommunikation, Interaktion, Identität*. S. 371–403. Frankfurt: Suhrkamp, .

Oevermann, U., Allert, T., Konau, E. und Krambeck, J. (1979). Die Methodologie einer „objektiven Hermeneutik" und ihre allgemeine forschungslogische Bedeutung in den Sozialwissenschaften. In H.-G. Soeffner (Hrsg.), *Interpretative Verfahren in den Sozial- und Textwissenschaften* (S. 352–434). Stuttgart: Metzler.

Ohls, J.C. (1980). The Power of Hypothesis Tests in a Regression Context. *Evaluation Review, 4*, 623–635.

Oldfield, R.C. (1951). *The Psychology of the Interview*. London: Methuen.

Olejnik, S.F. and A.C. Porter (1981). Bias and Mean Square Errors of Estimators as Criteria for Evaluation Competing Analysis Strategies in Quasi-Experiments. *Journal of Educational Statistics, 6*, 33–53.

Olkin, I. and Pratt, J.W. (1958). Unbiased Estimation of Certain Correlation Coefficients. *Annals of Mathematical Statistics, 29*, 201–211.

Onnen-Isemann, C. und Oßwald, U. (1991). *Aufstiegsbarrieren für Frauen im Universitätsbereich*. Bonn: Bundesminister für Bildung und Wissenschaft.

Opielka, M. (1988). Die Idee der „Partnerschaft zwischen den Geschlechtern. Aspekte einer ganzheitlichen Anthropologie. *Aus Politik und Zeitgeschichte, B42/88*, 43–54.

Opp, K.P. (1970). *Methodologie der Sozialwissenschaften*. Reinbeck: Rowohlt.

Oppenheim, A.N. (1966). *Questionnaire Design and Attitude Measurement*. New York: Basic Books.

Orne, M.T. (1962). On the Social Psychology of the Psychological Experiment: with Particular Reference to Demand Characteristics and their Implications. *American Psychologist, 17*, 776–783.

Orth, B. (1974). *Einführung in die Theorie des Messens*. Stuttgart: Kohlhammer.

Orth, B. (1983). Grundlagen des Messens. In H. Feger und J. Bredenkamp (Hrsg.). *Messen und Testen. Enzyklopädie der Psychologie*, Themenbereich B, Serie I, Bd. 3, Kap. 2. Göttingen: Hogrefe.

Ortmann, R. (1973). Zur Gewichtung von Testaufgaben nach ihrer Schwierigkeit. Diskussion eines von E. Rützel vorgeschlagenen Bewertungsverfahrens. *Psychologie und Praxis, 17*, 87–89.

Osborn, A.F. (1957). *Applied Imagination* (2nd. Edition). New York: Scibner.

Osgood, C.E. (1959). *The Representational Model and Relevant Research Methods*. In: Pool, pp. 33–88.

Osgood, C.E., Suci, G.J. and Tannenbaum, D.H. (1957). *The Measurement of Meaning*. Urbana, Ill.: University of Illinois Press.

Österreich, R. (1978). Welche der sich aus der Rasch-Skalierung ergebenden Personenkennwerte sind für statistische Auswertungen geeignet? *Diagnostica, 24*, 341–349.

Ostmann, A. und Wutke, J. (1994). Statistische Entscheidung. In T. Herrmann und W.H. Tack (Hrsg.), *Methodologische Grundlagen der Psychologie. (Enzyklopädie der Psychologie. Themenbereich B, Serie I, Band 1)* (S. 694–738). Göttingen: Hogrefe.

Ostrom, T.M. (1971). To Replicate or Explicate. *American Psychologist, 26*, 312.

Overall, J.E. and Klett, C.J. (1972). *Applied Multivariate Analysis*. New York: McGraw Hill.

Pappi, F.U. (Hrsg.) (1987). *Techniken der empirischen Sozialforschung. Band 1: Methoden der Netzwerkanalyse*. München: Oldenburg.

Parducci, A. (1963). *Range-Frequency Compromise in Judgement*. Psychological Monographs, 77 (2, whole no. 565).

Parducci, A. (1965). Category-Judgement: a Range-Frequency Model. *Psychological Review, 72*, 407–418.

Parsonson, B.S. and Baer, D.M. (1978). The Analysis and Presentation of Graphic Data. In T.R. Kratochwill (Ed.), *Single Subject Design*. New York: Academic Press.
Pastore, R.E. and Scheirer, C.J. (1974). Signal Detection Theory: Considerations for General Application. *Psychological Bulletin, 81*, 945–958.
Patry, J.L. (Hrsg.) (1982). *Feldforschung*. Bern: Huber.
Patry, J.L. (1991). Der Geltungsbereich sozialwissenschaftlicher Aussagen. Das Problem der Situationsspezifität. *Zeitschrift für Sozialpsychologie, 22*, 223–244.
Patterson, H.D. (1950). Sampling on Successive Occasions with Partial Replacement of Units. *Journal of the Royal Statistical Society, Series B 12*, 241–255.
Patton, M.Q. (1990). *Qualitative Evaluation and Research Methods*. London: Sage.
Pawlik, K. (1974). Psychologische EEG-Forschung: Methoden, Ergebnisse, Anwendungen. In W.J. Schraml und U. Baumann (Hrsg.), *Klinische Psychologie II*. Bern: Huber.
Pawlick, K. (1979). Hochschulzulassungstests: Kritische Anmerkungen zu einer Untersuchung von Hitpaß und zum diagnostischen Ansatz. *Psychologische Rundschau, 30*, 19–33.
Pawlick, K. und Buse, L. (1994). *„Psychometeorologie"*: Zeitreihenanalytische Ergebnisse zum Einfluß des Wetters auf die Psyche aus methodenkritischer Sicht. *Psychologische Rundschau, 45*, 63–78.
Pawlowski, T. (1980). *Begriffsbildung und Definition*. Berlin.
Pearson, K. (1896). Mathematical Contributions to the Theory of Evolution. III. Regression, Heredity, and Panmixia. *Philosophical Transactions of the Royal Society, A*, 1987, 253–318.
Pelz, D.C. and Andrews, F.M. (1964). Detecting Causal Priorities in Panel Study Data. *American Sociological Review, 29*, 836–848.
Perlman, D. and Peplau, L. (1982). Theoretical Approaches to Loneliness. In A. Peplau and D. Perlman (Eds.), *Loneliness: A Sourcebook of Current Theory, Research and Therapy* (pp. 123–134). New York: Wiley.
Perloff, J.M. and Persons, J.B. (1988). Bias Resulting from the Use of Indexes: An Application to Attributional Style and Depression. *Psychological Bulletin, 103*, 95–104.
Perrot, M. (Hrsg.) (1989). *Geschlecht und Geschichte. Ist eine weibliche Geschichtsschreibung möglich?* Frankfurt am Main: Fischer.
Perry, R.B., Abrami, P.C., Leventhal, L. and Check, J. (1979). Instructor Reputation: An Expectancy Relationship Involving Student Ratings and Achievement. *Journal of Educational Psychology, 71*, 776–787.
Petermann, F. (Hrsg.) (1977). *Psychotherapieforschung. Ein Überblick über Ansätze, Forschungsergebnisse und methodische Probleme*. Weinheim: Beltz.
Petermann, F. (1978). *Veränderungsmessung*. Stuttgart: Kohlhammer.
Petermann, F. (1981). Möglichkeiten der Einzelfallanalyse in der Psychologie. *Psychologische Rundschau, 32*, 31–48.
Petermann, F. (1982). *Einzelfalldiagnose und klinische Praxis*. Stuttgart: Kohlhammer.
Petermann F. (1989). *Einzelfallanalyse*. München-Wien: Oldenbourg.
Petermann, F. (1992). *Einzelfalldiagnostik und klinische Praxis*. München: Quintessenz.
Petermann, F. und Hehl, F.J. (Hrsg.) (1979). *Einzelfalldiagnose und klinische Praxis*. Stuttgart: Kohlhammer.
Pfannenstil, B. (1951). A Critical Analysis of Operational Definitions. *Theoria, 17*, 193–209.
Pfanzagl, J. (1971). *Theory of Measurement*. Würzburg: Physika.
Pfeifer, A. und Schmidt, P. (1987) *Die Analyse komplexer Strukturgleichungsmodelle*. Stuttgart: Fischer.
Pfeifer, S. (1986). Vom Murmelspiel zum Bildschirmspiel – Zur Entwicklung und zum Stand der Spielforschung. In J.H. Knoll, S. Kolfhaus, S. Pfeifer und W.H. Swoboda (Hrsg.), *Das Bildschirmspiel im Alltag Jugendlicher. Untersuchungen zum Spielverhalten und zur Spielpädagogik* (S. 29–90). Opladen: Leske & Budrich.
Philips, D.L. (1971). *Knowledge from what?* Chicago.
Philips, L.D. (1973). *Bayesian Statistics for Social Scientists*. London: Nelson.
Piaget, J. (1936). *La Naissance de l'Intelligence chez l'Enfant*. (deutsch: Das Erwachen der Intelligenz beim Kinde. Stuttgart: Klett. 1969).
Piaget, J. (1971). *Psychologie der Intelligenz*. Olten: Walter.
Pietrzak, J., Ramler, M., Renner, T., Ford, L. and Gilbert, N. (1990). *Practical Program Evaluation from Child Abuse Prevention*. London: Sage.
Pinther, A. (1980). Beobachtung. In W. Friedrich und W. Hennig (Hrsg.), *Der sozialwissenschaftliche Forschungsprozeß*. Berlin: VEB Deutscher Verlag der Wissenschaften.
Pitz, G.F. and McKillip, J. (1984). Decision Analysis for Program Evaluation. Beverly Hills: Sage.
Platek, R., Singh, M.P. and Tremblay, V. (1978). Adjustment for Nonresponse in Surveys. In N.K. Namboodiri (Ed.), *Survey Sampling and Measurement*. New York: Academic Press.
Plewis, I. (1981). A Comparison of Approaches to the Analysis of Longitudinal Categoric Data. *British Journal of Mathematical and Statistical Psychology, 34*, 118–123.
Plutchik, R. (1970). Operationism as Methodology. In D.P. Schultz (Ed.), *The Science of Psychology: Critical Reflections*. New York: Appleton-Century-Crofts.
Poeck, K. (1990). *Neurologie*. (7. Auflage). Berlin: Springer.
Polasek, W. (1994). *EDA Explorative Datenanalyse. Einführung in die deskriptive Statistik*. Berlin: Springer.
Pollitz, A. and Simmons, W.R. (1950). An Attempt to Get the Not-At-Homes into the Sample without Call-Backs. *Journal of American Statistical Association, 45*, 136–137.
Pollock, F. (1955). *Gruppenexperiment*. Frankfurt am Main: Europäische Verlags Anstalt.
Pomeroy, W.B. (1963). The Reluctant Respondent. *Public Opinion Quarterly, 27*, 287–293.
Popiszyl, K. (1971). Ideology and Personality: Some Aspects of Psychology at Political Attitude. *Studia Socjologiczne*, 2, 109–136. (zit. nach Psychol. Abstr.).
Popper, K. (1969). Die Logik der Sozialwissenschaften. In T.W. Adorno, H. Albert, R. Dahrendorf, J. Habermas, H. Pilot und K.R. Popper (Hrsg.), *Der Positivismusstreit in der deutschen Soziologie* (S. 103–124). Neuwied und Berlin: Luchterhand.
Popper, K. (1. Auflage 1934, 8. Auflage 1984). *Logik der Forschung*. Tübingen: Mohr.
Popper, K. (1989). *Logik der Forschung* (9. Auflage). Tübingen: Mohr. (Erstdruck: 1934).
Powers, M.G. (Ed.) (1982). *Measures of Socioeconomic Status. Current Issues*. Boulder, Colo: Westview.
Pratt, C.C. (1945). Operationism in Psychology. *Psychological Review, 52*, 262–269.
Price, R.H. (1966). Signal Detection Methods in Personality and Perception. *Psychological Bulletin, 66*, 55–62.
Pritzel, M. und Markowitsch, H.J. (1985). Tierversuche: Eine Stellungnahme aus der Sicht der Physiologischen Psychologie. *Psychologische Rundschau, 36*, 16–25.

Prohansky, H.M. (1976). Environmental Psychology and the Real World. *American Psychologist, 31*, 303–310.

Punch, M. (1986). *The Politics and Ethics of Fieldwork.* Beverly Hills: Sage.

Quekelberghe, R. v. (1985). *Albert und Sigrid. Eine Einführung in die Lebenslaufanalyse. Landauer Studien zur Klinischen Psychologie, Band 4.* Landau: Universität Koblenz-Landau, Institut für Psychologie.

Rae, G. (1991). Another Look at the Reliability of a Profile. *Educational and Psychological Measurement, 51*, 89–93.

Raeithel, A. (1993). Auswertungsmethoden für Repertory Grids. In J. Scheer und A. Catina (Hrsg.) (1993), *Einführung in die Repertory Grid-Technik. Band 1: Grundlagen und Methoden* (S. 41–67). Bern: Huber.

Rambo, W.W. (1963). The Distribution of Successive Intervall Judgements of Attitude Statements: A Note. *Journal of Social Psychology, 60*, 251–254.

Ramge, H. (1978). *Alltagsgespräche.* Frankfurt/M.: Diesterweg.

Raney, J.F. (1970). A Plea and a Plan for Replication. *American Psychologist, 25*, 1176–1177.

Rasch, G. (1960). *Probabilistic Models for some Intelligence and Attainment Tests.* Kopenhagen: The Danish Institut for Educational Research.

Redenbacher, F. (Hrsg.) (1958). Regeln für den Schlagwortkatalog. Erlangen.

Reichenbach, H. (1938). *Experience and Prediction. An Analysis of the Foundations and the Structure of Knowledge.* Chicago: University of Chicago Press.

Reinert, G. *Richtlinien für die Manuskriptgestaltung.* Unveröffentlichtes Manuskript, o. O. und o. J.

Reinshagen, H., Eckensberger, L.H. und Eckensberger, U. (1976). *Kohlbergs Interview zum Moralischen Urteil. Teil II. Handanweisung und Durchführung, Auswertung und Verrechnung.* Arbeiten der Fachrichtung Psychologie der Universität des Saarlandes Nr. 32. Saarbrücken: Universität des Saarlandes.

Reiss, I.L. (1964). The Scaling of Premarital Sexual Permissiveness. *J. Marriage Family, 26*, 188–198.

Remmers, H.H. (1963). Rating Methods in Research on Teaching. In N.L. Gage (Ed.), *Handbook of Research on Teaching.* Kap. 7. Chicago: Rand McNally.

Rennert, M. (1977) Einige Anmerkungen zur Verwendung von Differenzwerten bei der Veränderungsmessung. *Psychologische Beiträge, 19*, 100–109.

Reuband, K.-H. (1990). Interviews, die keine sind. „Erfolge" und „Mißerfolge" beim Fälschen von Interviews. *Kölner Zeitschrift für Soziologie und Sozialpsychologie, 42 (4)*, 706–733.

Reuss, C.F. (1943). Differences between Person Responding and not Responding to a Mailed Questionnaire. *American Sociological Review, 8*, 433–438.

Revenstorf, D. (1980). *Faktorenanalyse.* Stuttgart: Kohlhammer.

Revenstorf, D. und Keeser, W. (1979). Zeitreihenanalyse von Therapieverläufen – ein Überblick. In F. Petermann und F.J. Hehl (Hrsg.), *Einzelfallanalyse.* München: Urban & Schwarzenberg.

Rey, E.-R. (1977). Allgemeine Probleme Psychologischer Tests. In G. Strube (Hrsg.), *Die Psychologie des 20. Jahrhunderts (Band V, Binet und die Folgen).* Zürich: Kindler.

Richards, B.L. and Thornton, C.L. (1970). Quantitative Methods of Calculating the d' of Signal Detection Theory. *Educational and Psychological Measurement, 30*, 855–859.

Richardson, M.W. and Kuder, G.F. (1939). The Calculations of Test Reliability Coefficients Based on the Method of Rational Equivalence. *Journal of Educational Psychology, 30*, 681.

Richardson, S.A. Dohrenwend, B.S. and Klein, D. (1965). *Interviewing. Its Forms and Functions.* New York: Basic Books.

Richardson, S.A., Dohrenwend, B.S. und Klein, D. (1979). Die „Suggestivfrage". Erwartungen und Unterstellungen im Interview. In C. Hopf und E. Weingarten (Hrsg.), *Qualitative Sozialforschung* S. 205–231. Stuttgart: Klett.

Richter, H.J. (1970). *Die Strategie schriftlicher Massenbefragungen.* Bad Harzburg: Verlag für Wissenschaft, Wirtschaft und Technik.

Richter, H.E. (1972). *Patient Familie.* Reinbek: Rowohlt.

Riecken, H.W.A. (1962). A Program for Research on Experiments in Social Psychology. In N.F. Washburne (Ed.), *Decisions, Values and Groups, Vol. 2. pp. 25–41.* New York: Pergamon Press.

Rindfuß, P. (1994). Der elektronische Vertrieb von Forschungstexten. In U. Hoffmann (Hrsg.), *TAU Tropfen (Schriftenreihe des Schwerpunkts Technik – Arbeit – Umwelt: TAU). (WZB Paper F II 94–100)* (S. 65—72). Berlin: Wissenschaftszentrum Berlin (WZB).

Ring, K.R. (1967). Experimental Social Psychology: some Sober Questions about some Frivolous Values. *Journal of Experimental and Social Psychology, 3*, 113–123.

Risman, B.J. and Schwartz, P. (1989). *Gender in Intimate Relationships: A Microstructural Approach.* Belmont, CA: Wadsworth.

Ritsert, J. (1972) *Inhaltsanalyse und Ideologiekritik.* Frankfurt: Fischer Athenäum.

Roberts, F.S. (1979). *Measurement Theory.* London: Addison-Wesley.

Roberts, R.E., McCrory, O.F. and Forthofer, R.N. (1978). Further Evidence on Using a Deadline to Stimulate Response to a Mail Survey. *Public Opinion Quarterly, 42*, 407–410.

Robinson, J.P., Rusk, J.G. and Head, K.B. (1968). *Measurement of Political Attitudes.* Ann Arbor.

Robinson, M.J. (1976). Public Affairs Television and the Growth of Political Malaise. The Case of "Selling the Pentagon". *American Political Science Review, 70*, 409–432.

Rochel, H. (1983) *Planung und Auswertung von Untersuchungen im Rahmen des allgemeinen linearen Modells.* Heidelberg: Springer.

Roeder, B. (1972). Die Bestimmung diskrepanten Antwortverhaltens. *Zeitschrift für experimentelle und angewandte Psychologie, 19*, 593–640.

Roethlisberger, F.J. and Dickson, W.J. (1964). *Management and the Worker.* Cambridge, Mass.: Harvard University Press.

Rogers, C. (1942). *Counseling and Psychotherapy.* Cambridge, Mass.: Hougbhton.

Rogers, C. (1945). The Non-Directive Method as a Technique in Social Research. *American Journal of Sociology, 50*, 279–283.

Rogers, J.L., Howard, K.I. and Vessey, J.T. (1993). Using Significance Tests to Evaluate Equivalence between two Experimental Groups. *Psychological Bulletin, 112*, 553–565.

Rogosa, D.R. and Willett, J.B. (1983). Demonstrating the Reliability of the Difference Score in the Measurement of Change. *Journal of Educational Measurement, 20*, 335–343.

Rogosa, D.R. and Willett, J.B. (1985). Understanding Correlates of Change by Modelling Individual Differences in Growth. *Psychometrika, 50*, 203–228.

Rogosa, D.R., Brandt, D. and Zimowski, M. (1982). A Growth Curve Approach to the Measurement of Change. *Psychological Bulletin, 90*, 726–748.

Rohrmann, B. (1978). Empirische Studien zur Entwicklung von Antwortskalen für die sozialwissenschaftliche Forschung. *Zeitschrift für Sozialpsychologie, 9*, 222–245.

Roller, E. und Mathes, R. (1993). Hermeneutisch-klassifikatorische Inhaltsanalyse. Analysemöglichkeiten am Beispiel von Leitfadengesprächen. *Kölner Zeitschrift für Soziologie und Sozialpsychologie, 45*, 56–75.

Rollman, G.B. (1977). Signal Detection Theory Measurement of Pain: A Review and Critique. *Pain, 3*, 189–211.

Rorer, L.G. (1965). The Great Response-Style Myth. *Psychological Bulletin, 63*, 129–156.

Rosenthal, R. (1976). *Experimenter Effects in Behavioral Research.* New York: Appleton Century Crofts.

Rosenthal, R. (1978). Combining Results of Independent Studies. *Psychological Bulletin, 85*, 185–193.

Rosenthal, R. (1979). The "File Drawer Problem" and Tolerance for Null Results. *Psychological Bulletin, 86*, 638–641.

Rosenthal, R. (1991). *Meta-Analytic Procedure for Social Research.* Beverly Hills, CA: Sage.

Rosenthal, R. and Fode, K.L. (1963). Psychology of the Scientist: V. Three Experiments in Experimenter Bias. *Psychological Reports, 12*, 491–511.

Rosenthal, R. and Jacobson, L. (1968). *Pygmalion in the Classroom.* New York: Holt, Rinehart and Winston.

Rosenthal, R. and Rosnow, R.L. (Eds.) (1969). *Artifact in Behavioral Research.* New York: Academic Press.

Rosenthal, R. and Rosnow, R.L. (1975). *The Volunteer Subject.* New York: Wiley.

Rosenthal, R. and Rubin, D.B. (1982a). Comparing Effect Size of Independent Studies. *Psychological Bulletin, 92*, 500–504.

Rosenthal, R. and Rubin, D.B. (1982b). Further Meta-Analytic Procedures for Assessing Cognitive Gender Differences. *Journal of Educational Psychology, 74*, 708–712.

Rosenthal, R. and Rubin, D.B. (1986). Meta-Analytic Procedures for Combining Studies with Multiple Effect Sizes. *Psychological Bulletin, 99*, 400–406.

Ross, D.C. (1977). Testing Patterned Hypothesis in Multiway Contingency Tables Using Weighted Kappa and Weighted Chi-Square. *Educational and Psychological Measurement, 37*, 291–308.

Rossi, P.H. and Freeman, H.E. (1993). *Evaluation.* Beverly Hills: Sage.

Rost, J. (1991). A Logistic Mixture Distribution Model for Polytomous Item Responses. *British Journal for Mathematical and Statistical Psychology, 44*, 75–92.

Rottleuthner-Lutter, M. (1985). Evaluation mit Hilfe der Box-Jenkins-Methode. Dissertation, Technische Universität Berlin, FB 2.

Rozeboom, M.W. and Jones, L.V. (1956). The Validity of the Successive Intervall Method of Psychometric Scaling. *Psychometrika, 21*, 165–183.

Rubin, D.B. (1977). Assignement to Treatment Groups on the Basis of a Covariate. *Journal of Educational Statistics, 2*, 1–26.

Rucker, M., Hughes, R., Thompson, R., Harrison, A. and Vanderlip, N. (1984). Personalization of Mail Surveys. Too much of a Good Think? *Educational and Psychological Measurement, 44*, 893–905.

Rückert, J. (1993). *Psychometrische Grundlagen der Diagnostik.* Göttingen: Hogrefe.

Rudinger, G. (1981). Tendenzen und Entwicklungen entwicklungspsychologischer Versuchsplanung – Sequenzanalysen. *Psychologische Rundschau, 32*, 118–136.

Rudinger, G., Chaselon, F., Zimmermann, J. und Henning, H.J. (1985). *Qualitative Daten.* München: Urban & Schwarzenberg.

Rustemeyer, R. (1992). *Praktisch-methodische Schritte der Inhaltsanalyse.* Münster: Aschendorff.

Rütter, T. (1973). *Formen der Testaufgabe.* München: Beck.

Rützel, E. (1972). Zur Gewichtung von Testaufgaben nach Schwierigkeit. *Psychologie und Praxis, 16*, 128–133.

Saal, F.E. and Landy, F.J. (1977). The Mixed Standard Rating Scale: An Evaluation. *Organizational Behavior and Human Performance, 18*, 19–35.

Saal, F.E., Downey, R.G. and Lakey, M.A. (1980). Rating the Ratings: Assessing the Psychometric Quality of Rating Data. *Psychological Bulletin, 88*, 413–438.

Sachs, L. (1971). *Statistische Auswertungsmethoden.* Berlin: Springer.

Sackett, P.R. and Dreher, G.F. (1982). Constructs and Assessment Center Dimensions: Some Troubling Empirical Findings. *Journal Applied Psychology, 67*, 401–410.

Sackett, P.R., Harris, M.M. and Orr, J.M. (1986). On Seeking Moderator Variables in the Meta-Analysis of Correlational Data: A Monte Carlo Investigation of Statistical Power and Resistence to Type I Error. *Journal Applied Psychology, 71*, 302–310.

Sader, M. (1980). *Psychologie der Persönlichkeit.* München: Juventa.

Sader, M. (1986). *Rollenspiel als Forschungsmethode.* Opladen: Westdeutscher Verlag.

Sader, M. (1995). Rollenspiel. In U. Flick, E. v. Kardorff, H. Keupp, L. Rosenstiel und S. Wolff (Hrsg.), *Handbuch Qualitativer Sozialforschung* (S. 193–197). München: PVU.

Saffir, M.A. (1937). A Comparative Study of Scales Constructed by Three Psychophysical Methods. *Psychometrika, 2*, 179–198.

Sanders, J.R. (1979). Complaints against Psychologists Adjudicated Informally by APA's Committee on Scientific and Professional Ethics and Conduct. *American Psychologist, 34*, 1139–1144.

Sanders, J.R. (1992). *Evaluating School Programs.* London: Sage.

Saner, H. (1994). A Conservative Inverse Normal Test Procedure for Combining P-values in Integrative Research. *Psychometrika, 59*, 253–267.

Sarris, V. (1990). *Methodische Grundlagen der Experimentalpsychologie, Bd. 1: Erkenntnisgewinnung und Methodik.* München: Reinhardt (UTB).

Sarris, V. (1992). *Methodische Grundlagen der Experimentalpsychologie, Bd. 2: Versuchsplanung und Stadien.* München: Reinhardt (UTB).

Sauer, C. (1976). Umfrage zu unveröffentlichten Fragebogen im deutschsprachigen Raum. *Zeitschrift für Sozialpsychologie, 7*, 98–119.

Saunders, D.R. (1956). Moderator Variables in Prediction. *Educational and Psychological Measurement, 16*, 209–222.

Schäfer, B. (1983). Semantisches Differential Technik. In H. Feger und J. Bredenkamp (Hrsg.), *Datenerhebung. Enzyklopädie der Psychologie.* Serie I, Themengebiet B, Band 2 (S. 154–221). Göttingen: Hogrefe.

Schaefer, R.E. (1976). Eine Alternative zur konventionellen Methode der Beantwortung und Auswertung von Tests mit Mehrfachwahlantworten. *Diagnostica, 22*, 49–63.

Schaie, K.W. (1965). A General Model for the Study of Developmental Problems. *Psychological Bulletin, 64*, 92–107.

Schaie, K.W. (1977). Quasi-Experimental Research Designs in the Psychology of Aging. In J.E. Birren and K.W. Schaie (Eds.), *Handbook of the Psychology of Aging*. New York: Van Nostrand.

Schandry R. (1981). *Psychophysiologie*. München: Urban & Schwarzenberg.

Schandry, R. (1989). *Lehrbuch der Psychophysiologie* (2. Auflage). München: PVU.

Scheele, B. und Groeben, N. (1988). *Diaglog-Konsens-Methoden zur Rekonstruktion subjektiver Theorien*. Tübingen: Francke.

Scheer, J. (1993). Planung und Durchführung von Repertory Grid-Untersuchungen. In J. Scheer und A. Catina (Hrsg.) (1993), *Einführung in die Repertory Grid-Technik. Band 1: Grundlagen und Methoden* (S. 24–40). Bern: Huber.

Scheer, J.W. und Catina, A. (Hrsg.) (1993). *Einführung in die Repertory Grid-Technik. (Band 1: Grundlagen und methoden; Band 2: Klinische Forschung Praxis)*. Bern: Huber.

Scheier, I.H. (1958). What is an "Objective Test"? *Psychological Reports, 4*, 147–157.

Schenck, E. (1992). *Neurologische Untersuchungsmethoden* (4. Auflage). Stuttgart: Thieme.

Scheuch, E.K. (1961). Sozialprestige und soziale Schichtung. *Kölner Zeitschrift für Soziologie und Sozialpsychologie, Sonderheft*.

Scheuch, E.K. (1967). Das Interview in der Sozialforschung. In R. König (Hrsg.), *Handbuch der empirischen Sozialforschung, Band I* (S. 136–196). Stuttgart: Enke.

Scheuch, E.K. (1974). Auswahlverfahren in der Sozialforschung. In R. König (Hrsg.), *Handbuch der empirischen Sozialforschung, Band 3a*. Stuttgart: Enke.

Scheuch, E.K. und Daheim, H. (1970). Sozialprestige und soziale Schichtung. *Kölner Zeitschrift für Soziologie und Sozialpsychologie*. Sonderheft 5, 4. Auflg., 65–103.

Scheuch, E.K. und Zehnpfennig, H. (1974). Skalierungsverfahren in der Sozialforschung. In R. König (Hrsg.), *Handbuch der empirischen Sozialforschung, Band 3a. Grundlegende Methoden und Techniken, 2. Teil*. Stuttgart: Enke.

Scheuring, B. (1991). Primacy-Effekte, ein Ermüdungseffekt? Neue Aspekte eines alten Phänomens. *Zeitschrift für Sozialpsychologie, 22*, 270–274.

Schlenker, B.R. and Weigold, M.F. (1992). Interpersonal Processes involving Impression Regulation and Management. *Annual Reviews of Psychology, 43*, 133–168.

Schlittgen, R. und Streitberg, B.H. (1994). *Zeitreihenanalyse* (5. Auflage). München: Oldenbourg.

Schlosser, O. (1976). *Einführung in die sozialwissenschaftliche Zusammenhangsanalyse*. Reinbek: Rowohlt.

Schmidt, F.L. and Hunter, J.E. (1977). Development of a General Solution to the Problem of Validity Generalization. *Journal of Applied Psychology, 62*, 529–540.

Schmidt, F.L., Hunter, J.E. and Urry, V.W. (1976) Statistical Power in Criterion Related Validation Studies. *Journal of Applied Psychology, 61*, 473–485.

Schmidt, J.A. (1974). Research Techniques for Counselors: The Multiple Baseline. *Personnell and Guidance Journal, 53*, 200–206.

Schmidt, L.R. (1975). *Objektive Persönlichkeitsmessung in diagnostischer und klinischer Psychologie*. Weinheim: Beltz.

Schmidt, L.R. und Kessler, B.H. (1976). *Anamnese: Methodische Probleme und Erhebungsstrategien*. Weinheim: Beltz.

Schmidt-Atzert, L. (1993). *Die Entstehung von Gefühlen. Vom Auslöser zur Mitteilung*. Berlin: Springer.

Schmidt-Atzert, L. (1995). Mimik und Emotionen aus psychologischer Sicht. In G. Debus, G. Erdmann und K.W. Kallus (Hrsg.), *Biopsychologie von Streß und emotionalen Reaktionen* (S. 53–66). Göttingen: Hogrefe.

Schmitt, S.A. (1969). *Measuring Uncertainty: An Elementary Introduction to Bayesian Statistics*. Reading, Mass.: Addison-Wesley Publishing Company.

Schmitz, B. (1989). Einführung in die Zeitreihenanalyse. In K. Pawlik (Hrsg.), *Methoden der Psychologie*. Bern: Huber.

Schmitz, B., Kruse, F.O. und Tasche, K.G. (1985). Anwendung zeitreihenanalytischer Verfahren bei prozeßorientierter Paardiagnostik. In H. Appelt und B. Strauß (Hrsg.), *Ergebnisse einzelfallstatistischer Untersuchungen* (S. 84–113). Berlin: Springer.

Schneider, G. (1988). Hermeneutische Strukturanalyse von qualitativen Interviews. *Kölner Zeitschrift für Soziologie und Sozialpsychologie, 40*, 223–244.

Schnell, R. (1990). Computersimulation und Theoriebildung in den Sozialwissenschaften. *Kölner Zeitschrift für Soziologie und Sozialpsychologie, 42*, 109–128.

Schnell, R. (1993). Die Homogenität sozialer Kategorien als Voraussetzung für „Repräsentativität" und Gewichtungsverfahren. *Zeitschrift für Soziologie, 22*, 16–32.

Schnell, R. (1994). *Graphisch gestützte Datenanalyse*. München, Wien: Oldenbourg.

Schnell, R., Hill, P. und Esser. E. (1993). *Methoden der empirischen Sozialforschung*. München: Oldenbourg.

Schnotz, W. (1982). Rekonstruktion von individuellen Wissensstrukturen. In G.L. Huber und H. Mandl (Hrsg.), *Verbale Daten*. Weinheim, Beltz, S. 220–239.

Schönbach, P. (1972). Likableness Ratings of 100 German Personality-Trait Words Corresponding to a Subject of Anderson's 555 Trait Words. *European Journal of Social Psychology, 2*, 327–334.

Schorr, A. (1994). Methodenausbildung in der angewandten Psychologie – Forschungsdefizite und Forschungsperspektiven. In A. Schorr (Hrsg.), *Die Psychologie und die Methodenfrage* (S. 272–280). Göttingen: Hogrefe.

Schriesheim, C.A. and Hill, K.D. (1981). Controlling Acquiscence Response Bias by Item Reversals: The Effect on Questionnaire Validity. *Journal of Educational and Psychological Measurement, 41*, 1101–1115.

Schriesheim, C.A. and Novelli, L. jr. (1989). A Comparative Test of the Interval-Scale Properties of Magnitudes Estimation and Case III Scaling and Recommendations for Equal-Interval Frequency Response Anchors. *Educational and Psychological Measurement, 49*, 59–74.

Schriesheim, C.A., Eisenbach, R.J. and Hill, K.D. (1991). The Effect of Negation and Polar Opposite Item Reversals on Questionnaire Reliability and Validity: An Experimental Investigation. *Educational and Psychological Measurement, 51*, 67–78.

Schriesheim, C.A., Kopelman, R.E. and Solomon, E. (1989). The Effect of Grouped versus Randomized Questionnaire on Scale Reliability and Validity: A Three-Study

Investigation. *Educational and Psychological Measurement, 49*, 487–508.
Schröer, N. (Hrsg.) (1994). *Interpretative Sozialforschung.* Opladen: Westdeutscher Verlag.
Schuler, H. (1994). *Das Einstellungsinterview. Ein Arbeits- und Trainingsbuch.* Göttingen: Hogrefe.
Schulz von Thun, F. (1991). *Miteinander Reden. Störungen und Klärungen. Allgemeine Psychologie der Kommunikation.* Reinbeck bei Hamburg: Rowohlt.
Schumacher, D. (1992). *Get Funded! A Practical Guide for Scholars Seeking Research Report from Business.* London: Sage.
Schürfeld, C. (1966). *Kurzgefaßte Regeln für die alphabetische Katalogisierung an Institutsbibliotheken.* Bonn.
Schuessler, K. F. (1982). *Measuring Social Life Feelings. Improved Methods for Assessing How People Feel About Society and Their Place in Society.* San Francisco: Jossey-Bass.
Schütz, A. und Luckmann, T. (1979). *Strukturen der Lebenswelt.* Frankfurt: Suhrkamp.
Schütze, F. (1976 a). Zur soziologischen und linguistischen Analyse von Erzählungen. *Internationales Jahrbuch für Wissens- und Religionssoziologie, 10*, 7–42.
Schütze, F. (1976 b). *Zur Hervorlockung und Analyse thematisch relevanter Geschichten im Rahmen soziologischer Feldforschung.* In Arbeitsgruppe Bielefelder Soziologen (Hrsg.), Kommunikative Sozialforschung (S. 159–260). München: Fink.
Schütze, F. (1977 a). *Die Technik des narrativen Interviews in Interaktionsfeldstudien – dargestellt an einem Projekt zur Erforschung von kommunalen Machtstrukturen (MS).* Bielefeld: Universität Bielefeld, Fakultät für Soziologie, Arbeitsberichte und Forschungsmaterialien, Nr. 1.
Schütze, F. (1977 b). *Die Technik des narrativen Interviews in Interaktionsfeldstudien.* Unveröffentlichtes Manuskript, Universität Bielefeld, Fakultät für Soziologie.
Schütze, F. (1983). Biographieforschung und narratives Interview. *Neue Praxis, 3*, 283–293.
Schütze, F. (1984). Kognitive Figuren des autobiographischen Stegreiferzählens. In M. Kohli und G. Robert (Hrsg.), *Biographie und soziale Wirklichkeit* (S. 78–117). Stuttgart: Enke.
Schuler, H. (1980). *Ethische Probleme psychologischer Forschung.* Göttingen: Hogrefe.
Schultz, D.P. (1969). The Human Subject in Psychological Research. *Psychological Bulletin, 72*, 214–228.
Schwab, D.P. Heneman, H.G., III. und De Cotiis, T.A. (1975). Behaviorally Anchored Rating Scales: A Review of the Literature. *Personnel Psychology, 14*, 360–370.
Schwäbisch, L. und Siems, M. (1977). *Anleitung zum sozialen Lernen für Paare, Gruppen und Erzieher.* Reinbeck: rororo.
Schwartz, H. and Jacobs, J. (1979). *Qualitative Sociology.* New York: Free Press.
Schwarz, H. (1960). Abschätzung der Streuung bei der Planung von Stichprobenerhebungen. *Statistische Praxis, 5.*
Schwarz, H. (1966). Über die Abschätzung der Standardabweichung zahlenmäßiger Merkmale durch Annahme bestimmter Verteilungen. *Statistische Praxis, 11.*
Schwarz, H. (1975). *Stichprobenverfahren.* München: Oldenbourg.
Schwarz, N. and Sudman, S. (Eds.) (1992). *Context Effects in Social and Psychological Research.* New York, Berlin: Springer.
Schwarzer, R. (1983). Befragung. In H. Feger und J. Bredenkamp (Hrsg.), *Enzyklopädie der Psychologie, Bd. B, Serie I, 2.* Göttingen: Hogrefe.
Schweizer, K. (1988). Reference-Reliability as a Concept of Reliability of Change in Times Series Data. *Educational and Psychological Measurement, 48*, 603–613.
Schweizer, K. (1989). Eine Analyse der Konzepte, Bedingungen und Zielsetzungen von Replikationen. *Archiv für Psychologie, 141*, 85–97.
Scriven, M. (1980). *The Logic of Evaluation.* California. Edgepress.
Scriven, M. (1991). *Evaluation Thesaurus.* London: Sage.
Searle, J.R. (1979). *Expression and Meaning. Studies in the Theory of Speech Acts.* Cambridge: University Press.
Sears, R.R. (1967). *Privacy and Behavioral Research.* Washington, D.C.: Executive Office of the President.
Sechrest, L. and Figueredo, A.J. (1993). Program Evaluation. *Annual Revue of Psychology, 44*, 645–674.
Secord, P.F. and Backman, C.W. (1974). *Social Psychology.* New York: McGraw Hill.
Sedlmeier, P. and Gigerenzer, G. (1989). Do Studies of Statistical Power have an Effect on the Power of Studies? *Psychological Bulletin, 105*, 309–316.
Seifert, T.L. (1991). Determining Effect Sizes in Various Experimental Designs. *Educational and Psychological Measurement, 51*, 341–347.
Selg, H. (1971). *Einführung in die experimentelle Psychologie.* Stuttgart: Kohlhammer.
Selye, H. (1950). *The Physiology and Pathology to Stress.* Montreal: Acta.
Semmer, N. und Tschan, F. (1991). „Und dafür habt Ihr solange geforscht?" Zum Problem der Trivialität in der Psychologie. In K. Grawe, R. Hänni, N. Semmer und F. Tschan (Hrsg.). *Über die richtige Art, Psychologie zu betreiben* (S. 151–161). Göttingen: Hogrefe.
Shadish, W.R., Cook, T.D. and Leviton, L.C. (1993). *Foundations of Program Evaluation.* London: Sage.
Shannon, E. and Weaver, W. (1964). *The Mathematical Theory of Communication.* Urbana: University of Illinois Press.
Shaw, M.E. and Wright, J.M. (1967). *Scales for the Measurement of Attitudes.* New York: McGraw Hill.
Sheatsley, P.B. (1962). *Die Kunst des Interviewens.* In R. König (Hrsg.), *Das Interview.* Köln: Kiepenheuer & Witsch, S. 125–142.
Sheldon, W.H. (1954), *Atlas of Men.* New York: Harper.
Shepard, R.N. (1962a, 1962b). The Analysis of Proximities: Multidimensional Scaling with an Unknown Distance Function. I. *Psychometrika, 27*, 125–140. II. *Psychometrika, 27*, 219–246.
Shepard, R.N. (1964). Attention and the Metric Structure of Stimulus Space. *Journal of Mathematical Psychology, 1*, 54–87.
Shepard, R.N. (1972). A Taxonomy of Some Principal Types of Data and of Multidimensional Methods for their Analysis. In R.N. Shepard, A.K. Romney and S.B. Nerlove (Eds.), *Multidimensional Scaling, Vol. 1.* New York: Seminar Press.
Sherif, M. and Hovland, C.I. (1961). *Social Judgement – Assimilation and Contrast Effects in Communication and Attitude Change.* New Haven: Yale University Press.
Shields, S. (1975). Functionalism, Darwinism, and the Psychology of Woman. *American Psychologist, 30*, 739–754.
Shiffler, R.E. and Harwood, G.B. (1985). An Empirical Assessment of Realized Risk When Testing Hypothesis. *Educational and Psychological Measurement, 45*, 811–823.
Shine, L.C. (1980). The Fallacy of Replacing an A Priori Significance Level with an A Posteriori Significance Le-

vel. *Educational and Psychological Measurement, 40*, 331–335.
Siddle, D. (1983). *Orienting and Habituation. Perspectives in Human Research.* New York: Wiley.
Sidman, M. (1967). *Tactics of Scientific Research.* New York: Basic Books.
Sieber, M. (1979a). Zur Zuverlässigkeit von Eigenangaben bei einer Fragebogenuntersuchung. *Zeitschrift für experimentelle und angewandte Psychologie, 26*, 157–167.
Sieber, M. (1979b). Zur Erhöhung der Rücksendequote bei einer postalischen Befragung. *Zeitschrift für experimentelle und angewandte Psychologie, 26*, 334–340.
Siegman, A.W. and Smith, T.W. (Eds.) (1994). *Anger, Hostility, and the Heart.* Hillsdale: Erlbaum.
Sievers, W. (1977). Über Dummy-Variablen-Kodierung in der Varianzanalyse. *Psychologische Beiträge, 19*, 454–462.
Silbereisen, R.K. (1977). Prädiktoren der Rollenübernahme bei Kindern. *Psychologie in Erziehung und Unterricht, 24*, 86–92.
Silbernagl, S. und Despopoulos, A. (1991). *Taschenatlas der Physiologie* (4. Auflage). Stuttgart: Thieme.
Silvermann, I. (1977). *The Human Subject in the Psychological Laboratory.* New York. Pergamon Press.
Silverman, D. (1985). *Qualitative Methodology and Sociology.* Aldershot: Gower.
Simitis, S., Dammann, U., Mallmann, O. und Reh, H.J. (1981). *Kommentar zum Bundesdatenschutzgesetz.* Baden-Baden: Nomos.
Simm, R. (1989). Junge Frauen in Partnerschaft und Familie. *Aus Politik und Zeitgeschichte, B28/89*, 34–39.
Simon-Schäfer, R. (1992). Dialektik. In H. Seiffert und G. Radnitzky (Hrsg.), *Lexikon zur Wissenschaftstheorie* (S. 33–36). München: Deutscher Taschenbuch Verlag.
Singer, J.D. and Willett, J.B. (1991). Modeling the Days of our Lifes: Using Survival Analysis When Designing and Analysing Longitudinal Studies of Duration and the Time of Events. *Psychologica Bulletin, 110*, 268–290.
Sixtl, F. (1967). *Meßmethoden der Psychologie.* Weinheim: Beltz.
Sixtl, F. (1993). *Der Mythos des Mittelwertes.* Wien: Oldenbourg.
Skinner, B.F. (1945). The Operational Analysis of Psychological Terms. *Psychological Review, 52*, 270–277.
Smart, R.G. (1966). Subject Selection Bias in Psychological Research. *Canadian Psychologist, 7*, 115–121.
Smith, N.C. (1970). Replication Studies: A Neglected Aspect of Psychological Research. *American Psychologist, 25*, 970–975.
Smith, P.C. and Kendall, L.M. (1963). Retranslation of Expectations: An Approach to Unambiguous Anchors for Rating Scales. *Journal of Applied Psychology, 47*, 149–155.
Smith, T.M.F. (1978). Principles and Problems in the Analysis of Repeated Surveys. In N.K. Namboodiri (Ed.), *Survey Sampling and Measurement.* New York: Academic Press, pp. 201–216.
Snell-Dohrenwind, B., Colombotos, J. and Dohrenwind, B. (1968). Social Distance and Interviewer-Effects. *Public Opinion Quarterly, 32*, 410–422.
Snodgrass, J.G. (1972). *Theory and Experimentation in Signal Detection.* New York: Baldwin, Life Science Associates.
Snyder, S.H. (1988). *Chemie der Psyche. Drogenwirkung im Gehirn.* Heidelberg: Spektrum der Wissenschaft.
Soeffner, H.-G. und Hitzler, R. (1994). Qualitatives Vorgehen – „Interpretation". In T. Herrmann und W. Tack (Hrsg.), *Methodologische Grundlagen der Psychologie.* Enzyklopädie der Psychologie, Themenbereich B, Serie I, Band 1 (S. 98–136). Göttingen: Hogrefe.
Sörbom, D. (1978). An Alternative to the Methodology for Analysis of Covariance. *Psychometrika, 43*, 381–396.
Soyland, A.J. (1994). *Psychology as Metaphor.* London: Sage.
Spaeth, J.L. (1975). Path Analysis. In D.J. Amick and H.J. Walberg (Eds.), *Introductory Multivariate Analysis.* Berkeley, California: McCatchan, Kap. 3.
Spearman, C. (1910). Correlation Calculated from Faulty Data. *British Journal of Psychology, 3*, 281.
Spector, P.E. (1981). *Research Designs.* London: Sage Publ.
Spiel, C. (1988). Experiment versus Quasiexperiment. Eine Untersuchung zur Freiwilligkeit der Teilnahme an wissenschaftlichen Studien. *Zeitschrift für experimentelle und angewandte Psychologie, 35*, 303–316.
Spielberger, C.D. and Dutcher, J.N. (Eds.) (1992). *Advances in Personality Assessment.* Vol. 9. Hillsdale: Erlbaum.
Spinks, J. and Kramer, A. (1991). Capacity Views of Human Information Processing. Autonomic Measures. In J.R. Jennings and M.G.H. Coles (Eds.), *Handbook of Cognitive Psychophysiology. Central and Autonomic Nervous System Approaches* (pp. 208–228). Chichester: Wiley.
Spöhring, W. (1989). *Qualitative Sozialforschung.* Stuttgart: Teubner.
Sporer, S.L. und Franzen, S. (1991). Das kognitive Interview: Empirische Belege für die Effektivität einer gedächtnispsychologisch fundierten Technik zur Befragung von Augenzeugen. *Psychologische Beiträge, 33*, 407–433.
Spradley, J. (1979). *The Ethnographic Interview.* New York: Holt, Rinehart & Winston.
Spreen, O. (1963). *MMPI – Saarbrücken.* Bern: Huber.
Sprung, L. und Sprung, H. (1984). *Grundlagen der Methodologie und Methodik der Psychologie. Eine Einführung in die Forschungs- und Diagnosemethodik für empirisch arbeitende Humanwissenschaftler.* Berlin.
Stachowiak, H. (1992). Modell. In H. Seiffert und R. Radnitzky (Hrsg.), *Handlexikon zur Wissenschaftstheorie* (S. 219–222). München: Deutscher Taschenbuch Verlag.
Stanley, J.C. and Wang, M.D. (1970). Weighting Test Items and Test-Item Options: An Overview of the Analytical and Empirical Literature. *Educational and Psychological Measurement, 30*, 21–35.
Starbuck, W.H. (1983). Computer Simulation of Human Behavior, *Behavioral Science, 28*, 154–165.
Stassen, P. und Seefeldt, S. (1991). *HIV als Grenzsituation.* Unveröffentlichte Diplomarbeit. Berlin: Technische Universität Berlin, Institut für Psychologie.
Stegmüller, W. (1979). *Rationale Rekonstruktion von Wissenschaft und ihrem Wandel.* Stuttgart: Reclam.
Stegmüller, W. (1985). *Probleme und Resultate der Wissenschaftstheorie und analytischen Philosophie* (2. Auflage). Berlin: Springer.
Steiner, D.D., Lane, J.M., Dobbins, G.H., Schnur, A. and McConnell, S. (1991). A Review of Meta-Analysis in Organizational Behavior and Human Resources Management: An Empirical Assessment. *Educational and Psychological Measurement, 51*, 609–626.
Steinmeyer, E.M. (1976). Zufallskritische Einzelfalldiagnostik im psychiatrischen Feld, dargestellt am Beispiel der Hebephrenie. *Zeitschrift für experimentelle und angewandte Psychologie, 23*, 271–283.
Stelzl, I. (1982). *Fehler und Fallen der Statistik.* Bern: Huber.
Sterling, T.D. (1959). Publication Decisions and their Possible Effects on Inferences Drawn from Tests of Signifi-

cance – or vice versa. *Journal of the American Statistical Association, 54*, 30–34.
Stern, W. (1923). *Die menschliche Persönlichkeit. Person und Sache, Band II.3.* Leipzig: Barth.
Stevens, S.S. (1935). The Operational Basis of Psychology. *American Journal of Psychology, 47*, 517–527.
Stevens, S.S. (1946). On the Theory of Scales of Measurement. *Science, 103*, 677–680.
Stevens, S.S. (1951). *Mathematics, Measurement and Psychophysics.* In S.S. Stevens (Ed.), *Handbook of Experimental Psychology.* New York: Wiley.
Stevens, S.S. (Ed.) (1951). *Handbook of Experimental Psychology.* New York: Wiley.
Stevens, S.S. (1959). Measurement, Psychophysics and Utility. In C.W. Chuchman, B. Ratoosh (Hrsg.), *Measurement, Definition and Theories.* New York.
Stevens, S.S. (1968). Measurement, Statistics and the Schemapiric View. *Science, 161*, 849–856.
Stevens, W.L. (1939). Distribution of Groups in a Sequence of Alternatives. *Ann. Eugen., 9*, 10–17.
Steyer, R. (1994). Stochastische Modelle. In T. Herrmann und W. Tack (Hrsg.), *Methodologische Grundlagen der Psychologie. (Enzyklopädie der Psychologie, Themenbereich B, Serie I, Band 1)* (S. 649–693). Göttingen: Hogrefe.
Steyer, R. und Eid, M. (1993). *Messen und Testen.* Heidelberg: Springer.
Stine, W.W. (1989). Meaningful Inference: The Role of Measurement in Statistics. *Psychological Bulletin, 105*, 147–155.
Stock, D. (1994). *Biographische Sinnfindung in einem sozialistischen Land.* Unveröffentlichte Diplomarbeit. Berlin: Technische Universität Berlin, Institut für Psychologie.
Stock, W.A., Okun, M.A., Haring, M.J., Miller, W., Kinney, C. and Ceurvorst, R.W. (1982). Rigor in Data Synthesis: A Case Study of Reliability in Meta-Analysis. *Educational Researcher, 11*, 10–14, 20.
Stouffer, S.A., Suchman, E.A. de Vinney, L,C., Star, S.A. and Williams R.M. jr. (1949). *The American Soldier: Adjustment During Army Life* (Vol. 1). Princeton, New York: Princeton University Press.
Strahan, R.F. (1980). More on Averaging Judges' Ratings: Determining the most Reliable Composite. *Journal of Consulting and Clinical Psychology, 48*, 587–589.
Strasser, G. (1988). Computer Simulation as a Research Tool: The DISCUSS Model of Group Decision Making. *Journal of Experimental Social Psychology, 24*, 393–422.
Straub, J. (1989). *Historisch-psychologische Biographieforschung.* Heidelberg: Asanger.
Strauss, A.L. (1987). *Qualitative Analysis for Social Sciences.* Cambridge: Cambridge University Press.
Strauss, A.L. (1994). *Grundlagen qualitativer Sozialforschung.* München: Fink.
Strauss, A.L. and Corbin, J. (1990). *Basics of Qualitative Research. Grounded Theory Procedures and Techniques.* Newbury Park: Sage.
Strauss, M.A. (1969). *Family Measurement Techniques.* Abstracts of Published Instruments, 1935–1965. Minneapolis.
Strube, G. (1990). Neokonnektionismus: Eine neue Basis für die Theorie und Modellierung menschlicher Kognitionen. *Psychologische Rundschau, 41*, 129–143.
Strube, M.J. and Miller, R.H. (1986). Comparison of Power Rates for Combining Probability Procedures. A Simulation Study. *Psychological Bulletin, 99*, 407–415.
"Student": (1908). The Probable Error of the Mean. *Biometrika, 6*, 1–25.
Stuhr, U. und Deneke, F.-W. (Hrsg.) (1992). *Die Fallgeschichte. Beiträge zu ihrer Bedeutung als Forschungsinstrument.* Heidelberg: Asanger.
Sturges, H.A. (1926). The Choice of a Class Intervall. *Journal of the American Statistical Association, 21*, 65–66.
Stuwe, W. und Timaeus, E. (1980). *Bedingungen für Artefakte in Konformitätsexperimenten: Der Milgram-Versuch.* In W. Bungard (Hrsg.), *Die „gute" Versuchsperson denkt nicht.* München: Urban & Schwarzenberg.
Subkoviak, M.J. (1974). Remarks on the Method of Paired Comparisons: The Effect of Non-Normality in Thurstone's Comparative Judgement Model. *Educational and Psychological Measurement, 34*, 829–834.
Sudman, S. (1976). *Applied Sampling.* New York: Academic Press.
Sudman, S. and Bradburn, N. (1974). *Response Effects in Surveys.* Chicago: Aldine Publishing Company.
Sullivan, D.S. and Deiker, T.E. (1973). Subject-Experimenter Perception of Ethical Issues in Human Research. *American Psychologist, 28*, 587–591.
Sullivan, H.S. (1976). *Das psychotherapeutische Gespräch.* Frankfurt am Main: Fischer.
Sullivan, J.L. and Feldman, S. (1979). *Multiple Indicators. An Introduction.* Beverly Hills: Sage.
Suppes, P. and Zinnes, J.L. (1963). Basic Measurement Theory. In R.D. Luce, R.R. Busch and E. Galanter (Eds.), *Handbook of Mathematical Psychology*, Vol. 1 (pp. 1–76). New York: Wiley.
Swaminathan, H. and Algina, J. (1977). Analysis of Quasi-Experimental Time-Series Designs. *Multivariate Behavioral Research, 12*, 111–131.
Sweetland, R.C. and Keyer, D.J. (1986). *Tests. A Comprehensive Reference for Assessment in Personality, Education, and Business.* Kansas City: Test Corp. of America.
Swets, J.A. (Ed.) (1964). *Signal Detection and Recognition by Human Observers.* New York: Wiley.
Swets, J.A. (1986). Indices of Discrimination or Diagnostic Accuracy. Their ROCs and Implied Models. *Psychological Bulletin, 99*, 100–117.
Swijtink, Z.G. (1987). The Objectivation of Observation: Measurement in Statistical Methods in the Nineteenth Century. In L. Krüger, L.J. Daston and M. Heidelberger (Eds.), *The Probabilistic Revolution, Vol. 1. Ideas and History* (pp. 261–285). Cambridge, MA: MIT-Press.
Swoboda, W.H. (1986). Zum Umgang Jugendlicher mit dem Bildschirmspiel – Ergebnisse einer bundesweiten Repräsentativbefragung. In J.H. Knoll, S. Kolfhaus, S. Pfeifer und W.H. Swoboda (Hrsg.), *Das Bildschirmspiel im Alltag Jugendlicher* (S. 91–236). Opladen: Leske und Budrich.
Szameitat, K. und Schäfer, K.A. (1964). Kosten und Wirtschaftlichkeit von Stichprobenstatistiken. *Allgemeines Statistisches Archiv, 48*, 123–164.
Tack, W.H. (1994). Die Rolle der Forschungsmethoden in Lehre und Studium – Möglichkeiten einer allgemeinen Methodologie der Psychologie. In A. Schorr (Hrsg.), *Die Psychologie und die Methodenfrage* (S. 242–252). Göttingen: Hogrefe.
Tanner, W.P., Jr. and Swets, J.A. (1954). A Decision-Making Theory of Visual Detection. *Psychological Review, 61*, 401–409.
Taylor, C.W. and Barron, F. (1964). *Scientific Creativity.* New York. Wiley.

Taylor, J.B. (1968). Rating Scales as Measures of Clinical Judgement: A Method for Increasing Scale Reliability and Sensitivity. *Educational and Psychological Measurement, 28*, 747–766.

Taylor, J.B. and Parker, H.A. (1964). Graphic Ratings and Attitude Measurement: A Comparison of Research Tactics. *Journal of Applied Psychology, 48*, 37–42.

Taylor, J.B., Haefele, E., Thompson, P. and O'Donoghue, C. (1970). Rating Scales as Measures of Clinical Judgements II: The Reliability of Example-Anchored Scales under Conditions of Rater Heterogeneity and Divergent Behavior Sampling. *Educational and Psychological Measurement, 30*, 301–310.

Taylor, J.B., Ptacek, M., Carithers, M., Griffin, C. and Coyne, L. (1972). Rating Scales as Measures of Clinical Judgement III: Judgements of the Self on Personality Inventory Scales and Direct Ratings. *Educational and Psychological Measurement, 32*, 543–557.

Tent, L. und Stelzl, I. (1993). *Pädagogisch-psychologische Diagnostik.* Göttingen: Hogrefe.

Tesch, R. (1990). *Qualitative Research: Analysis Types and Software Tools.* New York: Falmer.

Teska, P.T. (1947). The Mentality of Hydrocephalics and a Description of an Interesting Case. *Journal of Psychology, 23*, 197–203.

Testzentrale des Berufsverbandes Deutscher Psychologen (1994). *Testkatalog 1994/95.* Göttingen: Hogrefe.

Tetlock, P.E. (1983). Accountability and Complexity of Thought. *Journal of Personality and Social Psychology, 45*, 74–83.

Thanga, M.N. (1955). An Experimental Study of Sex Differences in Manual Dexterity. J. Educ. and Psychol., *Baroda, 13*, 77–86.

Thierau, H. and Wottawa, H. (1990). Evaluationsprojekte: Wissensbasis oder Entscheidungshilfe? *Zeitschrift für pädagogische Psychologie, 4*, 229–240.

Thistlethwaite, D.L and Campbell, D.T. (1960). Regression-Discontinuity Analysis: An Alternative to the Expost Facto Experiment. *Journal of Educational Psychology, 51*, 309–317.

Thomae, H. (1952). Biographische Methode in den anthropologischen Wissenschaften. *Studium Generale, 5*, 163–177.

Thomae, H. (1968). *Das Individuum und seine Welt.* Göttingen: Hogrefe.

Thomae, H. (1989). Zur Relation von qualitativen und quantitativen Strategien psychologischer Forschung. In G. Jüttemann (Hrsg.), *Qualitative Forschung in der Psychologie* (S. 92–107). Heidelberg: Asanger.

Thomae, H. und Petermann, F. (1983). Biographische Methode und Einzelfallanalyse. In H. Feger und J. Bredenkamp (Hrsg.), *Enzyklopädie der Psychologie, B, Serie 1, Bd. 2.* Göttingen: Hogrefe.

Thomas, W.I. and Znanieckie, F. (1927). *The Polish Peasant in Europe and America.* New York: Knopf.

Thompson, E.N. (1974). A Plea for Replication. *California Journal of Educational Research, 25*, 79–86.

Thompson, B. (1988). CANPOW: A Program that Estimates Effect or Sample Sizes Required for Canonical Correlation Analysis. *Educational and Psychological Measurement, 48*, 693–696.

Thompson, B. (1990). Alphamax: A Program that Maximizes Coefficient Alpha by Selective Item Deletion. *Educational and Psychological Measurement, 50*, 585–589.

Thompson, B. (1994). Guidelines for Authors. *Educational and Psychological Measurement, 54*, 837–847.

Thompson, J.D. and Demerath, N.J. (1952). Some Experiences with the Group Interview. *Social Forces, 31*, 148–154.

Thompson, M. (1980). *Benefit-Cost Analysis for Program Evaluation.* Beverly Hills, CA: Sage.

Thoms, K. (1975). Anamnese. In W. Klein (Hrsg.), *Familien- und Lebensberatung.* Stuttgart: Huber.

Thoresen, C.E. and Anton, J.L. (1974). Intensive Experimental Research in Counseling. *Journal of Counseling Psychology, 21*, 553–559.

Thorndike, E.L. (1920). A Constant Error in Psychological Rating. *Journal of Applied Psychology, 4*, 25–29.

Thurstone, L.L. (1927). A Law of Comparative Judgement. *Psychological Review, 34*, 273–286.

Thurstone, L.L. (1931). The Measurement of Social Attitudes. *Journal of Abnormal and Social Psychology, 26*, 249–269.

Thurstone, L.L. and Chave, E.J. (1929). *The Measurement of Attitudes.* Chicago: University of Chicago Press.

Timaeus, E. (1973). Some Nonverbal and Paralinguistic Cues as Mediators of Experimenter Expectancy Effects. In M. v. Cranach and J. Vine (Eds.), *Social Communication and Movement.* New York: Academic Press.

Timaeus, E. (1974). *Experiment und Psychologie.* Göttingen: Hogrefe.

Timaeus, E. and Schwebke, K. (1970). Die Leistungen des „klugen Hans" und ihre Folgen: Ein experimenteller Beitrag zur Psychologie der Versuchsperson. *Zeitschrift für Sozialpsychologie, 1*, 237–252.

Timaeus, E., Lück, H.E., Ulandt, H. und Schanderwitz, U. (1977). Die PRS-Skala von Adair - ein Ansatz zur Kontrolle von Vp-Motivationen. *Zeitschrift für experimentelle und angewandte Psychologie, 24*, 510–518.

Torgerson, W.S. (1958). *Theory and Methods of Scaling.* New York: Wiley.

Tourangeau, R. (1984). Cognitive and Survey Methods. In T. Jabine, M. Straf, J. Tanur and R. Tourangeau (Eds.), *Cognitive Aspects of Survey Methodology: Building a Bridge Between Disciplines* (pp. 73–100). Washington D.C.: National Academy Press.

Tourangeau, R. (1987). Attitude Measurement: A Cognitive Perspective. In H. Hippler, N. Schwarz and S. Sudman (Eds.), *Social Information Processing and Survey Methodology* (pp. 149–162). New York: Springer.

Tourangeau, R. and Rasinski, K.A. (1988). Cognitive Processes Underlying Context Effects in Attitude Measurement. *Psychological Bulletin, 103*, 299–314.

Tracz, S.M., Elmore, P.B. and Pohlmann, J.T. (1992). Correlational Meta-Analysis. Independent and Nonindipendent Cases. *Educational and Psychological Measurement, 52*, 879–888.

Tränkle, U. (1983). Fragebogenkonstruktion. In H. Feger und J. Bredenkamp (Hrsg.), *Enzyklopädie der Psychologie, B, I, 2.* Göttingen: Hogrefe.

Tränkle, U. (1987). Auswirkungen der Gestaltung der Antwortskala auf quantitative Urteile. *Zeitschrift für Sozialpsychologie, 18*, 88–99.

Trautner, H.M. (1978). *Lehrbuch der Entwicklungspsychologie.* Göttingen: Hogrefe.

Traxel, W. (1974). *Grundlagen und Methoden der Psychologie.* Bern: Huber.

Triebe, J.K. (1976). *Das Interview im Kontext der Eignungsdiagnostik.* Bern: Huber.

Trochim, W.M.K. and Cappelleri, J.C. (1992). Cutoff Assignement Strategies for Enhancing Randomized Clinical Trials. *Controlled Clinical Trials, 13*, 190–212.

Tröger, H. und Kohl, A. (1977). *Hinweise für das Zitieren von Literatur und Literaturverzeichnisse in wissenschaftlichen Texten.* Unveröffentlichtes Manuskript. Technische Universität Berlin.

Trommsdorff, V. (1975). *Die Messung von Produktimages für das Marketing. Grundlagen und Operationalisierung.* Köln.

Trost, G. (1975). *Vorhersage des Studienerfolgs.* Braunschweig: Westermann.

Tudiver, F., Bass, M.J., Dunn, E.V., Norten, P.G. and Stewart, M.A. (1992). *Assessing Interventions.* London: Sage.

Tukey, J.W. (1977). *Exploratory Data Analysis.* Reading, Massachusetts: Addison-Wesley.

Tversky, A. and Kahnemann, D. (1974). Judgement under Uncertainty. Heuristics and Biases. *Science, 185,* 1124–1131.

Ulich, D. (1982). Interaktionsbedingungen von Verbalisation. In G.L. Huber und H. Mandl (Hrsg.), *Verbale Daten.* Weinheim: Beltz.

Undeutsch, U. (1983). Exploration. In H. Feger und J. Bredenkamp (Hrsg.), *Datenerhebung.* Themenbereich B, Serie I, Band 2 der Enzyklopädie der Psychologie. Göttingen: Hogrefe.

Upmeyer, A. (1981). Perceptual and Judgemental Processes in Social Contexts. In L. Berkowitz (Ed.), *Advances in Experimental Social Psychology.*

Upmeyer, A. (1982). *Attitudes and Social Behaviour.* In J.P. Codol and J.P. Leyens (Eds.), *Cognitive Analysis of Social Behavior* (pp. 51–86). Den Haag: Martinus Nijhoff.

Upmeyer, A. (1985). *Soziale Urteilsbildung.* Stuttgart: Kohlhammer.

Upshaw, H.S. (1962). Own Attitude as an Anchor in Equal Appearing Intervals. *Journal of Abnormal and Social Psychology, 64,* 85–96.

Urban, F.M. (1931). Zur Verallgemeinerung der Konstanzmethode. *Arch. ges. Psychol., 80,* 167–178.

Urban, J. (1943). *Behavior Changes Resulting from a Study of Communicable Diseases.* New York: Columbia University.

Vagt, G. (1976). Korrektur von Regressionseffekten in Behandlungsexperimenten. *Zeitschrift für experimentelle und angewandte Psychologie, 23,* 284–296.

Vagt, G. (1977). Meßinstrumente verändern sich im Laufe der Zeit. *Psychologie und Praxis, 21,* 117–122.

Vagt, G. und Wendt, W. (1978). Akquieszenz und die Validität von Fragebogenskalen. *Psychologische Beiträge, 30,* 428–439.

Van de Vall, M. (1993). *Angewandte Sozialforschung. Begleitung, Evaluierung und Verbesserung sozialpolitischer Maßnahmen.* Weinheim: Juventa.

Van der Kloot, W.A. und Sloof, N. (1989). Die Bedeutungsstruktur von 281 Persönlichkeitsadjektiven. *Zeitschrift für Sozialpsychologie, 20,* 86–91.

Van der Ven, A. (1980). Einführung in die Skalierung. Bern: Huber.

Van Dijk, T.A. (1980). *Textwissenschaft.* München: DTV.

Van Koolwijk, J. and Wieken-Mayser, M. (1986). *Techniken der empirischen Sozialforschung, Vo. 8, Kausalanalyse.* München: Oldenbourg.

Vaughan, Jr. H.G. (1974). The Analysis of Scalp-Recorded Brain Potentials. In R.F. Thompson and M.M. Patterson (Eds.), *Bioelectric Recording Technics. Part B.* New York: Academic Press.

Velden, M. (1982). *Die Signalentdeckungstheorie in der Psychologie.* Stuttgart: Kohlhammer.

Velden, M. (1994). *Psychophysiologie. Eine kritische Einführung.* Berlin: Quintessenz.

Velden, M. and Clark, W.C. (1979). Reduction of Rating Scale Data by Means of Signal Detection Theory. *Perception and Psychophysics, 25,* 517–518.

Velleman, P.F. and Hoaglin, D.C. (1981). *Applications, Basics, and Computing of Exploratory Data Analysis.* Boston, Massachusetts: Duxbury Press.

Venables, P.H. and Christie, M.J. (1980). Electrodermal Activity. In I. Martin and P.H. Venables (Eds.), *Technics in Psychophysiology.* Chichester: Wiley.

Vester, H.-G. (1993). *Soziologie der Postmoderne.* München: Quintessenz.

Victor, N., Lehmacher, W. und v. Eimeren, W. (Hrsg.) (1980). *Explorative Datenanalyse.* Berlin, Heidelberg: Springer.

Volpert, W. (1975). Die Lohnarbeitswissenschaft und die Psychologie der Arbeitstätigkeit. In P. Groskurth and W. Volpert (Hrsg.), *Lohnarbeitspsychologie.* Frankfurt: Fischer.

Vossel, G. (1985). Theoretical Note: A Word of Caution on the Use of Signal Detection Theory in Psychophysiological Research. *Archiv für Psychologie, 137,* 297–302.

Wachter, K.M. and Straf, M.L. (Eds.) (1990). *The Future of Meta-Analysis.* New York: Russell Sage Foundation.

Wahl, D. (1994). Handlungsvalidierung. In G.L. Huber und H. Mandl (Hrsg.), *Verbale Daten. Eine Einführung in die Grundlagen und Methoden der Erhebung und Auswertung* (S. 259–274). Weinheim: Beltz.

Wahl, K., Honig, M.S. und Gravenhorst, L. (1982). *Wissenschaftlichkeit und Interessen. Zur Herstellung subjektivitätsorientierter Sozialforschung.* Frankfurt am Main: Suhrkamp.

Wald, A. (1947). *Sequential Analysis.* New York: Wiley.

Wallace, D. (1954). A Case for and against Questionnaires. *Public Opinion Quarterly, 18,* 40–52.

Walschburger, P. (1975). Zur Standardisierung und Interpretation elektrodermaler Meßwerte in psychologischen Experimenten. *Zeitschrift für experimentelle und angewandte Psychologie, 22,* 514–533.

Warner, S.L. (1965). Randomized Responses: A Survey Technique for Eleminating Evasive Answer Bias. *Journal of the American Statistical Association, 60,* 63–69.

Watzlawick, P., Beavin, J.H. und Jackson, D.D. (1980). *Menschliche Kommunikation.* Bern: Huber.

Waxweiler, R. (1980). *Psychotherapie im Strafvollzug.* Weinheim: Beltz.

Webb, E.J., Campbell, D.T., Schwartz, R.D. und Sechrest, L. (1975). *Nichtreaktive Meßverfahren.* Weinheim: Beltz.

Weber, E.H. (1851). De Pulsu, Resorptione, Auditu et Tactu. *Annotationes Anatomicae et Physiologicae, 1,* 1–175.

Weber, S.J., Cook, T.D. and Campbell, D.T. (1971). *The Effects of School Integration on the Academic Self-Concept of Public School Children.* Paper presented at the meeting of Midwestern Psychological Association, Detroit.

Wechsler, D., Hardesty, A. und Lauber, L. (1964). *Die Messung der Intelligenz Erwachsener.* Bern: Huber.

Weede, E. (1970). Zur Methodik der kausalen Abhängigkeitsanalyse (Pfadanalyse) der nicht-experimentellen Forschung. *Kölner Zeitschrift für Soziologie und Sozialpsychologie, 22,* 532–550.

Weede, E. und Jagodzinski, W. (1977). Einführung in die konfirmatorische Faktorenanalyse. *Zeitschrift für Soziologie, 6,* 315–333.

Weidle, R. and Wagner, A.C. (1994). *Die Methode des lauten Denkens.* In G.L. Huber und H. Mandl (Hrsg.), *Verbale Daten* (S. 81–103). Weinheim: Beltz.

Weinert, F.E. (1987). Bildhafte Vorstellungen des Willens. In H. Heckhausen, P.M. Gollwitzer und F.E. Weinert (Hrsg.), *Jenseits des Rubikon: Der Wille in den Humanwissenschaften* (S. 10–26). Berlin, Heidelberg, New York: Springer.

Weise, G. (1975). *Psychologische Leistungstests.* Göttingen: Hogrefe.

Weiss, C.H. (1974). *Evaluierungsforschung.* Opladen: Westdeutscher Verlag.

Weitzman, L. (1985). *The Divorce Revolution: The Unexpected Social and Economic Consequences for Women and Children in America.* New York: Free Press.

Wender, K. (1969). *Die psychologische Interpretation nichteuklidischer Metriken in der multidimensionalen Skalierung.* Dissertation, Darmstadt.

Werner, J. (1976). Varianzanalytische Maße zur Reliabilitätsbestimmung von Ratings. *Zeitschrift für experimentelle und angewandte Psychologie, 23,* 489–500.

Werner, O. and Schoepfle, G.M. (1987a). *Systemic Fieldwork. Volume 1: Foundations of Ethnography and Interviewing.* Newbury Park: Sage.

Werner, O. and Schoepfle, G.M. (1987b). *Systemic Fieldwork. Volume 2: Ethnographic Analysis and Data Management.* Newbury Park: Sage.

Wessels, M.G. (1994). *Kognitive Psychologie* (3. Auflage). München, Basel: Reinhardt.

West, S.G. and Gunn, S.P. (1978). Some Issues of Ethics and Social Psychology. *American Psychologist, 33,* 30–38.

Westermann, R. (1980). Die empirische Überprüfung des Niveaus psychologischer Skalen. *Zeitschrift für Psychologie, 188,* 450–468.

Westermann, R. (1987). Wissenschaftstheoretische Grundlagen der experimentellen Psychologie. In G. Lüer (Hrsg.), *Allgemeine Experimentelle Psychologie* (S. 5–42). Stuttgart: Fischer.

Westermann, R. and Gerjets, P. (1994). Induktion. In T. Herrmann and W. Tack (Hrsg.), *Methodologische Grundlagen der Psychologie.* Enzyklopädie der Psychologie, Themenbereich B, Serie I, Band 1 (S. 428–472). Göttingen: Hogrefe.

Westmeyer, H. (1979). Wissenschaftstheoretische Grundlagen der Einzelfallanalyse. In F. Petermann und F.J. Hehl (Hrsg.), *Einzelfallanalyse.* München: Urban & Schwarzenberg.

Westmeyer, H. (1981). Zur Paradigmadiskussion in der Psychologie. In W. Michaelis (Hrsg.), *Bericht über den 32. Kongreß der DGfP.* Göttingen: Hogrefe.

Westmeyer, H. (Ed.) (1989). *Psychological Theories from a Structuralist Point of View.* Berlin: Springer.

Weymann, A. (1991). Eine deutsche Ideologie? Die wiedervereinigten Sozialwissenschaften und die bewältigte Vergangenheit. In C. Leggewie (Hrsg.), *Experiment Vereinigung. Ein sozialer Großversuch* (S. 52–58). Berlin: Rotbuch.

Whyte, W.F. (1984). *Learning from the Field. A Guide from Experience.* Beverly Hills: Sage.

Wiedemann, P.M. (1982). Regelgeleitete Analyse qualitativer Daten. *Zeitschrift für personzentrierte Psychologie und Psychotherapie, 1,* 63–72.

Wiedemann, P.M. (1986). *Erzählte Wirklichkeit. Zur Therie und Auswertung narrativer Interviews.* Weinheim und München: Psychologie Verlags Union.

Wiedemann, P.H. (1987). *Entscheidungskriterien für die Auswahl qualitativer Interviewstrategien.* Forschungsbericht Nr. 1/1987. Berlin: Technische Universität Berlin.

Wiedemann, P.M. (1989). *Qualitative Forschung im Überblick. Bericht der Programmgruppe Technik und Gesellschaft der Kernforschungsanlage Jülich.* Jülich: ohne Verlag.

Wieken, K. (1974). Die schriftliche Befragung. In J. v. Koolwijk und M. Wieken-Mayser (Hrsg.), *Techniken der empirischen Sozialforschung, Band 4. Erhebungsmethoden: Die Befragung.* München: Oldenbourg.

Wiener, N. (1963). *Kybernetik: Regelung und Nachrichtenübertragung im Lebewesen und in der Maschine.* Düsseldorf, Wien: Econ.

Wilcox, R.R. (1980). Some Exact Sample Sizes for Comparing the Squared Multiple Correlation Coefficient to a Standard. *Educational and Psychological Measurement, 40,* 119–124.

Wilcox, R.R. (1981). Analyzing the Distractors of Multiple-Choice Test Items or Partitioning Multinomial Cell Probabilities with Respect to a Standard. *Educational and Psychological Measurement, 41,* 1051–1068.

Wilder, J. (1931). Das „Ausgangswertgesetz", ein unbeachtetes biologisches Gesetz und seine Bedeutung für Forschung und Praxis. *Zeitschrift für Neurologie, 137,* 317–338.

Wilk, L. (1975). Die postalische Befragung. In K. Holm (Hrsg.), *Die Befragung 1.* München: Francke.

Wilkinson, B. (1951). Statistical Consideration in Psychological Research. *Psychological Bulletin, 48,* 156–158.

Will, H., Winkeler, A. und Kropp, A. (Hrsg.) (1987). *Evaluation in der beruflichen Aus- und Weiterbildung. Konzepte und Strategien.* Heidelberg: Sauer.

Willett, J.B. (1989). Some Results on Reliability for the Longitudinal Measurement of Change: Implications for the Design of Studies of Individual Growth. *Educational and Psychological Measurement, 49,* 587–602.

Williams, R.H. and Zimmermann, D.W. (1977). The Reliability of Difference Scores when Errors are Correlated. *Educational and Psychological Measurement, 37,* 679–689.

Willis, F.N. and Carlson, R.A. (1993). Singles Ads: Gender, Social Class, and Time. *Sex Roles, 29* (5/6), 387–404.

Willner, P. and Scheel-Krüger, J. (Eds.) (1991). *The Mesolimbic System: From Motivation to Action.* Toronto: Wiley.

Willutzki, U und Raeithel, A. (1993). Software für Repertory Grids. In J. Scheer und A. Catina (Hrsg.) (1993), *Einführung in die Repertory Grid-Technik. Band 1: Grundlagen und Methoden* (S. 68–79). Bern: Huber.

Wilson, T.P. (1973). Theorien der Interaktion und Modelle soziologischer Erklärung. In Arbeitsgruppe Bielefelder Soziologen (Hrsg.), *Alltagswissen, Interaktionen und gesellschaftliche Wirklichkeit* (S. 54–79). Reinbek: Rowohlt.

Wilson, T.P. (1982). Qualitative 'oder' quantitative Methoden in der Sozialforschung. *Kölner Zeitschrift für Soziologie und Sozialpsychologie, 34* (3), 487–508.

Windelband, W. (1894). Geschichte und Naturwissenschaft. In E. Windelband (Hrsg.), *Präludien. Aufsätze und Reden zur Philosophie und ihrer Geschichte.* 2. Band. Tübingen: Mohr.

Winer, B.J. (1971). *Statistical Principles in Experimental Design.* New York: McGraw Hill.

Winer, B.J., Brown, D.R. and Michels, K.M. (1991). *Statistical Principles in Experimental Design.* New York: McGraw Hill.

Winkler, R.L. (1972). *Introduction to Bayesian Inference and Decision.* New York: Holt, Rinehart & Winston.

Wintrop, H. (1970). Cultural Determinants of Psychological Research Values. In D.P. Schulz (Ed.), *The Science of Psychology. Critical Reflections.* New York: Appleton Century Crofts.

Wirth, L. (1926). Some Jewish Types of Personality. In E.W. Burgess (Ed.), *The Urban Community.* Chicago.

Wish, M. and Caroll, J.D. (1974). *Applications of Individual Differences Scaling to Studies of Human Perception and Judgement.* In E.C. Carterette and M.P. Friedman (Eds.), *Handbook of Perception. Vol. II.* pp. 449-491. New York: Academic Press.

Wish, M., Deutsch, M. and Biener, L. (1972). *Differences in Perceived Similarity of Nations.* In A.K. Romney, R.N. Shephard and S. Nerlove (Eds.), *Multidimensional Scaling, Vol. II.* pp. 290-313. New York: Seminar Press.

Witte, E.H. (1977). Zur Logik und Anwendung der Inferenzstatistik. *Psychologische Beiträge, 19,* 290-303.

Witte, E.H. (1980). *Signifikanztest und statistische Inferenz.* Stuttgart: Enke.

Witte, E. (1989). Die „letzte" Signifikanztestkontroverse und daraus abzuleitende Konsequenzen. *Psychologische Rundschau, 40,* 76-84.

Wittmann, W.W. (1985). *Evaluationsforschung. Aufgaben, Probleme und Anwendungen.* Berlin: Springer.

Wittmann, W.W. (1988). Multivariate Reliability Theory: Principles of Symmetry and Successful Validation Strategies. In J.R. Nesselroade and R.B. Cattell (Eds.), *Handbook of Multivariate Experimental Psychology* (2nd. Edition) (pp. 505-560). New York: Plenum.

Wittmann, W.W. (1990). Brunswik-Symmetrie und die Konzeption der Fünf-Datenboxen. Ein Rahmenkonzept für umfassende Evaluationsforschung. *Zeitschrift für pädagogische Psychologie, 4,* 241-251.

Witzel, A. (1982). *Verfahren der qualitativen Sozialforschung. Überblick und Alternativen.* Frankfurt am Main: Campus.

Witzel, A. (1985). Das problemzentrierte Interview. In G. Jüttemann (Hrsg.), *Qualitative Forschung in der Psychologie. Grundlagen, Verfahrensweisen, Anwendungsfelder.* Weinheim: Beltz.

Wolf, F.M. (1987). *Meta-Analysis: Quantitative Methods for Research Synthesis.* Beverly Hills, CA: Sage.

Wolf, G. and Cartwright, B. (1974). Rules for Coding Dummy Variables in Multiple Regression. *Psychological Bulletin, 81,* 173-179.

Wolfensberger, W. (1970). Ethical Issues in Research with Human Subjects. In D.P. Schultz (Ed.), *The Science of Psychology: Critical Reflections.* New York: Appleton Century Crofts.

Wolfrum, C. (1976a). Zum Auftreten quasiäquivalenter Lösungen bei einer Verallgemeinerung des Skalierungsverfahrens von Kruskal auf metrische Räume mit einer Minkowski-Metrik. *Archiv für Psychologie, 128,* 96-111.

Wolfrum, C. (1976b). Zur Bestimmung eines optimalen Metrikkoeffizienten r mit dem Skalierungsverfahren von Kruskal. *Zeitschrift für experimentelle und angewandte Psychologie, 23,* 339-350.

Wolins, L. (1978). Intervall Measurement: Physics, Psychophysics, and Metaphysics. *Educational and Psychological Measurement, 38,* 1-9.

Wottawa, H. (1979). *Grundlagen und Probleme von Dimensionen in der Psychologie.* Meisenheim: Hain.

Wottawa, H. (1980). *Grundriß der Testtheorie.* München: Juventa.

Wottawa, H. (1990). Einige Überlegungen zu (Fehl-)Entwicklungen der psychologischen Methodenlehre. *Psychologische Rundschau, 41,* 84-107.

Wottawa, H. (1994). Thesen zu spezifischen Methodenfragen der angewandten Psyhologie. In A. Schorr (Hrsg.), *Die Psychologie und die Methodenfrage* (S. 262-271). Göttingen: Hogrofe.

Wottawa, H. und Amelang, M. (1980). Einige Probleme der „Testfairness" und ihre Implikationen für Hochschulzulassungsverfahren. *Diagnostika, 26,* 199-221.

Wottawa, H. and Thierau, H. (1990). *Evaluation.* Stuttgart: Huber.

Wright, S. (1921). Correlation and Causation. *J. Agric. Res., 20,* 557-585.

Wright, G. (Ed.) (1993). *Behavioral Decision Making.* New York: Plenum Press.

Wuebben, P.L. Straits, B.C. and Schulman, G.J. (Eds.) (1974). *The Experiment as a Social Occasion.* Berkeley: The Glendessary Press.

Wulf, C. (Hrsg.) (1972). *Evaluation. Beschreibung und Bewertung von Unterricht, Curricula und Schulversuchen.* München: Piper.

Wundt, W. (1898). *Grundriß der Psychologie* (3. Auflage). Leipzig: Engelmann.

Wyatt, R.C. and Meyers, L.S. (1987). Psychometric Properties of four 5-Point-Likert-Type Response Scales. *Educational and Psychological Measurement, 47,* 27-35.

Yamane, T. (1976). *Statistik.* Frankfurt/M.: Fischer.

Yarnold, P.R. (1984). The Reliability of a Profile. *Educational and Psychological Measurement, 44,* 49-59.

Yarnold, P.R. (1988). Classical Test Theory Methods for Repeated Measures N=1 Research Designs. *Educational and Psychological Measurement, 48,* 913-919.

Yates, F. (1965). *Sampling Methods for Census and Surveys.* London: Griffin.

Yin, R.K. (1989). *Case Study Research Design and Methods.* Newbury Park: Sage.

Yin, R.K. (1993). *Applications of Case Study Research.* London: Sage.

Young, F.W. and Torgerson, W.S. (1967). TORSCA: A Fortran IV Program for Shepard-Kruskal Multidimensional Scaling Analysis. *Behavioral Sciences, 12,* 498.

Zentgraf, R. und Nowak, H. (1980). Voraussetzungen und Grenzen der Explorativen Datenanalyse. In N. Victor, W. Lehmacher und W. van Eimeren (Hrsg.), *Explorative Datenanalyse, Frühjahrstagung der GMDS* (S. 54-62). Berlin - Heidelberg - New York: Springer.

Zentralarchiv für Empirische Sozialforschung an der Universität zu Köln (Hrsg.) (1991). *Datenbestandskatalog.* Frankfurt/New York: Campus.

Zielke, M. (1980). Darstellung und Vergleich von Verfahren zur individuellen Veränderungsmessung. *Psychologische Beiträge, 22,* 592-609.

Zimmer, H. (1956). Validity of Extrapolating Nonresponse Bias from Mail-Questionnaire Follow-Ups. *Journal of Applied Psychology, 40,* 117-121.

Zimmer, H. und Vossel, G. (1993). Methoden der Quantifizierung phasischer Hautleitfähigkeitserhöhungen. Eine Gefahr für die Validität? *Zeitschrift für experimentelle und angewandte Psychologie, 40,* 676-702.

Zimmermann, D.W. and Williams, R.H. (1982). Gain Scores in Research can be Highly Reliable. *Journal of Educational Measurement, 19,* 149-154.

Zuckerman, M. (1991). *Psychobiology of Personality.* Cambridge: Cambridge University Press.

Zuckerman, M., Kolin, E.A., Price, L. and Zoob, I. (1964). Development of a Sensation-Seeking Scale. *Journal of Consulting Psychology, 28,* 477-482.

Namenverzeichnis

Abrams M 295
Adair JG 75, 83
Adam J 530
Adamson RE 38
Adelson J 74
Ader R, Felten DL, Cohen N 268
Ader R 267, 268
Adler F 62
Adler P, Adler P 296, 302
Adorno TW, Albert H, Dahrendorf R, Habermas J, Pilot H, Popper K 280
Aguirre DO 309
Ahrens HJ 159, 161
Aiken LR, Williams EN 197
Aiken LR 45, 168, 171, 237
Aiken LR jr. 177
Ajzen I 229
Albert H 17
Alder D 320
Alkin MC 125
Alliger GM, Williams KJ 170
Allport GW 289, 290
Alpert H 64
Altheide DL, Johnson JM 302
Amelang M, Bartussek D 214
Amelang M, Kühn R 186
Amelang M 178
American Psychological Association (APA) 42, 86, 89, 564
Amir Y, Sharon I 37
Amthauer R 71, 555
Anastasi A 177, 213
Anderson JG, Aydin CE, Jay SJ 125
Anderson NH 39
Andersson G 17
Andreasen AR 235
Andrews DF, Herzberg AM 349
Anger H 219
Antaki C 334
Arminger G, Müller F 421
Asendorpf J, Wallbott HG 250
Ashby FG 158
Assael H, Eastlack JO 221
Atteslander P, Kneubühler HU 231
Atteslander P 247
Attneave F 146, 161
Auhagen AE 343

Baacke D, Schulze T 324
Bachrack SD, Scoble HM 237
Badia P, Haber A, Runyon TR 83
Baer DM, Wolf MM, Risley TR 545
Bailar BA, Baley L, Corby C 237
Bailey KD 359
Bakan D 470
Baker BO, Hardyck CD, Petrinovich LF 168
Ballstaedt SP 301
Baltes PB, Reese HW, Nesselroade JR 511
Baltes PB 526, 528
Baltissen R, Heimann H 261
Bamberg E, Mohr G 322 Bancroft G, Welch EH 82
Bangert-Drowns RL 589, 590, 596, 597
Bannister BD, Kinicki AJ, Denisi AS, Hor PW 170
Barber TX, Silver MJ 82
Barber TX 84
Barker RG, Wright HF 242
Barker RG 242
Barlow DH, Hersen M 543, 544
Baron RM, Kenny DA 6
Barratt ES, Patton JH 265
Barratt ES 265
Barth N 197
Barton AH, Lazarsfeld PF 299
Batinic B 239
Baumbach FS 331
Baumrind D 42
Bayes T 51, 429, 430, 431, 432, 433, 435, 436, 440, 445, 447, 450, 451, 455
Beach FA 70
Beals R, Krantz DH, Tversky A 162
Beaman AL 589
Beaumont JG 262
Beck U, Beck-Gernsheim E 341, 343
Becker BJ 589, 604
Becker HS, Geer B 290
Becker-Carus C 255
Becker-Schmidt R, Bilden H 320
Becker-Schmidt R, Brandes-Erlhoff U, Rumpf M, Schmidt B 321
Beelmann A, Bliesner T 589
Belenky MF, Clinchy B, Goldberger N, Tarule J 321
Benjamin AC 64
Benjamini B, Leskowitz S 266, 267
Bennet JF, Hayes WL 210
Benninghaus H 229, 476
Bentler PM 486, 487
Bereiter C 516
Berelson B 139
Berg B 271, 281, 282, 289, 301, 313, 316
Berg IA 211
Berger H 262
Berger JO 431, 442, 444, 447
Bergmann G, Spence KW 64
Bergmann G 64
Bergmann J 280
Bergold JB, Flick U 282
Berk RA, Rossi PH 125
Berlyne DE 17
Bernal JD 49
Bernardin HJ, Walter CS 170
Bernardin HJ 170
Berres M 184
Bertram H 299
Berufsverband Deutscher Psychologen 177
Beutelsbacher A 89
Bichlbauer D 282
Biddle JB, Thomas EJ 344
Biefang S 95
Bijl W van der 256
Binder J, Sieber M, Angst J 237, 238
Bintig A 168, 171, 173
Birbaumer N, Schmidt RF 257, 258, 262, 264, 265, 266
Bird KD 577
Bishop YMM, Fienberg SE, Holland PW 481
Black TR 125
Blalock H 339
Blalock HM 486
Bleicher J 278
Blossfeld HP, Hamerle A, Mayer KU 511
Blumer H 279
Boden U, Bortz J, Braune P, Franke J 137
Boehm A, Braun F, Pishwa H 287
Boehm A, Legewie H, Muhr T 287
Boehm A, Mengel A, Muhr T 305
Bohnsack R 282
Bohrnstedt GW 516
Bollen A 487
Böltken F 370, 411, 455
Bongers D, Rehm G 204
Borg I, Müller M, Staufenbiel T 150
Borg I, Staufenbiel T 159
Borg I 159, 163, 223, 232

Borg WR, Gall MD 7
Boring EG 62
Borman WC 170
Bornschier V 135
Bortz J, Braune P 57
Bortz J, Lienert GA, Boehnke K 67, 130, 132, 139, 149, 198, 250, 254, 475, 476, 478, 481, 494, 549, 551, 553, 554, 593, 595, 605, 606
Bortz J 21, 23, 67, 69, 108, 138, 139, 162, 163, 173, 184, 187, 198, 200, 201, 273, 348, 352, 354, 371, 379, 382, 383, 387, 392, 470, 476, 478, 479, 480, 481, 486, 487, 496, 501, 508, 509, 510, 513, 518, 559, 566, 567, 568, 570, 572, 574, 593, 594, 595, 601, 606
Bos W, Tarnai C 304
Böttcher W, Zielinsky J 49
Bouchard TJ 224, 260, 261
Box GEP, Jenkins GM 531
Bradley RA, Terry ME 151, 152
Brandt LW, Brandt EP 90
Brandt LW 84, 173
Bräunling G 95
Brauns HP 274
Braver MC, Braver SL 504
Bredenkamp J 470, 567
Brehm JW 74
Brentano F 278
Breuer F 17
Brickenkamp R 177
Bridgman PW 61, 62, 63, 84
Briggs SR und Cheek JM 201
Brod H 322
Brunner EJ 278
Brunswik E 119
Bryant FB, Wortman PM 88
Bryman A 281
Bude H 293
Bühler K 339
Bullerwell-Ravar J 99
Bungard DW, Lück HE 83, 301
Bungard W, Schultz-Gambard J, Antony J 54
Bungard W 83, 84, 216, 228
Burton M 160
Buse L 197, 214, 216, 232
Busz M, Cohen R, Poser U, Schümer A, Schümer R, Sonnenfeld C 213

Cahan S 556
Campbell DT, et al. (1973) 167
Campbell DT, Fiske DW 187, 189
Campbell DT, Stanley JC 52, 471, 490
Campbell DT 52, 53, 485
Cannell CF, Kahn RL 225
Cannell CF, Miller PV, Oksenberg L 231
Cannon WB 267
Carlsmith JM, Ellswortz PC, Aronson E 44, 54
Carroll JD, Chang JJ 162, 163
Carroll JD, Wish M 163
Carroll JD 163
Carson KP, Schriesheim CA, Kinicki AJ 607
Carver RP 470
Cattell RB 511
Cattell RB, Warburton FW 214
Chalmers AF 5
Champbell JP, Dunnette MD, Arvey RD, Hellervik LN 167
Champion CH, Green SB, Sauser WJ 167
Champion DH, Sear AM 235
Champney H, Marshall H 167
Chapanis A 56
Chassan JB 542
Chelune GJ, Associates 229
Chen H 99
Chignell MH, Patty BW 151
Christie R 70
Chrousos GP, Loriaux DL, Gold PW 267
Cicourel AV 231, 280
Clark CW 151
Classen W, Netter P 157
Clement U 273
Cleveland WS 350
Cliff N 184
Cochran WG, Cox GM 508
Cochran WG 404, 405, 411, 412, 416, 419, 422, 426
Cohen H 361
Cohen R 170
Cohen J 564, 567, 574, 575, 576, 580, 592, 593,603
Collani G v. 352
Conrad E, Maul T 63
Conrad W, Bollinger G, Eberle G, Kurdorf B, Mohr V, Nagel B 207
Cook TD, Appleton H, Conner RF, Shaffer A, Tamkin G, Weber SJ 120
Cook TD, Campbell DT 52, 54, 55, 472, 486
Cook TD, Cooper H, Cordray D, Hartmann H, Hedges L, Light R, Louis T, Mosteller F 488
Cook TD, Grader CL, Hennigan KM, Flay BR 470
Cook TD, Matt GE 125
Cook TD, Reichardt CS 125
Cook TD, Shadish WR 53, 110, 487, 525
Cook TD 488
Coombs CH 207
Coombs CH, Dawes RM, Tversky A 64, 152, 57
Coombs L, Freedman R 221
Cooper HM, Hedges LV 607
Cooper HM 607
Cooper LG 159
Corder-Bolz CR 519
Cornwell JM, Ladd RT 597, 598
Cowles M 23, 460
Crabtree BF, Miller WL 282
Cranach M, Frenz HG 241, 246, 247, 249
Crane JA 470
Crespi LP 229
Crino MD, Rubenfeld SA, Willoughby FW 215
Crockett WH, Nidorf LJ 173
Cronbach LJ, Furby L 511, 516
Cronbach LJ, Gleser GC 187
Cronbach LJ 96, 110, 177, 184, 210, 214
Cronkhite G 173
Cross DV 162
Crowne DP, Marlow D 214
Csikszentmihalyi M, Rochberg-Halton E 358

Daniel C, Wood FS 382
David HA 151
Davis JD, Skinner A 231
Davison ML Sharma AR 70
Dawes RM, Moore M 205
De Cotiis TA 167, 170
De Groot MD 442
Deichsel A, Holzscheck K 143
Denzin N, Lincoln Y 271, 282, 319
Denzin N 282, 317
Deutsch SJ, Alt FB 531
Deutsche Gesellschaft für Psychologie 86, 92, 105
Deutsche Gesellschaft für Soziologie 319
Deutsches Institut für Normung e.V. 86
Die Zeit 365
Dillman DA 221
Dillmann R, Arminger G 460
Dilthey W 278
Dingler H 21
Dipboye RL, Flanagan MF 57
Dodd SC 64
Doll J 170
Donchin E, Fabiani M 265
Döring N 239
Dörner D, Lantermann EE 58, 339, 340
Dörner D 86, 329, 339, 340, 341
Dorsch F, Häcker H, Stapf KH 333
Douglas JD, Rasmussen PK, Flanagan CA 316
Downs CW, Smeyak GP, Martin E 223
Downs CW, Smeyrak GP, Martin E 219, 225
Draper N, Smith H 476
Dreher M, Dreher E 222
Drever J, Fröhlich WD 64
Drinkmann A, Vollmeyer R, Wagner RF 589
Drösler J 339
Du Bois PH 519
Dührssen A 290
Dukes WF 542
Du Mas FM 542
Duncan OD 238
Duncan S jr., Rosenthal R 82
Duncker K 38
Düßler S 348
Dykstra LA, Appel JB 157

Ebbinghaus H 74, 298
Eberhard K, Kohlmetz G 61
Eckensberger LH, Reinshagen H 131
Eckensberger LH 528
Eckes T, Roßbach H 354
Edelberg R 260
Edgar E, Billingsby F 543
Edgerton HA 237
Edington ES 549
Edwards AL 212, 213, 470
Edwards AL, Kilpatrick FP 206
Edwards W, Lindman H, Savage LJ 23, 431
Effler M, Böhmecke W 71
Egan JP 157
Eheim WP 197
Ehlich K, Switalla B 287
Eijkman EGJ 152, 157
Eisenführ F, Weber M 114, 116, 117, 118
Elder GH, Pavalko EK, Clipp EC 301
Ellsworth PC 39, 57
Elms AC 324
Emerson JD, Hoaglin DC 350
Emerson JD, Strenio J 351
Emerson RM 313
Engel BT 256
Engel G 290
England P 322
Epstein YM, Suedfeld P, Silverstein SJ 84
Erbring L 531
Erbslöh E, Esser H, Reschka W, Schöne D 231
Erbslöh E, Timaeus E 226
Erbslöh E, Wiendieck G 225, 226
Erdfelder E, Bredenkamp J 23, 28
Erdfelder E 300
Erdmann G, Voigt KH 261, 267
Ericson KA, Simon HA 290
Ertel S 140
Esser H 227, 228, 229, 231
Esser H, Klenovitz K, Zehnpfennig H 17
Esser H, Troitzsch KG 329
Evans F 225
Everett AV 173
Eysenck HJ 482, 590

Fahrenberg J, Kuhn M, Kulich B, Myrtek M 515
Fahrenberg J 261
Farone SV, Dorfman DD 486
Faßnacht G 242, 243
Fechner GT 152
Feigl H 64
Feild HS, Holley WH, Armenakis AA 233
Feldt LS 509
Fend H 95
Feyerabend P 332
Féré C 260
Fichter MM 544
Fidler K, Kleinknecht RE 215
Fielding N, Lee RM 305
Fillip SH 361
Filstead WJ 143, 313
Fink A 125
Finkner AL, Nisselson H 426
Finstuen K 173
Fischer G 177, 180, 192, 193, 206, 207, 382
Fischer H 315
Fischer H 313
Fishbein M, Hunter R 39
Fisher RA, MacKenzie MA 21
Fisher RA 21, 22, 23, 26, 53, 90, 383, 460
Fiske DW 473
Fisseni HJ 177, 199, 217
Flade A 173
Flanagan MF 57
Flaugher RL 178
Flebus GB 184
Fleck C 281
Fleiss JL 254
Flick U, Kardorff E, Keupp H, Rosenstiel L, Wolff S 282, 302, 319
Flick U 287, 334, 342
Foerster F, Schneider HJ, Walschburger P 256
Fontana A, Frey JH 289
Forrester JW 340
Fowler FJ, Mangione TW 227
Fowler RL 573
Fowles DC 259
Frane JW 86
Franke J, Bortz J 173
Frankenhaeuser M 267
Freedman D, Pisani R, Purves R 372
Freitag CB, Barry JR 228
Freud S 298
Frey D, Irle M 241
Frey JH, Kunz G, Lüschen G 221
Frey S, Frenz HG 57
Fricke R, Treinies G 592, 604, 606, 607
Fricke R 206, 207
Friede CK 251
Friedman AF, Webb JT, Lewak R 214
Friedman BA, Cornelius III ET 170
Friedman N 82, 83
Friedrichs J, Lüdke H 245
Friedrichs J, Wolf C 219
Friedrichs J 204, 222, 330, 313
Fritze J 265, 266
Frodi A 259
Fromkin HL, Ostrum TM 57
Fromkin HL, Streufert S 57
Fruchtgott E 37
Früh W 143, 359
Fuchs W 318, 324
Fürntratt E 201
Furnham AF 334

Gadenne V, Oswald M 36
Gadenne V 52
Gaensslen H, Schubö W 480
Gaito J 168
Galton F 517
Ganter B, Wille R, Wolff KE 175
Garfinkel H 280
Garner WR, Hake HW 146
Garz D, Kraimer K 282
Geertz C 363
Geissler HG, Zabrondin YM 152
Geißler R 134
Geldsetzer L 278
Gell H, Pehl K 125
Gerber WD 262
Gerbner G, Holsti OR, Krippendorf K, Paisley WJ, Stone PJ 143
Gergen KJ, Beck KW 228
Gerhard U, Limbach J 322
Gerhard U 310, 322, 359
Gerhardt U 324
Gescheider GA 169
Gibson JJ 241
Gigerenzer G, Murray DJ 23, 344, 460
Gigerenzer G 23, 64, 161, 329, 343, 344, 460
Gilpin AR 595
Ginsberg A 64
Girtler R 245
Gladitz J, Troitzsch KG 305
Glaser BG, Strauss AL 306, 308
Glass GV, Ellett FS 114
Glass GV, McGraw B, Smith ML 589, 593, 595, 607
Glass GV, Willson VL, Gottman JM 545, 531, 540
Glass GV 589
Glass GW, Tiao GL, Maguire TO 531
Gleiss I, Seidel R, Abholz H 130
Glueckauf RL, Sechrest LB, Bond GR, McDonel EC 125
Gniech G 82, 83
Goffman E 344
Golovin NE 37
Goodstadt MS, Magid S 203
Gordon ME, Gross RH 213
Gösselbauer JP 178
Gottfredson SD 590
Gottman JM 543
Gottschaldt K 54
Grabitz-Gniech G, Dickensberger M 74
Grabitz-Gniech G, Zeisel B 82
Graham JR 214
Graham FK, Hackley SA 265
Graumann CF 241
Grawe K, Donati R, Bernauer F 95
Grawe K 290
Greden JF, Genero N, Price L, Feinberg M, Levine S 262
Green BF, Hall JA 607
Green BF 177
Green DM, Swets JA 144, 152, 157
Green K 196
Greenberg J, Folger R 282
Greenwald AG 470
Gregoire TG, Driver BL 168
Groeben N, Scheele B 334
Groeben N 17, 278

Grosse ME, Wright BD 196
Grubitzsch S 180
Grundmann M 324
Gstettner P 319, 324
Gudat U, Revenstorff D 531
Guilford JP 146, 152, 167, 516
Gulliksen H 177, 180, 528
Guthke J, Bötcher HR, Sprung L 177, 193, 206
Guttman L 192, 204

Haag F, Krüger H et al. 318
Habermas J 280, 281
Häcker H, Schwenkmezger P, Utz H 215
Haeberlin U 232
Haedrich G 225
Hager W 10, 23, 60, 95, 470
Haladyna TM, Downing SM 196
Halbach A 125
Haley J 341
Hamel J 107
Hancoch GR, Thiede KW, Sax G, Michael WB 196
Hanneman RA 339, 340
Hansen MH, Hurwitz WN 237
Hare RD 261
Harnatt J 37, 470
Harrop JW, Velicer WF 531
Hartmann P 215
Haug F 320
Hausen K, Nowotny H 322
Hautzinger M, de Jong-Meyer R 267
Hayduck LA 487
Hayes DP, Meltzer L, Wolf G 127
Hayes WL, Bennet JF 210
Hays WL, Winkler RL 382, 393, 431, 442, 447, 450
Heckhausen H, Gollwitzer PM, Weinert FE 344
Heckhausen H 333
Heckman JJ, Hotz VJ 110
Hedges LV, Cooper H, Bushman BJ 606, 607
Hedges LV, Olkin J 597
Hedges LV 590
Heerden JV, Hoogstraten van J 470
Heidtmann F, Habermann A 47
Heise DR 173
Helfen P, Laga G 135
Heller D, Krüger HP 198
Hellstern GM, Wollmann H 95, 107
Helmers S 363
Helmholtz von H 68
Helmreich R 525
Helten E 377
Hempel CG, Oppenheim P 17
Hempel CG 61, 64
Hendricks WA 238
Hennig J 266, 268
Hennigan KM, Del Rosario ML, Heath L, Cock TD Calder BJ, Wharton JD 531
Henry JP, Stephens PM 267
Henss R 167, 168
Herd JA 259
Heritage J 280
Herman JL 125
Herrick CF 36
Herrmann T 39, 99
Herrmann WM, Schärer E 265
Heyde JE 46
Hibbs D 531
Higbee KL, Wells MG 74
Hilke R 180, 193
Hiltmann H 177
Hippler HJ, Schwarz N, Sudman S 229
Hitpass JH 178
Hoaglin DC, Mosteller F, Tukey J 350
Hochstim JR, Athanaspopulus DA 237
Hodder I 301
Hodos W 157
Hoerning EM 324
Hoeth F, Gregor H 213
Hoeth F, Koebler V 215
Hoffmeyer-Zlotnik J 143, 305
Hofstätter PR 152, 172, 173
Höge H 86
Hohn K 74
Holland PW 525
Holm K 223
Holsti OR 143
Holzkamp K 17, 21, 39, 280, 371
Holz-Ebeling F 40, 232, 355
Hopf C 219, 289, 290, 293
Hopf Ch 290
Hoppe S, Schmid-Schönbein C, Seiler TB 526, 528
Hormuth SE, Brückner E 221
Horowitz LM, Inouye D, Seigelmann EY 171
House ER 125
Hoyos C, Graf 97
Hron A 292
Hsu LM 197, 569
Huber GL, Mandl H 299, 302
Huber HP 299, 543, 555
Huber O 58
Hubert W 267
Huck SW, Chuang IC 504
Hufnagel E 278
Hull IV RB, Buhyoff GJ 151
Humphreys L 315
Hunter JE, Schmidt FL, Jackson GB 591, 595, 607
Hunter JE, Schmidt FL 597, 607
Hürsch L 82
Husserl E 279
Hyman HH, Cobb WJ, Feldman JJ, Hart CW, Stember CH 225, 226

Ingenkamp K 243
Innes JM, Fraser C 36
Institut of Communication Research 173
Irle M 241
Irtel H 336
Israel HE 64
Issing LJ, Ullrich B 58
Jackson CW, Pollard JC 74
Jackson DN 216
Jäger R 473
Jäger RS, Petermann F 171, 176
Janke W, Kallus KW 255
Janke W 256
Janssen JP 74, 82
Jaradat D, Tollefson N 197
Jillson JA 239
Johnson CW 521
Johnson DM, Vidulich RN 170
Johnson JC 311
Jones EE 277, 542
Jones LV, Appelbaum MI 177
Jones LV, Thurstone LL 152
Jones RA, Cooper J 83
Jones WH 146, 235
Jöreskog KG, Sörborn D 487
Jorgensen DL 313, 316
Jourard SM 71, 72
Judd RC 221
Jung J 74, 83
Jüttemann G, Thomae H 324
Jüttemann G 282, 299, 324, 361

Kadie C 139
Kahle LR, Sales BD 235
Kallus KW 256
Kane RB 171, 173
Kaplan KJ 164
Kasprzyk D, Dincan G, Kalton G, Singh MP 421
Katz D 225
Kaufmann H 42
Kavanau JL 70
Kazdin AE 545
Keats JA, Taft R, Heath RA, Lovibond SH 339, 340
Kebeck G, Lohaus A 84
Keeney RL, Raiffa H 114
Keeney RL 117
Keeser W 531
Keiler P 140
Keller EF 322
Kelley HH, Hovland CJ, Schwartz M, Abelson RP 151
Kelly GA 173, 174
Kelman HC 42, 44, 57, 297
Kempf WF 206
Kendall MG, Stuart A 382, 386
Kendall MG 149
Kenny DA, Harackiewicz JM 486
Kenny DA 6, 519
Keren G, Lewis C 573
Kerlinger FN 6, 249
Kette G 531
Keuth H 36, 100
Kim JO 168
Kincaid HV, Bright M 222
Kinicki AJ, Bannister BD, Horn PW, Denisi AS 167
Kinicki AJ, Bannister BD 167
Kinsey A 219
Kirk J, Miller MI 302, 304
Kirschbaum C, Strasburger CJ, Jammers W, Hellhammer D 266

Kish L 404, 411, 421
Kivlin JE 237
Klapproth J 213
Klauer KC, Schmeling A 170
Klauer KC 170
Klebert K, Schrader E, Straub W 295, 296
Kleiber D, Velten D 273
Klein P 213
Kleining G, Moore H 135
Kleining G 279, 281, 329, 363, 365
Kliemann H 46
Klix F 241
Kloot WA van der, Sloof N 233
Klosterhalfen W, Klosterhalfen S 268
Knab B 264
Kneer V 91, 239
Knolle D, Kulinski JH 352
Köbben A 473
Koch JJ 213
Koch-Klenske E 322
Koch U, Wittmann WW 125
Köckeis-Stangl E 276
Kohlberg L 131, 132
Köhler T 256, 259, 260, 262
Kohli M 289, 293, 322
Köhnken G 215
König R 217
Koolwijk J van, Wieken-Mayser M 488
Koolwijk J van 223, 456
Kordes H 365
Korman AK 170
Kraemer HC, Thieman S 576, 592
Kraemer HC 591, 592, 593
Krakauer E 143
Kramer A, Spinks J 265
Krampen G, Hense H, Schneider JF 234
Kratochvill TR, Alden K, Demuth D, Dawson D, Panicucci C, Arnston P, McMurray N, Hempstead J, Lewin JA 545
Kratochwill TR, Levin JR 544
Kratochwill TR 543, 544
Krause B, Metzler P 470
Krauth J, Lienert GA 481
Krauth J 359, 460
Krech D, Crutchfield R, Ballachey EL 203
Krenz C, Sax G 216
Kreutz H, Bacher J 339
Kreutz H, Titscher S 233, 234
Kreutz H 222, 231, 282
Kreyszig E 381, 443
Krippendorf K 143
Kruglanski AW 83
Kruse L, Kumpf M 42
Kruskal JB 159, 160, 161
Kubinger KD 476
Küchler M 281
Kühn W 161, 163
Kuckartz U 305, 354
Kuhn TS 16
Kulke C 322
Kumpf M, Irle M 42

Laatz W 143, 240
Lacey JE, Lacey BC 519
Lacey JI, Bateman DE, Van Lehn R 256
Lacey JI 256, 259
Lakatos I 17, 20
Lamnek S 274, 279, 281, 288, 290, 292, 294, 302, 312, 322, 324
Landman JR, Dawes RM 591
Lane DM, Dunlap WP 470
Lane RE 228
Lang E 223
Lange C, Knopf M, Gaensler-Jordan C 321
Lange E 125
Langeheine R 481
Langeheine R, Pol F van de 520
Langmaack B 296
Lantermann ED 70
Latane B, Darley JM 487
Latham GP, Wexley KN, Pursell ED 170
Laux L, Weber H 229
Lavrakas PJ 221
Lazarsfeld PF, Henry NW 192
Lazarus AA, Davison GC 542
Leary DE 343
Lecher T 45
Lechler P 304
Legewie H, Böhm A, Boehnke K, Faas A, Gross B, Jaeggi E 289
Legewie H, Nusselt L 259
Legewie H 303, 306, 312, 317, 362
Lehmann G 476
Lehr U, Thomae H 333
Lehr U 333
Leibbrand T 74
Leigh JH, Kinnear TC 498
Leiser E 389, 460
Lenski G 452
Leverkus-Brünning I 228
Levin HN 118
Levin JR., Marascuilo LA, Hubert LJ 543, 545, 549
Lewin K 294, 317
Lewin M 36, 44, 59 Lieberson S 509
Lienert GA 175, 177, 180, 183, 184, 197, 198, 199, 202, 552, 553
Lienert GA und Raatz U 177, 180
Light RJ, Smith PV 597, 604
Likert R 203
Lind G, Grocholewska K, Langer J 321
Lindley DV 431
Lindsay PH, Norman DA 241
Lingoes JC 210
Linn RL, Slinde JA 516
Linstone HA, Turoff M 240
Lippe PM 135
Lisch R, Kriz J 143
Lissitz RW, Green SB 167
Loftus E 224
Lord FM, Novick MR 177, 180
Lord FM 168, 519
Lösel F, Breuer-Kreuzer D 607
Lösel F, Wüstendörfer W 86
Lovie AD, Lovie P 350
Lovie AD 513
Luce RD 152
Lück HE, Timaeus E 214
Lück HE 72, 213
Lüer G, Fillbrandt H 159
Lüer G 58
Luhmann N 331
Lukie M 125
Lundberg GA 64
Lusted LB 157
Lutz R 290
Lück HE, Regelmann S, Schönbach P 213
Lykken DT 470

Madge J 237
Madow WG, Nisselson H, Olkin I 86
Magnusson D 177, 593
Maier D 44
Malgady RG, Colon-Malgady G 519
Malinowski B 313
Mangold W 222, 295
Mann IT, Phillips JL, Thompson EG 173
Manns M, Hermann C, Schultze J, Westermeyer H 299
Mansfield RS, Busse TV 590
Manski CF, Garfinkel I 110, 125
Markus H, Nurusius P 212
Marshall C, Rossman GB 282
Maschewsky W 83
Matarazzo JD, Wiens AN 231
Matell MS, Jacoby J 167
Matthes J 293
Matthews KA, Weiss SM, Detre T, Dembroski TM, Falkner B, Manuck AB, Williams TB jr. 260
Matthews KA 259
Maxwell SE 517
Mayer KU, Huinink J 530
Mayring P 139, 141, 281, 282, 304, 306, 307, 308
McCain LJ, McCleary R 536
McCleary R, Hay RA jr. 537, 540
McCullogh BC 238
McFall RM, Saxman JH 82
McGinley H, Lefevre R, McGinley P 82
McGuire WJ 36, 38, 57
McNemar Q 217, 519, 593
McNicol DA 157
Mead G 279
Meehl PE 481
Mehrabian A 82
Meier F 361, 531
Meili R, Steingrüber HJ 177, 178
Menges RJ 44
Mertens W 39, 74, 83
Merton RK, Fiske M, Kendall PL 292
Merton RK, Kendall PL 231, 289, 290, 292

Merzbacher F 220
Messick SJ, Abelson RP 159
Messik S 186
Metzger W 86
Metzler P, Nickel B 531
Metzner H, Mann FA 217
Metz-Göckel S, Müller U 320
Meyer S, Schulze E 299
Meyer-Bahlburg HFL 552
Michell J 168
Micko HC, Fischer W 162
Mies M 320
Miles MB, Huberman AM 282
Milgram S 41, 42
Milgram S. Mann L, Harter S 301
Miller AG 39, 42, 83
Miller BC, Card JJ, Paikoff RL, Peterson JL 125
Miller DB 57
Miller DC 125, 232
Miller E, Warner RW 543
Millman J, Darling-Hammend L 125
Minnesota Muliphasic Personality Inventory (MMPI) 214
Minsel WR, Langer I 519
Möbus C, Schneider W 487
Möbus C 178
Moffitt R 110
Mohr G, Rummel M, Rückert D 322
Mohr LB 125
Mollenhauer K 61
Moosbrugger H 480
Moreno JL 222
Morrison DE, Henkel RE 23
Moser H 318
Moser K 52
Mosier CJ 152
Mosteller F 524
Moustakas C 279
Mudholkar GS, George EO 606
Muhr T 309
Mulaik SA 482
Mullen B, Rosenthal R 607
Mullen B 607
Müller GF 96
Müller KE 322
Mummendey HD 179, 212, 214, 229, 234, 303, 338
Myers DG 589
Myrtek M, Foerster F, Wittmann W 256

Nehnevajsa J 223
Neisser U 241
Nelson CR 531
Netter P, Matussek N 267
Nettler G 178
Neuliep W 37
Newbury E 64
Newcomb T 170
Newstead SE, Arnold J 164
Neymann J, Pearson E 23, 26, 153, 460
Neymann J 385
Nichols RC, Meyer MA 236
Nicolich MJ, Weinstein CS 543
Niethammer L 290
Niewiarra S 309
Noach H, Petermann F 554
Noelle E 223, 230, 456
Noelle-Neumann E, Köcher R 347
Noelle-Neumann E 231
Nosofsky RM 158
Novick MR 180

Obrist PA 259
O'Connor EF 516
Oeckl A 80
Oerter R 328, 341
Oeverman U, Allert T, Konau E, Krambeck J 278, 304, 305
Oevermann U 278
Oldfield RC 223
O'Leary A 268
Onnen-Isemann C, Oswald U 322
Opielka M 321, 322
Opp KP 7, 13, 16
Oppenheim AN 232
Orne MT 44, 74, 84
Orth B 64, 65
Ortmann R 197
Osborn AF 295
Osgood CE, Suci GJ, Tannenbaum DH 172, 173
Österreich R 207
Ostmann A, Wutke J 23
Ostrom TM 37
Overall JE, Klett CJ 480
Pappi FU 352
Parducci A 169
Parsonson BS, Baer DM 544
Pastore RE, Scheirer CJ 157
Patry JL 52, 57
Patterson HD 426
Patton MQ 125
Pawlik K, Buse L 531
Pawlik K 178
Pawlowski T 61
Pearson K 21, 23
Pelz DC, Andrews FM 485
Perlman D, Peplau L 337
Perloff JM, Persons JB 136
Perrot M 322
Perry RB, Abrami PC, Leventhal L, Check J 501
Petermann F, Hehl FJ 114
Petermann F 95, 298, 299, 511, 540, 543
Pfannenstil B 64
Pfanzagel J 64
Pfeifer A, Schmidt P 487
Pfeifer S 348
Philips DL 229
Phillips LD 431, 438, 444, 448
Piaget J 298
Pietrzak J, Ramler M, Renner T, Ford L, Gilbert N 125
Pinther A 250
Pitz GF, McKillip J 118
Platek R, Singh MP, Tremblay V 237
PlewisI 528
Plutchik R 62
Poeck K 262
Polasek W 350
Pollitz A, Simmons WR 237
Pollock F 294, 295
Pomeroy WB 227
Popiszyl K 36
Popper K 5, 17, 19, 20, 21, 22, 27, 39, 276, 279, 281, 329
Powers G 134
Pratt CC 64
Price RH 157
Pritzel M, Markowitsch HJ 70
Prohansky HM 57
Punch M 317

Quekelberghe R v 290

Rae G 557
Raeithel A 174
Rambo WW 152
Ramge H 287
Raney JF 37
Rasch G 192, 193, 198
Redenbacher F 46
Reichenbach H 329
Reinshagen H, Eckensberger LH, Eckensberger U 290
Reiss IL 204
Remmers HH 167
Rennert M 516
Reuband KH 342, 343, 348
Reuss CF 237
Revenstorf D, Keeser W 543
Revenstorf D 487
Rey ER 187
Richards BL, Thornton CL 157
Richardson MW, Kuder GF 184
Richardson SA, Dohrenwend BS, Klein D 224, 231
Richter HE 359
Richter HJ 235
Riecken HWA 74, 85
Rindfuß P 91
Ring KR 57
Risman BJ und Schwartz P 322
Ritsert J 143
Riva-Rocci 259
Roberts FS 64
Roberts RE, McCroy OF, Forthofer RN 235
Robinson JP, Rusk JG, Head KB 232
Robinson MJ 99, 100
Rochel H 480
Roeder B 216
Roethlisberger FJ, Dickson WJ 229, 299, 472
Rogers C 219
Rogosa DR, Brandt D, Zimowski M 512, 516, 519
Rogosa DR, Willet JB 516, 518, 525
Rohrmann B 164, 167
Roller E, Mathes R 278, 304
Rollmann GB 157

Rorer LG 210
Rosenthal R, 83, 84
Rosenthal R, Fode KL 82
Rosenthal R, Jacobson L 599
Rosenthal R, Rosnow RL 57, 70, 71, 73, 74, 75, 83
Rosenthal R, Rubin DB 592, 597
Rosenthal R 604, 606, 607
Ross DC 254
Rossi PH, Freeman HE 521
Rossi PH, Freeman HE 95, 96, 120
Rost J 207
Rottleuthner-Lutter M, Thome H 531, 532, 537
Rozeboome MW, Jones LV 146
Rubin DB 524
Rucker M, Hughes R, Thompson R, Harrison A; Vanderlip N 235
Rückert J 177
Rudinger G, Chaselon F, Zimmermann J, Henning HJ 273
Rudinger G 526
Rustemeyer R 143
Rütter T 194
Rützel E 197

Saal FE, Downey RG, Lakey MA 170, 171
Saal FE, Landy FJ 170
Sackett PR, Dreher GF 99
Sackett PR, Harris MM, Orr JM 596, 598, 599
Sader M 174, 297
Sanders JR, 42, 125
Saner H 599, 607
Sarris V 58
Sauer C 232
Schaefer RE 197
Schäfer B 477
Schaie KW, 526, 529, 530
Schandry R 255, 258, 260, 261, 263, 264, 265
Scheele B, Groeben N 278, 304, 310
Scheer JW und Catina A 174
Scheier IH 255
Schenck E 262, 265
Scheuch EK, Daheim H 134
Scheuch EK, Zehnpfennig H 161
Scheuch EK 134, 135, 136, 217, 219, 222, 225, 370
Scheuring B 171
Schlenker BR, Weigold MF 338
Schlittgen R, Streitberg BH 531
Schlosser O 476
Schmidt FL, Hunter JE 171
Schmidt JA 543
Schmidt LR, Kessler BH 289
Schmidt LR 214
Schmidt-Atzert L 262
Schmitt SA 431
Schmitz B, Kruse FO, Tasche KG 486
Schmitz B 531
Schneider G 304
Schnell R, Hill P, Esser E 5, 21, 134, 185, 186, 191, 200, 201, 215, 347
Schnell R 136, 237, 332, 339, 340, 347, 350, 351, 353, 373
Schönbach P 213
Schorr A 40
Schriesheim CA, Eisenbach RJ, Hill KD 216
Schriesheim CA, Hill KD 216
Schriesheim CA, Kopelman RE, Solomon E 234
Schriesheim CA, Novelli L jr. 168
Schröer N 282
Schuessler KF 232
Schuler H 40, 42, 223
Schultz DP 74
Schulz von Thun F 338, 339
Schumacher D 102
Schürfeld C 46
Schütze F 290, 292, 293
Schwab DP, Heneman III HG, De Cotiis TA 167
Schwäbisch L und Siems M 296
Schwartz H und Jacobs J 282
Schwarz H 390, 398, 401, 409
Schwarz N, Sudman S 211, 216
Schwarzer R 231
Schweizer K 37, 531
Scriven M 107
Sears RR 42
Sechrest L, Figueredo AJ 106, 125
Secord PF, Backman CW 241
Sedlmeier P, Gigerenzer G 564
Seifert TL 595
Selg H 58, 473
Selye H 267
Semmer N, Tschan F 40
Shadish WR, Cook TD, Leviton LC 125
Shannon E, Weaver W 339
Shaw ME, Wright JM 232
Sheatsley PB 226
Shepard RN 159, 162
Sherif M, Hovland CI 171
Shields S 36
Shiffler RE, Harwood GB 567
Shine LC 466
Siddle D 261
Sidman M 37, 542
Sieber M 234, 236
Siegman AW, Smith TW 259
Sievers W 480
Silbereisen RK 481
Silbernagl S, Despopoulos A 257, 262, 266
Silverman D 282
Silverman I 57, 83
Simitis S, Dammann U, Mallmann O, Reh HJ 45
Simm R 322
Simon-Schäfer R 280
Singer JD, Willett JB 511
Sixtl F 28, 63, 151, 158, 159, 210
Skinner BF 64
Smart RG 74
Smith NC 37
Smith PC, Kendall LM 167
Smith TMF 426
Snell-Dohrenwind B, Colombotos J, Dohrenwind B 226, 230
Snodgrass JG 157
Snyder SH 265
Soeffner HG, Hitzler R 278
Soyland AJ 343
Spaeth JL 486
Spearman C 183
Spector PE 485, 501
Spiel C 71
Spielberger CD, Dutcher JN 232
Spinks J, Kramer A 259
Spöhring W 274, 279, 282, 292, 293, 318, 319
Sporer SL, Franzen S 283
Spradley J 295
Spreen O 214
Sprung L, Sprung H 180
Stachowiak H 339
Stanley JC, Wang MD 194
Starbuck WH 340
Stassen P, Seefeldt S 286
Stegmüller W 17
Steiner DD, Lane JM Dobbins GH, Schnur A, McConnell 589
Stelzl I 477, 478, 519
Sterling TD 37
Stevens SS 64, 152, 168
Stevens WL 551
Steyer R, Eid M 10, 60, 64, 65, 68
Stine WW 168
Stock D 291
Stock WA, Okun MA Haring MJ, Miller W, Kinney C, Ceurvorst RW 590
Stouffer SA, Suchman EY, Vinney de LC, Star SA Willams RM jr. 606
Strahan RF 171
Strasser G 340
Straub J 324
Strauss AL, Corbin J 309
Strauss AL 308, 309, 329
Strauss MA 232
Stroebe G 169
Strube G 329
Strube MJ, Miller RH 606
Stuhr U, Deneke FW 299
Stuwe W, Timaeus E 42
Subkoviak MJ 152
Sudman S, Bradburn N 225, 226, 231
Sudman S 452
Sullivan DS, Deiker TE 44
Sullivan HS 290
Sullivan JL und Feldman S 187
Suppes P, Zinnes JL 64
Swaminathan H, Algina J 521
Sweetland RC, Keyer DJ 232
Swets JA 157
Swijtink ZG 461
Swoboda WH 348
Szameitat K, Schäfer KA 370

Tack WH 1
Tanner WP jr., Swets JA 152
Taylor CW, Barron F 37

Taylor JB, Haefele E, Thompson P, O'Donoghue C 167
Taylor JB, Parker HA 167
Taylor JB 167
Tent L, Stelzl I 177
Tesch R 305
Teska PT 299
Tetlock PE 229
Thanga MN 58
Thierau H, Wottawa H 125
Thistlethwaite DL, Campbell DT 519
Thomae H, Petermann F 333
Thomae H 281, 290, 324, 362
Thomas WI, Znaniecki F 279
Thompson B 564, 580
Thompson EN 37
Thompson JD, Demerath NJ 295
Thompson M 118
Thoms K 289
Thoresen CE, Anton JL 543
Thorndike EL 170
Thurstone LL, Chave EJ 203
Thurstone LL 39, 144, 146, 150, 203
Timaeus E, Lück HE, Ulandt H, Schanderwitz U 75
Timaeus E, Schwebke K 83
Timaeus E 82, 83
Torgerson WS 144, 146, 151, 158, 159
Tourangeau R, Rasinski KA 229
Tourangeau R 229
Tränkle U 167, 234
Tracz SM, Elmore PB, Pohlmann JT 592
Trautner HM 341
Traxel W 86
Triebe JK 223
Trochim WMK, Cappelleri JC 524
Tröger H, Kohl A 92
Trommersdorff V 164
Trost G 178
Tudiver F, Bass MJ, Dunn EV, Norten PG, Stewart MA 125
Tukey JW 329, 349, 350, 351
Tversky A, Kahnemann D 218

Undeutsch U 333
Upmeyer A 16, 157, 171, 206, 229
Upshaw HS 169, 171
Urban FM 152,
Urban J 243

Vagt G, Wendt W 216
Vagt G 519, 528
Vall van de M 125
Vaughan HG jr. 263
Velden M, Clark WC 156
Velden M 156, 157, 259
Velleman PF, Hoaglin DC 350, 351
Ven A van der 151, 161, 208, 209
Venables PH, Christie MJ 260
Vester HG 343
Victor N, Lehmacher W, Eimeren W v. 350
Volpert W 299
Vossel G 157

Wachter KM, Straf ML 607
Wahl D 304
Wahl K, Honig MS, Gravenhorst L 310
Wald A 23
Wallace D 217
Walschburger P 260
Warner 215
Watzlawick P, Beaven JH 339
Webb EJ, Campbell DT, Schwartz RD, Sechrest L 245, 246, 300, 301
Weber EH 74
Weber SJ, Cook TD, Campbell DT 57
Wechsler D, Hardesty A, Lauber L 62, 556
Weede E, Jagodzinski W 487
Weede E 486
Weinert FE 343
Weise G 177, 184, 200
Weiss CH 95, 125
Weitzman L 322
Wender K 162
Werner J 171
Werner O, Schoepfle GM 313, 317, 359
Wesells MG 171, 241
West SG, Gunn SP 297
Westermann R, Gerjets P 275
Westermann R 5, 275, 277
Westmeyer H 17, 340, 543
Weymann A 338
Whyte WF 313, 317
Wiedemann PH 284
Wiedemann PM 283, 289, 293
Wieken K 235, 236, 237
Wiener N 343
Wilcox RR 196
Wilder J 256
Wilk L 236, 238
Wilkinson B 606
Will H, Winkeler A, Kropp A 125
Willett JB 516, 517
Williams RH, Zimmermann DW 516
Willis FN und Carlson RA 140
Willner P, Scheel-Krüger J 265
Willutzki U und Raeithel A 175
Wilson TP 280
Windelband W 274
Winer BJ, Brown DR, Michels KM 572
Winkler RL 431, 433, 436, 440
Wintrop H 37
Wish M, Carroll JD 163
Wish M, Deutsch M, Biener L 163
Witte E 23
Witte EH 470, 567
Wittmann WW 95, 107, 118, 119
Witzel A 290
Wolf FM 607
Wolf G, Cartwright B 480
Wolfensberger W 42
Wolfrum C 162
Wolins L 69
Wottawa H, Thierau H 95, 96, 98, 122
Wottawa H 40, 177, 178, 193, 470
Wright G 118
Wuebben PL, Straits BC, Schulman GJ 83
Wulf C 125
Wundt W 58
Wyatt RC, Meyers LS 164

Yamane T 383, 389
Yarnold PR 558, 577
Yates F 426
Yin RK 107

Zentralarchiv für Empirische Sozialforschung 346
Zielke M 519
Zimmer H 238
Zimmermann DW, Williams RH 516
Zuckerman M, Kolin EA, Price L, Zoob I 207
Zuckerman M 265

Sachverzeichnis

A

A-B-A-Plan 544–545
abhängige Untersuchungsergebnisse 591–592
abhängige Variable (AV) 6, 9, 12, 63–64, 113
Ablehnungsbereich 465
Absolutschwelle 153
Abstract 89
Abstracts, Psychological 48–49
ACF (Autocorrelational Function) s. *Autokorrelogramm*
Ad hoc-Stichprobe 375–376, 452
ADM Mastersample (Arbeitsgemeinschaft Deutscher Marktforschungsinstitute) 455
Ähnlichkeits-Paarvergleiche 158–163
Akquieszenz 215–216
Aktionsforschung (Handlungsforschung) 50, 317–319
Algorithmus 328
All-Satz 7
Allgemeingültigkeit 9, 15
Alltagstheorie 30–31, 334–336
ALM (Allgemeines Lineares Modell) 470
Alpha-Fehler (α-Fehler) 26
–, -Wahrscheinlichkeit 26, 463–466
–, -Niveau 26, 463–466
Alpha-Koeffizient von Cronbach 184
Alternativhypothese (H_1) 24, 463
Alterseffekt 526–527
Anamnese 333
angewandte Forschung 97
Annahmebereich 465
ANOVA (Analysis of Variance) s. *Varianzanalyse*
Antworttendenzen (Response Set) 215–216
Arbeitsplan 123
argumentative Validierung 304
ARIMA-Modell (Auto Regressive Moving Average-Modell) 532
Attribution 335–336
–, -sfehler, fundamentaler 171
Auftraggeberforschung 98
ausbalancierte Antwortvorgaben 213–214
Ausblick 89
Ausfälle von Untersuchungseinheiten (Mortalität) 121, 471, 521, 528
Ausgangswertproblematik 256
Ausreißerwerte (Outliers) 28
Ausschöpfungsqualität (Coverage Efficiency) 120–121
Auswahlsatz
–, geschichtete Stichprobe 401
–, Klumpenstichprobe 410
Auswahlwahrscheinlichkeit 376
Autokorrelation 533, 545
Autokorrelogramm (ACF: Autocorrelational Function) 534
–, Partial- (PACF: Partial Autocorrelational Function) 534
AV s. *abhängige Variable*
Axiome der klassischen Testtheorie 179–180

B

Baseline 544
Baseline Error 171
Basissatzproblem 20
Bayes'scher Ansatz 429–451, 454
–, Bayes-Theorem 432–433
Bedeutsamkeitsproblem 66
Bedeutungsanalyse 60, 62
Befragung 216–240
–, mündliche 217–231
–, qualitative 283–296
–, qualitative Einzel- 288–293
–, qualitative Gruppen- 293–296
–, schriftliche 231–240
Begleitforschung 97
Begründungszusammenhang (Context of Justification) 329
Beobachtertraining 250
Beobachterübereinstimmung 250–254
Beobachtung 240–254
–, Alltags- 241
–, apparative 246
–, Einzelfall- 298–299
–, Feld- 245, 312–317
–, freie 248
–, halbstandardisierte 248
–, nicht-teilnehmende 245
–, nonreaktive 246, 300–301
–, offene 246
–, qualitative 296–300
–, Selbst- 246, 299–300
–, standardisierte 248
–, systematische 241–244
–, teilnehmende 245
–, verdeckte 246
–, von Rollenspielen 297–298
Beobachtungsplan 247–248
Beta-Fehler (β-Fehler) 26
–, -Wahrscheinlichkeit 26, 467–468
–, -Niveau 468, 567
Beta-Verteilung 442–444
bildgebende Verfahren 265–266
binäres Merkmal/Variable 6, 479–481
Binomialtest 593
Binomialverteilung 383–384, 392, 434–436
Biofeedback-Methode 259, 262
Biographieforschung 322–324
biographische Methode 322, 361

Biopotentiale 255
Biosignale 255
Block Design, Randomized 501, 509
Board-Interview 222
Box-Jenkins-Methode 531–541, 545
Box-Plot 351–352
Brain-Mapping 265
Brain-Storming 232, 295, 359

C
Case Study s. *Fallstudie*
Ceiling-Effekt (Decken-Effekt) 169, 520
Chi-Quadrat-Test 143
–, eindimensionaler χ^2-Test (Häufigkeitsanalyse) 141, 143
–, zweidimensionaler χ^2-Test (cxr χ^2-Test) 141, 143
–, mehrdimensionaler χ^2-Test (Kontingenztafelanalyse) 130, 141, 143
Chicagoer Schule 279
City-Block-Metrik 114, 161
Clusteranalyse 354–355, 359
Code s. *Kategorie*
Cohort Sequential Method 529–530
computervermittelte Befragung 238–239
computervermitteltes Interview 219
Coombs-Skala 207–210
Correct Rejection 153
Coverage Efficiency (Ausschöpfungsqualität) 120–121
Cronbach's alpha-Koeffizient 184
Cross Sequential Method 530
Cross-Lagged-Panel Design 485–486
Cuttoff-Point 523

D
Daten
–, quantitative 272
–, qualitative 272–274
–, verbale 272–273
Datenanalyse
–, deskriptive 348–349
–, explorative 349–353
–, graphische 349–353
–, qualitative 304–312
–, statistische 76–80
Datenarchive 346
Datenschutz 45, 288
Datenwahrscheinlichkeit 26
Deduktion 17, 29, 275–276
deduktiv-nomologische Erklärung 17–18
Definition 31
–, analytische 61
–, Nominal- 60
–, operationale 31, 61–63
–, Real- 60
Delphi-Methode 239–240
Delta-Maß (Δ-Maß) 592–595
Demand characteristics 84
Design s. *Untersuchungsplan*
deskriptive Datenanalyse 348–349
deskriptive Untersuchungen 332
deterministische Modelle/Hypothesen 10–11, 299
Diagnostik 176
dialogische Validierung 304
dichotomes logistisches Modell 142, 192–193
dichotomes Merkmal/Variable 6, 128, 476, 479–481
Dichtefunktion 378
Differenzenschwelle (EMU: eben merklicher Unterschied) 152
Differenzwerte (Veränderungswerte) 516–517, 519–520
Dimensionalität
–, Faktorenanalyse 355–356, 482
–, Multidemsionale Skalierung 159–160
–, Test/Fragebogen 201–202
diskontinuierliches Merkmal/Variable (diskretes Merkmal) 6
diskretes Merkmal/Variable (diskontinuierliches Merkmal) 6
Diskriminanzanalyse 510
Diskussion 89, 123
Distraktor 195
Dominanz-Metrik 162
Dominanz-Paarvergleiche 148
Dummy-Variable 479–481
Durchflußzytometrie 268

E
EDA-Ansatz (Exploratory Data Analysis) 349–353
Edwards-Kilpatrick-Skala 206
EEG (Elektroencephalogramm) 262–264
–, Spontan-EEG 263
–, EP (Evozierte Potentiale) 263–264
Effektgröße 28, 77, 111, 469
–, Abweichung eines Anteilswertes von einem Populationsanteil 570
–, bivariate Korrelation 570
–, Chi-Quadrat-Test 570
–, einfaktorielle Varianzanalyse 570–571
–, einfaktorielle Varianzanalyse mit Meßwiederholungen 571–572
–, Klassifikation der Effektgrößen 574
–, Korrelationsdifferenzen 570
–, mehrfaktorielle Varianzanalyse 572–574
–, mehrfaktorielle Varianzanalyse mit Meßwiederholungen 574
–, multiple Korrelation 572
–, t-Test für abhängige Stichproben 569–570
–, t-Test für unabhängige Stichproben 568–569
–, Unterschied zweier unabhängiger Anteilswerte 570
–, Vereinheitlichung von Effektgrößen (Delta-Maß) 592–595
Effizienz 379
Ein-Gruppen-Pretest-Posttest-Plan 55, 520–521
Eindeutigkeitsproblem 65
eindimensionales Merkmal 138, 201–202
Einheit einer Ratingskala 169–170
Einzelfallbeobachtung 298–299
Einzelfalldiagnostik 176, 554–555
Einzelfallhypothese 542–544
Einzelinterview 222, 288–293
Einzelvergleiche (Kontraste) 495
EKG (Elektrokardiographie) 258
Elektrodermale Aktitvität 260–261
elektronische Publikationen 91–92
EMG (Elektromyographie) 261
Empfindungsstärke 153
Empfindungsstärkenverteilung 154–156
empirische Untersuchbarkeit 103
empirisches Relativ 65
EMU (eben merklicher Unterschied, Differenzenschwelle) 152
Entdeckungszusammenhang (Context of Discovery) 329

Entscheidungstheorie 114
Entwicklungshypothese 526–527
epochaler Effekt (Zeiteffekt) 526, 528
Ereignisstichprobe 249
Erfahrungsgestalten 284
Ergebnisbericht s. *Untersuchungsbericht*
erklären 276–277
Erklärung
–, deduktiv-nomologische 17–18
–, ex post 356–357
–, induktive 30
–, monokausale 12
–, multikausale 12
–, vollständige 14
Erwartungstreue 379
Es-Gibt-Satz 7
Eta-Koeffizient (η-Koeffizient) 594–595
ethische Kriterien 40, 103–106
Ethnomethodologie 280
Evaluation
–, formative 106–107
–, Selbst- 98
–, -sforschung 95–97
–, -sfrage 97
–, -sobjekte 96, 125
–, -sstichprobe 121
–, summative 106–107
–, -sziele 105
Evaluator 101–102
Exhaustion 20–21
Experiment 58
–, qualitatives 363–365
Experimentalgruppe 105
experimentelle Untersuchung 53–54, 489–490
experimentelles Paradigma 16
Explikation 60
Exploration 327–330, 332–333
–, empirisch-qualitative 357–365
–, empirisch-quantitative 345–357
–, methodenbasierte 341-
–, sstrategien 333
–, theoriebasierte 334–341
Exposé 122
expost Stratifizierung 401
Expost-Facto-Plan 55–56
externe Validität 52, 472–473
Extremgruppen(vergleich) 477–478, 494, 519

F
Facettenanalyse 232
Fachinformationsdienste 47
Fail-Safe N 607
Faking 210
Faking Good Instruction 213
Faktor in der Faktorenanalyse 482
Faktor in der Varianzanalyse
–, fester Faktor (Fixed Factor) 573–574
–, experimenteller (Treatment-) 499
–, Kontroll- 499–501
–, quasiexperimenteller 499
–, zufälliger Faktor (Random Factor) 574
Faktorenanalyse 201–202, 355–356
–, konfirmative (konfirmatorische) 201–202, 482–483
–, explorative (exploratorische) 355–356
faktorieller Plan 495–502
faktorieller Pretest-Posttest-Plan 522–523
Faktorladung 138, 201, 482
Faktorwert 355
Fallbeschreibung 305
Fallstudie (Case Study) 107, 542
False Alarm 153
Falsifikation 11, 26
–, Falsifikationskriterium 22, 26, 28
Feasability Study (Machbarkeitsstudie) 120
Feinanalyse 305, 307
Feldbeobachtung 50,
Feldforschung 312–317
Felduntersuchung 56–57
Filter(frage) 206
Fixed Factor 573–574
Floor-Effekt (Boden-Effekt) 169, 520
fokussiertes Interview 289–292
formale Begriffsanalyse 175
Formalisierung 339–340
Forschung
–, angewandte 97
–, Auftraggeber- 98
–, empirische 5
–, Evaluations- 95–97
–, Grundlagen- 97
–, Interventions- 100
–, qualitative 274–277
–, quantitative 274–277
Frage 233
–, deskriptive 316
–, geschlossene 194–196
–, halboffene 194
–, Kontroll- 214
–, Multiple Choice 196
–, offene 194
Fragebogen 176–177, 231
Fragebogenkonstruktion 231–234
Frauenforschung 319–322
Freiheitsgrad 391
freiwillige Untersuchungsteilnahme 44
fundamentaler Attributionsfehler 171

G
Garbage in – Garbage out 590–591
Gedankenstichprobe 299
Gegenbeispiel 19
Gegenbeweis 19
Geltungsbereich (Generalisierbarkeit) 52–53, 310–312
Genauigkeit von Messungen s. *Reliabilität*
Generalfaktor 201
Generationseffekt (Kohorteneffekt) 526, 528
geordnete metrische Skala 65
geschichtete Stichprobe 400–409
–, beliebige Aufteilung 400–402
–, gleiche Aufteilung 402
–, optimale Aufteilung 402–405
–, proportionale Aufteilung 402
Gesetzmäßigkeit 16
Gewichtsbestimmung für einen Index 136–138
Glaubwürdigkeitsintervall 444–446, 449–451
Globalauswertung 306–307
Goodness of Fit-Test 584–585
graphische Ratingskala 164, 167
Grid-Technik 173–175
Griechisch-lateinisches Quadrat 507–508

Grounded Theory Ansatz 308–309
Grundgesamtheit s. *Population*
Gruppenbefragung 221–222, 293–296
Gruppendiskussion 222, 294
Gruppeninterview 221–222
Gültigkeit s. *Validität*
Guttman-Skala (Skalogrammanalyse) 192

H
Halo-Effekt 170
Handlungsforschung (Aktionsforschung) 50, 317–319
Handlungsvalidierung 304
hartes Interview 219
Haupteffekt 496
Hawthorne-Effekt 472
Hearing 222
Herauspartialisieren 478–479
Hermeneutik 278
Heuristik 13, 328
hierarchischer Plan 504–508
–, dreifaktorieller 505
–, teilhierarchischer 505–506
–, zweifaktorieller 504–505
Hit 153
Homogenität 200–201
Homogenitätsprüfung für Delta-Maße 595–598
–, 75%-Regel 596–597
–, Test von Hunter 595–596
homomorphe Abbildung 65
Hybrid-Modell des Signifikanztests 23, 26
Hypergeometrische Verteilung 437–438
Hypothese
–, Aggregathypothese 28
–, Alltagshypothese 30
–, Alternativhypothese 24, 463
–, deterministische Hypothese 10, 299
–, einseitige Hypothese 465–466
–, Einzelfallhypothese 542–544
–, Entwicklungshypothese 526
–, Forschungshypothese 23, 461
–, gerichtete Hypothese 462
–, Hypothese mit Effektgröße 7, 111, 469–470
–, Hypothesenfindung (-erkundung) 29
–, Hypothese ohne Effektgröße 7, 111, 469–470
–, Hypothesenpaar 24
–, inhaltliche Hypothese 10
–, Interaktionshypothese 499
–, kausale Hypothese 12, 540
–, multivariate Hypothese 111
–, Nullhypothese 22–24
–, operationale Hypothese 461
–, probabilistische Hypothese 10
–, Punkthypothese 462
–, Hypothesenprüfung 29
–, spezifische Hypothese 52, 462
–, statistische Hypothese 10, 461
–, ungerichtete Hypothese 462
–, unspezifische Hypothese 51, 462
–, Unterschiedshypothese 489–511
–, Veränderungshypothese 511–542
–, Wirkhypothese 106, 111
–, wissenschaftliche Hypothese 7
–, Zusammenhangshypothese 473–489
–, zusammengesetzte Hypothese 462
–, zweiseitige Hypothese 465–466
Hypothesenwahrscheinlichkeit 26

I
idiographisch 274–275
Index 133
–, gewichteter additiver 136–138
–, Indexzahl 138
–, multiplikativer 136
–, ungewichteter additiver 134–136
Indikatoren 134
–, endokrine Systeme und Immunsystem 266–268
–, peripheres Nervensystem 256–262
–, phasische 260–261
–, tonische 261
–, zentrales Nervensystem 262–266
–, Zusammenfassung von Indikatoren s. *Index*
Individual Scale (I-Scale) 208
INDSCAL (Individual Scaling) s. *Multidimensionale Skalierung*
Induktion 18, 30, 275–276
Induktionsproblem 275–276
Informed Consent 43
Inhaltsanalyse (Content Analysis, Textanalyse)
–, qualitative 304–312
–, qualitative Inhaltsanalyse nach Mayring 307–308
–, quantitative 138–143
Initialpol 174
Instruktion 215, 234
Instrument s. *Fragebogen, Test*
instrumentelle Reaktivität 109
Intelligenztest 62, 176
–, kulturgebundener 176
–, kulturfreier 176
intensive Forschung 542
Inter- und Intraklasseneffekt 171
Interaktioneffekt, varianzanalytischer 496–499, 573, 587
–, disordinale Interaktion 498, 500
–, hybride Interaktion 498, 500
–, Interaktion erster Ordnung 496–499
–, Interaktionsdiagramm 497, 500
–, Interaktion zweiter Ordnung 501–502
–, ordinale Interaktion 498, 500
Interdependenzanalyse 473
interne Konsistenz 184
interne Validität 52, 471–472
Interpretation
–, Textinterpretation 142, 304–312
–, Interpretation statistischer Ergebnisse 26–29, 79
Intervention
–, -sstichprobe 119
–, -sziele 105, 117
Interventor 101
Interview
–, Anzahl der Befragten 221–222
–, Anzahl der Interviewer 222–223
–, Art des Interviewkontaktes 219–221
–, Autoritätsanspruch des Interviewers 219
–, Formen 217
–, Funktionen 223
–, Grad der Standardisierung 218–219
Interviewablauf 229–231
Interviewaufbau 223–225
Interviewer 225, 226–227
Interviewer-Effekte 225–226
Interviewleitfaden 289

Interviewpartner 227–229
Interviewverweigerung 227–229
Intraklassen-Korrelation 252, 476
intransitives Urteil 149
Introspektion 37
Inventar 358–359
Inzidenz 108
Irrtumswahrscheinlichkeit 25–26, 463–470
–, exakte 606
Item 194–196
–, offene Beantwortung 194
–, halboffene Beantwortung 194
–, Antwortvorgaben 194
Item-Schwierigkeit 199
Itemanalyse 198–202
Itemcharakteristik 191–192
–, monotone 192
Itemformulierung 232–234
Itemschwierigkeit 199
Iterationshäufigkeitstest 549–552
–, multipler 553–554

J
Joint-Scale (J-Scale) 208

K
Kappa-Koeffizient 254
Kardiovaskuläre Aktivität 257–260
Kategorie (Code) 129–130
Kategorienbildung 129–130, 305
–, induktive 305
–, deduktive 305
Kategoriensystem 141, 305
–, gesättigtes (saturiertes) 306
kausale Hypothese 12, 540
kausale Mikro-Mediatoren 487–488
Kausalität 12, 360–361, 483–488
Kausalmodell 483, 459–460
Kennwert s. *Stichprobenkennwert*
Klassifikation 354
Klassifikation der Effektgrößen 574
Klumpeneffekt 411
Klumpenstichprobe 409–415
Kodiereinheit 143
Kodierung 142, 305–306
Kohorteneffekt (Generationseffekt) 526, 528
Kollektiv 70
kommunikative Validierung 304
Komparative Kasuistik 324, 361
Konditionalsatz 7–9, 15
Konfidenzintervall 388–390
Konfidenzintervall des Mittelwertes
–, Bayes'scher Ansatz 444–447
–, geschichtete Stichprobe 400–405
–, Klumpenstichprobe 410–412
–, mehrstufige Stichprobe 416–419
–, wiederverwendete (wiederholte) Stichprobe 421–426
–, Zufallsstichprobe 385–392
Konfidenzintervall eines Populationsanteils
–, Bayes'scher Ansatz 447–451
–, geschichtete Stichprobe 407–409
–, Klumpenstichprobe 412–415
–, mehrstufige Stichprobe 419–420
–, wiederverwendete (wiederholte) Stichprobe 426–429
–, Zufallsstichprobe 392–393
Konfidenzkoeffizient 389
Konfigurationsfrequenzanalyse (KFA) 481
konfundierte Merkmale/Variablen 491, 526
Konkordanz 149
Konsistenz 149, 379
Konstanzmethode 152
Konstruktvalidität einer Untersuchung 472
Konstruktvalidität eines Tests/Fragebogens 186–187
Kontext-Effekt 229
Kontingenztafel 130
Kontraste (Einzelvergleiche) 495
Kontrastpol 174
Kontrollfaktor 499–501
Kontrollgruppe 110, 493–494
–, Wartelisten-Kontrollgruppe 110
Kontrollskala 214
Kontrollvariable 508–509
Korrelation 476
–, bivariate 476
–, kanonische 481
–, multiple 479–481
–, partielle/Partialkorrelation 478–479
Korrelationskoeffizient 475
Korrespondenzproblem 19
Kovarianzanalyse 508–509
Kreuztabelle 130
Kriterium(svariable) 479
–, nominalskalierte 481
kritische Lebensereignisse (Critical Life Events) 361
kritischer Rationalismus 19, 21, 276

L
Laboruntersuchung 56–57
Lag 533
Lag Sequential Analysis 486
Längsschnittstudie 485
lateinisches Quadrat 506–507
–, griechisch-lateinisches Quadrat 507–508
–, orthogonales lateinisches Quadrat 507
Latent Structure Analysis 192
lautes Denken 299–300
Law of Categorial Judgement 146–148
Law of Comparative Judgment 150–152
Leistungstest 175–177
Leitfaden-Interview 289
Likelihood 382–383
Likert-Skala 203–204
LISREL (Linear Structural Relationships) s. *Strukturgleichungsmodelle*
Literaturstudium 46–49, 106
Literaturquellen 46–47, 336–337
Literaturverzeichnis 90–93
Local Molar Causal Validity 53
log-lineare Modelle 481
Lost Letter Technik 301
Lügenskala 214

M
Manipulation Check 112
MANOVA (Multivariate Analysis of Variance) s. *Varianzanalyse*
Manschettendruckverfahren 259
Manuskriptgestaltung 89–90
Mark- und Meinungsforschungsinstitute 347
Matched Samples 491–492

Maximum-Likelihood Methode/Schätzungen 382–384
MDS s. *Multidimensionale Skalierung*
Medianwert 377
Mediatorvariable 6
–, kausaler Mikro-Mediator 487–488
Meehl'sches Paradoxon 481–482
Mehr-Gruppen-Plan 494–511
mehrdimensionales Merkmal 138, 149
mehrstufige Stichprobe (Multistage Sample) 415–420, 454
Merkmal s. *Variable*
Merkmalsprofil 476, 554
Messen 6, 64–70
Messung 6, 64–70
–, fundamentale 63
–, per fiat 69
Meßfehler 13
Meßniveau s. *Skalenniveau*
Meßzeitpunkte
–, Anzahl 512–514
–, Verteilung 517
Metaanalyse 346, 488, 589–607
–, alpha-Fehler 598–599
–, beta-Fehler 598–599
–, Selektionskriterien für Untersuchungen 590–592
–, Zielsetzung 589–590
Metapher 38, 343–345
Metaphysik 8
Metatheorie 341
Methode 341
Methode der kleinsten Quadrate 382
Methode der sukzessiven Intervalle 145–146
Methodenteil 87
Milde-Härte-Fehler 170
Minkowski-Metriken 161
Miss 153
Missing Data 86, 216
Mittelwert 10, 28
MMPI (Minnesota Multiphasic Personality Inventory) 214
Modalwert 377
Modellbildung 339–340
Moderationsmethode 294–296
Moderatorvariable 6, 597
Momentenmethode 382
monotone Transformation 67
monotoner Trend 547, 552, 554
Mortalität, experimentelle 121, 471, 521–522
Multidimensionale Skalierung (MDS)
–, Analyse individueller Differenzen (INDSCAL) 162–163
–, klassische MDS 158–159
–, nonmetrische MDS (NMDS) 159–162
multinomiale Verteilung 438
Multiple Choice Aufgabe 194–196
multiple Regression 138
Multitrait-Multimethode-Methode (MTMM) 188–191
multivariate Methoden vgl. Glossar
multivariater Plan 509–510
muskuläre Aktivität 261–262

N
narratives Interview 292–293
Netzplantechnik 122
neutrales Interview 219
nicht-signifikantes Ergebnis 25, 27
nicht-standardisiertes Interview 218
NMDS s. *Multidimensionale Skalierung*
Noise-Verteilung 154–156
Nominalskala 66
nomothetisch 274–275
nonparametrische Methoden vgl. Glossar
nonreaktive Methoden 300–301
Normalverteilung 198
Nullhypothese (H_0) 22–24, 461–463
Nullhypothesen-Test 23
numerisches Relativ 65
Nutzen einer Maßnahme/Intervention
–, Nutzenbestimmung 113
–, Nutzenfunktionen 114–117

O
objektiver Test 214–215
Objektivität 31, 180–181, 281
–, Anforderungen 181
–, Auswertungs- 180–181
–, Durchführungs- 180
–, Interpretations- 181
–, qualitative Datenerhebung 302
Omnibusuntersuchung 372, 453
One-Shot-Studie (One Shot Case Study) 55, 108
operationale Definition 31, 61–64
Operationalisierung 63–64, 112, 591
–, von Maßnahmewirkungen 112–119
Ordinalskala (Rangskala) 67
Oversampling 372

P
Paarvergleich
–, Ähnlichkeits- 158–163
–, Dominanz- 148–157
–, unvollständiger 151–152
PACF (Partial Autocorrelational Function) s. *Autokorrelogramm*
Panel 421, 238
Paradigma 16
Parallelisierung 491
Parameter (Populationsparameter) 10
Parameterschätzung
–, Intervallschätzung 385
–, Maximum-Likelihood-Schätzung 382–384
–, mit kleinen Stichproben 392
–, Punktschätzung 377
Parteilichkeit 98, 281, 318, 320
Partialautokorrelogramm (PACF) s. *Autokorrelogramm*
Partialkorrelation 478–479
Peer Reviewing 32
Permutationstest 547-
–, exakter 547–549
–, asymptotischer 547–548
Persönlichkeitstest 175
PET (Positron-Emissionstomographie) 265–266
Pfadanalyse 486–487
Phänomenologie 278–279
physiologische Messungen 255–268
Pilotstudie 331
Poisson-Verteilung 436–437
Polaritätenprofil s. *Semantisches Differential*
polytomes Merkmal/Variable 6, 479–481
Population (Grundgesamtheit) 9, 25, 119–120, 369–371
Populationsparameter 10, 371
Positionseffekt 514
Positivismusstreit 280–281

postalische Befragung 234–238
postalisches Interview 219
Posteriorverteilung 433
Posttest 503
Posttest-Effekt 504
Power s. *Teststärke*
Power-Test 175
Prädiktor(variable) 479
–, nominalskalierte 479–481
praktische Bedeutsamkeit 469–470
Präsentation, mündliche 124
Prävalenz 108
Pretest 331
Pretest-Effekt 472, 503
Primacy-Recency-Effekt 171
Primäranalyse 346
Primäreinheit 418
Priming-Effekt 229
Priorverteilung 433
Proband s. *Untersuchungsteilnehmer*
Prognose 537
projektive Tests 181
Proximal Similarity 53
Prozentwertdifferenzen 570
Prüfungsordnungen 46
Psychological Abstracts 48
Publikation 32–33, 93
–, elektronische 92–93
Punktschätzung 377–385
–, des Mittelwertes 379
–, der Varianz 379
–, Kriterien für Punkschätzungen 379–382

Q
Q-Korrelation 477
quadratischer Plan 506–508
qualitative Befragung 296–283
qualitativer Ansatz 277–282
quasiexperimentelle Untersuchung 53–54, 490–492
qualitatives Interview 28
Querschnittstudie/-untersuchung (Cross Sectional Design) 473, 527–29
Quotenstichprobe 376–377, 455–456

R
Random Factor 574
Random Response Technik 215
Random Sample s. *Zufallsstichprobe*
Randomisierung 53, 110
Randomisierungstest 545–546
Randomized Block Design 501, 509
Rangbindungen (Ties) 145
Range (Streubreite) 398
Rangordnung 144
–, direkte 144–145
–, indirekte 148–149
Rangskala (Ordinalskala) 67
Rangsummentest 552–553
Rasch-Skala 206–207
Ratekorrektur 196–198
Rater-Ratee-Interaktion 171
Ratingskala 163–172
–, Behaviorally Anchored Rating Scales 167–168
–, bipolare 164
–, Example Anchored Scale 167
–, geradzahlige 167
–, graphisches Rating 164–167
–, numerische Marken 164
–, symbolische Marken 164
–, ungeradzahlige 167–168
–, unipolare 164
–, verbale Marken 164
Reaktanz 74
Reaktionsschwelle (Response Bias, L_x, β) 153–154
Reaktivität 472
–, experimentelle 472
–, instrumentelle 109
Regression-Discontinuity-Plan 523–524
Regressionseffekt 471, 517–519
Reiz-Verteilung 154–156
Reliabilität 181–185
–, Anforderungen 184–185
–, Differenzmaße/Veränderungsmaße 516–517
–, Paralleltest- 182–183
–, qualitative Datenerhebung 302
–, Retest- 182
–, Testhalbierungs- 183
–, Untertests 184
Replikation 37
Repräsentationsproblem 65
repräsentative Stichprobe 373
Repräsentativität 371–373
–, globale 372
–, spezifische 372
Response Set (Antworttendenzen) 215–216
RIA (Radioimmunoassay) 266
Rohwerteverteilung 198
Rollenspiel-Methode 297–298
Rücklaufcharakteristik 236–237
Rücklaufquote 234–236
Rücklaufstatistik 237

S
saisonale Schwankungen 536–537
Salienzmaß 175
Sample s. *Stichprobe*
Sampling Distribution s. *Stichprobenkennwerteverteilung*
Schätzung von Populationsanteilen s. *Konfidenzintervall eines Populationsanteils*
Schätzung von Populationsmittelwerten s. Konfidenzintervall des Populationsmittelwertes
Schätzung von Populationsvarianzen/streuungen 398–399
Scheinkorrelation (Spurious Correlation) vgl. Glossar
Schichtungsmerkmal 453
Schneeballverfahren zur Anwerbung von Probanden 120
schriftliche Dokumente 301, 324, 335
Scientific Community 27–28, 320, 574
SCL (Skin Conductance Level) 260
Score (Skore) vgl. Glossar
SCR (Skin Conductance Response) 260
SD-Skala (Social Desirability Scale) 214
Sekundäranalyse 346
Sekundäreinheit 418
Selbstbeobachtung 299–300
Selbstdarstellung 211–212
Self-Rating 196
Self-Serving Bias 171
semantisches Differential 172–173
Sensitivität 153
Sensitivitätsparameter (Diskriminationsfähigkeit, d') 154

sequentielle Untersuchungspläne (Sequenzmodelle) 529–530
Scatter-Plot 352–353
Sequenzeffekt 514
Sequenzmodelle (sequentielle Untersuchungspläne) 529–530
Signal-Entdeckungs-Paradigma 152–157
signifikantes Ergebnis 25, 27
Signifikanzniveau 26, 28, 77
Signifikanztest 21, 23, 463–470
–, explorativer 356–357
–; kombinierte Signifikanztests 603–607
–, Probleme des Signifikanztests 467–470
Skala
–, Coombs 207–210
–; Edwards-Kilpatrick- 206
–, geordnete metrische 65
–, Guttman 192
–, Intervall- 67
–, Kardinal- vgl. Glossar
–, Likert- 203–204
–, Nominal- 66
–, Ordinal- 67
–, Rasch- 206–207
–, Thurstone- 203
–, Verhältnis- 68
Skalenniveau 69–70
–, von Ratingskalen 168–169
Skalentransformation 69, 273–274
Skalogrammanalyse s. *Guttman-Skala*
Solomon-Vier-Gruppen-Plan 502–504, 523
soziale Erwünschtheit (Social Desirability) 212–213
soziale Schicht 135
Soziodrama 222
Speed-Test 175
Spezifitätsproblematik 256
Spike 534
Standardabweichung (Streuung) vgl. Glossar
–, Schätzung der Populuationsstreuung 398–399
Standardfehler des Mittelwertes 387
standardisiertes Interview 218
Standardnormalverteilung 387–388
Statement 196, 233
statistische Auswertung 76–79
statistische Programmpakete 77–79
Stem-and-Leaf-Plot 350–351
stetiges Merkmal/Variable (kontinuierliches Merkmal) 6
Stichprobe 25, 370–371
–, Ad hoc- 375–376
–, Ereignis- 249
–, geschichtete (stratifizierte) 400–409, 453
–, Klumpen- 409–415, 454
–, mehrstufige 415–420, 454
–, nicht-probabilistische 376–377
–, probabilistische 376–377
–, Quoten- 376–377, 455–456
–, repräsentative 373
–, selegierte 10, 471
–, Text- 142
–, wiederverwendete 420–429
–, Zeit- 249
–, Zufalls- 371–376, 452
Stichprobenfehler 472, 477–478
Stichprobenkennwerteverteilung (Sampling Distribution) 385–387, 463–464
Stichprobenraum (Sample Space) 373
Stichprobenumfang 70
–, optimaler 566–567, 574–589
Stichprobenkennwert 10, 379
Stimulus Centered Approach 144, 205
Störvariable 56
–, Kontrolle von Störvariablen 489–493
–, personengebundene 56, 489–492
–, untersuchungsbedingte 56, 492–493
stratifizierte Stichprobe s. *geschichete Stichprobe*
Streuung s. *Standardabweichung*
Strukturanalyse (Structural Analysis) 359
Strukturgleichungsmodelle 487
Subject Centered Approach 144, 205
subjektive Wahrscheinlichkeit 429
Suffizienz 382
Suggestivfrage 224
Supremum-Metrik 161
Survival Analysis 511
Symbolischer Interaktionismus 279–280
System 362–365

T

t-Test 464–466
Tabelle, statistische 464
Tandem-Interview 222
Tau-Normierung 555–559
Täuschung(sexperiment) 44, 315
Tautologie 8
teilhierarchischer Plan 505–506
teilnehmende Beobachtung 245
telefonisches Interview 219
Terminplanung für eine Jahresarbeit 81
Test 175, 202
Testen 175–216
Testethik 177–178
Testfairneß 178
Testgütekriterien 180–191
Testitems 193–202
Testprofil 554
Testskalen 202–210
–, Coombs-Skala 207–210
–, Edward-Kilpatrick-Skala 206
–, Guttman-Skala 204–206
–, Likert-Skala 203–204
–, Rasch-Skala 206–207
–, Thurstone-Skala 203
Teststärke (Power) 565–566
–, eines Pretest-Postest-Planes 517
Testtheorie
–, klassische 179–191
–, probabilistische 191–193
Testverfälschung 210–216
Textanalyse s. Inhaltsanalyse
Textstichprobe 142
Theorie 14
–, Alltags- 30–33, 40, 334–336
–, -analyse 337–341
–, -bildung 331
–, Hilfs- 20, 27
–, Kern- 27
–, technologische 99
–, wissenschaftliche 99, 336–337
Theorieteil 80–82, 87
Thesaurus 47

Thurstone-Skala 203
Ties (Verbundränge, Rangbindungen) 145
Time Sequential Method 530
Transformation
–, Ähnlichkeits- 68
–, monotone 67
–, lineare 68
Transkription 287–288
Treatment 489
Treatment-Diffusion 472
Trendhypothese
–, lineare 547
–, monotone 547, 552, 554
Trendtest 495, 547
Trennschärfe 199–200
Triaden-Vergleich 174
Tripel-Interaktion (Interaktion zweiter Ordnung) 501–502
Typologie 310–312, 359–360

U
U-Test 494
Überbrückungsproblem 60
unabhängige Variable 6, 9, 12, 112–113
Undersampling 372
Unfolding Technik 209–210
univariate Methoden vgl. Glossar
Unterschiedshypothesen 489–511
Untersuchung
–, beschreibende 332
–, deskriptive 332
–, Einzelfall- 542–543
–, explorative (hypothesenserkundende) 49
–, experimentelle 53, 489–490
–, Feld- 54–58, 275
–, hypothesenprüfende 51
–, Labor- 54–58, 275
–, Längsschnitt- 485, 528
–, populationsbeschreibende 51
–, quasiexperimentelle 53
–, Querschnitt- 528
Untersuchungsbericht 86–93, 123–125
Untersuchungsobjekt 70
Untersuchungsplan (Design) 12, 470
Untersuchungsteilnehmer
–, freiwillige 44, 71–74, 227
–, Studierende als 74–75
Untersuchungsthema 35–42
Untersuchungsverweigerer s. *Verweigerer*
Urliste 130
Ursprung einer Ratingskala 169
Urteilen 143–175
Urteilerübereinstimmung 250–254
Urteilsfehler 170–172, 211–216, 229
UV s. *unabhängige Variable*

V
Validität 185–187
–, differentielle 186
–, diskriminante 187–188
–, externe 52, 472–473
–, Inhalts- 185
–, interne 52, 471–472
–, konvergente 187
–, Konstrukt- 186–187
–, Kriteriums- 185–186
–, prognostische 186
–, qualitativer Datenerhebung 303–304
–, statistische 52
–, Übereinstimmungs- 186
–, von Interpretationen 310
Variable 5
–, abhängige 6, 9, 12, 63,64, 113
–, Assignement- 523
–, dichotome 6, 128, 476, 479–481
–, diskrete (diskontinuierliche) 6
–, experimentelle 54
–, konfundierte 491, 526
–, Kontroll- 6
–, Kriteriums- 479
–, latente 6
–, manifeste 6
–, Moderator- 6
–, Personen- 54
–, polytome 6, 479–481
–, Prädiktor- 479
–, stetige (kontinuierliche) 6
–, Stör- 6, 13,14
–, Treatment- 54
–, unabhängige 6, 9, 12, 112,113
–, Zufalls- 10
–, Zuweisungs- 378
Varianz 523
Varianzanalyse
–, drei- und mehrfaktorielle 501
–, einfaktorielle 495
–, mit Kontrollvariablen (Kovarianzanalyse) 508–509
–, multivariate 510
–, zweifaktorielle 496
Varianzaufklärung 594–595
Veränderungshypothesen 511–542
–, Entwicklungen 526–530
–, experimentelle Untersuchung 512–514
–, quasiexperimentelle Untersuchung 514–516
–, Zeitreihenanalyse 531–542
Veränderungswerte (Differenzwerte) 516–517, 519–520
Verbundränge (Ties) 145
Verhältnisskala 68
Verifikation 11, 18
Veröffentlichung (Publikation) 32–33, 93
verstehen 276–277
Versuchsleiter (Vl) 82
Versuchsleiter-Artefakte (-Effekte) 82–85
Versuchspersonen (Vpn) s. *Untersuchungsteilnehmer*
Versuchspersonenstunden 44
Verteilung
–, Beta- 442–443, 448–449
–, Binomial- 383–384, 434–436
–, Dreiecksverteilung 398
–, Gleichverteilung 398
–, Hypergeometrische 437–438
–, Multinomiale 438
–, Normal- 399
–, Poisson- 436–437
–, Posterior- 433
–, Prior- 433
–, -sfunktion 380–381
–, Standardnormal- 387–388
–, t-Verteilung 391
–, von diskreten Zufallsvariablen (Wahrscheinlichkeitsfunktion) 378

–, von stetigen Zufallsvariablen (Dichtefunktion) 378
–, zwei-Punkte-Verteilung 398
verteilungsfreie Methoden (nonparametrische Methoden) vgl. Glossar
Verteilungsfunktion 378
Vertrauensbereich s. *Konfidenzintervall*
Verweigerer 70, 227–228
Vollerhebung 369, 451
Voraussetzungen 76–77
–, für eine sinnvolle Interpretation 168
–, mathematisch-statistische 168
Vorhersage eines Untersuchungsergebnisses 10
Vorhersagemodelle für Zeitreihen 537
Vorinformationen als Stichprobenäquivalente 446–447
Voruntersuchung (Vorstudie, Pretest, Pilotstudie) 331–332

W
Wahrscheinlichkeit vgl. Glossar
–, subjektive 429
Wahrscheinlichkeitsaussagen 11
Wahrscheinlichkeitsfunktion 378
Warteliste 110
Wechselwirkung (varianzanalytische) s. *Interaktion*
weiches Interview 219
Wenn-Dann-Heuristik 12–13
Wertfreiheit von Forschung 36, 100, 281, 318
wiederverwendete Stichproben 420–429

X
$\bar{x}$ (Stichprobenmittelwert) 10, 28
$\bar{X}$-Werte-Bereiche 388

Z
z-Transformation 387
Z-Transformation, Fishers 570
Zählen 128
–, quantitative Merkmale 130–132
–, qualitative Merkmale 129–130
Zeiteffekt (epochaler Effekt) 526, 528
Zeitreihe 531
–, dichotomes Merkmal 549–553
–, intervallskaliertes Merkmal 531–542, 545–549
–, linearer Trend 547
–, mehrkategoriales Merkmal 553–554
–, mit Interventionseffekten 541
–, monotoner Trend 547, 552, 554
–, saisonale Schwankungen 536–537
–, stationäre 532
Zeitreihenanalyse 531–542, 545
–, Interventionsmodelle 537
–, Transferfunktionsmodelle 537
–, Vorhersagemodelle 537
Zeitstichprobe 249
Zeitwandelmethode 528
zentrale Tendenz 170–171
Zentrales Grenzwerttheorem 385–387
Zielpopulation einer Intervention 119
zirkuläre Triade 149
Zitierregeln 90–93
Zufallsexperiment 377
Zufallsvariable 378
–, diskrete 378, 433–440
–, stetige 378, 440–444
Zusammenhangshypothese 473–489
–, bivariate 473–478
–, faktorielle 482–483
–, kanonische 481
–, kausale 483–484
–, lineare 475
–, multiple 479–481
–, multivariate 478–482
–, nicht-lineare 476
–, partielle 478–479
Zuverlässigkeit s. *Reliabilität*
Zuweisungsvariable (Assignement Variable) 523
Zwei-Gruppen-Plan 493–494
Zwei-Gruppen-Pretest-Posttest-Plan 521–522, 579–580
zyklische Permutation 506–507

Wie können wir unsere Lehrbücher noch besser machen?

Diese Frage können wir nur mit Ihrer Hilfe beantworten. Zu den unten angesprochenen Themen interessiert uns Ihre Meinung ganz besonders. Natürlich sind wir auch für weitergehende Kommentare und Anregungen dankbar.

Unter allen Einsendern der ausgefüllten Karten aus **Springer-Lehrbüchern** verlosen wir pro Semester Überraschungspreise im Wert von insgesamt **DM 2000,–**!

(Der Rechtsweg ist ausgeschlossen.)

Springer-Verlag

Halten Sie die folgenden Lernhilfen des Buches für nützlich?

- Hervorhebung von Lehr- und Merksätzen
  - ☐ ja
  - ☐ nein
  - ☐ bedingt, weil ______________________
- Sind die Lösungen der Übungsaufgaben nachvollziehbar und damit eine Lernhilfe?
  - ☐ ja
  - ☐ nein
  - ☐ bedingt, weil ______________________

Halten Sie die folgenden Informationen im Anhang für nützlich

- Glossar
  - ☐ ja
  - ☐ nein
  - ☐ bedingt, weil ______________________
- Statistik-Software
  - ☐ ja
  - ☐ nein
  - ☐ bedingt, weil ______________________
- Literatur und Informationsquellen
  - ☐ ja
  - ☐ nein
  - ☐ bedingt, weil ______________________
- Forschungsförderung
  - ☐ ja
  - ☐ nein
  - ☐ bedingt, weil ______________________

Welche Kapitel gefallen besonders – warum?

____

____

Was sollten wir bei einer Neuauflage verändern?

____

____

Bortz: Forschungsmethoden und Evaluation, 2. Auflage

Absender:

____

____

____

Ich bin:

☐ Student/in im

Fach ________________________

im ____ Fachsemester __________

an der Universität ______________

☐ ____________________________

____

Bitte freimachen

An
Springer-Verlag
Frau Heike Berger
Tiergartenstraße 17

69121 Heidelberg